Christine Mändle
Sonja Opitz-Kreuter

Das Hebammenbuch

5. Auflage

Man muss noch Chaos in sich haben,
um einen tanzenden Stern gebären zu können.

F. Nietzsche, Also sprach Zarathustra

Christine Mändle
Sonja Opitz-Kreuter

Das Hebammenbuch

Lehrbuch der praktischen Geburtshilfe

5. Auflage

Mit 513 Abbildungen
und 131 Tabellen

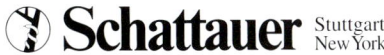
Schattauer Stuttgart New York

**Bibliografische Information
der Deutschen Nationalbibliothek**
Die Deutsche Nationalbibliothek verzeichnet diese Publikation in der Deutschen Nationalbibliografie; detaillierte bibliografische Daten sind im Internet über http://dnb.d-nb.de abrufbar.

Besonderer Hinweis:
Die Medizin unterliegt einem fortwährenden Entwicklungsprozess, sodass alle Angaben, insbesondere zu diagnostischen und therapeutischen Verfahren, immer nur dem Wissensstand zum Zeitpunkt der Drucklegung des Buches entsprechen können. Hinsichtlich der angegebenen Empfehlungen zur Therapie und der Auswahl sowie Dosierung von Medikamenten wurde die größtmögliche Sorgfalt beachtet. Gleichwohl werden die Benutzer aufgefordert, die Beipackzettel und Fachinformationen der Hersteller zur Kontrolle heranzuziehen und im Zweifelsfall einen Spezialisten zu konsultieren. Fragliche Unstimmigkeiten sollten bitte im allgemeinen Interesse dem Verlag mitgeteilt werden. Der Benutzer selbst bleibt verantwortlich für jede diagnostische oder therapeutische Applikation, Medikation und Dosierung.
In diesem Buch sind eingetragene Warenzeichen (geschützte Warennamen) nicht besonders kenntlich gemacht. Es kann also aus dem Fehlen eines entsprechenden Hinweises nicht geschlossen werden, dass es sich um einen freien Warennamen handelt.

Das Werk mit allen seinen Teilen ist urheberrechtlich geschützt. Jede Verwertung außerhalb der Bestimmungen des Urheberrechtsgesetzes ist ohne schriftliche Zustimmung des Verlages unzulässig und strafbar. Kein Teil des Werkes darf in irgendeiner Form ohne schriftliche Genehmigung des Verlages reproduziert werden.

© 1995, 1997, 2000, 2003 and 2007 by Schattauer GmbH, Hölderlinstraße 3, 70174 Stuttgart, Germany
E-Mail: info@schattauer.de
Internet: http://www.schattauer.de
Printed in Germany

Lektorat: mariscript Lektorat, Marianne Schmidt M.A., Rottenburg

Umschlagabbildung: Pablo Picasso, Mutterschaft (1963), © Succession Picasso/VG Bild-Kunst, Bonn 2006
Satz: Stahringer Satz GmbH, Kolpingstraße 9, 35305 Grünberg
Druck und Einband: Mayr Miesbach GmbH, Druck · Medien · Verlag, Am Windfeld 15, 83714 Miesbach

ISBN 978-3-7945-2402-0

Vorwort zur 5. Auflage

Monat für Monat erscheinen zahlreiche Fachzeitschriften für Hebammen und Ärzte mit immer neuen Daten, Zahlen, Untersuchungsergebnissen und Therapieempfehlungen. Erfreulicherweise werden dabei immer mehr Fragen von Hebammen selbst untersucht.

Beim Studium der Fachbeiträge bestätigt sich unweigerlich der Eindruck, dass nichts so schnell wächst wie das medizinische Wissen. Und darin liegt unter anderem auch der Grund für die 5. Auflage des Hebammenbuches seit dem ersten Erscheinen vor zwölf Jahren. Glücklicherweise haben wir mit dem Schattauer Verlag einen hochrangigen wissenschaftlichen Verlag an unserer Seite, der unsere hohen Ansprüche an die Qualität dieses Fachbuches teilt. Viele Kapitel wie zum Beispiel die Hebammenforschung, die Schwangerenvorsorge, die pränatale Diagnostik oder die geburtshilflichen Operationen sind neu geschrieben und spiegeln aktuelles Wissen wider. Gleichzeitig wurden alle anderen Kapitel mit kritischem Verstand überarbeitet und ergänzt. Unser Ziel ist, dass die Hebammenschülerin oder die Kollegin im Berufsalltag in diesem Buch fundierte Antworten auf ihre Fragen findet. Das Spektrum der Hebammenarbeit ist vielfältig, Frauen nehmen zunehmend das Angebot der Hebammenleistungen wahr und erwarten zu Recht eine kompetente und an der Wissenschaft orientierte Beratung und Aufklärung.

Neben den inhaltlichen Veränderungen bekam das Hebammenbuch auch ein »neues Gesicht«. Mit mehr Farbe und neuen Strukturen haben wir optisch und didaktisch ein gutes, modernes Buch geschaffen, von dem wir wünschen, dass man es mit Freude zur Hand nimmt, auch wenn es sich um »trockene« wissenschaftliche Inhalte handelt.

Wir danken unseren Verlegern Herrn Dieter Bergemann und Herrn Dipl.-Psych. Dr. med. Wulf Bertram für ihre Aufgeschlossenheit, mit der sie sich dem »Hebammenbuch« angenommen haben. Unseren Lektorinnen, Frau Dr. Petra Mülker, Frau Dr. Christina Hardt und Frau Marianne Schmidt möchten wir für ihre professionelle Arbeit und Unterstützung danken. Sie hatten immer ein offenes Ohr für unsere vielfältigen Wünsche.

Auch allen »Fotomodellen« sagen wir ein herzliches Dankeschön für ihre Geduld und ihre Bereitschaft mitzumachen. Ein aufrichtiger Dank geht an unsere Autorinnen für ihre engagierte Mitarbeit. Unseren Familien, allen voran Hans Wolf und Christian Kreuter, danken wir ganz herzlich. Jede neue Auflage ist eine immense Herausforderung an die Herausgeberinnen und Autorinnen und reduziert die Zeit für Familie und Freunde manchmal auf ein Minimum. Ohne ihre Unterstützung und ihr Verständnis hätten wir die Überarbeitung nicht leisten können.

Im Februar 2007

Christine Mändle
Sonja Opitz-Kreuter

Vorwort zur 1. Auflage

Schülerinnen, Hebammen und Lehrhebammen haben es schon seit vielen Jahren als großen Mangel empfunden, während der Ausbildung und in geburtshilflichen Fragen auf Lehrbücher zurückgreifen zu müssen, die von Ärzten und größtenteils auch für Ärzte geschrieben sind. Die den Hebammen eigene spezifische Betrachtungsweise der geburtshilflichen Arbeit war dabei nicht immer ausreichend berücksichtigt.

So entstanden der Wunsch und das Bedürfnis, ein Buch vorzulegen, in dem die Hebammen selbst die Inhalte ihrer Arbeit umfassend darstellen. Vom Vorbild der anglo-amerikanischen Kolleginnen angeregt, hat Christine Mändle den entscheidenden Anstoß gegeben, ein Lehrbuch zu konzipieren, das von Hebammen für Hebammen geschrieben ist. Ein Buch von Frauen für Frauen im doppelten Sinne, denn wir Hebammen-Frauen sind es doch, die die Frauen während Schwangerschaft, Geburt und Wochenbett begleiten.

Unser Wunsch war es, traditionell gewachsenes Hebammenwissen, unsere klinischen Erfahrungen aus verschiedenen Tätigkeitsbereichen und neueste fachliche Erkenntnisse miteinander zu verbinden. Schwerpunkt dieses Lehrbuchs ist daher die Physiologie von Schwangerschaft, Geburt und Wochenbett. Daneben sind Regelwidrigkeiten und Notfälle ausführlich behandelt. Die Hausgeburt, die häusliche Wochenpflege, die aufrechten Gebärpositionen und das wissenschaftliche Arbeiten durch Hebammen werden umfassend dargestellt.

Schon immer mussten wir Hebammen zur klinischen Forschung eine enge Beziehung unterhalten, wenn wir mit der Entwicklung der Geburtshilfe Schritt halten wollten. Doch erst seit kurzem und bisher nur vereinzelt, aber mit steigender Tendenz greifen Hebammen Fragen zur Geburtshilfe auf, um sie aus ihrer speziellen fachlichen Perspektive selbst zu untersuchen. Es erschien uns wichtig, diesen neuen Bereich in das Buch aufzunehmen.

Wir danken unserem Verleger Dieter Bergemann für seine Offenheit an diesem aufwändigen Buchprojekt sowie Dipl.-Psych. Dr. med. Wulf Bertram, mit dessen Unterstützung dieses Buch möglich gemacht wurde. Ganz besonders herzlichen Dank an unsere Lektorinnen Christine von Busch-Hartwig, Eva Scholl und vor allem Dr. med. Petra Knupfer, in der wir immer eine Fürsprecherin hatten und die mit großem persönlichem Einsatz die Probleme, die während der Erstellung des Buches aufgetreten sind, konstruktiv gemeistert und somit wesentlich zum Erscheinen dieses Buches beigetragen hat. Herrn Bernd Burkart vom Schattauer Verlag unser herzlicher Dank, dass er immer ein offenes Ohr für die zahllosen Änderungen bei der Erstellung der Zeichnungen hatte. Bedanken möchten wir uns auch bei allen Mitarbeiterinnen und Mitarbeitern des Verlags für die angenehme Zusammenarbeit.

Für die engagierte fachliche Beratung und Unterstützung bedanken wir uns ganz besonders bei Professor Dr. med. Heinrich Schmidt-Matthiesen, Dr. med. Christine Hartwig, Dr. med. Dipl.-Psych. Wolfram Herpertz und bei der Ärztin Carla Ehlers.

Unseren Mitautorinnen danken wir für ihr Engagement. Ohne ihre konstruktive Zusammenarbeit auch in schwierigen Phasen, ohne ihr Wissen und ihre große Geduld wäre dieses Buch nicht erschienen. Ebenso bedanken wir uns bei Kolleginnen und Freunden, die durch zahlreiche Hinweise wertvolle Anregungen gaben.

Nicht zuletzt möchten wir unseren Familien ganz herzlich danken, vor allem Hans Wolf und unseren Kindern Sarah und Christian. Sie haben uns durch ihr Verständnis und ihre Unterstützung beigestanden, obwohl sie auf so manches verzichten mussten.

Im Juli 1995

Christine Mändle
Sonja Opitz-Kreuter
Andrea Wehling

Anschriften der Herausgeberinnen und Autorinnen

Andrea Bosch
Hebamme
Urachstraße 7
70190 Stuttgart

Karin Brenner
Hebamme, Yoga-Kursleiterin
Buchenlandweg 167
89075 Ulm

Marie-Luise Heedt
Lehrerin für Hebammenwesen
Hebammenschule der St. Elisabeth-Stiftung
Günnigfelderstraße 176
44793 Bochum

Penelope V. Held
Hebamme
Brunnrainstraße 30
CH-4411 Seltisberg

Ursula Jahn-Zöhrens
Hebamme
Alte Dobler Straße 2
75323 Bad Wildbad

Margaritha Kindl, BSc
Direktorin der Hebammenakademie Mistelbach
Liechtensteinstraße 65
A-2130 Mistelbach

Regine Knobloch
Hebamme
Ina-Seidel-Straße 6
76149 Karlsruhe

Romy Koch
Lehrerin für Hebammenwesen,
Bewegungspädagogin Franklin-Methode
Goethestraße 25
76135 Karlsruhe

Bärbel Kolmer-Hodapp
Lehrerin für Hebammenwesen
Emil-Gött-Straße 11
76131 Karlsruhe

Ingrid Lohmann
Hebamme, Still-Trainerin
Gehrnrode 5
37581 Gandersheim

Margit Lutz
Lehrerin für Hebammenwesen,
Ausbilderin und Gutachterin für die Initiative der
UNICEF-WHO »Stillfreundliches Krankenhaus«
Schulzentrum für Gesundheitsberufe,
Fachbereich Hebammenwesen
Allgemeines Krankenhaus Celle
Siemensplatz 4
29223 Celle

Christine Mändle
Lehrerin für Hebammenwesen
Berufsfachschule für Hebammen
Klinikum Aschaffenburg
Am Hasenkopf 1
63739 Aschaffenburg

Karola Mertens
Schulleiterin
Berufsfachschule für Hebammen
Klinikum Aschaffenburg
Am Hasenkopf 1
63739 Aschaffenburg

Sonja Opitz-Kreuter
Lehrerin für Hebammenwesen
Staatliche Berufsfachschule für Hebammen
Frauenklinik des Klinikums Innenstadt der
LMU München
Maistraße 11
80337 München

Anschriften der Herausgeberinnen und Autorinnen

Gabriele Oswald-Vormdohre
Lehrerin für Hebammenwesen
Hebammenschule St. Bernward Krankenhaus
Treibestraße 9
31134 Hildesheim

Mag. phil. Beate Pfeifenberger-Lamprecht
Hebamme, Pädagogin, IBCLC
Hebammenordination
Lobnigstraße 296
A-9135 Bad Eisenkappel

Mechthild Romahn
Lehrerin für Hebammenwesen,
Heilpraktikerin für Psychotherapie
Fattendorf 34
94136 Thyrnau

Mag. Dorothea Rüb
Hebamme, Redakteurin der Österreichischen
Hebammenzeitung
Obirstraße 44
A-9020 Klagenfurt

Dipl.-Pflegewirtin (FH) Rainhild Schäfers
Hebamme, wissenschaftliche Mitarbeiterin der
Fakultät Wirtschafts- und Sozialwissenschaften
der Fachhochschule Osnabrück
Hägerstraße 77
48161 Münster

**Dipl.-Pflegepädagogin Katja Stahl,
MSc Midwifery**
Hebamme
Rögenfeld 20
22359 Hamburg

Stefanie Struthmann
Hebamme, Heilpraktikerin
Türkenstraße 26
80333 München

Andrea Thomas
Ärztin, Hebamme
Am Salzwingert 13
64823 Groß-Umstadt

Inhalt

I Einführung und Grundlagen — 1

1 Der Beruf der Hebamme — 3

Aufgaben und Tätigkeitsbereiche der Hebamme 3
Christine Mändle

Berufsorganisationen 5
Christine Mändle

Grundsätze einer Ethik für Hebammen . 8
Christine Mändle

Hebammen in Österreich 8
Dorothea Rüb

Hebammen in der Schweiz 12
Penelope V. Held

2 Einführung in die Hygiene — 31
Sonja Opitz-Kreuter

Grundlagen der Hygiene 31
Persönliche Hygiene 31
Krankenhaushygiene 32
Krankenhausinfektion 33
Infektionsprävention 34
Desinfektion von Haut und Schleimhaut 35
Hygienemaßnahmen bei Wassergeburten 38
Maßnahmen bei Infektionskrankheiten . 38
Desinfektionsmittel 43
Hygiene im häuslichen Bereich 45
Meldepflicht übertragbarer Infektionskrankheiten 47

3 Anatomie und Physiologie — 49
Gabriele Oswald-Vormdohre

Anatomie des Beckens 49
Die Muskulatur 51
Die weiblichen Geschlechtsorgane 57
Physiologie der weiblichen Geschlechtsorgane 68
Die männlichen Geschlechtsorgane ... 73
Die Spermiogenese 77

II Schwangerschaft — 81

4 Physiologische Entwicklung der Schwangerschaft — 83
Mechthild Romahn

Die erste Entwicklungswoche 83
Die Weiterentwicklung des Embryoblasten 84
Die Embryonalperiode 88
Organogenese und Morphogenese ... 90
Entwicklung der Nabelschnur 90
Die Fetalperiode 93
Der fetale Blutkreislauf 97
Die Weiterentwicklung des Trophoblasten zur reifen Plazenta 99
Die reife Plazenta 102

Die Dezidua 108
Die Eihäute 108
Das Fruchtwasser 110
Zwillinge 111

5 Physiologische Abläufe im mütterlichen Körper während der Schwangerschaft 114
Mechthild Romahn

Anpassung der Geschlechtsorgane an die Schwangerschaft 114
Veränderungen am Herz- und Kreislaufsystem 119
Hämatologische Veränderungen 121
Veränderungen der Nierenfunktion .. 122
Veränderungen an den ableitenden Harnwegen 124
Veränderungen am Verdauungssystem 124
Stoffwechsel- und Gewichtsveränderungen 126
Veränderungen an Atemwegen und Lunge 129
Veränderungen am Bewegungsapparat 130
Veränderungen an Haut und Haaren . 131
Veränderungen an der Schilddrüse ... 131
Einfluss der Schwangerschaft auf bestimmte Hormone 132
Psychische Entwicklung in der Schwangerschaft 133

6 Schwangerenvorsorge 137
Rainhild Schäfers

Ziel der Schwangerenvorsorge 137
Grundlagen der Schwangerenvorsorge 137
Strukturelle Rahmenbedingungen 138
Inhalte der Schwangerenvorsorge 140

Ausstellen von Bescheinigungen 168
Anzahl und Abstand der Vorsorgeuntersuchungen 168

7 Geburtsvorbereitung 171
Romy Koch

Historische Entwicklung der Geburtsvorbereitung 171
Ziele in der Geburtsvorbereitung 173
Organisation eines Geburtsvorbereitungskurses 173
Anforderungen an die Kursleitung ... 175
Inhaltlicher Aufbau einer Geburtsvorbereitungseinheit 175
Kurskonzept am Beispiel eines Frauenkurses 181

8 Störungen in der Frühschwangerschaft 183
Christine Mändle

Trophoblasterkrankungen 183
Fehlgeburt 184
Extrauteringravidität 189

9 Früh- und Spätgestosen 192
Sonja Opitz-Kreuter

Frühgestosen 192
Spätgestosen 194

10 Krankheit und Schwangerschaft 203
Sonja Opitz-Kreuter

Endokrine Erkrankungen 203
Lungenerkrankungen 208
Herzerkrankungen 209
Erkrankungen der Niere und der ableitenden Harnwege 210

Bluterkrankungen 211
Thrombose und Embolie 213
Erkrankungen der Haut 215
Orthopädische Erkrankungen 215
Abhängigkeit von Suchtstoffen 216

11 Infektionen in der Schwangerschaft 220
Margaritha Kindl

Prävention und Früherkennung
von Infektionen 220
Diagnostik und Therapie 221
TORCH-Infektionen 222

12 Pathophysiologie in der zweiten Schwangerschaftshälfte 234
Christine Mändle, Sonja Opitz-Kreuter

Die Frühgeburt 234
Der Blasensprung 240
Amnioninfektionssyndrom 241
Intrauterine Wachstumsretardierung . 242
Terminüberschreitung, Übertragung . . 243

13 Blutgruppenunverträglichkeit . . 248
Margaritha Kindl

Das Rhesussystem 248
Kell- und Duffy-System 249
Rhesusunverträglichkeit 249
AB0-Unverträglichkeit 249
Weitere Faktoren 249
Diagnostik und Maßnahmen
in der präpartalen Phase 249
Rhesusprophylaxe mit Anti-D-
Immunglobulin 250
Diagnostik und Vorgehen
bei positivem AK-Suchtest 250

Diagnostik und Maßnahmen
in der postpartalen Phase 251
Aufgaben der Hebamme 251

14 Methoden der fetalen Überwachung in Schwangerschaft und Geburt 253
Andrea Bosch

Einführung 253
Kardiotokographie (CTG) 253
Ergänzende Maßnahmen
der Geburtsüberwachung 271
Weitere Überwachungsmethoden
in der Schwangerschaft 274
Pränataldiagnostik 282

III Geburt 297

15 Faktoren der Geburt 299
Gabriele Oswald-Vormdohre

Der Geburtsweg 299
Das Kind unter der Geburt 304
Die Geburtskräfte – die Wehen 308
Geburtsbeginn 314
Geburtsmechanismus 315

16 Betreuung und Leitung der regelrechten Geburt 322
Christine Mändle

Vorboten der Geburt 323
Aufnahme einer Gebärenden 323
Vorbereitung zur Geburt 325
Leitung der Eröffnungsperiode 327
Geburtsphase – Austreibungsperiode . 340
Nachgeburtsperiode 346
Die Postplazentarperiode 352
Die Geburtsdauer 353

17 Die aufrechten Gebärhaltungen ... 355
Karin Brenner

Aktives Gebären ... 355
Wirkungen der aufrechten Gebärhaltungen ... 356
Räumliche Voraussetzungen ... 358
Das Erlernen des Umgangs mit den aufrechten Gebärhaltungen ... 359
Praxis der aufrechten Gebärhaltungen ... 360
Die Geburt des Mutterkuchens (Plazentarphase) ... 373
Die Geburt der Familie (Bonding) ... 373
Aufrechte Gebärhaltung bei Migrantinnen ... 374
Schlussbemerkung ... 374

18 Hausgeburtshilfe ... 378
Stephanie Struthmann

Geschichtlicher Hintergrund ... 378
Qualitätssicherung und Perinatalerhebung ... 379
Hausgeburt ... 380
Betreuung während der Schwangerschaft ... 387
Die Geburt zu Hause ... 389
Komplikationen ... 391
Verlegung und/oder Hinzuziehung von Ärzten ... 391
Intuition als Kompetenz ... 392

19 Regelwidriger Geburtsmechanismus ... 396
Sonja Opitz-Kreuter

Regelwidrigkeit der Haltung ... 397
Regelwidrigkeit der Einstellung ... 407
Schulterdystokien ... 413
Beckenendlagen ... 419
Schräglage, Querlage ... 436
Missverhältnis ... 436
Fazit ... 441

20 Weichteildystokien ... 443
Marie-Luise Heedt

Hypokinetische Wehenstörung ... 443
Hyperkinetische Wehenstörung ... 445
Diskoordinierte Wehenstörung ... 447
Zervikale Dystokie ... 449
Emotionale Dystokie ... 450
Protrahierte Eröffnungsperiode ... 451
Protrahierte Austreibungsperiode ... 451
Prostaglandine ... 452
Cytotec ... 454
Oxytocin ... 454
Mutterkornalkaloide ... 455

21 Notfälle in der Geburtshilfe ... 456
Sonja Opitz-Kreuter

Vena-cava-Syndrom ... 456
Intrauteriner Sauerstoffmangel ... 456
Überstürzte Geburt ... 457
Sturzgeburt ... 457
Vorliegen und Vorfall kleiner Teile ... 458
Vorliegen der Nabelschnur ... 459
Vorfall der Nabelschnur ... 460
Akutes Abdomen in der Schwangerschaft ... 460
Trauma ... 461
Blutungen unter der Geburt ... 462
Fruchtwasserembolie ... 472
Bakterieller Schock ... 474
Reaktive Koagulopathien ... 476
Blutungen nach der Geburt ... 477

22 Management von Mehrlingsgeburten ... 486
Sonja Opitz-Kreuter

Entwicklung von Mehrlingsschwangerschaften ... 486

Diagnose der Mehrlingsschwangerschaft ... 487

Schwangerschaftsverlauf ... 487

Besondere Aspekte ... 488

Leitung der Entbindung bei regelrechtem Verlauf ... 489

Komplikationen und Besonderheiten während der Geburt ... 489

Nachgeburtsperiode ... 493

23 Intrauteriner Fruchttod ... 495
Beate Pfeifenberger-Lamprecht

Mazeration ... 495

Aktive versus abwartende Betreuung ... 495

Geburtsleitung der »stillen Geburt« ... 496

Definitionen der Geburtsfälle ... 498

Pränatale Diagnostik ... 499

Ursachenforschung ... 499

Bestattung ... 500

Nachfolgende Schwangerschaften und Geburten ... 501

24 Geburtshilfliche Operationen ... 503
Andrea Thomas

Die Aufgaben der Hebamme ... 503

Vaginal-operative Entbindung ... 503

Sectio caesarea ... 509

Iatrogen verursachte und spontan eingetretene Geburtsverletzungen ... 519

Manuelle Plazentalösung ... 523

Instrumentelle Nachtastung ... 524

Forensische Aspekte ... 524

IV Wochenbett 529

25 Physiologie des Wochenbetts ... 531
Christine Mändle

Endokrine Umstellung ... 531

Involution ... 532

Wundheilung ... 537

Psychische Veränderungen im Wochenbett ... 538

26 Pflege im Wochenbett ... 543
Christine Mändle

Betreuung im Wochenbett ... 543

Betreuung der Wöchnerin in besonderen Situationen ... 553

Die Entlassungsuntersuchung ... 554

Organisationsformen der Wochenstation ... 554

27 Das häusliche Wochenbett ... 557
Ursula Jahn-Zöhrens

Wer kann als freiberufliche Hebamme arbeiten? ... 557

Wie finden sich die zu betreuende Frau und die Hebamme? ... 557

Ausstattung ... 558

Wie ist ein Wochenbettbesuch aufgebaut? ... 559

Die Rolle der Hebamme – Hilfe zur Selbsthilfe ... 564

Zusammenfassung ... 566

28 Rückbildungsgymnastik ... 568
Romy Koch

Wochenbett- und Rückbildungsgymnastik ... 568

Die frühe Wochenbettzeit ... 569

Rückbildung nach Abschluss der Wundheilung ... 573

29 Das regelwidrige Wochenbett ... 582
Christine Mändle

Blutungen ... 582
Infektionen ... 584
Symphysenschädigung ... 591
Venenerkrankungen, Thrombose, Embolie ... 593
Besonderheiten im Wochenbett ... 596

30 Die Rückkehr der Fruchtbarkeit nach der Geburt ... 601
Margit Lutz

Die Wirkungsweise der endokrinen Umstellung ... 601
Das »Zykluserwachen« bei der nicht stillenden Frau ... 602
Das »Zykluserwachen« bei der stillenden Frau ... 602
Die Sexualität der Wöchnerin ... 604

V Das Neugeborene 607

31 Erstversorgung des Neugeborenen im Kreißsaal ... 609
Bärbel Kolmer-Hodapp

Freimachen der Atemwege ... 609
Abtrocknen, Warmhalten, Apgar-Werte ... 610
Abnabeln ... 611
Prophylaxen ... 613
Erstes Anlegen ... 613
Erstes Bad ... 613
Die fortlaufende Beurteilung der Vitalität ... 614
U1 – Erstuntersuchung zum Ausschluss von Fehlbildungen und Geburtsverletzungen ... 616

32 Physiologie des Neugeborenen ... 627
Bärbel Kolmer-Hodapp

Entwicklungsphasen ... 627
Lunge und Atmung ... 627
Herz- und Kreislauffunktion ... 628
Gastrointestinaltrakt und Verdauung ... 629
Leber ... 630
Nieren ... 630
Körpersubstanz und Energiehaushalt ... 630
Wärmehaushalt ... 631
Zentrales Nervensystem und Sinnesorgane ... 631
Haut und Hautanhangsgebilde ... 631
Hormonale Reaktionen ... 632
Die Bedürfnisse des Neugeborenen ... 633

33 Die Pflege des Neugeborenen ... 635
Christine Mändle

Säuglingspflege ... 635
Beobachtungen in der Neugeborenenzeit ... 642

34 Vorsorgeuntersuchungen, Screening, Prophylaxen ... 651
Christine Mändle

Vorsorgeuntersuchungen ... 651
Neugeborenenscreening ... 653
Neugeborenen-Hörscreening ... 657
Prophylaxen ... 657
Impfungen ... 659

35 Das Reflexverhalten des Neugeborenen 662
Christine Mändle

Allgemeine Untersuchungsbedingungen 662

Untersuchungsverlauf 662

Reflexe 663

Zusammenfassung 667

36 Das kranke und gefährdete Neugeborene 668
Beate Pfeifenberger-Lamprecht, Sonja Opitz-Kreuter

Reanimation des Neugeborenen 668

Verlegung 672

Anpassungsstörungen 673

Gefährdete Neugeborene 674

Geburtsverletzungen 677

Infektionen 679

Fehlbildungen 681

Chromosomale Störungen 694

Stoffwechselerkrankungen 695

Anpassungserkrankungen 700

Erkrankungen des Verdauungstraktes 706

VI Stillen und Ernährung des Neugeborenen   711

37 Laktation und Stillen 713
Margit Lutz

Die ernährungsphysiologische und immunologische Sicht 713

Die sozialpsychologische Sicht 719

Die ökologische und ökonomische Sicht 720

Die medizinische Sicht 720

Rückstände in der Muttermilch 721

Die Anatomie der Brust und die Physiologie des Stillens 724

Mütterliche und kindliche Stillhindernisse und Kontraindikationen der Muttermilchernährung 736

38 Die Praxis des Stillens 744
Margit Lutz

Stillbereitschaft, Stillverhalten und Stillförderung 744

Vorbereitung auf die Stillzeit 748

Stillfördernde Praktiken – korrekte Stilltechniken 751

Stillfördernde Praxis in den ersten Tagen 757

Die Weiterentwicklung der Stillbeziehung 758

Besondere Situationen zu Beginn der Stillbeziehung 766

Probleme beim Stillen 773

Das Abstillen 773

Relaktation 780

39 Die Ernährung mit Muttermilchersatzprodukten 783
Margit Lutz

Säuglingsanfangsnahrungen 783

Folgenahrungen 786

Weitere Beratungsinhalte bei der Ernährung mit Muttermilchersatzprodukten 786

40 Einführung von Beikost in die Ernährung des Säuglings 790
Ingrid Lohmann

Allgemeines zur Beikost 790

Der richtige Zeitpunkt 790

Nährstoffbedarf im zweiten
Lebenshalbjahr 791

Industriell hergestellte Beikost 793

Getränke 793

Einführung von Beikost
vor dem 7. Lebensmonat 794

Übergang zur Familienkost
ab dem 10. Monat 795

Entwicklung des Geschmackssinnes .. 795

Besonderheiten in der Einführung
von Beikost bei allergiegefährdeten
Säuglingen 796

VII Spezielle Themen 799

41 Trauer- und Sterbebegleitung 801
Beate Pfeifenberger-Lamprecht

Trauerbegleitung 801

Sterbebegleitung 806

Besondere Belastungen
für begleitendes Personal 808

42 Schmerzmittel und Anästhesieverfahren 811
Karola Mertens, Sonja Opitz-Kreuter

Einleitung 811

Möglichkeiten der Schmerzerleichterung
in der Eröffnungsperiode 814

Möglichkeiten der Schmerzerleichterung
in der Austreibungsperiode 824

Analgesie post partum 827

43 Familienplanung 830
Andrea Thomas

Grundlagen und allgemeine Aspekte .. 830

Die kontrazeptive Beratung 830

Die Auswahl der geeigneten
Methode 833

Die Zuverlässigkeit
der Kontrazeption 833

Der Aufgabenbereich der Hebamme .. 834

Methoden der Familienplanung
für die Frau 834

Methoden der Familienplanung
für den Mann 851

Kontrazeption im Wochenbett 852

44 Dokumentation 857
Christine Mändle

Dokumentation der Hebammentätigkeiten 858

Durchführung der Dokumentation ... 858

Schwangerenvorsorge und
Geburtsvorbereitung 859

Anamneseprotokoll beziehungsweise
geburtshilfliches Aufnahmeblatt 859

Geburtsbericht, Partogramm 860

Überwachungsprotokoll, Nachsorgebogen, Stationskurve der Wöchnerin . 866

Pflegedokumentation, Überwachungsprotokoll beim Neugeborenen 866

Was ist zu tun im Schadensfall? 869

45 Die Organisation der Freiberuflichkeit 870
Regine Knobloch

Grundvoraussetzungen 870

Was sonst noch wichtig ist 872

Arbeitsfelder der freiberuflichen
Hebamme 873

Zusammenarbeit 875

Mitgliedschaft in einem Berufsverband 875

Gesellschaft für Qualität in der außerklinischen Geburtshilfe e.V. (QUAG) . 875

Inhalt

46 Forschung und Wissenschaft im Hebammenberuf 877
Katja Stahl

Was ist Forschung? 877
Brauchen Hebammen Forschung? ... 877
Forschung und Ethik 878
Forschungsansätze 878
Der Forschungsprozess 878
Forschungsdesigns 880
Auswahl der Studienteilnehmer 882
Methoden der Datenerhebung 883
Methoden der Datenanalyse 885
Kritische Beurteilung
von wissenschaftlichen Studien 888
Schlussbemerkung 889

47 Altes Hebammenwissen 891
Sonja Opitz-Kreuter

Diagnose der Schwangerschaft 891
Geburtshilfliche Handgriffe 892
Hilfen unter der Geburt 892
Nachgeburtsperiode 892
Zerstückelnde Operationen,
Kaiserschnitt 893
Beckenerweiternde Operationen 894
Dilatierende Operationen 895
Hilfen im Wochenbett 895

Sachverzeichnis 897

I Einführung und Grundlagen

1 Der Beruf der Hebamme

Aufgaben und Tätigkeitsbereiche der Hebamme

Christine Mändle

Der Hebammenberuf ist traditionell ein Frauenberuf. Bei der Betrachtung der Geschichte der Hebammenarbeit wird deutlich: Hebammen waren die Frauen, die wissend und fürsorglich anderen Frauen während der Lebensspanne Schwangerschaft, Geburt und Wochenbett Beistand leisteten. Sie betreuten, begleiteten und sorgten für die medizinische Basisversorgung von Mutter und Kind.

In der Vergangenheit gab es keine Trennung von beruflichen, familiären oder verwandtschaftlich-nachbarschaftlichen Hilfeleistungen. Vielmehr nahmen die Hebammen bei den Schwangeren und Gebärenden oft auch eine mütterliche Funktion ein.

Die notwendigen Kenntnisse wurden jahrhundertelang durch mündliche Überlieferung von den älteren an die jüngeren Hebammen weitergegeben.

Heute hingegen sind Berufsbezeichnung und Tätigkeitsfelder der Hebamme einheitlich und klar definiert.

Definition der Hebamme

! Eine Hebamme ist eine Person, die nach ordnungsgemäßer Zulassung zu einer im jeweiligen Land anerkannten Hebammenausbildung diese erfolgreich abgeschlossen und die erforderliche Qualifikation für die Zulassung zur Hebamme erworben hat.
Die Hebamme ist eine verantwortungsbewusste, zuverlässige professionelle Fachkraft, die partnerschaftlich mit Frauen zusammenarbeitet und ihnen die erforderliche Unterstützung, Betreuung und Beratung während Schwangerschaft, Geburt und Wochenbett gewährt. Sie leitet eigenverantwortlich die Geburt und betreut das Neugeborene und den Säugling.
Die Arbeit der Hebamme umfasst präventive Maßnahmen, die Förderung der normalen Geburt, das Erkennen von Komplikationen bei Mutter und Kind, die Gewährleistung notwendiger medizinischer Behandlung oder anderer angemessener Unterstützung sowie die Durchführung von Notfallmaßnahmen.
Die Hebamme hat eine wichtige Aufgabe in der Gesundheitsberatung, nicht nur für Frauen, auch innerhalb der Familie und der Gesellschaft. Diese Arbeit sollte vor der Geburt beginnen, die Vorbereitung auf die Elternschaft einbeziehen wie auch Hinweise zur Gesundheit, Sexualität und zur Entwicklung des Kindes beinhalten.
Eine Hebamme kann in verschiedenen Bereichen praktizieren, einschließlich Hausgeburtshilfe und Gemeindearbeit, in Krankenhäusern, Kliniken oder in Gesundheitseinrichtungen.

Die vorliegende Definition wurde 2005 vom Rat des Internationalen Hebammenverbandes (ICM Council) diskutiert und angenommen. Sie löst damit die Definition der Hebamme des ICM von 1972 ab. Sie wird nun der Internationalen Föderation für Gynäkologie und Geburtshilfe (FIGO) und der Weltgesundheitsorganisation (WHO) zur Diskussion und Ratifizierung vorgelegt.

Die Hebamme hat somit heute wie früher eine zentrale Rolle bei der individuellen, umfassenden Betreuung von Mutter, Kind und Familie. Die qualifizierte Hebammenausbildung bietet hierzu das Fundament. Darüber hinaus bedarf es der ständigen Aktualisierung und Erweiterung des theoretischen Wissens und der praktischen Fähigkeiten während des gesamten Berufslebens.

Die vielfältigen Aufgabenfelder, Tätigkeitsbezeichnungen und möglichen Einsatzbereiche der Hebamme sind in Abb. 1.1 schematisch dargestellt.

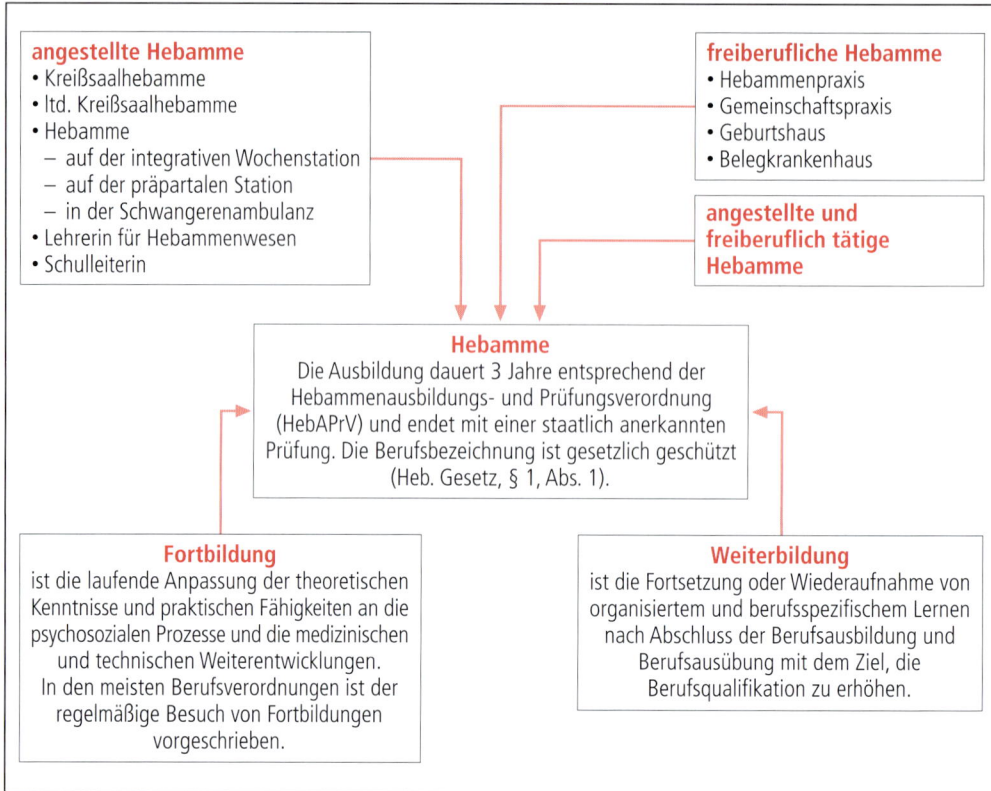

Abb. 1.1 Aufgaben und Tätigkeitsbereiche der Hebamme mit Ausbildung, Fortbildung und Weiterbildung.

Gesetz über den Beruf der Hebamme und des Entbindungspflegers

Im Hebammengesetz sind die Voraussetzungen für den Zugang zur Hebammenausbildung sowie die Vorschriften über die Erteilung der Berufserlaubnis festgelegt. Der wohl bedeutendste Absatz des Gesetzes ist § 4 (Hinzuziehungspflicht). Er besagt, dass die Überwachung des Geburtsvorgangs von Beginn der Wehen an, die Hilfe bei der Geburt und die Überwachung des Wochenbettverlaufs der Hebamme vorbehaltene Tätigkeiten sind.

Berufsordnung für Hebammen und Entbindungspfleger

Die Berufspflichten für Hebammen und Entbindungspfleger sind in der Hebammenberufsordnung (HebBO) geregelt. Die Vorschriften der Berufsordnung sind kein Bundesrecht. Jedes Bundesland kann demnach eine eigene Berufsordnung auf der Grundlage des Hebammengesetzes von 1985, der Ausbildungs- und Prüfungsordnung für Hebammen und Entbindungspfleger von 1981 und der EU-Richtlinien erarbeiten und verabschieden.

Exemplarisch soll die Berufsordnung von Baden-Württemberg vorgestellt werden (s. S. 16 ff.). Die Berufsordnung von Nordrhein-Westfalen enthält zusätzlich eine »Richtlinie für die Dokumentation der Hebammenhilfe«. Sie gibt klare Anweisungen, wie und was eine Hebamme dokumentieren muss.

Ausbildungs- und Prüfungsverordnung für Hebammen und Entbindungspfleger

Das Hebammengesetz enthält in seinen Abschnitten III und IV die grundlegenden Bestimmungen

Berufsorganisationen

für die Ausbildung und Prüfung der Hebammen (und Entbindungspfleger).

In § 10 des Hebammengesetzes ist die Bundesregierung ermächtigt, mit Zustimmung des Bundesrates eine Rechtsverordnung zu erlassen, die Ausbildungsvoraussetzungen, Ausbildungsinhalte, Tätigkeiten, Aufgaben, Mindestanforderungen an die Ausbildung und Einzelheiten der staatlichen Prüfung – unter Berücksichtigung der EU-Beschlüsse zur freien Berufsausübung – festlegt. Im Anhang dieses Kapitels (s. S. 18 ff.) sind das Hebammengesetz sowie die Ausbildungs- und Prüfungsordnung aufgeführt.

Richtlinien der Europäischen Gemeinschaft

Die gegenseitige Anerkennung der Prüfungszeugnisse und Diplome sowie die Aufnahme und Ausübung der Tätigkeit der Hebamme innerhalb der Europäischen Gemeinschaft ist in verschiedenen Richtlinien geregelt (80/154/EWG und 80/155/EWG). Beide Bestimmungen sind 1980 in Kraft getreten. Das Ziel der Richtlinien ist, dass in allen EU-Ländern die schulischen Voraussetzungen zum Hebammenberuf, die Ausbildungsinhalte in Theorie und Praxis, die Kompetenzen der Hebammen und das Recht auf freie Niederlassung einheitlich geregelt sind (vgl. Horschitz u. Kurtenbach 2003).

Berufsorganisationen

Christine Mändle

Zu einer Berufsorganisation schließen sich Mitglieder einer Berufsgruppe zur Wahrung und Vertretung ihrer Interessen zusammen. Die Ziele und Aufgaben der Organisation sind in den Satzungen verankert. Die Mitgliedschaft ist freiwillig. Die Berufsorganisation ist kein Tarifpartner, wird aber zu den Tarifverhandlungen gehört.

Bund Deutscher Hebammen e.V. (BDH)

Im Jahre 1885 wurde in Berlin der erste Hebammenverein gegründet. Die Vereins- und Verbandsformen veränderten sich im Laufe der Jahre mehrfach, seit 1982 besteht der Verband in seiner heutigen Struktur. Im Jahre 1991 schloss sich der Verband der Hebammen der neuen Bundesländer dem Bund Deutscher Hebammen an. Er vertritt die angestellten und freiberuflichen Hebammen, die Lehrerinnen für Hebammenwesen und die Hebammenschülerinnen. Der Bund Deutscher Hebammen ist die Dachorganisation der 16 Hebammenlandesverbände. Sitz des eingetragenen Vereins ist Karlsruhe. Die Geschäfte des Verbandes werden von einer Geschäftsstelle wahrgenommen. Die Hebammen in der Geschäftsstelle beraten die Mitgliedsfrauen in allen beruflichen Fragen. Mitgliedsfrauen können sich mit ihren Fachfragen auch direkt an die Präsidentin, die Beirätinnen (freiberuflicher Bereich, Angestelltenbereich, Bildungsbereich) oder an die jeweilige Beauftragte (z. B. Bundesstillbeauftragte, Bundesfortbildungsbeauftragte, ICM, Berufsgenossenschaft, Qualitätssicherung) wenden.

Im Jahre 1994 hat der BDH eine Gutachterinnenkommission eingerichtet, die Hebammen in Schadensfällen berät und betreut und im Bedarfsfall ein Gutachten erstellt.

Über die Rechtsstelle können Beratungen in allen Hebammenangelegenheiten durch den Justiziar des Verbandes in Anspruch genommen werden.

Der BDH erarbeitet zu verschiedenen hebammenspezifischen und berufspolitischen Themen Stellungnahmen und Standpunkte wie z. B. zur Schwangerenvorsorge, zur Pränataldiagnostik oder zur Zukunft der Geburtshilfe (die Standpunkte oder Stellungnahmen sind als Printmedien über die Geschäftsstelle zu beziehen: Bund Deutscher Hebammen e.V., Gartenstr. 26, 76133 Karlsruhe, www.bdh.de). Die offizielle Verbandszeitung ist das »Hebammen-Forum«.

! Das zentrale Anliegen des Bundes Deutscher Hebammen ist:
»**Kinder sollen sicher und mit Freude geboren werden.**«
Zu seinen Aufgaben gehören:
- Wahrnehmung und Förderung der beruflichen und wirtschaftlichen Interessen der Hebammen
- Förderung hebammengeleiteter Geburtshilfe und Qualitätssicherung
- Akademisierung der Hebammenausbildung
- Vertretung der Hebammeninteressen bei Politikern, Behörden, Gewerkschaften, Gerichten, Krankenkassen und in der Öffentlichkeit
- Unterhaltung einer Rechtsstelle und einer Gutachterinnenkommission

- Pflege internationaler Beziehungen, Vernetzung mit frauenorientierten Organisationen
- Unterstützung der Mitglieder in der Aufklärung und Gesundheitserziehung der Bevölkerung
- Fortbildung der Hebammen auf Landes- und Bundesebene

Die **Hebammengemeinschaftshilfe (HGH)** ist ein gemeinnütziger Verein mit Sitz in Karlsruhe (Gartenstr. 26, 76133 Karlsruhe), dessen Mitglied der Bund Deutscher Hebammen mit seinen Landesverbänden ist, vertreten durch die Präsidentin und die Landesvorsitzenden. Sie finanziert sich durch freiwillige Spenden. Ihre Anliegen sind die Unterstützung von Hebammen, die durch ihre Berufstätigkeit unverschuldet in Not geraten sind, die Förderung der Hebammenforschung in Deutschland und die Herausgabe von Druckschriften (HGH-Schriftenreihe). Die jährlich stattfindenden Forschungs-Workshops werden von der HGH durchgeführt.

Bund freiberuflicher Hebammen Deutschlands e.V. (BfHD)

Der Bund freiberuflicher Hebammen Deutschlands wurde 1984 gegründet und vertritt die freiberuflich tätigen Hebammen und Hebammenschülerinnen. Der Verband unterhält eine Geschäftsstelle in Frankfurt am Main. Den Mitgliedsfrauen bietet der Verband eine Gruppenhaftpflicht- und Rechtsschutz- sowie weitere Versicherungen an. Über die Geschäftsstelle erhalten Hebammen Beratung und Rechtsauskünfte zu allen beruflichen Fragen. Der Vorstand besteht aus drei Mitgliedsfrauen, die jeweils für 2 Jahre gewählt werden. Die Landessprecherinnen sind die Kontaktpersonen auf Landesebene. Daneben unterhält der Verband auch eine Rechtsstelle. Das Verbandsorgan ist das zweimonatlich erscheinende »Hebammen-Info« (Bund freiberuflicher Hebammen Deutschlands e.V., Kasseler Str. 1a, 60486 Frankfurt, www.bfhd.de).

! Die Ziele und Aufgaben des Vereins sind:
- die beruflichen und wirtschaftlichen Interessen der freiberuflichen Hebammen wahrzunehmen und zu fördern
- ihre Belange bei Politikern, Behörden, Gewerkschaften, Gerichten und in der Öffentlichkeit zu vertreten
- für ihre Fortbildung zu sorgen
- bei der Aufklärung und Gesundheitserziehung der Bevölkerung mitzuarbeiten

Bundeshebammenschülerinnenrat (BHSR)

Der Bundeshebammenschülerinnenrat wurde 1983 in Hamburg von Hebammenschülerinnen gegründet. Mitglied kann jede Hebammenschule bzw. jede Schülerin werden, pro Schule können zwei Schülerinnen als stimmberechtigte Mitglieder an den dreimal jährlich stattfindenden BHSR-Ratstreffen teilnehmen. Der BHSR versteht sich als Forum für alle Hebammenschülerinnen. Seine Anliegen sind u.a. die Verbesserung und Angleichung der Ausbildungsbedingungen an den einzelnen Schulen, die berufspolitische Arbeit und die Weiterentwicklung der Hebammenausbildung.

Der BHSR ist von den beiden Berufsverbänden unabhängig, sie werden jedoch unterstützt. Die Vorsitzenden werden zur Delegiertenversammlung des BDH und zur Tagung der Lehrerinnen für Hebammenwesen eingeladen und haben eine eigene Redezeit und auch ein Stimmrecht (www.BHSR.de.vu).

Gesellschaft für Qualität in der außerklinischen Geburtshilfe e.V. (QUAG)

Nachdem zum 01.01.1999 die beiden Berufsverbände (BDH und BfHD) die bundesweite einheitliche Erhebung der außerklinischen Geburten eingeführt haben (Perinatalerhebung), wurde bereits am 24.06.1999 die Gesellschaft für Qualität in der außerklinischen Geburtshilfe gegründet. Die QUAG ist ein gemeinsamer Verein der Berufsverbände mit einem wissenschaftlichen Beirat. Ihr Anliegen ist die Erfassung und Evaluierung aller außerklinischen Geburten. Die Ergebnisse werden in dem jährlich herausgegebenen Qualitätsbericht

Berufsorganisationen

veröffentlicht und leisten so einen wertvollen Beitrag zur Versachlichung der Diskussion um die außerklinische Geburtshilfe. Für Hebammen besteht die Möglichkeit, die Arbeit durch eine Fördermitgliedschaft zu unterstützen (www.QUAG.de).

International Confederation of Midwives (ICM)

Die Internationale Hebammenvereinigung (ICM) ist ein Zusammenschluss von unabhängigen Hebammenverbänden mit derzeit 85 Mitgliedern aus 72 Ländern aus Europa, Nord-, Mittel- und Südamerika, Afrika und aus dem asiatisch-pazifischen Raum.

Die Internationale Hebammenvereinigung wurde 1919 gegründet. Das Ziel war, ein Netzwerk aufzubauen, um die Hebammen zu stärken, die Ausbildung zu fördern, das Wissen und die Kunst der Hebammenarbeit zu verbreiten sowie die Qualität der Fürsorge und Betreuung von Müttern, Kindern und deren Familien zu verbessern. Die Aktivitäten wurden durch den Zweiten Weltkrieg unterbrochen, der Neuanfang fand 1954 mit der Einrichtung einer Geschäftsstelle in London statt. Im Mai 1999 beschloss die Delegiertenversammlung die Verlegung des Hauptsitzes in die Niederlande, nach Den Haag. Dies hatte weit reichende Konsequenzen und der Verband befindet sich bis heute in einer Phase der Umstrukturierung (das niederländische Verbandsrecht erfordert neue Strukturen).

Zurzeit tagt das Council (Rat des Internationalen Hebammenverbandes) alle 3 Jahre, jeweils vor dem internationalen Kongress, es ist das höchste beschlussfassende Organ. Jeder Mitgliedsverband kann seine Interessen mit 2 Delegierten vertreten.

Die Internationale Hebammenvereinigung erarbeitet regelmäßige Resolutionen und Positionspapiere zu Hebammenthemen, die nach Diskussion und Verabschiedung durch das Council den Mitgliedsverbänden für ihre Interessen auf nationaler Ebene zur Verfügung stehen.

> **Die Ziele der ICM sind:**
> - Unterstützung der Hebamme und ihrer beruflichen Bedeutung als Schlüsselfigur in der Begleitung der Frauen und Familien in Schwangerschaft, Geburt und Wochenbett
> - Verbesserung der Qualität der Versorgung von Frauen und Familien zur Reduzierung von Morbidität und Mortalität
> - Förderung der Ausbildung von Hebammen
> - Beratung von Hebammenverbänden in der Umsetzung von nationalen Plänen und Zielen
> - Zusammenarbeit mit anderen Organisationen

Die Internationale Hebammenvereinigung ist die einzige Hebammenorganisation, die offizielle Kontakte zu den Vereinten Nationen (UNO) unterhält. Sie arbeitet seit vielen Jahren mit der WHO und der UNICEF zusammen. Aus dieser Zusammenarbeit ist 1987 das Projekt »**Safe Motherhood Initiative**« entstanden, dessen Ziel es ist, die jährliche mütterliche Mortalitätsrate von weltweit 580 000 Todesfällen zu reduzieren. ICM, WHO und UNICEF bieten Hebammen aus Ländern mit einer hohen Müttersterblichkeit die Möglichkeit, in Workshops gemeinsame Strategien zu entwickeln, um auf regionaler Ebene die Ziele der Safe Motherhood Initiative umzusetzen.

Die Internationale Hebammenvereinigung vergibt alle drei Jahre den **Marie-Goubran-Gedächtnispreis**, um Hebammen in ihrer Arbeit dort zu unterstützen, wo besondere Bedürfnisse und begrenzte Finanzen vorhanden sind. Mit diesem Fonds wird das außerordentliche Engagement der früheren Generalsekretärin Marie Goubran gewürdigt.

Der Verband hat eine eigene Zeitung, »International Midwifery«, die über die Geschäftsstelle bezogen werden kann (International Confederation of Midwives ICM, Eisenhowerlaan 138, 2517 KN Den Haag, Niederlande. E-Mail: info@internationalmidwives.org, www.internationalwidwives.org).

European Midwives Association (EMA)

Die EMA repräsentiert die Hebammenverbände der Europäischen Union, die Verbände der europäischen Freihandelszone und derjenigen Verbände, deren Regierungen eine Mitgliedschaft in der EU anstreben. Der Non-profit- und Non-governmental-Verband ist 2001 gegründet worden und ist die Fortsetzung des ehemaligen European Midwives Liaison Committee.

Die Ziele der EMA sind:
- Recht auf qualifizierte Hebammenbetreuung für alle Frauen in Europa
- zentrale Rolle der Hebammen in der Begleitung von Frauen
- Betrachtung von Schwangerschaft und Geburt als natürliche Lebensvorgänge
- Reduzierung der Medikalisierung von Schwangerschaft und Geburt
- Förderung der individuellen und an die jeweiligen Bedürfnisse angepassten Betreuung
- Unterstützung der Hebammenverbände in Gesetzesangelegenheiten, Umsetzung der EU-Richtlinien
- Zusammenarbeit mit anderen Gesundheitsorganisationen wie WHO, ICM, European Health Policy Forum (Europäisches Gesundheitsforum)

Der Verband hat keine eigene Geschäftsstelle (E-Mail: ema@knov.nl, www.europeanmidwives.org).

Grundsätze einer Ethik für Hebammen

Christine Mändle

Hebammen arbeiten in einer gesellschaftlichen Verantwortung und begleiten Frauen, Kinder, Partner und Familien besonders während Schwangerschaft, Geburt und Wochenbett. Die Menschenwürde und die Rechte der Frau sind wesentliche Maßstäbe für ihr Handeln. Eine qualifizierte Ausbildung befähigt sie dazu.
- Hebammen sehen in menschlicher Fortpflanzung und Geburt natürliche Lebensvorgänge, die einer fachkundigen Begleitung bedürfen. Wo Menschen in diese Vorgänge eingreifen, muss die Würde der Frau gewahrt sein und ihr Selbstbestimmungsrecht geachtet werden. Umfassende Information und ausreichend Zeit sind die Voraussetzungen für eine Entscheidungsfindung.
- Hebammen unterstützen sich gegenseitig und arbeiten mit anderen Berufsgruppen zusammen, die sie beratend hinzuziehen. Sie überweisen, wenn die Situation es erfordert.
- Hebammen haben eine staatlich geregelte Schweigepflicht und ein Zeugnisverweigerungsrecht.
- Hebammen dürfen keiner Frau die für sie notwendige Hilfe verweigern, unabhängig von Rasse, Kultur, Weltanschauung, gesellschaftlicher Stellung und Lebensführung.
- Hebammen schützen in ihrem beruflichen Alltag Frauen und Familien vor körperlichen und seelischen Schäden. Deren Gesundheit und Wohlergehen ist Ziel ihres gesellschaftspolitischen Engagements. Ihr Wissen und ihre beruflichen Fähigkeiten geben ihnen Verantwortung über die ihnen anvertrauten Menschen.
- Hebammen erforschen ihre Arbeit und begleiten sie wissenschaftlich, um die Qualität zu sichern. Sie gestalten ihre Aus-, Fort- und Weiterbildung.
- Hebammen bemühen sich gemeinsam um ihre gesellschaftliche Anerkennung und eine gerechte Entlohnung.
- Hebammen beobachten mit kritischer Aufmerksamkeit neue Entwicklungen auf den Gebieten Geburtshilfe, Reproduktionsmedizin und Genforschung.

Diese Grundsätze einer Ethik für Hebammen wurden 1991 aufgrund einer Empfehlung des Internationalen Hebammenverbandes von einem Arbeitskreis des BDH entwickelt. Die Delegiertenversammlung des Bundes Deutscher Hebammen hat diese Grundsätze in ihrer Sitzung im April 1992 diskutiert und einstimmig angenommen.

Hebammen in Österreich

Dorothea Rüb

Kurzer geschichtlicher Hintergrund

Das Wissen der Hebammen wurde über Generationen mündlich weitergegeben. Im 17. Jahrhundert dauerte die Lehrzeit bei einer approbierten Hebamme vier Jahre und musste mit einer Prüfung als »Ordentliche Bademutter« abgeschlossen werden. 1643 forderte eine Wiener Hebamme – wohl aus Konkurrenzgründen – eine Prüfung vor der Fakultät und ein Zertifikat, die dann für alle Wiener Hebammen verbindlich wurden. In den abgelegensten ländlichen Tälern waren jedoch bis Ende des 19. Jahrhunderts auch noch Laienhebammen am Werk.

1784 wurde von Maria Theresia das erste Wiener Gebärhaus gegründet. Maria Theresia hatte selbst 16 Kinder geboren, von denen sieben perinatal oder im Säuglingsalter verstarben. Ihr Leibarzt van Swieten wurde von ihr zum »Inspector« des medizinischen Unterrichts befördert. Er gründete die Wiener Hebammenschule und unterstützte die Kaiserin bei ihren sozialen und medizinischen Reformen. Auf Maria Theresias Initiative hin wurde auch schon im Jahr 1753 in Ljubljana eine Hebammenschule eröffnet. Weitere Hebammenschulen wurden in Graz 1776 und Salzburg 1792 gegründet. Das 1784 von Raphael Johann Steidele verfasste »Lehrbuch der Hebammenkunst« wurde in die Sprachen der Monarchie – ungarisch, böhmisch, serbokroatisch und flämisch – übersetzt. Unter Johann Lukas Böer (1751–1835) betrug die Häufigkeit der Zangenentbindungen in der Wiener Klinik 0,05 %, im Gegensatz zu Osiander in Göttingen mit 40 bis 60 %. In einem Disziplinarverfahren wurde Boër u. a. vorgeworfen, den Hebammen zu viel Autonomie zugestanden zu haben. Sein konsequentes Eintreten für »die Rechte der Natur« brachte ihm wenig Sympathien seiner Berufskollegen.

Mit der wachsenden Anzahl von Frauen, die aus Not in den Gebärhäusern entbinden mussten, etablierte sich die klinische Geburtshilfe. Mitte des 19. Jahrhunderts kam die Hälfte der in der Donaumetropole geborenen Kinder unehelich zur Welt. Die enge Verbindung des Findelhauses mit dem Wiener Gebärhaus ließ die Geburtenanzahl (8 000 bis 10 000 pro Jahr) in die Höhe schnellen. Seit die anatomischen Praktika zum ärztlichen Unterricht gehörten, erkrankten und starben immer mehr Frauen am Kindbettfieber. Viele zogen es vor, an die Hebammenabteilung – die II. Frauenklinik des Allgemeinen Krankenhauses – zu kommen, wo nur wenige Mütter starben. Semmelweis erkannte die Gefahr, die von den untersuchenden Ärzten und Studenten ausging, und führte 1847 an seiner Abteilung Chlorkalkwaschungen der Hände ein. Die Müttersterblichkeit sank noch im gleichen Jahr von etwa 20 % auf ca. 2 %. Fortschrittliche Kräfte würdigten die Bedeutung seiner Entdeckung. Die meisten Berufskollegen, die gerade die Geburtshilfe als neue medizinische Wissenschaft erobert hatten, standen ihm jedoch feindlich gegenüber.

Die Ausbildung zur Hebamme war kostenlos und dauerte drei Monate. Erst 1898 wurde im Reichsgesetzblatt die Hebammenausbildung für jede Lehranstalt mit »in der Regel nicht unter der Dauer von fünf Monaten« festgesetzt. In einer Aufnahmeprüfung hatte die Bewerberin u. a. nachzuweisen, dass sie des Lesens, Schreibens und Rechnens mächtig war. Mit der Unterrichtsordnung von 1929 wurde die Ausbildungsdauer auf 18 Monate verlängert, das Mindestalter auf 20, das Höchstalter auf 35 Jahre festgesetzt und der erfolgreiche Abschluss einer Bürgerschule (entspricht dem Hauptschulabschluss) verlangt.

Im April 1938 wurde die Eingliederung ihres Berufsverbands in die spätere »Reichshebammenschaft« unter breiter Zustimmung der österreichischen Kolleginnen vollzogen. Das Reichshebammengesetz von 1938 war mit Novellierungen in Österreich gültig bis 1994. In den Nachkriegsjahren gab es einen mehr oder weniger losen Zusammenschluss der Hebammengremien der Bundesländer. Ab 1954 wurde eine gemeinsame Österreichische Hebammenzeitung herausgegeben, deren Erscheinen 1986 aus finanziellen Gründen (sie war auf Sponsoring von Milchfirmen angewiesen) eingestellt werden musste. Acht Jahre später konnte mit der Verabschiedung des neuen Hebammengesetzes und der Installierung eines bundesweiten Hebammengremiums, dem alle aktiven Kolleginnen beitreten müssen, auch wieder regelmäßig eine Hebammenzeitung erscheinen.

Im April 1928 fand sich in Wien die noch junge Internationale Hebammenvereinigung zu ihrem zweiten großen Kongress mit Delegierten aus England, Belgien, Deutschland, Holland, der Tschechoslowakei, Polen, Ungarn, Jugoslawien und Österreich zusammen. Als vordringlichstes Ziel wurde genannt, »dem Hebammenstande jene Geltung zu verschaffen, die ihm gebührt«. Eine Forderung, die beim ersten und zweiten nationalen österreichischen Kongress (1991 und 1995) ebenso aktuell war wie im April 2002, als knapp 2 500 Kolleginnen aus 85 Ländern zum 26. Weltkongress der Internationalen Hebammenvereinigung ICM nach Wien kamen. Dieser Kongress war ein Höhepunkt in der Geschichte des kleinen österreichischen Berufsverbandes.

Das Österreichische Hebammen-Gremium ÖHG gehört zur Region Zentraleuropa des ICM und ist mit den benachbarten Berufsverbänden gut vernetzt. Gemeinsam mit den Delegierten aus der Region wurden 1992 und 1995 zwei Kongresse in Friedrichshafen organisiert. Von 1999 bis 2003 gab es ein deutschsprachiges internationales Hebammenzeitungsprojekt »Hebammen ohne Grenzen«, um die Kontakte zu vertiefen.

Ausbildung

Die Ausbildung zur Hebamme erfolgte bisher durch die Absolvierung einer dreijährigen Hebammenakademie nach der Matura (entspricht dem Abitur). Die Hebammen-Ausbildungsverordnung von 1995 wurde im Sommer 2005 novelliert. Es gilt nun die FH-Heb. AV BGBl I 70/2005. Seit Oktober 2006 werden Hebammen in Österreich ebenso wie gehobene medizinisch-technische Dienste auch über Fachhochschul-Studiengänge ausgebildet. Nach einer Studiendauer von 6 Semestern schließt der Studiengang mit einem Bakkalaureat für gesundheitswissenschaftliche Berufe ab.

Hebammenakademien gibt es derzeit noch in Wien, Innsbruck, Klagenfurt und Linz. Sie unterstehen einer Direktorin und einem medizinisch-wissenschaftlichen ärztlichen Leiter. In Graz, Salzburg und Krems haben 2006 die ersten Fachhochschul-Studiengänge begonnen, die Studiengangsleiterinnen sind Hebammen. Es gibt zwar einheitliche Kriterien, die jedem Curriculum zugrunde liegen müssen, doch kann jeder Studiengang eigene Schwerpunkte setzen.

Informationen zur Hebammenausbildung sowie die Adressen der Hebammenakademien und Fachhochschulen sind auf der ÖHG Website (www.hebammen.at/wie_hebamme.html) zu finden.

Arbeitssituation

Bis in die 1960er-Jahre arbeiteten die meisten Hebammen in Österreich frei praktizierend. Der Trend zur Krankenhausgeburt hat sich in Österreich so wie in den meisten westlichen Ländern rapide vollzogen. Weniger als 2% der Kinder werden heute zu Hause geboren und nur ca. 3% der Mütter in Österreich verlassen innerhalb von 24 Stunden nach der Geburt das Krankenhaus. Die meisten Hebammen arbeiten in der Klinik. Einige haben eine Niederlassungserlaubnis und bieten Geburtsvorbereitungs- oder andere Kurse sowie Vor- und Nachbetreuung an, manche sind auch in der Mutter- und Elternberatung tätig. Einige Kolleginnen haben Hebammenpraxen gegründet, während nur noch wenige von Hebammen geführte Entbindungsheime existieren. Kleinere geburtshilfliche Abteilungen sind von Schließung bedroht, offene Stellen sind rar.

Im Jahr 1997 wurde vom Österreichischen Hebammen-Gremium mit dem Hauptverband der Sozialversicherungsträger ein **Kassenvertrag** vereinbart, der von der jeweiligen Hebamme einzeln abgeschlossen werden muss. Er wurde 2004 nach heftigen Diskussionen, v.a. über die erfolgte Kürzung des Kilometergeldes, geändert und wird 2006/2007 neu verhandelt. Es gibt auch die Möglichkeit, als Wahlhebamme freiberuflich zu arbeiten und privat mit den Klientinnen abzurechnen. Diese bekommen dann 80% des Kassentarifs von ihrer Kasse erstattet. Während die Tarife für Hausgeburt und Wochenbettbesuch ungefähr denen in Deutschland entsprechen, können in Österreich viel weniger Hebammenleistungen mit den Kassen abgerechnet werden: Schwangerenvorsorge, Geburtsvorbereitung, Rückbildungsgymnastik, telefonische Beratung und Hebammenbesuche ab dem 6. Wochenbetttag sind zurzeit keine Kassenleistung; es gibt auch keine Nacht- und Feiertagszuschläge. Nach Hausgeburt, ambulanter Geburt und vorzeitiger Entlassung kann bis zum 5. Tag *post partum* ein Wochenbettbesuch verrechnet werden, danach höchstens sieben bei besonderen Problemen.

Die **Schwangerenvorsorge** obliegt fast ausschließlich den Gynäkologinnen und Gynäkologen. Nur bei geplanter Hausgeburt können vier, bei Terminüberschreitung maximal sieben Hausbesuche bzw. Inanspruchnahmen in der Hebammenordination mit den Kassen abgerechnet werden. Bei geplanter ambulanter Geburt sind zwei Schwangerenbesuche vorgesehen. Obwohl im Hebammengesetz die *Durchführung der zur Beobachtung des Verlaufs einer normalen Schwangerschaft notwendigen Untersuchungen* als eigenverantwortliche Hebammentätigkeit festgeschrieben ist, sind die österreichischen Hebammen mit ihrer Forderung, wenigstens eine Mutter-Kind-Pass-Untersuchung in der Schwangerschaft durchführen zu können, bislang gescheitert. Ein weiteres zentrales Anliegen des Österreichischen Hebammen-Gremiums für die Zukunft bleibt auch der Einsatz der angestellten Hebammen im Krankenhaus, dem Hebammengesetz entsprechend, im gesamten Bereich der geburtshilflichen Abteilung, also nicht ausschließlich im Kreißsaal, sondern auch in der Schwangerenambulanz, der präpartalen Station und im Wochenbett. In einigen Kliniken sind diese Anliegen schon umgesetzt.

Gesetzgebung

Die Belange des Berufsstandes der Hebammen sind im Bundesgesetz (Hebammengesetz – HebG BGBl. Nr. 310/1994 ST0095) geregelt. Wie in Deutschland ist die Beiziehungspflicht der Schwangeren, Gebärenden und Wöchnerin (§ 3) gesetzlich verankert. Die Bezeichnung »Hebamme« gilt für männliche und weibliche Berufsangehörige. Derzeit ist in Österreich jedoch keine männliche Hebamme aktiv.

In § 2 (1) und (2) des Hebammengesetzes heißt es:

Der Hebammenberuf umfasst die Betreuung, Beratung und Pflege der Schwangeren, Gebärenden und Wöchnerin, die Beistandsleistung bei der Geburt sowie die Mitwirkung bei der Mutterschafts- und Säuglingsfürsorge.

Eigenverantwortlich sind insbesondere folgende **Tätigkeiten** durchzuführen:

1. Information über grundlegende Methoden der Familienplanung;
2. Feststellung der Schwangerschaft, Beobachtung der normal verlaufenden Schwangerschaft, Durchführung der zur Beobachtung des Verlaufs einer normalen Schwangerschaft notwendigen Untersuchungen;
3. Veranlassung von Untersuchungen, die für eine möglichst frühzeitige Feststellung einer regelwidrigen Schwangerschaft notwendig sind, oder Aufklärung über diese Untersuchungen;
4. Vorbereitung auf die Elternschaft, umfassende Vorbereitung auf die Geburt einschließlich Beratung in Fragen der Hygiene und Ernährung;
5. Betreuung der Gebärenden und Überwachung des Fötus in der Gebärmutter mit Hilfe geeigneter klinischer und technischer Mittel;
6. Spontangeburten einschließlich Dammschutz sowie im Dringlichkeitsfall Steißgeburten und, sofern erforderlich, Durchführung des Scheidendammschnittes;
7. Erkennen der Anzeichen von Regelwidrigkeiten bei der Mutter oder beim Kind, die eine Rücksprache mit einer Ärztin/einem Arzt oder das ärztliche Eingreifen erforderlich machen, sowie Hilfeleistung bei etwaigen ärztlichen Maßnahmen, Ergreifen der notwendigen Maßnahmen bei Abwesenheit der Ärztin/des Arztes, insbesondere manuelle Ablösung der Plazenta, woran sich gegebenenfalls eine manuelle Nachuntersuchung der Gebärmutter anschließt;
8. Beurteilung der Vitalzeichen und -funktionen des Neugeborenen, Einleitung und Durchführung der erforderlichen Maßnahmen und Hilfeleistung in Notfällen, Durchführung der sofortigen Wiederbelebung des Neugeborenen;
9. Pflege des Neugeborenen, Blutabnahme am Neugeborenen mittels Fersenstiches und Durchführung der erforderlichen Messungen;
10. Pflege der Wöchnerin, Überwachung des Zustandes der Mutter nach der Geburt und Erteilung zweckdienlicher Ratschläge für die bestmögliche Pflege des Neugeborenen;
11. Durchführung der von der Ärztin/vom Arzt verordneten Maßnahmen;
12. Abfassen der erforderlichen schriftlichen Aufzeichnungen.

Berufsverband

Das **Österreichische Hebammen-Gremium (ÖHG)** ist eine öffentlich-rechtliche Körperschaft und vertritt die beruflichen Interessen der Hebammen. Alle Hebammen, die ihren Beruf in Österreich ausüben (derzeit ca. 1 700), gehören dem Österreichischen Hebammen-Gremium an. In jedem Bundesland gibt es eine Landesgeschäftsstelle.

Das Österreichische Hebammen-Gremium ist u.a. zur Führung eines Hebammenregisters, zum Ausstellen von Hebammenausweisen und zur Erstellung von Richtlinien für die Veranstaltung von Fortbildungskursen, deren Durchführung und Dokumentation verpflichtet. Hebammen müssen innerhalb von 5 Jahren 5 Fortbildungstage nachweisen, um die Berufsberechtigung zu behalten. Über wesentliche Belange des Berufsstandes entscheidet die **Hauptversammlung** der ÖHG-Mitglieder, die einmal jährlich zusammentritt.

Geschäftsordnung, Beitragsordnung und Satzung sowie das **Hebammengesetz** wurden im Frühjahr 2002 novelliert. Hebammen ist nun erlaubt, auf eigene Anforderung Medikamente, die zur freien Berufsausübung vorrätig zu halten sind, direkt in Apotheken zu beziehen. Die EWR-Qualifikationsnachweise werden vom Österreichischen Hebammen-Gremium ausgestellt.

Die **Wahl des Gremialvorstandes** erfolgt schriftlich alle 5 Jahre. Wahlberechtigt sind alle ordentlichen Mitglieder des ÖHG; der Gremialvorstand wählt wiederum Präsidentin und Vizepräsidentin.

Adresse der Bundesgeschäftsstelle:
Österreichisches Hebammen-Gremium
Postfach 438, A-1060 Wien
Tel: +43 (0)1 597 14 04, Fax: 597 14 04
E-Mail: oehg@hebammen.at
www.hebammen.at

Hebammen in der Schweiz

Penelope V. Held

Geschichte

Das Ansehen der Hebammen geht seit Urzeiten einher mit der Geschichte der Frauen. Im Mittelalter wurden die Hebammen oft wegen ihrer medizinischen und geburtshilflichen Fähigkeiten angeklagt. Die katholische Kirche hielt den weisen Frauen vor, allzu wissenschaftlich zu arbeiten und sich zu wenig auf Gott und seine Gebote zu verlassen. Trotzdem hatten sie die Auflage, bei Kindern die Nottaufe durchzuführen. Unter den Hexen galten die Hexen-Ammen als die Übelsten. Zwar führte die Hexenjagd nicht zur totalen Ausmerzung der Hebammen, doch sie brandmarkte sie als abergläubisch und möglicherweise böswillig. In diesem Klima setzte sich die Medizinwissenschaft als Beruf durch. Die Mediziner waren aktiv an der Ausschaltung der weiblichen Heilkundigen beteiligt. Nur unter dem Diktat der Ärzte durften die Hebammen weiter arbeiten. Ein erster schriftlicher Eintrag findet sich 1513 im bernischen Eidsbuch: »Man soll vier, fünf oder sechs bewährte Hebammen in der Stadt Bern haben. Sie sollen durch die Stadtärzte und einige ehrbare weise Frauen auf ihr Wissen, ihre Persönlichkeit und körperliche Verfassung geprüft werden …«

Erstes Frauenstimmrecht

Ein angefordertes Gutachten machte die unzureichende Versorgung mit Hebammen (und Landärzten) für den angeblichen Rückgang der Bevölkerung verantwortlich und forderte die Gründung von Hebammenschulen. Im Jahre 1778 wurde die erste Hebammenschule in der Schweiz in Yverdon gegründet und im Dezember 1781 eröffnete die Hebammenschule Bern ihre Pforten. Die Ausbildung dauerte drei Monate. Die typische Hebamme in der Schweiz im 19. Jahrhundert war selbst Mutter von mehreren Kindern und aus ökonomischen Gründen gezwungen, Geld zu verdienen. Die Dorfhebamme wurde von den Dorffrauen unterstützt und betreute die Gebärenden. Mit der Wahl der Hebamme durch Frauen wurde merkwürdigerweise erstmals das Frauenstimmrecht in der Schweiz ausgeübt. Am Sonntag nach der Kirche rief der Gemeindepräsident die Frauen zusammen, um die Dorfhebamme zu wählen. Die Ausgewählte musste in guter psychischer und physischer Verfassung sein und einen einwandfreien Leumund genießen. Ihre Ausbildung war aber dürftig, da keine gesetzliche Regelung bestand. In der Praxis verdiente die Hebamme einen bescheidenen Lohn. Eine Altersvorsorge bestand nicht und oft mussten die Hebammen ihren Beruf bis ins hohe Alter ausüben. Die geringe Entlohnung zwang die Hebammen zum Teil in die Illegalität. Sie halfen bei der Durchführung von Abtreibungen. Die Säuglingssterblichkeit blieb bis in die späten 1870er-Jahre hoch.

Bereits am Ende des 19. Jahrhunderts bestanden lose Verbindungen von Hebammen in mehreren Kantonen. Dank einiger initiativer Hebammen wurde am 3. März 1894 in Zürich der Schweizerische Hebammenverein gegründet. Der Statutenentwurf, welcher bei der Gründungsversammlung beraten wurde, hat fast nichts an Aktualität eingebüßt. Wissenschaftliche Ausbildung und angemessene Bezahlung wurden gefordert. Ein weiterer Punkt war die Unterstützung bedrängter und kranker Kolleginnen. Das durchschnittliche jährliche Einkommen einer Hebamme im Gründungsjahr betrug 300 Franken.

Berufsverband

Der **Schweizerische Hebammenverband** (www.hebamme.ch) ist immer noch zuständig für die Wahrung der Interessen der Hebammen in der Schweiz. Heute vereinigt er über 2 300 Hebammen. Er ist der einzige Berufsverband für Hebammen und vertritt alle Hebammen, seien sie angestellt oder freiberuflich tätig. Er steht für die hohe Qualität des Angebots der Hebammen und engagiert sich für die Verbesserung der ökonomischen und sozialen Anerkennung des Berufs. Er vertritt die Anliegen der Hebammen bei Behörden, Arbeitgebern und politischen Gremien auf lokaler und nationaler Ebene und ist Vertragspartner der Krankenkassen.

> **!** Der Schweizerische Hebammenverband setzt sich unter anderem ein für:
> - optimale Arbeitsbedingungen für angestellte und frei praktizierende Hebammen
> - die Anliegen der Hebammen in den Tarifverhandlungen mit den Krankenkassen
> - die Erhaltung der Kompetenzen der Hebammen
> - Gesetzesrevisionen, welche den Hebammenberuf und die Gesundheit von Mutter und Kind betreffen
> - eine moderne Hebammenausbildung und Nachdiplomausbildungen
> - einen hohen Bekanntheitsgrad und die Anerkennung der Hebammen in der Öffentlichkeit

Der Verband ist in 13 Sektionen aufgeteilt. Nach einer im November 2004 abgeschlossenen Reorganisation wird der Verband gemäß den neuen Strukturen von einem Zentralvorstand, bestehend aus fünf Mitgliedern, geleitet. Sowohl die Präsidentin als auch die anderen vier Mitglieder werden von der Delegiertenversammlung des Hebammenverbandes gewählt. Der Zentralvorstand wird nun von einer Geschäftsführerin unterstützt. Ein professionelles Sekretariat ist verantwortlich für die Abwicklung der Geschäfte.

Seit Januar 1998 tritt der Schweizerische Hebammenverband mit einem neuen Erscheinungsbild (Logo) auf. Im Logo wird abstrakt ein Teil des weiblichen Körpers dargestellt. Ein Kreis steht für die Entwicklung von Leben und für Dynamik. Er ist als Zelle oder auch als geschultes Auge der Hebamme zu interpretieren. Er symbolisiert den Bauch einer schwangeren Frau, bereit für die Geburt. Die abstrakten Klammern schützen den Kreis, symbolisieren Hände und geben Halt; dieser Schutz und die Hände stehen für die Arbeit der Hebammen. Die Klammern sind aber auch Symbol für das Leitbild des Verbandes und bedeuten Flexibilität und Offenheit gegenüber Neuem.

Verbandszeitschrift

Die Zeitschrift »Hebamme.ch« ist das offizielle Fachorgan des Verbandes. Sie erscheint elfmal im Jahr und hat eine Auflage von 3 300 Exemplaren. Nicht nur Verbandsnachrichten, sondern auch spannende Themen auf Französisch und Deutsch stoßen auf breites Echo. Die beiden Redakteurinnen werden von einem redaktionellen Beirat in ihrer Aufgabe unterstützt.

Nachdiplomausbildungen

Eine reiche Auswahl an Kursen wird vom Verband angeboten. Das Angebot umfasst nicht nur Geburtshilfe, sondern auch Alternativtherapien und Erwachsenenbildung sowie interkulturelle Themen. Die Bildungsbeauftragten, unterstützt vom Beirat für Fort- und Weiterbildung, sind zuständig für das Kursangebot.

Qualitätsmanagement

Im Rahmen der Umsetzung des Krankenversicherungsgesetzes (KVG) wurden die Berufsorganisationen 1996 gemäß Art. 58 KVG und Art. 77 KVV (Gesetz und Verordnung über die Krankenversicherung) verpflichtet, Maßnahmen zur Qualitätssicherung einzuleiten. Eine Arbeitsgruppe des Verbandes erstellte ein Qualitätskonzept, welches vom Zentralvorstand im Juni 2000 genehmigt wurde. Im Januar 2002 wurde ein Rahmenvertrag mit der santésuisse (ehemaliges Konkordat der Schweizerischen Krankenversicherer KSK) unterschrieben. Die Bestimmungen des Rahmenvertrages erstrecken sich auf die gesetzlichen und vertraglich vereinbarten Leistungen der Hebammen gemäß Krankenpflege-Leistungsverordnung (KLV) Art. 14–16. Die Maßnahmen zur Qualitätssicherung und -förderung werden nun umgesetzt. Ein Beirat »Qualität« unterstützt die Qualitätsbeauftragte. Er berät in strategischen Entscheidungen und stellt die Integration neuer (wissenschaftlicher) Erkenntnisse sicher.

Hebammenausbildung

Aufgrund eines Mandats der Schweizerischen Sanitätsdirektorenkonferenz (Kantone) wurde die Hebammenausbildung bisher vom Schweizerischen Roten Kreuz reglementiert, überwacht und gefördert. Ab 2006 zieht sich das Schweizerische Rote Kreuz aus der Berufsbildung zurück. Mit der Annahme der neuen Bundesverfassung am 19. April 1999 wurde beschlossen, dass künftig die Eidgenossenschaft für die Berufsausbildung im Gesundheitswesen zuständig sein soll. Die Berufsausbildung wird nun auf Bundesebene geregelt (Bundesverfassung, Art. 63) und nicht mehr, wie dies bei den Gesundheitsberufen üblich war, auf kantonaler Ebene. Nach der neuen Regelung ist das Bundesamt für Berufsbildung und Technologie (BBT) zuständig. Zur Vorbereitung des Übergangs haben das Schweizerische Rote Kreuz, der Bund und die Kantone eine gemeinsame Projektorganisation geschaffen. Seit dem 1. Januar 2004 ist die Berufsbildung gesetzlich eine Verbundaufgabe des Bundes, der Kantone und der Organisationen der Arbeitswelt (OdA).

Im Mai 2005 hat die Schweizerische Konferenz der kantonalen Gesundheitsdirektoren und -direktorinnen entschieden, dass für die Berufsausübung der Hebammen mittelfristig als Mindestanforderung ein Fachhochschulabschluss verlangt wird. Ab Herbst 2008 werden zwei Standorte in der Deutschschweiz Fachhochschulstudiengänge für Hebammen anbieten. Die Studiengänge werden an der Fachhochschule Gesundheit in Winterthur und Bern stattfinden. Für die französisch sprechende Schweiz werden die Studiengänge an der Fachhochschule Westschweiz mit den Standorten Lausanne und Genf eingerichtet. Bisherige Diplome behalten ihre Gültigkeit.

Neue Ausbildungsbestimmungen vom 18. Februar 1998

Die Funktionen, Ausbildungsziele und Schlüsselqualifikationen sind nebst der Berufsdefinition Kernpunkte der Bestimmungen für die Ausbildung der Hebammen in der Schweiz. Die sechs Funktionen umschreiben die Hauptausrichtung des Hebammenberufs.

Funktion 1: Die diplomierte Hebamme betreut die gesunden Frauen und Neugeborenen selbstständig, eigenverantwortlich und ganzheitlich von der Empfängnis an, während und nach der Geburt unter Einbeziehung der Familie.
Funktion 2: Die diplomierte Hebamme betreut Frauen und Kinder in geburtshilflichen und medizinischen Risiko- und Krisensituationen in Zusammenarbeit mit den Geburtshelferinnen/Geburtshelfern und Gynäkologinnen/Gynäkologen sowie anderen Spezialärztinnen und Spezialärzten.
Funktion 3: Die diplomierte Hebamme erfasst die Frau in ihrem familiären und gesellschaftlichen Umfeld. Sie erkennt psychosoziale Krisensituationen.
Funktion 4: Die diplomierte Hebamme fördert die Gesundheit von Mutter, Kind und Familie.
Funktion 5: Die diplomierte Hebamme trägt die Verantwortung für die Organisation ihrer Arbeit und ihres Arbeitsgebietes. Sie wirkt als aktives Mitglied in jeder Struktur mit.
Funktion 6: Die diplomierte Hebamme fördert die Qualität und die Effizienz der Berufsausübung und beteiligt sich an der Entwicklung des Berufes.

Die bilateralen Verträge zwischen der Schweiz und der Europäischen Union (EU) traten am 1. Juni 2002 in Kraft. Diese Verträge haben zur Folge, dass sich die bisherigen Verfahren zur Anerkennung ausländischer Ausbildungsabschlüsse verändern. Künftig entfallen für die Gesuchstellenden aus dem EU-Raum der Wohnsitznachweis in der Schweiz, der Nachweis von Sprachkenntnissen sowie der Nachweis von Berufserfahrung.

Arbeitsbereiche der Hebammen

Nach wie vor arbeiten die meisten Hebammen als Angestellte im Spital. Die Veränderungen im Gesundheitswesen bewirken aber, dass vermehrt Hebammen freiberuflich tätig sind. Die freiberuflichen Hebammen arbeiten in der Hausgeburtenbetreuung, am ambulanten Wochenbett, in einer Hebammenpraxis, in der Schwangerschaftskontrolle und Geburtsvorbereitung, in der Mütter- und Väterberatung und in der Rückbildung und im Beckenbodentraining. Eine echte Alternative zum Spital bieten die 18 Geburtshäuser in der Schweiz (Stand Juli 2005), welche von Hebammen geleitet werden.

Literatur

Gasser L, Hausreither M. Hebammenrecht. Wien: Verlag Österreich, Österreichische Staatsdruckerei 1996.
Haack M, Halbach M, Huhn I, Pahsmann R, Steeger M, Tometten-Iseke A. Leitfaden Schwangerschaft, Geburt, Wochenbett. Hannover: HGH Schriftenreihe Nr. 8; 1999.
Hamburger Sozialforschungsinstitut e.V. Bestandsaufnahme von Hebammentätigkeiten in den Krankenhäusern. Hamburg: 1997.
Hebammenschule Bern. Ein Abriss der Geschichte aus der Sicht des Kurses Galapagos. Bern: 1999.

1 Der Beruf der Hebamme

Horner M. Aus dem Leben einer Hebamme. 1. Aufl. Wien: Böhlau 1985.

Horschitz H. Arbeitsrecht für Hebammen. 5. Aufl. Hannover: Staude 1993.

Horschitz H, Kurtenbach H. Hebammengesetz. Gesetz über den Beruf der Hebamme und des Entbindungspflegers vom 4. Juni 1985 mit den Richtlinien der Europäischen Gemeinschaft und der Ausbildungs- und Prüfungsordnung für Hebammen. 3. Aufl. Hannover: Staude 2003.

Loidl U. Tradition der Hebammenausbildung in Österreich. Österreichische Hebammenzeitung 1994; 2: 9–14.

Oertle Bürki C. Zuordnung der Diplomausbildung im Gesundheitswesen zur Tertiärstufe: Einheitsdiplom Pflege, Hebamme. Positionspapier des Zentralsekretariats der Schweizerischen Sanitätsdirektoren-Konferenz. Bern: 2000.

Pawlowsky V. Mutter ledig – Vater Staat. Das Gebär- und Findelhaus in Wien 1784–1910. Innsbruck, Wien, München: Studienverlag 2001.

Probst G. Hebammenausbildung im Wandel. In: Österreichisches Hebammen-Gremium (Hrsg.). Hebammen – Am Anfang des Lebens – Mitten im Leben. 2. Österreichischer Hebammenkongress. Lauter: Aleanor-Verlag 1995; 11–19.

Schwamberger H. Hebammengesetz. Wien: Linde 1995.

Schweizerischer Hebammenverband. Festschrift zum 100-Jahr-Jubiläum: 100 Jahre Schweizerischer Hebammenverband 1894–1994; mit Beiträgen zum aktuellen Stand der Geburtshilfe. Im Auftrag des Zentralvorstandes des SHV hrsg. von U. Zürcher. Bern: SHV 1994.

Schweizerischer Hebammenverband. Dokumentationsmappe. Bern: SHV 2002.

Schweizerischer Hebammenverband. Qualitätskonzept. Bern: SHV 2000.

Schweizerisches Rotes Kreuz. Bestimmungen für die Ausbildung von Hebammen. Wabern/Bern: 1998.

Stadlober-Degwerth M. Aus der Geschichte der Geburtshilfe: Die Wiener Geburtshelfer Ignaz Philipp Semmelweis und Johann Lukas Boër. Österreichische Hebammenzeitung 2002; 2: 12–13.

Zeitschrift der Reichsfachschaft Deutscher Hebammen 1938; 4: 149.

Zoege M. Bestandsaufnahme der qualitativen und äußeren Rahmenbedingungen der Hebammenausbildung in Deutschland. Hebammengemeinschaftshilfe e.V. (Hrsg). Hannover: Linden-Druck 1997.

Zürcher U. 100 Jahre Berner Hebammen. Festschrift zum 100-jährigen Jubiläum der Sektion Bern des SHV. Bern: SHV 1993.

Verordnung des Sozialministeriums über die Berufspflichten der Hebammen und Entbindungspfleger (Hebammenberufsordnung - HebBO)[1]

§1
Aufgaben

(1) Hebammen und Entbindungspfleger haben Schwangeren, Gebärenden, Wöchnerinnen und Neugeborenen Hilfe zu leisten und Rat zu geben. Dabei ist die Gesundheit der Schwangeren, Mütter und Neugeborenen zu schützen und zu erhalten. Bei der Beratung sind neben medizinischen auch soziale und psychische Faktoren zu berücksichtigen. Die Schwangere ist zur Mitarbeit zu gewinnen, ihre Selbstverantwortlichkeit ist zu fördern.

(2) Im Rahmen dieser Aufgaben führen Hebammen und Entbindungspfleger insbesondere folgende Tätigkeiten in eigener Verantwortung aus:
1. angemessene Aufklärung und Beratung in Fragen der Familienplanung;
2. Feststellung der Schwangerschaft und Beobachtung der normal verlaufenden Schwangerschaft, Durchführung der zur Beobachtung des Verlaufs einer normalen Schwangerschaft notwendigen Untersuchungen;
3. Veranlassung der Untersuchungen, die für eine möglichst frühzeitige Feststellung einer Risikoschwangerschaft notwendig sind und Aufklärung über diese Untersuchungen;
4. Vorbereitung auf die Elternschaft, umfassende Vorbereitung auf die Geburt einschließlich Beratung in Fragen der Hygiene und Ernährung;
5. Betreuung der Gebärenden während der Geburt und Überwachung des Fötus in der Gebärmutter mit Hilfe geeigneter klinischer und technischer Mittel;
6. Leitung von Normalgeburten bei Schädellage einschließlich der Durchführung und Naht eines erforderlichen Dammschnitts und des Nähens eines unkomplizierten Dammrisses sowie im Notfall die Leitung von Beckenendlagengeburten;
7. Erkennen der Anzeichen von Anomalien bei der Mutter oder beim Kind, die das Eingreifen eines Arztes oder einer Ärztin erforderlich machen sowie Hilfeleistung bei etwaigen ärztlichen Maßnahmen; Ergreifen der notwendigen Maßnahmen bei Abwesenheit des Arztes oder der Ärztin, insbesondere manuelle Ablösung der Plazenta, woran sich gegebenenfalls eine manuelle Nachuntersuchung der Gebärmutter anschließt;
8. Untersuchung, Überwachung und Pflege des Neugeborenen in den ersten zehn Tagen nach der Geburt, erforderlichenfalls länger, einschließlich von Prophylaxe-Maßnahmen sowie der Blutentnahme für Screening- und andere notwendige Untersuchungen; Einleitung und Durchführung der erforderlichen Maßnahmen in Notfällen und, wenn erforderlich, Durchführung der sofortigen Wiederbelebung des Neugeborenen;
9. Pflege der Wöchnerin, Überwachung des Zustandes der Mutter regelmäßig in den ersten zehn Tagen nach der Geburt, erforderlichenfalls länger, sowie Erteilung zweckdienlicher Ratschläge für die bestmögliche Pflege und Ernährung des Neugeborenen;
10. Durchführung der ärztlich verordneten Behandlung;
11. Abfassung der erforderlichen Dokumentation über die vorgenannten Maßnahmen und Befunde;
12. Ausstellen von Bescheinigungen im Rahmen der Berufsausübung.

(3) Hebamme und Entbindungspfleger sind verpflichtet, ihren Beruf entsprechend dem jeweiligen Stand der medizinischen Erkenntnisse gewissenhaft auszuüben.

(4) Hebamme und Entbindungspfleger sind verpflichtet, sich über die für die Berufsausübung geltenden Vorschriften zu unterrichten und sie zu beachten.

(5) Der Beruf der Hebamme und des Entbindungspflegers ist kein Gewerbe.

§2
Abgrenzung zur ärztlichen Tätigkeit

Hebamme und Entbindungspfleger leisten Hilfe bei allen regelrechten Vorgängen der Schwangerschaft, der Geburt und des Wochenbettes. Das Behandeln regelwidriger Vorgänge bei Schwangeren, Gebärenden, Wöchnerinnen und Neugeborenen ist dem Arzt oder der Ärztin vorbehalten. Hebammen und Entbindungspfleger haben auf Regelwidrigkeiten und Risikofaktoren zu achten und gegebenenfalls dafür zu sorgen, daß ein Arzt oder eine Ärztin beigezogen wird. Auf Wunsch der Gebärenden hat die Hebamme oder der Entbindungspfleger einen Arzt oder eine Ärztin hinzuzuziehen.

§3
Anwendung von Arzneimitteln

Hebamme und Entbindungspfleger dürfen ohne ärztliche Verordnung folgende Arzneimittel anwenden und verabreichen:
1. bei gegebener Indikation in der Eröffnungsperiode ein betäubungsfreies krampflösendes oder schmerzstillendes Medikament, das für die Geburtshilfe angezeigt ist;
2. bei bedrohlichen Blutungen in der Nachgeburtsperiode, falls ein Arzt oder eine Ärztin nicht rechtzeitig zugezogen werden kann oder die rechtzeitige Einweisung in ein Krankenhaus nicht möglich ist, Wehenmittel, Mutterkornpräparate oder eine Kombination beider Wirkstoffe zur Blutstillung;
3. im Falle einer Dammnaht ein Lokalanästhetikum;
4. zur Überbrückung einer Notfallsituation wehenhemmende Mittel bis zur Einweisung in ein Krankenhaus.

§4
Schweigepflicht

Hebamme und Entbindungspfleger haben über das, was ihnen im Rahmen der Berufsausübung anvertraut oder bekanntgeworden ist, zu schweigen, soweit sie nicht zur Offenbarung befugt sind (§203 des Strafgesetzbuchs); das gilt auch gegenüber Ärzten und Ärztinnen sowie Hebammen und Entbindungspflegern, die nicht bei der Behandlung oder Betreuung mitgewirkt haben.

§5
Dokumentationspflicht

(1) Hebamme und Entbindungspfleger haben über die in Ausübung ihres Berufs getroffenen Feststellungen und Maßnahmen bei Schwangeren, Gebärenden, Wöchnerinnen und Neugeborenen und über verabreichte Arzneimittel die erforderlichen Aufzeichnungen zu fertigen.

---

[1] Abdruck mit freundlicher Genehmigung des Ministeriums für Arbeit, Gesundheit und Sozialordnung Baden-Württemberg

1 Der Beruf der Hebamme

(2) Hebamme und Entbindungspfleger haben, soweit sie außerhalb von Krankenhäusern tätig sind, eine Dokumentation über den Geburtsverlauf, die Versorgung des Neugeborenen und des Wochenbettverlaufs anzufertigen.

(3) Die Aufzeichnungen sind mindestens zehn Jahre aufzubewahren.

§6
Fortbildung

(1) Hebamme und Entbindungspfleger haben sich beruflich fortzubilden und müssen dies gegenüber dem Gesundheitsamt nachweisen können.

(2) Geeignete Mittel der Fortbildung sind insbesondere die Teilnahme an Fortbildungsveranstaltungen der Hebammenschulen und der Hebammenveranstaltungen der Hebammenschulen und der Hebammenverbände sowie das Studium der Fachliteratur. Hebamme und Entbindungspfleger haben in dem Umfang von den Fortbildungsmöglichkeiten Gebrauch zu machen, wie dies zur Erhaltung und Entwicklung der zur Berufsausübung notwendigen Fachkenntnisse erforderlich ist.

§7
Besondere Pflichten bei freiberuflicher Tätigkeit

(1) Freiberuflich tätige Hebammen und Entbindungspfleger sind verpflichtet,
1. sich ausreichend gegen Haftpflichtansprüche im Rahmen der beruflichen Tätigkeit zu versichern,
2. ihre Praxis durch ein Schild zu kennzeichnen, das Namen und Berufsbezeichnung angibt,
3. nicht in berufsunwürdiger Weise zu werben,
4. Beginn und Beendigung der Berufsausübung sowie Änderungen der Niederlassung dem Gesundheitsamt unverzüglich anzuzeigen; bei Beginn der Berufsausübung ist die Berechtigung zum Führen der Berufsbezeichnung nachzuweisen.

(2) Freiberuflich tätige Hebammen und Entbindungspfleger sollen zur gegenseitigen Vertretung bereit sein.

(3) Freiberuflich tätige Hebammen und Entbindungspfleger berechnen die ihnen zustehenden Gebühren nach den einschlägigen bundes- und landesrechtlichen Gebührenordnungen.

§8
Aufsicht des Gesundheitsamtes

(1) Hebamme und Entbindungspfleger üben ihren Beruf unter der Aufsicht des Gesundheitsamtes aus. Sie haben dem Gesundheitsamt die hierfür notwendigen Auskünfte zu erteilen und Einblick in ihre Aufzeichnungen zu gewähren. Dokumentation (§5) sind jeweils zum Ende des Kalenderjahres abzuschließen und ohne besondere Aufforderung bis zum 31. Januar des folgenden Jahres dem Gesundheitsamt vorzulegen.

(2) Freiberuflich tätige Hebammen und Entbindungspfleger haben Beginn und Beendigung der Berufsausübung sowie Änderung der Niederlassung dem Gesundheitsamt anzuzeigen. Bei Beginn der Berufsausübung ist die Berechtigung zum Führen der Berufsbezeichnung nachzuweisen. Unberührt bleiben sonstige Melde- und Anzeigepflichten, ferner insbesondere die Meldepflicht nach dem Bundes-Seuchengesetz, die Anzeigepflichten nach dem Personalstandesgesetz und die Pflichten zur Sicherung der Beratung Behinderter nach dem zwölften Abschnitt des Bundessozialhilfegesetzes.

§9
Inkrafttreten

Diese Verordnung tritt am 15. Dezember 1992 in Kraft. Gleichzeitig tritt die Dienstordnung für Hebammen vom 15. August 1961 (GBl. S. 315) außer Kraft.

Stuttgart, den 25. November 1992　　　　SOLINGER

Gesetz über den Beruf der Hebamme und des Entbindungspflegers
(Hebammengesetz - HebG)

Vom 4. Juni 1985 (BGBl.I S.902), zuletzt geändert durch das Gesetz vom 27. April 1992 (BGBl.I S.512)

Der Bundestag hat mit Zustimmung des Bundesrates das folgende Gesetz beschlossen:

I. Abschnitt
Erlaubnis

§ 1

(1) Wer die Berufsbezeichnung "Hebamme" oder "Entbindungspfleger" führen will, bedarf der Erlaubnis.

(2) Hebammen, die Staatsangehörige eines Mitgliedstaates der Europäischen Wirtschaftsgemeinschaft oder eines anderen Vertragsstaates des Abkommens über den Europäischen Wirtschaftsraum sind, dürfen diese Berufsbezeichnung im Geltungsbereich dieses Gesetzes ohne Erlaubnis führen, sofern sie ihre Berufstätigkeit als vorübergehende Dienstleistung im Sinne des Artikels 60 des EWG-Vertrages im Geltungsbereich dieses Gesetzes ausüben. Sie unterliegen jedoch der Anzeigepflicht nach diesem Gesetz.

(3) Absatz 2 gilt für männliche Berufsangehörige entsprechend.

§ 2

(1) Eine Erlaubnis nach § 1 Abs. 1 ist auf Antrag zu erteilen, wenn der Antragsteller
1. die durch dieses Gesetz vorgeschriebene Ausbildungszeit abgeleistet und die staatliche Prüfung bestanden hat,
2. sich nicht eines Verhaltens schuldig gemacht hat, aus dem sich die Unzuverlässigkeit zur Ausübung des Berufs ergibt, und
3. nicht wegen eines körperlichen Gebrechens, wegen Schwäche seiner geistigen oder körperlichen Kräfte oder wegen einer Sucht zur Ausübung des Berufs unfähig oder ungeeignet ist.

(2) Die Voraussetzung des Absatzes 1 Nr. 1 gilt als erfüllt, wenn ein Antragsteller, der Staatsangehöriger eines Mitgliedstaates der Europäischen Wirtschaftsgemeinschaft oder eines anderen Vertragsstaates des Abkommens über den Europäischen Wirtschaftsraum ist, in einem anderen Mitgliedstaat der Europäischen Wirtschaftsgemeinschaft oder in einem anderen Vertragsstaat des Abkommens über den Europäischen Wirtschaftsraum eine Ausbildung als Hebamme abgeschlossen hat und dies durch Vorlage eines nach dem 22. Januar 1986 ausgestellten, in der Anlage zu diesem Gesetz aufgeführten Diploms, Prüfungszeugnisses oder sonstigen Befähigungsnachweises eines Mitgliedstaates der Europäischen Wirtschaftsgemeinschaft oder eines nach dem 31. Dezember 1992 ausgestellten, in der Anlage zu diesem Gesetz aufgeführten Diploms, Prüfungszeugnisses oder sonstigen Befähigungsnachweises eines anderen Vertragsstaates des Abkommens über den Europäischen Wirtschaftsraum nachweist.

Bei Diplomen, Prüfungszeugnissen oder sonstigen Befähigungsnachweisen von nach dem 22. Januar 1986 der Europäischen Wirtschaftsgemeinschaft beigetretenen Mitgliedstaaten gilt das Datum des Beitritts, bei abweichender Vereinbarung das hiernach maßgebende Datum, bei Diplomen, Prüfungszeugnissen und sonstigen Befähigungsnachweisen eines anderen Vertragsstaates des Abkommen über den Europäischen Wirtschaftsraum, mit dem eine besondere Vereinbarung über den Zeitpunkt der Geltung der Verpflichtungen aus den Richtlinien 80/154/EWG und 80/155/EWG des Rates vom 21. Januar 1980 (ABl. EG Nr. L 33 S.1 und S.8) getroffen worden ist, das hiernach maßgebende Datum. Das Bundesministerium für Gesundheit wird ermächtigt, durch Rechtsverordnung, die nicht der Zustimmung des Bundesrates bedarf, die Anlage zu diesem Gesetz späteren Änderungen des Artikels 3 der Richtlinie 80/154 EWG vom 21. Januar 1980 (ABl. EG Nr. L 33 S.1) anzupassen. Gleichwertig den in Satz 1 genannten Diplomen, Prüfungszeugnissen und sonstigen Befähigungsnachweisen der Hebamme sind nach dem in Satz 1 oder 2 genannten Zeitpunkt von einem der übrigen Mitgliedstaaten der Europäischen Wirtschaftsgemeinschaft oder einem anderen Vertragsstaat des Abkommens über den Europäischen Wirtschaftsraum ausgestellten Diplome, Prüfungszeugnisse und sonstige Befähigungsnachweise der Hebamme, die den in der Anlage zu Satz 1 für den betreffenden Staat aufgeführten Bezeichnungen nicht entsprechen, aber mit einer Bescheinigung der zuständigen Behörde oder Stelle dieses Staates darüber vorgelegt werden, daß Sie eine Ausbildung abschließen, die den Mindestanforderungen des Artikels 1 der Richtlinie 80/155/EWG entspricht, und daß sie den für diesen Staat in der Anlage zu Satz 1 aufgeführten Nachweisen gleichstehen.

(3) Die Erlaubnis nach §1 Abs. 1 ist unbeschadet des Absatzes 2 Satz 1 und 2 unter den Voraussetzungen des Absatzes 1 Nr. 2 und 3 auch Deutschen im Sinne des Artikels 116 des Grundgesetzes, Staatsangehörigen eines anderen Mitgliedstaates der Europäischen Wirtschaftsgemeinschaft oder eines anderen Vertragsstaates des Abkommens über den Europäischen Wirtschaftsraum oder heimatlosen Ausländern im Sinne des Gesetzes über die Rechtsstellung heimatloser Ausländer im Bundesgebiet zu erteilen, die außerhalb des Geltungsbereiches dieses Gesetzes eine abgeschlossene Ausbildung erworben haben, wenn die Gleichwertigkeit des Ausbildungsstandes gegeben ist. Anderen Personen kann die Erlaubnis erteilt werden, wenn diese Voraussetzungen vorliegen.

§ 3

(1) Die Erlaubnis ist zurückzunehmen, wenn bei ihrer Erteilung die staatliche Prüfung nicht bestanden oder die Ausbildung nach §2 Abs. 2 oder 3 oder die nach §28 Abs. 1 oder 2 nachzuweisende Ausbildung nicht abgeschlossen war.

(2) Die Erlaubnis ist zu widerrufen, wenn nachträglich die Voraussetzungen nach § 2 Abs. 1 Nr. 2 weggefallen ist.

(3) Die Erlaubnis kann widerrufen werden, wenn nachträglich eine der Voraussetzungen nach § 2 Abs. 1 Nr. 3 weggefallen ist.

II. Abschnitt
Vorbehaltene Tätigkeiten

§ 4

(1) Zur Leistung von Geburtshilfe sind, abgesehen von Notfällen, außer Ärztinnen und Ärzten nur Personen mit einer Erlaubnis zur Führung der Berufsbezeichnung "Hebamme" oder "Entbindungspfleger" sowie Dienstleistungserbringer im Sinne des § 1 Abs. 2 berechtigt. Die Ärztin und der Arzt sind verpflichtet, dafür Sorge zu tragen, daß bei einer Entbindung eine Hebamme oder ein Entbindungspfleger zugezogen wird.

(2) Geburtshilfe im Sinne des Absatzes 1 umfaßt Überwachung des Geburtsvorganges von Beginn der Wehen an, Hilfe bei der Geburt und Überwachung des Wochenbettverlaufs.

1 Der Beruf der Hebamme

III. Abschnitt
Ausbildung

§ 5

Die Ausbildung soll insbesondere dazu befähigen, Frauen während der Schwangerschaft, der Geburt und dem Wochenbett Rat zu erteilen und die notwendige Fürsorge zu gewähren, normale Geburten zu leiten, Komplikationen des Geburtsverlaufs frühzeitig zu erkennen, Neugeborene zu versorgen, den Wochenbettverlauf zu überwachen und eine Dokumentation über den Geburtsverlauf anzufertigen (Ausbildungsziel).

§ 6

(1) Die Ausbildung für Hebammen und Entbindungspfleger schließt mit der staatlichen Prüfung ab und dauert unabhängig vom Zeitpunkt der staatlichen Prüfung drei Jahre. Sie besteht aus theoretischem und praktischem Unterricht und einer praktischen Ausbildung. Unterricht und praktische Ausbildung werden in staatlich anerkannten Hebammenschulen an Krankenhäusern vermittelt.

(2) Hebammenschulen sind als geeignet für die Ausbildung nach Absatz 1 staatlich anzuerkennen, wenn sie
1. von einer Lehrentbindungspfleger oder gemeinsam von einer Ärztin oder einem Arzt und einer Lehrhebamme oder einem Lehrentbindungspfleger geleitet werden,
2. über eine im Verhältnis zur Zahl der Ausbildungsplätze ausreichende Zahl von Lehrhebammen oder Lehrentbindungspflegern sowie an der Ausbildung mitwirkende Ärztinnen oder Ärzte und sonstige Fachkräfte verfügen,
3. die erforderlichen Räume und Einrichtungen für den Unterricht besitzen,
4. mit einem Krankenhaus verbunden sind, das die Durchführung der praktischen Ausbildung nach der Ausbildungs- und Prüfungsordnung für Hebammen und Entbindungspfleger durch Hebammen oder Entbindungspfleger im Krankenhaus gewährleistet.

Teile dieser praktischen Ausbildung können, sofern das Ausbildungsziel es zuläßt oder darüber hinaus erfordert, auch in einer Einrichtung durchgeführt werden, die von der zuständigen Behörde zur Ausbildung ermächtigt ist.

§ 7

Voraussetzung für den Zugang zu einer Ausbildung nach §6 Abs. 1 ist die Vollendung des siebzehnten Lebensjahres und die gesundheitliche Eignung zur Ausübung des Berufs. Weiter ist Voraussetzung:
1. der Realschulabschluß oder eine gleichwertige Schulbildung oder eine andere abgeschlossene zehnjährige Schulbildung oder
2. der Hauptschulabschluß oder eine gleichwertige Schulbildung, sofern der Bewerber
   a) eine mindestens zweijährige Pflegevorschule erfolgreich besucht hat oder
   b) eine Berufsausbildung mit einer vorgesehenen Ausbildungsdauer von mindestens zwei Jahren erfolgreich abgeschlossen hat
   oder
3. die Erlaubnis als Krankenpflegehelferin oder Krankenpflegehelfer.

§ 8

Die zuständige Behörde kann auf Antrag eine andere Ausbildung im Umfange ihrer Gleichwertigkeit auf die Dauer der Ausbildung anrechnen, wenn die Durchführung der Ausbildung und die Erreichung des Ausbildungszieles dadurch nicht gefährdet werden. Eine Ausbildung als Krankenschwester, Krankenpfleger, Kinderkrankenschwester oder Kinderkrankenpfleger ist mit zwölf Monaten anzurechnen.

§ 9

Auf die Dauer der Ausbildung werden angerechnet
1. Unterbrechungen durch Urlaub oder Ferien bis zu sechs Wochen jährlich und
2. Unterbrechungen durch Schwangerschaft, Krankheit oder aus anderen, von der Schülerin oder vom Schüler nicht zu vertretenden Gründen bis zur Gesamtdauer von zwölf Wochen, bei verkürzten Ausbildungen nach §8 bis zu höchstens vier Wochen je Ausbildungsjahr.

Auf Antrag kann die zuständige Behörde auch darüber hinausgehende Fehlzeiten berücksichtigen, soweit eine besondere Härte vorliegt und das Ausbildungsziel durch die Anrechnung nicht gefährdet wird.

§ 10

(1) Das Bundesministerium für Gesundheit wird ermächtigt, im Benehmen mit dem Bundesministerium für Bildung und Wissenschaft durch Rechtsverordnung mit Zustimmung des Bundesrates in einer Ausbildungs- und Prüfungsordnung für Hebammen und Entbindungspfleger unter Berücksichtigung der in der Richtlinie 80/155/EWG vom 21. Januar 1980 (ABl. EG Nr. L 33 S.8) genannten Ausbildungsvoraussetzungen, Ausbildungsinhalte, Tätigkeiten und Aufgaben die Mindestanforderungen an die Ausbildung sowie das Nähere über die staatliche Prüfung und die Urkunde für die Erlaubnis nach §1 Abs. 1 zu regeln. In der Rechtsverordnung ist vorzusehen, daß die Schülerin und der Schüler an theoretischem und praktischem Unterricht und an einer praktischen Ausbildung teilzunehmen haben.

(2) In der Rechtsverordnung nach Absatz 1 ist ferner für Antragsteller, die Staatsangehörige eines anderen Mitgliedstaates der Europäischen Wirtschaftsgemeinschaft oder eines anderen Vertragsstaates des Abkommens über den Europäischen Wirtschaftsraum sind, zu regeln:
1. das Verfahren bei der Prüfung der Voraussetzungen des §2 Abs. 1 Nr. 2 und 3, insbesondere die Vorlage der vom Antragsteller vorzulegenden Nachweise und die Ermittlung durch die zuständigen Behörden entsprechend Artikel 7 bis 10 der Richtlinie 80/154/EWG,
2. die Frist für die Erteilung der Erlaubnis entsprechend Artikel 11 der Richtlinie 80/154/EWG.

IV. Abschnitt
Ausbildungsverhältnis

§ 11

(1) Der Träger der Ausbildung, der einen anderen zur Ausbildung nach diesem Gesetz einstellt, hat mit diesem einen schriftlichen Ausbildungsvertrag nach Maßgabe der Vorschriften dieses Abschnitts zu schließen.

(2) Der Ausbildungsvertrag muß mindestens enthalten
1. die Bezeichnung des Berufs, zu dem nach den Vorschriften dieses Gesetzes ausgebildet wird,
2. den Beginn und die Dauer der Ausbildung,
3. die Dauer der regelmäßigen täglichen oder wöchentlichen Ausbildungszeit,
4. die Dauer der Probezeit,

5. Angaben über Zahlung und Höhe der Ausbildungsvergütung,
6. die Dauer des Urlaubs,
7. die Voraussetzungen, unter denen der Ausbildungsvertrag gekündigt werden kann.

(3) Der Ausbildungsvertrag ist von einem Vertreter des Trägers der Ausbildung sowie der Schülerin oder dem Schüler und deren gesetzlichen Vertreter zu unterzeichnen. Eine Ausfertigung des unterzeichneten Ausbildungsvertrages ist der Schülerin oder dem Schüler und deren gesetzlichem Vertreter auszuhändigen.

(4) Änderungen des Ausbildungsvertrages bedürfen der Schriftform.

§ 12

(1) Eine Vereinbarung, die die Schülerin oder den Schüler für die Zeit nach Beendigung des Ausbildungsverhältnisses in der Ausübung ihrer beruflichen Tätigkeit beschränkt, ist nichtig. Dieses gilt nicht, wenn die Schülerin oder der Schüler innerhalb der letzten drei Monate des Ausbildungsverhältnisses für die Zeit nach dessen Beendigung ein Arbeitsverhältnis auf unbestimmte Zeit eingeht.

(2) Nichtig ist auch eine Vereinbarung über
1. die Verpflichtung der Schülerin oder des Schülers, für die Ausbildung eine Entschädigung zu zahlen,
2. Vertragsstrafen,
3. den Ausschluß oder die Beschränkung von Schadensersatzansprüchen,
4. die Festsetzung der Höhe des Schadensersatzes in Pauschbeträgen.

§ 13

(1) Der Träger der Ausbildung hat
1. die Ausbildung in einer durch ihren Zweck gebotenen Form planmäßig, zeitlich und sachlich gegliedert so durchzuführen, daß das Ausbildungsziel (§5) in der vorgesehenen Ausbildungszeit erreicht werden kann,
2. der Schülerin oder dem Schüler kostenlos die Ausbildungsmittel, Instrumente und Apparate zur Verfügung zu stellen, die zur Ausbildung und zum Ablegen der staatlichen Prüfung erforderlich sind.

(2) Der Schülerin und dem Schüler dürfen nur Verrichtungen übertragen werden, die dem Ausbildungszweck dienen; sie sollen ihren körperlichen Kräften angemessen sein.

§ 14

Die Schülerin und der Schüler haben sich zu bemühen, die in §5 genannten Kenntnisse, Fähigkeiten und Fertigkeiten zu erwerben, die erforderlich sind, um das Ausbildungsziel zu erreichen. Sie sind insbesondere verpflichtet,
1. an den vorgeschriebenen Ausbildungsveranstaltungen teilzunehmen,
2. die ihnen im Rahmen der Ausbildung aufgetragenen Verrichtungen sorgfältig auszuführen,
3. die für Beschäftigte im Krankenhaus geltenden Bestimmungen über die Schweigepflicht einzuhalten und über Betriebsgeheimnisse Stillschweigen zu wahren.

§ 15

(1) Der Träger der Ausbildung hat der Schülerin und dem Schüler eine Ausbildungsvergütung zu gewähren.

(2) Sachbezüge können in der Höhe der durch Rechtsverordnung nach §17 Satz 1 Nr. 3 Viertes Buch Sozialgesetzbuch bestimmten Werte angerechnet werden, jedoch nicht über fünfundsiebzig von Hundert der Bruttovergütung hinaus. Können die Schülerin oder Schüler während der Zeit, für welche die Ausbildungsvergütung fortzuzahlen ist, aus berechtigtem Grund Sachbezüge nicht abnehmen, so sind diese nach den Sachbezugswerten abzugelten.

(3) Eine über die vereinbarte regelmäßige tägliche oder wöchentliche Ausbildungszeit hinausgehende Beschäftigung ist nur ausnahmsweise zulässig und besonders zu vergüten.

§ 16

Das Ausbildungsverhältnis beginnt mit der Probezeit. Die Probezeit beträgt sechs Monate.

§ 17

(1) Das Ausbildungsverhältnis endet mit dem Ablauf der Ausbildungszeit.

(2) Bestehen die Schülerin oder der Schüler die staatliche Prüfung nicht, so verlängert sich das Ausbildungsverhältnis auf ihren schriftlichen Antrag bis zur nächstmöglichen Wiederholungsprüfung, höchstens jedoch um ein Jahr.

§ 18

(1) Während der Probezeit kann das Ausbildungsverhältnis jederzeit ohne Einhalten einer Kündigungsfrist gekündigt werden.

(2) Nach der Probezeit kann das Ausbildungsverhältnis nur gekündigt werden
1. ohne Einhaltung einer Kündigungsfrist
   a) wenn die Voraussetzungen des §2 Abs. 1 Nr. 2 und 3 nicht mehr vorliegen
   b) aus einem sonstigen wichtigen Grund.

(3) Die Kündigung muß schriftlich und in den Fällen des Absatzes 2 Nr. 1 unter Angabe der Kündigungsgründe erfolgen.

(4) Eine Kündigung aus einem wichtigen Grund ist unwirksam, wenn die ihr zugrunde liegenden Tatsachen dem zur Kündigung Berechtigten länger als zwei Wochen bekannt sind. Ist ein vorgesehenes Güteverfahren vor einer außergerichtlichen Stelle eingeleitet, so wird bis zu dessen Beendigung der Lauf dieser Frist gehemmt.

§ 19

Werden die Schülerin oder der Schüler im Anschluß an das Ausbildungsverhältnis beschäftigt, ohne daß hierüber ausdrücklich etwas vereinbart worden ist, so gilt ein Arbeitsverhältnis auf unbestimmte Zeit als begründet.

§ 20

Eine Vereinbarung, die zugunsten der Schülerin oder des Schülers von den Vorschriften des IV. Abschnitts dieses Gesetzes abweicht, ist nichtig.

§ 21

Die §§ 11 bis 20 finden keine Anwendung auf Schülerinnen oder Schüler, die Mitglieder geistlicher Gemeinschaften oder Diakonissen oder Diakonieschwestern sind.

V. Abschnitt
Erbringen von Dienstleistungen, zwischenstaatliche Verträge

§ 22

(1) Staatsangehörige eines Mitgliedstaates der Europäischen Wirtschaftsgemeinschaft oder eines anderen Vertragsstaates des Abkommens über den Europäischen Wirtschaftsraum, die zur Ausübung des Berufs einer Hebamme in einem anderen Mitgliedstaat der Europäischen Wirtschaftsgemeinschaft oder in einem anderen Vertragsstaat des Abkommens über den Europäischen Wirtschaftsraum aufgrund einer nach deutschen Rechtsvorschriften abgeschlossenen Ausbildung oder aufgrund eines in der Anlage zu §2 Abs. 2 Satz 1, in §2 Abs. 2 Satz 4 oder in §28 Abs. 1 oder 2 genannten Diploms, Prüfungszeugnisses oder sonstigen Befähigungsnachweises berechtigt sind, dürfen als Dienstleistungserbringer im Sinne des Artikels 60 des EWG-Vertrages vorübergehend den Beruf im Geltungsbereich dieses Gesetzes ausüben.

(2) Wer im Sinne des Absatzes 1 Dienstleistungen erbringen will, hat dieses der zuständigen Behörde vorher anzuzeigen. Sofern eine vorherige Anzeige wegen der Dringlichkeit des Tätigwerdens nicht möglich ist, hat die Anzeige unverzüglich nach Erbringen der Dienstleistung zu erfolgen. Bei der Anzeige sind Bescheinigungen des Herkunftsstaates darüber vorzulegen, daß der Dienstleistungserbringer
1. den Beruf einer Hebamme im Herkunftsstaat ausüben darf und
2. ein Diplom, Prüfungszeugnis oder einen sonstigen Befähigungsnachweis im Sinne des Absatzes 1 besitzt.
Die Bescheinigungen dürfen bei ihrer Vorlage nicht älter als zwölf Monate sein.

(3) Die Absätze 1 und 2 gelten für männliche Berufsangehörige entsprechend.

(4) Der Dienstleistungserbringer hat beim Erbringen der Dienstleistung im Geltungsbereich dieses Gesetzes die Rechte und Pflichten einer Hebamme oder eines Entbindungspflegers. Verstößt ein Dienstleistungserbringer gegen diese Pflichten, so hat die zuständige Behörde unverzüglich die zuständige Behörde des Herkunftsstaates dieses Dienstleistungserbringers hierüber zu unterrichten.

(5) Einem Staatsangehörigen eines Mitgliedstaates der Europäischen Wirtschaftsgemeinschaft oder eines anderen Vertragsstaates des Abkommens über den Europäischen Wirtschaftsraum, der im Geltungsbereich dieses Gesetzes den Beruf einer Hebamme oder eines Entbindungspflegers aufgrund einer Erlaubnis ausübt, sind auf Antrag für Zwecke der Dienstleistungserbringung in einem anderen Mitgliedstaat der Europäischen Wirtschaftsgemeinschaft oder in einem anderen Vertragsstaat des Abkommens über den Europäischen Wirtschaftsraum Bescheinigungen darüber auszustellen, daß er
1. den Beruf der Hebamme oder des Entbindungspflegers im Geltungsbereich dieses Gesetzes ausüben darf und
2. den erforderlichen Ausbildungsnachweis besitzt.

§ 23

Zwischenstaatliche Verträge über die Tätigkeit der Hebammen in den Grenzgebieten bleiben unberührt.

VI. Abschnitt
Zuständigkeiten

§ 24

(1) Die Entscheidung nach §2 Abs. 1 trifft die zuständige Behörde des Landes, in dem der Antragsteller die Prüfung abgelegt hat.

(2) Die Entscheidung über die Anrechnung einer Ausbildung nach §8 trifft die zuständige Behörde des Landes, in dem der Antragsteller an einer Ausbildung teilnehmen will.

(3) Die Länder bestimmen die zur Durchführung dieses Gesetzes zuständigen Behörden.

VII. Abschnitt
Bußgeldvorschriften

§ 25

Ordnungswidrig handelt, wer
1. ohne Erlaubnis nach §1 Abs. 1 die Berufsbezeichnung "Hebamme" oder "Entbindungspfleger" führt,
2. entgegen §4 Abs. 1 Satz 1 Geburtshilfe leistet.
Die Ordnungswidrigkeit kann mit einer Geldbuße bis zu fünftausend Deutsche Mark geahndet werden.

VIII. Abschnitt
Anwendung des Berufsbildungsgesetzes

§ 26

Für die Ausbildung der Hebamme und des Entbindungspflegers findet das Berufsbildungsgesetz keine Anwendung.

IX. Abschnitt
Übergangsvorschriften

§ 27

(1) Eine im Zeitpunkt des Inkrafttretens dieses Gesetzes wirksame Anerkennung als Hebamme nach §6 des Hebammengesetzes in der in §33 Satz 2 Nr. 1 bezeichneten Fassung und ein durch §23 des Hebammengesetzes der Anerkennung nach §6 des Hebammengesetzes gleichgestelltes Prüfungszeugnis nach §30 Abs. 3 der Gewerbeordnung gelten als Erlaubnis nach §1 Abs. 1.

(2) Eine vor Inkrafttreten dieses Gesetzes begonnene Ausbildung als Hebamme wird nach den bisher geltenden Vorschriften abgeschlossen. Nach Abschluß der Ausbildung erhält der Antragsteller, wenn die Voraussetzungen des §2 Abs. 1 Nr. 2 und 3 vorliegen, eine Erlaubnis nach §1 Abs. 1.

§ 27a

(1) Eine vor dem Wirksamwerden des Beitritts nach den Vorschriften der Deutschen Demokratischen Republik erteilte Erlaubnis als Hebamme gilt als Erlaubnis nach §1 Abs. 1.

(2) Eine vor dem Wirksamwerden des Beitritts nach den Vorschriften der Deutschen Demokratischen Republik begonnene Ausbildung als Hebamme wird nach diesen Vorschriften abgeschlossen. Nach Abschluß der Ausbildung erhält der Antragsteller, wenn die Voraussetzungen des §2 Abs. 1 Nr. 2 und 3 vorliegen, eine Erlaubnis nach §1 Abs. 1.

§ 28

(1) Antragstellern, die Staatsangehörige eines Mitgliedstaates der Europäischen Wirtschaftsgemeinschaft oder eines anderen Vertragsstaates des Abkommens über den Europäischen Wirtschaftsraum sind und die Voraussetzungen des §2 Abs. 1 Nr. 2 und 3 erfüllen und die eine Erlaubnis nach §1 Abs. 1 aufgrund der Vorlage eines vor dem nach §2 Abs. 2 Satz 1 oder 2 jeweils für die Anerkennung maßgebenden Datum ausgestellten Diploms, Prüfungszeugnisses oder sonstigen Befähigungsnachweises einer Hebamme eines anderen Mitgliedstaates der Europäischen Wirtschaftsgemeinschaft oder eines anderen Vertragsstaates des Abkommens über den Europäischen Wirtschaftsraum beantragen, ist die Erlaubnis zu erteilen. In den Fällen, in denen die Ausbildung des Antragstellers den Mindestanforderungen des Artikels 1 der Richtlinie 80/155/EWG nicht genügt, kann die zuständige Behörde die Vorlage einer Bescheinigung des Heimat- oder Herkunftsstaates verlangen, aus der sich ergibt, daß der Antragsteller während der letzten fünf Jahre vor Ausstellung der Bescheinigung mindestens drei Jahre lang tatsächlich und gesetzmäßig den Beruf einer Hebamme ausgeübt hat.

(2) Antragstellern, die Staatsangehörige eines Mitgliedstaates der Europäischen Wirtschaftsgemeinschaft oder eines anderen Vertragsstaates des Abkommens über den Europäischen Wirtschaftsraum sind und die Voraussetzungen des §2 Abs. 1 Nr. 2 und 3 erfüllen und die eine Erlaubnis nach §1 Abs. 1 aufgrund der Vorlage eines vor dem 23. Januar 1983 von einem Mitgliedstaat der Europäischen Wirtschaftsgemeinschaft ausgestellten Diploms, Prüfungszeugnisses oder sonstigen Befähigungsnachweises einer Hebamme oder eines vor dem 1. Januar 1993 von einem anderen Vertragsstaat des Abkommens über den Europäischen Wirtschaftsraum ausgestellten Diploms, Prüfungszeugnisses oder sonstigen Befähigungsnachweises einer Hebamme beantragen, die den Mindestanforderungen des Artikels 1 der Richtlinie 80/155/EWG genügen, denen jedoch nach Artikel 2 der Richtlinie 80/155/EWG gleichzeitig eine in Artikel 4 der Richtlinie 80/154/EWG genannten Bescheinigungen der zuständigen Behörde des Heimat- oder Herkunftsstaates beizufügen ist, aus der sich ergibt, daß der Antragsteller nach Erhalt des Diploms, Prüfungszeugnisses oder sonstigen Befähigungsnachweises als Hebamme, während einer berufspraktischen Tätigkeit in zufriedenstellender Weise alle mit dem Beruf einer Hebamme verbundenen Tätigkeiten in einem Krankenhaus oder in einer sonstigen zu diesem Zweck anerkannten Einrichtung des Gesundheitswesens ausgeübt hat, kann die Erlaubnis nur erteilt werden, wenn eine Bescheinigung des Heimat- oder Herkunftsstaates vorgelegt wird, aus der sich ergibt, daß der Antragsteller während der letzten fünf Jahre vor Ausstellung der Bescheinigung mindestens zwei Jahre lang tatsächlich und gesetzmäßig den Beruf einer Hebamme ausgeübt hat.

§ 29

(1) Eine im Zeitpunkt des Inkrafttretens dieses Gesetzes wirksame Niederlassungserlaubnis nach §10 des Hebammengesetzes in der in §33 Satz 2 Nr. 1 bezeichneten Fassung gilt weiter. Sie erlischt mit Ablauf des Tages, an dem die Inhaberin der Erlaubnis das 70. Lebensjahr vollendet.

(2) Eine Niederlassungserlaubnis ist zu widerrufen, wenn die Hebamme ihren Beruf aufgrund eines Arbeitsvertrages in Krankenhäusern ausübt; sie kann widerrufen werden, wenn die Hebamme in den letzten drei Jahren weniger als zehn Geburtshilfen geleistet hat und die Geburtshilfe in dem zugewiesenen Bezirk anderweitig ausreichend sichergestellt ist.

(3) Die Niederlassungserlaubnis darf nicht vor Ablauf von drei Jahren nach Inkrafttreten dieses Gesetzes widerrufen werden.

§ 30

(1) Eine Anerkennung als Wochenpflegerin nach §1 Abs. 2 der Verordnung über Wochenpflegerinnen in der im Bundesgesetzblatt Teil III, Gliederungsnummer 2124-4, veröffentlichten bereinigten Fassung, zuletzt geändert durch Artikel 3 der Verordnung vom 18. April 1975 (BGBl.I S.967), und eine durch §8 dieser Verordnung gleichgestellte Anerkennung gelten weiter.

(2) Eine vor Inkrafttreten dieses Gesetzes begonnene Ausbildung als Wochenpflegerin wird nach den bisher geltenden Vorschriften abgeschlossen. Nach Abschluß der Ausbildung erhält die Antragstellerin eine Anerkennung nach diesen Vorschriften.

IX a. Abschnitt
Überleitungsregelungen aus Anlaß der Herstellung der Einheit Deutschlands

§ 30a

(1) §6 Abs. 1 Satz 3 gilt in dem in Artikel 3 des Einigungsvertrages genannten Gebiet für Medizinische Fachschulen entsprechend.

(2) Abweichend von §6 Abs. 2 Nr. 1 und 2 können in dem in Artikel 3 des Einigungsvertrages genannten Gebiet Medizinische Fachschulen als geeignet für die Ausbildung staatlich anerkannt werden, wenn sie
1. von einem Direktor mit pädagogischer Hochschulqualifikation oder mit einer anderen Hochschulausbildung und einer abgeschlossenen Ausbildung in einem medizinischen Beruf geleitet werden und
2. über eine im Verhältnis zur Zahl der Ausbildungsplätze ausreichende Zahl von
- Fachschullehrern mit pädagogischem Hochschulabschluß oder
- Fachschullehrern mit Fachschulabschluß, die zum Zeitpunkt des Wirksamwerdens des Beitritts an einer Medizinischen Fachschule unterrichten sowie
- an der Ausbildung mitwirkende Ärztinnen oder Ärzte und sonstige Fachkräfte

verfügen.

(3) Medizinische Fachschulen, die vor dem Wirksamwerden des Beitritts nach den Vorschriften der Deutschen Demokratischen Republik gebildet wurden und zu diesem Zeitpunkt Hebammen ausbilden, gelten als staatlich anerkannt nach Absatz 2, sofern die Anerkennung nicht zurückgenommen wird. Die Anerkennung ist zurückzunehmen, falls nicht innerhalb von drei jahren nach dem Wirksamwerden des Beitritts nachgewiesen wird, daß die Voraussetzungen des §6 Abs. 2 erfüllt sind.

X. Abschnitt
Schlußvorschriften

§31

(1) Die außerhalb dieses Gesetzes für "Hebammen" bestehenden Rechtsvorschriften finden auch auf "Entbindungspfleger" Anwendung.

(2) Die Reichsversicherungsordnung in der im Bundesgesetzblatt Teil III, Gliederungsnummer 820-1, veröffentlichten bereinigten Fassung, zuletzt geändert durch Artikel 2 des Gesetzes vom 16. Mai 1985 (BGBl.I S.766), wird wie folgt geändert:

1 Der Beruf der Hebamme

1. § 166 Abs. 1 Nr. 4 erhält folgende Fassung:
"4. freiberuflich tätige Hebammen und Entbindungspfleger"
2. § 475 d wird wie folgt geändert:
   a) Die Absätze 1 und 2 erhalten folgende Fassung:
   "(1) Freiberuflich tätige Hebammen und Entbindungspfleger (§ 166 Abs. 1 Nr. 4) haben selbst die Pflichten der Arbeitgeber zu erfüllen.
   (2) Der Grundlohn bemißt sich nach dem durchschnittlichen Arbeitseinkommen aus der Tätigkeit als freiberuflich tätige Hebamme oder Entbindungspfleger, mindestens jedoch nach dem 150. Teil der monatlichen Bezugsgröße. Für freiberuflich tätige Hebammen mit einem gwährleisteten Mindesteinkommen bemißt sich der Grundlohn mindestens nach dem gewährleisteten Betrag. § 180 Abs. 5 bis 8 gilt."
   b) Absatz 3 Satz 2 wird gestrichen

(3) Das Angestelltenversicherungsgesetz in der im Bundesgesetzblatt Teil III, Gliederungsnummer 821-1, veröffentlichten bereinigten Fassung, zuletzt geändert durch Artikel 3 des Gesetzes vom 16. Mai 1985 (BGBl.I S.766), wird wie folgt geändert:
1. In § 2 Abs. 1 Nr. 5 werden die Worte "Hebammen mit Niederlassungserlaubnis" durch die Worte "freiberuflich tätige Hebammen und Entbindungspfleger" ersetzt.
2. § 127 Abs. 2 wird gestrichen.

(4) Nach Artikel 2 § 48 b des Angestelltenversicherungs-Neuregelungsgesetzes in der im Bundesgesetzblatt Teil III, Gliederungsnummer 821-2, veröffentlichten bereinigten Fassung, zuletzt geändert durch Artikel 6 des Gesetzes vom 16. Mai 1986 (BGBl.I S.766), wird folgender § 48 c eingefügt:
"§ 127 Abs. 2 des Angestelltenversicherungsgesetzes in der am 30. Juni 1985 geltenden Fassung gilt für die Hebammen mit Niederlassungserlaubnis weiter."

(5) In § 2 Abs. 2 Nr. 6 des Vierten Buches Sozialgesetzbuch (Artikel 1 des Gesetzes vom 23. Dezember 1976, BGBl.I S.3845, zuletzt geändert durch Artikel 2 des Gesetzes vom 27. Juli 1984, BGBl.I S.1029) werden die Worte "Hebammen mit Niederlassungserlaubnis" durch die Worte "freiberuflich tätige Hebammen und Entbindungspfleger" ersetzt.

2. das Gesetz zur Regelung von Fragen des Hebammenwesens in der im Bundesgesetzblatt Teil III, Gliederungsnummer 2124-2, veröffentlichten bereinigten Fassung,
3. die Erste Verordnung zur Durchführung des Hebammengesetzes in der im Bundesgesetzblatt Teil III, Gliederungsnummer 2124-1-1, veröffentlichten bereinigten Fassung, geändert durch Artikel 2 der Verordnung vom 18. April 1975 (BGBl.I S.967),
4. die Zweite Verordnung zur Durchführung des Hebammengesetzes in der im Bundesgesetzblatt Teil III, Gliederungsnummer 2124-1-2, veröffentlichten bereinigten Fassung,
5. die Sechste Verordnung zur Durchführung des Hebammengesetzes in der im Bundesgesetzblatt Teil III, Gliederungsnummer 2124-1-6, veröffentlichten bereinigten Fassung, geändert durch § 20 der Verordnung vom 3. September 1981 (BGBl.I S.923),
6. die Siebente Verordnung zur Durchführung des Hebammengesetzes in der im Bundesgesetzblatt Teil III, Gliederungsnummer 2124-1-7, veröffentlichten bereinigten Fassung,
7. die Verordnung zur Abgrenzung der Berufstätigkeit der Hebammen von der Krankenpflege in der im Bundesgesetzblatt Teil III, Gliederungsnum-mer 2124-3, veröffentlichten bereinigten Fassung, geändert durch Artikel 287 Nr. 5 des Gesetzes vom 2. März 1974 (BGBl.I S.469),
8. die Niedersächsische Verordnung zur Änderung der Verordnung zur Abgrenzung der Berufstätigkeit der Hebammen von der Krankenpflege vom 19. Dezember 1939 (RGBl.I S.2458) vom 29. August 1948 (Gesetz- und Verordnungsblatt S.75), Bundesgesetzblatt Teil III, Gliederungsnummer 2124-3 a,
9. die Verordnung über die Altersgrenze bei Hebammen in der im Bundesgesetzblatt Teil III, Gliederungsnummer 2124-1-9, veröffentlichten bereinigten Fassung,
10. die Verordnung über Wochenpflegerinnen in der im Bundesgesetzblatt Teil III, Gliederungsnummer 2124-4, veröffentlichten bereinigten Fassung, zuletzt geändert durch Artikel 3 der Verordnung vom 18. April 1975 (BGBl.I S.967),
11. die §§ 1, 16 und 17 der Ausbildungs- und Prüfungsordnung für Hebammen vom 3. September 1981 (BGBl.I S.923).

§ 32

Dieses Gesetz gilt nach Maßgabe des § 13 des Dritten Überleitungsgesetzes auch im Land Berlin. Rechtsverordnungen, die aufgrund dieses Gesetzes erlassen werden, gelten im Land Berlin nach § 14 des Dritten Überleitungsgesetzes.

§ 33

Dieses Gesetz tritt am 1. Juli 1985 in Kraft. Gleichzeitig treten, soweit sich nicht aus § 27 Abs. 2 und § 30 Abs. 2 etwas anderes ergibt und soweit sie Bundesrecht enthalten, außer Kraft:
1. das Hebammengesetz in der im Bundesgesetzblatt Teil III, Gliederungsnummer 2124-1, veröffentlichten bereinigten Fassung, zuletzt geändert durch Artikel 55 des Gesetzes vom 2. März 1974 (BGBl.I S.469),

Das vorstehende Gesetz wird hiermit ausgefertigt und wird im Bundesgesetzblatt verkündet.

Bonn, den 4. Juni 1985
Der Bundespräsident
Weizsäcker

Der Bundeskanzler
Dr. Helmut Kohl

Der Bundesminister für Jugend,
Familie und Gesundheit
Heiner Geißler

Ausbildungs- und Prüfungsverordnung für Hebammen und Entbindungspfleger
(HebAPrV)

Aufgrund des Artikels 2 der Verordnung zur Änderung der Ausbildungs- und Prüfungsordnung für Hebammen vom 10. November 1986 (BGBl.I S.1732) wird nachstehend der Wortlaut der Ausbildungs- und Prüfungsordnung für Hebammen unter ihrer neuen Überschrift in der seit 19. November 1986 geltenden Fassung bekanntgemacht. Die Neufassung berücksichtigt:
1. die am 1. Januar 1983 in Kraft getretene Ausbildungs- und Prüfungsordnung für Hebammen vom 3. September 1981 (BGBl.I S.923),
2. den am 1. Juli 1985 in Kraft getretenen §33 Satz 2 Nr. 11 des Hebammengesetzes vom 4. Juni 1985 (BGBl.I S.902),
3. die am 19. November 1986 in Kraft getretenen Artikel 1 und 4 der eingangs genannten Verordnung.

Die Rechtsvorschriften wurden erlassen aufgrund zu 1. des §25 des Hebammengesetzes in der im Bundesgesetzblatt Teil III, Gliederungsnummer 2124-1, veröffentlichten bereinigten Fassung, geändert durch §1 Satz 1 des Gesetzes vom 29. Juli 1964 (BGBl.I S.560), und Artikel 43 des Gesetzes vom 18. März 1975 (BGBl.I S.705), die zu 3. des §10 des Hebammengesetzes vom 4. Juni 1985 (BGBl.I S.902).

Bonn, den 16. März 1987
Der Bundesminister für Jugend,
Familie, Frauen und Gesundheit
Rita Süssmuth

§ 1
Inhalt der Ausbildung

(1) Die Ausbildung für Hebammen und Entbindungspfleger umfaßt mindestens den in Anlage 1 aufgeführten theoretischen und praktischen Unterricht von 1600 Stunden und die in Anlage 2 aufgeführte praktische Ausbildung von 3000 Stunden. Von der Zuordnung der in Anlage 1 vorgeschriebenen Fächer und der in Anlage 2 vorgeschriebenen Bereiche auf Ausbildungsjahre kann mit Zustimmung der zuständigen Behörde abgewichen werden, soweit dies aus organisatorischen Gründen der einzelnen Hebammenschule erforderlich ist und die Erreichung des Ausbildungszieles nach §5 des Gesetzes dadurch nicht gefährdet wird.

(2) Während der praktischen Ausbildung ist in allen nach §5 des Gesetzes für die Berufsausübung wesentlichen Kenntnissen und Fertigkeiten zu unterweisen. Es ist Gelegenheit zu geben, die im theoretischen und praktischen Unterricht erworbenen Kenntnisse zu vertiefen und zu lernen, sie bei der praktischen Arbeit anzuwenden.

(3) Die Ausbildung hat insbesondere die Kenntnisse und Fertigkeiten zu vermitteln, die die Hebamme und den Entbindungspfleger befähigen, mindestens die in Artikel 4 der Richtlinie 80/155/EWG vom 21. Januar 1980 (ABl. EG Nr. L33 S.8) aufgeführten Tätigkeiten und Aufgaben in eigener Verantwortung durchzuführen.

(4) Die regelmäßige und erfolgreiche Teilnahme an den vorgeschriebenen Ausbildungsveranstaltungen ist durch eine Bescheinigung nach dem Muster der Anlage 3 nachzuweisen.

§ 2
Staatliche Prüfung

(1) Die staatliche Prüfung umfaßt einen schriftlichen, einen mündlichen und einen praktischen Teil.

(2) Der Prüfling legt die Prüfung bei der Hebammenschule ab, an der er die Ausbildung abgeschlossen hat. Die zuständige Behörde, in deren Bereich die Prüfung oder ein Teil der Prüfung abgelegt werden soll, kann aus wichtigem Grund Ausnahmen zulassen. Die Vorsitzenden der beteiligten Prüfungsausschüsse sind vorher zu hören.

§ 3
Prüfungsausschuß

(1) Bei jeder Hebammenschule wird ein Prüfungsausschuß gebildet, der aus folgenden Mitgliedern besteht:
1. einer Medizinalbeamtin oder einem Medizinalbeamten der zuständigen Behörde oder einer von der zuständigen Behörde mit der Wahrnehmung dieser Aufgabe beauftragten Ärztin oder einem entsprechend beauftragten Arzt als Vorsitzenden,
2. einem Beauftragten der Schulverwaltung, wenn die Schule nach den Schulgesetzen eines Landes der staatlichen Aufsicht durch die Schulgesetzverwaltung untersteht,
3. einem Beauftragten aus der Schulleitung,
4. folgenden Fachprüfern:
   a) mindestens einer Ärztin oder einem Arzt
   b) mindestens einer Lehrhebamme oder einem Lehrentbindungspfleger,
   c) einer weiteren Hebamme oder einem weiteren Entbindungspfleger,
   d) weiteren Unterrichtskräften entsprechend den zu prüfenden Fächern;

dem Prüfungsausschuß sollen diejenigen Fachprüfer angehören, die den Prüfling in dem Prüfungsfach überwiegend ausgebildet haben.

(2) Die zuständige Behörde kann abweichend von Absatz 1 Nr. 1 einen dem Prüfungsausschuß angehörenden Beauftragten der Schulverwaltung zum Vorsitzenden bestellen.

(3) Jedes Mitglied des Prüfungsausschusses hat einen oder mehrere Stellvertreter. Die zuständige Behörde bestellt den Vorsitzenden des Prüfungsausschusses und nach Anhörung des Leiters der Hebammenschule die Fachprüfer und deren Stellvertreter. Der Vorsitzende bestimmt auf Vorschlag des Leiters der Hebammenschule die Fachprüfer und deren Stellvertreter für die einzelnen Fächer.

(4) Die zuständige Behörde kann Sachverständige und Beobachter zur Teilnahme an allen Prüfungsvorgängen entsenden.

§ 4
Zulassung zur Prüfung

(1) Der Vorsitzende entscheidet auf Antrag des Prüflings über die Zulassung zur Prüfung und setzt die Prüfungstermine im Benehmen mit dem Leiter der Hebammenschule fest.

(2) Die Zulassung der Prüfung wird erteilt, wenn folgende Nachweise vorliegen:
1. die Geburtsurkunde oder ein Auszug aus dem Familienbuch der Eltern, bei Verheirateten auch die Heiratsurkunde oder ein Auszug aus dem für die Ehe geführten Familienbuch,
2. die Bescheinigungen über die Teilnahme an den nach dieser Verordnung vorgeschriebenen Ausbildungsveranstaltungen.

(3) Die Zulassung sowie die Prüfungstermine sollen dem Prüfling spätestens vier Wochen vor Prüfungsbeginn schriftlich mitgeteilt werden.

1 Der Beruf der Hebamme

§ 5
Schriftlicher Teil der Prüfung

(1) Der schriftliche Teil der Prüfung erstreckt sich auf folgende Fächer:
1. Geburtshilfe einschließlich der in Anlage 1 im 2. und 3. Ausbildungsjahr unter den Nummern 2 bis 7 aufgeführten Stoffgebiete,
2. Anatomie und Physiologie,
3. Krankheitslehre,
4. Kinderheilkunde,
5. Berufs-, Gesetzes- und Staatsbürgerkunde.

Der Prüfling hat aus diesen Fächern in je einer Aufsichtsarbeit schriftlich gestellte Fragen zu beantworten. Die Aufsichtsarbeit in Fach 1 dauert 120 Minuten, in Fach 2 90 Minuten und in den Fächern 3, 4 und 5 je 60 Minuten. Der schriftliche Teil der Prüfung ist an zwei Tagen zu erledigen. Die Aufsichtsführenden werden vom Leiter der Hebammenschule bestellt.

(2) Die Aufgaben für die Aufsichtsarbeiten werden von dem Vorsitzenden des Prüfungsausschusses im Benehmen mit dem Leiter der Hebammenschule bestimmt. Jede Aufsichtsarbeit ist von mindestens zwei Fachprüfern nach §9 zu benoten. Aus den Noten der Fachprüfer bildet der Vorsitzende des Prüfungsausschusses im Einvernehmen mit den Fachprüfern die Prüfungsnote für den schriftlichen Teil der Prüfung. Dabei sind das in Absatz 1 Nr. 1 genannte Fach mit dem Faktor 2 und die übrigen Fächer einfach zu gewichten.

§ 6
Mündlicher Teil der Prüfung

(1) Der mündliche Teil der Prüfung erstreckt sich auf folgende Fächer:
1. Geburtshilfe einschließlich der in Anlage 1 im 2. und 3. Ausbildungsjahr unter den Nummern 2 bis 7 aufgeführten Stoffgebiete,
2. Kinderheilkunde,
3. Krankenpflege,
4. Gesundheitslehre und Hygiene.

Die Prüflinge werden im einzelnen oder in Gruppen bis zu fünf geprüft. In einem Fach soll der Prüfling nicht länger als 20 Minuten geprüft werden. Der Prüfling soll seine Fähigkeiten am geburtshilflichen Phantom darstellen.

(2) Der mündliche Teil der Prüfung wird von mindestens drei Fachprüfern abgenommen und nach §9 benotet. Aus den Noten der Fachprüfer bildet der Vorsitzende des Prüfungsausschusses im Einvernehmen mit den Fachprüfern die Prüfungsnote für den mündlichen Teil der Prüfung. Dabei sind das in Absatz 1 Nr. 1 genannte Fach mit dem Faktor 2 und die übrigen Fächer einfach zu gewichten.

(3) Der Vorsitzende des Prüfungsausschusses kann auf Antrag die Anwesenheit von Zuhörern beim mündlichen Teil der Prüfung gestatten.

§ 7
Praktischer Teil der Prüfung

(1) Der praktische Teil der Prüfung erstreckt sich auf die folgenden Aufgaben:
1. Aufnahme einer Schwangeren und Dokumentation der erhobenen Befunde mit Erstellung eines Behandlungsplanes,
2. Durchführung einer Entbindung mit Erstversorgung des Neugeborenen und Dokumentation im Einverständnis mit der Schwangeren,
3. eine praktische Pflegedemonstration an einem Säugling,
4. eine Fallbesprechung/Pflegedemonstration an einer Wöchnerin.

Im Einzelfall kann die Entbindung nach Nummer 2 aufgrund zwingender Umstände durch die Mitwirkung an einer operativen Entbindung ersetzt werden. Der praktische Teil der Prüfung soll für den Prüfling höchstens acht Stunden dauern; er kann auf zwei Tage verteilt werden.

(2) Der praktische Teil der Prüfung wird von mindestens zwei Fachprüfern abgenommen und nach §9 benotet. Aus den Noten der Fachprüfer bildet der Vorsitzende des Prüfungsausschusses im Einvernehmen mit den Fachprüfern die Prüfungsnote für den praktischen Teil der Prüfung.

§ 8
Niederschrift

Über die Prüfung ist eine Niederschrift zu fertigen, aus der Gegenstand, Ablauf und Ergebnis der Prüfung und etwa vorkommende Unregelmäßigkeiten hervorgehen.

§ 9
Benotung

Die schriftlichen Aufsichtsarbeiten sowie die Leistungen in der mündlichen und der praktischen Prüfung werden wie folgt benotet:
"sehr gut" (1), wenn die Leistung den Anforderungen in besonderem Maße entspricht,
"gut" (2), wenn die Leistung den Anforderungen voll entspricht,
"befriedigend" (3), wenn die Leistung im allgemeinen den Anforderungen entspricht,
"ausreichend" (4), wenn die Leistung zwar Mängel aufweist, aber im ganzen den Anforderungen noch entspricht,
"mangelhaft" (5), wenn die Leistung den Anforderungen nicht entspricht, jedoch erkennen läßt, daß die notwendigen Grundkenntnisse vorhanden sind und die Mängel in absehbarer Zeit behoben werden können,
"ungenügend" (6), wenn die Leistung den Anforderungen nicht entspricht und selbst die Grundkenntnisse so lückenhaft sind, daß die Mängel in absehbarer Zeit nicht behoben werden können.

§ 10
Bestehen und Wiederholung der Prüfung

(1) Die Prüfung ist bestanden, wenn der schriftliche, der mündliche und der praktische Teil der Prüfung mit mindestens "ausreichend" benotet werden. Dabei muß innerhalb des schriftlichen und des mündlichen Teiles der Prüfung das Fach "Geburtshilfe" mit mindestens "ausreichend" benotet sein.

(2) Über die bestandene staatliche Prüfung wird ein Zeugnis nach dem Muster der Anlage 4 erteilt, auf dem die Prüfungsnoten einzutragen sind. Über das Nichtbestehen erhält der Prüfling vom Vorsitzenden des Prüfungsausschusses eine schriftliche Mitteilung, in der die Prüfungsnoten anzugeben sind.

(3) Jeder Teil der Prüfung kann einmal wiederholt werden, wenn der Prüfling die Note "mangelhaft" oder "ungenügend" erhalten hat. Zur Wiederholung eines Teils der Prüfung soll der Prüfling zu einem Termin innerhalb von sechs Monaten nach dem Zeitpunkt der erfolglos abgelegten Prüfung geladen werden. Die Sätze 1 und 2 gelten für das Fach "Geburtshilfe" entsprechend, wenn der Prüfling innerhalb des schriftlichen oder des mündlichen Teiles der Prüfung in diesem Fach die Note "mangelhaft" oder "ungenügend" erhalten hat.

(4) Hat der Prüfling alle Teile der Prüfung zu wiederholen, so darf er zur Prüfung nur zugelassen werden, wenn er an einer weiteren Ausbildung teilgenommen hat, deren Dauer und Inhalt vom Vorsitzenden

des Prüfungsausschusses bestimmt werden. Ein entsprechender Nachweis hierüber ist dem Antrag des Prüflings auf Zulassung zur Wiederholungsprüfung beizufügen. Die Wiederholungsprüfung muß spätestens zwölf Monate nach der letzten Prüfung abgeschlossen sein. Ausnahmen kann die zuständige Behörde in begründeten Fällen zulassen.

§ 11
Rücktritt von der Prüfung

(1) Tritt ein Prüfling nach seiner Zulassung von der Prüfung zurück, so hat er die Gründe für seinen Rücktritt unverzüglich dem Vorsitzenden des Prüfungsausschusses schriftlich mitzuteilen. Genehmigt der Vorsitzende den Rücktritt, so gilt die Prüfung als nicht unternommen. Die Genehmigung ist nur zu erteilen, wenn wichtige Gründe vorliegen. Im Falle einer Krankheit kann die Vorlage einer ärztlichen Bescheinigung verlangt werden.

(2) Wird die Genehmigung für den Rücktritt nicht erteilt oder unterläßt es der Prüfling, die Gründe für seinen Rücktritt unverzüglich mitzuteilen, so gilt die Prüfung als nicht bestanden.

§ 12
Versäumnisfolgen

(1) Versäumt ein Prüfling einen Prüfungstermin oder gibt er eine Aufsichtsarbeit nicht oder nicht rechtzeitig ab oder unterbricht er die Prüfung, so gilt die Prüfung als nicht bestanden, wenn nicht ein wichtiger Grund vorliegt. Liegt ein wichtiger Grund vor, so gilt die Prüfung als nicht unternommen.

(2) Die Entscheidung darüber, ob ein wichtiger Grund vorliegt, trifft der Vorsitzende des Prüfungsausschusses. §11 Abs. 1 Satz 1 und 4 gilt entsprechend.

§ 13
Ordnungsverstöße und Täuschungsversuche

Der Vorsitzende des Prüfungsausschusses kann bei Prüflingen, die die ordnungsgemäße Durchführung der Prüfung in erheblichem Maße gestört oder sich eines Täuschungsversuches schuldig gemacht haben, den betreffenden Teil der Prüfung für "nicht bestanden" erklären. Eine solche Erklärung ist nach Ablauf von drei Jahren nach Abschluß der Prüfung nicht mehr zulässig.

§ 14
Prüfungsunterlagen

Auf Antrag ist dem Prüfungsteilnehmer nach Abschluß der Prüfung Einsicht in seine Prüfungsunterlagen zu gewähren. Schriftliche Aufsichtsarbeiten sind drei, Anträge auf Zulassung zur Prüfung und Prüfungsniederschriften zehn Jahre aufzubewahren.

§ 15
Erlaubnisurkunde

Liegen die Voraussetzungen des Gesetzes für die Erteilung der Erlaubnis zur Führung der Berufsbezeichnung nach §1 Abs. 1 des Gesetzes vor, so stellt die zuständige Behörde die Erlaubnisurkunde nach dem Muster der Anlage 5 aus.

§ 16
Sonderregelungen für Staatsangehörige anderer Mitgliedstaaten der EWG

(1) Antragsteller, die eine Erlaubnis nach §1 Abs. 1 des Gesetzes beantragen und die Staatsangehörige eines anderen Mitgliedstaates der Europäischen Wirtschaftsgemeinschaft sind, können zum Nachweis, daß die Voraussetzungen nach §2 Abs. 1 Nr. 2 des Gesetzes vorliegen, eine von der zuständigen Behörde des Heimat- oder Herkunftsstaates ausgestellte entsprechende Bescheinigung oder einen von einer solchen Behörde ausgestellten Strafregisterauszug oder, wenn ein solcher nicht beigebracht werden kann, einen gleichwertigen Nachweis vorlegen. Hat der Antragsteller den Beruf der Hebamme im Heimat- oder Herkunftsstaat bereits ausgeübt, so kann die für die Erteilung der Erlaubnis nach §1 Abs. 1 des Gesetzes zuständige Behörde bei der zuständigen Behörde des Heimat- oder Herkunftsstaates Auskünfte über etwa gegen den Antragsteller verhängte Strafen oder sonstige berufs- oder strafrechtliche Maßnahmen wegen schwerwiegenden standeswidrigen Verhaltens oder strafbarer Handlungen, die die Ausübung des Berufs im Heimat- oder Herkunftsstaat betreffen, einholen. Hat die für die Erteilung der Erlaubnis zuständige Behörde in den Fällen des Satzes 1 oder 2 von Tatbeständen Kenntnis, die außerhalb des Geltungsbereiches des Gesetzes eingetreten sind und im Hinblick auf die Voraussetzungen des §2 Abs. 1 Nr. 2 des Gesetzes von Bedeutung sein können, so hat sie die zuständige Stelle des Heimat- oder Herkunftsstaates zu unterrichten und sie zu bitten, diese Tatbestände zu überprüfen und das Ergebnis und die Folgerungen, die sie hinsichtlich der von ihr ausgestellten Bescheinigungen und Nachweise daraus zieht, mitzuteilen. Die in Satz 1 bis 3 genannten Bescheinigungen und Mitteilungen sind vertraulich zu behandeln. Sie dürfen der Beurteilung nur zugrunde gelegt werden, wenn bei der Vorlage die Ausstellung nicht mehr als drei Monate zurückliegt.

(2) Antragsteller, die eine Erlaubnis nach §1 Abs. 1 des Gesetzes beantragen und die Staatsangehörige eines anderen Mitgliedstaates der Europäischen Wirtschaftsgemeinschaft sind, können zum Nachweis, daß die Voraussetzungen nach §2 Abs. 1 Nr. 3 des Gesetzes vorliegen, eine entsprechende Bescheinigung der zuständigen Behörde ihres Heimat- oder Herkunftsstaates vorlegen. Absatz 1 Satz 4 und 5 gilt entsprechend.

(3) Über den Antrag eines Staatsangehörigen eines anderen Mitgliedstaates der Europäischen Wirtschaftsgemeinschaft auf Erteilung der Erlaubnis nach §1 Abs. 1 des Gesetzes ist kurzfristig, spätestens drei Monate nach Vorlage des Gesetzes zu entscheiden. Werden Auskünfte nach Absatz 1 Satz 2 oder 3 von der zuständigen Stelle des Heimat- oder Herkunftsstaates eingeholt, so wird der Ablauf der in Satz 1 genannten Frist bis zu dem Zeitpunkt gehemmt, zu dem die Auskünfte eingehen oder, wenn eine Antwort des Heimat- oder Herkunftsstaates innerhalb von drei Monaten nicht eingeht, bis zum Ablauf dieser drei Monate.

§ 17
(Berlin-Klausel) *)

§ 18
(Inkrafttreten)

---

*) §19 der Ausbildungs- und Prüfungsordnung für Hebammen vom 3. September 1981 (BGBl.I S.923): "Diese Verordnung gilt auch im Land Berlin, sofern sie im Land Berlin in Kraft gesetzt wird."
Artikel 4 der Verordnung zur Änderung der Ausbildungs- und Prüfungsordnung für Hebammen vom 10. November 1986 (BGBl.I S.1732): "Diese Verordnung gilt nach §14 des Dritten Überleitungsgesetzes in Verbindung mit §32 des Hebammengesetzes auch im Land Berlin."

1 Der Beruf der Hebamme

Theoretischer und praktischer Unterricht
(Anlage 1 zu §1 Abs.1)

Erstes Jahr der Ausbildung

1	**Berufs-, Gesetzes- und Staatsbürgerkunde** (70 Stunden)
1.1	Hebammengesetz, Geschichte des Berufs
1.2	Gesetzliche Regelungen für die übrigen Berufe des Gesundheitswesens
1.3	Arbeitsschutz und Unfallverhütung
1.4	Das Gesundheitswesen in der Bundesrepublik Deutschland und internationale Zusammenarbeit im Gesundheitswesen
1.5	Strafrechtliche, bürgerlich-rechtliche und öffentlich-rechtliche Vorschriften, die bei der Berufsausübung von Bedeutung sind
1.6	Die Grundlagen der staatlichen Ordnung in der Bundesrepublik Deutschland
2	**Gesundheitslehre** (60 Stunden)
2.1	Die Gesundheit und ihre Wechselbeziehungen
2.2	Gesundheitserziehung, Gesundheitsvorsorge, Früherkennung von Krankheiten
2.3	Allgemeine Ernährungslehre
3	**Hygiene und Grundlagen der Mikrobiologie** (60 Stunden)
3.1	Allgemeine Hygiene und Umweltschutz
3.2	Bakteriologie, Virologie und Parasitologie
3.3	Verhütung und Bekämpfung von Krankenhausinfektionen
4	**Grundlagen für die Hebammentätigkeiten** (160 Stunden)
4.1	Einführung in die Tätigkeiten und Aufgaben der Hebamme in der geburtshilflichen Abteilung eines Krankenhauses, in der freien Praxis und in Einrichtungen der Schwangeren-, Mütter- und Säuglingsberatung
4.2	Geburtshilfliche Propädeutik, Grundlagen der Betreuung von Schwangeren, Gebärenden, Wöchnerinnen und Neugeborenen und der Pflegetätigkeiten
4.2.1	Umgang mit Patientinnen und deren Betreuung unter Berücksichtigung ihrer physischen und psychosozialen Bedürfnisse
4.2.2	Umgang mit Angehörigen und Besuchern von Patientinnen
4.2.3	Beobachten der Patientin
4.2.4	Grundpflege und Pflegemaßnahmen
4.2.5	Einführung in die spezielle Pflege in der Allgemeinen Medizin und in der Allgemeinen Chirurgie
4.2.6	Umgang mit medizinischen Geräten und Instrumenten
4.3	Einführung in die Tätigkeiten und Aufgaben der Krankenschwester, des Krankenpflegers und der Kinderkrankenschwester im Krankenhaus, im teilstationären Bereich, in sonstigen Pflegeeinrichtungen, in der Gemeindekrankenpflege im Hause des Kranken und in einer Gemeindepflege- oder Sozialstation, in Einrichtungen der Mütter-, Säuglings- und Kinderberatung sowie in Tagesstätten für behinderte Kinder
4.4	Zusammenarbeit im Krankenhaus und sonstigen Pflegeeinrichtungen
5	**Grundlagen der Psychologie, Soziologie und Pädagogik** (50 Stunden)
5.1	Psychologie
5.1.1	Entwicklungspsychologie
5.1.2	Persönlichkeitspsychologie
5.1.3	Lernpsychologie einschließlich Methodik und Praxis der geistigen Arbeit
5.2	Soziologie
5.2.1	Soziologie der Gruppen
5.2.2	Soziales Lernen
5.3	Pädagogik
5.3.1	Anthropologische Grundlagen der Erziehung
5.3.2	Erziehungsziele
6	**Biologie, Anatomie und Physiologie** (120 Stunden)
6.1	Zelle und Gewebe
6.2	Fortpflanzung, Wachstum, Reifung
6.3	Vererbung und Evolution
6.4	Bewegungsapparat
6.5	Herz- und Gefäßsystem
6.6	Blut und Lymphe
6.7	Atmungssystem
6.8	Verdauungssystem
6.9	Endokrines System
6.10	Harnsystem
6.11	Genitalsystem
6.12	Zentrales und peripheres Nervensystem
6.13	Sinnesorgane
6.14	Haut- und Hautanhangsorgane
6.15	Regulationsvorgänge
7	**Allgemeine Krankheitslehre** (40 Stunden)
7.1	Krankheit und Krankheitsursachen
7.2	Reaktionen
7.3	Re- und Degeneration, Sklerose
7.4	Atrophie, Hypertrophie und Nekrose
7.5	Thrombose, Embolie, Infarkt
7.6	Wunden, Wundheilung
7.7	Blutungen
7.8	Störungen des Wachstums
7.9	Neubildungen
8	**Allgemeine Arzneimittellehre** (20 Stunden)
8.1	Herkunft und Bedeutung der Arzneimittel
8.2	Kennzeichnung und Aufbewahrung von Arzneimitteln in Arzneimittelschränken
8.3	Arzneiformen
8.4	Berechnung zur Dosisfindung, Dosierung und Verabrechung von Arzneimitteln
8.5	Darreichungsformen
8.6	Übersicht über Arzneimittelgruppen
9	**Erste Hilfe** (30 Stunden)
9.1	Erstversorgung von Notfällen einschließlich Blutstillung und Wiederbelebung
9.2	Herstellung der Transportfähigkeit
9.3	Aktive Transportbegleitung
9.4	Maßnahmen bei Traumatisierung
9.5	Maßnahmen bei Intoxikationen
9.6	Maßnahmen bei sonstigen Notfällen wie thermische Einwirkungen einschließlich Verbrennungsverletzungen und Einwirkung von elektrischem Strom, Ersticken
10	**Einführung in Planung und Organisation im Krankenhaus** (20 Stunden)
10.1	Rechts- und Organisationsformen sowie Trägerschaften von Krankenhäusern
10.2	Betrieb von Krankenhäusern
10.2.1	Leistungsbereiche
10.2.2	Pflegesysteme
10.3	Schriftverkehr, Karteiführung, Formulare
10.4	Umgang mit Wirtschaftsgütern
11	**Fachbezogene Physik** (30 Stunden)
11.1	Mechanik in Medizin und Pflege
11.2	Wärmelehre
11.3	Akustik

11.4	Optik		2.6.5	Diabetes
11.5	Elektrizität		2.6.6	Blutungen in der Frühschwangerschaft
11.6	Radiologie		2.6.7	Blutungen in der Spätschwangerschaft

12 Fachbezogene Chemie (30 Stunden)
12.1 Allgemeine und anorganische Chemie
12.2 Organische und physiologische Chemie

13 Sprache und Schrifttum (30 Stunden)
13.1 Vortrag und Diskussion
13.2 Mündliche und schriftliche Berichterstattung
13.3 Benutzen und Auswerten deutscher und fremdsprachlicher Fachliteratur
13.4 Einführung in fachbezogene Terminologien

Zweites und drittes Jahr der Ausbildung

1 Berufs-, Gesetzes- und Staatsbürgerkunde (60 Stunden)
1.1 Berufskunde und Ethik
1.2 Aktuelle Berufsfragen
1.3 Strafrechtliche, bürgerlich-rechtliche und öffentlich-rechtliche Vorschriften, die bei der Berufsausübung von Bedeutung sind, Rechtsstellung des Patienten oder seiner Sorgeberechtigten
1.4 Einführung in das Krankenhaus-, Seuchen-, Strahlenschutz-, Arznei- und Betäubungsmittelrecht sowie in das Lebensmittelrecht
1.5 Arbeits- und berufsrechtliche Regelungen, soweit sie für die Berufsausübung von Wichtigkeit sind
1.6 Unfallverhütung, Mutterschutz, Arbeitsschutz, Jugendhilfe, Jugendschutz
1.7 Sozialpolitik einschließlich Einführung in die Systeme der sozialen Sicherung (Sozialversicherung, Sozialhilfe, Sozialstaatsangebote in der praktischen Realisierung)
1.8 Politische Meinungsbildung, politisches Handeln, aktuelle politische Fragen
1.9 Wirtschaftsordnungen

2 Menschliche Fortpflanzung, Schwangerschaft, Geburt und Wochenbett (120 Stunden)
2.1 Grundlagen der menschlichen Fortpflanzung
2.1.1 Anatomie und Physiologie der männlichen und der weiblichen Genitalien
2.1.2 Psychosexuelle Entwicklung und Sexualverhalten des Menschen
2.1.3 Voraussetzungen für die Empfängnis
2.1.4 Familienplanung
2.2 Die regelrechte Schwangerschaft
2.2.1 Konzeption, Nidation und Schwangerschaftsdauer
2.2.2 Schwangerschaftszeichen, Schwangerschaftstest
2.2.3 Veränderungen des weiblichen Organismus durch die Schwangerschaft
2.2.4 Intrauterine Entwicklung des Feten
2.2.5 Entwicklung der Plazenta, der Nabelschnur, der Eihäute und des Fruchtwassers
2.3 Die regelrechte Geburt
2.3.1 Wehenphysiologie
2.3.2 Kindslagen
2.3.3 Geburtsphasen
2.4 Das regelrechte Wochenbett
2.5 Das gesunde Neugeborene
2.5.1 Lebens- und Reifezeichen
2.5.2 Anpassungsvorgänge
2.6 Die regelwidrige Schwangerschaft
2.6.1 Embryo- und Fetopathien
2.6.2 Frühgestosen und EPH-Syndrom
2.6.3 Erkrankungen in der Schwangerschaft
2.6.4 Blutgruppenunverträglichkeit
2.6.5 Diabetes
2.6.6 Blutungen in der Frühschwangerschaft
2.6.7 Blutungen in der Spätschwangerschaft
2.6.8 Regelwidrige Dauer der Schwangerschaft, Frühgeburt, Übertragung
2.6.9 Mehrlingsschwangerschaft
2.6.10 Risikoschwangerschaft, Plazentainsuffizienz
2.7 Die regelwidrige Geburt
2.7.1 Regelwidrigkeiten der Wehen und der Muttermunderöffnung
2.7.2 Regelwidrigkeiten des Geburtsmechanismus, insbesondere bei Anomalien der Haltung, der Lage, der Stellung und Einstellung oder der Poleinstellung des Kindes
2.7.3 Regelwidrigkeiten der Geburtswege
2.7.4 Weitere unter der Geburt auftretende Regelwidrigkeiten, insbesondere Nabelschnurvorfall, Placenta praevia, vorzeitige Lösung der normal sitzenden Plazenta, Blutgerinnungsstörungen, Uterusruptur
2.7.5 Regelwidrigkeiten der Nachgeburtsperiode
2.8 Das regelwidrige Wochenbett
2.8.1 Rückbildungsstörungen
2.8.2 Blutungen
2.8.3 Infektionen
2.8.4 Thrombosen und Embolien
2.8.5 Mastitis
2.8.6 Wochenbettpsychose

3 Praktische Geburtshilfe (150 Stunden)
3.1 Vorbereitungen für die Geburt
3.2 Maßnahmen bei der regelrechten Geburt
3.2.1 Allgemeine und geburtshilfliche Aufnahmeuntersuchung
3.2.2 Lagerung und Betreuung der Gebärenden
3.2.3 Überwachung des Geburtsverlaufs
3.2.4 Schmerzlinderung unter der Geburt, geburtshilfliche Anästhesie-Methoden und ihre Komplikationen
3.2.5 Überwachung der Risikogeburt, apparative Überwachung, Blutanalyse
3.2.6 Dammschutz
3.2.7 Entwickeln des Kindes
3.2.8 Absaugen der Atemwege, Kennzeichnen des Kindes, Abnabeln, Ermittlung der Apgar-Werte
3.2.9 Leitung der Nachgeburtsperiode, Prüfung der Plazenta auf Vollständigkeit
3.2.10 Dokumentation des Geburtsvorgangs
3.3 Geburtshilfliche Eingriffe
3.3.1 Dammschnitte
3.3.2 Vaginale Entwicklung der Beckenendlage
3.3.3 Vakuum- und Zangenextraktion
3.3.4 Abdominale Schnittentbindung
3.3.5 Manuelle Plazentalösung, manuelle und instrumentelle Austastung des puerperalen Uterus
3.4 Erstversorgung der Wöchnerin
3.5 Versorgung des Neugeborenen

4 Pflege, Wartung und Anwendung geburtshilflicher Apparate und Instrumente (30 Stunden)
4.1 Cardiotokographie-Geräte
4.2 Ultraschall-Geräte
4.3 Reanimations-Geräte
4.4 Narkose-Geräte
4.5 Spezial-Instrumentarium

5 Schwangerenbetreuung (80 Stunden)
5.1 Schwangerenvorsorge
5.1.1 Erhebung der Anamnese
5.1.2 Untersuchungen der Schwangeren
5.1.3 Beratung der Schwangeren
5.2 Psychosomatische Geburtsvorbereitung mit Übungsverfahren

1 Der Beruf der Hebamme

5.3	Hilfe bei Schwangerschaftsbeschwerden
5.4	Besondere Überwachung bei Risikoschwangerschaften

6 Wochenpflege (50 Stunden)
- 6.1 Hygienische Beratung und pflegerische Betreuung der Wöchnerinnen im regelrechten und regelwidrigen Wochenbett
- 6.2 Beobachten und Überwachen der Rückbildungs- und Heilungsvorgänge
- 6.3 Hilfe beim Erlernen der Stilltechnik und Brustpflege
- 6.4 Hilfe bei ärztlichen Maßnahmen
- 6.5 Wochenbettgymnastik
- 6.6 Förderung der Eltern-Kind-Beziehung, Integration des Neugeborenen in die Familie
- 6.7 Häusliche Wochen- und Neugeborenenpflege

7 Neugeborenen- und Säuglingspflege (50 Stunden)
- 7.1 Körper- und Nabelpflege
- 7.2 Natürliche und künstliche Ernährung
- 7.3 Beobachten des Neugeborenen und des Säuglings und Einleiten der erforderlichen Maßnahmen bei Auftreten von Besonderheiten
- 7.4 Neugeborenen-Screening
- 7.5 Schutzimpfungen, Vorsorgeuntersuchungen
- 7.6 Hilfe bei ärztlichen Maßnahmen
- 7.7 Umgang mit den Eltern und anderen Betreuern des Neugeborenen und deren Beratung, Elternschulung

8 Allgemeine Krankenpflege (50 Stunden)
- 8.1 Umgang mit Patientinnen unter Berücksichtigung ihrer physischen und psychischen Bedürfnisse
- 8.2 Aufnahme, Verlegung und Entlassung von Patientinnen
- 8.3 Kontakt mit den Angehörigen der Patientin
- 8.4 Beobachtung der Patientin, Befunderhebung und Dokumentation
- 8.5 Hilfen bei den Verrichtungen des täglichen Lebens
- 8.6 Diätische Kostformen und künstliche Ernährung
- 8.7 Besondere Pflegetechniken, physikalische Maßnahmen, Injektionen, Venenpunktionen, Infusionen, Transfusionen, Spülungen einschließlich Einläufe und Katheterisieren
- 8.8 Zusammenarbeit mit Ärzten und anderen Mitgliedern des Behandlungsteams
- 8.9 Umgang mit Untersuchungsmaterial

9 Spezielle Krankenpflege (50 Stunden)
- 9.1 Pflege und Sofortmaßnahmen bei Bewußtseinsstörungen und Bewußtlosigkeit, bei Ateminsuffizienz oder Atemstillstand, bei Herz- und Kreislaufinsuffizienz oder Herzstillstand, bei Störungen der Ausscheidungsfunktionen, bei Störungen der Temperaturregulation, bei Psychosen und bei Suizidgefährdung
- 9.2 Pflege von Patientinnen vor und nach operativen Eingriffen
- 9.3 Verhalten bei Todesfällen
- 9.4 Tätigkeiten in besonderen Bereichen wie in Frühgeborenenzentren und in der Intensivstation, im Operations- und Ambulanzbereich sowie in Gemeindepflege- oder Sozialstationen

10 Grundlagen der Psychologie, Soziologie und Pädagogik (40 Stunden)
- 10.1 Psychologie der Schwangeren, der Gebärenden und der Wöchnerin
- 10.2 Sozialpsychologie
- 10.2.1 Einführung in die Gruppendynamik
- 10.2.2 Abbau von Vorurteilen
- 10.3 Pädagogik, Menschenführung

11 Grundlagen der Rehabilitation (20 Stunden)
- 11.1 Die medizinische Rehabilitation
- 11.2 Die soziale Rehabilitation
- 11.3 Gesetzliche Grundlagen der Rehabilitation

12 Spezielle Krankheitslehre (120 Stunden)
- 12.1 Frauenheilkunde
- 12.1.1 Störungen der Menstruation und des Menstruationszyklus
- 12.1.2 Mißbildungen des weiblichen Genitale
- 12.1.3 Entzündliche Erkrankungen des weiblichen Genitale
- 12.1.4 Tumoren einschließlich Früherkennungsmaßnahmen
- 12.2 Übrige Fachgebiete, insbesondere Innere Medizin, Chirurgie, Orthopädie, Urologie, Neurologie, Psychiatrie, Haut- und Geschlechtskrankheiten, Hals-, Nasen- und Ohrenkrankheiten in ihrer besonderen Beziehung zur Geburtshilfe sowie Augenkrankheiten in ihrer besonderen Beziehung zur Geburtshilfe
- 12.3 Kinderheilkunde unter besonderer Berücksichtigung der Erkrankungen im Neugeborenen- und Säuglingsalter
- 12.4 Vorsorgeuntersuchungen
- 12.5 Mütter-, Neugeborenen- und Säuglingssterblichkeit

13 Spezielle Arzneimittellehre (30 Stunden)
- 13.1 Umgang mit Arzneimitteln
- 13.2 Grundbegriffe der Pharmakologie
- 13.3 Arzneimittelgruppen
- 13.4 Betäubungsmittel
- 13.5 Gesetzliche Vorschriften über den Verkehr mit Arznei- und Betäubungsmitteln sowie Führen des Betäubungsmittelbuches

14 Organisation und Dokumentation im Krankenhaus (30 Stunden)
- 14.1 Planung, Bau und Ausstattung von Krankenhäusern
- 14.2 Wirtschaftliche Betriebsführung
- 14.3 Erfassung und Weitergabe von Leistungsdaten
- 14.4 Statistik im Gesundheitswesen
- 14.5 Elektronische Datenverarbeitung

Praktische Ausbildung
(Anlage 2 zu §1 Abs.1)

Erstes Jahr der praktischen Ausbildung

1	**Praktische Ausbildung in der Entbindungsabteilung** (160 Stunden)
1.1	Pflegemaßnahmen bei Gebärenden
1.2	Beobachten der Gebärenden
1.3	Hygiene im Kreißsaal
1.4	Umgang mit medizinischen Geräten und Instrumenten
2	**Auf der Wochenstation** (160 Stunden)
2.1	Pflegemaßnahmen bei Wöchnerinnen
2.2	Spezielle Wochenpflege wie Beobachten der Lochien, Abspülen, Pflege der Dammwunde, Sitzbad
2.3	Spezielle Desinfektionsmaßnahmen der Wochenstation
2.4	Umgang mit der Wöchnerin und Besuchern
3	**Auf der Neugeborenenstation** (160 Stunden)
3.1	Grundlagen der Betreuung des Neugeborenen und der Pflegetätigkeiten
3.1.1	Richten der Wickel- und Badeeinheit und der Säuglingsbetten
3.1.2	Aufnehmen und Tragen, Lagern, Waschen und Baden sowie Wickeln und Ankleiden des Säuglings
3.1.3	Bringen und Anlegen, Wiegen und Füttern des Säuglings
3.2	Hygiene und Ordnung auf der Neugeborenenstation
4	**Auf der operativen Station** (160 Stunden) (chirurgische Pflege)
4.1	Pflegemaßnahmen auf der operativen Station
4.1.1	Körperpflege und Bekleiden der Patientin
4.1.2	Betten, Lagern und Transportieren der Patientin
4.1.3	Hilfen bei den Verrichtungen des täglichen Lebens
4.1.4	Ermitteln und Registrieren von Vitalfunktionen
4.2	Hygiene und Ordnung im Pflegebereich
4.3	Maßnahmen für die Operationsvorbereitung
4.4	Postoperative Überwachung der Patientin
4.5	Vorbeugende Pflegemaßnahmen gegen Folgekrankheiten
5	**Auf der nicht-operativen Station** (160 Stunden) (allgemeine Pflegemaßnahmen)
5.1	Pflegemaßnahmen auf der nicht-operativen Station wie 4.1.1
5.2	Hygiene und Ordnung im Pflegebereich

Zweites und drittes Jahr der praktischen Ausbildung

1	**Praktische Ausbildung in der Entbindungsabteilung und in der Schwangerenberatung** (1280 Stunden)
1.1	Schwangerenberatung mit mindestens 100 Untersuchungen vor der Geburt
1.2	Überwachung von Mutter und Kind bei Risikoschwangerschaften (einschließlich Nr. 1.9 und 2.1.3 in mindestens 40 Fällen) und Assistenz bei ärztlichen Maßnahmen
1.3	Vorbereitungen für die Geburt
1.4	Geburtshilfliche Maßnahmen im Kreißsaal
1.5	Überwachung und Pflege von mindestens 40 Gebärenden und selbständige Ausführung von mindestens 30 Entbindungen sowie außerdem Teilnahme an 20 Entbindungen
1.6	Überwachung und Pflege von Schwangeren mit Regelwidrigkeiten bei der Aufnahme oder während des Geburtsverlaufes
1.7	Vorbereitung von und Assistenz bei geburtshilflichen Eingriffen und Risikofällen sowie aktive Teilnahme an mindestens einer Beckenendlagengeburt
1.8	Durchführung der Episiotomie und Einführung in die Versorgung der Wunde
1.9	Überwachung und Pflege von gefährdeten Entbindenden (einschließlich Nr. 1.2 und 2.1.3 in mindestens 40 Fällen)
1.10	Verhalten bei kindlichem Todesfall
1.11	Organisation des Hebammendienstes
2	**Auf der Wochenstation** (320 Stunden)
2.1	Wochenpflege
2.1.1	Überwachung und Pflege von Wöchnerinnen
2.1.2	Untersuchung von mindestens 100 Wöchnerinnen und normalen Neugeborenen
2.1.3	Überwachung und Pflege von gefährdeten Wöchnerinnen (einschließlich Nr. 1.2 und 1.9 in mindestens 40 Fällen)
2.1.4	Beobachten und Überwachen der Rückbildungs- und Heilungsvorgänge
2.1.5	Hilfe bei ärztlichen Maßnahmen
2.2	Rooming-in
2.2.1	Anleitung und Überwachung des Stillens
2.2.2	Anleitung der Mutter zur eigenen Pflege und zur Pflege und Versorgung des Neugeborenen
2.2.3	Förderung der Eltern-Kind-Beziehung
3	**Auf der Neugeborenen-Station** (320 Stunden)
3.1	Überwachung und Pflege von Neugeborenen und Säuglingen
3.1.1	Körper- und Nabelpflege
3.1.2	Natürliche und künstliche Ernährung
3.1.3	Beobachten des Neugeborenen und des Säuglings und Einleiten der erforderlichen Maßnahmen beim Auftreten von Veränderungen
3.2	Früherkennung von Erkrankungen
3.2.1	Durchführen von Vorsorgeuntersuchungen wie Guthrie-Test, Bilirubinkontrolle oder andere wissenschaftlich anerkannte Verfahren
3.2.2	Hilfeleistung bei ärztlichen Maßnahmen einschließlich Impfungen
3.2.3	Umgang mit den Eltern und deren Beratung
3.3	Teilnahme an Mütterberatungssprechstunden
4	**In der Kinderklinik** (160 Stunden)
4.1	Überwachung und Pflege von Frühgeborenen, Spätgeborenen sowie von untergewichtigen und kranken Neugeborenen
4.2	Pflegemaßnahmen auf der Intensivstation
4.3	Tätigkeit auf der Aufnahmestation für kranke Neugeborene und Säuglinge

Die praktische Ausbildung in den Bereich 1 bis 4 hat sich soweit dort nicht bereits erfaßt, auch auf
a) die Pflege Kranker innerhalb der Gynäkologie und Geburtshilfe sowie die Pflege kranker Neugeborener und Säuglinge und
b) die Einführung in die Pflege innerhalb der Inneren Medizin und Chirurgie
zu erstrecken.

5	**Im Operationssaal** (120 Stunden)
5.1	Maßnahmen der Desinfektion und Sterilisation
5.2	Pflege und Reinigung von Instrumenten und Narkosegeräten und deren Wartung
5.3	Vorbereiten von und Hilfestellung bei operativen Eingriffen

2 Einführung in die Hygiene

Sonja Opitz-Kreuter

Grundlagen der Hygiene

! Der Begriff **Hygiene** (griech. *hygieja*) bedeutet Gesundheit und Wohlbefinden. Die moderne Definition versteht darunter die prophylaktische Medizin mit geeigneten Präventivmaßnahmen, nicht jedoch die Behandlung bereits eingetretener Schädigungen im Sinne einer Reparationsmedizin.
Hygiene im **Krankenhaus** umfasst alle Maßnahmen, die den Schutz des Patienten und des Personals sowie der unmittelbaren und weiteren Umwelt vor unerwünschten Einwirkungen durch Mikroorganismen beziehungsweise anderen schädigenden Noxen gewährleisten.

Ziel der Hygiene ist einerseits **Information, Aufklärung und Bereitstellung von Handlungsrichtlinien** im Umgang mit krank machenden Mikroorganismen beziehungsweise Noxen (Giften), andererseits die daraus resultierende weitgehende **Ausschaltung und Unterbindung dieser krank machenden Einflüsse** durch geeignete Maßnahmen.

Richtlinien hierfür werden durch die Deutsche Gesellschaft für Hygiene und Mikrobiologie, das für Klinikhygiene zuständige Robert-Koch-Institut in Berlin und die Berufsgenossenschaften (Unfallverhütungsvorschriften) erlassen. Eingang finden dabei auch die verschiedenen Vorschriften einzelner Bundesländer (Länderverordnung zur Krankenhaushygiene), das Infektionsschutzgesetz, das Gesetz zur Neuordnung seuchenrechtlicher Vorschriften (s. S. 47) und die Untersuchungsergebnisse namhafter Hygieneinstitute.

Persönliche Hygiene

In der Dienstordnung für Hebammen von 1961, die später durch die Berufsordnung der einzelnen Länder abgelöst wurde, war unter § 5 »Stete Bereitschaft und Erhaltung der Betriebstüchtigkeit« Folgendes aufgeführt:

> »Die Hebamme … sollte stets sauber an Körper und Kleidung sein, besonders die Hände gesund und rein erhalten und sorgfältig pflegen, … keine Arbeiten verrichten, durch die ihr Körper, besonders die Hände, für den Hebammenberuf weniger geeignet oder unbrauchbar werden.«

Ziel dieser Vorschrift war es, die Übertragung von endogenen oder exogenen Keimen zu vermeiden. **Kreuzinfektionen** und **Keimkontaminationen** können bereits durch Einhaltung von persönlichen Hygienemaßnahmen deutlich eingeschränkt werden. So wird in einer 1992 durchgeführten Studie deutlich, dass ohne regelrechte Anwendung von Handdesinfektionsmittel (am Bett verfügbar) die Brustdrüsenentzündungsrate deutlich anstieg (2,9 % gegenüber 0,66 % der Vergleichsgruppe; Peters et al. 1992). Auch ist bekannt, dass die **Hände** und der **Nasen-Rachen-Raum des Pflegepersonals** wie auch der **Rachenraum der Kinder** (auch der Säuglinge) die größte Keimquelle darstellen (Abb. 2.1a, b).

- Die **Fingernägel** sollten kurz geschnitten werden, auf Nagellack muss verzichtet werden, da es zu Absplitterungen und darunter zu einer Keimreservoirbildung kommen kann. Vor Dienstantritt sind die Hände gründlich zu waschen und zu desinfizieren. Während der Arbeit muss eine fortlaufende Desinfektion mit geeigneten Händedesinfektionsmitteln auf alkoholischer Basis durchgeführt werden. Zur Pflege der Hände kommt eine pH-neutrale rückfettende Creme infrage.
- Lange Haare sollen hochgesteckt oder gebunden werden (Abb. 2.2).
- Im Umgang mit Patienten muss **Berufskleidung** getragen werden, die täglich gewechselt wird und in dafür vorgesehene Wäschesäcke entsorgt werden muss (Unfallverhütungsvor-

tionen) auch bestimmte Problemzonen als Keimquellen eine Rolle.

> **Problemzonen, Keimquellen**
> - Patient
> - Personal
> - Geräte, Instrumente (Medizintechnik)
> - Behandlungs-, Untersuchungsmaßnahmen
> - bauliche, funktionelle Gegebenheiten

Personelle Probleme

Das mit der Behandlung und Pflege beauftragte Personal kann – durch mangelnde Motivation oder Aufklärung und Information – bestimmte hygienische Maßnahmen unterlaufen, die zum Fremd- und Selbstschutz absolut notwendig sind. Alte Gewohnheiten spielen eine ebenso große Rolle wie Bequemlichkeit, Betriebsblindheit oder Gleichgültigkeit. Privilegien oder Negativbeispiele von Personen in Schlüsselpositionen können bei Mitarbeitern oder Auszubildenden das Gefühl vermitteln, dass bestimmte Maßnahmen überflüssig seien.

Die berufliche Anforderung in der Geburtshilfe (Zeitdruck, rasches Handeln in Notfällen) trägt ebenfalls dazu bei, Maßnahmen zu vernachlässigen oder sie auf ein Minimum zu reduzieren (z. B. Dammschutz ohne Handschuhe bei einer überstürzt verlaufenden Geburt).

Bauliche, funktionelle Mängel

Auch die baulichen Gegebenheiten können Mängel aufweisen. Mangelhaft ist beispielsweise, wenn im Falle einer Infektion **kein Entbindungsraum zu einer Infektionseinheit umgestaltet werden kann**, sei es, dass Räumlichkeiten ineinander führen oder dass keine getrennten Sanitäreinrichtungen oder zu wenig Wasch- beziehungsweise Schmutzbecken vorhanden sind. Bei schlecht gewarteten Anlagen kann es besonders in **Nassräumen** durch alte Rohrleitungssysteme zu erheblicher Keimbildung kommen (z. B. Legionellen- und Pseudomonasbesiedlung), ebenso bei altem **Mobiliar**, das durch Absplitterungen von Lackierungen, Rostbildung an Kontaktstellen oder Risse in Matratzen eine Flächendesinfektion unmöglich macht. Ebenso können **Instrumente oder Sterilgutcontainer** Materialermüdungserscheinungen zeigen, sei es durch undichte Abdichtungen, überalterte Filteranlagen oder Roststellen. **Befeuchtungs-, Klima- oder Wasseraufbereitungsanlagen** stellen ebenso ideale Nährböden für Keime dar wie **medizinisch-technische Geräte** (z. B. Inhalatoren, Beatmungsapparate und Luftleitungen), wenn sie nicht regelmäßig gewartet und desinfiziert werden.

Infektionsprävention

Neben der Hygieneanforderung an die funktionelle und bauliche Gestaltung von Entbindungsabteilungen (gemäß BGA-Richtlinie 4.3.4 vom 4. April 1987) sollten folgende räumliche Voraussetzungen gegeben sein:

- Jeder Entbindungsraum sollte Wasseranschluss, Sauerstoff- und Druckluftanschluss, eine Telefonanlage sowie eine Notrufeinrichtung haben.
- Es sollen ausreichend Sanitärräume (Bad, WC) vorhanden sein, wenn möglich für jeden Entbindungsraum.
- Ein Notstrombetrieb muss sichergestellt sein.
- Eine eigene Sterilisationseinheit sollte vorhanden sein.
- Durch spezielle Besucherräume kann der Publikumsverkehr auf Station sowie in den einzelnen Zimmern weitgehend unterbunden werden.
- Ein Aufenthaltsraum für Hebammen sollte vorhanden sein.
- Personalräume wie Umkleideraum, Dusche und WC sind notwendig.

Die **Räumlichkeiten** sollten über breite Türen verfügen, um ein Bett beziehungsweise eine Liege hindurchschieben zu können. Die Fußböden sollten gut wischbar ohne Absätze und Schwellen sein, die Zimmer gut zu lüften. Die Wände sollten mit abwaschbarer Farbe in Pastelltönen gehalten werden, reinweiße Farbe sollte aufgrund der kalten und unpersönlichen Wirkung vermieden werden.

Die **Einrichtung** muss optimal zu pflegen und zu desinfizieren sein. Die Gardinen sollten pflegeleicht zu waschen sein. **Topfpflanzen mit Granulat** dürfen nur nach Absprache mit der Hygienefachkraft aufgestellt werden. **Pflanzen in Erde** bilden einen Nährboden für Schimmelpilze (*Aspergillus*) und Sporenbildner (Tetanuserreger). Hochwertige Textilpflanzen können hier eine gute Alternative darstellen.

Die in einigen Kliniken herrschende **Besuchsbeschränkung** für ältere Geschwister ist als Infektionsprävention zu sehen. Die Inkubationszeit beträgt bei Kinderkrankheiten in der Regel 1 bis

Desinfektion von Haut und Schleimhaut

2 Wochen; in dieser Zeit kann es zur Krankheitsübertragung kommen. So sinnvoll eine frühe und intensive Kontaktaufnahme für die Geschwister ist – **bei bestehender Infektionskrankheit oder bei Verdacht auf eine solche** sollte im Interesse der Mitpatienten und deren Angehörigen unbedingt eine Besuchsbeschränkung erfolgen. Entsprechende Alternativen (Telefon am Bett, Einzelzimmer, Gartenspaziergänge) sollten mit der Patientin gemeinsam überlegt werden.

Auf der Wochenstation empfiehlt sich die Bereitstellung eines Zimmers mit Nasszelle, WC und Bidet, das vorrangig für Frauen vorgesehen ist, die eine Infektionskrankheit haben beziehungsweise besonders infektionsgefährdet sind. Die Lage des Zimmers auf Station ist so zu wählen, dass es bei Visiten oder Pflegemaßnahmen als Letztes betreten wird, sodass **Kreuzinfektionen** weitgehend vorgebeugt werden kann. Die begrüßenswerte Verkleinerung von Mehrbett- zu Zweibettzimmern hat neben dem psychologischen Faktor auch eine reduzierende Wirkung auf die genannten Kreuzinfektionen.

Desinfektion von Haut und Schleimhaut

> ! Neben den im Nachfolgenden beschriebenen Maßnahmen beeinflussen die persönliche Arbeitssicherheit, die Routine und die Kenntnis über die Bedeutung bestimmter Arbeitsprozesse weitgehend auch die Durchführung von fortlaufenden und beinahe »nebenbei« ablaufenden hygienischen Maßnahmen. Das Eintrainieren bestimmter Verhaltensweisen und Handlungsabläufe ist daher gerade in der Ausbildung sehr wichtig und sollte fester Bestandteil der praktischen Ausbildung sein.

Beispiel:
- Durchführung einer i. m. Injektion, Entsorgung des gebrauchten Materials in die entsprechenden Container. Hinweis: Kanülenhüllen nicht mehr auf die benutzte Kanüle aufstecken, da auf diese Weise die meisten Stichverletzungen und darauf folgenden Infektionen geschehen (sog. Re-Capping)
- vor Beginn und nach Abschluss einer Pflegehandlung am Patienten grundsätzlich Händedesinfektion
- Training einer übersichtlichen Arbeitsweise speziell in Funktionsbereichen, in denen mitunter sofortiges Handeln unter gleichzeitiger Berücksichtigung von Maßnahmen zum Selbstschutz verlangt wird

Hygienische Händedesinfektion

> ! Die Desinfektion der Hände ist die wichtigste und gleichzeitig einfachste Maßnahme zur Verhütung von Kreuzinfektionen.

Daher müssen an jedem Waschplatz im Entbindungs-, Wochenbett- oder Kinderzimmer Spender für Flüssigseife und alkoholische Händedesinfektionsmittel, Einmalhandtücher und Abwurfbehälter mit Fußbedienung vorhanden sein. Seifenstücke und Gemeinschaftshandtücher dürfen nicht verwendet werden.

Die **hygienische Händedesinfektion** ist als fortlaufende Maßnahme zur Abtötung von Anflug- beziehungsweise Eigenhautkeimen auf den bloßen Hautpartien gut geeignet. Sie wird in der Regel mit einem alkoholischen Desinfektionsmittel durchgeführt und sollte nur bei trockenen Händen erfolgen, da sonst ein Verdünnungseffekt eintreten kann, der eine ausreichende Keimabtötung nicht gewährleistet. Zur korrekten Desinfektion werden 3 ml (1 Hub aus Spender) des Desinfektionsmittels im so genannten Handschuhbereich eingerieben. Die nötige Einwirkzeit beträgt etwa 30 Sekunden. Sie muss eingehalten werden, um die Desinfektionswirkung zu gewährleisten. Die Hände werden nicht abgetrocknet.

> Die Händedesinfektion ist durchzuführen
> - bei Dienstantritt,
> - vor Betreten und Verlassen spezieller Einheiten (Frühgeburtenabteilung),
> - vor jedem Patientenkontakt,
> - vor der Durchführung **jeder** pflegerischen Maßnahme,
> - vor invasiven Eingriffen wie Katheterismus oder Venenpunktionen,
> - nach Arbeiten mit keimbelasteten Materialien und Gegenständen (Absauger, Urinbecher, lochienbehaftete Vorlagen),
> - vor **und** nach Kontakt mit Patienten, bei denen der Verdacht beziehungsweise eine manifeste

Infektionserkrankung besteht (Wochenbettfieber, Mastitis),
- vor dem Essen,
- nach Benutzen der Sanitäreinrichtungen,
- nach Husten, Niesen oder Naseputzen,
- vor Verlassen des Arbeitsplatzes.

Beschmutzte, d.h. kontaminierte Hände müssen **zuerst mit Desinfektionsmittel** gründlich eingerieben werden (grobe Verschmutzungen wie Blut oder Erbrochenes werden zuvor mit einem Papiertuch entfernt). **Danach erfolgt die Reinigung** der Hände unter fließendem Wasser mit einer entsprechenden Reinigungslösung.

Sind Tätigkeiten durchzuführen, bei denen die Möglichkeit einer Keimkontamination besteht, sind unsterile **Einmalhandschuhe** zu tragen und die Hände anschließend zu desinfizieren. Das Tragen von Handschuhen macht eine anschließende Händedesinfektion jedoch *nicht* überflüssig. Immer ist auf saubere und gepflegte Hände zu achten: Die Hände sind mehrfach am Tag sorgfältig einzucremen, um sie vor Hauteinrissen oder dem Rauwerden zu bewahren. Gerade bei rauen und rissigen Händen kann es leicht zu einer vermehrten Keimbesiedelung kommen.

Einmalhandschuhe sollen getragen werden
- bei der Entsorgung von kontaminiertem Material (Vorlagen, Wäsche),
- bei Kontakt mit Stuhl, Urin, Blut,
- bei der Entsorgung und Reinigung von Instrumenten,
- bei der Reinigung von Gegenständen,
- bei Kontakt mit Desinfektionsmitteln.

Chirurgische Händedesinfektion

Die chirurgische Händedesinfektion vor operativen (auch vaginal-operativen) Eingriffen tötet Anflugkeime und Eigenkeime auf der Hautoberfläche und weitgehend auch in den tieferen Hautschichten ab. In vielen anderen Ländern wird die in Deutschland geltende Einwirkzeit unterschritten, was bei Fortbildungsveranstaltungen und in der Literatur immer wieder zu Diskussionen führt. Ein weiterer Streitpunkt ist die Verwendung von Bürsten, auf die mancherorts verzichtet wird. Die Begründung ist, dass durch allzu forsches Bürsten Mikroläsionen auftreten und die verschiedenen Hautschichten aufquellen können.

Die Richtlinie des Robert-Koch-Instituts lautet wie folgt:
Hände unter fließendem Wasser bis zum Ellbogen mit **Flüssigseife** waschen, Nägel, Zwischenfingerbereiche und Nagelfalz mit **steriler Bürste**, die Nägel mit einem **sterilen Holzstäbchen** säubern. Seife abspülen. Dabei die Hände nach oben richten, um zu verhindern, dass keimhaltiges Wasser wieder auf die Hände läuft (2 Minuten). Abtrocknen mit Einmalhandtuch, zuerst die Hände, dann die Unterarme.

Auf die trockene Haut von Händen und Unterarmen bis zum Ellbogen je 3 ml einer alkoholischen **Desinfektionsmittellösung** verreiben (3 min lang). Anschließend pro Hand mindestens 2 ml Desinfektionsmittellösung auftragen und in die Hände, insbesondere die Nagelbereiche und Zwischenfingerbereiche, einmassieren (2 min lang).

Nach abgeschlossener chirurgischer Händedesinfektion werden beide Hände in der so genannten Gebetsstellung zusammengelegt: Die Hände sind nach oben, die Ellbogen nach unten gerichtet.

Hautdesinfektion

Die Hautdesinfektion vor
- Punktionen (Blutentnahme, Injektionen)
- Legen von Verweilkanülen
- Kaiserschnitten

wird mit einem Hautdesinfektionsmittel in alkoholischer Lösung durchgeführt.

Bei **Punktionen** (30 Sekunden Einwirkzeit) und beim **Legen von Verweilkanülen** (60 Sekunden Einwirkzeit) wird die entsprechende Hautstelle mit dem Mittel aus einer Pumpflasche besprüht. Die jeweilige Einwirkzeit verschiedener Präparate muss beachtet werden. Die zu desinfizierende Fläche muss während der gesamten Einwirkzeit vollständig benetzt sein. Danach wird die Einstichstelle mit einem sterilen Tupfer trockengewischt. **Wie bei allen Desinfektionsmaßnahmen ist hier der mechanische Effekt des Abreibens oder festen Abwischens wichtig.** Grundsätzlich ist daher das Abwischen mit in Desinfektionsmittel getränkten Tupfern, beispielsweise industriell hergestellten Alkoholtupfern, zu bevorzugen.

Bei **Kaiserschnitt** erfolgt die Vorbereitung der Haut zur Desinfektion meist auf der Entbindungsabteilung.

Desinfektion von Haut und Schleimhaut

- Die Rasur des Operationsfeldes erfolgt kurz vor dem Eingriff.
- Schlecht wegwischbare rasierte Härchen können nach der Rasur durch ein breites Heftpflaster entfernt werden.

Die Desinfektion des Operationsfeldes mit einem Hautdesinfektionsmittel erfolgt unmittelbar vor dem Eingriff im Operationssaal durch den Operateur. Die Patientin muss auf saugfähigen Unterlagen gelagert werden. Die Desinfektionslösung wird jeweils dreimal mit einem neuen, gut durchnässten Tupfer aufgetragen, von der Region der Schnittführung in größer werdenden Kreisen nach oben zum Rippenbogen, nach außen zu den Seiten und nach unten über die Oberschenkel bis zum oberen Ende der Antiemboliestrümpfe (Gesamteinwirkungszeit: 5 min). Am Schluss erfolgt die äußere Desinfektion der Vulva. Mit einem sterilen, trockenen Tupfer sollten dann die seitlichen Desinfektionsränder trockengewischt werden, um zu verhindern, dass Reste beziehungsweise Tropfen des Desinfektionsmittels nach hinten herunterlaufen und die Frau während der Operation auf einer feuchten Unterlage liegt. Sonst kann es zu Hautirritationen, Mazerationen oder Verbrennungen kommen (besonders bei intraoperativer Elektrokoagulation). Die vorher unterlegten Tücher oder Einmalunterlagen seitlich und unter dem Gesäß sind daher nach der Desinfektion zu entfernen.

Während der Desinfektion wie auch während der Operation sollte so wenig wie möglich geredet werden (Mundkeime gelangen trotz Mundschutz in die Umgebung des Operationsbereiches oder des Sterilfeldes). Wird der Mundschutz feucht, muss er durch einen neuen ersetzt werden. Personen mit eitrigen Hauterkrankungen oder einer Staphylokokkenerkrankung (*Staphylococcus aureus* im Rachenabstrich) dürfen nicht im Operationssaal arbeiten.

Schleimhautdesinfektion

Die Schleimhautdesinfektion dient der Verminderung von pathogenen und apathogenen Keimen. Die Desinfektion wird mit einem speziellen Schleimhautdesinfiziens durchgeführt. Grundsubstanzen wie Polyvidonjod und Octenidin haben ein breites Wirkungsspektrum und eine relativ kurze Einwirkzeit (etwa 60 Sekunden). Vor jeder Desinfektion mit Jodpräparaten ist abzuklären, ob eine Jodallergie besteht.

Harnweginfektionen nach Katheterismus sind häufige nosokomiale Infektionen (40 % aller im Krankenhaus erworbenen Infektionen). Die Indikation zur Durchführung eines Katheterismus muss daher streng gestellt werden. Bei unsachgemäßer Durchführung werden Keime aus dem äußeren Bereich der Harnröhre in die Harnblase eingeschleppt. Auf korrekte, rasche und absolut sterile Handhabung ist daher zu achten. Die benötigten sterilen Materialien sind auf einer sterilen Unterlage abzulegen (Rolltisch mit Auflage).

Vorgehen beim Einmalkatheterismus

- Patientin über das Vorgehen informieren.
- Intimsphäre wahren.
- Rollwagen und Abwurf neben das Bett stellen.
- Katheterset öffnen.
- Sterile Handschuhe anziehen.
- Desinfektion des äußeren Genitales: von vorne nach hinten mit einem gut durchfeuchteten Tupfer abwischen (mit Pinzette oder zweitem sterilem Einmalhandschuh, der vor dem Einführen des Katheters ausgezogen wird).
- Mit je einem gut durchnässten Tupfer die großen Labien in gleicher Weise desinfizieren.
- Nach Spreizen der großen Labien die kleinen Labien mit je einem Tupfer desinfizieren.
- Nach Spreizen der kleinen Labien Desinfektion der Harnröhrenöffnung mit zwei weiteren gut durchnässten Tupfern (einige Sekunden auf der Harnröhrenöffnung belassen, dann nach hinten unten abwischen).
- Katheter wie einen Bleistift umfassen und vorsichtig in die Harnröhrenöffnung einführen, bis Urin fließt. Schwierigkeiten können entstehen, wenn der vorangehende Teil des Kindes schon tief steht. Durch ein vorsichtiges Absenken des Katheters kann man dieses Hindernis gut umgehen.
- Die Blase vollständig entleeren, eventuell vorsichtig mit der Hand ausdrücken; die Labien dabei weiterhin gespreizt halten, um eine Kontamination des Harnröhrenbereiches zu verhindern.
- Nach der Entleerung die Katheteröffnung mit dem Zeigefinger verschließen und den Katheter vorsichtig entfernen.
- Die Vulva abtrocknen. Materialien und Unterlage entsorgen.

Beim Legen eines **Dauerkatheters** wird in gleicher Weise vorgegangen. Der Ballonkatheter wird mit 5 ml *Aqua destillata (dest.)* geblockt. Um ein vorzeitiges Abfließen des Urins zu verhindern, sollten Dauerkatheter, Auffangsystem und die 5-ml-Spritze mit *Aqua dest.* bereits vorher konnektiert werden. Das geschlossene Urinableitungssystem darf nicht mehr diskonnektiert werden, um eine Kontamination zu verhindern. Der Urinbeutel darf nicht über Blasenniveau angehoben werden, um einen Rücklauf in die Harnblase zu vermeiden (z. B. bei der Mobilisation einer Sectio-Patientin).

Hygienemaßnahmen bei Wassergeburten

Der hygienische Aspekt mit dem Augenmerk auf kindliche und mütterliche Infektionen steht nach wie vor im Blickfeld der beteiligten Berufsgruppen. Das warme Wasser bietet vielen Mikroorganismen ideale Vermehrungsoptionen. Es fanden sich in zahlreichen Untersuchungen Legionellen, coliforme Bakterien, *Escherichia coli, Pseudomonas aeruginosa, Staphylococcus aureus* und Hefen im Badewasser. Durch den Einbau von endständigen Einmalfiltern am Wasserhahn der Badewanne konnte eine Reduktion der Keime, die aus dem Rohrsystem stammen, erreicht werden, vor allem von Legionellen und Pseudomonas. Das Stehen des Wassers und die mäßige Temperatur in den Rohrleitungen tragen zu einer Vermehrung und Dauerbesiedelung bei, durch die Installation einen Wasserringleitungssystems zur Vermeidung der Stagnation des Wassers konnte hier schon primär eine Reduktion der Keime nachgewiesen werden. Ein »Laufenlassen« des Wassers über einige Sekunden mit Maximaltemperatur vor der Wannenfüllung könnte die Anzahl der Keime zusätzlich reduzieren. Auch die sorgfältige Abschlussreinigung der Wanne mit geeigneten Detergenzien zur Grobreinigung und anschließender Desinfektion mit Chlorhexidinpräparaten trägt zur Keimreduktion bei, wie durch Abklatschuntersuchungen bewiesen werden konnte.
Die Belastung des Wassers mit coliformen Bakterien und Hautkeimen geschieht unvermeidbar unter der Geburt. Eine Keimreduktion kann durch einen regelmäßigen Wasseraustausch mit einem Verdünnungseffekt erzielt werden.

Bei sachgemäßer Beachtung der hygienischen Aspekte konnten in verschiedenen Studien bei den »Wasserkindern« keine erhöhten Infektionsraten gegenüber »Landkindern« nachgewiesen werden (Thöny 2005). Vereinzelte, schwer verlaufende Infektionen, z. T. auch mit Todesfolge, waren meist auf spezifische Pseudomonas- und Legionelleninfektionen zurückzuführen.

> **!** **Hygienische Maßnahmen bei Wassergeburten**
> - Installation eines Einweg-Endfilters am Wasserhahn (Gebrauchsdauer je nach Modell, bis zu 7 Tagen)
> - fachgemäße Reinigung und anschließende Desinfektion der Wanne (gemäß Hygieneplan)
> - intensive Reinigung und Desinfektion des Ablaufsiphons
> - intensive Reinigung und Desinfektion der Badewannentür und der Gummimanschette
> - Durchspülen des Rohrsystems mit höchstmöglicher Temperatur vor Füllen der Wanne
> - Austausch des Wassers bei längerem Aufenthalt bzw. Kontamination

Maßnahmen bei Infektionskrankheiten

Im Jahr 2000 wurde das Gesetz zur Verhütung und Bekämpfung von Infektionskrankheiten erlassen (BGBl. I 2000 S. 1045). Der Umgang mit Patienten beinhaltet stets ein Infektionsrisiko mit unterschiedlichsten Krankheitserregern. Die Beachtung allgemein gültiger und anerkannter Regeln der Hygiene, des Selbst- und Fremdschutzes ist daher bei der Behandlung, Pflege und Betreuung **aller** Patienten notwendig.

> Ein Infektionsrisiko ist stets dann gegeben, wenn mit erregerhaltigem Blut, Körperflüssigkeiten und Ausscheidungen umgegangen wird (z. B. Hepatitis-B- oder Hepatitis-C-Virus, AIDS-Virus, Zytomegalievirus). Das AIDS-Virus HIV (human immunodeficiency virus) kommt wahrscheinlich in jeder Körperflüssigkeit wie auch in Sekreten oder Exkrementen vor. Bei der Übertragung spielen Speichel und Tränen jedoch eine sicherlich untergeordnete Rolle. Der für das Pflegepersonal relevante **Übertragungsweg** geht **meist über die Hände** (cave: Hautverletzungen), **weniger über die Schleimhäute** (Mund- und Augenbereich).

Maßnahmen bei Infektionskrankheiten

Bei Patienten mit Verdacht auf eine andere Virusinfektion (z. B. Hepatitis B, Röteln, Masern, Windpocken) sollte nur Personal eingesetzt werden, das geimpft oder aufgrund einer bereits abgelaufenen Erkrankung immun ist. Patientinnen mit einer Infektionskrankheit sollten in einem separaten Entbindungszimmer mit eigenen sanitären Einrichtungen betreut werden.

Betreuung und Behandlung sollten zur Vermeidung von Kreuzinfektionen durch ein Team durchgeführt werden, d. h. Hebamme und Pflegekräfte sollten möglichst nicht wechseln.

Je nach Infektionskrankheit müssen bei der **Entbindung** diverse **Schutzmaßnahmen** getroffen werden:
- getrenntes Entbindungszimmer mit sanitären Anlagen
- bei Kontakt mit Blut, Exkrementen, Fruchtwasser, Muttermilch oder Vaginalsekret Handschuhe tragen
- bei der Geburt Mundschutz mit integriertem Augenschutz aus festem Material aufsetzen
- keine Einmalabsauger verwenden, sondern maschinell absaugen
- Blutverlust so gering wie möglich halten
- invasive Eingriffe (Dammschnitt) möglichst vermeiden
- Abfall als infektiösen Müll (C-Müll) entsorgen
- Spritzen, spitze Gegenstände in stichfesten und bruch-/reißfesten Behältnissen entsorgen (Nadelbox)
- kein Re-Capping (Zurückstecken der benutzten Kanüle in die Schutzkappe)
- Wäsche in speziell gekennzeichneten Wäschesäcken (Plastiksäcke) entsorgen
- Verwendung von Einwegmaterialien, wo immer möglich
- mit Blut oder Sekreten verschmutzte Flächen sofort mit Einmaltuch von Blut oder Sekret befreien, desinfizieren und dann reinigen
- zur Reinigung Einwegmaterialien verwenden oder Putzutensilien desinfizieren und reinigen lassen
- Probengefäße als infektiöses Material kennzeichnen
- Plazenta als infektiösen Müll entsorgen
- Kind sorgfältig von Blut/Schleim/Fruchtwasser säubern, d. h. baden
- u. U. Verzicht auf Stillen, ggf. Abstillen
- Kopfkissen (Ausnahme: Matratzen mit Plastikschonbezug) und Decken als infektiöse Wäsche entsorgen
- nach Verlegung der Patientin Scheuerdesinfektion von Bett, Oberflächen und Fußböden nach BGA-Liste

Kommt es zu Verletzungen mit kontaminierten Gegenständen, muss die Blutung forciert und die Wunde sofort großzügig für 2–5 Minuten mit 70%igem Alkohol oder einem anderen alkoholischen Händedesinfektionsmittel (enthält ebenfalls mindestens 70 % Alkohol) desinfiziert werden. Es muss eine Meldung als Betriebsunfall erfolgen und der Betriebsarzt muss verständigt werden. HBV-, HCV- und HIV-Serologie müssen am gleichen Tag abgenommen und in den vorgeschriebenen Abständen nachkontrolliert werden (z. B. bei HIV-Verdacht: 6, 12, 26 und 52 Wochen entsprechend RKI-/BGA-Richtlinie 5.1. HIV im Krankenhaus). Über die Verabreichung von antiviralen Medikamenten besteht noch keine Richtlinie, sie wird aber im Allgemeinen von anerkannten Instituten empfohlen. Gemäß Empfehlung soll eine sofortige Einnahme von 250 mg AZT erfolgen. Eine darauf folgende Vorstellung in einer AIDS-Ambulanz mit weiterführender Therapie ist zwingend erforderlich.

Desinfektion und Sterilisation von Gegenständen und Räumen

> !
> - **Desinfektion** ist die Abtötung oder Inaktivierung aller pathogenen (= krank machenden) Mikroorganismen.
> - **Sterilisation** ist die Beseitigung aller Mikroorganismen einschließlich deren Sporen (Maßnahme zur völligen Keimfreiheit).

Als **Antisepsis** wird die Vernichtung von Krankheitserregern am Ort der Infektion, d. h. in der Wunde, mit chemischen Mitteln bezeichnet. Antiseptische Maßnahmen sind solche, mit denen eine Keimreduktion erreicht werden soll.

Asepsis beschreibt den erreichten Zustand nach einem Sterilisationsverfahren, d. h. die Abwesenheit aller Mikroorganismen. Aseptische Maßnahmen sind solche, mit denen die absolute Keimfreiheit erreicht werden soll.

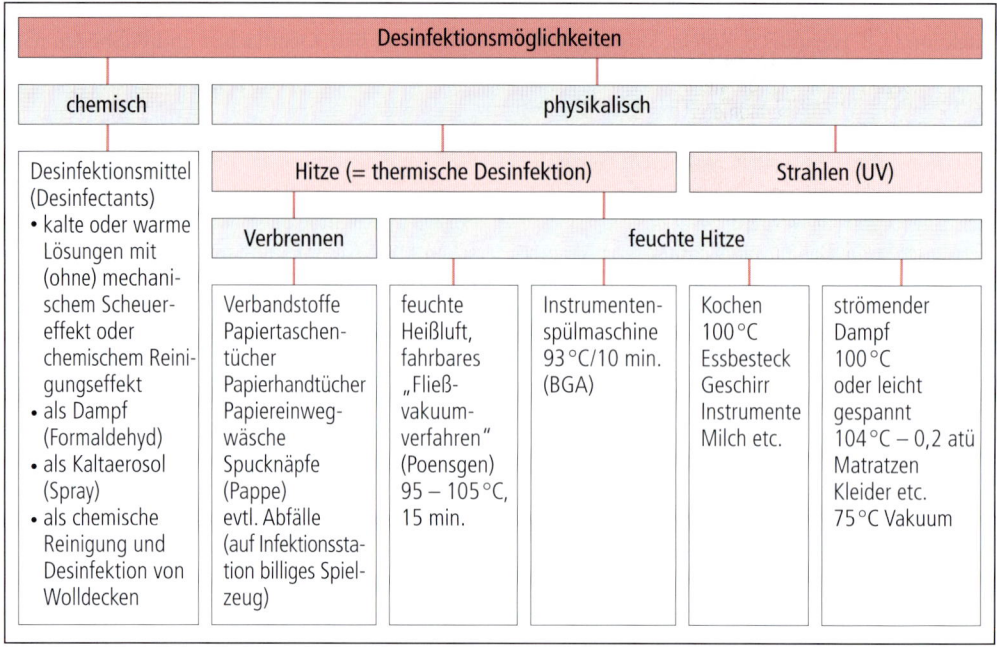

Abb. 2.3 Übersicht über verschiedene Desinfektionsverfahren (aus: Klischies R, Panther U, Singbeil-Grischkat V. Hygiene und medizinische Mikrobiologie. 4. Aufl. Stuttgart, New York: Schattauer 2004).

Desinfektionsverfahren

Die Desinfektion kann erfolgen durch (vgl. Abb. 2.3)
- thermische (physikalische),
- chemische und
- chemothermische Verfahren.

Eine **thermische (physikalische)** Maßnahme ist beispielsweise feuchte Hitze in Form von strömendem Dampf, heißem Wasser, Kochen, Bügeln, Reinigen der Materialien in Waschmaschine, Instrumenten- oder Steckbeckenspülautomat.
Chemische Verfahren sind Tauchbäder zur Desinfektion von Instrumenten oder Gegenständen, Scheuer-Wisch-Desinfektion (chemisches Verfahren mit mechanischem Effekt), Sprüh- oder Vernebelungsmethode: Dies bedeutet Besprühen wenig zugänglicher Stellen, die Flächen müssen vollständig benetzt sein, oder Raumvernebelung zur Abschlussdesinfektion bei meldepflichtigen Infektionserkrankungen durch einen Desinfektor gemäß den Richtlinien des Robert-Koch-Institutes.
Ein **chemothermisches** Verfahren ist beispielsweise die Bettendesinfektion in der Bettenzentrale mit feuchter Hitze unter Zugabe eines Flächendesinfektionsmittels.

Verschiedene Desinfektionsformen und -begriffe

- Eine **Abschlussdesinfektion des Raumes** erfolgt nach Aufhebung der Isolierung oder bei Verlegung oder Entlassung infektiöser Patienten.
- Eine **laufende Desinfektion des Raumes beziehungsweise der Infektionseinheit**, in der eine infektiöse Patientin isoliert wird, muss unter Beachtung der folgenden Regeln durchgeführt werden: Die Patientin darf das Zimmer nicht verlassen, Besucher melden sich im Stationszimmer, exakte Pflegeplanung.
- **Wäschedesinfektion:** Eine Desinfektion der Wäsche kann mittels chemothermischer Verfahren (Kochwäsche mit Chlorbeimengungen bei 93 °C), thermischer Verfahren (Kochwäsche bei 93 °C) oder Trockendesinfektion (chemische Reinigung) erfolgen.
- **Bettendesinfektion:** In manchen Kliniken werden die Betten in einer so genannten Bettenzentrale aufbereitet.

Maßnahmen bei Infektionskrankheiten

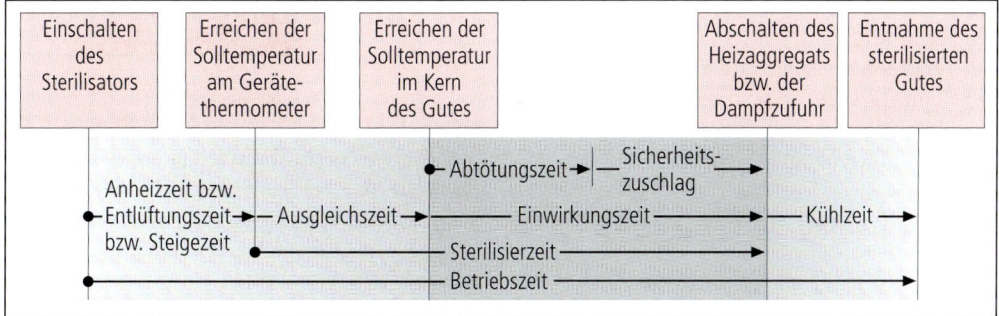

Abb. 2.4 Betriebszeiten eines Autoklaven nach den BGA-Richtlinien (aus: Klischies R, Panther U, Singbeil-Grischkat V. Hygiene und medizinische Mikrobiologie. 4. Aufl. Stuttgart, New York: Schattauer 2004).

- Desinfektion von Trinkwasser, Badewasser
- Desinfektion von Abwässern, Abfallgruben, Deponien
- Desinfektion von Lebensmitteln und dadurch Konservierung durch Räuchern, Pasteurisieren, Gefriertrocknen, Eindosen oder andere Verfahren
- Desinfektion von Klimaanlagen

Sterilisationsverfahren

! Das Ziel der Sterilisation ist die absolute Keimfreiheit. Sterilgut- beziehungsweise Materialschonung bei gleichzeitig optimaler Durchdringung des Materials (innen wie außen) muss gegeben sein.

Die Sterilität kann durch folgende Verfahren erreicht werden (vgl. Abb. 2.4):
- Dampfsterilisation unter Anwendung von gesättigtem, gespanntem Dampf
- Heißluftsterilisation unter Anwendung von trockener Hitze
- Gassterilisation unter Anwendung von Gasgemischen wie Ethylenoxid und Formaldehyd (teilweise auch unter Anwendung von Dampf)
- Strahlensterilisation bei industriell angefertigten Sterilgütern

Dampfsterilisation

Erhitztes Wasser in einem geschlossenen System erzeugt Dampf (vgl. Schnellkochtopf) mit gleichzeitiger Temperaturerhöhung auf 121 °C beziehungsweise 134 °C. (Die Temperatur wird je nach Sterilgut gewählt, z.B. bei Wäsche 121 °C für 15 bis 20 Minuten, bei Instrumenten 134 °C für 5 Minuten.) Voraussetzung für den Sterilisationsvorgang ist, dass keine Restluft vorhanden ist und gleichzeitig ein Wasserreservoir besteht, um den notwendigen Dampf zu liefern. Fehlt der Nachschub an Dampf, entsteht lediglich überhitzter, ungesättigter Dampf, der für Sterilisationszwecke ungeeignet ist. Kondenswasserbildung (heißer Dampf trifft auf kaltes Sterilgut) wird verhindert, indem das Sterilgut vorab in der Kammer erhitzt wird. Infolge der Durchfeuchtung des Sterilguts durch den Dampf ist eine Nachtrocknung nötig, um dem Gut (Wäsche, Tücher u. Ä.) die Feuchtigkeit wieder zu entziehen.

Heißluftsterilisation

Bei diesem Sterilisationsverfahren wird heiße, trockene Luft in einem Kammersystem angewendet. Die heiße Luft wird durch Umwälzanlagen in Bewegung gehalten (vgl. Umluftherd), um jeden Bereich des Sterilguts mit der Luft in Berührung zu bringen. Daher muss auch bei diesem Verfahren auf eine korrekte Lagerung des Guts beim Einschichten in die Kammer beziehungsweise den Kammerwagen geachtet werden. Durch Überladung oder Fehlleitung der Luftumwälzung kann es hier zu Problemzonen kommen, die nicht ausreichend sterilisiert werden.
Heißluftsterilisation kommt bei Gut infrage, das durch Dampfsterilisation beschädigt werden könnte, d. h. thermostabile Glaswaren und nicht zerlegbare Instrumente (z. B. im Zahnarztbereich). Es können nur offene Behälter oder Behälter mit Ventil benutzt werden. Geschlossene Kassetten oder Papierverpackungen können nicht verwendet werden. Das einzubringende Gut muss tro-

cken sein, da Feuchtigkeit das Sterilisationsverfahren beeinträchtigt.

Für verschiedene Temperaturen gibt es verschiedene Einwirkzeiten. So ist das Gut bei 160 °C erst nach 200 Minuten sterilisiert, während bei 200 °C nur 10 Minuten benötigt werden.

Gassterilisation

Ethylenoxid (EO) ist ein hochwirksamer Giftstoff, wenn es mit Wasser zu Ethylenglykol umgewandelt wird. Darüber hinaus ist Ethylenoxid bei Luftkontakt entflammbar, und es besteht Explosionsgefahr. Aufgrund dieser Problematik und des notwendigen Personenschutzes sind bei diesem Sterilisationsverfahren strenge Vorschriften einzuhalten. Nur unter bestimmten Bedingungen kann eine Gassterilisationseinheit betrieben werden.

Da gewisse Materialien (Gummiartikel, Schläuche, Kunststoffartikel) Ethylenoxid speichern und nur sehr langsam abgeben, muss eine Sicherheitslüftungszeit eingehalten werden, die je nach Verfahren (Unter- oder Überdruckverfahren) Stunden bis 40 Tage betragen kann.

Durch die niedrige Sterilisationstemperatur von 50 bis 60 °C können Materialien behandelt werden, die aufgrund ihrer Zusammensetzung (Gummi-, Glas-, Plastikanteile z. B. bei Endoskopiegeräten, Petrischalen) nicht mit Dampf oder Heißluft behandelt werden können. Gas- oder auch strahlensterilisierte Lebensmittel sind im Alltag immer wieder Gegenstand von Diskussionen.

Die Sterilisation mit **Formaldehyd** (CH_2OH) aus der Gruppe der Aldehyde ist seit langer Zeit zur Raumdesinfektion gebräuchlich. Formaldehyd wirkt bei einer Temperatur von etwa 80 °C bei relativ hoher Luftfeuchtigkeit, d. h. unter Hinzugabe von Wasserdampf. Hierdurch wird gleichzeitig sein Durchdringungsvermögen verbessert. Sterilgut sind Kunststoffmaterialien, Endoskope, aber auch entsprechende Großgeräte wie Betten (vgl. auch Aldehyde, S. 45).

Strahlensterilisation

Bei industriellen Einwegmaterialien oder Medikamenten wird unter der Bestrahlung mit ionisierenden Strahlen oder unter Elektrodenstrahlung die absolute Keimfreiheit mit gleichzeitig hoher Durchdringungsrate erreicht.

Die Überprüfung der Sterilisationsverfahren

Durch den Gesetzgeber werden validierte und dokumentierte Sterilisationsverfahren verlangt. Die Kontrolle des Sterilguts geschieht mittels Indikatorbriefchen, die jeder Kammerbeschickung (Charge) beigegeben werden (**chemisches Verfahren**). Den Vorschriften entsprechend müssen auch so genannte Leerchargen mit den genannten Tests bei Beginn eines Arbeitsablaufs durchgeführt werden.

Die zusätzliche Überprüfung der Sterilisationskammern geschieht durch das zuständige Hygieneinstitut oder den Betreiber (**biologische Tests**). Hierbei werden Sporenerdepäckchen mit Erdsporen in die entsprechenden Sterilgutcontainer oder Sterilpackungen eingebracht. Nach spätestens 400 Chargen, nach Reparaturen oder Mängelfeststellung muss eine derartige biologische Prüfung durchgeführt werden.

> Die Verwendung von **Indikatorstreifen** auf den Sterilgutcontainern oder den Sterilpackungen zeigt nur an, dass eine bestimmte Betriebstemperatur erreicht wurde, einen Nachweis der stattgefundenen Sterilisation kann ein solcher Streifen jedoch nicht erbringen.

Die Überprüfung des Sterilisationsvorganges wird dokumentiert mittels:
- Betriebstagebuch mit Angaben der täglichen Kontrollen (so genannter Bowie-Dick-Test)
- Daten und Zeitpunkt der einzelnen Chargen samt Inhalt
- Nummer der Sterilisiercharge
- Name des Bedienenden sowie des Sterilgutempfängers
- Freigabe und Kontrolle der Verfahren, Sichtkontrolle
- Reparaturen, Wartungen
- Zeitpunkt und Ergebnis der biologischen Überprüfungen mit Sporenerdepäckchen
- Aufbewahrung des Diagramms des Verfahrensablaufs

Die Sterilisationsvorschriften sind in der Deutschen Industrienorm (DIN 58953 Teil 1–10) festgelegt.

Desinfektionsmittel

Die Auswahl der Desinfektionsmittel ist zu treffen unter Berücksichtigung von
- **Toxizität:** Hautverträglichkeit (Haut- beziehungsweise Schleimhautdesinfektionsmittel), dermale oder orale Toxizität,
- **mikrobiologischer Wirksamkeit:** Wirkungsspektrum (d. h. inaktivierende oder abtötende Erregerarten und deren Möglichkeiten, Resistenzen zu bilden), Einwirkzeit,
- **spezifischen Eigenschaften:** Materialverträglichkeit, Sicherheit, Wirtschaftlichkeit,
- **Umweltverhalten:** Abbaubarkeit, Abwassertoxizität.

Bei der Herstellung von Desinfektionsmittellösungen ist zu beachten, dass beim Einsatz im Krankenhaus ausschließlich Präparate verwendet werden dürfen, die in der Liste der Deutschen Gesellschaft für Hygiene und Mikrobiologie (DGHM) und in den RKI-Richtlinien aufgeführt sind. Die Liste und die Richtlinien sind über den Fachbuchhandel bzw. das Internet (www.dghm.de) zu beziehen. Viele Mittel sind dermatotoxisch und können im Umgang mit ihnen respiratorische oder allergologische Probleme bieten, daher sind Maßnahmen zum Eigenschutz (z. B. Einmalhandschuhe) einzuhalten.

> **Generelle Regeln für die Verwendung von Desinfektionsmitteln**
> - **Erst die Desinfektion, dann die Reinigung** durchführen.
> - **Richtige Dosierung** entsprechend der Präparateempfehlung der Hersteller (oder der oben aufgeführten Liste/Richtlinien) anwenden. Resistenz gegen Keime kann bei falscher Dosierung gefördert werden bzw. bestimmte Mikroorganismen können selektiert werden.
> - **Richtige Einwirkzeit** beachten. Die Nichtbeachtung der Einwirkzeit macht die Anwendung des Präparats sinnlos.
> - **Richtige Temperatur** anwenden. Bei der Verwendung von warmem oder heißem Wasser werden Geruchs- und Desinfektionsmittelmoleküle aufgelöst. Die Wirksamkeit des Mittels wird geringer, der Geruch schärfer. Die Desinfektionsmittellösung sollte mit kaltem Wasser bis maximal 20 °C angesetzt werden.
> - **Sprühdesinfektionen** sollen **nur an schwer** zugänglichen Stellen angewandt werden, da der mechanische Effekt fehlt. Die mechanische Reinigung (durch Wischen) ist einer Sprühdesinfektion immer vorzuziehen.
> - **Kein Trockenreiben oder Nachpolieren**, da die Desinfektionswirkung sonst aufgrund zu kurzer Einwirkzeit nicht ausreicht. Richtig ist es, das Desinfektionsmittel an der aufgetragenen Stelle trocknen zu lassen.
> - **Keine eigenen Mischungen** (von Desinfektionsmitteln mit Reinigungs- oder Pflegemitteln) verwenden, da sich die Mittel unter Umständen gegenseitig inaktivieren oder gänzlich aufheben (vgl. hierzu auch Tenside, S. 45). Ausgenommen sind vom Hersteller empfohlene Kombinationen.

Eine Übersicht über gängige Desinfektionsmittel gibt Tabelle 2.1 (S. 44).

Alkohole

Alkohole wirken durch Eiweißgerinnung. Sie sind daher gegen die meisten Bakterien und Pilze wirksam, jedoch nicht gegen Sporen. Sie werden fast ausschließlich zur Haut- und Händedesinfektion benutzt. Die Wirkung wird durch Beimengung anderer Desinfektionsmittelsubstanzen verstärkt (z. B. Chlor, Jod).
Trägermittel sind in der Regel Isopropanol und n-Propanol.

Phenole und Phenolderivate

Das Phenol **Karbolsäure** ist das älteste Desinfektionsmittel.
Phenole sind wirksam gegen Bakterien, Pilze und einige Viren. Sie sind jedoch schwer abbaubar, ätzend und werden über die Atemorgane aufgenommen. Ihre Anwendung ist heute daher auf Grob-, Wäsche-, Instrumenten- und Flächendesinfektion beschränkt.

Halogene

Chlor- und Chlorwasserverbindungen werden vor allem bei der Trink- und Badewasserdesinfektion eingesetzt. Chlor ist jedoch ein Element, das schlecht biologisch abbaubar ist und daher eine

Tab. 2.1 Auflistung gängiger Desinfektionsmittel und ihrer Einsatzmöglichkeiten.

Desinfektionsmittel (Stoffgruppen)	Präparatbeispiel	Wirksamkeit	Einsatz	Vorteile/Nachteile
Alkohole	Isopropanol	Bakterien und Pilze, nicht sporenwirksam	Haut- und Schleimhautdesinfektion	keine Wirkung gegenüber Sporen
Phenole und Phenolderivate	Karbolsäure (Phenol) z. B. Manusept®	Bakterien, Pilze, einige Virenarten	Wäsche- und Grobdesinfektion, Händedesinfektion	schwer abbaubar, gesundheitsgefährdend, hohe Umweltbelastung
Halogene	Chlor und Chlorwasser-Verbindungen z. B. Clorina®	je nach Kombination	Trink- und Badewasserdesinfektion, Exkrementen- und Sputumdesinfektion	schwer abbaubar, hohe Umweltbelastung
Aldehyde	Formalin z. B. Sekusept®	Bakterien, Sporen, Viren	Gassterilisation, Wäsche, Instrumente, Raumdesinfektion	gesundheitsschädigend
Octenidin	z. B. Octenisept®	Bakterien, Viren	Schleimhautdesinfektion	nicht toxisch, gut verträglich
Oxidationsmittel	Wasserstoffperoxid (H_2O_2), Kaliumpermanganat		Wund- und Schleimhautbehandlung	schwache Wirkung
Metallsalze	Merkurochrompräparate, Silbernitrat, Quecksilber	je nach Kombination	Credé-Augenprophylaxe, Wundbehandlung	systemische Reizung, Kumulation
Biguanide	z. B. Quatohex®	breites Wirkspektrum	je nach Kombination	gute Verträglichkeit
Tenside, Detergenzien	in vielen Präparaten vorhanden	nicht sporenwirksam, nicht gegen TBC, je nach Kombination schwach bis ausreichend desinfizierend	Waschmittel, Hautwaschmittel	Umweltbelastung

hohe Abwasser- und Umweltbelastung zur Folge hat. Natriumhypochlorit (2- bis 5%ig) ist zur Schleimhautdesinfektion geeignet.
Chlorwasser wurde bereits im 19. Jahrhundert von Ignaz Philipp Semmelweis zur Händedesinfektion benutzt. Er erreichte damit eine erhebliche Reduktion der Morbiditäts- und Mortalitätsraten in seiner Entbindungsabteilung (vgl. Kap. 29, S. 585). **Chlorkalk** und **Chlorkalkmilch** werden zur Exkrementen- und Sputumdesinfektion im Seuchenfall verwendet.

Jod und Jodophore reagieren direkt mit dem Zelleiweiß von Bakterien und Pilzen und töten diese ab. Auf Viren haben sie eine inaktivierende Wirkung (nicht gleichbedeutend mit abtötender Wirkung). Bei den modernen Jodverbindungen (Jodophore, z. B. Polyvidonjod) kommt es in der Regel kaum mehr zu Allergien. Sie eignen sich aufgrund der Wasserlöslichkeit als Haut- und Schleimhautdesinfektionsmittel und verursachen in der heutigen Form kein Brennen mehr.

Aldehyde

Formalin ist eine wässrige (37%ige) Lösung des stark riechenden Gases Formaldehyd (vgl. Gassterilisation mit Formaldehyd, S. 42). Formalin ist hochwirksam, auch gegen Bakteriensporen und Viren (bei verlängerter Einwirkzeit). Durch Erhitzen der wässrigen Lösung wird das Formalin gasförmig, sodass es zur Raumdesinfektion eingesetzt werden kann.

Octenidin

Octenidin liegt in wässriger Lösung mit einem geringen alkoholischen Anteil vor. Es wird nicht über die Haut aufgenommen (im Gegensatz zu Jodpräparaten) und hat ein breites Wirkungsspektrum. Es ist nicht toxisch und schnell wirksam. Seine Anwendung ist auf den Schleimhautbereich beschränkt.

Oxidationsmittel

Wasserstoffperoxid (H_2O_2, 3%ige Lösung) wurde als Spülmittel in der Wundbehandlung (z. B. sekundär verheilende Episiotomie) benutzt, zeigte aber eine nur schwach desinfizierende beziehungsweise antiseptische Wirkung.

Metallsalze

Aufgrund der Reaktion von Metallionen in wässriger Lösung weisen einige Metalle eine desinfizierende Wirkung auf.
Kupfer, **Silber** und **Quecksilber** (z. B. Merfen- oder Merkurochrompräparate) wurden früher zu Desinfektionszwecken verwandt, sind heute teilweise auch nicht mehr zugelassen. Das **Silbersalz $AgNO_3$** (1%iges Silbernitrat) wird heute noch in einigen Kliniken zur Credé-Prophylaxe (Prophylaxe einer gonorrhoischen Augeninfektion) bei Neugeborenen verwendet. **Silberchlorid** diente zur Desinfektion von Trink- und Gebrauchswasser.

Biguanide und Sauerstoffabspalter

Biguanide und Sauerstoffabspalter sind Grundsubstanzen der neuesten Desinfektionsmittel. Sie sind gut verträglich, vielseitig einsetzbar und können mit verschiedenen Substanzen kombiniert werden.

Tenside und Detergenzien

Die heutigen Waschmittel sind meist **anionische Tenside**, teilweise mit Phosphorzusatz. Ihre Wirkung ist reinigend und nur schwach desinfizierend. Des Weiteren gibt es **kationische Waschmittel** (Detergenzien). Sie haben eine ausreichende Desinfektionswirkung, wenn Ammonium-, Sulfonium- oder Phosphationen an ihr wasserlösliches Molekülteil gekoppelt sind (so genannte Quats = quaternäre Ammoniumbasen). Sie wirken gegen die meisten Bakterien, einige bestimmte Virusgruppen (einschließlich der Hepatitis-B-Gruppe), nicht jedoch gegen Sporen und Tuberkelbazillen. Bei der Desinfektion mit Quats dürfen keine Seifenzusätze eingebracht werden, da die desinfizierende Wirkung durch Seifen aufgehoben wird.

Hygiene im häuslichen Bereich

In der Hausgeburtshilfe und in der häuslichen Vor- und Nachsorge spielen hauptsächlich endogene Infektionen eine Rolle. Das Erregerspektrum ist außer bei bestehenden Infektionskrankheiten meist fakultativ pathogen, d. h. nicht krank machend. Diese apathogenen Keime können jedoch eine Infektion verursachen, wenn sie über Wunden oder andere Defekte (Rhagaden der Brustwarze) eindringen.
Die Hebamme sollte, wie bei der Versorgung im Krankenhaus, auf ausreichenden Selbstschutz, **Primärschutz**, wie auch auf **Sekundärschutz**, d. h. keine Weitergabe von Keimen, achten.
Beim Erstbesuch hat die Hebamme Gelegenheit, die häuslichen Gegebenheiten kennen zu lernen und mit dem Paar die hygienischen Bedingungen für eine Hausgeburt oder das häusliche Wochenbett zu besprechen.

Das **Geburtszimmer** für eine Hausgeburt: Zur leichteren Reinigung des Zimmers (die idealerweise schon vor der Geburt erfolgen sollte) können Teppiche oder Bettvorleger entfernt werden. Die Matratze des Geburtsbettes sollte ganz oder teilweise abgedeckt werden, um ein Feuchtwerden zu vermeiden. Frische Bettwäsche muss in ausreichender Menge vorhanden sein. Die Reinigung der Wäsche, Handtücher und der Kleidung nach der Geburt kann in der Waschmaschine erfolgen (mindestens 60 °C). Die Zugabe eines Desinfektionsmittels ist nicht erforderlich.

Babywäsche sollte getrennt gewaschen werden; andere Wäschestücke (Unterwäsche, Küchenhandtücher u. Ä.) sollten nicht zugegeben werden (Soorkontamination).

Windeln können bei 60 °C gewaschen werden. Der Kochwaschgang ist dann zu verwenden, wenn das Kind eine Soor- oder Rotavirenerkrankung aufweist. Durch Bügeln auf höchster Temperaturstufe können Windeln bei einer vorliegenden Infektion zusätzlich keimarmer gemacht werden.

Das **Wochenbettzimmer** sollte regelmäßig feucht gewischt oder gesaugt werden. Warmes Wasser und Zugabe eines geruchsarmen Haushaltreinigers (Essig, Zitronensäurepräparate) genügen völlig. Die Temperatur im Zimmer sollte bei 18 bis 21 °C liegen. Das Zimmer sollte regelmäßig gelüftet werden.

Die **Säuberung von Fläschchen, Brusthütchen, Stillutensilien** soll mit einem fettlösenden Geschirrspülmittel erfolgen, das sorgfältig unter fließendem Wasser abgespült werden muss. Milchreste bieten sonst einen idealen Nährboden für Keime.

- In den ersten Wochen, der Zeit der Anpassung des Kindes an die Umgebung, können Fläschchen mitsamt Saugern und anderen Hartgummimaterialien ausgekocht werden, eventuell unter Beigabe von Essig zur Vermeidung von Kalkflecken. Der Kochvorgang sollte einen Zeitraum von 30 Minuten einnehmen. Ebenfalls möglich ist eine Sterilisation im Backofen bei 160 °C für eine Dauer von 10 Minuten. Ein hitzebeständiges Fleischthermometer zeigt an, wann die Temperatur erreicht wurde. Falls kein Thermometer zur Hand ist, können die Fläschchen sicherheitshalber länger (mindestens 20 min) im Backofen belassen werden.
- Ab dem 4. Monat genügt es, Fläschchen und Flaschenverschlüsse in einer Geschirrspülmaschine zu reinigen.

- Rissig und brüchig gewordene Sauger sollten aus mehreren Gründen regelmäßig ausgesondert werden:
  – immer stärker werdender Gummigeschmack
  – Keimbildung in den aufgeweichten Rissen
  – aufgeweichte poröse Partikel, die vom Kind verschluckt werden könnten

Bei der **Abfallentsorgung** gilt: Für beschmutzte Windeln sollte ein besonderer Wäscheeimer vorhanden sein. Besteht der Verdacht auf eine Soor- oder Rotavirenerkrankung, muss eine Trennung zur Vermeidung von Wieder- oder Kreuzinfektionen unbedingt eingehalten werden. Verunreinigte Wäschestücke (Ausscheidungen aller Art) muss man erst unter fließendem Wasser grob vorreinigen. Benutzte Vorlagen oder Einmalwindeln sollen in einem gesonderten Abfalleimer gesammelt und regelmäßig entsorgt werden.

Bei der Geburt benutzte **Instrumente** können auf verschiedene Weise sterilisiert werden, wobei ebenfalls wie im Krankenhaus verfahren wird:

- erst Desinfektion im Tauchbad (im DGHM gelistete Präparate),
- dann Reinigung,
- dann Sterilisation.

Bei Desinfektion und Sterilisation im häuslichen Bereich können Fehlerquellen auftreten. So genügt es nicht, nur die Instrumente zu sterilisieren, auch der Instrumentenkasten muss sterilisiert werden. Das Einwickeln des Sterilguts in gebügelte Tücher genügt ebenso wenig wie das Aufbewahren in Desinfektionsmittellösung. Bügeln führt zur Keimreduktion, nicht zur Keimfreiheit. Beim Desinfektionsmittel besteht die Gefahr, dass es allergisierend wirkt, nicht schleimhaut- oder hautverträglich ist oder dass die Lösung bereits ausgefallen ist und die desinfizierende Wirkung somit nachgelassen hat.

Im Idealfall besteht für die Hebamme die Möglichkeit, die Instrumente samt Kasten **in einem Krankenhausbetrieb fachgerecht sterilisieren** zu lassen (Abb. 2.5). Alternativ können die Instrumente samt Sieb **im Backofen** bei 200 °C über 20 Minuten sterilisiert werden. Ein Indikatorpapierstreifen sollte beigefügt werden, um das Erreichen der nötigen Temperatur zu kontrollieren.

Das **Auskochen** der Siebe samt Instrumenten über 30 Minuten beseitigt hitzempfindliche Bakterien und gewährleistet eine wirksame **Desinfektion**, jedoch **keine Sterilisation**. Ein 2%iger **So-**

Meldepflicht übertragbarer Infektionskrankheiten

Das Infektionsschutzgesetz

Das Infektionsschutzgesetz (IfSG, BGBl. I 2000, S. 1045) sowie das Gesetz zur Neuordnung seuchenrechtlicher Vorschriften (SeuchRNeuG v. 20. Juli 2000) sind an die Stelle des früheren Bundesseuchengesetzes (1962) getreten. Der Text der beiden Gesetze ist im Internet abrufbar (siehe unten).

Literatur

Bund Deutscher Hebammen (Hrsg). Wassergeburten. Hebammenforum 2005; 3: 151–216.

Daschner F, Dettenhofer M, Frank U, Scherrer M. Praktische Krankenhaushygiene und Umweltschutz. 3. Aufl. Berlin: Springer 2006.

Deutsche Gesellschaft für Krankenhaushygiene. Leitlinie: Hygienisches Management bei Wasserentbindungen. Stand Dez. 2002. www.dghm.de.

Gähler R. Maßnahmen zur Verhütung von Krankenhausinfektionen in Grund- und Behandlungspflege in der Intensivmedizin. Die Schwester/Der Pfleger 1984; 23: 112–23.

Garland D. Das Wassergeburten-Buch. Bern: Hans Huber 2004.

Gesetz zur Neuordnung seuchenrechtlicher Vorschriften (Seuchenrechtsneuordnungsgesetz – SeuchRNeuG vom 20. Juli 2000).

Gesetz zur Verhütung und Bekämpfung von Infektionskrankheiten beim Menschen (Infektionsschutzgesetz – IfSG. BGBl. I 2002, S. 1045).

Heeg P. Händehygiene – Waschen – Dekontamination, Desinfizieren, Pflegen. Krankenhaushygiene und Infektionsverhütung 1991; 52: 117–20.

Klischies R, Panther U, Singbeil-Grischkat V. Hygiene und medizinische Mikrobiologie. 4. Aufl. Stuttgart, New York: Schattauer 2004.

Krankenhaus-Infektions-Surveillance-System (KISS). Surveillance nosokomialer Infektionen. Berlin: RKI 2004. www.rki.de.

Menche N, Bazlen U, Kommerell T (Hrsg). Pflege heute. 2. Aufl. München, Jena: Urban & Fischer 2001.

NIDEP-Studie. Nosokomiale Infektionen in Deutschland. Hrsg. Bundesministerium für Gesundheit. Baden-Baden: Nomos 2000.

Robert-Koch-Institut (Hrsg). Nosokomiale Infektionen. Gesundheitsberichterstattung des Bundes. Heft 8. Berlin: RKI 2002.

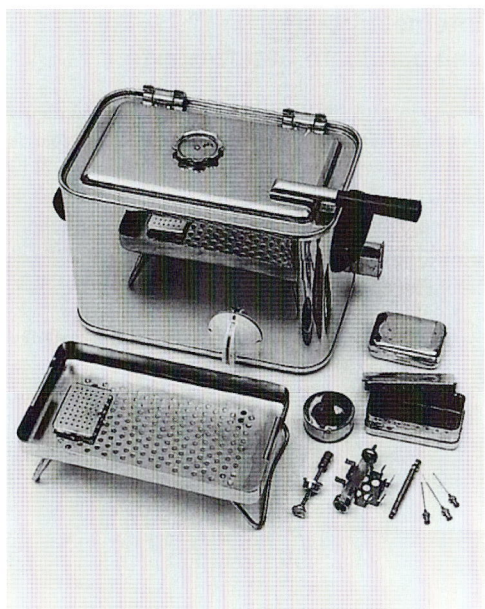

Abb. 2.5 Elektrischer Sterilisierapparat der Fa. Kurz, Wiesbaden. Mit freundlicher Genehmigung von Elke Göttmann, Hebamme, Brombachtal.

dazusatz schützt vor Materialermüdungserscheinungen und Korrosionsbildung. Er erhöht die Desinfektionswirkung nicht.

Hygiene im häuslichen Bereich ist zwar – gemessen an den anderen Tätigkeitsbereichen der Hebamme – kein herausragender, berufsspezifischer Bereich. Durch Nichtbeachtung oder Negation der bestehenden Erkenntnisse, Empfehlungen oder Vorschriften kann es jedoch zu erheblichen Professionalitätseinbußen bei den Hebammen kommen. Es ist bekannt, dass z. B. eine Händedesinfektion nur in der Hälfte der Fälle durchgeführt wird, in denen sie erwartet würde. Andererseits ist eine Hygiene, die sich bis auf die Desinfektion der Babywäsche erstreckt, nicht hilfreich, sondern eher das Schreckgespenst aller Beteiligten. Fort- und Weiterbildung sowie das fortlaufende Studium der Fachliteratur sind sinnvoll, um Wichtiges von Unwichtigem zu unterscheiden.

Peters F, Flick-Filiés D, Ebel S. Die Händedesinfektion als zentraler Faktor in der Prophylaxe der puerperalen Mastitis. Klinische Untersuchung und Umfrageergebnis. Geburtshilfe und Frauenheilkunde 1992; 52: 117–20.

Robert-Koch-Institut. BGA-Richtlinie für Krankenhaushygiene und Infektionsprävention. Anlage zu Ziffer 5.1. Berlin 1994; 12: 97–9.

Thöny A, Zech N, Ploner F, Moroder L. Kontamination des Wassers und die Infektionsrate bei der Wassergeburt. Hygiene Medizin 2005; 30(3): 57–71.

Unfallverhütungsvorschrift Gesundheitsdienst (GUV 8.1), 8/92. Bayerischer Staatsanzeiger Nr. 11/83 vom 18.03.1983.

Internetadressen und abrufbare Gesetzestexte

Bundesinstitut für Risikobewertung. www.bgvv.de.

Deutsche Gesellschaft für Hygiene und Mikrobiologie. www.dghm.org.

Gesetz zur Verhütung und Bekämpfung von Infektionskrankheiten beim Menschen (Infektionsschutzgesetz) 2001. www.juris.de/ifsg.index.

Österreichische Gesellschaft für Hygiene, Mikrobiologie und Präventivmedizin. www.oeghmp.at.

Rechtsinformationssystem des Bundes (RIS), Gesetzessammlung Österreich. www.ris.bka.at.

Robert-Koch-Institut: Infektionsschutz, Infektionskrankheiten, Forschung und Service. www.rki.de.

Systematische Sammlung des Bundesrechts. Gesetzessammlung für die Schweiz. www.admin.ch.

3 Anatomie und Physiologie

Gabriele Oswald-Vormdohre

Die Kenntnisse über Bau und Funktion des menschlichen Körpers sind die Grundlage für das Erlernen der Geburtshilfe. Sie befähigen zum Erkennen von Regelwidrigkeiten und bestimmen die daraus entstehenden notwendigen Handlungen.

Das vorliegende Kapitel beschränkt sich auf die für die Geburtshilfe notwendigen und relevanten Fakten. Für ein ausführlicheres Studium der allgemeinen Anatomie und Physiologie muss weitere Literatur hinzugezogen werden.

Anatomie des Beckens

Das Becken ist der Teil des weiblichen Skeletts, der sich relativ stark vom männlichen unterscheidet: Das normale weibliche Becken ist so geschaffen, dass es bei der Geburt vom kindlichen Körper passiert werden kann. Das Becken wird unterteilt in das obere **große Becken** und das untere **kleine Becken**. Der Übergang ist eine ringförmige Grenzlinie, die geburtshilflich wichtige *Linea terminalis*, die den Beckeneingang bildet.

Das knöcherne Becken

Der Beckengürtel wird aus zwei **Hüftbeinen** (*Ossa coxae*) und dem **Kreuzbein** (*Os sacrum*) gebildet, die gelenkig miteinander verbunden sind (Abb. 3.1).

Das Hüftbein (*Os coxae*)

Das Hüftbein setzt sich zusammen aus:
- dem Darmbein (*Os ilii*)
- dem Sitzbein (*Os ischii*)
- dem Schambein (*Os pubis*)

Diese drei Knochen haben ihren gemeinsamen Berührungspunkt in der Hüftgelenkspfanne; hier laufen sie alle drei zusammen.

Das **Darmbein** ist ein platter, schaufelförmiger Knochen mit einem verdickten oberen Rand, dem **Darmbeinkamm** (*Crista iliaca*), an dem verschiedene Bauchmuskeln ansetzen oder ihren Ursprung haben.

Der Darmbeinkamm endet vorn mit dem **vorderen oberen Darmbeinstachel** (*Spina iliaca ante-*

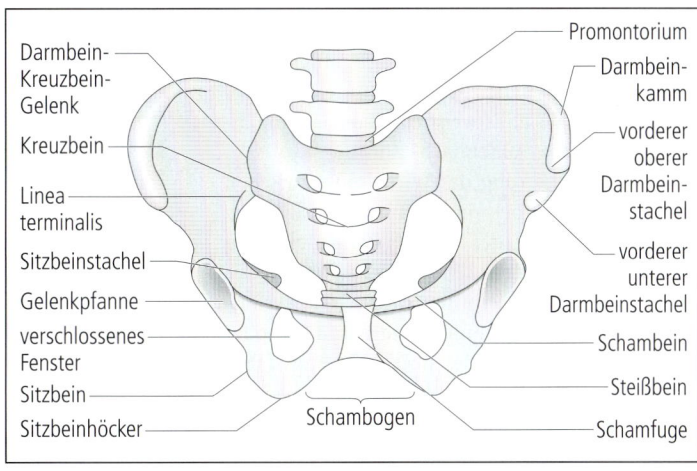

Abb. 3.1 Das weibliche Becken.

rior superior). Unterhalb davon befindet sich nochmals eine Verdickung, der **vordere untere Darmbeinstachel** (Spina iliaca anterior inferior). Der hintere Rand des Darmbeinkamms endet in den **zwei hinteren Darmbeinstacheln** (Spina iliaca posterior superior und Spina iliaca posterior inferior).

Das **Sitzbein** besteht aus einem dickeren Teil (Corpus ossis ischii), der die Gelenkpfanne mitbildet, und einem dünneren Teil (Ramus ossis ischii), der zum Schambein verläuft und den kräftigen **Sitzbeinhöcker** (Tuber ischiadicum) besitzt. Am hinteren Rand weist das Sitzbein eine Verdickung auf, den **Sitzbeinstachel** (Spina ischiadica).

In dem von Sitzbein und Schambein gebildeten Beckenteil befindet sich ein Loch, das Foramen obturatum. Dieses Fenster ist durch eine bindegewebige Haut, die Membrana obturatoria, verschlossen.

Das **Schambein** besteht aus einem oberen Ast (Ramus superior), der an der Bildung der Gelenkpfanne beteiligt ist, und einem unteren Ast (Ramus inferior). Die beiden Äste treffen sich in einer schmalen, hohen Knochenplatte, die an ihrem medialen Ende eine überknorpelte Fläche aufweist. Hier sind die beiden Schambeine durch die **Schamfuge** (Symphysis pubica) miteinander verbunden.

Die beiden unteren Schambeinäste bilden einen Winkel, der bei der Frau etwa 90 bis 95° und beim Mann etwa 70 bis 75° beträgt. Eine Abweichung dieses Schambeinwinkels kann ein Hinweis auf eine Anomalie des knöchernen Beckens sein. Der Schambeinwinkel ist daher für die geburtshilfliche Diagnostik von Bedeutung.

Das Kreuzbein (Os sacrum)

Das Kreuzbein ist ein keilförmiger, kräftiger Knochen und besteht in der Regel aus fünf verwachsenen Wirbelkörpern. Es weist eine konkave Innen- und eine konvexe Außenfläche auf.

Durch die Abknickung der Wirbelsäule zwischen dem 5. Lendenwirbel und dem 1. Sakralwirbel, d.h. am Übergang der Lendenwirbelsäule zum Kreuzbein, entsteht ein Vorsprung, der in das Becken hineinragt, das **Promontorium**. Die Verbindungslinie zwischen Promontorium und Symphyse ist die engste Stelle des Beckeneingangs (Eingang in das kleine Becken), die der kindliche Kopf bei der Geburt überwinden muss.

Das von innen konkav gekrümmte Kreuzbein ist Teil des kleinen Beckens und lässt dem kindlichen Kopf Raum für die nötigen Drehungen. An den Lateralseiten des Kreuzbeins sind die Gelenkflächen für das Hüftbein, mit dem es durch das Darmbein-Kreuzbein-Gelenk (Iliosakralgelenk) verbunden ist.

Das Steißbein (Os coccygis)

Das Steißbein besteht aus vier bis fünf verkümmerten Wirbeln, die individuell unterschiedlich noch eine gewisse Beweglichkeit aufweisen. Die knorpelige Verbindung zwischen dem letzten Kreuzbein- mit dem ersten Steißbeinwirbel ermöglicht bei Durchtritt des Kindes eine Abknickung des Steißbeins nach dorsal, was zu einer Erweiterung des Beckenausgangs bis zu 2 cm führen kann.

Die Schamfuge (Symphysis pubica)

Die beiden Schambeine sind im Bereich der Schamfuge, auch **Symphyse** genannt, durch den Symphysenknorpel miteinander verbunden. Über den oberen und unteren Rand der Symphyse zieht rechts und links jeweils ein kräftiges Band, das mit der Knorpelplatte fest verwachsen ist. Oben befindet sich das Ligamentum pubicum superius, unten das Ligamentum arcuatum pubis. Die Verbindung lockert sich während der Schwangerschaft mehr oder weniger stark auf.

Die **gelenkigen Verbindungen** am knöchernen Becken sind
- dorsal die Kreuzbein-Darmbein-Gelenke (Articulationes sacroiliacae),
- ventral die Symphyse (Symphysis pubica).

> Das weibliche und das männliche Becken im Vergleich (Abb. 3.2):
> - Beim weiblichen Becken sind die Darmbeinschaufeln ausladender, abgeflachter und breiter.
> - Das männliche Becken ist hoch, schmal und eng (trichterförmig), was durch die steil aufgestellten, höheren und schmäleren Darmbeinschaufeln bedingt ist.
> - Der Beckeneingang ist bei der Frau queroval und beim Mann längsoval oder herzförmig.
> - Beim männlichen Becken ist das Kreuzbein schmaler als beim weiblichen Becken.
> - Das Promontorium springt beim männlichen Becken weiter vor als beim weiblichen.

Die Muskulatur

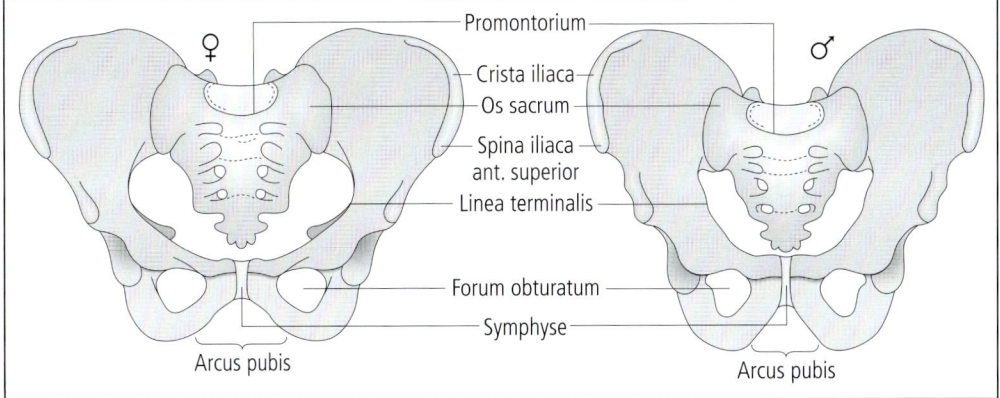

Abb. 3.2 Links weibliches Becken, rechts männliches Becken zum Vergleich.

- Der Schambeinwinkel beträgt bei der Frau 90 bis 95° und beim Mann 70 bis 75°.
- Das Beckenlumen ist bei der Frau weit und niedrig, beim Mann schmaler, enger und höher.

Die Muskulatur

Die geburtshilflich wichtigsten Bauchmuskeln

! Die Muskulatur der Bauchwand hat in der Geburtshilfe dreifache Bedeutung:
- Auflockerung und Dehnung in der Schwangerschaft
- Bauchpresse unter der Geburt
- Rückbildung im Wochenbett

Die Bauchwandmuskeln sind paarig zwischen Beckenrand und Brustkorb ausgespannt und umfassen die vordere und seitliche Bauchwand fast bis zur Wirbelsäule. Jeder der Bauchwandmuskeln hat seinen eigenen Ursprung und sie verlaufen in unterschiedliche Richtungen. Die Muskeln sind so miteinander und untereinander verflochten und verbunden, dass sie in diesem System eine funktionelle Einheit bilden. Zur Vereinfachung werden im Folgenden die Abkürzungen U (= Ursprung), A (= Ansatz) und F (= wichtigste Funktion) verwendet.

Vordere gerade Bauchwandmuskeln

Der gerade Bauchmuskel (*Musculus rectus abdominis*)

Er besteht aus langen Muskelbändern, die rechts und links der Mittellinie, der Linea alba, liegen (Abb. 3.3a, b). Beide Muskelstränge nehmen von oben nach unten an Breite ab und werden durch 3–4 quer verlaufende Sehnenstreifen (*Intersectiones tendineae*), die mit der Rektusscheide fest verwachsen sind, in 4 bis 5 Abschnitte unterteilt. Einer dieser Sehnenstreifen liegt in Nabelhöhe, zwei liegen oberhalb und evtl. ein vierter unterhalb des Nabels. Die medialen Ränder der *Mm. recti* liegen oberhalb des Nabels etwas weiter von der *Linea alba* entfernt als unterhalb des Nabels, es besteht dort also eine gewisse physiologische Diastase (gr. *diastase* = Trennung, Zwischenraum)
- U: 5. bis 7. Rippenknorpel, Schwertfortsatz des Brustbeins (*Processus xiphoideus*)
- A: Schambein, neben der Schamfuge und Symphyse
- F: beugt den Rumpf nach vorn, nähert den Thorax dem vorderen Beckenrand, Beteiligung an der Bauchpresse

Der Pyramidenmuskel (*Musculus pyramidalis*)

Dieser recht unterschiedliche, manchmal auch fehlende kleine Muskel befindet sich rechts und links innerhalb der Rektusscheide vor dem unteren Abschnitt des *M. rectus abdominis*. Er verläuft dreieckig und erreicht mit der Spitze etwa die Mitte der *Linea alba* zwischen Nabel und Symphyse.

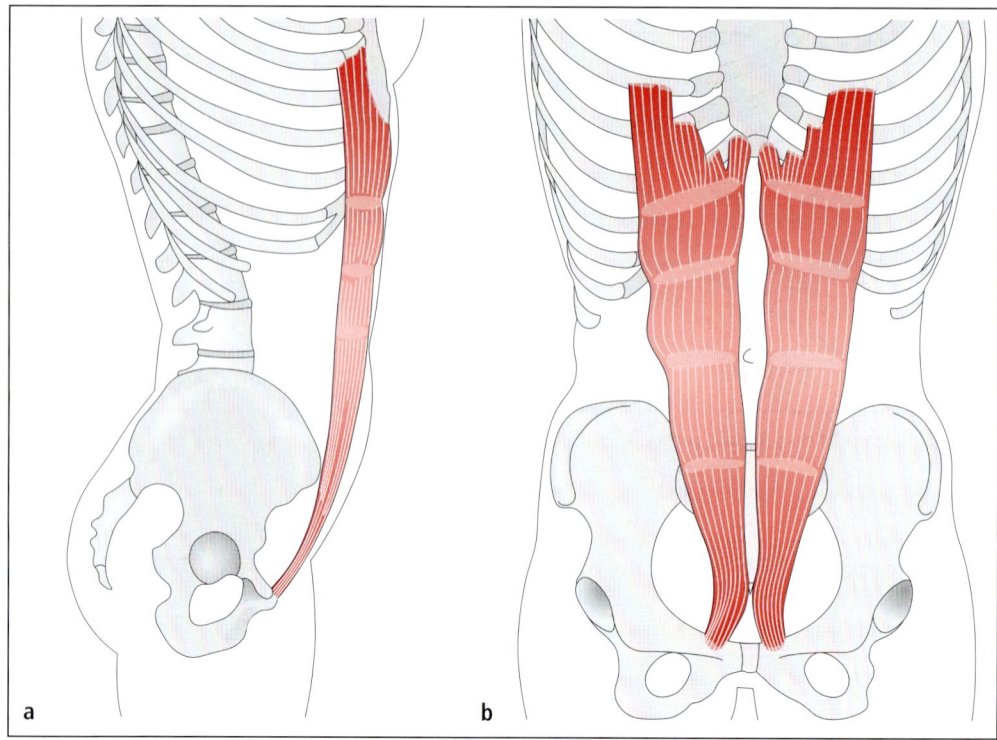

Abb. 3.3 M. rectus abdominis **a** von der Seite, **b** von vorn.

- U: Symphyse, Schambein
- A: *Linea alba*
- F: verspannt die Rektusscheide mit der *Linea alba*

Seitliche quere und schräge Bauchwandmuskeln

Diese seitlichen Bauchwandmuskeln sind in drei aufeinander liegenden Schichten angeordnet. Die Aponeurosen dieser Muskeln bilden ventral die Rektusscheide und die Linea alba.

Der äußere schräge Bauchmuskel (*Musculus obliquus externus abdominis*)

Er ist der größte Bauchmuskel, die Muskelfasern verlaufen fächerförmig von hinten oben nach vorn unten und zur Mitte (Abb. 3.4a, b).
- U: Außenfläche der 5. bis 12. Rippe
- A: *Crista iliaca*, Leistenband (*Ligamentum inguinale*), *Tuberculum pubicum*, *Linea alba*
- F: dreht den Rumpf zur Gegenseite, beugt den Rumpf, hebt das Becken, wirkt bei der Bauchpresse mit

Der innere schräge Bauchmuskel (*Musculus obliquus internus abdominis*)

Er bildet die mittlere Schicht deren Muskelfasern fächerförmig von vorn unten und seitlich unten nach schräg oben und zur Mitte verlaufen (Abb. 3.5a, b)
- U: *Fascia thoracolumbalis, Crista iliaca, Ligamentum inguinale*
- A: 9. bis 12. Rippe, *Linea alba*, Verflechtung mit der Gegenseite. Vom unteren Teil zweigen Fasern ab, die beim Mann zum Samenstrang ziehen und den *Musculus cremaster* bilden, bei der Frau zusammen mit dem *Ligamentum teres uteri* zum äußeren Leistenring ziehen.
- F: dreht den Rumpf zur gleichen Seite, neigt den Rumpf, hebt das Becken, wirkt bei der Bauchpresse mit

Der quere Bauchmuskel (*Musculus transversus abdominis*)

Er bildet die am tiefsten liegende und dünnste der drei Schichten mit einer sehr langen Ursprungslinie, die von den unteren Rippenknorpeln über die Lendenwirbel und den Darmbeinkamm bis

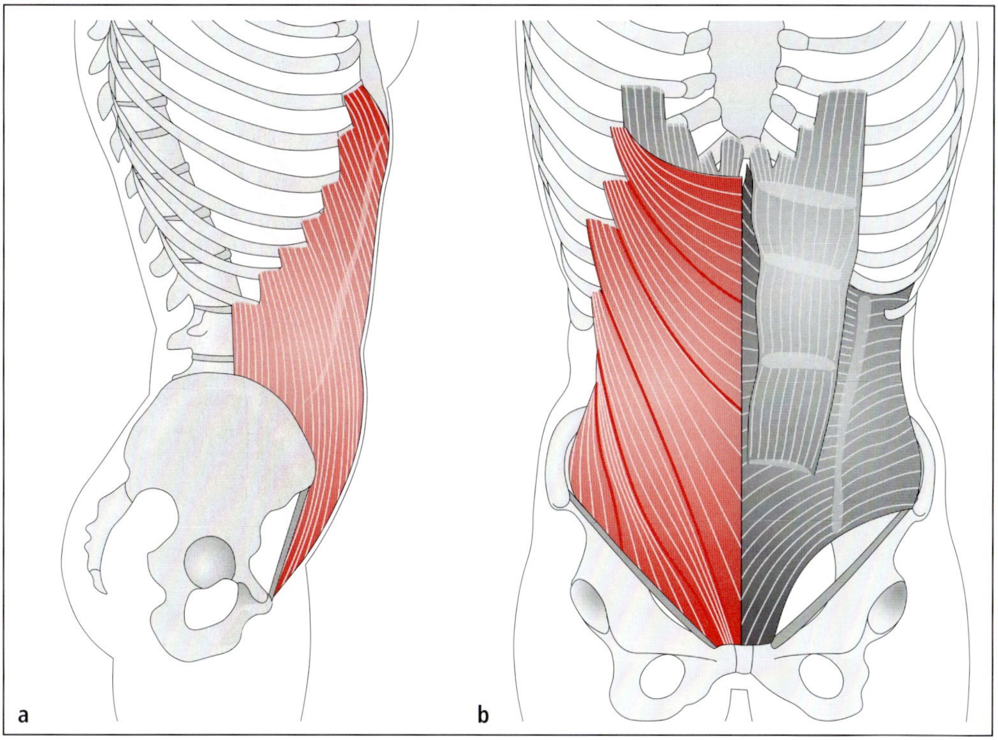

Die Muskulatur

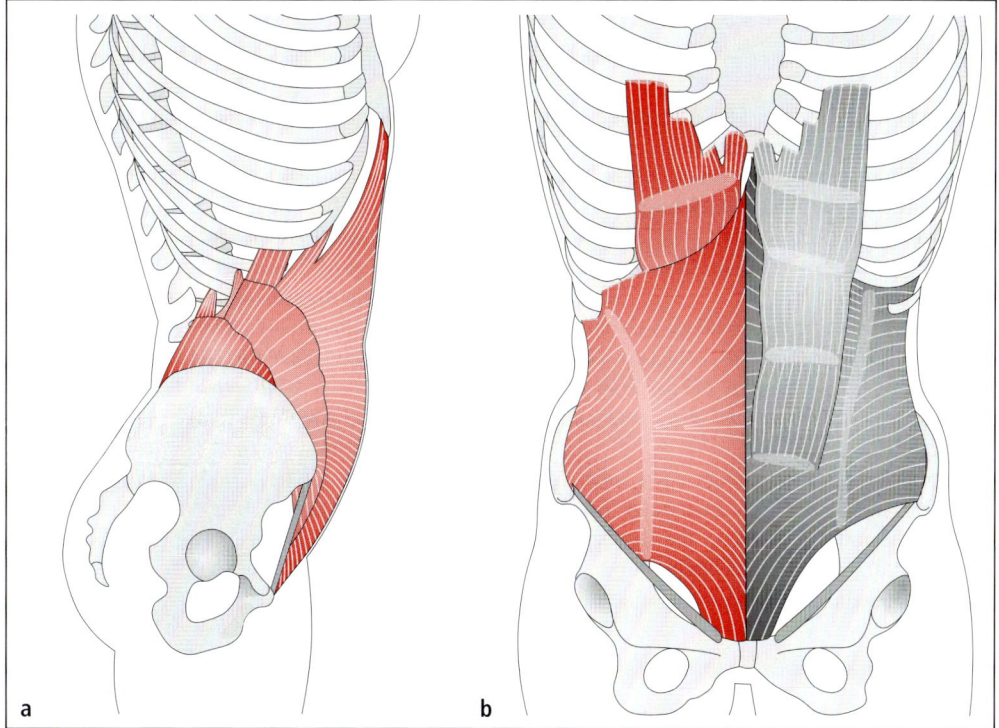

Abb. 3.4 M. obliquus externus abdominis **a** von der Seite, **b** von vorn.

Abb. 3.5 M. obliquus internus abdominis **a** von der Seite, **b** von vorn.

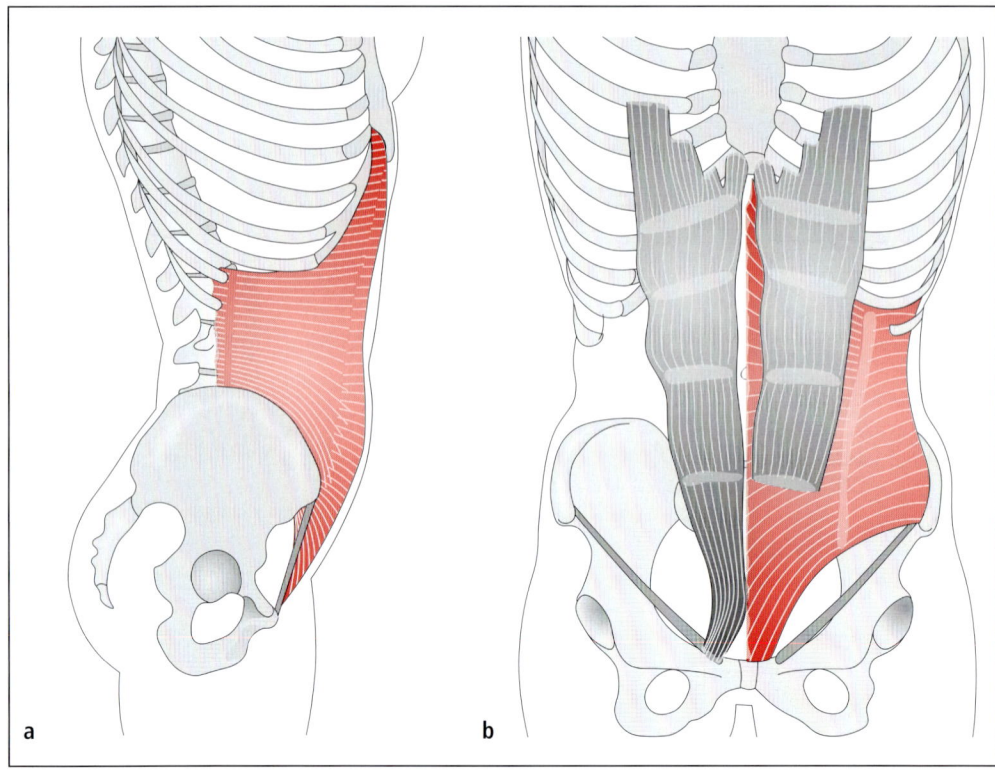

Abb. 3.6 M. transversus abdominis **a** von der Seite, **b** von vorn.

zum Leistenband reicht. Die Ansatzlinie, in der sich die Muskelfasern mit der Gegenseite in einer breiten Sehnenplatte verflechten, reicht entlang der gesamten *Linea alba* vom Schwertfortsatz bis zum Schambein (Abb. 3.6a, b).
- U: 7. bis 12. Rippenknorpel, *Aponeurosis lumbalis*, *Crista iliaca*
- A: *Linea alba*. Auch hier schließt sich das untere Faserbündel als *Musculus cremaster* dem Samenstrang beim Mann an, bei der Frau zieht es mit dem *Ligamentum teres uteri* zum äußeren Leistenring.
- F: dreht den Rumpf zur gleichen Seite, wirkt bei der Bauchpresse mit, unterstützt in Verbindung mit anderen Muskeln die Beckenbodenmuskulatur, stabilisiert in Verbindung mit anderen Muskeln die Lendenwirbelsäule

Die *Linea alba* (weiße Linie)

Sie reicht vom Schwertfortsatz des Brustbeins bis zur Symphyse.

Die Schichten der seitlichen Bauchwandmuskeln gehen zwischen den *Mm. recti abdominis* in eine **breite Sehnenplatte** (Aponeurose) über, deren Fasern sich in der Medianlinie mit jenen der anderen Seite verflechten und so einen sehnigen Streifen in der Mitte der vorderen Bauchwand bilden. Oberhalb des Nabels besteht eine physiologische **Rektusdiastase** von 10–15 mm, unterhalb des Nabels beträgt sie nur 2–4 mm.

> **Geburtshilfliche Bedeutung**
> Durch die Schwangerschaft, das heißt durch das Wachstum von Uterus und Kind, erfahren die *Mm. recti* eine Veränderung ihrer Zugrichtung, dazu kommt die hypotone und gewebsauflockernde Wirkung der Schwangerschaftshormone. Die Folge ist ein gestörtes Zusammenspiel der Muskeln, sie weichen auseinander und es kommt zu einer mehr oder weniger großen Rektusdiastase, die als Spalt oberhalb des Nabels besonders gut getastet werden kann.

Die Muskulatur

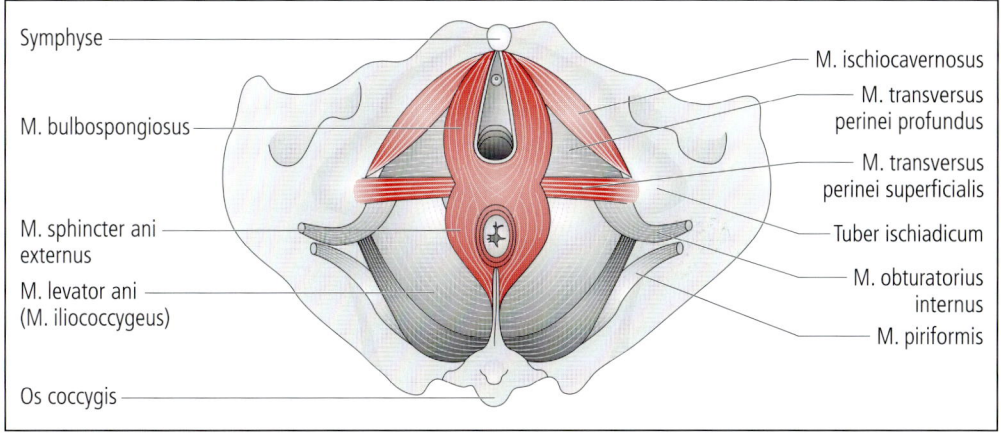

Abb. 3.7 Aufbau der Beckenbodenmuskulatur in drei Schichten.

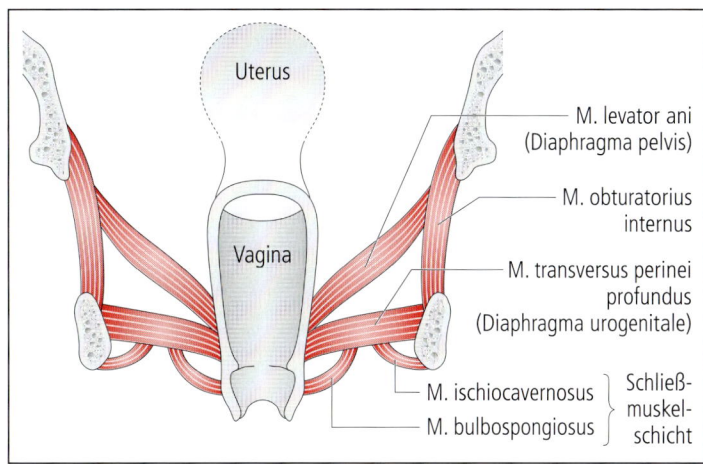

Abb. 3.8 Etagengliederung der Beckenbodenmuskulatur: *Musculus levator ani (Diaphragma pelvis), Musculus transversus perinei profundus (Diaphragma urogenitale), Musculus bulbospongiosus, Musculus ischiocavernosus* (die beiden Letzteren stellen die Schließmuskelschicht dar), *Musculus obturatorius internus.*

Die Beckenbodenmuskulatur

! Das Becken wird nach unten durch einen kräftigen Muskel-Faszien-Apparat abgeschlossen. Dieser ist sowohl Halteapparat für die Beckenorgane als auch Teil des Verschlussapparates für Urethra, Vagina und Mastdarm (Abb. 3.7). Unter der Geburt wird er darüber hinaus Teil des Geburtswegs.

Der Verschlussapparat des Beckens bei Frau und Mann setzt sich aus drei Etagen zusammen (Abb. 3.8):
- *Diaphragma pelvis*
- *Diaphragma urogenitale*
- Schließmuskelschicht

■ **Diaphragma pelvis** (Abb. 3.9): ist die tiefste Schicht des Beckenbodens und besteht aus der paarig angelegten, kräftigen Muskelplatte des *Musculus levator ani* und aus dem *Musculus coccygeus*.
- Der **Musculus levator ani** verläuft in einer bogenförmigen Linie von der Innenseite des Schambeins über das Darmbein unterhalb der *Linea terminalis* zum Steißbein. Durch seinen Verlauf entsteht beidseits eine stark abfallende schiefe Ebene (Abb. 3.8) (wie ein Trichter, daher auch der Name **Levatorentrichter**), die vorn eine Lücke offen lässt (**Levatorenspalt**) zum Durchtritt für Vagina, Urethra und Rektum. Der *M. levator ani* setzt sich aus mehreren Faserbündeln zusammen, der *M. pubococcygeus* begrenzt rechts und links den Levatorenspalt,

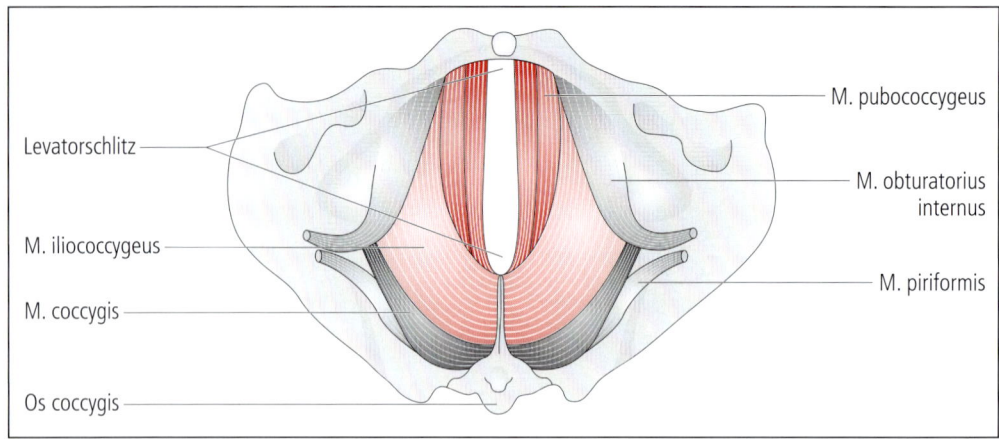

Abb. 3.9 Beckenboden, tiefste Schicht, *Diaphragma pelvis*.

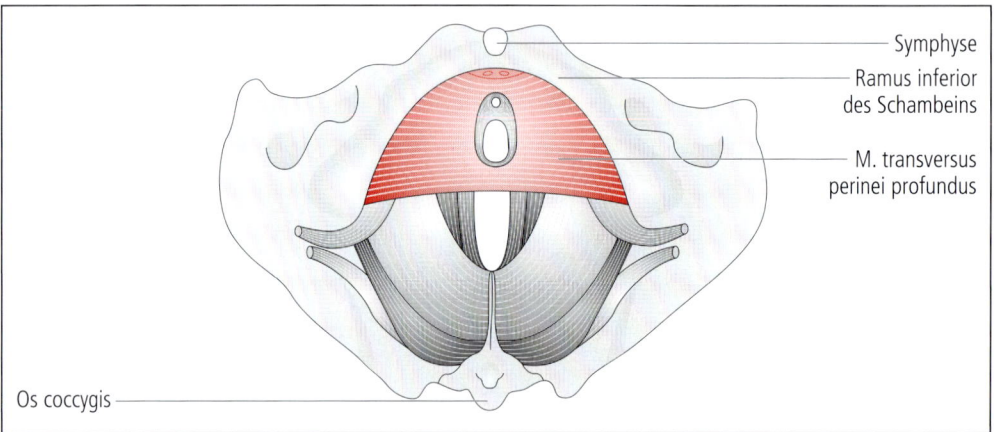

Abb. 3.10 Beckenboden, mittlere Schicht, *Diaphragma urogenitale*.

zieht schlingenförmig hinter dem Rektum entlang, mit dem er eng verbunden ist, um sich mit den Muskeln der Gegenseite zu vereinigen. Die Muskelfasern, die die kräftige Schlinge hinter dem Rektum bilden, werden auch als *M. puborectalis* bezeichnet. Diese Rektumumschlingung ist mit dem *Sphincter ani* eng verflochten. Dem *M. pubococcygeus* schließt sich der *M. iliococcygeus* nach außen hin an, er zieht ebenfalls um das Rektum zum Steißbein, um sich mit der Gegenseite zu verbinden. Der *Musculus levator ani* ist oben und unten mit einer Faszie bedeckt, der *Fascia diaphragmatis pelvis superior* und der *Fascia diaphragmatis pelvis inferior*. Die obere Faszie trennt den muskulären Beckenboden vom Beckenbindegewebe.

- Der *Musculus coccygeus* ist ein paariger Muskel, der von der *Spina ischiadica* zur Seitenfläche von Steißbein und Kreuzbein zieht.

■ **Diaphragma urogenitale** (Abb. 3.10): ist die mittlere Schicht, es deckt den Levatorenspalt von unten zu einem Teil ab. Es wird vom **Musculus transversus perinei profundus** gebildet, der sich quer verlaufend wie ein Dreieck zwischen den beiden Schambein- und Sitzbeinästen im Schambogenwinkel ausbreitet. Fasern dieses Muskels bilden um die Urethra herum den *Musculus sphincter urethrae*.

Zwischen Rektum und Rand des *Musculus transversus perinei profundus* bleibt eine Lücke, die mit derbem Bindegewebe gefüllt ist, das *Centrum tendineum perinei*. Diese Stelle wird von der

Die weiblichen Geschlechtsorgane

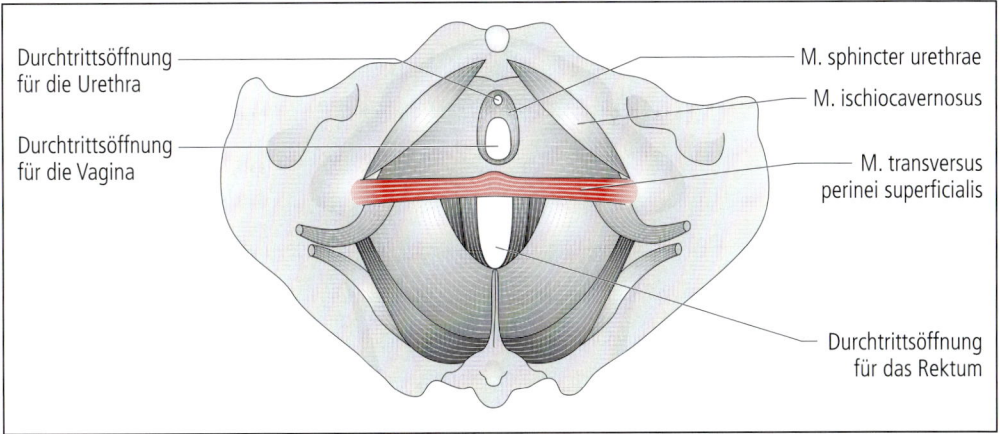

Abb. 3.11 Beckenboden, der *M. transversus perinei superficialis*.

dritten Muskelschicht der Beckenbodenmuskulatur, der so genannten Schließmuskelschicht, überlagert.

Da das *Diaphragma urogenitale* von manchen Autoren nicht als Muskelschicht definiert ist, wird sie heute mitunter auch als perineale Membran bezeichnet.

- **Schließmuskelschicht** (Abb. 3.7): ist die äußere Schicht der Beckenbodenmuskulatur und wird von den folgenden Muskeln gebildet:
- *Musculus transversus perinei superficialis*
- *Musculus sphincter ani externus*
- *Musculus bulbospongiosus*, auch als *M. bulbocavernosus* bekannt
- *Musculus ischiocavernosus*

Der paarige *Musculus transversus perinei superficialis* (Abb. 3.11) verläuft quer vom *Tuber ischiadicum* zum *Centrum tendineum*, wo er sich mit den Fasern der Gegenseite vereinigt. Er verstärkt die dorsale Kante des *Diaphragma urogenitale* und endet im Dammbereich, zu dessen Festigkeit er beiträgt. Der **Musculus sphincter ani externus** und der **Musculus bulbospongiosus** bilden eine »8« um Vagina, Urethra und Rektum. Der Kreuzungspunkt liegt im *Centrum tendineum*. Der *Musculus ischiocavernosus* verläuft vom *Ramus ossis ischii* zur *Tunica albuginea* des *Crus clitoridis* bei der Frau bzw. des *Corpus cavernosum penis* beim Mann.

Die weiblichen Geschlechtsorgane

Die inneren Geschlechtsorgane und deren Halte- und Haftvorrichtung

> **!** Die inneren Geschlechtsorgane liegen im kleinen Becken in unmittelbarer Nachbarschaft von Rektum und Harnblase. Zu den inneren weiblichen Geschlechtsorganen zählen Uterus, Eileiter und Eierstöcke (Abb. 3.12 und 3.13).

Der Uterus

Der bei der geschlechtsreifen Frau 7 bis 8 cm lange Uterus hat die Form einer umgedrehten Birne. Das dickwandige, muskuläre Hohlorgan ist beweglich und liegt zwischen Rektum und Harnblase.

Man unterscheidet *Fundus*, *Corpus* und *Cervix uteri*. *Fundus* und *Corpus* liegen **intraperitoneal**, sie sind auf der Vorder- und Hinterfläche von Peritoneum überzogen. Die *Cervix* liegt **extraperitoneal**. Den intraperitonealen Raum hinter dem Uterus nennt man *Excavatio rectouterina* oder **Douglas-Raum**.

Das den Uterus vorn und hinten umschließende Peritoneum vereinigt sich an dessen Seiten jeweils zu einem einzigen Septum, dem *Ligamentum latum uteri*. Die beiden *Ligamenta lata* ziehen rechts und links zur seitlichen Beckenwand. Der obere Rand des *Ligamentum latum* entsteht durch den

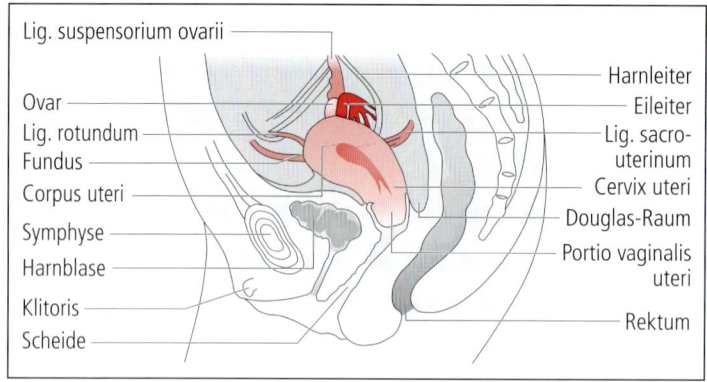

Abb. 3.12 Medianschnitt durch das weibliche Becken mit den Geschlechtsorganen. Erkennbar sind der vom Peritoneum überzogene Uterus in seiner Beziehung zu Blase und Kolon sowie ein Teil des Halteapparats.

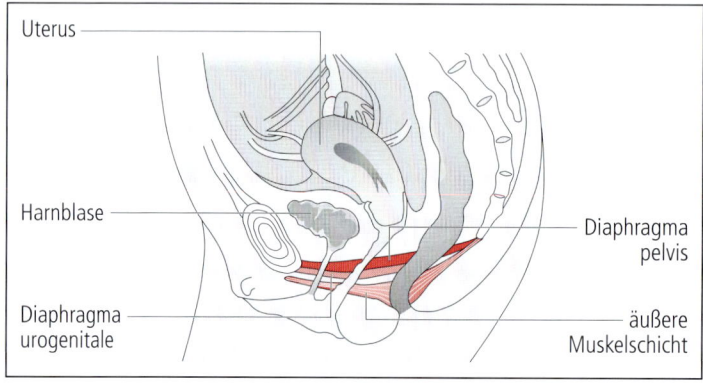

Abb. 3.13 Schematische Seitenansicht der drei Schichten der Beckenbodenmuskulatur.

Umschlag, wodurch rechts und links die Tuben umschlossen werden. Den lateralen Tubenabschnitt umschließt das *Ligamentum latum* nicht mehr, es wird hier zum *Ligamentum suspensorium ovarii* und verläuft ansteigend zur seitlichen Beckenwand.

Der *Fundus uteri* (Gebärmuttergrund) ist der obere kuppelförmige Abschnitt des Uterus, er liegt oberhalb der beidseits abgehenden Eileiter. In der Seitenansicht zeigt sich, dass das *Corpus* gegen die *Cervix* nach ventral abgeknickt ist. Hierdurch ist der Uterus in Anteflexionsstellung. Die *Cervix uteri* (Gebärmutterhals), die etwa ein Drittel der Gesamtlänge des Uterus ausmacht, ragt mit ihrem unteren Ende in das Scheidengewölbe hinein. Dieser etwa 1 cm lange Zervixteil wird als *Portio vaginalis uteri* (kurz **Portio**) bezeichnet, dessen untere Öffnung den **äußeren Muttermund** bildet. Der äußere Muttermund ist bei einer Nullipara ein rundes Grübchen, nach einer Geburt ist er spaltförmig und man unterscheidet eine vordere und eine hintere Muttermundslippe.

Das *Cavum uteri* ist außerhalb der Schwangerschaft nicht als Hohlraum entfaltet, sondern stellt nur einen engen Spalt dar, der die Gestalt eines auf die Spitze gestellten Dreiecks hat. An seinen oberen »Ecken« münden die Eileiter, an seiner unteren Spitze setzen sich der innere Muttermund und der Zervixkanal fort. Das *Cavum uteri* wird von Endometrium ausgekleidet.

Der **Zervixkanal** zeigt eine spindelförmige Erweiterung. Er ist mit Zylinderepithel ausgekleidet und zum Schutz vor der »Außenwelt« mit einem Schleimpfropf verschlossen, dessen Konsistenz und Menge durch die physiologischen Hormonschwankungen während des Menstruationszyklus verändert werden. Im Bereich der Portio vaginalis öffnet sich der Zervixkanal zum äußeren Muttermund (Abb. 3.14).

! Am Übergang von Uteruskörper und Uterushals befindet sich der *Isthmus uteri*, etwa in Höhe des inneren Muttermundes. Dem *Isthmus uteri* kommt in der Schwangerschaft und unter der Geburt eine

Die weiblichen Geschlechtsorgane

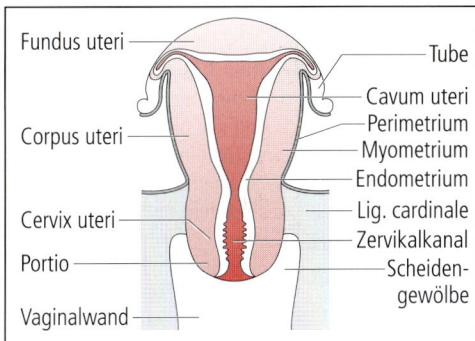

Abb. 3.14 Frontalschnitt durch den Uterus. Erkennbar sind Fundus, *Corpus* und *Cervix uteri*.

Die Uteruswand setzt sich aus drei Schichten zusammen:
- der *Tunica mucosa*, die auch als **Endometrium** oder Uterusschleimhaut bezeichnet wird,
- der *Tunica muscularis*, die das **Myometrium** darstellt, und
- der *Tunica serosa*, die der **Peritonealüberzug** (Perimetrium) ist.

Die Uterusmuskulatur besteht aus einem Muskelfasergerüst mit einem äußerst komplizierten Aufbau. Die Muskelfasern sind in einem gegenläufigen und sich überkreuzenden **Spiralsystem** angeordnet, das zum Fundus hin ansteigt (Abb. 3.15). Die Längs- und Ringmuskulatur der Tuben geht in die Uterusmuskulatur über. In das Ringmuskelsystem strahlen glatte Muskelbündel ein, die mit den Ligamenten zum Uterus gelangen. Am inneren Muttermund verläuft die Muskulatur ringförmig.

besondere Bedeutung zu, da er dreimal seine Funktion ändert:
- Bis zur 12. Schwangerschaftswoche gehört er zum **Verschlussapparat** des Uterus.
- Vom 4. Schwangerschaftsmonat an entfaltet er sich und ist Teil des Fruchthalters, er wird hier als das **untere Uterinsegment** bezeichnet.
- Da der *Isthmus uteri* im Gegensatz zum *Corpus uteri* nicht vorwiegend aus Muskelfasern besteht und sich somit unter der Geburt nicht aktiv an der Austreibung des Kindes beteiligen wird, wird er **funktionell zur *Cervix uteri*** gerechnet.

Die Uterusmuskulatur

Das *Corpus uteri* besteht aus einer 1 bis 2 cm dicken Schicht glatter Muskulatur, dem so genannten **Myometrium**.

Durch diese komplizierte Anordnung der Uterusmuskulatur ist es möglich, dass sich das *Corpus uteri* in der Schwangerschaft um ein Vielfaches vergrößern und entfalten kann, während gleichzeitig die *Portio vaginalis* unentfaltet und der Zervikalkanal bis zur Geburt verschlossen bleiben.

Die Adnexe: Eileiter und Eierstöcke

! Die paarig angelegten Eierstöcke und Eileiter »hängen« rechts und links am Uterus und werden daher als Adnexe (Anhangsgebilde) bezeichnet. Die Adnexe liegen intraperitoneal (Abb. 3.16).

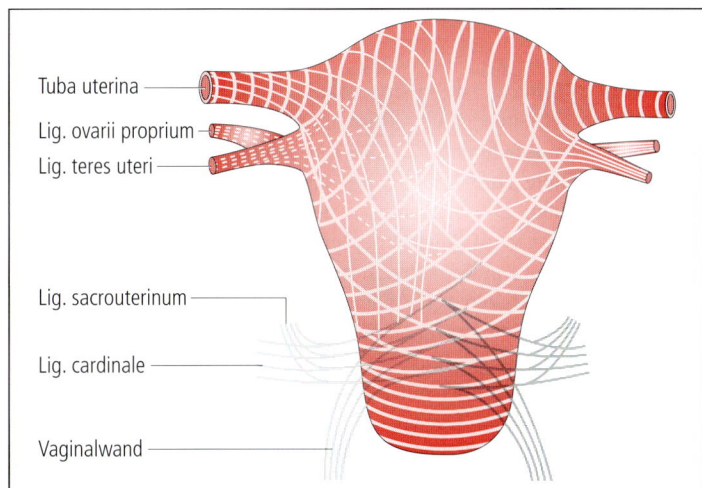

Abb. 3.15 Schema der gitterartigen Uterusmuskulatur und der Uterusbänder.

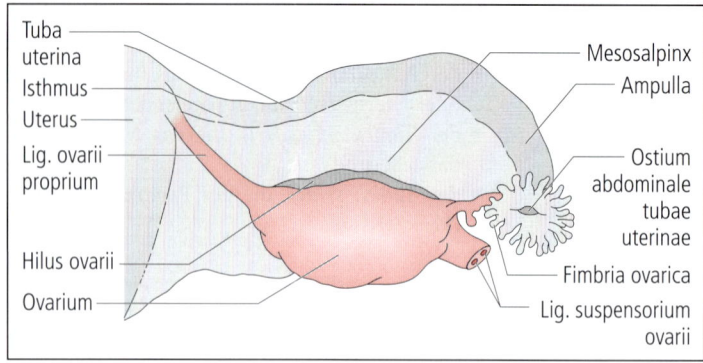

Abb. 3.16 Ansicht der rechten Adnexe und Bandverbindungen von hinten. Der Eileiter verläuft im freien Rand des *Ligamentum latum*. Der Eierstock hingegen wird nicht vom *Ligamentum latum* umschlossen, sondern er ist mittels des Mesovars an der Dorsalseite des *Ligamentum latum* angeheftet.

■ **Eileiter:** Die Eileiter (*Tubae uterinae*) sind zwei ca. 12 cm lange, schlauchförmige Gebilde. Sie dienen zur Aufnahme und zum Transport der Eizelle uteruswärts und in Richtung der aufsteigenden Spermien.
Man unterscheidet drei anatomische Abschnitte:
- *Pars uterina* (= intramuraler Teil)
- *Isthmus tubae uterinae*
- *Ampulla tubae uterinae*

Pars uterina wird das kurze, enge Stück genannt, das durch die Uteruswand verläuft. *Isthmus tubae* ist das mittlere Stück, welches am Tubenwinkel in die Uteruswand eintritt. *Ampulla tubae* ist das längste Stück, das sich zum Ovar hin allmählich weitet und in einen mit Fimbrien besetzten Trichter übergeht. Dieser Trichter ist zur Peritonealhöhle hin offen.
Die Tubenwand setzt sich wie die Uteruswand aus drei Schichten zusammen:
- *Tunica serosa*
- *Tunica muscularis*
- *Tunica mucosa*

Die *Tunica muscularis* hat innere zirkuläre und äußere längs gerichtete glatte Muskelfasern. Im mittleren Abschnitt befindet sich noch eine Schicht Längsmuskeln, die zur Ampulle hin allmählich auseinander laufen. Die Schleimhaut der Tuben, die *Tunica mucosa*, weist längs verlaufende Falten auf, die Richtung Ampulle zahlreicher und ausgeprägter werden und sich verzweigen. Sie ist mit der Muskelschicht durch lockeres, gefäßreiches Bindegewebe verbunden und besteht aus einschichtigem Zylinderepithel mit hohen Flimmerzellen und Drüsenzellen. Das von den Drüsenzellen gebildete Sekret wird durch den Zilienschlag der Flimmerzellen in Richtung Uterus bewegt.

Die Anzahl der Drüsen- beziehungsweise Flimmerzellen ist zyklusabhängig. In der zweiten Zyklushälfte überwiegen die Sekretionszellen, da sie wahrscheinlich Nährstoffe für das befruchtete Ei abgeben. Der Transport des Eis erfolgt durch die peristaltischen Bewegungen der Tubenmuskulatur.

■ **Ovar:** Der geschlechtsreife mandelförmige **Eierstock** (Ovar) ist 3 bis 4 cm lang und etwa 1 cm dick und hat eine grauweißliche, zerklüftete Oberfläche. Das paarige Organ ist an der Dorsalseite des *Ligamentum latum* über das so genannte Mesovarium (Eierstockgekröse, Bauchfellduplikatur zwischen *Ligamentum latum* und Ovar) angeheftet (vgl. Abb. 3.16).

> **!** Im Ovar werden sowohl die weiblichen Sexualhormone produziert als auch durch die Follikelreifung befruchtungsfähige Eizellen gebildet.

■ **Gewebsaufbau des Ovars:** Die Oberfläche des Ovars ist von Keimepithel umgeben. Dabei handelt es sich um modifiziertes Peritonealepithel, das mit der Keimbildung direkt nichts zu tun hat.
- **Tunica albuginea:** Diese faserreiche Bindegewebsschicht liegt unter dem Keimepithel und ist mit diesem fest verwachsen.
- **Rindenzone:** Dieses zellreiche Bindegewebe nimmt den massenmäßig größten Anteil ein. In ihm sind die Primärfollikel gelagert. Da hier auch die Follikelreifung erfolgt, finden sich in der Rindenzone stets Follikel in den verschiedensten Reifungsstufen sowie Reste von Follikeln nach bereits abgelaufener Ovulation.
- **Markzone:** Sie ist unscharf gegen die Rindenzone abgegrenzt und enthält zahlreiche, stark gewundene Blutgefäße, Lymphgefäße und Nerven. Diese gelangen durch den Hilus in das Organ.

Die weiblichen Geschlechtsorgane

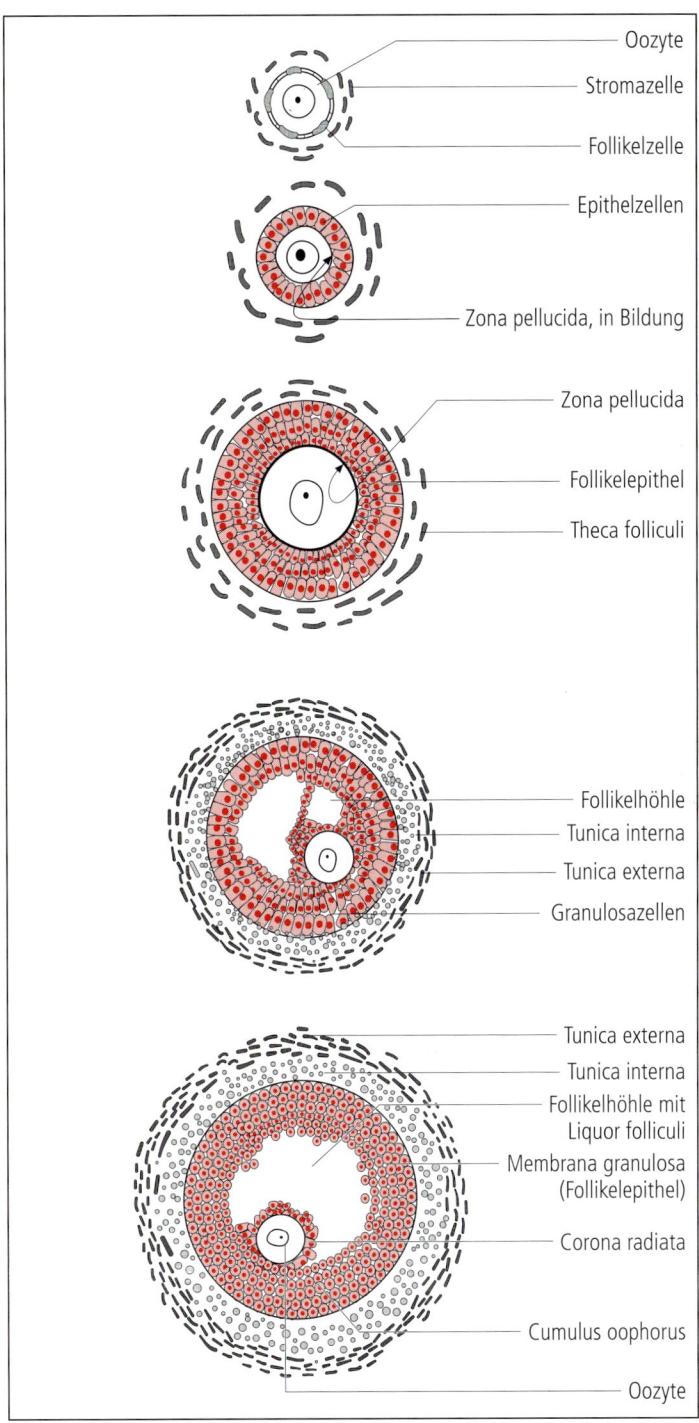

Abb. 3.17 Stadien der Follikel im Ovar.

- **Follikelreifung im Ovar** (Abb. 3.17): Die Vermehrung der Oogonien (Ureier) erfolgt während der Fetalentwicklung und ist zum Zeitpunkt der Geburt abgeschlossen. Die Anzahl der Oogonien beträgt bei der Geburt etwa 400 000 bis 500 000 und nimmt danach nicht mehr zu.

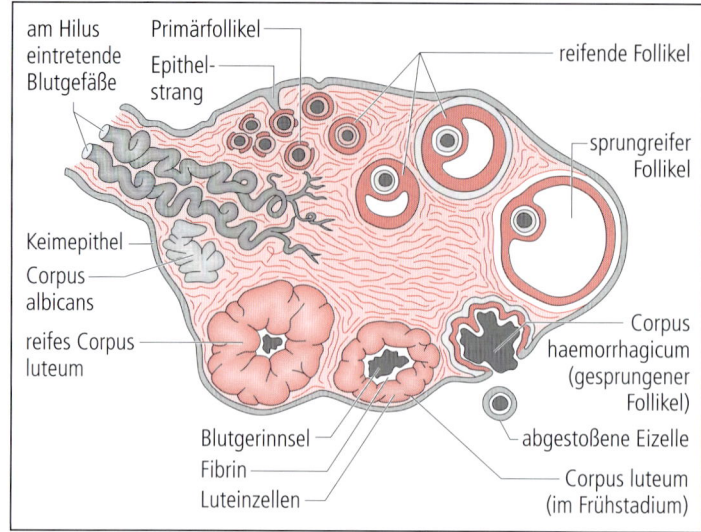

Abb. 3.18 Längsschnitt durch ein Ovar. Erkennbar sind die Follikel in ihren verschiedenen Reifestadien, der Follikelsprung sowie das *Corpus luteum* bis hin zum atrophischen *Corpus albicans*.

Bis zur Geburt reifen die Oogonien zu **ruhenden primären Oozyten** heran. In diesem Stadium verharren sie dann bis zur Pubertät.
Die ruhenden primären Oozyten sind von einer einreihigen Schicht abgeplatteter Epithelzellen umgeben. Primäre Oozyten und Epithelzellen stellen zusammen den **Primordialfollikel** dar. Mit Pubertätsbeginn erfolgt eine hypophysäre Hormonstimulation, die die Follikel zur endgültigen Reifung anregt. Die Reifung erfolgt über die folgenden Stadien (Abb. 3.18):

- Der **Primärfollikel** ist leicht vergrößert und weist einen einschichtigen Kranz kubischer Epithelzellen auf. Er befindet sich am äußeren Rand der Rindenzone des Ovars und wandert im Laufe seiner Reifung tiefer.
- Der **Sekundärfollikel** ist dadurch gekennzeichnet, dass das Follikelepithel proliferiert und zur vielschichtigen Granulosazellschicht wird (Beginn der Östrogenbildung).
- Die nächste Stufe ist der **Tertiärfollikel**. Im vielschichtigen Follikelepithel bildet sich ein größer werdender Hohlraum, die Follikelhöhle, in der sich Flüssigkeit, *Liquor folliculi*, ansammelt. Ein Teil der Tertiärfollikel bleibt auf dieser Stufe stehen, degeneriert und wird atretisch. Der andere Teil entwickelt sich weiter zu sprungreifen Follikeln.
- Während der Follikelwanderung in tiefere Rindenschichten erfolgt in der Eizelle die erste Reifeteilung (**Meiose** = Reduktionsteilung zur Bildung der haploiden Keimzelle), bei der die 46 Chromosomen auf 23 reduziert werden.
- Der sprungreife Follikel heißt **Graaf-Follikel**. In der Regel reift während eines Zyklus nur ein einziger Tertiärfollikel zu einem Graaf-Follikel heran. Der mit Liquor gefüllte Hohlraum verdrängt die Granulosazellschicht bis auf einen dichten Zellverband, den *Cumulus oophorus*, zum Schutz der Eizelle (Oozyte). Die Eizelle selbst ist rund, besteht aus klarem Protoplasma und enthält einen runden, dunkel gefärbten Kern mit einer deutlich ausgeprägten Membran. Sie schwimmt frei in einem mit Flüssigkeit gefüllten Dotterraum, der von einer basalmembranartigen Schicht, der *Zona pellucida*, umgeben wird. Über die *Zona pellucida* läuft der Stoffaustausch zwischen Eizelle und Follikelepithel. Die innerste Schicht des Follikelepithels formiert sich palisadenartig um die *Zona pellucida* zur **Corona radiata**.
- Im den Follikel umgebenden **Bindegewebe** (*Theca folliculi*) sind während der Reifung des Follikels zum Sekundär- und Tertiärfollikel Differenzierungsvorgänge erfolgt und zwei Thekazellschichten entstanden: die *Tunica externa* und die *Tunica interna*. Die **Tunica externa** bildet eine Hülle aus dicken, dichten Bindegewebsfasern, die zellreiche **Tunica interna** ist reich an Blut- und Lymphgefäßen, diese Zellschicht ist die Voraussetzung für die Östrogenproduktion im Follikel. In ihren Zellen wird, durch LH (Luteinisierungshormon) angeregt,

Die weiblichen Geschlechtsorgane

das männliche Hormon **Androstendion** synthetisiert und sezerniert, es diffundiert durch die Basalmembran in die Granulosazellschicht. Diese benötigt das Androstendion, um durch das FSH (follikelstimulierendes Hormon) angeregt die **Follikelhormone (Östrogene)** zu bilden. **Inhibin** ist ein weiteres Hormon, welches im Follikelepithel gebildet wird.

Während der aktiven Phase der Ovarien, zwischen der Menarche und der Menopause, reifen in einem Zyklus stets mehrere Follikel heran, die jedoch höchstens bis zum Tertiärfollikel reifen und dann zugrunde gehen. Diese atretischen Follikel ermöglichen eine kontinuierliche Östrogenproduktion.

■ **Follikelsprung (Ovulation):** Die zur Oberfläche des Ovars gerichtete Wand des Follikels wird enzymatisch aufgelockert. Durch den Innendruck der angestiegenen Liquormenge reißen der Follikel und die Wand des Ovars auf.
Die Eizelle und das umgebende Follikelepithel des *Cumulus oophorus* werden zusammen mit dem austretenden Liquor ausgeschwemmt. An der gerissenen Ovaroberfläche kommt es zu einer leichten Blutung.

■ **Befruchtung:** Zum Zeitpunkt der Ovulation legt sich der Eileiter mit seiner fimbrienbesetzten Öffnung über das Ovar, sodass die Eizelle beim Eisprung in seine Ampulle gelangt. Da die **Eizelle nur eine kurze Lebensfähigkeit** hat, muss die **Befruchtung innerhalb der ersten Stunden nach der Ovulation** erfolgen.
Dazu müssen die Spermien einen Weg vom spermizid wirkenden Scheidenmilieu über den zu diesem Zeitpunkt alkalischen, durchlässigen Zervixschleim bis in das Corpus uteri zurücklegen. Auf dem weiteren Weg durch den Uterus bis zur Tube sind sie den Sekreten des Endometriums ausgesetzt, durch die sie jedoch vermutlich erst ihre volle Funktionsfähigkeit erhalten. In der Ampulle erfolgt dann die **Imprägnation**, d.h. das Eindringen des Spermiums in die Eizelle, gleichzeitig wird im Kern der Eizelle die zweite Reifeteilung induziert. Der haploide Zellkern der Eizelle verschmilzt mit dem haploiden Kern der Samenzelle (so genannte Konjugation), und es entsteht eine Zygote mit diploidem Chromosomensatz. Eine Schwangerschaft beginnt.

> Die wichtigsten Begriffe bei der Befruchtung sind nochmals zusammengefasst:
> - **Konzeption:** zur Befruchtung führender Geschlechtsverkehr
> - **Imprägnation:** Eindringen des Spermiums in die Eizelle
> - **Konjugation:** Verschmelzung der beiden Kerne von Eizelle und Samenzelle

■ **Bildung des Gelbkörpers:** Nach der Ovulation bildet sich der im Ovar verbleibende Rest des Follikels zum Gelbkörper (*Corpus luteum*) um (vgl. Abb. 3.18). Die verbliebenen Granulosazellen proliferieren und differenzieren sich zu **Luteinzellen**. Dies sind lipoid- und pigmenthaltige Zellen, die über die *Theca interna* ernährt werden und die Gelbfärbung des Gelbkörpers verursachen.

> ! Der reife Gelbkörper stellt eine endokrine Drüse dar, die Östrogene, Relaxin und vor allem Progesteron produziert.

Ist keine Gravidität eingetreten, geht der Gelbkörper zugrunde und bildet sich zum *Corpus albicans* zurück. Die Hormonabgabe geht zurück und sistiert am 14. Tag vollständig. Im Falle einer Schwangerschaft bleibt sie jedoch erhalten, bis etwa im 4. Monat die Plazenta die Hormonproduktion übernimmt.

Die Scheide (Vagina)

> ! Die Scheide dient beim Geschlechtsverkehr der Aufnahme des männlichen Glieds und der Aufnahme des Spermas. Unter der Geburt wird sie zum Geburtsweg.

Die Scheide beginnt mit der im *Vestibulum vaginae* liegenden Scheidenöffnung und erstreckt sich bis zur *Cervix uteri*, wo sie die *Portio vaginalis* ringförmig umgibt. Durch die Schrägstellung der Portio gegen die Scheidenhinterwand entsteht ein ausgedehntes hinteres und ein flaches vorderes Scheidengewölbe (vgl. Abb. 3.12). Vorder- und Hinterwand dieses 8 bis 10 cm langen, bindegewebigmuskulösen Schlauchs liegen im Ruhezustand H-förmig aufeinander.
Vor der Defloration wird die Scheide am Scheidenvorhof durch eine halbmondförmige Hautfalte, den **Hymen**, unvollständig verschlossen. Nach Zerstörung dieser Hautfalte bei der Defloration

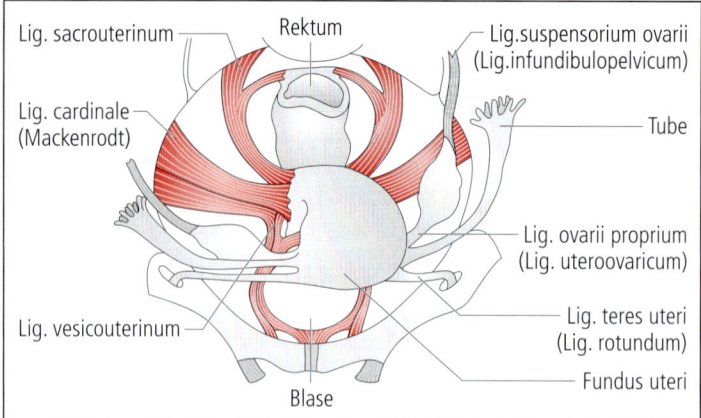

Abb. 3.19 Halteapparat der inneren weiblichen Genitalien. Schematische Darstellung der elastischen Verankerung des Uterus und der Adnexe im kleinen Becken.

verbleibt ein unregelmäßig gestalteter Randsaum (**Hymenalsaum**).
Die Scheidenwand besteht aus einer dünnen *Tunica muscularis*. Innen ist sie mit einem mehrschichtigen unverhornten Plattenepithel überzogen, das zyklischen Veränderungen unterliegt.
In der **Proliferationsphase**, d.h. unter Östrogeneinfluss, proliferiert auch das Plattenepithel der Scheide, es wird höher und lagert zunehmend **Glykogen** ein.
Nach der Ovulation, d.h. unter Progesteroneinfluss, werden die oberen Schleimhautschichten, in denen sich das Glykogen befindet, abgestoßen. Dadurch wird die Epithelhöhe bis zum neuen Zyklus wieder niedriger. Aus dem Glykogen der abgeschilferten Zellen erzeugen die **Döderlein-Stäbchen** (*Lactobacillus vaginalis*) der Scheidenflora Milchsäure und verursachen hierdurch das saure Scheidenmilieu. Dieses saure Milieu schützt die Vagina und die inneren Geschlechtsorgane vor Infektionen.

Halte- und Haftvorrichtung der inneren Genitalien

■ Aufhängesystem der Ovarien
- Das *Ligamentum ovarii proprium* verbindet das Ovar mit dem Uterus.
- Das *Ligamentum suspensorium ovarii* verbindet das Ovar mit der seitlichen Beckenwand. Es führt die Gefäße, die das Ovar versorgen (Abb. 3.16 und 3.19).

■ Halteapparat des Uterus (Abb. 3.19)
- Das *Ligamentum cardinale* (auch Parametrium genannt) wird vom subperitonealen Bindegewebe zu beiden Seiten des Uterus gebildet. Es enthält straffe Bindegewebszüge sowie glatte Muskulatur und verläuft von der *Cervix uteri* (in Höhe des inneren Muttermundes) zeltförmig zur Beckenwand.
- Das *Ligamentum latum* entsteht durch die zwei Umschlagfalten des peritonealen Überzugs über dem Corpus uteri und zieht von den Seitenflächen des *Corpus uteri* flügelartig zum Beckenrand. Mit seinem oberen Rand umschließt es einen Teil der Tube.
- Das *Ligamentum teres uteri* (auch rundes Mutterband, *Ligamentum rotundum*, genannt) entspringt ventral unterhalb des Tubenwinkels am Uterus und zieht durch den Leistenkanal zur Oberkante des *Os pubis*. Es hält den Uterus in Anteflexion. Das *Ligamentum teres uteri* hypertrophiert in der Schwangerschaft besonders stark. Gegen Schwangerschaftsende ist es etwa bleistiftdick. Durch das Aufrichten und Größerwerden des Uterus entsteht ein starker Zug, der von der Schwangeren unter Umständen als ziehender Schmerz im Leistenbereich wahrgenommen wird.
- Das *Ligamentum sacrouterinum* verbindet die Zervix mit dem Kreuzbein. Es vereinigt sich mit dem *Ligamentum cardinale*.
- Das *Ligamentum pubovesicale* zieht von der Symphysenhinterwand zum Blasenhals und zur Zervix.

Durch die Bänder wird der Uterus in seiner Lage gehalten, kann aber einer gefüllten Harnblase und einem gefüllten Darm ausweichen. Er besitzt also eine gewisse physiologische Beweglichkeit.

Die äußeren weiblichen Geschlechtsorgane

! Die äußeren weiblichen Geschlechtsorgane, auch äußeres weibliches Genitale oder **Vulva** genannt, umfassen: Schamberg, große Schamlippen, kleine Schamlippen, Klitoris und Scheidenvorhof (*Vestibulum*; Abb. 3.20).

Der **Schamberg** (*Mons pubis*) ist das über der Symphyse gelegene, behaarte Fettpolster.

Die **großen Schamlippen** (*Labia majora pudendi*) sind zwei fettgewebsreiche Hautfalten, die vom *Mons pubis* ausgehend die Schamspalte umschließen. Sie enthalten Talg-, Schweiß- und Duftdrüsen und sind an der Außenseite mit Schamhaar bedeckt. Vorne am *Mons pubis* laufen sie in der *Commissura anterior* zusammen, in der *Commissura posterior* hinten analwärts. Bei geschlossenen Beinen berühren sich die großen Labien und bedecken das Vestibulum.

Die **kleinen Schamlippen** (*Labia minora pudendi*) sind derbe, unbehaarte, dünne Hautfalten, die den Scheidenvorhof begrenzen. Nach vorn stehen die kleinen Labien mit der Klitoris in Verbindung, nach hinten laufen sie kleiner werdend in einer dünnen Hautfalte zusammen. Die kleinen Labien enthalten reichlich Talgdrüsen, sind an ihrer Außenfläche mit schwach verhorntem und an ihrer Innenfläche mit unverhorntem mehrschichtigem Plattenepithel überkleidet. An der Basis der kleinen Labien befindet sich dicht unter der Haut beidseits ein Schwellkörper (*Bulbus vestibuli*). Dieses nach dorsal keulenförmige Venengeflecht wird bei sexueller Erregung stark durchblutet und schwillt an.

Die **Klitoris** entsteht unter der Symphyse durch den Zusammenschluss zweier Schenkel eines Schwellkörpers (gleich dem des männlichen Glieds), die jeweils vom unteren Schambeinast kommen. Durch den Zusammenschluss entsteht das *Corpus clitoridis*, das vorn in der *Glans clitoridis* endet. Das *Corpus* wird von einer losen Vorhaut (*Praeputium clitoridis*) überdeckt, sodass nur die *Glans clitoridis* in der Falte sichtbar ist, die durch die Gabelung der kleinen Labien entsteht.

Die Klitoris ist das Pendant zum männlichen Penis; wie dieser ist sie bei sexueller Reizung durch Blutfüllung schwell- und minimal verlängerungsfähig.

Spreizt man die Labien auseinander, wird der **Scheidenvorhof** sichtbar. In ihm befindet sich die Scheidenöffnung mit dem Hymen (oder den Hymenalresten = *Carunculae hymenalis*), die Harnröhrenöffnung und die Mündung der Bartholini-Drüsen. Die **Harnröhrenöffnung** (*Ostium urethrae externum*) liegt auf einer Erhebung etwa 2 cm unterhalb der Klitoris und wird von mehreren kleinen Schleimdrüsen umgeben. Die beiden erbsengroßen **Bartholini-Drüsen** (*Glandulae vestibulares majores*) liegen in der Muskulatur des

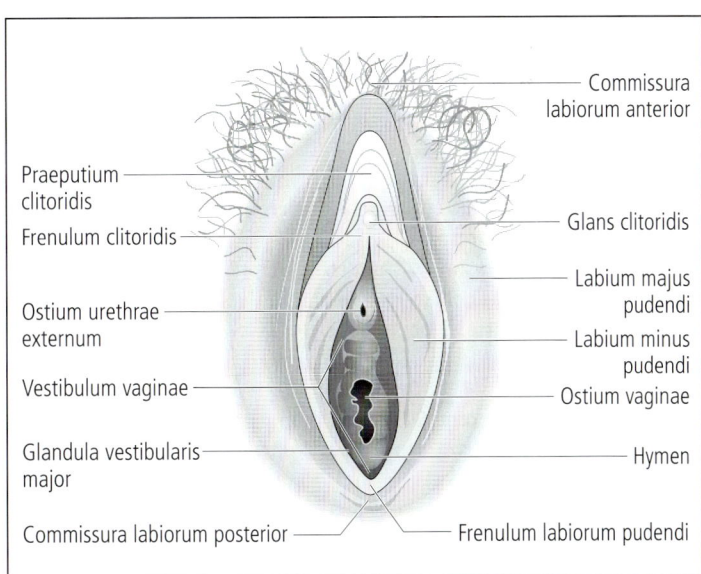

Abb. 3.20 Äußere weibliche Geschlechtsorgane (mit entfalteter Vulva).

Diaphragma urogenitale. Diese beiden großen Scheidenvorhofdrüsen münden beidseits mit einem etwa 1,5 cm langen Ausführungsgang in der Furche zwischen den kleinen Labien und dem Hymen beziehungsweise Hymenalsaum im hinteren Drittel der Vulva. Sie geben ein schleimiges Sekret ab. Bei **sexueller Erregung** vermehrt sich die Schleimabsonderung, um so das Eindringen des männlichen Glieds zu erleichtern. Bei **Entzündungen** können die Drüsen stark und sehr schmerzhaft anschwellen, die darüber liegende Haut ist dann deutlich gerötet.

Gefäße und Nerven des inneren und äußeren Genitales

Die arterielle Gefäßversorgung des **inneren Genitales**, d.h. der inneren Geschlechtsorgane, erfolgt hauptsächlich über die *Arteria ovarica* und die *Arteria uterina*.

- Die *Arteria ovarica* entspringt knapp unterhalb der Nieren direkt aus der Aorta. Sie verläuft schräg nach unten und zieht von der Seitenwand des Beckens über das *Ligamentum suspensorium ovarii* zum Ovar. Die *A. ovarica* verbindet sich mit Ästen der *A. uterina* und versorgt Ovar und Tube.
- Die *Arteria uterina* zweigt von der *Arteria iliaca interna* ab, die wiederum von der *Arteria iliaca communis* stammt. Sie zieht über den Uterus hinweg zur *Cervix uteri*. Hier zweigt die absteigende *A. vaginalis* ab. Die *A. uterina* zieht vielfach geschlängelt an der Seitenfläche der Gebärmutter nach oben und gibt dabei viele Spiralarterien an den Uterus ab. Im Tubenwinkel teilt sie sich in ihre Endäste. Ein Ast verläuft im *Lig. ovarii proprium* zum Ovar, der andere in der Mesosalpinx am Eileiter entlang, beide verbinden sich mit der *A. ovarica*.
- Die *Arteria vaginalis* zweigt von der *A. uterina* ab und verläuft von der *Cervix uteri* aus an der Scheidenwand abwärts, dabei bildet sie ein Gefäßnetz um die Scheide.

Die Gefäße des **äußeren Genitales** stammen hauptsächlich aus der *Arteria pudenda interna*. Ihre Äste versorgen Muskulatur und Haut der Dammregion sowie das äußere Genitale.
Die **Venen** des inneren und äußeren Genitales begleiten die gleichnamigen Arterien.

Im *Lig. latum*, an den Seitenkanten des Uterus, liegt ein besonders dichtes Venengeflecht (*Plexus venosus uterinus*), von dem das Blut aus dem Versorgungsgebiet der *A. uterina* und *A. ovarica* zu den gleichnamigen Venen geleitet wird (Abb. 3.21).
Die Genitalien werden vom vegetativen Nervensystem innerviert. Zwischen vegetativem Nervensystem und Psyche besteht eine enge wechselseitige Beziehung, die in der Geburtshilfe besondere Beachtung verdient. Ein simples Beispiel ist der wechselseitige Zusammenhang von Angst, Spannung und Schmerz. Diesen Kreislauf gilt es, unter der Geburt nicht aufkommen zu lassen oder zu unterbrechen (s. auch Kap. 16, S. 326).
Zur Schmerzlinderung unter der Geburt können lokale Nervenbahnen an verschiedenen Stellen durch Blockaden unterbrochen werden (s. Kap. 42, S. 820 ff.).
Die Wehentätigkeit des Uterus wird durch den Parasympathikus gefördert.
Die Beckennervengeflechte bestehen aus sympathischen und parasympathischen Fasern.
Das innere Genitale wird hauptsächlich von den folgenden Nervengeflechten versorgt (Abb. 3.22):

- Der **Plexus uterovaginalis**, auch als **Frankenhäuser Plexus** bezeichnet, kommt aus dem *Plexus hypogastricus inferior*, der wiederum vom *Plexus hypogastricus superior* abzweigt. Dieses Nervengeflecht mit zahlreichen Ganglien liegt im subperitonealen Bindegewebe in Höhe der *Cervix uteri*. Es zweigt sich auf in Äste für Uterus, Vagina, Tube und Ovar.
- Der **Plexus ovaricus** kommt oberhalb des *Plexus hypogastricus superior* wie dieser aus dem *Plexus aorticus abdominalis*. Er begleitet die Ovarialgefäße durch das *Lig. suspensorium* und versorgt Tube, Ovar und z.T. den Uterus.

Die Innervation der **äußeren Genitalien** und des **Dammes** erfolgt vorwiegend über den ***Nervus pudendus***. Seine Fasern kommen aus den vorderen Ästen des 2., 3. und 4. Sakralnervs. Er zieht außerhalb des Beckens über den *Tuber ischiadicum* und gibt drei Äste ab:

- den ***Nervus rectalis inferior***, der die Haut des Analbereichs und den *Musculus sphincter ani externus* versorgt,
- den ***Nervus perinealis***, der Muskeln und Haut im Bereich des Dammes versorgt und Äste zu den großen Labien abgibt,
- den ***Nervus dorsalis clitoridis***, der Haut und Klitoris versorgt.

Die weiblichen Geschlechtsorgane

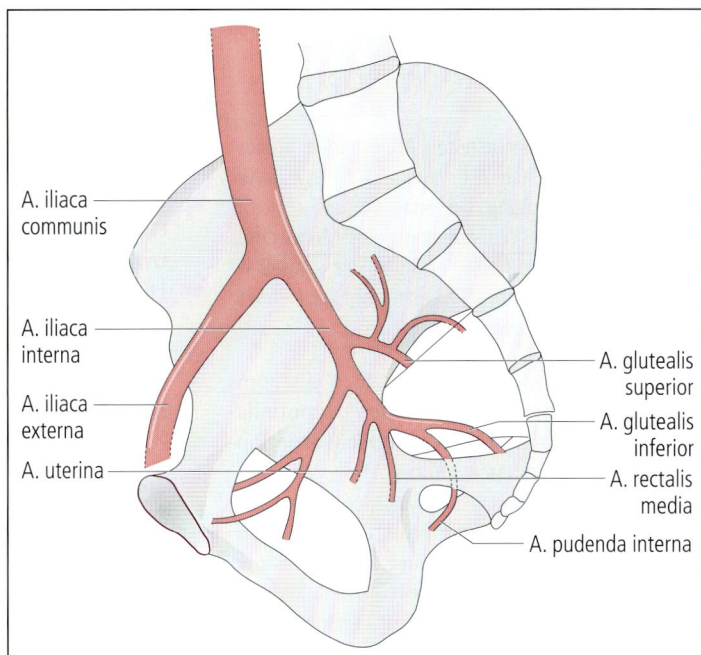

Abb. 3.21 Beispiel eines Verzweigungsmusters der inneren Beckenarterien.

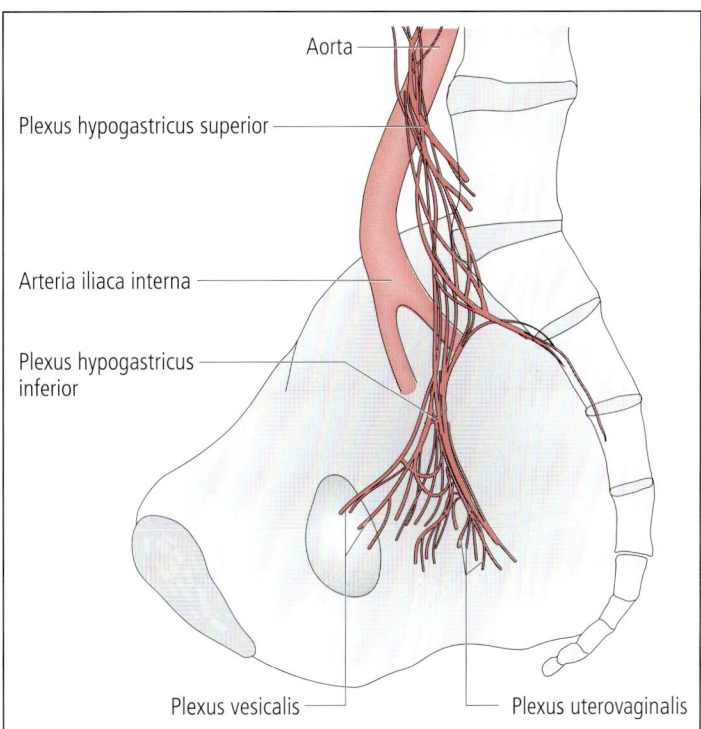

Abb. 3.22 Die Nervengeflechte des inneren Genitales.

Der *Nervus pudendus* verläuft unterhalb der *Spina ischiadica*. Hier kann man unter der Geburt durch den so genannten **Pudendusblock** eine Schmerzausschaltung im Bereich von Haut und Muskulatur des Damms erzeugen.

Physiologie der weiblichen Geschlechtsorgane

! Frauen im geschlechtsreifen Alter haben in der Regel alle 4 Wochen, d. h. etwa alle 28 Tage, eine Menstruationsblutung. Die erste Blutung tritt im 10. bis 13. Lebensjahr auf und heißt **Menarche**. Die letzte Blutung beim Versiegen der ovariellen Zyklen um das 46. bis 50. Lebensjahr bezeichnet man als **Menopause**.

Der Regelzyklus der Frau wird über ein kompliziertes Zusammenspiel zwischen **Hypothalamus, Adenohypohyse (Hypophysenvorderlappen)** und **Ovar** gesteuert (Abb. 3.23).
- Der **Hypothalamus** ist das übergeordnete Zentrum. Von ihm wird die Funktion des Hypophysenvorderlappens gesteuert. Diese Steuerung erfolgt durch **Gonadotropin-Releasing-Hormone (GnRH)**. Releasing-Hormon heißt Freisetzungshormon. Die GnRH bewirken die Freisetzung von **FSH** (**follikelstimulierendes Hormon**) und **LH** (**Luteinisierungshormon**). Sie werden daher auch als FSHRH und LHRH bezeichnet.
- Der **Hypophysenvorderlappen** wird von den Releasing-Hormonen stimuliert und schüttet FSH und LH aus. FSH und LH wirken auf die Gonaden und werden daher auch als **Gonadotropine** bezeichnet. Ein weiteres Hormon des Hypophysenvorderlappens ist das **Prolaktin (PRL)**. Es regt die Laktogenese an. Prolaktin wirkt wahrscheinlich auch auf andere Organe, der Wirkungsmechanismus ist jedoch noch nicht restlos geklärt.

Die Wirkung der Hypophysenhormone
(Abb. 3.24)

Das **FSH** regt im weiblichen Ovar die **Follikelreifung** bis zum Graaf-Follikel und zum Eisprung

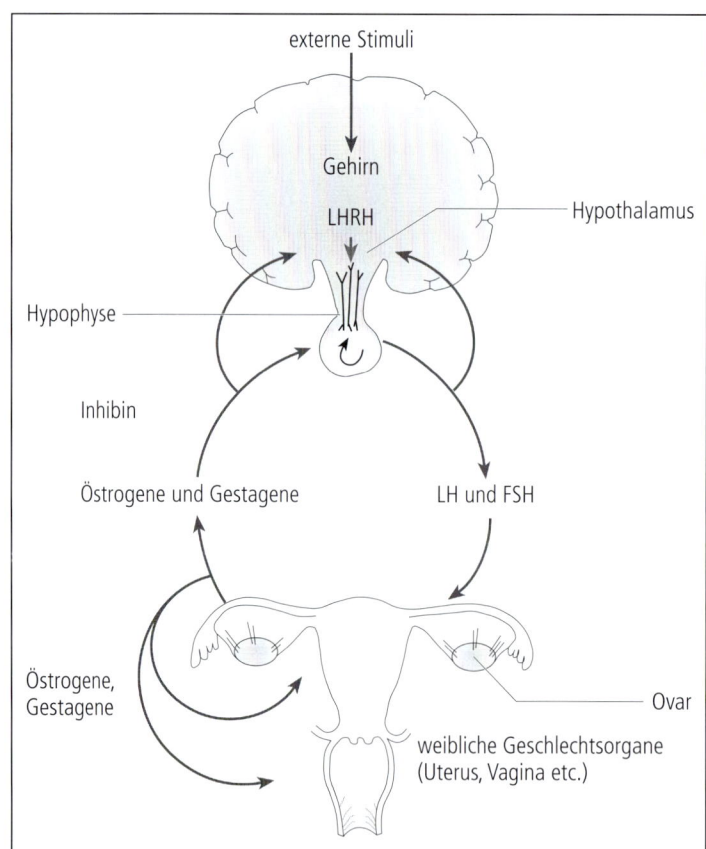

Abb. 3.23 Der ovarielle Regelkreis (aus: Schmidt-Matthiesen H, Wallwiener D. Gynäkologie und Geburtshilfe. 10. Aufl. Stuttgart, New York: Schattauer 2005).

Physiologie der weiblichen Geschlechtsorgane

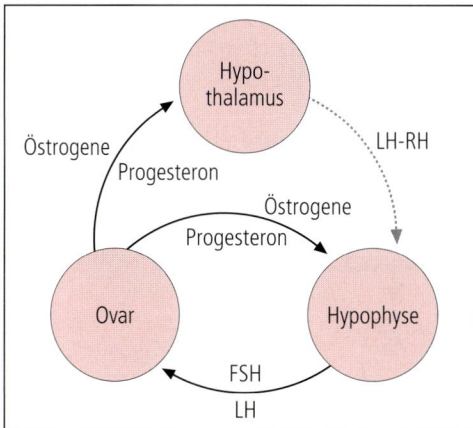

Abb. 3.24 Schematische Darstellung des hormonellen Regelkreises zwischen Hypothalamus, Adenohypophyse und Ovar (aus: Schmidt-Matthiesen H, Hepp H. Gynäkologie und Geburtshilfe. 9. Aufl. Stuttgart, New York: Schattauer 1998).

Die Wirkung der Ovarialhormone
(Abb. 3.24)

> **!** Im Ovar werden unter dem Einfluss der Gonadotropine FSH und LH vor allem die Steroidhormone Östrogen und Progesteron gebildet, ferner in geringem Ausmaß auch Androgene sowie das Hormon Inhibin.

Es werden drei **Östrogene** unterschieden: Östradiol, Östron und Östriol. Östradiol ist die biologisch aktivste Substanz, die anderen zwei weisen eine wesentlich geringere biologische Wirksamkeit auf. Im Ovar werden sie von den Theca- und Granulosazellen gebildet, eine extragenitale Synthese ist in der Nebennierenrinde und der Plazenta möglich. Die Menge der Östrogenproduktion wird durch die Bestimmung des Östradiol-Serumspiegels festgestellt. In der Geburtshilfe ist aber auch die Spiegelbestimmung des Östriols von Bedeutung (s. Funktion der Plazenta, S. 104 ff.).

Das vom *Corpus luteum* gebildete Hormon **Progesteron** bestimmt die zweite Zyklushälfte (Lutealphase). Die Bildung von Progesteron kann durch Bestimmung des Serumspiegels überprüft werden. Durch das Progesteron wird das Endometrium auf eine Nidation vorbereitet. In der Schwangerschaft übernimmt die Plazenta die Progesteronproduktion.

Die **Androgenbildung** unterliegt ebenfalls der Steuerung durch hypophysäre Hormone und findet hauptsächlich im Ovar und in der Nebennierenrinde statt. Die Androgene haben im weiblichen Organismus Einfluss auf das Sexualverhalten (Libido), auf Sekundärbehaarung, Muskulatur und Skelettsystem. Bei Überproduktion können Vermännlichungstendenzen auftreten.

an. Darüber hinaus werden die Follikel zur **Sekretion von Östrogenen** stimuliert. Beim Mann stimuliert FSH entsprechend die Spermatogenese.

Der FSH-Serumspiegel ist während der Menstruation und zu Beginn der Follikelphase hoch. In der präovulatorischen Phase fällt er ab, um kurz vor dem »ovulatorischen LH-Gipfel« seinen tiefsten Punkt zu erreichen. Anschließend steigt er allmählich wieder an (vgl. Abb. 3.25).

Das **LH** wirkt ebenfalls auf die Follikel, jedoch erst nach vorangegangener Stimulierung der Follikel durch FSH. Es hat vor allem Einfluss auf die **Luteinisierung**, d. h. die Bildung des Gelbkörpers, und somit auf die Progesteronproduktion. Beim Mann stimuliert LH die Leydig-Zwischenzellen. Der Serumspiegel von LH weist in der Zyklusmitte einen steilen Anstieg auf, der 1 bis 3 Tage dauert und den Eisprung auslöst (**ovulatorischer LH-Gipfel**).

Das **Prolaktin** als drittes Hypophysenhormon regt die **Laktogenese** an. Die Bedeutung des Hormons für den Ovarialzyklus ist noch nicht vollständig geklärt. In der Schwangerschaft und besonders in der Stillzeit steigt die Prolaktinsekretion steil an. Ein Nachweis der Hypophysenhormone in Serum und Harn ist durch verschiedene Laboruntersuchungen möglich.

Der Ovarialzyklus

> **!** Der Ovarialzyklus ist ein zweiphasiger Zyklus von durchschnittlich 28 Tagen Länge. Die Länge unterliegt aber im Einzelfall großen Schwankungen. Die Dauer ist von Frau zu Frau recht unterschiedlich, durch den übergeordneten Hypothalamus spielen auch psychische Faktoren eine Rolle (Abb. 3.25).

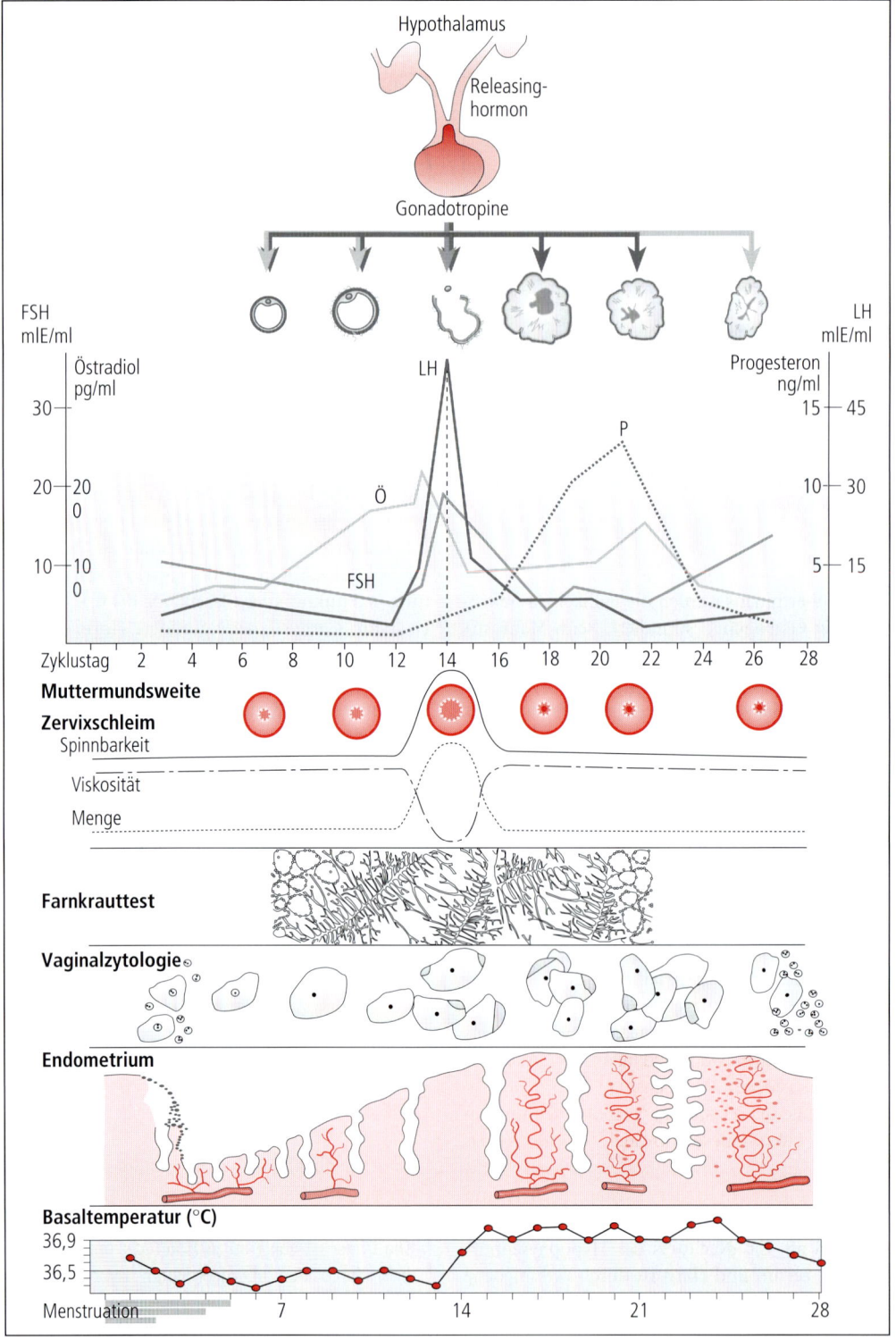

Abb. 3.25 Die zyklischen Veränderungen der Sexualhormone im Blut und ihre biologische Wirkung (aus: Schmidt-Matthiesen H, Wallwiener D. Gynäkologie und Geburtshilfe. 10. Aufl. Stuttgart, New York: Schattauer 2005).

Physiologie der weiblichen Geschlechtsorgane

Der Zyklus beginnt damit, dass durch den ansteigenden FSH-Spiegel die Reifung von Primordialfollikeln angeregt wird. Da die Progesteronbildung im zugrunde gehenden *Corpus luteum* einige Tage vor Blutungsbeginn eingestellt wird, steigt der FSH-Spiegel und ein neuer Ovarialzyklus beginnt dadurch bereits **vor** Blutungsbeginn.

FSH und LH stimulieren die Theka- und Granulosazellen in der ersten Zyklushälfte zur Östrogenbildung. In der Regel erlangt nur **ein** Follikel die Sprungreife, die anderen bilden sich zurück und werden atretisch. Die vermehrte Östrogenbildung bewirkt einen FSH-Abfall. Es wird angenommen, dass bei dieser Hemmung der FSH-Freisetzung das in den Granulosazellen gebildete Hormon Inhibin eine Rolle spielt.

Der **Follikelsprung** wird durch den **LH-Gipfel in der Zyklusmitte** induziert. Unter dem Einfluss von LH wandelt sich der entleerte Follikel zum *Corpus luteum* um und produziert Progesteron. Am 4. bis 5. postovulatorischen Tag erreicht der Progesteronspiegel seinen Gipfel. Hat keine Konzeption stattgefunden, geht er dann langsam zurück. Am 10. bis 12. postovulatorischen Tag bildet sich das *Corpus luteum* zum *Corpus albicans* zurück.

Während des Progesterongipfels wird die FSH-Ausschüttung gehemmt. Der **Östrogenspiegel**, der **um die Zyklusmitte einen Höhepunkt** erreicht, fällt nach der Ovulation zunächst leicht ab, erreicht aber mit dem Progesterongipfel in der zweiten Zyklushälfte noch einen **zweiten Gipfel**.

Der Menstruationszyklus

> **!** Der Ovarialzyklus löst zyklische Veränderungen der Uterusschleimhaut aus, die zu einem periodischen Aufbau sowie einer nachfolgenden Abstoßung der Schleimhaut und damit verbundenen Blutungen führen. Der Menstruationszyklus wird vom ersten Blutungstag an gerechnet. Seine Dauer richtet sich nach dem Ovarialzyklus (Abb. 3.25 und 3.26).

Am Endometrium lassen sich zwei Schichten unterscheiden: die dem Myometrium aufliegende Basalis und die zyklisch aus ihr aufwachsende Funktionalis. Letztere durchläuft in Abhängigkeit von der hormonellen Stimulierung bei jedem Zyklus verschiedene Funktionsstadien. Hierzu zählen die **Proliferation** (4. bis 14. Tag, Proliferationsphase), die postovulatorisch beginnende **Sekretion** (Sekretionsphase) und die beim Absinken des Hormonspiegels einsetzende **Desquamation** (Desquamationsphase; lat. *desquamare* = abschuppen). Kommt es zu einer Konzeption und Nidation, bleibt die Menstruation aus, und es erfolgt anstatt der Desquamation die Dezidualisation.

Proliferationsphase (parallel zur Follikelphase)

Nach Abstoßung der Funktionalis des vorangegangenen Zyklus baut sich auf der verbleibenden Basalis unter dem **Einfluss der Östrogene** eine neue Funktionalis auf. Die Drüsen sind zunächst von einfacher, gestreckter Form. Zur Zyklusmitte nimmt das Stroma erheblich an Dicke zu, die Drüsen vergrößern sich und werden geschlängelter. Aus der Basalis wachsen neue Spiralarterien ein.

Sekretionsphase (parallel zur Gelbkörperphase)

Durch den **Progesteroneinfluss** in der zweiten Zyklushälfte erweitern sich die Drüsen, nehmen an Schlängelung noch zu und geben ein schleimiges Sekret ab. Das Stroma lockert sich auf, erscheint ödematös und erreicht um den 21. Zyklustag seine maximale Höhe. Das Sekret enthält unter anderem Glykogen und zahlreiche Enzyme. Das Endometrium ist für eine Implantation bestens vorbereitet.

Kommt es zu keiner Befruchtung, bildet sich das *Corpus luteum* zurück, die Ovarialhormone sinken gegen Zyklusende ab. Das Endometrium wird weniger versorgt und nimmt an Höhe ab.

> Zum Zeitpunkt der Ovulation kommt es ebenfalls durch den Progesteroneinfluss zum Ansteigen der **basalen Körpertemperatur** um 0,5 bis 1 °C. Diesen Umstand nutzt man bei der Basaltemperaturmessung zur Feststellung, ob und wann eine Ovulation stattgefunden hat. Die Messung muss nach **mindestens 6 Stunden Schlaf** morgens vor dem Aufstehen, möglichst zur gleichen Zeit und an der gleichen Stelle (rektal oder sublingual) erfolgen.

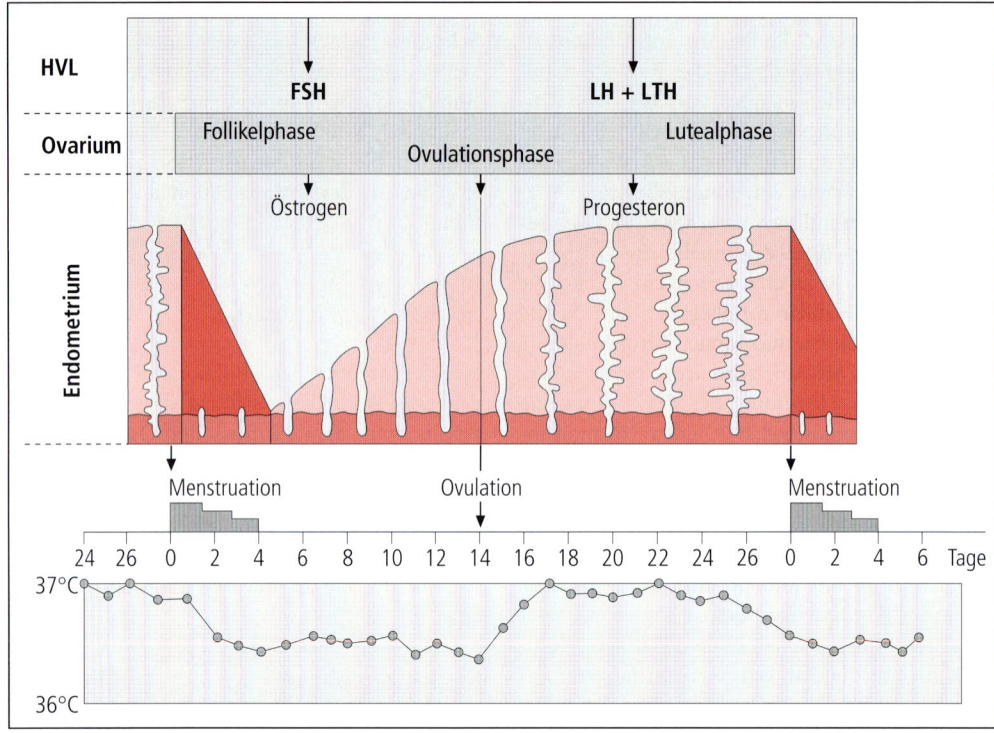

Abb. 3.26 Die Phasen eines normalen Menstruationszyklus. Dargestellt sind die zyklischen Veränderungen am Endometrium und eine für einen ovulatorischen Zyklus typische Basaltemperaturkurve.

Desquamationsphase

Die Funktionalis wird abgestoßen, es kommt zur Abbruchblutung, d. h. zur Menstruation. Die Menstruationsblutung dauert durchschnittlich 4 bis 5 Tage, am 2. und 3. Tag ist sie am stärksten. Enzyme und der Abbau einiger Gerinnungsfaktoren bewirken, dass das Menstruationsblut flüssig bleibt. Die **Epithelisierung** (Regeneration) der endometrialen Wundfläche setzt unmittelbar danach ein.

Östrogen- und progesteronbedingte Veränderungen an Zervix und Vagina

Der Zervixschleim

Unter der ansteigenden **Östrogenproduktion** in der Follikelphase vermehrt sich die Zervixsekretion. Zur Ovulationszeit wird der Zervixschleim durchsichtig (glasklar) und fadenziehend (spinnbar). Er reagiert alkalisch und weist beim Eintrocknen ein charakteristisches Kristallmuster auf, das so genannte **Farnkrautphänomen** (positiver Farnkrauttest). Die Viskosität ist herabgesetzt und bietet den Spermien optimale Bedingungen für das Eindringen.

Unter **Progesteroneinfluss** wird die Sekretion vermindert, Viskosität und Spinnbarkeit werden herabgesetzt, das Farnkrautphänomen verschwindet. Der Schleimpfropf ist klein, trüblich weiß und für Spermien undurchdringlich (vgl. Abb. 3.25).

Die Vagina

Die **Östrogene** bewirken die Proliferation des Plattenepithels der Scheide und schaffen so die Voraussetzung zur Bildung des normalen sauren Scheidenmilieus.

Unter **Progesteroneinfluss** in der zweiten Zyklushälfte finden sich vermehrt abgeschilferte Zellen und ein niedriges Epithel.

Die männlichen Geschlechtsorgane

Urethra

Die männliche Urethra ist etwa 20 bis 25 cm lang (die weibliche nur 3 bis 5 cm), weist im schlaffen Zustand zwei Krümmungen auf und ist unterschiedlich weit (Abb. 3.27). Die ersten 2 proximalen Zentimeter dienen nur als Harnweg, der Rest ist funktionell Harn- und Samenröhre.
Die männliche Urethra wird in drei Abschnitte unterteilt:
- Pars prostatica urethrae
- Pars membranacea urethrae
- Pars spongiosa urethrae

Die *Pars prostatica* beginnt am Blasenhals und durchzieht die unmittelbar unterhalb der Blase gelegene **Prostata**. Am Boden dieses Abschnitts finden sich zahlreiche Öffnungen, dies sind die Mündungen der Ausführungsgänge der Prostatadrüsen. Des Weiteren findet sich hier eine kleine Erhebung, der **Samenhügel** (*Colliculus seminalis*), in den die beiden Samenleiter münden. Der im Samenhügel liegende kleine **Blindsack** (*Utriculus prostaticus*) ist ein Rudiment der **Müller-Gänge** (embryonale Geschlechtsgänge, die bei der Frau zu Tube, Uterus und oberer Vagina, beim Mann zu Testes und Prostata werden).
Die **Pars membranacea** ist der etwa 1 cm lange Abschnitt, der durch das *Diaphragma urogenitale* führt. Der *Musculus transversus perinei profundus* bildet hier um die Harnröhre den *Musculus sphincter urethrae*, wodurch eine Engstelle entsteht. Seitlich hinter der Urethra liegen im *Diaphragma urogenitale* die etwa erbsengroßen **Cowper-Drüsen** (*Glandulae bulbourethrales*). Ihre Ausführungsgänge ziehen 3 bis 4 cm schräg nach vorn unten und münden in die *Pars spongiosa*.
Die *Pars spongiosa* als längster Abschnitt der männlichen Urethra beginnt unterhalb des *Diaphragma urogenitale* und tritt dann in den *Bulbus penis*, den **Harnröhrenschwellkörper**, ein. Am Boden des oberen Teils der *Pars spongiosa* münden die Cowper-Drüsen. Im Dach der *Pars spongiosa* sind zahlreiche kleine tubuläre Drüsen (*Glandulae urethrales* = Littré-Drüsen) eingelagert. Sie münden in kleine Buchten (*Lacunae urethrales*) und sezernieren Schleim. An ihrem distalen Ende erweitert sich die Harnröhre zur **Fossa navicularis**.

Penis

Am Penis lassen sich die fest im Beckenboden und am Skelett verankerte **Peniswurzel** und der bewegliche **Penisschaft** unterscheiden. Der Penisschaft endet in der *Glans penis* (**Eichel**), auf deren Spitze auch die Harnröhre mündet. Der Penis besteht in der Hauptsache aus zwei verschiedenartigen Schwellkörpern:
- dem *Corpus spongiosum penis* und
- dem *Corpus cavernosum penis*.

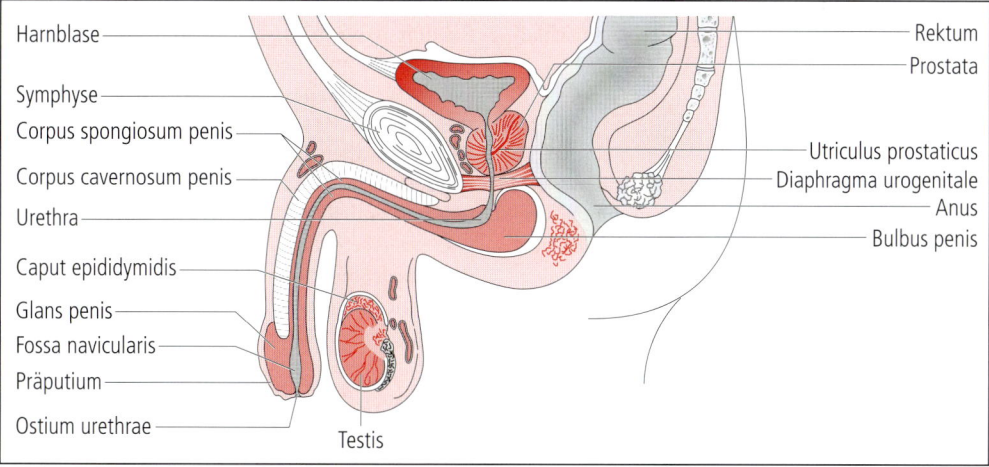

Abb. 3.27 Medianschnitt des männlichen Beckens. Darstellung der Geschlechtsorgane und ihre Lagebeziehung zu den Nachbarorganen.

Das *Corpus spongiosum* umgibt direkt die Harnröhre. Es beginnt unter dem *Musculus transversus perinei* mit einer Anschwellung (*Bulbus penis*), in die die Harnröhre eintritt. An der Spitze endet der Schwellkörper in der *Glans penis*. Das *Corpus spongiosum* besteht aus einem dichten, verzweigten Venengeflecht. Während der Erektion füllt sich der Schwellkörper prall mit Blut, bleibt aber weich und komprimierbar, um die Durchgängigkeit der Urethra für das Sperma zu erhalten.

Das *Corpus cavernosum* setzt sich aus zwei Schenkeln zusammen, die fest an den absteigenden Schambeinästen verankert sind und vom *Musculus ischiocavernosus* bedeckt werden. Nach vorn verjüngen sie sich und enden unter der Kappe der *Glans penis*. Die Schenkel verbindet ein Septum, in der so entstandenen Rinne liegt das *Corpus spongiosum*.

Das *Corpus cavernosum* wird aus schwammartigen Bindegewebsfasern und glatter Muskulatur gebildet, in denen zahlreiche **Kavernen** liegen. In der Tiefe verläuft die *Arteria profunda penis*, ihre Äste münden in die Kavernen. Die Arterienäste öffnen sich bei der Erektion und füllen die Kavernen und somit den Schwellkörper. Die den Schwellkörper umhüllende *Tunica albuginea* komprimiert dabei die durch sie hindurchtretenden Venen. Diese so genannten **Drosselvenen** und arteriovenösen Anastomosen werden somit verschlossen, es entsteht eine vorübergehende Abflussbehinderung.

Die gesteigerte Blutzufuhr auf der einen und Abflussbehinderung auf der anderen Seite hat die Erektion zur Folge. Konstriktion der Arterienäste und Öffnung der venösen Gefäße entspannt die maximal gedehnte *Tunica albuginea* wieder. Es beginnt ein vermehrter Blutabfluss, der zur Erschlaffung führt.

Die Faszien des Penis

Die beiden **Schwellkörper** sowie die beiden *Crura penis* sind von der *Fascia penis profunda* umschlossen und am Schambein und am *Diaphragma urogenitale* verankert. Die *Fascia penis superficialis* ist die zweite Faszie; sie wird von einer dünnen, verschieblichen Haut bedeckt. Diese Penishaut bildet über der *Glans penis* eine Duplikatur, das **Präputium** (Vorhaut). Das Präputium ist durch ein Bändchen (*Frenulum praeputii*) an der Unterseite der *Glans penis* befestigt.

Die akzessorischen Geschlechtsdrüsen

Unter diesem Begriff werden Prostata, Samenblase und Cowper-Drüsen zusammengefasst (Abb. 3.27 und 3.28). Sie fügen während der Ejakulation das Sekret bei, das den Spermien als Trägerflüssigkeit für den Transport dient. Den weitaus größten Teil liefert die Prostata.

Die Prostata (Vorsteherdrüse)

Dieser kastanienförmige, feste, derbe Drüsenkörper liegt zwischen Harnblase und *Diaphragma urogenitale*. Er wird von der Urethra und den beiden *Ductus ejaculatorii* durchbohrt. Die Prostata ist im Becken bindegewebig befestigt, vom Rektum aus ist das Organ zu tasten.

Die Prostata setzt sich aus etwa 40 tubuloalveolären Einzeldrüsen zusammen, die in drei Drüsenlappen angeordnet sind. Die Ausführungsgänge münden zum Teil gemeinsam im Bereich des *Colliculus seminalis*. Die mit Zylinderepithel ausgekleideten Drüsen liegen zwischen glatter Muskulatur und elastischen Bindegewebsfasern. Das Drüsensekret ist dünnflüssig und trüb. Es reagiert alkalisch und enthält unter anderem Enzyme, die das Ejakulat verflüssigen.

Die Samenblase (*Vesicula seminalis*)

Dieses paarige Organ ist ein vielfach gewundener Schlauch mit reichlichen Aussackungen und liegt zwischen dem Boden der Harnblase und dem Rektum (Abb. 3.28). Die Ausführungsgänge vereinigen sich mit dem Samenleiter und münden als *Ductus ejaculatorius* im Bereich des *Colliculus seminalis*.

Die Schleimhautoberfläche wird durch Schleimhautleisten in viele Nischen und Kammern unterteilt und enthält einschichtiges und mehrschichtiges, sezernierendes Epithel. Eine dünne *Tunica muscularis* umgibt das Drüsengewebe. Das Sekret der Samenblase ist alkalisch und enthält reichlich Fruktose.

Die Cowper-Drüsen

Diese etwa erbsengroßen Drüsen liegen im *Diaphragma urogenitale*, umgeben vom *Musculus transversus perinei profundus* (Abb. 3.27 und 3.28).

Die männlichen Geschlechtsorgane

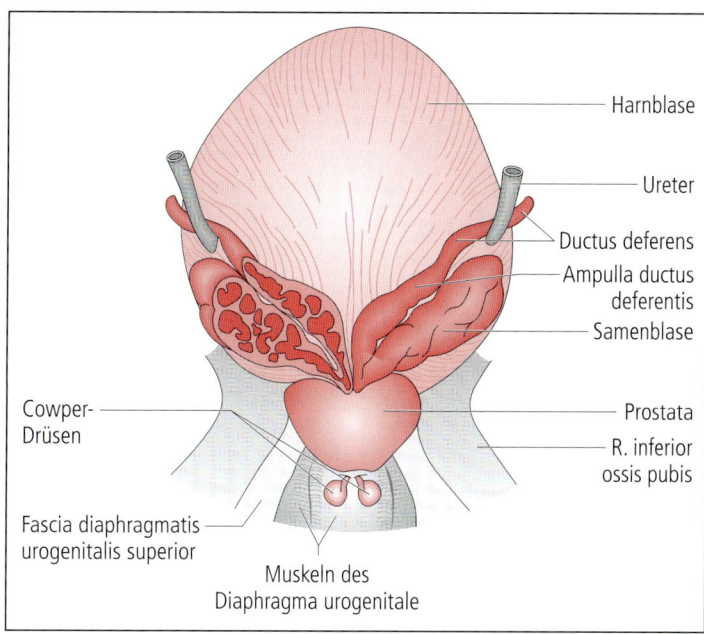

Abb. 3.28 Harnblase und männliche akzessorische Geschlechtsdrüsen (von dorsal).

Ihre Ausführungsgänge ziehen 2 bis 3 cm schräg nach unten und münden im Anfangsteil der *Pars spongiosa* der Urethra. Die Drüsen bilden ein schleimiges, schwach alkalisches Sekret, das vor der Ejakulation entleert wird.

Hoden und ableitende Samenwege

! In den Hoden (*Testes*) werden Geschlechtshormone und nach eingetretener Geschlechtsreife Samenzellen gebildet.

Die beiden pflaumenförmigen Hoden treten in der Regel am Ende der Fetalentwicklung aus dem äußeren Leistenring in den tiefer liegenden **Hodensack** (*Skrotum*) ein. Bei diesem Tiefertreten zieht jeder Hoden alle seine Leitungsbahnen mit: Sie vereinigen sich zum **Samenstrang**. Die Hodenhüllen bilden sich durch die Ausstülpungen der Bauchwandschichten.

Hodenhüllen

Die Hoden mit ihren Hüllen liegen in einer Hauttasche, dem schon erwähnten Hodensack oder Skrotum (Abb. 3.29). Eine bindegewebige Scheidewand (*Septum scroti*) teilt den Hodensack in zwei Kammern, für jeweils einen Hoden mit Nebenhoden. Diese Teilung ist äußerlich durch eine **mediane Raphe** deutlich zu erkennen.

Die **Skrotalhaut** ist dünn, bräunlich pigmentiert und gerunzelt. Sie besitzt Talg- und Schweißdrüsen und eine spärliche Behaarung. Die *Tunica dartos* liegt unter der Skrotalhaut und steht im engen Verband zu ihr.

> Die *Tunica dartos* hat die Funktion der **Temperaturregulierung**, die für die Spermiogenese notwendig ist.

Sie ist reich an Blutgefäßen und besteht aus elastischen und glatten Muskelfasern. Durch Kontraktionen dieser Fasern zieht sich die Skrotalhaut zusammen. Die Oberfläche wird kleiner und die Blutgefäße werden enger, dadurch **sinkt die Wärmeabgabe**. Bei Entspannung vergrößert sich die Oberfläche, die Gefäße werden weit gestellt und die **Wärmeabgabe steigt**.

Die *Fascia spermatica externa* ist die äußere Hülle von Samenstrang und Hoden.

Die *Fascia cremasterica* besteht aus zwei Lagen lockerem Bindegewebe, die einen dünnen, gut ausgebildeten quer gestreiften Muskel umhüllen, den *Musculus cremaster*.

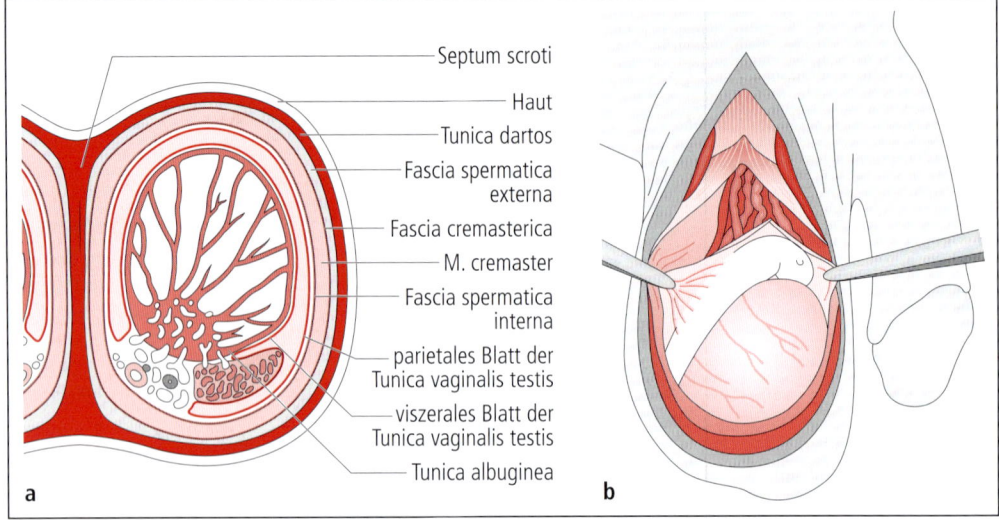

Abb. 3.29 Hodenhüllen.
a Transversalschnitt durch das Skrotum, **b** die einzelnen Hodenhüllen sind eröffnet dargestellt.

Der *M. cremaster* hat eine Schutzfunktion: Bei Kältereiz, aber auch bei traumatischen Einwirkungen, kann der Hoden durch diesen Muskel angehoben und so in eine geschütztere, sprich wärmere Position gebracht werden. Das Annähern und Abrücken vom Körper sind also weitere Möglichkeiten der für die Spermiogenese wichtigen Wärmeregulation.

Die *Fascia spermatica interna* ist eine weitere Hülle aus lockerem Bindegewebe um Hoden und Samenstrang.
Die *Tunica vaginalis testis* bedeckt Hoden und Nebenhoden und ist eine röhrenförmige Ausstülpung des Peritoneums.

Hoden

! Im Hoden werden Spermien und Geschlechtshormone gebildet, im Nebenhoden werden die Samenzellen gelagert.

Die beiden pflaumenförmigen Hoden sind so im Skrotum befestigt, dass ihr schmaler Rand nach vorn gerichtet ist und ihr breiter Rand, dem der Nebenhoden aufsitzt, nach hinten. Am hinteren Rand befinden sich die Gefäße und Nerven.
Das **Hodenparenchym** ist von einer derben, bindegewebigen Kapsel umgeben, der *Tunica albuginea*. Von dieser Kapsel ziehen bindegewebige Septen (*Septula testis*) zum Mediastinum und unterteilen das Parenchym in mehrere hundert Hodenläppchen, die *Lobuli testis*. Jeder Lobulus enthält mehrere stark gewundene Hodenkanälchen (*Tubuli seminiferi contorti*), die zum Hilus hin mehr gestreckt verlaufen, um im *Mediastinum testis* zu einem Kanälchensystem (*Rete testis*) zusammenzulaufen. Ein *Tubulus seminiferi contortus* weist ausgezogen eine Länge von 30 bis 60 cm auf. Aus dem *Rete testis* führen Ausführungsgänge (*Ductuli efferentes testis*) in den Nebenhoden (Abb. 3.30).
Die **Hodenkanälchen** sind von mehrschichtigem Keimepithel und so genannten Stützzellen (Sertoli-Zellen), auch Fußzellen oder Ammenzellen genannt, ausgekleidet.
Die **Sertoli-Zellen** sitzen mit einem verbreiterten Fuß der Basalmembran auf und ragen, sich nach oben verjüngend, bis ins Lumen. Hierbei geben sie nach allen Seiten Zweige ab. Neben der Stützfunktion dienen sie den Spermatiden zur Ausreifung und sorgen für die **Ernährung**.
Das Bindegewebe zwischen den *Tubuli* enthält, in Gruppen angeordnet, die **Leydig-Zwischenzellen**. Diese sind der **Hauptproduzent von Testosteron** (Androgen) und werden vom Hypophysenvorderlappenhormon LH stimuliert.

Die ableitenden Samenwege

Die aus dem *Rete testis* kommenden *Ductuli efferentes testis* verlaufen zum Nebenhoden (*Epidy-*

Die Spermiogenese

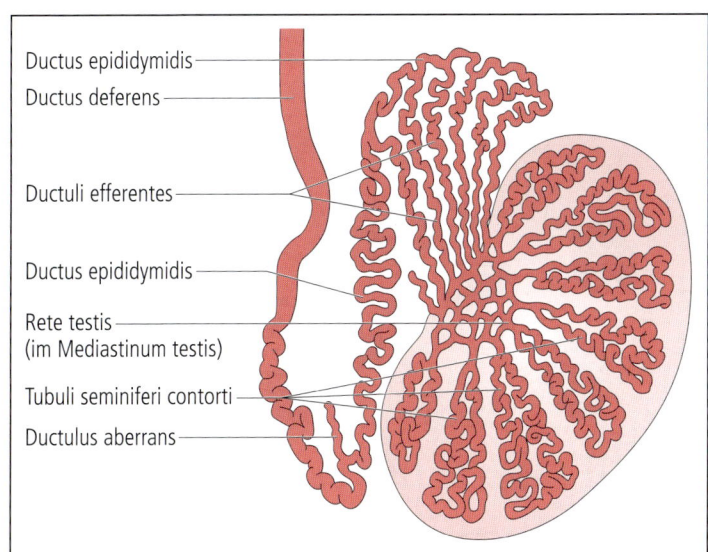

Abb. 3.30 Hoden mit Nebenhoden. Sagittalschnitt mit Darstellung des Kanälchensystems von Hoden und Nebenhoden.

mis), wo sie sich zum **Nebenhodengang**, dem *Ductus epididymidis*, vereinigen.

Der **Nebenhoden** sitzt dem Hoden am Mediastinum auf. Er enthält den etwa 6 m langen, stark gewundenen **Hodengang**, der in dichtes, gefäßreiches Bindegewebe eingebettet ist. Am oberen Teil, dem Nebenhodenkopf, münden die aus dem Hoden kommenden *Ductuli efferentes*. Dem mittleren Abschnitt (*Corpus*) folgt der sich verjüngende Schwanz, der in den *Ductus deferens* übergeht. Bis auf den Schwanzteil ist das Epithel des Nebenhodens mit Zilien bedeckt und gibt ein Sekret ab.

> Der Nebenhoden dient der Ausreifung und Aufbewahrung der Spermien. Durch das saure Milieu (pH 6,5) werden die Spermien weitgehend unbeweglich und benötigen mindestens 8 Tage für den Weg durch den Nebenhoden.

Der **Samenleiter** (*Ductus deferens*) ist die Fortsetzung des Nebenhodengangs und wird mit den in Bindegewebe eingehüllten Gefäßen und Nerven zum **Samenstrang** (*Funiculus spermaticus*). Der *Ductus deferens* verläuft im Samenstrang vom Nebenhodenschwanz durch den Leistenkanal zum Penis. Am hinteren Blasengrund überkreuzt er den Ureter und erweitert sich oberhalb der Prostata zur *Ampulla ductus deferentis*. Das anschließende Endstück des *Ductus deferens* ist verengt und verläuft als *Ductus ejaculatorius* durch das Gewebe der Prostata, um schlitzförmig im *Colliculus seminalis* zu münden.

Die Spermiogenese

Die Spermiogenese beginnt in der Kindheit: Die Hodenstränge bilden ein Lumen aus und werden in der präpubertären Phase zu *Tubuli seminiferi*. In dieser Zeit findet eine Vermehrung der **Stammzellen** (Spermatogonien) statt, die sich bei Eintritt in die Pubertät verstärkt. Die ersten Spermatogonien treten nun in die Reifungsperiode ein. Zur gleichen Zeit bilden sich die **Sertoli-Zellen** aus. Unmittelbar vor Pubertätsbeginn bilden sich aus den Mesenchymzellen zwischen den Hodensträngen die **Leydig-Zwischenzellen**.

> Die Spermiogenese bleibt bis ins Alter erhalten, die Anzahl der Leydig-Zwischenzellen – und damit die Testosteronproduktion – nimmt jedoch ab dem 3. Lebensjahrzehnt allmählich ab.

Die Spermiogenese läuft in 4 Schritten und beginnt dabei an der Peripherie der Hoden. Mit der Reifung und Differenzierung rückt die Zelle weiter lumenwärts. So finden sich histologisch mehrere Schichten: Außen befinden sich die Spermatogonien, zentral die Spermatiden und reifen Spermatozoen (Abb. 3.31).

- Die **Spermatogonien** liegen der Basalmembran an und teilen sich durch Mitose. Von den Tochterzellen bleibt ein Teil liegen, der andere Teil differenziert sich zu Spermatozyten I. Ordnung.
- Die **Spermatozyten I. Ordnung** sind besonders große Zellen. Sie dringen in Richtung Lu-

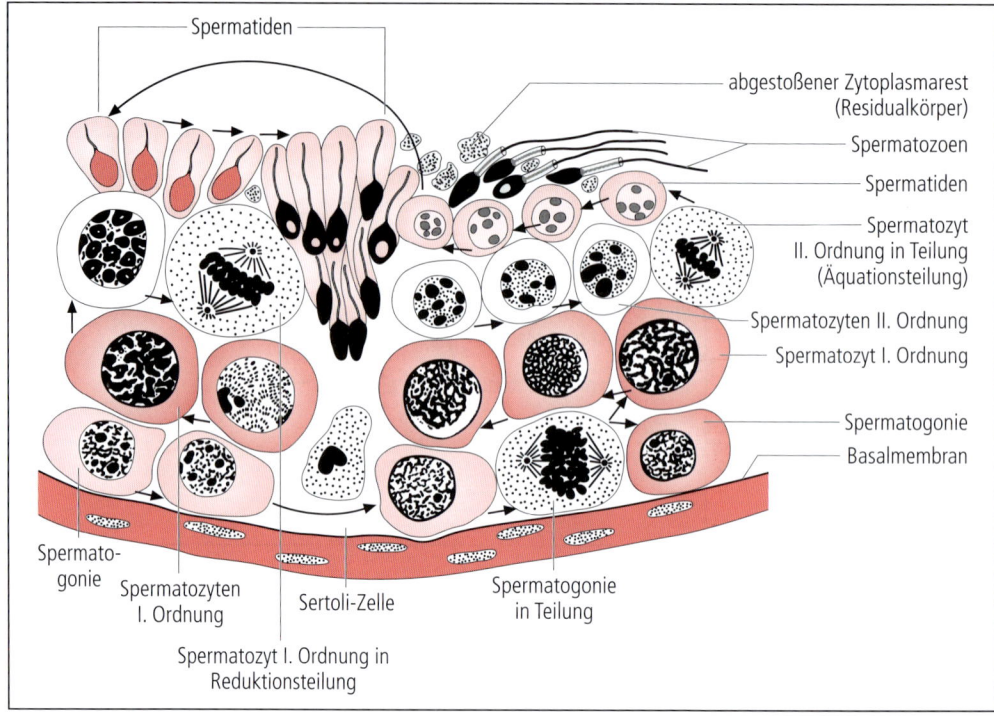

Abb. 3.31 Spermiogenese. Ausschnitt aus einem Hodenkanälchen mit Sertoli-Zelle. Die Folge der Entwicklungsstufen ist durch Pfeile angegeben.

men vor und teilen sich durch Reduktionsteilung in zwei kleine haploide Zellen, die Spermatozyten II. Ordnung.
- Die **Spermatozyten II. Ordnung** (= Präspermatiden) haben einen **haploiden Chromosomensatz**. Sie führen sehr rasch eine weitere Reifeteilung durch, die zur Spermatide führt.

> Bei der Reduktionsteilung von dem diploiden Spermatozyten I. Ordnung mit 46 Chromosomen bilden sich zwei haploide Spermatozyten II. Ordnung, mit 22 plus einem X-Chromosom im einen und 22 plus einem Y-Chromosom im anderen Spermatozyten. Diese Chromosomenanordnung bleibt bis zur Befruchtung erhalten.

- Die **Spermatiden** sind wesentlich kleiner als die Spermatozyten und haben einen kleinen, dichten Zellkern. Sie sitzen in kleinen Gruppen mit ihrem Kopfteil im Zytoplasma der Sertoli-Zellen. Unter Neuanordnung der einzelnen Bestandteile entwickelt sich aus der Spermatide die reife männliche Samenzelle, das Spermatozoon.
- Das **Spermatozoon** hat während der Differenzierung von der Spermatide seine endgültige Form als »Samenfaden« erhalten. Unter dem Elektronenmikroskop können die einzelnen Teile des Samenfadens unterschieden werden; er besteht aus Kopf, Hals, Verbindungsstück und Schwanz (Abb. 3.32).
  - Der **Kopf** enthält den Zellkern, der oval und von der Seite zur Spitze hin abgeplattet ist. Dieser abgeflachte Teil ist vom so genannten **Akrosom** kappenartig überzogen.
  - Der **Hals** ist sehr kurz, enthält ein Zentriol und dient der Beweglichkeit. Er liegt zwischen der Basalplatte, die sich an den Kern anschließt, und der Querscheibe, aus der der Schwanzfaden wächst.
  - Das **Verbindungs- oder Mittelstück**: Im Bereich des Mittelstücks ist der Achsenfaden von einer **Mitochondrienhülle** umgeben. Die Mitochondrien sind Energielieferanten.
  - Der **Schwanz** wird durch den Achsenfaden, der im Mittelstück beginnt, gebildet. Den Achsenfaden bilden zwei Zentralfibrillen, die von einem Mantel aus 9 mal 2 Doppelfibrillen umgeben sind. Im Bereich des oberen Schwanzteils und des Mittelstücks sind nochmals 9 wesentlich dickere Außenfibrillen angelagert.

Die Spermiogenese

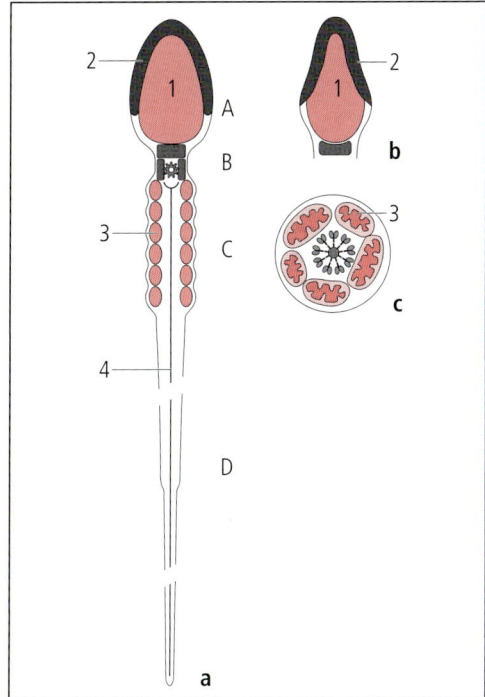

Abb. 3.32 Bau des menschlichen Spermatozoons.
a Kopf (a), Hals (b), Mittelstück (c), Schwanz (d), Zellkern (1) Akrosom (2) Mitochondrien (3), Schwanzfaden (4)
b Spermienkopf im Profil.
c Querschnitt durch das Mittelstück. Sichtbar sind die Mitochondrien und zentral der Achsenfaden mit den umgebenden 9 mal 2 Doppelfribrillen.

Sperma (Ejakulat)

> **!** Das Sperma setzt sich zusammen aus dem Sekret der Prostata, der Samenblase und dem Nebenhoden. Die Sekretion aus den Cowper-Drüsen geht der Ejakulation voraus.
> Die Menge des Ejakulats und der enthaltenen Spermien schwankt. Bei einer vorausgegangenen 2- bis 3-tägigen Karenz beträgt sie durchschnittlich 5 ml, mit etwa 200 Millionen Spermien. 10 bis 20 % der Spermien sind in der Regel missgebildet oder unreif.

Durch die Sekretbeimengungen ist das Ejakulat schwach alkalisch und ermöglicht so die Beweglichkeit der Spermien, die durch den alkalischen Zervixschleim der Frau zum Zeitpunkt der Ovulation unterstützt wird. Die Spermien bewegen sich **im weiblichen Geschlechtstrakt** gegen den Sekretstrom. Diese aktive Bewegung gegen den Strom nennt man **positiv rheotaktisch**. Für den Weg in die Tube benötigen sie bis zu 3 Stunden. Zum Zeitpunkt der Ejakulation sind die Spermatozoen noch nicht befruchtungsfähig, da der Akrosomenmembran (Akrosomenkappe) bestimmte Hemmstoffe außen angelagert sind. Die Ausschaltung dieser Hemmstoffe nennt man **Kapazitation**. Sie erfolgt während der Passage der Spermien durch Uterus und Tube. Die Akrosomenkappe enthält in ihrem Innern Enzyme, die dem Spermium das Eindringen in die Eizelle ermöglichen (so genannte Imprägnation). Beim Eindringen löst sich die Akrosomenkappe auf.

Hormonelle Steuerung

Wie bei der Frau so ist auch beim Mann der Hypothalamus die übergeordnete Steuerzentrale. Der Hypothalamus stimuliert durch seine Releasing-Hormone den Hypophysenvorderlappen (HVL) zur Bildung von FSH und LH (auch **ICSH**, engl. Abk. für interstitial cell stimulating hormone). LH bewirkt die **Bildung des Testosterons** in den Leydig-Zwischenzellen. FSH fördert die **Samenbildung** in den Samenkanälchen. Testosteron bewirkt die Samenreifung und hat Einfluss auf Nebenhoden, Prostata, Samenblase und Cowper-Drüsen. Ist eine bestimmte Testosteronkonzentration im Plasma erreicht, erfolgt eine Rückkopplung, die den HVL hemmt. Erst nach Absinken des Plasmaspiegels auf einen bestimmten Wert setzt die LH-Abgabe wieder ein.

Literatur

Fricke H, Leonhardt H, Starck D. Spezielle Anatomie II. 4. Aufl. Stuttgart, New York: Thieme 1992.

Graumann W, Sasse D. Compactlehrbuch Anatomie. Bd. II. Bewegungsapparat. Stuttgart, New York: Schattauer 2004.

Heller A, Nach der Geburt. Wochenbett und Rückbildung. Stuttgart, New York: Thieme 2002.

Lippert H. Lehrbuch Anatomie. 5. Aufl. München, Jena: Urban & Fischer 2000.

Netter FH. Farbatlanten der Medizin. Bd. 3. Genitalorgane. 2. Aufl. Stuttgart, New York: Thieme 1987.

Plaker W. Taschenatlas der Anatomie. Bd. I. Bewegungsapparat. 8. Aufl. Stuttgart, New York: Thieme 2003.

Schmidt-Matthiesen H, Wallwiener D. Gynäkologie und Geburtshilfe. 10. Aufl. Stuttgart, New York: Schattauer 2005.

II Schwangerschaft

4 Physiologische Entwicklung der Schwangerschaft

Mechthild Romahn

»Wir wissen, wie sich das Licht bricht,
aber das Licht bleibt ein Wunder.
Wir wissen, wie die Pflanze wächst,
aber die Pflanze bleibt ein Wunder.
So ergeht es uns mit allen Dingen auf dieser Welt:
Wir besitzen viele Kenntnisse,
doch die Schöpfung bleibt ein Wunder.«

Dieses Zitat von Albert Schweitzer leitet das Vorwort eines der umfangreichsten Werke zum Forschungsstand über die vorgeburtliche Entwicklung des Menschen ein (Hinrichsen KV. Humanembryologie. Berlin, Heidelberg, New York: Springer, 1990). Der Herausgeber dieses fast tausend Seiten umfassenden Werks drückt damit sehr gut aus, dass wir zwar viele Kenntnisse über die komplizierten Vorgänge gesammelt haben, welche aus einer Ei- und einer Samenzelle einen Menschen mit Millionen von Zellen entstehen lassen. Jedoch sind wir lediglich in der Lage, stattfindende Abläufe zu beschreiben. Letztendlich wissen wir nicht, wie und wodurch etwas geschieht. Und so sollte neben dem Versuch, diese Abläufe nachzuvollziehen, das Staunen über das Wunder der Schöpfung nicht vergessen werden.

Trotz unseres wachsenden Kenntnisse über die Entwicklung von Ei- und Samenzelle enthält unser Wissen immer noch große Lücken. Viele Theorien über die Entstehung bestimmter Strukturen in der Keimanlage sind noch keineswegs gesichert. Um die Übersichtlichkeit zu wahren und einen in sich logischen Überblick zu bieten, ist hier nur jeweils die am meisten anerkannte Theorie ausgewählt worden. Möglicherweise ergeben sich in den nächsten Jahren dazu neue und sicherere Erkenntnisse.

Die erste Entwicklungswoche

Nach der Ovulation und mit der anschließenden Befruchtung in der Tube beginnt die Schwangerschaft. Es vergehen einige Stunden, bis es zur ersten Zellteilung der Zygote (befruchtete Eizelle) kommt. Nach etwa 30 Stunden entsteht das Zweizellenstadium, nach 40 bis 50 Stunden das Vierzellenstadium und nach etwa 2,5 Tagen das Achtzellenstadium. Die einzelnen Tochterzellen der ehemaligen Zygote nennt man **Blastomeren** (Furchungszellen).

Die Zellteilungen finden innerhalb der noch intakten *Zona pellucida* statt. Während der Zellteilungen wandert der Keim durch die Tube zum Uterus. Seine Fortbewegung erfolgt durch die uteruswärts gerichtete Peristaltik und die Bewegungen des Flimmerepithels der Tube. Der Keim erhält seine Nährstoffe während der Tubenpassage per Diffusion von den in der Tube vorhandenen Sekreten.

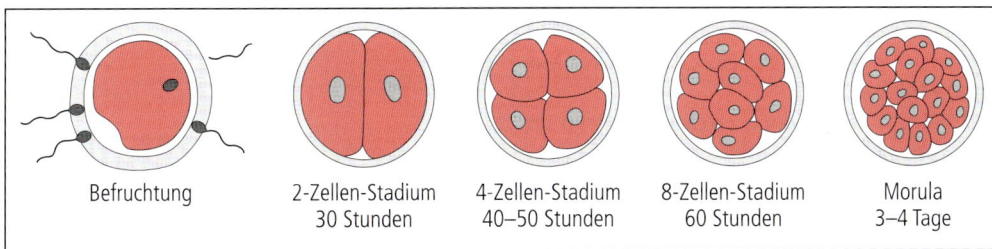

Abb. 4.1 Entwicklung von der befruchteten Eizelle zur Morula.

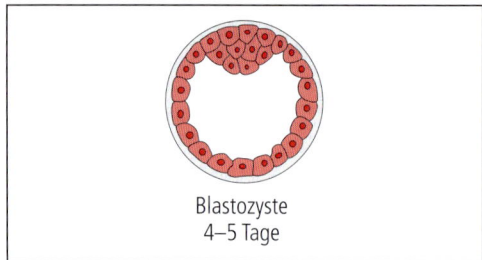

Abb. 4.2 Blastozyste mit *Zona pellucida*, 4. bis 5. Tag.

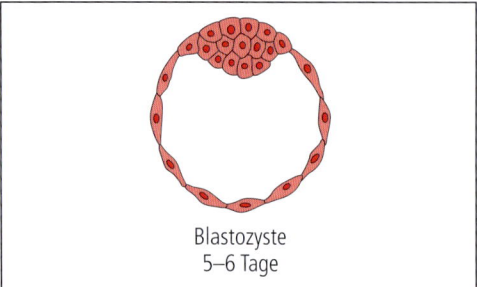

Abb. 4.3 Blastozyste ohne *Zona pellucida*, 5. bis 6. Tag.

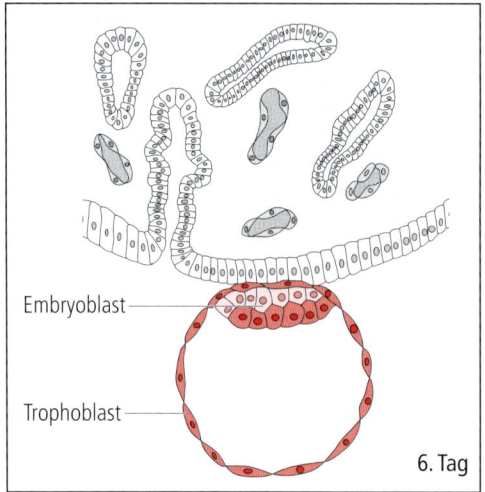

Abb. 4.4 Blastozyste im Stadium der Anheftung, 6. Tag.

Am 3. Tag nach der Befruchtung ist das 12- bis 16-Zellen-Stadium erreicht. Die Blastomeren gruppieren sich dabei in Form einer Maulbeere (**Morula**) (Abb. 4.1).
Im späten Morulastadium erreicht der Keim das Uteruskavum. Zu diesem Zeitpunkt, etwa am 4. Tag, lässt sich bereits eine allererste Differenzierung der bis dahin identischen Blastomeren erkennen: An der Morula kann man außen und innen gelegene Zellen voneinander unterscheiden.

! Aus den äußeren Zellen werden sich später die fetalen Anteile der Plazenta entwickeln; deshalb werden diese Blastomeren **Trophoblast** (der die Ernährung betreffende Keimanteil) genannt. Aus den inneren Zellen entsteht der Embryo; deshalb wird dieser Keimanteil als **Embryoblast** bezeichnet.

Anfangs liegen die Zellen der Morula noch dicht nebeneinander. Dann entstehen zwischen den Trophoblast- und Embryoblastzellen flüssigkeitsgefüllte Spalten, die bald zu einem einzigen Hohlraum verschmelzen. Hierbei kommt der Embryoblast exzentrisch an einer Wandseite zu liegen. Damit hat sich der Keim von der Morula zur **Blastozyste** (Keimbläschen) weiterentwickelt (Abb. 4.2).
Die Blastozyste liegt etwa zwei Tage frei im Uteruslumen. In dieser Zeit ernährt sie sich durch diffundierende Substanzen aus den Sekreten des Endometriums. Währenddessen vergrößert sich die Blastozystenhöhle. Durch den größer werdenden Innendruck und durch proteolytische (eiweißauflösende) Enzyme, die von den Zellen des Trophoblasten produziert werden, verliert die Blastozyste nun ihre *Zona pellucida* (Abb. 4.3).
Nach Auflösung und Absprengung der *Zona pellucida* kann die Blastozyste etwa am 6. Tag erstmalig direkten Kontakt zur Uterusschleimhaut aufnehmen. Dies erfolgt bevorzugt an der hinteren oberen Wand des *Cavum uteri*. Den Vorgang der Kontaktaufnahme nennt man **Anheftung**, sie geschieht in der Regel mit jener Stelle der Blastozyste, an der sich der Embryoblast befindet. Die Uterusschleimhaut befindet sich zu diesem Zeitpunkt in der Sekretionsphase. Sie ist also hoch aufgebaut, gut durchblutet und reich an sekretproduzierenden Drüsenschläuchen (Abb. 4.4) (vgl. S. 71).
Zur besseren Übersicht werden die weitere Entwicklung des Trophoblasten und jene des Embryoblasten im Folgenden getrennt voneinander beschrieben.

Die Weiterentwicklung des Embryoblasten

Auf jener Seite des Embryoblasten, die der Blastozystenhöhle zugewandt ist, entsteht etwa am 7. Tag eine Lage flacher Zellen. Diese Zellen bilden die

Die Weiterentwicklung des Embryoblasten

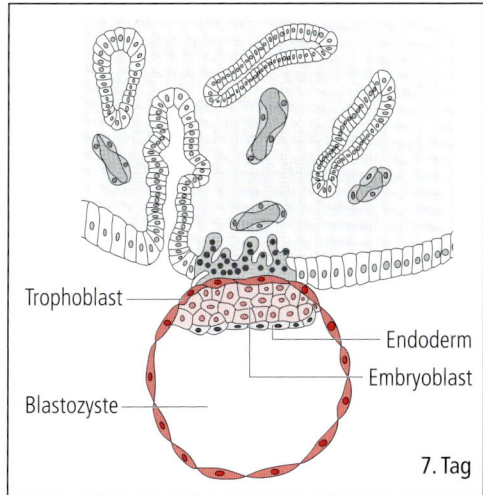

Abb. 4.5 Bildung des Endoderms, 7. Tag.

Anlage des **inneren Keimblatts**, das so genannte **Endoderm** (Abb. 4.5).
Nach der Bildung des Endoderms laufen etwa am 8. Entwicklungstag mehrere Vorgänge parallel zueinander ab (Abb. 4.6).

- Zwischen den Embryoblastzellen und den Trophoblastzellen entsteht erneut ein kleiner Spalt, der sich im weiteren Verlauf zu einem Bläschen, der **Amnionhöhle**, erweitert. Zum Trophoblasten hin wird die Amnionhöhle von flachen Zellen ausgekleidet, den **Amnioblasten** (die wahrscheinlich vom Embryoblasten abstammen). Diese Zellschicht entwickelt sich später zur **inneren Eihaut** weiter.
- Die Zellen zwischen Endoderm und Amnionhöhle haben inzwischen eine hohe, schmale Gestalt angenommen. Damit ist das **äußere Keimblatt**, das **Ektoderm**, entstanden. Beide Zelllagen, das Endo- und das Ektoderm, bilden nun die fast runde **zweiblättrige Keimscheibe**.
- Weiterhin kommt es zur Ausbildung der so genannten **Heuser-Membran**. Über ihre Entstehung gibt es noch Unklarheiten. Eine Vermutung ist, dass sich von der Innenseite des Trophoblasten bindegewebige (mesenchymale) Zellen ablösen, welche die Blastozystenhöhle auskleiden und bis an das Endoderm der Keimscheibe heranreichen.
- Immer weiter lösen sich mesenchymale Zellen von der Trophoblastwand ab und drängen die Heuser-Membran in das Innere der Blastozystenhöhle. Der Raum, der von der Heuser-Membran umschlossen wird, heißt **primärer Dottersack**. Das neu entstandene Gewebe aus mesenchymalen Zellen bildet ein lockeres, weitmaschiges Netzwerk, das so genannte **extraembryonale Mesenchym**. Es hat die Funktion eines Speicherorgans für Stoffe, die der Keim aus der mütterlichen Schleimhaut aufnimmt. Die Keimscheibe befindet sich nun zwischen zwei Hohlräumen, der Amnionhöhle und dem primären Dottersack (Abb. 4.7).

Die weitere Entwicklung bis zum Ende der zweiten Woche verläuft folgendermaßen:

- Das extraembryonale Mesenchym schiebt sich zwischen den Trophoblasten und den Amnioblasten, bis die Amnionhöhle (samt Keimscheibe und Dottersack) von der Blastozystenwand abgehoben und vollständig von extraembryonalem Mesenchym umgeben ist (Abb. 4.8). Parallel dazu vergrößert sich die Blastozysten-

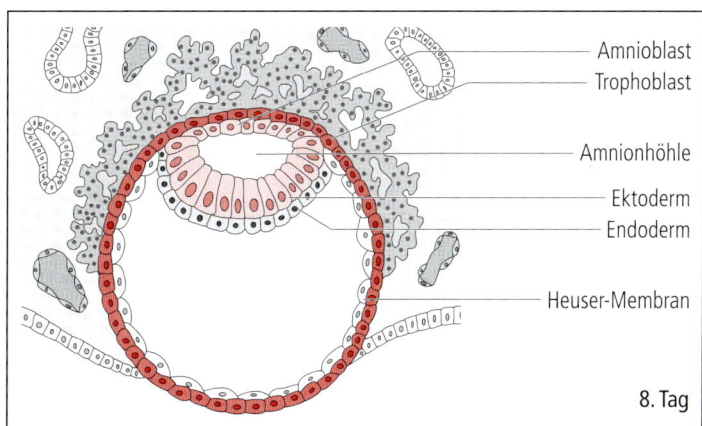

Abb. 4.6 Ausbildung von Ektoderm, Amnionhöhle und Heuser-Membran, 8. Tag.

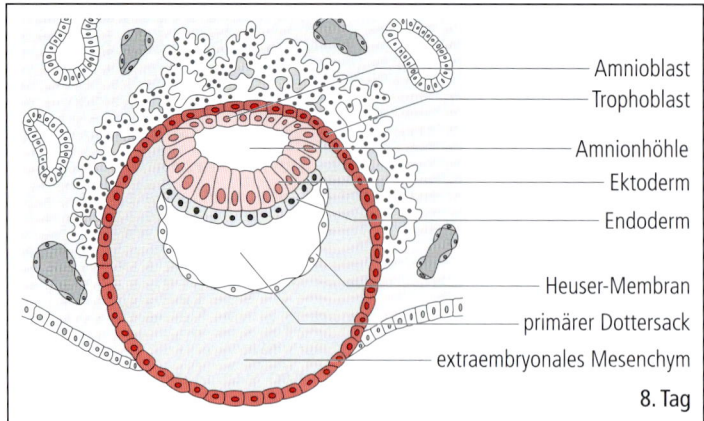

Abb. 4.7 Bildung des primären Dottersacks, 8. Tag.

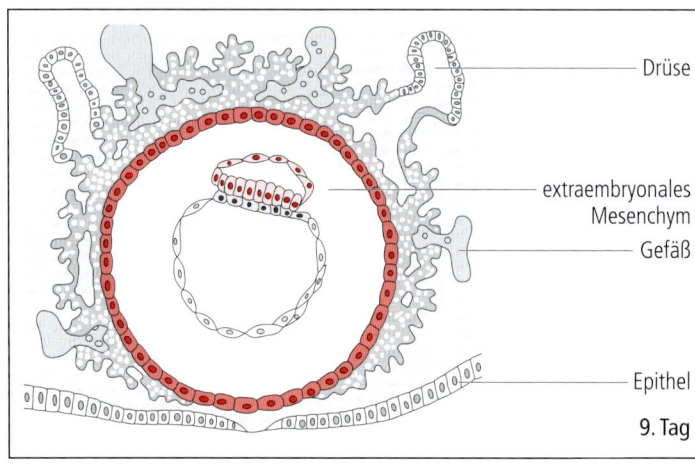

Abb. 4.8 Ausbildung des extraembryonalen Mesenchyms, 9. Tag.

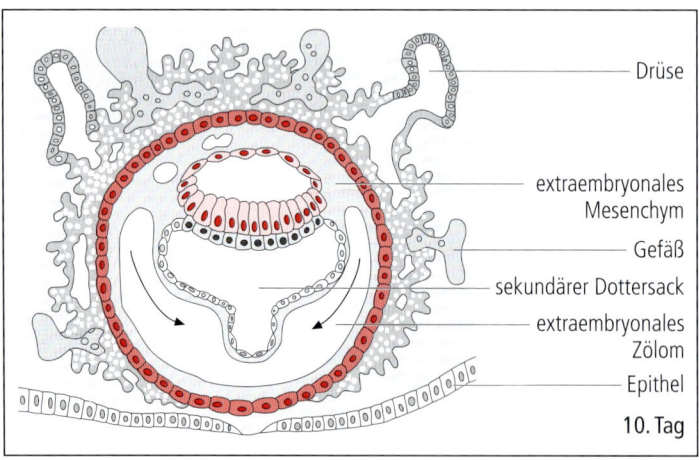

Abb. 4.9 Bildung des sekundären Dottersacks und Entstehung des extraembryonalen Zöloms, 10. Tag.

höhle. Schon bald nach dem Auftreten des Mesenchyms entstehen in seinem Netzwerk Spalten, die sich rasch vergrößern und zum Schluss zu einem einzigen Hohlraum, dem **extraembryonalen Zölom**, zusammenfließen (Abb. 4.9).

Die Weiterentwicklung des Embryoblasten

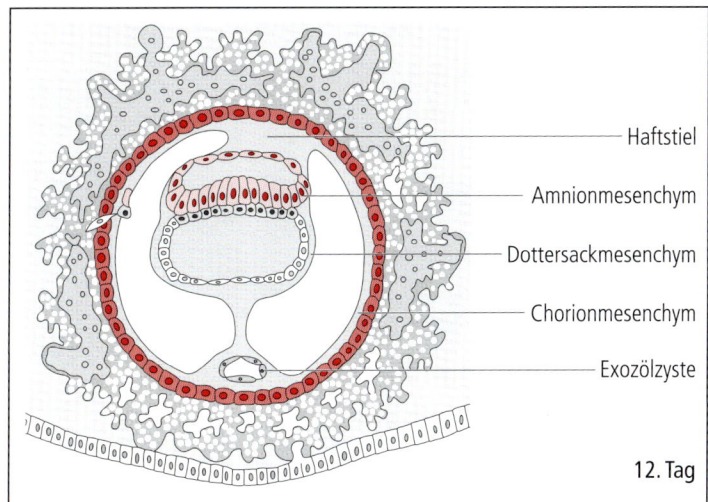

Abb. 4.10 Haftstiel, Ausbildung einer Exozölzyste, 12. Tag.

12. Tag

- Reste des extraembryonalen Mesenchyms bedecken jedoch weiterhin die Wand der Blastozystenhöhle als **Chorionmesenchym**, die Oberfläche der Amnionblase als **Amnionmesenchym** und die des Dottersackes als **Dottersackmesenchym**. Außerdem bleibt eine Gewebebrücke aus Mesenchym zwischen Amnionblase und Trophoblast bestehen. Diese Gewebebrücke wird **Haftstiel** genannt und ist die einzige Verbindung zwischen Keimscheibe und Trophoblast. Der Haftstiel ist für die Entwicklung der Nabelschnur von Bedeutung (Abb. 4.10).
- Parallel zur Entstehung des extraembryonalen Zöloms hat die Bildung des **sekundären** (oder definitiven) **Dottersacks** begonnen (Abb. 4.9). Dieser Vorgang ist noch nicht endgültig geklärt. Eine Vermutung ist, dass überschüssige Zellen des Endoderms beginnen, einen Teil des primären Dottersacks abzuteilen. Reste davon kann man als so genannte **Exozölzysten** im extraembryonalen Zölom finden (Abb. 4.10).
- Der Dottersack hat beim Menschen keine Ernährungsfunktion. Zu seinen Aufgaben gehört die Blut- und Gefäßbildung. In der späteren Schwangerschaft bildet er sich zurück; manchmal ist ein verkümmerter Rest auf der fetalen Seite der Plazenta als bindegewebiges Knötchen zu finden.

In den ersten Tagen der 3. Entwicklungswoche findet die **Bildung des 3. Keimblatts** statt. Es entsteht, indem sich auf der Mittellinie der Keimscheibe abgerundete Ektodermzellen einstülpen

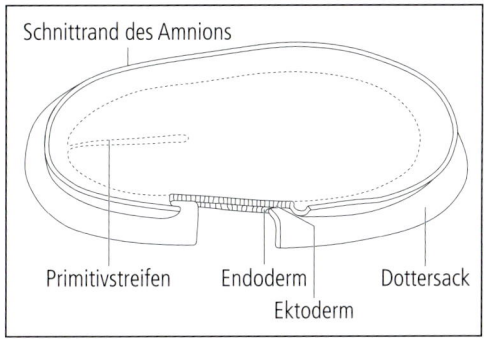

Abb. 4.11 Bildung des Primitivstreifens durch Invagination von Mesodermzellen, 3. Entwicklungswoche.

und zwischen Ekto- und Endoderm schieben. Diesen Vorgang nennt man **Invagination**. Durch die Invagination erscheint im Ektoderm eine Art Rinne oder Furche vom Rand bis etwa zur Mitte der Keimscheibe, der **Primitivstreifen** (Abb. 4.11). Die sich einstülpenden Zellen wandern seitlich und nach vorn bis zu den Rändern der Keimscheibe. Sie bilden das **mittlere Keimblatt**, das *intraembryonale Mesoderm* (Abb. 4.12).

! Nach der Bildung des 3. Keimblatts stehen nun alle benötigten Zelltypen zur Verfügung, um mit der ersten Anlage für die späteren Organe und Gewebe beginnen zu können. Nach der **Blastogenese** (Entwicklung des Keims) beginnt nun die **Embryonalperiode** (Entwicklung des Embryos zum Fetus).

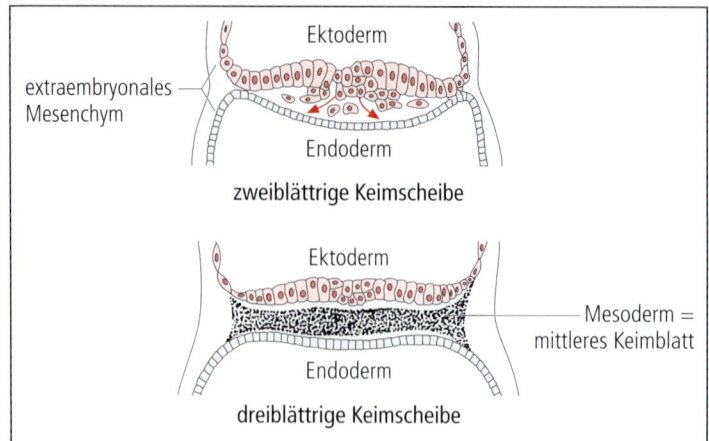

Abb. 4.12 Entstehung der dreiblättrigen Keimscheibe.

Die Embryonalperiode

Die Embryonalperiode (3. bis 8. Woche *post conceptionem*) wird eingeleitet mit der Bildung der ersten so genannten **Somiten**. Dies sind Zellblöcke, die sich aus der lokal gehäuften Teilung von **Mesodermzellen** entwickeln. Sie gruppieren sich in Paaren rechts und links der Mittellinie der Keimscheibe. Die Somitenbildung beginnt am Kopfende der Keimscheibe und setzt sich Richtung Schwanzende fort, bis etwa am 33. Tag insgesamt 42 bis 44 Somitenpaare entstanden sind (Abb. 4.13).

Durch die Somitenbildung entsteht eine Untergliederung der Keimscheibe und des sich daraus entwickelnden Embryos in **Segmente** (Abschnitte). Die Mesodermzellen der Somiten haben die Fähigkeit, sich zu vielen verschiedenen Zelltypen zu entwickeln. Jeder einzelne Somit bildet für »sein« Segment Sklerotome, Dermatome und Myotome.

- Die **Sklerotome** entwickeln sich zu bindegewebsähnlichen Strukturen weiter, dem embryonalen Mesenchym. Dieses differenziert sich seinerseits in verschiedene Zellarten:
  – Fibroblasten (Bindegewebszellen)
  – Osteoblasten (Knochenzellen)
  – Chondroblasten (Knorpelzellen).
- Aus den **Dermatomen** entwickelt sich später die
  – Lederhaut (*Dermis* oder *Corium*) und die
  – Unterhaut (*Subcutis*).
- Die **Myotome** enthalten die Anlage für die Bildung der Muskulatur des entsprechenden Körpersegmentes.

Zu jedem Somiten entwickelt sich aus dem Ektoderm ein Rückenmarksnerv, der das dazugehörende Sklerotom, Dermatom und Myotom innerviert.

Insgesamt sind also die mesodermalen Zellen der Somiten der Ursprung für folgende Körperstrukturen:
- Bindegewebe
- Knorpel
- Knochen

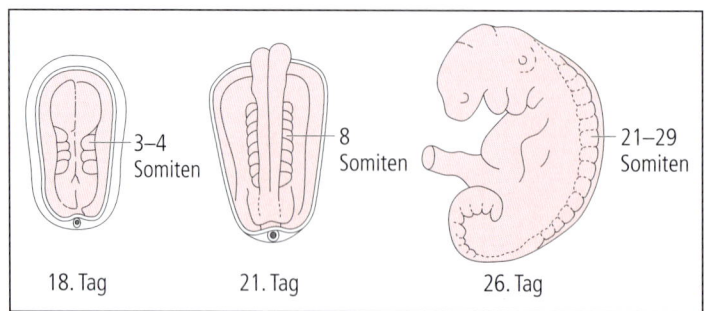

Abb. 4.13 Ausbildung der Somiten.

Die Embryonalperiode

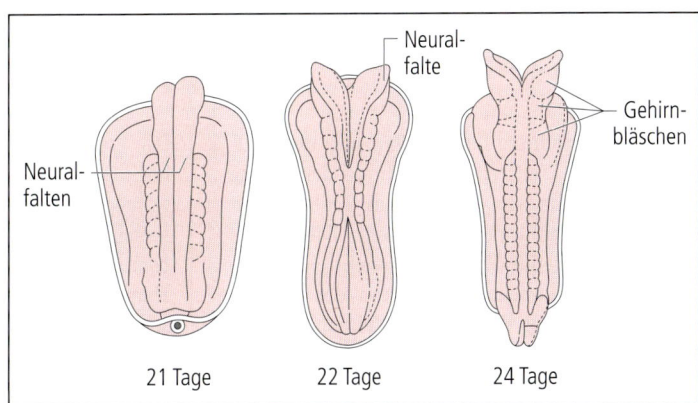

Abb. 4.14 Entstehung des Neuralrohres aus den Neuralfalten.

- Leder- und Unterhaut
- Muskulatur (glatte und quer gestreifte)

Aus dem übrigen, *außerhalb* der Somiten gelegenen Mesoderm des mittleren Keimblatts entstehen folgende Körperanteile:
- Blutgefäße und Blutzellen
- Lymphgefäße und Lymphzellen
- Nieren und ableitende Harnwege
- Keimdrüsen
- Milz
- Nebennierenrinde

Parallel zur Entwicklung der Somiten aus dem Mesoderm verläuft die Bildung des **Neuralrohrs** aus dem **Ektoderm**. Hierbei erheben sich aus dem Ektoderm durch gehäufte lokale Zellteilung zwei Falten in der Längsmittellinie der Keimscheibe. Diese Falten legen sich mit ihren Seitenendigungen aneinander, die miteinander verwachsen, wodurch sich ein Hohlrohr, das so genannte Neuralrohr, bildet (Abb. 4.14).
Das Neuralrohr ist in seinen unteren zwei Dritteln schmal und stellt die Anlage für das Rückenmark dar. Sein oberes Drittel ist wesentlich breiter. Es enthält die drei Hirnbläschen, aus denen sich später das Gehirn entwickeln wird.
Neben dem Zentralnervensystem (Gehirn und Rückenmark) entstehen aus dem Ektoderm des äußeren Keimblatts folgende weitere Organe und Gewebe:
- peripheres Nervensystem
- Oberhaut (Epidermis) mit Hautdrüsen, Nägeln und Haaren

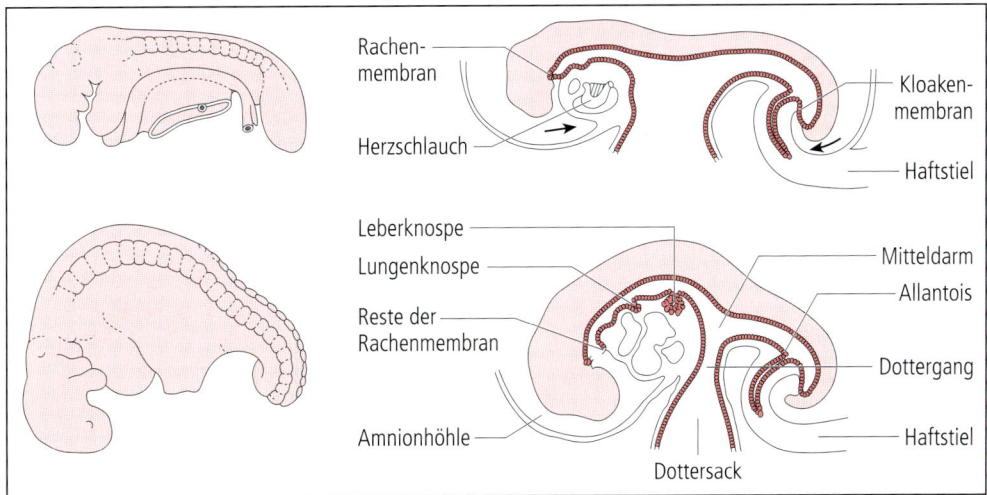

Abb. 4.15 Abfaltung des Embryos von der Keimscheibe.

- Brustdrüsen
- Hypophyse
- Zahnschmelz

– Thymusdrüse
– Leber
– Bauchspeicheldrüse

Nach der Entstehung der Somiten und des Neuralrohrs ist die Zeit reif, dass sich aus der bislang immer noch flachen Scheibe ein Embryo mit einem Körperhohlraum entwickelt. Dieses Ziel wird durch folgende Vorgänge erreicht:
- Durch das schnellere Wachstum des Neuralrohrs gegenüber der übrigen Keimanlage entsteht eine C-förmige Krümmung der gesamten Keimscheibe.
- Gleichzeitig kommt durch das Wachstum der verschiedenen Somitenanteile in seitlicher Richtung eine Krümmung der seitlichen Teile der Keimscheibe zustande. Diese sich krümmenden Seitenfalten wachsen aufeinander zu und verschmelzen an ihren Rändern miteinander. Sie umschließen dadurch einen Hohlraum, der damit zur **primitiven Leibeshöhle** (**intraembryonales Zölom**) des Embryos wird.

Diese Vorgänge nennt man die **Abfaltung des Embryos** von der Keimscheibe. Das Endoderm ist dabei in das Innere der neu entstandenen Leibeshöhle verlagert worden (Abb. 4.15). Es hat mehrere Auffältelungen durch lokal verstärkte Zellteilung gebildet, die die frühen Organanlagen darstellen. Durch die Krümmung wird ein Teil des Dottersacks, dessen »Boden« ursprünglich das innere Keimblatt war, mit in die Leibeshöhle integriert, wodurch er zum mittleren Teil des Primitivdarms des Embryos wird.

> Der Prozess der Ausbildung der Organanlagen heißt **Organogenese**. Die Organogenese beginnt während der späten Blastogenese und ist im Wesentlichen bis zur 12. Schwangerschaftswoche *post conceptionem*, d.h. in der frühen Fetalperiode, abgeschlossen. Der Keim ist in dieser Phase besonders störanfällig. Einflüsse, die eine regelrechte Organogenese stören, bewirken irreversible, ausgeprägte Schädigungen der Organe, deren Entwicklung noch nicht beendet ist (Abb. 4.16).

Parallel zur Organogenese verläuft die **Morphogenese** (Entwicklung der äußeren Körperformen). Bereits mit der Krümmung und Abfaltung von der Keimscheibe lässt sich die spätere Gestalt erahnen. Zum Ende der Embryonalperiode ist der Embryo deutlich als menschliches Wesen zu erkennen (Abb. 4.16 und 4.17).

Vom Scheitel bis zum Steiß ist er 30 mm lang. Alles, was zu einem menschlichen Organismus gehört, ist bereits vorhanden: die inneren Organe, Arme, Beine, Hände, Füße, Augenlider, Ohrmuscheln usw. Das Herz schlägt seit einem Monat, der embryonal-plazentare Kreislauf funktioniert. Erste leichte Bewegungen von Armen, Beinen und Kopf sind bereits erkennbar, die Hände fangen an zu greifen. Der Embryo ist sogar in der Lage, Berührungen wahrzunehmen. Das Geschlecht ist noch nicht eindeutig zu erkennen. Insgesamt muss der Embryo nun noch wachsen und reifen.

Organogenese und Morphogenese

Mit der Ausbildung des intraembryonalen Zöloms ist der Platz zur Entwicklung der inneren Organe entstanden. Das Endoderm liefert dazu:
1. die Epithelauskleidung
   - des Darms
   - der Atmungsorgane
   - der Harnwege und Harnblase
   - der Paukenhöhle und Ohrtrompete
2. das Parenchym für
   - Mandeln
   - Schilddrüse
   - Nebenschilddrüsen

Entwicklung der Nabelschnur

Durch die Krümmung und Abfaltung des Embryos von der Keimscheibe wurde der Haftstiel auf die Bauchseite verlagert. Aus der neu entstandenen Bauchwand ragen jetzt der Haftstiel und der **Dottergang** (*Ductus vitellinus*) heraus, der aus dem Zusammenschieben der Wände des Dottersackes bei der Abfaltung entstanden ist.

Im weiteren Verlauf vergrößert sich die Amnionhöhle enorm und schiebt sich dabei immer weiter um den Embryo herum, bis dieser – bis auf den Nabelring – völlig von Amnionhöhle und Fruchtwasser umgeben ist. Dabei werden der Haftstiel

Entwicklung der Nabelschnur

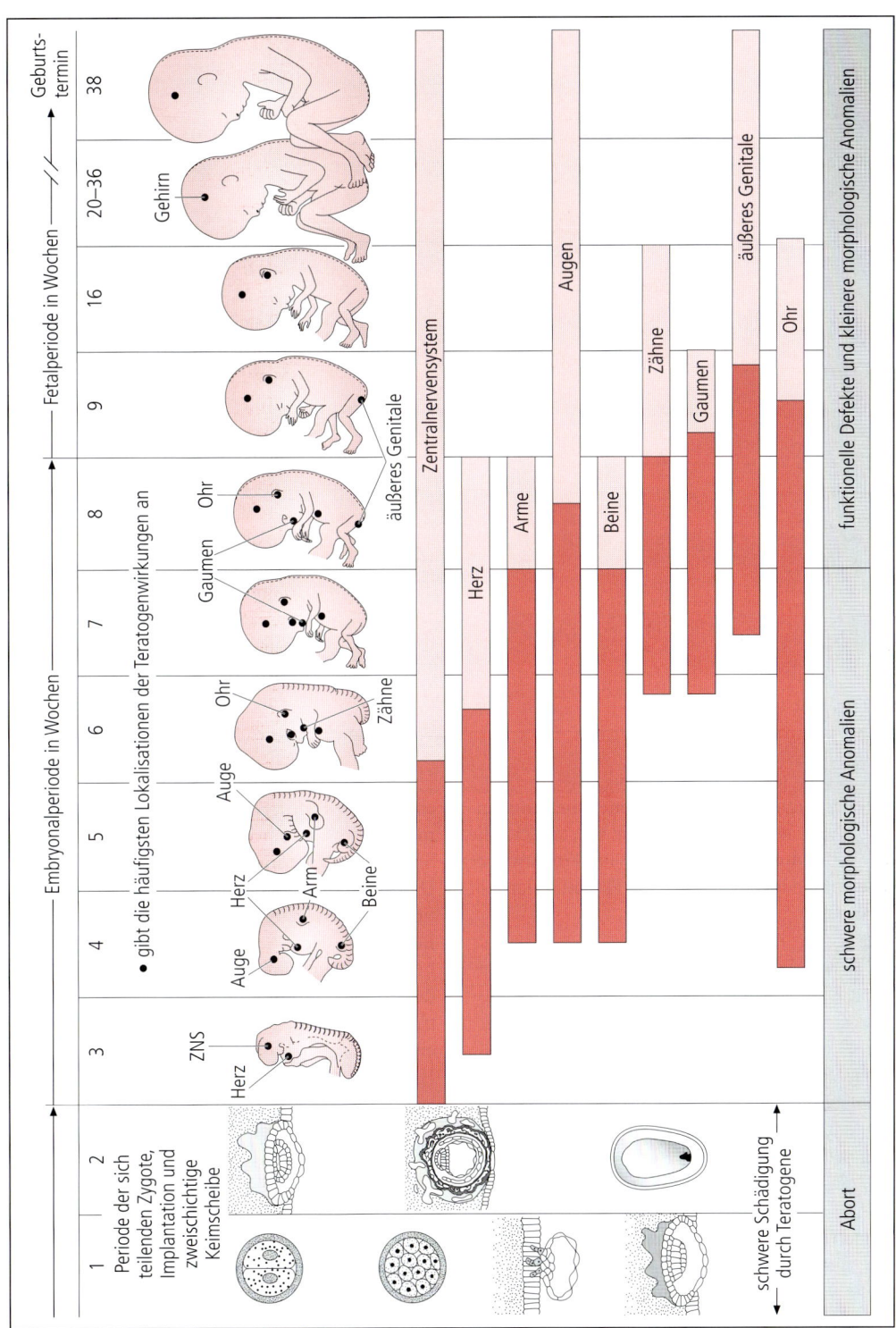

Abb. 4.16 Organogenese und Morphogenese im zeitlichen Verlauf: Anlagebeginn und Ausreifung von Organen und Körperteilen (aus: Moore KL, Persaud TVN. Embryologie. Lehrbuch und Atlas der Entwicklungsgeschichte des Menschen. 4. Aufl. Stuttgart, New York: Schattauer 1996).

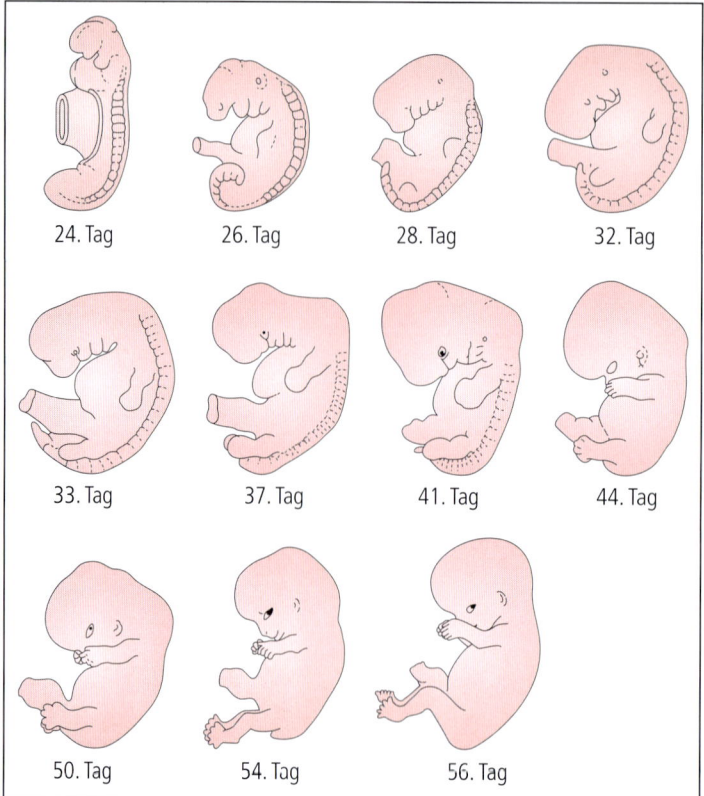

Abb. 4.17 Entwicklung der äußeren Körperform zwischen dem 24. und 56. Tag.

und der Dottergang von Amnionepithel ummantelt. Somit ist die **Nabelschnur** entstanden, die die Verbindung vom jetzt frei im Fruchtwasser schwimmenden Embryo zur Plazenta darstellt (Abb. 4.18).

> Der Nabelschnuransatz an der Plazenta liegt in der Regel im Zentrum der Plazenta. Dies ist dadurch bedingt, dass sich der Haftstiel fast immer über dem Implantationszentrum des Trophoblasten entwickelt. Dezentrale Nabelschnuransätze entstehen dann, wenn sich der Trophoblast aufgrund unterschiedlicher Ernährungsbedingungen in der Uterusschleimhaut nicht gleichmäßig entwickeln kann.

Die fertig ausgebildete Nabelschnur ist etwa 50 cm lang und spiralig gedreht. Durch ihre Spiralform ist sie vor einem Abknicken besser geschützt, als wenn sie gestreckt verliefe.
Das Bindegewebe der Nabelschnur, ein weißlich-durchsichtiges, gallertartiges Gewebe, wird als **Wharton-Sulze** bezeichnet. Es entsteht aus dem ehemaligen Haftstiel-, Dottersack- und Amnionmesenchym und ist völlig gefäßlos. Die äußerste Schicht der Nabelschnur besteht aus Amnionhaut. Die Amnionhaut ist an der Fruchtwasserproduktion und -resorption (s. S. 110 f.) beteiligt.
Bereits vor der 4. Schwangerschaftswoche entstehen erste Blutgefäße im Haftstiel, die sich bald mit den parallel im Embryo und in der Plazenta auftretenden Gefäßen verbinden, sodass ein erster **embryonal-plazentarer Kreislauf** entsteht. Die Haftstielgefäße entwickeln sich im weiteren Verlauf zu einer großkalibrigen **Nabelvene** (*Vena umbilicalis*) mit einem Durchmesser von 5 bis 6 mm und den beiden **Nabelschnurarterien** (*Arteriae umbilicales*), die einen Durchmesser von jeweils 3 mm haben. (Der *Ductus vitellinus* verkümmert hingegen nahezu vollständig.) Die beiden Arterien transportieren sauerstoffarmes und mit Stoffwechselprodukten angereichertes Blut vom Embryo beziehungsweise vom Feten zur Plazenta. Dort wird es mit Sauerstoff, Energie- und Aufbaustoffen angereichert und über die Nabelvene wieder zurück zum Kind geführt.

Die Fetalperiode

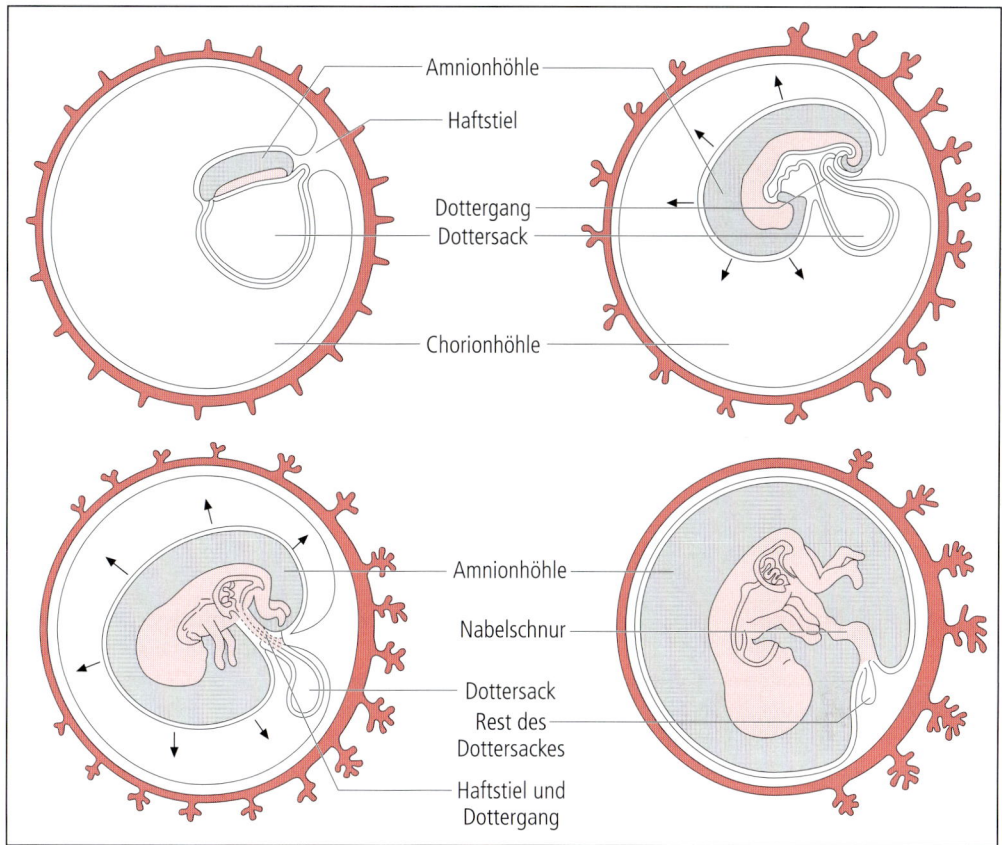

Abb. 4.18 Entstehung der Nabelschnur.

> Da die Nabelschnur keine schmerzleitenden Nervenbahnen besitzt, ist das Durchtrennen der Nabelschnur **völlig schmerzlos**.

Die Fetalperiode

Die Fetalperiode, die vom Beginn der 9. Schwangerschaftswoche bis zur Geburt dauert, ist gekennzeichnet von der Ausreifung und vom Wachstum aller Organe und Körperteile, die in der Embryonalperiode angelegt worden sind. In dieser Phase geht die Gefahr von schweren Missbildungen langsam zurück.

Länge und Gewicht

Die Scheitel-Steiß-Länge (SSL), die zum Ende der Embryonalperiode 3 cm beträgt, vergrößert sich bis zum Geburtstermin auf durchschnittlich 36 cm. Auffällig dabei ist die Veränderung des Größenverhältnisses von Kopf und Rumpf. Der Kopf, der die Gestalt des Fetus in der 12. Schwangerschaftswoche mit einem Drittel der Gesamtgröße noch dominiert, verlangsamt sein Wachstum, während das des Rumpfs im weiteren Schwangerschaftsverlauf stark zunimmt (Abb. 4.19).

Im Vergleich zum Längenwachstum geht die Gewichtszunahme langsam vonstatten. Nach der ersten Schwangerschaftshälfte wiegt der Fetus noch keine 500 g. Der größte Teil der Gewichtszunahme erfolgt in den letzten 10 Schwangerschaftswochen. In dieser Phase wird das **subkutane Fettgewebe** aufgebaut, wodurch die vorher mageren Körperformen ein rundes, wohlgeformtes Aussehen bekommen (Tab. 4.1).

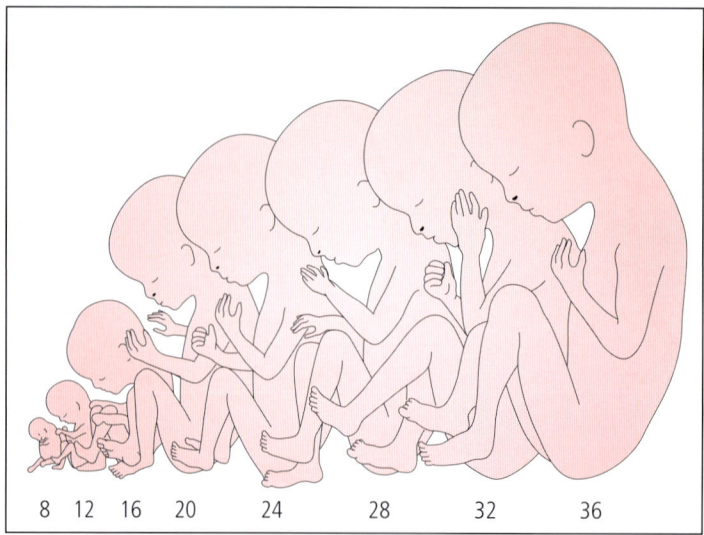

Abb. 4.19 Veränderung des Größenverhältnisses von Kopf und Rumpf während der Fetalperiode.

Haut und Haare

In den ersten Fetalmonaten ist die Haut rötlich, da das Blut deutlich durch die dünne Epidermis hindurchschimmert. Der Verlauf vieler zarter Blutgefäße ist sichtbar. Dies ändert sich, wenn der Aufbau des subkutanen Fettgewebes stattgefunden hat. Die Haut bekommt ihr normales, rosiges Aussehen und wird glatt und straff.

In der 2. Schwangerschaftshälfte entwickelt sich die **Lanugobehaarung** (Wollhaare), die wie ein dünnes Fell den ganzen Körper bedeckt. Zu jedem Haar gehört eine Talgdrüse, die eine fettige Substanz, die **Käseschmiere** (*Vernix caseosa*), produziert. Die Lanugobehaarung trägt dazu bei, dass die Vernix am Körper haften bleibt, wodurch die Haut vor dem Aufweichen durch das Fruchtwasser geschützt wird.

Am Ende der Schwangerschaft wird der größte Teil der Lanugobehaarung abgestoßen, wodurch auch die Vernixschicht verloren geht. Dort, wo dichtere Haarbezirke erhalten bleiben (Kopf, Augen-

Tab. 4.1 Längenwachstum und Gewichtszunahme des Fetus.

Alter		Scheitel-Steiß-Länge (SSL) [cm]	Gewicht [g]
[Wochen]	[Lunarmonate]		
9–12	3	5–8	10–15
13–16	4	9–14	60–200
17–20	5	15–19	250–450
21–24	6	20–23	500–820
25–28	7	24–27	900–1300
29–32	8	28–30	1400–2100
33–36	9	31–34	2200–2900
37–40	10	35–36	3000–3400

Die Fetalperiode

brauen, Wimpern, Schultergürtel, Kreuzbeinbereich), und in den Körperfalten bleibt Käseschmiere übrig. Die noch vorhandene Menge an Käseschmiere ist eines der Kriterien zur Beurteilung des Reifegrads des Neugeborenen: Je weniger bei der Geburt noch davon vorhanden ist, desto reifer wird das Kind eingeschätzt.

Bewegung

Die Fähigkeit zur Bewegung setzt sehr früh ein. Zwischen der 9. und 12. Schwangerschaftswoche sind nicht nur grobmotorische Bewegungen wie das Strampeln von Armen und Beinen erkennbar, sondern auch bereits feinmotorische Bewegungen wie das Heben der Augenbrauen und der Oberlippe. Später setzen sogar gezielte Bewegungen ein, die willkürlich wiederholt werden können, so z. B. die Bewegung des Daumens in den Mund.
Ziemlich genau ab der 18. Woche bei einer Mehrgebärenden und ab der 20. Woche bei einer Erstgebärenden sind die kindlichen Bewegungen so stark ausgeprägt, dass die Mutter sie zum ersten Mal wahrnehmen kann. Der zeitliche Unterschied kommt dadurch zustande, dass eine Mehrgebärende aus Erfahrung weiß, wie sich die allerersten, noch sehr zarten Kindsbewegungen anfühlen, und diese somit früher zu identifizieren vermag.
Bewegung bereits vor der Geburt ist eine wichtige Voraussetzung für eine regelrechte Entwicklung des Zentralnervensystems. Sowohl aktive Eigenbewegungen als auch passives Geschaukeltwerden durch mütterliche Bewegungen lösen eine Fülle von Sinnesreizen aus, die wiederum im Gehirn die vielfältige Verknüpfung von Nervenzellen anregen.

Hören und Sehen

Gegen Ende des 7. Schwangerschaftsmonats beginnt das Kind, auf Schallreize zu reagieren. Seine Erlebniswelt wird zunehmend durch die Herzgeräusche, die Verdauungsgeräusche, die Atmung und die Stimme der Mutter bereichert. Auch äußere, lautere Geräusche dringen zu ihm vor. So kann es z. B. Musik hören, wobei es auf verschiedene Musikstile unterschiedlich reagiert. Es ist sogar in der Lage, nach der Geburt oft gehörte Musikstücke wieder zu erkennen.

Im letzten Schwangerschaftsmonat reagiert das Kind auch auf Lichtreize, z. B. wenn der Leib der Mutter von der Sonne beschienen wird und Licht durch die Bauchdecke dringt. Neugeborene kommen keineswegs fast blind auf die Welt. Sie sind lediglich weitsichtig und die Bahnung des visuellen Systems im Gehirn ist noch nicht ausgereift, wodurch ihr Sehen noch unscharf ist. Dies ändert sich jedoch rasch in den ersten Lebensmonaten.
Bei der Geburt können Neugeborene schon gut Bewegungen sowie hell und dunkel wahrnehmen. Entsprechend den Lichtverhältnissen im Mutterleib fühlen sie sich unmittelbar nach der Geburt in einer dämmrigen Umgebung deutlich wohler.

Schlucken und »Atmen«

Sehr früh in der Fetalperiode erfolgen die ersten Schluckbewegungen. Im Verlauf der Schwangerschaft trinkt das Kind reichlich Fruchtwasser (s. S. 110). Eingedickte und feste Bestandteile des Fruchtwassers wie abgeschilferte Zellen, Lanugohaare und Vernix gelangen in den Darm, werden dort deponiert und in den ersten Tagen nach der Geburt als so genanntes Kindspech (**Mekonium**) ausgeschieden.
Im Ultraschall lassen sich manchmal auch Atembewegungen des Brustkorbs erkennen. Damit spült der Fetus Fruchtwasser durch seine Atemwege und seine noch nicht entfalteten Lungen. Dies ist eine Voraussetzung für eine regelrechte Entwicklung der Lungen. Dieses Fruchtwasser wird durch die Kompression des Brustkorbs beim Durchtritt durch den Geburtskanal zum Teil ausgepresst. Der Rest wird resorbiert und dient in den ersten Lebenstagen als wichtige Flüssigkeitsreserve für das Neugeborene.
Auch das Zwerchfell ist bereits vor der Geburt aktiv, was sich manchmal durch einen Schluckauf bemerkbar macht. Die Mutter spürt dies als ein rhythmisches Zucken ihres Kindes.

Schlafen und Wachen

Deutlich lassen sich Schlaf- und Wachphasen unterscheiden. Die Schwangere spürt an plötzlich wieder einsetzenden Bewegungen, wann das Kind aufwacht. Die Schlafphasen dauern etwa 10 bis 20 Minuten, wobei man das Kind durch äußere Reize wie Lärm oder heftige Schaukelbewegungen

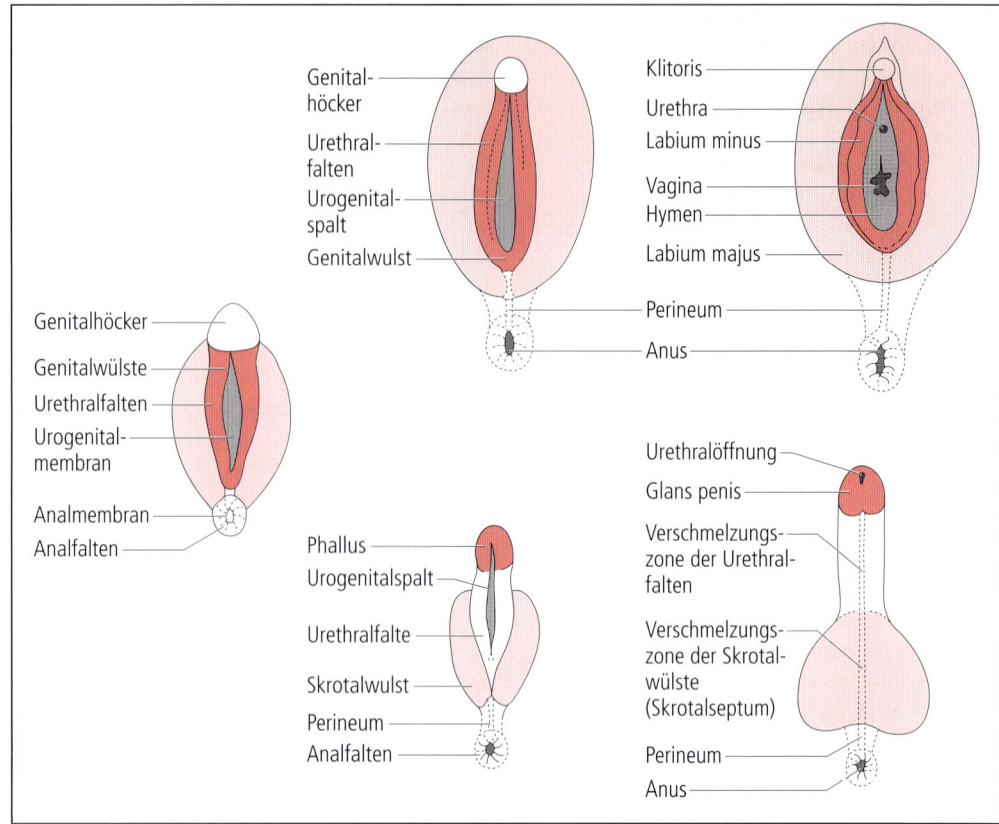

Abb. 4.20 Entwicklung des äußeren Genitales aus dem indifferenten Stadium zum weiblichen oder männlichen Genitale.

wecken kann. Möglicherweise träumt das Ungeborene auch bereits. Es gibt Hinweise, dass das Kind durch mütterliche Gefühlszustände wie Angst, Stress, Ärger, Ausgeglichenheit und Freude in seinen Reaktionen beeinflusst werden kann.

Junge oder Mädchen

! Das Geschlecht des Kindes wird im Moment der Befruchtung durch die Samenzelle und deren Geschlechtschromosom festgelegt.

Die Samenzelle besitzt entweder ein X- oder ein Y-Chromosom. Die Eizelle hingegen ist immer mit einem X-Chromosom ausgestattet. In den ersten Wochen ist jedoch nicht erkennbar, ob sich ein Junge oder ein Mädchen entwickeln wird. Die Geschlechtsdifferenzierung beginnt erst gegen Ende der Embryonalperiode beziehungsweise zu Beginn der Fetalperiode.

Entwicklung des äußeren Genitales

! Im indifferenten Stadium existieren als Anlage des äußeren Genitales der **Genitalhöcker**, die **Genitalwülste**, die **Urethralfalten** und die **Urogenitalmembran**.

- Beim Mädchen entwickelt sich der Genitalhöcker zur Klitoris. Aus den Urethralfalten entstehen die kleinen Labien, aus den Genitalwülsten bilden sich die großen Labien. Die Urogenitalmembran öffnet sich zum Urogenitalspalt. Hier münden später Scheide und Harnröhre. Der Hymen des Mädchens ist ein Rest der ehemaligen Urogenitalmembran (Abb. 4.20).
- Beim Jungen entwickelt sich der Genitalhöcker zum Penis. Die Urogenitalspalte wird durch das Zusammenwachsen der Urethralfalten verschlossen, wodurch die Harnröhre und der Penisschaft gebildet werden. Die Genitalwülste

Die Genitalwege

> Als Genitalwege werden beim Mädchen die **Tuben**, der **Uterus** und die **Vagina** bezeichnet, beim Jungen die **Nebenhoden**, die **Samenblase** und der **Samenleiter**.

entwickeln sich zu je einer Hälfte des Skrotums und wachsen zusammen.

Für die Entwicklung der männlichen Genitalwege sind die beidseitig angelegten **Wolff-Gänge** zuständig. Die weiblichen Genitalwege entwickeln sich aus den ebenfalls beidseitig angelegten **Müller-Gängen**.
Ursprünglich sind im Embryo beide Gangsysteme vorhanden. Mit Ende der Embryonalzeit beginnt die differenzierte Entwicklung je nach Geschlecht des Kindes:
- Beim Jungen wird nun von den Hoden Testosteron gebildet. Testosteron ist die Voraussetzung dafür, dass sich die Wolff-Gänge zu den männlichen Genitalwegen weiterentwickeln können. Gleichzeitig wird ein Hormon (Anti-Müller-Hormon) produziert, das die Müller-Gänge verkümmern lässt.
- Ohne Testosteron, also beim Mädchen, entwickeln sich die Müller-Gänge automatisch zu den weiblichen Genitalwegen weiter, während sich die Wolff-Gänge zurückbilden. Dabei wachsen die unteren Anteile der Müller-Gänge aufeinander zu und bilden durch Verschmelzung Vagina und Uterus, während die oberen Anteile getrennt bleiben und die Tuben bilden.

Der fetale Blutkreislauf

Der fetale Blutkreislauf weist im Gegensatz zum Erwachsenenkreislauf einige wichtige Unterschiede auf, die den Besonderheiten des vorgeburtlichen Lebens Rechnung tragen. Der wichtigste Unterschied ist, dass die Sauerstoffaufnahme nicht über die Lungen, sondern über die Plazenta erfolgt. Diese Tatsache hat zur Folge, dass das sauerstoffreiche Blut relativ weit vom Herzen entfernt in den Körper gelangt. Damit der Sauerstoff nicht schon in der Körperperipherie verbraucht wird, bevor er die zentralen Organe erreicht, sind im fetalen Kreislauf verschiedene »Kurzschlüsse« eingebaut, um das sauerstoffreiche Blut bedarfsgerecht zu verteilen (Abb. 4.21).

Fetaler Körperkreislauf

- Die *Vena umbilicalis* bringt Blut, das in der Plazenta mit Sauerstoff angereichert wurde, über die Eintrittspforte »Nabel« in den kindlichen Körper.
- Sie mündet über den **Ductus venosus Arantii** direkt in die *Vena cava inferior*.
- Die *Vena cava inferior* führt sauerstoffarmes Blut aus den unteren Extremitäten mit sich. Es kommt zur Vermischung von sauerstoffreichem mit sauerstoffarmem Blut.
- Eine Abzweigung der Nabelvene geht zur Leber. Etwas oberhalb der Einmündung des *Ductus venosus Arantii* wird sauerstoffarmes Blut, das aus der Leber kommt, in die *Vena cava inferior* geleitet.
- Diese Blutmischung fließt in den rechten Vorhof des Herzens.
- Von dort aus gelangt das Blut, ohne den sonst üblichen Weg über die rechte Kammer und die Lungen zu nehmen, direkt durch das **Foramen ovale** in der Herzscheidewand in den linken Vorhof.
- Über die linke Kammer wird es in die Aorta gepumpt.
- Von der Aorta zweigen Gefäße für die Versorgung der oberen Extremitäten ab.
- Im weiteren Verlauf der Aorta zweigen Gefäße für die Versorgung der Bauchorgane ab.
- Vor dem Übergang in die unteren Extremitäten zweigen die *Arteriae umbilicales* ab.
- Die *Arteriae umbilicales* führen zum Nabelring, gehen in die Nabelschnur über und erreichen die Plazenta.

Fetaler Lungenkreislauf

- Über die *Vena cava superior*, die Blut aus dem Kopf und den oberen Extremitäten führt, gelangt das Blut in den rechten Vorhof und von dort aus in die rechte Kammer. Durch besondere Strömungsverhältnisse findet kaum eine Vermischung mit dem Blut aus der *Vena cava inferior* statt.
- Das Blut in der rechten Kammer wird über den *Truncus pulmonalis* in die Lungen gepumpt.
- Da die Lungen vor der Geburt nur eine sehr geringe Blutversorgung nötig haben, wird ein Teil dieses Blutes vorher »abgezweigt«, indem es

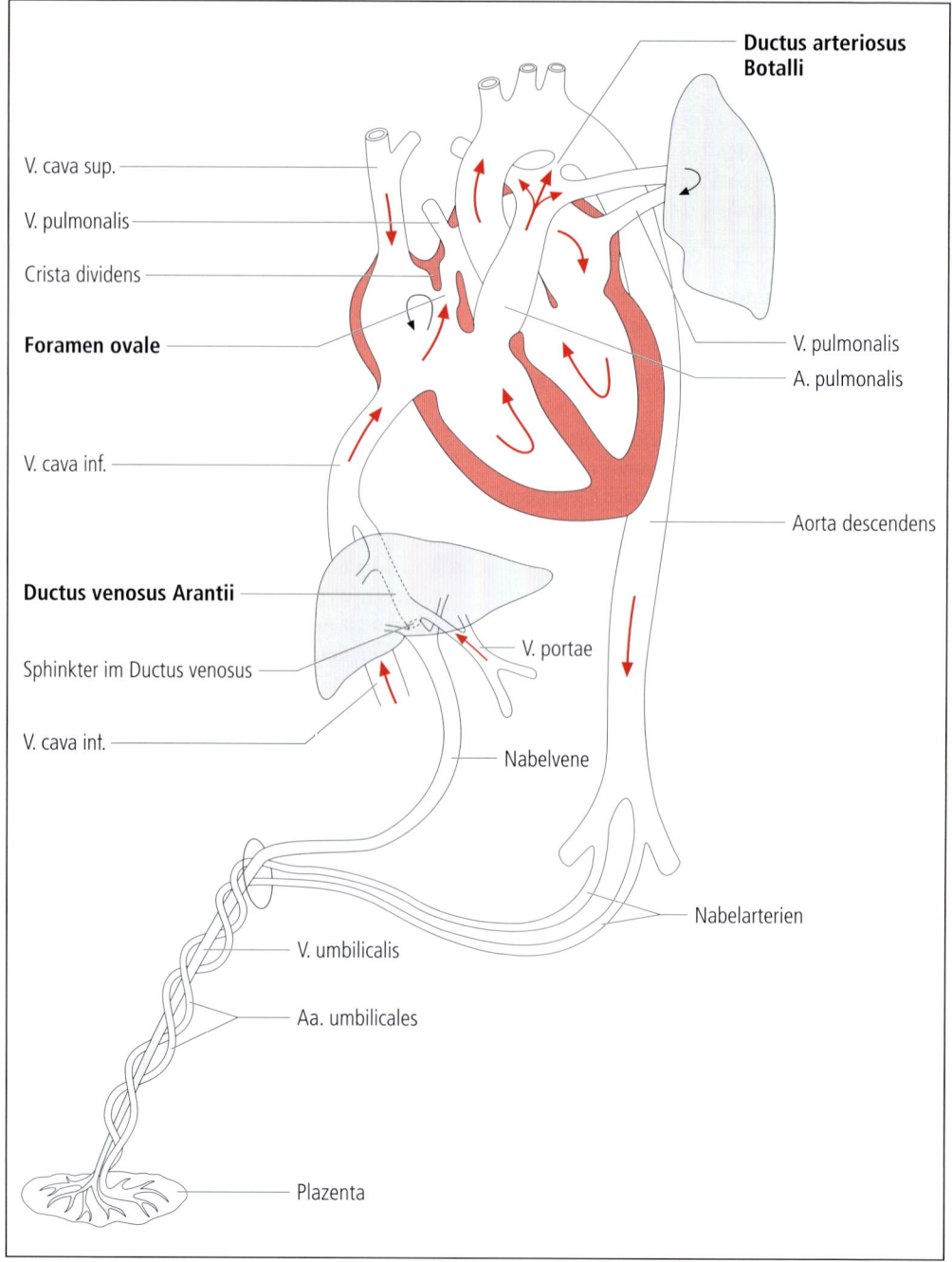

Abb. 4.21 Der fetale Kreislauf und seine Kurzschlüsse.

über den *Ductus arteriosus Botalli* direkt in die Aorta geleitet wird.
- Die Lungenvenen bringen sauerstoffarmes Blut in den linken Vorhof, wo es mit sauerstoffreichem Blut, das aus dem rechten Vorhof kommt, gemischt wird.
- Dieses Blut gelangt über die linke Kammer in die Aorta und somit in den Körperkreislauf.

Die Weiterentwicklung des Trophoblasten zur reifen Plazenta

Prälakunäre Periode (7. Tag)

Direkt nach der Anheftung der Blastozyste beginnt sich der Trophoblast rasant zu entwickeln. Die Trophoblastzellen differenzieren sich dabei in zwei unterschiedliche Zellarten: in den **Zytotrophoblasten** (der innen, d.h. zur Blastozyste hin, gelegen ist und dessen Zellen sich durch Zellwände deutlich voneinander abgrenzen) und in den Synzytiotrophoblasten (der außen, d.h. zur Uterusschleimhaut hin, gelegen ist und dessen Zellen durch ein Verschwinden der Zellwände zusammenfließen).

Mit der Entstehung des Synzytiotrophoblasten beginnt die Einnistung (**Implantation** oder **Nidation**) des Keims in die Uterusschleimhaut. Der Synzytiotrophoblast nimmt schnell an Masse zu und bildet lange, fingerförmig verzweigte Ausläufer, die unter Verdrängung und Zerstörung des Endometriums in die Schleimhaut einwachsen. Die dazu benötigten proteolytischen Enzyme liefert der Zytotrophoblast (Abb. 4.22).

Die Uterusschleimhaut reagiert auf die Anheftung und den Beginn der Implantation mit der Weiterentwicklung des sekretorischen Endometriums zur Schwangerschaftsschleimhaut (**Dezidua**), zuerst nur lokal an der Einnistungsstelle, dann übergreifend am gesamten Endometrium.

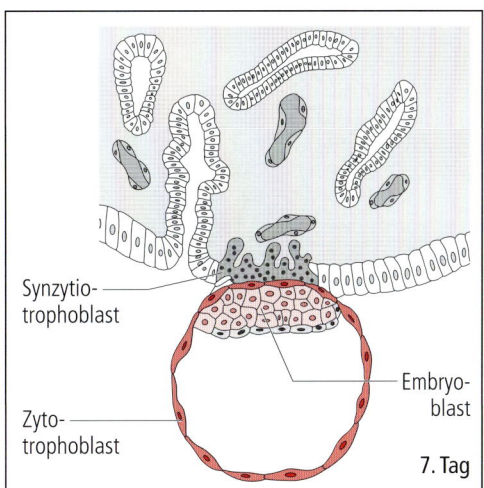

Abb. 4.22 Differenzierung des Trophoblasten in den Zyto- und Synzytiotrophoblasten mit Beginn der Implantation, 7. Tag.

Lakunäres Stadium oder Trabekelstadium (etwa 8. bis 12. Tag)

Am 8. Tag etwa treten in der sich schnell verdickenden Synzytiotrophoblastmasse Einschmelzungsherde (**Lakunen**) auf. Zwischen diesen Spalten entwickeln sich Verbindungsgänge, sodass zum Schluss ein großes Lakunensystem entsteht. Dazwischen bleiben strahlenförmig angeordnete Zellverbände aus Synzytiotrophoblastzellen erhalten. Diese nennt man **Trabekel** (Bälkchen). Zusammen mit den Lakunen verleihen sie dem Synzytiotrophoblasten ein schwammartiges Aussehen.

Das Lakunensystem füllt sich mit dem Blut eröffneter Endometriumkapillaren sowie mit Sekreten eröffneter Endometriumdrüsen. Stoffe aus dieser Mischung diffundieren in die Blastozystenhöhle und dienen der Ernährung des Keims.

Dabei wird die Blastozystenhöhle durch eine geschlossene Lage aus Zyto- und Synzytiotrophoblastzellen vollständig vom Lakunensystem abgegrenzt. Diese beiden Zellschichten an dieser Stelle bilden die so genannte **Chorionplatte** (Chorion = Zottenhaut). Mit der Bildung der Chorionplatte bekommt die Blastozystenhöhle einen neuen Namen und heißt nun **Chorionhöhle** (Abb. 4.23).

Die Trabekelendigungen bleiben durch eine dicke Synzytiumschicht miteinander verbunden. Diese Schicht ist die so genannte **Trophoblastschale**. Sie grenzt an die Dezidua, wobei die Grenzen dieser beiden Gewebestrukturen nicht klar voneinander zu trennen sind. Die Trophoblastschale bildet zusammen mit Deziduaanteilen die **Basalplatte** der späteren Plazenta.

Am 12. Tag nach der Befruchtung ist die Blastozyste vollständig in die Dezidua eingewachsen. Die Implantationswunde ist durch ein Fibrinkoagulum verschlossen.

Um die Trophoblastschale herum haben sich **Sinusoide** (gestaute, weite Blutgefäße) gebildet. Diese Sinusoide werden nun vom Synzytium eröffnet. Mütterliches Blut ergießt sich ins Lakunensystem (wie bei einem Schwamm, der in Wasser getaucht wird). Dadurch, dass sowohl Arterien

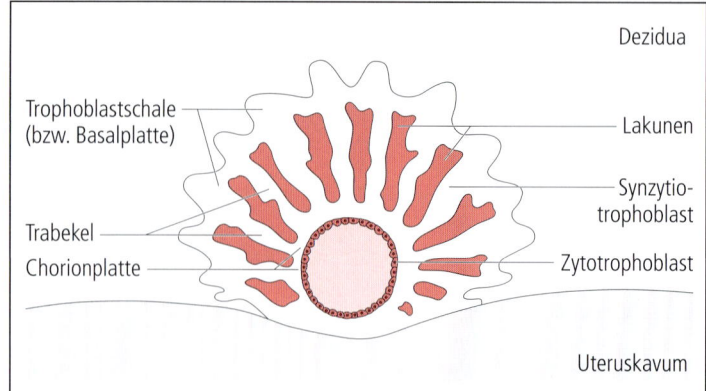

Abb. 4.23 Ausbildung des Lakunensystems im Synzytiotrophoblasten.

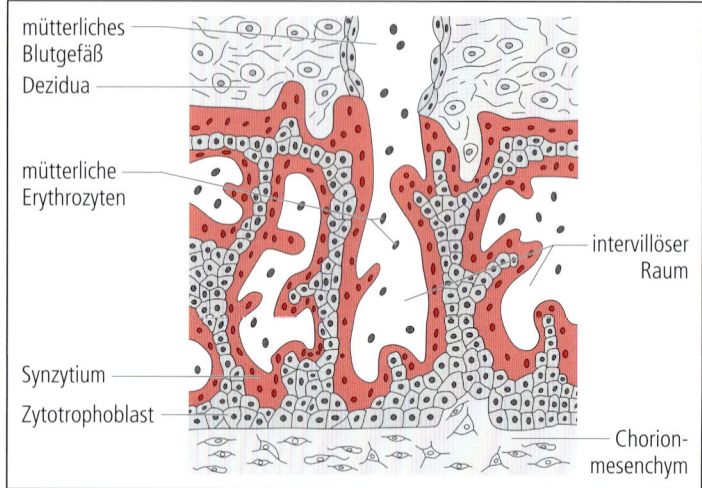

Abb. 4.24 Ausbildung von Primärzotten mit Zytotrophoblastkern und Synzytiummantel (Zottenlängsschnitt).

als auch Venen eröffnet werden, entstehen unterschiedliche Drucke. Aufgrund dieser Druckdifferenzen beginnt im Lakunensystem eine Blutzirkulation: Das mütterliche Blut fließt von Gefäßen mit hohem Druck zu Gefäßen mit niedrigem Druck, wodurch ein erster **uteroplazentarer Kreislauf** entsteht.

> Im Verlauf der Implantation kann es bei der Eröffnung der Endometrium- beziehungsweise Deziduagefäße zu einer Blutung ins Uteruskavum kommen (**Nidationsblutung**). Daraus resultiert eine vaginale Blutung, die als verfrühte, meist auch schwächere Menstruation fehlinterpretiert werden kann.

Primärzottenstadium (etwa 14. Tag)

In diesem Stadium beginnen die Trabekel fingerförmige Ausstülpungen zu bilden, die in die Lakunen hineinragen. Gleichzeitig wandern von der Chorionplatte her Zytotrophoblastzellen in die Trabekel und deren Ausstülpungen ein, die man nun **Primärzotten** (Zotte = Zweig) nennt. Die Primärzotten verzweigen sich im weiteren Verlauf immer mehr, wobei die ursprünglichen Trabekel als so genannte Zottenstämme erhalten bleiben. Die Trabekel, die mit ihren Endigungen mit der Trophoblastschale (**Basalplatte**) verwachsen sind, bilden sich später zu den so genannten Haftzotten um, durch die die Chorionplatte mit der Basalplatte verbunden bleibt. Ab dem Primärzottensta-

Die Weiterentwicklung des Trophoblasten zur reifen Plazenta

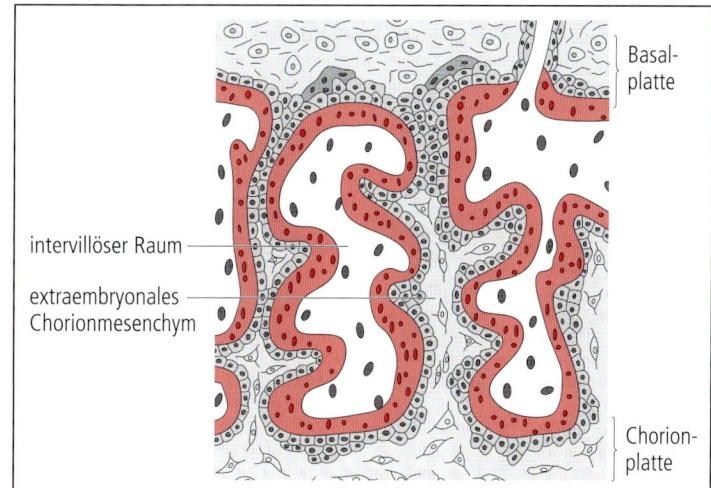

Abb. 4.25 Ausbildung von Sekundärzotten mit Einwanderung von extraembryonalem Mesenchym in den Zottenkern.

dium wird das Lakunensystem umbenannt und heißt nun **intervillöser Raum** (Zottenzwischenraum) (Abb. 4.24).

Sekundärzottenstadium (etwa 15. bis 17. Tag)

Mit Beginn des Sekundärzottenstadiums wachsen über die Chorionplatte extraembryonale Chorionmesenchymzellen in die Stammzotten und die Zottenverzweigungen ein. Das heißt, dass die nun entstandenen **Sekundärzotten** einen Kern aus bindegewebigen Chorionmesenchymzellen enthalten, dem eine Schicht aus Zytotrophoblastzellen folgt, die wiederum von einer dünnen Ummantelung aus Synzytiotrophoblastzellen umgeben ist (Abb. 4.25).

Tertiärzottenstadium (etwa 18. Tag bis 13. Woche)

In diesem Stadium beginnt sich das Zottenbindegewebe aus extraembryonalen Chorionmesenchymzellen zu differenzieren, und es bilden sich erste **Blutzellen** und **Blutgefäße** in den Zotten. Diese Blutgefäße finden bald Anschluss an die gleichzeitig im Haftstiel und im Embryo gebildeten Blutgefäße (Abb. 4.26).
Ab Beginn der 4. Woche kommt es zu ersten Pulsationen der zwischenzeitlich entstandenen Herzanlage, wodurch ein erster **embryonal-plazenta-** **rer Blutkreislauf** beginnt. Die Tertiärzottenbildung ermöglicht, dass die Stoffe, die zwischen Embryo und Mutter ausgetauscht werden, von nun an einen wesentlich kürzeren Weg zurücklegen. Stoffe aus dem mütterlichen Blut in den intervillösen Räumen müssen lediglich die Zottenwand (bestehend aus Synzytiumschicht, Zytotrophoblastschicht, Bindegewebsschicht und den Wänden der Zottenkapillaren) passieren, um ins kindliche Blut zu gelangen.

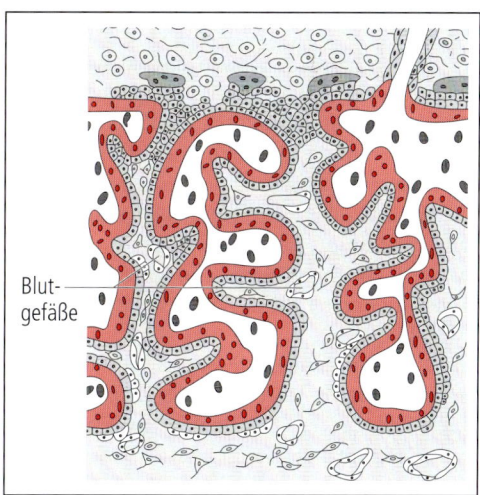

Abb. 4.26 Tertiärzottenstadium mit der Ausbildung von Blutzellen und Blutgefäßen aus extraembryonalem Mesenchym.

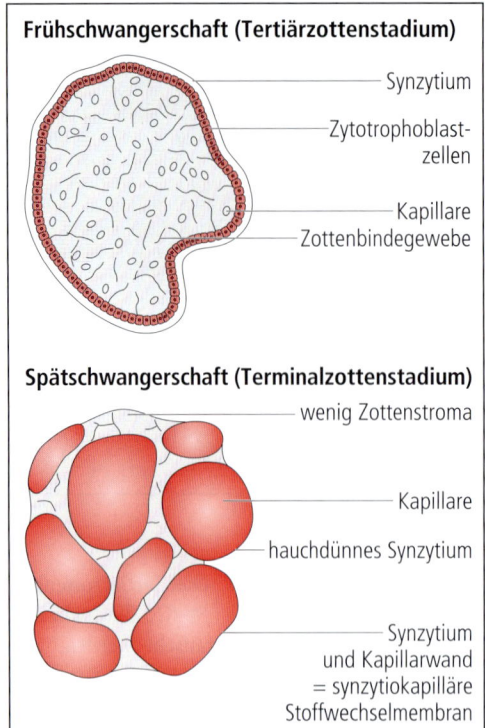

Abb. 4.27 Darstellung der Veränderungen der wichtigsten Zottenstrukturen bei der Entwicklung von Tertiärzotten zu Terminalzotten (Zottenquerschnitt).

Plazentareifung, Terminalzottenstadium

Der weitere Verlauf der Plazentaentwicklung von der 13. bis zur 23. Schwangerschaftswoche ist durch eine fortschreitende Verzweigung der Zotten gekennzeichnet, wodurch die Zotten an Wurzelballen erinnern. Dadurch kommt es zu einer erheblichen Vergrößerung der gesamten Plazenta, insbesondere aber der Plazentaoberfläche. Ziel dieses Wachstums ist es, die Fläche für den Stoffaustausch zu vergrößern. Die Oberfläche aller Zotten zusammen beträgt bei der reifen Plazenta etwa 12 bis 15 m².
Im letzten Drittel der Schwangerschaft kommt es zur endgültigen Ausreifung der Plazentazotten durch Bildung von **Terminalzotten**. Das auffallendste Merkmal der Terminalzotten ist die starke Erweiterung ihrer Kapillaren auf Kosten der übrigen Zottenstrukturen. Das bedeutet:

- Das Zottenbindegewebe wird durch die Kapillaren verdrängt.
- Die beiden Schichten des Trophoblasten werden dünn ausgezogen.
- Der Zytotrophoblast bildet sich dabei fast vollständig zurück.
- Die Kapillarwände und die Synzytiotrophoblastschicht kommen dadurch dicht nebeneinander zu liegen.

Ziel dieser Zottenreifungsvorgänge ist es, die Dicke jener Zellschichten, die kindliches Blut von mütterlichem Blut trennen, zu verringern. Die Weglänge für den Stofftransport wird somit möglichst kurz und der Stoffaustausch kann möglichst schnell vonstatten gehen. Die verbliebene Zellschicht heißt **synzytiokapilläre Stoffwechselmembran**, auch Plazentaschranke genannt. Sie besteht im Wesentlichen aus einer äußeren Synzytiumschicht und der darunter gelegenen Kapillarwand. Sie ist lediglich 3,5 Mikrometer (µm) dick, also 3,5 Tausendstelmillimeter (Abb. 4.27).

Die reife Plazenta

Das Aussehen der reifen Plazenta

Die Plazenta ist bei der Geburt durchschnittlich 500 g schwer, etwa 2 bis 4 cm dick und hat einen Durchmesser von 16 bis 20 cm. Ihre Form erinnert an einen Diskus.
Bei der Betrachtung der geborenen Plazenta erkennt man deutlich jene Seite, die zur Fruchtwasserhöhle und zum Kind zeigte (fetale Seite) und jene, die an der Uteruswand haftete (materne Seite).
Die **fetale Seite** ist dadurch gekennzeichnet, dass sich hier der Nabelschnuransatz befindet. Deutlich erkennbar sind dicke Blutgefäße, die sich – von der Nabelschnur kommend – über die gesamte Fläche verzweigen. Diese blaurote Fläche ist die Chorionplatte, die einschließlich der Gefäße von der transparenten Amnionhaut überzogen ist, wodurch sie glatt und spiegelnd erscheint. Das Amnionepithel der Chorionplatte geht an den Rändern der Plazenta in die Innenseite der Eihäute über (Abb. 4.28).
Beim Betrachten der **maternen Plazentaseite**, die dunkelrot und fleischig aussieht, fällt die unregelmäßige Oberfläche auf. Sie ist von tiefen Furchen durchzogen, die die Plazenta in 15 bis 20 unregelmäßige Lappen (**Kotyledonen**) unterteilen. Die

Die reife Plazenta

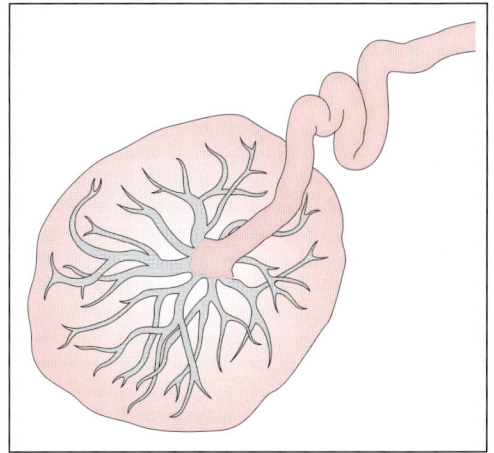

Abb. 4.28 Fetale Seite der Plazenta mit Nabelschnuransatz und Chorionplattengefäßen.

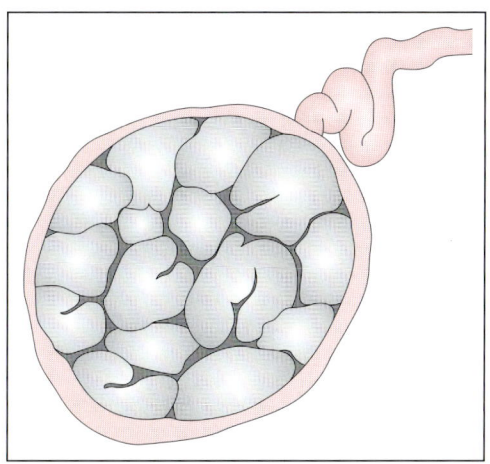

Abb. 4.29 Materne Seite der Plazenta mit Kotyledonen.

Furchen entstehen durch Auffaltungen der Basalplatte beim unterschiedlich schnellen Wachstum von Plazenta und Uteruswand. Jede Kotyledone enthält mehrere Zottenbäumchen.
Die Plazenta löst sich nach der Geburt in den tiefen Schichten der Dezidua, sodass die Basalplatte intakt bleibt. Dies erkennt man daran, dass die materne Seite perlmuttfarben glänzt, wenn man sie unter fließendem Wasser abspült (Abb. 4.29) (s. S. 350 f.).

Blutkreislauf der Plazenta

> **!** Der plazentare Blutkreislauf setzt sich aus zwei Systemen zusammen: dem Kreislauf in den **Plazentazotten**, der vom **Fetus** in Gang gehalten wird, und dem Kreislauf in dem **intervillösen Räumen**, der von der **Mutter** gesteuert wird.

Der **Blutkreislauf in den Zotten** verläuft folgendermaßen: Die beiden Arterien der Nabelschnur bringen das aus dem Kreislauf des Feten kommende Blut zur Plazenta. Sie verzweigen sich im plazentaren Nabelschnuransatz und verteilen sich innerhalb der ganzen Chorionplatte. Von dort aus dringen Abzweigungen der Chorionplattenarterien in die Stämme der Haftzotten ein. Von diesen Haftzottenarterien gelangen weitere Abzweigungen bis in jede Zottenverästelung.
Am Zottenende wird das Blut zurück zu einer Vene im Zottenstamm und von dort aus zu den Venen der Chorionplatte geleitet.

Diese Chorionplattenvenen münden im Nabelschnuransatz in die Nabelschnurvene, die das Blut zurück in den Kreislauf des Feten leitet.

> Die Blutzirkulation in diesem System wird von der Schlagfrequenz und der Schlagkraft des fetalen Herzens unterhalten.

Der **Blutkreislauf im intervillösen Raum** verläuft folgendermaßen: In der Basalplatte verteilt findet man etwa 100 Öffnungen von mütterlichen Spiralarterien und, stark variierend, 120 bis 200 Venenöffnungen. Die 60 bis 70 Zottenbäumchen der Plazenta befinden sich jeweils mitten über einer oder mehreren Arterienöffnungen. Das mütterliche Blut gelangt mit Druck aus den Arterien in den intervillösen Raum, steigt im Zentrum des Zottenbaums nach oben, sickert dann seitwärts zwischen die winzigen Spalten der sehr dichten Zottenverzweigungen und fließt langsam wieder Richtung Basalplatte zu den Venenöffnungen, die randständig zum Zottenbaum in der Basalplatte angeordnet sind. Die Zotten »baden« sozusagen andauernd im mütterlichen Blut.
Die einzelnen Kotyledonen sind durch die Auffaltungen der Basalplatte (**Plazentasepten**) voneinander abgegrenzt, aber nicht vollständig voneinander getrennt, da die Plazentasepten nicht bis zur Chorionplatte reichen. Dadurch ergibt sich die Möglichkeit eines Blutübertritts von einem intervillösen Raum zum nächsten. Solches Blut kann sich am Rand der Plazenta im so genannten Randsinus sammeln und von dort

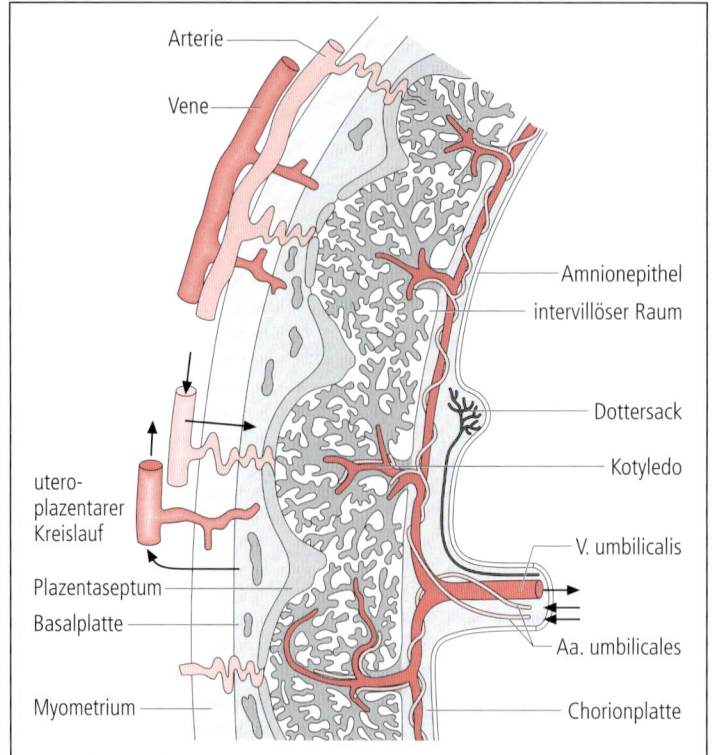

Abb. 4.30 Schematisierte Darstellung des uteroplazentaren Kreislaufs im Plazentaquerschnitt.

aus in den mütterlichen Kreislauf zurückkehren (Abb. 4.30).

> Die Blutzirkulation in den intervillösen Räumen ist von zwei Hauptfaktoren abhängig:
> - Der eine ist der **mütterliche Blutdruck**, der bestimmt, mit welchem Druck das Blut aus den Arterienöffnungen austritt. Ist er zu niedrig, ist auch der Austrittsdruck zu niedrig und die Zotten werden nicht optimal umspült. Ist er zu hoch, gelangt aufgrund der bei Bluthochdruck verengten Gefäße eine zu geringe Blutmenge in den intervillösen Raum.
> - Der andere Faktor sind die während der gesamten Schwangerschaft immer wieder auftretenden **physiologischen Uteruskontraktionen**, die vorübergehende Änderungen der Durchblutung der Zwischenzottenräume bewirken.

Funktionen der Plazenta

Die beiden Hauptfunktionen der Plazenta bestehen im **Transport von Stoffen** und in der **Produktion verschiedener Hormone**.

Transportaufgaben

Die Plazenta muss eine große Menge verschiedener Stoffe hin- und hertransportieren.
- Da sind zunächst einmal die Stoffe, die der Fetus zum **Aufbau seines Körpers** und für seine **Energieversorgung** braucht. Es handelt sich um:
  – Sauerstoff
  – Glukose
  – Aminosäuren
  – Proteine
  – Fette
  – Elektrolyte
  – Vitamine

Diese Stoffe gelangen aus dem mütterlichen Blut der intervillösen Räume über die synzytiokapilläre Stoffwechselmembran in den kindlichen Kreislauf.
- Außerdem passieren bestimmte **Antikörper**, die die Mutter im Verlauf ihres bisherigen Lebens gegen gewisse Infektionskrankheiten gebildet hat, die Plazentaschranke. Dabei handelt es sich um besonders kleinmolekulare Anti-

Die reife Plazenta

körper, nämlich um **Immunglobuline der Klasse G** (IgG). Durch sie ist der Fetus und auch das Kind im ersten Lebensjahr gegen einige Infektionserkrankungen geschützt. Man spricht vom so genannten »Nestschutz«.
- Gleichzeitig müssen über die Plazenta **Stoffwechselprodukte** des Kindes entsorgt werden, da das Kind selbst noch keine Darm- und Lungenfunktion und noch keine ausreichende Nierenfunktion hat. Es handelt sich u. a. um:
  – Kohlendioxid
  – Harnstoff
  – Harnsäure
  – Kreatinin
  – Bilirubin
  – Milchsäure
  – Wasser

Diese Stoffe gelangen aus den Zotten über die synzytiokapilläre Stoffwechselmembran in das mütterliche Blut der intervillösen Räume und von dort aus in den mütterlichen Organismus. Dort werden sie in den entsprechenden Organen abgebaut oder ausgeschieden.
- Außerdem wird ein Teil der **Wärme**, die beim fetalen Stoffwechsel und durch kindliche Bewegung entsteht, über die Plazenta durch Wärmeleitung abtransportiert.

Alle aufgezählten Stoffe müssen in irgendeiner Weise die Plazentaschranke überwinden. Dazu gibt es verschiedene **Transportmechanismen**:
- **passive Diffusion**, die aufgrund eines Konzentrationsgefälles erfolgt (O_2, CO_2, Wasser, harnpflichtige Substanzen, Bilirubin, Vitamine)
- **erleichterte Diffusion**, die mithilfe von Trägermolekülen erfolgt (Milchsäure, Glukose)
- **aktiver Transport**, bei dem Trägermoleküle Stoffe entgegen einem Konzentrationsgefälle aktiv unter Einsatz von Energie transportieren (Aminosäuren, Elektrolyte)
- **Pinozytose**, bei der großmolekulare Stoffe in Zytoplasmabläschen eingeschlossen durch die Zellen transportiert werden (Fette, Proteine, Antikörper)

Durch diese Transportmechanismen können allerdings auch unerwünschte Stoffe die Plazentaschranke passieren, wie **Medikamente, Alkohol, Nikotin** und **andere chemische Substanzen**. Außerdem können **Bakterien, Viren** und **andere Keime** durch physiologischerweise vorhandene Spalten in der Stoffwechselmembran zum Kind gelangen und es möglicherweise schädigen. Umgekehrt können auf diese Weise **fetale Erythrozyten** in den mütterlichen Kreislauf gelangen (s. S. 249). Diese letzte Transportart nennt man **Diapedese** (= Durchtritt zellulärer Blutbestandteile durch die intakte Gefäßwand).

Hormonproduktion

Die Entstehung und Erhaltung der Schwangerschaft, die Umstellung des mütterlichen Körpers auf die Schwangerschaft, die Vorbereitung auf die Geburt und auf die anschließende Stillperiode – all dies wird ganz entscheidend durch Hormone gesteuert.
Die meisten Hormone werden von der Plazenta gebildet (lediglich in den ersten Schwangerschaftswochen werden die Steroidhormone vom *Corpus luteum* im mütterlichen Eierstock gebildet, s. S. 60, S. 69 f.). Allerdings benötigt die Plazenta dazu teilweise die Vorarbeit des Fetus und der Mutter. Deshalb wird dieses hormonelle System als **materno-feto-plazentare Einheit** bezeichnet.
Die Produktion der Plazentahormone findet fast ausschließlich in den Zellen des Synzytiotrophoblasten statt. Es handelt sich um zwei verschiedene Hormongruppen: **Proteo- und Steroidhormone**.

> **!** Die **Proteohormone** sind großmolekulare Proteine, die sich aus vielen Aminosäuren zusammensetzen. Plazentare Proteohormone sind:
> - **HCG** (humanes Choriongonadotropin)
> - **HPL** (humanes Plazentalaktogen), auch **HCS** (humanes Chorion-Somatomammotropin) genannt

Die Bildung des **HCG** fängt sehr früh bereits mit dem Entwicklungsbeginn des Synzytiotrophoblasten an. HCG gelangt in die mütterliche Blutbahn und wird zum Teil über die Nieren mit dem Harn ausgeschieden.

> Da die HCG-Bildung ausschließlich während einer Schwangerschaft vorkommt, ist der Nachweis von HCG ein Beweis für eine bestehende Schwangerschaft. Dieser Nachweis ist bereits zum Zeitpunkt der ersten ausgebliebenen Menstruation möglich.

HCG wirkt – wie sein Name schon sagt – auf die Gonaden, also die Ovarien, und dort speziell auf das *Corpus luteum* (Gelbkörper). Ohne Schwan-

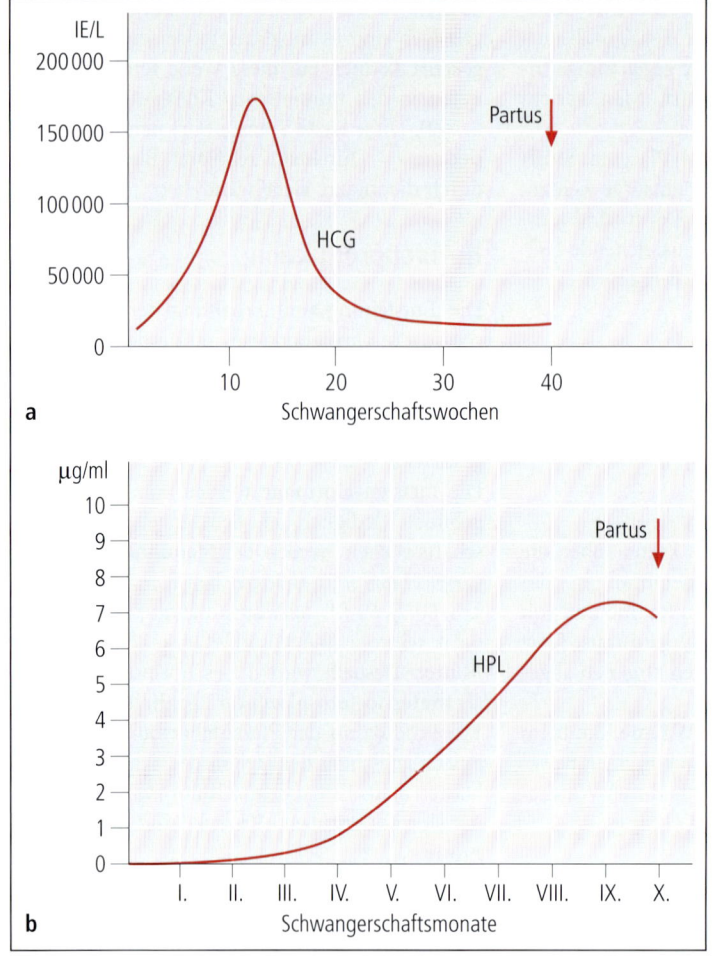

Abb. 4.31 Schematisierte Darstellung der Plazentahormonkonzentrationen im Verlauf der Schwangerschaft:
a HCG-Ausscheidung im Urin der Schwangeren.
b HPL-Konzentration im mütterlichen Serum.

gerschaft stellt das *Corpus luteum* seine Hormonproduktion nach knapp 14 Tagen ein, wodurch die Menstruation ausgelöst wird. Ein Abbluten der Uterusschleimhaut wäre natürlich für das gerade eingenistete Ei eine Katastrophe – es würde mit ausgestoßen werden. In der frühen Schwangerschaft stimuliert HCG das *Corpus luteum* daher so lange zur weiteren Hormonproduktion, bis der Trophoblast selbst in der Lage ist, eine ausreichend große Östrogen- und Progesteronmenge zum Erhalt der Uterusschleimhaut zu bilden. Man nennt diesen Schwangerschaftsgelbkörper *Corpus luteum graviditatis*.

Da die Stimulation des *Corpus luteum* zur anhaltenden Hormonproduktion unmittelbar erfolgen muss, steigt die HCG-Menge in den ersten Wochen der Schwangerschaft dementsprechend steil an. Sie erreicht ihren Gipfel etwa in der 12. Woche, fällt danach relativ schnell wieder ab und bleibt bis zum Ende der Schwangerschaft auf einem niedrigen Niveau erhalten (Abb. 4.31 a).

Die **HPL**- beziehungsweise **HCS-Menge** im mütterlichen Serum nimmt im Verlauf der Schwangerschaft kontinuierlich zu. Erst gegen Ende der Schwangerschaft ist eine leichte, physiologische Abnahme der HPL-Konzentration festzustellen, was durch die nachlassenden Funktionen der »alt« werdenden Plazenta zu erklären ist (Abb. 4.31 b).

Die Bedeutung dieses Hormons für die Schwangerschaft ist noch nicht vollständig geklärt. Es hat auf jeden Fall – wie seine Namen schon andeuten – eine **Wirkung auf die Brustdrüsen**, indem es ihr Wachstum und die Milchbildung fördert. Weiter spielt es eine Rolle im **mütterlichen Energiestoffwechsel**, indem es vermehrt freie Fettsäu-

Die reife Plazenta

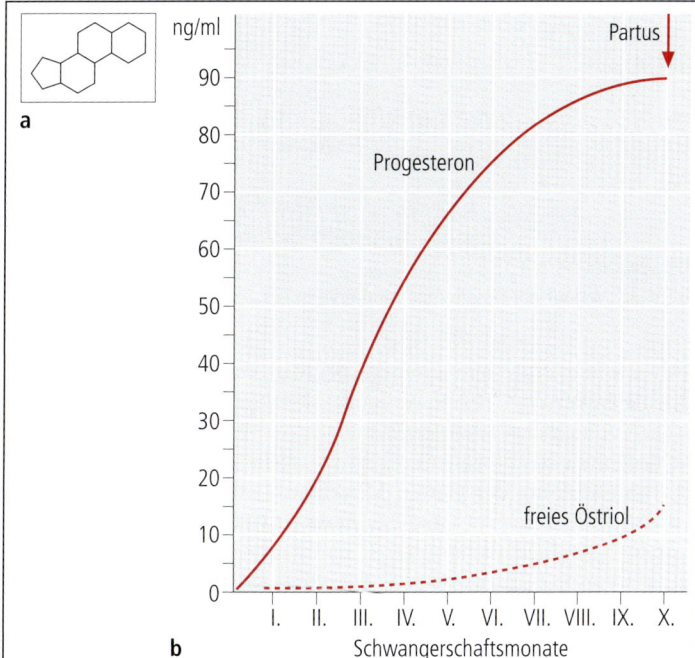

Abb. 4.32 a Sterangrundgerüst.
b Konzentration von Progesteron und freiem Östriol im mütterlichen Serum. Die Gesamtöstrogene setzen sich aus Östron, Östradiol und Östriol zusammen im Verhältnis 1:10:100.

ren bereitstellt, die zur Energiegewinnung benutzt werden. Dadurch wird der mütterliche Glukoseverbrauch eingeschränkt, wovon wiederum der Fetus profitiert, denn seine Hauptenergiequelle ist die Glukose.
Weitere Wirkungen auf den **mütterlichen Insulinbedarf** (in Form einer Bedarfserhöhung) werden vermutet.
Außerdem hat HPL Einfluss auf die in der Schwangerschaft notwendige **Steigerung der Erythrozytenproduktion** (s. S. 121).

! Die **Steroidhormone** tragen ihren Namen aufgrund ihrer typischen Formierung in einem **Sterangerüst** (drei Sechserringe mit einem Fünferring) (Abb. 4.32 a). Steroidhormone der Plazenta sind **Östrogene** und **Progesteron**.

Am Anfang der Schwangerschaft werden diese Hormone noch vom *Corpus luteum graviditatis* produziert. Seine Bedeutung erlischt, wenn der Trophoblast selbst ausreichend Steroidhormone zu bilden vermag, um die Uterusschleimhaut zu erhalten. Dieser so genannte »**Stabwechsel**« vom Schwangerschaftsgelbkörper zum Trophoblasten findet etwa um die 7. Schwangerschaftswoche herum statt. Zu diesem Zeitpunkt beginnt der Gelbkörper sich zurückzubilden. Allerdings ist die Plazenta nicht in der Lage, die Steroidhormone völlig selbstständig herzustellen. Sie hat lediglich die Fähigkeit, diese Hormone aus Hormonvorstufen (**Präkursoren**) zusammenzusetzen. Diese Präkursoren werden von der Mutter und vom Feten gebildet und an die Plazenta geliefert.
Zur **Östrogensynthese** benutzt die Plazenta Präkursoren (DHEAS = Dehydroepiandrosteronsulfat), die gegen Ende der Schwangerschaft zu etwa $3/4$ aus der fetalen und zu etwa $1/4$ aus der mütterlichen Nebennierenrinde stammen. Die Östrogenkonzentration im mütterlichen Blutplasma nimmt im Verlauf der Schwangerschaft langsam stetig zu (Abb. 4.32 b).
Wichtige Wirkungen der Östrogene in der Schwangerschaft sind:
- Wachstum und Vermehrung der Uterusmuskulatur
- Ausbildung und Erhaltung der Dezidua
- Erhöhung des Blutvolumens
- Durchblutungssteigerung am inneren und äußeren Genitale
- Erhöhung der Flüssigkeitsmenge in den Zwischenzellräumen (s. S. 128 f.)

Im Verlauf der Schwangerschaft kommt es zu einem kontinuierlichen, starken Anstieg der **Progesteronmenge** im mütterlichen Blut (Abb. 4.32 b).

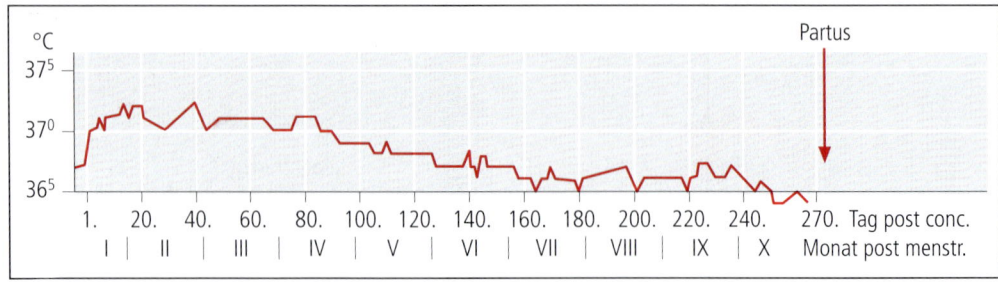

Abb. 4.33 Verlauf der Basaltemperaturkurve in der Schwangerschaft.

Auch für die Progesteronsynthese benötigt die Plazenta Präkursoren. Hierzu verwendet sie hauptsächlich mütterliches Cholesterin.

Die Bedeutung des Progesterons liegt vor allem in der **Tonussenkung der glatten Muskulatur** mit dem Ziel, den Uterustonus und die Uterusaktivitäten (Kontraktionen) herabzusetzen und dadurch die Schwangerschaft zu erhalten. Allerdings werden auch andere mütterliche Organe mit glatter Muskulatur entsprechend beeinflusst (s. Kap. 5). Progesteron hat außerdem Einfluss auf die Entwicklung der Brustdrüse und die Milchbildung.

> Progesteron wirkt auch auf das **Temperaturzentrum im Gehirn**, wodurch die **Basaltemperatur um etwa 0,5 °C ansteigt**. Somit zeigt eine über 14 Tage anhaltende Temperaturerhöhung (durch den Einfluss des Progesterons des *Corpus luteum graviditatis*) sehr früh eine Schwangerschaft an.

Allerdings bleibt dieser Temperaturanstieg nicht bis zum Ende der Schwangerschaft bestehen, wie aufgrund der zunehmenden Plazentaprogesteronmenge zu erwarten wäre. Ab dem 4. Schwangerschaftsmonat beginnt die Temperatur langsam wieder zu sinken. Die Ursache hierfür ist noch nicht geklärt, man nimmt eine »Gewöhnung« des Temperaturzentrums an Progesteron an (Abb. 4.33).

Neben den beschriebenen Hormongruppen produziert die Plazenta noch weitere zahlreiche Proteine und Enzyme, deren Wirkung und Bedeutung noch nicht völlig geklärt sind.

Die Dezidua

Mit Beginn der Implantation entwickelt sich das sekretorische Endometrium zur **Dezidua** (Siebhaut) weiter. Die Schleimhaut wird aufgelockert und ödematös verändert. Die Zellen vergrößern sich durch eine verstärkte Einlagerung von Glykogen, Protoplasma und Lipiden als Reaktion auf die Ernährungsansprüche des wachsenden Keims. Die Drüsenschläuche und Arterien verlängern sich noch mehr, wobei sie einen stark geschlängelten Verlauf annehmen. Dies geschieht zuerst lokal an der Einnistungsstelle, dann greift diese Entwicklung auf die gesamte Uterusschleimhaut über.

Die Dezidua erreicht zu Beginn des zweiten Schwangerschaftsdrittels eine Dicke von 7 bis 8 mm. Danach wird sie durch den wachsenden Uterus stark gedehnt, sodass sie zum Ende der Schwangerschaft noch etwa 1 mm dick ist.

> **!** Wenn die Implantation abgeschlossen ist, unterscheidet man drei verschiedene Deziduaanteile (Abb. 4.34).
> - *Decidua basalis:* Sie liegt zwischen Plazenta und Myometrium.
> - *Decidua capsularis:* Sie überzieht die Keimblase nach ihrer vollständigen Implantation.
> - *Decidua parietalis* (oder *marginalis*): Sie kleidet das übrige Uteruskavum aus.

Die Eihäute

Bildung der Eihäute

Die Zottenentwicklung rund um die Blastozyste herum verläuft unterschiedlich. Während an der Kontaktstelle von Blastozyste und Dezidua die Bildung von Synzytium, Trabekeln und Zotten schon während der Implantation beginnt, erfolgt dies an der zum Uteruskavum gelegenen Blastozystenseite später und in wesentlich geringerem Maße.

Mit dem weiteren Wachstum des Eis, das sich dabei zunehmend aus der Dezidua hervorwölbt,

Die Eihäute

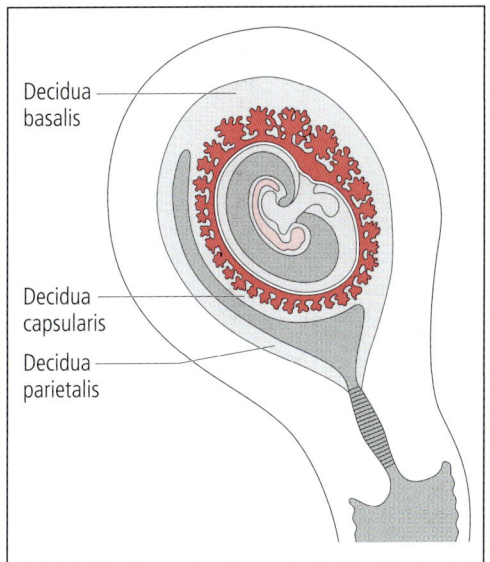

Abb. 4.34 Darstellung der verschiedenen Deziduaanteile.

werden die Ernährungsbedingungen für diese Zotten immer schlechter, sodass sie sich langsam zurückbilden und schließlich verschwinden. Zuletzt bleibt die Chorionplatte als glatte, dünne und durchsichtige Haut übrig. Damit wird dieser zottenfreie Teil der Chorionplatte zum **Chorion laeve** (auch Zottenglatze genannt). Das *Chorion laeve* entsteht etwa im 3. bis 4. Schwangerschaftsmonat. Es ist weiterhin von Resten der *Decidua capsularis* bedeckt. Im Gegensatz zum *Chorion laeve* wird der Chorionteil, an dem sich die Zotten der Plazenta weiterentwickeln, *Chorion frondosum* (lat. *frondosum* = belaubt) genannt.

In der 9. bis 10. Schwangerschaftswoche hat sich die Amnionhöhle so weit vergrößert, dass sie die gesamte Chorionhöhle (und damit das ehemalige extraembryonale Zölom) ausfüllt. Dabei legen sich das Amnionmesenchym und das Mesenchym der Chorionplatte aneinander und verschmelzen (Abb. 4.35).

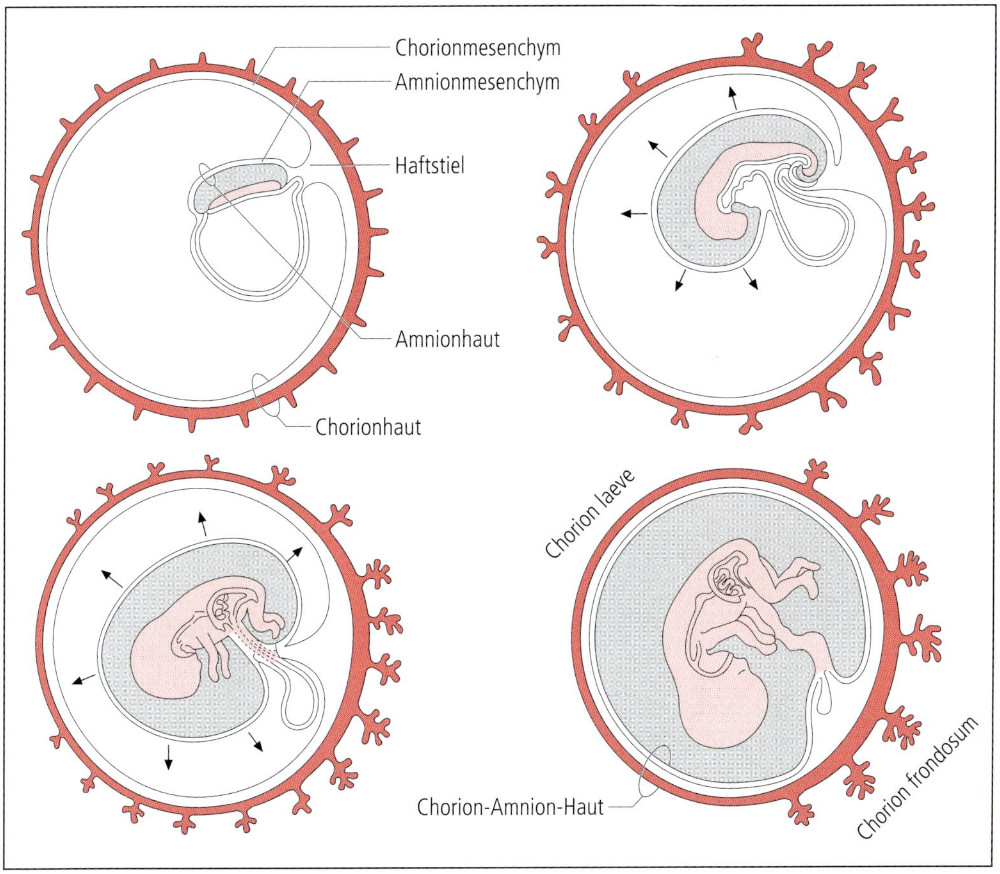

Abb. 4.35 Bildung der Eihäute.

Etwa im 4. Schwangerschaftsmonat hat sich die gesamte Fruchtanlage so weit vergrößert, dass sie das ganze Uteruskavum ausfüllt. Dabei verschmilzt die *Decidua capsularis* auf dem *Chorion laeve* mit der *Decidua parietalis* der Uteruswand.

Die Eihäute setzen sich nun also aus folgenden Strukturen zusammen (von innen nach außen):
- Amnionepithel
- Schwammschicht (Bezeichnung des miteinander verschmolzenen Chorion- und Amnionmesenchyms, das eine geringfügige Verschiebbarkeit von Amnionhaut und Chorionhaut gegeneinander gestattet)
- Chorion laeve

Die miteinander verschmolzenen Decidua capsularis und *Decidua parietalis* verbleiben nach Ablösung der Eihäute bei der Plazentageburt im Uterus.

Funktion der Eihäute

Die Funktion der Eihäute besteht in der **Produktion** und **Resorption** von Fruchtwasser. Außerdem **verhindert** eine intakte Fruchtblase das **Aufsteigen von Keimen** in die Fruchthöhle, was eine Infektion des Kindes und der Mutter zur Folge hätte.

Das Fruchtwasser

Produktion und Resorption

! Das Fruchtwasser wird aktiv **von den Eihäuten**, vor allem vom Amnionepithel, **produziert**. Auch das Amnion der Nabelschnur und der Chorionplatte ist daran beteiligt.

Die zur **Fruchtwasserbildung** benötigten Stoffe gelangen mittels der verschiedenen Transportmechanismen (s. S. 104) aus den Blutgefäßen der Dezidua zu den völlig gefäßlosen Eihäuten. Sie werden dort entsprechend verarbeitet und in die Fruchthöhle abgegeben. Die **Resorption** des Fruchtwassers erfolgt auf dem umgekehrten Weg.

Ab dem 5. Schwangerschaftsmonat trinkt der Fetus täglich bis zu 400 ml Fruchtwasser. Von dieser aufgenommenen Flüssigkeitsmenge gelangt ein Teil über den fetalen Kreislauf in die Plazenta und von dort aus in den mütterlichen Kreislauf. Der andere Teil gelangt über die Nieren in die Blase des Fetus, die er von Zeit zu Zeit ins Fruchtwasser entleert.

> Zusammengenommen bedeutet dies, dass das Fruchtwasser kein konstanter Flüssigkeitssee ist, sondern in einem sehr dynamischen Prozess ständig resorbiert und neu produziert wird. Dabei ist das Aufrechterhalten der normalen Fruchtwassermenge davon abhängig, dass sich die permanente Produktion und Resorption im Gleichgewicht befinden.

Menge und Zusammensetzung des Fruchtwassers

Die Fruchtwasserbildung beginnt bereits in den ersten Tagen der Keimentwicklung. Seine Menge beträgt in der 6. Schwangerschaftswoche etwa 5 ml und nimmt kontinuierlich bis etwa zur 38. Schwangerschaftswoche auf durchschnittlich 1,5 Liter zu. Anschließend verringert sich die Fruchtwassermenge mit abnehmender Plazentafunktion langsam um etwa 300 bis 500 ml bis zur Geburt. Dies äußert sich durch ein (geringes) Abnehmen des Bauchumfangs, ein leichtes Sinken des Fundusstands und eine Gewichtsstagnation oder -abnahme der Mutter. Ebenso werden die Kindsbewegungen aufgrund des kleiner werdenden Freiraums zum Termin hin schwächer.

Das Fruchtwasser besteht zu 99 % aus Wasser. Das übrige Prozent setzt sich aus folgenden Substanzen zusammen:
- Proteine
- Glukose
- Harnstoff
- verschiedene Elektrolyte
- gerinnungsfördernde Substanzen

Außerdem finden sich Wollhaare, Hautschüppchen und Vernixflocken (Fettklümpchen aus den Talgdrüsen) des Feten darin. Das Fruchtwasser ist farblos und klar, manchmal auch etwas trüb.

Funktionen des Fruchtwassers

Das Fruchtwasser bietet dem Kind das fast **schwerelose Milieu**, das es für seine Entwicklung braucht, und ermöglicht ihm die nötige **Bewe-**

Zwillinge

gungsfreiheit. Es vermittelt gleichmäßige **Wärme** und bietet einen ausgezeichneten **Schutz gegen Stöße und Schläge** von außen. Umgekehrt dämpft es zu heftige Kindsbewegungen und schützt somit die Mutter. Es verhindert, dass der Fetus mit der Amnionhaut verwächst und die Nabelschnur abgeknickt wird. Außerdem ist die **Füllung der kindlichen Atemwege** mit Fruchtwasser eine wichtige Voraussetzung für die regelrechte Entwicklung der Lungen.

Insgesamt gesehen ist das Fruchtwasser ein optimaler Aufenthaltsort für das heranwachsende Kind.

Zwillinge

Unter natürlichen Bedingungen entsteht in Europa bezogen auf etwa 85 Einlingsschwangerschaften eine Zwillingsschwangerschaft. Aufgrund von Sterilisationsbehandlungen steigt die Rate der Zwillings- oder Mehrlingsschwangerschaften kontinuierlich an (vgl. Kap. 22).

Bei der Entstehung von Zwillingen (unter natürlichen Bedingungen) gibt es zwei Möglichkeiten.

Zweieiige Zwillinge

Parallel oder in kurzem zeitlichen Abstand zueinander finden zwei Ovulationen statt, und es kommt durch zwei unterschiedliche Spermien zur Befruchtung der beiden Eier. Diese Zwillingskinder haben vom Erbgut her Anlagen wie zwei mit Abstand geborene Geschwister. Zweieiige Zwillinge kommen bei etwa 75 % aller Zwillingsgeburten vor.

Die Plazentaentwicklung zweieiiger Zwillinge ist abhängig von den Nidationsstellen. Liegen sie weit auseinander, entwickeln sich zwei getrennte Plazenten. Liegen sie eng beieinander, wachsen die Plazenten zusammen und erscheinen dann als eine große Plazenta.

Beide Keime entwickeln eigene Amnion- und Chorionhäute, sodass sie in getrennten Fruchthöhlen aufwachsen. Man nennt sie deshalb **diamniotische** und **dichoriotische** Zwillinge (Abb. 4.36).

Eineiige Zwillinge

Bei eineiigen Zwillingen ist zunächst eine einzige Ovulation und eine normale Befruchtung vorausgegangen. Danach gibt es drei verschiedene Möglichkeiten des weiteren Verlaufs:
- **Teilung der Zygote:** Durch noch ungeklärte Ursachen ist es möglich, dass sich die Zygote

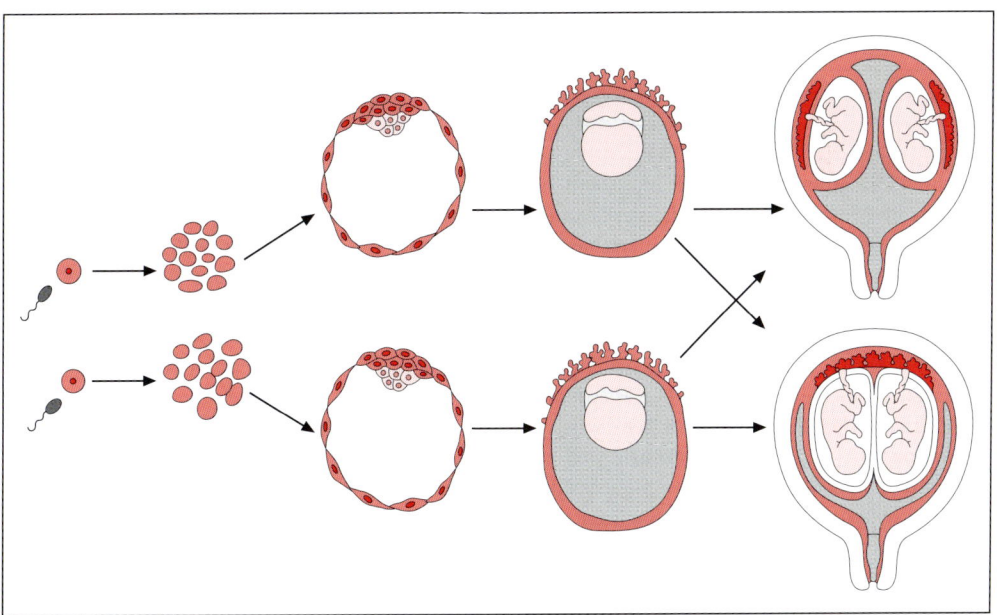

Abb. 4.36 Entwicklung von zweieiigen Zwillingen.

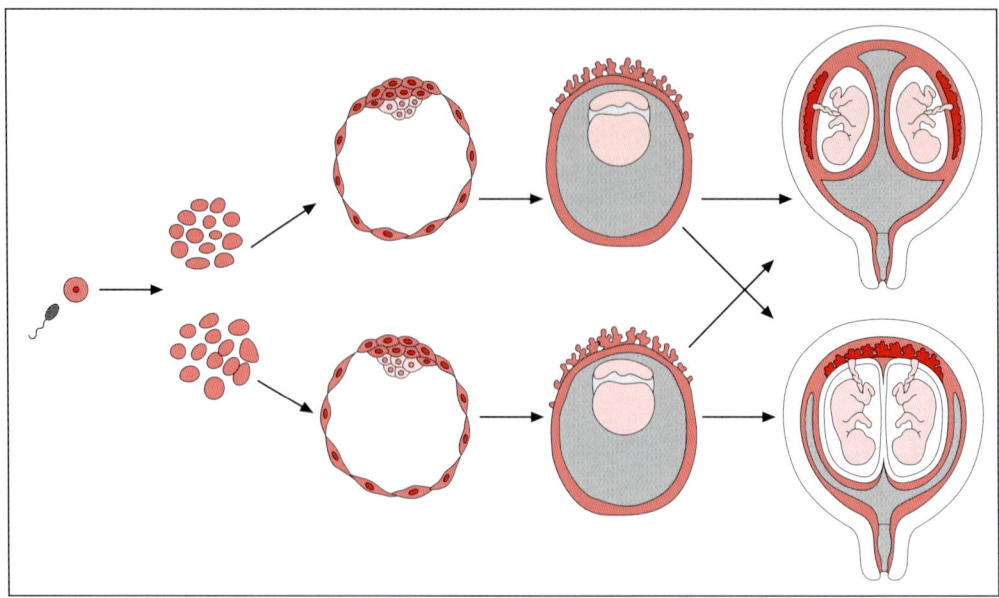

Abb. 4.37 Entwicklung von eineiigen Zwillingen durch Teilung der Zygote.

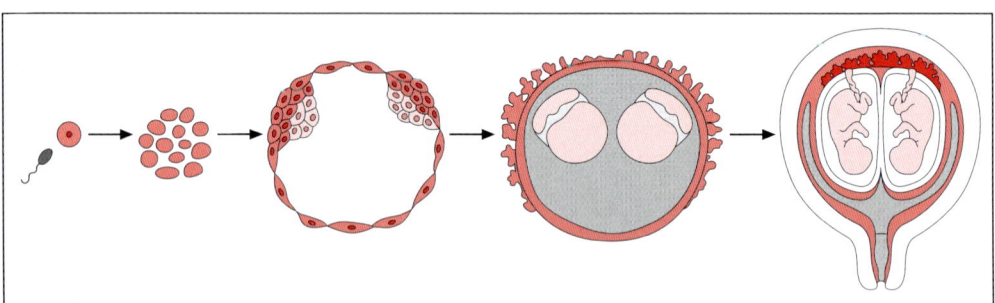

Abb. 4.38 Entwicklung von eineiigen Zwillingen durch Teilung des Embryoblasten.

während der Tubenpassage teilt und somit zwei Keime im Morulastadium das Uteruskavum erreichen. Dort finden sie zwei unterschiedliche Nidationsstellen und ihre weitere Entwicklung verläuft unabhängig voneinander. Von ihrer genetischen Ausstattung her sind beide Keime völlig identisch, weshalb eineiige Zwillinge immer gleichgeschlechtlich sind. Die Plazentaentwicklung verläuft genau wie bei den zweieiigen Zwillingen. Liegen die Nidationsorte weit auseinander, entstehen zwei getrennte Plazenten. Liegen sie eng nebeneinander, wachsen sie zu einer Plazenta zusammen. Ebenso verhält es sich mit den Eihäuten: Beide Keime bilden eigene Amnion- und Chorionhöhlen, sind also **diamniotisch** und **dichoriotisch** (Abb. 4.37).

- **Teilung des Embryoblasten:** Des Weiteren besteht die Möglichkeit, dass sich der noch undifferenzierte Embryoblast teilt. Zu diesem Zeitpunkt ist die Ausbildung des Trophoblasten und somit die Entwicklung der Chorionhöhle bereits im Gange. Das heißt, dass sich zwei Embryonen, die jeweils eine Amnionhöhle ausbilden, in einer gemeinsamen Chorionhöhle entwickeln. Diese Zwillinge haben eine gemeinsame Plazenta, eine Chorionhaut und zwei Amnionhäute. Sie sind also **diamniotisch** und **monochoriotisch** (Abb. 4.38).

(Bei allen bisher erläuterten Zwillingsformen ist es – wenn auch selten – möglich, dass die trennenden Eihautschichten rupturieren und es zur

Zwillinge

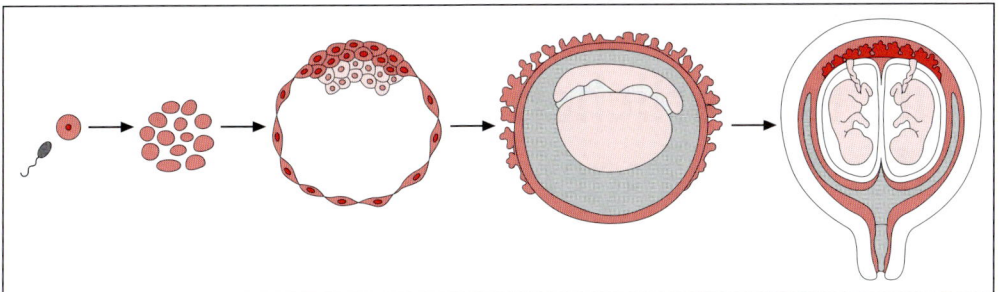

Abb. 4.39 Entwicklung von eineiigen Zwillingen durch Teilung des Keimschilds.

Bildung einer gemeinsamen Fruchtwasserhöhle kommt.)
- **Teilung des Keimschildes:** Eine Teilung kann auch erst dann erfolgen, wenn der Keimschild bereits entstanden ist. Zu diesem Zeitpunkt hat die Bildung der Amnionhöhle bereits begonnen, was dazu führt, dass die Embryonen in einer gemeinsamen Fruchtwasserhöhle aufwachsen. Natürlich haben sie auch nur eine gemeinsame Chorionhaut (sie sind also **monoamniotisch** und **monochoriotisch**) und eine Plazenta (Abb. 4.39).

Die Tatsache, dass überhaupt eineiige Zwillinge entstehen können und der Keim nicht durch einen Teilungsvorgang zugrunde geht, hat ihre Ursache in folgendem Phänomen: Grundsätzlich haben alle Zellen eines Körpers die gleiche genetische Ausstattung und damit die Fähigkeit, sich zu jedem möglichen Zelltyp zu entwickeln. Bei einer Keimteilung können also »verloren gegangene« Zellen problemlos ersetzt werden. Allerdings ist diese Fähigkeit nur im ganz frühen Stadium der Keimentwicklung vorhanden (vgl. auch S. 83). Zu diesem frühen Zeitpunkt kann jede Zelle jede geforderte Rolle annehmen. Erst mit fortschreitender Entwicklung wird diese Fähigkeit der Zellen eingeschränkt. Sie werden immer mehr auf eine bestimmte Rolle festgelegt, sodass eine unbeschadete Teilung des Keims nach den ersten Differenzierungsvorgängen im Keimschild nicht mehr möglich ist.

Literatur

Hinrichsen KV. Humanembryologie. 1. Aufl. Berlin, Heidelberg, New York: Springer 1990.

Moore KL, Persaud TVN. Embryologie. 4. Aufl. Stuttgart, New York: Schattauer 1996.

Sadler TW. Medizinische Embryologie. 9. Aufl. Stuttgart, New York: Thieme 1998.

Schröder W (Hrsg.). Mehrlingsschwangerschaft und Mehrlingsgeburt, ein Leitfaden für die Praxis. 1. Aufl. Stuttgart, New York: Thieme 2001.

Voss H, Herrlinger R. Taschenbuch der Anatomie. Bd. 4. Embryonale Entwicklung. 8. Aufl. Stuttgart: Fischer 1986.

5 Physiologische Abläufe im mütterlichen Körper während der Schwangerschaft

Mechthild Romahn

Eine Schwangerschaft spielt sich nicht nur im Uterus einer Frau ab, sondern betrifft ihren gesamten Organismus. Ihr Körper muss sich auf die Anforderungen der Schwangerschaft umstellen und sich auf die Geburt und die anschließende Stillperiode vorbereiten. Im Grunde ist jede einzelne Körperzelle und jedes Organsystem von mehr oder weniger gravierenden (im doppelten Sinne des Wortes) Veränderungen betroffen (Abb. 5.1).

Mit diesen Veränderungen werden wir als Hebammen bei unserer Alltagsarbeit ständig konfrontiert. So lassen sich beispielsweise äußerlich sichtbare Veränderungen, viele der bekannten Schwangerschaftsbeschwerden sowie von der Norm abweichende Laborbefunde durch schwangerschaftsbedingte Umstellungs- und Anpassungsvorgänge erklären.

Das Wissen um diese Vorgänge ist eine wichtige Voraussetzung für die Betreuung der Schwangeren, Gebärenden und Wöchnerin.

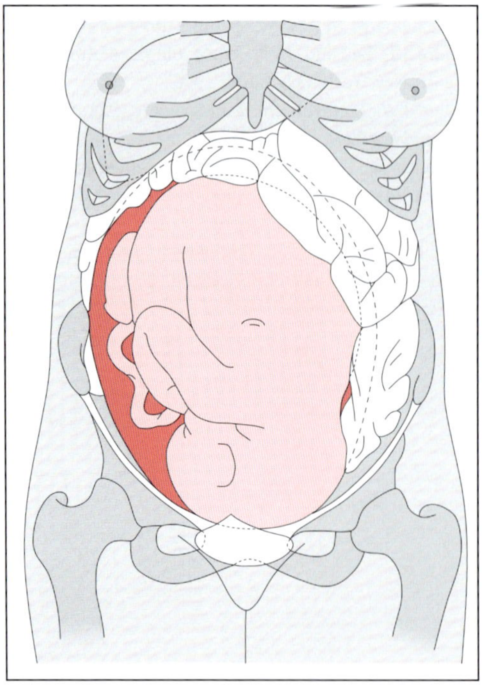

Anpassung der Geschlechtsorgane an die Schwangerschaft

Veränderungen am Uterus

Größe

Die auffälligste Veränderung am Uterus ist natürlich seine Vergrößerung von normal birnengroß bis zur maximalen Größe in der Schwangerschaft, bei welcher der Fundus schließlich bis an den Rippenbogen heranreicht und alle anderen Organe nach oben und seitlich verdrängt (Abb. 5.2).

Gewicht

Das Gewicht des Uterus steigt von etwa 50 g auf 1 000 bis 1 500 g an. Die Ursache dafür liegt in einer Zunahme der Muskelmasse der Gebärmutter. Dabei **vergrößern sich die vorhandenen Muskelzellen** in ihrer Länge um das 10- bis 40fache und in ihrer Breite um das Dreifache. Außerdem findet in geringem Maße auch eine Umwandlung von Bindegewebszellen in Muskelzellen statt.

Diese Zunahme der Muskelmasse durch Vergrößerung der einzelnen Muskelzellen ist in den ersten drei Schwangerschaftsmonaten vor allem durch **die plazentaren Steroidhormone** bedingt. Im weiteren Schwangerschaftsverlauf kommt es durch

Abb. 5.1 Durchsicht in den Bauchraum einer Schwangeren gegen Ende der Schwangerschaft zur Darstellung der Lageveränderungen der inneren Organe durch den Uterus.

Anpassung der Geschlechtsorgane an die Schwangerschaft

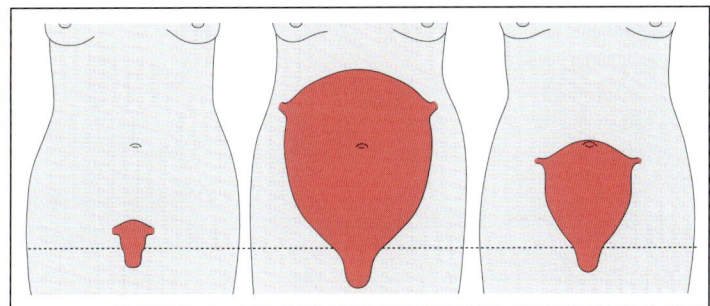

Abb. 5.2 Größenvergleich von Uteri im nicht schwangeren, schwangeren und Postpartum-Zustand.

den **Trainingseffekt der Schwangerschaftskontraktionen** zu einer weiteren Muskelzunahme. Trotzdem ist die Uteruswand gegen Ende der Schwangerschaft mit 1 bis 2 cm Durchmesser dünner als zu Anfang der Schwangerschaft, wo sie eine Wanddicke von 2 bis 3 cm aufweist. Dies wird durch die enorme Dehnung durch den wachsenden Inhalt verursacht.

Durchblutung

Das Größenwachstum des Uterus geht natürlich auch mit Durchblutungs- und Gefäßveränderungen einher. Die **Uterusgefäße** sind von ihrer Anlage her auf ein solches Uteruswachstum vorbereitet. Ihr **spiraliger Verlauf** bietet die Möglichkeit des »Mitwachsens«, indem sie sich immer mehr strecken und entspiralisieren. Es kommt zu einer Vergrößerung der Gefäßdurchmesser, neue Kapillaren werden gebildet.

Zur Versorgung der Uterusmuskulatur und der Plazenta steigert sich die Durchblutung um ein Vielfaches. Beträgt die Blutdurchflussrate des Uterus außerhalb der Schwangerschaft circa 50 ml/min, so erreicht sie am Ende der Schwangerschaft etwa 500 bis 800 ml/min. Um dies zu leisten, vergrößern sich auch die zu- und abführenden Uterusgefäße.

Form

Die normale symmetrische Uterusform ist in der Frühschwangerschaft verändert. Dort, wo sich der Keim eingenistet hat, kommt es zu einer Ausladung der Uteruswand, die mitunter bei der bimanuellen Untersuchung von außen zu tasten ist (so genanntes **Piskaček-Schwangerschaftszeichen**, Abb. 5.3).

Ursache hierfür ist eine besonders starke Gewebsauflockerung durch die lokale Einwirkung des Plazentaprogesterons und eine besonders starke Durchblutung der Implantationsregion durch die lokale Wirkung des Östrogens.

Wenn die Frucht das Uteruskavum ausfüllt und den Uterus zu dilatieren beginnt, verstreicht die Ausladung.

Uterustonus

Der Ruhetonus bzw. der Basaltonus des Uterus wird durch das Progesteron der Plazenta, das über verschiedene Faktoren Einfluss auf die Kontraktionsfähigkeit der Muskelzellen nimmt, niedrig gehalten.

Uterusmotilität

Trotz der Progesteronwirkung ist der Uterus zu keinem Zeitpunkt in der Schwangerschaft völlig inaktiv. Schon in der ganz frühen Schwanger-

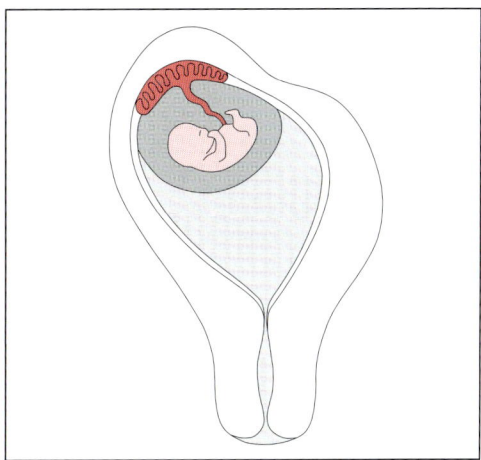

Abb. 5.3 Ausladung des Uterus an der Implantationsstelle in der Frühschwangerschaft (Piskaček-Schwangerschaftszeichen).

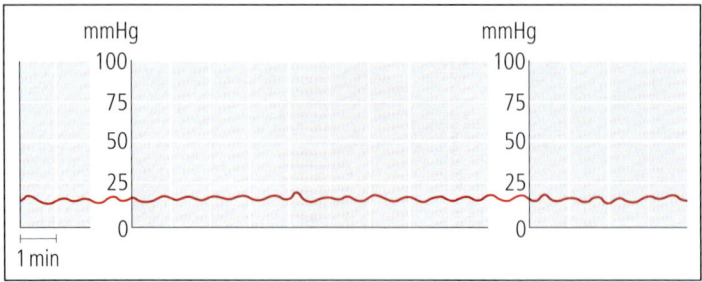

Abb. 5.4 Alvarez-Wellen im Tokogramm.

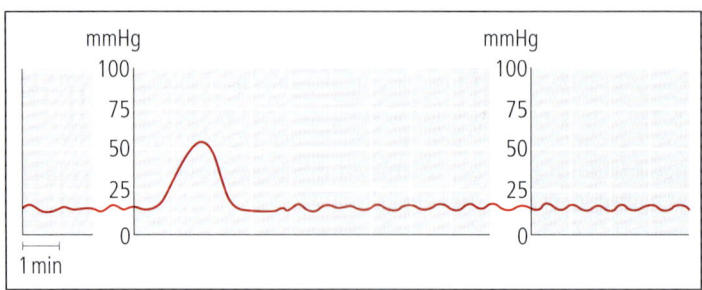

Abb. 5.5 Braxton-Hicks-Kontraktion, eingestreut in Alvarez-Wellen.

schaft kommt es zum so genannten **Konsistenzwechsel**. Der Wechsel der Uteruskonsistenz von hart zu weich und umgekehrt ist bei der bimanuellen Untersuchung gut zu tasten. Manche Schwangere empfinden ihn als »Ziehen« im Unterbauch, als ob die Periode einsetzen wollte.

Interessanterweise betrifft der Wechsel der Konsistenz besonders ganz am Anfang der Schwangerschaft nicht den gesamten Uterus, sondern es tritt abwechselnd eine halbseitige Verhärtung bzw. Auflockerung ein. Dies hat seine Ursache in der embryonalen Entwicklung des Uterus aus den beiden zusammengewachsenen Müller-Gängen. Die Erregungsbildung und -leitung an diesen beiden Uterushälften läuft anfangs noch getrennt, wird jedoch später gemeinsam koordiniert, sodass sich dieses Phänomen bald verliert.

Ab der 20. Schwangerschaftswoche kann man das Auftreten von so genannten **Alvarez-Wellen** im Tokogramm feststellen (Abb. 5.4). Dabei handelt es sich um Muskelkontraktionen, die nicht den gesamten Uterus erfassen, sondern lediglich lokal auftreten. Sie erreichen eine Häufigkeit von 10 Kontraktionen pro 10 Minuten und eine Amplitude von 2 bis 3 mmHg (0,27 bis 0,40 kPa).

Von der Schwangeren werden die Alvarez-Wellen nicht bemerkt, sie sind ausschließlich durch die Tokographie zu ermitteln. Sie haben keinerlei pathologische Bedeutung. Allenfalls kann ein gehäuftes und prolongiertes Auftreten ein Hinweis auf eine erhöhte Kontraktionsbereitschaft sein.

Eine weitere Form der Uterusaktivitäten in der Schwangerschaft sind die **Braxton-Hicks-Kontraktionen** (Abb. 5.5) (so genannt nach einem englischen Gynäkologen). Unter diesen Sammelbegriff fallen Kontraktionen, die man früher als Schwangerschaftswehen, Vorwehen, Senkwehen, Stellwehen oder Reifungswehen bezeichnete. Die Braxton-Hicks-Kontraktionen treten spätestens ab der 20. Schwangerschaftswoche auf. Zunächst kommen sie in mehrstündigen Abständen vor und erzeugen einen Druck von 10 bis 13 mmHg (1,33 bis 1,73 kPa). Im weiteren Verlauf verkürzen sich die Abstände allmählich und der Druck nimmt zu, bis die Kontraktionen in der 39. bis 40. Schwangerschaftswoche etwa alle 10 Minuten mit einem Druck von ca. 50 bis 60 mmHg (6,67 bis 8 kPa) auftreten. Häufig sind die Braxton-Hicks-Kontraktionen zwischen Alvarez-Wellen eingestreut (s. S. 308).

An dieser Stelle muss betont werden, dass es beim Vorkommen der Braxton-Hicks-Kontraktionen **große individuelle Unterschiede** gibt, was es schwierig macht, diese Kontraktionen von der echten vorzeitigen Wehentätigkeit zu unterscheiden. Die Häufigkeit der Kontraktionen kann beispielsweise situationsabhängig sein. So können sie

Anpassung der Geschlechtsorgane an die Schwangerschaft

gegen Abend, bei körperlicher Anstrengung oder bei psychischem (positivem wie negativem) Stress gehäuft auftreten, ohne dass dadurch eine Frühgeburt in Gang gesetzt wird. Manche Frauen neigen insgesamt zu einer erhöhten Kontraktionshäufigkeit. Ebenso ist es sehr unterschiedlich, wie diese Kontraktionen von der Schwangeren empfunden werden. So kann es sein, dass sie gar nichts oder lediglich ein Hartwerden des Bauches bemerkt. Sie kann sie aber auch als unangenehm bis schmerzhaft empfinden, ohne dass daraus Rückschlüsse auf Frühgeburtsbestrebungen gezogen werden können.

> Das bedeutet, dass Kontraktionen in der Schwangerschaft immer nur im **Zusammenhang** mit Veränderungen an der Portio als vorzeitige, pathologische Wehentätigkeit beurteilt werden dürfen.

Typisch für die Entwicklung der Braxton-Hicks-Kontraktionen ist, dass sie im Verlauf der Schwangerschaft eine immer größer werdende **fundale Dominanz** aufweisen. Das bedeutet, dass die Erregungsbildung zunehmend vom Fundusbereich aus erfolgt, wodurch die Wehentätigkeit immer koordinierter wird und einen immer gezielter werdenden Druck von oben nach unten auf das Kind ausübt.

Diese Entwicklung ist für die Ausbildung von wirksamen Geburtswehen und damit für einen reibungslosen Geburtsverlauf von großer Bedeutung. Die Uteruskontraktionen in der Schwangerschaft bewirken Folgendes:
- Förderung der Blutzirkulation im Myometrium und im Zwischenzottenraum der Plazenta
- Wachstumsanregung, Training für das Myometrium
- ab der 36. Schwangerschaftswoche Verkürzung der Zervix
- Unterstützung beim Eintreten des vorangehenden Teils ins Becken

Das Tiefertreten des Kindes macht sich bei Erstgebärenden in der Regel als eine Senkung des Leibes bemerkbar, was häufig mit einer Erleichterung des Atmens verbunden ist. Bei Mehrgebärenden bleibt das Eintreten des vorangehenden Teiles ins Becken meistens aus, was wohl mit den geräumigeren Platzverhältnissen im Uterus einer Mehrpara zusammenhängt.

Isthmus uteri

Der *Isthmus uteri*, das Zwischenstück zwischen *Corpus* und *Cervix uteri*, an dessen engster Stelle sich der innere Muttermund befindet, gehört normalerweise zum Verschlussmechanismus der Gebärmutter.

Dies ändert sich jedoch ab der 12. bis 14. Schwangerschaftswoche. Ab dann wird der obere Teil des Isthmus durch das wachsende Kind gedehnt und dadurch in das *Corpus uteri* integriert und nun als das **untere Uterinsegment** bezeichnet (Abb. 5.6). Da dieses untere Uterinsegment zu mehr als der Hälfte aus Bindegewebsfasern besteht, fehlt ihm die Fähigkeit zur Kontraktion. Unter der Geburt wird es passiv gedehnt und heißt deshalb auch **distraktiler Teil** des Uterus im Gegensatz zum oberen Uterinsegment, dem **kontraktilen Teil**.

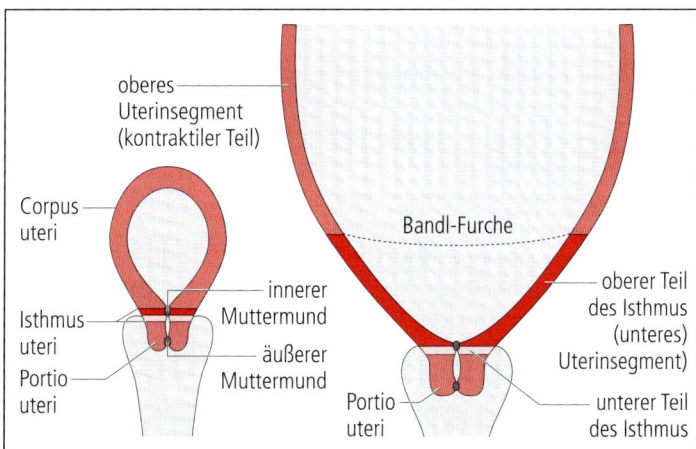

Abb. 5.6 Veränderung des *Isthmus uteri* im Verlauf der Schwangerschaft.

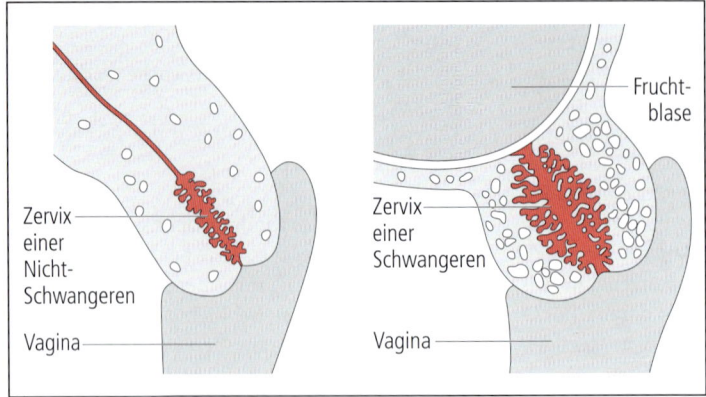

Abb. 5.7 Veränderungen der Zervix beim Prozess der Zervixreifung.

Das untere Uterinsegment ist zum Ende der Schwangerschaft auf etwa 6 bis 9 cm gedehnt. Die Übergangsstelle vom distraktilen zum kontraktilen Teil ist bei dünner Bauchdecke kurz oberhalb der Symphyse als so genannte **Bandl-Furche** zu tasten. Die Bandl-Furche steigt unter der Geburt ein wenig nach oben, da das untere Uterinsegment immer dünner ausgezogen wird, während das obere Uterinsegment sich immer stärker zusammenzieht. Eine sehr hoch ansteigende Furche ist ein deutliches Warnsignal für eine drohende Uterusruptur, die meistens im unteren Segment erfolgt.

Cervix uteri

Die Zervixschleimhaut ist in der Schwangerschaft verstärkt durchblutet. Häufig tritt sie bis auf die Portiooberfläche über und bildet dort das so genannte **Schwangerschaftsektropium**. Dieses Ektropium neigt bei Berührung (z. B. durch Geschlechtsverkehr oder vaginale Untersuchung) zu leichtem Bluten.
Die Schleimproduktion der Zervixdrüsen nimmt beträchtlich zu. Es bildet sich ein **Schleimpfropf**, der den Zervikalkanal verschließt und die Frucht vor aufsteigenden Infektionen schützt. Das Abgehen des häufig von bräunlichem Blut durchsetzten Schleimpfropfs zeigt die herannahende Geburt an. Seine Ablösung kann bis zu einigen Tagen vor dem tatsächlichen Geburtsbeginn oder aber auch erst unter der Geburt stattfinden.
Gegen Ende der Schwangerschaft verändert sich die Zervix enorm. Unter dem Einfluss von häufiger und intensiver werdenden Kontraktionen **verkürzt** und **zentriert** sie sich. Das Zervixgewebe erfährt eine starke Auflockerung, wodurch sich die Portio bei der vaginalen Untersuchung wesentlich weicher und weniger konturiert anfühlt. Diesen Vorgang nennt man **Zervixreifung** (Abb. 5.7). Aus der Reife der Zervix lässt sich ableiten, ob der Geburtstermin erreicht ist.

Veränderungen an der Vagina

Aufgrund der **verstärkten Durchblutung** des äußeren und inneren Genitales kommt es an der Vagina zu folgenden Veränderungen:
- Ausbildung einer weichen, samtartigen und leicht geschwollen wirkenden Vaginalschleimhaut
- livide (blassblaue) Verfärbung der Schleimhaut, was als eines der frühesten Schwangerschaftszeichen auffällt
- verstärkte Transsudation am Vaginalepithel, was als verstärkter Ausfluss (Fluor) erscheint

Die plazentaren **Östrogene** bewirken an der Scheidenwand
- eine Vergrößerung der Muskel- und Bindegewebszellen,
- eine vermehrte Bildung von elastischen Fasern,
- eine Auflockerung des Kollagenfasernetzes.

Dadurch wird die Vagina insgesamt weicher, weiter, länger und vor allem dehnungsfähiger, was eine sehr wichtige Vorbereitung auf die Geburt ist. Durch den erschwerten Blutrückfluss (s. S. 119) kann es auch an der Vagina zur Ausbildung von Varizen kommen.

Veränderungen an Vulva und Analregion

Die **Lividität der Schleimhäute** aufgrund der verstärkten Durchblutung betrifft auch den Scheideneingang und seine nähere Umgebung.
Auffällig ist die Dunkelfärbung der großen Labien, des Damms und der Analregion durch eine verstärkte **Pigmenteinlagerung** (s. S. 131). Die Neigung zur Varizenbildung kann zu Vulvavarizen und Hämorrhoiden führen.

Veränderungen an der Brust

Während der Schwangerschaft werden die Brüste durch verschiedene Hormone auf die sich anschließende Stillperiode vorbereitet. Die Einzelheiten darüber sind in Kap. 37, S. 727 ff., nachzulesen.

Veränderungen am Herz- und Kreislaufsystem

Das Blutvolumen

> ! Im Verlauf der Schwangerschaft kommt es zu einer deutlichen **Erhöhung der Blutmenge** um etwa 30 bis 40 %. Eine 60 kg schwere Frau hat eine Blutgesamtmenge von etwa 5 Litern. In der Schwangerschaft erhöht sich diese Blutmenge also bis auf 6 bis 6,5 l.

Diese Volumenzunahme beruht im Wesentlichen auf einer Plasmavermehrung sowie einer Zunahme der Erythrozyten (s. S. 121 u. S. 128). Sie beginnt etwa in der 12. Schwangerschaftswoche, erreicht ihren Höchststand um die 34. Woche und bleibt dann bis zur Geburt konstant.
Ziel der Blutzunahme ist die Deckung des erhöhten Blutbedarfs, für den es mehrere Gründe gibt:
- Die Durchblutung des Uterus muss sich im Verlauf der Schwangerschaft um fast das Zehnfache steigern.
- Durch die Einwirkung des plazentaren Progesterons kommt es zu einer erheblichen allgemeinen Gefäßerweiterung. Über die Erhöhung des Volumens wird die erhöhte Gefäßkapazität aufgefangen.
- Die Brüste bereiten sich auf das Stillen durch Wachstum und verstärkte Durchblutung vor.
- Verschiedene andere mütterliche Organe werden verstärkt durchblutet. Hierzu zählt insbesondere die Niere.
- Die postpartale Blutung kann besser kompensiert werden.

Veränderungen am Herzen

> ! Im Laufe der Schwangerschaft steigt das **Herzminutenvolumen** (HMV, entspricht Herzfrequenz x Schlagvolumen) deutlich an. Ausgehend von einer durchschnittlichen Herzfrequenz von 70 Schlägen/min und einem Schlagvolumen von 70 ml/s ergibt sich bei einer nicht schwangeren Frau ein HMV von etwa 4 900 ml.
> Bei einer Schwangeren nimmt das HMV bis zur 20. bis 25. Schwangerschaftswoche um etwa 20 bis 30 % zu, danach ist nur noch ein leichter Anstieg zu verzeichnen. Es steigt in der Schwangerschaft also um etwa 1 000 bis 1 500 ml und verhält sich somit parallel zum Blutvolumen.

Diese Steigerung des HMV wird durch zwei Faktoren erreicht:
- **Zunahme der Herzfrequenz:** Es lässt sich ein kontinuierlicher Anstieg der Herzfrequenz bis zur 30. Schwangerschaftswoche um 10 bis 15 Schläge/min feststellen. Manche Schwangeren empfinden dies als Herzklopfen oder Herzjagen.
- **Herzvergrößerung:** Durch eine Weitstellung der Herzhöhlen kommt es zu einer Herzvergrößerung. Dadurch wird ein **größeres Schlagvolumen** erreicht.

Veränderungen am Venensystem

> ! In der Schwangerschaft kommt es durch den Einfluss des Progesterons zu einer allgemeinen **Vasodilatation** (Gefäßweitstellung).

Die Weiterstellung der Venen beträgt ca. 30 %. Diese enorme Zunahme der Venenkapazität wird durch die parallel verlaufende Zunahme des Blutvolumens ausgeglichen, sodass keine größeren Blutdruckschwankungen entstehen.
Das Auftreten von Krampfadern (Varizen) ist ein typisches Schwangerschaftsproblem. Sie entstehen

in der unteren Körperhälfte als Bein-, Vulva- und Vaginalvarizen und als Hämorrhoiden. Dies hat mehrere Ursachen:
- Durch die **Dilatation der Venen** kann es zur Insuffizienz des Venenklappenschlusses kommen, sodass der venöse Blutrückfluss zum Herzen beeinträchtigt ist. Das sich hierdurch in der unteren Körperhälfte ansammelnde Blut dilatiert die betroffenen Venen noch mehr.
- Im Laufe der Schwangerschaft kommt es durch den **wachsenden Uterus** zu einer **Kompression** der Beckenvenen und der *Vena cava inferior*. Dies bewirkt ebenfalls eine Verschlechterung des Blutrückflusses aus der unteren Körperhälfte. Der Blutstau dilatiert wiederum die Venenwände.
- Durch die **steigende Durchblutungsrate des Uterus** werden die ableitenden Beckenvenen mit zusätzlichem Blutvolumen belastet, sodass der Blutrückfluss aus der unteren Körperhälfte durch diese »Konkurrenz« erschwert wird.

Eine weitere Kreislaufbesonderheit in der Schwangerschaft ist das so genannte *Vena-cava*-**Kompressionssyndrom**. Liegt die Schwangere auf dem Rücken, kann der Uterus durch sein Gewicht die *Vena cava inferior* so stark komprimieren, dass es zu einer (unterschiedlich starken) Reduzierung des venösen Blutrückflusses zum Herzen kommt. Das Herz versucht, dieses plötzliche Minderangebot an Blut durch eine kompensatorische Tachykardie auszugleichen. Durch die nur mangelhaft mögliche Sauerstoffaufnahme kommt es zu einem Gefühl der Atemnot. Die Minderdurchblutung des Gehirns löst Schwindel, Kaltschweißigkeit und Übelkeit, also eine beginnende Schocksymptomatik aus. Natürlich werden auch Uterus und Plazenta nur noch mangelhaft durchblutet. Läuft gerade das CTG, kann man eine plötzliche fetale Bradykardie beobachten. Sämtliche Symptome verschwinden sofort, wenn die Schwangere die Rückenlage verändert, also Seitenlage einnimmt oder sich aufsetzt.

> Frauen mit *Vena-cava*-Kompressionssyndrom nehmen von sich aus intuitiv kaum die Rückenlage ein. Meist geschieht dies nach Aufforderung, so beispielsweise für eine CTG-Kontrolle, eine Ultraschalluntersuchung oder bei der Geburt in Rückenlage. Grundsätzlich sollte bei jeder Schwangeren die Rückenlage, wenn irgend möglich, vermieden werden.

Neben dem *Vena-cava*-Kompressionssyndrom tritt bei über zwei Dritteln aller Schwangeren auch im Stehen eine leichtere Kompression der Beckenvenen durch den Uterus auf. Durch die so bedingte Blutrückflussbehinderung kommt es ebenfalls zu einer kompensatorischen Tachykardie. Zugleich wird eine Uteruskontraktion ausgelöst, wodurch Form und Lage des Uterus sich verändern und gestaute Gefäßabschnitte entlastet werden. Das Hartwerden des Bauches, das Schwangere häufig beim Stehen beobachten, ist hierdurch bedingt. Eine Schocksymptomatik entsteht jedoch nicht.

Der Blutdruck in der Schwangerschaft

! Trotz der bereits beschriebenen enormen Veränderungen am Herz-Kreislauf-System bleibt der Blutdruck einer Schwangeren nahezu konstant. Normalerweise lassen sich nur geringe Abweichungen feststellen.

Um physiologische und pathologische Veränderungen des Blutdrucks in der Schwangerschaft besser erklären zu können, muss man sich die Bedeutung der beiden Messwerte vor Augen führen.
- Der **systolische Blutdruckwert** gibt in erster Linie Auskunft über die Kontraktionskraft des Herzens, über das vorhandene Blutvolumen und über die Elastizität der großen, herznahen Gefäße.
- Der **diastolische Blutdruckwert** spiegelt die Weite der herzfernen arteriellen Gefäße in der Körperperipherie oder, anders ausgedrückt, den peripheren arteriellen Gefäßwiderstand wider.

Zum physiologischen Blutdruckverhalten in der Schwangerschaft gehört ein **leichter Blutdruckabfall**, der etwa bis zur 24. Schwangerschaftswoche anhält. Dabei sinkt der systolische Wert um bis zu 10 mmHg, der diastolische Wert um 12 bis 17 mmHg. Dies ist Ausdruck des verringerten Venentonus.

Bei vielen Schwangeren ist während der ersten zwei Drittel der Schwangerschaft eine **orthostatische Hypotonie** festzustellen.

Eine Ursache dafür ist, dass die reaktive Vasokonstriktion der Arterien bei aufrechter Körperhaltung infolge des veränderten Gefäßtonus langsamer erfolgt.

Hämatologische Veränderungen

Die typischen Kreislaufbeschwerden, besonders in den ersten Schwangerschaftsmonaten, wie Schwindel, Schwarzwerden vor den Augen, eventuell sogar Kollabieren, aber auch vermehrte Müdigkeit haben ihre Ursache in den geänderten Blutdruckverhältnissen. Ab der 24. Schwangerschaftswoche kommt es zu einem **langsamen Anstieg des Blutdrucks**. Gegen Ende der Schwangerschaft hat er wieder seinen Ausgangswert erreicht.

Ein Ausbleiben des physiologischen Blutdruckabfalls in der ersten Schwangerschaftshälfte ist möglicherweise als Frühwarnzeichen für eine spätere Hypertonie zu werten, da sich hier der periphere Gefäßwiderstand nicht im notwendigen Maße den Anforderungen der Schwangerschaft angepasst hat.

Die Grenzen für einen normalen Blutdruck werden in der Schwangerschaft enger gezogen: Ein Blutdruck ab 140/90 mmHg (18,67/12,67 kPa) gilt als Hypertonie, ein Druck unter 100/60 mmHg (14,67/8,0 kPa) als Hypotonie.

> Sowohl die Hyper- als auch Hypotonie beinhalten für das Kind das gleiche Risiko: Durch die Minderdurchblutung der Plazenta kommt es zu einer Mangelversorgung des Kindes. Beide Blutdruckabweichungen bedürfen also der Therapie.

Hämatologische Veränderungen

Erythrozyten – Hämoglobin

> **!** In der Schwangerschaft kommt es zu einer Steigerung der Erythrozytenmenge um etwa 25 %. Gleichzeitig erfolgt eine Zunahme des Blutplasmavolumens um 30 bis 40 %, wodurch ein Verdünnungseffekt mit einer relativen Abnahme der Erythrozytenzahl pro Deziliter Blut resultiert (**physiologische Schwangerschaftsanämie**).

Physiologisch ist diese Form der Anämie jedoch nur **bis zu einem Hb-Wert von 11 g%**.
Der Bedarf an Eisen ist in der Schwangerschaft stark erhöht, denn für die Mehrproduktion von mütterlichen Erythrozyten, aber auch für die fetale Blutbildung werden im Verlauf der Schwangerschaft insgesamt etwa 1 000 mg Eisen zusätzlich benötigt. Dieser **Mehrbedarf** wird zum einen durch eine gesteigerte **Eisenresorption** aus der Nahrung im Darm gedeckt. Zum anderen wird das im Körper vorhandene **Depoteisen** (in Leber, Milz und Knochenmark) aufgebraucht. Trotzdem entsteht häufig ein Eisendefizit, das sich im sinkenden Hb-Gehalt niederschlägt.

Vermehrte Müdigkeit, Antriebsarmut und Atemnot schon bei geringer körperlicher Belastung können Symptome einer echten Schwangerschaftsanämie sein, die mit entsprechender Ernährung (s. S. 162) oder Eisenpräparaten therapiert werden sollte.

Leukozyten

> **!** Als Ausdruck einer erhöhten Abwehrbereitschaft finden wir in der Schwangerschaft eine Vermehrung der Leukozyten. Man spricht von einer **physiologischen Schwangerschaftsleukozytose**. Dabei können sich die Werte von 4 000 bis 10 000/mm^3 auf 10 000 bis 15 000/mm^3 erhöhen.

Die Bestimmung der Leukozytenzahl in der Schwangerschaft zum Nachweis eines Infektionsgeschehens, beispielsweise bei vorzeitigem Blasensprung, ist ungeeignet, da die Schwankungsbreite dieser Werte zu groß ist. Allenfalls eine mehrtägige Verlaufskontrolle mit ständig ansteigenden Leukozytenzahlen kann einen Hinweis auf eine ablaufende Infektion geben.

(Ebenso ist die Blutsenkungsgeschwindigkeit eine ungeeignete Methode, um eine Infektion aufzuspüren, denn die BSG einer Schwangeren kann auf Werte von 30 mm nach einer und 60 mm nach zwei Stunden erhöht sein; s. S. 128).

Blutgerinnung

> **!** In der Schwangerschaft sind am Blutgerinnungssystem Veränderungen im Sinne einer erhöhten Gerinnungsbereitschaft bzw. einer verbesserten Gerinnungsfähigkeit (**Hyperkoagulabilität**) festzustellen.

Folgende Faktoren spielen dabei eine Rolle:
- Anstieg des Fibrinogenspiegels von 300 mg% auf 400 bis 600 mg%
- Zunahme der Gerinnungsfaktoren VII, VIII und X um 30 %
- Verminderung der Aktivität des fibrinolytischen Systems

> Das Ziel dieser Veränderungen am Gerinnungssystem ist, nach der **Lösung der Plazenta** eine **schnelle Blutstillung** zu gewährleisten.
> Eine generelle Gefährdung der Schwangeren durch Thrombosen und Embolien ist primär nicht gegeben. Wenn jedoch ungünstige Faktoren, wie beispielsweise eine starke Varikosis oder längere Bettruhe, hinzukommen, ist mit einer starken Erhöhung des Thromboserisikos zu rechnen.

An den Thrombozyten selbst findet man keine Veränderungen. Eine mögliche Verminderung der Thrombozytenzahl (**Thrombozytopenie**) kann jedoch ein **Frühwarnsymptom für ein späteres HELLP-Syndrom** sein (**h**emolysis **e**levated **l**iver enzymes **l**ow **p**latelets, schwere Spätgestose, s. Kap. 9, S. 194 ff.).

Veränderungen der Nierenfunktion

Nierendurchblutung

Die Niere ist ein Organ, dem eine besondere Bedeutung für den störungsfreien Verlauf einer Schwangerschaft zukommt. Wesentliche Veränderungen spielen sich dort ab.

Gleich zu Beginn der Schwangerschaft kommt es zu einer enormen **Steigerung der Nierendurchblutung** um 30 bis 40 %. Das heißt, dass die Blutdurchflussrate von normalerweise etwa 1 700 l/Tag um etwa 500 l/Tag zunimmt (daraus resultiert eine **leichte Vergrößerung der Nieren**). Ursache für diese enorme Mehrdurchblutung sind Veränderungen im Gesamtkreislauf, wie die erhöhte Plasmamenge und das gestiegene Herzminutenvolumen.

Aufgrund der Erhöhung der Nierendurchblutung **steigt die glomeruläre Filtrationsrate**, und zwar ebenfalls **um 30 bis 40 %**. Das heißt, dass statt 160 l Primärharn pro Tag nun 50 l zusätzlich abgefiltert werden. Aus der auf 210 l angestiegenen Primärharnmenge ergeben sich für den nachfolgenden Tubulusapparat weitere Veränderungen.

Wasserrückresorption

Die auffälligste Veränderung des Primärharns ist seine Volumenzunahme um etwa 50 l. Auch in der Schwangerschaft wird er im Tubulusapparat nahezu vollständig (bis auf die Endharnmenge von 1,5 l) rückresorbiert. Die Rückresorptionsmenge ist abhängig von der Höhe des ADH-Spiegels. ADH (auch Adiuretin, antidiuretisches Hormon oder Vasopressin genannt) wird im Hypophysenhinterlappen gespeichert. Es reguliert die Osmolarität (Menge der gelösten Teilchen pro Liter) des Bluts, indem es an den Zellmembranen der Nierentubuli eine erhöhte Durchlässigkeit für Wasser bewirkt. Hierdurch kann das Wasser aus den Tubuli leichter zurück ins Gefäßsystem gelangen.

Da die zu resorbierende Wassermenge in der Schwangerschaft um fast ein Viertel steigt, könnte man annehmen, dass auch die Ausschüttung von ADH erhöht ist. Dies trifft jedoch nicht zu. Man vermutet daher, dass in der Schwangerschaft die Zellmembranen der Tubuli empfindlicher auf ADH reagieren, sodass trotz unveränderter ADH-Menge die Rückresorptionsleistung für Wasser wesentlich erhöht ist. Somit ist die ausgeschiedene Endharnmenge während der Schwangerschaft nicht gesteigert.

Schwangerschaftsglukosurie

Zusammen mit dem erhöhten glomerulären Filtrat gelangt nun eine größere Glukosemenge in den Tubulusapparat. Außerhalb der Schwangerschaft wird die mit dem Primärharn abgefilterte Glukosemenge vollständig rückresorbiert, sodass im Endharn keine oder höchstens eine Spur von Glukose nachzuweisen ist.

Jedoch hat die Niere nur eine gewisse **Rücksorptionskapazität für Glukose**. Überschreitet die abgefilterte Glukosemenge diese Leistungsgrenze des Tubulusapparats, so gelangt der Glukoserest in den Endharn. So kommt es, dass etwa 20 % aller Schwangeren eine (z. B. mittels Teststreifen nachweisbare) **physiologische renale Schwangerschaftsglukosurie** aufweisen.

> Bei zweimalig nachgewiesener Glukosurie sollte durch Blutglukosemessungen (Nüchternblutzucker, Blutzuckertagesprofil, Glukosetoleranztest) ein **Schwangerschaftsdiabetes** ausgeschlossen werden.

Veränderungen der Nierenfunktion

Hyperaminoazidurie

Mit dem Primärharn werden die im Blut vorhandenen Aminosäuren abgefiltert, da sie den Glomerulusfilter aufgrund ihrer geringen Größe ohne Schwierigkeiten passieren können. Sie werden in den Tubuli vollständig rückresorbiert.

In der Schwangerschaft fallen durch die erhöhte Filtrationsrate größere Aminosäuremengen zur Rückresorption an und zusätzlich ist die Resorptionsfähigkeit der Nierentubuli für Aminosäuren verringert. Deshalb kann ein Teil der Aminosäuren in den Endharn gelangen (**Hyperaminoazidurie**).

Ein größerer Verlust von Aminosäuren über den Urin ist dann problematisch, wenn dadurch dem Kind zu wenig Grundbausteine zur Verfügung stehen, um Körpereiweiß aufzubauen. Da in der Schwangerschaft der Bedarf an Aminosäuren erhöht ist, kann eine Hyperaminoazidurie vor allem bei stark unter- oder fehlernährten Schwangeren zu einem Problem werden (**Eiweißmangeldystrophie** des Kindes).

Schwangerschaftsproteinurie

Normalerweise gelangen bei der Abfilterung des Primärharns keine oder nur geringe Mengen von Proteinen in das Filtrat, da die Poren der Glomeruli für Proteine zu klein sind.

Bei der geringen Menge von Proteinen, die den Glomerulusfilter dennoch passiert, handelt es sich hauptsächlich um Albumine, die kleiner sind als die Globuline. Diese Albumine werden bei der Tubuluspassage vollständig rückresorbiert. Allerdings gibt es hierbei ähnlich wie bei der Glukoserückresorption eine ganz bestimmte Leistungsgrenze. Wird sie überschritten, gelangt der darüber hinausgehende Proteinrest in den Endharn.

In der Schwangerschaft erreicht aufgrund des erhöhten Primärharnvolumens eine **größere Proteinmenge** die Tubuli. Möglicherweise besteht auch eine Vergrößerung der Glomerulusporen, sodass diese für Proteine durchlässiger werden. Dadurch kann es passieren, dass die Rückresorptionskapazität der Tubuli überschritten wird und Proteine im Endharn nachzuweisen sind. Diese **physiologische Schwangerschaftsproteinurie** betrifft ebenfalls etwa 20 % aller Schwangeren.

> Allerdings ist eine **Eiweißausscheidung von mehr als 300 mg/24 Stunden** nicht mehr physiologisch, sondern Symptom einer Gestose (s. Kap. 9, S. 194).

Natriumrückresorption

Der menschliche Organismus benötigt für seine reibungslose Funktion einen ganz bestimmten Serumspiegel an verschiedenen Elektrolyten, so auch an Natrium. In der Schwangerschaft gelangt aufgrund der erhöhten Filtrationsrate entsprechend mehr Natrium in den Tubulusapparat.

Die Natriumrückresorption wird durch das Nebennierenrindenhormon **Aldosteron** gesteuert. Dabei tritt folgender Mechanismus in Aktion:

- Rezeptoren für Natrium im juxtaglomerulären Apparat der Niere messen die **Serumnatriumkonzentration** (sie sollte 135 bis 145 mmol/l betragen).
- Liegt sie zu niedrig, wird das im juxtaglomerulären Apparat gebildete **Renin** ausgeschüttet.
- Renin verändert das im Blut zirkulierende (und in der Leber gebildete) **Angiotensinogen** zu **Angiotensin I**. Dieses wiederum wird durch ein Enzym in Angiotensin II umgewandelt.
- **Angiotensin II** ist in der Lage, an der Nebennierenrinde die Ausschüttung von Aldosteron zu stimulieren.
- **Aldosteron** gelangt auf dem Blutweg zu den Nierentubuli und fördert dort die Rückresorption von Natrium.
- Ist der Serumnatriumspiegel wieder ausreichend hoch, wird der beschriebene Kreislauf gestoppt.

In der Schwangerschaft ist die **Aldosteronausschüttung** aufgrund der erhöhten Primärharnbildung um das 5- bis 10fache **gesteigert**. Durch die Notwendigkeit der **verstärkten Natriumrückresorption** zirkulieren erhöhte Renin-, Angiotensin-I- und Angiotensin-II-Mengen im Blut.

> Angiotensin II hat, wie sein Name schon sagt, eine enorme gefäßverengende und damit blutdrucksteigernde Wirkung. Während der Schwangerschaft kommt es normalerweise jedoch nicht zu einer entsprechenden Blutdruckerhöhung, da die Empfindlichkeit bzw. die Ansprechbarkeit der Gefäße auf Angiotensin II verringert ist.

Harnpflichtige Substanzen

Von den harnpflichtigen Substanzen (Harnsäure, Kreatinin, Harnstoff) wird in der Schwangerschaft nur die **Harnsäure** vermehrt mit dem Endharn **ausgeschieden**. Kommt es zu einer **Verminderung der Harnsäureausscheidung**, spricht dies für eine **Einschränkung der Nierenfunktion**. Dabei häuft sich die Harnsäure im Blut an.

> Erhöhte Serumharnsäurewerte können somit als Frühwarnsymptome für eine Gestose gewertet werden.

Veränderungen an den ableitenden Harnwegen

Nierenbecken und Harnleiter

Aufgrund der Progesteronwirkung kommt es in der Schwangerschaft an Nierenbecken und Harnleitern zu einer **Dilatation** und an den Harnleitern zusätzlich zu einer **Verminderung der Peristaltik**. Dies bringt eine **Zunahme des Harnvolumens** in Nierenbecken und Harnleitern von 50 ml auf 150 ml mit sich. Die Harnleiter werden im Verlauf der Schwangerschaft darüber hinaus durch den aufsteigenden Uterus mehr oder weniger stark komprimiert.

Zusammengenommen kommt es also zu einer Abflussverlangsamung des Urins und somit zu einer verminderten Spülwirkung. Diese Reduzierung der Spülwirkung, ergänzt durch eine Glukosurie, Proteinurie, Hyperaminoazidurie und einen Anstieg des pH-Wertes, begünstigt eine **Keimvermehrung**.

> Die physiologisch begründete Abflussverlangsamung und die physiologische Veränderung der Harnzusammensetzung bilden somit die Grundlage für die in der Schwangerschaft bestehende Neigung zu aufsteigenden Harnwegsinfekten.

Dabei ist die **rechte Niere häufiger betroffen** als die linke. Ursache hierfür ist zum einen, dass die rechte Niere etwas tiefer liegt als die linke, der Harnleiter und damit der Weg für die aufsteigenden Erreger also kürzer ist. Zum anderen ist die Achse des Uterus aufgrund des links im kleinen Becken liegenden Rektums leicht nach rechts geneigt. Durch diese Rechtsverlagerung wird der rechte Harnleiter auch etwas stärker komprimiert, sodass hier eine noch größere Abflussverlangsamung besteht.

Harnwegsinfektionen verlaufen zum Teil asymptomatisch. Deshalb wird bereits therapiert, wenn als einziges Symptom eine **Bakteriurie** (Keimzahl > 100 000/ml Urin) nachgewiesen wird.

Die in der Schwangerschaft relativ häufig auftretenden schmerzhaften **Nierenstauungen** haben ihre Ursache ebenfalls in der Kompression der Harnleiter durch den Uterus.

Blase

Die Blase macht sich in der Schwangerschaft durch häufige Entleerung kleiner Harnmengen (Pollakisurie) bemerkbar, da der Uterus ihr den Platz, den sie sonst zur Ausbreitung zur Verfügung hat, streitig macht.

Veränderungen am Verdauungssystem

Speichel

Die normale Speichelproduktion liegt pro Tag bei etwa 1 bis 1,5 l. In der Schwangerschaft ist diese Menge eher verringert. Der pH-Wert des Speichels von normalerweise 6,7 verringert sich auf 6,1. Bei Schwangeren mit einer *(Hyper-)Emesis gravidarum* und Sodbrennen kann er sogar bis auf 5,9 absinken.

Zahnfleisch

In der Schwangerschaft kommt es, vermutlich durch die Wirkung des erhöhten Progesteronspiegels, zu typischen Veränderungen am Zahnfleisch:
- Proliferation der Blutgefäße
- Interzellulärödem
- Gewebshypertrophie

Das Zahnfleisch neigt verstärkt zum Bluten und ist entzündungsanfälliger. Eine verstärkte Ausbildung dieser Zahnfleischveränderungen kann sich zu so genannten **Schwangerschaftsepuliden** entwickeln. Dies sind schmerzhafte, leicht blutende

Veränderungen am Verdauungssystem

Gewebswucherungen zwischen den Zähnen, die nur operativ entfernt werden können.

Zähne

»Jedes Kind kostet die Mutter einen Zahn.« Diese alte Volksweisheit stützte sich auf die Beobachtung, dass der Verlust von Zähnen bei Frauen mit vielen Kindern wesentlich häufiger und früher auftrat als bei Frauen ohne bzw. mit nur wenigen Kindern. Die Ursache dafür, so glaubte man, läge in der 10-mal häufigeren Kariesbildung während der Schwangerschaft, die durch eine Entmineralisierung der Zähne zugunsten des Aufbaus von fetalem Knochengewebe bedingt sei. Diese Theorie gilt als veraltet.

Vielmehr sind folgende Faktoren für die erhöhte Kariesanfälligkeit verantwortlich:
- Der verminderte Speichelfluss bedingt eine geringere Spülung und damit weniger gute Säuberung der Zähne.
- Der niedrigere pH-Wert des Speichels greift den Zahnschmelz verstärkt an.
- Durch Erbrechen und Sodbrennen wird der pH-Wert-Abfall noch begünstigt.
- Aufgrund der Neigung zu Zahnfleischbluten und schmerzhaften Entzündungen wird die Zahnpflege eher vernachlässigt.

Eine entsprechende Aufklärung über diese Zusammenhänge sollte also bei der Beratung der Schwangeren schon zu Beginn der Gravidität erfolgen (s. auch Kap. 6, S. 167).

Speiseröhre

Wie bei fast allen Hohlorganen finden wir auch an der Speiseröhre die **dilatierende Wirkung des Progesterons**. Dabei ist besonders der Ösophagusverschluss zum Magen hin, die *Kardia*, betroffen, die parallel zum Anstieg des Progesteronspiegels zunehmend verschlussinsuffizient wird. Durch die Verschlussinsuffizienz kann es zum Reflux von Mageninhalt kommen, der aufgrund seines hohen Säuregehalts zu einer so genannten **Refluxösophagitis** führt. Diese wird von der Schwangeren als **Sodbrennen** wahrgenommen. Begünstigt wird der Reflux natürlich auch noch durch den wachsenden Druck des aufsteigenden Uterus auf den Magen. Von Sodbrennen sind im letzten Trimenon etwa 50 % aller Schwangeren betroffen (s. S. 167).

Magen

Am Magen kommt es zu einer Veränderung der Magensaftproduktion: Östrogene und Progesteron führen zu einer **Steigerung der Mukussekretion** sowie zu einer **Verminderung der Säure- und Pepsinsekretion**. Dadurch wird der pH-Wert im Magen erhöht.

Aufgrund dieser Tatsache und aufgrund einer möglichen Verminderung der Magenperistaltik wurde lange Zeit von einer Verlängerung der Magenentleerungszeit ausgegangen. Die Untersuchungsergebnisse zu dieser Frage sind zum Teil noch widersprüchlich, es scheint jedoch eher so zu sein, dass die Magenentleerungszeit **nicht** verlängert ist.

> Dass sämtliche Operationen mit Vollnarkose in der Schwangerschaft dennoch nur **unter Intubation** durchgeführt werden, hat seine Berechtigung darin, dass die Refluxneigung und damit die **Aspirationsgefahr** erhöht ist.

Dünndarm

Am Dünndarm ist in der Schwangerschaft eine **erhöhte Resorptionsfähigkeit für Eisen und Kalzium** auffällig.

Bei erhöhtem Eisenbedarf bzw. bei Eisenmangel, wie während der Schwangerschaft, steigt der Gehalt von **Transferrin** in den Zellen der Darmschleimhaut (Transferrin ist ein in der Leber gebildetes Protein mit der Fähigkeit, Eisen zu binden). Dadurch kann die Eisenresorption aus der Nahrung erheblich gesteigert werden.

Für den Aufbau des kindlichen Skeletts sind während der Schwangerschaft insgesamt etwa 30 g Kalzium notwendig. Die Kalziumresorption im Darm ist von der **Parathormon**produktion der Nebenschilddrüse abhängig. Der Serumspiegel für Parathormon ist im letzten Drittel der Schwangerschaft um mehr als das Doppelte erhöht, wodurch die Kalziumresorption im Dünndarm entsprechend zunimmt.

Dickdarm

Ein ganz typisches Schwangerschaftsproblem ist das Auftreten einer **Obstipation**. Mehrere Gründe sind dafür verantwortlich:
- Reduzierung der Dickdarmperistaltik durch die Progesteronwirkung
- verstärkte Eindickung des Stuhls durch eine erhöhte Wasserrückresorption über den Dickdarm, wofür wiederum Veränderungen im Gesamtwasserhaushalt der Auslöser sind (s. S. 122 u. S. 128)
- mechanische Beeinträchtigung des Darms durch den Uterus
- Nebenwirkungen einer medikamentösen Eisensubstitution

Hier ist eine gute Ernährungsberatung ausgesprochen hilfreich (s. S. 160 ff.).

Leber

Eine Schwangerschaft stellt große Anforderungen an die Leber. Zum einen muss die Leber mit einer Menge **zusätzlicher Stoffwechselprodukte** fertig werden, die aus dem fetalen und dem erhöhten mütterlichen Stoffwechsel anfallen. Zum anderen muss sie sich durch eine Änderung ihrer **Enzym- und Proteinproduktion** auf die Anforderungen der Schwangerschaft einstellen.
Dies führt zu einem Anstieg folgender Leberwerte:
- alkalische Phosphatase
- Fibrinogen
- Transferrin
- Bilirubin
- Cholesterin

Sollten dagegen die Transaminasen **GOT** und **GPT** sowie die Transpeptidase γ-GT ansteigen, ist dies als **Symptom für ein mögliches HELLP-Syndrom** zu werten (vgl. S. 122 und Kap. 9, S. 196).
In der Regel kann die Leber diese Zusatzaufgaben ohne Probleme bewältigen. Manchmal kann es zur Ausbildung so genannter **Leberzeichen** kommen. Damit werden Hautveränderungen bezeichnet, die außerhalb der Schwangerschaft auf Leberfunktionsstörungen hinweisen. Zu diesen Hautveränderungen gehören das **Palmarerythem** (Rötung von Teilen der Handinnenflächen) und die **Spider-Naevi** (auch Sternnävus genannt). Dies sind Erweiterungen kleiner Hautgefäße, von denen sternförmig winzige Gefäße wie Spinnenbeine abzweigen. In der Schwangerschaft kann das Auftreten solcher Leberzeichen **nicht** als pathologisch bewertet werden.

Gallenblase

Die **Gallenblase** wird im Lauf der Schwangerschaft durch den aufsteigenden Uterus **seitlich verdrängt**. Häufig kommt es zu einer mehr oder weniger stark ausgeprägten **Kompression der Gallenwege**, was zu einer Beeinträchtigung des Gallenflusses und damit zu einem Gallenstau führen kann.
Wie auch an anderen Hohlorganen bewirkt der hohe *Progesteron*spiegel an der Gallenblase eine **Dilatation** und eine **Verminderung der Peristaltik**. Das heißt, dass sich die Menge der Gallenflüssigkeit in der Gallenblase erhöht und die **Entleerungsrate sinkt**, was durch eine mögliche Kompression der Gallenwege noch begünstigt wird. Diese Tatsache muss als Ursache für **Oberbauchbeschwerden** in der Schwangerschaft in Betracht gezogen werden.
*Östrogen*bedingt ist die **Zunahme der Cholesterinmenge** in der Gallenflüssigkeit.

> Ein erhöhter Cholesterinanteil begünstigt die Ausbildung von Gallensteinen. Dies erklärt die Tatsache, dass Frauen und besonders Frauen mit Kindern wesentlich häufiger Gallensteine entwickeln als Männer.

Stoffwechsel- und Gewichtsveränderungen

Grundumsatz

In der Schwangerschaft ist der **Grundumsatz** (also die Menge an Energie, die produziert werden muss, um die Organfunktionen aufrechtzuerhalten) **um etwa 20 % erhöht**. Dabei verbraucht der **Fetus ungefähr 10 %** der gesteigerten Energieproduktion, der Rest wird hauptsächlich für den **Uterus** und das **Herz** benötigt.

Energieumsatz

Der Energieumsatz (also die Menge an Energie, die zur aktiven körperlichen Betätigung über den Grundumsatz hinaus benötigt wird) steigt nur geringfügig um ca. 7 % an.
Der **Energiemehrbedarf** insgesamt (durch erhöhten Grund- und Energieumsatz) wird durch eine zusätzliche Zufuhr von durchschnittlich 200 Kalorien pro Tag gedeckt.
Der Stoffwechsel einer Schwangeren ist vielen tief greifenden biochemischen Veränderungen unterworfen, von denen im Folgenden nur die wichtigsten und auffälligsten beschrieben werden sollen.

Kohlenhydratstoffwechsel

Die Nahrungskohlenhydrate werden im Darm in Glukose aufgespalten und gelangen in den Blutkreislauf. Die im Blut zirkulierende Glukose, die den Normalspiegel übersteigt, wird durch Insulin in Glykogen umgewandelt und in der Leber und in der Muskulatur deponiert. Der Nüchternblutglukosespiegel liegt normalerweise bei 60 bis 90 mg/dl.
Mit fortschreitender Schwangerschaft entsteht eine so genannte **diabetogene Stoffwechsellage**, also eine Stoffwechsellage, die die Entstehung eines Diabetes mellitus begünstigt. Folgende Ursachen spielen dabei eine Rolle:
- Bestimmte Plazentahormone (vor allem das HPL) haben eine insulinantagonisierende Wirkung.
- Die Plazenta produziert Enzyme (z. B. Insulinase), die den Abbau des mütterlichen Insulins verstärken.
- Der Serumgehalt an Kortisol steigt. Kortisol bewirkt eine Erhöhung des Blutglukosespiegels durch die Bildung von Glukose aus Nicht-Kohlenhydraten (Lipiden und Aminosäuren). Dadurch soll gewährleistet werden, dass selbst bei Hungerzuständen der Blutzuckerspiegel aufrechterhalten werden kann.

Um diese schwangerschaftsbedingten Faktoren auszugleichen, muss das Pankreas mehr Insulin produzieren, andernfalls würde der Blutzuckerspiegel über das normale Niveau hinaus ansteigen. Ein gesundes Pankreas kompensiert diese Mehrbelastung ohne Schwierigkeiten. Ein schon vor der Schwangerschaft an seiner Leistungsgrenze arbeitendes Pankreas kann jedoch überlastet werden, sodass es in der Schwangerschaft erstmalig zum Auftreten eines so genannten **Gestationsdiabetes** kommen kann.
Glukose ist die wichtigste Energiequelle für den Fetus und hat von daher großen Einfluss auf seine Entwicklung. Während der Schwangerschaft erfolgt ein ständiger transplazentarer Übertritt von Glukose aus dem mütterlichen in das fetale Blut. Dies ist der Grund dafür, dass sich der Blutzuckerspiegel einer Schwangeren eher im unteren Normbereich befindet.

> Zu hohe Blutzuckerspiegel können in der späteren Schwangerschaft durch eine regelrechte »Zuckermast« zu übergewichtigen Neugeborenen führen. Umgekehrt bedingt ein zu niedriger Blutzuckerspiegel Unterernährung und Mangelentwicklung des Kindes.

Fettstoffwechsel

Bei der Betrachtung des Fettstoffwechsels fällt im Verlauf der Schwangerschaft eine enorme Zunahme verschiedener Blutfette auf (**Hyperlipidämie**):
- Cholesterin (Anstieg um 50 %)
- Phospholipide (Anstieg um 40 %)
- Triglyzeride (Anstieg um das Dreifache)
- freie Fettsäuren (Anstieg besonders im letzten Schwangerschaftsdrittel mit stark schwankenden Werten)

Zusammen genommen ergibt dies eine **Zunahme der Gesamtlipide um mehr als 50 %**. Diese wird durch den Anstieg der plazentaren Östrogene, des HPL und des Kortisols verursacht.

> Ziel der Hyperlipidämie ist es, den Fetus und den mütterlichen Organismus mit schnell verfügbarer Energie aus dem Fettstoffwechsel zu versorgen, wenn das Glukoseangebot aufgrund ungenügender Kohlenhydratzufuhr nicht mehr ausreicht.

Eiweißstoffwechsel

Auffallend bei der Betrachtung des Eiweißstoffwechsels ist zunächst einmal die **Verminderung des Gesamteiweißes** (Albumine und Globuline) im mütterlichen Blut von durchschnittlich 7,65 mg/dl **um etwa 15 %** auf ca. 6,5 mg/dl in der Schwangerschaft.

Genau betrachtet handelt es sich bei der Verminderung des Gesamteiweißes jedoch nur um eine relative Abnahme, die durch den Verdünnungseffekt der Plasmazunahme bedingt ist. Tatsächlich steigt der absolute Gesamteiweißgehalt sogar an (hier besteht der gleiche Mechanismus wie bei der relativen Schwangerschaftsanämie).

Für die **Zunahme des absoluten Gesamteiweißes** sind **ausschließlich Globuline** verantwortlich. Folgende wichtige Globuline sind zusätzlich oder verstärkt vorhanden:

- Transferrin, Fibrinogen und TBG (thyroxinbindendes Globulin) (s. S. 132), die in der mütterlichen Leber gebildet werden
- die Schwangerschafts-Proteohormone (HCG, HPL), schwangerschaftsspezifisches Glykoprotein und ∝-Makroglobulin, die von der Plazenta gebildet werden
- ∝-Fetoprotein, das vom Feten gebildet wird

Die **Erhöhung der Blutsenkungsgeschwindigkeit** in der Schwangerschaft hängt mit dieser Zunahme der Plasmaglobuline zusammen. Einige davon haben auf die Erythrozyten eine agglomerierende (zusammenballende) Wirkung. Diese **Erythrozytenagglomerate** wiederum haben eine höhere Sedimentationsgeschwindigkeit. (Bei Entzündungsvorgängen sind bestimmte Immunglobuline erhöht, was über den gleichen Mechanismus ebenfalls zu einer beschleunigten BSG führt.)

Elektrolythaushalt

Die Elektrolyte haben vielfältige Funktionen in unserem Organismus. Ihre Konzentration wird in den verschiedenen Flüssigkeitsräumen des Körpers mit nur ganz geringen Schwankungen konstant gehalten, da selbst kleine Elektrolytverschiebungen schwer wiegende Störungen mit sich bringen.

In der Schwangerschaft findet allgemein eine **verstärkte Elektrolytrückresorption in den Nieren** bzw. eine **erhöhte Elektrolytresorption im Darm** statt. Damit soll der Verdünnungseffekt der enormen Wasserretention, der ja ein (relatives) Absinken aller Elektrolytkonzentrationen zur Folge hätte, aufgefangen werden. Zum anderen werden dadurch die zusätzlichen Mengen an Mineralstoffen, die zum Aufbau fetaler Körpergewebe benötigt werden, bereitgestellt. Dieser **Elektrolytmehrbedarf** muss durch eine entsprechende Ernährung gedeckt werden.

Wasserhaushalt

Die Gesamtwassermenge des Körpers wird in drei große Flüssigkeitsräume aufgeteilt:
- **intravasale** Flüssigkeit (entspricht der Blutplasmamenge)
- **intrazelluläre** Flüssigkeit (in den Körperzellen enthalten)
- **interstitielle** Flüssigkeit (in den Zwischenzellräumen)

Die **intravasale** Flüssigkeit nimmt im Laufe der Schwangerschaft um 1 bis 1,5 l zu (s. S. 129). Die **intrazelluläre** Flüssigkeitsmenge hingegen erfährt kaum Schwankungen, wenn man die einzelne Zelle betrachtet. Trotzdem ergibt sich insgesamt eine Zunahme an Zellwasser, da etwa 1 l Flüssigkeit für die neu gebildeten Gewebszellen an Uterus und Brüsten benötigt wird. Zum intrazellulären Flüssigkeitsraum wird auch die Wassermenge gerechnet, die sich in den Geweben an Kind und Plazenta befindet, also etwa 2,5 l.

Die **interstitielle** Flüssigkeitsmenge steigt von etwa 10 l auf 13 bis 14 l an. Das Wasser des interstitiellen Raums hat in der Schwangerschaft noch mehr als außerhalb der Schwangerschaft die Aufgabe, ausgleichend auf den Gesamtwasserhaushalt zu wirken. So können im Interstitium kurzfristig größere Mengen Wasser aus dem intravasalen Raum aufgenommen werden, die mit der Diurese nicht so schnell ausgeschieden werden können. Umgekehrt kann aber auch bei mangelhafter Flüssigkeitszufuhr vom interstitiellen Raum Wasser ins Gefäßsystem abgegeben werden, um ein genügend großes Blutvolumen für die Versorgung von Uterus und Plazenta zur Verfügung zu stellen. Das Fruchtwasser ist mit durchschnittlich 1 l an der interstitiellen Flüssigkeitsmenge beteiligt.

> Zusammengenommen ergibt sich eine **Zunahme des Gesamtkörperwassers** von ungefähr **7,5 bis 9 l** bis zum Ende der Schwangerschaft.

Ödembildung

Eine mehr oder weniger ausgeprägte, physiologische Ödembildung in der Schwangerschaft erklärt sich aus der **Vergrößerung der Wassermenge im Interstitium**. Die Entstehung der besonders häufig anzutreffenden Knöchel- und prätibialen Ödeme wird durch mehrere Faktoren begünstigt.
- Der Blutrückfluss aus der unteren Körperhälfte ist durch die Kompression der Beckenvenen durch den Uterus verlangsamt. Aufgrund des Rückstaus in den Kapillaren tritt vermehrt Wasser aus den Gefäßen in den interstitiellen Raum über.
- Begünstigt wird dieser Rückstau durch vorhandene Varizen.
- Erschwerend kommt die Verminderung der Plasmaalbumine hinzu. Plasmaalbumine besitzen die Fähigkeit, Wasser zu binden. Ein Sinken des Plasmaalbuminspiegels bewirkt also einen entsprechenden Abstrom von intravasaler Flüssigkeit ins Interstitium.
- Grundsätzlich sammelt sich überschüssiges Wasser des Interstitiums in den am tiefsten liegenden Körperpartien an.

Selbst generalisiert auftretende Ödeme werden heute nicht mehr grundsätzlich als Hinweis auf eine mangelhafte Nierenfunktion bewertet, wenn sie nicht mit anderen Gestosezeichen wie Bluthochdruck, Harnsäureanstieg und/oder Proteinurie kombiniert sind.

Gewichtszunahme

Die Gewichtszunahme in der Schwangerschaft setzt sich aus vielen Faktoren zusammen:
- Kind, Fruchtwasser und Plazenta
- Wasserretention in den verschiedenen Flüssigkeitsräumen
- Wachstum von Uterus und Brüsten
- Aufbau von Fettdepots als Reserve für eventuelle »Notzeiten« und für die Stillperiode

> Die Gewichtsanteile dieser einzelnen Faktoren können so beträchtlich variieren, dass man davon abgekommen ist, eine ganz bestimmte Kilogrammzahl als Summe zu nennen. Auch gilt die Ansicht »Je weniger Gewichtszunahme, umso besser!« nicht mehr.

Die früher geforderte Gewichtszunahme von maximal 12 kg ist überholt. Es hat sich herausgestellt, dass auch eine höhere Gewichtszunahme keine größere Gefährdung für Mutter und Kind bedeutet und dass die frühere Gewichtsgrenze die Nahrungsbedürfnisse vieler schwangerer Frauen nicht ausreichend berücksichtigte. Stattdessen wird heute eine Gewichtszunahme von 9 bis 18 kg als physiologisch erachtet. Dabei nehmen Frauen mit einem niedrigen Anfangsgewicht eher bis zum oberen Normbereich zu und umgekehrt. Plötzliche Gewichtssprünge können jedoch ein Hinweis auf eine eventuell unphysiologische Ödembildung sein und sollten abgeklärt werden.

Zur Beurteilung der Gewichtszunahme im Verlauf der Schwangerschaft kann man folgende Faustregel anwenden:
- bis zur 25. Schwangerschaftswoche plus 250 bis 300 g/Woche (entspricht etwa 7 kg)
- bis zur 40. Schwangerschaftswoche plus 400 bis 500 g/Woche (entspricht etwa 7 kg)

Als Fazit ist zu sagen: Um all die geschilderten zusätzlichen Anforderungen an den mütterlichen Stoffwechsel leisten zu können, ist eine bedarfsgerechte Ernährung eine unabdingbare Voraussetzung. Die Rolle, die die Ernährung für die störungsfreie, regelrechte Entwicklung einer Schwangerschaft hat, wurde und wird immer noch unterschätzt. Es gehört unbedingt zu den Aufgaben jeder Hebamme, den von ihr betreuten Frauen möglichst früh in der Schwangerschaft eine gründliche und sorgfältige Ernährungsberatung zukommen zu lassen (s. S. 160).

Veränderungen an Atemwegen und Lunge

Atemwege

Die Schleimhäute der Atemwege werden in der Schwangerschaft verstärkt durchblutet, wodurch sie gerötet und leicht geschwollen erscheinen. Folgen der Schleimhautschwellung können Veränderungen der Stimmlage und Erschwerung der Nasenatmung sein. Dies wiederum kann nächtliches Schnarchen bedingen.

Lunge

Auffallend ist das Auftreten einer **Hyperventilation** in der Schwangerschaft. Sie ist charakterisiert durch eine vergrößerte Atmungstiefe bei gleich bleibender Atemfrequenz.

Von einer Hyperventilation allgemein spricht man, wenn die Atmung über die Deckung des Stoffwechselbedarfs hinausgeht, und in der Tat steigt die Ventilation in der Schwangerschaft um ca. 40 % an, während der Sauerstoffbedarf nur um etwa 20 % zunimmt. Als Ursache vermutet man einen Einfluss der plazentaren Steroidhormone auf das Atemzentrum im Gehirn.

Ein interessanter Effekt der Hyperventilation ist, dass es (neben einem zu vernachlässigenden Sauerstoffanstieg) zu einer Abnahme des CO_2-Gehalts kommt. Dadurch wird das Diffusionsgefälle zwischen fetalem und mütterlichem Kreislauf für CO_2 größer, sodass das fetale CO_2 leichter ins mütterliche Blut abgegeben werden kann. Trotzdem bleibt der pCO_2 (Kohlendioxidpartialdruck) unter dem Normalwert, was die Entstehung einer Alkalose zur Folge haben würde. Dies wird jedoch durch eine vermehrte Ausscheidung von Bikarbonat über die Nieren verhindert.

Bei etwa 60 % aller Frauen macht sich im Verlauf der Schwangerschaft eine leichte Atemnot (**Dyspnoe**) auch in Ruhe bemerkbar. Dabei verändert sich das normalerweise unbewusst ablaufende Geschehen des Atmens dahingehend, dass es in das Bewusstsein der Schwangeren rückt, sie empfindet einen Drang zum Atmen. Dies kann als mehr oder weniger unangenehm erlebt werden. Ursache ist zum einen die Hyperventilation, die zur vertieften Atmung zwingt. Zum anderen tritt in der späteren Schwangerschaft eine Einengung der normalen Zwerchfellbewegung auf, die durch den aufsteigenden Uterus verursacht wird.

Nach der **36. Schwangerschaftswoche** verbessert sich die Dyspnoe meist wieder durch das Tiefertreten des Kindes und die damit verbundene Senkung des Leibes.

Veränderungen am Bewegungsapparat

Wirbelsäule

Die hormonell bedingte **Gewebsauflockerung** in der Schwangerschaft betrifft auch **Gelenke, Sehnen und Bänder**. Das heißt, dass diese Körperstrukturen, die wesentlich zur Stabilität des gesamten Körpers beitragen, in ihrer Festigkeit nachlassen. Diese verringerte Stabilität muss mit zusätzlicher Muskelkraft ausgeglichen werden. Typische Folgen sind schnellere Ermüdbarkeit, Verspannungen und Schmerzen besonders in der Rückenmuskulatur.

Hinzu kommt die Veränderung der gesamten Körperstatik durch das einseitig nach vorn verlagerte Gewicht. Diese Verlagerung des Körperschwerpunktes muss durch eine **Hyperlordose** der Wirbelsäule ausgeglichen werden. Dies ist die Ursache der für Schwangere typischen aufrechten Hohlkreuzhaltung, aber auch eine weitere Ursache für häufig auftretende Rückenschmerzen.

Verbreitet sind auch **Ischiasbeschwerden** in der Schwangerschaft. Ursache dafür ist aber nicht, dass »das Kind auf dem Nerv liegt«, wie es im Volksmund heißt, sondern dass durch Haltungsveränderung, Auflockerung des Bindegewebes und Wassereinlagerung verstärkt Druck auf den Ischiasnerv ausgeübt wird.

Becken

Auch an den normalerweise fest miteinander verknorpelten Beckenknochen macht sich die Gewebsauflockerung bemerkbar. Sie gewährleistet eine – wenn auch nur leichte – **Konfigurationsfähigkeit des Beckens** unter der Geburt. Die Länge der *Linea terminalis* kann um einige Millimeter zunehmen.

Durch die Auflockerung des Beckenrings kann es manchmal, besonders gegen Ende der Schwangerschaft, zu **Symphysenschmerzen** und **Gehbeschwerden** kommen. Im Extremfall lassen sich die Beine im Liegen nicht mehr aktiv anheben.

Bauchmuskulatur

Durch die extreme Dehnung der Bauchdecke kommt es zu einem Auseinanderweichen der beiden geraden Bauchmuskelstränge (*Musculi recti abdominis*) in der Muskelfaszie. Bei Anspannung der Bauchdecke wird dies als finger- bis handbreiter, längs über den Bauch laufender Spalt sichtbar. Diese Erscheinung nennt man **Rektusdiastase**. Um die Entwicklung der Rektusdiastase nicht zu unterstützen, sollten Bewegungen, die die gerade Bauchmuskulatur besonders stark belasten, vermieden und stattdessen die schräge Bauchmuskulatur beansprucht werden.

Veränderungen an Haut und Haaren

Pigmentation

75 % aller Schwangeren weisen eine verstärkte Pigmentierung bestimmter Hautpartien auf. Betroffen sind vor allem bereits vorher pigmentierte Stellen wie die **Brustwarzen** und **Warzenvorhöfe**, der **Vulvabereich** und die **Analregion**. Die Mittellinie des Bauchs (*Linea alba*) verfärbt sich zur *Linea fusca* und auch der Bauchnabel wird dunkler.
Typisch ist die Entstehung des so genannten *Chloasma uterinum*. Dies sind unregelmäßige, gelblich-braune Verfärbungen der Gesichtshaut, besonders an den Stirnhöckern, den Wangenknochen und am Kinn. Auch alte Narben können sich braun verfärben. Es kann zur Vergrößerung bzw. Neubildung von Muttermalen kommen. Manchmal wachsen die Haare in einem dunkleren Farbton nach.
Diese Veränderungen sind bei dunkleren Frauentypen deutlicher und werden durch Sonnenbestrahlung verstärkt. Ursache ist eine östrogenbedingte, **verstärkte Produktion des MSH** (melanozytenstimulierendes Hormon) der Hypophyse, das die Synthese des braunen Hautfarbstoffs Melanin in den entsprechenden Zellen (Melanozyten) stimuliert.

Schwangerschaftsstreifen

Sehr häufig ist das Auftreten von Schwangerschaftsstreifen (*Striae gravidarum*). Hauptsächlich betroffen sind der Bauch und die Hüften, häufig auch das Gesäß und die Brüste, manchmal sogar die Oberschenkel und Oberarme. Ursache ist eine **Schädigung der elastischen Fasern der Haut**, die zum einen durch die passive Dehnung der Haut entsteht und zum anderen eine Folge des ansteigenden Kortisolspiegels ist. Ähnliche *Striae* treten daher auch bei Kortisontherapie oder beim Cushing-Syndrom (Erkrankung der Nebennierenrinde mit Kortisolüberproduktion) auf.
Die zunächst dunkelroten Streifen bilden sich nach der Schwangerschaft zurück, bleiben aber zeitlebens als schmale, silbrige Hautnarben erhalten. Vorbeugende Maßnahmen wie Massagen oder das Auftragen von Cremes haben leider wenig Erfolg.

Weitere Veränderungen

Unter Östrogeneinfluss kann es zu einer **Veränderung des Haar- und Hauttyps** kommen. So kann eine fettende, zu Entzündungen neigende Haut in der Schwangerschaft klar und glatt werden (und umgekehrt). Ebenso kann die Produktion der Talgdrüsen der Haare positiv oder negativ beeinflusst werden.
Durch eine **Veränderung des Haarzyklus** ist das Haar in der Schwangerschaft besonders dicht und voll, da unter Östrogeneinwirkung die Wachstumsphase des einzelnen Haares verlängert wird und somit weniger Haare ausfallen. Im späteren Wochenbett normalisiert sich der Haarzyklus wieder, sodass es dann über einen bestimmten Zeitraum zu einem relativ verstärkten Ausfall der »überalterten« Haare kommt. Allerdings gibt es auch die seltenere Möglichkeit, dass bereits während der Schwangerschaft ein bemerkbarer Haarverlust unbekannter Ursache entsteht, der sich im Wochenbett wieder normalisiert.
Allgemein besteht eine **verstärkte Neigung zum Schwitzen**. Grund ist die stärkere Wärmeproduktion durch erhöhten Stoffwechsel und Übernahme fetaler Wärme.

Veränderungen an der Schilddrüse

In der Schwangerschaft kommt es mitunter zu einer tast- und sichtbaren Vergrößerung der Schilddrüse (**Strumabildung**).

Die von der Schilddrüse gebildeten Hormone T_3 (Trijodthyronin) und T_4 (Thyroxin) werden in die Blutbahn abgegeben. Dort wird ein Großteil dieser Hormone an Bluteiweiße gebunden, und zwar an das so genannte thyroxinbindende Globulin (TBG). In dieser gebundenen Form sind die Hormone inaktiv. Nur ein sehr kleiner Teil verbleibt als freies T_3 und T_4 in der Blutbahn, nur dieser freie (= ungebundene) Teil kann in die Zellen gelangen und dort seine stoffwechselaktivierende Wirkung entfalten.

Die Bildung von TBG ist östrogenabhängig. In der Schwangerschaft ist die TBG-Produktion in der Leber daher erhöht. Dies bedeutet, dass T_3 und T_4 vermehrt gebunden und inaktiviert werden. Damit der Spiegel an freien Schilddrüsenhormonen nicht absinkt, was die Symptome einer Hypothyreose zur Folge hätte, ist die Bildung von T_3 und T_4 in der Schilddrüse kompensatorisch erhöht.

Gleichzeitig zur kompensatorischen Produktionssteigerung wird die Schilddrüse durch ein verringertes Jodangebot zu höherer Leistung gezwungen:

- Die Jodausscheidung über die Nieren ist in der Schwangerschaft erhöht.
- Durch die Plasmavolumenzunahme kommt es zu einer relativen Verminderung des Jodgehalts im Serum.
- Über die Plazenta wird Jod an den Feten abgegeben, der es für seine eigene Schilddrüsenhormonproduktion benötigt.

Um die Jodaufnahme zu steigern, reagiert die Schilddrüse mit einer Hyperplasie (= Strumabildung).

Problematisch wird dieses an sich physiologische Geschehen durch die Tatsache, dass Mitteleuropa zu einem Jodmangelgebiet gehört, wodurch der Jodgehalt der Nahrung sehr gering ist. Häufig wird schon der normale Jodbedarf nur knapp oder nicht ausreichend gedeckt. In der Schwangerschaft kommt es so eher zu einer (häufig unbemerkten) **hypothyreoten Stoffwechsellage** und hierdurch zu einer Beeinträchtigung vieler Stoffwechselfunktionen.

> Aus diesem Grund wird Schwangeren häufig prophylaktisch eine tägliche Jodideinnahme verordnet. Zumindest sollte aber auf eine ausreichende Zufuhr von jodhaltigen Nahrungsmitteln geachtet werden.

Einfluss der Schwangerschaft auf bestimmte Hormone

TSH

Die Produktionsmenge der Schilddrüsenhormone wird über das TSH (Thyreotropin oder thyreoideastimulierendes Hormon) der Hypophyse gesteuert. Die TSH-Ausschüttung wird durch das Absinken des Blutspiegels an freiem T_3 und T_4 hervorgerufen, wodurch die Schilddrüse zur verstärkten Produktion angeregt wird. Daher ist in der Schwangerschaft eine **leichte Erhöhung des TSH-Spiegels** festzustellen.

FSH und LH

Im Verlauf des Menstruationszyklus sinken die Ovarialhormone nach Ende der Gelbkörperaktivität ab. Der niedrige Blutspiegel an Östrogenen und Progesteron verursacht eine Ausschüttung der FSH- und LH-Releasing-Faktoren am Hypothalamus. Diese Releasing-Faktoren stimulieren die Hypophyse zur Ausschüttung von FSH und LH.

Während der **Schwangerschaft** hingegen existiert aufgrund der plazentaren Produktion ein permanent ansteigender Östrogen- und Gestagenspiegel, sodass der beschriebene Regelkreis zum Erliegen kommt und die FSH- und LH-Produktion der Hypophyse fast vollständig unterbunden wird.

Prolaktin

Unter dem Einfluss des ansteigenden Plazentaöstrogenspiegels vergrößern und vermehren sich die prolaktinproduzierenden Zellen der Hypophyse, bis sie gegen Ende der Schwangerschaft eine **Verdopplung ihres Gewichts** aufweist. Dadurch kommt es zu einem gleichmäßigen Ansteigen der Prolaktinproduktion.

Prolaktin ist während der Schwangerschaft an der **Vorbereitung der Brustdrüsen auf das Stillen** beteiligt. Danach ist es für die **Auslösung und Aufrechterhaltung der Milchproduktion** verantwortlich (s. Kap. 37, S. 730).

Oxytocin

Im Verlauf der Schwangerschaft kommt es zu keiner Veränderung des Serumoxytocinspiegels. Erst unter der Geburt findet man erhöhte Werte dieses wehenstimulierenden Hormons.

Psychische Entwicklung in der Schwangerschaft

Mit der Geburt des Kindes wird auch zugleich eine Mutter (und ein Vater) geboren. Dies ist kein biologischer, sondern ein psychosozialer Vorgang. So wie das Kind Zeit zum Wachsen und Reifen braucht, so benötigt auch die Schwangere Zeit, um sich auf ihre neue Mutterrolle vorzubereiten, diese Rolle in ihr bisheriges Leben zu integrieren und ihr Umfeld auf die neue Situation abzustimmen. Es ist ein Prozess, der sehr viel an psychischer Energie fordert und nicht immer einfach zu bewältigen ist.

Aus psychologischer Sicht betrachtet gehört eine Schwangerschaft zu den so genannten Lebenskrisen. Lebenskrisen ganz allgemein sind Ereignisse, die einschneidende Veränderungen mit sich bringen, die den betroffenen Menschen zu einer Neuorientierung veranlassen und durchaus Impulse zur Reifung der eigenen Persönlichkeit geben können.

Zu den **Lebenskrisen** zählen ganze Lebensphasen, wie die Pubertät, das Klimakterium oder eben auch das Mutterwerden, aber auch kurzzeitige Ereignisse, wie der Verlust eines nahe stehenden Menschen, ein Stellenwechsel, eine ernsthafte Erkrankung und vieles mehr.

Bei der Bewältigung der Lebenskrise »Schwangerschaft« lässt sich ein psychischer Entwicklungsprozess beobachten, der in drei Phasen verläuft. Dabei muss betont werden, dass diese Phasen im Einzelfall sehr unterschiedlich stark ausgeprägt sein können und dass auch die Zeitangaben nur ungefähre Orientierungswerte sind, weil natürlich jede Frau in ihren individuellen, höchst unterschiedlichen Gegebenheiten lebt, die sich nicht verallgemeinern lassen. Zu den individuellen Faktoren gehören unter anderem:

- das Alter und die persönliche Reife
- der vorhandene oder nicht vorhandene Kinderwunsch
- die Partnerschaftssituation
- bereits vorhandene Kinder
- die berufliche Situation

1. Phase der Auseinandersetzung

Diese Phase beginnt eigentlich schon lange vor dem Eintritt einer Schwangerschaft. Immer wieder werden Überlegungen zu diesem Thema gedanklich durchgespielt: »Wie wäre es, wenn ich schwanger wäre? Wie wäre es, wenn ich ein Kind hätte?« Solche Überlegungen gehören zur psychosozialen Entwicklung wohl einer jeden Frau, die gedanklich verschiedene Rollen durchspielt, die unsere Gesellschaft für sie bereithält.

Mit der Vermutung, möglicherweise schwanger zu sein, spätestens aber mit dem sicheren Nachweis der Schwangerschaft, setzt diese Auseinandersetzung ganz massiv ein. Dabei sind erste Gefühlsreaktionen von »überglücklich« bis »völlig verzweifelt« möglich. Wenn man bedenkt, dass auch heute noch viele Frauen ungeplant schwanger werden, ist es nicht verwunderlich, dass die ersten Reaktionen nicht immer nur positiv sind. (Jedoch muss man differenzieren: Ungeplante Schwangerschaften sind natürlich nicht automatisch unerwünscht.)

Allgemein kann man sagen, dass die Tatsache des Schwangerseins das Lebensgefüge einer jeden Frau mehr oder weniger stark erschüttert. Es bedarf einer Phase intensiver Auseinandersetzung und hoher psychischer und emotioneller Anstrengung, die Schwangerschaft mit all ihren Konsequenzen in das bisherige Lebensgefüge einzubauen. Das gilt auch für Frauen, die die Schwangerschaft gewollt und geplant haben. Tritt die Schwangerschaft tatsächlich ein, müssen alle Vorüberlegungen und Gedankenspiele überprüft und an die reale Situation angepasst werden, was immer eine psychische Belastung darstellt. Umso mehr gilt dies für Frauen mit einer ungeplanten Schwangerschaft.

Welche Fragen beschäftigen die Schwangere in den ersten Wochen? Natürlich geht es zum einen um die praktischen Dinge des Lebens, z.B.:

- Wie wirkt sich ein Kind auf die berufliche Situation aus?
- Wie wird sich die finanzielle Situation gestalten?
- Muss eine andere Wohnmöglichkeit gefunden werden?

- Wer wird konkret für das Kind da sein?
- Von wem kann man praktische Unterstützung erhoffen?

Im Vordergrund stehen häufig aber auch ganz andere Fragen, die mit dem eigenen Rollenverständnis und der eigenen Lebensplanung eng zusammenhängen:
- Will ich überhaupt bzw. jetzt Mutter werden?
- Bin ich fähig und auch bereit, die Verantwortung für ein Kind zu übernehmen?
- Passt ein Kind in die Pläne, die ich für die nächsten Jahre habe?
- Wie wird es weitergehen, wenn durch das Kind alle Vorstellungen über den Haufen geworfen werden?
- Wie wird sich ein (weiteres) Kind auf die Beziehung zum Partner auswirken?

Viele Frauen erleben, dass ihre Gefühle im Zusammenhang mit der Schwangerschaft nicht immer so eindeutig positiv sind, wie sie es sich vorgestellt hatten. Die in unserer Gesellschaft existierenden Erwartungshaltungen gegenüber einer schwangeren Frau beinhalten bestimmte Forderungen, wie z. B.: Sie soll sich vorbehaltlos auf das Kind freuen, ihre Bedürfnisse ganz selbstverständlich zum Wohle ihres Kindes zurückstellen und die Schwangerschaft als eine Phase beständigen Hochgefühls erleben. Dies erwartet die Schwangere meist auch von sich selbst. Auf zwiespältige oder gar negative Gefühle wie Mutlosigkeit, Müdigkeit, Ängste und Überfordertsein ist sie selten eingestellt.

Das intensive Suchen nach dringend erforderlichen Antworten und Lösungen und die emotionale Bewegtheit erzeugen in jeder Lebenskrise, so auch in der Schwangerschaft, ein mehr oder minder großes Maß an Stress. Auf Stress kann der Körper mit typischen psychosomatischen Symptomen reagieren. Dazu gehören:
- Appetitlosigkeit
- Magenbeschwerden
- Verdauungsstörungen
- Kopfschmerzen
- Verspannungen
- Schlafstörungen (Ein- und Durchschlafprobleme, schwere Träume, übermäßiges Schlafbedürfnis)
- Kreislauflabilität
- Infektanfälligkeit

In der Schwangerschaft werden einige dieser Symptome »bevorzugt«. Dies sind in der Regel solche, die aufgrund der hormonellen Beeinflussung des vegetativen Nervensystems ohnehin leicht ausgelöst werden können. Dazu gehören klassischerweise Übelkeit und Erbrechen, Kreislaufprobleme und Schlafstörungen.

Introvertiertheit, Geistesabwesenheit, Unkonzentriertheit und Interesselosigkeit sind nicht schwangerschaftsspezifisch, sondern Ausdruck der intensiven Beschäftigung mit einem vorrangigen Thema, wie es in jeder anderen belastenden Lebenssituation (ob positiv oder negativ) auch geschieht. Mögliche Gereiztheit, Hypersensibilität und Nervosität gerade am Anfang der Schwangerschaft sind nur natürlich, denn der bisherige Lauf des Lebens ist ja tatsächlich aus dem normalen Gleis geraten und muss sich erst wieder neu einpendeln.

Insgesamt ist also neben der körperlichen Umstellung ein enormes Stück an Gefühlsarbeit in den ersten Schwangerschaftswochen zu leisten. Treten in dieser Phase besonders starke Schwangerschaftsbeschwerden auf, wovon die *Hyperemesis gravidarum* das klassischste Beispiel ist, so kann dies unter Umständen auf eine besonders stark ausgeprägte konflikthafte Situation hinweisen.

2. Phase des Wohlbefindens

Die krisenhafte Zeit ist bis zum Auftreten der ersten Kindsbewegungen zum größten Teil abgeschlossen. Für viele praktische Probleme sind Lösungen gefunden, die Einpassung eines Kindes in die eigene Lebensplanung hat konkrete Formen angenommen und eine Gewöhnung an die zukünftige Rollenveränderung ist eingetreten. Zudem ist die körperliche Umstellung geschafft.

Jetzt ist die Zeit, sich unbesorgt(er) auf das unbekannte Wesen zu freuen, dessen Bewegungen man nun spürt. Es beginnt eine Phase, in der die Schwangere ein besonders intensives Körperbewusstsein entwickelt und sich sehr auf das konzentriert, was sich in ihrem Körper abspielt. Dieses »In-sich-hinein-Horchen« wird unterstützt durch die Beschäftigung mit entsprechender Literatur, durch »Frauengespräche«, durch die Teilnahme an einem Geburtsvorbereitungskurs. In der Regel können die zukünftigen Anforderungen jetzt positiv als eine Herausforderung erlebt werden und das Vertrauen in die eigene Kraft wächst.

Gleichzeitig bekommt die Schwangerschaft »Konturen«: Der Bauch wird deutlich dicker, das Baby bewegt sich von Tag zu Tag stärker, sein Herzschlag ist abhörbar und sein Bild bei der Ultraschalluntersuchung erkennbar. Es wird immer deutlicher, dass ein wirkliches Kind heranwächst. An solchen konkreten Zeichen kann sich die Vorstellungskraft orientieren. Dies erleichtert die Entwicklung von Gefühlen wie Zuneigung, Liebe und verstärkt die Bereitschaft, Verantwortung zu übernehmen.

Komplikationen in dieser Phase der Schwangerschaft, wie weiter fortbestehendes Erbrechen oder vorzeitige Wehentätigkeit, können möglicherweise Hinweise auf unbewältigte, ernsthafte Konflikte sein.

3. Phase der Belastung

Diese Phase beginnt zwischen der 30. und 34. Schwangerschaftswoche und dauert bis zur Geburt. Sie ist durch zwei wichtige Faktoren gekennzeichnet. Zum einen nimmt die tatsächliche **körperliche Belastung** fortschreitend zu. Dabei stehen der wachsende Bauchumfang, das steigende Körpergewicht und die Einschränkung der Beweglichkeit im Vordergrund. Die Beanspruchung aller Organsysteme steigt und drückt sich in schnellerer Ermüdbarkeit und geringerer Belastungsfähigkeit aus. Die Schwangerschaft wird zunehmend als lästig empfunden. Langsam wünscht man sich, dass dieser Zustand bald vorbeigehen möge.

Auf der anderen Seite steigt die psychische Belastung. Die langsam verstreichenden Wochen stellen eine harte Geduldsprobe dar. Mit dem sich nähernden Geburtstermin tauchen möglicherweise auch wieder verstärkt Ängste auf, z. B.:
- Angst, das Kind könnte krank oder behindert sein oder sterben
- Angst vor Geburtsschmerzen und -verletzungen
- Angst, die Geburt nicht zu überleben
- Angst vor den neuen Anforderungen und der Verantwortung

Auf diese zunehmende Belastung reagieren viele Schwangere mit erhöhter Reizbarkeit, Unwohlsein, Schlafstörungen, Alpträumen und Ähnlichem. Häufig entwickeln sie gerade in den letzten Wochen besondere Aktivitäten, die der Volksmund als »Nestbautrieb« bezeichnet und die die Umgebung für das Kind vorbereiten sollen. Möglicherweise hilft es auch, die innere Unruhe und Erwartungsspannung durch Handeln abzureagieren.

Schwangerschaftskomplikationen, wie Bluthochdruck oder vorzeitige Wehen, können in diesem letzten Stadium wieder Hinweise auf Problemsituationen sein.

Mit der Geburt des Kindes ist die Lebenskrise des Mutterwerdens natürlich noch nicht abgeschlossen. Sie setzt sich fort, bis das Neugeborene vollständig in die Familie integriert ist, bis das Leben mit ihm zur Normalität geworden ist und das Muttersein als selbstverständlicher Bestandteil der eigenen Frauenrolle gesehen wird.

Beeinflussung der psychischen Entwicklung durch die pränatale Diagnostik

Der normale Ablauf des typischen psychischen Entwicklungsprozesses im Verlauf der Schwangerschaft wird in den letzten Jahren zunehmend durch die rasante Ausweitung der pränatalen Diagnostik, der sich immer mehr Schwangere auch ohne spezielle Indikation unterziehen, verändert.

Bis die Untersuchungsergebnisse vorliegen (was zumeist erst in der 18.–20. Schwangerschaftswoche der Fall ist), können viele Frauen sich nur halbherzig auf ihre Schwangerschaft einlassen, aus der Sorge heraus, die Schwangerschaft eventuell nicht fortsetzen zu können. Es entsteht das Phänomen der »Schwangerschaft unter Vorbehalt«, das unter Umständen die ganze erste Schwangerschaftshälfte dominiert.

Natürlich verhält sich auch in dieser Situation jede Schwangere unterschiedlich. Typischerweise versucht sie, ihre Freude, ihre Bewegtheit und andere Gefühle im Zusammenhang mit der zukünftigen Mutterschaft zu unterdrücken bzw. zu verschieben und glaubt, es sei besser, so zu tun, als sei sie noch gar nicht richtig schwanger. Sie versucht zu vermeiden, eine Beziehung zum Ungeborenen aufzubauen, damit der Schmerz nicht so groß ist, falls sie das Kind doch nicht behalten kann. Sie bemüht sich, konkrete Überlegungen bezüglich der Veränderungen, die durch die Geburt dieses Kindes auf sie zukämen, erst später anzustellen.

All dies bringt während der Zeit des Wartens ein

mehr oder weniger großes Maß an Anspannung und psychischen Stress mit sich, der schwierig zu verarbeiten ist, da sie ja selbst in keiner Weise Einfluss auf die Situation hat. Erst wenn es das Untersuchungsergebnis »erlaubt«, ist sie frei, psychische Energie in diesen Prozess zu investieren und sich wirklich auf ihr Kind einzulassen.

Es ist eine zur Zeit noch unbeantwortete Frage, inwieweit die pränatale Diagnostik Auswirkungen auf die Mutter- bzw. Eltern-Kind-Beziehung hat. Ebenso ist offen, welche Reaktionen sich bei den so getesteten Kindern einstellen, wenn sie die Erfahrung machen, dass sie nur unter der Bedingung ihrer körperlichen Vollkommenheit von ihren Eltern angenommen wurden.

Literatur

Friedberg V, Rathgen GH. Physiologie der Schwangerschaft. 1. Aufl. Stuttgart, New York: Thieme 1980.

Friedberg V, Hiersche HD. Geburtshilfe. 2. Aufl. Stuttgart, New York: Thieme 1993.

Heinrich J. Schwangerenbetreuung. 1. Aufl. Leipzig: Barth 1990.

Käser O, Friedberg V, Ober KG, Thomsen K, Zander J. Gynäkologie und Geburtshilfe. Bd II Teil 1: Schwangerschaft und Geburt 1. 2. Aufl. Stuttgart, New York: Thieme 1981.

Künzel W, Wulf KH. Schwangerschaft I, Bd 4. Aus: Klinik der Frauenheilkunde und Geburtshilfe. Wulf KH, Schmidt-Matthiesen H, Hrsg. München, Wien, Baltimore: Urban & Schwarzenberg 1992.

Neises M, Dietz S (Hrsg). Psychosomatische Grundversorgung in der Frauenheilkunde. 1. Aufl. Stuttgart, New York: Thieme 2000.

Rath W, Friese K. Erkrankungen in der Schwangerschaft. 5. Aufl. Stuttgart, New York: Thieme 2005.

Schmidt-Matthiesen H, Wallwiener D. Gynäkologie und Geburtshilfe. 10. Aufl. Stuttgart, New York: Schattauer 2005.

Schneider H, Husslein P, Schneider KTM (Hrsg). Die Geburtshilfe. 2. Aufl. Berlin, Heidelberg, New York: Springer 2004.

Wimmer-Puchinger B. Schwangerschaft als Krise. Berlin, Heidelberg, New York: Springer 1992.

Wulf KH, Schmidt-Matthiesen H. Klinik der Frauenheilkunde und Geburtshilfe. Bd 4. Schwangerschaft I. 3. Aufl. München, Wien, Baltimore: Urban & Schwarzenberg 1992.

6 Schwangerenvorsorge

Rainhild Schäfers

Ziel der Schwangerenvorsorge

Die Schwangerenvorsorge soll die Frau dazu befähigen, Faktoren, die ihre Gesundheit und ihr Wohlbefinden und das ihres Kindes während der Schwangerschaft und der Geburt beeinträchtigen können, zu vermeiden. Durch die Schwangerenvorsorge werden Beeinträchtigungen rechtzeitig erkannt und ggf. notwendige Behandlungen initiiert, sodass die Frau ihre Schwangerschaft unter bestmöglichen Bedingungen austragen kann.

Grundlagen der Schwangerenvorsorge

Schwangerenvorsorge ist sowohl eine Maßnahme der Gesundheitsförderung als auch der Primär- und Sekundärprävention. In der **Gesundheitsförderung** liegt der Schwerpunkt auf der Stärkung der Ressourcen des einzelnen Individuums und seiner Umgebung. Die **Primärprävention** fokussiert die Vermeidung und die **Sekundärprävention** das Erkennen einer ganz bestimmten Erkrankung.

Eine Schwangerschaft stellt ein physiologisches Lebensereignis dar, das eine Vielzahl von Veränderungen auf unterschiedlichen Ebenen mit sich bringt. Aufgrund dieser Veränderungen wird die Schwangerschaft auch als eine Lebenskrise (griech. *krisis* = Entscheidung, entscheidende Wendung) bezeichnet, der in der Schwangerenvorsorge nicht mit der isolierten Überprüfung von Körperfunktionen und Laborparametern begegnet werden kann. Die Hebamme übernimmt in der Schwangerenvorsorge die Aufgabe, der Frau in der Wahrnehmung körpereigener Prozesse Hilfestellung zu bieten und sie in der Identifizierung ihrer Bedürfnisse zu unterstützen (»**Empowerment**«). Mit der zusätzlichen Bereitstellung von **Informationen** und Darlegung von **Betreuungsoptionen** erkennt die Hebamme den Expertinnenstatus der Schwangeren an und untermauert ihn. Eine angemessene wertfreie Aufklärung zu bestimmten Themenfeldern ermöglicht der Frau, sich gut informiert zwischen den verschiedenen Betreuungsoptionen zu entscheiden. Manche Themenfelder innerhalb der Schwangerenvorsorge erfordern es aber auch, dass die Hebamme ihren Wissensvorsprung für eine eher **lenkende Beratung** nutzt. Diese Art der Beratung, z. B. im Bereich Ernährung, zielt auf eine Verhaltensänderung zugunsten eines gesundheitsförderlichen Verhaltens in der Schwangerschaft. Der gesundheitsförderliche und primärpräventive Charakter der Schwangerenvorsorge wird durch sekundärpräventive Aspekte, nämlich die körperlichen und laborchemischen Untersuchungen zur Identifizierung beeinträchtigender medizinischer Faktoren, ergänzt.

Gesetzliche Grundlagen

Das **Recht der gesetzlich versicherten Frauen auf Hebammenhilfe** in den Lebensphasen Schwangerschaft, Geburt und Wochenbett ist in der **Reichsversicherungsordnung** (RVO) aus dem Jahr 1911 festgehalten. Eine Überführung der RVO in das **fünfte Sozialgesetzbuch** (SGB V), das alle Ansprüche regelt, die sich aus der gesetzlichen Krankenversicherung ergeben, wird derzeit angestrebt. Darüber hinaus hält das Europäische Parlament mit dem Artikel 42 der Richtlinie 2005/36/EG (ehemals Artikel 4 der Richtlinie 155/88/EG von 1980) über die Anerkennung von Berufsqualifikationen die Tätigkeitsfelder der Hebammen vor und während der Schwangerschaft fest. In den **Berufsordnungen** der einzelnen Bundesländer spiegeln sich die Ausführungen der **EU-Richtlinie** wider.

> **!** Die Mitgliedstaaten sorgen dafür, dass Hebammen zumindest die Aufnahme und Ausübung folgender Tätigkeiten gestattet wird:
> 1. angemessene Aufklärung und Beratung in Fragen der Familienplanung;
> 2. Feststellung der Schwangerschaft und Beobachtung der normal verlaufenden Schwangerschaft, Durchführung der zur Beobachtung eines normalen Schwangerschaftsverlaufs notwendigen Untersuchungen;
> 3. Verschreibung der Untersuchungen, die für eine möglichst frühzeitige Feststellung einer Risikoschwangerschaft notwendig sind, oder Aufklärung über diese Untersuchungen;
> 4. Vorbereitung auf die Elternschaft, umfassende Vorbereitung auf die Niederkunft und Beratung in Fragen der Hygiene und Ernährung;
> (Auszüge aus dem Amtsblatt der Europäischen Union 2005, S. 45)

Die inhaltliche Vorgehensweise in der Schwangerenvorsorge richtet sich nach den **Mutterschaftsrichtlinien**. Hierbei handelt es sich um Richtlinien, die vom gemeinsamen Bundesausschuss der Ärzte und Krankenkassen konzipiert wurden und das **ärztliche Vorgehen** in der Schwangerenvorsorge regeln. Als Richtlinien sind sie rechtlich verbindlich für die in ihr angesprochene Berufsgruppe. Hebammen sind nicht verpflichtet gemäß den Mutterschaftsrichtlinien zu handeln. Sie unterliegen jedoch der Verpflichtung, die Frau darüber in Kenntnis zu setzen, sofern sie in ihrem Vorgehen inhaltlich von diesen abweichen. Parallel zu den Mutterschaftsrichtlinien erarbeitete eine Arbeitsgruppe des Bundes Deutscher Hebammen wissenschaftlich abgeleitete **Empfehlungen für Schwangerenvorsorge durch Hebammen**, um die übliche Fokussierung auf das fetal outcome (= gesundheitlicher Zustand des Fetus als Folge medizinischer Maßnahmen) durch den Einbezug einer prozessorientierten, effektiven Betreuung in der Schwangerschaft zu erweitern. Für die Schwangere ist es nicht verbindlich, den Vorgaben der Mutterschaftsrichtlinien oder der Empfehlungen zu folgen. Für sie ist die Schwangerenvorsorge ein Betreuungsangebot innerhalb des Gesundheitssystems, bei dem es ihr freisteht, ob und in welcher Form sie es wahrnimmt.

Richtlinien, Leitlinien und Empfehlungen dienen grundsätzlich im Schadensfall als Maßstab zur Beurteilung eines eventuellen Behandlungsfehlers, wobei die Aufzählungsreihenfolge der Wertigkeit entspricht. Jede Hebamme muss deshalb den Inhalt vorsorgerelevanter Richtlinien, Leitlinien und Empfehlungen kennen.

> **!**
> - **Richtlinien** werden von rechtlich legitimierten Institutionen, z. B. der Ärztekammer als berufsständische Körperschaft, verfasst und sind für den Rechtsraum dieser Institution verbindlich. Berufsverbände wie der Bund Deutscher Hebammen stellen keine derartige rechtliche legitimierte Institution dar und sind deshalb auch nicht befugt, Richtlinien zu erstellen.
> - **Leitlinien** sind wissenschaftlich abgeleitete und praxisorientierte Handlungsempfehlungen. Sie beschreiben einen Korridor an empfohlenen Vorgehensweisen, der in begründeten Fällen verlassen werden kann. Üblicherweise werden Leitlinien von Fachgesellschaften erstellt.
> - **Empfehlungen** bilden die unterste Stufe einer Leit- bzw. Richtlinienerstellung. Sie sollten idealerweise den aktuellen Stand der Wissenschaft widerspiegeln, sind aber nicht zwingend wissenschaftlich abgeleitet. Erstellt werden sie durch Berufsverbände, eine Verbindlichkeit besteht nicht.
> - Ein **Standard** basiert auf einem gesicherten wissenschaftlichen Kernbereich und praktischer Erfahrung. Fachkräfte erkennen ihn als richtig und zuverlässig an. Im Hinblick auf eine – bei deutlicher struktureller Unterversorgung im Schadensfall mögliche – Haftung sollte der Standard in schriftlicher Form vorliegen.

Strukturelle Rahmenbedingungen

Die immer noch üblichste Form der Schwangerenvorsorge ist, alle Vorsorgeuntersuchungen von einer niedergelassenen Ärztin bzw. einem niedergelassenen Arzt in der gynäkologischen Praxis durchführen zu lassen. In der Vergangenheit haben sich jedoch weitere Modelle der Schwangerenvorsorge etabliert. So nehmen beispielsweise zunehmend Frauen die Vorsorge in wechselseitiger Betreuung durch Arzt und Hebamme in Anspruch. Dabei können Arzt und Hebamme in Form einer Kooperationsgemeinschaft in einer Praxis oder räumlich voneinander getrennt die Betreuung der Frau übernehmen. Die Option, nur die Ultraschalluntersuchungen von dem Gynäkologen und alle weiteren Untersuchungen von einer Hebamme vornehmen zu lassen, findet gerade bei Mehrgebärenden immer mehr Anklang. Stellt die Hebamme einen **regelwidrigen Verlauf der Schwangerschaft** fest, so ist sie verpflichtet, die Schwangere über die notwendigen Vorsorgeuntersuchungen durch eine Fachärztin aufzuklären. Entscheidet sich die Schwangere trotz ausführlicher Aufklärung gegen eine ärztliche Behandlung, können die Vorsorgeuntersuchungen weiter von der Hebamme durchgeführt werden. Aufklärungsinhalte und die Entscheidung der Frau sind dann schriftlich zu fixieren. Entscheidet sich die Schwangere für die Vorsorgeuntersuchungen durch einen Facharzt, kann eine zusätzliche Betreuung (**Hilfeleistung bei Schwangerschaftsbeschwerden und Vorwehen**) durch die Hebamme notwendig sein, da eine Risikoschwangerschaft in der Regel mit einem erhöhten Betreuungsbedarf der Schwangeren einhergeht. Die Hebamme und der Gynäkologe regeln ihre Zusammenarbeit bei der gemeinsamen Betreuung der Frau individuell. Dabei sind vertraglich geregelte Kooperationen ebenso wie freie Kooperationen möglich.

Als **Ort der Vorsorgeuntersuchungen** kommen die Praxis der Hebamme oder des Gynäkologen, das Geburtshaus, die Geburtsklinik oder auch das Heim der Schwangeren in Frage. Die häusliche Umgebung der Schwangeren bietet dabei für die Hebamme den Vorteil, einen Einblick in die Lebensbedingungen der Frau zu erhalten und diese bei ihrer Betreuung zu berücksichtigen. So sollte beispielsweise das Wissen um die täglich mehrmalige Bewältigung von fünf Stockwerken ohne Fahrstuhl bei einer Frau mit Frühgeburtsbestrebungen für die Hebamme Anlass sein, adäquate Hilfeleistungen wie z. B. Unterstützung durch eine Haushaltshilfe zu initiieren.

Zur Durchführung der Schwangerenvorsorge, egal in welcher Umgebung, werden nur wenige **Materialien** benötigt.

> **Notwendige Materialien**
> - handelsüblicher Schwangerschaftstest
> - Gravidogramm zur Bestimmung des Schwangerschaftsalters
> - Stauschlauch und alle notwendigen Materialien zur Blutentnahme
> - Maßband zur Messung des Leibesumfangs und des Symphysen-Fundus-Abstandes
> - Blutdruckgerät und Stethoskop
> - Waage
> - Pinard-Stethoskop und/oder Dopton sowie für die elektrische Ableitung notwendiges Gel bzw. Öl
> - Urinstix
> - (sterile) Einmalhandschuhe
> - Lackmuspapier oder Bromthymollösung zur Feststellung von Scheiden-pH-Wert und/oder Fruchtwasserabgang
> - ggf. Spekula und alle notwendigen Materialien für einen Abstrich

Materialien, die für laborchemische Untersuchungen (Blutentnahmen und Abstriche) benötigt werden (einschließlich des Versandmaterials), können von ortsnahen Laboreinrichtungen kostenlos bezogen werden. Der Transport des Untersuchungsgutes sowie die Befundübermittlung erfolgen auf postalischem Weg. Für die Hebamme entstehen auch hier keine Kosten.

Der **inter- und intradisziplinären Zusammenarbeit** in der Schwangerenvorsorge muss im Sinne der Schwangeren besondere Beachtung geschenkt werden. Nur durch den Austausch mit anderen an der Betreuung der Schwangeren beteiligten Professionellen wird man dem Anspruch einer effektiven Betreuung in der Schwangerschaft gerecht. Der regelmäßige Austausch innerhalb der eigenen Berufsgruppe dient nicht nur der Qualitätssicherung, sondern bietet darüber hinaus die Möglichkeit, Vertretungssituationen zu organisieren.

Dokumentation und Vergütung

Die Dokumentation der Vorsorgeuntersuchung erfolgt sowohl im **Mutterpass** der Schwangeren als auch in einer eigenen **Karteikarte**. Der Mutterpass ist Eigentum der Schwangeren. Ihr allein obliegt es zu entscheiden, wer Einblick in den Mutterpass erhält und wer in ihm dokumentiert. Sie sollte aber grundsätzlich dazu aufgefordert werden, den Mutterpass stets zu den Untersuchungen mitzubringen. Der Mutterpass ist ein ärztliches Dokumentationsinstrument und ist im Wesentlichen nach den Mutterschaftsrichtlinien konzipiert. Er kann über die Ärztekammer oder den Bund Deutscher Hebammen e.V. bezogen werden. Generell ist zu überlegen, ob für Hebammen nicht eher ein Dokumentationsinstrument in

Betracht kommt, das den verbandseigenen Empfehlungen angepasst ist. Als Karteikarte können Vorlagen z. B. der Berufsverbände der Hebammen oder nach den eigenen Bedürfnissen ausgerichtete Entwürfe dienen, die mindestens der Dokumentationsvorgabe des Mutterpasses entsprechend genutzt werden. Zudem beinhalten Software-Programme zu Abrechnungsverfahren unterschiedliche Formularentwürfe, darunter auch ein Karteikartenformat.

Die **Abrechnung einer Vorsorgeuntersuchung** sowie die der hierzu benötigten Materialien erfolgt in pauschalisierter Form direkt mit den verschiedenen Leistungsträgern. Dabei kann eine Vorsorgeuntersuchung nur dann abgerechnet werden, wenn sie die in der **Hebammen-Gebührenverordnung** beschriebenen Aspekte (Punkt 2 der Anlage zu § 2 Abs. 1 der HebGV) beinhaltet. Die Abrechnung mit den Leistungsträgern erfolgt in zunehmendem Maße über das Internet. Grundlage hierfür ist das im Jahr 2004 in Kraft getretene GMG (Gesundheitssystem-Modernisierungsgesetz), hier im Besonderen die Hinzunahme der §§ 291a, 291b in das fünfte Sozialgesetzbuch.

Inhalte der Schwangerenvorsorge

Anamnese

Die Anamneseerhebung sollte mit besonderer Sorgfalt geschehen und ein **standardisiertes Vorgehen vermieden** werden. Ein reines Abfragen des Befundkatalogs im Mutterpass führt nicht zu der für die gemeinsame Arbeit von Schwangerer und Hebamme in der Schwangerenvorsorge notwendigen Wissensbasis. Da das Erheben der Vorgeschichte oftmals der Einstieg in ein Gespräch darstellt, sollten die Minimalvoraussetzungen für eine gelungene Kommunikation stimmen. Dazu gehören eine vertrauensvolle Atmosphäre, regelmäßiger Blickkontakt und eine Körpersprache der Hebamme, die eine Aufnahmebereitschaft signalisiert. Ein Schreibtisch zwischen den kommunizierenden Personen stellt ebenso eine (Sprach-)Barriere dar wie ein ständig klingelndes Telefon.

In der reinen Anamneseerhebung werden mithilfe gezielter, offener (= die Beantwortung der Frage kann frei gestaltet werden) und geschlossener Fragen (= Fragen, die mit Ja oder Nein beantwortet werden können) Aspekte zur bisherigen Vorgeschichte der Frau ermittelt, die sich im Verlauf der Schwangerschaft und der Geburt möglicherweise negativ auf das Wohlbefinden von Mutter und Kind auswirken könnten.

Familienanamnese

Die Frage zu Erbkrankheiten, Stoffwechselerkrankungen wie Diabetes mellitus, Herz-, Kreislauferkrankungen, chronischen Erkrankungen wie Neurodermitis oder Asthma bronchiale, Organerkrankungen und Gerinnungsstörungen gehören ebenso zur Familienanamnese wie die Frage nach Infektionskrankheiten, die die Schwangerschaft potenziell gefährden (z. B. HIV, Hepatitis). Die Fragen betreffen Schwangere und Partner gleichermaßen. Häufig wird aber auch – gerade von Hebammen, die eine Geburtsbegleitung und/oder spätere Wochenbettbetreuung anbieten – eine **erweiterte Familienanamnese** durchgeführt. Sie unterliegt keiner Norm, sondern basiert auf der Erfahrung der Hebamme. So können Geburts- und Stillerfahrungen der Mutter oder Schwester für die Schwangere besondere Bedeutung haben, sodass oftmals ein Zusammenhang zum Verlauf der Geburt und des Wochenbettes für die betreuende Hebamme sichtbar wird.

Eigenanamnese

In der Eigenanamnese wiederholen sich die Fragen der Familienanamnese und werden durch Fragen nach erlebten Operationen, durchgeführten Transfusionen, Medikamenteneinnahme, Drogen-, Nikotin- und Alkoholkonsum, Allergien, Skelettanomalien und Unfällen ergänzt. Da manche Operationen oder Unfälle »vergessen« werden, beinhaltet die Anamnese immer auch die Frage nach der Anzahl der Krankenhausaufenthalte.

Arbeits- und Sozialanamnese

Es ist davon auszugehen, dass vielen Arbeitgebern schwangerschaftsschädigende Faktoren nicht geläufig sind und sie so ihrer Fürsorgepflicht als Arbeitgeber nur ungenügend nachkommen (können). Aus diesem Grund muss das **Arbeitsumfeld**, in dem sich die Schwangere befindet, **genauestens erfragt** werden. So können potenzielle teratogene Schädigungen, z. B. durch Inhalation von Pestiziden in Großgärtnereien, eingegrenzt werden. Auch die Frage nach der Arbeitsatmosphäre ist entscheidend, um mögliche Stressfaktoren zu identifizieren. Höhere **Stressbelastungen** lassen das relative Risiko, Schwangerschaftskomplikationen zu entwickeln, auf das Fünffache ansteigen. Treffen ein erhöhtes Stressniveau und eine mangelhafte soziale Unterstützung zusammen, ist das Risiko verzehnfacht. Die Rate der Frühgeburtlichkeit ist beispielsweise bei allein lebenden Frauen deutlich höher als bei Frauen, die in einer als ideal empfundenen Partnerschaft leben (Neises u. Rauchfuß 2005). Als besonders schwierig stellt sich die Frage nach erlebter **häuslicher Gewalt** dar. Untersuchungen haben gezeigt, dass gewaltbetroffene Frauen sich wünschen, danach gefragt zu werden, und dass »[…] die ›eher typischen‹ Beschwerden […] nur einen schwachen Prognosewert für eine Misshandlung [hatten]« (Hagemann-White u. Bohne 2003, S. 32). Das statistische Risiko für ein häusliches Gewalterleben ist in der Schwangerschaft erhöht und sowohl in Entwicklungsländern wie auch in Industrienationen gleichermaßen ein Problem. Für die Hebamme ist es oft schwierig – nicht zuletzt aufgrund fehlender Konzepte –, sich in der Schwangerenvorsorge dieser Thematik zu nähern. Eine »Brücke« für den Einstieg in ein Gespräch mit der Frau können wahrgenommene Warnzeichen sein, die in der Literatur auch als »**red flags**« bezeichnet werden (Hagemann-White u. Bohne 2003, S. 33).

!
- chronische Beschwerden, die keine offensichtlichen physischen Ursachen haben
- Verletzungen, die nicht mit der Erklärung, wie sie entstanden sind übereinstimmen
- verschiedene Verletzungen in unterschiedlichem Heilungsstadium
- Partner, der übermäßig aufmerksam ist, kontrolliert und nicht von der Seite der Frau weichen will
- physische Verletzungen während der Schwangerschaft
- spätes Beginnen der Schwangerschaftsvorsorge
- häufige Fehlgeburten
- häufige Suizidversuche und -gedanken
- Verzögerungen zwischen Zeitpunkt der Verletzung und Aufsuchen der Behandlung
- chronische Reizdarmstörungen
- chronische Beckenschmerzen

Je nach Ausprägung einzelner red flags kann es erforderlich sein, die Thematik der häuslichen Gewalt bereits in der ersten Vorsorgeuntersuchung aufzugreifen. Schutz und Sicherheit der Schwangeren sind dann oberstes Ziel, weshalb immer entsprechende Notrufnummern und Informationen über Unterstützungsangebote zur Verfügung stehen müssen. Gerade das Thema häusliche Gewalt macht deutlich, wie wichtig eine Vernetzung mit anderen Berufsgruppen ist.

Gynäkologische Anamnese

Die gynäkologische Anamnese umfasst Fragen zum Zyklusverlauf, zu Operationen und Veränderungen des Uterus und des Genitaltraktes sowie zu Infektionen des Genitaltraktes. Möglicherweise ergibt sich aus der Frage nach der **Regelmäßigkeit** und den **Abständen der Menstruation** (Abstand = 1. Tag der Blutung bis zum Tag vor Beginn der nächsten Blutung) eine Korrektur des errechneten Entbindungstermins. Auch kann die angegebene **Stärke der letzten Blutung** in Kombination mit weiteren Befunden Anlass sein, den Termin zu korrigieren. Art und Umfang von geschilderten Menstruations- und prämenstruellen Beschwerden geben der Hebamme Hinweise über die Erfahrung der Schwangeren im Umgang mit ihrem Körper. Dies kann bei der Einschätzung von später möglicherweise auftretenden Beschwerden wie vorzeitiger Wehentätigkeit von Nutzen sein. Veränderungen, Operationen sowie Infektionen des Uterus bzw. des Genitaltraktes erhöhen das Risiko für Schwangerschafts- (z. B. vorzeitige Wehen) wie auch Geburtskomplikationen (z. B. Plazentalösungsstörungen).

Geburten- und Wochenbettanamnese

Auch wenn vorangegangene Geburten im Mutterpass dokumentiert wurden, sind Fragen danach unerlässlich. Erfragt werden dabei: Geburtsort, Termingerechtheit der Geburt, Geburtsmodus, Indikationen, die ggf. zu einer operativen Geburt geführt haben, Verlauf der Nachgeburtsperiode, Gabe von Schmerzmitteln sowie Vorkommen und Art von Geburtsverletzungen. Auf diese Weise hat die Frau noch einmal Gelegenheit, **Fragen** betreffend vorangegangene Geburten zu stellen oder anhand der vorhandenen Geburtserfahrungen konkrete **Wünsche** für die kommende Geburt zu äußern. Fragen nach den erlebten Wochenbettphasen schließen Komplikationen in der Rückbildung, psychische Beeinträchtigungen, Abheilung eventueller Geburtsverletzungen, das Stillen bzw. den Abstillprozess und Besonderheiten beim Neugeborenen (*Icterus neonatorum*, Hypoglykämie etc.) ein. Aus dem Verlauf vorangegangener Geburten und Wochenbettphasen lassen sich für die bestehende Schwangerschaft möglicherweise notwendige **Präventivmaßnahmen** z. B. in Form von sonst optionalen Untersuchungsverfahren einleiten.

Schwangerschaftsanamnese

In der Schwangerschaftsanamnese wird der **Verlauf der aktuellen Schwangerschaft** betrachtet. Hierbei ist zu beachten, dass die Aufzeichnungen im Mutterpass subjektiv empfundene Beschwerden gemeinhin nicht oder nur unzureichend widerspiegeln. Möglicherweise hat die Schwangere ihre Beschwerden geäußert, sie wurden aber nicht dokumentiert oder sie hatte vielleicht Hemmungen, ihre Beschwerden zu äußern. Dies kann aus Scham geschehen oder weil ihr die Beschwerden irrational erscheinen. Gerade hier ist es wichtig, der Frau zu vermitteln, dass die Hebamme in der Beurteilung des physiologischen Schwangerschaftsverlaufs auf die Empfindungsäußerung der Frau angewiesen ist und sie sich deshalb nicht scheuen sollte, alle Empfindungen auch mitzuteilen. Möglicherweise können über die gesonderte Frage nach Medikamenteneinnahme oder Verwendung von Heilmitteln ergänzende Informationen zum Befinden gewonnen werden. 70 % der in der Schwangerschaft eingenommenen Medikamente erfolgen nach Selbstmedikation. Analgetika und Antianämika (Eisen, Folsäure) nehmen dabei mit jeweils 90 % den größten Anteil ein (Kojda 2004).

Gegen Ende der Schwangerschaft ist ein **Geburtsplan** Bestandteil der Schwangerschaftsanamnese. Abbildung 6.1 stellt einen solchen Geburtsplan dar, der aber individuell modifiziert werden kann. Dieser Geburtsplan wird entweder mit der Schwangeren zusammen ausgefüllt oder ihr für die Erarbeitung zu Hause überlassen. Er ist dem Mutterpass hinzuzufügen.

Die **Arbeits- und Sozialanamnese** wie auch die **Schwangerschaftsanamnese** gehören zu den Anamneseformen, die nicht einmalig erhoben werden, sondern zumindest teilweise **Bestandteil jeder weiteren Vorsorgeuntersuchung** sind. Die subjektive Befindlichkeit der Schwangeren wahrzunehmen sowie ihrem Beratungsbedarf während einzelner Vorsorgeuntersuchungen zu entsprechen, ist besonders bedeutsam und deshalb auch der zeitlich wesentlich aufwendigere Teil der Schwangerenvorsorge. Hier finden Gesundheitsförderung (Ressourcenermittlung) und Primärprävention (Krankheitsvermeidung) im eigentlichen Sinne statt, während das Erheben von körperlichen und laborchemischen Untersuchungen eine Maßnahme der sekundären Prävention (Krankheitserkennung) darstellt.

Erheben des Schwangerschaftsbefundes

Das Diagnostizieren einer Schwangerschaft erfolgt häufig durch die Frau selbst, indem sie bei Verdacht einer Schwangerschaft einen handelsüblichen Schwangerschaftstest durchführt. Derartige Tests basieren auf dem qualitativen Nachweis von **Humanchoriongonadotropin** (**HCG**), dem von den Trophoblasten der Plazenta gebildeten Hormon im Urin. Sollte die Frau diesen Test noch nicht durchgeführt haben oder das Testergebnis nicht eindeutig sein, werden von der Hebamme Befunde erhoben, die in ihrer Summe das Vorliegen einer Schwangerschaft bestätigen können. Dazu gehören das Erfragen der subjektiven Empfindungen der Frau sowie Befunde aus einer vaginalen Untersuchung. Die subjektiven Empfindungen wie auch einzelne Befunde, die sich aus der vaginalen Untersuchung ergeben, werden als **unsichere Schwangerschaftszeichen** bezeichnet. Dazu gehören:
- subjektive Empfindungen der Frau
    – Ausbleiben der Regel
    – periodenartiges Ziehen im Unterleib
    – morgendliche Übelkeit und Erbrechen
    – Empfindlichkeit gegenüber Gerüchen
    – häufiges Wasserlassen (Pollakisurie)
    – Obstipation
    – Spannungsgefühl in der Brust
    – auffällige »Gelüste«
    – Kreislauflabilität
    – vermehrter Speichelfluss (Ptyalismus)
- Befunde aus vaginaler Untersuchung

Bei den Befunden aus der vaginalen Untersuchung werden unimanuell und bimanuell zu erhebende Zeichen unterschieden.

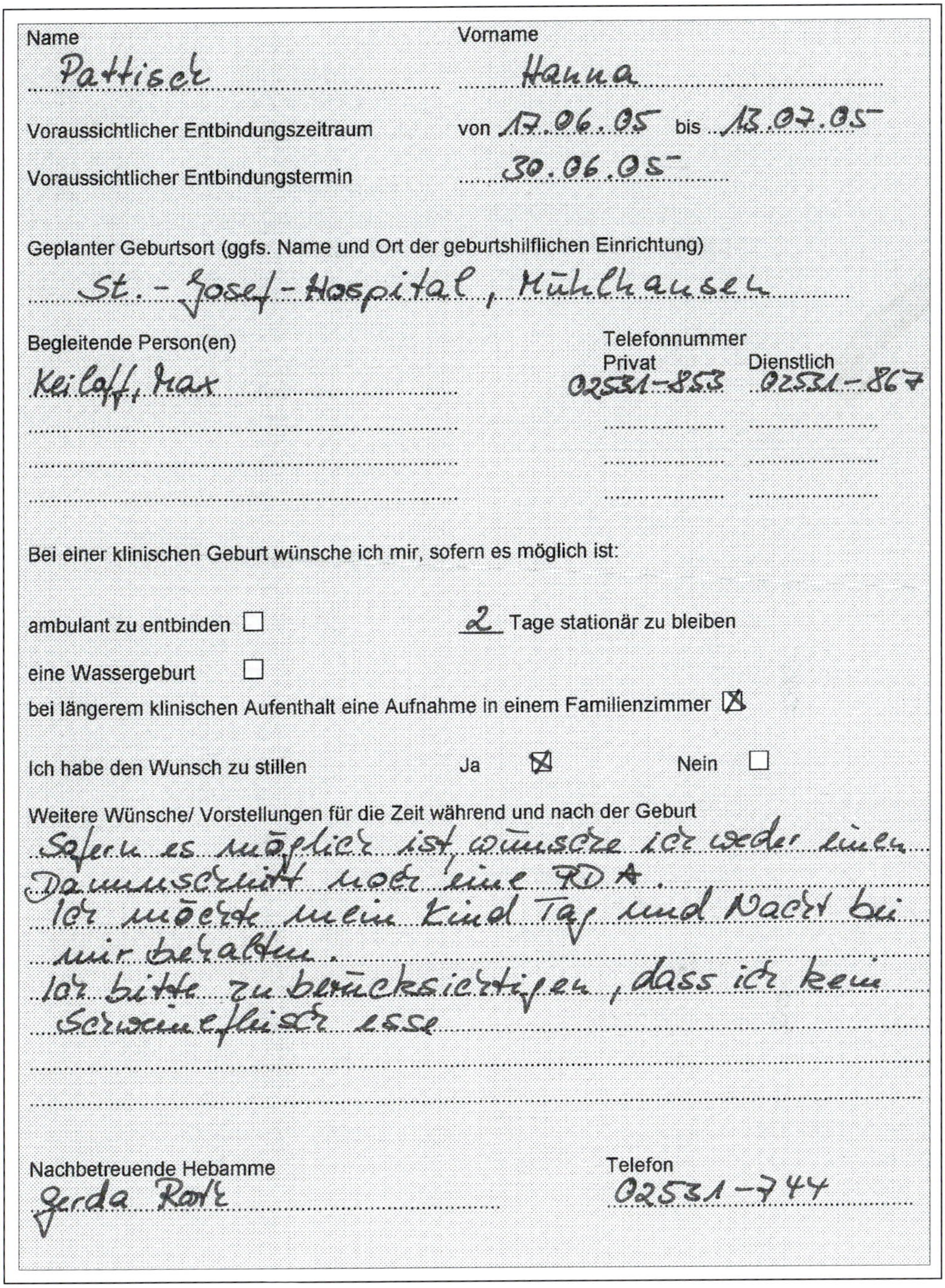

Inhalte der Schwangerenvorsorge

Name	Vorname
Pattisch	Hanna

Voraussichtlicher Entbindungszeitraum von 17.06.05 bis 13.07.05

Voraussichtlicher Entbindungstermin 30.06.05

Geplanter Geburtsort (ggfs. Name und Ort der geburtshilflichen Einrichtung)
St.-Josef-Hospital, Mühlhausen

Begleitende Person(en): Keiloff, Max

Telefonnummer Privat: 02531-853 Dienstlich: 02531-867

Bei einer klinischen Geburt wünsche ich mir, sofern es möglich ist:

ambulant zu entbinden ☐   2 Tage stationär zu bleiben

eine Wassergeburt ☐

bei längerem klinischen Aufenthalt eine Aufnahme in einem Familienzimmer ☒

Ich habe den Wunsch zu stillen   Ja ☒   Nein ☐

Weitere Wünsche/ Vorstellungen für die Zeit während und nach der Geburt

Sofern es möglich ist, wünsche ich weder einen Dammschnitt noch eine PDA. Ich möchte mein Kind Tag und Nacht bei mir behalten. Ich bitte zu berücksichtigen, dass ich kein Schweinefleisch esse.

Nachbetreuende Hebamme: Gerda Roth   Telefon: 02531-744

Abb. 6.1 Geburtsplan.

- Zeichen bei unimanueller Untersuchung:
  - Lividität des Scheideneingangs sowie der gesamten Scheide. Die livide Verfärbung zeigt sich besonders zwischen Klitoris und Harnröhre sowie direkt unterhalb der Harnröhre und im Bereich des Hymenalsaums. Die hormonell bedingte Auflockerung des Gewebes führt zu einer besseren Durchblutung der

Schleimhäute, die in einer lividen Verfärbung resultiert.
- größere Dehnbarkeit der Scheide durch Zunahme der Fältelung sowie eine samtartige Oberflächenstruktur der Scheidenhaut
- »Stock-Tuch-Zeichen« nach Pschyrembel (Willibald Pschyrembel, Gynäkologe, Berlin, 1901–1987). Wird die Portio während der Untersuchung von Zeige- und Mittelfinger leicht zusammengedrückt, ist unter einer weichen Hautschicht eine derbe Struktur zu tasten – vergleichbar mit einem Tuch, das um einen Stock gewickelt wurde.
- Osiander'sches Arterienzeichen (Friedrich Benjamin Osiander, Gynäkologe, Göttingen, 1792–1822). Bei Betasten der Zervixkanten ist die Pulsation des ab- und aufsteigenden Astes der *Arteria uterina* deutlich zu spüren. Dies ist ebenfalls unmittelbar vor Einsetzen der Menstruation möglich.

- Zeichen bei bimanueller Untersuchung:
  - Piskaček-Zeichen (Ludwig Piskaček, Gynäkologe, Wien, 1839–1932). Das Ertasten der Stelle, an der sich die Frucht eingenistet hat, da sich diese durch eine lokale Hyperämie stärker hervorwölbt.
  - Hegar-Zeichen (Alfred Hegar, Gynäkologe, Freiburg, 1830–1914). Konsistenzverschiedenheit zwischen *Corpus uteri* und Zervix. Zwischen der 9. und 11. Woche ist der relativ weiche *Corpus uteri* gegenüber einer derben Zervix am deutlichsten zu spüren.
  - Gauß'sche Wackelportio (Carl Joseph Gauß, Gynäkologe, Würzburg/Bad Kissingen, 1875–1957). Wird während des Abtastens der Portio der Uterusfundus festgehalten, zeigt sich, dass sich bei unbeweglichem Fundus die Portio leicht von den untersuchenden Fingern verschieben lässt. Grund für diese leichte Verschiebbarkeit ist die unterschiedliche Konsistenz des *Corpus uteri* (weich) und der Zervix (derb).

Bei allen bimanuellen Untersuchungen ist es notwendig, dass der Uterus durch die vaginal untersuchenden Finger nach oben gedrückt wird, da er ohne diese Maßnahme je nach Parität erst gegen Ende der 16. Woche deutlich über dem Symphysenrand (bei Nullipara zwei Querfinger oberhalb der Symphyse, Multipara findet sich dieser Befund gegen Ende der 14. Woche) zu tasten ist. Auch die Bestimmung der Uterusgröße ist bis zum Ende der 12. Woche nur durch eine bimanuelle Untersuchung möglich. Die hormonell bedingte **Auflockerung des Uterus** sowie sein Wachstum sind als deutlichste Schwangerschaftszeichen zu bewerten.

- Ende der 6. Woche aufgelockert, aber gar nicht bis wenig vergrößert
- Ende der 8. Woche etwa gänseeigroß
- Ende der 12. Woche etwa mannsfaustgroß
- Ende der 16. Woche etwa kindskopfgroß

Als **sichere Schwangerschaftszeichen** gelten neben dem eindeutig **positiven Schwangerschaftstest** auch der **Basaltemperaturanstieg** über 16 Tage sowie **Zeichen, die vom Kind selbst ausgehen**. Dazu gehören:
- Nachweis von kindlichen Herztönen
- Tasten von Kindsteilen
- Nachweis von Kindsbewegungen
- Nachweis einer Fruchtanlage durch Ultraschall

Sofern die Frau die morgendliche Basaltemperatur gemessen hat und sich in deren Verlaufskurve zeigt, dass die Hyperthermie über den 14. Tag hinaus andauert, liegt bei Zusammentreffen mit dem Ausbleiben der Menstruation mit hoher Wahrscheinlichkeit eine Schwangerschaft vor. Der durch den Temperaturanstieg gekennzeichnete Zeitpunkt der Ovulation lässt sich in die Berechnung des zu erwartenden Entbindungstermins einbeziehen.

Bestimmung des voraussichtlichen Entbindungszeitraums

Die **Schwangerschaftsdauer** beim Menschen beträgt, legt man den 1. Tag der letzten Regel zugrunde, 281 Tage oder 40 Wochen oder 10 Mondmonate zu je 28 Tagen. Eine extrem verkürzte oder verlängerte Schwangerschaftsdauer kann mit Risiken sowohl für die Mutter als auch für das Kind verbunden sein, was eine möglichst exakte Bestimmung des voraussichtlichen Entbindungszeitraums nötig macht. Als Mittelpunkt des Entbindungszeitraums wird zunächst anhand der **Naegele-Regel** (Franz Naegele, Gynäkologe, Heidelberg, 1777–1851) der voraussichtliche Entbindungstermin berechnet (Tab. 6.1).
Sofern der Zyklus der Frau mehr oder auch weniger als 28 Tage betrug, ist diese Differenz dem errechneten Termin in Tagen hinzuzufügen oder auch abzuziehen (**erweiterte Naegele-Regel**). Das

Inhalte der Schwangerenvorsorge

Tab. 6.1 Errechnen des Entbindungszeitraums.

Naegele-Regel
1. Tag der letzten normal starken und normal andauernden Regelblutung bei **normalem** Zyklus von 28 Tagen + 7 Tage – 3 Monate + 1 Jahr z. B. 30.06.2005 (1. Tag der letzten Regel) + 7 Tage = 07.07.2005 – 3 Monate = 07.04.2005 + 1 Jahr = **07.04.2006** **Entbindungszeitraum: 07.04.2006 ± 13 Tage = 25.03.2006–20.04.2006**
Erweiterte Naegele-Regel
1. Tag der letzten normal starken und normal andauernden Regelblutung bei **verkürztem** Zyklus von 25 Tagen + 7 Tage – 3 Monate + 1 Jahr z. B. 30.06.2005 (1. Tag der letzten Regel) + 7 Tage = 07.07.2005 – 3 Monate = 07.04.2005 + 1 Jahr = 07.04.2006 – 3 Tage = **04.04.2006** **Entbindungszeitraum: 04.04.2006 ± 13 Tage = 22.03.2006–17.04.2006**
Errechneter Termin nach Konzeption
Termin der Konzeption + 9 Monate – 7 Tage z. B. 30.06.2005 (Konzeptionstermin) + 9 Monate = 30.04.2006 – 7 Tage = **23.03.2006** **Entbindungszeitraum: 23.03.2006 ± 13 Tage = 10.03.2006–26.03.2006**

heißt: Sofern die Frau einen verkürzten Zyklus hat, sind dem errechneten Termin Tage entsprechend der Differenz abzuziehen. Hat die Frau aber einen verlängerten Zyklus, müssen Tage entsprechend der Differenz zum errechneten Termin hinzugezählt werden. Ist die Frau in der Lage, den Zeitpunkt der Konzeption zu nennen, wird dieser bei der Berechnung des voraussichtlichen Entbindungstermins als Mittelpunkt des Entbindungszeitraums zugrunde gelegt.

Die Notwendigkeit, eher von einem Entbindungszeitraum als von einem Entbindungstermin zu sprechen, wird unterstützt durch die Tatsache, dass tatsächlich nur 3,9 % der Kinder exakt am errechneten Entbindungstermin geboren werden. Der errechnete Entbindungstermin unterliegt nachweislich einer Schwankung von ca. ± 13 Tagen. Das Hervorheben des Entbindungszeitraums verhindert außerdem ein Fixieren auf einen bestimmten Tag X, der möglicherweise zur großen Enttäuschung der werdenden Eltern verstreicht, ohne dass sich die Geburt angekündigt hat. Auch zeigen Studien, dass die Naegele-Regel in der Vergangenheit möglicherweise fehlinterpretiert wurde (Baskett u. Nagele 2000, Wind Olesen et al. 2004). Nach diesen Ergebnissen sind dem 1. Tag der letzten Regel nicht 7, sondern 10 Tage hinzuzufügen. Die Fixierung auf nur einen Tag als möglichen Entbindungszeitpunkt erweist sich auch vor diesem Hintergrund als unangebracht. Der **errechnete Entbindungstermin** ist allerdings Grundlage bei der Festlegung **gesetzlicher Schutzfristen** und der **aktuellen Schwangerschaftswoche**. Auf seiner Basis werden Befunde zum jeweiligen Schwangerschaftsalter zugeordnet und miteinander verglichen. Bei der Berechnung des aktuellen Schwangerschaftsalters ist das **Gravidarium** hilfreich. Dabei handelt es sich um eine individuell einstellbare Rechenscheibe, die eine Auflistung von Monaten und Tagen beinhaltet. Je nach Ausstattung findet man auf ihr auch Angaben zum Mutterschutzbeginn und zur Größe des Kindes. Das jeweilige Schwangerschaftsalter wird in abgeschlossenen Wochen plus die bereits vergangenen Tage der sich anschließenden Woche angegeben. Dabei gelten bei z. B. 38 abgeschlossenen Wochen plus drei weiteren vergangenen Tagen unterschiedliche Schreibweisen: 38+3, 38/3 oder 38,3. Um zu verhindern, dass eine Fixierung auf einen bestimmten Tag stattfindet, kann aber auch die aktuelle Schwangerschaftswoche (SSW) angegeben werden. Im genannten Beispiel befindet sich die Schwangere demnach in der 39. SSW. Eine Differenzierung in Tagen wird erst bei der Definition »Frühgeburt« oder »Übertragung« interessant.

Möglicherweise war der Zyklus der Frau jedoch sehr unregelmäßig, was eine kleine Herausforderung in der Bestimmung des Entbindungszeitraums darstellt. Hier ist es besonders wichtig mit der Frau zusammen **Zeitpunkte der subjektiven Befindlichkeitsänderungen** zu erarbeiten. Auch können der **Zeitpunkt des positiven Befundes des Schwangerschaftstests** und das Ergebnis einer **frühen Ultraschalluntersuchung** hinzugezogen werden. Der Zeitpunkt des **Auftretens der ersten Kindsbewegungen** ist besonders dann bei der Berechnung des Schwangerschaftsalters hilfreich, wenn es darum geht zu ermitteln, ob es sich bei der letzten Blutung tatsächlich um die letzte normale Regelblutung handelte. Es ist möglich, dass Frauen in der ersten Hälfte der Schwangerschaft trotz Bestehen der Schwangerschaft in den gewohnten zyklischen Abständen bluten, wodurch Unklarheit über den Zeitpunkt der tatsächlich letzten regulären Blutung entsteht. Erstgebärende verspüren erste Kindsbewegungen häufig zwischen der 18. und 20. Woche, Mehrgebärende dagegen schon zwischen der 16. und 18. Woche.

Untersuchungen zum mütterlichen Wohlbefinden in der Schwangerschaft

Auch wenn Mutter und Kind in symbiotischer Verbindung stehen, lassen sich die Untersuchungen in der Schwangerschaft in Maßnahmen unterteilen, die eher dem mütterlichen oder eher dem kindlichen Körper zugewandt sind und damit eher auf die Feststellung des Wohlbefindens der Mutter oder eher die des Kindes abzielen.

Blutdruckmessung

Zur Erkennung einer schwangerschaftsinduzierten Hypertonie (SIH) oder einer gleichbedeutenden hypertensiven Erkrankung in der Schwangerschaft (HES) als Gestoseform ist **bei jeder Vorsorgeuntersuchung der Blutdruck zu messen** (s. Kap. 5, S. 120 f.). Als tolerable Grenzwerte gelten dabei 135/85 mmHg als oberer Grenzwert und 100/60 mmHg als unterer Grenzwert. Zu beachten ist, dass der Blutdruck in der Frühschwangerschaft zunächst sinkt. Der Tiefpunkt wird zwischen der 12. und 16. Woche erreicht, wobei der systolische Druck um 0–9 mmHg und der diastolische Druck um 12–17 mmHg abfallen kann. Am Ende des zweiten Schwangerschaftsdrittels steigt der Blutdruck dann wieder auf präkonzeptionelle Werte an. Um verlässliche Ergebnisse der Blutdruckmessung zu erhalten, ist auf eine **korrekte Durchführung** zu achten. Eine zu kleine Manschette führt ebenso wie eine nicht komplett entleerte Manschette zu falsch erhöhten Werten. Der Oberarm muss sich während der Messung in Herzhöhe befinden und die Messung sollte immer in der gleichen Position der Schwangeren erfolgen. Die Differenz des systolischen Drucks zwischen einer Messung in Rückenlage und in sitzender Position beträgt 8–12 mmHg, wobei in Rückenlage der höhere Wert gemessen wird. Der diastolische Druck bleibt von der Position der Frau hingegen weitestgehend unbeeinflusst. Frauen mit einem hypotonen Beschwerdebild ist anzuraten, vor dem Aufstehen kreislaufanregende Übungen wie Fußkreisen, Beine im Wechsel strecken und anziehen oder ein rasches Öffnen und Schließen der Hände durchzuführen. Nicht ein zu niedriger Ruheblutdruck, sondern ein sich wiederholender Blutdruckabfall im Stehen führt zu einem niedrigeren kindlichen Geburtsgewicht.

Gewichtskontrolle

Sofern die Schwangere im Besitz einer Waage ist, wird sie dazu aufgefordert, sich am Morgen der Vorsorgeuntersuchung zu wiegen und das Gewicht im Mutterpass zu notieren (s. Kap. 5, S. 129). Für die einzelnen Gewichtsmessungen sollten möglichst die gleichen Bedingungen vorliegen (gleiche Waage, gleiche Kleidung bzw. unbekleidet, gleicher Zeitpunkt). Tabelle 6.2 zeigt die durch das New Yorker Institute of Medicine empfohlene Gewichtszunahme in Abhängigkeit vom **Ausgangs-Body-Mass-Index (BMI)**. Die Verlaufskurven der Gewichtszunahme sind individuell sehr verschieden. Es lassen sich oft einzel-

Tab. 6.2 Ideale Gewichtszunahme.

Lebensjahre	Untergewichtig		Normalgewichtig		Übergewichtig	
	Ausgangs-BMI	Gewichtszunahme	Ausgangs-BMI	Gewichtszunahme	Ausgangs-BMI	Gewichtszunahme
19–24 Jahre	unter 19	12,5–18 kg	19–24	11,5–16 kg	über 24	7–11,5 kg
25–34 Jahre	unter 20		20–25		über 25	
35–44 Jahre	unter 21		21–26		über 26	

Berechnung des BMI: Körpergewicht geteilt durch die Körpergröße in m² (kg/m²)

ne Schübe feststellen, die mit Stagnationen der Gewichtszunahme alternieren. Eine unvermittelt starke Gewichtszunahme innerhalb eines sehr kurzen Zeitraums lässt möglicherweise auf Wassereinlagerungen schließen. Ein plötzlicher Gewichtsverlust hingegen kann Anzeichen eines Infektes oder eines unstillbaren Erbrechens (*Hyperemesis gravidarum*) sein.

Urinuntersuchung

Die Untersuchung des Mittelstrahlurins erfolgt mittels kombinierter Teststreifen. Die Untersuchung auf Eiweiß dient dabei der Ermittlung einer hypertensiven Erkrankung in der Schwangerschaft. Der Nachweis von geringen Mengen **Eiweiß** (15 bis 20 mg/dl) im Urin ist dabei als physiologisch anzusehen. Gerade gegen Ende der Schwangerschaft kann sich dieser Wert aufgrund der zunehmenden Permeabilität der Nierengefäße noch leicht erhöhen, ohne dass er als pathologisch einzustufen ist (s. S. 122 f.).

Der Nachweis von **Zucker** im Urin (s. S. 122) ist Anlass für weitere Untersuchungen. Da er oftmals ernährungsabhängig (süße Mahlzeit, Obst, Fruchtsäfte 2–3 Stunden vor der Kontrolle) ist, erfolgt zunächst eine erneute Kontrolle ohne die vorherige Aufnahme von zuckerhaltigen Speisen. Wiederholt sich ein Zuckernachweis im Urin, ist dies Anlass, einen oralen Glukosebelastungstest durchzuführen.

Der Nachweis von **Nitrit** ist nach den rechtlichen Grundlagen in der Schwangerenvorsorge nicht erforderlich. Da aber grundsätzlich durch die verlangsamte Blutflussgeschwindigkeit in der Schwangerschaft und eine uterusbedingte Kompression der ableitenden Harnwege die Gefahr einer aufsteigenden Infektion der Nierenbecken besteht sollte die Untersuchung auf Nitrit nicht vernachlässigt werden. Der Nachweis von Nitrit und/oder Erythrozyten ist mit den meisten kombinierten Teststreifen möglich.

Untersuchung auf Ödeme und Varizen

Das Ermitteln von Wassereinlagerungen (Ödemen) als Folge und auch verstärkender Faktor einer **hypertensiven Erkrankung** gehört zu jeder Vorsorgeuntersuchung, ebenso wie die Ermittlung von Krampfadern (Varizen, s. S. 119 f.), durch die eine erhöhte **Thrombosegefahr** besteht. Da Frauen sich in ihrem ästhetischen Empfinden durch die Bildung von Ödemen und Varizen oft beeinträchtigt fühlen und diese nicht selten mit Beschwerden verbunden sind, sind Frauen sehr gut in der Lage, über derartige sich einstellende Veränderungen zu berichten. Deshalb wird zunächst die Frau befragt, ob

- sie eine Beeinträchtigung in der Bewegung der Finger und der Zehen verspürt,
- ihr der Schmuck wie gewohnt passt,
- sich ihre Kleidung stärker als sonst auf der Haut abzeichnet,
- ihre Augenlider häufiger aufgequollen erscheinen,
- sie Krampfadern, Hämorrhoiden (Krampfadern im Anusbereich), ungewöhnliche Schwellungen im Vulvabereich oder so genannte Besenreiser an sich bemerkt hat oder/und
- sie Schmerzen in den Kniekehlen oder einen Druckschmerz an den Fußsohlen verspürt.

Mit einem anschließenden behutsamen Abtasten der von der Frau bezeichneten Stellen macht sich die Hebamme dann ein Bild über das Ausmaß der Ödem- und Varizenbildung. Bei Wassereinlagerungen im Gewebe hinterlassen die tastenden Finger regelrechte Fingerabdrücke in Form von Dellen, die sich je nach Ausmaß der Wassereinlagerungen nur sehr zögerlich zurückbilden. Besonders gut lassen sich Ödeme an Schienbeinkanten und Fußrücken nachweisen, da die knochigen Strukturen einen Widerstand bilden und die Wasserverdrängung durch die tastenden Finger besonders deutlich wird. Die hormonell bedingte Gefäßerweiterung in der Schwangerschaft erhöht die Gefahr der Ödem- und Varizenbildung in der unteren Körperhälfte, die gerade gegen Ende der Schwangerschaft durch die Schwere der Gebärmutter noch potenziert wird. Sowohl Ödeme als auch Varizen bilden sich in aller Regel in den ersten Wochen nach der Entbindung zurück.

Untersuchungen zum kindlichen Wohlbefinden in der Schwangerschaft

Das kindliche Wohlbefinden lässt sich in der Schwangerschaft durch das Größenwachstum der Gebärmutter, die von der Mutter beurteilten Kindsbewegungen und die fetale Herztätigkeit feststellen.

Tab. 6.3 Symphysen-Fundus-Abstand (cm) (alle Quellen genannt in Håkansson et al. 1995).

Schwangerschaftswoche	20.	24.	28.	32.	36.	40.
Symphysen-Fundus-Abstand nach Håkansson et al. 1995	19	23	27	30,5	33,5	35,5
Symphysen-Fundus-Abstand nach Steingrímsdóttir et al. 1995	19	23,1	27,1	30,1	33,6	35,8
Symphysen-Fundus-Abstand nach Westin 1977	18	22	26	29,5	33	35,5

Messung des Leibesumfangs und des Symphysen-Fundus-Abstandes (SFA)

Die Messung des **Leibesumfangs** erfolgt immer in gleicher Position der Schwangeren (liegend) und direkt in Höhe des Bauchnabels. Es ist wenig sinnvoll, in diesem Zusammenhang eine Wertetabelle vorzugeben, da es bei dieser Methode zur Wachstumskontrolle des Kindes eher auf die **Entwicklungsdynamik** als auf einzelne Werte ankommt. Anders verhält es sich mit der Messung des **Symphysen-Fundus-Abstandes**. Bereits 1977 wurde von dem Schweden Westin eine **Wertetabelle** entwickelt, mithilfe derer das zeitgerechte Wachstum des Kindes beurteilt wird (Håkansson et al. 1995). Die Werte waren aber nicht durch eine sonographische Kontrolle gestützt. Von insgesamt 13 veröffentlichten Studien (einschließlich Westins) zur Messung des Symphysen-Fundus-Abstandes wurden vier mit sonographischer Unterstützung durchgeführt. Diese Studien zeigten in der Regel höhere Werte, als sie von Westin seinerzeit vorgegeben wurden (Håkansson et al. 1995). Tabelle 6.3 zeigt die Ergebnisse der beiden größten sonographisch gestützten Studien, der Vollständigkeit halber und zum Vergleich ergänzt durch die Werte von Westin. Voraussetzung für die Zuverlässigkeit der Werte ist das **richtige Messen des Symphysen-Fundus-Abstandes**. Die Messung erfolgt in Rückenlage mit leicht erhöhtem Oberkörper und ausgestreckten Beinen. Die Harnblase muss entleert und der Uterus darf nicht kontrahiert sein. Gemessen wird vom oberen Rand der Symphyse entlang der Längsachse des Kindes bis zur Fundusmitte, so wie in Abbildung 6.2 dargestellt.

Die Leopold-Handgriffe

Die Leopold-Handgriffe (Christian Leopold, Gynäkologe, Leipzig, 1846–1911) dienen in erster Linie zur Bestimmung der **Fundushöhe** und der **Kindslage**.

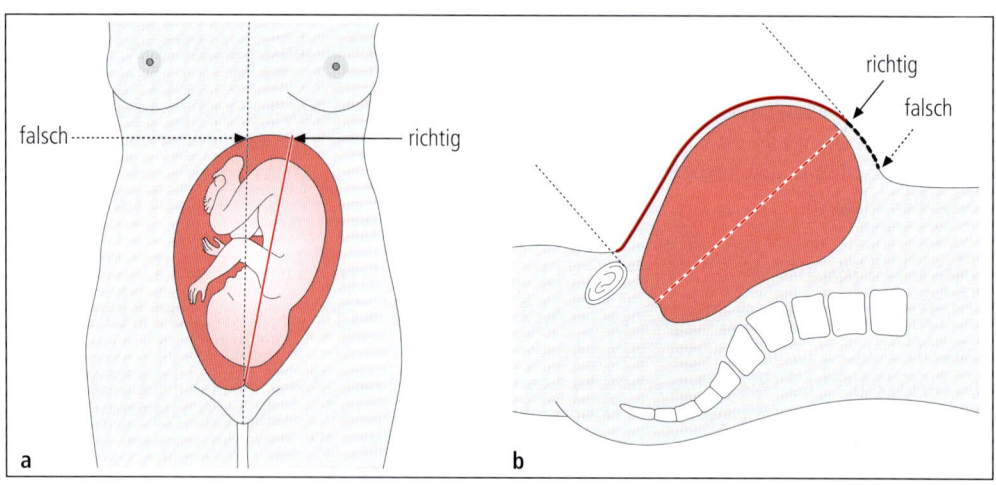

Abb. 6.2 Das richtige Messen des Symphysen-Fundus-Abstandes.

Inhalte der Schwangerenvorsorge

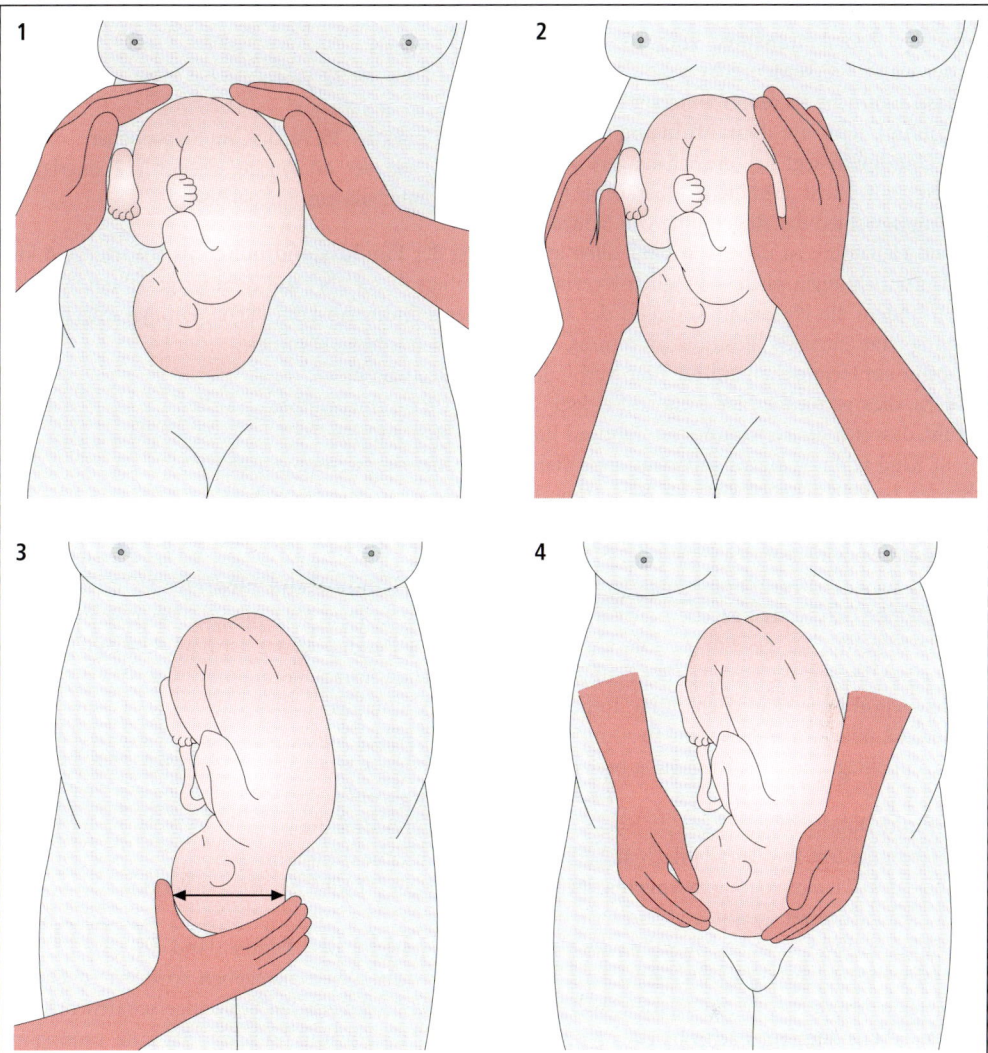

Abb. 6.3 Die vier Leopold-Handgriffe.

> 1. Leopold-Handgriff: Bestimmung der Fundushöhe
> 2. Leopold-Handgriff: Bestimmung der Stellung des kindlichen Rückens
> 3. Leopold-Handgriff: Bestimmung des vorangehenden Teils
> 4. Leopold-Handgriff: Höhenstandsdiagnose des vorangehenden Teils

Geübte Hände können mit ihnen aber auch das **Gewicht des Kindes, abnorme Fruchtwassermengen**, den **Grundtonus des Uterus** sowie seine **Wehenbereitschaft** und mitunter auch den **Sitz der Plazenta** feststellen. Die Leopold-Handgriffe sind nicht nur Bestandteil der Schwangerenvorsorge, sondern auch der Hilfeleistungen bei Schwangerschaftsbeschwerden und der Geburtsbegleitung. Die vier Handgriffe (Abb. 6.3) bieten die Möglichkeit, das Kind in seiner Morphologie und seinem Verhalten zu untersuchen, ohne es durch Schallwellen akustisch und thermisch zu belasten. Sofern die Frau dazu animiert wird, die Handgriffe selbst durchzuführen, wird die Beziehung zu ihrem Kind gefördert. Das gemeinsame »Begreifen« des Kindes durch Schwangere und Hebamme führt zu einem Herabsenken des (Experten-)Machtgefälles, wie es sonst gemeinhin in der Medizin üblich ist. Spricht die Hebamme während des Tastens mit dem Kind, verringert sich das Machtgefälle weiter, da sie die gleiche Form der Kontaktaufnahme zum Kind wie die Mutter wählt. Sie verdeutlicht so außerdem, dass sie das Kind nicht als reines Untersuchungsobjekt wahrnimmt. Für die **Durchführung der Leopold-Handgriffe** legt sich die Schwangere auf den Rücken (mit leicht erhöhtem Oberkörper). Der Niveauunterschied der Augenhöhe von Schwangerer und Hebamme ist dabei – wie bei allen anderen Untersuchungen auch – möglichst gering zu halten. Indem die Hebamme während der Untersuchung eine sitzende Position einnimmt, wird nicht nur ein Herabsehen auf die Frau verhindert, sondern dies vermittelt der Frau außerdem das Gefühl, dass sich die Hebamme mit Zeit und Ruhe ihrem Kind widmet. Bevor mit dem eigentlichen Abtasten begonnen wird, legt die Hebamme ihre – notfalls zuvor angewärmten – Hände für ein bis zwei Minuten ruhig auf den Bauch der Schwangeren. Mit diesem »Begrüßungsritual« wird Mutter und Kind die Gelegenheit gegeben, sich an die veränderte Situation zu gewöhnen. Oft lassen sich nach einer kurzen Ruhephase Bewegungen des Kindes registrieren. Die Hebamme fordert die Mutter auf, über Art und Umfang der Kindsbewegungen in alltäglichen Situationen zu berichten.

1. Leopold-Handgriff

Die Hebamme legt ihre Hände flach auf den oberen Teil des Bauches der Schwangeren. Mit der Kleinfingerseite tastet sie mit leichtem Druck vom Rippenbogen abwärts, um so die Höhe des Gebärmutterfundus festzustellen. Alternativ kann auch in der Bauchmitte begonnen werden, wobei die flachen Hände langsam nach oben bis zum Uterusgrund tasten. Ist der Fundus erreicht, erfolgt zusätzlich die Abtastung des Fundus mit der flachen Hand. Auf diese Weise kann die Hebamme wahrnehmen, welcher Körperteil des Kindes sich im Fundus befindet. Der Kopf ist dabei in aller Regel härter und breiter zu tasten als der Steiß. Die Höhe des Fundusstandes gibt Auskunft über die Größe der Gebärmutter und damit über das zeitgerechte Wachstum des Kindes. Der Höhenstand wird immer in Relation zur Symphyse, zum Nabel oder zum Rippenbogen angegeben.

!
- Ende der 16. Woche: 3 Querfinger oberhalb der Symphyse
- Ende der 20. Woche: in der Mitte zwischen Nabel und Symphyse
- Ende der 24. Woche: in Nabelhöhe
- Ende der 28. Woche: 3 Querfinger oberhalb des Nabels
- Ende der 32. Woche: in der Mitte zwischen Nabel und Xiphoid
- Ende der 36. Woche: am Rippenbogen
- Ende der 40. Woche: wieder 1–2 Querfinger unterhalb des Rippenbogens

Ist der **Fundusstand höher** als erwartet und korreliert dieser aber mit dem festgestellten Symphysen-Fundus-Abstand (SFA), können folgende Ursachen infrage kommen:
- Rechenfehler
- *Uterus myomatosus*
- Hydramnion
- Mehrlingsschwangerschaft
- Makrosomie des Kindes
- falsche Angabe der letzten Periode

Ist der **Fundusstand niedriger** als erwartet und korreliert dieser aber mit dem festgestellten Symphysen-Fundus-Abstand (SFA), können folgende Ursachen infrage kommen:
- Rechenfehler
- verspätete Konzeption
- Wachstumsretardierung (mögliche Ursache: Plazentainsuffizienz)
- Oligohydramnion
- kindliche Fehlbildungen
- falsche Angabe der letzten Periode

Auch wenn der Fundusstand in der 32. und 40. Woche gleich angegeben wird, so ist ein falsches Einschätzen der Schwangerschaftswoche vor dem Hintergrund weiterer Befunde unmöglich. Subjektive Empfindungen der Schwangeren, die Messung des SFA und das Ergebnis einer frühen Ultraschalluntersuchung verhindern eine Fehlberechnung um acht Wochen. In der 40. SSW vorkommende Zeichen wie ein vermehrter Schleimabgang, eine innere Unruhe der Schwangeren, ein abnehmender Leibesumfang, ein verändertes Bauchprofil und ein breiter ausladender Fundus weisen zusätzlich auf das wahre Schwangerschaftsalter hin. Nicht zuletzt die Einschätzung des kindlichen Gewichtes mithilfe des 2. Leopold-Handgriffs führt im Ergebnis zur richtigen Bewertung des Schwangerschaftsalters.

2. Leopold-Handgriff

Die Hebamme legt ihre flachen Hände seitlich an den Bauch der Schwangeren. Auch wenn das Kind durch seine Bewegungen deutlich macht, auf welcher Seite sich sein Rücken und auf welcher sich seine Arme und Beine befinden, ist für die Beurteilung des kindlichen Gewichts, der Fruchtwassermenge und möglicherweise des Sitzes der Plazenta das vorsichtige Abtasten des Bauches notwendig. Dabei wird mit einer Hand die jeweilige Seite des Bauches von oben nach unten abgetastet, während die Gegenhand einen leichten Druck ausübt, das Kind gewissermaßen in die tastende Hand schiebt. Gleiches geschieht zur anderen Seite, die tastende Hand wird also zur schiebenden Hand. Wird dabei der Rücken als eine Art Walze auf der linken Seite der Frau getastet, spricht man von einer **I. Stellung**. Befindet er sich hingegen auf der rechten Seite, handelt es sich um eine **II. Stellung**. Die Stellung des Rückens wird immer in römischen Zahlen angegeben. Gleichzeitig gibt die Tastung Aufschluss über die Längsachse des Kindes in Relation zur Längsachse der Gebärmutter, also die **Lage des Kindes**. Durch die Länge, Breite und Form des Rückens gewinnt die Hebamme einen Eindruck über das kindliche Gewicht. Ein breiter, sehr stark gewölbter Rücken lässt trotz vielleicht niedrigem Fundus eher auf ein großes Kind schließen. Sind die Konturen des Kindes auffällig deutlich zu tasten, besteht der Verdacht eines Oligohydramnion. Lässt sich das Kind aber sehr leicht zur anderen Seite schieben, schwimmt es regelrecht in die andere Seite des Bauches und gerät der Bauch durch die tastenden Finger fast in Bewegung, kann ein Hydramnion vermutet werden. Befindet sich die Plazenta im Fundus, an der Uterusvorder- oder Uterusseitenwand, ist diese manchmal wie ein Kissen zu tasten, hinter dem ein Teil der kindlichen Konturen verborgen bleibt. Lassen sich in dem Bereich die kindlichen Herztöne dann nur als Gefäßgeräusche registrieren, ist dies ein zusätzlicher Hinweis, dass es sich bei dem Tastbefund um die Plazenta handelt.

3. Leopold-Handgriff

Die Hebamme legt mit stark abgespreiztem Daumen ihre rechte Hand (bei Linkshänderinnen die linke Hand) unmittelbar über der Symphyse auf den Bauch der Schwangeren. Mit leichtem Druck versucht sie nun Kopf bzw. Steiß des Kindes bei zuvor festgestellter Längslage in der Tiefe zwischen Daumen und Finger zu fassen. Der Kopf stellt sich ihr dabei breiter und härter dar als der Steiß. Sofern der Kopf noch keine Beziehung zum Becken aufgenommen hat, lässt sich durch seitliche Bewegungen der Hand ein **Ballottement** (= hin- und herkugeln, fast schütteln), bedingt durch die bewegliche Halswirbelsäule auslösen. Dies gelingt beim Steiß nicht. Werden Daumen und Finger zusätzlich nicht nur seitlich, sondern auch auf und ab bewegt, lassen sich mitunter Nacken und Stirn ertasten. Lässt sich der Kopf des Kindes nicht mehr ballottieren, befindet er sich bereits fest auf oder sogar im Beckeneingang. Im Fall eines vorzeitigen Blasensprungs ist dann eine sofortige liegende Position der Schwangeren nicht erforderlich, da durch den fest positionierten Kopf keine Gefahr eines Nabelschnur- oder Armvorfalls mehr besteht. Die Schwangere ist in jedem Fall darüber aufzuklären, wie sie sich im Falle eines Blasensprungs verhalten sollte und aus welchem Grund. Bei Unsicherheiten über Höhenstand und Art des vorangehenden Teils kann eine vaginale Untersuchung Sicherheit bringen.

4. Leopold-Handgriff

Auch der 4. Leopold-Handgriff dient sowohl der Ermittlung des Höhenstandes als auch der Art des vorangehenden Teils. Zur Durchführung befindet sich die Schwangere mit aufgestellten Beinen auf dem Rücken. Die Hebamme dreht sich mit dem Gesicht zu den Füßen der Frau und legt ihre Hände trichterförmig rechts und links an die Darmbeinschaufeln, die Fingerspitzen zur Symphyse zeigend. Nun drückt sie sanft die Handkante der Kleinfingerseite baucheinwärts und versucht den vorangehenden Teil zwischen den Fingerspitzen der rechten und linken Hand zu greifen. Hierbei testet sie ebenfalls durch seitliches Hin- und Herbewegen der Hände seine Beweglichkeit. Selbst wenn bei einer Schädellage sich der Kopf nicht mehr ballottieren lässt, kann sie wie beim 3. Leopold-Handgriff auch feststellen, ob sich der Kopf über oder im Beckeneingang befindet. Tastet sie beispielsweise ein breites ausladendes Hinterhaupt, befindet sich das größte Planum noch auf dem Beckeneingang. Da der Bereich unmittelbar über der Symphyse im letzten Drittel der Schwangerschaft besonders empfindlich ist, sind der 3. und 4. Leopold-Handgriff mit besonderer Sorgfalt durchzuführen. Der 4. Leopold-Handgriff eignet sich besonders gut, der Schwangeren die Leopold-Handgriffe allgemein näher zubringen.

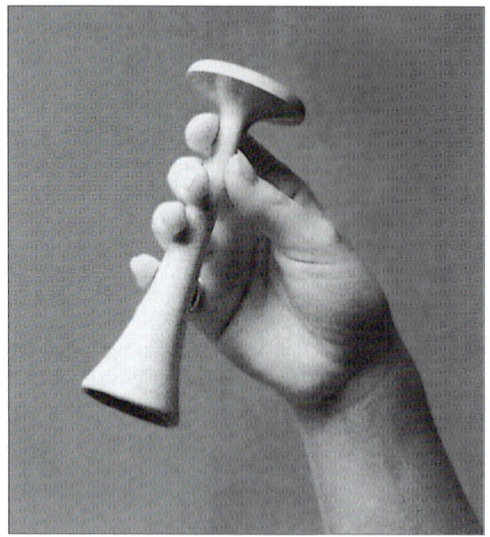

Abb. 6.4 Pinard-Stethoskop.

Abhören der kindlichen Herztöne

Das Abhören der kindlichen Herztöne mit dem **Pinard-Stethoskop** (Abb. 6.4) (Adolphe Pinard, Gynäkologe, Paris, 1844–1934) als sicheres Schwangerschaftszeichen ist frühestens um die 20. Woche möglich. Dabei wird der offenere Teil des Stethoskops auf den Bauch der Schwangeren auf die Seite des kindlichen Rückens platziert und das Hörrohr nur durch das auf das andere Ende gelegte Ohr der Hebamme mit leichtem Druck fixiert. Ein zusätzliches Festhalten mit den Fingern erschwert das Wahrnehmen der kindlichen Herztöne. Der Herzschlag des Kindes zeigt sich als Doppelschlag mit einer Frequenz von 110–150 Schlägen pro Minute (SpM). Zusätzlich können Nabelschnurgeräusche, Kindsbewegungen und Singultus (»Schluckauf«) des Kindes sowie Darmgeräusche, das Uterinageräusch (der *Arteria uterina*) und der Puls der Mutter wahrgenommen werden. Aus diesem Grund ist immer auch der Puls der Mutter bei der Auskultation der kindlichen Herztöne zu fühlen.

Der Nachweis der kindlichen Herztöne mithilfe eines **Doptons** (**Sonicaids**) ist um die 14. Woche möglich. Neben dem Vorteil der früheren Anwendbarkeit bietet es außerdem den Vorteil, dass die werdenden Eltern zeitgleich mit der Hebamme die Herztöne ihres Kindes hören. Darüber hinaus ist es zum späteren Zeitpunkt der Schwangerschaft unabhängig von der Position der Schwangeren einsetzbar. Dies ist mit dem Pinard-Stethoskop nur sehr begrenzt möglich.

Obligate Screeningverfahren in der Schwangerenvorsorge

Als obligat sind alle die Verfahren anzusehen, die in den **Mutterschaftsrichtlinien** festgehalten sind. Die Verpflichtung bezieht sich hierbei auf Gynäkologen und im indirekten Sinne auch auf Hebammen, keinesfalls aber auf die Schwangere selbst (s. S. 137 f. Gesetzliche Grundlagen). Die Schwangere soll über optionale wie obligate Screeningverfahren gleichermaßen ergebnisoffen umfassend aufgeklärt werden, sodass sie sich für eine für sie angemessene Betreuung entscheiden kann.

Labordiagnostik

Der Tabelle 6.4 sind die verschiedenen labordiagnostischen Maßnahmen zu den unterschiedlichen Zeitpunkten der Schwangerschaft zu entnehmen. Die **Dokumentation** der Blutgruppe sowie aller weiteren serologischen Befunde in den Mutterpass darf **nur durch das durchführende Labor** erfolgen. Dies geschieht mithilfe von im Labor erstellten Aufklebern, denen sowohl der Befund als auch Name und Geburtsdatum der Schwangeren, Datum der Untersuchung, Befundnummer und der Name des durchführenden Labors zu entnehmen ist. Die Hebamme erhält diese Aufkleber gemeinsam mit dem schriftlichen Befund und klebt sie dann in den Mutterpass. Bei rhesusnegativen Frauen wird in der 28.–30. Woche unter Beachtung des Ergebnisses des 2. Antikörpersuchtests die Gabe von Anti-D-Immunglobulin (um 300 μg) empfohlen (cave: In seltenen Fällen Gefahr des anaphylaktischen Schocks!). Ein **Rötelntiter** über 1:8 wird als nicht ausreichend angesehen. Eine Wiederholung der Rötelntiterbestimmung sollte in der 16.–17. Woche erfolgen. Die Aufkleber enthalten in der Regel den Hinweis, ob eine Röteln-Immunität anzunehmen ist oder nicht. Im Fall des **Lues-Reaktionstests** (**LSR**) darf nur die Durchführung im Mutterpass dokumentiert werden, nicht das Ergebnis. Das Ergebnis wird der Schwangeren aber mündlich mitgeteilt, sodass sie in jedem Fall um ihren Gesundheitszustand weiß. Der Wert des **Hämoglobingehalts** liegt im nicht schwangeren Zustand im venösen Blut zwischen 12,0 und 16,0 g/dl. Von der WHO wurde im Jahr

Inhalte der Schwangerenvorsorge

Tab. 6.4 Obligate labordiagnostische Maßnahmen mit den entsprechenden Empfehlungen und Richtlinien.

Maßnahme	Empfehlung für Schwangerenvorsorge durch Hebammen (BDH e.V.)	Richtlinien des Bundesausschusses der Ärzte und Krankenkassen über die ärztliche Betreuung während der Schwangerschaft und nach der Entbindung (»Mutterschaftsrichtlinien«)
Blutgruppe/Rh-Faktor	1. Vorsorge	1. Vorsorge
Antikörpersuchtest	1. Vorsorge/24.–27. SSW	1. Vorsorge/24.–27. SSW
Rötelntiter	1. Vorsorge, Wiederholung bei nicht ausreichendem Titer 16.–17. SSW	1. Vorsorge, Wiederholung bei nicht ausreichendem Titer 16.–17. SSW
LSR	1. Vorsorge	1. Vorsorge
Isolierte Bestimmung des Hämoglobins	nicht empfohlen	1. Vorsorge. Wenn bei Erstuntersuchung normal, ab dem 6. Monat bei jeder Vorsorge. Bei Hb < 11,2 g/dl Zählung der Erythrozyten
Kleines Blutbild (Hämoglobin, Hämatokrit, Erythrozyten, mittleres Zellvolumen)	1. Vorsorge/24.–27. SSW/34.–40. SSW. Zusätzliche Kontrollen bei klinischem Bild einer Anämie	nicht empfohlen
HBsAg	32.–40. SSW	32.–40. SSW
Chlamydienabstrich	nicht empfohlen	1. Vorsorge

Tab. 6.5 Grenzwerte zur Anämieinzidenz.

	7.–9. Woche	24.–27. Woche	34.–40. Woche
Hämoglobin (Hb)	11,0 g/dl	10,0–10,5 g/dl	10,5–11,0 g/dl
Hämatokrit (Hk)	33 %	32 %	33 %
Erythrozyten (Erys)	300 Mio/µl	300 Mio/µl	300 Mio/µl
Mittleres Zellvolumen (MCV)	83 fl	83 fl	83 fl

1968 der untere Grenzwert des Hämoglobingehaltes zur Feststellung der Anämieinzidenz mit 11,0 g/dl angegeben. Die isolierte Bestimmung eines absoluten Hämoglobinwertes im Kapillarblut mittels lichtphotometrischer Verfahren bietet jedoch keinen ausreichenden Anhalt für eine Anämie, da dieses Verfahren als alleinige Methodik Fehlinterpretationen zulässt. Zudem gibt der Wert nur ein Konzentrationsverhältnis zwischen Hämoglobin und Blutvolumen an. Da es in der Schwangerschaft zu einer physiologischen Hydrämie und Hämodilution kommt, unterliegt dieses Konzentrationsverhältnis zwangsläufig dynamischen Prozessen. Die parallele Bestimmung von Hämatokrit, Erythrozytenanzahl und mittlerem Zellvolumen im venösen Blut dient der Diagnosemanifestation einer vorhandenen Anämie (Tab. 6.5). Grundsätzlich ist ein Hämoglobinwert zwischen 10,0 und 13,0 g/dl je nach Ausgangswert, klinischem Bild und Schwangerschaftsalter als erstrebenswert und nicht substitutionsbedürftig anzusehen (Heilmann et al. 1995). Raucherinnen weisen einen tendenziell niedrigeren Hämoglobinwert auf als Nichtraucherinnen.

> **!** **Anzeichen einer möglichen Anämie**
> - vermehrte Infektanfälligkeit
> - Kopfschmerzen
> - extreme Müdigkeit
> - Übelkeit
> - bläuliche Extremitäten
> - blasse Mundschleimhäute
> - blasse Bindehäute

Die Prävalenz von Hepatitis-B-surface-Antigen (HBsAg) wird in Deutschland für Schwangere mit 0,4–0,8 % angenommen. Vereinzelt kann eine Übertragung des Hepatitis B Virus von Mutter zu Kind auf diaplazentarem Wege stattfinden in der überwiegenden Zahl der Fälle geschieht dies jedoch während der Geburt, wobei tatsächlich 90 % der Kinder chronisch infiziert werden. Ist die Mutter Virusträgerin, kann durch die unmittelbar nach der Geburt durchgeführte Impfung (passiv-aktive oder auch allein aktive) des Neugeborenen eine Infektion zu 95 % verhindert werden.
Chlamydieninfektionen zählen zu den sexuell übertragbaren Erkrankungen. Für Deutschland wird eine Prävalenzrate von 4,8 % bei Frauen und 5,2 % bei Männern angegeben. Wesentlich häufiger betroffen sind dabei Frauen im Alter zwischen 16 und 30 Jahren mit häufig wechselnden Partnerschaften. Eileiterentzündungen, vermehrte Fehl- und Frühgeburten können die Folgen einer Infektion sein. Kommt es bei der Geburt zur Übertragung auf das Neugeborene, führt dies in bis zu 65 % der Fälle zu einer Einschlusskörperchenkonjunktivitis und in bis zu 25 % der Fälle zu einer atypischen Pneumonie. Der Abstrich zum Nachweis einer genitalen Chlamydieninfektion muss aus Zervix und Urethra vorgenommen werden. Um sicherzustellen, dass es sich bei dem mithilfe des Watteträges aus dem Abstrichröhrchen gewonnenen Material tatsächlich um zervikale Zellstrukturen handelt, ist die Anwendung eines Schnabelspekulums ratsam. Die Behandlung einer genitalen Chlamydieninfektion in der Schwangerschaft erfolgt mithilfe von Erythromycinethylsuccinat über mindestens 10 Tage. Die Biologie der Erkrankung erfordert ebenso die Diagnostik beim Sexualpartner sowie im Infektionsfall auch dessen Behandlung.

Ultraschalldiagnostik

In der Schwangerschaft sind insgesamt drei Ultraschalluntersuchungen (9.–12., 19.–22. und 30.–32. Woche) vorgesehen. Dreimalige Ultraschalluntersuchungen als Routinemaßnahme in der Schwangerenvorsorge kommen im internationalen Raum selten vor. Bisher konnte der Nutzen der dritten Untersuchung (30.–32. Woche) wissenschaftlich nicht nachgewiesen werden (s. Kap. 14).

Optionale Screeningverfahren in der Schwangerenvorsorge

Labordiagnostik

Die Schwierigkeit, einen Infektionsbeginn zu erkennen, die eingeschränkten Therapiemöglichkeiten während der Schwangerschaft, hohe Durchseuchungsraten, nicht existente Präventionsstrategien oder im umgekehrten Fall gut durchführbare Präventionsmaßnahmen haben dazu geführt, dass der Nachweis einer Immunität gegenüber bestimmter Infektionen nur optional durchgeführt wird. Dazu zählen u. a. Toxoplasmose, Listeriose, Zytomegalie, Ringelröteln und Windpocken.
So erlaubt beispielsweise der Übertragungsweg des *Toxoplasma gondii* (keine Übertragung von Mensch zu Mensch durch Tröpfcheninfektion möglich) gute Präventionsmaßnahmen. Hierzu gehören die Vermeidung des Kontaktes mit Katzenkot und Erde, das ausgiebige Waschen von Obst und Gemüse, das Bearbeiten von rohem Fleisch nur mit Handschuhen, die vor dem Verzehr ausreichende Erhitzung von Fleisch ($>67\,°C$) oder/und die vorherige Lagerung des Fleisches bei $-12\,°C$.
Auch für die **Zytomegalie** (CMV-Infektion) gilt die Schwierigkeit der Erkennung eines Infektionsbeginns und die damit verbundene Einschränkung der Therapiemöglichkeiten. Für die Übertragung ist ein enger Körperkontakt notwendig, da der Erreger sehr labil ist. Es existieren nur sehr begrenzte Präventionsmaßnahmen, obwohl die CMV-Infektion als häufigste kongenitale Infektion mit peri- und postpartal erlangten kindlichen Schädigungen (z. B. Frühgeburt, geringes Geburtsgewicht, Petechien, Ikterus, Hepatosplenomegalie, Mikrozephalie, Hörminderung, Chorioretinitis, hämolytische Anämie) gilt.

Inhalte der Schwangerenvorsorge

Tab. 6.6 Impfungen in der Schwangerschaft.

Impfung gegen	Indiziert	Nicht kontraindiziert	Vermeiden	Kontraindiziert	Spätester Zeitpunkt der Immunprophylaxe nach Exposition	Immunprophylaxe mit i.v.-/i.m.-Präparaten
Cholera			+			
Diphtherie		+				
FSME		+				
Gelbfieber			+			
Hepatitis A		+			14. Tag	Standardimmunglobuline
Hepatitis B		+			sofort	spezifisches HBV-Immunglobulin
Influenza		+				
Masern				+	4. Tag	Standardimmunglobuline
Meningokokken		+				
Mumps				+	sofort	Standardimmunglobuline
Pneumokokken		+				
Poliomyelitis		+				
Röteln				+	8. Tag	spezifisches Immunglobulin
Tetanus	+					
Typhus (oral, parenteral)		+				
Varizellen				+	4. Tag	Varicella-Zoster-spezifisches Immunglobulin

Die Übertragung des **Listeriose**-Erregers erfolgt durch Schmierinfektion und Verzehr von unbehandelter Milch und Rohmilchprodukten (z. B. in Frankreich hergestellter Weichkäse). Bei Rohmilchprodukten wird die Milch nicht vorher erhitzt, sondern sofort bei entsprechender Bearbeitungstemperatur verkäst. Für Weichkäse, Frischkäse und Sauermilchquark ist das Pasteurisieren der Milch zur Abtötung der Keime in Deutschland vorgeschrieben. Ausnahmegenehmigungen zur Verwendung von Rohmilch sind allerdings möglich. Die Verwendung von Rohmilch muss auf dem Produkt deklariert werden, weshalb die Schwangere darauf hinzuweisen ist, sich vor dem Verzehr entsprechend zu informieren. Zur Vorbeugung einer Erkrankung mit Listeriose dienen eine entsprechende Körperhygiene sowie die Vermeidung des Verzehrs von Rohmilchprodukten.

Die Durchseuchungsrate mit dem **Parvovirus B19 (Ringelröteln)** wird mit 60 % angegeben.

Das Hauptrisiko für fetale Komplikationen (*Morbus haemolyticus neonatorum*) besteht bei einer Infektion der Mutter zwischen der 9. und 16. SSW. Bisher stehen keine geeigneten Präventionsstrategien zur Verfügung.

Der Immunstatus gegenüber **Varizellen (Windpocken)** wird mit 94 % angegeben. Das Hauptrisiko einer Varizelleninfektion in der Schwangerschaft besteht in einem **kongenitalen Varizellensyndrom** (z. B. Ulzerationen, Narben, Hypoplasie der Gliedmaßen, geringes Geburtsgewicht, Paralyse mit Muskelatrophie einer Gliedmaße, Augendefekte), das bis zur 20./21. SSW eintreten kann. In 8 % der Fälle ist mit schweren neonatalen Varizelleninfektionen zu rechnen, wenn die Schwangere rund um den Geburtstermin an Varizellen erkrankt ist. Als Präventionsstrategie steht eine passive Immunprophylaxe mit *Varicella*-Zoster-Immunglobulin bis spätestens zum 4. Tag nach Exposition zur Verfügung. Eine aktive Immunisierung ist in der Schwangerschaft kontraindiziert.

Allgemein ist **von einer Immunisierung mit Lebendimpfstoffen in der Schwangerschaft abzusehen** (Tab. 6.6) und sie sollten spätestens 3 Monate vor Eintritt einer Schwangerschaft zum letzten Mal verabreicht werden.

Die Untersuchung einer Blutprobe auf eine Infektion mit dem **human immunodeficiency virus (HIV)** darf nur mit Einverständnis der Frau erfolgen. Notwendige Sicherheit bringt nur eine zweimalige Kontrolle. Es darf lediglich die Durchführung des Tests im Mutterpass dokumentiert werden, nicht das Ergebnis.

In der 24.–28. SSW wird der **orale Glukosetoleranztest (oGTT)** zum Ausschluss eines Gestationsdiabetes (GDM) angeboten. Dabei wird für die Durchführung die Verwendung von 75 g Glukoselösung, eine Blutentnahme vor und mindestens zwei Blutentnahmen nach Einnahme der Glukoselösung jeweils im Abstand von einer Stunde empfohlen. Um Fehlinterpretationen der Ergebnisse zu vermeiden, ist auf ein **exaktes methodisches Vorgehen** bei der Durchführung dieser Form des oGTT zu achten.

> - Mahlzeit am Abend zuvor bestehend aus langsam anflutenden Kohlenhydraten, z. B. Nudeln, Vollkornbrot
> - letzte Nahrungsaufnahme 8–10 Stunden vor erster Blutentnahme
> - Nikotinfreiheit
> - körperliche Ruhe während der Durchführung
> - keine Desinfektion der Einstichstelle
> - Verwendung von Blutzuckergeräten mit Zulassungszertifikat
> - geeignete Blutröhrchen und entsprechende Lagerung bei Zeitverzögerungen bis zur Bestimmung

Erreichen zwei der drei nach Einnahme der Glukoselösung durchgeführten Blutuntersuchungen die in Tabelle 6.7 dargestellten Grenzwerte, kann von der Inzidenz eines **Gestationsdiabetes** ausgegangen werden. Bei einem Nüchtern-Blutzuckerwert im kapillären Vollblut von > 90 mg/dl (> 5,0 mmol/l) oder von > 95 mg/dl (> 5,3 mmol/l) im venösen Plasma kann bereits ohne die Durchführung eines oGTT die Diagnose Gestationsdiabetes gestellt werden (s. Kap. 10).

Es wird geschätzt, dass 20–30 % aller Schwangeren eine vaginale Besiedlung durch **Streptokokken der Gruppe B** aufweisen. Um eine Übertragung auf das Neugeborene während und nach der Geburt zu vermeiden, wird eine antibiotische Behandlung der Mutter unter der Geburt empfohlen (diese Empfehlung besteht derzeit nur im angloamerikanischen Raum, [noch] nicht für Deutschland). Ein vaginaler Abstrich in der 35.–37. SSW kann Klarheit darüber bringen, ob die Schwangere Streptokokkenträgerin ist und ob eine Behandlung unter der Geburt angezeigt ist.

Tab. 6.7 Grenzwerte eines diagnostischen oralen Glukosetoleranztests (oGTT).

	Kapilläres Vollblut	Venöses Plasma
Nüchtern	≥ 90 mg/dl (≥ 5,0 mmol/l)	≥ 95 mg/dl (≥ 5,3 mmol/l)
Nach 1 Stunde	≥ 180 mg/dl (≥ 10,0 mmol/l)	≥ 180 mg/dl (≥ 10,0 mmol/l)
Nach 2 Stunden	≥ 155 mg/dl (≥ 8,6 mmol/l)	≥ 155 mg/dl (≥ 8,6 mmol/l)
Nach 3 Stunden	≥ 125 mg/dl (≥ 6,9 mmol/l)	≥ 125 mg/dl (≥ 6,9 mmol/l)

> **!** Bei einer geplanten Wassergeburt in klinischer Umgebung wird möglicherweise von der Schwangeren der Nachweis verlangt, dass sie weder HIV-infiziert noch Trägerin von Streptokokken der Gruppe B ist.

Die Inzidenz von **Karzinomen** in der Schwangerschaft ist ein ausgesprochen seltenes Ereignis. Das Zervixkarzinom stellt mit einer Häufigkeit von 1:2 000 bis 2 500 neben dem Mammakarzinom (1:3 500 bis 10 000) die häufigste Form der malignen Tumoren dar. Die Schwangerschaft selbst hat keinen ungünstigen Einfluss auf den Verlauf der Erkrankung. Die Behandlung eines Karzinoms in der Schwangerschaft stellt jedoch eine Herausforderung dar. Die häufige Präsenz der Schwangeren in der gynäkologischen Praxis erleichtert aus rein logistischer Sicht die Durchführung der Krebsfrüherkennungsuntersuchung und wird deshalb zu Beginn der Schwangerschaft angeboten.

Vaginale Untersuchung

Eine vaginale Untersuchung gehört nicht zu den Routineuntersuchungen innerhalb der Schwangerenvorsorge. Regelmäßige vaginale Untersuchungen haben keinen Einfluss auf die Frühgeburtenrate. Die Untersuchung sollte nur aufgrund von Empfindungen, die von der Schwangeren genannt werden oder die vom Kind ausgehen, durchgeführt werden. Dies sind:
- Sorgen der Schwangeren
- häufige Kontraktionen (auch wenn sie nur als Hartwerden des Bauches wahrgenommen werden) vor der 36. Woche
- häufiges »Stechen« in der Scheide vor der 36. Woche
- von der Schwangeren wahrgenommener Druck »nach unten« vor der 36. Woche
- plötzlich vermehrter Schleimabgang
- Juckreiz oder Schmerzen im Genitalbereich
- beim Abtasten des Bauches sehr tief zu tastender vorangehender Körperteil des Kindes vor der 36. Woche

Da die Schwangere ihre Empfindungen möglicherweise nicht von sich aus äußert, sind diese in der Schwangerschaftsanamnese abzufragen. Die Sorgen der Schwangeren können z. B. durch eine nicht vorhergesehene Frühgeburt in der Vorgeschichte begründet sein. Wahrgenommenes »Stechen« in der Scheide und Druck »nach unten« können Zeichen für die frühzeitige Beziehungsaufnahme des vorangehenden Körperteils des Kindes zum Becken sein. Der Druck, den das Kind auf die Harnblase beim Tiefertreten ausübt, wird oft als »Stechen« in der Scheide wahrgenommen. Der plötzlich vermehrte Schleimabgang kann sowohl Zeichen für einen sich öffnenden Muttermund als auch Zeichen eines Bakterien- oder Pilzbefalls sein. Zur Beurteilung der Situation sollte der Schleim auf seine Beschaffenheit untersucht und ggf. ein Abstrich vorgenommen werden. Während der Schwangerenvorsorge sollte außerdem geklärt werden, ob die Schwangere es vorzieht, die vaginale Untersuchung selbst vorzunehmen, und inwieweit sie dabei Hilfestellung von der Hebamme wünscht.

pH-Selbstmessung der Scheidenflora

Von Fachkräften propagiert wird die selbstständige, wöchentliche Durchführung der pH-Wert-Messung der Scheidenflora durch die Schwangere. Erste Untersuchungen lassen vermuten, dass eine regelmäßige pH-Messung und die Regulierung des pH-Wertes bei Abweichung vom Normwert 4,0–4,4 die Rate gerade der sehr kleinen Frühgeburten senken kann (Hoyme et al. 2005). Die pH-Wert-Selbstmessung erfolgt mithilfe eines Untersuchungshandschuhs, an dessen Zeigefinger eine pH-Indikatorfläche angebracht ist. Bei Abweichung des pH-Wertes werden der Schwangeren eine Behandlung mit Milchsäurebakterien (Naturjoghurt, der mithilfe eines Tampons appliziert wird, oder entsprechende *Lactobacillus*präparate in Form von Scheidenzäpfchen) und eine erneute Messung nach ein bis zwei Tagen empfohlen. Cave: Die Beimengung von Samenflüssigkeit oder Urin auf der pH-Indikatorfläche sowie eine Antibiotikatherapie führen zu veränderten pH-Werten.

Beckendiagnostik

Kenntnisse über die Beckenverhältnisse können bei der Schwangeren ambivalente Gefühle auslösen. Die Beckendiagnostik wird deshalb lediglich als ergänzende Diagnostik betrachtet, die im Zweifelsfall zusätzliche Hinweise für die Wahl des Geburtsortes liefern kann. Letztendlich können Aussagen über den Einfluss von Beckengröße und

-form auf die Geburt, bedingt durch den Geburtsmechanismus, fast ausschließlich retrospektiv erfolgen. Durch die Verlagerung der Geburtshilfe in die Klinik hat die Beckendiagnostik an sich an Bedeutung verloren.

Äußere Untersuchung des Beckens

Die Ausmessung des äußeren Beckens erfolgt mittels des **Beckenzirkels** nach Martin (Eduard Arnold Martin, Gynäkologe, Berlin, 1809–1875):

- *Distantia spinarum:* Ansetzen des Beckenzirkels in Rückenlage auf die äußeren Ränder der vorderen, oberen Darmbeinstachel (*Spinae iliacae anteriores superiores*) → 25–26 cm
- *Distantia cristarum:* Ansetzen des Beckenzirkels in Rückenlage auf die äußersten Punkte der Darmbeinkämme (*Cristae iliacae*) → 28–29 cm
- *Distantia trochanterica:* Ansetzen des Beckenzirkels in Rückenlage auf die am weitesten voneinander entfernten Stellen der großen Rollhügel (*Trochanteres majores*). Um das Auffinden der Rollhügel zu erleichtern, kann die Schwangere aufgefordert werden, mit gestreckten Beinen und geschlossenen Oberschenkeln die Füße nach außen zu drehen. → 32 cm
- *Conjugata externa:* Ansetzen des Beckenzirkels in Seitenlage auf den oberen Rand der Symphyse und den oberen Punkt der Michaelis-Raute → 19–20 cm. Liegt der Wert bei 18 cm und niedriger, ist die *Conjugata vera obstetrica* (der »wahre« geburtshilfliche Durchmesser) mit Sicherheit verkürzt.
- Die gemessenen Werte stellen die ungefähren Maße des äußeren Beckens dar und geben nur wenig Aufschluss über die Größe des inneren Beckens. Das Verhältnis der Maße untereinander kann jedoch einen Hinweis auf eine veränderte Beckenform bieten. Beträgt die Differenz der *Distantia spinarum* und *Distantia cristarum* beispielsweise weniger als 3 cm, kann ein verengter gerader Durchmesser im Beckeneingang vermutet werden.

Mithilfe des Baumm-Handgriffs und des Spreizhandgriffs (s. S. 892) sowie der Betrachtung der Michaelis-Raute (Gustav Michaelis, Gynäkologe, Kiel, 1798–1848) kann die Beurteilung der äußeren Beckenmaße ohne einen Beckenzirkel erfolgen.
Zur Durchführung des **Baumm-Handgriffs** werden die Daumen jeweils auf einen vorderen obe-

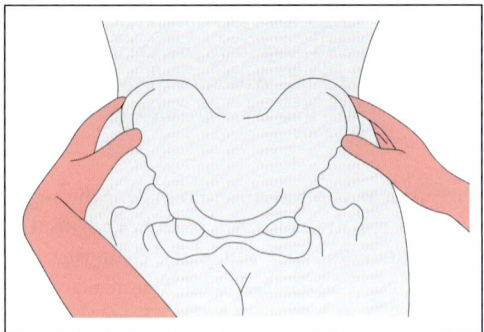

Abb. 6.5 Baumm-Handgriff.

ren Darmbeinstachel (*Spinae iliacae anteriores superiores*) gelegt und mit Zeige- und Mittelfinger werden mit leichtem Druck die jeweiligen Darmbeinkämme bis zur am weitesten ausladenden Stelle abgetastet. Die Finger sollten dabei weiter von der Körpermitte entfernt liegen als die Daumen (Abb. 6.5). Liegen sie auf gleicher Höhe oder liegen die Daumen sogar weiter außen, ist dies ein Hinweis auf ein platt-rachitisches Becken.
Die Betrachtung der **Michaelis-Raute** gibt weitere Hinweise auf die Beckenform. Sie befindet sich auf dem Rücken im Bereich des Kreuzbeins und setzt sich aus dem Grübchen des Dornfortsatzes des 3. oder 4. Lendenwirbels, den seitlichen Grübchen über den hinteren oberen Darmbeinstacheln (*Spinae iliacae posteriores superiores*) und dem Beginn der Analfurche als unteren Punkt zusammen (Abb. 6.6). Abweichungen von einer klassischen Rautenform weisen relativ zuverlässig auf vorhandene Beckenanomalien hin.

Innere Untersuchung des Beckens

Die innere Untersuchung des Beckens während einer vaginalen Untersuchung bietet weitere Hinweise zu Form und Größe des kleinen Beckens. Beurteilt werden:
- Erreichbarkeit des Promontoriums (Verengung des geraden Durchmessers)
- Erreichbarkeit der seitlichen Anteile der *Linea terminalis* (Verengung des queren Durchmessers)
- Form der Kreuzbeinhöhle
- Einspringen und Beweglichkeit des Steißbeins
- Einspringen des *Spinae ischiadicae*
- Form des *Arcus pubis* (s. S. 334)

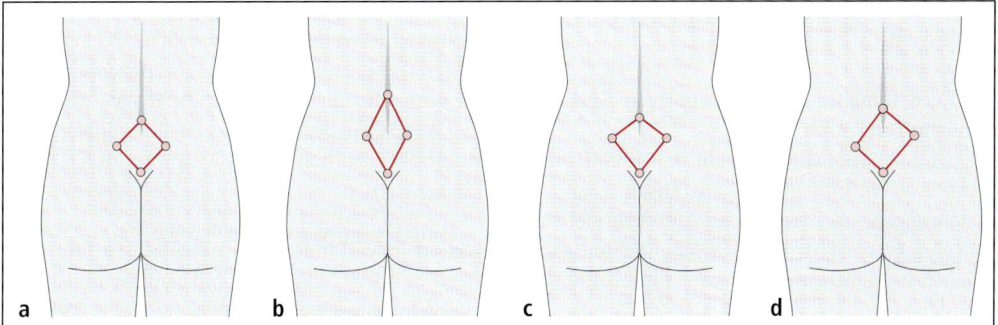

Abb. 6.6 Formen der Michaelis-Raute. **a** bei normal geformtem Becken, **b** schmale, längliche Form bei allgemein verengtem Becken, **c** Papierdrachenform bei platt-rachitischem Becken, **d** asymmetrische Form bei schräg verengtem Becken.

Beratung der Schwangeren

Im Hinblick auf das Ziel, das mit der Schwangerenvorsorge verfolgt wird, kommt der Beratung und Aufklärung der Schwangeren gegenüber den körperlichen Untersuchungen eine mindestens ebenso große Bedeutung zu. Ihr ist **besonders viel Zeit** zu widmen, was im Zeitmanagement zu berücksichtigen ist. Die Hebamme zeigt sich in der Beratungssituation als fachlich, sozial und in der Wahl ihrer Methoden kompetent. Ihr Anteil an der Beratungsbeziehung zeichnet sich durch folgende Variablen aus:

- **Empathie:** Die Hebamme bemüht sich, sich in die Welt der Schwangeren hineinzudenken, um unterschiedliche Situationen und Probleme nachvollziehen zu können.
- **Akzeptanz:** Die Schwangere wird akzeptiert, so wie sie ist, unabhängig von Handlungen, Gefühlen und Gedanken, die zum Beratungsbedarf geführt haben. Ihr wird in der Beratungssituation mit Wärme begegnet.
- **Authentizität:** Durch eine unverfälschte Kommunikation wird der Schwangeren die Möglichkeit gegeben, ihre Gedanken und Gefühle ohne Scheu zum Ausdruck zu bringen.
- **Unmittelbarkeit:** Die Hebamme ermöglicht der Schwangeren, aus den erzählten Erfahrungen Erkenntnisse zu gewinnen, durch die sie Vergangenes besser verarbeiten und Zukünftiges besser annehmen kann.
- **Konkretheit:** Die Haltung und das Handeln der Hebamme sind in Bezug auf das jeweils gesetzte Ziel unmissverständlich und transparent. Dadurch wird es der Schwangeren ermöglicht ihren Beratungsbedarf konkret zu formulieren.
- **Konfrontation:** Die Gegenüberstellung von Wunsch und Wirklichkeit wird durch die zuvor genannten Variablen getragen, wobei Verletzung und Abschreckung vermieden werden.

Die Beratervariablen sowie das methodische Vorgehen – direktiv (lenkend) oder non-direktiv (unterstützend) – werden von der Hebamme je nach Beratungssituation und -inhalt elektiv-integrativ (= gezielt aus einer Methodenvielfalt wählend) eingesetzt, sodass eine Überforderung der Schwangeren vermieden wird.

Angemessene Beratung und Aufklärung unterstützen die Schwangere in ihrer Autonomie.

> **!** Mit der Berücksichtigung der Autonomie der Schwangeren werden ihr Recht auf Selbstbestimmung und ihre Handlungs- und Wahlfreiheit als ethische Prinzipien anerkannt.

Die Anerkennung der Patientenautonomie in der Medizin allgemein hat dazu geführt, dass sich neben den üblichen Einverständniserklärungsmodellen (*informed consent*) auch Modelle wie die informierte Entscheidung (*informed choice*) oder die partizipative Entscheidungsfindung (*shared decision making*) mehr und mehr etablieren. Während bei dem Einverständniserklärungsmodell die Informations- und Entscheidungsmacht in Bezug auf die Schwangerenvorsorge bei der Hebamme liegt, befindet sich diese bei dem Modell der informierten Entscheidung allein auf der Seite der Schwangeren. Die partizipative Entscheidungsfindung nimmt zwischen diesen beiden Modellen bezüglich der Verteilung der Informations- und Entscheidungsmacht zwischen Schwangerer und Hebamme eine Mittelstellung ein.

Die **Kernelemente der partizipativen Entscheidungsfindung** sind:
- Ein Informationsfluss besteht in beide Richtungen, also ein Informations**austausch**.
- Schwangere und Hebamme sind sich gleichermaßen bewusst, dass und welche Wahlmöglichkeiten bezüglich medizinischer Entscheidungen bestehen.
- Schwangere und Hebamme bringen ihre Entscheidungskriterien aktiv und gleichberechtigt in den Entscheidungsprozess ein.
- Schwangere und Hebamme übernehmen für die getroffene Entscheidung Verantwortung.

Abbildung 6.7 stellt den Prozess der partizipativen Entscheidungsfindung zwischen Schwangerer und Hebamme sowie mögliche Einflussgrößen dar.

Beratungsinhalte

Die Erörterung aktueller Befunde und der sich möglicherweise daraus ergebenden Konsequenzen ist Bestandteil jeder Vorsorgeuntersuchung. Am Anfang der Schwangerschaft ist der Umfang der Beratung aufgrund des Präventionscharakters besonders groß. Eine ausführliche Ernährungsberatung kann beispielsweise die Gefahr einer später entstehenden Anämie oder eines Gestationsdiabetes erheblich reduzieren.

Ernährung

In der Schwangerschaft liegt der tägliche Kalorienbedarf bei 2 255 kcal. Der **Glukose**verbrauch der Zellen ist in der Schwangerschaft durch eine Insulinresistenz bei gleichzeitiger Erhöhung der Glukoseproduktion herabgesetzt. Eine erhöhte Glukosebelastung ist die Folge. Um dies zu vermeiden, sollte die Schwangere auf Nahrungsmittel mit einem hohen Anteil an komplexen Kohlenhydraten, wie z. B. Vollkornprodukte, Gemüse und Hülsenfrüchte, zurückgreifen. Süßigkeiten, mit Kristallzucker hergestellte Nachspeisen, gesüßte Limonaden (insbesondere Malzbier) und Multivitaminsäfte verstärken die Glukosebelastung und sollten deshalb nicht im Übermaß eingenommen werden.
Essenzielle Aminosäuren haben für die Organogenese des Embryos eine besondere Bedeutung. Dafür wichtige **Protein**lieferanten sind Fleisch, Fisch, Gemüse, Eier, Milch und Milchprodukte.

Tierische Eiweißlieferanten haben eine höhere biologische Wertigkeit als pflanzliche. Zu Letzteren zählen Getreide, Kartoffeln, Hülsenfrüchte und allen voran Buchweizen als Knöterichgewächs. Um die Wertigkeit der pflanzlichen Eiweißlieferanten zu erhöhen, sollten sie mit Milchprodukten kombiniert werden.

Niacin in Verbindung mit spezifischen Enzymen spielt bei der Glykolyse, Lipidsynthese und Energiegewinnung eine entscheidende Rolle. Der Bedarf ist mit 15 mg/Tag ab dem 4. Monat leicht erhöht. Fast alle Nahrungsmittel enthalten Niacin. Besonders wertvoll im Hinblick auf die Versorgung sind Fisch, Fleisch, Brot und Backwaren sowie Milch und Milchprodukte.

Auch **Thiamin** (**Vitamin B$_1$**) ist an der Energiegewinnung insbesondere am Kohlenhydratstoffwechsel in der Muskulatur beteiligt. Der Bedarf ist ab dem 4. Monat leicht erhöht (1,2 mg/Tag). Gute Thiaminlieferanten sind Schweinefleisch, einige Fischarten (Scholle, Thunfisch), Getreide und Getreideprodukte, Hülsenfrüchte und Kartoffeln.

Der Bedarf an **Vitamin B$_6$** ist in der Schwangerschaft ab dem 4. Monat deutlich erhöht (von 1,2 auf 1,9 mg/Tag). Vitamin B$_6$ unterstützt u. a. Funktionen im Nervensystem, die Immunabwehr und die Hämoglobinsynthese. Es ist vor allem in Muskelfleisch, Eiern, Milch und Milchprodukten, Zerealien, Kartoffeln und Blattgemüse in Form von Coenzymen enthalten.

Vitamin A ist von großer Bedeutung für die fetale Lungenentwicklung und -reifung. Auf eine ausreichende Zufuhr (1 100 μg Retinoläquivalent = RE) ist deshalb gerade im 2. und 3. Schwangerschaftsdrittel zu achten. Milch und Milchprodukte, Eigelb, Käse und Fisch sind natürliche Vitamin-A-Quellen. Darüber hinaus tragen β-Carotin-haltige Gemüsesorten wie Tomaten, Möhren und Spinat zur Vitamin-A-Versorgung bei.

Milch und Milchprodukte, Fleisch, Fisch (Sardine, Makrele, Hering), Grünkohl, Erbsen, Broccoli gelber Gemüsepaprika, Avocados, Roggen-Vollkornmehl und Haferflocken sind gute Lieferanten von Riboflavin (**Vitamin B$_2$**). Der Bedarf liegt ab dem 4. Monat bei 1,5 mg/Tag. Riboflavin ist bedeutsam für viele Stoffwechselschritte, einschließlich des Abbaus und der Biosynthese von Aminosäuren, Fettsäuren und Kohlenhydraten.

Zur Vorbeugung gegen einen Neuralrohrdefekt wird die ausreichende Versorgung mit **Folsäure** (**Vitamin B$_9$**) empfohlen. Folsäure ist ein wasser-

Inhalte der Schwangerenvorsorge

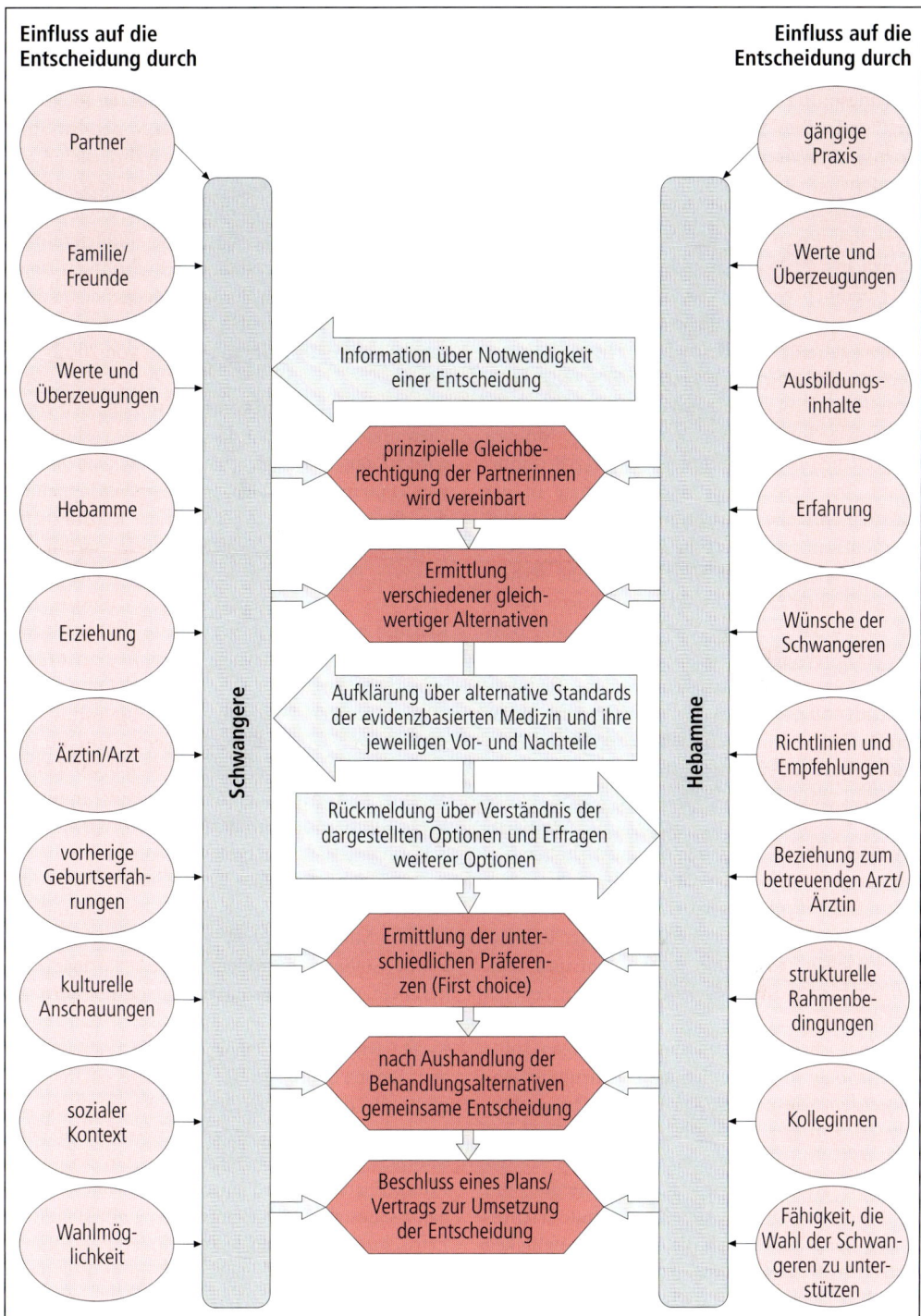

Abb. 6.7 Prozess der partizipativen Entscheidungsfindung.

lösliches Vitamin und wird durch Hitze und Licht leicht zerstört. Der tägliche Bedarf für Schwangere wird mit 600 µg angegeben. Besonders folatreiche Nahrungsmittel sind Wirsing, Rosenkohl, Broccoli, Hülsenfrüchte, Spinat, Mangold, Schikoree, Endiviensalat, Weizenkeime, Vollkornprodukte und Tomaten.

Auch bei **Eisen** ist die Bioverfügbarkeit aus pflanzlichen Nahrungsmitteln (Nicht-Häm-Eisen Fe^{2+}) deutlich geringer als aus tierischen (Häm-Eisen Fe^{3+}). Gute pflanzliche Eisenlieferanten sind Vollkorngetreide (insbesondere Hirse, Roggen, Weizen), Hülsenfrüchte, getrocknetes Obst (insbesondere getrocknete Aprikosen) und Gemüsesorten wie Spinat, Rote Bete, Wirsing, Möhren und Fenchel. Durch Komplexbildner (z. B. Tannine aus schwarzem Tee) und Phosphate in der Nahrung wird die Absorption von Eisen vermindert. Kalzium verhindert die Resorption von Fe^{2+}. Eine besonders eisenreiche Mahlzeit sollte deshalb nicht mit einer besonders kalziumhaltigen Mahlzeit kombiniert werden. Auch sollten Kaffee oder schwarzer Tee nicht zusammen mit der eisenhaltigen Mahlzeit eingenommen werden. Reduktiv wirkende Substanzen wie Ascorbinsäure (Vitamin C) fördern hingegen die Resorption von Fe^{3+}. Sind Fleisch- oder Wurstwaren Bestandteil einer Mahlzeit, empfiehlt sich deshalb die gleichzeitige Zufuhr von Obstsäften, vorzugsweise Orangensaft. Auch wenn Leber einen besonders hohen Gehalt an Fe^{3+} aufweist, sollte in der Schwangerschaft auf den Genuss vorsichtshalber verzichtet werden. Sie kann das 5- bis 16fache der tolerierbaren Menge an Vitamin A enthalten und zählt darüber hinaus zu den schadstoffreichen Lebensmitteln.

Um einer Eisenmangelanämie vorzubeugen, sollte auf eine besonders eisenhaltige Ernährung geachtet werden. Die notwendige Eisenzufuhr verdoppelt sich in der Schwangerschaft (von 15 mg auf 30 mg). Der Resorptionsanteil des Eisens aus der täglichen Nahrung wird im Allgemeinen mit 10 %–15 % angegeben. Allerdings konnte nachgewiesen werden, dass sich die Resorptionsfähigkeit von Fe^{2+} in der Schwangerschaft sukzessive von zunächst 7 % in der 12. SSW auf 66 % in der 36. SSW steigert (Barrett et al. 1994). Gerade in Bezug auf die Eisenversorgung wird eine **vegetarische Ernährung** in der Schwangerschaft oftmals kritisch bewertet. Unter Berücksichtigung der entsprechenden Lebensmittel in der täglichen Ernährung erleben Vegetarierinnen aber keinerlei Nachteile.

Die Versorgung mit **Jod** wird vor allem durch den Genuss von Milch und Milchprodukten (37 % der Jodzufuhr, bedingt durch jodierte Mineralstoffmischungen in der Tiernahrung) gewährleistet. Auch Seefisch, der in der Zubereitung jedoch nicht gekocht werden sollte, und Jodsalz sowie damit hergestellte Produkte sind gute Jodlieferanten. Jodiertes Speisesalz enthält durchschnittlich 20 µg Jod/g Speisesalz (empfohlene Menge der Kochsalzzufuhr: 6 g täglich). Der Tagesbedarf an Jod erhöht sich in der Schwangerschaft von 200 µg auf 230 µg.

Um eine Mobilisation von **Kalzium** aus den Knochen und Zahnanlagen der Mutter zu verhindern, wird in der Schwangerschaft eine tägliche Zufuhr von 1 000 mg empfohlen, was einer Verdoppelung des Bedarfs entspricht. Wichtige Kalziumlieferanten sind Milch, Milchprodukte, Grünkohl, Broccoli, Porree, Fenchel und kalziumreiches Mineralwasser (mindestens 150 mg Kalzium/l). Mit Kalzium angereicherte Fruchtsäfte stellen für Veganerinnen eine wertvolle Alternative zu Milchprodukten dar.

Die empfohlene Zufuhr von **Magnesium** im schwangeren wie nicht schwangeren Zustand beträgt 310 mg/Tag (bei Schwangeren < 19 Jahren 350 mg/Tag). Auf eine ausreichende Zufuhr von Magnesium sollte gerade im letzten Drittel der Schwangerschaft geachtet werden, da der Fetus dann täglich 5,0–7,5 mg in das fetale Gewebe ablagert. Mit dem Genuss von Nüssen, Mandeln, Milch, Milchprodukten, Bananen, Beerenobst, Fisch, Geflügel, Kartoffeln und Vollkorngetreide kann einem Magnesiummangel begegnet werden.

Kaffee wirkt weder embryotoxisch noch teratogen. Jedoch sollten in der Schwangerschaft nicht mehr als drei Tassen (300 mg **Koffein**) täglich konsumiert werden, da möglicherweise ein Zusammenhang zwischen einer erhöhten Fehl- und Frühgeburtenrate und einem vermehrten Koffeingenuss besteht. Der Genuss von koffeinhaltigen Erfrischungsgetränken muss bei der Berechnung des täglichen Koffeinkonsums mit einbezogen werden.

Über- und Untergewicht

Auch wenn **Adipositas** u. a. ein erhöhtes Risiko der kindlichen Makrosomie mit sich bringt, muss von einer speziellen Diät in der Schwangerschaft mit Rücksicht auf eine notwendige ausgewogene Ernährung dringend abgeraten werden. Da dieses Risiko wie auch das Risiko eines Gestationsdiabetes oder einer schwangerschaftsinduzierten Hypertonie speziell bei einer präkonzeptionell bestehenden Adipositas existiert, ist die Diätempfehlung Bestandteil der Ernährungsberatung **vor** einer geplanten Schwangerschaft. Der Hinweis auf eine ausgewogene Ernährung, eine ausreichende Kalorienzufuhr und eine ausreichende Flüssigkeitszufuhr (mindestens 1,5 Liter) ist bei **untergewichtigen Frauen** gleichermaßen wichtig, da ihre Untergewichtigkeit auch zu einer Mangelernährung des Feten führen kann. Unter Umständen ist der Hinweis auf eine Nahrungsmittelsubstitution hier von besonderer Bedeutung.

Nahrungsmittelsubstitution

Der unvollständige Schluss des Neuralrohres beim Feten wird vermutlich durch ein Zusammenwirken unterschiedlicher Faktoren verursacht. Es gibt jedoch Hinweise, dass eine perikonzeptionell nicht ausreichende Versorgung mit **Folsäure** die Entstehung eines Neuralrohrdefektes begünstigt. Aus diesem Grund wird eine Substitution von 400 µg Folsäure täglich vier Wochen vor und acht Wochen nach Konzeption empfohlen. Wurde in der Familie bereits ein Kind mit einem Neuralrohrdefekt geboren, sollte die tägliche Dosierung auf 4 mg erhöht werden. Folsäure wirkt auf die Zellreplikation und -differenzierung sowie das Zellwachstum. Es wird angegeben, dass Nebenwirkungen der Vitaminsupplementierung aufgrund der Wasserlöslichkeit des Vitamins nicht zu befürchten sind. Verschiedene Hinweise in der Literatur lassen aber den Schluss zu, dass Nebenwirkungen bislang nicht erschöpfend erforscht wurden. Aus diesem Grund sollte eine Substitution über den empfohlenen Zeitraum hinaus nur in Einzelfällen erfolgen.

Die Substitution von **Eisen** ist bei einer ausgewogenen Ernährung nur sehr selten erforderlich. Zu zwei Dritteln liegt Eisen als Funktionseisen in Form des Hämoglobins vor und ist wichtiger Bestandteil zahlreicher sauerstoff- und elektronenübertragender Wirkstoffe. Eine Substitution mit Fe^{2+}-Sulfat vermag zwar einen niedrigen Hämoglobinwert isoliert anzuheben, es konnte aber bislang kein daraus entstehender Nutzen für Mutter und Kind nachgewiesen werden (Cuervo 2002).

Um Aborten, angeborenen Fehlbildungen, Schilddrüsenerkrankungen des Neugeborenen oder in schweren Fällen neurologischem Kretinismus durch ein präpartal existierendes **Joddefizit** vorzubeugen, wird in den Mutterschaftsrichtlinien derzeit eine Dosierung von 100–200 µg als tägliche Substitutionsempfehlung von Jodid angegeben. Das Bundesinstitut für Risikobewertung empfiehlt hingegen – mit Rücksicht auf eine mögliche unentdeckte funktionelle Autonomie der Schilddrüse – die tägliche Zufuhr von 100 µg Jodid in Form von Nahrungsergänzungsmitteln nicht zu überschreiten. Eine zusätzliche Schwierigkeit in der Beurteilung der Jodversorgung stellen fehlende Daten zum Jodgehalt jodreicher und mit Jodsalz angereicherter Lebensmittel dar. Darüber hinaus sind regionale Unterschiede (Meeresnähe, Gebirge) in der Jodversorgung und daraus resultierende Schilddrüsenerkrankungen denkbar. Aktuelle Daten fehlen aber auch hier.

Der prophylaktische Nutzen einer **Magnesium**substitution im Hinblick auf Frühgeburtsbestrebungen oder hypertensive Erkrankungen konnte bisher nicht nachgewiesen werden. Bei einer Substitution von > 250 mg pro Tag als Einzeldosis kann es zu osmotisch bedingten Durchfällen kommen. Diese Dosierung stellt nach Ansicht des Bundesinstitutes für Risikobewertung die Höchstmenge für Nahrungsergänzungsmittel dar und sollte auf mindestens zwei Einnahmen pro Tag verteilt werden.

Genussmittel/Drogen

Alkohol überschreitet ungehindert die Plazentaschranke und kann somit uneingeschränkt auf die kindlichen Zellen, speziell die neuronalen Zellen, einwirken. Der Genuss von Alkohol ist eine der häufigsten Ursachen für embryonale und fetale Entwicklungsstörungen. Zuverlässige Angaben über zulässige Höchstmengen gibt es nicht. Die Schwangere ist über diesen Umstand zu informieren.

Es gilt als unbestritten, dass der Genuss von **Nikotin** in der Schwangerschaft zu einer erhöhten Morbiditäts- und Mortalitätsrate der Neugeborenen führt. Ein reduziertes Geburtsgewicht (intrauterine growth retardation = IUGR) oder Frühgeburtlichkeit können ebenso die Folge sein wie ein intrauteriner Fruchttod (IUFT). Verursacht werden diese Geschehnisse durch eine beim Rauchen auftretende Hypoxie mit anschließender Carboxyhämoglobinämie, die zu einer Infarktbildung in der Plazenta führt. Ist es der Schwangeren bis zur 16. SSW gelungen, mit dem Rauchen aufzuhören, hat sich das Risiko, ein wachstumsverzögertes

Kind zu gebären, dem von Nichtraucherinnen angeglichen. Ist die Gefahr des Weiterrauchens trotz vereinbarter Strategien innerhalb einer psychosozialen Beratung und festen Willens der Schwangeren weiter gegeben, kann auf Nikotinersatzpräparate in Form von Nikotin-Kaugummis als schnell freisetzende Arzneiformen zurückgegriffen werden. Die gleichen Risiken, wenn auch in abgeschwächter Form, weist das kontinuierliche Passivrauchen auf. Auf eine rauchfreie Umgebung sollte deshalb in der Schwangerschaft besonders geachtet werden.

Ähnlich wie beim Nikotingenuss bergen auch **Drogen** wie Cannabis und Opiate die Gefahr der plazentaren Durchblutungsstörung. Relativ unbekannt sind dagegen bislang Auswirkungen von LSD und Ecstasy. Angaben zu Fehlbildungen sind bei den meisten Drogen nicht zuletzt aufgrund eines häufigen Mischkonsums noch nicht gesichert. Lediglich dem Kokain konnten ZNS-, Intestinal- und Nierenschädigungen beim Neugeborenen zugeordnet werden.

Medikamente

Zu den meisten Medikamenten gibt es keine gesicherten Erkenntnisse zur pränatalen Verträglichkeit beim Menschen. Tabelle 6.8 zeigt Substanzen beziehungsweise Medikamente, die auf den Embryo bzw. Fetus toxisch wirken können. Hinweise aus der Roten Liste oder Beipackzetteln gelten als ungeeignet zur Risikoeinschätzung nach Exposition, da hier jede vorgekommene Schädigung aufgeführt wird, auch wenn es sich um einen Einzelfall handelte. Nach einer Exposition gegenüber nachgewiesenermaßen kontraindizierten Medikamenten kann deshalb nicht zwangsläufig die Indikation für einen Schwangerschaftsabbruch gestellt werden.

> **Beratungsstellen für Fachpersonal und Patientinnen**
> - REPROTOX – Beratungsstelle für Medikamente in Schwangerschaft und Stillzeit (http://reprotox.de)
> - Pharmakovigilanz- und Beratungszentrum für Embryonaltoxikologie (www.bbges.de)

Sport und Reisen

> Eine regelmäßige **sportliche Betätigung** kann in einer komplikationslosen Schwangerschaft auch bei bisher inaktiven Frauen nur **empfohlen** werden.

Durch sie wird die Empfindlichkeit gegenüber Insulin in der Schwangerschaft erhöht und dem Zustand einer diabetogenen Stoffwechsellage entgegengewirkt. Das Herz-Kreislauf-System wird aktiviert und der venöse Rückfluss zum Herzen gefördert (Thromboseprophylaxe). Das subjektive Wohlbefinden der Schwangeren steigt und häufig bewirkt sportliche Betätigung eine ausgewogenere Ernährung. Die Geburtsdauer bleibt trotz stärkerer Bauch- und Beckenbodenmuskulatur unbeeinflusst oder ist eher verkürzt. Schnitt- und vaginaloperative Entbindungen kommen bei sportlich aktiven Frauen seltener vor. Allerdings erhöhen die drei Faktoren Gewichtszunahme, Schwerpunktverlagerung und Gelenkinstabilität das Verletzungsrisiko, weshalb auf das Ausüben von Mannschafts- und Kampfsportarten oder Aktivitäten mit starken Abbrems- und Beschleunigungsmanövern verzichtet werden sollte.

Zu den **empfehlenswerten Sportarten** in der Schwangerschaft zählen Schwimmen, Radfahren, Wandern, Nordicwalking, Tanzen, Wassergymnastik und Gymnastik. Als **akzeptabel** gelten Aerobic (im 2. Trimenon), Joggen, Sport in bis zu 2000–2500 m Höhe (auch Abfahrtsski bei geübter Skifahrerin und guten Schneeverhältnissen), Schnorcheln, Rudern, Surfen, Segeln, Inlineskating und Golfen. Reiten, Tauchen und Marathonlaufen sind neben den bereits erwähnten Sportarten **kontraindiziert**.

Die **Intensität** der sportlichen Betätigung sollte in der Schwangerschaft 50–85 % der maximalen aeroben Belastungsgrenze (ca. 180 Schläge pro Minute) nicht überschreiten. Demnach sollte der Puls zwischen 90 und 153 Schlägen pro Minute liegen, je nach Ruhepuls und sportlicher Gewohnheiten. Als Faustregel gilt: Während der sportlichen Tätigkeit muss ein normales Gespräch möglich sein.

Reisen sind durchgängig in einer komplikationslosen Schwangerschaft möglich, wobei das 2. Schwangerschaftsdrittel der beste Zeitpunkt für größere Reisen ist. **Flugreisen** steht prinzipiell nichts im Wege. Hier ist jedoch in den letzten vier Wochen der Schwangerschaft (bei manchen Airlines in den letzten sechs Wochen) ein (ärztliches) Attest über die Unbedenklichkeit gegenüber der Flugreise erforderlich. Bei **Fernreisen** müssen der vorgeschriebene Impfstatus und die Möglichkeit, eine Impfung in der Schwangerschaft nachzuholen (vgl. Tab. 6.6), berücksichtigt werden. Außer-

Tab. 6.8 Risikohaltige Substanzen beziehungsweise Medikamente (aus: Schmidt-Matthiesen H, Wallwiener D. Gynäkologie und Geburtshilfe. 10. Aufl. Stuttgart, New York: Schattauer 2005).

1. Embryotoxische, teils teratogene Substanzen:
Gifte (Pb, Cd, Hg u. a.)
Zytostatika, Folsäureantagonisten
Vitamin A hoch dosiert; Vitamin-A-Retinoide
Lithium
Alkohol (Alkohol-Embryopathie)
Thalidomid (Thalidomid-Embryopathie)
Antikonvulsiva, Antiepileptika, dosisabhängig (?) (Hydantoin-Embryopathie)
Cumarinderivate (Warfarin-Embryopathie)
Stilboestrol (Stilboestrol-Embryopathie; später Vaginalkarzinomrisiko)
Chinin in höherer Dosis
Androgene und Antiandrogene
Codein (Anomalien Respirationstrakt?)
Phenothiazine (Herzfehlbildungen?)
Diphenhydraminhaltige Antihistaminika (orale Spaltbildungen?)
Meprobamat u. a. Psychopharmaka (z. T.) (Herzfehlbildungen?)

Streptomycin
Tetracyclin
Antimykotika systemisch
Kanamycin
Polymycin
Gentamycin   } Schaden denkbar,
Chloramphenicol?   möglichst meiden
Metronidazol und Derivate
Nikotin
Thyreostatika
orale Antidiabetika
LSD, Heroin, Marihuana?

2. Fetotoxische Substanzen:
Gifte
Zytostatika, Folsäureantagonisten?
Chinin in höherer Dosis
Cumarinderivate
Nikotin
Alkohol (bei Abusus)
LSD, Heroin, Marihuana? (Entzugssymptome p. p.)
Sedativa, Psychopharmaka, Phenothiazine
Phenazetine
Salicylate u. a. Prostaglandin-Synthesehemmer in höherer Dosierung
β-Blocker (Propranolol, Hexamethoniumbromid)
Theophyllin (?)
Thyreostatika
Chloramphenicol (Grey-Syndrom)
Streptomycin (Innenohrschädigung)
Tetracycline (Wachstumshemmung, Zahnverfärbung)
Kanamycin
Gentamycin
Antimykotika systemisch
Sulfonamide (Ikterus)

3. Eventuell wehenanregende Medikamente:
Drastische Abführmittel (?)
ergotaminhaltige Präparate in hoher Dosis (?)
(die meisten »Migräne-Mittel«)

4. Sub partu zu vermeidende Medikamente:
Unter der Geburt beziehungsweise schon in den vorhergehenden Tagen ist die Gabe von Reserpin, trizyklischen Antidepressiva, Neuroleptika, Diazepam sowie atemdepressorischen Medikamenten (Opiate, Dolantin) zu vermeiden beziehungsweise bei resipatorischer Depression durch Naloxon zu antagonisieren.

dem muss die Schwangere auf die Gefahren, die durch ungekochte Lebensmittel (Toxoplasmose, Reisediarrhö), kontaminierte Getränke (Reisediarrhö, Hepatitis A und E), Sandstrände (Toxoplasmose), Moskitostiche (Malaria, Denguefieber usw.) und übermäßige Sonnenexposition entstehen, aufmerksam gemacht werden. Langes Sitzen mit wenig Beinbewegungsfreiheit erhöht die Gefahr der Thrombosebildung. Da sich dies bei Bus- und Flugreisen nicht immer vermeiden lässt, sollte die Schwangere während der Reise Stützstrümpfe tragen. Klimaanlagen in den Verkehrsmitteln sorgen für eine herabgesetzte Luftfeuchtigkeit. Auf eine ausreichende Flüssigkeitszufuhr während der Reise muss deshalb geachtet werden. Es ist außerdem darauf zu achten, dass Sicherheitsgurte nicht unmittelbar über den ausladenden Bauch, sondern ober- und unterhalb verlaufen. Bei Reiseübelkeit sollte die Fahrt bzw. der Flug wenn möglich während der Dunkelheit erfolgen, sodass die Projektion auf den Horizont entfällt.

Sexualität in der Schwangerschaft

Sexualität ist als partnerschaftsstabilisierender Faktor anzusehen und deshalb in einer komplikationslosen Schwangerschaft nicht auszugrenzen. Das gemeinsame Entdecken neuer sexueller Varianten kann das Gefühl einer tieferen Verbundenheit bewirken. Nichtsdestotrotz scheuen sich viele Paare aus Sorge um die Gesundheit des Kindes oder auch aus Scham (beim »Sex zu dritt«), ihre Sexualität auszuleben. Dem Paar sollte u. U. anhand von Zeichnungen oder ähnlichem Demonstrationsmaterial verständlich erklärt werden, dass der Penis weder das Kind direkt berührt noch dass es durch den Geschlechtsverkehr zur Schädigung des Kindes kommen kann. Bei Frühgeburtsbestrebungen ist allerdings zu berücksichtigen, dass die Samenflüssigkeit Prostaglandine enthält, die mit zunehmendem Schwangerschaftsalter eine tonisierende Wirkung auf den Uterus haben. Der weibliche Orgasmus kann ebenfalls Uteruskontraktionen auslösen, die aber normalerweise nach ca. 15 Minuten wieder nachlassen. Bei Frühgeburtsbestrebungen sollten deshalb Kondome verwendet und/oder soweit möglich ein Orgasmus unterdrückt werden. Das starke Reiben an den Brustwarzen der Schwangeren löst möglicherweise einen neuro-hormonalen Reflexbogen aus, wodurch es zur Freisetzung von Oxytocin und damit zur Wehenbereitschaft kommt. Auch dies ist bei Frühgeburtsbestrebungen zu berücksichtigen. Gegen Ende der Schwangerschaft können nach dem Geschlechtsverkehr Blutungen auftreten. Dabei handelt es sich meist um leichte Schmierblutungen, die nach ein bis zwei Stunden bereits wieder nachlassen. Sie werden durch die mediane Stellung der Portio gegen Ende der Schwangerschaft, eine vulnerable Portioektopie und Kontakt mit dem Penis verursacht (Kontaktblutung). Sie ist nicht als pathologisch zu bewerten. Die Schwangere sollte aber auf diese Möglichkeit aufmerksam gemacht werden. Bei einer nachgewiesenen *Placenta praevia* muss vom Geschlechtsverkehr abgeraten werden.

> **!** Der Hinweis auf die **nicht schädigende** Wirkung eines für beide Partner befriedigenden Geschlechtsverkehrs auf die Schwangerschaft muss **unnachgefragt** erfolgen.

Sauna und Baden

Mäßige Saunabesuche (70° bis 100 °C) und warme Bäder stellen kein Risiko in der Schwangerschaft dar. Gerade eine erfahrene Saunabesucherin muss deshalb auf ihre Gewohnheiten nicht verzichten. Auch wenn diese Maßnahmen zu einer erhöhten Körpertemperatur führen, ist diese durch eine sich im Verlauf der Schwangerschaft besser einstellende Thermoregulation (vermehrtes Intravasalvolumen, vermehrte Hautdurchblutung, erhöhtes Atemminutenvolumen, erhöhte Transpirationsneigung) ungefährlich. Lediglich Saunabesuche und heiße Bäder von übermäßig langer Dauer sollten vermieden werden. Neigt die Schwangere zu vaginalen Pilzerkrankungen, ist ihr das Tragen eines (ölgetränkten = wasserabweisenden) Tampons, möglichst mit einem kleinen Anteil Teebaumöl (Melaleuca), während des Besuchs in einem öffentlichen Bad zu empfehlen.

Physiologische Veränderungen und typische Schwangerschaftsbeschwerden

Die physiologischen Veränderungen in der Schwangerschaft sind vor allem für Frauen, die ihr erstes Kind bekommen, ungewohnt und möglicherweise beängstigend. Die Aufklärung über die unterschiedlichen Veränderungen und vor allem Konsequenzen, die sich daraus ergeben, darf deshalb nicht vernachlässigt werden. So ist die Schwangere darauf hinzuweisen, dass sie, sooft es ihr möglich ist, ihrem Ruhebedürfnis nachgeben und auf eine ausreichende Nachtruhe achten sollte.

Die anfängliche **morgendliche Übelkeit** wird durch eine Unterzuckerung, bedingt durch die nächtliche Nahrungskarrenz, hervorgerufen bzw. verstärkt. Der Schwangeren wird dann angeraten, eine kleine Mahlzeit, z. B. Zwieback, der am Abend zuvor bereits ans Bett gestellt wurde, noch im Bett einzunehmen. Auch langsames Trinken von Ingwertee kann Linderung verschaffen.

Die hormonell bedingte Veränderung der Haut (die Haut wird in der Regel trockener) und des Unterhautfettgewebes (Schwangerschaftsstreifen = *Striae gravidarum*) erfordert möglicherweise eine Behandlung/Massage mit feuchtigkeitsspendenden Körperlotionen oder -ölen. Die gleichzeitige Verwendung eines Massageschwamms während des Duschens bewirkt zusätzlich eine bessere Durchblutung der Haut und ist kreislaufanregend. Dabei ist darauf zu achten, dass die Massage herzfern beginnt und zum Herzen hin erfolgt. Eine ausgiebige Hautmassage verhindert möglicherweise ein – häufig zum späteren Zeitpunkt der Schwangerschaft auftretendes – Schwangerschaftsjucken. Stellt es sich aber trotzdem ein, kann die Körperlotion für vier bis fünf Tage durch leicht erwärmten verdünnten Apfelessig (1:1) ausgetauscht werden. Massagen und Wechselbäder beugen zusätzlich der **Varizen- und Ödembildung** in den Beinen vor.

Zur Körperpflege zählt außerdem eine besonders gründliche Mundhygiene. Da der Speichel in der Schwangerschaft glukosehaltiger ist und zusätzlich eine Kalziummobilisation aus den Zähnen stattfinden kann, liegen für eine **Karies** gerade in der Schwangerschaft ideale Bedingungen vor. Zur Kontrolle des Zahnstatus sollte in der Schwangerschaft deshalb zweimal ein Zahnarztbesuch erfolgen.

In die tägliche Körperpflege integriert werden kann gegen Ende der Schwangerschaft die **Dammmassage** zur Vorbereitung auf die Geburt. Dabei wird mit einem Vitamin-E-haltigen Öl nicht nur das Dammgewebe, sondern auch der Bereich der kleinen Labien massiert. Hat die Schwangere durch eine vorangegangene Geburt bereits eine Narbe im Damm- oder Labienbereich, erfolgt die Massage mit Kupferöl oder Kupfersalbe (0,4%). Durch das Kupfer wird eine bessere Dehnbarkeit besonders von narbigem Gewebe erreicht. Eine spezielle Behandlung der Brustwarzen zur Vorbereitung auf das Stillen muss nicht erfolgen. Ein Abfrottieren mit einem Handtuch, welches weder im Trockner war noch mit Weichspüler behandelt wurde, ist ausreichend.

Eine besondere Form der Ödembildung stellt das **Karpaltunnelsyndrom** dar. Dabei wird durch Wassereinlagerungen der *Nervus medianus*, der durch den Karpaltunnel ins Handgelenk führt, komprimiert. Als Folge »schlafen« zumeist Daumen, Zeige- und Mittelfinger der betroffenen Hand ein. Taube Fingerspitzen können ebenfalls die Folge sein. Eine Therapie ist schwierig. Je nach Ätiologie (schlimmer durch Bewegung oder durch Ruhe) kann durch Bewegung oder durch Ruhigstellung Erleichterung erreicht werden. Bei einer extremen Funktionsbeeinträchtigung kann nur eine Operation Entlastung schaffen.

Die östrogenbedingte allgemeine Gewebsauflockerung in der Schwangerschaft und eine Verdrängung des Magens ist möglicherweise die Ursache für verstärktes **Sodbrennen** gegen Ende der Schwangerschaft. Dabei kommt es zum Rückfluss von saurem Mageninhalt in die Speiseröhre. Regelmäßige, kleine Mahlzeiten und Trinken zwischendurch statt während der Mahlzeiten wirken weniger belastend für den Magen. Im Akutfall kann ein Esslöffel trockene Haferflocken oder ein Teelöffel Senf Abhilfe schaffen. Auch kleine Schlucke Buttermilch, Joghurt und langsames Kauen von Mandeln oder Nüssen sind hilfreich.

Eine rechtzeitige Haltungsschulung ist nützlich, um **Rücken- und Symphysenschmerzen** als Folge der Schwerpunktverlagerung und der Auflockerung des Bandapparates in der Schwangerschaft vorzubeugen. Besonders auf die Nützlichkeit des dynamischen Sitzen (Sitzen auf einem Gymnastikball), die Notwendigkeit des Tragens von geeignetem Schuhwerk (flache Sohlen) und die Notwendigkeit, eine einbeinige Belastung zu vermeiden (z. B. Hosen anziehen in sitzender Position), sollte im Hinblick auf potenzielle Rücken- und Symphysenschmerzen aufmerksam gemacht werden.

Auch haben nächtliche **Wadenkrämpfe** gegen Ende der Schwangerschaft nicht immer einen Magnesium- und Kalziummangel als Ursache. Sie können ebenfalls bedingt sein durch eine Blockade im Wirbelsäulenbereich. Das Tragen eines speziellen Stützmieders mag zwar subjektiv Erleichterung bei Beschwerden im Halteapparat verschaffen, bekämpft aber weder die Ursache noch wirkt es sich positiv auf die haltende Muskulatur aus.

Die hormonell bedingte Auflockerung des Gewebes und die zunehmende Schwere der Gebärmutter fördern ebenfalls die Bildung von **Hämorrhoiden**. Häufiges Hochlagern des Beckens (z. B. Knie-Ellenbogen-Lage), regelmäßige Verdauung, u. U. stuhlerweichende Zäpfchen (Glycilax®, Leccicarbon®) und kalte Kompressen mit Hamamelis, Quark, Eichenrinde, Arnika, Rosskastanie oder Wacholder können Erleichterung schaffen. Um einer **Obstipation** als verschlimmernden Aspekt bei Hämorrhoiden vorzubeugen, sollten Vollkorn, Obst und Gemüse Bestandteil der täglichen Ernährung sein. Wird Leinsamen verwendet, muss dieser mindestens eine Nacht lang in Wasser gequollen sein. Auch bei Weizenkleie und Backpflaumen ist auf eine zusätzliche Flüssigkeitszufuhr zu achten, da sonst eine Obstipation verstärkt wird.

Eventuell findet die Schwangere an ihrem **Arbeitsplatz** Bedingungen vor, die Schwangerschaftsbeschwerden hervorrufen bzw. potenzieren können. Sie sollte deshalb Hinweise erhalten, wie sie eine Entlastung schaffen kann. Dies kann z. B. der Hinweis auf einen Massageball sein, über den sie bei einer überwiegend sitzenden Tätigkeit mit den Fußsohlen rollt, um den venösen Rückfluss zum Herzen zu fördern und so einer Varizen- und Ödembildung in den Beinen vorzubeugen. Auch ein ärztlich attestiertes partielles Arbeitsverbot kann Entlastung schaffen, sollten schädigende Bedingungen nicht beseitigt werden können.

Viele typische Schwangerschaftsbeschwerden lassen sich durch regelmäßige Spaziergänge an frischer Luft, regelmäßige Ruhepausen und eine ausgewogene Ernährung reduzieren.

Pränataldiagnostik

Der Schwangeren sind alle Vor- und Nachteile der Pränataldiagnostik in schriftlicher Form darzulegen. Besonders geeignet hierfür erscheint die wertneutral formulierte Informationsbroschüre »Pränataldiagnostik. Beratung, Methoden und Hilfen«, herausgegeben und kostenlos zur Verfügung gestellt von der Bundeszentrale für gesundheitliche Aufklärung (BzgA).

Rechtliche Unterstützungsmöglichkeiten

Die Schwangere wird über die rechtlichen Unterstützungsmöglichkeiten informiert. Hierzu zählt vor allen Dingen jede Form der möglichen **materiellen Unterstützung** bei niedrigem sozioökonomischem Status. Darüber hinaus erhält die Schwangere Informationen über Schutzfristen und Arbeitsplatzbedingungen laut **Mutterschutzgesetz**. Im Bedarfsfall wird sie auf die Möglichkeit einer Unterstützung durch eine Haushaltshilfe aufmerksam gemacht. Nicht zuletzt wird sie über auf ihr **Recht auf Hebammenhilfe** auch bei sehr frühem Schwangerschaftsende (Fehl- oder Frühgeburt) sowie im Wochenbett und der späteren Stillphase informiert.

Ausstellen von Bescheinigungen

Um dem rechtlichen Unterstützungsanspruch gerecht zu werden, erhält die Schwangere im Verlauf einer komplikationslosen Schwangerschaft zwei Bescheinigungen. Zu Beginn der Schwangerschaft wird ihr eine Bescheinigung über das Bestehen einer Schwangerschaft zur Vorlage bei ihrem Arbeitgeber ausgehändigt. In der 34. SSW erhält sie eine Bescheinigung über den voraussichtlichen Entbindungstermin, die sie an ihre Krankenkasse weitergibt.

Anzahl und Abstand der Vorsorgeuntersuchungen

Die Mutterschaftsrichtlinien sehen bis zur 30./32. SSW im Abstand von vier Wochen, anschließend alle zwei Wochen Untersuchungen vor. Die Studienlage zeigt, dass auch eine reduzierte Anzahl kein erhöhtes Risiko darstellt, sie sollte aber keinesfalls vier unterschreiten (Enkin et al. 2000). Generell sollten Anzahl und Abstand der Vorsorgeuntersuchungen den Bedürfnissen der Schwangeren angepasst sein. Termindoppelungen mit einer ärztlichen Vorsorgeuntersuchung sind zu vermeiden. Nur so kann das erklärte Ziel, sowohl eine Unter- wie auch eine Überversorgung der Schwangeren zu verhindern, erreicht werden. Zur Betreuung bei Übertragung siehe Kapitel 12.

Literatur

Amtsblatt der Europäischen Union. Richtlinie 2005/36/EG des Europäischen Parlaments und des Rates vom 7. September 2005 über die Anerkennung von Berufsqualifikationen 2005.

Baltzer J. Schwangerschaft und Karzinom – altes Problem und neue Erkenntnisse. Geburtsh Frauenheilk 2005; 65: 567–9.

Barrett JF, Wittaker PG, Williams JG, Lind T. Absorption of non-haem iron food during normal pregnancy. BMJ 1994; 309: 79–82.

Baskett TF, Nagele F. Naegele's rule: a reappraisal. Brit J Obstet Gyn 2000; 107: 1433–5.

Bund deutscher Hebammen e.V. Empfehlungen für die Schwangerenvorsorge durch Hebammen. Karlsruhe: BDH 2004.

Bundeszentrale für gesundheitliche Aufklärung (BZgA). Pränataldiagnostik. Beratung, Methoden und Hilfen. Eine Erstinformation. Köln: BZgA 2004.

Bühling KJ. Risikofaktoren in der Schwangerschaft. In: Bühling KJ, Friedmann J (Hrsg). Intensivkurs: Gynäkologie und Geburtshilfe. München, Jena: Urban & Fischer 2004; 128–68.

Cuervo LMK. Treatments for iron deficiency anaemia in pregnancy. The Cochrane Library, Update Software 2002 (1).

Dausch E, Jilg W. HBsAg-Screening in der Schwangerschaft – Durchführung und Effizienz. Geburtsh Frauenheilkd 2001; 61: 682–5.

Domke A, Großklaus R, Niemann B, Przyrembel H, Richter K, Schmidt E, Weißenborn A, Wörner B et al. Verwendung von Vitaminen in Lebensmitteln – toxikologische und ernährungsphysiologische Aspekte. Bundesinstitut für Risikobewertung: Berlin 2004 a.

Domke A, Großklaus R, Niemann B, Przyrembel H, Richter K, Schmidt E, Weißenborn A, Wörner B et al. Verwendung von Mineralstoffen in Lebensmitteln – toxikologische und ernährungsphysiologische Aspekte. Bundesinstitut für Risikobewertung: Berlin 2004 b.

Enders G. Infektionsgefährdung: Mutterschutz im Krankenhaus – eine Übersicht. Arbeitsmed Sozialmed Umweltmed 2003; 38 (6): 324–35.

Enkin M, Keirse M, Neilson J, Crowther C, Duley L, Hodnett E et al. A guide to effective care in pregnancy and childbirth. Oxford, New York: Oxford University Press 2000.

Friese K, Neumann G. Impfungen in der Schwangerschaft. Gynäkologe 2000; 33 (8): 598–601.

Gibbs R, Schrag S, Schuchat A. Perinatal infections due to group B streptococci. Obstet Gynecol 2004; 104 (5): 1062–76.

Girling JC. Physical adaptions to pregnancy. In: Page LA (ed). The new midwifery. Edinburgh, London, New York, Philadelphia, St Louis, Sydney, Toronto: Churchill Livingston 2000; 319–39.

Groß U. Prävalenz und Public-Health-Aspekte der Toxoplasmose. Bundesgesundheitsblatt – Gesundheitsforschung – Gesundheitsschutz 2004; 47 (7): 692–7.

Hagemann-White C, Bohne S. Versorgungsbedarf und Anforderungen an Professionelle im Gesundheitswesen im Problembereich Gewalt gegen Frauen und Mädchen. Expertise für die Enquêtekommission »Zukunft einer frauengerechten Gesundheitsversorgung in Nordrhein-Westfalen«. Universität Osnabrück 2003.

Håkansson A, Aberg A, Nyberg P, Scherstén B. A new symphysis-fundus height growth chart based on a well defines female population with ultrasound-dated singleton pregnancies. Acta Obstet Gynecol Scand 1995; 74: 682–6.

Harding D. Making choices in childbirth. In: Page LA (ed). The new midwifery. Edinburgh, London, New York, Philadelphia, St Louis, Sydney, Toronto: Churchill Livingston 2000; 71–85.

Heilmann L, Hojnacki B, Herrie B, Tempelhoff G von, Kriechbaum A. Das Hämoglobin – ein geburtshilflicher Risikofaktor. Hebamme 1995; 8: 19–23.

Hohmann M, Künzel W. Blutdruck- und Herzfrequenzveränderungen in der Schwangerschaft – Stellenwert der Hypotonie. Gynäkologe 1999; 32 (6): 426–31.

Horschitz, H. Das Krankenkassen Gebührenrecht der Hebamme. 8., erg. Aufl. Hannover: Elwin Staude 2000.

Hoyme U, Schwalbe N, Saling E. Die Effizienz der Thüringer Frühgeburtenvermeidungsaktion 2000 wird durch die Perinatalstatistik der Jahre 2001–2003 bestätigt. Geburtsh Frauenheilkd 2005; 65: 284–8.

Hoyme UB. Chlamydia trachomatis – Klinik, Diagnostik und Therapie. Gynäkol Geburtsh 2002; 5: 35–8.

Huch R. Fliegen während der Schwangerschaft. Gynäkologe 2001; 34 (5): 401–7.

Härter M. Partizipative Entscheidungsfindung (Shared Decision Making) – ein von Patienten, Ärzten und der Gesundheitspolitik geforderter Ansatz setzt sich durch. Z ärztl Fortb Qual Gesundhwes 2004; 98: 89–92.

Kagan KO, Kuhn U. Sport und Schwangerschaft. Herz 2004; 29 (4): 426–34.

Kojda G. Selbstmedikation in der Schwangerschaft. Apothekenmagazin 2004; 22 (12): 296–302.

Leeners B, Brandenburg U, Rath W. Sexualität in der Schwangerschaft: Risiko- oder Schutzfaktor? Geburtsh Frauenheilkd 2000; 60: 536–43.

Mandach U von. Drogen in der Schwangerschaft. Therapeutische Umschau 2005; 62 (1): 29–35.

Mutterschafts-Richtlinien. Richtlinien des Bundesausschusses der Ärzte und Krankenkassen über die ärztliche Betreuung während der Schwangerschaft und nach der Entbindung, in der Fassung vom 10. Dezember 1985 (veröffentlicht im Bundesanzeiger Nr. 60a vom 27. März 1986), zuletzt geändert am 24. März 2003 (veröffentlicht im Bundesanzeiger Nr. 126 vom 11. Juli 2003).

Nauert I, Tinneberg H-R. Epidemiologie von Krebs während der Schwangerschaft. Gynäkologe 2004; 37 (6): 488–91.

Neises M, Rauchfuß M. Psychosoziale Aspekte der Schwangerschaft. BZgA Forum Sexualaufklärung und Familienplanung 2005; 2: 3–8.

Olsen O, Clausen J. Routine ultrasound dating has not been shown to be more accurate than the calendar method. Br J Obstet Gynaecol 1997; 104: 1221–2.

Petersen E, Obermann K, Schulenburg J Graf von der. Gesundheitsvorsorge durch Chlamydienscreening. Geburtsh Frauenheilkd 1998; 58: 408–14.

Prada J, Tang R. Biological mechanism of environmentally induced causes of IUGR. Eur J Clin Nutr 1998; 52 (Suppl 1): 21–7.

Pschyrembel W. Praktische Geburtshilfe und geburtshilfliche Operationen. Berlin, New York: de Gruyter 1972.

Reisinger E, Förster O, Friese K. Schwangerschaft und Infektionsrisiko bei Reisen in Tropen und Subtropen. Gynäkologe 2001; 34 (5): 416–20.

Robert-Koch-Institut. Epidemiologisches Bulletin. Berlin: RKI 2004.

Rosery H, Maxion-Bergemann S, Rosery B, Bergemann R. Ultraschall in der Schwangerschaft. Beurteilung der routinemäßigen Schwangerschaftsultraschalluntersuchungen unter Maßgabe der Mutterschaftsrichtlinien. Köln: Deutsche Agentur für Health Technology Assessment des Deutschen Instituts für Medizinische Dokumentation und Information (DAHTA@DIMDI) 2004.

Schaefer C, Koch I. Die Beratung der Schwangeren und Stillenden zum Medikamentenrisiko. Dtsch Ärztebl 1998; 57 (42): 2637–42.

Schneider A. Richtlinien, Leitlinien und Standards. Schwester Pfleger 2002; 1: 78–81.

Schneider K. Schwangerenvorsorge. In: Diedrich K (Hrsg). Gynäkologie und Geburtshilfe. Berlin, Heidelberg, New York: Springer 2000; 154–71.

Schneider K, Butterwegge M, Daumer M, Dudenhausen J, Feige A, Hecher K, Jensen A, Koepcke E et al. Anwendung des CTG während Schwangerschaft und Geburt. München: DGGG 2004.

Schulin B. Sozialgesetzbuch. Beck-Texte. München: Deutscher Taschenbuchverlag 2003.

Shephard RJ, Astrand PO. Ausdauer im Sport. Köln: Deutscher Ärzteverlag 1993.

Siekendiek U, Engel F, Nestmann F. Beratung. Eine Einführung in die sozialpädagogischen und psychosozialen Beratungsansätze. Weinheim, München: Juventa 1999.

Teuerle S. Hilfe bei Schwangerschaftsbeschwerden. In: Bund Deutscher Hebammen (Hrsg). Schwangerenvorsorge durch Hebammen. Stuttgart: Hippokrates 2005; 236–54.

Vagner A. Maternale Kohlenhydratstoffwechselstörungen und deren Auswirkung auf das fetale Wachstum, den Schwangerschafts- und Geburtsverlauf. Dissertation Technische Universität München 2001.

Voigt M, Schneider K, Fusch C, Hesse V, Röhl S, Helmers C et al. Normwerte der Gewichtszunahme in der Schwangerschaft. Geburtsh Frauenheilk 2004; 64: 53–8.

Wind Olesen A, Grabow Westergaard J, Grove Thomsen S, Olsen J. Correlation between self-reported gestational age and ultrasound measurements. Acta Obstet Gynecol Scand 2004; 83: 1039–43.

7 Geburtsvorbereitung

Romy Koch

Mit dem Bekanntwerden der Schwangerschaft befindet sich die Frau, das Paar am Anfang eines neues Lebensabschnittes, eine große Veränderung kündigt sich an. Die neun Monate der Schwangerschaft sind eine Phase des Übergangs, des Wachsens und Werdens, die die Chance zur positiven Veränderung und Weiterentwicklung in sich birgt. In der 2. Hälfte des 20. Jahrhunderts hat sich die Situation für schwangere Frauen, aber auch für das Elternsein grundlegend verändert. Junge Paare planen ihre Schwangerschaft bewusst, meist muss sie mit Ausbildung, Berufstätigkeit und Karriere vereinbar sein. Dieser Umstand erhöht die physischen wie auch psychischen Belastungen der Schwangeren. Hinzu kommt der Anspruch der Frau, alles perfekt machen zu wollen.

Aus Sicht der meisten Hebammen ist auch heute Schwangerschaft und Gebären – trotz hohen technischen Standards und ständiger Weiterentwicklung der Geburtsmedizin – ein natürlicher Vorgang. Doch die Darstellung in den Medien ebenso wie einige aktuelle Regelungen der Mutterschaftsvorsorge (Risikokatalog, Ultraschalluntersuchungen, CTG) tragen nicht zum Vertrauen in die eigenen Ressourcen bei, sondern verstärken die oft ambivalenten Gefühle und Reaktionen. Frauen und ihre Partner suchen den Austausch mit Menschen in der gleichen Lebenssituation. Dazu bieten Geburtsvorbereitungskurse eine gute Möglichkeit.

Die Geburtsvorbereitung gibt der Frau – vielleicht zusammen mit ihrem Partner – die Möglichkeit, sich konkret mit ihren Vorstellungen und Wünschen auseinanderzusetzen. Mit sachlichen Informationen über die normalen Vorgänge in der Schwangerschaft und unter der Geburt gewinnt sie an Selbstbewusstsein und Vertrauen in ihre eigenen Fähigkeiten. Durch Körperarbeit und Entspannungsübungen lernt sie ihren Körper und ihre eigenen Ressourcen besser kennen. Die Geburtsvorbereitung unterstützt die Frau, das Paar im Finden des individuell »richtigen« Weges, sie stärkt die Kompetenz der werdenden Eltern und hilft, sich auf das Leben mit dem Neugeborenen vorzubereiten.

Historische Entwicklung der Geburtsvorbereitung

Grantly Dick-Read (1890–1959) war ein englischer Geburtshelfer, der sich für die natürliche Geburt einsetzte. Aufmerksames Beobachten und ein psychologisches Einfühlen in die Gebärenden ließen ihn den Zusammenhang von »Angst haben« und »sich verkrampfen« erkennen. Jede seelische Anspannung wirkt sich auf das Gesamtverhalten aus. Angst führt zur Anspannung und diese zu erhöhtem Schmerz. Diesen immer wiederkehrenden **Angst-Spannungs-Kreislauf** wollte er unterbrechen. Nach Ansicht Reads konnte dies gelingen durch:

- Aufklärung über die Vorgänge in der Schwangerschaft und während der Geburt und damit Wecken einer positiven Einstellung
- körperliche Übungen; Gymnastik zur Verbesserung der Beweglichkeit
- Atemübungen; tiefes, langsames Durchatmen
- psychologische Begleitung der Gebärenden

1933 stellte er erstmals seine Erkenntnisse der Öffentlichkeit vor. 1950 wurde sein Buch »Mutterwerden ohne Schmerz« ins Deutsche übersetzt (Dick-Read 1981). Die Grundgedanken der Read-Methode bilden auch heute noch das Fundament in der geburtsvorbereitenden Arbeit.

Ferdinand Lamaze (1891–1957) war ein französischer Geburtshelfer. Die Lamaze-Methode stützt sich auf die Lehre des russischen Physiologen Iwan Pawlow. Dessen Theorie besagt, dass das Gehirn darauf trainiert werden kann, ein bestimmtes Signal anzunehmen, es zu analysieren und mit einem entsprechenden Reflex darauf zu reagieren.

Lamaze beobachtete in den 1950er-Jahren russische Frauen, die während der Geburt die Methode der **Psychoprophylaxe** (**PPM**) benutzten. Diese Frauen hatten gelernt, die Geburt als ein positives Erlebnis zu betrachten und auf die Kontraktionen mit wirksamen Atem- und Entspannungstechniken zu reagieren. Lamaze fügte der Psychoprophylaxe noch eine beschleunigte, adaptierte **Atemtechnik** hinzu. Die Lamaze-Methode besteht aus folgenden Komponenten:
- umfangreiche Aufklärung zum Abbau von Ängsten
- bestmöglichste Entspannung und selbstbestimmte Körperkontrolle unter der Geburt
- adaptierte, teils beschleunigte Atmung, um die Schmerzwahrnehmung zu vermindern und die Konzentration vom Schmerz abzulenken
- Einbeziehen des Partners in die Atemtrainingsarbeit

Frédérick Leboyer (geb. 1918) ist französischer Geburtshelfer und gilt heute bei uns als Vater der »**sanften Geburt**«. In den 1970er-Jahren zeigte er, dass Kinder, die ohne Gewalt entbunden und liebevoll empfangen werden, nicht verzweifelt schreien. Werden Mutter und Kind nach der Geburt nicht getrennt, entwickelt sich zwischen den beiden ein Vertrauensverhältnis, welches sich ein ganzes Leben lang positiv auf ihre Beziehung auswirkt. In seinem Buch »Der sanfte Weg ins Licht« (1974) zeigte er die Bedürfnisse des Neugeborenen auf und sensibilisierte Hebammen wie auch ärztliche Geburtshelferinnen und -helfer für die Notwendigkeit, in den Abläufen rund um die Geburt etwas zu verändern.
Michel Odent (geb. 1930) war von den Gedanken Leboyers beeindruckt, entwickelte sie auch im Bezug auf die Gestaltung von Geburtsräumen und die Unterstützung der Gebärenden weiter.
Sheila Kitzinger (geb. 1929), eine englische Sozialanthropologin, erwähnte als Erste das mangelnde **Selbstvertrauen** in den eigenen Körper und dass Frauen einem Gesundheitssystem ausgeliefert waren, welches sie zu Patientinnen degradierte. Sie bezog den werdenden Vater stärker in die Geburtsvorbereitung ein. In ihren Büchern betont sie die Geburt als normales Geschehen und wirkt dem allgemeinen Trend zur Technisierung und Medikalisierung entgegen.
Ruth Menne (1913–1986) war Krankengymnastin in freiberuflicher Praxis. Sie lernte die Read-Methode in den 1950er-Jahren kennen. Schon 1953 begann sie, unterstützt von dem damaligen Leiter der Villinger geburtshilflichen Abteilung, die Methode in ihre Geburtsvorbereitung zu integrieren.

> Ruth Menne bezog erstmalig das **ungeborene Kind** in die Arbeit mit ein. Gedanken wie: »gehe hin zu deinem Kind«, »hilf deinem Kind«, »öffne dich für dein Kind«, »das Kind loslassen«, »den Schmerz annehmen« sind zentrale Aspekte ihrer Geburtsvorbereitung.

Durch die Arbeit mit und für das Kind gab sie den Frauen ein neues Bewusstsein zum Gebären und zur Geburtsarbeit. Sie thematisierte als Erste die Kontroverse Pressen/Schieben. In Seminaren gab sie ihr Wissen über viele Jahre an Physiotherapeutinnen und Hebammen weiter. Ihre Arbeit wird von **Angela Heller** (geb. 1937) ständig weiterentwickelt und ist im Buch »**Geburtsvorbereitung Methode Menne-Heller**« zusammengefasst. Die Grundgedanken ihrer Arbeit sind:
- Bewusstmachen psychischer und physischer Veränderungen, die durch und während Schwangerschaft, Geburt und in der Zeit danach auftreten
- Anleiten der Schwangeren, intuitives Wissen wiederzufinden und zu aktivieren (sie spricht von »Wachklopfen des Gebärcodes«)
- Hinführen zu vertikalen Gebärpositionen, um am Geburtsgeschehen aktiv zu sein, das Kind herauszuschieben statt zu pressen
- Annehmen des Geburtsschmerzes, sich Möglichkeiten erarbeiten, aktiv mit ihm umzugehen
- Information über das Geburtsgeschehen – die Eigendynamik der Geburt akzeptieren und falls nötig die notwendigen Änderungen anzunehmen und sie nicht als persönliches Versagen zu werten

Liselotte Kuntner (geb. 1931), eine Schweizer Ethnologin und Physiotherapeutin, leistete 1985 mit ihrem Buch »Gebärhaltungen« einen wichtigen Beitrag zur Weiterentwicklung der Geburtsvorbereitung. Die fundierten Forschungsergebnisse zu den **vertikalen Gebärstellungen** ermöglichten es den Hebammen in vielen Kreißsälen, die bis dahin konsequent angewandte Rückenlage zu überdenken und Neues, spezifisch für jede Gebärende Richtiges auszuprobieren.
In den letzten 10 Jahren trägt **Hanna Fischer** (geb. 1938), die durch ihre Arbeit in der Geburts-

vorbereitung und in der Hausgeburtshilfe ihre eigenen Erfahrungen bestätigt bekam, mit ihrem Engagement und durch Fortbildung und Vorträge für Ärzte und Hebammen zum Etablieren der **vertikalen Gebärhaltungen** sowohl in der Geburtsvorbereitung wie auch in den Kreißsälen bei.

Ziele in der Geburtsvorbereitung

Die Hebamme unterstützt und begleitet die Schwangere und ihren Partner auf ihrem Weg durch die Schwangerschaft. Die Frau beziehungsweise das Paar bereiten sich im Geburtsvorbereitungskurs seelisch und körperlich auf die Geburt, auf die Zeit nach der Geburt und auf das neue Leben mit einem Neugeborenen vor. Um diese vielfältigen Aufgaben und Anforderungen bewältigen zu können, benötigen die Frauen **Informationen** zu folgenden Themen:
- Schwangerschaftsverlauf, Entwicklung und Erleben des Kindes
- Geburtsgeschehen (Beginn, Ablauf, Wehenarbeit, Gebärhaltungen)
- Abweichungen vom normalen Geburtsverlauf und die sich daraus ergebenden Konsequenzen, Möglichkeiten der Intervention
- Möglichkeiten der Wehen- bzw. Schmerzverarbeitung
- Unterstützung zur Schmerzminimierung
- Wahl des Geburtsortes, Wahlmöglichkeiten hinsichtlich unterschiedlicher Leistungen und Angebote
- Umsetzung der eigenen Wünsche und Bedürfnisse am Geburtsort
- Unterstützungsmöglichkeiten des Partners, Entdecken der eigenen Ressourcen und Muster der Schmerzverarbeitung
- Bonding, erste Kontaktaufnahme mit dem Kind
- Stillen, die Bedürfnisses des Neugeborenen
- Wochenbettzeit, psychisches und physisches Erleben und Geschehen
- die ersten Wochen mit dem Kind, Mutterschaft, Elternschaft, Partnerschaft

In den letzten 30 Jahren hat sich die Kaiserschnittrate deutlich erhöht. Ursache hierfür waren die rasante Weiterentwicklung der Geburtsmedizin und eine veränderte Sichtweise, was unter einer »natürlichen Geburt« zu verstehen sei, in Kombination mit dem Versuch, die Morbiditäts- und Mortalitätsrate zu senken. In der heutigen Zeit müssen sich die Geburtshelfer immer mehr mit einem primären Kaiserschnitt auf Wunsch auseinandersetzen.

Geburtsvorbereitung findet auf der **psychischen** wie auch **physischen Ebene** statt. Durch das Wissen um die örtlichen Geburtspraktiken und die möglichen Alternativen hat die Schwangere die Möglichkeit, ihre Geburt aktiv zu gestalten. Frauen, die aus eigener Kraft gebären wollen, benötigen »Handwerkszeug«, um diese Aufgabe meistern zu können. Durch regelmäßige Körperarbeit zum
- Erlernen von verschiedenen Entspannungsformen,
- Erhalten bzw. Verbessern der körperlichen Beweglichkeit,
- Erkennen und Optimieren des physiologischen Atemflusses,
- situativen Anwenden der Atemtechnik in der Eröffnungsphase, Übergangsphase, Geburtsphase,
- Ausprobieren von Gebärhaltungen in Eröffnungs- und Geburtsphase,
- Anwenden von schmerzsimulierenden Übungen sowie
- Anleiten des Partners in seiner unterstützenden Tätigkeit

vertieft die Frau die Beziehung zu ihrem Körper und zu ihrem Kind.

Mit realistischen Vorstellungen und dem Bewusstsein, dass eine Geburt meist eine enorme körperliche Anstrengung bedeutet, geht die Schwangere mit der Gewissheit, die eigenen Ressourcen nutzen zu können, mental gestärkt und im Vertrauen auf die Hilfe des Partners und der Menschen, die sie während ihrer Geburt begleiten, ihre Aufgabe an.

Organisation eines Geburtsvorbereitungskurses

Die Gesamtstundenzahl für einen Geburtsvorbereitungskurs beträgt in der Regel 14 Zeitstunden. Die Kosten werden entsprechend der Hebammengebührenverordnung von der gesetzlichen Krankenkasse übernommen. Laut Gebührenverordnung dürfen maximal 10 Frauen in eine Gruppe aufgenommen werden. Bietet die Hebamme darü-

ber hinaus zusätzliche Stunden an, müssen diese von der Teilnehmerin selbst bezahlt werden.
Eine einzelne Kurseinheit kann 90–120 Minuten betragen. Um Themen umfassend und ganzheitlich erarbeiten zu können, sind Kurseinheiten von 60 Minuten zu kurz. Manche Hebammen bieten auch Wochenendkurse an, was manchen Paaren sehr entgegenkommt.
Der Kursbeginn sollte zwischen der 28. und der 30. Schwangerschaftswoche liegen, damit die Frau, zumindest bei normal verlaufender Schwangerschaft, an allen Kurseinheiten teilnehmen kann. Ein früherer Beginn, und damit auch eine frühere intensive Begleitung durch die Hebamme, wäre sicher wünschenswert, steht aber im Konflikt mit einer lange vor dem Geburtstermin endenden Vorbereitung.

Geburtsvorbereitung in der Gruppe

Orientiert an den Wünschen der Schwangeren und ihres Partners gibt es sehr unterschiedliche Angebote zur Geburtsvorbereitung.
An den **Frauenkursen** können bis zu 10 Schwangere teilnehmen. Da die Themen und die Übungen sehr viel mit dem eigenen Körpererleben zu tun haben, ziehen es manche Schwangere vor, reine Frauenkurse zu besuchen. Sie äußern ihre Wünsche und Ängste freier und die Körperarbeit, insbesondere an den oft tabuisierten Bereichen wie z. B. am Beckenboden, fällt leichter. Auch allein stehende Schwangere, deren Partner nicht mit zur Geburtsvorbereitung kommen kann, oder Mehrgebärende bevorzugen reine Frauengruppen. Am Ende des Kurses können 2 oder 3 Kurseinheiten mit dem Partner angeschlossen werden.
In **Paarkursen** sollte die Teilnehmerzahl 5–7 Paare nicht übersteigen, um eine effiziente Hebammenarbeit gewährleisten zu können. In **kombinierten Frauen- und Paarkursen** nimmt der Partner an 4 Einheiten teil. Die Kosten für den Partner werden nicht von der Krankenkasse übernommen. Frauen- und Paarkurse unterscheiden sich in den allgemeinen Inhalten nicht. Es ist jedoch eine gewisse Schwerpunktverschiebung zu erkennen. Die Kursleiterin hat die Aufgabe, auch die Bedürfnisse des Partners zu erkennen und ihn bei der Neuorientierung zu unterstützen. Für Paarvorbereitung spricht das Argument, dass die meisten Männer ihre Frauen zur Geburt begleiten.

Dabei ist es sicher von Vorteil, wenn werdende Väter Informationen über die Vorgänge unter der Geburt haben und wissen, welche Hilfen und Unterstützungen sie den Frauen geben können.
Eine weitere Variation stellen **spezielle Kurse für Mehrgebärende** dar. Frauen die schon geboren haben, haben andere Erwartungen an einen Geburtsvorbereitungskurs als Erstgebärende. Steht für die Erstgebärende die neue Lebenssituation im Vordergrund, ist es für die Mehrgebärende wichtig, die Erfahrungen der ersten Geburt nochmals zu überdenken bzw. zu verbalisieren, um sich dann neu auf die jetzt anstehende Geburt einzulassen. Mehrgebärende fühlen sich meist gut über das Geburtsgeschehen informiert, leiden aber häufig darunter, zu wenig Zeit für diese Schwangerschaft und dieses Kind zu haben und möchten sich durch die Kursstunden speziell dafür Zeit nehmen. Innerhalb eines gemischten Frauenkurses liegt die Kunst der Hebamme darin, eine gute Balance zu finden, um allen Wünschen und Bedürfnissen gerecht zu werden.

Einzelbegleitung in der Geburtsvorbereitung

Für Schwangere, die nicht in der Lage sind, einen Geburtsvorbereitungskurs zu besuchen, besteht die Möglichkeit, sich in Einzelstunden auf die Geburt vorzubereiten. Die Vorbereitung findet dann meist in der Wohnung der Schwangeren statt. Auch Einzelvorbereitung in der Praxis der Hebamme ist möglich. Diese bedarf einer ärztlichen Verordnung. Indikationen hierfür sind:
- vorzeitige Wehentätigkeit
- Blutungen
- Mehrlingsschwangerschaft
- Spätgestosen
- vorausgegangene schwere oder traumatische Geburten
- belastende seelische und körperliche Beschwerden
- Missbrauchs- und Gewalterfahrung

Auch Schwangere, die lange in der Klinik sind, äußern häufig den Wunsch nach Geburtsvorbereitung. Wenn möglich, sollte diesem Wunsch entsprochen werden, auch wenn die Krankenkasse die Kosten einer Einzelunterweisung im Krankenhaus nicht übernimmt. Optimal wäre ein kleiner, gemütlicher Raum auf der pränatalen Station, welcher für Entspannung und Körperwahrnehmung oder auch für Einzelgespräche zwischen Hebamme und Schwangerer genutzt werden kann. Dies trägt oft mit zum Therapieerfolg bei.

Räumlichkeiten und Ausstattung

Der Raum für die Geburtsvorbereitung sollte ausreichend groß für die jeweilige Teilnehmerzahl sein. Für 10 Frauen empfiehlt sich eine **Mindestgrundfläche** von 25–30 Quadratmetern, damit sowohl für Bewegung wie auch für Körperarbeit ausreichend Platz vorhanden ist. Übergroße Räume (z. B. Mehrzweckräume in Kliniken) sind nicht geeignet, die Gruppe fühlt sich verloren, es fehlt an Behaglichkeit, die zur Körperarbeit notwendig ist. Eine Toilette sollte in unmittelbarer Nähe vorhanden sein. Eine kleine Küche, z. B. um Tee zu kochen, wäre eine optimale Vervollständigung. Der Raum sollte gut beheizbar und belüftbar sein. Eine angenehme **Atmosphäre** entsteht durch kolorierte Wände, Bilder, Pflanzen und variable, dimmbare Lichtquellen. Die Anwendung von Düften kann eine angenehme Stimmung verbreiten. Der **Boden** sollte warm und aus Sicherheitsgründen rutschfest sein, dies ist insbesondere beim Auslegen von Teppichen zu beachten. Die Matten sollten bequem und nicht zu weich sein (180 × 70 cm). **Lagerungshilfsmittel** wie z. B. Kissen verschiedener Größe, Stillkissen, Sitzkissen, Sitzstühle, Hocker, Pezzibälle ermöglichen es den Kursteilnehmern, sitzend wie liegend eine optimale Position zu finden. Für die Körperarbeit eignen sich Kirschkernsäckchen, Reissäckchen, Noppenbälle, Overbälle, Therabänder und andere Materialien. Zur Ausstattung gehören auch **Demonstrationsmaterialien** wie ein knöchernes Becken, Puppe, Plazentamodell, Gebärmuttermodell (gestrickt), Geburtsatlas, Stillatlas, Brustmodelle, Bücher, evtl. Dias und Geburtsvideo. Ein Gebärhocker und ein Knotentuch erlauben die praktische Umsetzung und das Üben der Gebärpositionen.
Die Kursteilnehmer, aber auch die Hebamme selbst, sollten bequem gekleidet sein, rutschfeste Noppensocken tragen und sich für ihr Wohlbefinden eine Decke mitbringen.

Anforderungen an die Kursleitung

Die Geburtsvorbereitung ist eine verantwortungsvolle Tätigkeit innerhalb des breiten Berufsspektrums und erfordert ein komplexes Können. Medizinisches Fachwissen und Erfahrung allein reichen nicht aus, um eine Gruppe kompetent leiten zu können. Wichtige Grundvoraussetzungen sind ein gutes eigenes Körpergefühl, eine gute Beobachtungsgabe, Sensibilität und Einfühlungsvermögen. Die Hebamme benötigt das Geschick, mit geeigneten Übungen die Schwangere in ihrem Körpergefühl zu unterstützen. Hierzu eignen sich Übungen aus der Alexander-Technik, Franklin-Methode, der Feldenkrais-Arbeit, Atemarbeit, dem autogenen Training, der haptonomischen Arbeit, aus dem Yoga und der Eutonie. Außerdem muss die Kursleiterin den Wünschen und Ängsten der Schwangeren und ihres Partners begegnen und individuell gerecht werden.
Wissen und Erfahrung darin, wie gruppendynamische Prozesse entstehen und zu beeinflussen sind, sind von großem Wert. Dies gibt der Hebamme die Sicherheit, auch in schwierigen Gruppen angemessen reagieren zu können. Erfahrung in Rhetorik und Gesprächsführung unterstützen sie darin. Kann sie die Stunden lebhaft und mit Freude und Humor gestalten, kann sie auch schwierige Inhalte verständlich erklären, wird sie die Schwangere und ihren Partner mit ihren persönlichen Zielen erreichen und motivieren, regelmäßig zur Vorbereitung zu kommen.
In Fortbildungskursen kann die neu mit der Geburtsvorbereitung beginnende Hebamme unterschiedliche Konzepte kennen lernen und ihr eigenes Vorgehen daraus entwickeln. Für die erfahrene »Geburtsvorbereiterin« bieten Seminare unterschiedlichen Inhalts die Gelegenheit, das eigene Konzept zu überdenken und neu zu gestalten.

Inhaltlicher Aufbau einer Geburtsvorbereitungseinheit

Es sollte versucht werden, innerhalb einer Kurseinheit den physischen und psychischen Bedürfnissen der Schwangeren gerecht zu werden.

Eine Einheit sollte aus folgenden Bausteinen bestehen:
- Kommunikation
- Information
- Körperarbeit
- Entspannung

Es hat sich bewährt, die Stunde mit einem kurzen **Gespräch** zu beginnen. Dies gibt den Frauen Zeit zum »Ankommen«. In der **Kommunikationssequenz** werden die **Gruppendynamik** und auch Kontakte untereinander gefördert. Die Kursleiterin gewinnt Informationen über vorhandene Wünsche, Ängste oder Beschwerden auf welche sie je nach Situation direkt oder auch später im Einzelgespräch eingehen kann. Zusammen mit der Körperarbeit war und ist die Aufklärung ein wichtiger Bestandteil der Geburtsvorbereitung (Dick-Read).
Unterstützt durch Medien und eine für die Kursteilnehmerinnen verständliche, bildhafte Sprache orientieren sich die **Informationen** an den in Schwangerschaft, Geburt und Wochenbett entstehenden Veränderungen bzw. Anforderungen sowie an den Bedürfnissen der Schwangeren und ihres Partners. Ergänzend können noch Informationen übers Stillen, den Umgang mit dem Neugeborenen sowie die Veränderungen des Alltags mit einem Kind gegeben werden.
Manche Kolleginnen stellen zusätzlich **Informationsblätter** zur Verfügung. Dadurch kann sich die Schwangere, aber auch der werdende Vater, vor oder nach einer Kurseinheit nochmals mit den Themen beschäftigen. Auch dies kann helfen, Ängste abzubauen und Sicherheit für die Geburt zu vermitteln.
Die einzelnen Bausteine werden aufbauend und passend zum spezifischen Thema geplant, in ihrer Reihenfolge können sie aber variieren. Durch die kontinuierliche **Körperarbeit** wird die Schwangere ihre Bedürfnisse und Vorstellungen erkennen, an Körpergefühl und Sicherheit gewinnen und mit dem nötigen Wissen und Können gestärkt in die Geburt gehen.
Durch **Entspannungsübungen** lernt die Frau den Muskeltonus, vor allem in den Beckenbodenmuskeln, zunehmend positiv zu beeinflussen.

Körperarbeit zur Atmung

In der Schwangerschaft werden die Anforderungen an die Atemkapazität erhöht. Gleichzeitig verschlechtern sich die thorakalen Bedingungen durch den wachsenden und zunehmend höher stehenden Uterus. Sowohl bei der Schwangeren wie auch bei den männlichen Kursteilnehmern ist häufig eine Veränderung vom (uns angeborenen) kostoabdominalen Atemtyp hin zum kostosternalen Atemtyp zu erkennen. Die Hinführung zur Bauchatmung und damit die positive Beeinflussung der Sauerstoffversorgung von Mutter und Kind ist eines der wichtigsten Ziele in der Geburtsvorbereitung.

■ **Aufbauende Atemarbeit:** Sie besteht aus:
- Bewusstmachen der eigenen Atemfrequenz und Erkennen der Veränderungsmöglichkeit
- Feststellen des Atemtyps und ggf. Hinführung zur Bauchatmung
- Optimieren der Atemkapazität durch Visualisation, Berührung und Bewegung
- Adaptieren der Atmung in den einzelnen Geburtsphasen

■ **Feststellen der Atemfrequenz:** Die Atemfrequenz wird über 2 Minuten gezählt. Danach wird das Ergebnis untereinander verglichen. Dabei zeigen sich große Variationen zwischen 12 und 35 Atemzügen für den Zeitraum von 2 Minuten. Die Übung wird wiederholt. Beim zweiten Mal sollte zum einen versucht werden »in den Bauch, zum Kind zu atmen« und zum anderen den Atem langsam ließen zu lassen. Die Atemfrequenz aller Teilnehmer wird sich deutlich reduzieren. Die physiologische Atemfrequenz liegt ca. bei 15–20/min. Die Kursleiterin erklärt den Zusammenhang zwischen Wehenschmerz und Atemfrequenz bzw. Atemzugvolumen. Das Übungsziel ist, das die Schwangere erkennt, dass ihre Atemfrequenz physiologisch ist, und dass sie ohne körperliche Anstrengung beeinflusst werden kann.

■ **Erkennen des Atemtyps, Hinführung zur Bauchatmung:** Die Übungspartner sitzen in bequemer Haltung hintereinander. Der vorne sitzende Partner (P1) versucht seinen Atem jeweils an die Stelle fließen zu lassen, an welcher er die Hände seines Partners (P2) spürt. Die Hände liegen zunächst auf den Schultern. Sie wandern danach über die Schulterblätter in mehreren Sequenzen am Rü-

Inhaltlicher Aufbau einer Geburtsvorbereitungseinheit

cken abwärts und werden dann seitlich am unteren Rippenrand im lumbodorsalen Bereich aufgelegt. Die Aufgabe von P1 verändert sich während der Übung nicht. P2 spürt und beobachtet die Atemrichtung und gibt P1 taktiles Feedback (falls die Atemrichtung nicht mit dem Aufliegen der Hände übereinstimmt). Zu Beginn der Übung handelt es sich mehr um den kostosternalen Atemtyp (sog. Brustatmung). Liegen die Hände am unteren Rippenrand und im lumbodorsalen Bereich, verändert sich die Atmung hin zum kostoabdominalen Atemtyp (sog. Bauchatmung).

Becken und Beckenboden

Die Kursleiterin ermöglicht der Schwangeren das Erkunden des knöchernen Geburtsweges durch Erklären, Betasten, Bewegen und räumliches Vorstellen (Visualisieren) am eigenen Becken (Abb. 7.1).

Durch diese Körperarbeit erlangt die Schwangere ein Gespür für die Bewegungsoptionen in der Lendenwirbelsäule und im Becken. Sie entdeckt den Einfluss der Beckenstellung (Flexion, Extension) auf die Raumgestaltung in den einzelnen Beckenräumen und den Spannungszustand des Beckenbodens.

Die anatomischen Verhältnisse und die spezielle dynamisch-elastische Funktion des Beckenbodens können durch Bildmaterial bzw. Schablonen der einzelnen Beckenbodenschichten bzw. -muskeln (vgl. Kap. 3 und Kap. 28) verdeutlicht werden. Durch regelmäßiges Hinspüren wird die Schwangere zunehmend mehr Bewusstsein für ihren Beckenboden gewinnen. Sie wird die Abhängigkeit ihrer Beckenbodenspannung von der Körperhaltung, der Atemrichtung und den inneren Einflüssen (Stress, Schmerz) in ihrem Körper erkennen und ihre individuellen Möglichkeiten den Beckenboden gezielt loszulassen finden.

■ **Erspüren des Beckenbodens**: Die Schwangere sitzt oder liegt. Sie wird aufgefordert, den Beckenboden anzuspannen und wieder loszulassen. Jede Schwangere kann ihren Beckenboden aktivieren, indem sie ihrem Harndrang nicht nachgibt und die Blasenentleerung verzögert. Dieses kann als »Bild« zum Anspannen des Beckenbodens verwendet werden. In der Übungsanleitung ist vor allem auf bewusstes Loslassen der Beckenbodenmuskulatur zu achten, da diese Aufgabe auch in der Wehenarbeit im Vordergrund steht. Hat die Frau die bewusste Aktivierung sowie auch das Loslassen der Muskeln erfahren, kann ihr die Frage gestellt werden, ob sie in der Einatmung oder in der Ausatmung besser aktivieren kann. Nach kostoabdominaler Einatmung wird sie, ausgelöst durch den funktionellen Zusammenhang zwischen Zwerchfell und Beckenboden, den Beckenboden in der Ausatmung anspannen. Nach kostosternaler Einatmung wird ihr die Anspannung besser in der Einatmung gelingen. Sollte die Frau vermehrt in den Brustkorb atmen (kostosternaler

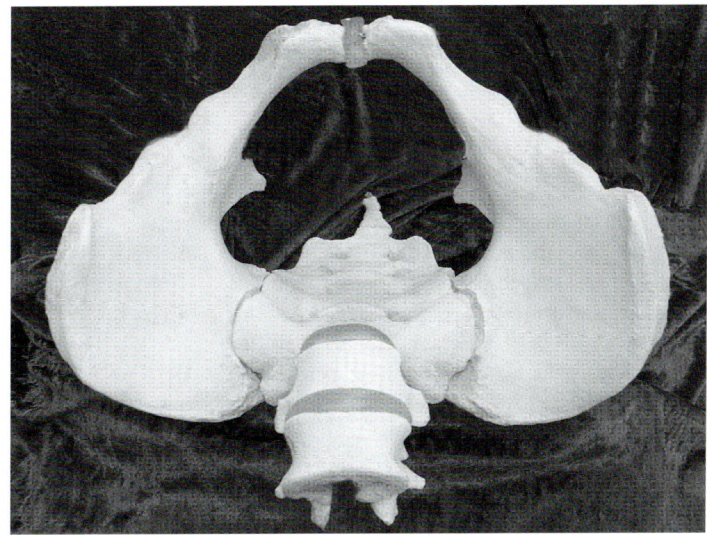

Abb. 7.1 Das weibliche Becken. Die Abbildung zeigt einen Einblick von kranial ins Becken. Sitzbeinstachel und Steißbein verengen den Raum. Eine positive Raumbeeinflussung kann durch Beckenbewegung erreicht werden.

Atemtyp), kann durch Auflegen der Hände auf den Unterleib bzw. seitlich an den unteren Rippen die Hinführung zur Bauchatmung unterstützt werden. Die Schwangere versucht in jedem neuen Atemzug die Beckenbodenmuskeln bewusst loszulassen. Danach wird der Zusammenhang des Beckenbodens mit der Körperhaltung erarbeitet.

■ **Der Beckenboden im Zusammenhang mit der Körperhaltung:** Die Fragestellung in dieser Übung ist: Kann der Spannungszustand des Beckenbodens durch die Körperhaltung beeinflusst werden? Die Frau sitzt auf dem Hocker und ertastet ihre Sitzhöcker. Sie bewegt ihr Becken über die Sitzhöcker nach vorne, wieder zurück auf die Sitzhöcker und lässt sich dann hinter die Sitzhöcker sinken. Nach mehrmaligen Wiederholen wird sie die mit der Bewegung im Zusammenhang stehende Beckenbodentonisierung feststellen. Sitzt sie in aufrechter Haltung auf den Sitzhöckern, erspürt sie den Grundtonus des Beckenbodens. Vor den Sitzhöckern sitzend erhöht sich der Spannungszustand. Hinter den Sitzhöckern sitzend verliert der Beckenboden an Spannung.

Ziel beider Übungen ist die Erkenntnis, dass mit dem Einatmen in den Bauch, zum Kind hin, die Beckenbodenmuskulatur in jedem neuen Atemzyklus wieder aufs Neue losgelassen wird. Durch ein inneres, schon in Gedanken beginnendes Seufzen wird die Beckenbodenmuskulatur in der Ausatmung »enttonisiert«. Das Loslassen in den Kiefergelenken (ggf. von einem Ton begleitet), und im Schultergürtel zusammen mit dem passiven »Sinken hinter die Sitzhöcker« verstärkt den positiven Einfluss auf den Beckenboden.

Haltung und Bewegung

Ab dem zweiten Trimenon neigen viele Schwangere dazu, die durch das Wachstum des Uterus ausgelöste veränderte Statik durch Haltungsveränderung zu kompensieren. Häufig entsteht eine verstärkte **Lordosierung** der Lendenwirbelsäule mit gleichzeitigem Verschieben der einzelnen Körperabschnitte zueinander. Die Körperabschnitte (Türmchenmodell nach Heller) sind nicht mehr eingeordnet. Es entstehen Zugbelastungen und Bewegungseinschränkungen vor allem im unteren Rücken. Haltungsauffälligkeiten können andererseits auch schon vor der Schwangerschaft entstan-

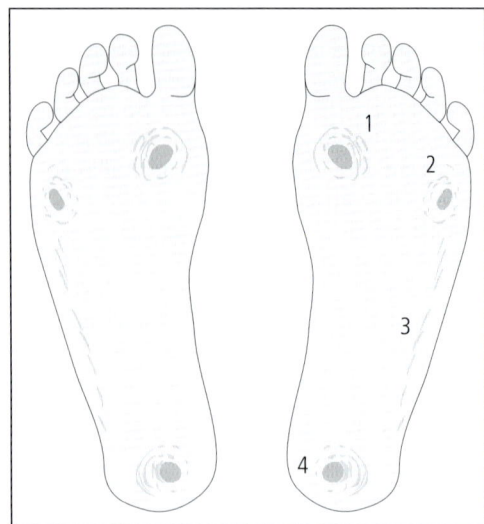

Abb. 7.2 Hauptbelastungspunkte des Fußes im Stehen: 1 = Großzehengrundgelenk, 2 = Kleinzehengrundgelenk, 3 = Außenkante der Fußsohle, 4 = Mitte bis Außenkante der Ferse.

den sein und werden dann mit dem Größerwerden des Bauches verstärkt.

Durch geschulte Beobachtung erkennt die Kursleiterin negative Haltungsmuster und ermöglicht der Schwangeren, durch gezielte Anleitung ein Verständnis für ihre korrekte Körperhaltung im Stehen und Sitzen zu erlangen.

■ **Erarbeiten der aufrechten Körperhaltung:** In der Gruppe werden, beginnend an den Füßen bis hin zum Kopf, die jeweiligen Haltungsmöglichkeiten und deren Einfluss auf die Wirbelsäule erarbeitet. Gedankliche Hilfen sind:
- Die inneren Knöchel stehen räumlich höher als die äußeren Knöchel.
- Die Knie sind nicht durchgedrückt, sondern locker.
- Die vorderen oberen Darmbeinstacheln befinden sich annähernd auf gleicher Höhe.
- Der Schultergürtel ist über dem Becken eingeordnet.
- Der Kopf sitzt auf dem obersten Halswirbel.

Der Fuß sollte seine Hauptbelastung im Bereich des Großzehengrundgelenkes, des Kleinzehengrundgelenkes, auf der Außenkante der Fußsohle und in der Mitte der Ferse haben (Abb. 7.2). Häufig ist zu beachten, dass der Fuß in seinem Längsgewölbe eingesunken ist und die Druckbelastung

auf der inneren Fußsohlenkante liegt. Dies führt zu einseitigen Druckbelastungen in den Kniegelenken und zu Fehlhaltungen in der Wirbelsäule. Die Belastungen für die Frau bleiben auch im Wochenbett und darüber hinaus durch das Tragen des Kindes bestehen. In der Geburtsvorbereitung wird mit der Haltungsoptimierung begonnen, welche dann in der Rückbildung weitergeführt wird. Die Anleitung erfolgt nach der Fragestellung:
- Wie stehe ich?
- Wie gehe ich?
- Wie sitze ich?
- Wie bücke oder beuge ich mich?
- Wie trage ich Gewichte, wie hebe ich sie hoch?

Übungen zur **Beweglichkeit** in den Hüftgelenken und im Becken sind für die Gebärhaltungen und die spätere Geburtsarbeit wichtig. Die Beweglichkeit in der Brustwirbelsäule sollte erhalten bzw. optimiert werden. Dadurch entsteht ein erhöhtes Raumangebot innerhalb des Brustkorbes, wodurch die Atemkapazität verbessert wird.

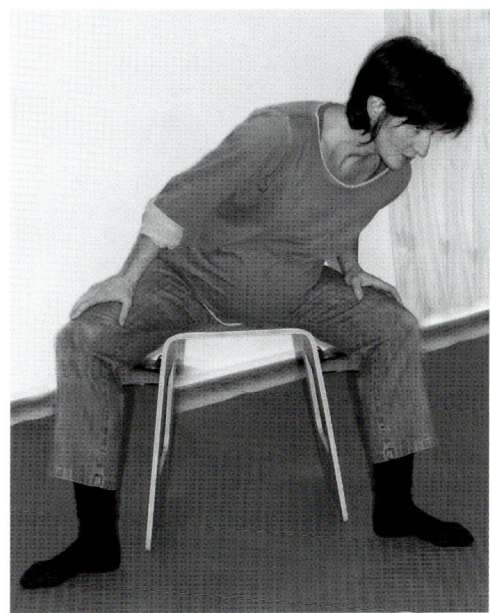

Abb. 7.3 Mobilisation in den Hüftgelenken mit gleichzeitiger Dehnung des Beckenbodens durch Beugung nach vorne bzw. diagonal nach vorne.

■ Mobilisation der Lendenwirbelsäule
- sitzend auf dem Pezziball: Das Becken wird aufgerichtet und gekippt sowie abwechselnd seitlich gebeugt. Mit dem Becken werden Kreise links und rechts herum und in Form einer liegenden Acht (∞) beschrieben.
- in Rückenlage: Uhrübung nach Feldenkrais. Die Beine sind etwas über hüftgelenksbreit angestellt. Das Becken wird aufgerichtet (12 Uhr) und gekippt (6 Uhr).

Die Bewegung kann mit Einatmung und Ausatmung oder mit langsam fließender Atmung ausgeführt werden. Die Betonung liegt auf dem Weg und nicht auf dem Ziel. Fortführend können auch die Diagonalen (z. B. eine Bewegung zwischen 5 und 11 Uhr finden) erarbeitet werden. Ebenso besteht die Möglichkeit, die Übung in Seitenlage, im Vierfüßlerstand und im Stehen durchzuführen.

■ Mobilisation der Brustwirbelsäule
- sitzend auf dem Hocker oder auf dem Pezziball: Die Arme sind im Ellbogen gebeugt, die Unterarme liegen aneinander. Die Arme werden zunächst zur einen, dann zur anderen Seite geführt. In der Brustwirbelsäule entsteht eine Drehbewegung.
- stehend: Die Wirbelsäule selektiv oder im Ganzen in allen Bewegungsvarianten bewegen. Diese Übung kann ebenso an der Wand mithilfe eines Noppenballes durchgeführt werden. Hierbei sollte der Ball an unterschiedlichen Stellen angewendet werden.

■ Mobilisation in den Hüftgelenken
- sitzend im Kutschersitz mit aufeinander abgestimmten Körperabschnitten: Die Wirbelsäule bleibt eingeordnet. Die Bewegung erfolgt nach vorne, diagonal rechts und diagonal links. Gleichzeitig erfährt der Beckenboden eine Dehnung (Abb. 7.3).

Entspannen und Loslassen

Zusammen mit der Atmung kommt der Entspannung und dem gezielten Loslassen eine **Schlüsselrolle für die Wehenarbeit** zu. Die in der Geburtsvorbereitung angewandten Entspannungsmethoden entwickelten sich aus der Lösungstherapie nach Schaarschuch, Haase, Schweizer, der Eutonie nach Gerda Alexander, der konzentrativen Bewegungstherapie von Elsa Gindler und der funktionellen Entspannung nach Marianne Fuchs (Heller 1998). Die Schwangere übt zunächst unter

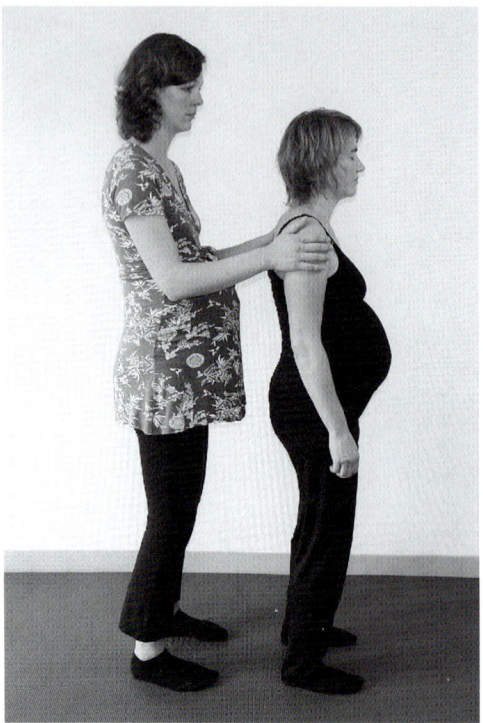

Abb. 7.4 Passive Bewegungsauslösung durch die Partnerin im Bereich des Schultergürtels, Erspüren von Führen und Geführtwerden.

»guten« äußeren Bedingungen (gut gelüfteter, wohltemperierter Raum, ruhige, ungestörte Atmosphäre, angenehmes Licht, ggf. Anwendung von geeigneter Musik). Im Geburtsvorbereitungsraum sollten genügend Hilfsmittel zur Lagerung vorhanden sein. Zu Beginn sollte im Liegen (Seitenlage) später auch in allen anderen möglichen Gebärhaltungen geübt werden. Die Schwangere erkennt schon nach einigen Übungseinheiten den für sie besten Weg. Die Kursleiterin wird aus diesem Grund in der Anleitung zur Entspannung verschiedene Möglichkeiten anwenden.

- progressive Muskelentspannung nach Jacobson
- Erspüren der Auflageflächen des Körpers
- Erspüren der Körperräume/Körperzwischenräume
- Entspannung durch bewusste Lenkung des Atems
- Spannungsregulierung durch Berührung
- Loslassen durch passives Bewegen

Übungsbeispiel: Spannungsregulierung durch Berührung kombiniert mit Loslassen durch passives Bewegen. In dieser Partnerübung stehen die Frauen und bilden einen Innen- und einen Außenkreis. Die Kursleiterin erklärt die Durchführung der Übung: Die bewegte Frau lässt sich führen. Die Frauen des Innenkreises schließen die Augen, sichern sich einen guten Stand und bleiben in ihren Füßen »gewurzelt«. Die Kursleiterin leitet die Partnerinnen des Außenkreises im Bewegen an. Die Hände werden am Schultergürtel außen an den Oberarmen plaziert. Mit langsamen Bewegungen können folgende Bewegungsoptionen ausgeführt werden: rechts und links, vor und zurück, Rotation links und rechts (Abb. 7.4).

Nach einiger Zeit wird zunächst die eine, dann auch die andere Hand am Becken plaziert. Hier werden wieder langsame Bewegungen nach rechts und links, Kreisen in beiden Richtungen und eine liegende Acht durchgeführt.

Innerhalb einer Frauengruppe kann auch ein Wechsel der bewegenden Person vorgenommen werden. Dies ist eine wichtige Erfahrung, weil die Partner sich innerhalb der Übung auf »neue Hände« einstellen müssen. Als besondere Variation können die Frauen des Innenkreises bei Platzierung der Hände am Becken aufgefordert werden, in Eigeninitiative den Beckenboden anzuspannen. Die Frau des Außenkreises versucht diese Anspannung zu entdecken. Die Erfahrung ist, dass die Tonussteigerung durch das Anspannen des Beckenbodens erhebliche Auswirkungen auf die beckenumgebende Muskulatur hat. Auch während der Geburt führt die Anspannung z. B. der Gesichtsmuskulatur, der Kiefergelenke sowie des Schultergürtels zu einer Tonussteigerung und damit zu weniger Elastizität innerhalb des Beckenbodens.

Unterstützendes Verhalten während der Geburt

Die Gebärende braucht Menschen um sich, die sie in der Umsetzung ihrer Wünsche und ihres Tuns unterstützen. Der Partner hat hierbei eine wichtige Aufgabe. Er kann mit ihr atmen, sie berühren und massieren, sie motivieren und sie beim Einnehmen von Gebärhaltungen unterstützen. Die Möglichkeiten, sich in verschiedene Gebärhaltungen zu begeben und in vertikaler bzw. halbvertikaler Haltung oder im Wasser zu gebären, sind in den meisten Geburtskliniken gegeben (vgl. Kap. 17).

- **Haltungen für die frühe Eröffnungsphase,** um den Eintritt und Durchtritt durch den Beckeneingang zu unterstützen:
  - Beugung nach vorne im Stehen
  - Sitzen auf dem Ball
  - Kniestand
  - erhöhte Seitenlage

- **Haltungen für die mittlere und späte Eröffnungsphase,** um den Durchtritt des Kopfes durch die Beckenmitte zu fördern:
  - Hängen am Partner oder Seil
  - Stehen
  - Sitzen
  - Knien
  - asymmetrische Haltung im Stehen oder Knien

- **Haltungen für die Austreibungsphase:**
  - Stehen, Vierfüßlerstand, Kniestand
  - Hocke, ggf. Gebärhocker
  - erhöhte Seitenlage mit gestütztem Bein
  - Sitzen im Bett

Die Gebärhaltungen erleichtern der Frau eine konstruktive Wehenverarbeitung und unterstützen die Geburtsmechanik. Im Beckeneingang und der Beckenmitte sind die Haltungen günstig, die das Raumangebot verbessern. Im Beckenausgang sollten Haltungen bevorzugt werden, die zum einen das Becken in eine passive Aufrichtung bringen und dadurch den Grundtonus der Beckenbodenmuskulatur senken und zum anderen die Bewegung des Steißbeines nach hinten ermöglichen.

Kurskonzept am Beispiel eines Frauenkurses

1. Vorstellungsrunde, bisheriges Erleben der Schwangerschaft, Mutterpass, Schwangerschaftsbeschwerden, allgemeines Verhalten, korrektes Stehen, Beweglichkeit des Beckens, Gymnastik, Entspannung mit Atmung hin zum Kind
2. Bewegung, Gymnastik für Füße, Becken, Wirbelsäule, Körperarbeit: Erkennen der Atemfrequenz und des Atemtyps, Informationen zum Geburtsort und zur Hebammenarbeit, Entspannung
3. Information zur Eröffnungsphase und Geburtsmechanismus, Übungen zu Gebärhaltungen, Wehenverarbeitung, Entspannung
4. Gymnastik bzw. Körperarbeit am Becken, Informationen zum Thema Schmerz, Schmerzverarbeitung, Schmerzmittel, Körperarbeit: Atmen und Tönen, Entspannung, aktives und passives Loslassen
5. Information zur Austreibungsphase, Üben der Gebärhaltungen und der Atmung in der Übergangsphase und Geburtsphase, Schieben versus Pressen, Entspannung
6. Körperarbeit: Entspannung in den verschiedenen Gebärhaltungen, Informationen zur Nachgeburtsperiode, zum Stillen, zur Ernährung des Kindes, zum Wochenbett
7. Partnerabend: Erarbeiten der Zielsetzung für den Partner, Wiederholung der Informationen zu den einzelnen Geburtsphasen, Körperarbeit: Gebärhaltung und Atmung, Entspannung und Loslassen während der Geburt, Unterstützung der Gebärenden, Anleitung zur Massage, Information und Einstimmung auf das Wochenbett, auf Elternschaft und Partnerschaft

Literatur

Bund Deutscher Hebammen e.V. Hebammengebührenverordnung. Karlsruhe: BDH 2004.

Dick-Read G. Mutterwerden ohne Schmerz. Die natürliche Geburt. Hamburg: Hoffmann und Campe 1981.

Enkin M, Keirse M, Renfrew M, Neilson J. Effektive Betreuung während Schwangerschaft und Geburt. Dt. Ausg. hrsg. von Groß M, Dudenhausen J. Bern: Huber 2005.

Ewy D, Ewy R. Die Lamaze-Methode. München: Goldmann 1984.

Fischer H. Atlas der Gebärhaltungen. Stuttgart: Hippokrates 2003.

Heller A. Geburtsvorbereitung Methode Menne-Heller. Stuttgart, New York: Thieme 1998.

Kitzinger S. Schwangerschaft und Geburt. Starnberg: Dorling Kindersley 2005.

Kuntner L. Die Gebärhaltung der Frau. München: Marseille 1995.

Leboyer F. Der sanfte Weg ins Licht. München: Goldmann 1974.

Leboyer F. Das Geheimnis der Geburt. München: Kösel 1997.

Montagu A. Körperkontakt. Stuttgart: Klett-Cotta 1982.

Nolan M. Professionelle Geburtsvorbereitung. Bern: Huber 2001.

Odent M. Geburt und Stillen. München: Beck 1994.

Read G. Der Weg zur natürlichen Geburt. Hamburg: Hoffmann und Campe 1984.

Willberg GM, Hujber K. Natürliche Geburt und Geburtsvorbereitung. München: Kösel 1991.

Leseempfehlungen
Franklin E. Beckenboden Power. München: Kösel 2002.
Park G. Alexander Technik. Paderborn: Junfermann 2001.
Schaarschuch A. Der atmende Mensch. Lösungs- und Atemtherapie in Ruhe und Bewegung. Bietigheim: Turm 1979.

Körperorientierte Methoden und Ausbildungen
Schule für Alexander Technik. Lise-Meitner-Straße 12, 79100 Freiburg, E-Mail: info@alexander-technik.de.
Institut für Franklin-Methode. Industriestrasse 3, CH-8610 Uster, www.franklin-methode.ch.
Feldenkrais-Methode, Deutsche Feldenkrais Gilde. Schleißheimer Straße 74, 80797 München, www.Feldenkraisausbildung.de.
Atemarbeit nach Middendorf, Middendorf Institut. Viktoria-Luise-Platz 9, 10777 Berlin, www.Erfahrbarer-Atem.de.

Materialien und Medien
Geburtsatlas, Stillatlas, Stoffbecken, Puppe, gestricktes Gebärmuttermodell, Poster etc.: www.rikepademo.de.
Knöchernes Becken: www.erler-zimmer.com.
Noppenbälle, Igelbälle, Pezzibälle, Overball etc: www.der-ball.de.
Stillvideo »Natürliches Stillen«, Geburtsvideo »Gebären und geboren werden«: www.staudeverlag.de.

8 Störungen in der Frühschwangerschaft

Christine Mändle

Schwangerschaft ist ein besonderer Zustand im Leben einer Frau, der physiologische Veränderungen mit sich bringt und zu besonderen Belastungen ihres Organismus führt. Er kann zu Erkrankungen führen, die therapiebedürftig sind.
Sowohl durch schon vor der Schwangerschaft bestehende als auch durch neu auftretende Erkrankungen können zusätzliche Risiken für Mutter und Kind entstehen. Davon betroffene Schwangere bedürfen einer besonderen Betreuung und Überwachung.
Nach der Definition der WHO muss die Hebamme im Rahmen ihrer Berufsausübung jederzeit die Warnzeichen anomaler oder anomal erscheinender Befunde, die die Hinzuziehung eines Arztes erfordern, erkennen können. In Notfällen muss sie außerdem bis zum Eintreffen des Arztes helfen können.
Beim Auftreten von Regelwidrigkeiten erhöht sich die psychische Belastung der Frauen, was eine besonders sensible Begleitung durch Arzt und Hebamme erforderlich macht.

Trophoblasterkrankungen

! Unter dem Begriff Trophoblasterkrankungen sind Anlage- und Entwicklungsstörungen des Trophoblasten zusammengefasst. Es handelt sich dabei um eine Erkrankung beziehungsweise Entartung der Chorionzotten. Dazu zählen die Blasenmole und das Chorionzottenepitheliom. Die Häufigkeit einer Mole wird derzeit mit 1 auf 1 000 Schwangerschaften angegeben. Infektionen wie z. B. Toxoplasmose und auch chromosomale Anomalien sind als Ursachen bekannt, ein fortgeschrittenes Lebensalter der Schwangeren (> 40 Jahre) stellt einen Risikofaktor dar.

Blasenmole – *Mola hydatidosa*

Bei der Blasenmole kommt es zur blasenartigen Degeneration der Chorionzotten (gr. *hydatidos* = Wasserblase). Die Veränderungen können sich auf Teile der Plazenta beschränken oder den gesamten Trophoblasten erfassen (partielle oder komplette Form). Im Gegensatz zur normalen Entwicklung entartet der Zottenbaum: Es kommt zur Umwandlung der Zotten in mit Flüssigkeit gefüllte Bläschen, die Kirschkern- bis Bohnengröße annehmen können. Derartig veränderte Zotten können ihre eigentliche Funktion nicht wahrnehmen. Der Embryo wird nicht mehr ernährt, er stirbt ab und wird resorbiert.

■ **Klinik:**
- Das führende klinische Symptom sind Blutungen, die an einen *Abortus imminens* denken lassen.
- Bei der vaginalen Untersuchung ist der Uterus auffallend weich und deutlich größer, als von der Schwangerschaftswoche her zu erwarten wäre.
- Die Ovarien können durch große Gelbkörperzysten vergrößert sein.
- Bei der Ultraschalluntersuchung finden sich keine embryonalen oder fetalen Strukturen. Stattdessen dominiert ein diffus flockiges Bild, das so genannte »Schneegestöber-Sonogramm«.
- Die HCG-Ausscheidung ins Serum ist als Folge der gesteigerten hormonellen Aktivität des Molengewebes abnorm hoch.
- In seltenen Fällen kommt es zum Abgang von Bläschen.

■ **Therapie:** Ist die Diagnose gesichert, wird umgehend kürettiert.
Bei bereits in Gang gekommenem Abortgeschehen (Blutung, Abgang von Bläschen) erfolgt das Absaugen der Mole mittels Vakuumtechnik. Die Ausräumung ist gefährlich, denn die weiche, dün-

ne Uteruswand ist leicht perforierbar. Die Gefahr einer massiven Blutung aus den Uterusgefäßen ist groß.
In allen Fällen wird folgendermaßen vorgegangen:
- Intravenösen Zugang legen; Blutentnahme für Kreuzprobe, Blutbild, Gerinnungsfaktoren und Serumelektrolyte.
- Infusion von Prostaglandin geben, z. B. Nalador 500®, gegebenenfalls ergänzende Oxytocingaben.
- Nach Spontanausstoßung eine sorgsame Kürettage durchführen bei vorheriger Verabreichung von Kontraktionsmitteln oder (z. B. beim Versagen der vorherigen Methode):
- »Cervix-softening« mittels Prostaglandinapplikation.
- Anschließend eine behutsame Dilatation und Saugkürettage vornehmen bei gleichzeitiger Kontraktionsmittelgabe. Die histologische Untersuchung des Abortmaterials ist notwendig.
- Da eventuell zurückgebliebenes Molengewebe maligne entarten kann, sollte drei bis 4 Wochen nach der primären Abrasio eine erneute Kürettage mit histologischer Untersuchung des Materials erfolgen.
- HCG-Bestimmungen sind während der nächsten drei Monate wöchentlich vorzunehmen, bis der Schwangerschaftstest dreimal negativ ist.
- Danach ist die monatliche Kontrolle über 6–12 Monate angezeigt.
- Bleibt der Test positiv oder steigt das HCG sogar wieder an, spricht das für die Entwicklung eines Chorionepithelioms aus minimalen Resten.

Chorionepitheliom – Chorionkarzinom

Beim Chorionepitheliom handelt es sich um einen malignen Trophoblasttumor, der sich
- bei Resten einer Blasenmole,
- nach Abort oder Extrauteringravidität und
- (wenn auch selten) nach einer normalen Schwangerschaft

entwickeln kann.
Chorionepitheliome sind nicht einheitlich. Man unterscheidet das nicht metastasierende Chorionkarzinom und die metastasierenden Low-risk- und High-risk-Chorionkarzinome. Vor allem bei Letzteren können sich die karzinogenen Wucherungen in kurzer Zeit ausbreiten. Die Behandlungsmöglichkeiten sind sehr eingeschränkt. Die Zytostatikatherapie stellt die Methode der Wahl dar. Bei Low-risk-Fällen wird Methotrexat verordnet. Bei High-risk-Karzinomen kommen Kombinationsschemata mit Actinomycin D zur Anwendung, hohe Methotrexatdosen oder gegebenenfalls zusätzliche radiologische Maßnahmen.

Destruierende Blasenmole

Hierbei handelt es sich um eine Trophoblasterkrankung im Sinne einer Blasenmole, die sich jedoch weitaus invasiver ausbreitet als die *Mola hydatidosa*. Diese Form zeigt ein ähnliches Krankheitsbild wie das Chorionkarzinom, jedoch mit dem entscheidenden Unterschied, dass die Erkrankung gutartig verläuft. Die Therapie entspricht der des Chorionkarzinoms.

Fehlgeburt

! Die **medizinische Definition** der Fehlgeburt lautet folgendermaßen: Kommt es vor der 28. Woche zum vorzeitigen Ende der Schwangerschaft, wird dies als Fehlgeburt oder Abortus bezeichnet.
Diese Definition ist veraltet und längst korrekturbedürftig. Durch die Fortschritte in der Neonatologie ist die Überlebensfähigkeit von Kindern, die zwischen der 22. und 24. Schwangerschaftswoche geboren werden, gestiegen. Das **Personenstandgesetz** wurde 1994 dieser neuen Situation angepasst: Ausgehend von der darin festgehaltenen Meldepflicht für Totgeborene von mehr als 500 Gramm ist jede Geburt eines toten Kindes bis zu 500 Gramm eine Fehlgeburt. Sie unterliegt nicht der Meldepflicht beim Standesamt.

Wird jedoch (unabhängig von Schwangerschaftswoche und Geburtsgewicht) ein Kind geboren, das eines der Lebenszeichen Herzschlag, Nabelschnurpulsation oder natürliche Lungenatmung aufweist, ist es eine Lebendgeburt, die dem Standesamt gemeldet werden muss.

Klinisch wird unterschieden zwischen
- Frühabort (bis zur 16. Woche) und dem anders ablaufenden
- Spätabort (ab der 16. bis 22.–24. Woche).

Fehlgeburt

Weiterhin trennt man den **spontanen** Abort von dem **artifiziellen** Abort, der legal oder illegal induziert sein kann.
Letztendlich können Fehlgeburten **afebril** oder **febril** verlaufen.

Häufigkeit

Die Rate an Aborten, bezogen auf alle bis zur 6. Woche festgestellten Schwangerschaften, beträgt bis zur 12. Woche ca. 5 %, bis zur 24. Woche nochmals 10–12 %. Berücksichtigt man, dass ca. 30 % aller Konzeptionen unbekannt bleiben und die Embryonen unbemerkt abgehen, erhöht sich die Summe der Fehlgeburten auf ungefähr 50 %.

Ursachen

In den meisten Fällen bleibt die Ursache für eine Fehlgeburt unbekannt. Jedoch ist dieses Ereignis für die Frauen und ihre Partner, die sich das Kind gewünscht haben, ein mit einer tiefen Enttäuschung verbundenes Erlebnis. Bei den Frauen kann es die weibliche Identität und das Selbstwertgefühl belasten. Schuldgefühle und die Empfindung des »Versagthabens« können zu seelischen Konflikten führen. Die Angst vor Wiederholung ist meist groß und bedeutet oft eine erhebliche Belastung für die Partnerbeziehung. Es braucht Zeit, dieses Ereignis zu verarbeiten. Dies erfordert von den Behandelnden ein besonderes Maß an Einfühlungsvermögen.
Da – je nach Aborturache – Möglichkeiten für vorbeugende Maßnahmen im Hinblick auf spätere Schwangerschaften bestehen, sollte man eine Ursachenklärung anstreben. Gewisse Rückschlüsse lassen sich aus dem Zeitpunkt der Fehlgeburt ziehen.

■ **Mögliche Ursachen:**
- **immunologische Faktoren:** Der Einfluss des mütterlichen Immunsystems auf den Erhalt der Schwangerschaft ist noch nicht vollständig erforscht. So ist bekannt, dass HLA (human leucocyte antigen) eine schwangerschaftserhaltende Wirkung hat. HLA ist ein Glykoprotein, dessen Schutzmechanismus darin besteht, dass es auf den Throphoblasten exprimiert wird und dadurch Abstoßungsreaktionen verhindert werden. Gehäufte Aborte sind bekannt bei Frauen mit systemischen Lupus erythematodes (SLE) und Antiphospholipid-Syndrom.
- **endokrine Faktoren:** *Corpus-luteum*-Insuffizienz, polyzystische Ovarien (PCO-Syndrom), LH-Hypersekretion, Spätovulation sind Risikofaktoren für habituelle Aborte.
- **Chromosomenanomalien:** Chromosomale Aberrationen sind in mehr als 50 % der Fälle die Ursache für Entwicklungsstörungen der Frucht, die dann in einem Abort enden.
- **Infektionen:** Bakterielle (z. B. Toxoplasmose, Listeriose) und virale (z. B. Zytomegalie, Parvovirus B19) Infektionen können zu Fehlgeburten und zum intrauterinen Fruchttod führen. Zervikovaginale Infektionen sind ein Risikofaktor für Spätaborte.
- **Erkrankungen der Mutter:** Schlecht eingestellter Diabetes (Typ I), Hypo- oder Hyperthyreose oder erhebliche Adipositas können ebenfalls ursächlich sein. Psychische Faktoren (schwere Depressionen) werden insbesondere für das habituelle Abortgeschehen verantwortlich gemacht.
- **genitale Faktoren:** Angeborene oder erworbene Anomalien des Uterus können die Ursache für eine Fehlgeburt sein, z. B. *Uterus septus, Uterus bicornis*, Myome, Hypoplasien, Zervixinsuffizienz.
- **andere Faktoren:** Hierzu gehören etwa Genussgifte (Alkohol, Koffein, Nikotin), Drogenkonsum sowie chemische und pharmazeutische Substanzen, denen die Schwangere in ihrer beruflichen Tätigkeit ausgesetzt ist.

Bei der Ursachenklärung ist behutsam vorzugehen und eine Schuldzuweisung an einen der Partner möglichst zu vermeiden. Selbst bei Aufdeckung einer Ursache heißt das nicht immer, dass es keine weiteren Störfaktoren gibt. Die Zusammenhänge sind komplex. Falls eine abstellbare Ursache zugrunde liegt, sollte dies erläutert und der Weg zur Therapie aufgezeigt werden (z. B. Uterusoperationen, Cerclage, Diabeteseinstellung).

Einteilung der Aborte

Der Frühabort kündigt sich mit einer Blutung als wichtigstem Symptom an. Der Spätabort entspricht in seinem Ablauf einer Geburt: Es setzen Wehen ein, es kommt zur Dehnung des Gebärmutterhalses und zum Blasensprung, zur Geburt des Feten und zur vollständigen oder unvollständigen Ausstoßung der Plazenta.

Abortivei

Beim Abortivei (Windei) handelt es sich um eine nicht entwicklungsfähige Fruchtanlage, wobei der Embryoblast in den ersten Wochen zugrunde geht. Bei 50 % der Abortiveier sind genetisch bedingte Schäden die Ursache. Daneben werden exogene Faktoren wie Sauerstoffmangel, Intoxikationen und Strahlenschäden als mögliche Ursachen diskutiert.

■ **Symptome:**
- Anfänglich verläuft die Schwangerschaft normal, der Schwangerschaftstest ist positiv.
- Die Patientin geht meist wegen Blutungen zum Arzt.
- Bei der vaginalen Untersuchung ist der Uterus beim Tasten kleiner, als von der Schwangerschaftswoche her zu erwarten wäre.
- Mittels Ultraschalluntersuchung lassen sich keine embryonalen Herzaktionen oder fetale Strukturen nachweisen.

In der Regel kommt es zum spontanen Frühabort oder zum verhaltenen Abort (s. S. 186 f.).

Drohender Abort – *Abortus imminens*

■ **Symptome:**
- Es tritt eine leichte bis mäßige, meist schmerzlose Blutung auf.
- Der Zervikalkanal ist geschlossen (Abb. 8.1).
- Die Uterusgröße entspricht dem Schwangerschaftsalter.
- Gelegentlich klagen die Frauen über Kreuz- und Unterleibsschmerzen (uterine Kontraktionen).

■ **Therapie:**
- Die stationäre Aufnahme ist erforderlich.
- Bettruhe wird allgemein empfohlen, obwohl der eindeutige Nutzen im ersten Trimenon nicht bewiesen ist.
- Die Hormontherapie mit Gestagenen und/oder HCG wird unterschiedlich diskutiert, ein Nachweis über die Wirksamkeit hat sich nicht erbringen lassen.

Eine gute **Prognose** für das Fortbestehen der Schwangerschaft ist gegeben, wenn die Blutung sistiert, subjektive Beschwerden nachlassen, die Sonographie regelrechte Befunde aufweist (positive Herzaktionen) und die quantitativen HCG-Bestimmungen im Normbereich liegen. Bei nicht eindeutigen Befunden sollte man abwarten und versuchen, die Schwangerschaft zu erhalten.

In Gang befindlicher Abort – *Abortus incipiens*

■ **Symptome:**
- mittelstarke bis starke Blutung, unter Umständen Abgang von Blutkoageln
- fortgeschrittene Eröffnung des Zervikalkanals (s. Abb. 8.1).
- im Zervikalkanal sichtbare Gewebeteile, bei beginnendem Spätabort eventuell die Fruchtblase
- zunehmende Unterleibsschmerzen mit wehenartigem Charakter

■ **Therapie:** Es bestehen keine Chancen auf den Erhalt der Schwangerschaft, ein konservatives Vorgehen ist nicht mehr angezeigt. Aufgrund der meist starken Schmerzen können Analgetika und Spasmolytika verabreicht werden. Nach Spontanausstoßung erfolgt eine vorsichtige Nachkürettage. Dabei sind wegen der weichen Konsistenz des Uterus Perforationen häufiger als bei diagnostischen Ausschabungen.

Abgelaufener Abort

Wenn die Frucht vollständig ausgestoßen wird oder Gewebeteile abgehen, lassen die Schmerzen vorübergehend nach und die Fehlgeburt kann als abgelaufen angesehen werden.

> Beim Frühabort kann es zur vollständigen Ausstoßung kommen, d.h. der Embryo wird mit Amnionsack und Chorionhülle komplett (*Abortus completus, in toto*) ausgestoßen. In späteren Schwangerschaftswochen geht meist zuerst die Frucht ab, während die Nachgeburt zunächst ganz oder teilweise zurückbleibt – *Abortus incompletus*.

Vollständiger Abort – *Abortus completus*

■ **Symptome:**
- vollständig ausgestoßene Fruchtanlage, beim Spätabort Abgang von Fetus und kompletter Plazenta

Fehlgeburt

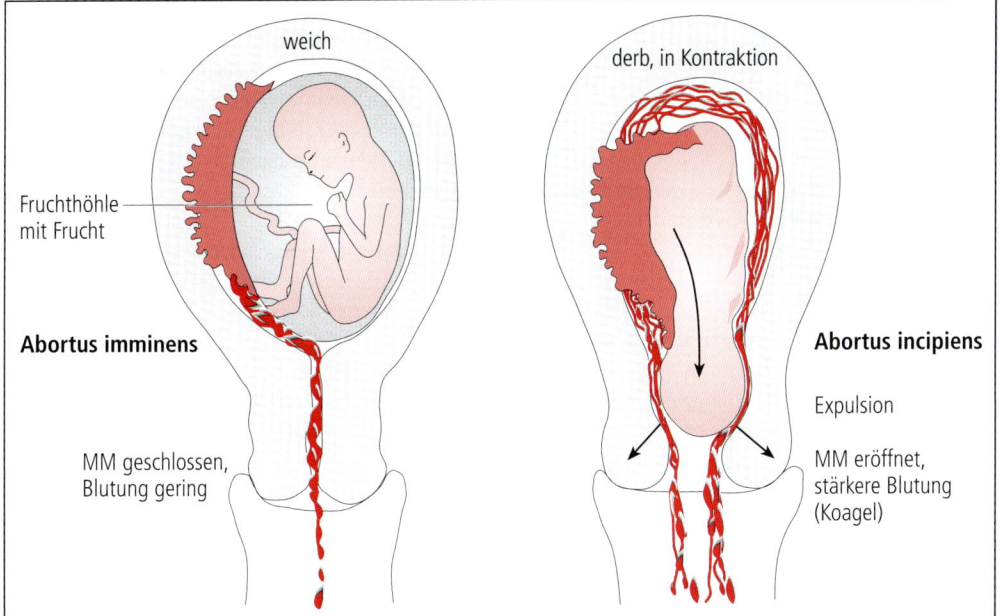

Abb. 8.1 Schematische Darstellung der Befunde beim Abortus imminens (links) und beim Abortus incipiens (rechts) (aus: Schmidt-Matthiesen H, Wallwiener D. Gynäkologie und Geburtshilfe. 10. Aufl. Stuttgart, New York: Schattauer 2005).

- sistierende Blutung
- Nachlassen der Schmerzen
- gut kontrahierter Uterus

■ **Therapie:** Da eine Unterscheidung, ob es sich um einen vollständigen oder unvollständigen Abort handelt, in der Praxis oft Schwierigkeiten macht und eine nur vermeintlich komplette Entleerung gefährliche Folgen haben kann, ist bis zur 20. Woche die instrumentelle Ausräumung mit der Kürette notwendig. Nach der 20. Woche kann auf die Nachkürettage verzichtet werden, wenn die ab dieser Zeit besser beurteilbare Plazenta sicher vollständig erscheint, die Blutung sistiert und der Uterus gut kontrahiert ist. Der Befund ist durch vaginale Sonographie zu verifizieren. Bei unsicherem Befund muss das Uteruskavum mit der stumpfen Kürette ausgeräumt werden (cave: Perforationsgefahr).

Unvollständiger Abort – Abortus incompletus

Fehlt der Beweis für die Vollständigkeit eines Abortes (s. o.), so muss der Uterus in jedem Fall instrumentell ausgeräumt werden. Grundsätzlich gilt, dass das spontan abgegangene oder bei der Kürettage gewonnene Gewebe histologisch untersucht wird, um vielleicht Hinweise auf die Ursache des Abortes zu finden.

Verhaltener Abort – Missed Abortion

Hierbei handelt es sich um eine abgestorbene, aber nicht ausgestoßene Frühschwangerschaft.

■ **Symptome und Diagnostik:**
- Diskrepanz zwischen Uterusgröße und dem nach dem Schwangerschaftsalter zu erwartenden Befund
- auch bei mehrfachen Kontrollen ausbleibende Größenzunahme des Uterus
- eventuell bräunlich-schwarzer Ausfluss
- mittels Ultraschall keine Lebensäußerungen nachweisbar
- HCG-Ausscheidung im Urin negativ bzw. absinkende HCG-Konzentrationen im Blut schon vor der 12. Woche

■ **Therapie:** Wenn die Schwangerschaftsstörung zweifelsfrei erwiesen ist, erfolgt vor der instrumentellen Ausräumung des Uteruskavums ein

Zervix-Softening durch intrazervikale Applikation von Prostaglandin-E_2-Gel.

Febriler Abort

Jeder zögernd abgelaufene Spontanabort kann sich zu einem febrilen Abort entwickeln (was aber selten ist). Das Krankheitsbild findet sich jedoch häufiger nach illegalen Aborten.

■ **Symptome:**
Von einem febrilen Abort spricht man, wenn
- die Temperatur auf 38 °C und höher steigt,
- die Laborparameter (Leukozytose, CRP) einen entzündlichen Prozess anzeigen,
- subjektive Zeichen wie Kopfschmerzen, eventuell Erbrechen und Schüttelfrost vorliegen.

Beim **unkomplizierten fieberhaften Abort** ist die Infektion auf den Uterus beschränkt. Breitet sich die Infektion auf Adnexe, Parametrium und Pelveoperitoneum aus, spricht man von einem **komplizierten fieberhaften Abort** (*Abortus complicatus febrilis*).

■ **Therapie:** Die Behandlung des fieberhaften Abortes wird unterschiedlich gehandhabt. Lässt die Blutung es zu, kann eine konservative Therapie mit Antibiotika und gegebenenfalls Wehenmitteln zur Unterstützung der Spontanausstoßung angezeigt sein. Die Nachkürettage erfolgt, nachdem die Patientin fieberfrei ist. In manchen Kliniken wird unabhängig von der Blutung nach Beginn der Antibiotikatherapie die sofortige Entleerung des Uterus mittels Kürette oder Vakuum-Aspiration vorgenommen.

Septischer Abort

Beim septischen Abort handelt es sich um ein sehr ernst zu nehmendes Krankheitsbild, das durch die massive Überschwemmung des gesamten Organismus mit Toxinen (bakteriellen Giftstoffen) ausgelöst wird. Es handelt sich überwiegend um die Toxine von *Escherichia coli*, Staphylokokken, Streptokokken u. a.

■ **Symptome:**
- schwerste Beeinträchtigung des Allgemeinbefindens
- Unruhe
- hohes Fieber mit Schüttelfrost
- Tachypnoe
- Pulsanstieg mit Blutdruckabfall
- Zentralisation des Kreislaufs (kalte Extremitäten)
- disseminierte intravasale Gerinnung
- Nierenversagen (Oligurie, Anurie)
- Bewusstseinsstörungen
- metabolische Azidose

Der bakterielle Schock nach septischem Abort ist eine lebensbedrohliche Erkrankung. Die Patientin braucht Intensivüberwachung.

■ **Therapie:** Sie orientiert sich an den einzelnen Symptomen des Krankheitsbildes:
- Schockbehandlung, Volumensubstitution
- Bekämpfung der Infektion, hoch dosierte Antibiotikagaben
- Überwachung und gegebenenfalls Behandlung der Gerinnung
- Sauerstoffzufuhr, gegebenenfalls Intubation mit Beatmung
- Behandlung des Nierenversagens
- Beseitigung des Infektionsherdes, Kürettage, unter Umständen Hysterektomie

> Jede Frau mit Anzeichen eines febrilen oder gar septischen Abortes muss unverzüglich in die Klinik eingewiesen werden.

Habitueller Abort

Ein habituelles Abortgeschehen liegt vor, wenn drei aufeinander folgende Schwangerschaften in einem Abort enden. Das Wiederholungsrisiko steigt mit der Zahl der Fehlgeburten. Nach einer Fehlgeburt liegt das Wiederholungsrisiko zwischen 12 und 24 %, nach drei Fehlgeburten immerhin zwischen 25 und 40 %. Dauert eine weitere Schwangerschaft über das 1. Trimenon hinaus an, ist das Risiko der Frühgeburt höher als sonst.

■ **Ursachen:** sind oft unklar (vgl. S. 185). Da psychische Belastung gerade bei Paaren mit dringendem Kinderwunsch groß ist, sind entsprechende Untersuchungen zur Abklärung der Abortursache sinnvoll. Dazu gehören beispielsweise das Screening nach mütterlichen Erkrankungen (Diabetes, Schilddrüse, Autoimmunerkrankungen), endokrinologische Analysen, Beratung in der Humangenetik (Karyotypisierung der Partner) und andere spezielle diagnostische Verfahren.

Extrauteringravidität

■ **Prophylaktische Maßnahmen** bei erneuter Schwangerschaft:
- körperliche Schonung (Herausnehmen aus dem Arbeitsprozess)
- engmaschige Vorsorgeuntersuchungen durch den Frauenarzt und/oder die Hebamme
- emotionaler Beistand (sog. »tender loving care«). Er ist neben der medizinischen Versorgung für diese Frauen ganz besonders wichtig.
- kurzfristige sonographische Kontrollen. Viele Frauen brauchen den »sichtbaren Beweis«, dass die Schwangerschaft sich normal entwickelt. Ein normaler Befund stärkt das Vertrauen in die Fähigkeit, doch eine Schwangerschaft austragen zu können.
- gesunde Lebensweise, adäquate Ernährung
- Einschränkung der Kohabitationen in den ersten 3–4 Schwangerschaftsmonaten
- gegebenenfalls stationäre Aufnahme und psychische Begleitung
- prophylaktische Cerclage. Diese Maßnahme ist umstritten.

Rhesusprophylaxe

Bei allen rhesusnegativen Frauen ist nach einer Fehlgeburt oder einer ektopischen Schwangerschaft Anti-D-Immunglobulin zu verabreichen. Die Impfung sollte so bald wie möglich, spätestens nach 72 Stunden erfolgen.

Extrauteringravidität

! Unter einer **Extrau**teringravidität (EUG) beziehungsweise ektopischen Schwangerschaft versteht man eine Schwangerschaft, bei der sich die befruchtete Eizelle außerhalb der Gebärmutterhöhle ansiedelt. Auf 100 Schwangerschaften kommen zwei Extrauteringraviditäten.

Je nach dem Ort der Implantation wird unterschieden zwischen
- Tubargravidität, wobei die Einnistung im ampullären, isthmischen oder interstitiellen Teil des Eileiters erfolgen kann,
- Ovarialgravidität und
- Abdominalgravidität.
- Auch die selten vorkommende zervikale Ansiedlung des Eis zählt zu den Extrauteringraviditäten.

Ursachen der Extrauteringravidität

Hat die befruchtete Eizelle das Blastozystenstadium erreicht, beginnt sie mit der Implantation. Beim normalen ungestörten Ablauf des Eitransportes ist zu diesem Zeitpunkt längst die Gebärmutterhöhle erreicht, denn die Entwicklung des Eis und der Transport durch die Tube sind zeitlich aufeinander abgestimmt. Kommt es zu Störungen, nistet sich die Blastozyste an der Stelle ein, an der sie sich gerade befindet. Diese Situation kann unter folgenden Bedingungen auftreten:
- Die Eiaufnahme durch den Fimbrientrichter ist behindert.
- Die Tubenpassage des befruchteten Eis ist verzögert.
- Die zurückzulegende Wegstrecke ist verlängert.

Die genannten Störungen können folgende Ursachen haben:
- Verklebungen oder vollkommener Verschluss der Tuben durch vorausgegangene Entzündungen der Adnexe
- Verwachsungen durch vorausgegangene extragenitale Entzündungen, wie z.B. Peritonitis, Appendizitis
- Verengung oder Verschluss des Tubenlumens durch Endometriose
- funktionelle Störung des Eitransportes, wie z.B. beim hypoplastischen Uterus mit seinen abnorm langen Eileitern, mäßig entwickelter Muskulatur und dementsprechenden Einschränkungen in der Tubenperistaltik
- mechanisch wirksame Kontrazeptiva wie das Intrauterinpessar. Sie begünstigen die Entstehung einer Extrauteringravidität.
- hormonelle Einflüsse (Minipille, Postkoitalpille). Diese beeinflussen möglicherweise die Tubenmotilität.

Folgen der ektopischen Einnistung

Durch das fehlende Eibett sind die Ernährungsbedingungen für die Blastozyste dermaßen reduziert, dass die Entwicklung gestört ist und fast immer zum Absterben der Frucht führt. Zum anderen lassen die räumlichen Gegebenheiten eine unbeschränkte Entwicklung der Frucht nicht zu. Nur in wenigen Fällen wurde von einer ausgetragenen Extrauteringravidität berichtet.

Tubargravidität

Die Tubargravidität ist mit 95% bis 99% die häufigste Form der ektopischen Schwangerschaft. Die klinischen Symptome und der Verlauf der Tubargravidität sind abhängig vom Ort der Implantation.

Tubarruptur

Erfolgte die Implantation im engen isthmischen oder interstitiellen Anteil der Tube, ist die Symptomatik akut und durchaus lebensbedrohlich. In diesem uterusnahen Tubenabschnitt ist der Raum für die Entwicklung des Eis äußerst begrenzt. Die Zotten dringen durch die Muskelwand der Tube bis zur Serosa vor. Das weitere Wachstum der Frucht führt alsbald zur Ruptur des Eileiters (äußerer Fruchtkapselaufbruch, Abb. 8.2). Die Ruptur erfolgt meist plötzlich und geht mit heftigsten Unterleibsschmerzen einher. Durch die Eröffnung größerer Gefäße kommt es zu schwer wiegenden inneren Blutungen, die schnell zum akuten Abdomen mit posthämorrhagischem Schock führen können.

■ **Diagnostik und klinische Symptome:**
- Hinweis auf eine Schwangerschaft (Schwangerschaftstest positiv)
- sonographisch keine intrauterine Schwangerschaft nachweisbar
- bei der vaginalen Untersuchung deutlich aufgelockerter Uterus, starke Schmerzen bei Betastung der Zervix (Portio-Schiebe-Schmerz)
- heftige und meist einseitige Unterleibschmerzen, die in den Oberbauch ausstrahlen
- Hinweise auf innere Blutung: Blässe, kalter Schweiß, Schwindel, kaum fühlbarer Puls, Blutdruckabfall
- oft deutliche Unruhe und Angst

Tubarabort

Hat die Implantation im ampullären Tubenteil stattgefunden, ist der Verlauf meist weniger dramatisch. Die Symptome entwickeln sich langsam und oft nicht so eindeutig, was die Diagnose erschwert.

Der ampulläre Tubenanteil hat ein weites Lumen. Die Fruchtanlage kann sich zunächst ausdehnen, bis schließlich ein weiteres Wachstum nicht mehr möglich ist und die Fruchtkapsel sich in den Tubentrichter entleert (Tubarabort, innerer Fruchtkapselaufbruch, Abb. 8.3). Die dabei eröffneten Gefäße führen zu Blutungen in die Tubenwand und das Tubenlumen (tubares Hämatom). Wehenartige Kontraktionen der Tubenwand führen dazu, dass das Hämatom durch die ampulläre Öffnung in die Bauchhöhle entleert wird. Das Blut und eventuell auch die ausgestoßene Fruchtanlage sammeln sich im Douglas-Raum. Die Blutungen sind meist nicht akut lebensbedrohlich, das Abortgeschehen kann sich über mehrere Tage hinziehen.

■ **Befunde und Verdachtsdiagnose:** In der Mehrzahl der Fälle kommen die Frauen wegen einer geringen Blutung nach Amenorrhö und Schmerzen in die Frauenarztsprechstunde. Die eingehende **Anamnese** gibt dann oft die ersten Hinweise:
- Amenorrhö von 5 bis 7 Wochen

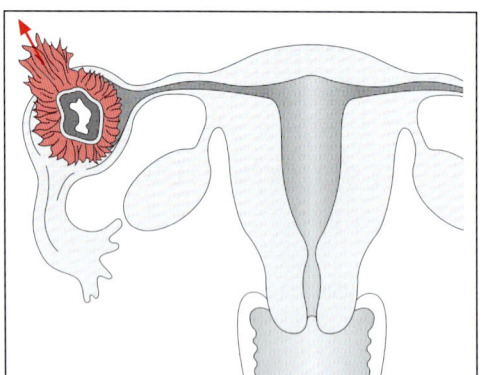

Abb. 8.2 Ruptur des Eileiters.

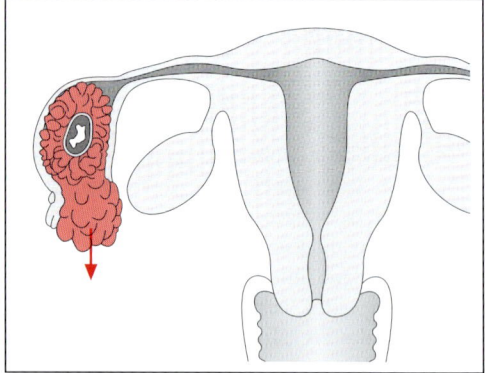

Abb. 8.3 Tubarabort.

Extrauteringravidität

- subjektive Schwangerschaftszeichen
- geringe Schmierblutung, die sich in wechselnder Stärke über längere Zeit hinziehen kann
- mit der Blutung einsetzende, einseitige, wehenartige Unterleibsschmerzen

Fakultativ:
- vorausgegangene genitale Entzündungen
- vorausgegangene Sterilitätsbehandlung
- liegendes Intrauterinpessar

Die **Untersuchung** ergibt weitere Befunde zur Verifizierung der Verdachtsdiagnose:
- Der Urin-Schwangerschaftstest ist positiv.
- Der Serum-HCG-Test ist positiv, jedoch sind die Werte niedriger als von der Zeit her zu erwarten wäre.
- Der Unterbauch ist druckschmerzempfindlich.
- Die Portio ist livide verfärbt, möglicherweise blutet es aus dem Muttermund.
- Der Uterus ist aufgelockert, im Wachstum nicht der Zeit entsprechend.
- Es besteht ein Portio-Schiebe-Schmerz.
- Gegebenenfalls zeigt sich eine Schmerzempfindlichkeit des Douglas-Raums und des befallenen Eileiters.
- In akuten Fällen ist eine Abwehrspannung der Bauchdecken (Défense musculaire bei starker intraabdominaler Blutung) festzustellen.
- Bei der Sonographie findet sich keine Fruchtanlage im Uteruskavum.

Folgende **Zusatzmerkmale** stärken den Verdacht auf eine Extrauteringravidität:
- afebriles Krankheitsbild
- Blutsenkungsgeschwindigkeit meist normal
- Hinweise auf Blutverlust (Schwindel, Müdigkeit, Blässe) oder gar Schocksymptomatik bei Ruptur

Das Vorgehen bei der Diagnosesicherung hängt von der individuellen Situation ab. Die Laparoskopie gilt heute als eine gute Möglichkeit, die extrauterine Implantation und die intraabdominale Blutung zu verifizieren. In akuten Fällen ist die primäre Laparotomie angezeigt. Ob die Tube erhalten werden kann, hängt vom Zustand des betroffenen Eileiters ab. Ist die Tube nicht zu rekonstruieren, muss sie exstirpiert werden. Bei organerhaltender Operation ist in 10 bis 20% der Fälle später wieder mit einer Extrauterinschwangerschaft zu rechnen.

■ **Therapie:** Neuerdings wird bei symptomarmen oder symptomfreien Extrauteringraviditäten eine konservative medikamentöse Therapie mit Chemotherapeutika durchgeführt. Dies geschieht entweder durch die intramuskuläre Injektion von niedrig dosiertem Methotrexat oder durch laparoskopische Instillation von Prostaglandinen, Glukose und Methotrexat. Dies führt zur Rückbildung und Resorption der EUG.

Ovarialgravidität

Die Ovarialgravidität ist ein sehr seltenes Ereignis. Die klinischen Symptome und Befunde gleichen denen der Tubargravidität. Das therapeutische Vorgehen ist identisch.

Abdominalgravidität

Die primäre Bauchhöhlenschwangerschaft ist ebenso ein extrem seltenes Ereignis. Das befruchtete Ei implantiert sich auf der Serosa und entwickelt sich in die freie Bauchhöhle hinein. Das klinische Bild der Abdominalgravidität ist außerordentlich vielgestaltig, was die Diagnostik erschwert. Ausgetragene Abdominalgraviditäten gehören zu den Raritäten in der Geburtshilfe.

Literatur

Dildy GA. Obstetric Emergencies. Clin Obstet Gynecol 2002; 45 (2): 307–424.
Kelly S. Abnormalities of early pregnancy. In: Bennet VR, Brown LK (eds). Textbook for midwives. 12th ed. Edinburgh, London, Melbourne, New York: Churchill Livingstone 1993; 165–210.
Kemp B et al. Unterschiedliche Implantations- und Plazentationsmuster bei vitaler Tubargravidität und Tubarabort. Arch Gynecol Obstet 1998; 241 (1): 43–51.
Kucera E et al. Methotrexat als medikamentöse Therapiealternative bei der Extrauteringravidität. Arch Gynecol Obstet 1998; 241 (1): 14–7.
Malik E, Bauer O, Gembruch U. Extrauteringravidität. In: Diedrich K (Hrsg). Endokrinologie und Reproduktionsmedizin. Bd. III. München, Wien, Baltimore: Urban & Schwarzenberg 2003; 373–88.
Schmidt-Matthiesen H, Wallwiener D. Gynäkologie und Geburtshilfe. 10. Aufl. Stuttgart, New York: Schattauer 2005.

9 Früh- und Spätgestosen

Sonja Opitz-Kreuter

> **!** Früh- und Spätgestosen bzw. schwangerschaftsspezifische Erkrankungen haben ihre Ursache in der Gravidität selbst und kommen demzufolge nur in der Schwangerschaft vor. Die Erkrankungen werden unter dem Begriff »Gestose« zusammengefasst.

Man unterscheidet:
- **Frühgestose**
  - *Emesis gravidarum*
  - *Hyperemesis gravidarum*
  - *Ptyalismus gravidarum*
- **Spätgestose:** Hochdruckerkrankungen in der Schwangerschaft

Frühgestosen

Morgendliche Übelkeit (Nausea) und Erbrechen sowie häufiges, uncharakteristisches Erbrechen sind eine Anpassungsstörung des mütterlichen Organismus an die Schwangerschaft. Die in ihrer Schwere unterschiedlichen Verlaufsformen können fließend ineinander übergehen. Die Symptome beginnen meistens in der 6. bis 8. Woche nach der Konzeption und verschwinden gewöhnlich in der 12. bis 16. Woche. In seltenen Fällen kann die Störung bis über die 20. Woche hinaus bestehen bleiben.
Etwa 60 % aller Schwangeren klagen über Übelkeit und leichtes Erbrechen, hingegen tritt die *Hyperemesis gravidarum* seltener auf (0,3 – 1 %).
Die **Ursachen** von Emesis und Hyperemesis sind nicht sicher geklärt. Als mögliche disponierende Faktoren werden diskutiert:
- **psychische und soziale Faktoren:** Ambivalenz gegenüber Schwangerschaft und/oder Mutterschaft, Ablehnung des Kindes und/oder des Kindsvaters, soziale Konflikte in Familie und Beruf, unbewältigte Probleme aus früheren Schwangerschaften
- **endokrine Veränderungen:** Das zeitliche Auftreten steht sehr eng mit dem Höhepunkt der HCG-, Östrogen- und Gestagen-Produktion im ersten Schwangerschaftsdrittel in Verbindung.
- Auseinandersetzung des mütterlichen Organismus mit dem zum Teil »fremden« Protein von Trophoblast und Embryo
- Veränderungen im Stoffwechsel, passagere Hyperthyreose
- neurovegetative Labilität

Übelkeit, *Emesis gravidarum*

Die leichten Formen des Schwangerschaftserbrechens äußern sich in verstärkter Übelkeit und leichtem Erbrechen morgens vor oder direkt nach dem Aufstehen. Das körperliche Wohlbefinden ist meist nur zu Beginn des Tages gestört. Veränderungen in der Geschmacksempfindung, leichte Schwindelgefühle und gelegentliche Müdigkeit sind Begleiterscheinungen der Emesis.
Die **Therapie** ist einfach und trotzdem wirkungsvoll:
- warmes Getränk vor dem Aufstehen (warme Milch, Tee o. Ä.)
- Frühstück im Bett
- Kreislaufmobilisation vor dem Aufstehen
- häufige kleine Mahlzeiten während des Tages
- fettarme Kost, Wunschkost
- Ruhe, Stressvermeidung

Der Brechreiz kann durch ärztlich verordnete Antiemetika gemildert werden. Aromatherapie, Akupunktmassage, homöopathische Medikamente, Bachblütengabe und andere Verfahren können, je nach Bedürfnis der Schwangeren, ebenfalls zur Behandlung eingesetzt werden. Die Schwangere sollte nichts Kaltes essen oder trinken; sehr geeignet sind warme Speisen wie Kartoffelbrei, gekochtes Gemüse, Reis-, Hühner- und Nudelsuppe. Wirkungsvoll ist Ingwer-Koriander-Tee (auch als Therapie bei Reisekrankheit bekannt: 10 g Koriander und 6 g frische Ingwerwurzel 15–20 Minuten

Frühgestosen

leicht köcheln lassen, über den Tag verteilt trinken). Auch warmes, abgekochtes Wasser ist wirkungsvoller als Mineralwasser oder Saftgetränke. Außer den üblichen Beratungsmaßnahmen sind besonders Puls, Blutdruck und Gewichtsverlauf zu verfolgen sowie der Urin auf Ketonkörper zu kontrollieren.

Hyperemesis gravidarum

! Wenn die Übelkeit den ganzen Tag über besteht und das Erbrechen an Stärke und Häufigkeit (> 5-mal/Tag) zunimmt, spricht man von *Hyperemesis gravidarum*. Nahrungs- und Flüssigkeitsaufnahme sind gefährdet. Es kommt schnell zu Störungen im Flüssigkeits- und Elektrolythaushalt.

Die **Folgen** der oben genannten Symptome sind:
- ausgeprägte Gewichtsabnahme (> 5% Gesamtgewicht)
- Flüssigkeits- und Salzverlust (trockene Schleimhäute, Hautfalten)
- Hämokonzentration sowie Hypovolämie, erniedrigte Elektrolyte (Natrium, Kalium, Chlorid)
- Hypotonie und flacher, hochfrequenter Puls infolge Kaliummangels
- metabolische Ketoazidose mit dem charakteristischen Azetongeruch beim Atmen aufgrund des Kohlenhydratmangels
- Nachweis von Azetonkörpern im Urin (Ketonurie)

In schweren Fällen:
- Oligurie durch Nierenschädigung beim Salzmangelsyndrom
- Gefahr des Ikterus durch Störungen des Gallenflusses bei Leberproblemen, erhöhtes Gesamtbilirubin, erhöhte Transaminasen
- Störungen im Zentralnervensystem bis hin zu Somnolenz und Delir

Therapie: Die *Hyperemesis gravidarum* erfordert die stationäre Aufnahme. Im Vordergrund steht die Beseitigung der Dehydratation, der Elektrolytstörung und des Hungerzustandes.
- Verzicht auf orale Nahrungszufuhr während der ersten Tage des Klinikaufenthaltes
- intravenöse Flüssigkeitszufuhr von täglich 3 000 ml und mehr
- parenterale Ernährung durch Kohlenhydrat- und Aminosäurelösungen von 2 000 bis 2 500 kcal
- Korrektur der Elektrolytbilanz durch Infusion isotonischer Kochsalzlösung
- Korrektur des Blut-pH-Wertes

Daneben hat sich folgende Ergänzungstherapie als zweckmäßig erwiesen:
- Antiemetika (z. B. Vomex A®-Suppositorien) und Sedativa, H_1-Antihistaminika
- Vitamingaben (Vitamin-B-Komplex, Vitamin C)
- eventuell Therapie der Hypotonie
- Akupunktur
- psychotherapeutische Begleitung

Eine Bilanzierung der Stoffaufnahme und -abgabe ist zwingend erforderlich. Die Vitalzeichen, insbesondere der Blutdruck, sind mehrmals täglich zu kontrollieren. Der Gewichtsverlauf sowie das kindliche Wachstum müssen überwacht werden. Der Verlauf der Erkrankung ist durch spezifische Laboruntersuchungen zu verfolgen.

Unter der Therapie kommt es im Allgemeinen nach 2 bis 3 Tagen zur Besserung, sodass die Schwangere wieder leichtes Essen zu sich nehmen kann. Vorzugsweise sollten Tee, Zwieback oder Kekse angeboten werden. Vermeiden sollte man Fleisch und Fette, mit Ausnahme von Hühner- und Kalbfleisch sowie Butter. Das Essen darf gut gesalzen und gewürzt sein.

Aufgrund der vermuteten psychischen Komponente ist eine psychotherapeutische Begleitung angezeigt. In besonderen Fällen kann auch die Sozialarbeiterin mit zum therapeutischen Team gehören. Da oft eine Spannungssituation im häuslichen Bereich vorliegt, sollte die Entlassung aus der Klinik nicht zu früh erfolgen (Rezidivgefahr). Die Schwangere sollte vor der endgültigen Entlassung nur stundenweise und ihrem Bedürfnis entsprechend, z. B. für den Nachmittag oder über das Wochenende, beurlaubt werden.

Ptyalismus gravidarum

Unter *Ptyalismus gravidarum* (Hypersalivation) wird ein vermehrter Speichelfluss verstanden. Mengen bis zu 10 Litern täglich sind in der Literatur beschrieben worden. Ursächlich ist hier eine vermehrte Durchblutung der Mundschleimhaut anzunehmen.

Die **Therapie** ist symptomatisch: Spülungen mit Salbeitee oder Myrrhetinktur; Abhilfe kann u. U. auch eine homöopathische Behandlung und Akupunktur schaffen.

Spätgestosen

Unter dem Begriff Spätgestosen sind in den letzten Jahren neue Begriffsdefinitionen zusammengefasst worden. Der lange gebräuchliche Begriff der EPH-Gestose (Schwangerschaftsvergiftung) wurde zugunsten der Bezeichnung SIH (schwangerschaftsinduzierter Hypertonus) verlassen. Heute ist die folgende Klassifizierung der hypertensiven Erkrankungen in der Schwangerschaft entsprechend der Empfehlung der International Society for the Study of Hypertension in Pregnancy bzw. der DGGG (Deutsche Gesellschaft für Gynäkologie und Geburtshilfe) (1986/1999) klinischer Standard:

> - **Gestationshypertonie (transiente Hypertonie):** Ab der 20. Schwangerschaftswoche bestehende Hypertonie, die nicht länger als 8 Wochen nach der Geburt bestehen bleibt. Ursache ist meist eine latente essenzielle Hypertonie, die durch die Schwangerschaft zum Ausdruck kommt. Es besteht keine Eiweißausscheidung.
> - **chronische Hypertonie:** vorbestehende Hypertonie oder schon vor der 20. Schwangerschaftswoche bestehende Hypertonie:
>   – primäre (essenzielle) Hypertonie (95%)
>   – sekundäre Hypertonie
> - **Präeklampsie (früher EPH-Gestose):** in Verbindung mit einer Hypertonie bestehende Eiweißausscheidung, mit oder ohne Ödeme
> - **schwere Verlaufsformen der Präeklampsie:**
>   – Eklampsie mit generalisierten tonisch-klonischen Krampfanfällen
>   – HELLP-Syndrom
> - **Pfropfhypertonie/Pfropfpräeklampsie:** chronische Hypertonie mit Eiweißausscheidung

Gestationshypertonie

In der Schwangerschaft kommt es bei 5–10% aller Frauen zur Ausbildung einer Hypertonie.
Blutdruckmessung: Bei der Blutdruckmessung sollte die Frau eine mindestens 5-minütige Ruhepause eingehalten haben. Die Blutdruckmanschette soll eine korrekte Breite haben und der Arm auf Herzniveau liegen. Die Messungen erfolgen am selben Arm, vorzugsweise links. Der diastolische Wert wird erfasst, wenn das Strömungsgeräusch leiser wird (Korotkow IV).

Eine Hypertonie liegt vor, wenn der diastolische Druck > 110 mmHg oder bei zweimaliger Messung (Abstand 4 Stunden) > 90 mmHg beträgt. Eine schwere Hypertonie liegt vor, wenn der diastolische Druck > 120 mmHg oder bei zweimaliger Messung im 4-Stunden-Abstand > 110 mmHg beträgt.

Eiweißausscheidung in der Schwangerschaft: Der Nachweis von mehr als einer Spur Eiweiß im Urinschnelltest ist als Indikator für eine bestehende Eiweißausscheidung zu sehen und quantitativ durch einen 24-Stunden-Sammelurin abzuklären.

Ödeme: Ödeme werden nur als weiterer Risikofaktor gewertet, wenn sie generalisiert, plötzlich oder als Zeichen einer raschen Gewichtszunahme von mehr als 2 kg/Woche auftreten.

Serologische Untersuchungen: siehe einzelne Krankheitsbilder.

Die Betreuung der Frau kann meist ambulant erfolgen, solange der Blutdruck Werte von 160/100 mmHg nicht übersteigt, keine Proteinurie besteht und keine Anzeichen für eine kindliche Gefährdung vorliegen (IUWR, suspekte CTG- oder Doppler-Werte). Da eine Gestationshypertonie fließend in eine Präeklampsie übergehen kann, erfolgt die Betreuung engmaschig. Als unterstützende Therapie kommen auch hier neben schulmedizinischen Aspekten alternative Methoden wie Homöopathie und Akupunktur zur Stabilisierung infrage.

Chronische Hypertonie

Bei Schwangeren mit einer chronischen Hypertonie besteht meist eine familiäre Disposition, daher ist die Anamneseerhebung besonders gründlich durchzuführen. Bei Verdacht auf eine Grunderkrankung, die sich jetzt in der Schwangerschaft manifestiert, sind weiterführende diagnostische Maßnahmen angezeigt (Diabetes mellitus, Arthritis, Nierenerkrankungen). Sediment, Blutbild, Elektrolyte, Kreatinin, Harnsäure und Glukosespiegel sind abzuklären.

Eine stationäre Aufnahme und eine Medikation sind bei einer schweren chronischen Hypertonie (160/110 mmHg) anzuraten, bei einer leichteren

Spätgestosen

Verlaufsform konnte die Verbesserung durch stationäre Aufnahme und Einhalten von Bettruhe nicht nachgewiesen werden (Enkin et al. 1998). Das Gleiche gilt für die kochsalzarme Diät, wenn nicht eine mütterliche Nierenfunktionsstörung vorliegt, da sie die Tendenz zur Hypovolämie verstärkt. Auf das Auftreten einer Proteinurie, rasche Gewichtszunahme (Ödeme) oder andere Symptome ist zu achten. Das Kind ist engmaschig zu kontrollieren, da die Gefahr einer intrauterinen Wachstumsretardierung (IUWR) besteht.

Präeklampsie

> Der Übergang von einer leichten Präeklampsieform in eine schwere Verlaufsform kann fließend sein. So genannte Prodromalzeichen können ohne Vorwarnung innerhalb von Stunden entstehen, ein Krampfanfall – Eklampsie – ist ohne Vorzeichen möglich.

Leichte Präeklampsie
- Blutdruck:
  – systolisch > 140 mmHg
  – diastolisch > 90 mmHg
- Eiweißausscheidung > 0,3 g/24 h

Schwere Präeklampsie
- Blutdruck:
  – systolisch > 160 mmHg
  – diastolisch > 110 mmHg
- Eiweißausscheidung > 5 g/24 h
- verminderte Harnausscheidung (Oligurie < 400 ml/24 h)
- zunehmende Einlagerungen (Ödeme im Gesicht, an den Extremitäten)
- Seh- und Hörstörungen: Augenflimmern, Ohrensausen, Gesichtsfeldeinschränkung (Tunnelblick) durch Netzhautödeme, Doppelsehen, Schwerhörigkeit durch Gefäßspasmen der (retinalen) Arteriolen
- Hyperreflexie, motorische Unruhe, Kopfschmerzen als Folge des Gefäßspasmus
- Oberbauchbeschwerden, Übelkeit, Erbrechen

Laborchemische Veränderungen können der Präeklampsie/Eklampsie vorausgehen:
- Hämokonzentration (Hämatokritanstieg > 38)
- Anstieg des Serumbilirubins als Zeichen der Hämolyse
- Thrombozytenabfall (Thrombozytopenie < 150 000/ml)
- Anstieg der Leberenzyme (Transaminasen)
- Anstieg der Harnsäurewerte; Kreatinin- und Rest-Stickstoff-Bestimmung erforderlich (Kreatinin > 1,2 mg/dl)
- Abfall des Gesamteiweißes (Hypoproteinämie)
- Elektrolytverschiebungen als Zeichen der gestörten Osmose und Diffusion (Kalium, Natrium)
- erhöhtes Faktor-VIII-Antigen
- Abfall der Gerinnungsparameter
- Anstieg der D-Dimere

Eklampsie

> Der Begriff bezeichnet das Auftreten von klonisch-tonischen Krämpfen, die vor, während und nach der Geburt stattfinden können.

Nur in 60% aller Eklampsien gehen die sog. **Prodromalzeichen** voraus. Kopfschmerz, Sehstörungen, Oberbauchschmerzen, auch Blutdruckspitzen sind keine Indikatoren für einen bevorstehenden Anfall. Andererseits geht einem eklamptischen Anfall meist eine Aura voraus, bei der sich die Frau in einem starren, nicht mehr ansprechbaren Stadium befindet. Manchmal führt sie beispielsweise die Hände zum Gesicht, um sich das Gesicht oder die Nase zu reiben. In der Folge treten leichte, nicht mehr kontrollierbare Zuckungen der Gesichtsmuskulatur auf. Aufgrund der Gefäßspasmen entstehen zuerst tonische Krämpfe, die etwa 15–60 Sekunden dauern, gefolgt von einer klonischen Phase von bis zu 1–3 Minuten Dauer. Bei den tonischen Krämpfen ist eine Muskelstarre zu beobachten, sie wird abgelöst von klonischen Krämpfen, d.h. von Zuckungen der Mundpartien, der Extremitäten und des Körperstamms. Begleitet wird der Krampfanfall von einer Zyanose und einem Atemstillstand (Apnoe). Nach dem Anfall besteht eine Bewusstseinstrübung, die Frau ist meist nicht ansprechbar. Die Dauer, Intensität und die Häufigkeit der Krämpfe beeinflussen die gesamte weitere Prognose für Mutter und Kind. Aufgrund des zerebralen Gefäßspasmus kann es zum Hirnödem, aber auch zu Gehirninfarkten kommen.

Die Eklampsie wurde in der Literatur lange Zeit als Endstadium der Präeklampsie angesehen. Hinsichtlich der Tatsache, dass bei 30–40% aller Eklampsien keine Hypertonie oder andere Warnzeichen bestehen, kann die Eklampsie durchaus auch als eigenständiges Krankheitsbild betrachtet werden. Bei der Betreuung einer eklamptischen

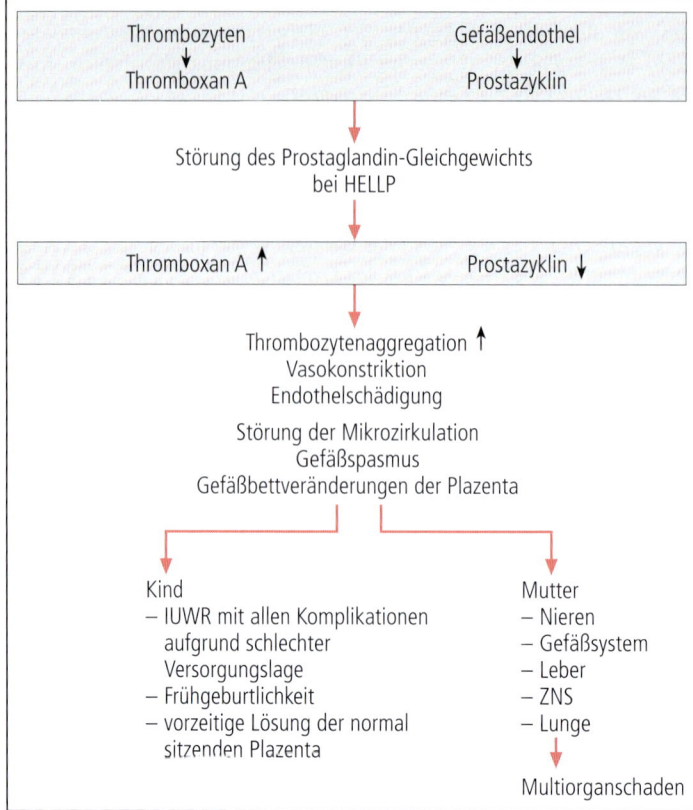

Abb. 9.1 Entstehungsmechanismus und Folgen beim HELLP-Syndrom (IUWR = intrauterine Wachstumsretardierung, engl.: IUGR).

Frau ist auch differenzialdiagnostisch an epileptiforme Krämpfe, ein *Coma diabeticum*, eine Hirnblutung, Meningitis oder Affektkrämpfe bei Angst- und Schmerzzuständen zu denken.

HELLP-Syndrom

> Als HELLP-Syndrom wird eine schwere Begleiterscheinung der Präeklampsie mit Leberbeteiligung, Hämolyse und Thrombozytopenie bezeichnet. Die Prognose ist ungünstig.

Die Häufigkeit eines HELLP-Syndroms wird in der Literatur mit bis zu 12 % angegeben, wenn eine hypertensive Grunderkrankung vorhanden ist. Es kann allein, aber auch neben einer Präeklampsie bestehen. Im Wochenbett sind ebenfalls Verläufe beschrieben worden (Rath u. Friese 2005). Die mütterliche Mortalität liegt bei 0–1 %, die perinatale Mortalität bei ca. 15 %. Haupttodesursachen sind vorzeitige Lösung der normal sitzenden Plazenta, Asphyxie und Unreife der Kinder.

1982 wurde der Begriff des HELLP-Syndroms erstmals geprägt (Weinstein et al. 1982). Die charakteristischen Symptome wurden bereits 1954 als Begleitkomplikation einer schweren Präeklampsie von J.A. Pritchard beschrieben.

Neben mehr oder weniger ausgeprägten Präeklampsiesymptomen treten verstärkt Schmerzen im rechten Oberbauch und/oder Epigastrium auf, die auf eine Dehnung der Leberkapsel zurückzuführen sind. Außerdem stehen die laborchemischen Veränderungen mit rapider Verschlechterung des Allgemeinzustandes im Vordergrund (Abb. 9.1).

> **Symptome des HELLP-Syndroms**
> H = hemolysis (Hämolyse)
> E = elevated
> L = liver enzyms (erhöhte Transaminasen)
> L = low
> P = platelets (erniedrigte Thrombozytenzahl)

Hämolyse: Anstieg der Serumbilirubinwerte, Haptoglobinabfall. Der Urin verfärbt sich braun.

Laboruntersuchung: kleines Blutbild, Hämoglobin-/Haptoglobinbestimmung.

Erhöhte Transaminasen: Durch Mikrozirkulationsstörungen und Gewebsausfall steigen ASAT (= GOT = Aspartataminotransferase; Normalwert: 15 U/l) und ALAT (= GPT = Alaninaminotransferase; Normalwert: 17 U/l).

Thrombozytopenie: Thrombozytenabfall bis weit unter 100 G/l (100 000/mm^3).

Weitere Komplikationen sind fortschreitende Thrombozytopenien mit Fibrinogenabbau und Anstieg der Fibrinogen-Fibrin-Abbauprodukte im Serum (D-Dimer). Dadurch kann es zur Ausbildung einer disseminierten intravasalen Gerinnungsstörung (DIG) und Hyperfibrinolyse kommen. Die Therapie entspricht im Wesentlichen der der Präklampsie; meist ist eine rasche Schwangerschaftsbeendigung angezeigt, der Verlauf ist nicht vorhersagbar. Es sind schubweise Verläufe bekannt, ebenso solche, in denen sich das Krankheitsbild innerhalb weniger Stunden entwickelt oder aber wieder zurückbildet.

Mütterliche Komplikationen

Es wird angenommen, dass die Ursache bei der Eklampsie wie auch beim HELLP-Syndrom in einer Störung des Thromboxan-A-Prostazyklin-Gleichgewichts liegt. Beide Fettsäuren sind chemisch eng mit den Prostaglandinen verwandt. Bildungsstelle des Thromboxan A sind die Thrombozyten. Es wirkt vasokonstriktorisch und fördert die Thrombozytenaggregation. Bildungsstelle des Prostazyklins ist das Gefäßendothel. Es wirkt vasodilatatorisch und hemmend auf die Thrombozytenaggregation.

Es wird angenommen, dass es durch die Störung im Gleichgewicht der beiden Substanzen zu Veränderungen der Mikrozirkulation in der Peripherie, aber auch in den Organen und in der Plazenta mit Endothelverletzungen kommen kann. Organschädigungen mit Funktionsausfall sind die Folge. Die zusätzlich meist bestehende Hämokonzentration beeinflusst ihrerseits durch die veränderte Viskosität des Blutes die Entstehung und Ausbreitung der Mikrozirkulationsstörung. Möglicherweise spielen auch immunologische Faktoren im Rahmen eines mütterlichen Abwehrmechanismus gegen die Trophoblastzellen bei der Gestoseentwicklung eine Rolle. Meist sind folgende Organe primär betroffen:

- **Leber:** Erhöhte Leberenzym- und Bilirubinwerte lassen eine Leberschädigung mit Verlust der Eiweiß aufbauenden Leberfunktion und begleitende Stoffwechselstörungen erkennen. Es kann zu Störungen des Säure-Basen-Haushaltes kommen. Besteht eine Hämolyse und eine Thrombozytopenie, spricht man von einem HELLP-Syndrom.
- **Niere:** Mikrozirkulationsstörungen beeinträchtigen die Funktion der Glomeruli. Die Folgen sind unter Umständen eine Nierenrindennekrose und eine Verminderung des Urinvolumens durch Filtrationsstörungen. Die Ausscheidung von Harnsäure und Calcium im Urin ist vermindert, ebenso der kolloidosmotische Druck infolge des Eiweißverlustes.
- **Blutsystem:** Gefäßläsionen und veränderte Viskosität des Blutes bewirken einen Erythrozytenabbau = Hämolyse. Bei schwerer Ausprägung kann es zu Gerinnungsstörungen kommen. Erhöhte Plasmaspiegel von D-Dimer, Fibrinopeptid A und Thrombin-Antithrombin-III-Komplexen. Antithrombin III dagegen ist verringert. Die Thrombozytenzahl ist meist leicht erniedrigt (100 000–150 000).
- **Gehirn:** Durch die Endothelschäden kann es zu intrazerebralen Blutungen in Kombination mit epi- und/oder subduralen Hämatomen, Infarkten oder Ödemen kommen.
- **Lunge:** Ausbildung eines Lungenödems, ARDS (acute respiratory defiency syndrome, Atemnotsyndrom).
- **zusätzliche geburtshilflich bedingte Komplikationen:** Geburtshilfliche Eingriffe wie z. B. Schnittentbindungen können aufgrund der reduzierten Ausgangslage das Krankheitsbild verschlechtern.

Kindliche Komplikationen

Bei den Kindern finden sich gehäuft:
- Small-for-date-babies, dystrophe Kinder als Folge einer intrauterinen Wachstumsretardierung (IUWR) aufgrund unzureichenden Plazentawachstums, ischämiebedingter Minderversorgung u. a.
- Hypoxie- und Asphyxieanfälligkeit
- Frühgeburten (15%) als Folge der vorzeitigen Schwangerschaftsbeendigung
- im Extremfall intrauteriner Fruchttod, auch als Folge einer vorzeitigen Lösung der normal sitzenden Plazenta

Überwachung der schweren Präeklampsie, Eklampsie und des HELLP-Syndroms

> Bei den oben beschriebenen Erkrankungen ist die **Intensivüberwachung** unter Berücksichtigung einer individuellen und geburtshilflich orientierten Intensivtherapie obligatorisch. Sie erfolgt auf Anweisung des betreuenden Arztes bzw. Ärzteteams.

Neben der klinischen Überwachung muss die Hebamme auch die emotionale Bedürfnislage der Frau beachten. Neben der Angst und der Besorgnis um die eigene Gesundheit steht auch das Befinden des Kindes im Vordergrund. Unsicherheiten hinsichtlich des Geburtsverlaufs, der möglicherweise plötzlich notwendigen operativen Entbindung in einer frühen Schwangerschaftswoche sowie die ungewohnte Umgebung der Intensiveinheit im Kreißsaal bringen erhebliche psychische Belastungen mit sich. Die Hebamme hat daher nicht nur die Aufgabe der Überwachung und Kontrolle, sondern auch, sich auf die Frau mit ihren Bedürfnissen einzulassen und ihr Selbstwertgefühl zu stärken, sie in ihren Ressourcen zu unterstützen und Entlastung zu bieten.

> Die Überwachung und Betreuung einer schwer gestosekranken Frau erfordert eine sorgfältige Krankenbeobachtung und eine genaue Dokumentation. Auch bei geringfügigen Abweichungen muss der zuständige Arzt verständigt werden; die Grenze zwischen den einzelnen Krankheitsbildern ist fließend und die Gefahr einer plötzlichen Verschlechterung ist immer gegeben.

Anamneseerhebung

Die genaue Erhebung der Anamnese und die Frage nach vorhergegangenen Ereignissen und Erkrankungen ist sehr wichtig. Sie gibt Aufschluss über eventuell vorher bestehende Krankheiten und über das jetzige Geschehen.

> Die Anamnese ist Basis für das weitere Vorgehen, Diagnose und Therapie.

Kontrolle des Herz-Kreislauf-Systems

- Blutdruckkontrolle: Auf Hochdruckkrisen ist ebenso zu achten wie auf einen plötzlichen Blutdruckabfall. Als optimal gilt eine Reduktion des Blutdrucks um jeweils 10 mmHg/h. Perioperativ kann ein zentraler Venenkatheter (ZVD) gelegt werden.
- Die arterielle Sauerstoffsättigung soll mittels eines Pulsoxymeters überwacht werden.
- Puls und Beurteilung der peripheren Durchblutung: Marmorierung, Blässe und Kühle der Extremitäten.
- Halbseitenlage links unter Zuhilfenahme von Lagerungskissen verbessern die uteroplazentare Durchblutung und den venösen Rückstrom. Die Seitenlage erleichtert zudem die Atmung.
- Beurteilung der Ödeme hinsichtlich Lokalisation und Ausmaß. Lokales oder generalisiertes Auftreten, Einlagerungstendenzen müssen beachtet werden.

Kontrolle der Nierenfunktion

- Es sollte eine stündliche Kontrolle der Einfuhr und der Ausfuhr mittels Dauerkatheter und Stundenmesser erfolgen. Analyse des Urins auf Eiweiß, Glukose, Blut, Sediment.
- Die Ausscheidung sollte nicht unter 40 ml/h (500 ml/24 h) liegen, da sonst die Nierenfunktion so stark beeinträchtigt ist, dass ein Nierenversagen die Folge sein kann.

Kontrolle der laborchemischen Parameter

- kleines Blutbild (insbes. Hb, Hk)
- Elektrolytbestimmung
- Gesamteiweiß
- Kreatinin, Harnsäure
- Transaminasen (GOT, GPT)
- Thrombozytenzählung, Retikulozyten, Haptoglobin
- Gerinnungsparameter, Fibrinogen- und Fibrinspaltprodukte (D-Dimer)
- Bilirubin
- freies Hämoglobin (Hämolysezeichen)
- Sediment

Kontrolle des Zentralnervensystems

- Beobachtung von Bewusstseinsveränderungen, Lethargie, Bewusstseinstrübungen, Seh- und Hörstörungen
- Hyperreflexie (PSR = Patellarsehnenreflex)
- Das Prüfen der Atmung auf Stridor, Dyspnoe bzw. Tachypnoe, Zyanose und das Auftreten blutig-schaumigen Sputums ist zur Früherkennung eines Lungenödems, einer Embolie oder einer pulmonalen Komplikation stündlich durchzuführen.

- Atem- und Vitalzeichenkontrolle, insbesondere bei einer intravenösen Magnesiumtherapie, die zur Dämpfung der neuromuskulären Erregbarkeit eingesetzt wird. Darüber hinaus hat Magnesium eine vasodilatierende Wirkung und wirkt somit einem zerebralen Gefäßspasmus entgegen. Die Anzahl der Atemzüge darf nicht unter 12 pro Minute absinken. Im Fall einer Überdosierung von Magnesium können Lähmungen, Atemstillstand und Herztod die Folge sein. Das Antidot Calciumgluconat muss bei einer Magnesiumtherapie (s. S. 200) bereitgestellt sein.

Kontrolle des fetalen Zustands
- CTG-Überwachung, auch Dauerüberwachung: Verlust der Variabilität der Herzfrequenz, Dezelerationen
- Ultraschall und Doppler-Sonographie: Verminderung der Fruchtwassermenge, diastolischer Stopp oder Flussumkehr in der Nabelarterie
- weitere Zeichen der Beeinträchtigung des fetalen Zustands wie Abnahme der fetalen Bewegungen

Kontrolle von Blutungstendenzen
- Intra- und postpartal muss eine sorgfältige Messung des Blutverlusts erfolgen.
- Das Auftreten von petechialen Blutungen an Haut und Schleimhäuten ist als Ausdruck einer gestörten Gerinnung zu werten und daher sehr ernst zu nehmen.

Eklamptischer Anfall

> Bei der Betreuung von schwer kranken Frauen muss die Hebamme immer mit dem Auftreten eines eklamptischen Anfalls rechnen.

Vorsichtsmaßnahmen zu treffen und optimale Bedingungen für die intensive Betreuung der Frau im Kreißsaal zu schaffen, hat oberste Priorität. Eine Mitbetreuung von anderen Frauen ist abzulehnen, da ständige Anwesenheit erforderlich ist.
Das Bett der Frau sollte von mindestens drei Seiten aus zugänglich sein, Kopffreiheit für eine eventuelle Notfallnarkose muss gewährleistet sein. Die Rückenlage sollte vermieden werden. Ein Narkoseapparat sowie die Geräte zum Monitoring müssen vorhanden und »durchgecheckt« sein. Nicht dringend gebrauchtes Mobiliar (Nachtkästchen etc.) wird entfernt. Eine Reizausschaltung von außen wird erreicht, indem das Zimmer abgedunkelt wird, die Telefonanlage leise gestellt und Durchgangsverkehr sowie häufige bzw. Unruhe verbreitende Besuche vermieden werden. Besucher sollten sich zuerst bei der Hebamme melden, ein Vermerk ist an der Zimmertür anzubringen.

Notfallmedikamente: 10 mg Diazepam (Valium®) und 10 ml Calciumgluconat 10 % (bei Magnesiumtherapie) sind aufgezogen, d. h. gebrauchsfertig bereitzulegen.

Intubationsbesteck, Mundkeil und **Guedel-Tubi:** Sinnvoll ist hier die Verwendung eines so genannten Eklampsiebestecks, in dem alle Medikamente und Instrumente bereitliegen.

Sectiobereitschaft: Ein Dauerkatheter liegt bereits zur Bilanzierung oder ist im Eklampsiebesteck zur Hand.

Das Tragen von Antiemboliestrümpfen gehört zur Thromboseprophylaxe bei immobilen bzw. operierten Patientinnen.

Intravenöse Zugänge und eventuell ein ZVD (zentraler Venenkatheter) sind gelegt, automatische Blutdruckmessung und Pulsoxymetrie sind verfügbar. Das Operationsteam, die Kinderärzte und Anästhesiologen sowie das Labor sind von der bestehenden Sectiobereitschaft in Kenntnis gesetzt.

Die **Dokumentation** (Vitalzeichen, Medikation, kindlicher Zustand u. a.) wird zeitgleich erstellt, die Laborwerte sind auf dem aktuellsten Stand. Operationseinwilligungen, Anästhesiebögen etc. sind mit der Frau und idealerweise auch mit ihrem Mann besprochen.

Therapie

Im Vordergrund steht die Entscheidung, ob die Frau ambulant betreut werden kann – im Falle einer leichten Hypertonie – oder stationär behandelt werden muss. Eine Zusammenarbeit aller betreuenden Personen soll stattfinden, idealerweise sollen auch Gespräche mit den Kinderärzten und den Anästhesiologen durchgeführt werden.

Bettruhe und Herausnahme aus dem Alltagsgeschehen

Bettruhe mit überwiegender Linksseitenlage führt zu einer verbesserten uteroplazentaren Durchblutung. Atemübungen oder Einzelgeburtsvorbereitung, Beschäftigungstherapie wie Stricken oder Malen, haptonomische Übungen und Kreislaufgymnastik verbessern das Körpergefühl und ge-

Tab. 9.1 Gestationshypertonie, chronische Hypertonie, Präeklampsie.

	Gestationshypertonie	Chronischer Hochdruck	Präeklampsie
Alter der Frau	unabhängig	ältere Frauen	jüngere und ältere Frauen
Parität	unabhängig	zumeist Mehrgebärende	zumeist Erstgebärende
Hypertonieanamnese	nein	ja	nein
SSW zu Beginn der Hypertonie	meist ab 3. Trimenon	vor der 20. SSW	meist nach der 20. SSW
Hypertonie	leichte Hypertonie	leichte bis schwere Hypertonie	leichte bis schwere Hypertonie
Serologie			
Thrombozyten	≥ 150 000/mm³	≥ 150 000/mm³	< 150 000/mm³ mit abfallender Tendenz
Transaminasen	unverändert	unverändert	ansteigend
Gesamteiweiß	unverändert	je nach Dauer der Erkrankung unverändert bis erniedrigt	erniedrigt
Kreatinin	unverändert	je nach Dauer der Erkrankung unverändert bis erhöht	erhöht
Hb, Hk	normale Werte	normale Werte	Hämokonzentration, evtl. beginnende Anämie
Proteinurie	kein Eiweiß nachweisbar	je nach Dauer der Erkrankung, leichte Proteinurie	leichte bis schwere Proteinurie

ben der Frau das Gefühl, nicht nur ausschließlich im Bett auf das Ende der Schwangerschaft zu warten.

Diätetische Maßnahmen
Die früher übliche Reduktion der Salzzufuhr wird heute nicht mehr durchgeführt (s. S. 195). Vielmehr wird auf eine eiweiß- und ballaststoffreiche Kost mit Blick auf Vitamin- und Spurenelementzufuhr geachtet.

Medikamentöse Therapie
- **Antihypertensiva:** Methyldopa (Presinol), Dihydralazin (Nepresol®) und Nifedipin (Adalat®) stehen für die Akutbehandlung zur Verfügung. Für die Langzeitbehandlung kommen Methyldopa (Presinol®), Nifedipin u. a. infrage. Eine Zusatztherapie mit niedrig dosierter Acetylsalicylsäure (ASS, z. B. Aspirin®) wirkt auf den Prostaglandinstoffwechsel (Thromboxan-Genese) und kann so die Hypertonie bzw. deren Ursache günstig beeinflussen.
- **Magnesiumsulfat** hat sich seit Jahren in der Therapie von erhöhter Krampfbereitschaft bei Eklampsie aufgrund der Senkung des peripheren arteriellen Widerstands bewährt, kann aber bei einer Überdosierung **toxisch** wirken. Herzrhythmusstörungen, Herzstillstand und Atemstillstand können die Folge sein, insbesondere bei einer Kumuluswirkung durch eine eingeschränkte Nierenfunktion, da Magnesium über die Nieren ausgeschieden wird. Die Initialdosis beträgt 4–6 g Magnesium in einer Trägerlösung über einen Perfusor über 20–30 Minuten. Die Erhaltungsdosis liegt bei 1–2 g/Stunde. Bei einer Überdosierung/Intoxikation wird 1 g Cal-

Spätgestosen

ciumgluconat (langsam i.v.) verabreicht. Dieses Antidot muss bei einer Magnesiumtherapie immer vorhanden sein.
- **Glukokortikoide:** Zur Lungenreifebehandlung des Kindes wird Betamethason oder Dexamethason (Celestan® Depot) – 12 mg i.m. im Abstand von 24 Stunden – verabreicht. Diese Medikamente verursachen vorübergehend eine Verminderung der Kindsbewegungen und eine Einschränkung der Variabilität der kindlichen Herztöne.
- **Diuretika:** Die Behandlung von Ödemen oder einer Oligurie mit Diuretika ist kontraindiziert (Hypovolämie); Diuretika werden bei Lungenödemen und Anzeichen einer Herzinsuffizienz eingesetzt.
- **Tokolyse:** Bei der schweren Präklampsie oder Eklampsie ist eine Tokolyse mit β-Sympathomimetika (Fenoterol) kontraindiziert, da diese, besonders auch in Kombination mit Glukokortikoiden sowie einer großzügigen Volumengabe, ein Lungenödem und eine Herzinsuffizienz bewirken können.

Prognose

Bei einer schweren Verlaufsform der Erkrankung wird eine Sectio angestrebt werden, wobei auch die Narkoseverfahren nicht ohne Risiko sind (Abwägung: Intubation, Periduralanästhesie). Als einzige kausale Therapie gilt immer noch die rasche Entbindung unter optimalen Bedingungen, d.h. die Lungenreifebehandlung sollte abgeschlossen sein und die Mutter sich in einem stabilen Zustand befinden, der eine vaginale Geburt oder eine Operation erlaubt.

Je schwerer und frühzeitiger die Krankheit in dieser Schwangerschaft eingetreten ist, desto höher ist das Wiederholungsrisiko für die nächste (65 %; Sibai et al. 2001). Mehrgebärende weisen eine noch höhere Wiederholungsrate auf sowie ein höheres Risiko für spätere hypertensive Erkrankungen. Als präventive Maßnahme kann je nach Kausalzusammenhang Acetylsalicylsäure niedrig dosiert zur Hemmung der Thromboxangenese eingesetzt werden.

Für eine rasche und komplikationsarme Erholung der Frau und die Normalisierung des Zustands ist eine bedürfnisorientierte, intensive Betreuung notwendig. Eine Kürettage postpartal mit dem Ziel, eventuelle Plazentareste bzw. die Auflagefläche der Plazenta ganz abzutragen, die Thromboseprophylaxe, die Hinführung zur langsamen Mobilisierung und die Interaktion mit dem Kind können die Genesung der Mutter beschleunigen (Tab. 9.1).

Literatur

Casper F et al. Das HELLP-Syndrom. Gynäkologe 1990; 23: 29–32.

Dildy GA. Obstetric Emergencies. Clin Obstet Gynecol 2002; 45 (2): 307–424.

Enkin MW, Keirse MJ, Renfrew MG, Neilson. Dt. Ausg. hrsg. von Groß MM, Dudenhausen JW. Effektive Betreuung während Schwangerschaft und Geburt. Wiesbaden: Ullstein Medical 1998.

Greer IA. Epidemiology, risk factors and prophylaxis of venous thrombo-embolism in obstetrics and gynaecology. Baillieres Clin Obstet Gynaecol 1997; 11: 403–30.

GRIT Study Group. Infant wellbeing at 2 years of age in the Growth Restriction Interventional Trial. Lancet; 364: 513–20.

Hentschel J, Arlettaz R, Bührer C. Überlebenschancen und Langzeitprognose bei Geburt in der Grauzone der Lebensfähigkeit. Gynäkologe 2001; 34: 697–707.

Huppke M. Was wird aus unseren Frühgeborenen? Hebamme 1993; 1: 9–11.

Kemp B et al. Unterschiedliche Implantations- und Plazentationsmuster bei vitaler Tubargravidität und Tubarabort. Arch Gynecol Obstet 1998; 241 (1): 43–51.

Klein B, Heyl W, Rath W. Bestimmung der Thrombozytenaktivierung bei Patientinnen mit Praeeklampsie und Hellp-Syndrom sowie deren Neugeborener. Arch Gynecol Obstet 1998; 261: 43–5.

Kucera E et al. Methotrexat als medikamentöse Therapiealternative bei der Extrauteringravidität. Arch Gynecol Obstet 1998; 241 (1): 14–7.

Kretz FJ, Schäffer J. Anästhesie, Intensivmedizin, Notfallmedizin, Schmerztherapie. 4. Aufl. Berlin, Heidelberg, New York: Springer 2006.

Lentze MJ, Schaub J, Schulte FJ, Spranger J (Hrsg). Pädiatrie. Grundlagen und Praxis. Berlin, Heidelberg, New York: Springer 2000.

Leveno KJ et al. Obstetric emergencies. Clin Obstet Gynecol 1990; 33 (3): 405–82.

Mader U. Mindert Methadon das HIV-Risiko-Verhalten? In: Dtsch Med Wochenschr 1997; 122: 7–8.

Martin JN. Intrapartum and postpartum obstetric emergencies. Obstet Gynecol Clin North Am 1995; 22, 2: 197–389.

Maier B. Ethik in Gynäkologie und Geburtshilfe. Entscheidungen anhand klinischer Fallbeispiele. Berlin, Heidelberg, New York: Springer 2000.

McCullough L, Chervenak FA. Ethics in obstetrics and gynecology. New York: Oxford Universitiy Press 1994.

Pritzhard JA et al. Intravascular hemolysis, thrombocytopenia and other hematologic abnormalities. N Engl J Med 1954; 250: 89.

Rath W. Das HELLP-Syndrom. Eine interdisziplinäre Herausforderung. Dtsch Ärztebl 1998; 47, 95: A-2997–3002.

Rath W et al. Klassifizierung der hypertensiven Erkrankung in der Schwangerschaft. Leitlinien der Arbeitsgemeinschaft Schwangerschaftshochdruck/Gestose der Deutschen Gesellschaft für Gynäkologie und Geburtshilfe (DGGG) 2004. www.dggg.de.

Rath W, Friese K. Erkrankungen in der Schwangerschaft. 5. Aufl. Stuttgart, New York: Thieme 2005.

Rath W, Heilmann L. Schwangerschaftshochdruck. Stuttgart: Wissenschaftliche Verlagsgesellschaft 2002.

Reece EA, Hobbins JC. Medicine of the fetus & mothers. Philadelphia: Lippincott-Raven Publishers 1999.

Reister F et al. Topografie und Aktivitätsverhalten von Makrophagen im Plazentabett bei Präklampsie-Patientinnen. Arch Gynecol Obstet 1998; 261: 43–6.

Roemer VM. Frühgeburt und intrauterine Mangelentwicklung. Stuttgart, Nwe York: Schattauer 1992.

Rogosch V, Jürgens S, Lorenz U, Weitzel H. Kindliche Lungenreife – Bedeutung der vorgeburtlichen Diagnostik. Hebamme 1991; 4: 137–40.

Rust OA, Perry KG Jr. Pregnancy complicated by sickle hemoglobinopathy. Clin Obstet Gynecol 1995; 38: 472–84.

Schmidt-Matthiesen H, Wallwiener D. Gynäkologie und Geburtshilfe. 10. Aufl. Stuttgart, New York: Schattauer 2004.

Sibai BM. Hypertensive disorders in women. Philadelphia, Toronto: Saunders 2001.

Sibai BM et al. Maternal-fetal correlations in patients with the HELLP-Syndrome. Am J Obstet Gynecol 1986; 155: 501.

Simon C. Pädiatrie. 7. Aufl. Stuttgart, New York: Schattauer 1995.

Spätling L, Schneider H. Frühgeburt: pränatale und intrapartale Aspekte. In: Schneider H, Husslein P, Schneider KTM (Hrsg). Die Geburtshilfe. 2. Aufl. Berlin, Heidelberg, NewYork: Springer 2004.

Speer CP. Surfactant-Substitutionstherapie. Monatsz Kinderheilkd 2002; 150: 659–68.

Spitzer D et al. Das HELLP-Syndrom. Frauenarzt 1990; 31: 637–44.

Stauber M. Psychosomatische Probleme in der Schwangerschaft und im Wochenbett. Gynäkologe 1998; 31: 103–18.

Tischendorf FW. Der diagnostische Blick. 6. Aufl. Stuttgart, New York: Schattauer 1998.

Trauner M, Fickert P, Pertl B. Schwangerschaftsspezifische Lebererkrankungen. Dtsch Ärztebl 2004; 101: 50.

Weinstein I. Syndrome of hemolysis, elevated liver enzymes and low platelet count. Am J Obstet Gynecol 1982; 142: 159.

10 Krankheit und Schwangerschaft

Sonja Opitz-Kreuter

Durch die Verbesserung der Therapiemöglichkeiten chronischer Erkrankungen und das zunehmend höhere Lebensalter beim Eintritt der Schwangerschaft treten immer häufiger Erkrankungen auf, die ursächlich nichts mit der Schwangerschaft zu tun haben. Nachfolgend sind einige Krankheitsbilder beschrieben, die bei einer Koinzidenz von Schwangerschaft und Erkrankung eine besondere Betreuung und Überwachung erfordern.

Endokrine Erkrankungen

Unter den endokrinen Erkrankungen in der Schwangerschaft sind als wichtigste die Schilddrüsenerkrankungen und der *Diabetes mellitus* zu nennen, die im nachfolgenden Text beschrieben sind. Weiterhin zählen hierzu die Erkrankungen der Nebenschilddrüse, von Nebennierenrinde und -mark sowie der Hypophyse u. a., auf die im Rahmen dieses Kapitels nicht eingegangen werden kann.

Erkrankungen der Schilddrüse

Gemäß der Definition der WHO wird die Bundesrepublik Deutschland als mittelschweres Jodmangelgebiet (mit regionaler Abstufung) bezeichnet, wobei Mangelzustände vorwiegend in Süd- und Mitteldeutschland auftreten. Weitere Ursachen für eine präexistente Schilddrüsenerkrankung sind u. a. eine Struma, Hyper- und Hypothyreose.

Der normale Tagesbedarf für Erwachsene liegt bei ca. 150 bis 300 µg. Die tatsächliche Zufuhr liegt wesentlich niedriger, wenn jodhaltige Nahrungsmittel wie Meeresfisch und jodiertes Speisesalz nicht konsequent in ausreichender Menge zugeführt werden. In der Zeit der Schwangerschaft steigt der Bedarf um 50 % an, daher wird zur Prävention von Jodmangelzuständen eine Jodzufuhr von 200 µg pro Tag empfohlen. Dieser erhöhte Bedarf kann nicht ausschließlich über die Nahrungszufuhr gedeckt werden, er entsteht durch eine gesteigerte Ausscheidung von Jod über die Nieren (erhöhte glomeruläre Filtration), die Bindung von Thyroxin durch Östrogen sowie einen erhöhten Umsatz von T_3 und T_4.

Bei einigen Schwangeren kann daher eine Größenzunahme der Schilddrüse beobachtet werden, wobei in der Regel keine Schilddrüsenüberfunktion besteht. Durch die Entwicklung einer so genannten euthyreoten Struma versucht der Organismus, den zusätzlichen Bedarf zu decken. Dies ist meist Ausdruck einer schon vor der Schwangerschaft bestehenden Jodmangelsituation.

Hypo- und hyperthyreote Erkrankungen werden durch die Bestimmung des thyreotropen Hormons (TSH = thyreostimulating hormone) erfasst. Auch eine Messung der Schilddrüsenhormone (T_3-/T_4-Bestimmung) wird durch den ärztlichen Geburtshelfer und den Internisten veranlasst.

Als Folge des mütterlichen Jodmangels wird bei 6 % aller Neugeborenen eine angeborene Struma beobachtet, da auch die fetale Schilddrüse durch die Mangelsituation in ihrer Funktion beeinflusst wird. Weiterhin fallen diese Kinder durch verlängerten Ikterus, Trinkschwäche und Trägheit auf. Bleibt dieser Zustand untherapiert, können sich in der weiteren Entwicklung des Kindes Zeichen der körperlichen und geistigen Retardierung einstellen.

Zur Prävention eines Jodmangels wird daher vom Arbeitskreis Jodmangel (Deutsche Gesellschaft für Endokrinologie) die medikamentöse Zufuhr des Tagesbedarfs empfohlen.

Diabetes mellitus

Einleitung

> ! Der *Diabetes mellitus* ist eine Stoffwechselerkrankung mit einem mehr oder weniger ausgeprägten Mangel an Insulin. Er wird von der Weltgesundheitsorganisation (WHO) als Erkrankung im Sinne einer »gestörten Glukosetoleranz« bezeichnet. Die Wirkung des Insulins liegt vor allem in der Senkung des Blutzuckerspiegels, der Förderung anaboler und der Hemmung kataboler Stoffwechselvorgänge.

Nach den Richtlinien der WHO wird der Diabetes in verschiedene Typen eingeteilt:
- **Diabetes Typ 1:** Durch Insulinmangel verursachter jugendlicher insulinabhängiger Diabetes. Die Manifestation erfolgt meist vor dem 10. Lebensjahr. Eine Klassifikation schwangerer Diabetikerinnen (mit präexistentem Diabetes) und eine Einschätzung der fetalen Überlebenserwartung erfolgt durch das so genannte White-Schema (s. u.).
- **Diabetes Typ 2:** Altersdiabetes ohne (Typ 2a) oder mit Übergewicht (Typ 2b). Hier besteht ein relativer Insulinmangel; aufgrund einer meist noch bestehenden Restinsulinproduktion ist in den ersten Jahren der Erkrankung meist keine Insulintherapie notwendig.
- **Gestationsdiabetes** betrifft 2 bis 3% aller Schwangerschaften. Als Folge der besonderen Stoffwechselsituation und der Belastung durch die plazentaren Hormone (besonders in der zweiten Schwangerschaftshälfte) fällt der Glukosetoleranztest pathologisch aus. Der Nüchternblutzuckerwert ist meist unauffällig. Es besteht eine mehr oder weniger stark ausgeprägte Glukosurie. Nach den Mahlzeiten ist der Blutzuckerspiegel erhöht. Diese Diabetesform verschwindet nach der Schwangerschaft wieder, wobei allerdings in Langzeitstudien bei 50% aller Gestationsdiabetikerinnen im Verlauf von 10 bis 15 Jahren ein manifester Diabetes festgestellt wurde.
- **Sekundärdiabetes** tritt nach Erkrankungen oder Operationen des Pankreas oder als Begleiterscheinung anderer Erkrankungen auf, z.B. bei Cushing-Syndrom, Hyperthyreose, Akromegalie, Hyperprolaktinämie.
- **Verminderte Glukosetoleranz** kann mit bzw. ohne Übergewicht bestehen.

White-Schema zur Klassifikation des *Diabetes mellitus* in der Schwangerschaft (nach White 1965):
- A = nicht insulinpflichtiger Diabetes
- B = Diabetes seit weniger als 10 Jahren oder Beginn ab dem 20. Lebensjahr
- C = Diabetes seit 10–19 Jahren oder Beginn ab dem 10.–19. Lebensjahr
- D = Diabetes seit mehr als 20 Jahren oder Beginn vor dem 10. Lebensjahr oder benigne Retinopathie
- F = diabetische Nephropathie
- G = mehrfache geburtshilfliche Komplikationen (habituelle Aborte/Totgeburten)
- H = koronare Herzerkrankungen
- R = proliferative Retinopathie
- NR = diabetische Nephro- und Retinopathie
- T = Zustand nach Nierentransplantation

Diagnose

Folgende Symptome und Risikofaktoren sollten an eine diabetogene Stoffwechsellage denken lassen:
- Diabetes in der Familie der Schwangeren
- anamnestisch belastende geburtshilfliche Risiken:
  - gehäuft auftretende Aborte
  - Riesenkind (über 4000 g)
  - intrauteriner Fruchttod
  - Zustand nach Gestationsdiabetes
  - kindliche Fehlbildungen
  - Hypertonie
  - Schwangere über 35 Jahre alt
- vorhandene allgemeine Diabetes-Symptomatik:
  - Glukosurie (Urinstix positiv, wobei die Nachweisbarkeit je nach Hersteller zwischen 30 und 130 mg/dl schwankt)
  - Azetonurie (Urinstix positiv)
  - Feststellung einer fetalen Makrosomie
  - Ausbildung eines Hydramnions
- Allgemeinsymptomatik:
  - große Urinmengen
  - stark vermehrter Durst
  - Abgeschlagenheit, verminderte Leistungsfähigkeit, depressive Verstimmtheit
  - rezidivierende Infektionen – Pilzerkrankungen, Harnwegsinfektionen
  - Juckreiz, Furunkulose, Karbunkel
  - Gewichtsabnahme bei Appetitsteigerung

Liegen Verdachtsmomente auf einen *Diabetes mellitus* vor, wird das Blutzuckertagesprofil bestimmt und ein **oraler Glukosetoleranztest**

Endokrine Erkrankungen

Tab. 10.1 oGTT-Werte beim 50-Gramm-Screeningtest.

Nüchternwert	90 mg/dl
Ein-Stunden-Wert	< 160 mg/dl
Zwei-Stunden-Wert	< 145 mg/dl

(oGTT) durchgeführt. Im Anschluss an die Bestimmung des Nüchternblutzuckerwerts wird nach einer oralen Gabe von 50 bis 75 g Glukose, je nach Testverfahren, jeweils 60 und 120 Minuten später eine Blutzuckerbestimmung durchgeführt. Meist findet der 50-Gramm-Screeningtest Anwendung (Tab. 10.1). Ist ein Wert erhöht, was für eine verminderte Glukosetoleranz spricht, wird der Test nach 1–2 Wochen wiederholt. Je nach Ergebnis wird eine weitere Diagnostik und Therapie durchgeführt: Blutzuckertagesprofil, Diätberatung und Zusammenstellung eines Bewegungstrainings, HBA1-Kontrolle (> 6 %), evtl. zusätzliche Insulintherapie.

Liegt der Blutzuckerspiegel über 180 mg/dl, scheidet die Niere einen Teil der Glukose aus (Glukosurie), die per Urinstix nachweisbar wird. Nicht bei jedem Nachweis von Glukose muss ein pathologischer Hintergrund vorliegen – meist klärt die Frage nach dem Frühstück die Sachlage (Marmeladenbrot, zuckerhaltige Getränke). Der Zucker nimmt aus osmotischen Gründen eine Menge Wasser mit sich, es kommt zur Polyurie und über die vermehrte Flüssigkeitsausscheidung zu starkem Durstgefühl. Kann die Glukose nicht mehr verwertet werden, müssen (vor allem in der Schwangerschaft) zur Deckung des Energiebedarfs Fettdepots in verstärktem Maße abgebaut werden. Als Stoffwechselabbauprodukt entsteht verstärkt Azeton, das gleichfalls mittels Urinstix nachgewiesen werden kann.

Komplikationen

Je nach Dauer der Erkrankung können Komplikationen auftreten oder als Vorerkrankung bestehen, die unter Umständen den Verlauf von Schwangerschaft, Geburt und Wochenbett beeinflussen:

- **Diabetische Nephropathie:** Kapillarveränderungen führen zur so genannten Kimmelstiel-Wilson-Niere, die durch Glomerulosklerose mit Proteinurie, Ödembildung und Hypertonie gekennzeichnet ist. Zusätzliche Nierenschädigungen werden als Folge von rezidivierenden Nierenbeckenentzündungen relativ häufig beobachtet.
- **Diabetische Retinopathie:** Die Schädigung des Augenhintergrundes führt zu einem allmählichen Sehverlust.
- **Diabetische Gangrän:** Durch Makro- und Mikroangiopathien kann es bei geringfügigen Verletzungen und falsch oder mangelhaft ausgeführter Hand- und Fußpflege zu Infektionen kommen, die sich gangränös entwickeln.
- **Diabetische Neuropathie:** Sensibilitätsstörungen, die sich meist socken- oder handschuhförmig bemerkbar machen, können durch direkte Schädigung der Nerven oder mikroangiopathische Veränderungen (schlechte Stoffwechsel- und Durchblutungssituation) auftreten. Je nach Schwere und Dauer der Erkrankung umfasst das Symptomenspektrum auch Lähmungen, Muskelschwund u. a.

Komplexe Wechselwirkungen der einzelnen Symptome und Regelmechanismen erschweren besonders in der Schwangerschaft Diagnose und Therapie erheblich. Möglicherweise macht eine schlecht eingestellte Stoffwechsellage oder eine drohende Entgleisung ein geburtshilfliches Eingreifen notwendig, das seinerseits (z. B. bei vorzeitiger Schwangerschaftsbeendigung) ein Risiko für Mutter und Kind darstellt.

Mütterliche Risiken bei einer diabetischen Schwangerschaft

- Verschlechterung der diabetischen **Stoffwechselsituation**
- Anfälligkeit gegenüber **Infekten** (insbesondere Harnwegsinfekte, die 30 % aller diabetischen Schwangeren aufweisen)
- Ausbildung einer **Gestose** oder **Pfropfgestose** auf der Basis einer rezidivierenden Pyelonephritis (6 %) oder eines Gefäßschadens
- Entwicklung einer **geburtshilflichen Risikosituation**, z. B. Riesenkind mit geburtsmechanisch ungünstiger Prognose (Missverhältnis, Dystokien, Sectio)

Kindliche Risiken bei diabetischen Schwangeren

Risiken für das Kind können durch die mütterliche Stoffwechselsituation oder auch als Folge der

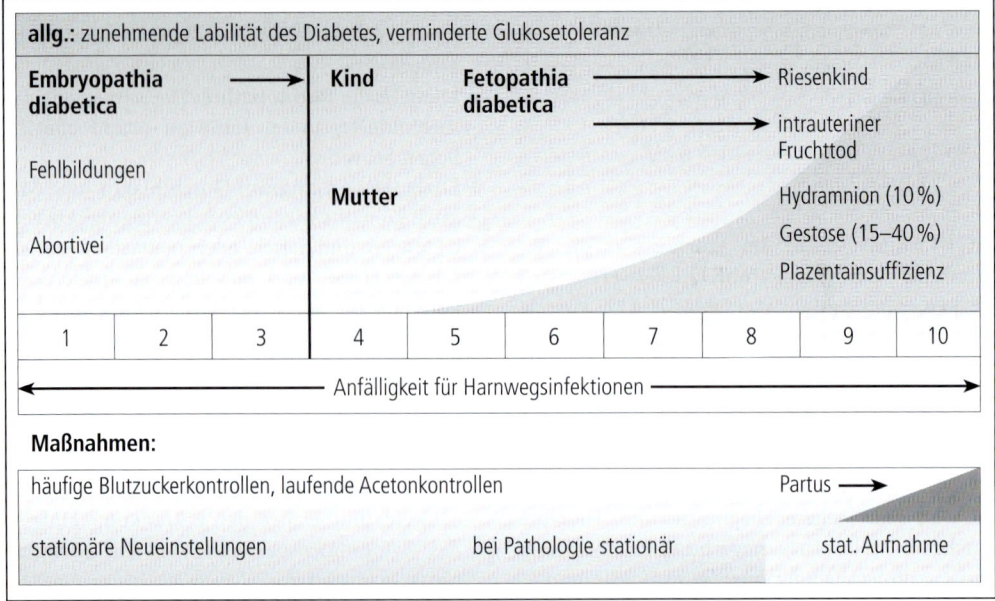

Abb. 10.1 Übersicht der Besonderheiten beim Zusammentreffen von Diabetes und Schwangerschaft (aus: Schmidt-Matthiesen H, Wallwiener D. Gynäkologie und Geburtshilfe. 10. Aufl. Stuttgart, New York: Schattauer 2005).

bereits eingetretenen diabetischen Veränderungen (Angiopathie, Nephropathie) entstehen.
- Störung der Fruchtanlage beziehungsweise -entwicklung; gehäuft auftretende **Aborte**, erhöhte **Fehlbildungsrate** von ca. 4 bis 10 %
- Ausbildung einer **diabetischen Fetopathie** (in über 40 % aller Fälle) mit folgenden Symptomen:
  – Makrosomie
  – Retardierung und Unreife von Leber und Lunge, sodass es häufig zu einem postpartalen Atemnotsyndrom (RDS) kommen kann; angeborene Stoffwechselstörungen mit schweren Hypoglykämien als Folge einer erhöhten Insulinproduktion: Hypokalzämie, Hyperbilirubinämie, Hypertrophie des Ventrikelseptums (Kardiomyopathie)
  – Entwicklung eines Hydramnions durch erhöhte osmotische Diurese (erhöhte Harnproduktion des Kindes)
  – Gefäßbettveränderungen der Plazenta (Plazentainsuffizienz)
  – intrauteriner Fruchttod

Insgesamt ist die perinatale Morbidität und Mortalität durch die mütterliche Erkrankung und die geburtshilflichen Risiken erhöht (Abb. 10.1).

Führung der diabetischen Schwangeren

■ **Eintritt der Schwangerschaft:** Um die Rate der diabetischen Embryo- und Fetopathien zu senken und eine möglichst stabile Stoffwechselsituation als Ausgangslage zu haben, sollte die Konzeption erst **nach** einer optimalen, über drei Monate hinweg konstanten Einstellung der Blutzuckerwerte erfolgen.

■ **Frühschwangerschaft:** Jede Störung der Nahrungszufuhr erschwert die Stoffwechseleinstellung und -führung. Die diabetische Schwangere gerät eher in den Zustand der Azetonämie beziehungsweise -urie. Auch bei einer wenig ausgeprägten *Emesis gravidarum* oder anderen Störungen sind eine stationäre Aufnahme, engmaschige Kontrollen und ein fetales Screening (Organschall, Fehlbildungsausschluss, Fruchtwassermenge) anzuraten.

■ **Zweite Schwangerschaftshälfte:** Es kann bei diabetischen Schwangeren häufiger zur Ausbildung eines Hydramnions (10 %), zu Gestosen oder Pfropfgestosen (15 bis 40 %) und rezidivierenden Pyelonephritiden kommen, die eine stationäre Aufnahme erforderlich machen. Häufig sind auch Infektionen der Vulva, Vagina und Harnwege (Zystitis).

Endokrine Erkrankungen

■ **Letztes Schwangerschaftsdrittel:** Aufgrund der erhöhten Stoffwechselbelastung, der kindlichen Makrosomie und der zunehmenden Gefäßbettveränderungen der Plazenta kommt es in den letzten Wochen der Schwangerschaft zu einem deutlichen Risikoanstieg für Mutter und Kind. Der Zeitpunkt der stationären Aufnahme oder Beendigung der Schwangerschaft wird individuell bestimmt.
Die Behandlung sollte immer interdisziplinär (gynäkologisch, internistisch, augenärztlich) erfolgen. Je nach Schwangerschaftsalter wird der Zustand des Kindes engmaschig mittels Ultraschalluntersuchung, CTG ab ca. 30. SSW, Doppler-Sonographie ab 24. SSW und Wehenbelastungstests kontrolliert. Je nach der Einstellung der Blutzuckerwerte (stabil/instabil) der Schwangeren sollten die Vorsorgeuntersuchungen wöchentlich oder zweiwöchentlich erfolgen.

■ **Beratung:** In der Regel wissen diabetische Schwangere aufgrund jahrelanger Erfahrung mit ihrer Erkrankung umzugehen. Insgesamt ist auf Folgendes zu achten:
- Je nach Diabetestyp wird das Vorsorgeprogramm ausführlich dargelegt.
    - Terminbestimmung
    - Frühultraschall
    - Besprechung der Blutzuckereinstellung anhand geführter Tagesprotokolle
    - pränatale Diagnostik (Organscreening)
- Eine gute Stoffwechselführung ist anzuraten, d.h. starke Schwankungen im Blutzuckerspiegel sollten vermieden werden (ein schneller, hoher Blutzuckeranstieg benötigt eine hohe Insulinkonzentration). Ideal ist ein Nüchternblutzuckerwert von 90 mg/dl sowie ein postprandialer Wert (2 Stunden nach Nahrungsaufnahme) von 120 mg/dl).
- Der Urin soll glukose- und azetonfrei sein.
- Der Blutzuckerspiegel wird mehrfach täglich, in der Regel durch die Patientin selbst, kontrolliert und in einem Protokollbuch vermerkt.
- Es sollte eine frühzeitige Vorstellung in der Geburtsklinik erfolgen mit interdisziplinärer Zusammenarbeit von Gynäkologie und Innerer Medizin.
- Augenärztliche Kontrolluntersuchungen werden einmal pro Trimenon durchgeführt (Retinopathie).
- Die Schwangere sollte motiviert werden, eine speziell für sie ausgearbeitete faserreiche und diabetikerorientierte Diät einzuhalten, die sie zusammen mit der Ernährungsberaterin einer Diabetesambulanz ausgearbeitet hat. Durch diese Diät werden höhere Toleranzgrenzen für den Blutzuckerspiegel erzielt. Leere Kohlenhydrate wie Zucker oder Weißmehlprodukte, die rasch ins Blut aufgenommen werden, sollten vermieden werden.
- Sportliche Betätigung im Rahmen der individuellen Möglichkeiten ist jeder diabetischen Schwangeren anzuraten. Jedoch muss sie darauf achten, dass plötzliche Anstrengung (hoher Energieverbrauch) den Blutzuckerspiegel rasch senken kann. Durch Mehrverbrauch von Glukose wird bei kontrollierter Bewegung oder sportlicher Betätigung Insulin eingespart.
- Genussmittel wie Alkohol und Tabak sollten unbedingt vermieden werden.
- Saunabesuche und Massagen (cave: Kreislaufsituation) verbessern das Körpergefühl und können dadurch unterstützend auf die Psyche wirken.
- Stress, Operationen oder Infektionen sollte die Schwangere möglichst vermeiden, da diese eine Mehrbelastung bedeuten und den Insulinbedarf erhöhen. In den Zeiten erhöhter Infektanfälligkeit (Winter, Übergangswetter) sollte sie daher verstärkt um ihren Schutz bemüht sein. Die Lebensführung sollte so gestaltet werden, dass Stress, Hektik und ein anstrengendes Alltagsleben weitgehend fehlen.
- Die medikamentöse Einstellung sollte in enger Zusammenarbeit mit den ärztlichen Geburtshelfern und den Internisten erfolgen. Falls notwendig, wird auf eine Subkutan-Insulinpumpe umgestellt, um eine exakte, kontinuierliche Insulinzufuhr zu gewährleisten. *Sub partu* wird in der Regel aufgrund des steuerbaren schnellen Wirkungseintritts Altinsulin dem Depotinsulin vorgezogen.
- Die Schwangere sollte ermuntert werden, an Diabetikertreffen teilzunehmen. Vielleicht besteht schon eine Schwangerengruppe, vielleicht führt der betreuende Arzt oder die Klinik eine Adressenliste mit gleichfalls Betroffenen. Informationen können außerdem über folgende Adressen eingeholt werden:
    - Deutscher Diabetiker Bund e.V., Danziger Weg 1, 58511 Lüdenscheid
    - Arbeitsgemeinschaft Diabetes und Schwangerschaft, Zentrum für Diabetes, Graf-Moltke-Straße 63, 28211 Bremen

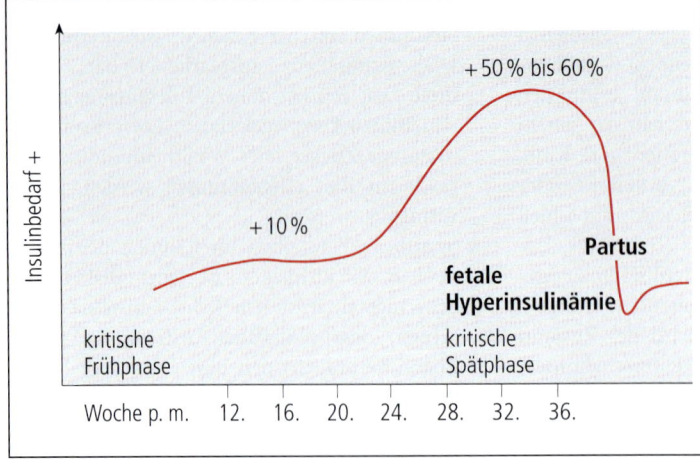

Abb. 10.2 Tendenz des Insulinbedarfs in den verschiedenen Phasen der Schwangerschaft. Cave: große individuelle Schwankungen (aus: Schmidt-Matthiesen H, Wallwiener D. Gynäkologie und Geburtshilfe. 10. Aufl. Stuttgart, New York: Schattauer 2005).

- Deutsche Gesellschaft für Ernährung. Schwangerschaftsdiabetes, www.deg.de
- Die Schwangere sollte auf die veränderte Stoffwechselsituation im Wochenbett hingewiesen werden: Die postpartal vermehrte Urinausscheidung, die gesteigerte Sekretion und die Kreislaufinstabilität können unter Umständen fälschlicherweise als Anzeichen für eine Unterzuckerkrise gewertet werden. Der Blutzuckerspiegel muss daher postpartal immer den Anforderungen entsprechend neu eingestellt werden (vgl. Abb. 10.2). Zusätzlich ist auf die gute Heilung von Verletzungen zu achten.

Lungenerkrankungen

Tuberkulose

> Die Tuberkulose ist eine weltweit verbreitete Infektionskrankheit, deren Erreger *Mycobacterium tuberculosis* ist.

Seit Beginn der tuberkulostatischen Therapie hat die Tbc ihren Seuchencharakter (Schwindsucht) weitgehend verloren. Dennoch liegt die Zahl der Neuerkrankungen in Deutschland bei etwa 30 pro 100 000 Einwohner und Jahr, 1994 wurden beispielsweise 13 000 Neuerkrankungen bundesweit gemeldet. Das Risikoklientel stellen Migrantinnen aus Endemiegebieten, Drogen- und Alkoholkranke, HIV-Infizierte oder Personen mit Kontakt zu diesen Gruppen dar. Die Anzahl der tatsächlich an Tbc erkrankten Schwangeren dürfte höher liegen als angenommen. Die Diagnose erfolgt durch radiologischen, mikroskopischen und kulturellen Nachweis des Erregers oder durch den Nachweis erregerspezifischer DNA.

Die Übertragung erfolgt fast ausschließlich über eine Tröpfcheninfektion. Die diaplazentare Infektion des Kindes ist ab der zweiten Schwangerschaftshälfte wegen der dann vorhandenen Plazentagängigkeit des Bakteriums möglich, aber extrem selten. In der Regel infizieren sich die Neugeborenen postpartal durch den Mutter-Kind-Kontakt. Daraus ergibt sich die Notwendigkeit einer Trennung mit Stillverbot, bis die Impfung des Kindes mit Bacille-Calmette-Guérin (BCG) durchgeführt ist und der Tuberkulinhauttest positiv ausfällt.

■ **Therapie:** Gabe von Dreifach-Tuberkulostatika (Pyridoxin, Isoniazid, Rifampicin u.a.), Betreuung in Lungenheilstätten mit gynäkologisch-geburtshilflicher Vorsorge- und Entbindungsmöglichkeit.

■ **Komplikationen:** Durch die erhöhte körperliche Belastung besteht während der Schwangerschaft, insbesondere im Wochenbett, die Gefahr des Wiederaufflackerns oder der akuten Verschlechterung der Erkrankung (5 bis 15 % aller Tbc-Kranken oder jemals an Tbc Erkrankten).

Für die betreuende Hebamme gilt, dass infektionspräventive Maßnahmen und Desinfektionsmaßnahmen zum Selbst- und Fremdschutz zu beachten sind (vgl. Kap. 2).

Asthma bronchiale

! Als *Asthma bronchiale* wird eine chronisch-entzündliche, anfallsartige Luftnot bezeichnet, die durch eine krampfartige, meist allergisch bedingte Verengung der Bronchiolen ausgelöst wird.

Bei einem exogen ausgelösten Asthmaanfall verursachen verschiedene Antigene (Hausstaub, Tierhaare, Zigarettenrauch, Pollen, Mehlstaub) Spasmen der glatten Muskulatur. Auch andere antigenetisch wirkende Substanzen (Medikamente) wie auch Überanstrengung können Auslöser sein. Mischformen treten häufig auf, eine sorgfältige Anamneseerhebung ist daher wichtig. Für die mütterliche und kindliche Prognose ist die Schweregradeinteilung 1–4 (National Institute of Health) von großer Bedeutung.

Die Spasmen führen zu erschwerter Ein- und Ausatmung, Atemnot (nachts oder häufig morgens) die von typischen Atemgeräuschen (Giemen, Pfeifen u.a.) begleitet wird. Eine Verschlechterung eines bestehenden *Asthma bronchiale* ist in der Schwangerschaft bei den milden bis mittelschweren Verlaufsformen meist nicht zu beobachten. Möglicherweise kann es aber auch gegen Ende der Schwangerschaft durch den erhöhten Raumbedarf des Kindes zu Luftnot kommen.

■ **Therapie:** Vermeidung der Noxen bei allergisch bedingter Disposition. Das Einüben bestimmter Atemtechniken (gezielte Ausatmung) in der Geburtsvorbereitung, gesunde Lebensführung, psychische Ausgeglichenheit und ausreichende Bewegung können dazu beitragen, dass Schwangerschaft, Geburt und Wochenbett angstfrei erlebt werden.
Die medikamentöse Therapie wird durch den ärztlichen Geburtshelfer und den Internisten festgelegt (z.B., Kortikosteroide, Aerosolsprays u.a.). Bei der Geburtsleitung muss beachtet werden, dass Prostaglandine und β2-Blocker das Asthma verschlimmern können. Mit Beginn der Wehen steigt das Atemminutenvolumen, sodass die Gefahr eines akuten Asthmaanfalls bzw. eine erhebliche Atembehinderung die Folge sein kann.

Weitere, schwer wiegende Atemwegserkrankungen wie Pneumonien, respiratorische Insuffizienz durch Tokolyse oder die akute respiratorische Insuffizienz (ARDS) sind in der weiterführenden Literatur nachzulesen.

Herzerkrankungen

Die bereits in Kapitel 4 beschriebenen Anpassungsleistungen des mütterlichen Organismus an die Schwangerschaft (Steigerung des Herzminutenvolumens, Vergrößerung und Lageveränderung des Herzens) können unter Umständen zu bestimmten klinischen Symptomen führen. Die Frauen geben oft eine veränderte Pulsfrequenz, Herzklopfen oder hypotonische Zustände an. Diese immer wieder genannten Herzrhythmusstörungen oder Herzfrequenzveränderungen sind als Adaptions- und Regulationsmechanismus zu verstehen. Bei länger bestehenden oder schweren Tachykardien (Frequenz über 100/min) sollte die Ursache, eventuell per EKG, genauer analysiert werden. Diese Störungen können auch im Rahmen einer Anämie oder einer Karditis vorkommen. Bradykardien (Frequenz unter 60/min) werden seltener beobachtet, in der Regel fast nur bei Leistungssportlerinnen oder bei Erkrankungen des Herzens im Sinne einer Atrioventrikularblockade (AV-Block). Die atrioventrikuläre Überleitungsstörung ist meist eine Komplikation einer primären Herzerkrankung. Eine Schweregradeinteilung (Grad I bis IV) ist je nach Einschränkung (organische Erkrankung ohne Symptome bis hin zur Dekompensation im Ruhezustand) üblich.

Als Herzerkrankungen, die Schwangerschaft, Geburt und Wochenbett beeinflussen können, kommen infrage:
- kongenitale Vitien, z.B. Vorhofdefekt
- erworbene Vitien, z.B. Mitralklappeninsuffizienz nach rheumatischem Fieber oder bakterieller Endokarditis
- akute Entzündungen z.B. Endokarditis, Kardiomyopathie
- Herzrhythmusstörungen

Abhängig vom Schweregrad der Erkrankung wird die betroffene Frau in Zusammenarbeit mit dem betreuenden Internisten einer speziellen Schwangerenberatung und Betreuung zugeführt, um Verschlechterungen und Dekompensationszustände zu erkennen.
Die Geburtsleitung erfolgt in Absprache mit dem betreuenden Internisten. Eine peripartale Antibiotikaprophylaxe wird individuell durchgeführt.

Erkrankungen der Niere und der ableitenden Harnwege

Präexistente Nierenerkrankung

Bereits vor der Schwangerschaft bestehende oder früher durchgemachte Nierenerkrankungen, die die hormonelle oder homöostatische Funktion der Niere beeinträchtigen, können die Entstehung einer Pfropfgestose begünstigen (s. S. 194). Sind in der Frühschwangerschaft Zeichen einer zunehmenden Niereninsuffizienz (Hochdruck, Proteinurie, erhöhte Kreatininwerte) feststellbar, ist die Prognose für den weiteren Verlauf der Schwangerschaft schlecht. Neben einer diabetischen Nephropathie können auch eine Glomerulonephritis, Malformationen oder ein Zustand nach Transplantation die Ursache für eine chronische Nierenerkrankung darstellen.

Pyelonephritis gravidarum

Eine *Pyelonephritis gravidarum* kommt bei 1 bis 5% aller Schwangeren vor. Fünf bis 10% aller Schwangeren haben eine symptomlose und afebrile Bakteriurie. Wird diese in der Frühschwangerschaft nicht erkannt, kommt es nicht selten im letzten Schwangerschaftsdrittel zur Manifestation der *Pyelonephritis gravidarum*. Deshalb ist die Routinekontrolle des Urins (Urinstix auf Nitrit) in der Schwangerenvorsorge von großer Bedeutung. Der Haupterreger ist *Escherichia coli*, seltener sind im Harn Enterokokken, Streptokokken und *Proteus vulgaris* nachweisbar.

■ **Prädisponierende Faktoren:**
- frühere Harnwegserkrankungen
- hormonell (durch Progesteron) bedingte Ureterdilatation, verminderte Ureterflexibilität und verminderte Durchflussgeschwindigkeit des Urins
- mechanische Kompression der ableitenden Harnwege durch die Gebärmutter
- Schwangerschaftsglukosurie, Albuminurie, Diabetes mellitus, Anämie
- Katheterismus

■ **Symptome:** Die akute Pyelonephritis tritt meist einseitig, vorwiegend auf der rechten Seite mit Schmerzen im Nierenlager (sog. Flankenschmerz) auf. Sie werden von
- Fieberschüben mit Schüttelfrost,
- Pollakisurie (Drang zur häufigen Harnentleerung),
- Nykturie (häufiges nächtliches Wasserlassen) und
- Dysurie (tropfenweises schmerzhaftes Wasserlassen)

begleitet. Es besteht eine deutliche Leukozytose, die Blutsenkungsgeschwindigkeit und das CRP sind stark erhöht. In der Urinkultur sind Erreger nachweisbar, und der Urinstix zeigt Nitrit an. Die Keimzahl im Urin beträgt $> 10^5$ Keime/ml.

Häufig werden asymptomatisch verlaufende Pyelonephritiden beobachtet. Die Frauen klagen lediglich über völlig uncharakteristische Symptome wie
- Kopfschmerzen,
- Müdigkeit,
- Rückenschmerzen, Kontraktionen und
- Appetitstörungen.

Bleibt diese Form unentdeckt und unbehandelt, kann sie eine chronische Pyelonephritis zur Folge haben.

■ **Diagnose:** Zur Sicherung der Diagnose müssen bei entsprechender Symptomatik eine Urinkultur aus Katheterurin angesetzt, Keimzahl, Erreger, Resistenz und Urinsediment analysiert werden. Zum Screening in der Schwangerenvorsorge wird der Urin mittels Teststreifen untersucht.

■ **Therapie:**
- Im akuten Stadium sind stationäre Aufnahme und Bettruhe unumgänglich.
- hoch dosierte Antibiotikatherapie nach Erreger- und Resistenzbestimmung
- bei hohem Fieber sofortige Behandlung, z. B. mit Ampicillin
- reichliche Flüssigkeitszufuhr (gegebenenfalls Infusionstherapie, Blasen- und Nierentee)
- Schmerztherapie mit krampflösenden Medikamenten (z. B. 10 mg Buscopan® i.v.)
- feuchtwarme Wickel in der Nierengegend
- 4-stündliche Temperatur- und Pulskontrolle
- im weiteren Verlauf Stuhlregulation und Thromboseprophylaxe

Im Anschluss an die Therapie müssen zwei in kurzen Abständen angelegte Urinkulturen negativ sein, um sicherzugehen, dass die Erkrankung ausgeheilt ist. Im weiteren Verlauf der Schwangerschaft sowie sechs Wochen nach der Geburt sind erneute Urinkontrollen notwendig, da die Rezidivgefahr sehr hoch ist.

■ **Gefahren:** Die Infektion begünstigt eine vorzeitige Wehentätigkeit mit dem Risiko der Frühgeburt. Während der stationären Behandlung sind regelmäßige CTG-Kontrollen zur Erfassung des kindlichen Befindens und der uterinen Aktivität notwendig. Für die Mutter besteht die Gefahr der chronischen Manifestation, die zu einem chronischen Nierenversagen führen kann.

Zystitis

Die Blasenentzündung geht meist mit erheblichen Beschwerden im Blasen- und Unterbauchbereich einher, es besteht eine ausgeprägte Dysurie. Die Diagnose wird durch den Urinbefund bestätigt, die Therapie entspricht derjenigen bei Pyelonephritis. Hilfreich wirken Blasentees, feuchtwarme Umschläge, warme Sitzbäder. Blasenentleerungsstörungen finden sich häufiger nachgeburtlich (s. S. 591).

Blasenentleerungsstörungen

Bei Blasenentleerungsstörungen in der Schwangerschaft muss zuerst eine »stumme« Infektion ausgeschlossen werden. Durch die Tonusminderung und die Beschränkung der Kapazität der Blase sind viele Frauen verunsichert darüber, ob die Harnblase tatsächlich entleert ist, oder haben Probleme mit der Miktion selbst. Ein Blasentraining kann hier manchmal Abhilfe schaffen: Übersicht über die tatsächlich getrunkene Flüssigkeit, regelmäßige Blasenentleerungen noch vor dem Gefühl, die »Blase sei voll«, Beklopfen der Blasenregion bei der Miktion sowie leichte Beckenbodenübungen. Der Stellenwert des Beckenbodentrainings nach der Geburt des Kindes muss deutlich gemacht werden.

Bluterkrankungen

Anämien

Eisen, das vom Magen-Darm-Trakt resorbiert wird, wird in das Sauerstofftransportmolekül Hämoglobin eingebaut. Eine Anämie liegt vor, wenn folgende Werte unterschritten werden:
- bei der Frau: Erythrozytenzahl 4 bis 5 T/l (Millionen/mm^3), Hämoglobin 13 bis 16 g/dl
- beim Mann: Erythrozytenzahl 4,5 bis 5 T/l (Millionen/mm^3), Hämoglobin 14 bis 17 g/dl

Anämien können durch Veränderungen folgender Parameter entstehen:
- Erythrozytenzahl
- Erythrozytenform
- Hämoglobinstruktur und -synthese
- Hämatokritwert

In der Schwangerschaft ist die Beurteilung eines anämischen Zustandes durch das um 1 bis 2 Liter physiologisch erhöhte Blutvolumen erschwert, da es hier zu einem Verdünnungseffekt mit einem Höhepunkt in der 20.–24. Schwangerschaftswoche kommen kann. Daher wird in der Schwangerschaft ein unterer Wert von 11 g/dl angegeben. Ausmaß und Ursache einer Anämie sind für den Schwangerschaftsverlauf bedeutsam.

Neben einer subjektiven Leistungsminderung (schnelle Ermüdbarkeit, reduzierte Belastungsfähigkeit, Atemnot, schnelleres Erreichen körperlicher Grenzen, Herzrasen) stehen objektiv folgende Komplikationen im Vordergrund:
- gesteigerte Infektanfälligkeit
- reduzierte Wundheilungstendenz
- erhöhte Gestosegefahr
- Schockgefährdung bei Blutungen unter beziehungsweise nach der Geburt

Bei der Feststellung einer Anämie stehen neben der Therapie auch die Suche nach der Ursache und den Möglichkeiten zu ihrer Ausschaltung im Vordergrund:
- Eventuell besteht ein Mehrbedarf an Eisen, wie es in der Schwangerschaft, im Wochenbett und in der Stillzeit der Fall ist.
- Eisen kann verloren gehen, z. B. durch Blutungen, Tumor- oder Ulkusbildung.
- Die Eisenaufnahme kann reduziert sein, unter Umständen durch Fehl- oder Mangelernährung

oder durch das Fehlen bestimmter Faktoren, die für die Eisenresorption notwendig sind.

■ **Diagnostik:** Neben dem klinischen Bild und den vorab beschriebenen Symptomen gibt ein kleines Blutbild Aufschluss über:
- Hämoglobinkonzentration
- Hämatokritwert
- MCV, MCH
- Erythrozytenzahl
- Retikulozytenzahl

Ergänzt wird dies eventuell durch eine Bestimmung der Serum-Ferritin-Konzentration (< 15 µg/l), die jedoch durch Infektionen einen falschen Wert aufweisen kann.
In der Schwangerschaft, unter und nach der Geburt sind folgende Anämieformen von Bedeutung:
- Mangelanämien
  - Eisenmangelanämien
  - Folsäuremangelanämien
  - Vitamin-B_{12}-Mangel (perniziöse Anämie)
  - Infektanämie
- hämolytische Anämie
  - Thalassämie
  - Sichelzellanämie
  - toxisch-hämolytisch bedingte Anämie
- Blutungsanämien
  - akute Blutungsanämie
  - chronische Blutungsanämie

Aplastische Anämien oder **Leukämien** werden in der Schwangerenvorsorge nur äußerst selten beobachtet. Diese Anämieformen werden zum Teil mit Zytostatika oder anderen Therapeutika behandelt. Sie spielen aufgrund ihrer Seltenheit im Rahmen der Schwangerenvorsorge eine nachgeordnete Rolle. Hier wird nicht weiter auf sie eingegangen.

Mangelanämien

Eisenmangelanämie

Die Eisenmangelanämie (unter 11 g%) ist die häufigste Form der chronischen Anämie. Sie ist durch einen erhöhten Eisenbedarf von 4–6 mg/Tag in Schwangerschaft, Wochenbett und Stillzeit gekennzeichnet. Des Weiteren spielt eine ungenügende Eisenzufuhr durch Mangel- oder Fehlernährung sowie eine nicht ausreichende Resorption von Eisen eine Rolle. Die Frauen klagen ferner über

- spröde, trockene Haut,
- brüchige Nägel,
- Rhagaden und Aphthen der Mundwinkel und
- Brennen der Zungen-, Mund- und Speiseröhrenschleimhaut.

■ **Therapie:** Orale oder parenterale Gabe von Eisen-II-Sulfat-Präparaten, z. B. Eryfer®, Ceferro®. Die gleichzeitige Einnahme von Vitamin C (Orangensaft) erhöht die Resorptionsfähigkeit. Idealerweise sollte die Einnahme eine halbe Stunde vor dem Essen erfolgen; dies ist aufgrund der Nebenwirkungen (Völlegefühl, Magendruck, Sodbrennen) aber nicht immer möglich.

Folsäuremangelanämie

Die Folsäurekonzentration im Körper kann schon nach einigen Wochen folsäurearmer Diät deutlich absinken und zu einer Folsäuremangelanämie führen. Medikamente (Zytostatika) und Alkoholabusus können ebenfalls ursächlich beteiligt sein. Folsäure ist die Ausgangssubstanz für ein wichtiges Übertragermolekül des Stoffwechsels. Ein erhöhter Folsäurebedarf (100–300 µg/Tag) besteht in der Schwangerschaft oder bei hämolytischen Anämien (s. u.).

■ **Therapie:** Orale oder intravenöse Gabe von Folsäurepräparaten.

Vitamin-B_{12}-Mangelanämie (perniziöse Anämie)

Vitamin B_{12} wird aus dem Magen-Darm-Trakt resorbiert, wenn der so genannte Intrinsic-Faktor vorhanden ist. Fehlt dieser, z. B. bei Gastritiden, kann Vitamin B_{12} nicht oder nur ungenügend aus der Nahrung resorbiert werden. Ein Mangel an Vitamin B_{12} ist die Ursache der perniziösen Anämie und zum Teil auch an der Entstehung von Leukopenien oder Thrombozytopenien beteiligt. Unter Umständen kann es auch zu neurologischen Symptomen, z. B. Lähmungserscheinungen, Empfindungsstörungen u. a. kommen.

■ **Therapie:** Je nach Schweregrad (Vorhandensein neurologischer Ausfälle) und Ursache (z. B. Resorptionsstörungen) kommt neben einer oralen Therapie auch eine parenterale Zufuhr infrage.

Hämolytische Anämien

Thalassämie: Sie ist auch als Mittelmeeranämie bekannt. Ihr liegt eine Störung in der Hämoglobinsynthese zugrunde, die je nach genetischer Konstellation mehr oder weniger stark ausgeprägt sein kann (*Thalassaemia minor* und *major*). In der Schwangerschaft kann sie zu schweren anämischen Krankheitsbildern führen.

Sichelzellanämie: Hämoglobinopathie, die überwiegend in der schwarzen Bevölkerung vorkommt. Neben der bei niedrigen Sauerstoffkonzentrationen veränderten Form der Erythrozyten (Sichelzellenform) haben die Erythrozyten eine verkürzte Lebensdauer. Zur Prophylaxe beziehungsweise Therapie werden in der Schwangerschaft im Hinblick auf die bevorstehende Geburt bei schweren Verläufen Transfusionen durchgeführt.

Bei dieser in Europa seltenen Anämieform kommt es zu ernsthaften Komplikationen für Mutter und Kind. Fehlgeburtsraten sind ebenso deutlich erhöht wie Morbiditäts- und Mortalitätsraten.

Toxisch-hämolytische Anämien: Diese können verursacht sein durch:
- bestimmte Krankheitserreger, z. B. *Streptococcus haemolyticus*
- toxische Chemikalien oder Medikamente
- Transfusionszwischenfälle
- Rhesusinkompatibilitäten

Blutungsanämien

Blutungsanämien kann man in akute und chronische Verlaufsformen einteilen, wobei die chronische Form aufgrund ihrer in der Schwangerschaft kaum vorkommenden Ursachen (Magengeschwüre oder Tumor) zu vernachlässigen ist. Eine akute Blutungsanämie, z. B. nach einer vorzeitigen Lösung der normal sitzenden Plazenta oder nach einer Blutung bei *Placenta praevia*, wird je nach ihrem Ausmaß mit Substitution von Gerinnungsfaktoren, Blut beziehungsweise Blutersatzmitteln und Hemmfaktoren der Fibrinolyse behandelt. Erst nach einer Volumenauffüllung durch Infusionen oder Transfusionen kann das Ausmaß der Anämie diagnostiziert werden. Im Vordergrund stehen jedoch die Schockbehandlung und die Behandlung beziehungsweise Prophylaxe von Gerinnungsstörungen.

Thrombozytopenien

Die Anzahl der Thrombozyten kann in der Schwangerschaft um 10 % sinken, d. h. die Werte liegen zwischen 110 000 und 150 000/µl, oft auch darunter, ohne dass die Gefahr einer Blutung besteht. Neben dieser (individuellen) Schwangerschaftszytopenie kommen neben Präeklampsie, HELLP-Syndrom u. a. auch vorbestehende Erkrankungen zur weiteren Abklärung infrage:
- von-Willebrand-Jürgens-Syndrom
- medikamentös bedingte Thrombozytopenie
- Antiphospholipidantikörper
- Infektionen u. a.

Thrombose und Embolie

> Die Thrombose ist eine intravasale Blutpfropfbildung, die die Zirkulation in der arteriellen und venösen Strombahn behindert (vgl. Abb. 10.3). Sie kann lokal oder durch thrombotische Fernwirkung entstehen. Häufigste Lokalisation ist das venöse Strombahngebiet der unteren Extremitäten, wobei die überwiegende Anzahl (75 %) links lokalisiert ist.

Die Thrombosehäufigkeit ist gegenüber nicht schwangeren gleichaltrigen Frauen etwa sechsfach erhöht. Nach langen Immobilitätsphasen z. B. bei i. v. Tokolyse bei drohender Frühgeburt mit strenger Bettruhe oder im Wochenbett, besonders nach Kaiserschnitten, kommt eine Thrombose häufig vor. Ein Thrombus entsteht durch lokale Schäden an der Gefäßwand, durch Änderungen der Zirkulationsbedingungen und durch eine veränderte Blutzusammensetzung (Virchow-Trias, vgl. Kap. 29).

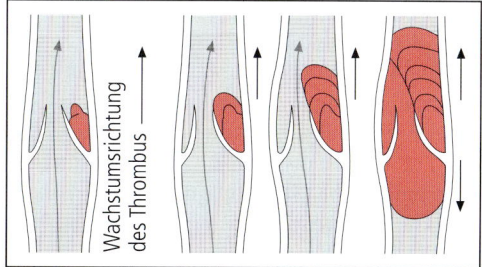

Abb. 10.3 Die Wachstumsrichtung des Thrombus aus einer Venenklappe erfolgt mit der Blutströmung. Nach vollständigem Gefäßverschluss kommt es zum retrograden Wachstum.

Oberflächliche Thrombophlebitis: Sie entsteht meist an den oberen oder unteren Extremitäten als Folge eines Eingriffes (z. B. Verweilkatheter), aber auch nach Insektenstichen oder Verletzungen. Die am häufigsten betroffenen Stellen sind die Arm- oder Kubitalvene, V. saphena magna oder ein entzündlich veränderter Varixknoten.

Der betroffene Venenstrang zeigt Zeichen der Infektion (Rötung, Schwellung, Schmerz, gestörte Funktion, Temperatur) und ist deutlich verhärtet tastbar. Bei der oberflächlichen Thrombophlebitis ist keine Bettruhe angezeigt.

Prädisponierende Faktoren für eine Thrombose: In der Schwangerschaft bilden sich besonders dann leicht Thrombosen, wenn die Schwangere immobil ist (Stase) und im Bett liegt. Viele Schwangere bilden bei bestehender Disposition Varizen aus. Wenn die Frau schon Varizen hat, bereits Venenthrombosen oder Embolien durchgemacht hat oder wenn eine familiäre Disposition vorliegt, besteht erhebliche Thrombosegefahr. Adipositas (20 % über Normalgewicht), Hypertonie oder ein Diabetes mellitus sind weitere Risikofaktoren. Durch Zunahme der Konzentrationen von Faktor VII, VIII und X sowie des Fibrinogens und durch die schwangerschaftsbedingte Suppression des fibrinolytischen Systems in den letzten Monaten vor der Geburt werden weitere Voraussetzungen im Sinne einer Virchow-Trias geschaffen. Als ungünstige Faktoren sind darüber hinaus zu bewerten:

- operative Eingriffe
- Steigerung des Venendrucks bei geburtshilflichen Komplikationen (z. B. intrauteriner Fruchttod)
- vaginal-operative oder operative Entbindung
- Fruchtwasserembolie
- Schockzustände
- Infektionen

■ **Diagnose der Thrombose:** Einseitige Schwellung der Extremität (Seitenvergleich, d. h. den Umfang messen) und Spannung der Haut, livide Verfärbung, Schmerzen im Bein und unter Umständen eine Einschränkung der Beweglichkeit der Fußstreckermuskulatur (Zunahme des Wadenschmerzes bei Streckung des Beines) können die ersten Hinweiszeichen sein. In der Regel besteht eine Tachykardie, unter Umständen ein Kletterpuls. Die Diagnosesicherung erfolgt über Doppler-Sonographie, Thermographie und – falls notwendig – auch über eine Verschlussplethysmographie (Gefäßdarstellung). Serologisch kann eventuell der Nachweis von erhöhten Fibrinbildungs- und -spaltprodukten (D-dimere Fibrinspaltprodukte) erbracht werden.

■ **Therapie der Thrombose:** Sie richtet sich nach Lokalisation, Größe und Alter des Thrombus sowie nach der Situation (Schwangerschaftsalter).

- Heparinisierung (auch prophylaktisch als so genannte »Low-dose«-Gabe = niedrig dosierte Gabe); Heparin ist nicht plazentagängig, eine Teratogenität war bisher nicht nachzuweisen. Seine Dosierung ist gut steuerbar und die Wirkung durch Protamin antagonisierbar.
- Thrombektomie nach vorausgegangener Verschlussplethysmographie
- Fibrinolyse mit Streptokinase und Urokinase, wenn aufgrund der Schwere des Krankheitsbildes Heparinisierung allein nicht ausreicht. Dieses Verfahren wird jedoch aufgrund der hohen Komplikationsrate (Blutungen) nicht mehr einhellig empfohlen.
- Anschlussbehandlung mit Cumarinen nach dem Ende des Wochenbetts (Cumarin wurde ursprünglich aus Süßklee isoliert; seine Abkömmlinge wirken antikoagulatorisch)
- Dauerbehandlung mit Acetylsalicylsäure (ASS)
- pflegerische Maßnahmen, Präventivmaßnahmen wie Mobilisierung, Venenpflege, Gymnastik, insbesondere Fußgymnastik zur Anregung der Muskelpumpe. Dadurch wird die Fließgeschwindigkeit des Blutes erhöht, das Rezidivrisiko vermindert und die Rekanalisierung der Gefäße beschleunigt. Spätfolgen werden so vermieden.

In der **Schwangerenberatung** kann die Hebamme Frauen Folgendes raten (s. auch S. 147 und S. 548):

- Beengende Kleider, Strümpfe, Schuhe vermeiden. Keine Kniestrümpfe tragen, die den Blutfluss behindern oder eine Stauung verursachen können.
- Langes Stehen, Sitzen und Überschlagen der Beine reduzieren, viel spazieren gehen.
- Beine hochlagern, auch nachts, z. B. mit einem Keilkissen unter der Matratze.
- Eventueller Obstipation entgegenwirken.
- So häufig wie möglich barfuß laufen.
- Lokal wirkende Therapeutika (Wirkung umstritten) wie Arnikasalbe, Rosskastanienextrakt, Heparin- oder Blutegelsalben anwenden.

- Sonnenbäder vermeiden.
- Kalte Umschläge anwenden.
- Kalte Fuß-Waden-Duschen in Richtung Herz (Kneipp) durchführen.
- Stützstrumpfhosen durch den Arzt verschreiben lassen.

■ **Komplikationen**: Entstehung eines postthrombotischen Syndroms oder einer **Embolie** (s. Kap. 29). Das **postthrombotische Syndrom** geht einher mit der Ausbildung von Umgehungskreisläufen, Ödembildung und einem Schweregefühl in den Beinen. Des Weiteren kommt es zur Hyperpigmentierung der betroffenen Extremität, da Erythrozyten in das Gewebe übertreten, sowie zu einer Atrophie der Haut mit Ausbildung von Ekzemen und Entzündungen, die häufig bakterieller oder mykotischer Natur sind.
Die Neigung zu einer Rezidiv-Thrombose ist deutlich erhöht. Nicht selten kommt es auch zur Ausbildung eines Geschwürs, des so genannten *Ulcus cruris*.

Erkrankungen der Haut

Hautveränderungen sind in der Schwangerschaft nicht selten, viele davon sind durch sie bedingt und ohne Krankheitswert. Die physiologische Umstellung des Organismus macht sich auch an der Haut bemerkbar: verstärkte Pigmentierung, Lichtempfindlichkeit, Neigung zu Sonnenbrand, *Chloasma uterinum* (schmetterlingsförmige Hyperpigmentierung von Wangen, Stirn und Nasenrücken, z. T. bis zum Kinn). Davon abzugrenzen sind Veränderungen, die über das bekannte Maß hinausgehen, wie z. B. Veränderungen an Muttermalen u. a., und dermatologisch abgeklärt werden müssen.

Pruritus gravidarum (Schwangerschaftsikterus)

In der Schwangerschaft besteht eine Disposition zum Juckreiz. Die Frauen klagen über einen meist im dritten Trimenon auftretenden Juckreiz, der in der Nacht an Stärke zunimmt und zu einer starken Beeinträchtigung des Wohlbefindens führen kann. Der Juckreiz verleitet zum Kratzen, wodurch Hautverletzungen entstehen können. Die Ursache liegt in einer schwangerschaftsspezifischen Lebererkrankung (**intrahepatische Schwangerschaftscholestase**), verursacht durch eine Gallengangsstauung, und kann daher von einem Ikterus begleitet sein. Alle Symptome klingen 1 bis 2 Tage *post partum* ab, bei einer weiteren Schwangerschaft kommt es wahrscheinlich zum Rezidiv. Eine sorgfältige Allergieanamnese muss erhoben werden, um Allergene weitgehend auszuschließen. Ebenso müssen parasitäre Erkrankungen (Skabies) bedacht werden.

■ **Diagnose**: wird aufgrund der erhöhten Leber- und Gallenwerte im Serum gestellt.

■ **Therapie**:
- Antihistaminika (lokal, oral)
- hautpflegende, juckreizmildernde Salben oder Puder, Badezusätze

Lokaler Pruritus

Der Juckreiz ist auf den Genitalbereich (Vulva und Analregion) oder die unteren Extremitäten beschränkt. Die Ursache können der in der Schwangerschaft stärkere Fluor, Entzündungen der Scheide (z. B. Soorkolpitis) sowie Vulvavarizen und Hämorrhoiden sein. Für Juckreiz im Bereich der Beine sind oft Varizen verantwortlich. Selten sind Allergien, z. B. auf Intimlotionen, Slipeinlagen, Seifen o. Ä., die Ursache. Die Therapie richtet sich nach der Ursache.

Orthopädische Erkrankungen

Aufgrund der Veränderungen im Stoffwechsel, der hormonellen Situation (Auflockerung von Bändern und Sehnen) sowie der statischen Belastung treten orthopädische Erkrankungen nicht selten auf und können zur deutlichen Einschränkung des Wohlbefindens führen. Hier finden sich vor allem:
- Karpaltunnelsyndrom
- Rückenschmerzen
- Ischialgien

Karpaltunnelsyndrom

Hierbei treten durch die Kompression und Ödembildung der umgebenden Sehnen und Faszien Schmerzen, Parästhesien und Funktionseinschränkungen im Handgelenk im Verlauf des *Nervus medianus* auf. Die Abklärung erfolgt durch einen Orthopäden, da auch neurologische Ursachen infrage kommen können (Bandscheibenproblematik).

- **Therapie:**
- konservativ durch Ruhigstellung und Schienung
- Akupunktur
- lokale Infiltration (Lokalanästhetika, Kortison)
- Hand- und Armbäder mit leichter Mobilisation der Hand
- operative Behandlung bei schwerstem Bild

Symphysenlockerung

Der Symphysenspalt unterliegt einer östrogenbedingten Auflockerung und u. U. auch einer Erweiterung, die sich postpartal langsam zurückbilden kann. Die Frau äußert erhebliche Schmerzen beim Stehen und Gehen, Druck auf das Becken oder die Trochanter, die Beine und Füße weisen den typischen »Watschelgang« durch die Außenrotation auf.
Therapie und Diagnose sind in Kapitel 29, S. 591 ff., beschrieben.

Rückenschmerzen

Viele Frauen klagen über Schmerzen in der Lumbal- oder Iliosakralregion. Als Ursache kommen hormonelle, mechanische und statische Faktoren in Frage. Während der Schwangerschaft kann es zu einer verstärkten Lordose kommen, zu einer stärkeren Belastung der Rücken- und Bauchmuskulatur und der Wirbelverbindungen. Die Reizung der Nerven, eine evtl. vorbestehende Spinalkanalenge o. Ä. kann zu einem sog. Hartspann der Muskulatur führen, zu neurologischen Missempfindungen und Schmerzen. Bewegungseinschränkung und eine »falsche Haltung« zur Schmerzvermeidung verstärken diese Symptomatik noch.

- **Diagnose:** Sie erfolgt durch die orthopädische Untersuchung, den Umfang und die Art der Bewegungseinschränkung. Als bildgebendes Verfahren kommt eine Magnetresonanztomographie (MRT) infrage, wenn ein Bandscheibenvorfall differenzialdiagnostisch abzuklären ist.

- **Therapie:** je nach Beschwerdebild und Diagnose:
- kurzfristige Schmerztherapie: Quaddeln mit Lokalanästhetika, Paracetamol, Diclophenac unter strenger Indikationsstellung bis zum zweiten Trimenon, Aspirin kurzfristig
- konservative Behandlung mit physiotherapeutischem Schwerpunkt zur Kräftigung der Bauch- und Rückenmuskulatur
- Korrektur der Körperhaltung, der Statik (Körperwahrnehmung, Feldenkrais, u. a.)
- bei akuten Schmerzen: kurzfristige Abhilfe durch ein Rumpfmieder, wobei die Muskulatur nur passiv unterstützt und nicht gekräftigt wird
- Akupunktur, insbes. bei Ischialgien
- bei funktionell-mechanischen Störungen im Iliosakralbereich umsichtige osteopathische Behandlung
- physikalische Therapie, Massagen
- physiotherapeutisches Bewegungsbad
- Homöopathie, Konstitutions- bzw. Akutmittel

Die Frauen können so früh als möglich im Rahmen der Schwangerenvorsorge auf richtiges Heben, Tragen, Gehen und Sitzen hingewiesen werden, um Fehl- oder Schonhaltungen zu vermeiden. Übungen gymnastischer oder körperwahrnehmender Art können im Aquatraining und im Geburtsvorbereitungskurs (Einzelstunden) vertieft werden, sodass die Mobilität und Muskulaturkraft erhalten bleiben.

Abhängigkeit von Suchtstoffen

Viele Frauen im gebärfähigen Alter sind abhängig von Suchtstoffen wie Alkohol, Nikotin (vgl. Kap. 6, S. 163 f.) Drogen und Ähnlichem. Liegt eine Abhängigkeit von verschiedenen Suchtstoffen vor (z. B. Alkohol und Drogen), so spricht man von einer »multiple drug depency« oder auch Polytoxikomanie.
Alle Abhängigkeiten bieten bestimmte Risiken für Mutter und Kind, die der Hebamme bekannt sein müssen.

Körperliche und psychische Abhängigkeit sind die zentralen Folgekrankheiten des Drogenkonsums.

Drogenabusus

Wird eine Heroin konsumierende Frau schwanger, muss vonseiten des behandelnden Arztes die Frage nach der Substitution des Heroins gestellt werden, wenn ein Entzug zu diesem Zeitpunkt aus verschiedenen Gründen nicht realisierbar ist. Die Krankenkassen sind auf jeden Fall verpflichtet, die Kosten der Substitution während einer Schwangerschaft zu tragen.

Ein so genannter »kalter Entzug« von Heroin ohne Ersatzmedikation ist in der Schwangerschaft zu gefährlich, da ab einem bestimmten Zeitpunkt jegliche Zufuhr von Drogen unterbleibt und es dadurch zu massiven Entzugserscheinungen kommen kann.

Die Erfahrung zeigt, dass ein reiner Heroinmissbrauch selten ist. Meist liegt eine Polytoxikomanie mit der Einnahme von anderen Suchtstoffen wie Alkohol, Benzodiazepinen (so genannte Benzos oder Flummis), Cannabis, Kokain, Crack (synthetische Form des Kokains) u. a. vor.

Substitution mit L-Polamidon® (Methadon) bzw. Buprenorphin

Heroin wird meist während eines stationären Aufenthaltes durch L-Polamidon® (Methadon) oder Buprenorphin in oraler Form ersetzt. Die ambulante Abgabe des Methadons erfolgt durch einen in der Substitution erfahrenen Arzt. Idealerweise wird die Substitution durch psychotherapeutische Verfahren unterstützt.

Zur Vermeidung von Überdosierungen, zur regelmäßigen Urinkontrolle auf Beigebrauchsdrogen und auch zum Beweis der Mitarbeitsbereitschaft und Kontinuität muss sich die Schwangere normalerweise täglich bei dem betreuenden Arzt melden. Hier erhält sie dann auch die Tagesdosis an L-Polamidon® (Methadon).

Vorteile von Ersatzstoffen:
- orale Verabreichung gegenüber oft unsteriler, mit verschmutztem Besteck vorgenommener Selbstinjektion
- Wegfall der Beschaffungskriminalität beziehungsweise Prostitution
- Verabreichung einer wirkstoffstabilen, reinen Substanz gegenüber oft gestrecktem, verunreinigtem und starken Wirkungsschwankungen unterworfenem Heroin
- gleich bleibender Opiatspiegel durch lange Halbwertszeit (ca. 24 Stunden) gegenüber stets schwankendem Wirkspiegel
- Möglichkeit der Entkriminalisierung durch Resozialisierung: Änderung der Lebensumstände, Herausnahme aus potenziell krimineller Umgebung

Die Medikamentendosis der Substitution wird so eingestellt, dass höchstens minimale Entzugserscheinungen auftreten.

Nebenwirkungen von L-Polamidon®:
- Plazentapassage und Übertritt in die Muttermilch
- Miosis (Pupillenverengung)
- Atemdepression
- Hypotonie und Bradykardie
- Verlangsamung und Schläfrigkeit
- Desinteresse und depressive Verstimmung
- hartnäckige Obstipation u. a.

Begleiterkrankungen

Begleiterkrankungen sind durch die Polytoxikomanie sehr häufig und reichen von sexuell übertragbaren und parasitären Erkrankungen bis hin zu chronischen Anämien, Unterernährung und Abszessneigung beziehungsweise rezidivierenden Thrombophlebitiden. In der **Schwangerschaft** treten gehäuft Frühgeburtsbestrebungen, Gestosen, kindliche Retardierungen sowie signifikant deutlich erhöht auch ein intrauteriner Fruchttod auf.

Geburtshilfliche Komplikationen ergeben sich meist aufgrund einer verstärkten Entzugssymptomatik. Die betreuende Hebamme hat daher verstärkt auf Blutdruck, Temperatur, Tremor, Unruhe und Agitationstendenzen zu achten. Diese Entzugserscheinungen der Mutter äußern sich beim Kind als CTG-Alterationen im Sinne einer Tachykardie, gesteigerten Motorik und Kindsbewegungen. Die postpartale Entzugssymptomatik äußert sich beim Kind in Unruhe, schrillem Schreien, Tremor und Krämpfen. Auch Trinkunlust und Wechsel zwischen Obstipation und Diarrhö sind fast immer zu beobachten, zusammen mit *Icterus praecox* und *prolongatus*.

Kinder drogenabhängiger und alkoholkranker Mütter zeigen insgesamt eine erhöhte Morbidität und häufiger Atemdepressionen, Untergewicht und eine generelle Retardierung. Meist müssen die Kinder in ausschleichender Dosierung ebenfalls substituiert werden, dies erfolgt mit Luminaletten®.

Betreuung und Begleitung

Die Betreuung von Mutter und Kind erfolgt idealerweise in Zusammenarbeit von Arzt, Hebamme, Kinderarzt, Sozialarbeiter und Drogenberater. Entsprechend den Begleiterkrankungen beziehungsweise dem Entzugswillen der Mutter empfiehlt sich häufig ein primäres Abstillen. Das eigene Kind wird häufig als letzte Chance empfunden, auszusteigen und dem Leben einen neuen Sinn zu geben. Um den Ausstieg aus der Sucht zu ermöglichen, empfehlen sich unter einer Methadon-Substitution und einem anschließenden Entzug

- Unterbringung von Mutter und Kind in einer Langzeit-Therapieeinrichtung,
- Besuch von speziellen Mutter-Kind-Drogenprogrammen,
- Kontinuität in der Betreuung,
- psychosoziale Betreuung während Schwangerschaft, Geburt und Wochenbett sowie in der Zeit danach durch eine spezielle Ambulanz, in der alle Berufsgruppen vertreten sind.

Informationen über Entzugsprogramme sind erhältlich über die toxikologischen Abteilungen der Krankenhäuser, kommunale Selbsthilfezentren, Gesundheits- oder Sozialreferate der Gemeinden oder Städte sowie über andere Einrichtungen (Anonyme Alkoholiker e.V., Al Anon, Con Drops, Pharmakovigilanz- und Beratungszentrum für Embryonaltoxikologie in Berlin – www.embryotox.de etc.).

Für die Hebammen, die auch mit abhängigen Frauen arbeiten, ist es wichtig zu wissen, dass es bei der Betreuung und Begleitung aufgrund der Abhängigkeitspersönlichkeit zu massiven Problemen kommen kann. Verstrickungen ins Suchtsystem mit Verlagerung der Verantwortung, Lügen und Ausflüchten, häufigem Betreuerwechsel, Notfallanrufen und Distanzlosigkeit sowie häufigen Grenzüberschreitungen mit Kompetenzproblematik kommen fast immer vor. Sinnvoll sind daher regelmäßige Team- und Fallbesprechungen sowie der Austausch mit erfahrenen Suchttherapeuten.

Literatur

Dildy GA. Obstetric Emergencies. Clin Obstet Gynecol 2002; 45 (2): 307–424.

Enkin MW, Keirse MJ, Renfrew MG, Neilson. Dt. Ausg. hrsg. von Groß MM, Dudenhausen JW. Effektive Betreuung während Schwangerschaft und Geburt. Wiesbaden: Ullstein Medical 1998.

Friese K, Kachel W (Hrsg). Infektionserkrankungen der Schwangeren und des Neugeborenen. 2. Aufl. Berlin, Heidelberg, New York: Springer 1997.

Gabbe S, Schmidt L, Schulkin J. Management of diabetes by obstetrician-gynecologists. Obstet Gynecol 1998; 5: 13–26.

Greer IA. Epidemiology, risk factors and prophylaxis of venous thrombo-embolism in obstetrics and gynaecology. Baillieres Clin Obstet Gynaecol 1997; 11: 403–30.

GRIT Study Group. Infant wellbeing at 2 years of age in the Growth Restriction Interventional Trial. Lancet; 364: 513–20.

Hannah ME, Hannah WJ, Hellmann J, Hewson S, Milner R, Willian A and the Canadian Multicenter. Postterm trial group. Induction of labour as compared with serial antenatal monitoring in post-term pregnancy. A randomized controlled trial. N Engl J Med 1992; 326: 1587–92.

Hentschel J, Arlettaz R, Bührer C. Überlebenschancen und Langzeitprognose bei Geburt in der Grauzone der Lebensfähigkeit. Gynäkologe 2001; 34: 697–707.

Hoyme UB. Chlamydieninfektion in der Schwangerschaft. Hebamme 1991; 4: 60–4.

Hunt CM, Larson KL, Sharara AJ. Hepatitis C in pregnancy. Obstet Gynecol 1997; 98: 883–90.

Huppke M. Was wird aus unseren Frühgeborenen? Hebamme 1993; 1: 9–11.

Kalke J. Die Vergabe von Methadon durch Apotheken – der Hamburger Weg. Gesundheitswesen 1997; 59: 181–5.

Kelly S. Abnormalities of early pregnancy. In: Bennet VR, Brown LK (eds). Textbook for midwives. 12th ed. Edinburgh, London, Melbourne, New York: Churchill Livingstone 1993; 165–210.

Klischies R, Panther U, Singbeil-Grischkat V. Hygiene und medizinische Mikrobiologie. 4. Aufl. Stuttgart, New York: Schattauer 2004.

Klein B, Heyl W, Rath W. Bestimmung der Thrombozytenaktivierung bei Patientinnen mit Praeeklampsie und Hellp-Syndrom sowie deren Neugeborener. Arch Gynecol Obstet 1998; 261: 43–5.

Kretz FJ, Schäffer J. Anästhesie, Intensivmedizin, Notfallmedizin, Schmerztherapie. 3. Aufl. Berlin, Heidelberg, New York: Springer 2001.

Lentze MJ, Schaub J, Schulte FJ, Spranger J (Hrsg). Pädiatrie. Grundlagen und Praxis. Berlin, Heidelberg, New York: Springer 2000.

Leveno KJ et al. Obstetric emergencies. Clin Obstet Gynecol 1990; 33 (3): 405–82.

Lutz-Friedrich R, Grubert TA, Kästner R, Wintergerst U, Notheis G, Deutsche Pädiatrische HIV Infektionsstudien-Gruppe (PAAD). Posterpräsentation zur 12. World AIDS Conference, 28. 6.–3. 7. 1998, Genf, Schweiz.

Lutz-Friedrich R, Grubert TA. Schwangerenbetreuung und Geburtshilfe bei HIV-infizierten Frauen. Münch med Wochenschr 1997; 139: 88–93.

Mader U. Mindert Methadon das HIV-Risiko-Verhalten? In: Dtsch Med Wochenschr 1997; 122: 7–8.

Maier B. Ethik in Gynäkologie und Geburtshilfe. Entscheidungen anhand klinischer Fallbeispiele. Berlin, Heidelberg, New York: Springer 2000.

McCullough L, Chervenak FA. Ethics in obstetrics and gynecology. New York: Oxford Universitiy Press 1994.

Nowak M (Hrsg). Drogensucht: Entstehungsbedingungen und therapeutische Praxis. 2. Aufl. Stuttgart, New York: Schattauer 1996.

Pritzhard JA et al. Intravascular hemolysis, thrombocytopenia and other hematologic abnormalities. N Engl J Med 1954; 250: 89.

Rath W et al. Klassifizierung der hypertensiven Erkrankung in der Schwangerschaft. Leitlinien der Arbeitsgemeinschaft Schwangerschaftshochdruck/Gestose der Deutschen Gesellschaft für Gynäkologie und Geburtshilfe (DGGG) 2004. www.dggg.de.

Rath W, Friese K. Erkrankungen in der Schwangerschaft. 5. Aufl. Stuttgart, New York: Thieme 2005.

Reece EA, Hobbins JC. Medicine of the fetus & mothers. Philadelphia: Lippincott-Raven Publishers 1999.

Rust OA, Perry KG Jr. Pregnancy complicated by sickle hemoglobinopathy. Clin Obstet Gynecol 1995; 38: 472–84.

Scherbaum N, Heigel-Evers A. Psychodynamische Aspekte der Substitutionsbehandlung Heroinabhängiger mit Methadon. Psychother Psychosom Med Psychol 1996; 46: 47–51.

Schmidt-Matthiesen H, Wallwiener D. Gynäkologie und Geburtshilfe. 10. Aufl. Stuttgart, New York: Schattauer 2005.

Sibai BM. Hypertensive disorders in women. Philadelphia, Toronto: Saunders 2001.

Siegel I. Möglichkeiten und Grenzen einer Substitutionsbehandlung in der ambulanten Praxis. Göttinger Methadon-Studie. Göttingen: Universitätsklinik für Psychiatrie, Abteilung Suchtforschung 1996.

Simon C. Pädiatrie. 7. Aufl. Stuttgart, New York: Schattauer 1995.

Spätling L, Schneider H. Frühgeburt: pränatale und intrapartale Aspekte. In: Schneider H, Husslein P, Schneider KTM (Hrsg). Die Geburtshilfe. 2. Aufl. Berlin, Heidelberg, New York: Springer 2004.

Speer CP. Surfactant-Substitutionstherapie. Monatsz Kinderheilkd 2002; 150: 659–68.

Spichtig S, Stoll W. Unerkannter Gestationsdiabetes. Hebamme 1993; 3: 114–7.

Stauber M. Psychosomatische Probleme in der Schwangerschaft und im Wochenbett. Gynäkologe 1998; 31: 103–18.

Tischendorf FW. Der diagnostische Blick. 6. Aufl. Stuttgart, New York: Schattauer 1998.

White P. Pregnancy and diabetes, medical aspects. Med Clin North Am 1965; 1015–24.

11 Infektionen in der Schwangerschaft

Margaritha Kindl

Dieses Kapitel beschäftigt sich mit den wichtigsten Infektionen, die ein Risiko für die Schwangere und deren Kind darstellen können. Infektionen beeinträchtigen die Gesundheit von Mutter und Kind, den Schwangerschaftsverlauf, dessen Dauer und können u. U. zu schwer wiegenden Erkrankungen oder zu einer Frühgeburt führen. Der Prävention und Früherkennung wird durch so genannte Screeningverfahren in der Frühschwangerschaft Rechnung getragen. Idealerweise kann aber schon zu einem früheren Zeitpunkt eine Vorbeugung (z. B. Röteln-Immunisierung im Kindesalter) erfolgen. Hebammen sind daher im Rahmen ihres jeweiligen Tätigkeitsbereiches wichtige Ansprechpartner der Eltern.

> **!** Der **Aufgabenbereich der Hebamme** umfasst:
> - Prävention und Früherkennung von Infektionen
> - Mitwirkung bei Diagnostik bzw. Screening und Therapie
> - Beachtung und Einhaltung der gesetzlichen Vorschriften, z. B. Meldepflicht, Infektionsschutzgesetz u. a.
> - Dokumentation aller Maßnahmen und Qualitätssicherung
> - Ausarbeitung und Aktualisierung von Betreuungsplänen
> - Mitarbeit bei Forschungsprojekten, z. B. zur Rolle der Hebamme bei der Prävention und Früherkennung von Infektionen in der Schwangerschaft

Prävention und Früherkennung von Infektionen

Prävention und Früherkennung sind Aufgabenbereiche der Hebamme, da sie unter anderem in der Gesundheitsfürsorge, Schwangerenberatung und -betreuung tätig wird.

Primäre Prävention

Präkonzeptionelle Prävention

Die präkonzeptionelle Phase ist eine wichtige Zeit, um die Vorbedingungen für eine Konzeption zu optimieren, damit eine Schwangerschaft entstehen und die Entwicklung des Embryos bzw. Feten ohne unerwünschte Einwirkungen unbelastet erfolgen kann.

Hebammen sind in einer idealen Position, um im Rahmen der präkonzeptionellen Betreuung **Information und individuelle Empfehlungen** unter verschiedenen Aspekten anzubieten (Familienplanung, Ernährungsberatung u. a.). Der Schwerpunkt liegt im Bereich der Gesundheitsförderung. Potenzielle Risikofaktoren werden identifiziert und Wege gesucht, mögliche Risiken oder Probleme zu thematisieren bzw. zu minimieren.

Immunitätsschutz – Frauen und Impfung

Idealerweise sollten alle empfohlenen Impfungen bereits vor Beginn der Schwangerschaft durchgeführt sein. Damit lassen sich komplikationsgeneigte Infektionen in der Schwangerschaft verhindern mit gleichzeitigem Aufbau eines Nestschutzes sowie u. U. einer Antikörperleihgabe an das Neugeborene. Bei Mädchen sollte bei unvollständigem Impfschutz die Grundimmunisierung (z. B. Röteln) den landesinternen Empfehlungen entsprechend nachgeholt werden.

Schwangerenvorsorge – Geburtsvorbereitung

Im Rahmen der Vorsorgeuntersuchungen und insbesondere in der Geburtsvorbereitung lassen sich Maßnahmen hinsichtlich Infektionsprävention und Gesundheitsförderung thematisieren und Informationen vermitteln.

Sekundäre Prävention

Screening oder andere diagnostische Maßnahmen

Diese werden entsprechend den Vorschriften des Landes durchgeführt (Mutterpass [Deutschland] bzw. Mutter-Kind-Pass [Österreich], Mutterschaftsrichtlinien u.a.). Darüber hinaus stehen auch Screeningmöglichkeiten oder diagnostische Methoden zur Verfügung, wenn sich aus der Anamnese oder den Ergebnissen der Schwangerenvorsorge ein Anhalt ergibt, der eine weiterführende Diagnostik zur Abklärung eines Befundes bzw. zur Behandlung notwendig macht.

Kommunikation

Die Betreuung, Behandlung und Beratung von Schwangeren und die sich daraus u. U. ergebende Informationsweitergabe bzw. -vermittlung setzt eine vielschichtige Form der Kommunikation voraus, die die Bedürfnisse der Frau bzw. des Paares ebenso wie die interdisziplinäre Zusammenarbeit und Transfers (z. B. zu Fachärztinnen, Labor, Instituten, Ämtern u. a.) berücksichtigt.

Die Tatsache, eine infektiöse Erkrankung zu haben, kann für die Schwangere bzw. Mutter und deren Umfeld verschiedene **psychosoziale Aspekte** beinhalten:
- Sorge und Angst um die Schwangerschaft und die Auswirkungen der Infektion auf das ungeborene Kind bzw. auf die weitere Entwicklung des Kindes
- Sorge um die Auswirkungen verschiedener Therapiemaßnahmen
- Gefühl der Isolation, insbesondere bei Ansteckungsgefahr
- partnerschaftliche Probleme bei sexuell übertragbaren Infektionen
- Informationsdefizit, wenn Sexualität ein Tabuthema darstellt

> Wichtige Voraussetzung für die Annahme und Umsetzung der weiterführenden Maßnahmen, Empfehlungen und Behandlung ist ein **Vertrauensverhältnis** zwischen Frau bzw. Paar und Hebamme. Dieses wird unterstützt durch die Möglichkeit, Sorgen und Ängste thematisieren zu können. Eine umfassende Kenntnis der Diagnostik, Therapie und von deren Transfermöglichkeiten bilden grundlegende Kriterien der Betreuungsqualität.

Diagnostik und Therapie

Infektionsdiagnostik

Die Einteilung von relevanten Infektionserregern erfolgt in drei Hauptgruppen:
- Viren (z. B. Röteln, CMV, Parvovirus B19, HBV, HCV, HIV, HPV)
- Bakterien (z. B. Gonokokken, *Treponema pallidum*, Chlamydien)
- Parasiten (z. B. *Trichonomas vaginalis, Toxoplasma gondii*)

Die **Infektionsdiagnostik** in der Schwangerschaft beinhaltet entsprechend den **Mutterschaftsrichtlinien** bzw. dem **Mutterpass/Mutter-Kind-Pass** die **Lues-Suchreaktion**, die Bestimmung der **Röteln-Antikörper**, einen Zervixabstrich auf **Chlamydien** und einen **HBsAg-Nachweis** nach der 32. Schwangerschaftswoche.

Zusätzliche Diagnostik ist angezeigt beim Kontakt der Frau mit erkrankten Personen (z. B. Ringelröteln) oder Tieren (Katzen u. a.). Unklare Beschwerden sollten ebenso abgeklärt werden wie Verdachtsmomente auf ein Amnioninfektionssyndrom (s. Kap. 12). Vorausgegangene Fehl-, Früh- oder Totgeburten können ebenso infektionsbedingt sein wie konnatale Erkrankungen oder Fehlbildungen bei Kindern aus früheren Schwangerschaften.

Der HIV-Test wird während der Schwangerschaft auf freiwilliger Basis und kostenfrei angeboten.

Als **Untersuchungsmaterial** kommen neben mütterlichem Blut (Serum) Abstriche aus dem Rachen, der Zervix und der Vagina infrage, Harn und Stuhl, Fruchtwasser nach Amniozentese oder fetales Blut nach einer Kordozentese.

Die **diagnostischen Methoden** können den Antigen- oder Antikörpernachweis beinhalten (qualitativ oder quantitativ) – in Form von deren direktem Nachweis (IgM oder IgG-Antikörper) oder deren Titerverlauf – oder aber den direkten Erregernachweis (Zytomegalie, Herpes simplex u. a.).

Der **Nachweis einer Infektion** der Mutter bedeutet nicht zwangsläufig, dass auch der Fetus infiziert ist; viele Erreger sind erst ab einer gewissen Größe (Molekulargewicht) plazentagängig, oder es kommt erst unter der Wehentätigkeit oder durch die vaginal verlaufende Geburt zu einer Infektion des Kindes (z. B. Chlamydien).

Infektionswege

Die Übertragung einer Infektion von der Mutter auf das Kind kann auf verschiedene Weise erfolgen:
- hämatogene Übertragung (auf dem Blutweg)
- diaplazentare Übertragung (Überwindung der Plazentaschranke)
- subpartale Übertragung (Infektion unter der Geburt bei Befall des mütterlichen Genitalbereiches)
- aszendierende Übertragung

Das Ausmaß der Erkrankung – auch speziell die Gefährdung für das Kind – hängt dabei von mehreren Faktoren ab:
- Erregertyp und Manifestationsart (lokale oder systemische Infektion)
- Virulenzfaktoren (Pathogenität und Virulenz) wie z. B. Toxinbildungsfähigkeit
- Zeitpunkt der Infektion (Organogenese, embryonales oder fetales Stadium)
- Immunsituation der Mutter (spezifische und unspezifische Infektabwehr, Resistenzfaktoren)

Therapie

Bei Infektionen in der Schwangerschaft steht zunächst die **konventionelle Therapie** im Vordergrund, wenn möglich, sollte kausal behandelt werden. Die komplementäre Therapie bietet sich zur gleichzeitigen symptomatischen Linderung der Beschwerden an.
Für viele Infektionen stehen **Leitlinien** und standardisierte Therapieschemata auf Landesebene zur Verfügung (z. B. ESIDOG-Leitlinien, DGGG-Leitlinien).
Ein Großteil der Infektionserreger gelangt auf aszendierendem Weg in das *Cavum uteri*. Es scheint gesichert, dass es einen Zusammenhang zwischen vaginaler Infektion und vorzeitigen Wehen, vorzeitigem Blasensprung und Frühgeburt gibt. Gezieltes Screening und spezifische Therapie können diesen Problemen entgegenwirken. Bei den durch sexuellen Kontakt übertragenen Erkrankungen (**s**exually **t**ransmitted **d**iseases, STD) muss die Mitbehandlung des Partners angedacht werden, auch wenn bei diesem keine klinischen Zeichen einer Infektion erkennbar sind.
Eine Partnerbehandlung ist erforderlich bei:
- Gonorrhö (Meldepflicht in Deutschland und Österreich)
- Chlamydien
- *Lymphogranuloma venereum* (LGV)
- Lues (Syphilis) (Meldepflicht in Deutschland und Österreich)
- *Trichomonas vaginalis*

Eine optionale Partnerbehandlung soll angedacht werden bei:
- Candidiasis (Soor)
- rekurrenter Candidiasis (sich wiederholende Infektionen)

Eine Expositionsprophylaxe ist bei folgenden Infektionen sinnvoll:
- bakterielle Vaginose (Aminkolpitis, Gardnerella-Infektion)
(bei chronisch rezidivierender Infektion ist eine Partnerbehandlung zu empfehlen)
- *Herpes genitalis*
- Harnwegsinfekt, Zystitis

TORCH-Infektionen

> **!** Seit der Entdeckung der Rubellaembryopathie (1941) wurden für die Geburtshilfe bedeutungsvolle Viren und Mikroorganismen unter dem Begriff TORCH (engl. Fackel) mnemotechnisch (griech. *mneme* = Gedächtnis) zusammengefasst.
> **T** = Toxoplasmose
> **O** = other infectious microorganisms
> **R** = Rubella (Röteln)
> **C** = Cytomegalie (Zytomegalie)
> **H** = *Herpes-simplex*-Virus

Einige Infektionen können während der Organogenese (2.–8. Woche *post conceptionem*) Organfehlbildungen verursachen. Nach abgeschlossener Embryonalperiode sind vorrangig entzündliche Vorgänge zu erwarten, die zu Wachstumsretardierungen, funktionellen Störungen und Krankheitsverläufen führen können.

Toxoplasmose

■ **Erreger:** *Toxoplasma gondii* (einzelliger Parasit) mit hoher Durchseuchungsrate (50%) in der Bevölkerung. Die Übertragung der Zoonose erfolgt durch infizierte Tiere (meist Katzen) und deren Ausscheidungen oder durch rohes Fleisch (infiziertes Schlachtvieh), ungewaschenes Gemüse

TORCH-Infektionen

(Düngung) u. Ä. Beim Kind erfolgt die Übertragung transplazentar. Eine Gefahr für den Feten besteht nur bei einer Erstinfektion der Mutter während der Schwangerschaft.

■ **Symptome:** Bis auf uncharakteristische Erkältungszeichen (Fieber, Abgeschlagenheit, Durchfall) und/oder Lymphknotenschwellung kann die Infektion bei der Mutter symptomlos sein. Die pränatale Toxoplasmose kann sich manifestieren durch:
- einen Abort (im 1. Trimenon überwiegend)
- die klassische Trias mit Hydrozephalus, Chorioretinitis, intrazerebralen Verkalkungen (im 2./3. Trimenon)
- Leber- und Milzvergrößerungen, Ikterus
- Wachstumsretardierung
- Myokarditis, Enzephalitis, Intelligenzdefekt

Ebenso kann sich prä- und postpartal ein symptomloser Verlauf zeigen. Spätmanifestationen, bei denen die genannten Symptome erst nach einem symptomfreien Intervall auftreten, sind jedoch auch nach Jahren möglich.

■ **Diagnose:** Toxoplasmose-Antikörpertest (Immunglobulin-G-Antikörper, bei positivem Befund IgM-Antikörper-Test mit evtl. hochdifferenziertem Bestätigungstest ELFA). Pränataldiagnostisch: sonographische Feindiagnostik, u. U. Amniozentese mit PCR-Bestimmung.

■ **Therapie:** Bis Ende 16. Schwangerschaftswoche wird Spiramycin gegeben, dann Sulfadiazin und Pyrimethamin bzw. ergänzend Folinsäure.

■ **Prävention:** Insbesondere bei negativem Antikörperstatus oder unbekanntem Titer sind folgende Ratschläge sinnvoll:
- Verzicht auf rohes Fleisch oder rohe Wurstprodukte (Tatar, Mett etc.), Fleisch muß gut durchgebraten oder gekocht sein
- Händehygiene nach Zubereitung von Fleisch
- Gartenarbeit mit Handschuhen
- Waschen und Schälen von Gemüse und Obst
- Reinigung der Katzentoilette, Futterschüsseln u. a. durch andere Personen
- bei grippalen Infekten oder Lymphknotenschwellungen Facharzt aufsuchen

Andere infektiöse Mikroorganismen (other infectious microorganisms)

Harnwegsinfektionen

Infektionen der ableitenden Harnwege und der Nieren sind häufige Komplikationen im Schwangerschaftsverlauf. Häufig ist der Harnabfluss der Niere verzögert, es kommt zu einer Aszension der Keime und einer Nierenstauung mit Pyelonephritis. Diese Erkrankung kann ein Auslöser für vorzeitige Wehen sein.

■ **Erreger:** Häufig *Escherichia coli* (fäkal-urethral, aszendierend), des Weiteren β-hämolysierende Streptokokken, *Streptococcus faecalis*, *Enterobacter* spp., Klebsiellen, Pseudomonas, Ureaplasmen u. a.

■ **Symptome:** Häufig besteht eine asymptomatische Bakteriurie; Fieber, Flankenschmerz, Dysurie, Unterleibsschmerzen, reduzierte Harnmenge u. a.

■ **Diagnose:** Nitrit positiv im Teststreifen, Uricult®, Erreger- und Resistenzbestimmung der Urinkultur, sonographische Darstellung des Nierenstaus.

■ **Therapie:** Flüssigkeitszufuhr steigern, Antibiotika verordnen (nach Urinkultur mit Antibiogramm), Kontrolle des Urinstatus durch Sediment und Kultur nach Beendigung der Behandlung.

■ **Komplikationen:** Durch den asymptomatischen Verlauf kann sich neben einer Zystitis eine Pyelonephritis und Pyelitis (u. U. auch mit septischem Verlauf) entwickeln. Nach einer Antibiotikagabe muß an die Wiederherstellung des physiologischen Vaginalkeimspektrums gedacht werden (z. B. Vagiflor®).

Bakterielle Vaginose (Aminkolpitis, Gardnerella-Infektion)

Die bakterielle Vaginose ist ein klinisches Syndrom, das durch den Verlust von H_2O_2 bildenden Laktobazillen und deren Verdrängung durch hohe (anaerobe) Bakterienkonzentrationen, meist fakultativ pathogene Keime, entsteht. Dies kann in Störungen der Vaginalflora – besonders in der Schwangerschaft – zum Ausdruck kommen.

- **Erreger:** Anaerobe Bakterien, z. B. *Mycoplasma hominis, Streptococcus viridans, Gardnerella vaginalis* u. a.

- **Übertragung:** Die sexuelle Übertragbarkeit ist nicht eindeutig geklärt, ein sexuell übertragbares Pathogen konnte nicht bestimmt werden. Die Keime können in geringerer Zahl auch bei gesunden Frauen gefunden werden.

- **Symptome:** Dünnflüssiger, schaumiger, weißlich-grauer *Fluor vaginalis* und Vaginalschmerz, Amingeruch (fischartig), Brennen und Juckreiz im Bereich der Vulva und Vagina, evtl. diffuse Unterbauchschmerzen. Ca. 50% der Frauen, die die labordiagnostischen Kriterien erfüllen, sind symptomlos.
Bei Schwangeren findet sich ein erhöhtes Frühgeburtsrisiko (2- bis 4fach) durch die Aszension der Infektion, d. h. Chorionamnionitis, vorzeitiger Blasensprung, Fieber *sub partu*. Auch postpartal können sich Komplikationen (Endometritis) entwickeln.

- **Diagnostik:** Für die klinische Diagnosestellung müssen 3 der 4 folgenden Kriterien erfüllt sein:
  - dünnflüssiger, weißlicher Fluor
  - clue cells (Zellhaufen) bei der mikroskopischen Untersuchung
  - pH-Wert > 4,5
  - positiver Amintest (Whiff-Test) mit typischem fischartigem Geruch nach Zugabe von 10%iger Kalilauge (KOH)
  - Grampräparat

- **Therapie:** Clindamycin Vaginalcreme vor dem Schlafengehen über 6–7 Tage oder Clindamycin bzw. Metronidazol oral (nach der 12. Schwangerschaftswoche). Nach Abschluss der Therapie sind eine Kontrolle und die Wiederherstellung der physiologischen Vaginalflora zu empfehlen.

- **Prävention:** Die Einführung der pH-Wert-Selbstuntersuchung durch die Frau in den 1990er-Jahren (Saling et al. 1994, 2000) und die damit verbundene Aufklärung, Information und frühzeitige Therapie – auch bei asymptomatischen Befunden – stellt eine gute Methode der Prävention dar.

Chlamydieninfektion

- **Erreger:** *Chlamydia trachomatis* (Serotypen D–K).

- **Übertragung:** Sexualkontakt, auch Tröpfcheninfektion möglich, Übertragung bei Passage des Geburtskanals in 50% der Fälle.

- **Symptome:** Die Infektion verläuft meist asymptomatisch; möglich sind Harnwegsinfektion, Dysurie bzw. Pollakisurie, Zervizitis/Endometritis mit eitrigem Fluor, Salpingitis. Postpartal kann eine Endometritis auftreten.

- **Folgen für das Kind:** Vorzeitiger Blasensprung, Frühgeburtlichkeit mit erhöhter perinataler Morbidität und Mortalität. Bei subpartaler Infektion Konjunktivitis, Entzündungen im Nasopharynx, Otitis media, atypische Pneumonie.

- **Diagnostik:** Seit 1995 ist der Zervixabstrich Bestandteil der Mutterschaftsrichtlinien (Gewebekultur). Auch der Mutter-Kind-Pass sieht ein routinemäßiges Screening vor.
Der Nachweis beim Neugeborenen erfolgt durch Augen- oder Trachealsekretabstriche.

- **Therapie:** Erythromycin für mindestens 7 Tage. Der Therapieerfolg soll durch eine Kontrolle nach Behandlungsende gesichert werden. Dies gilt sinngemäß auch für die Therapie im Wochenbett bzw. in angepasster Dosierung beim erkrankten Neugeborenen. Eine nachträglich erkannte Exposition des Kindes unter der Geburt stellt keine Indikation zur Therapie dar, muss aber zwecks gezielter Beobachtung der Pädiatrie mitgeteilt werden.
Zur Vermeidung der Reinfektion ist die Partnertherapie notwendig. Bis zum endgültigen Therapieerfolg wird der Gebrauch von Kondomen beim Geschlechtsverkehr empfohlen.

Infektionen mit hämolysierenden Streptokokken der Gruppe B (GBS)

- **Erreger:** Streptokokken der Gruppe B oder β-hämolysierende Streptokokken

- **Übertragung:** Geschlechtsverkehr, vaginal während der Geburt (aszendierende Infektion bei vorzeitigem Blasensprung). 5–30% aller Schwangeren sind Trägerinnen von β-hämolysierenden

TORCH-Infektionen

Streptokokken, größtenteils mit symptomlosen Verlauf der Infektion.

- **Symptome:** Vaginaler Fluor, vorzeitige Wehentätigkeit, vorzeitiger Blasensprung, Amnioninfektionssyndrom (s. Kap. 12), postpartale Endometritis.

- **Folgen für das Kind:** Diese Infektion stellt die häufigste Ursache für eine Sepsis und Meningitis beim Neugeborenen dar.
  - **Frühform** oder **early onset:** Die Symptome zeigen sich postpartal innerhalb der ersten 7 Tage (im Durchschnitt während der ersten 24 Std.). Die Häufigkeit beträgt 1–4 : 1 000 Lebendgeborene. Die Mortalität liegt bei 60–70 %. Symptome sind aschgraue Haut, Atemsuffizienz und eine akut verlaufende Sepsis.
  - **Spätform** oder **late onset:** Sie beginnt 7 Tage nach der Geburt, durchschnittlich nach ca. 24 Tagen (zwischen der 1. und 8. Lebenswoche). Die Häufigkeit liegt bei 0,5–1,5/1 000, die Mortalität bei 20–25 %. Es kommt in 80 % der Fälle zu einer Meningitis mit 50 %iger Wahrscheinlichkeit von neurologischen Folgeschäden.

- **Diagnostik:** Nachweis mittels Zellkultur (Schnellkulturmedien, sog. GBS-Test) aus einem vaginalen Abstrich bei der Schwangeren (Vagina und Zervix) und evtl. anschließender serologischer Gruppenbestimmung. Das GBS-Screening im 3. Trimenon der Schwangerschaft (38. SSW) kann wegen der Prophylaxe sinnvoll sein.

- **Therapie:** Penicillin oder Ampicillin, bei Penicillinallergie Erythromycin.
Die Therapie einer mit β-hämolysierenden Streptokokken besiedelten Schwangeren vor einer normalen Geburt ohne zusätzliche Risikofaktoren ist nicht nötig, die Leitlinien der DGGG legen bei Nachweis einer GBS-Besiedelung zwischen der 35. und 37. Woche die intrapartale Chemoprophylaxe nahe.
Eine selektive intrapartale Therapie wird jedoch dringend bei Geburtsrisiken empfohlen, z. B. bei:
  - drohender Frühgeburt
  - vorzeitigem Blasensprung und Entbindung > 18 Stunden
  - Geburtsgewicht < 2 500 g
  - Fieber der Gebärenden (> 38 °C) unabhängig vom Gestationsalter

Es existieren keine allgemeinen fachlichen Festlegungen der Geburtsrisiken, sondern mehrere Empfehlungen der jeweiligen Länder. Bei Schwangeren mit vorzeitigem Blasensprung oder vorzeitiger Wehentätigkeit und nicht bekanntem GBS-Status wird zunächst ein Abstrich abgenommen. Bei positivem Befund ist die Therapie indiziert. Beginnt vorher die Geburt, sollte prophylaktisch mit der Antibiotikatherapie begonnen werden.

- **Therapie** der GBS **beim Neugeborenen:** Ampicillin bzw. symptomatisch.

Pilzinfektionen

Prädisponierende Faktoren wie Schwangerschaft, Antibiotikatherapie, *Diabetes mellitus*, HIV, mangelnde Intimhygiene können eine Infektion begünstigen, wie auch eine insuffiziente Therapie Ursache von Rezidiven sein kann.

- **Erreger:** *Candida albicans* (85–90 %) u. a. Pilze.

- **Übertragung:** Perinatale oder postpartale Übertragung auf das Kind.

- **Symptome:** Pruritus, Erythem, weißer, cremiger geruchsarmer *Fluor vaginalis*, Dysurie und Dyspareunie. Das Risiko einer Frühgeburt ist nicht erhöht, dennoch kann es bei einer Soorkolpitis häufiger zu Kontraktionen bzw. vorzeitigen Wehen kommen. Das Kind kann sich im Geburtskanal, postpartal über die besiedelte Brustwarze oder die Hände der Mutter infizieren.

- **Diagnostik:** Erregernachweis im Vaginalabstrich (Nativpräparat oder Gramfärbung) bzw. durch kulturelle Anzucht.

- **Therapie:** Lokale Antimykotika über 7 Tage (Clotrimazol).

- **Prävention:** Beratung bezüglich Intimpflege und Ernährung, siehe Kapitel 6.

Gonorrhö

- **Erreger:** *Neisseria gonorrhoeae* (gramnegative Diplokokken).

- **Übertragung:** Diese klassische Geschlechtskrankheit wird durch Verkehr übertragen, perinatal auf das Kind.

- **Symptome:** Dysurie, verstärkter *Fluor vaginalis*, Zwischenblutungen. Bis zu 60 % der Fälle verlaufen klinisch symptomlos. Neben der Zervix können auch die Urethra, das Rektum sowie der Nasenrachenraum besiedelt sein. Beim Kind kann es zu einer Infektion der Konjunktivalschleimhaut (Gonoblenorrhö) kommen.

- **Diagnostik:** Erregernachweis durch mikroskopische Abstriche von Urethra und Zervix, u. U. auch von Rektum, Nasenrachenraum und Augen. Häufig finden sich auch Begleitinfektionen, sodass eine breitere Diagnostik infrage kommt.

- **Therapie:** Cephalosporine nach Labordiagnose (Resistenzbestimmung). Credé-Augenprophylaxe mit 1%iger Silbernitratlösung beim Neugeborenen. Es besteht Meldepflicht, die Partnerbehandlung ist erforderlich.

- **Prävention:** Beratung und Information hinsichtlich Infektionsschutz (»safer sex«).

Syphilis

- **Erreger:** *Treponema pallidum, Spirochaetaceae*.

- **Übertragung:** Die Infektion wird sexuell oder diaplazentar (während der gesamten Schwangerschaft möglich, hauptsächlich jedoch nach der 18. Woche) im Sinne einer *Lues connata* (angeborene Syphilis) übertragen. Vorhandene Antikörper schützen nicht vor einer Reinfektion.

- **Symptome:** Die Lues verläuft zyklisch.
  - **Primärstadium:** Hauptsächlich ist das Genitale oder der periorale Bereich betroffen; Bildung eines kleinen schmerzlosen Geschwürs mit begleitender Anschwellung der regionalen Lymphknoten = Primäraffekt.
  - **Sekundärstadium:** Durch die hämatogene Streuung des Erregers kommt es zu genitalen und extragenitalen Läsionen, einem Exanthem der Haut und einer generalisierten Lymphknotenschwellung.
  - **Tertiärstadium** (Spät- oder Neurosyphilis): Nach unterschiedlicher Latenzzeit (1–20 Jahre) kommt es zu meningovaskulären, degenerativen Veränderungen des ZNS, der Aorta (Aneurysmen) u. a.
  - **kongenitale Syphilis:** Je nach Stadium der Erkrankung der Mutter und abhängig von der Keimbelastung kann es zu einem Abort, einer Früh- oder Totgeburt kommen. Bei weniger schwer verlaufenden Erkrankungen kommt es zu Exanthemen, einer schleimig-blutigen Rhinitis (Koryza), Hautläsionen an Fußsohlen, Handtellern, Mund, Nase und Anus (syphilitisches Pemphigoid). Skelettdeformationen führen später zur Sattelnase, im Übrigen können alle Organe betroffen sein. Wird nicht oder nicht ausreichend behandelt, können sich Spätmanifestationen (Hutchinson-Trias, Stadium III) ergeben.

- **Diagnostik:** Direkter Erregernachweis; daneben ist die serologische Frühbestimmung (TPHA-Suchtest u. a.) vorgeschrieben.

- **Therapie:** Bei sicherer Diagnose erfolgt die hoch dosierte Penicillingabe, bei Allergien sind Erythromycin oder Cephalosporine die Mittel der Wahl. Die Partnerbehandlung ist durchzuführen. Es besteht Meldepflicht, auch bei *Lues connata*.

- **Prophylaxe:** Verwendung von Kondomen (»safer sex«).

Hepatitis
(vgl. Tab. 11.1)

Hepatitis A

- **Erreger:** RNS-Virus (Picornavirus).

- **Übertragung:** Fäkal-oral (Nahrungsmittel, Wasser), häufig auf Reisen erworben. Eine intrauterine Infektionsübertragung besteht nicht, möglich ist die spätere Übertragung.

- **Symptome:** Fieber, Übelkeit, Erbrechen, Beschwerden im Oberbauch, Ikterus.

- **Diagnostik:**
  - Anti-HAV-IgM: akute oder kürzlich durchgemachte Infektion
  - Anti-HAV-IgG: Immunität nach Infektion oder positiv nach Passivprophylaxe mit Immunglobulin

- **Therapie:** Nach Exposition der Mutter innerhalb von 2 Wochen einmalige Gabe von 0,02 ml/kg

TORCH-Infektionen

Tab. 11.1 Hepatitisformen.

Hepatitisformen	Durchseuchung	Übertragungsweg	Inkubationszeit	Labordiagnostik	Therapie	Prophylaxe	Gesetzliche Regelungen
Hepatitis A Virus HAV RNA-Virus	hohe Durchseuchung	fäkal-oral über kontaminierte Speisen und Getränke	20–40 Tage; 7–14 Tage vor Krankheitsausbruch infektiös	Anti-HAV-IgM; HAV-IgG/IgMEIA; Erregernachweis im Stuhl	keine spezielle Therapie; kein chronischer Verlauf	aktive Schutzimpfung mit Totvakzine; passive Schutzimpfung mit IgG	Meldepflicht nach dem IfSG bei Erkrankung und Tod
Hepatitis B Virus HBV DNA-Virus	Mitteleuropa bis 1 %; in anderen Ländern 50–100 %	Blut- und Sexualkontakt; Übertragung *sub partum* möglich	2–6 Monate	HBV-Marker: • Anti-HBe • Anti-HBs • HBS-Antigen • HBe • Anti-HBe • Anti-HBs quantitativ nach Impfung	je nach Verlauf (chronisch oder ausgeheilt); meist symptomorientiert; u. U. Lebertransplantation	aktive und passive Schutzimpfung	bedeutsam als Berufserkrankung; keine Beschäftigung bei Erkrankung; Meldepflicht nach IfSG bei Erkrankung und Tod
Hepatitis C Virus HCV RNA-Virus	Mitteleuropa 0,2–0,5 %; andere Länder	Blutkontakt; fraglich: Sexualkontakt; Dialyse; Übertragung *sub partum* möglich	2–6 Monate	Anti-HCV (ELISA-Reaktion)	symptomatisch	noch keine Immunisierung möglich	s. o.
Hepatitis D (Delta-Virus) in Kombination mit Hepatitis B vermehrungsfähig und infektiös	weltweite Verbreitung außerhalb Europas	Blut- und Sexualkontakt	3–4 Monate; Koinfektion bei Hepatits B	HD-Ag; Anti-HDV; ELISA; PCR	in Kombination mit präexistenter HBV-Infektion 70–80 % chronische Verläufe; die HBV-Erkrankung verläuft komplizierter	keine spezielle Impfung, da Begleitinfektion; HAV-Schutzimpfung empfehlenswert	wie oben, da Begleiterkrankung von HBV; Gefährdung von medizinischem Personal wie bei HBV
Hepatitis E Virus HEV, RNA-Virus, ehemals Non-A-Non-B-Hepatitis	epidemische Ausbrüche (warmes Klima)	fäkal-oral	bis 40 Tage	Erregernachweis im Stuhl	symptomatische Therapie; kein chronischer Verlauf	keine Prophylaxe; keine Immunisierung; »Reisekrankheit« (ähnlich HAV)	keine
Hepatitis G Virus HGV	keine epidemiologischen Daten bekannt	fraglich: Blutkontakt (Blutkonserven)	fraglich (Monate); Koinfektion bei Hepatitis B	in Entwicklung	wie Hepatitis B	wie Hepatitis D	wie Hepatitis D

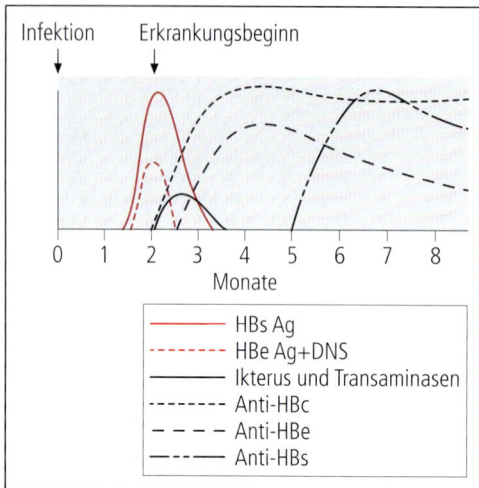

Abb. 11.1 Schema des Verlaufs einer Hepatitis-B-Infektion.

Körpergewicht HAV-Immunglobulin, um eine akute Infektion zu verhindern.

- **Prävention:** Impfung außerhalb der Schwangerschaft.

Hepatitis B

- **Erreger:** DNA-Virus (Hepadnavirus).

- **Übertragung:** Parenteral durch Blut oder Blutprodukte, Nadeltausch bei Drogenabusus, Stichverletzungen. Eine intrauterine und postnatale Infektion beim Kind ist möglich, das Kind einer HBsAg-positiven Mutter kann – bei entsprechendem Infektionszeitpunkt – zu 85–90% eine chronische HBV-Infektion entwickeln. Die Transmissionsrate steigt im 3. Trimenon auf das Dreifache an, es kommt gehäuft zu Frühgeburten.

- **Symptome:** Ähnlich wie bei Hepatitis A, ein asymptomatischer Verlauf ist möglich.

- **Diagnostik:** Serologische Antigen-Antikörper-Muster geben Auskunft über den Verlauf, die Infektiosität und die Virusreplikation (Abb. 11.1).
  - HBsAg: Virusträger oder bestehende Infektiosität
  - HBeAg: hohe Infektiosität
  - Anti-HBe: sinkende Infektiosität
  - Anti-HBc: während der Erkrankung zuerst IgM, später IgG
  - Anti-HBs: Immunität oder Heilung

- **Therapie:** HBV-Immunglobulin (0,06 ml/kg) wird sofort nach Exposition verabreicht; HBV-Impfstoff 1 x initial sowie 1 und 6 Monate später. Das Kind wird innerhalb von 72 Stunden nach Geburt aktiv und passiv geimpft.

- **Prävention:** Impfung.

Hepatitis C

- **Erreger:** RNA-Virus mit mehreren Geno- und Serotypen.

- **Übertragung:** Sie erfolgt parenteral durch Blut und sexuelle Kontakte und ist eher auf Risikogruppen (Drogenszene) beschränkt. Die Übertragung auf das Kind erfolgt transplazentar, wobei die Angaben über die Infektionsrate in Abhängigkeit von Koinfektionen (z. B. HIV) und der Viruslast stark schwanken (5–50%).

- **Symptome:** Der Verlauf ist in zwei Dritteln der Fälle symptomlos, typisch scheint ein rezidivierender, chronischer Verlauf mit dem Risiko einer Zirrhose und eines Leberzellkarzinoms zu sein. Die Infektion des Kindes verläuft chronisch, wobei bislang keine Langzeitstudien verfügbar sind. Bei HCV-RNA-positiven Müttern sollte man vom Stillen eher abraten, da das Virus durch die Muttermilch übertragen werden kann.

- **Diagnostik:** Antikörpernachweis bzw. HCV-RNA-Nachweis.

- **Therapie:** Es existieren keine speziellen Richtlinien.

- **Prävention:** Eine Impfung ist derzeit (noch) nicht möglich, es stehen keine speziellen Immunglobuline zur Verfügung.

HIV

Die HIV-Infektion ist seit ihrer Verbreitung (Anfang 1980) nicht heilbar, aber durch die antiretrovirale Therapie kontrollierbarer geworden. Die Lebensqualität konnte deutlich verbessert werden, nicht zuletzt durch die längeren krankheitsfreien Intervalle. Die vertikale Transmissionsrate, d.h. die Übertragung von der Mutter auf das Kind während Schwangerschaft und Geburt, konnte ebenfalls deutlich reduziert werden.

TORCH-Infektionen

- **Erreger:** Human immunodeficiency virus (Retrovirus, HIV-1- und HIV-2-Virus mit Subtypen).

- **Übertragung:** Meist sexuell; Sperma, Blut und Vaginalsekret können eine hohe Viruslast aufweisen. Blut, Blutprodukte oder kontaminierte Bestecke beim intravenösen Drogenkonsum sind weitere Infektionsquellen. Es besteht die Möglichkeit der vertikalen Transmission während der Schwangerschaft oder postpartal durch das Stillen. Es gibt keine Hinweise auf eine erhöhte Fehlbildungsrate beim Kind, aber eine erhöhte Morbiditätsrate der Frau.

- **Symptome und Verlauf:** Durch die Schwangerschaft wird die Immunität einer HIV-positiven Frau ungünstig beeinflusst, d.h. es besteht eine hohe Infektanfälligkeit durch die Abnahme der CD^{4+}-T-Lymphozyten (Helferzellen) und der Makrophagen.

- **Infektionsstadien:**
1. **Inkubationsphase:** Ca. 4–12 Wochen nach Infektion, keine oder unspezifische Symptome (Latenzphase).
2. **Lymphadenopathie:** Dauer bis zu 3 Jahren mit persistierender generalisierender Lymphknotenschwellung, Fieberschüben, Gewichtsverlust.
3. **manifestes Immunmangelsyndrom – AIDS:** Dauer nicht begrenzt (Monate bis Jahre). Infekte mit opportunistischen Keimen, bronchiale oder pulmonale Candidamykosen, Neoplasien, Kaposi-Sarkom und neurologische Beschwerden.

- **Diagnostik:** Freiwilliger, kostenloser und frühzeitiger HIV-Test in der Schwangerschaft, Nachweis von HIV-1- und HIV-2-Antikörpern. Ein positiver Befund muss mit anderen Verfahren abgesichert werden (z.B. Westernblot-Test).

- **Therapie:**
  - antiretrovirale Therapie (ART, Dreifachkombination von antiviralen Substanzen), u.U. nach Resistenzbestimmung
  - primäre Sectio am wehenlosen Uterus in der 36.–38. Woche unter ART-Medikation
  - antiretrovirale Therapie des Kindes bis 4 Wochen nach Geburt (AZT-Sirup, d.h. Azidothymidin, Retrovir®)

Bei der Betreuung und Behandlung steht die psychosoziale Situation im Mittelpunkt, da die Belastung für die Frau in jeder Hinsicht immens ist. Die Betreuung erfolgt durch interdiszplinäre Zusammenarbeit von Spezialisten, am besten an einem Schwerpunktzentrum. Die Hygienemaßnahmen erfolgen anhand der Standardpläne.

Varizellen

Die Erstinfektion tritt als Windpockeninfektion mit lebenslanger Immunität auf, das Virus verbleibt an den Spinalganglien. Bei Veränderung der Immunitätslage wird eine Reaktivierung, d.h. eine Herpes-zoster-Infektion, hervorgerufen.

- **Erreger:** Herpesvirus – Varizellen-Zoster-Virus (VZV)

- **Übertragung:** Tröpfcheninfektion über die Atemwege. Schon Tage vor einem Exanthem, d.h. einem sichtbaren Krankheitsbeginn, wird das Virus über die Atemwege ausgeschieden. Die Übertragung auf das Kind kann zu jeder Zeit transplazentar geschehen.

- **Symptome:** Exanthem-Bläschen mit hochinfektiösem Sekret, Krustenbildung, Juckreiz, Fieber, Husten, Kopfschmerz. Erst nach Abheilung der Krusten besteht keine Infektionsgefahr mehr.

- **Folgen für das Kind:** Im 1. und 2. Trimenon kommt es in 25% der Fälle zu einer intrauterinen Infektion, die vom asymptomatischen Verlauf bis hin zum intrauterinen Fruchttod reichen kann. Ein sog. **kongenitales Varizellensyndrom** ($<2\%$) zeigt Hautläsionen bzw. -ulzerationen, Hypoplasie der Gliedmaßen, Retardierung, zerebrale Defekte und Krämpfe. Bei einer Infektion zwischen 5 und 21 Tagen vor der Geburt bleibt die Infektion aufgrund der transplazentar übertragenen (Leih-)-Antikörper folgenlos, bei fehlender Antikörperbildung (>4 Tage vor Geburt) kann es zu einem schweren Krankheitsverlauf kommen, da die kindliche (spezifische) Abwehr nicht ausgereift ist (Abb. 11.2 u. 11.3).

- **Diagnose:** IgG- und IgM-Antikörper, PCR-Analyse, d.h. DNA-Nachweis (intrauterin durch Amniozentese). Bei einer Zoster-Infektion zusätzlich HIV-Diagnostik.

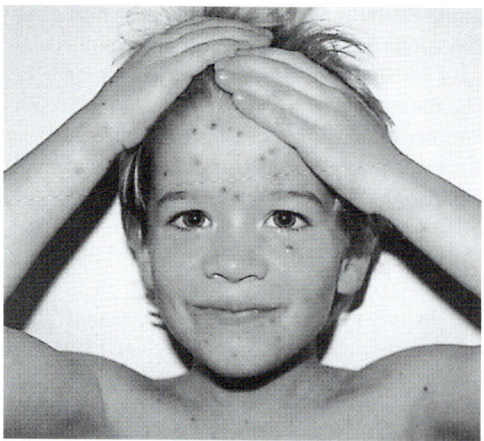
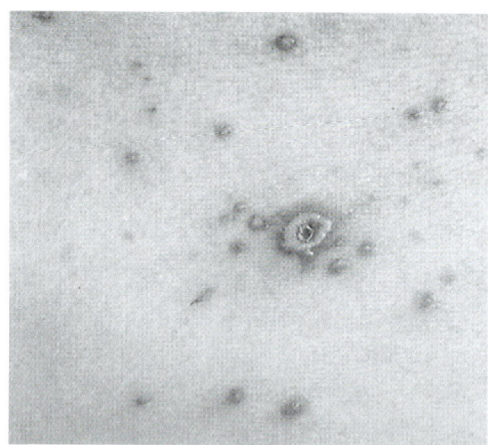

Abb. 11.2 Windpocken. Älteres Stadium mit verkrusteten Ausschlägen (aus: Klischies R, Panther U, Singbeil-Grischkat V. Hygiene und medizinische Mikrobiologie. 4. Aufl. Stuttgart, New York: Schattauer 2004).

Abb. 11.3 Windpocken. Bei einem frischeren Exanthem sind Effloreszenzen unterschiedlichen Alters nebeneinander zu sehen (aus: Tischendorf F. Der diagnostische Blick. 6. Aufl. Stuttgart, New York: Schattauer 1998).

- **Therapie:** Hyperimmunglobulingabe bei fehlenden Antikörpern der Mutter innerhalb von 72 Std. nach Viruskontakt; postpartale Verabreichung von Hyperimmunglobulin an das Neugeborene. Fällt die Infektion auf den Zeitpunkt der Geburt, wird üblicherweise versucht, sie durch Tokolyse zu verzögern (3–4 Tage), um Leihantikörper ausbilden zu können.

- **Prophylaxe:** Impfung vor der ersten Schwangerschaft mit Lebendimpfstoff; Expositionsprophylaxe (Kindergarten etc.).

Ringelröteln

- **Erreger:** Humanes Parvovirus B19, Erythrovirus.

- **Übertragung:** Tröpfcheninfektion; epidemische Verläufe mit Infektionsspitzen im April bis Juni sind bekannt. Die diaplazentare Übertragung kann zu jedem Zeitpunkt stattfinden. Eine Reinfektion ist möglich.

- **Symptome:** Problematisch ist das relativ späte Auftreten, d.h. Kontaktpersonen sind ohne Symptomatik bereits infektiös: Allgemeines Krankheitsgefühl, Fieber, schmetterlingsförmiges Erythem im Gesicht (sog. slapped cheek), Hauterythem, polyarthritische Symptome (über Monate).

- **Folgen für das Kind:** Die diaplazentare Übertragung erfolgt in 33% der Fälle, das Virus infiziert Erythroblasten in Leber, Milz und Knochenmark. Durch die daraus entstehende Anämie durch vorzeitigen Abbau der Erythrozyten kann es zum *Hydrops fetalis* kommen.

- **Diagnostik:** Antikörperbestimmung, PCR-Bestimmung. Sonographie zur Gradeinteilung des *Hydrops fetalis*, evtl. Kordozentese, um das Ausmaß der fetalen Anämie zu bestimmen.

- **Therapie:** Die intrauterine Therapie besteht in einer Transfusion bei fetalen Hb-Werten unter 8 g%.

- **Prophylaxe:** Eine Immunglobulingabe bei Krankheitsverdacht ist in der Schwangerschaft möglich, wird aber nicht empfohlen; Expositionsprophylaxe (Kindergarten, Schule).

Röteln

- **Erreger:** Rötelnvirus, Rubella-Virus, Gruppe der Togaviren.

- **Übertragung:** Durch Tröpfcheninfektion oder diaplazentar zu jedem Zeitpunkt. Die Antikörper bleiben lebenslang vorhanden, eine Reinfektion mit Wildviren ist jedoch möglich.

TORCH-Infektionen

■ **Symptome:** Hinter den Ohren beginnendes fleckiges Exanthem, allgemeines Krankheitsgefühl, Lymphknotenschwellung (Nacken).

■ **Folgen für das Kind:** In den ersten 12 Wochen kommt es zu embryonalen Organfehlbildungen (Rubellasyndrom), ab der 12.–17. Woche zur (abnehmenden) Innenohrschwerhörigkeit. Bei einer peripartalen Infektion kommt es zur neonatalen Rötelnerkrankung.
Die **Rötelnembryopathie** umfasst Katarakt, Schwerhörigkeit bis Taubheit, Herzfehler, Mikrozephalus, Wachstumsretardierung. Auch Spätmanifestationen im Jugendalter sind nach Rubellainfektionen in der Schwangerschaft beschrieben worden.

■ **Diagnostik:** Die serologische Bestimmung des Immunstatus (Antikörpernachweis: HAH, IgG u. a.) in der Frühschwangerschaft ist vorgeschrieben, bei nicht ausreichender Immunität soll eine Wiederholung in der 16./17. Woche erfolgen. Bei seronegativen Frauen wird eine Rötelnimpfung im Wochenbett durchgeführt. Bei positiven IgM-Antikörpern sind Titerverlaufskontrollen durchzuführen (V. a. Reinfektion, Impfung, Reaktion auf andere akute Infektionen).

■ **Therapie:** Meist nicht erforderlich. Frühzeitige Erkennung der Beeinträchtigung durch Hörscreening. Eine Gabe von Rötelnimmunglobulin ist sinnvoll bis zu 7 Tagen nach Rötelnkontakt bei seronegativen Frauen (bis 18. Schwangerschaftswoche).

■ **Prophylaxe:** Expositionsprophylaxe bzw. aktive Prophylaxe durch Impfung entsprechend der Empfehlung der Impfkommissionen im Kleinkindalter. Der Rötelnstatus sollte vor Eintritt einer Schwangerschaft (v. a. Sterilitätsbehandlung) bekannt sein.

Zytomegalie

■ **Erreger:** Zytomegalievirus, Cytomegalie, Gruppe der Herpesviren.

■ **Übertragung:** Tröpfchen- und Schmierinfektion (Speicheldrüsen) sowie sexueller Kontakt. Die transplazentare Übertragung ist zu jedem Zeitpunkt möglich. Es wird zwischen primären und rekurrierenden Infektionen unterschieden, das Virus (Antikörper) verbleibt lebenslang im Körper, die Durchseuchungsrate liegt bei 50–60%.

■ **Symptome:** Meist symptomlos bzw. uncharakteristisch je nach Immunlage, wird eher als Zufallsbefund diagnostiziert (v. a. rekurrierende Infektion).

■ **Folgen für das Kind:** Bei einer diaplazentaren Übertragung (Primärinfektion) kommt es bei 10% der Kinder zur **CMV-Symptomatik**: intrazerebrale Verkalkungen, Mikrozephalie, Gehörschäden, Anämie, Endokarditis, Schmelzdefekte der Zähne u. a. Das Ausmaß der Schädigung wird z. T. erst nach Jahren erkannt. Bei einer Sekundärinfektion ist das Schädigungsrisiko kleiner als 1%.

■ **Diagnostik:** Antikörpernachweis (IgM, IgG); der Nachweis des Erregers im Harn, Magensaft und Fruchtwasser ist möglich. Ein 4-facher Anstieg der Antikörper gilt als ausreichend für die Diagnose einer rekurrierenden Zytomegalie. Ergeben sich bei positivem Laborbefund noch sonographische Auffälligkeiten, hat das Kind eine ungünstige Prognose.

■ **Therapie:** In der Schwangerschaft gibt es keine Therapiemöglichkeit. Bei Kontakt kann prophylaktisch Hyperimmunglobulin gegeben werden. Neugeborene werden mit Ganciclovir behandelt, womit Akutsymptome und Folgeschäden reduziert werden.

Herpes simplex

■ **Erreger:** *Herpes-simplex*-Virus (HSV), Gruppe der *Herpesviridae*.
- HSV 1 verursacht primär einen Herpes labialis und Keratokonjunktividen u. a.
- HSV 2 gehört zu den häufig sexuell übertragenen Infektionen, sie kann diaplazentar oder kontagiös bei vaginaler Geburt erfolgen.

HSV verbleibt lebenslang im Körper, Rezidive werden durch immunologische, neurale und andere Faktoren ausgelöst (Sonne, Stress, andere Infektionen).

■ **Symptome:** Bei Primärinfektion schmerzhafte gerötete Bläschen (später feuchte Ulzerationen)

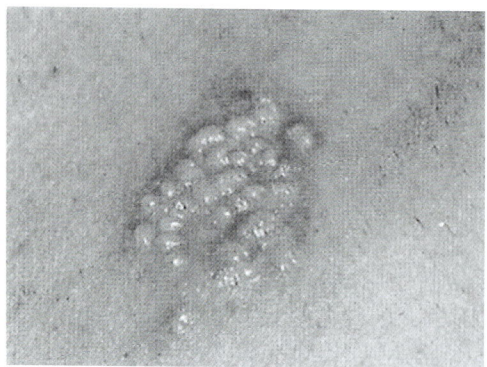

Abb. 11.4 Herpes simplex. Gruppiert stehende, wasserklare Bläschen (aus: Tischendorf F. Der diagnostische Blick. 6. Aufl. Stuttgart, New York: Schattauer 1998).

am Genitale, in manchen Fällen auch an der Portio. Fieber, Kopf- und Muskelschmerzen als Begleitsymptome. Nach dem Abheilen der Primärinfektion folgt eine latente Infektionsphase, in der durch verschiedene Einflüsse jederzeit ein Rezidiv auftreten kann (Abb. 11.4).

■ **Folgen für das Kind:** Nach dem Blasensprung kann bereits eine aszendierende Infektion entstehen bzw. das Kind sich beim Durchtritt durch den Geburtskanal infizieren. Bei einer primären Infektion (Erstinfektion) liegt das Erkrankungsrisiko des Kindes bei ca. 50%, bei einer rezidivierenden Infektion bei etwa 10%. Frühgeborene und untergewichtige Kinder sind in höherem Maße gefährdet. Je nach Schweregrad kann es neben der lokalen Erkrankung von Haut, Augen, und Mund zur Ausbildung eines **kongenitalen Herpessyndroms** mit Hirn- und Augenschädigung sowie Hautulzerationen kommen.

■ **Diagnostik:** Typisches klinisches Erscheinungsbild; Erregernachweis mittels Abstrich aus frischem Herpesbläschen, PCR-Nachweis.

■ **Therapie:** Bei der Mutter kommt Aciclovir (Zovirax) lokal (oder oral bei einer Primärinfektion) zur Anwendung.

■ **Prophylaxe:** Wegen des hohen Risikos für das Kind sollte bei bestehender klinischer Symptomatik bei Geburtsbeginn und/oder vorzeitigem Blasensprung eine primäre Sectio innerhalb von 4–6 Stunden angestrebt werden. Bei mehrfach negativen Abstrichen bzw. nicht klinischer Symptomatik kann eine vaginale Geburt erwogen werden.

> Bei akutem *Herpes simplex* Typ I (*Herpes labialis*) ist das Tragen eines Mundschutzes im Umgang mit dem Neugeborenen zwingend erforderlich. Dies gilt nicht nur für das betreuende Personal, sondern auch für die Eltern des Kindes.

Literatur

Bund Deutscher Hebammen. Schwangerenvorsorge durch Hebammen. 1. Aufl. Stuttgart: Hippokrates 2005.

de Wall S, Glaubitz M. Schwangerenvorsorge. 2. Aufl. Stuttgart: Hippokrates 2000.

Dudenhausen JW, Pschyrembel W. Praktische Geburtshilfe mit geburtshilflichen Operationen. 19. Aufl. Berlin, New York: de Gruyter 2001.

Enkin MW, Keirse MJNC, Renfrew MJ, Neilson JP. Effektive Betreuung während Schwangerschaft und Geburt. Handbuch für Hebammen und Geburtshelfer. Dt. Ausg. hrsg. von Groß MM, Dudenhausen JW. 1. Aufl. Wiesbaden: Ullstein Medical 1998.

Feige A, Rempen A, Würfel W, Jawny J, Caffier H. Frauenheilkunde. 2. Aufl. München, Jena: Urban & Fischer 2001.

Gerhard I, Feige A. Geburtshilfe integrativ. 1. Aufl. München: Elsevier GmbH 2005.

Göpfert C. Infektionen in der Schwangerschaft – Teil 1. Dtsch HebammenZ 2003; 9: 21–4.

Göpfert C. Infektionen in der Schwangerschaft – Teil 2. Dtsch HebammenZ 2003; 10: 46–9.

Göpfert C. Infektionen in der Schwangerschaft – Teil 3. Dtsch HebammenZ 2003; 11: 45–8.

Hoppen T. Herpes-simplex-Infektionen in der Schwangerschaft. Dtsch HebammenZ 2002; 3: 15–7.

Illing, S. Kinderheilkunde für Hebammen. 3. Aufl. Stuttgart: Hippokrates 2003.

Kiss H, Witt A. Schwangerschaft und Infektion – Neue Aspekte. J Fertil Reprod 2001; 1: 14–6.

Klischies R, Panther U, Singbeil-Grischkat V. Hygiene und medizinische Mikrobiologie. 4. Aufl. Stuttgart, New York: Schattauer 2004.

Künzel W, Wulf K-H. Frühgeburt. München, Wien, Baltimore: Urban & Schwarzenberg 1997.

Rath W, Friese K. Erkrankungen in der Schwangerschaft. 1. Aufl. Stuttgart: Thieme 2005.

Saling E, Raitsch S, Placht A, Fuhr N, Schumacher E. Frühgeburtenvermeidungsprogramm und Selbstvorsorgeaktion für Schwangere. Frauenarzt 1994; 35: 84–92.

Saling E et al. Vermeidung sehr früher Frühgeburten – aktueller Stand. Frauenarzt 2000; 41: 952–64.

Schneider H, Husslein P, Schneider KTM. Die Geburtshilfe. 2. Aufl. Berlin, Heidelberg, New York: Springer 2004.

Tischendorf F. Der diagnostische Blick. 6. Aufl. Stuttgart, New York: Schattauer 1998.

Witt A, Kiss H. STD und Partnerschaft/Sexualität. Gyn – Aktiv 1999; 4: 39–46.

Leitlinien

AWMF online. Empfehlungen und Leitlinien für Diagnostik und Therapie, Gynäkologie und Geburtshilfe. Deutsche Gesellschaft für Gynäkologie und Geburtshilfe (DGGG). www.uni-duesseldorf.de/AWMF/II/II_gynae.htm (21.6.2005).

ESIDOG (European Society for Infectious Diseases in Obstetrics and Gynaecology) Infektionsleitlinien. Österreichische Kommission. www.univie.ac.at/esidog/HTML/infektindex.htm (21.6.2005).

Genfer Stiftung für Medizinische Ausbildung und Forschung. Leitlinien Geburtshilfe, Gynäkologie und Reproduktionsmedizin. Mütterliche und neonatale Infektionen. www.gfmer.ch/Guidelines/Muetterliche_neonatale_Infektionen_d/Muetterliche_neonatale_Infektionen_mt/htm (21.6.2005).

RKI (Robert-Koch-Institut). Infektionskrankheiten A bis Z. www.rki.de/nn_226928/DE/Content/InfAZ_node.html_nnn=true (21.6.2005).

12 Pathophysiologie in der zweiten Schwangerschaftshälfte

Christine Mändle, Sonja Opitz-Kreuter

Die Frühgeburt

> ! Eine Frühgeburt (*Partus praematurus*; lat. *praematurus* = vor der Reife, vorzeitig) ist eine Geburt vor der vollendeten 37. Schwangerschaftswoche, d. h. entsprechend der WHO-Definition vor dem 260. Tag *post menstruationem*. Demzufolge wird jedes Neugeborene, das vor dem 260. Tag *post menstruationem* geboren wird, als Frühgeborenes bezeichnet. Die sich am Schwangerschaftsalter orientierende Definition lässt das Geburtsgewicht korrekterweise unberücksichtigt.

Anders ist die rechtliche Definition des Begriffs Frühgeburt. Laut Personenstandsgesetz ist das **Geburtsgewicht** das Kriterium für eine Frühgeburt, d. h. Kinder unter 2 500 g werden als Frühgeborene registriert. Da das Geburtsgewicht jedoch nicht immer mit dem Schwangerschaftsalter übereinstimmt, können Kinder mit geringem Geburtsgewicht fälschlicherweise als Frühgeborene registriert werden.

■ **Häufigkeit:** Bezogen auf die Tragzeit werden etwa 7 % aller Neugeborenen vor der 37. Schwangerschaftswoche, d. h. zu früh, geboren.

■ **Ursachen:** Für eine Frühgeburt sind nahezu immer mehrere Faktoren verantwortlich, sodass die Ursache für die Frühgeburt nicht immer eindeutig bekannt ist. Die Abbildung 12.1 listet mögliche Ursachen (prädisponierende Faktoren) auf.

■ **Prävention:** Je nach Art des Risikofaktors sind **präventive Maßnahmen** möglich und angezeigt. Bei belastender Anamnese z. B. nach habituellem Abortgeschehen, nach Frühgeburt oder auch bei wiederholten Harnwegsinfekten wäre die pH-Wert-Selbstmessung zur Früherkennung einer bakteriellen Vaginose sinnvoll. Nachgewiesen ist der Zusammenhang zwischen urogenitalen Infektionen und Frühgeburtlichkeit. Bei belastender Berufstätigkeit sollte die Schwangere aus dem Arbeitsprozess herausgenommen werden (Stress schwächt das Immunsystem, erhöht die Anfälligkeit für Infektionen; Aufklärung über entsprechende Regelungen im Mutterschutzgesetz). Bei hoher Beanspruchung im Haushalt kann eine Haushaltshilfe für Entlastung bei der Hausarbeit und Unterstützung in der Betreuung der Kinder sorgen (Caritas, Rotes Kreuz, AWO, Paritätischer Wohlfahrtsverband). Häufige, und sei es auch nur kurze Ruhepausen sollten möglich sein.

Diagnostik und Frühsymptome der Frühgeburt

Die Gefahr einer Frühgeburt muss bereits in der Schwangerenvorsorge erkannt werden. Die sorgfältige Erhebung der Anamnese trägt zur Erkennung der gefährdeten Schwangeren bei.

■ **Symptome:** Eine Frühgeburt wird angekündigt durch:
- subjektiv empfundene Wehen
- objektiv registrierte Wehentätigkeit
- genitale Infektionen
- vorzeitige Zervixeröffnung
- menstruationsähnliche Beschwerden
- Schmerzen im unteren Rückenbereich
- Druckgefühl im Bereich der Symphyse und im kleinen Becken

Subjektiv empfundene Wehen

In der 30. bis 32. Woche besteht physiologischerweise eine geringfügig erhöhte Kontraktionshäufigkeit. In der Regel werden die physiologischen Schwangerschaftswehen von der Frau lediglich als Hartwerden des Leibes wahrgenommen. Spürt die Schwangere jedoch zunehmend schmerzhafte oder stärker ziehende Kontraktionen (5 bis 10 oder mehr pro Tag), ist dies ein ernst zu nehmendes Si-

Die Frühgeburt

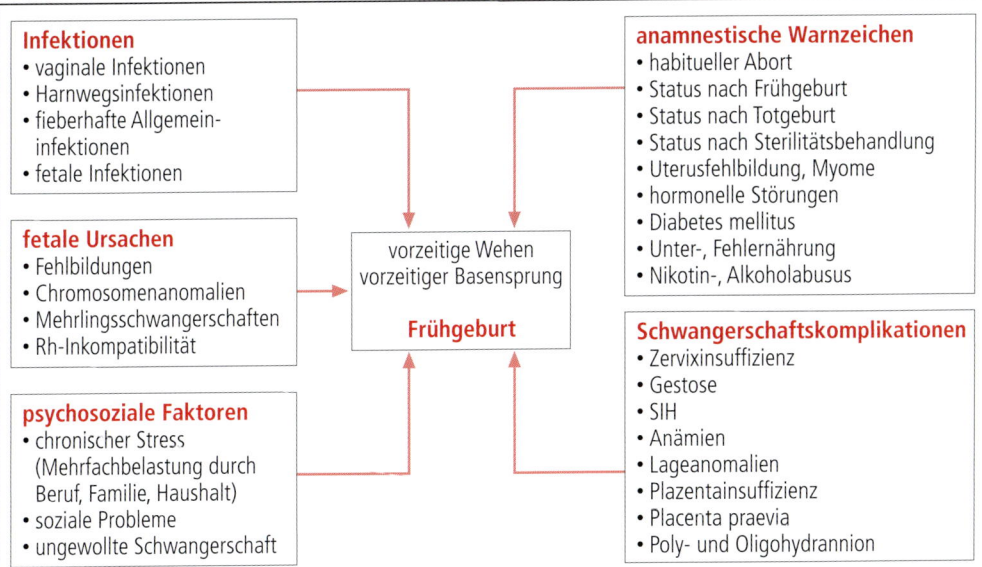

Abb. 12.1 Mögliche Ursachen für eine Frühgeburt.

gnal. Es bedarf der sorgfältigen Abklärung. Das Führen eines so genannten Wehenkalenders ist nicht zu befürworten. Dies führt zu psychischem Stress und nicht zur notwendigen seelischen Beruhigung. Die Schwangere gerät unter Druck, ständig die Veränderungen ihres Körpers wahrnehmen zu müssen, und kommt zu falsch positiven Aussagen. Andererseits registriert nicht jede Schwangere vermehrte Kontraktionen. So schließt eine negative Aussage der Betroffenen eine vorzeitige Wehentätigkeit nicht aus.

Objektiv registrierte Wehentätigkeit

Die objektive Erfassung von vorzeitigen Wehen erfolgt durch die externe Tokographie und die Palpation. Finden sich
- bis etwa zur 28. Schwangerschaftswoche mehr als 3 Kontraktionen pro Stunde und
- bis zur 30./32. Woche mehr als 5 Kontraktionen pro Stunde

im Tokogramm, ist dies als pathologisch einzustufen. Erst ab der 36. Schwangerschaftswoche ist eine Zunahme der genannten Frequenz (in Abhängigkeit von der Reife und der Größe des Kindes) ohne therapeutische Konsequenz (Senkwehen).

> Sind Anzeichen einer drohenden Frühgeburt vorhanden, muss die Schwangere sofort einer intensiven Betreuung zugeführt, d.h. in ein Zentrum für perinatale Medizin eingewiesen werden. Der Transport sollte liegend und mit zervixentlastender Beckenhochlagerung in Begleitung einer Hebamme oder eines Arztes erfolgen.

Genitale Infektionen

Aszendierende urogenitale Infektionen sind die häufigste Ursache für eine Frühgeburt. Entsprechend den Mutterschaftsrichtlinien wird bei der Erstvorstellung ein Zervixabstrich auf Chlamydien entnommen. Daneben sollte bei den weiteren Vorsorgekontrollen ein Scheidenabstrich erfolgen. Kommt die Schwangere zur Vorsorge zur Hebamme, so ist mit einem Farb-Indikatorstreifen der Scheiden-pH-Wert zu kontrollieren. Normalerweise ist das Vaginalsekret sauer (pH 4 bis 4,4). Gemessen wird am *Introitus vaginae*, etwa 2 bis 3 cm tief. Tiefere Messungen können zu Fehldiagnosen führen, denn im Bereich des äußeren Muttermundes ist der pH-Wert neutral, d.h. zwischen 6,5 bis 6,9. Bei Verschiebung des Scheiden-pH-Wertes in den basischen Bereich kann es zu einer lokalen oder aufsteigenden Infektion kommen. Gleichzeitig klagen die Frauen über *Fluor vaginalis*, welcher ein Leitsymptom für eine Scheideninfektion (Kolpitis) ist.

Das von Saling (Saling et al. 2001) entwickelte **Selbstvorsorgeprogramm zur Vermeidung von Frühgeburten** ist immer noch wenig verbreitet. Dabei messen die Schwangeren 1- bis 2-mal wöchentlich ihren Scheiden-pH-Wert. Ein Handschuh, an dessen Zeigefinger ein Testpapier angebracht ist, wird 2 bis 3 cm tief in die Scheide eingeführt. Durch sanftes Drehen des Fingers wird das Papier mit der Scheidenflüssigkeit befeuchtet und anschließend mit einer Farbskala verglichen. Bei auffälligem Befund sollte nach einigen Stunden eine Kontrolle erfolgen und gegebenenfalls der Frauenarzt aufgesucht werden. Zur Normalisierung des pH-Wertes werden *Lactobacillus*-Vaginaltabletten oder lokale Milchsäurepräparate verordnet (CarePlan® VpH Testhandschuh, Inverness Medical Europe GmbH, Oberhaching, auch in Apotheken erhältlich).

Bei vorzeitiger Wehentätigkeit oder Verdacht auf vorzeitigen Blasensprung werden bakterielle Abstriche und besonders ein Abstrich auf hämolysierende Streptokokken der Gruppe B entnommen. Bei positivem Befund wird eine peripartale Antibiose durchgeführt.

Vorzeitige Zervixeröffnung, Zervixinsuffizienz

Unter einer Zervixinsuffizienz versteht man die meist schmerzfreien Veränderungen der Zervix und des Zervikalkanals. Normalerweise ist die Zervix 3 cm lang, kreuzbeinwärts gerichtet und von derber Konsistenz. Bei zunehmender Geburtsbereitschaft verkürzt sie sich, zentriert sich und wird weicher. Der Muttermund beginnt sich zu öffnen. Eventuell ist die Vorblase zu tasten. Inwieweit subjektiv empfundene Kontraktionen, menstruationsähnliche Schmerzen, Druck nach unten, Ziehen oberhalb des Schambeines oder im Rücken und in der Leiste Symptome der vorzeitigen Zervixeröffnung sind oder als normale Schwangerschaftswehen gewertet werden können, lässt sich durch die vaginale Untersuchung feststellen.

Zeigt sich ein auffälliger Befund, ist eine Vaginalsonographie angezeigt, um neben der Verkürzung auch die Eröffnung des inneren Muttermundes mit Trichterbildung des Zervikalkanals zu erkennen. Dies ist ein wichtiger Hinweis auf eine drohende Frühgeburt. Bei gesunden Schwangeren ohne die oben genannten Frühsymptome ist eine regelmäßige vaginale Untersuchung nicht notwendig. Bei Frauen mit anamnestischen und anderen Risiken sind kurzfristige Kontrollen angezeigt. Vorausgegangene Spontanaborte, insbesondere Spätaborte, ein vorzeitiger Blasensprung vor der 37. Woche bei einer früheren Schwangerschaft und Blutungen sind Hinweise auf eine Zervixinsuffizienz.

Notwendige Maßnahmen

Bei einem **Frühgeburtsbeginn mit Wehen** steht die **Ruhigstellung** im Vordergrund:
- stationäre Aufnahme, allgemeine Schonung, gegebenenfalls strenge Bettruhe und Seitenlagerung (Thromboseprophylaxe beachten), Beckenhochlagerung
- Ausschluss von genitalen Infektionen durch bakterielle Abstriche, gegebenenfalls Antibiose
- Intimhygiene; Verzicht auf das Tragen von Einlagen
- Überwachung des Kindes durch CTG-Kontrollen und Ultraschalluntersuchungen

Bei einem **Frühgeburtsbeginn mit vorzeitigem Blasensprung** sind zusätzlich engmaschige Kontrollen der Entzündungszeichen angezeigt (Temperatur, CRP, Leukozyten, Differenzialblutbild). Da der vorzeitige Blasensprung die Gefahr der intrauterinen Infektion mit sich bringt, ist im Einzelfall abzuwägen, ob die Frühgeburt oder das Abwarten u. a. der Lungenreife das geringere Risiko ist.

Medikamentöse Wehenhemmung

Ist der Einsatz von wehenhemmenden Medikamenten notwendig, kommen als wirksamstes Mittel die Betamimetika zur Anwendung. Je nach Wehentätigkeit und Zervixbefund erfolgt die Applikation intravenös. Allerdings belegen zahlreiche Studien, dass die Verlängerung der Schwangerschaft auf wenige Tage begrenzt ist. Gerade bei sehr kleinen Frühgeburten kann dies von Nutzen sein, um Zeit zu gewinnen für die Verlegung in ein perinatologisches Zentrum oder zur Durchführung der Lungenreifung (RDS-Prophylaxe). Bei der Wehenhemmung handelt es sich in den meisten Fällen nur um eine Behandlung der Symptome und nicht der Ursache für die Frühgeburt. Da der Nutzen von Betamimetika nicht eindeutig belegt ist, soll die Tokolyse so kurz wie möglich

Die Frühgeburt

zur Anwendung kommen. Die orale Tokolyse mit Fenoterol (Partusisten) findet wegen der kurzen Halbwertszeit keine Anwendung mehr. Ein positiver Nutzen konnte in verschiedenen Studien nicht nachgewiesen werden. In manchen Kliniken wird neben Partusisten auch Tractocile® (Atosiban) zur intravenösen Wehenhemmung eingesetzt. Die Tokolyse erfolgt nach dem an der jeweiligen Klinik vorgegebenen Behandlungsschema.

Die gewünschte relaxierende Wirkung wird jedoch von Nebenwirkungen begleitet, sodass vor Beginn der Tokolyse Voruntersuchungen notwendig sind:
- Erhebung der Anamnese zur Abklärung von Vorerkrankungen (Herz-, Nieren-, Lungen- und Stoffwechselerkrankungen)
- Ermittlung des internistischen Status und EKG
- Bestimmung der Elektrolytwerte, besonders des Kaliums
- Bestimmung des Blutzuckers

Objektiv kann es unter Tokolyse zu folgenden **Reaktionen** kommen:
- Pulsanstieg
- Abfall des diastolischen Blutdrucks, Anstieg der Systole
- EKG-Veränderungen
- Absinken des Serumkaliums
- Anstieg des Blutzuckers
- Beeinträchtigung der Nierenfunktion (Wasserretention, insbesondere bei zusätzlicher Gabe von Kortikoiden zur Lungenreifebehandlung; in seltenen Fällen Lungenödeme)
- fetale Tachykardien

Subjektiv kommt es zu Beginn der Behandlung zu Begleiterscheinungen, die von der Schwangeren teilweise als sehr unangenehm empfunden werden:
- Herzklopfen
- allgemeine Unruhe
- Übelkeit
- Schweißausbrüche, Gesichtsrötung, Wärmegefühl
- Schwindel
- Muskelzittern

Die Therapie mit Betamimetika wird von einer gleichzeitigen Magnesiumgabe begleitet. Magnesium bewirkt einerseits eine Tonusminderung der glatten Muskulatur, andererseits vermindert es die Nebenwirkungen der Betamimetika (kardioprotektive Wirkung). Daneben lässt sich die Dosis von Betamimetika unter gleichzeitiger Magnesiumgabe deutlich reduzieren, ohne dass es zur Einschränkung der wehenhemmenden Wirksamkeit kommt.

Bei vorzeitiger Wehentätigkeit sind ebenfalls Erfolge mit homöopathischen Arzneimitteln möglich. Auch Akupunktur bietet sich ergänzend zur Behandlung von vorzeitigen Wehen an. Voraussetzung dafür sind eine umfangreiche Anamneseerhebung, Besuche im häuslichen Milieu und einfühlsame Gespräche.

Neben den medizinischen Maßnahmen zur Vermeidung einer Frühgeburt sollte die **psychische Begleitung** der Schwangeren ein fester Bestandteil der Therapie sein. Der vorzeitigen Wehentätigkeit liegen meistens mehrere Ursachen zugrunde, die selten allein im somatischen Bereich zu finden sind. Unter dem Krankheitsbild kann auch eine Störung im psychosozialen Befinden der Frau verborgen sein. Welcher Ursachenkomplex nun das größere Gewicht hat, kann selbst im Einzelfall oft nicht ermittelt werden.

Ist die Diagnose »drohende Frühgeburt« gestellt, beginnt für die Frauen oft ein **Teufelskreis**, aus dem sie ohne psychische Begleitung nur schwer wieder herauskommen. Die Angst vor dem Verlust des Kindes und Schuldgefühle, möglicherweise selbst zur Auslösung der vorzeitigen Wehen beigetragen zu haben, verstärken die psychischen und physischen Spannungen. Dies erhöht die Kontraktionsbereitschaft des Uterus, und die im Folgenden vermehrte Wehentätigkeit führt zu weiterer Sorge um Leben und Gesundheit des Kindes. Erschwerend kommt hinzu, dass es unter der tokolytischen Therapie mit Betamimetika zu depressiven Verstimmungen, ängstlichem Grübeln und innerer Unruhe kommen kann. Die Behandlung der drohenden Frühgeburt verlangt von Pflegenden, Ärzten und Hebammen ein hohes Maß an Verständnis für die Situation der Schwangeren.

Zu den Belastungen der Therapie kommen die **Probleme der Hospitalisation** hinzu. Fast alle Frauen leiden unter der auferlegten Bettruhe, dem Patientenstatus und der Pflegebedürftigkeit. Das räumlich enge Zusammenleben mit fremden Menschen führt fast immer zum Verlust jeglicher Intimität. Insbesondere bei langen stationären Aufenthalten ist die Beziehung zum Partner einer besonderen Belastung ausgesetzt. Die Schwangerschaft als intimes, dieses Paar betreffende Ereignis kann nicht in der vertrauten Umgebung erlebt werden. Ein liebevoller verbaler und körperlicher Austausch ist im Allgemeinen unmöglich. Der Umgang miteinander kann von Hilflosigkeit, manchmal auch von Aggression geprägt sein.

Der Erfolg der Tokolyse kann gefördert werden, indem die Patientin in vollem Umfang über die Art der Therapie, Sinn, Nutzen, Nebenwirkungen und die zu erwartende Therapiedauer informiert wird. Sofern es die Therapie erlaubt, sollte ihr der weitere Besuch des Geburtsvorbereitungskurses ermöglicht werden. Autogenes Training und körperbezogene Entspannungsübungen wirken sich positiv aus. Homöopathische Arzneimittel oder auch Bachblüten können helfen, die psychische Situation zu stabilisieren. Wünschenswert wäre eine psychotherapeutische Begleitung der Schwangeren, z. B. in Gesprächskreisen. In einigen Fällen mag die Einzelbetreuung durch eine geschulte Psychologin vonnöten sein, um die Einstellung zur Schwangerschaft und Bewältigungsmöglichkeiten abzuklären.

Mechanischer Muttermundverschluss – Cerclage

Unter der Cerclage (frz. *cercle* = Kreis) versteht man den operativen Verschluss der Zervix. Es stehen verschiedene Operationsmethoden zur Verfügung (Cerclage nach Shirodkar, McDonald). Der totale Muttermundverschluss, welcher durch Saling bekannt wurde, dient einerseits zur Erhaltung der Zervix bei Insuffizienz, andererseits schafft er auch eine Barriere zum Amnion, sodass Keime aus der Scheide nicht mehr durch die Zervix aszendieren können.

Die Behandlungsmethoden werden unterschiedlich propagiert. Besonders die prophylaktische Cerclage auf Grund eines anamnestischen Risikos (vorausgegangene Aborte, Frühgeburt) bei normalem Befund ist umstritten. Die einzige Indikation zur Cerclage ist die erwiesene isthmozervikale Insuffizienz. Nach Ausschluss einer Infektion (Laborparameter, Zervix- und Scheidenabstriche) erfolgt die Operation in Allgemeinnarkose. Eine präoperative Tokolyse ist außer bei Notcerclage (fortgeschrittene Muttermundseröffnung und prolabierte Fruchtblase) nicht erforderlich. Postoperativ kann es als Folge der Manipulation an der Zervix zur Wehentätigkeit kommen, sodass eine Tokolyse notwendig wird. Eine prophylaktische Antibiotikagabe ist lediglich beim totalen Muttermundverschluss erforderlich. Die Cerclage wird etwa 10 Tage vor dem errechneten Geburtstermin entfernt. Treten jedoch schon früher Blasensprung oder Wehen auf, muss die Cerclage umgehend gelöst werden.

> Bei der Geburtsleitung ist zu beachten, dass es nach mechanischem Muttermundverschluss durch die operationsbedingte Vernarbung zu einer langsameren Dehnung der Zervix und zu einer verlängerten Eröffnungsperiode kommen kann. Nach der Geburt sollte eine Inspektion der Zervix durchgeführt werden, da gehäuft Zervixrisse auftreten.

Lungenreifung

Ist trotz Therapie eine Frühgeburt nicht auszuschließen, ist die **fetale Lungenreifebehandlung** zur Prophylaxe des Atemnotsyndroms (respiratory distress syndrome – RDS-Prophylaxe) einzuleiten. Die Behandlung erfolgt mit Glukokortikoiden, die einen stimulierenden Einfluss auf die fetale Lungenreifung haben (gesteigerte Lezithinsynthese, Verbesserung der Filmqualität des Surfactants). Das Behandlungsschema ist nicht einheitlich und richtet sich nach der jeweiligen Situation (zum Beispiel: bis zur vollendeten 34. Woche 2-mal Betamethason 8–12 mg im Abstand von 24 Stunden). Die Prophylaxe ist als ausreichend anzusehen, wenn die Behandlung mindestens 24 bis 48 Stunden vor der Geburt erfolgt.

Obwohl die Wirksamkeit der Prophylaxe zur Vermeidung eines Atemnotsyndroms unbestritten ist, sind die damit verbundenen **Nebenwirkungen** zu beachten. Bei Schwangeren mit einem zusätzlichen Risiko, wie z. B. schwerer Hypertonie (Präeklampsie), *Diabetes mellitus*, Infektionen und Nierenerkrankungen, kann die Lungenreifebehandlung alternativ mit Ambroxol (Mucosolvan®) durchgeführt werden. Das Präparat hat ebenfalls eine stimulierende Wirkung auf die fetale Lungenreife.

Leitung der Frühgeburt

Die Geburt sollte in einer Klinik stattfinden, die an eine Kinderklinik oder eine spezielle neonatologische Einrichtung angeschlossen ist, um optimale Rahmenbedingungen für das Frühgeborene zu schaffen (kurze Wege). Bei der Geburtsleitung ist die besondere Empfindlichkeit des Frühgebo-

Die Frühgeburt

renen (z. B. Infektanfälligkeit, konnatale Infektionen, Gefahr der Hirnblutung, Besonderheiten im Geburtsmechanismus) zu beachten.

Aufgrund des relativ kleinen Kopfes mit meist runder Kopfform ist eine Anpassung an die Beckenräume nicht erforderlich. So kommt es häufig zu **Einstellungs- und Haltungsanomalien** (z. B. Vorderhauptlage, tiefer Querstand). Als Folge einer noch nicht erfolgten Drehung in die Schädellage durch eine noch relativ große Fruchtwassermenge bei kleinem Kind kommt es gehäuft zu **Beckenendlagen**. Nabelschnurkomplikationen und das Vorliegen beziehungsweise der **Vorfall kleiner Teile** treten bei Frühgeburten ebenfalls häufiger auf.

Die Geburt sollte für das Kind so schonend und sicher wie möglich verlaufen. Hierzu tragen die folgenden Maßnahmen bei:
- kontinuierliche kardiotokographische Überwachung, Erkennen von Hypoxie- und Azidosegefährdung
- Periduralanästhesie: Durch die Relaxation von Scheide und Beckenboden wird die Belastung für den kindlichen Kopf vermindert.
- möglichst keine Gabe von Analgetika oder Opiatabkömmlingen, da sie beim Kind zu postpartalen Atemdepressionen und Temperaturregulationsstörungen führen
- möglichst langes Erhalten der intakten Fruchtblase
- Episiotomie zur Verkürzung der Austreibungsperiode und zur Schonung des kindlichen Kopfes
- manuelles Dehnen (Einlegen der Zeigefinger beider Hände in die Scheide und das seitliche Wegdrücken der Weichteile bei 16 und 20 Uhr) oder breites Spekulum zur Dehnung des Dammes (Spiegelgeburt nach Bauereisen), damit durch die mütterlichen Weichteile nicht zusätzlicher Druck auf den kindlichen Körper ausgeübt wird

Die Entscheidung zur *Sectio caesarea* wird heutzutage bei den folgenden Indikationen relativ großzügig gestellt:
- frühe Frühgeburt
- Beckenendlage, Querlage
- protrahierter Geburtsverlauf
- Anzeichen einer fetalen Gefährdung im Kardiotokogramm (Fischer-Score 5 bis 7 Punkte, Hammacher-Score 3 bis 4 Punkte)
- fetale Hypoxie beziehungsweise Azidose
- Amnioninfektionssyndrom (s. S. 241 f.)
- pathologische Doppler-Sonographie-Werte

Aufgaben der Hebamme:
- Hinzuziehung des Arztes, Einweisung in eine spezielle Klinik mit optimalen Voraussetzungen
- Benachrichtigung der Kinderklinik und des Neonatologen
- Sicherung der OP-Bereitschaft
- aufmerksame und vorausschauende Geburtsleitung, denn Frühgeburten können sowohl sehr schnell als auch protrahiert verlaufen
- Überprüfung und Vorbereitung der Reanimationseinheit
- Vobereitung zur Intubation, Bereitstellung eines Nabelvenenkatheters, Monitoring (Überwachungs- und Alarmgeräte für Puls, Blutdruck, Atmung, Temperatur, Sauerstoff, EKG)
- Bereitlegen von warmen Tüchern und Wäsche
- Funktionsprüfung des Inkubators
- rechtzeitiges Hinzuziehen des Neonatologen
- Vorbereitung des Verlegungsbogens

Die Grenze des Überlebens extrem früher Frühgeborner (< 28. SSW) hat sich in den letzten Jahren immer weiter nach unten verschoben. Aufgrund der Veränderungen in der Versorgung der kleinen Frühgeborenen ist die **neonatale Mortalität** erfreulicherweise deutlich zurückgegangen, doch die **Morbidität** ist nach wie vor erschreckend hoch. Für die Erstellung einer Prognose für das frühgeborene Kind sind Tragzeit und Reifezustand, Gewicht und Größe von vorrangiger Bedeutung. Je früher die Geburt, umso größer ist die Wahrscheinlichkeit einer Behinderung. Bei einer Geburt unter 25 Wochen Reifealter ist in 50 % der Fälle mit einer nicht normalen Entwicklung oder Behinderung zu rechnen (Hentschel 2001). Bei 20–30 % der Kinder unter 1 000 Gramm Geburtsgewicht sind mittel- bis schwergradige Behinderungen (neurologische Schäden, körperliche und geistige Entwicklungsstörungen, Seh- und Hörstörungen) die Folge. Langzeiterhebungen fehlen noch. Dies wäre dringend zu wünschen, um Geburtshelfern, Neonatologen, aber auch den Eltern Entscheidungshilfen zu geben.

Der Blasensprung

! Bei einem Blasensprung kommt es zu einem Riss in den Eihäuten mit Abgang von Fruchtwasser. Dieser Flüssigkeitsabgang kann nicht willkürlich kontrolliert werden (s. S. 335).

Je nach dem Zeitpunkt des Blasensprungs liegen folgende Arten vor:
- **vorzeitiger Blasensprung:** Blasensprung vor Beginn der Wehentätigkeit, unabhängig von der Schwangerschaftswoche
- **frühzeitiger Blasensprung:** Blasensprung während der Eröffnungsperiode
- **rechtzeitiger Blasensprung:** Blasensprung bei vollständig eröffnetem Muttermund
- **hoher Blasensprung:** Blasensprung oberhalb des Muttermundes, d.h. der untere Eipol und die Vorblase bleiben erhalten, ein Fruchtwasserabgang kann jedoch nachgewiesen werden (positive Lackmus- oder Amnicheck®-Probe).
- **doppelter Blasensprung:** zweizeitiger Blasensprung; nach vorausgegangenem hohen Blasensprung springt die Fruchtblase ein zweites Mal im Bereich des unteren Eipols.

Vorgehen beim Blasensprung

Unabhängig von der Art des Blasensprungs sollen möglichst unmittelbar nach dem Geschehen die kindlichen Herztöne und der geburtshilfliche Befund kontrolliert werden. Trotz Unterscheidung der einzelnen Arten sind nur der vorzeitige und der hohe Blasensprung mit stehender Vorblase von klinischer Bedeutung.

■ **Ursachen:** Es kommt zum Blasensprung, wenn der intraamniale Druck, z.B. durch Vorwehen oder Eröffnungswehen, die Bruchspannung der Eihäute übersteigt. Die Ursache dafür ist in vielen Fällen ungeklärt. Als prädisponierende Faktoren kommen in Betracht:
- genitale Infektionen
- Infektionen des unteren Eipols (Zervizitis) durch aufsteigende Keime und dadurch erhöhte Reißfähigkeit der Eihäute
- vorzeitige Wehentätigkeit (aszendierende Infektionen des Urogenitaltraktes können zu einer vermehrten Produktion von Prostaglandinen im Bereich von Zervix und Muttermund führen)
- Mehrlingsschwangerschaften
- Polyhydramnion
- ungenügende Schienung des unteren Eipols bei Zervixinsuffizienz und hoch stehendem oder fehlendem vorangehenden Teil

■ **Diagnostik:**
- Kontrolle des austretenden Fruchtwassers auf Farbe, Menge, Geruch und Beimengungen.
- Lackmusprobe – Fruchtwasser zeigt eine alkalische Reaktion, das Indikatorpapier verfärbt sich blau.
- Amnicheck® – Nachweis fetaler Enzyme im Fruchtwasser.
- Spekulumeinstellung – das durch den Zervikalkanal abgehende Fruchtwasser ist sichtbar.

■ **Risiken:** Mit der Eröffnung der Amnionhöhle sind vielfältige Komplikationen möglich:
- Bei Ruptur der Eihäute weit vor dem Geburtstermin kann Wehentätigkeit einsetzen.
- Die Gefahr aufsteigender Infektionen, insbesondere eines Amnioninfektionssyndroms, ist erhöht.
- Durch fehlende beziehungsweise mangelnde Abdichtung des kleinen Beckens kann es zum Vorfall der Nabelschnur oder kleiner Teile kommen.

Vorgehen bei vorzeitigem Blasensprung

Ist der Blasensprung klinisch gesichert, ist die Therapie entscheidend vom Schwangerschaftsalter abhängig. Bei einem unreifen Kind ist eine Tragzeitverlängerung anzustreben, bei einem reifen Ungeborenen ist die Schwangerschaft zur Vermeidung von Infektionen zu beenden.

Therapie bei Blasensprung vor der 35. Schwangerschaftswoche

- strenge Bettruhe
- Beckenhochlagerung
- Wehenhemmung
- vaginale und zervikale Abstriche
- keine digitale vaginale Untersuchung
- Spekulumeinstellung zur Feststellung von Zervixlänge und Muttermundsweite
- regelmäßige Kontrolle des fetalen Befindens (CTG)
- Laborparameter zum Ausschluss einer Infektion (Blutbild, CRP)

- regelmäßige Temperaturkontrollen (3-mal täglich)
- gegebenenfalls Antibiotikaprophylaxe
- Durchführung der Atemnotsyndrom-Prophylaxe und Wehenhemmung bei negativen Infektionsparametern bis zum Abschluss der Lungenreife

Vorgehen nach der 35. Schwangerschaftswoche

Je näher der Blasensprung am errechneten Termin liegt, desto größer ist die Wahrscheinlichkeit, dass sich nach 12 bis 24 Stunden spontan Wehen einstellen. Das Vorgehen wird nicht einheitlich gehandhabt. In manchen Kliniken wird bereits 6 bis 12 Stunden nach dem Blasensprung mit geburtseinleitenden Maßnahmen begonnen, andere Kliniken warten eine Latenzzeit von 24 Stunden ab. Bei folgenden **Zusatzrisiken** ist eine schnelle Schwangerschaftsbeendigung angezeigt:
- pathologisches CTG
- Zeichen einer Infektion (beginnendes Amnioninfektionssyndrom)
- grünes Fruchtwasser
- Blutungen
- Regelwidrigkeit der Lage oder Beckenendlage

Die Art der Geburtseinleitung beziehungsweise -beendigung ist abhängig vom Gestationsalter und von der Zervixreife.

Amnioninfektionssyndrom

Das Amnioninfektionssyndrom (AIS) ist eine Infektion der Eihaut, des Fruchtwassers und des Feten. Sie kann hämatogen bzw. transplazentar bei einer Infektion der Mutter entstehen (z.B. Listeriose), meistens jedoch durch eine Aszension (lat. *ascendere* = aufsteigen) der transienten und residenten Keime der Genitalregion. Mischinfektionen sind häufig zu finden, darunter folgende Keime: Enterokokken, *Escherichia coli, Staphylococcus aureus*, Streptokokken der Gruppe A und B, Ureaplasmen, *Chlamydia trachomatis* u.a.

■ Risikofaktoren:
- vorzeitiger Blasensprung (häufigste Ursache für ein AIS, etwa 80%)
- protrahierter Geburtsverlauf, häufige vaginale Untersuchungen
- hohe Keimzahl durch Verschiebung des vaginalen pH-Wertes
- Zervixinsuffizienz (mit evtl. operativem Verschluss)

Das AIS kann sich langsam, mit unklaren Infektionszeichen entwickeln (subfebrile Temperaturen, Unwohlsein, Krankheitsgefühl), aber auch innerhalb weniger Stunden einen akuten Verlauf bis hin zur Sepsis annehmen. Anzeichen einer Infektion bzw. Verdachtsmomente auf einen eingetretenen, nicht erkannten vorzeitigen Blasensprung müssen sofort abgeklärt werden.

■ Infektionszeichen:
- Fieber > 38 °C
- Tachykardie, evtl. Hypotonie
- beginnende Wehentätigkeit
- druckempfindliche Gebärmutter
- fötid riechendes, evtl. verfärbtes Fruchtwasser, evtl. *Fluor vaginalis*
- Leukozytose > 15 000, CRP-Anstieg
- fetale Tachykardie

■ Diagnostik:
- Laborparameter: CRP, Leukozytenzahl
- Zervikalabstrich als Nachweis der lokalen Keimbesiedelung
- Nachweis des vorzeitigen Blasensprungs durch Spekulumeinstellung und pH-Messung
- biochemischer Nachweis des Blasensprungs durch Fibronektin oder IGF-bindendes Protein (Vaginalabstrich, z.B. mit actim PROM test®)
- Ultraschall: Bestätigung eines Oligohydramnions bzw. Anhydramnie
- mikroskopischer Nachweis von Erregern, kindlichen Zellen, Lanugohaaren
- fetale Laborparameter im durch Amniozentese gewonnenen Fruchtwasser: Interleukine (IL-6 und -8), Leukozytenzahl, bakteriologische Kultur

Besteht ein AIS, ist eine Antibiose zwingend erforderlich. Aufgrund der erheblichen Gefährdung von Mutter und Kind, je nach Erreger bis hin zur spezifischen Sepsis, ist ein aktives Vorgehen zur Geburtsbeendigung meist unumgänglich.
Wird die Schwangerschaft aus verschiedenen Gründen, z.B. zum Abwarten der Lungenreifung, fortgesetzt, müssen die Schwangere und das Kind unter stationären Bedingungen engmaschig kontrolliert werden (s.o.).

Intrauterine Wachstumsretardierung

! Von einer intrauterinen Wachstumsretardierung (IUWR) wird gesprochen, wenn das klinisch oder sonographisch feststellbare Größen- und Längenwachstum des Kindes um 10 % oder mehr unterhalb der 10-Perzentilen-Marke für das jeweilige Schwangerschaftsalter liegt.

Die Mangelentwicklung kann **harmonisch** proportioniert sein, d. h. alle Körpermaße sind gleichmäßig von der Retardierung betroffen, die meist in der Schwangerschaftsmitte beginnt. Bei einer **disharmonischen** Wachstumsretardierung dagegen entspricht die Körperlänge dem Schwangerschaftsalter. Das Gewicht ist jedoch stark retardiert (Mangel an subkutanem Fettgewebe). Die disharmonische Wachstumsretardierung beginnt meist in den letzten Schwangerschaftswochen (Tab. 12.1).

■ **Diagnose:**
- fehlende Größenzunahme der Gebärmutter
- Diskrepanz zwischen Fundusstand und Schwangerschaftswoche
- klinisch kleines Kind
- Oligohydramnie (verminderte Fruchtwassermenge)
- sonographischer Nachweis eines verzögerten Wachstums
- unterdurchschnittliche Gewichtszunahme der Mutter

■ **Ursachen:** siehe Tabelle 12.2.

■ **Therapie:** In Abhängigkeit vom Ausmaß der Retardierung werden engmaschige Wachstums- und Funktionskontrollen mittels Kardiotokographie, Ultraschalluntersuchung und Doppler-Sonographie (Beurteilung der Strömungsverhältnisse in der A. umbilicalis) durchgeführt.
Bei Infektionen oder Erkrankungen wird – wenn möglich – eine die Ursache beseitigende Therapie (Kausaltherapie) durchgeführt. Herausnahme aus dem Arbeitsprozess, Bettruhe und die Ausschaltung von Noxen (Alkohol, Nikotin) wirken sich günstig auf das Wachstum des Kindes aus. Eine stationäre Aufnahme ist daher in der Regel unumgänglich.
Ein Oxytocinbelastungstest (OBT) sowie eine Bestimmung der HPL-Östriol-Werte im Serum beziehungsweise im 24-Stunden-Sammelurin werden manchmal noch durchgeführt; die Aussagekraft dieser Überwachungsmethoden wird jedoch unterschiedlich bewertet. Da die Retardierung mit einer deutlich erhöhten Morbiditäts- und Mortalitätsrate einhergeht, ist in Abhängigkeit von der kindlichen Entwicklung, der plazentaren Funk-

Tab. 12.1 Unterscheidung zwischen Small for gestational age und intrauteriner Wachstumsretardierung.

Kriterien	Small for gestational age (SGA)	Intrauterine Wachstumsretardierung (IUWR)
Körperliche Entwicklung	konstitutionell klein, normal gewachsen	Wachstumsverzögerung, Wachstumsstillstand
Doppler-Befund	unauffällig	auffällig
Biometrie	regelrecht, keine Asymmetrien	u. U. auffällig, Dysproportion, Asymmetrien
Fruchtwassermenge	Fruchtwasserindex normal	Oligohydramnion
CTG-Befund	ohne Besonderheiten	suspekt
Symphysen-Fundus-Abstand	verringert	verringert
Anamnese	ohne Befund	anamnestische Hinweise, z. B. SIH, Nikotinabusus

Tab. 12.2 Ursachen der intrauterinen Wachstumsretardierung.

Plazenta	**Gefäßbettveränderungen** • unzureichende Endometriumsentwicklung • unzureichende uteroplazentare Entwicklung • lokale Hypoxie	**Einfluss auf** • ungenügende Ausbildung und Einwuchs von Spiralarterien • ungenügende Zottenhaftung mit der Dezidua **Folgen** • Spontanabort • Blutung • Plazentaanomalien u. a.
Mutter	**Endogene-exogene Einflüsse** • chemische Noxen wie Nikotin, Medikamente • mechanische oder thermische Einflüsse • konstitutionelle Einflüsse • Krankheiten, Infektionen	**Einfluss auf** • Wachstumsfaktoren • Ernährung und Verwertung • Sauerstoffzufuhr • Stoffwechselvorgänge
Kind	**Endogene-exogene Einflüsse** • chromosomale Besonderheiten • intrauterine Infektion • Mehrlinge • Einwirkungen während der Organogenese	**Einfluss auf** • umbiliko-plazentare Diffusion • Wachstumsfaktoren • Stoffwechsel • Verwertung von Nahrungsstoffen, Sauerstoff • Tranfusionsproblematik: fetofetal, fetomaternal

tion sowie den klinischen Befunden unter Umständen auch eine vorzeitige Entbindung erforderlich.

■ **Komplikationen:** Neben kindlichen Anpassungsstörungen wie Hypoglykämien und Hypothermien, die zum Teil durch den Fettgewebemangel bedingt sind, können eine allgemein erhöhte Infektanfälligkeit, Herz- und Lungenerkrankungen sowie Entwicklungsstörungen auftreten. Häufig führen die für die Wachstumsretardierung verantwortlichen Faktoren auch postnatal zu Komplikationen, so z. B. bei intrauterin erworbenen Infektionen.

Terminüberschreitung, Übertragung

! Der Begriff **Übertragung** bezeichnet die Überschreitung des errechneten Geburtstermins um 14 Tage und mehr. Die Schwangerschaft dauert also länger als 42 vollendete Wochen beziehungsweise 295 Tage *post menstruationem* an. Dagegen spricht man bei einer Schwangerschaft, die im Zeitraum vom 282. bis 294. Tag *post menstruationem* beendet wird, von **verlängerter Tragzeit**.

■ **Häufigkeit:** Die Häufigkeit variiert nach den der Terminbestimmung zugrunde gelegten Daten. Übertragungen *post menstruationem* sind mit 10 % wesentlich häufiger als Übertragungen, die anhand des bekannten Ovulationstermins errechnet wurden (2,5 %, »echte Übertragung«). Die Diskrepanz beruht zum Teil auf Fehlern in Tragzeitberechnungen, die sich lediglich auf den ersten Tag der letzten Periode stützen (kein Zykluskalender, ungenaue Angaben über die letzte Periode).

■ **Ursache:** Sie ist weitgehend unbekannt. Diskutiert werden hormonale oder neurohormonale Störungen, mangelnde Erregbarkeit der Gebärmuttermuskulatur sowie kindliche Faktoren. Es gibt Frauen, die habituell übertragen.

Gefährdung des Kindes

Die Bedeutung der Übertragung liegt in der höheren Gefährdung des Kindes. Die Plazenta ist ein auf begrenzte Zeit angelegtes Organ mit vorgegebenem Wachstums- und Funktionspotenzial. Mit zunehmender Überschreitung des Geburtstermins kommt es zu altersbedingten Funktionsstörungen. Es handelt sich dabei um degenerative Vorgänge, die ein reduziertes Sauerstoff- und Nährstoffangebot mit der Gefahr der fetalen Hypoxie (Mekoniumaspiration) zur Folge haben. Besonders groß ist die kindliche Gefährdung bei zusätzlichen Risiken wie *Diabetes mellitus*, schwangerschaftsinduziertem Hochdruck, Nikotin- und/oder Alkoholabusus oder intrauteriner Wachstumsretardierung. Mit zunehmender Überschreitung des Termins wächst die Gefahr der fetalen Hypoxie, die sich unter Wehen manifestieren kann und daher eine kontinuierliche kardiotokographische Überwachung zwingend erforderlich macht.

Beim Kind führt die Plazentafunktionsstörung zur Entwicklung eines **Überreifesyndroms** (Dysmaturitätssyndrom). Es zeigen sich folgende Symptome, die Clifford schon 1954 in drei Stadien eingeteilt hat:

- **Grad I:** Fehlende Käseschmiere, Waschfrauenhände. Die Haut ist trocken, brüchig, faltig und abschilfernd, die Hautfarbe normal. Lange Fingernägel, wenig subkutanes Fettgewebe. Das Neugeborene sieht alt und ängstlich aus.
- **Grad II:** Neben den Zeichen des I. Grades finden sich zusätzlich Zeichen für fetalen Stress: grünliche Verfärbung von Haut, Eihäuten und Nabelschnur durch Abgang von Mekonium.
- **Grad III:** Wegen des länger zurückliegenden Mekoniumabgangs schmutzig-gelbe oder gelblich-grüne Verfärbung von Haut, Nabelschnur und Eihäuten.

Obgleich die Untersuchungen nach dem errechneten Geburtstermin primär das Kind betreffen, ist bei der Begleitung der Schwangeren auch ihre psychische Situation zu beachten. Die Verlängerung der Tragzeit ohne einen absehbaren Termin für die Niederkunft löst bei vielen Frauen Verunsicherung aus, unter Umständen verstärkt durch ungeduldiges Nachfragen ihrer Umgebung. Unbewusste Ängste um das Kind treten durch die kurzfristigen Kontrollen und gegebenenfalls vergeblichen Geburtseinleitungen stärker in den Vordergrund.

Praktisches Vorgehen bei der Überwachung

Zur Überprüfung des errechneten Termins muss die Anamnese nochmals sorgfältig kontrolliert werden:

- genaue Zyklusanamnese; Datum des 1. Tages der letzten Periode, Blutungsstärke und -dauer, Zyklusintervalle
- Erfragen des Konzeptionstermins
- Positivwerden des Schwangerschaftstests
- frühe Ultraschalluntersuchungen (Durchmesser der Chorionhöhle, Scheitel-Steiß-Länge, Femurlänge, biparietaler Kopfdurchmesser). Entscheidend ist der Frühultraschall (8.–12. Woche), die exakte Datierung ist hier möglich.
- Angaben über die ersten Kindsbewegungen
- Uteruswachstum (Fundusstand)

Ferner können folgende klinische Zeichen zur Verifizierung des Termins hilfreich sein:

- Form des Nabels (eingezogen, verstrichen, vorgewölbt)
- Zeitpunkt der Leibessenkung (Senkwehen)
- Abnahme des Symphysen-Fundus-Abstandes sowie des Leibesumfangs
- Gewichtsstillstand beziehungsweise -abnahme
- Nachlassen der Kindsbewegungen und zunehmend schmerzhafte Kindsbewegungen (geringere Fruchtwassermenge)

Sprechen die vorliegenden Befunde dafür, dass der **Termin erreicht** ist, so ist die laufende Kontrolle der Plazentafunktion und der Fruchtwassermenge die wichtigste Maßnahme. Mit Überschreiten des Geburtstermins wird laut Mutterschaftsrichtlinien auch eine bis dahin komplikationslose Schwangerschaft als Risikoschwangerschaft eingestuft. Auf Wunsch der Schwangeren, die auf die Mutterschaftsrichtlinien (Risikofaktor → Hinzuziehung des Arztes) hingewiesen wurde, kann die Vorsorge durch die Hebamme, aber auch in Zusammenarbeit mit dem Arzt erfolgen. Frauen mit vorbestehendem Risiko wird zu einer vorzeitigen Einleitung geraten. Die Intensivüberwachung kann zunächst in zweitägigem Abstand ambulant erfolgen.

■ **Maßnahmen:**
- Ultraschallkontrollen zur Beurteilung der Fruchtwassermenge
- Doppler-Sonographie zur Beurteilung der fetoplazentaren Hämodynamik
- Kardiotokographiekontrollen, eventuell in Kombination mit einem Oxytocinbelastungstest
- vaginale Untersuchung zur Feststellung der Geburtsreife

Handlungsgrundlage sind die jeweiligen Ergebnisse der Vorsorgeuntersuchungen, der diagnostischen Maßnahmen, das Befinden der Mutter und Hinweise auf das Wohlbefinden des Kindes. Durch dieses **individuelle Vorgehen** entsteht Flexibilität für das Fortführen der Schwangerschaft, wobei die Option der Geburtseinleitung mit der Frau, dem Paar besprochen werden muss. In einigen Studien sind Tendenzen zur Verschlechterung des kindlichen Outcomes ab der 42. Woche beschrieben worden wie auch eine Häufung von vaginal-operativen bzw. operativen Entbindungen.

In vielen Kliniken oder Ambulanzen sieht die Betreuung der »Schwangeren über Termin« wie folgt aus:
- bis 40+0 SSW Erfassung der Risikofälle (IUWR, Gestationsdiabetes, ICSI etc.) und Einleitung
- bis 40+6 SSW zweitägige Vorsorge, Fruchtwasserkontrolle durch Ultraschall, CTG-Kontrolle
- ab 41+0 SSW tägliche CTG-Kontrolle, je nach Vorbefund Fruchtwasserschall, ausführliches Gespräch mit dem Angebot der Einleitung
- ab 41+5 SSW Priming/Einleitung
- ab 41+6 SSW Einleitung

Geburtseinleitung

Ist eine Schwangerschaftsbeendigung erforderlich, muss die Geburt eingeleitet werden. Ausschlaggebend für den Einleitungsmodus sind die **Geburtsreife der Portio** (Tab. 12.3) und die Parität.
- Bei geburtsreifem Portiobefund (Bishop-Score > 8) ist mit einer hohen Oxytocin-Ansprechbarkeit zu rechnen, sodass der ärztliche Geburtshelfer die intravenöse Wehenmittelgabe anstreben wird.
- Bei unreifem Portiobefund ist ein »Cervix-Softening« durch Prostaglandinapplikation vorzuziehen (Bishop-Score 5 bis 8: intravaginale Applikation von PGE$_2$-Vaginaltabletten; Bishop-Score < 5: intrazervikale Applikation von PGE$_2$-Gel).
- Die Geburtseinleitung mittels Eröffnung der Fruchtblase ist nur dann zulässig, wenn die Geburtsreife vorhanden ist und der vorangehende Kopf fest ins Becken eingetreten ist, sodass das Einsetzen von Wehen und eine Geburt mit hoher Wahrscheinlichkeit zu erwarten sind.
- Einleitung durch orale Einnahme von Cytotec: Die bisherigen Studien zeigen eine hohe Wirksamkeit mit relativ geringen Nebenwirkungen. Cytotec ist zur Geburtseinleitung in Deutschland nicht zugelassen, der so genannte »off-label«-Gebrauch setzte die Einwilligung der Frau voraus. 2006 wurde Cytotec durch den Hersteller vom deutschen Markt genommen.

Während der Geburtseinleitung ist eine kontinuierliche Überwachung der Gebärenden und des Kindes unabdingbar. Dystokien, Wehenstörungen und protrahierte Geburtsverläufe sind häufig zu beobachten. Bleibt die Geburtseinleitung ohne Erfolg, kann sie nach nochmaliger Prüfung der Indikation wiederholt werden.

Alternative Methoden

In vielen Gesprächen wird deutlich, dass die Mehrzahl der Schwangeren eine »natürliche« Form der Einleitung einer medikamentösen oder invasiven Induktion von Wehen vorzieht. Einige dieser Einleitungsmethoden sind an manchen Kliniken etabliert, vereinzelt sind Studien veröffentlicht, aber noch fehlen grundlegende wissen-

Tab. 12.3 Bishop-Score zur Beurteilung der Geburtsreife der Portio für die Wahl des Einleitungsmodus.

Punkte	0	1	2	3
Länge der Portio	4 cm	2 bis 3 cm	1 cm	verstrichen
Position der Portio	sakral	mediosakral	zentriert	
Konsistenz der Portio	derb	mittel	weich	
Öffnung des Muttermundes	geschlossen	1 bis 2 cm	3 bis 4 cm	4 cm
Leitstelle	3	2	1/0	+ 1

schaftlich untermauerte Evidenzen für die gemachten Beobachtungen und zum Teil guten Resonanzen von Mitarbeitern und Schwangeren. Als Methoden haben sich etabliert:
- Homöopathie
- Akupunktur
- »Nelkentampon«
- Rizinuscocktail
- Phytotherapie

Homöopathische Arzneien zur Wehenanregung sind schon länger bekannt, auch hinsichtlich einer regulierenden, geburtsfördernden Wirkung. Neben konstitutionellen Mitteln kommen hier auch – je nach Lehrmeinung – bestimmte spezifische Mittel (z. B. Caulophyllum) zur Anwendung.

Die **Akupunktur** kennt neben dem geburtsvorbereitenden Schema (nach Dr. Ansgar Römer) auch wehenfördernde und -regulierende Punkte.

Bei der **Nelkentamponade** werden 5 Tropfen einer Mischung aus 50 Tropfen 1%igem Nelkenknospenöl und 30 ml Mandelöl als Basis auf einen Tampon (herkömmliches Produkt) gegeben. Der Tampon wird von der Schwangeren selbst appliziert und nach einer Stunde wieder entfernt. In 6-stündigen Abständen können 3 Tampons pro Tag appliziert werden. Erste veröffentliche Ergebnisse (Dörken 2004) zeigen eine »nennenswerte wehenanregende« Wirkung.

Die Wirksamkeit eines **Rizinuscocktails** (2 Esslöffel Rizinusöl, geschmacksverbessert mit Fruchtsaft und an manchen Kliniken zur besseren Emulgation mit 2 cl Alkohol versetzt) war Gegenstand einiger Studien (Knaus et al. 2005). Obwohl das Intervall zwischen Einleitung und Geburt durchschnittlich länger war als dasjenige unter Prostaglandingabe, wurde die Rizinusgabe von den Frauen subjektiv besser beurteilt. Die konventionell behandelte Gruppe wies eine signifikant höhere Rate an Tachysystolien und – wohl damit verbunden – mehr CTG-Pathologien auf.

In der **Phytotherapie** sind seit alters her einige Drogen bekannt, die wehenauslösend wirken (z. B. Beifuß, Eisenkraut, Zimt). Hier besteht Forschungsbedarf, da über die Wirksamkeit von Teemischungen oder anderweitigen Verabreichungen nur subjektive Erfahrungswerte bestehen.

Literatur

Brockerhoff P. Zur Bedeutung der Cerclage. Hebamme 1991; 4: 116–9.

De Lia JE. Surgery of the placenta and umbilical cord. Clin Obstet Gynecol 1996; 39: 607–25.

Dildy GA. Obstetric Emergencies. Clin Obstet Gynecol 2002; 45 (2): 307–424.

Dörken B, Frey C, Golz N. Geburtseinleitung mit Nelkentampons – erste Studienergebnisse. Hebamme 2004; 4: 218–9.

Enkin MW, Keirse MJ, Renfrew MG, Neilson. Dt. Ausg. hrsg. von Groß MM, Dudenhausen JW. Effektive Betreuung während Schwangerschaft und Geburt. Wiesbaden: Ullstein Medical 1998.

Friese K, Kachel W (Hrsg). Infektionserkrankungen der Schwangeren und des Neugeborenen. 2. Aufl. Berlin, Heidelberg, New York: Springer 1997.

Gabbe S, Schmidt L, Schulkin J. Management of diabetes by obstetrician-gynecologists. Obstet Gynecol 1998; 5: 13–26.

GRIT Study Group. Infant wellbeing at 2 years of age in the Growth Restriction Interventional Trial. Lancet; 364: 513–20.

Halberstadt E. Pathogenese und Diagnose der Frühgeburt. Geburtsleitung bei Frühgeborenen. In: Halberstadt E (Hrsg). Frühgeburt und Mehrlingsschwangerschaft. München, Wien, Baltimore: Urban & Schwarzenberg 1987; 41–73.

Hannah ME, Hannah WJ, Hellmann J, Hewson S, Milner R, Willian A and the Canadian Multicenter. Postterm trial group. Induction of labour as compared with serial antenatal monitoring in post-term pregnancy. A randomized controlled trial. N Engl J Med 1992; 326: 1587–92.

Hasenöhrl G, Steiner H, Maier B, Staudach A. Zum Management der Terminüberschreitung. Speculum 2004; 1: 9–13.

Hentschel J, Arlettaz R, Bührer C. Überlebenschancen und Langzeitprognose bei Geburt in der Grauzone der Lebensfähigkeit. Gynäkologe 2001; 34: 697–707.

Hoyme UB, Möller U. Weniger Frühgeburten durch vaginales pH-Wert-Screening. Ergebnisse der Erfurter und Thüringer Frühgeburtenvermeidungsaktion. Frauenarzt 2002; 42 (8): 866–9.

Huppke M. Was wird aus unseren Frühgeborenen? Hebamme 1993; 1: 9–11.

Kelly S. Abnormalities of early pregnancy. In: Bennet VR, Brown LK (eds). Textbook for midwives. 12th ed. Edinburgh, London, Melbourne, New York: Churchill Livingstone 1993; 165–210.

Kemp B et al. Unterschiedliche Implantations- und Plazentationsmuster bei vitaler Tubargravidität und Tubarabort. Arch Gynecol Obstet 1998; 241 (1): 43–51.

Knaus A, Groten T, Kreienberg R, Reister F. Rizinus zur Geburtseinleitung – Zwischenergebnisse eines prospektiv-randomisierten Vergleichs mit konventionellen Methoden. Z Geburtsh Neonatol 2005; 209.

Kucera E et al. Methotrexat als medikamentöse Therapiealternative bei der Extrauteringravidität. Arch Gynecol Obstet 1998; 241 (1): 14–7.

Kretz FJ, Schäffer J. Anästhesie, Intensivmedizin, Notfallmedizin, Schmerztherapie. 4. Aufl. Berlin, Heidelberg, New York: Springer 2006.

Lentze MJ, Schaub J, Schulte FJ, Spranger J (Hrsg). Pädiatrie. Grundlagen und Praxis. Berlin, Heidelberg, New York: Springer 2000.

Lutz-Friedrich R, Grubert TA, Kästner R, Wintergerst U, Notheis G, Deutsche Pädiatrische HIV Infektionsstudien-Gruppe (PAAD). Posterpräsentation zur 12. World AIDS Conference, 28. 6.–3. 7. 1998, Genf, Schweiz.

Maier B. Ethik in Gynäkologie und Geburtshilfe. Entscheidungen anhand klinischer Fallbeispiele. Berlin, Heidelberg, New York: Springer 2000.

McCullough L, Chervenak FA. Ethics in obstetrics and gynecology. New York: Oxford Universitiy Press 1994.

Nowak M (Hrsg). Drogensucht: Entstehungsbedingungen und therapeutische Praxis. 2. Aufl. Stuttgart, New York: Schattauer 1996.

Pritzhard JA et al. Intravascular hemolysis, thrombocytopenia and other hematologic abnormalities. N Engl J Med 1954; 250: 89.

Rath W, Friese K. Erkrankungen in der Schwangerschaft. 5. Aufl. Stuttgart, New York: Thieme 2005.

Reece EA, Hobbins JC. Medicine of the fetus & mothers. Philadelphia: Lippincott-Raven Publishers 1999.

Reister F et al. Topografie und Aktivitätsverhalten von Makrophagen im Plazentabett bei Präeklampsie-Patientinnen. Arch Gynecol Obstet 1998; 261: 43–6.

Roemer VM (Hrsg). Frühgeburt und intrauterine Mangelentwicklung. Stuttgart, New York: Schattauer 1992.

Rogosch V, Jürgens S, Lorenz U, Weitzel H. Kindliche Lungenreife – Bedeutung der vorgeburtlichen Diagnostik. Hebamme 1991; 4: 137–40.

Rust OA, Perry KG Jr. Pregnancy complicated by sickle hemoglobinopathy. Clin Obstet Gynecol 1995; 38: 472–84.

Saling E, Al-Taie T, Schreiber M. Vermeidung sehr früher Frühgeburten – aktueller Stand. Frauenarzt 2001; 41 (8): 952–64.

Scherbaum N, Heigel-Evers A. Psychodynamische Aspekte der Substitutionsbehandlung Heroinabhängiger mit Methadon. Psychother Psychosom Med Psychol 1996; 46: 47–51.

Schmidt-Matthiesen H, Wallwiener D. Gynäkologie und Geburtshilfe. 10. Aufl. Stuttgart, New York: Schattauer 2004.

Sibai BM. Hypertensive disorders in women. Philadelphia, Toronto: Saunders 2001.

Siegel I. Möglichkeiten und Grenzen einer Substitutionsbehandlung in der ambulanten Praxis. Göttinger Methadon-Studie. Göttingen: Universitätsklinik für Psychiatrie, Abteilung Suchtforschung 1996.

Simon C. Pädiatrie. 7. Aufl. Stuttgart, New York: Schattauer 1995.

Spätling L, Schneider H. Frühgeburt: pränatale und intrapartale Aspekte. In: Schneider H, Husslein P, Schneider KTM (Hrsg). Die Geburtshilfe. 2. Aufl. Berlin, Heidelberg, New York: Springer 2004.

Speer CP. Surfactant-Substitutionstherapie. Monatsz Kinderheilkd 2002; 150: 659–68.

Spichtig S, Stoll W. Unerkannter Gestationsdiabetes. Hebamme 1993; 3: 114–7.

Stauber M. Psychosomatische Probleme in der Schwangerschaft und im Wochenbett. Gynäkologe 1998; 31: 103–18.

Tischendorf FW. Der diagnostische Blick. 6. Aufl. Stuttgart, New York: Schattauer 1998.

Vonan M, Motzet K, Stenzel S. Wehencocktail mit Rizinusöl – eine sichere Alternative? Hebamme 2004; 4: 220–3.

13 Blutgruppenunverträglichkeit

Margaritha Kindl

> **!** Bei der Blutgruppenunverträglichkeit von Mutter und Kind handelt es sich hauptsächlich um Rhesusunverträglichkeit und AB0-Unverträglichkeit.

Die Bestimmung von Blutgruppe und Rhesusfaktor gehört zu den obligaten Untersuchungen in der Schwangerschaft. Laut Mutterschaftsrichtlinien und Mutterpass bzw. Mutter-Kind-Pass sind diese bei der Erstuntersuchung zu bestimmen.
Neben den **Blutgruppen** A, B und 0 existieren weitere Blutgruppenmerkmale, wie beispielsweise das Rhesussystem.

Das Rhesussystem

Der **Rhesusfaktor** (Rh) wird durch drei unterschiedliche Rhesusantigene definiert, wobei diese Merkmale als »CcDdEe« bezeichnet werden. Zur Kennzeichnung der kompletten Blutgruppe werden für jedes der drei Antigene zwei Buchstaben angegeben. Dabei bezeichnet der Großbuchstabe das positive, der Kleinbuchstabe das negative Merkmal.
Jedes Merkmal wird sowohl von der Mutter als auch vom Vater vererbt. Dabei unterscheidet man rhesuspositive Menschen, deren Erythrozyten das Rhesusmerkmal D tragen (Rh-positiv) von Menschen, deren Erythrozyten das D-Merkmal fehlt (Rh-negativ).
Träger der Kategorie D^{weak} werden neuerdings sowohl als Spender wie auch als Empfänger als Rh-positiv eingestuft. Es wird jedoch empfohlen, die landesintern geltenden Regelungen zu beachten.
Die Rhesusmerkmale werden dominant vererbt, bei Mischerbigkeit kann entweder das positive oder das negative Rhesusmerkmal weiter vererbt werden. Ein Rh-positiver Elternteil kann also auch Rh-negative Kinder haben, wenn z. B. die Rhesusmerkmale »CcDdEe« vorliegen.

Da 98 % aller Unverträglichkeiten im Rhesus-Blutgruppensystem durch das Antigen D hervorgerufen werden, ist dieses für die Klassifizierung entscheidend.
In Deutschland sind ca. 15–20 % aller Frauen Rh-negativ. Etwa 80–85 % der männlichen Bevölkerung sind Rh-positiv, somit besteht bei allen Rh-negativen Schwangeren eine hohe Wahrscheinlichkeit eines Rh-positiven Kindes und damit die Gefahr der Sensibilisierung mit allen Risiken für das werdende Kind und alle weiteren Kinder.
Folgende Differenzierungen sind zu unterscheiden:

- **Konstellation:** Die Eltern haben unterschiedliche Blutgruppen, das Kind hat möglicherweise die väterliche Blutgruppe geerbt, die Mutter hat jedoch noch keine Antikörper (AK) gebildet.
- **Inkompatibilität:** Die Eltern haben unterschiedliche Blutgruppen, das Kind hat die väterliche Blutgruppe geerbt und die Mutter hat bereits Antikörper gebildet, wenn z. B. nach vorausgegangener Schwangerschaft keine Rhesusprophylaxe verabreicht wurde (Tab. 13.1).

Tab. 13.1 Häufige Blutgruppenkonstellationen.

Blutgruppen	Vater	Kind	Mutter
AB0-Blutgruppen	A	A	0
	B	B	0
Rhesusfaktor	D	D	d
	C-D-E	C-D-E	ccddee
Kell-System	Kell +	Kell +	Kell –
Duffy-System	Fy^a	Fy^a	Fy^b

Kell- und Duffy-System

Neben AB0 und Rhesusfaktor wird auch der Kell-Faktor (Antikörper = Anti-K) bestimmt. Der Name dieser Antikörper vom IgG-Typ sind nach schwangeren Frauen benannt, bei denen der Antikörper zuerst entdeckt wurde, wobei Kellacher abgekürzt für dieses System dient. In vielen Zentren wird auch der Duffy-Faktor (Anti-Fy^a, Anti-Fy^b) zusätzlich bestimmt.

Kell- und Duffy-Inkompatibilitäten bleiben eine Seltenheit, wobei der *Morbus haemolyticus neonatorum* in diesem Zusammenhang zumeist milder verläuft.

Rhesusunverträglichkeit

> Von **Rh-Unverträglichkeit** spricht man bei folgender **Konstellation**:
> - Mutter Rh-negativ (dd)
> - Vater Rh-positiv (DD oder Dd)
> - Kind Rh-positiv (Dd)

Wenn rhesuspositives kindliches Blut in den Kreislauf einer rhesusnegativen Mutter übertritt, wird die Antikörperbildung (Sensibilisierung) ausgelöst. Das Kind erbt vom Vater Erythrozytenantigene, die das Immunsystem der Mutter bei Kontakt als fremd erkennt und mit Antikörperbildung beantwortet. Immunglobuline, die die Plazentaschranke überwinden, gelangen vom mütterlichen in den kindlichen Kreislauf und zerstören dort die fetalen Erythrozyten.

Dieser Vorgang verursacht eine Erythroblastose mit fetaler Anämie, die intrauterin zu einem *Hydrops congenitus universalis* (und in schweren Fällen zum intrauterinen Fruchttod) und *post partum* zur Hyperbilirubinämie führen kann.

Die routinemäßige und standardisierte Gabe einer Rhesusprophylaxe bei rhesusnegativen Schwangeren ist seit Jahren eine effektive Präventivmaßnahme, die entsprechend gesetzlich geregelt und im Mutterpass bzw. Mutter-Kind-Pass dokumentiert wird.

AB0-Unverträglichkeit

> Bei der **AB0-Unverträglichkeit** zeigt sich meistens folgende **Konstellation**:
> - Mutter hat die Blutgruppe 0
> - Kind hat die Blutgruppe A, B oder AB

Diese Konstellation besteht bei ca. 20–25% aller Schwangerschaften, ist jedoch nur neonatal von Bedeutung. Die Mutter kann neben den nicht plazentagängigen IgM-Isoantikörpern zusätzlich IgG-Antikörper gegen die kindliche Blutgruppe bilden, die in den kindlichen Kreislauf übertreten. In ca. 3–5% der Fälle ist die kindliche Folgeerkrankung zumeist milder als bei der Rhesusunverträglichkeit.

Die Sensibilisierung ist abhängig von der Menge des übergetretenen Blutes.

Bereits am ersten Tag nach der Geburt kann man beim Kind einen rasch ansteigenden Bilirubinwert (*Icterus praecox*) und im seltenen Fall eine geringgradige Anämie feststellen, die einer entsprechenden Therapie bedürfen. Bei rechtzeitiger Phototherapie ist eine Austauschtransfusion selten notwendig. Während der Schwangerschaft sind keine speziellen Maßnahmen indiziert.

Weitere Faktoren

Die mütterliche Antikörperbildung wird zudem durch folgende Faktoren beeinflusst:
- frühere Bluttransfusionen mit unverträglichem Blut
- frühere Schwangerschaften (auch Fehlgeburten, Extrauteringravidität) mit blutgruppenunverträglicher Frucht und nicht durchgeführter Rhesusprophylaxe
- versäumte Anti-D-Prophylaxe nach Kordozentese, Amniozentese, Abdominaltrauma
- weitere (seltene) Antikörper, z. B. Kidd-System

Diagnostik und Maßnahmen in der präpartalen Phase

Anamnese: Erfragen und Erhebung von Risikofaktoren.

Feststellung von Blutgruppe und Rhesusfaktor: Dies erfolgt am besten im 1. Trimenon der Schwangerschaft (bei Erstvorstellung). Die Bestimmung der Blutgruppe und des Rhesusfaktors entfällt, wenn eine aussagekräftige ärztliche Bescheinigung (Blutspendeausweis) vorgelegt wird.

Antikörpersuchtest – AK-Titer:
- im 1. Trimenon zwischen der 4. und 12. SSW
- im 2. Trimenon zwischen 24. und 28. SSW

Sind die **Testergebnisse negativ**, hat der mütterliche Organismus keine Antikörper gegen die kindlichen Erythrozyten gebildet.

Bei **positivem AK-Titer** (zwischen 1:8 und 1:32 – laborabhängig) sollte der Test nach 2 Wochen wiederholt werden. Ist der Kontroll-AK-Titer um das 2fache angestiegen, besteht ein Hinweis auf eine Unverträglichkeit.

Rhesusprophylaxe mit Anti-D-Immunglobulin

Das Anti-D-Immunglobulin (300 μg) neutralisiert kindliche Erythrozyten im mütterlichen Organismus. Es wirkt bis zu 12 Wochen nach der Verabreichung.

Die handelsüblichen Präparate sind Partobulin und Rhesogam®, die aus menschlichem Blutplasma hergestellt werden und speziell getestet sind, um das Risiko einer Übertragung von infektiösem Material zu reduzieren. Wissenschaftliche Untersuchungen gehen davon aus, dass die Anti-D-Prophylaxe kein Hämolyserisiko für das Kind darstellt.

Die Prophylaxe wird ärztlich verordnet und intramuskulär verabreicht. Wenn eine intramuskuläre Injektion kontraindiziert ist, kann eine subkutane Applikation durchgeführt werden.

> ! Das Präparat ist dokumentationspflichtig. Die Dokumentation erfolgt im Mutter-Pass/Mutter-Kind-Pass bzw. in der Karteikarte der Schwangeren oder Wöchnerin und umfasst folgende Punkte:
> - Datum der Verabreichung
> - Name des Medikamentes
> - Menge/Dosierung des Medikamentes
> - Art der Verabreichung
> - Chargennummer des Medikamentes (Chargenkleber)

Zu beachten ist, dass der **AK-Suchtest prinzipiell vor Verabreichung der Rhesusprophylaxe** durchgeführt werden soll.

Standard-Rhesusprophylaxe

Bei **negativem Antikörpertest** wird die Prophylaxe mit 300 μg Anti-D durchgeführt:

> !
> - in der 28.–30. SSW bei rhesusnegativer Schwangerer
> - postpartal möglichst bald (spätestens 72 Std. *post partum*) bei rhesuspositivem Kind. Damit sind etwa 25 ml übergetretenes kindliches Blut abgedeckt.

Außerdem soll die Rhesusprophylaxe in folgenden Situationen ebenfalls innerhalb von 72 Stunden durchgeführt werden:
- Fehlgeburt
- Extrauterinschwangerschaft
- invasive präpartale Diagnostik und Therapie (Chorionbiopsie, Amniozentese, Kordozentese etc.)
- Blutung im 2. oder 3. Trimenon
- stumpfes Bauchtrauma
- äußere Wendung
- intrauteriner Fruchttod, Totgeburt

Die kombinierte Rhesusprophylaxe (präpartal und postpartal) ist in etwa 96 % der Fälle erfolgreich. Dieses positive Ergebnis hat vor Jahren zur Forderung nach der erweiterten Rhesusprophylaxe in der 28. SSW bei allen rhesusnegativen Frauen mit rhesuspositivem Partner geführt.

Diagnostik und Vorgehen bei positivem AK-Suchtest

- **Serologische Methoden:** Bestimmung des AK-Titers mittels eines indirekten Coombs-Tests. Der Coombs-Test bleibt trotz eingeschränkter Aussagekraft so lange das Mittel der Wahl, bis sensiblere und effektivere Testverfahren überall verfügbar und standardisiert sind.
- **Ultraschall:** Anzeichen einer fetalen Anämie sind *Hydrops fetalis*, Polyhydramnion, vergrößertes Herz, Lunge, Leber, Milz, dicke Plazenta. Da die genannten Symptome fast alle Spätzei-

chen sind, eignen sie sich für eine Früherfassung nur bedingt, sind aber trotzdem eine sinnvolle Zusatzmaßnahme.
- **Doppler-Sonographie:** Pulsationen in der Nabelvene und quantitative Geschwindigkeitsmessungen in der Aorta oder *A. cerebria media* deuten ebenfalls auf eine Anämie.
- **Kordozentese:** direkte Bestimmung der Hb-Konzentration in der Nabelschnur. Nachteile sind die beschränkte Verfügbarkeit, die Komplikationsrate von ca. 2–3% und die Gefahr einer Boosterung sowie die Tatsache, dass es sich um eine Momentaufnahme handelt.
- Δ E450: Die Bestimmung der Bilirubinwerte im Fruchtwasser per Spektralphotometrie gibt Aufschluss über den Schweregrad der Erkrankung (Delta-E450-Wert) anhand des **Liley-Diagramms**.
Auch hier liefert das Verfahren nur eine Momentaufnahme, die Punktion kann eine Boosterung bewirken. Hb und Hk werden nicht bestimmt, lediglich der Bilirubinwert. Ein Wert in der
  - Liley-Zone I ist ungefährlich,
  - Zone II kontrollbedürftig und
  - Zone III signalisiert die akute Bedrohung des Kindes.

Bei Zone III oder bei Hämolysezeichen wird durch Nabelschnurpunktion das fetale Hämoglobin (HbF) bestimmt (in Transfusionsbereitschaft und Sectiobereitschaft).
- **Blutersatztherapie:** Die Bluttransfusion von 0-Rh-negativem Blut erfolgt direkt in die Nabelschnurvene.
- Bei fetaler Anämie wird ab der 35. SSW zusätzlich eine Leberenzyminduktion mit Phenobarbitalgaben durchgeführt (die Mutter erhält abendlich 100 mg Luminal®); der zu erwartende Ikterus verläuft danach wesentlicher milder.

> **Ziel der Diagnose und Therapie** ist, die Schwangerschaft so lange wie nur möglich zu erhalten, ohne dass der Fetus irreversible Schäden erleidet oder intrauterin verstirbt. Auch hier ist das Risiko einer medizinisch indizierten Frühgeburt gegenüber möglichen Schäden durch die Erkrankung abzuwägen.

Die **engmaschige Überwachung** bei positivem AK-Titer in der Schwangerschaft umfasst:
- CTG Kontrollen
- Laborkontrollen
- Ultraschalluntersuchungen und Doppler-Sonographie
- interdisziplinäre Zusammenarbeit mit Spezialzentren (Perinatalzentrum, neonatologisches Team, Speziallabor)

Für das detaillierte schematische Vorgehen bei Blutgruppeninkompatibilität in der präpartalen und postpartalen Phase bzw. bei fetaler Anämie sind aktuelle landesinterne Standards zu beachten und einzuhalten.

Diagnostik und Maßnahmen in der postpartalen Phase

Es empfiehlt sich die sofortige Abnabelung bei rhesusnegativer Frau und die Abnahme von Nabelschnurblut zur Bestimmung des direkten Coombs-Tests, der Blutgruppe und des Rhesusfaktors des Kindes.

Bei rhesuspositivem Kind ist der rhesusnegativen Mutter möglichst rasch, aber zwingend **innerhalb von 72 Stunden** *post partum* die Standard-Rhesusprophylaxe zu verabreichen. Im Anschluss soll dokumentiert werden, dass die verabreichte Dosis ausreichte, wofür ein indirekter Coombs-Test durchgeführt wird. Das Resultat muss positiv ausfallen.

Konnte die Prophylaxe innerhalb dieses Zeitrahmens nicht verabreicht werden, ist eine spätere Gabe (bis zu 9 Tagen) noch empfehlenswert, allerdings ist dann die 3fach höhere Dosis erforderlich und zudem der Erfolg eher unsicher. Nach 4–6 Monaten ist eine AK-Kontrolle zu empfehlen, auch im Hinblick auf weitere Schwangerschaften.

Aufgaben der Hebamme

- genaue Anamnese und Risikoselektion
- Information, Beratung und Betreuung der Frau und deren Partner/Begleitperson
- Maßnahmen gemäß den gesetzlich vorgeschriebenen Vorsorgeuntersuchungen in Zusammenarbeit mit Fachärzten und Spezialeinrichtungen
- Besprechung von Testresultaten und Information über weiterführende Diagnostik und The-

Frauen und unauffälligem Verlauf nicht empfohlen wird. Bisher gibt es keinen Beweis für den Nutzen des CTG als Screening (DGGG 2004).
In den **Mutterschaftsrichtlinien** des Bundesausschusses der Ärzte und Krankenkassen sind die Leistungen der ärztlichen Schwangerenvorsorge festgelegt. Sie sehen in der Schwangerschaft eine CTG-Aufzeichnung bei folgenden Indikationen vor:

A. Indikationen zur erstmaligen CTG-Registrierung:
- in der 26. und 27. SSW drohende Frühgeburt
- ab der 28. SSW
  – auskultatorisch festgestellte Herztonalterationen
  – Verdacht auf vorzeitige Wehentätigkeit

B. Indikationen zur CTG-Wiederholung:
- CTG-Alterationen
  – anhaltende Tachykardie (> 160 SpM)
  – Bradykardie (< 100 SpM)
  – Dezeleration(en)
  – Hypooszillation, Anoszillation
  – unklarer CTG-Befund bei Verdacht auf vorzeitige Wehentätigkeit
  – Mehrlinge
  – intrauteriner Fruchttod bei früherer Schwangerschaft
  – Verdacht auf Plazentainsuffizienz nach klinischem oder biochemischem Befund
  – Verdacht auf Übertragung
  – uterine Blutung
  – medikamentöse Wehenhemmung

Die **Deutsche Gesellschaft für Gynäkologie und Geburtshilfe (DGGG)** schlägt den folgenden Katalog vor. Danach besteht die Indikation für eine antepartale auch wiederholte CTG-Registrierung bei:
- Anämie der Mutter (Hb < 10 g/dl)
- Arrhythmien des Feten (speziell Tachyarrhythmien), im Ultraschall diagnostiziert
- Blutungen bei lebensfähigem Feten
- Blutgruppeninkompatibilität mit Antikörpernachweis
- Bluthochdruck (≥ 140/90 mmHg)
- Diabetes mellitus
- suspektem oder pathologischem Doppler-Befund
- Drogenabusus (z. B. Nikotin)
- Hydramion (AFI > 25 cm, s. S. 276)
- Infektionen, virale (z. B. TORCH) und bakterielle (AIS)
- verminderten Kindsbewegungen
- maternaler Kreislaufinstabilität
- Mehrlingsschwangerschaft
- Oligohydramion (»single pocket« < 2 cm, s. S. 276)
- Terminüberschreitung (≥ 7 Tage)
- Thrombophilien und Kollagenosen
- Unfall mit abdominalem Trauma oder schweren mütterlichen Verletzungen
- vorzeitigen Wehen (Tokolyse), drohender Frühgeburt
- fetaler Wachstumsrestriktion (< 10. Perzentile)

Entgegen diesen Empfehlungen ist heute in der ärztlichen Schwangerenvorsorge eine routinemäßige CTG-Aufzeichnung ab der 30. SSW bei jedem Vorsorgetermin üblich. Die Häufigkeit richtet sich nach dem individuellen Risiko aus Anamnese und aktuellem Befund. Bei Schwangeren, die wegen einer der oben genannten Besonderheiten oder anderer Komplikationen stationär überwacht werden, wird täglich mindestens eine bis zu drei oder mehr Kontrollen durchgeführt. In akuten Fällen kann eine Dauerüberwachung angezeigt sein. Bei stationärem Aufenthalt wegen vorzeitiger Wehen gibt es davon abweichend auch die Praxis, seltener CTG-Kontrollen durchzuführen, da ein Nutzen nicht bewiesen ist und die Schwangere durch häufige Untersuchungen eher belastet wird.

Die freiberufliche Hebamme muss in der Schwangerenvorsorge kein CTG durchführen, da sie nur unauffällige Schwangerschaftsverläufe eigenverantwortlich betreut. Selbst für das routinemäßige Abhören der fetalen Herztöne bei der Vorsorgeuntersuchung liegen keine Evidenzen vor. Die britischen **NICE-Guidelines** stellen fest, dass Hebammen und Ärzte trotzdem das Abhören der Herztöne praktizieren, weil sie glauben, dass »die Frauen es mögen«. Wenn die Hebamme in Kooperation mit einem Gynäkologen bzw. einer Gynäkologin auch Risikoschwangere betreut, kann die Anschaffung eines CTG-Gerätes sinnvoll sein.

CTG-Überwachung unter der Geburt

Es ist wissenschaftlich umstritten, ob eine routinemäßige CTG-Registrierung unter der Geburt bei unauffälligem Schwangerschaftsverlauf und Geburtsbeginn das geburtshilfliche Ergebnis verbessern kann. Speziell das **Aufnahme-CTG** scheint in diesen Fällen keinen Vorteil zu haben (DGGG). Außerdem steigt mit routinemäßigem Einsatz der

Kardiotokographie (CTG)

CTG-Überwachung die Anzahl der Interventionen, vor allem der operativen Geburtsbeendigungen. Folgerichtig raten die britischen Richtlinien (NICE-Guidelines) davon ab, ein Aufnahme-CTG anzubieten. In einigen Studien brachte die CTG-Überwachung selbst bei Hochrisikogeburten keinen Vorteil (Schneider u. Schneider 2004).

Die große Hoffnung, die bei ihrer Einführung in die kontinuierliche Kardiotokographie gesetzt wurde, das Auftreten von neurologischen Schäden bei Kindern zu verhindern, hat sich nicht erfüllt. Der Anteil an Kindern mit Zerebralparese hat sich nicht wesentlich vermindert (Gnirs 2004). Mittlerweile ist bekannt, dass der größte Teil (ca. 85–90 %) der bisher als Geburtsschäden eingestuften Probleme seine Ursache nicht im Geburtsverlauf hat.

! Bei vorgeschädigten Kindern kann der Geburtsverlauf allerdings zu einer deutlichen Verschlechterung des Zustands führen und bei 10–15 % der Kinder mit erheblichen neuromotorischen Schäden ist die Asphyxie unter der Geburt als bedeutendste Ursache anzunehmen.

In Deutschland gelten zur Zeit folgende **Empfehlungen (DGGG)**:
- CTG-Überwachung bei allen Geburten
- ein 30-minütiges Aufnahme-CTG
- intermittierende CTG-Überwachung alle 30 Minuten bis zwei Stunden in der frühen Eröffnungsphase (EP) bei stehender Fruchtblase und fehlenden Risikofaktoren
- kontinuierliche CTG-Überwachung in der späten Eröffnungs- und der Austreibungsphase (AP) und bei Vorliegen von Risikofaktoren
- bei fehlender elektronischer Registriermöglichkeit Auskultation über 10 Minuten

Die **Risikofaktoren**, die eine **kontinuierliche Aufzeichnung** erforderlich machen, sind nach Schneider (2004):
- belastete Anamnese (totes oder geschädigtes Kind)
- Zustand nach Sectio
- Bluthochdruck
- Diabetes mellitus
- Frühgeburt
- Mehrlinge
- Beckenendlage
- intrauterine Wachstumsretardierung (IUGR)
- Blutungen im letzten Trimenon
- Terminüberschreitung (≥ 42. SSW)
- verminderte Fruchtwassermenge
- Geburtseinleitung
- vermehrte Blutung in EP und AP
- Mekoniumabgang
- protrahierter Geburtsverlauf mit Wehenstimulation
- pathologischer CTG-Befund

Die Empfehlungen des NICE nennen darüber hinaus die intrauterine Infektion und die uterine Hyperaktivität.

Methoden, Durchführung und Technik

Die kontinuierliche Berechnung der fetalen Herzfrequenz erfolgt nach der **Beat-to-beat-Methode**. Der Zeitabstand zwischen zwei Herzschlägen wird gemessen und in die Frequenz pro Minute umgerechnet. Diese Zahl wird als aktueller Puls digital angezeigt, akustisch wiedergegeben und auf Thermopapier aufgezeichnet. Es ist möglich die fetale Herzfrequenz extern, über die Bauchdecken der Frau, oder intern, direkt vom vorangehenden Teil des Kindes, abzuleiten.

Externe Methoden

Das erste CTG wurde mit Hilfe der **Phonokardiographie** aufgezeichnet. Dabei nehmen Mikrofone den Herzschlag des Kindes, aber auch alle anderen Geräusche aus dem Bauch der Frau auf. Diese Methode wird heute wegen ihrer hohen Störanfälligkeit und der schlechten Ableitungsqualität nicht mehr eingesetzt.

Auch das **abdominale fetale EKG** (Elektrokardiogramm) findet wegen der begrenzten Einsatzmöglichkeiten und der ungenügenden Kontinuität der Aufzeichnung in der Praxis kaum mehr Anwendung.

Am häufigsten wird die Hebamme in der Klinik die auf dem Doppler-Effekt beruhende **Ultrasonokardiographie** nutzen. Der Doppler-Effekt (Christian Doppler, Physiker, Wien, 1803–1853) besagt, dass Schallwellen, die auf sich bewegende Oberflächen treffen und dort reflektiert werden, ihre Frequenz verändern (Abb. 14.1). Die sich bewegenden Oberflächen können Blutgefäße der Frau, in der Plazenta oder Nabelschnur oder die Herzklappen des Kindes sein (Abb. 14.2). In heuti-

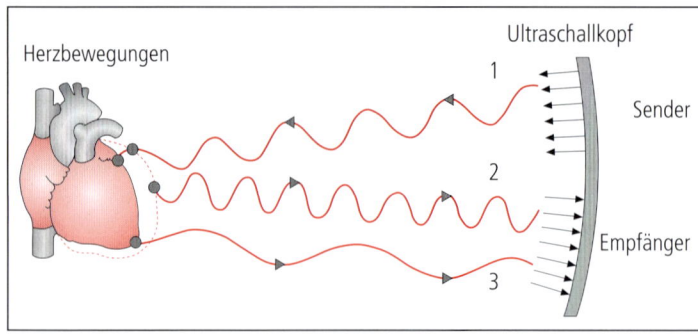

Abb. 14.1 Doppler-Effekt: Schallwellen, die mit einer konstanten Frequenz gesendet werden (1), werden von einer bewegten Oberfläche mit veränderter Frequenz reflektiert: Eine Bewegung hin zum Sender steigert die Frequenz (2), eine Bewegung weg vom Sender verringert die Frequenz (3).

gen US-Transducern werden Piezokristalle als Sender und Empfänger der Schallwellen verwandt. Diese Kristalle werden elektrisch zum Aussenden von Ultraschallwellen angeregt, empfangen die reflektierten Schallwellen und wandeln sie in elektrische Signale um. Im Kardiotokographen werden Störsignale unterdrückt, das Eingangssignal verstärkt und in einen elektrischen Impuls umgewandelt (Triggerung). Diese Impulse werden durch eine Autokorrelationslogik auf ihre Wahrscheinlichkeit hin geprüft. Es werden ca. fünf Herzzyklen in Folge verglichen, sie dienen als Bezugsgröße für weiter eingehende Signale. »Unwahrscheinliche« Signale werden herausgefiltert, bei guter Übereinstimmung wird das Signal als Triggerimpuls für die FHF-Registrierung genutzt. Der Nachteil dieses Verfahrens ist, dass Arrhythmien und Extrasystolen nicht aufgezeichnet werden und die registrierte Variabilität der Herzfrequenzkurve geringer sein kann als die tatsächliche. In diesen Fällen lässt sich die Logik am Gerät ausschalten. Schäden durch Ultraschallanwendung sind nicht bekannt, allerdings ist auch die Unschädlichkeit nicht erwiesen.

Praktische Durchführung:
- Die kindlichen Herztöne sind am deutlichsten am so genannten **Punctum maximum** der Herztöne zu hören. Das ist meist die Stelle, an der der kindliche Rücken der Gebärmutterwand anliegt. Mit den Leopold-Handgriffen lässt sich die Stellung des Kindes ertasten und mit dem Pinard-Hörrohr das *Punctum maximum* (s. Kap. 16) auffinden; in diesem Bereich wird der Ultraschall-Transducer angelegt. Das Abhören der fetalen Herztöne mit dem Stethoskop stellt zudem sicher, dass nicht unbeabsichtigt die mütterlichen Herztöne aufgezeichnet werden.
- Die Frau nimmt eine für sie bequeme Position ein, angelehnt sitzend oder in (bevorzugt linker) Seitenlage. Die Rückenlage kann zu einem *Vena-cava*-Kompressionssyndrom führen und sollte deshalb vermieden werden (Abb. 14.3).
- Unter der Geburt ist es besonders wichtig, dass die Frau ungestört die Körperhaltung wählen kann, die für sie zur Wehenverarbeitung am günstigsten ist. Das CTG darf die Mobilität der Frau nicht einschränken. Die modernen CTG-Geräte ermöglichen wegen ihrer guten Ableitung eine Aufzeichnung auch im Stehen oder im Vierfüßlerstand. Zur Signalübertragung wird etwas Kontaktgel auf den US-Transducer aufgetragen. Im Wasser (cave: nur wasserdichte Transducer mit Telemetrie verwenden) ist die Ableitungsqualität meist sehr gut.
- Ist die Signalübertragung gut, sichtbar auch an der Anzeige am CTG-Gerät, wird der Aufnehmer mit einem elastischen Gurt oder Textilschlauch fixiert.

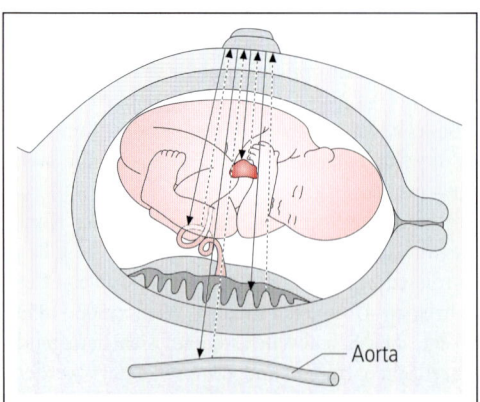

Abb. 14.2 Bewegte Grenzflächen, die Ultraschallwellen reflektieren: Nabelschnur, Gefäße in der Plazenta, mütterliche Aorta, fetale Herzklappen.

Kardiotokographie (CTG)

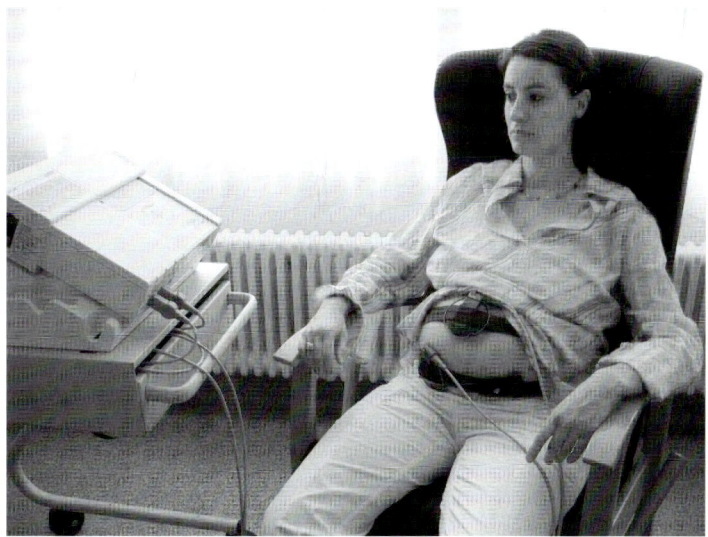

Abb. 14.3 Sitzende Schwangere mit CTG.

- Sinnvoll ist, immer den gleichen Papiervorschub für die Aufzeichnung zu wählen, üblich ist meist 1 cm pro Minute. Das CTG wird mit Datum und Uhrzeit, Name der Frau, evtl. Geburtsdatum, Position der Frau und Schwangerschaftswoche beschriftet. Lagewechsel, vaginale Untersuchungen, Medikamentengabe und Eingriffe werden auf dem CTG notiert.
- Die Aufzeichnung ist an einem stationären oder fahrbaren Gerät möglich. Eine kabellose Übertragung per Funk bietet die **Telemetrie**, die der Frau große Bewegungsfreiheit ermöglicht. Zur CTG-Kontrolle im Entspannungsbad oder bei der Wassergeburt darf nur ein Telemetriegerät benutzt werden.
- Für **Geminischwangerschaften** gibt es Geräte, die parallel beide FHF-Kurven aufzeichnen und ständig auf Übereinstimmung prüfen. Sind mehrere Signale beider Kanäle in Folge identisch, wird mit einem »?« darauf hingewiesen. Liegen beide Herzfrequenzen dicht beieinander und sind die Kurven deshalb schlecht lesbar, kann mit einer Funktion am CTG-Gerät eine Frequenz um 20 bpm verschoben werden. Dies ist dann bei der Auswertung zu beachten. Wichtig ist die eindeutige Zuordnung der Kurven zum jeweiligen Kind. Das tiefer liegende, vorangehende wird als Kind I bezeichnet, das nachfolgende als Kind II. Bewährt hat sich die Kennzeichnung der Position der US-Transducer mit der Zuordnung der Kinder auf einer Schemazeichnung auf dem CTG-Streifen (Abb. 14.4).

Ursachen für eine unzureichende CTG-Ableitung können sein:
- Transducer nicht optimal platziert oder fixiert
- Adipositas oder große Mobilität der Frau
- fetale Arrhythmie oder heftige Kindsbewegungen, »Schluckauf«

Internes EKG

Ist eine kontinuierliche CTG-Registrierung notwendig und extern keine ausreichende Signalqualität zu erzielen, wird das **fetale EKG** direkt vom vorangehenden Teil des Kindes abgeleitet. Die R-Zacken des EKG werden erfasst und verstärkt, die störenden mütterlichen EKG-Potenziale herausgefiltert. Manche Geräte erlauben auch die parallele Registrierung des mütterlichen und fetalen EKG.

Die Schraub- oder Clipelektrode kann nur bei eröffneter Fruchtblase und zumindest 2 Zentimeter geöffnetem Muttermund angelegt werden. Dabei wird bei einer vaginalen Untersuchung der mögliche Sitz der Elektrode ertastet. Sie darf nicht an einer Fontanelle, im Gesicht oder – bei Beckenendlage – am Genitale angebracht werden. Dann wird unter möglichst aseptischen Bedingungen die Einführhülse bis an den Kopf des Kindes gebracht, erst dann die Elektrode etwas vorgeschoben und mit einer halben Umdrehung im Uhrzeigersinn die Spiralelektrode an der Kopfhaut fixiert (Abb. 14.5). Nachteile dieser Methode sind die Verletzung der kindlichen Haut – das Infektions-

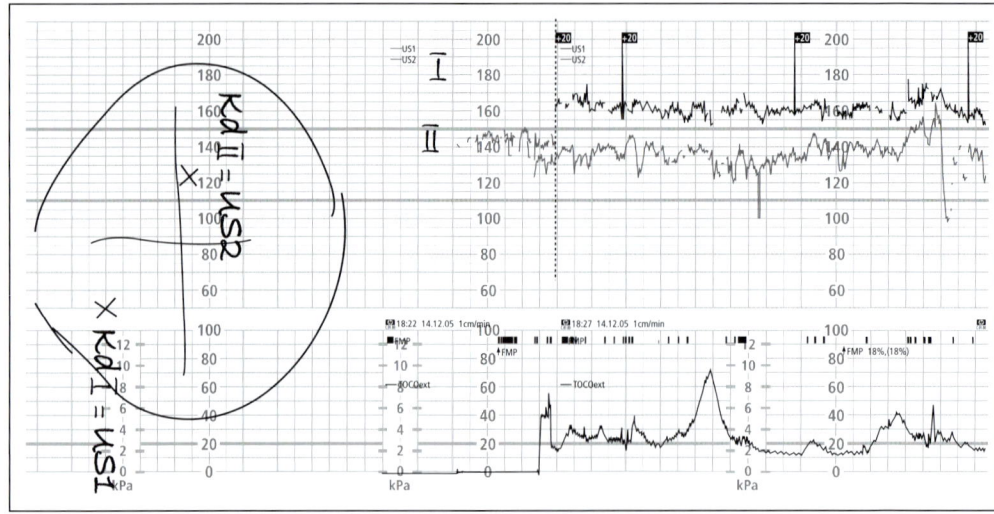

Abb. 14.4 Gemini-CTG mit paralleler Registrierung beider FHF-Kurven. Die Kurve des Zwillings I ist zur besseren Lesbarkeit um 20 bpm nach oben versetzt. Die linke Skizze gibt die Position der US-Transducer an.

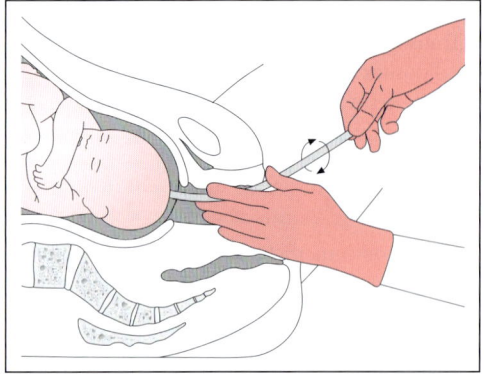

Abb. 14.5 Anlegen einer Schraubelektrode für ein direktes fetales EKG.

risiko wird mit 1% angegeben – sowie die Störung der Wehendynamik und Wehenverarbeitung durch die meist notwendige Rückenlage der Gebärenden und die Manipulation.

Methoden der Wehenregistrierung/ Tokographie

Die Physiologie der Wehen ist im Kapitel 15 dargestellt. Die Messung und Registrierung des Wehendrucks ergibt zusammen mit der Aufzeichnung der fetalen Herzfrequenz das CTG und ermöglicht erst die vollständige Beurteilung der fetalen Herzfrequenz.

! Die Angaben der Frau und die Palpation der Wehen sind für die Hebamme dennoch die wichtigsten Quellen zur Beurteilung der Uterusaktivität. Die Frequenz, Dauer und Intensität der Wehen – und mit einiger Erfahrung auch der Basaltonus – lassen sich zuverlässig ertasten. Auch zur Diagnose vorzeitiger Wehentätigkeit wird sich die Hebamme nicht allein auf das Tokogramm verlassen, sondern immer die Beobachtungen der Schwangeren und die klinische Palpation einbeziehen.

Der Vorteil der elektro-mechanischen Registrierung liegt vor allem darin, eventuell auftretende Veränderungen der FHF eindeutig im zeitlichen Zusammenhang mit der Wehentätigkeit zu sehen und entsprechend interpretieren zu können.

Externe Tokographie: Die externe Tokographie erfasst mithilfe eines Taststifts die Veränderung der Wandspannung durch die Kontraktion und die Hubänderung durch die Aufrichtung der Gebärmutter. Hierzu wird der Drucktransducer möglichst mittig auf dem Uterusfundus mit einem elastischen Gurt oder Textilschlauch fixiert. Er wandelt die gemessenen Werte in elektrische Signale um, die das Messgerät als Wehendruckkurve ausgibt und aufzeichnet. Die Qualität der Aufzeichnung ist vor allem von der Dicke der Bauchdecken der Frau, der richtigen Platzierung des Aufnehmers und der nicht zu lockeren Fixie-

Kardiotokographie (CTG)

rung abhängig. Erfasst werden können die Wehenfrequenz und -form, aber nur bedingt die Dauer und die Wehenstärke. Der tatsächliche intrauterine Druck sowie der Basaltonus können nicht bestimmt werden.

Interne Tokographie: Nur mit diesem Verfahren können der intrauterine Druck und der Basaltonus exakt gemessen werden. Bei gesprungener oder eröffneter Fruchtblase wird mithilfe einer Führungshülse unter möglichst aseptischen Bedingungen ein dünner steriler mit NaCl oder *Aqua dest.* gefüllter Schlauch am kindlichen Kopf vorbei in das *Cavum uteri* eingebracht und in Form eines geschlossenen Systems an eine Druckmesskammer angeschlossen. Als **Indikation** für dieses Verfahren gilt die Geburt bei Zustand nach Sectio mit Einsatz von Oxytocin und/oder PDA. Aber auch in diesen Fällen hat sich die externe Tokographie als ausreichend erwiesen und so wird intrauterine Wehendruckmessung in der Praxis kaum mehr angewandt.

Im Entwicklungsstadium befindet sich eine Methode zur Messung der elektrischen Muskelpotenziale im Myometrium.

Grundbegriffe des CTG

Eine einheitliche Beschreibung und Beurteilung der fetalen Herzfrequenzkurven verlangt verbindliche Kriterien und Normen. Hebammen müssen diese Nomenklatur sicher beherrschen, sowohl zur sicheren Beurteilung als auch zur eindeutigen Dokumentation von Befunden und Information an die Kollegin oder den Arzt.

Langfristige FHF-Veränderungen

Die **Basalfrequenz** oder **Baseline** bezeichnet die mittlere Herzfrequenz über mindestens 10 Minuten, ohne Berücksichtigung von Akzelerationen oder Dezelerationen. Die physiologische Basalfrequenz (**Normokardie**) liegt zwischen 110 und 150 Schlägen pro Minute (SpM oder beats per minute, bpm).

Die leichte **Tachykardie** bezeichnet eine Basalfrequenz über 150 bpm für mindestens 10 Minuten, die schwere Tachykardie eine Baseline über 170 bpm.

Die **Bradykardie** ist ein Abfall der Basalfrequenz unter 110 bpm für mehr als 3 Minuten, bei der leichten Bradykardie mit über 100 bpm, bei der schweren unter 100 bpm (Abb. 14.6).

Mittelfristige Herzfrequenzveränderungen, Akzelerationen und Dezelerationen

Akzelerationen sind Beschleunigungen der FHF um > 15 bpm mit rascher Rückkehr zum Baseline-Niveau. Sie dauern mindestens 15 Sekunden und maximal 10 Minuten. Nach ihrem Auftreten werden Akzelerationen differenziert in
- sporadische Akzelerationen, die unregelmäßig, ausgelöst von Kindsbewegungen, auftreten, und
- periodische Akzelerationen, die im Zusammenhang mit mindestens drei aufeinander folgenden Wehen erscheinen.

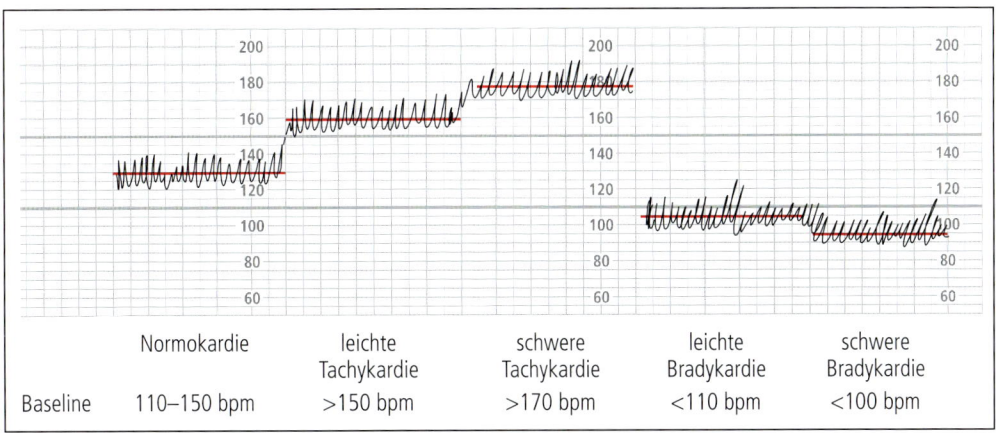

Abb. 14.6 Langfristige FHF-Veränderungen. Die Baseline ist jeweils rot hervorgehoben.

Eine **Dezeleration** ist eine Verlangsamung der FHF über mehr als 10 Sekunden bis maximal 3 Minuten um mindestens 15 bpm.
- Die leichte Dezeleration dauert < 30 Sekunden und erreicht maximal eine Amplitude von 30 bpm.
- Die mittelschwere Dezeleration ist definiert mit einer Dauer von maximal 60 Sekunden bei einer Amplitude von 30 bis 60 bpm.
- Schwere Dezelerationen halten über 60 Sekunden an und erreichen eine Amplitude von über 60 bpm.
- Die prolongierte Dezeleration (z.B. die »Wanne« beim *Vena-cava*-Kompressionssyndrom) kann bis zu 3 Minuten andauern oder auch in eine Bradykardie übergehen.
- Ein kurzer, steiler FHF-Abfall über maximal 30 Sekunden mit ebenso rascher Erholung auf Baseline-Niveau wird als Spike oder DIP 0 bezeichnet.

Die beiden letztgenannten Formen werden wegen ihres unregelmäßigen, evtl. nur einmaligen Auftretens als **sporadische Dezelerationen** bezeichnet. **Periodische Dezelerationen** werden nach ihrem Auftreten im zeitlichen Zusammenhang mit der Wehenakme unterschieden.
Frühe Dezelerationen (DIP 1) sind meist gleichförmig, treten wiederholt synchron und etwa spiegelbildlich zur Wehe auf, d.h., der tiefste Punkt der Dezeleration fällt mit der Wehenakme zusammen.
Bei **späten Dezelerationen** (DIP 2) setzt der Abfall der FHF erst mit dem Höhepunkt der Wehe ein und erreicht seinen tiefsten Punkt 20 bis 90 Sekunden danach. Die Baseline wird entsprechend erst deutlich nach Ende der Wehe wieder erreicht.
Variable Dezelerationen treten in wechselndem zeitlichen Zusammenhang mit der Wehe auf und variieren auch in der Form. Meist beginnen sie mit einem steilen Frequenzabfall.

Kurzfristige Herzfrequenzveränderungen, Oszillation

Die ständigen Schwankungen der FHF um einen Mittelwert werden als **Oszillation** oder **Fluktuation** bezeichnet. Die **Floatingline** ist die gedachte Mittellinie durch alle kurz- und mittelfristigen Herzfrequenzschwankungen. Die Schnittpunkte der auf dem CTG dargestellten FHF-Kurve mit der Floatingline heißen Nulldurchgänge, physiologisch sind 5 bis 13 pro Minute. Entsprechend halb so groß ist die Zahl der Gipfelpunkte der FHF-Kurve mit 2 bis 6 pro Minute (Abb. 14.7). Die Zahl der Gipfelpunkte bestimmt die **Oszillationsfrequenz**. Die **Oszillationsamplitude** oder

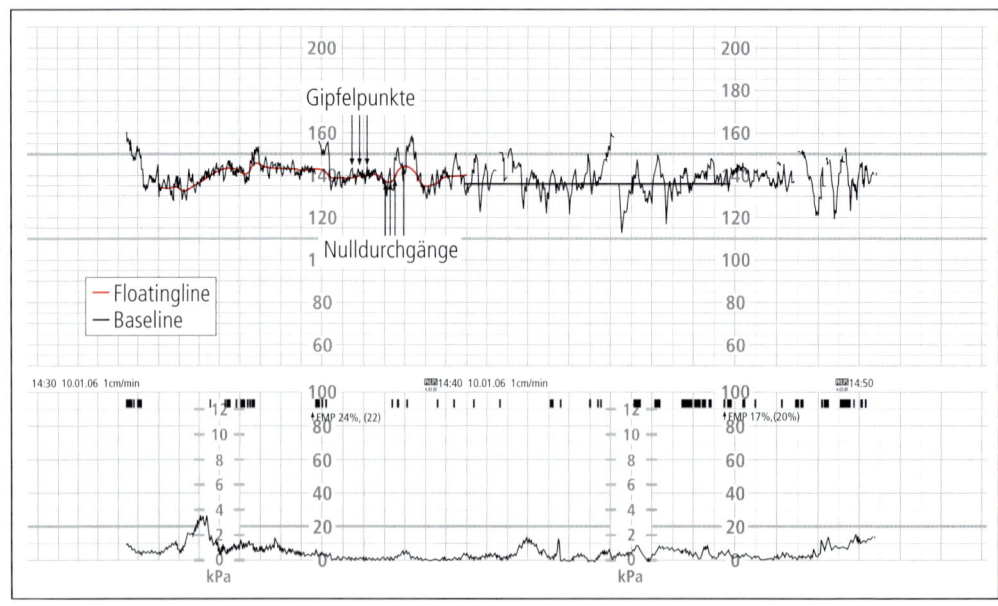

Abb. 14.7 Begriffsdefinition der Baseline, Floatingline sowie der kurzfristigen FHF-Veränderungen.

Kardiotokographie (CTG)

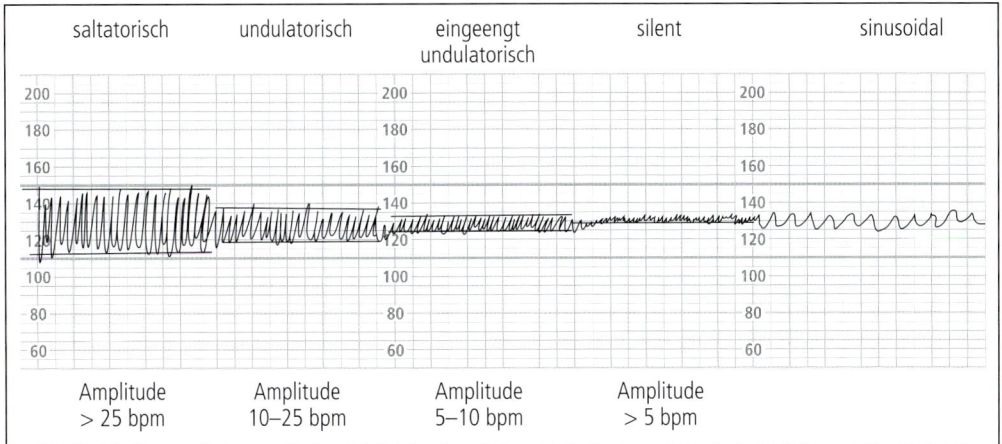

Abb. 14.8 Oszillationsmuster im CTG.

Bandbreite wird vom maximalen Abstand der höchsten und niedrigsten Umkehrpunkte während einer Minute festgelegt.
Anhand der Oszillationsamplitude werden vier Oszillationstypen definiert:
- das saltatorische Muster mit Amplituden > 25 bpm
- das undulatorische Muster mit Amplituden über 10 bis < 25 bpm
- der eingeengt-undulatorische Typ mit 5 bis 10 bpm
- das silente Muster mit maximalen Ausschlägen bis zu 5 bpm (Abb. 14.8).

Als **Mikrofluktuation** wird die echte Schlag-zu-Schlag-Variabilität bezeichnet.

Wehentätigkeit

Um die mütterliche Wehentätigkeit einheitlich beschreiben zu können, wurde die Berechnung nach **Montevideo-Einheiten** entwickelt. Sie hat sich in der Praxis nie durchgesetzt und wird hier nur kurz dargestellt. Die Wehenanzahl pro 10 Minuten mal der Wehenamplitude in mmHg ergibt die Montevideo-Einheiten (ME). So wären in der Eröffnungsperiode z.B. 120 ME physiologisch, d.h. 3 Wehen in 10 Min. mit einer Amplitude von 40 mmHg.

CTG-Beurteilung

Physiologie der fetalen Herzfrequenz

Das Herz des Embryos beginnt am 21. Tag *post conceptionem* zu schlagen. Um die 9. Schwangerschaftswoche liegt die Herzfrequenz bei 170 bpm, bis zum Geburtstermin sinkt sie langsam auf durchschnittlich 120 bis 140 bpm ab.

> Der fetale Kreislauf und die Herzfrequenz werden unter physiologischen Bedingungen vom vegetativen Nervensystem reguliert.

Der *N. vagus* und der Sympathikus steuern die Erregbarkeit, das Tempo der Ausbreitung der Erregung, die Kontraktionskraft und die Schlagfrequenz des Herzens. Der Sympathikus regt an und steigert damit die Herzfrequenz, der Vagus hemmt und senkt die Herzfrequenz. Ein Einfluss übergeordneter Zentren, die durch Chemo- und Pressorezeptoren gesteuert werden, ist anzunehmen, aber nicht ausreichend untersucht. Die wechselnde Kreislaufbelastung des Feten erfordert eine ständige Anpassung durch das vegetative Nervensystem. Das führt zu einer von Schlag zu Schlag veränderten Herzfrequenz, der Oszillation oder Fluktuation (s.o.). Die Oszillationsamplitude nimmt im Lauf der Schwangerschaft zu und erreicht mit zunehmender Reife des Kindes im letzten Schwangerschaftsdrittel 10 bis 25 bpm. Kindsbewegungen, Atembewegungen und **fetale Verhaltenszustände** wie Schlaf- und Wachphasen beeinflussen die Oszillation (Tab. 14.1).

Tab. 14.1 Fetale Verhaltenszustände.

Stadium	Fetale Aktivität	Zeitlicher Anteil
Stadium 1F	ruhiger Schlaf, Non-REM-Schlaf, Tiefschlaf	ca. 30%
Stadium 2F	aktiver Schlaf, REM-Schlaf	ca. 60%
Stadium 3F	ruhiger Wachzustand	1–3%
Stadium 4F	aktiver Wachzustand	6–8%

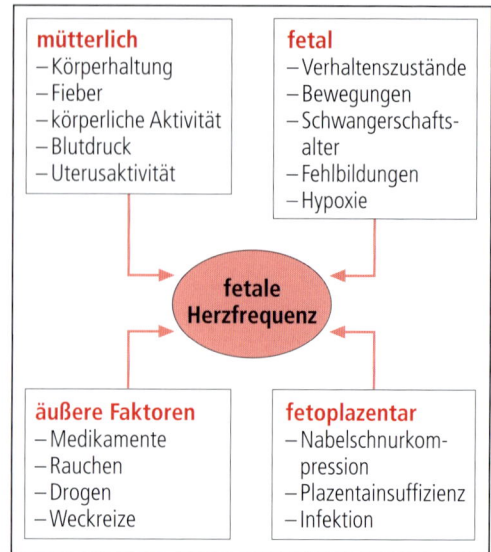

Abb. 14.9 Einflussfaktoren auf die fetale Herzfrequenz.

Das reife Kind befindet sich die meiste Zeit (80–90%) in der aktiven oder ruhigen Schlafphase. Die ruhige Tiefschlafphase ist gekennzeichnet durch eingeengte Oszillation sowie das Ausbleiben von Kindsbewegungen und damit von Akzelerationen, so kann sie leicht mit dem der Hypoxie zugeschriebenen silenten FHF-Muster verwechselt werden. Allerdings geht das Stadium 1F beim gesunden Kind nach 20–40 Minuten (bis zu 80 Minuten) spontan in das Stadium 2F mit erhöhter Variabilität und Akzelerationen über. Auch lebhafte Kindsbewegungen in der aktiven Wachphase können mit auffälligen CTG-Mustern (prolongierte Akzelerationen, saltatorische Oszillation, Tachykardie) einhergehen.

Ab der 24. SSW sind Akzelerationen der FHF im Zusammenhang mit Kindsbewegungen nachweisbar, zunächst von kurzer Dauer und geringer Amplitude. Diese nehmen ebenso wie die Häufigkeit der Akzelerationen zum Geburtstermin hin deutlich zu. In 90–95% der Fälle wird eine solche vorübergehende Steigerung der Herzfrequenz durch fetale Bewegungen ausgelöst. Aus einem solchen »reaktiven« FHF-Muster kann auf eine gute Anpassung an Belastungen geschlossen werden. Auch Dezelerationen gehören vor der 30. SSW zum physiologischen Herzfrequenzmuster, danach treten sie nur noch selten auf.

Die Physiologie der Uterusaktivität ist im Kapitel 15 beschrieben.

Pathophysiologie der fetalen Herzfrequenz

Die Bewertung suspekter oder pathologischer Herzfrequenzmuster richtet sich nach der Ursache der FHF-Veränderung. Nicht immer lässt sich ein auslösender Faktor zuordnen, doch wird das weitere geburtshilfliche Vorgehen maßgeblich von der vermuteten Ursache bestimmt. Es gibt eine Reihe von Einflussfaktoren auf die fetale Herzfrequenz, die die Hebamme beachten muss, um Veränderungen der FHF nicht fälschlicherweise einer fetalen Zustandsverschlechterung zuzuschreiben (Abb. 14.9).

Grundsätzlich muss beachtet werden, dass nicht jede auffällige CTG-Veränderung von einem der im Folgenden beschriebenen Mechanismen verursacht wird. Häufig haben suspekte oder pathologische CTG-Muster keine Entsprechung im fetalen Zustand (s. S. 269).

■ **Tachykardie:** Lebhafte Kindsbewegungen (Stadium 4F) können mit einer vorübergehenden Tachykardie einhergehen. Mütterliche Faktoren sind Hypotonie oder Fieber, häufig auch Medikamente wie Betasympathomimetika oder Atropin. Die dadurch bedingte fetale Tachykardie ist im Allgemeinen milde (< 170 bpm) und beeinträchtigt nicht unmittelbar den fetalen Zustand (Ausnahme Amnioninfektionssyndrom, s. Kap. 12).

Fieber der Mutter führt zu erhöhtem Sauerstoffbedarf und sollte behandelt werden.

Ist ein Amnioninfektionssyndrom, eine fetale Anämie oder Hypoxie die Ursache der Tachykardie, muss von einer Gefährdung des Kindes ausgegangen werden. Prognostisch ungünstig ist ein gleich-

Kardiotokographie (CTG)

zeitiger Oszillationsverlust. Meist steigt die FHF langsam an und kann im Anfangsstadium auch mit guter Oszillation einhergehen, bei anhaltender Hypoxie oder fortschreitendem Amnioninfektionssyndrom werden Werte > 180 bpm erreicht.
Eine Tachykardie > 200 bpm ist meist durch Arrhythmien bedingt.
Neuere Untersuchungen weisen darauf hin, dass bei der Bewertung der Tachykardie der relative Anstieg der Baseline berücksichtigt werden muss. So ist eine FHF von 160 bpm bei einer Ausgangsfrequenz von 120 bpm schwerwiegender als bei einer von 150 bpm (Schifrin 2004).

▪ **Bradykardie:** Ausgeprägte Bradykardien lassen sich bei fetalen Herzrhythmusstörungen beobachten (AV-Block). Das CTG liefert dann keine verwertbaren Daten und es muss, wenn eine Spontangeburt geplant ist, zu anderen Überwachungsmethoden gegriffen werden.
Häufigere Ursache ist ein Blutdruckabfall der Schwangeren bei einem *Vena-cava*-Syndrom oder einer Periduralanästhesie, der mit einem Lagewechsel der Frau, Volumengabe bzw. Antihypotonika meist rasch behoben werden kann. Uteroplazentare und fetoplazentare Durchblutungsstörungen entstehen bei Dauerkontraktion, Wehensturm, lang anhaltender Nabelschnurkompression und können mit Bolustokolyse behandelt werden. Die Bradykardie kann auch Folge eines chronisch gestörten Gasaustausches in der Plazenta und Ausdruck einer fetalen Azidose sein. Bei akuten und dramatischen Ereignissen wie einer vorzeitigen Plazentalösung, Uterusruptur, Nabelschnurvorfall, Eklampsie oder Fruchtwasserembolie, die eine fetale Bradykardie auslösen, ist eine sofortige Entbindung (meist durch Notsectio) notwendig. **Bei einer schweren Bradykardie fällt der pH-Wert im Blut um 0,006 pro Minute ab** (Gnirs 2004).

▪ **Periodische Akzelerationen:** Gleichzeitig mit den Wehen auftretende Akzelerationen sind möglicherweise Ausdruck eines Sauerstoffmangels, der noch über eine Beschleunigung der Herzfrequenz ausgeglichen werden kann. Wehensynchrone Akzelerationen mit steilem Anstieg und Abfall werden von einer Kompression der *V. umbilicalis* verursacht, den folgenden Blutdruckabfall kompensiert das Kind durch eine Beschleunigung der Herzfrequenz. Periodische Akzelerationen vor Beginn und nach Ende einer Dezeleration (initiale bzw. kompensatorische Akzeleration) sind als positives Zusatzkriterium prognostisch günstig.

▪ **Frühe Dezelerationen:** Sie treten bei 2–20 % aller Geburten auf, häufiger nach Blasensprung und in der Austreibungsphase.
Starke Kopfkompression führt zu einer Minderdurchblutung des Gehirns und damit zu einer Störung des Sympathikus, der Vagotonus überwiegt und löst einen Abfall der Herzfrequenz aus. Mit nachlassendem Druck auf den kindlichen Kopf zum Ende der Wehe lässt dieser Effekt nach und die HF erreicht wieder das Ausgangsniveau. Im Allgemeinen führen frühe Dezelerationen nicht zu einer Azidose. Treten wiederholt schwere Dezelerationen über eine längere Zeit (> 30 min) auf, sollte eine fetale Skalpblutanalyse (FSBA) erfolgen (s. S. 271 ff.) (Abb. 14.10).

▪ **Späte Dezelerationen:** Sie finden sich bei 4–10 % aller Geburten (Goeschen u. Koepke 2003), in der Regel wiederholt nach jeder Wehe, manchmal aber auch unregelmäßig oder vereinzelt.
Späte Dezelerationen sind Ausdruck einer uteroplazentaren Minderdurchblutung, meist bei chronischer Plazentainsuffizienz, aber auch bei fetaler Anämie oder (partieller) vorzeitiger Plazentalösung. Die Hypoxie im Gewebe führt zu einer Stimulierung von Chemorezeptoren, die einen Abfall der HF bewirkt. Diese Rezeptoren reagieren verzögert, sodass es erst mit der Wehenakme zur Dezeleration kommt. Die Amplitude der Dezeleration korreliert nicht mit dem Zustand des Kindes. Bei fortgeschrittener Azidose mit Hypoxie des Herzmuskels kommt es nur noch zu geringem Herzfrequenzabfall. Untersuchungen ergaben eine Abnahme des Blut-pH-Wertes um 0,014 pro Dezeleration. Prognostisch ungünstig sind ein Oszillationsverlust und eine verzögerte Erholung auf Baseline-Niveau (Abb. 14.11).

▪ **Variable Dezelerationen:** Sie sind bei 25–30 % aller Geburten zu beobachten und damit die weitaus häufigsten Dezelerationen. Ausgelöst werden sie von einer Störung des Blutflusses in der Nabelschnur oder in den Plazentakapillaren, manchmal auch durch Kopfkompression. Steigt der intrauterine Druck über den Blutdruck in der *V. umbilicalis*, kommt es zu einer verminderten Blutzufuhr am kindlichen rechten Herzen und dadurch zu einem Blutdruckabfall. Der damit aktivierte Sympathikus sorgt kurzfristig für eine Beschleunigung

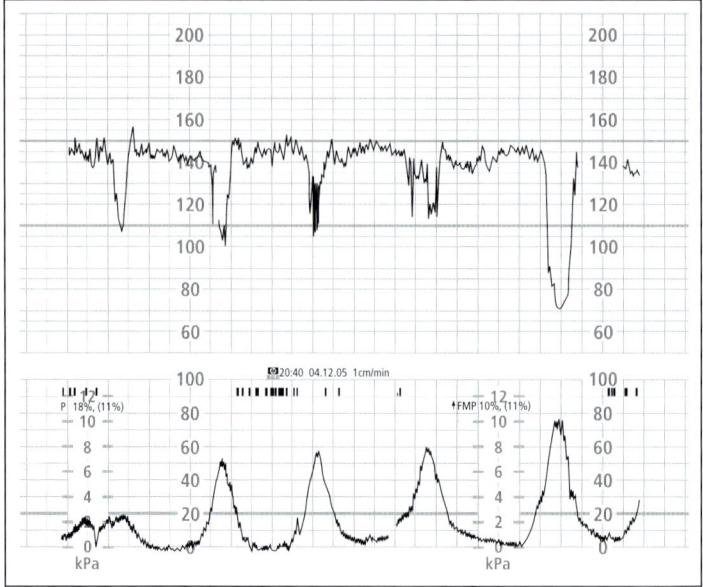

Abb. 14.10 Frühe Dezelerationen.

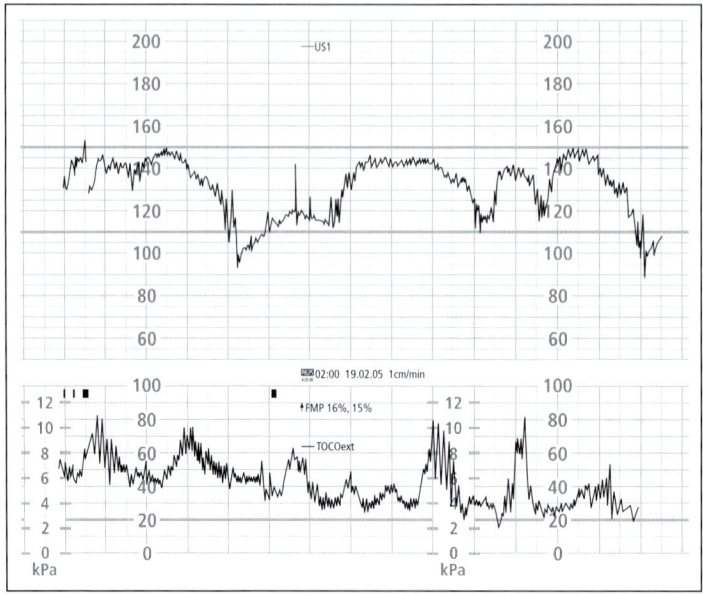

Abb. 14.11 Späte Dezelerationen.

der Herzfrequenz im Sinne einer initialen Akzeleration. Verursacht der weiter steigende intrauterine Druck auch eine Kompression der *Aa. umbilicalis*, erhöht sich der periphere Widerstand. Pressorezeptoren bewirken dann einen abrupten Herzfrequenzabfall, das Herzminutenvolumen sinkt und das kindliche Herz wird so vor Überlastung geschützt. Lässt die Kompression der Nabelschnur nach, erreicht die HF rasch wieder das Ausgangsniveau. Leichte, auch anhaltende variable Dezelerationen beeinträchtigen den Zustand des Kindes nicht. Mittelschwere und schwere variable Dezelerationen können zu einer Azidose führen, vor allem beim Auftreten **ungünstiger Zusatzkriterien** (Abb. 14.12), z. B.:
- Oszillationsverlust in der Dezeleration
- Ausbleiben der initialen Akzeleration
- flacher Wiederanstieg der HF

Kardiotokographie (CTG)

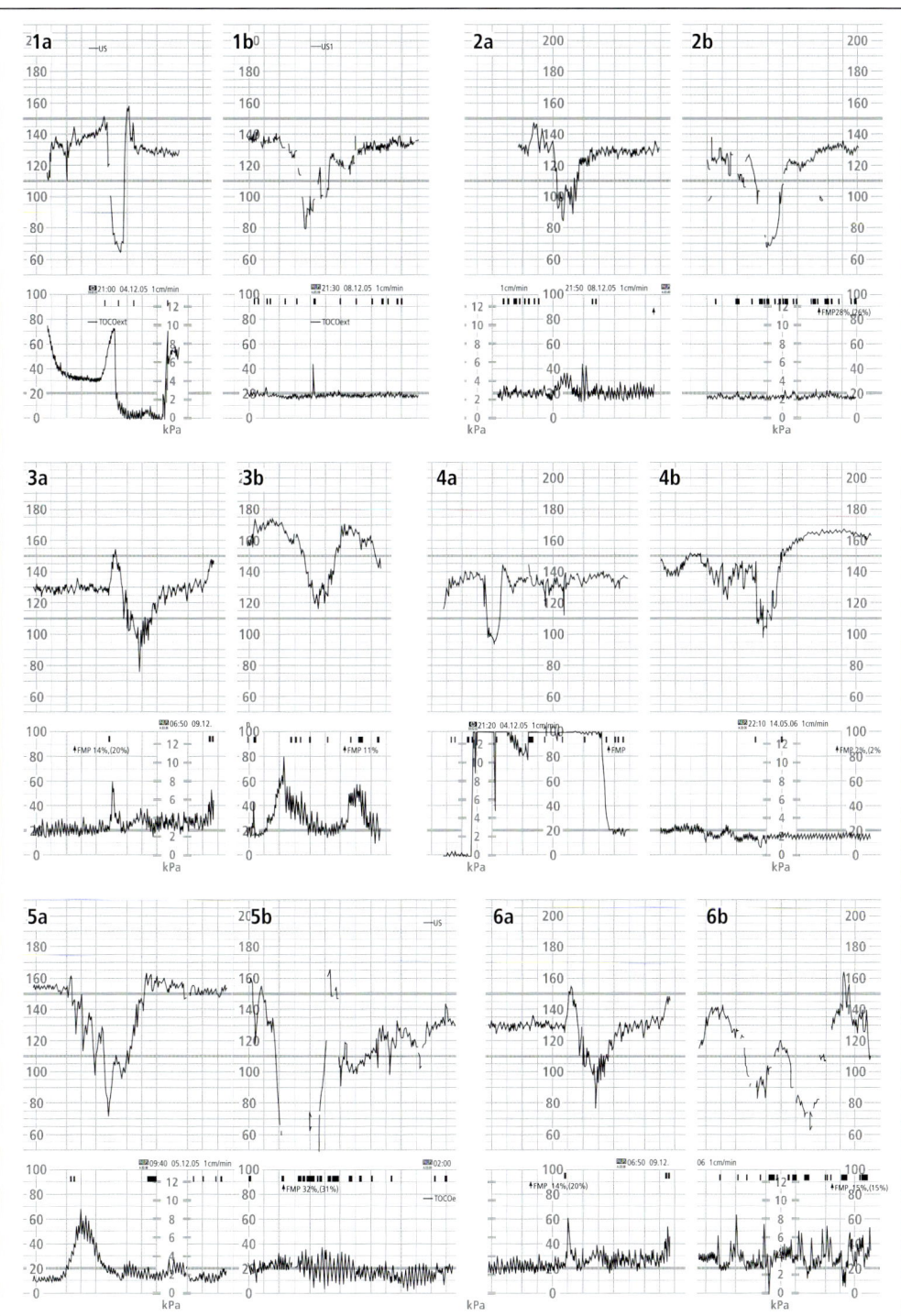

Abb. 14.12 CTG-Beispiele der 6 ungünstigen Zusatzkriterien. **1a, b:** flacher Wiederanstieg der HF; **2a, b:** Oszillationsverlust in der Dezeleration; **3a, b:** Ausbleiben der initialen Akzeleration; **4a, b:** Anhalten der kompensatorischen Akzeleration; **5a, b:** Nichterreichen der ursprünglichen Baseline nach der Dezeleration; **6a, b:** Doppelung der Dezeleration

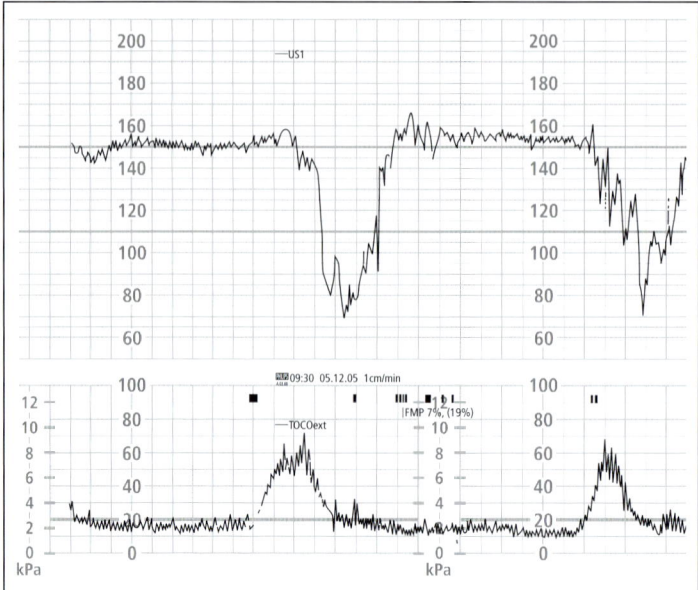

Abb. 14.13 Schwere variable Dezelerationen.

- Anhalten der kompensatorischen Akzeleration
- Doppelung der Dezeleration
- Nichterreichen der ursprünglichen Baseline nach der Dezeleration

Ein erhöhter Basaltonus und uterine Hyperaktivität sind entscheidend für eine Verschlechterung des fetalen Zustands. Beim Auftreten schwerer variabler Dezelerationen (Abb. 14.13) ist also für ausreichende Erholungsphasen durch Wehenpausen zu sorgen; durch einen Positionswechsel der Frau kann eventuell Druck von der Nabelschnur genommen werden. Gewissheit über den Zustand des Kindes kann bei anhaltenden Dezelerationen nur die FSBA bringen.

▪ **Spikes:** Kurzfristige, wehenunabhängige Herztonabfälle sind meist Folge eines Vagusreizes, ausgelöst durch die plötzliche Kompression der Nabelschnur bei heftigen Kindsbewegungen oder durch Zwerchfellkontraktionen beim »Schluckauf«. Spikes sind harmlos, können beim Vorliegen einer Nabelschnurumschlingung aber gelegentlich in variable Dezelerationen übergehen.

▪ **Prolongierte Dezelerationen:** Die sporadische prolongierte Dezeleration lässt sich meist einem auslösenden Ereignis zuordnen. Ein Blutdruckabfall der Frau (*Vena-cava*-Kompressionssyndrom) oder eine Dauerkontraktion führen, wie bei der Bradykardie beschrieben, zu einer verminderten Durchblutung der Plazenta, der Sympathikus wird durch die folgende Hypoxie gehemmt und der überwiegende Vagotonus bewirkt einen Herzfrequenzabfall. Ist die Ursache beseitigt, erholen sich die Herztöne. Während dieser Erholungsphase können eine kompensatorische Tachykardie und ein Oszillationsverlust auftreten.

▪ **Saltatorisches Oszillationmuster:** Physiologisch ist dieser Oszillationstyp bei lebhaften Kindsbewegungen. Andere Ursachen sind Störungen des Blutflusses in der Plazenta oder Nabelschnur oder auch erhöhter intrakranieller Druck des Kindes durch Kopfkompression. Gleichzeitige Aktivierung von Sympathikus und Vagus führt zu starken Schwankungen des Blutvolumens und einer hohen Schlag-zu-Schlag-Variabilität. Das saltatorische CTG zeigt einerseits eine gute Kompensationsfähigkeit des Herz-Kreislauf-Systems an, andererseits kann es aber ein Warnsignal für eine fetale Gefährdung und Anlass zu weiterer Überwachung sein.

▪ **Silentes Oszillationsmuster:** Wie auf Seite 262 beschrieben ist das silente Muster bei fetalen Tiefschlafphasen physiologisch. Auch bei zentralsedierenden Medikamenten lässt sich ein Oszillationsverlust beobachten. Dauert die Schlafphase über 40 Minuten und erfolgt auch auf wiederholte

Kardiotokographie (CTG)

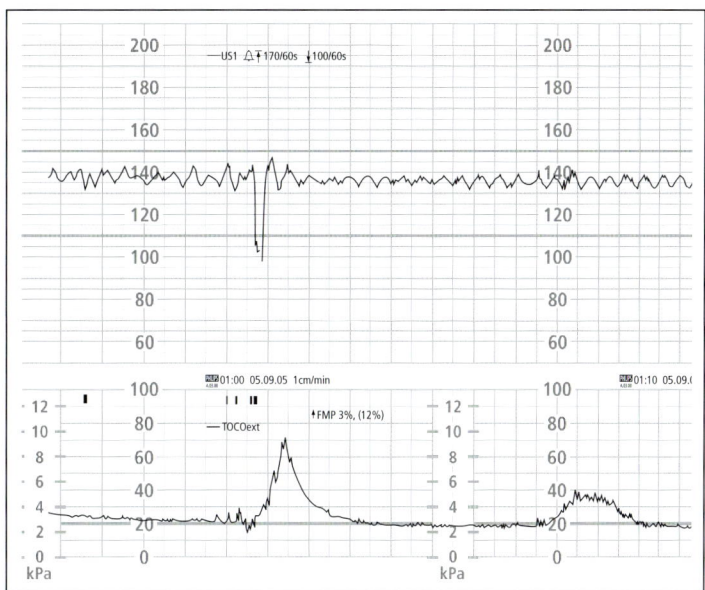

Abb. 14.14 Sinusoidales CTG mit »Verrundungen«.

Weckversuche keine Reaktion, kann ein Sauerstoffmangel als Ursache nicht ausgeschlossen werden. Bei langanhaltender Hypoxie kommt es zu einer Zentralisation des fetalen Kreislaufs, der periphere Gefäßwiderstand steigt und die Blutzufuhr zum rechten Herzen wird konstant gehalten. Das führt zu einer reduzierten Schlag-zu-Schlag-Variabilität bis hin zu einem strichförmigen CTG-Muster. Prognostisch ungünstig ist eine Verrundung der FHF-Kurve und besonders eine Abnahme der Oszillationsfrequenz unter 2 pro Minute. Besondere Aufmerksamkeit ist beim **sinusoidalen Muster** (Abb. 14.14) geboten. Es ist gekennzeichnet durch eine Oszillationsamplitude von 5 bis 15 bpm, eine Oszillationsfrequenz unter 5/min, fehlende Mikrofluktuation und eine Verrundung der Umkehrpunkte. Es tritt als präterminales Muster bei schwerer fetaler Anämie oder Fehlbildungen auf. Als harmlose Auslöser eines vorübergehenden sinusoidalen Musters wurden Daumenlutschen und andere Saugbewegungen beschrieben.

■ **Eingeengt-undulatorisches Oszillationsmuster:** Der pathophysiologische Hintergrund ist grundsätzlich der gleiche wie beim silenten Muster, allerdings deutlich weniger ausgeprägt. Einige neuere Scores zur CTG-Beurteilung (s. S. 268) interpretieren jede Oszillationsamplitude ab 5 bpm als normal (DGGG 2004 a, RCOG 2001).

CTG-Scores

Seit dem ersten Einsatz der Kardiotokographie wurde nach einem verbindlichen **Beurteilungsschema** gesucht. Es soll dazu dienen, die einzelnen Merkmale zu gewichten und eine einheitliche Bewertungsgrundlage zu schaffen. Eine Vielzahl von Scores wurde in den 1970er-Jahren z. B. von Kubli, Hammacher, Fischer, Krebs und anderen entwickelt. Sie alle vergeben nach festgelegten Kriterien Punkte für bestimmte FHF-Muster. So soll der Beurteiler gezwungen werden, alle Eigenschaften des Kurvenverlaufs zu beachten, und es soll eine gemeinsame standardisierte Interpretation für alle Beurteilenden gelten. Weit verbreitet hat sich der **Fischer-Score** (Tab. 14.2), der allerdings nur für das antepartale CTG validiert ist.

Die **FIGO** (Internationale Föderation der Gynäkologie und Geburtshilfe) gibt seit Ende der 80er-Jahre Richtlinien heraus. Einige Normwerte wie diejenigen für die Normokardie und die Oszillationsamplitude wurden neueren Erkenntnissen angepasst. Die aktuellen **Empfehlungen der DGGG** (Deutsche Gesellschaft für Gynäkologie und Geburtshilfe) übernehmen weitgehend diese Richtlinie als für die Praxis gut geeignet (Tab. 14.3).

Die **Richtlinien des RCOG** (2001) bewerten einzelne Parameter abweichend davon. Eine Grundfrequenz von 110 bis 160 bpm wird darin als phy-

Tab. 14.2 Fischer-Score. Als physiologisch gelten 8–10 Punkte, als suspekt 5–7 Punkte und als pathologisch 1–4 Punkte.

Parameter		0	1	2	Punkte
Basalfrequenz	Niveau (bpm)	< 100 > 170	100–110 150–170	110–150	
Oszillation	Amplitude (Bandbreite) bpm	< 5	5–10 > 30	10–30	
	Frequenz (Nulldurchgänge pro Minute)	< 2	2–6	> 6	
FHF-Alterationen	Akzelerationen	keine	periodische	sporadische	
	Dezelerationen	späte, variable mit ungünstigen Zusatzkriterien	variable	keine, sporadisch auftretende Dip 0	
Summe der Punkte					

Tab. 14.3 FIGO-/DGGG-Richtlinien.

Parameter	Grundfrequenz (bpm)	Bandbreite (bpm)	Dezelerationen	Akzelerationen
normal	110–150	≥ 5	keine	vorhanden, sporadisch
suspekt	100–109 151–170	< 5 ≥ 40 min > 25	frühe/variable Dez., einzelne verlängerte Dez. bis 3 min	vorhanden, periodisch (mit jeder Wehe)
pathologisch	< 100 > 170 sinusoidal ≥ 20 min	< 5 ≥ 90 min	atypische variable Dez., späte Dez., einzelne verlängerte Dez. > 3 min	fehlen > 40 min (Bedeutung unklar)

Tab. 14.4 FIGO-Klassifikation.

Kategorie	Definition
normal	alle vier Beurteilungskriterien normal (kein Handlungsbedarf)
suspekt	mindestens ein Beurteilungskriterium suspekt, alle anderen normal (Handlungsbedarf konservativ)
pathologisch	mindestens ein Beurteilungskriterium pathologisch bzw. zwei oder mehr suspekt (Handlungsbedarf konservativ und invasiv)

siologisch beurteilt und periodische oder fehlende Akzelerationen gehen wegen ihrer unklaren Bedeutung nicht in die Bewertung ein.

Die Klassifikation erfolgt bei beiden Scores entsprechend den Bewertungen normal, suspekt, pathologisch (Tab. 14.4).

CTG-Auswertung (nach DGGG)

- Die Auswertung des CTG erfolgt nach 30 Minuten Registrierdauer, sinnvollerweise nach o. g. Score oder einem anderen verbindlich in der Klinik festgelegten Schema.
- Bei der Beurteilung der FHF müssen die auf Seite 262 genannten Einflussfaktoren berücksichtigt werden.

Kardiotokographie (CTG)

- Bei normalem Kurvenverlauf unter der Geburt genügt eine schriftliche Dokumentation der Klassifikation alle zwei Stunden. Das heißt, dass das CTG kontinuierlich von der Hebamme beobachtet und beurteilt werden muss. Werden die FHF und die Wehentätigkeit bei laufendem CTG nicht kontinuierlich von der Hebamme evaluiert, bedeutet das einen Qualitätsverlust gegenüber der auskultatorischen Überwachung.
- Bei suspektem oder pathologischem CTG zieht die Hebamme einen Arzt hinzu.
- Bei suspektem CTG soll alle 30 Minuten eine Beurteilung und Dokumentation der suspekten Parameter erfolgen. Es können Maßnahmen wie Lagewechsel, Weckversuch, Volumengabe und kurzfristige Sauerstoffvorlage erfolgen.
- Bei pathologischem CTG muss alle 10 Minuten eine Beurteilung erfolgen und zumindest die Anzahl suspekter oder pathologischer Parameter dokumentiert werden. Neben den o.g. konservativen Maßnahmen und einer Tokolyse wird, außer bei unmittelbar bevorstehender Geburt, eine FSBA vorgenommen.

Aussagekraft, Sensitivität und Spezifität des CTG

Die Aussagekraft einer Untersuchungsmethode wird von ihrer Sensitivität und Spezifität bestimmt.

> **! Was ist ein Test?**
> Ein Test ist ein Prüfverfahren auf das Vorliegen eines Merkmals oder einer Krankheit, z. B. der Schwangerschaftstest.
> Ein Test ist valide, d. h. gültig, wenn er tatsächlich das Gesuchte misst. Eigenschaften eines Tests sind seine **Sensitivität** und seine **Spezifität**.
> - Sensitivität (Empfindlichkeit) bezeichnet die Fähigkeit eines Tests, die betroffenen Personen vollständig zu erkennen. Sie ist definiert als das Verhältnis der Personen mit positivem Testergebnis zu den tatsächlich Kranken bzw. Betroffenen. Eine Sensitivität von z. B. 93 % bedeutet, dass von 100 Kranken 93 ein positives und 7 ein negatives Testergebnis haben (so genannte falsch negative Personen).
> - Spezifisch (kennzeichnend) ist ein Test, der ausschließlich Personen mit dem gesuchten Merkmal identifiziert. Spezifität ist definiert als das Verhältnis von negativen Testergebnissen zu tatsächlich Nichtbetroffenen. Eine Spezifität von 75 % bedeutet, dass von 100 Nichtbetroffenen bzw. Gesunden 75 ein negatives Ergebnis haben, aber 25 ein falsch positives.
>
> Diese beiden Eigenschaften stehen in umgekehrtem Verhältnis zueinander: Je höher die Sensitivität, desto niedriger die Spezifität (Tab. 14.5).
> Die Eigenschaften einen Tests lassen sich meist je nach den Anforderungen einstellen. Ist es vorrangiges Ziel, die Betroffenen zu erkennen, können die Grenzwerte entsprechend niedrig angesetzt werden. Damit ist die Sensitivität besser und es wird eine entsprechend höhere Rate von falsch Positiven in Kauf genommen. So ist das unauffällige CTG ein sehr zuverlässiges Anzeichen für ein nicht beeinträchtigtes Kind, aber auch bei pathologischem CTG ist die Mehrheit der Kinder nicht beeinträchtigt. Als Test auf drohende fetale Hypoxie hat das CTG also eine sehr hohe Sensitivität, aber eine sehr niedrige Spezifität, es entdeckt weniger als 50 % der Nichtbetroffenen.

In diesem Sinne entspricht ein richtig positiver Test einem pathologischen CTG bei fetaler Hypoxie oder Azidose. Ein richtig negativer Test ist ein normales CTG bei unbeeinträchtigtem Kind. Für das CTG werden in der Literatur eine hohe Sensitivität von 80 bis 91 % (d.h. von allen gefährdeten Kindern fallen 80–91 % durch pathologische CTG-Muster auf), aber eine geringe Spezifität von 9–63 % (nur bei diesem Anteil liegt bei unbeeinträchtigtem Kind ein normales CTG vor) angegeben. Das bedeutet, dass bei pathologischem CTG nur in 15–20 % der Fälle eine Hypoxie oder Azidose vorliegt! Selbst bei eindeutig pathologischen Mustern wie Tachykardie und Dezelerationen mit Oszillationsverlust findet sich zu höchstens 30 % eine fetale Gefährdung. Umgekehrt zeigt das normale CTG zu 80–96 % tatsächlich ein unbeeinträchtigtes Kind (Gnirs 2004).

Besonders vor der 30. Schwangerschaftswoche finden sich häufig suspekte oder pathologische Mus-

Tab. 14.5 Vierfeldertafel.

	Test positiv	Test negativ
gesuchtes Merkmal vorhanden/krank	richtig positiv	falsch negativ
gesuchtes Merkmal nicht vorhanden/nicht krank	falsch positiv	richtig negativ

ter, die wenig Rückschlüsse auf den Zustand des Kindes erlauben.
Auch Tiefschlaf- und Aktiv-Wach-Zustände (s. Tab. 14.1, S. 262) erzeugen als suspekt oder pathologisch bewertete FHF-Muster.

> Daraus kann der Schluss gezogen werden, dass bei zeitgerechtem, reifem Kind und unauffälligem Geburtsverlauf suspekte bzw. pathologische CTG-Muster mit großer Wahrscheinlichkeit falsch positiv sind, meist nicht allein eine Indikation zur Geburtsbeendigung darstellen und weiterer Abklärung bedürfen.

Kardiotokographie mit ergänzenden Zusatztests

Non-Stress-Test (NST)

Der Non-Stress-Test entspricht dem üblichen Ruhe-CTG ohne Wehen. Bei der Beurteilung wird besonders das Vorhandensein von Akzelerationen im Zusammenhang mit Kindsbewegungen bewertet. Ein normaler NST zeigt in 20 Minuten Registrierdauer zwei von Kindsbewegungen ausgelöste Akzelerationen. Dies bezeichnet man als reaktives Muster (s. S. 261 Physiologie der FHF).
Es liegen keine Evidenzen vor, die den Nutzen des NST belegen, sodass seine routinemäßige Anwendung nicht empfohlen wird (DGGG 2004).

Bei nicht reaktivem Test kann zum Ausschluss einer Tiefschlafphase ein Weckversuch unternommen werden. Am effektivsten sind vibroakustische Methoden (mechanische Wecker etc.) Sie dürfen nur sparsam, d. h. ein- bis zweimal eingesetzt werden, da fetale Gefährdungen durch ausgiebige Anwendung beschrieben wurden. Sanftere Methoden sind ein Lagewechsel der Frau oder tiefe Bauchatmung über einige Minuten. Am besten wird das Ende der Schlafphase einfach abgewartet.

Kinetokardiotokogramm (K-CTG)

Die meisten CTG-Geräte sind heute als K-CTGs ausgerüstet. Zwischen FHF- und Wehendruckkurve werden die Anzahl und Dauer der Kindsbewegungen als Striche oder Balken aufgezeichnet (Abb. 14.15). Die Erfassung erfolgt über den Ultraschall-Transducer, aus den empfangenen Doppler-Signalen werden neben der Herzfrequenz auch die fetalen Bewegungen ermittelt. Die **Anzahl der Kindsbewegungen** nimmt erst bei oder kurz vor dem Eintreten einer fetalen Hypoxie ab. Dagegen gilt die Abnahme der **Dauer der einzelnen Bewegung** als frühes Warnsignal einer kindlichen Zustandsverschlechterung (12 bis 14 Tage vor einer Hypoxie). Als pathologisch bewertet wird das Bewegungsmuster, wenn die 5. Perzentile der Normkurven unterschritten wird. Diese Grenze liegt bei 3 bis 5 Bewegungen pro 10 Minute mit einer Dauer von 16–25 Sekunden. Wegen der gro-

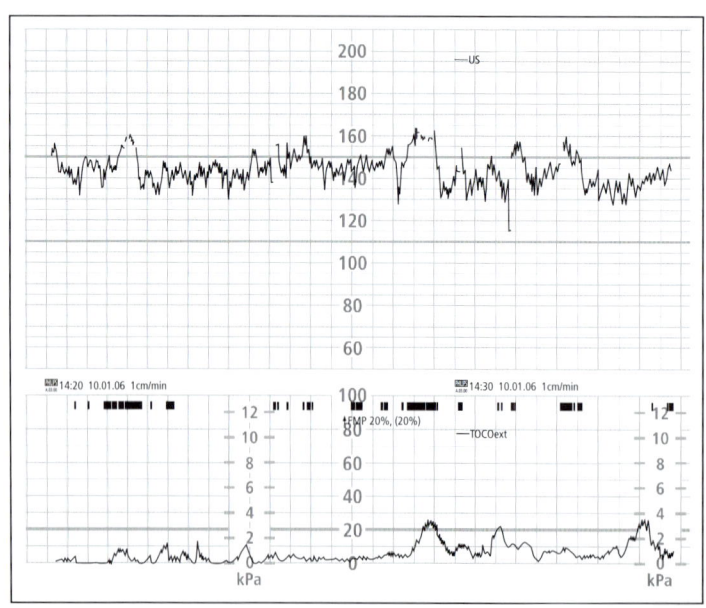

Abb. 14.15 Kinetokardiotokogramm mit sporadischen Akzelerationen bei Kindsbewegungen.

Ergänzende Maßnahmen der Geburtsüberwachung

ßen individuellen Unterschiede sind relative Veränderungen im Verlauf bei einem Kind allerdings aussagekräftiger. Hilfreich ist die Aufzeichnung der Kindsbewegungen auch zur Beurteilung von unklaren FHF-Kurven. Bei anhaltenden Akzelerationen im Aktiv-Wach-Stadium kann eine fetale Tachykardie mit wiederholten Dezelerationen vorgetäuscht werden.

Wehenbelastungstest

Beim Wehenbelastungstest (OBT = Oxytocinbelastungstest) wird die fetale Herzfrequenz unter Einfluss von natürlicher oder medikamentös erzeugter Wehentätigkeit beurteilt. Während der Kontraktion verschlechtert sich die uterine Durchblutung vorübergehend. Bei grenzwertiger Sauerstoffversorgung des Kindes kann es dadurch zu Dezelerationen oder anderen FHF-Veränderungen kommen.

Es liegen keine Evidenzen vor, die einen Nutzen des OBT oder anderer Belastungstests, wie Kniebeugen oder Step-Test, belegen, und es wird heute weitgehend darauf verzichtet (DGGG). Sollte er dennoch durchgeführt werden, gelten als Indikationen das suspekte oder pathologische CTG und der Verdacht auf fetale Gefährdung, z.B. bei SIH, IUGR, Terminüberschreitung > 10 Tage.

Ein OBT sollte nur in einer Einrichtung, in der eine Geburtsbeendigung durch Sectio möglich ist, durchgeführt werden. Kontraindikationen sind *Placenta praevia*, Querlage, Frühgeburt und ein pathologisches CTG, das eine akute fetale Gefährdung anzeigt.

Nach einem 15- bis 30-minütigen Ruhe-CTG wird nach dem im klinikeigenen Standard festgelegten Dosierungsschema Oxytocin mit der Infusionspumpe intravenös zugeführt; z.B. 3 IE Oxytocin in 500 ml NaCl, Anfangsdosis bei 10 ml/h, das entspricht 1 mIE Oxytocin/min, Steigerung alle 10 Minuten um 10 ml/h bis zum Einsetzen regelmäßiger Kontraktionen. Höchstdosis ist 100 ml/h oder 10 mIE Oxytocin/min. Setzen auch bei Höchstdosis keine Kontraktionen ein, wird der Test als nicht reaktiv beendet. Nach 30 Minuten regelmäßiger Kontraktionen, drei pro 10 Minuten, wird die Infusion abgestellt, das CTG für weitere 30 Minuten kontrolliert. Risiko ist die Gefahr der Überstimulation mit Dauerkontraktionen, deshalb sollte der OBT ständig überwacht werden und eine intrapartale Tokolyse vorbereitet sein.

Eine Möglichkeit, die endogene Oxytocinausschüttung anzuregen, ist der **Mamillenstimulationstest**. Nach Ruhe-CTG frottiert die Frau alle 10 Minuten für zwei Minuten beide Brustwarzen, das führt besonders bei Terminüberschreitung häufig zu leichten Kontraktionen.

Die Beobachtung, dass im Stehen deutlich mehr Uteruskontraktionen auftreten als im Liegen, wird beim **Steh-Stress-Test** genutzt. Nach Ruhe-CTG in Seitenlage wird die CTG-Registrierung im Stehen fortgesetzt. Die Beurteilung erfolgt nach den gleichen Kriterien wie beim OBT.

Andere Methoden, eine Minderdurchblutung des Uterus zu erzeugen, sind die Belastung durch Kniebeugen (10 Kniebeugen in rascher Folge bei laufendem CTG) oder durch zügiges Treppensteigen (vorher und direkt anschließend CTG).

Ergänzende Maßnahmen der Geburtsüberwachung

Das suspekte oder pathologische CTG ist kein sicherer Nachweis einer fetalen Gefährdung. Deshalb werden zur Abklärung weitere Untersuchungen empfohlen. Bei allen notwendigen Maßnahmen muss die Frau bzw. das Paar über das geplante Vorgehen informiert werden und – auch wenn wegen der gebotenen Eile keine eingehende Aufklärung möglich ist – ihr Einverständnis eingeholt werden. Alle im Folgenden aufgeführten Untersuchungen sind **ärztliche Aufgaben** und die Aufklärung erfolgt durch den Arzt. Dennoch kann es hilfreich sein, wenn die assistierende Hebamme während der Untersuchung mit der Frau spricht, auf Schmerzäußerungen eingeht und allgemein für eine ruhige Atmosphäre sorgt. Frauen, die während der Geburt eilige Eingriffe erlebt haben, beschreiben häufig die plötzliche Hektik und das Gefühl, dass sie nicht mehr wahrgenommen wurden, als sehr belastend.

Die fetale Skalpblutanalyse FSBA/MBU

Die fetale Skalpblutanalyse (FSBA) oder früher Mikroblutuntersuchung (MBU) ist die **Standardmethode zur Abklärung suspekter oder pathologischer CTG-Muster**. In Studien konnte der Einsatz der FSBA die Rate operativer Entbindungen wegen drohender fetaler Asphyxie auf fast die

Hälfte senken. Aus der gewonnen Blutprobe wird der aktuelle Säure-Basen-Status bestimmt. Vor allem der pH-Wert bestimmt das weitere geburtshilfliche Vorgehen.

Indikationen und Kontraindikationen

Indikationen sind anhaltende unklare oder pathologische FHF-Muster:
- unklare fetale Bradykardie
- wiederholte mittelschwere oder schwere variable Dezelerationen
- anhaltende schwere frühe Dezelerationen
- wiederholte späte Dezelerationen
- sinusoidales FHF-Muster
- anhaltende Tachykardie
- dauerhaft silentes Muster oder Oszillationsfrequenz unter 2/min

Unklare CTG-Befunde, die mit weiteren Risikofaktoren einhergehen:
- dickgrünes Fruchtwasser
- sehr protrahierte Geburt

Bei Verdacht auf fetale Anämie kann aus der Blutprobe das fetale Hb bestimmt werden.

Kontraindikationen sind:
- anhaltende schwere fetale Bradykardie, die eine sofortige Notsectio erfordert
- vorangehender Teil auf dem Beckenboden, rasche Geburt möglich
- Frühgeburtlichkeit < 34. SSW
- mütterliche Infektionen wie Hepatitis A, C, HIV, Herpes simplex und andere schwere genitale Infektionen
- fetale Gerinnungsstörungen
- Gesichtslage

Nicht durchgeführt werden kann die FSBA
- beim zweiten Zwilling,
- bei nicht ausreichend geöffnetem Muttermund (< 3 cm),
- bei nicht eröffneter Fruchtblase,
- bei nicht erreichbarem vorangehendem Teil.

Technik und Durchführung

(Abb. 14.16)

Das FSBA-Set enthält alle notwendigen sterilen **Instrumente:**
- Amnioskope verschiedener Größe
- Spekula
- Kornzange und Tupfer
- Messerhalter und ein Döschen mit Klingen oder Lanzetten
- Schälchen für das Paraffinöl
- evtl. Minitupfer zum Auftragen des Öls, dazu eine Tupferzange

Außerdem werden bereitgestellt:
- Paraffinöl
- eine Lichtquelle, evtl. eine Kaltlichtlampe
- heparinisierte Kapillaren mit 120–150 μm^3
- Schleimhautdesinfektionsmittel
- evtl. Chloräthylen oder Finalgon®

Durchführung:
- Meist wird die Frau in Steinschnittlage gelagert. Abweichend davon empfehlen die NICE-Richtlinien die linke Seitenlage. Da meist ein pathologisches CTG vorliegt und die Rückenlage die Durchblutung des Uterus verschlechtert, hat die Seitenlage offensichtlich Vorteile, die ein Umdenken in der Praxis rechtfertigen.
- Nach der Desinfektion des äußeren Genitales wird je nach Muttermundsweite das größtmögliche Amnioskop oder Spekulum eingeführt und bis zum vorangehenden Teil vorgeschoben.
- Nach der Entfernung des Obturators wird das Licht eingestellt oder die Kaltlichtquelle angebracht.
- Unter Sicht wird nun die Inzisionsstelle mit sterilen Tupfern gereinigt und getrocknet. Manche Untersucher verwenden Finalgon® oder Chloräthylenspray zur Hyperämisierung.
- Nun wird auf die Kopfhaut steriles Paraffinöl aufgetragen, um die Tropfenbildung des Blutes zu fördern.
- Dann erfolgt in einer Wehenpause die 2–3 mm tiefe Stichinzision.
- Das austretende Blut wird mit der Kapillare blasenfrei aufgenommen.
- Die Stichstelle wird mit einem trockenen Tupfer komprimiert.
- Die Blutgasanalyse wird durchgeführt.

Komplikationen

Komplikationen aufseiten des **Kindes** werden selten angegeben:
- Infektion der Punktionsstelle (1–2%)
- Hämatombildung oder Blutung (1%)
- In Rückenlage kann ein *Vena-cava*-Kompressionssyndrom das Kind beeinträchtigen.

Ergänzende Maßnahmen der Geburtsüberwachung

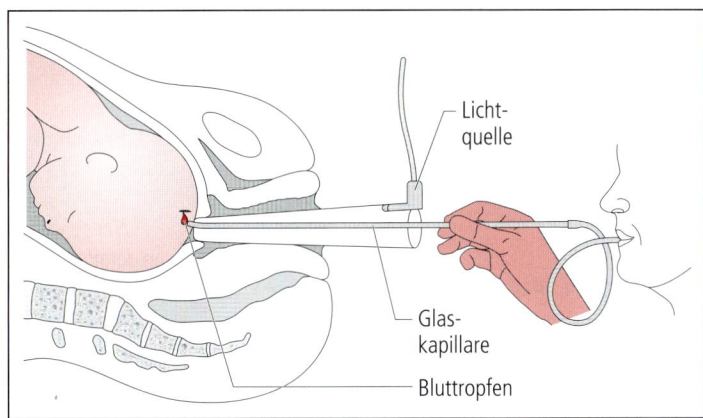

Abb. 14.16 Fetale Skalpblutanalyse.

Für die **Schwangere** sind vor allem bei wiederholten Untersuchungen
- die unbequeme Position,
- der u. U. schmerzhafte Eingriff und
- die Störung der Geburtsdynamik zu nennen.

Fehlerquellen

- Bei großer Geburtsgeschwulst mit Stauungsödem kann durch die schlechtere Durchblutung der gemessene pH-Wert niedriger als der arterielle Blut-pH-Wert des Kindes sein.
- Beimischungen von Fruchtwasser (mittlerer pH-Wert des Fruchtwassers bei 7,13) täuschen einen niedrigeren Wert vor.
- Selten entstehen falsch negative Ergebnisse durch großflächigen Luftkontakt, der den pH-Wert erhöht.

Beurteilung

Die bei der FSBA gewonnenen Werte sind immer nur eine Momentaufnahme des fetalen Zustands.

Der pH-Wert eignet sich für die Beurteilung besser als die starken Schwankungen unterworfenen pO_2- oder pCO_2-Werte. Für eine differenzierte Diagnostik des Säure-Basen-Haushalts ist die Bestimmung des Basenüberschusses (base excess, BE) sinnvoll. Der Basenüberschuss ist bei einer respiratorischen Azidose im Normbereich, bei einer metabolischen Azidose durch anhaltende Hypoxie erniedrigt.

Die Empfehlungen der DGGG zum weiteren geburtshilflichen Vorgehen nach FSBA zeigt Tabelle 14.6.

Mit diesen Empfehlungen soll vermieden werden, dass zum Geburtszeitpunkt Nabelschnurarterien-pH-Werte ≤ 7,10 auftreten. Dieser Wert und ein BE ≤ −12 mmol/l gelten nach neuen Daten als Grenze für ein deutlich erhöhtes Asphyxierisiko.

Andere Messmethoden

Die FSBA kann nur sporadische Messergebnisse liefern. Es wird an verschiedenen Methoden gear-

Tab. 14.6 Empfehlungen der DGGG zum geburtshilflichen Vorgehen nach FSBA.

FSBA	Folgerung
pH ≥ 7,25	FSBA sollte bei weiter bestehenden FHF-Anomalien wiederholt werden.
pH 7,21–7,24	FSBA sollte innerhalb von 30 Minuten wiederholt werden oder bei starkem pH-Abfall seit der letzten Messung die Entbindung erwogen werden.
pH ≤ 7,20 pCO_2 > 65 mmHg (resp. Azidose) BE > −9,8 (metab. Azidose)	Die Entbindung sollte rasch erfolgen, insbesondere bei metabolischer Azidose.

beitet, die eine **kontinuierliche Messung der Sauerstoffversorgung des Kindes** unter der Geburt ermöglichen. Sie sind alle in der Anwendung nicht einfach zu handhaben, wenig zuverlässig und haben sich deshalb in der Praxis kaum verbreitet. Auch sind die Messwerte nicht eindeutig zu interpretieren, daher werden sie hier nur kurz erwähnt.

- **Transkutane pO$_2$/pH-Messung:** Für diese Methode gilt im Besonderen das bisher Beschriebene, sie wird wegen technischer Probleme nicht routinemäßig angewandt.

- **Pulsoxymetrie:** Die kontinuierliche Messung der Sauerstoffsättigung (Sa O$_2$) ist eine häufig eingesetzte Überwachungsmethode z.B. bei Erwachsenen mit Vollnarkosen oder auffälligen Neugeborenen. Zur intrapartalen Überwachung ist sie zumindest in einzelnen Kliniken im Einsatz. Das Verfahren beruht darauf, dass oxygeniertes Hämoglobin rotes Licht stärker absorbiert als desoxygeniertes. Eine Lichtquelle durchleuchtet das Gewebe und ein Sensor misst den Anteil des durchgetretenen Lichts. Meist sind diese Sonden in einer Spiralelektrode integriert, die am Kopf des Kindes angebracht wird und gleichzeitig das fetale EKG ableitet. Eine andere Methode ist das atraumatische Anlegen an der Wange des Kindes. Häufig lösen sich diese Elektroden oder liefern keine ausreichende Signalqualität. Der gemessene Wert ist relativ, nicht absolut, und gibt den Anteil des oxygenierten Hb in % wieder. Die Sa-O$_2$-Werte in der Eröffnungsperiode liegen bei 50–68%, in der Austreibungsperiode bei 49–65%. Allerdings gibt es keine verbindlichen Interpretationen oder Grenzwerte. Fachgesellschaften raten davon ab, geburtshilfliche Entscheidungen aufgrund von Sa-O$_2$-Messergebnissen zu treffen.

Weitere Überwachungsmethoden in der Schwangerschaft

Ultraschall

Zielsetzung, Aufgabe der Hebamme

Die Sonographie ist neben dem CTG die am häufigsten in der Schwangerenvorsorge eingesetzte Technik. In der Diagnostik von Schwangerschafts- und Geburtskomplikationen wie Verdacht auf intrauterine Mangelentwicklung oder Blutung hat der Ultraschall seinen festen Platz. Seit 1980 ist das **Ultraschallscreening** Teil der Schwangerenvorsorge.

> **!** Das **Screening** (engl. *to screen* = sieben) ist eine epidemiologische Untersuchungsmethode an symptomlosen Personen zur Früherkennung, d.h., bei einer bestimmten Gruppe wird flächendeckend nach Hinweisen auf das Vorliegen einer Erkrankung oder von Risikofaktoren gesucht. Beispiele: Neugeborenenscreening auf Stoffwechselerkrankungen, Mammographie für alle Frauen > 50 Jahre.
> Ein Screeningtest muss eine ganze Reihe von Anforderungen erfüllen, um sinnvoll zu sein:
> - Die gesuchte Erkrankung stellt ein ernsthaftes Gesundheitsproblem dar.
> - Es stehen Therapien für den Erkrankten zur Verfügung.
> - Früherkennung bringt Vorteile gegenüber späterer Entdeckung, d.h., eine frühzeitige Therapie verbessert die Heilungschancen.
> - Schwere und Häufigkeit der Erkrankung rechtfertigen die Belastungen durch den Test und die entstehenden Kosten.
> - Die Qualität des Tests ist hoch (Sensitivität, Spezifität).
>
> Die meisten Untersuchungen in der Schwangerenvorsorge sind Screeningtests. Gesunde, sich wohl befindende Schwangere werden durch Blutentnahmen, Urinkontrollen etc. auf das Vorliegen von Risikofaktoren gescreent. Da die Wahrscheinlichkeit einer Erkrankung bei asymptomatischen Schwangeren sehr niedrig ist, sind viele falsch positive Ergebnisse die Folge. Deshalb sollten gerade in der Schwangerenvorsorge Screeningtests auf ihre Effektivität untersucht werden.

Ultraschall ist in Deutschland eine **ärztliche Tätigkeit**, die für weiterführende Untersuchungen eine Qualifikation nach den Richtlinien der DEGUM (Deutsche Gesellschaft für Ultraschall in der Medizin) voraussetzt. In der außerklinischen Vorsorge informiert die Hebamme die Schwangere über das Angebot, das diese bei einem niedergelassenen Gynäkologen wahrnehmen kann. Die Mutterschaftsrichtlinien sehen bei normalem Schwangerschaftsverlauf drei Ultraschallunter-

Weitere Überwachungsmethoden in der Schwangerschaft

chungen für alle Schwangeren vor, bei vorliegenden Risiken auch mehr.

Die **Ziele des Ultraschallscreenings** sind:
- Sicherung einer intrauterinen Gravidität
- genaue Bestimmung des Gestationsalters
- frühzeitiges Erkennen von Mehrlingsschwangerschaften
- Kontrolle des Wachstums und der Entwicklung (Biometrie)
- Suche nach auffälligen Merkmalen

Technik

Ultraschall bezeichnet hochfrequente Schallwellen. Hörbarer Schall bewegt sich im Kilohertzbereich, der in der Medizin genutzte Ultraschall im Bereich von 2–16 Megahertz (MHz), ist also nicht hörbar. Abdominalsonden arbeiten mit 3,5–7,5 MHz, Vaginalsonden mit 5–10 MHz. Die Auflösung des Bildes nimmt mit der Frequenz zu, die Eindringtiefe der Schallwellen ab. Bestimmte physikalische Eigenschaften des Schalls ermöglichen Informationen über die durchdrungenen Strukturen. Schallwellen breiten sich in dichtem Medium (Knochen) schneller aus als in weniger dichtem (Luft). An Grenzflächen zweier Gewebe werden Schallwellen abhängig von der Dichte unterschiedlich stark reflektiert, z. B. wird beim Übergang von Gewebe zu Luft nahezu der ganze Schall reflektiert.

Ähnlich wie beim Ultraschall-Transducer des CTG werden die Schallwellen von Piezokristallen in der Sonde erzeugt und auch von denselben empfangen und in elektrische Signale umgewandelt. Aus der Laufzeit vom Sender zur reflektierenden Grenzfläche und zurück zum Empfänger wird die Entfernung berechnet.

Die in der Geburtshilfe üblichen Ultraschallgeräte arbeiten mit dem B(brightness)-Mode-Verfahren. Dabei wird jeder berechnete Punkt entsprechend seiner Entfernung auf einer vertikalen Bildleiste dargestellt. Die Helligkeit (brightness) in Graustufen wird von der Intensität der reflektierten Schallwellen bestimmt. Der Bildaufbau erfolgt so schnell, dass das menschliche Auge ein bewegtes Bild wahrnimmt (real-time).

Beim 3D-Ultraschall entsteht der dreidimensionale Eindruck durch das Übereinanderlegen vieler Schnittebenen. Diese können parallel oder fächerförmig angeordnet sein.

Sicherheit

Die Energie der Schallwellen ist abhängig von der Frequenz und Intensität, dem Abstand zum Gewebe und der Untersuchungsdauer. Ultraschallwellen werden im Gewebe teilweise absorbiert, dabei entsteht Wärme. Beschrieben wird auch eine Bläschen- oder Hohlraumbildung (Kavitation). Eine Schädigung des Gewebes ist durch beide Phänomene möglich. Bei dem mit höherer Energie arbeitenden Doppler wurde erhebliche Lärmentwicklung am kindlichen Ohr beschrieben. Allerdings gelten die in der Medizin eingesetzten Intensitäten als unschädlich und es wurden keine nachteiligen Folgen beobachtet. Trotzdem gilt für die Anwender die **Richtlinie »so wenig wie möglich«**, d.h.:
- Untersuchungszeit so kurz wie möglich
- Untersuchung mit der niedrigstmöglichen Intensität
- Vermeiden von Kombinationen des B-Mode mit Farb-Doppler und gepulstem Doppler

Indikation nach den Mutterschaftsrichtlinien

Die **drei Screeninguntersuchungen** in der 10., 20. und 30. SSW sollen bei allen Schwangeren durchgeführt werden und bedürfen keiner Indikation. Neben den o.g. Zielen gelten für jedes Screening spezielle Fragestellungen:
- Bei der **1. Untersuchung in der 8+0 bis 11+6 SSW** werden Befunde erhoben über den intrauterinen Sitz, die Darstellbarkeit des Embryos, die Herzaktion, das Vorliegen einer Mehrlingsschwangerschaft und fetale Auffälligkeiten. Es wird die Scheitel-Steiß-Länge oder der biparietale Durchmesser gemessen und daraus das Gestationsalter bestimmt und die zeitgerechte Entwicklung überprüft. Die Berechnung durch Biometrie in der Frühschwangerschaft gilt als verlässlichste Methode der Terminbestimmung. Die DGGG empfiehlt eine Korrektur des Entbindungstermins, wenn der so bestimmte Termin mehr als sieben Tage vom Entbindungstermin nach letzter Periode abweicht. Bei Mehrlingen lassen sich zu diesem Zeitpunkt die Anzahl der Kinder und die Amnion- und Chorionverhältnisse am besten beurteilen. Zur Beurteilung der fetalen Entwicklung sollen nach DGGG überprüft werden: das Vorhandensein von vier Gliedmaßensprossen, der Ausschluss eines Hydrops, der Nachweis einer

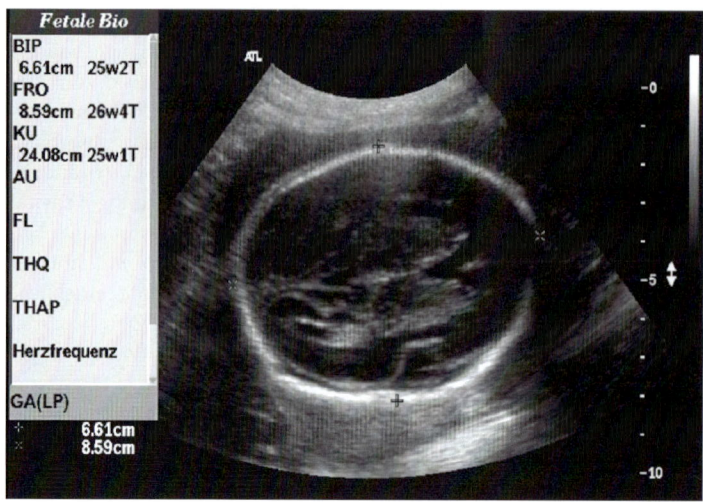

Abb. 14.17 Ultraschallbild des Kopfes in der 29. SSW mit den Maßen des biparietalen und frontookzipitalen Durchmessers (mit freundlicher Genehmigung von Dr. L. Delle Chiaie, Frauenklinik des Klinikums Stuttgart).

geschlossenen Schädelkalotte, der Ausschluss von intraabdominellen Zysten mit mehr als 2 cm Durchmesser. Werden Auffälligkeiten festgestellt, soll die Schwangere in eine auf Ultraschall spezialisierte Praxis oder Klinikambulanz überwiesen werden. Zunehmend führt auch ein diagnostiziertes »Nackenödem« zu weiteren Untersuchungen (s. S. 284 f.).

- Die **2. Untersuchung** ist **in der 18+0 bis 21+6 SSW** vorgesehen. Es werden bei der Biometrie vier Maße erhoben: der biparietale Durchmesser BPD (Abb. 14.17) und ein weiteres Kopfmaß (fronto-okzipitaler Durchmesser FOD oder Kopfumfang), ein Abdomen-Thorax-Maß (Abdomen-Thorax-Querdurchmesser ATD, Abdomen-Thorax-a.-p.-Durchmesser APD oder der Umfang) und Femurlänge FL oder Humeruslänge HL. Die zeitgerechte Entwicklung und das Vorhandensein von Herzaktion und fetalen Bewegungen werden kontrolliert. Die körperliche Entwicklung, der Körperumriss und die fetalen Strukturen werden beurteilt. Die Gliedmaßen, die Wirbelsäule, die Kopfform, Bauchdecke, innere Organe wie Herz, Magenblase, Nieren und Harnblase werden soweit möglich dargestellt. Obwohl dieses zweite Screening häufig als Organschall bezeichnet wird, muss es vom gezielten Fehlbildungsschall unterschieden werden, es wird nur nach groben Fehlbildungen oder so genannten Softmarkern (s. S. 284) gesucht. Weiterhin wird die **Fruchtwassermenge** bestimmt (Tab. 14.7) sowie die Plazentalokalisation und -struktur untersucht.
- Bei der **3. Untersuchung in der 28+0 bis 31+6 SSW** werden die kindlichen Maße und die Entwicklung beurteilt wie beim vorhergehenden Screening, ebenso die Fruchtwassermenge und die Plazenta; der Sitz der Plazenta verändert sich meist im dritten Trimenon nicht mehr. Die Einschätzung der Plazentastruktur zur Vorhersage von intrauteriner Mangelentwicklung hat mit Einführung von Doppler-Untersuchungen an Bedeutung verloren. Außerdem wird die Kindslage dokumentiert.

Tab. 14.7 Beurteilung der Fruchtwassermenge (mod. nach Schneider u. Gnirs 2004).

Amniotic-fluid-Index	
Die Gebärmutter wird in Nabelhöhe in vier gleiche Quadranten geteilt, in jedem das tiefste Fruchtwasserdepot gemessen und die Maße addiert.	
Oligohydramion	≤ 5 cm
normal	> 5–24 cm
Polyhydramion	> 24 cm
Single-Pocket-Methode	
Nach dieser Methode liegt ein Oligohydramion vor, wenn nirgendwo ein Fruchtwasserdepot mit mindestens 2 cm Tiefe gemessen werden kann.	

Weitere Überwachungsmethoden in der Schwangerschaft

Weitere **Kontrolluntersuchungen im Rahmen des Screenings** sehen die Mutterschaftsrichtlinien bei einer der folgenden Indikationen vor:
- Sicherung des Schwangerschaftsalters bei
  - unklarer Regelanamnese
  - Diskrepanz zwischen Uterusgröße und berechnetem Schwangerschaftsalter
  - fehlenden Untersuchungsergebnissen aus dem US-Screening bei Arztwechsel
- Kontrolle des fetalen Wachstums bei
  - Schwangeren mit einer Erkrankung, die zu fetalen Entwicklungsstörungen führen kann
  - Verdacht auf Entwicklungsstörung aufgrund vorausgegangener Untersuchungen
- Neu- oder Nachbeurteilung des Schwangerschaftsalters bei auffälligen Ergebnissen der in der Mutterschaftsvorsorge notwendigen serologischen Untersuchungen der Mutter
- Überwachung einer Mehrlingsschwangerschaft
- Diagnostik und Kontrolle des Plazentasitzes bei vermuteter oder nachgewiesener *Placenta praevia*
- erstmaliges Auftreten einer uterinen Blutung
- Verdacht auf intrauterinen Fruchttod
- Verdacht auf Lageanomalie ab 35+0 SSW

Darüber hinaus dienen Ultraschalluntersuchungen der **Abklärung oder Überwachung von pathologischen Befunden**. Sie sind nicht mehr Bestandteil des Screenings.
- rezidivierende oder persistierende uterine Blutung
- gestörte Frühschwangerschaft
- Frühschwangerschaft bei liegendem IUP, *Uterus myomatosus*, Adnextumor
- Kontrolle nach intrauterinen Eingriffen (z. B. Amniozentese)
- Zervixmessung bei Zervixinsuffizienz oder Verdacht
- vorzeitige Wehentätigkeit oder vorzeitiger Blasensprung
- Kontrolle und Verlaufsbeobachtung bei bestehender Anomalie oder Erkrankung des Fetus
- Verdacht auf vorzeitige Plazentalösung
- Kontrolle nach z. B. äußerer Wendung

Die DGGG legt in ihren Standards Indikationen für eine gezielte Ultraschalldiagnostik fest. Dieser so genannte **Fehlbildungsschall** gehört zu den Maßnahmen pränataler Diagnostik und verlangt eine ausführliche Aufklärung der Frau bzw. des Paares (s. S. 284). Er wird in spezialisierten Praxen oder Klinikambulanzen angeboten.

Indikationen:
- Hinweiszeichen für Entwicklungsstörungen und Fehlbildungen bei Untersuchungen im Rahmen des Screenings
- genetisch bedingtes Wiederholungsrisiko für bestimmte Fehlbildungen
- einmaliges Auftreten von Fehlbildungen in einer Familie
- erhöhte AFP-Konzentration (s. S. 285) im mütterlichen Serum oder Fruchtwasser
- Einnahme von teratogen wirkenden Medikamenten
- mütterliche Infektionen (Toxoplasmose, Ringelröteln u. a. Virusinfektionen)
- mütterliche Erkrankungen mit erhöhtem Fehlbildungsrisiko (*Diabetes mellitus*)
- bei Mehrlingen
- Ausschluss von Chromosomenanomalien bei nicht erwünschter invasiver Diagnostik (Alter der Schwangeren, auffälliger Triple-Test)

Effektivität des Ultraschallscreenings

Wie hilfreich der Ultraschall zur Abklärung bei akuten Schwangerschaftskomplikationen wie Blutungen oder nach Trauma ist, hat jede Hebamme in ihrem Berufsalltag erlebt. Anders muss die Effektivität des Screenings beurteilt werden. Deutschland hat als erstes Land den Ultraschall in die Schwangerenvorsorge aufgenommen (1980) und schreibt seit 1995 als einziges Land weltweit drei Routineuntersuchungen vor. In der üblichen Schwangerenvorsorge werden die Frauen häufiger untersucht, einzelne Erhebungen ergaben 4,7- bis 5,4-mal. Manche Schwangere berichten, bei jeder Vorsorge einen US bekommen zu haben.

Damit stellen sich zwei Fragen auf unterschiedlichen Ebenen: Werden die Ziele des Screenings erreicht (siehe oben) und profitieren die Schwangeren und ihre Kinder?
- Mehrlinge werden zuverlässig erkannt, allerdings führt das nicht zu besseren Ergebnissen als bei Mehrlingen, die erst später mit klinischen Methoden entdeckt werden (NICE).
- Die Rate an Geburtseinleitungen konnte durch eine exaktere Bestimmung des Entbindungstermins nicht verringert werden (Jahn 1999).
- Unter Studienbedingungen werden bis zu 85% aller fetalen Fehlbildungen erkannt, in der Routinevorsorge nur um die 41%. Die Angaben schwanken zwischen 15% und 85% (Düring 2004).

- 75 % der Geburtsgewichte befinden sich in einem Bereich von ± 10 % des sonographischen Schätzgewichts. Bei makrosomen oder IUGR-Kindern sind die Abweichungen deutlich größer (große Kinder werden unterschätzt und kleine überschätzt) und die sonographischen sind den klinischen Gewichtsschätzungen nicht überlegen (Schelling 2004).
- Mangelentwickelte Kinder < 10. Perzentile werden nur zu ca. 30–50 % entdeckt, zudem profitieren diese nicht und haben auch kein besseres Outcome als unerkannt gebliebene (Jahn 1999).
- Eine Senkung der perinatalen Mortalität durch US-Screening konnte in einzelnen Studien gefunden werden, andere bestätigen das nicht. Wo es zu einer Reduzierung der Mortalität kam, liegt die Ursache in einer Zunahme der Schwangerschaftsabbrüche bei Fehlbildungen, die dann nicht mehr in der Perinatalstatistik erscheinen.

Bedeutung in der Vorsorge, Problematik

Der Ultraschall hat durch den häufigen Einsatz in der Vorsorge ein großes Gewicht bekommen. Die Erwartungen an die Aussagekraft sind sehr hoch. Hebammen sind häufig mit Fragen zum Ultraschall konfrontiert. Vor allem unklare Befunde oder Verdachtsdiagnosen sorgen bei den Frauen oder Paaren für Beunruhigung. Andererseits sind werdende Eltern vom Anblick ihres Kindes oft sehr berührt und wünschen sich Ultraschalluntersuchungen.

- Das Versprechen, sagen zu können, dass »alles in Ordnung ist«, hat enorme Erwartungen ausgelöst. Wie oben ausgeführt, ist das aber nur sehr begrenzt möglich. Um juristische Probleme zu vermeiden, hat die DGGG einen Aufklärungsbogen entwickelt, der auf die Grenzen der US-Diagnostik hinweist und Schwangeren zur Unterschrift vorgelegt wird.
- Schwangere werden vor Routinesonographien nicht darauf hingewiesen, dass die Suche nach Fehlbildungen den Einstieg in weitere – auch invasive – Diagnostik mit allen Konsequenzen bedeuten kann.
- Das Recht auf Nichtwissen (von möglicher Behinderung oder Erkrankung des Kindes) ist nicht gewährleistet. Auffällige Befunde müssen mitgeteilt werden.
- Vermeintlich exakte Ergebnisse (wie eine Terminkorrektur um 4 Tage oder ein auf genaue Grammzahl geschätztes Gewicht) erzeugen die Illusion einer perfekten Technik. Große Verunsicherung lösen deshalb schon kleine Abweichungen von den Normwerten aus.
- Die Eigenwahrnehmung der Frau wird durch eine scheinbar objektive Technik entwertet. Bereits die Feststellung der Schwangerschaft erfolgt nicht durch die Beobachtungen der Schwangeren, sondern durch die Darstellung einer Fruchthöhle im Ultraschall. Selbst wenn die Frau den Konzeptionstermin angeben kann, wird der Entbindungstermin nach US-Maßen bestimmt.
- Das Sichtbarmachen erzeugt das Bild eines Individuums, lange bevor es als Gegenüber durch spürbare Bewegungen sinnlich wahrnehmbar ist.
- Von früh diagnostizierten Zwillingsschwangerschaften bleibt wenig später häufig nur noch ein Fet. Abgesehen von dem Wechselbad der Gefühle, das die Nachricht einer Zwillingsschwangerschaft in einer Familie auslöst, hinterlässt die Diagnose, dass ein Embryo abgestorben ist, den Eindruck, dass etwas nicht in Ordnung sei, und Gefühle des Verlustes.
- Die Grenzen zwischen nützlicher Diagnostik und »Babyfernsehen« sind durch die Vermischung mit ökonomischen Interessen (IGeL-Leistungen) nicht immer deutlich.

Die Hebamme wird – gerade weil sie keinen Ultraschall anbietet und kein ökonomisches Interesse daran hat – häufig um Rat gefragt. Sie informiert über Möglichkeiten und Grenzen und erläutert wenn nötig Befunde. Vor allem aber sollte sie die Schwangere darin bestärken, ihre eigenen Wahrnehmungen und Gefühle ernst zu nehmen. Dazu gehört, dass die Hebamme selbst ihre Fähigkeiten zum Tasten, Spüren, Hören ständig übt und in ihren Befunden nicht vom Ultraschall abhängig ist. Mit den Leopold-Handgriffen lassen sich Kindslage und -größe ertasten und mit einiger Routine auch die Fruchtwassermenge schätzen.

Doppler-Sonographie

Die Doppler-Sonographie gehört nicht zu den Routineuntersuchungen in der Schwangerenvorsorge. Sie wird nur durchgeführt, wenn besondere Indikationen vorliegen.

Weitere Überwachungsmethoden in der Schwangerschaft

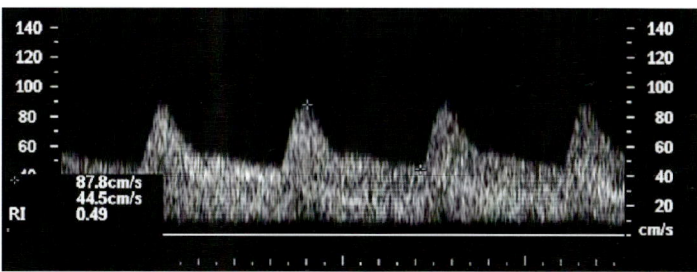

Abb. 14.18 Physiologische Doppler-Kurve der *A. uterina* in der 34. SSW (mit freundlicher Genehmigung von Dr. L. Delle Chiaie, Frauenklinik des Klinikums Stuttgart).

Indikationen

Die Doppler-Sonographie als Screeningverfahren an allen Schwangeren hat bisher in Studien keine Vorteile gezeigt (DGGG 2002). Bei ausgewählten Indikationen ist sie zur Erkennung der gefährdeten Fälle geeignet. Seit 1995 ist sie in die Mutterschaftsrichtlinien mit folgenden Indikationen aufgenommen:
- Verdacht auf intrauterine Wachstumsretardierung
- schwangerschaftsinduzierte Hypertonie/ Präeklampsie/Eklampsie
- Zustand nach Mangelgeburt
- Zustand nach Präeklampsie/Eklampsie
- Auffälligkeiten der fetalen Herzfrequenzregistrierung
- begründeter Verdacht auf Fehlbildungen/fetale Erkrankungen
- Mehrlingsschwangerschaft bei diskordantem Wachstum
- Abklärung bei Verdacht auf Herzfehler/Herzerkrankung

Technik

Die Doppler-Sonographie beruht auf dem auf Seite 255 f. erklärten Doppler-Effekt. Die bewegten Flächen, die zu einer Frequenzänderung des reflektierten Schalls führen, sind hier die Blutbestandteile in den Gefäßen. Die Fließgeschwindigkeit bestimmt den Grad der Frequenzänderung, die Fließrichtung (hin zum Schallkopf, weg vom Schallkopf) eine Steigerung oder Verringerung der Frequenz. Die Untersuchung kann mit dem cw- (»continuous wave«) oder dem gepulsten (»pulsed wave«) Verfahren erfolgen. Beim Farb-Doppler wird die Fließrichtung durch die Farbe angezeigt, eine Blutströmung auf den Schallkopf zu wird rot dargestellt, eine Blutströmung weg vom Schallkopf wird blau dargestellt. Turbulenzen mit wechselnden Strömungsrichtungen bekommen die Farbe grün. In der Geburtshilfe wird trotz hoher Schallenergien meist der gepulste Doppler eingesetzt, weil er mit dem B-Bild kombiniert werden kann. Hier gelten die auf Seite 275 genannten Sicherheitsprinzipien ganz besonders. Doppler-Untersuchungen sollen deshalb nur mit Indikation und nicht vor der 20. SSW durchgeführt werden.

Indizes

Dargestellt werden die Fließgeschwindigkeiten in einer Hüllkurve. Diese Strömungsmuster sind für jedes Gefäß und jeden Gefäßabschnitt spezifisch (Abb. 14.18).

Mit der Analyse der Hüllkurve soll eine Aussage über den Gefäßwiderstand in den nachgeschalteten Blutgefäßen getroffen werden. Betrachtet werden die systolische (A) und die enddiastolische (B) Maximalgeschwindigkeit (Abb. 14.19). Je niedriger die enddiastolische Maximalgeschwindigkeit, desto höher der Gefäßwiderstand. Es werden verschiedene Indizes zur Beschreibung benutzt:

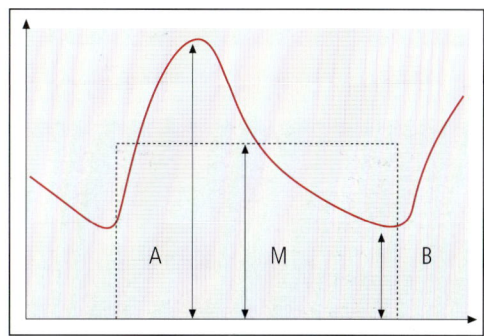

Abb. 14.19 Hüllkurve.

- A = systolische Maximalgeschwindigkeit
- B = enddiastolische Maximalgeschwindigkeit
- M = mittlere Maximalgeschwindigkeit
- A/B-Ratio = A/B
- RI (Resistance-Index) = (A−B)/A
- PI (Pulsatilitätsindex) = (A−B)/M

Bei niedrigem B ist der PI am aussagekräftigsten. Als pathologisch gelten für die Uterina- und Umbilikalarterie sowie für die Aorta Indizes über der 90. Perzentile, für die *A. cerebri media* Werte unter der 10. Perzentile.

Beurteilung

In der zweiten Schwangerschaftshälfte sinkt der Gefäßwiderstand physiologisch in den *Aa. uterinae* (20.–24. SSW) und den *Aa. umbilicalis* (Abb. 14.20) (bis zum Termin). Um den Termin und danach kommt es in der *A. umbilicalis* zu einem Abfall der diastolischen Flussgeschwindigkeit und im fetalen Gehirn zu einem Anstieg des diastolischen Flusses (Termineffekt). Die Fließgeschwindigkeiten in der fetalen Aorta und der *A. cerebri media* sind ansonsten konstant. In den peripheren Venen fließt das Blut ohne wesentliche Pulsation konstant.

Gemessen wird zur Beurteilung des nachgeschalteten Stromgebiets in folgenden Gefäßen:
- in den *Aa. uterinae* (uteroplazentarer Kreislauf)
- in den *Aa. umbilicalis* (fetoplazentarer Kreislauf)
- in der Aorta und der *A. cerebri media* (fetaler Kreislauf)

Bei auffälligen Messwerten werden außerdem die Fließmuster im *Ductus venosus* untersucht.

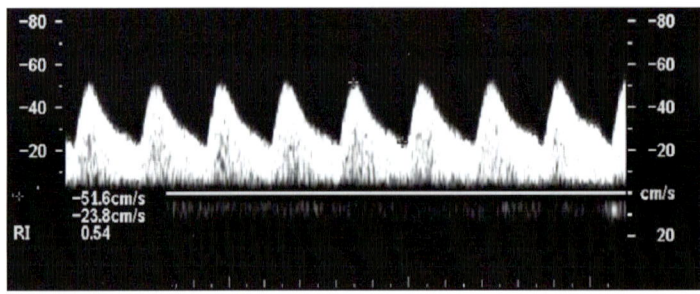

Abb. 14.20 Physiologische Doppler-Kurve der *A. umbilicalis* in der 36. SSW (mit freundlicher Genehmigung von Dr. L. Delle Chiaie, Frauenklinik des Klinikums Stuttgart).

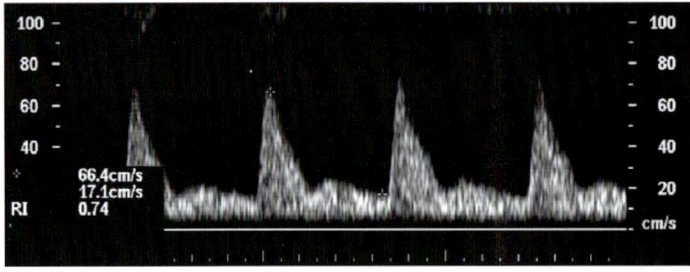

Abb. 14.21 Pathologische Doppler-Kurve der *A. uterina* mit Notch (mit freundlicher Genehmigung von Dr. L. Delle Chiaie, Frauenklinik des Klinikums Stuttgart).

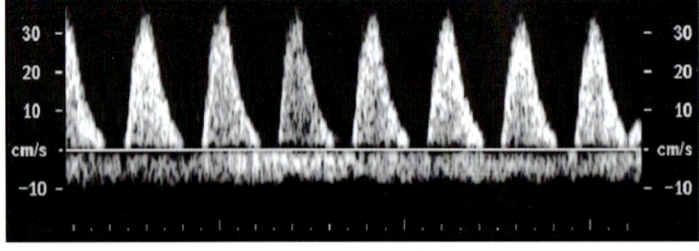

Abb. 14.22 Pathologische Doppler-Kurve der *A. umbilicalis* in der 32. SSW mit enddiastolischem Nullfluss (mit freundlicher Genehmigung von Dr. L. Delle Chiaie, Frauenklinik des Klinikums Stuttgart).

Weitere Überwachungsmethoden in der Schwangerschaft

Die Doppler-Sonographie liefert vielfältige Informationen über den Zustand der Einheit Mutter-Uterus-Plazenta-Fetus.
- Fällt der Gefäßwiderstand in den *Aa. uterinae* nach der 24. SSW nicht ab, ist das ein Hinweis auf eine unzureichende Ausbildung des Gefäßbettes in der Gebärmutter und damit die Entwicklung einer SIH oder einer IUGR.
- Ein beidseitiger »Notch«, ein kurzes frühdiastolisches Absinken der Maximalgeschwindigkeit in den *Aa. uterinae* in Form einer Inzisur, ist bis zur 24. SSW physiologisch, danach ein weiterer Hinweis auf eine plazentare Minderdurchblutung und die Gefahr der Entstehung einer Hypertonie (Abb. 14.21).
- Bei auffälligen Befunden im Schwangerschaftsverlauf, wie Verdacht auf IUGR, ist die Messung der *A. umbilicalis* am aussagekräftigsten für die Strömungsverhältnisse im plazentaren Strombett.
- Pathologisch sind außer einem RI ≥ 90. Perzentile ein enddiastolischer Null- oder Rückwärtsfluss in der *A. umbilicalis* (Abb. 14.22).
- Sinkt in der *A. cerebri media* der Gefäßwiderstand und nimmt der diastolische Blutfluss zu bei gleichzeitig steigendem Widerstand in der *A. umbilicalis*, spricht das für eine Zentralisation des fetalen Kreislaufs. Beim Vorliegen einer Hypoxie kommt es so zu einer Umverteilung des wenigen verfügbaren Sauerstoffs zugunsten des Gehirns; in der Peripherie wird im Gegenzug die Durchblutung vermindert (Brain-sparing-Effekt). Durch diesen Kompensationsmechanismus kann der Fetus seine zentrale Versorgung noch einige Zeit aufrechterhalten.
- Treten in den venösen Gefäßen Veränderungen auf, spricht das für das Ende der Kompensationsmöglichkeiten und einen bedrohlichen Zustand des Kindes.

Bewertung

Die Doppler-Sonographie ist die einzige Methode, die in Studien bei Risikoschwangeren zu einer Reduktion der perinatalem Mortalität um 30 % geführt hat, ohne die Rate der operativen Entbindungen zu erhöhen. Ihr Einsatz soll die Wahl des Entbindungszeitpunkts optimieren, es soll sowohl eine Gefährdung des Kindes durch Frühgeburtlichkeit wie auch durch Azidose vermieden werden. Die Messwerte der *A. umbilicalis* haben den besten Vorhersagewert für das Auftreten pathologischer CTG-Muster (bis zu drei Wochen). Wird das CTG ergänzend bei pathologischen Doppler-Befunden eingesetzt, steigt seine Aussagekraft deutlich.

Hormonbestimmungen

Die Bestimmung des **HCG** (humanes Choriongonadotropin) kann Hinweise auf einen gestörten Verlauf der Frühschwangerschaft geben. So sind bei drohendem Abort und Extrauteringravidität die Serumwerte erniedrigt, bei Blasenmole oder Chorionkarzinom erhöht. Der Nachweis von HCG im Urin dient als Schwangerschaftstest.
Hormonbestimmungen aus dem mütterlichen Blut oder Urin bei Verdacht auf eine Plazentainsuffizienz haben durch Einführung der Doppler-Sonographie an Bedeutung verloren.
Früher übliche Messungen von HPL (humanes Plazentalaktogen) oder Östriol werden dazu nicht mehr durchgeführt. Im Rahmen der Fehlbildungsdiagnostik wird die Bestimmung des **Östriols** in Kombination mit anderen Bluttests eingesetzt (s. S. 286).

Amnioskopie

Bei der Fruchtwasserspiegelung wird das Fruchtwasser durch die geschlossenen Eihäute hindurch betrachtet und beurteilt. Die Farbe und die Menge des Fruchtwassers sollen Aussagen über das Befinden des Feten ermöglichen. Die Amnioskopie wurde vor allem bei Übertragungen eingesetzt; nach Überschreitung des Entbindungstermins wurde alle zwei Tage eine Untersuchung gemacht. Die Aussagekraft ist sehr begrenzt, klares Fruchtwasser in der Vorblase kann mit grünem Fruchtwasser hinter dem kindlichen Kopf einhergehen, ebenso kann das grüne Fruchtwasser durch ein einmaliges Ereignis (*Vena-cava*-Syndrom) verursacht sein, das kein weiteres Handeln erfordert. Zudem war für viele Schwangere der Eingriff unangenehm oder schmerzhaft und häufig mit einer anschließenden Blutung verbunden.
Die Amnioskopie wurde durch CTG, Doppler und Ultraschall vollständig ersetzt und ist aus der Praxis verschwunden.

Pränataldiagnostik

! Pränatale Diagnostik ist die Suche nach einer Erkrankung oder Behinderung des Kindes oder Hinweisen darauf in der Schwangerschaft.

Ziele der Pränataldiagnostik (nach den Richtlinien der Bundesärztekammer) sind,
- Störungen der embryonalen und fetalen Entwicklung zu erkennen,
- durch Früherkennung von Fehlentwicklungen eine optimale Behandlung der Schwangeren und des (ungeborenen) Kindes zu ermöglichen,
- Befürchtungen und Sorgen der Schwangeren zu objektivieren und abzubauen und
- Schwangeren Hilfe bei der Entscheidung über die Fortsetzung oder den Abbruch der Schwangerschaft zu geben.

Möglichkeiten und Grenzen der Pränataldiagnostik

Die gezielte pränatale Diagnostik (PD) gehört nicht zum Routineangebot in der Schwangerenvorsorge. Sie unterscheidet sich von anderen Maßnahmen dadurch, dass in den meisten Fällen keine Therapie der gefundenen Störung möglich ist und die werdenden Eltern vor die Entscheidung über das Fortsetzen der Schwangerschaft oder einen Schwangerschaftsabbruch gestellt sind. Entsprechend hoch sind die Anforderungen an Information, Aufklärung und Beratung. Die im Rahmen der Mutterschaftsrichtlinien durchgeführten Ultraschalluntersuchungen – ungezielte Pränataldiagnostik – werden häufig nicht als Suche nach Fehlbildungen wahrgenommen (s. S. 274 ff.). In der Regel findet vor der Untersuchung keine Aufklärung statt und der Schwangeren ist meist nicht bewusst, dass ein unklarer Befund weitere Diagnostik, auch invasive, nach sich zieht.
Hebammen bieten selbst keine Untersuchungen im Rahmen der Pränataldiagnostik an.

! Zur Pränataldiagnostik gehören invasive und nichtinvasive Methoden. Eine Chromosomenuntersuchung oder die Suche nach bestimmten Gendefekten ist nur aus fetalen Zellen, die mit invasiven Verfahren gewonnen werden, möglich.

Häufigkeit von Fehlbildungen

Die Angaben zur Häufigkeit von angeborenen Fehlbildungen gehen weit auseinander. Das **Basisrisiko**, d.h. das altersunabhängige Risiko, ein Kind mit einer Fehlbildung zu bekommen, wird mit 3 bis 5% angegeben. Davon sind ca. ein Viertel schwere Fehlbildungen. Die Ursachen verteilen sich auf
- 60% unbekannt
- 20% multifaktoriell
- 8% monogen erblich
- 6% chromosomal
- 2% Virusinfektionen
- 2% chronische mütterliche Erkrankungen wie *Diabetes mellitus*, Autoimmunerkrankungen
- 1% Medikamente, chemische Stoffe (z.B. Tetrazykline, Alkohol)

Nach IVF (In-vitro-Fertilisation) oder ICSI (intrazytoplasmatische Spermieninjektion) findet sich bei jeder 12. Schwangerschaft eine Fehlbildung. Bei Mehrlingen verdoppelt sich das Basisrisiko.

! Aus den Ursachen ergibt sich, dass nur ein kleiner Teil der Fehlbildungen pränatal diagnostiziert werden kann. So sind von heute ca. 4000 bekannten genetisch bedingten Erkrankungen weniger als 10% pränatal diagnostizierbar.

Altersverteilung

Das so genannte Altersrisiko ist eine häufige Indikation für invasive Diagnostik. Ab einem Alter von 35 Jahren wird Schwangeren zu Pränataldiagnostik geraten. Die Trisomien 21 (Abb. 14.23), 13 und 18 treten mit zunehmendem mütterlichen Alter häufiger auf (Tab. 14.8), andere Chromosomenveränderungen, wie das Turner- oder das Klinefelter-Syndrom, sind altersunabhängig.
Die große Differenz der Häufigkeiten zwischen der 16. und der 40. SSW erklärt sich aus der hohen Wahrscheinlichkeit für einen Abort oder intrauterinen Fruchttod. 30% der Feten mit Trisomie 21 und 80% der Feten mit Trisomie 13 oder 18 sterben intrauterin zwischen der 12. und 40. SSW.
Deutlich wird auch, dass die Häufigkeit von Chromosomenveränderungen nicht sprunghaft mit 35 Jahren ansteigt und diese Altersgrenze relativ willkürlich festgelegt ist. Sie wird damit begründet, dass dann dem Abortrisiko nach invasi-

Pränataldiagnostik

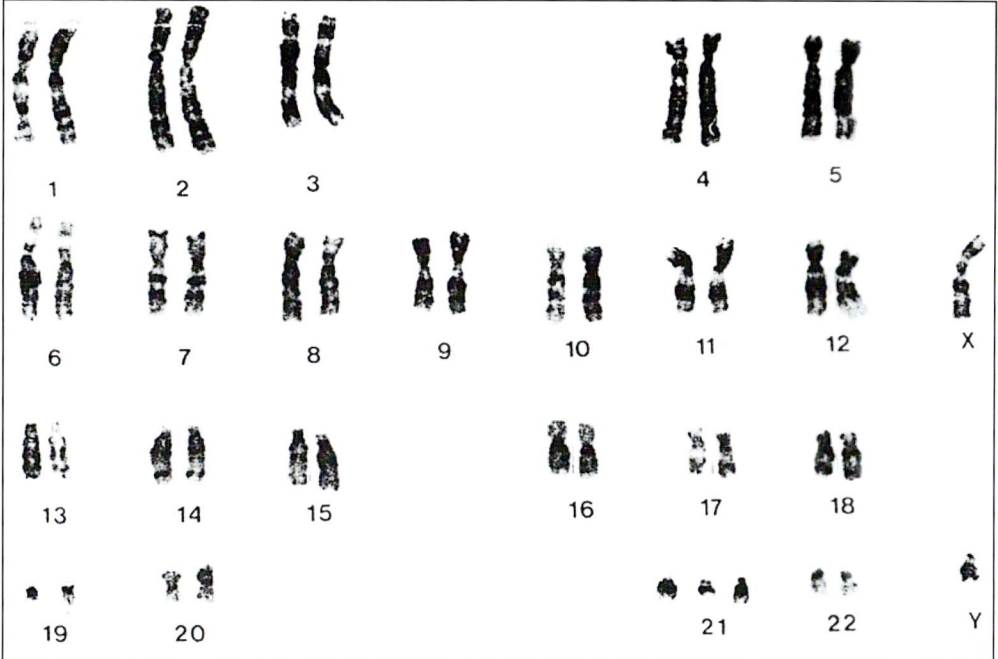

Abb. 14.23 Karyotyp eines Kindes mit Down-Syndrom: freie Trisomie 21 (aus: Simon C. Pädiatrie. Lehrbuch der Kinderheilkunde. 7. Aufl. Stuttgart, New York: Schattauer 1995).

Tabelle 14.8 Auftreten von Trisomie 21 bzw. 13 und 18 in Abhängigkeit vom Alter der Schwangeren und dem Gestationsalter (Verhältniszahl: 1 Fall pro x Schwangerschaften) (mod. nach Crombach u. Tutschek 2004).

Alter in Jahren	Trisomie 21		Trisomie 13 und 18	
	16. SSW	40. SSW	16. SSW	40. SSW
20	1 053	1 527	2 709	18 013
30	617	895	1 587	10 554
33	378	547	971	6 458
35	246	356	632	4 202
36	193	280	497	3 307
37	150	218	386	2 569
38	115	167	297	1 974
39	88	128	226	1 505
40	67	97	171	1 139
41	50	73	129	858
42	38	55	97	644

ver Diagnostik mit 1:100 bis 1:200 die Wahrscheinlichkeit einer Chromosomenstörung mit 1:350 gegenübersteht.

Gerade »ältere« Schwangere überschätzen ihr Risiko für die Geburt eines behinderten Kindes stark. Auch im gesellschaftlichen Umfeld gilt ab der magischen Grenze von 35 Jahren Pränataldiagnostik oft als selbstverständlich.

Therapiemöglichkeiten und Vorteile der Früherkennung

Intrauterine Therapien sind nach wie vor äußerst selten. Die überwiegende Mehrheit der Fehlbildungen ist nicht therapierbar, chromosomal oder genetisch bedingte Erkrankungen grundsätzlich nicht.

Die Vorteile, die eine Früherkennung bringt, werden häufig überschätzt. An dieser Stelle werden meist die Herzfehler genannt. Herzfehler gehören zu den eher selten beim Screening erkannten Fehlbildungen (s. S. 284) und die meisten fallen erst in der Neugeborenenperiode auf. Auch bei bekanntem Herzfehler ist selten eine sofortige Behandlung »aus dem Bauch der Mutter auf den OP-Tisch« notwendig. Zu den Fällen, bei denen das Kind eindeutig »profitiert«, wenn seine Erkrankung vor der Geburt bekannt ist, zählen die Zwerchfellhernie und die Omphalozele.

Die häufig vorgebrachte Annahme, es wäre vorteilhaft, sich auf ein Leben mit einem behinderten Kind einstellen zu können, entspricht nicht der Realität. So entscheiden sich ca. 95% aller Frauen bzw. Paare mit dem Befund »Trisomie 21« zu einem Abbruch.

Das Angebot der Pränataldiagnostik ergibt nur bei der Möglichkeit zum Abbruch einen Sinn. Obwohl seit Jahren von vielen Seiten gefordert und in Leitlinien und Empfehlungen formuliert (Bundesärztekammer, DGGG, BDH), ist die Aufklärung über diese Tatsachen vor der Diagnostik nach wie vor mangelhaft.

Als Indikation für pränatale Diagnostik – auch invasive – wird oft die Beruhigung der Frau durch einen unauffälligen Befund angeführt. 98% der Befunde nach Amniozentese sind unauffällig. Bedenklich ist, dass diese Beruhigung durch einen risikoreichen Eingriff teuer erkauft wird (das Abortrisiko wird unverändert mit 0,5 bis 1% angegeben).

Nichtinvasive Pränataldiagnostik

Ultraschall

Die Mehrzahl der schweren Fehlbildungen wird heute durch Ultraschall entdeckt. Hinweise können sich in einer der Screeninguntersuchungen ergeben. Dabei ist die **Entdeckungsrate** stark abhängig von der Art der Fehlbildung. Anomalien des Zentralnervensystems werden zu 77–88% entdeckt, Herzfehler nur zu 18–33% (Zimmermann 2004).

Großen Einfluss hat auch die Erfahrung des Untersuchers. Eine Studie zeigte, dass im Rahmen des Screenings niedergelassene Ärzte 22%, Krankenhausärzte 40% und Ärzte in Perinatalzentren 90% der Fehlbildungen entdeckten (Zimmermann 2004).

Einen **Fehlbildungsschall**, der meist **in der 20.–22. Schwangerschaftswoche** empfohlen wird, sehen die Mutterschaftsrichtlinien bei folgenden Indikationen vor:
- gezielte Ausschlussdiagnostik bei erhöhtem Risiko für Fehlbildungen oder Erkrankungen des Fetus aufgrund von
  - ultraschalldiagnostischen Hinweisen
  - laborchemischen Befunden
  - genetisch bedingten oder familiär gehäuften Erkrankungen oder Fehlbildungen in der Familienanamnese
  - teratogenen Noxen
- als Alternative zu invasiver pränataler Diagnostik

Gerade der letzte Punkt gewinnt zunehmend an Bedeutung. Heute sind 15 bis 20% aller Schwangeren über 34 Jahre alt (gegenüber 5% um 1980). Nicht alle wollen das Risiko einer invasiven Diagnostik auf sich nehmen und sehen den Fehlbildungsschall als Alternative.

Einen ultraschalldiagnostischen Hinweis im Sinne der Mutterschaftsrichtlinien stellen auch die so genannten **Softmarker** dar, morphologische Veränderungen, die selbst keinen Krankheitswert haben, aber bei Trisomien gehäuft beobachtet werden.

Sie sollen – wie auch die Serumtests – an dieser Stelle beschrieben werden, obwohl ihre Bedeutung eher gering ist. Gleichzeitig werden sie aber immer öfter diagnostiziert und bringen beunruhigte und Rat suchende Frauen in die Hebammensprechstunde. Sie werden oft beim zweiten US-Screening festgestellt und sind meist nur vorübergehend im zweiten Trimenon nachweisbar. Zurzeit gelten als **relevante Softmarker**:
- Nackenfalte ≥ 6 mm
- kurzer Femur oder Humerus
- hyperechogener Darm
- white spot (echogener Fokus im Herzen)
- erweitertes Nierenbecken ≥ 4 mm
- Zyste des *Plexus choroideus* (gefäßreicher, in die Hirnventrikel reichender Teil der weichen Hirnhaut)

Jeder dieser Softmarker erhöht das individuelle Risiko für das Vorliegen einer Trisomie um einem bestimmten Faktor. Alle diese Besonderheiten kommen auch bei gesunden Feten mit einer Häufigkeit von 1–5% vor. So sind sie kein eindeutiges Zeichen einer Chromosomenveränderung, sondern stellen lediglich eine Größe bei der Berechnung des relativen Risikos dafür dar. Die große Mehrheit der Kinder mit einem Softmarker ist gesund. Umgekehrt treten sie auch nur bei einem Teil (15–40%) der Feten mit einer Trisomie auf. Ihr Fehlen ist kein Beweis für ein gesundes Kind.

Pränataldiagnostik

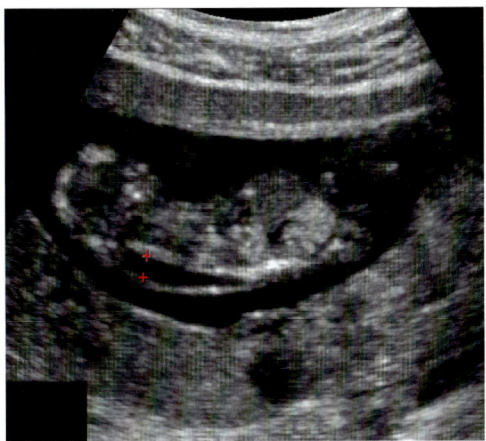

Abb. 14.24 Messung der fetalen Nackentransparenz in der 12. SSW, hier 0,14 cm = physiologisch (mit freundlicher Genehmigung von Dr. L. Delle Chiaie, Frauenklinik des Klinikums Stuttgart).

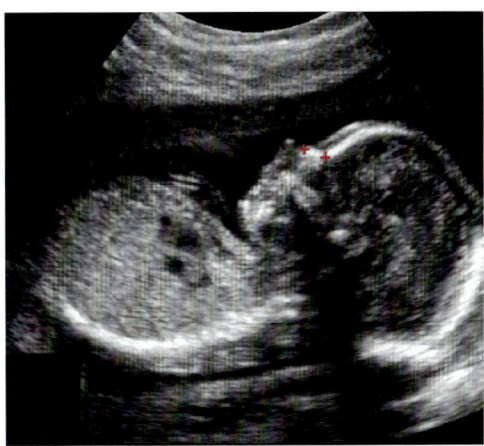

Abb. 14.25 Messung der Nasenbeinlänge im Ultraschall (mit freundlicher Genehmigung von Dr. L. Delle Chiaie, Frauenklinik des Klinikums Stuttgart).

Besondere Bedeutung hat die Messung der **Nackentransparenz in der 11+0 bis 13+6 SSW** (Abb. 14.24) bekommen. Die Nackentransparenz (NT) ist die subkutane Flüssigkeitsansammlung zwischen Nackenhaut und dem die Halswirbelsäule bedeckenden Gewebe. Eine verdickte NT findet sich bei 75 % der Kinder mit Trisomie 21 und zu 70 % auch bei anderen Chromosomenstörungen wie Trisomie 13, 18, Triploidie, Turner-Syndrom. Die Ursache ist noch nicht geklärt, diskutiert werden u. a. Störungen des Lymphabflusses und kardiale Anomalien. Als auffällig gelten Messwerte über der 95. Perzentile. Die Wahrscheinlichkeit einer Trisomie steigt mit zunehmenden Werten.

Dazu muss das exakte Schwangerschaftsalter bekannt sein, da sich die Dicke der NT mit der Schwangerschaftswoche verändert; bis zur 14. SSW nimmt sie zu, danach langsam wieder ab. Weitere mögliche Fehlerquellen sind die Verwechslung der Nackenhaut mit dem Amnion, eine ungenaue Wahl der Schnittebene und eine falsche Positionierung der Messpunkte. Die Messung bewegt sich im Zehntelmillimeterbereich und gilt als technisch schwierig.

Die Spezifität dieses Tests liegt bei 95 %, d. h. von hundert chromosomal gesunden Kindern werden 95 als solche erkannt. Allerdings haben 5 % ein falsch positives Ergebnis. Der positive Vorhersagewert liegt bei 3–5 % (tatsächlich vorhandene Trisomie bei positivem Test). Das heißt, dass 95–97 % der Feten mit auffälliger NT einen normalen Chromosomensatz haben (Crombach u. Tutschek 2004). Als weiteres Hinweiszeichen auf Trisomie gilt das **Fehlen des Nasenbeins.** Es soll sich bei 60–70 % der Feten mit Down-Syndrom nicht sonographisch darstellen lassen, hingegen nur bei 1–3 % der chromosomal unauffälligen Feten.

Der Nachweis des Nasenbeins (Abb. 14.25) stellt zusammen mit der Messung der Nackentransparenz die beiden mit Ultraschall ermittelten Parameter des Ersttrimester-Screenings dar.

Laborchemische Tests und Screeningverfahren

! Allen Screeningverfahren ist gemeinsam, dass sie keine Diagnose liefern, sondern nur eine individuelle Risikoabschätzung, das heißt eine Wahrscheinlichkeitsberechnung für das Vorliegen einer Erkrankung, ermöglichen.

■ **Screening auf Neuralrohrdefekte:** Die Krankheitsbilder bei Neuralrohrdefekten (NRD) sind in Kapitel 36 beschrieben.

Das Alpha-Fetoprotein (AFP) wird von der Embryonalanlage und später von der fetalen Leber gebildet. Seine biologische Funktion ist unklar. Es ist im fetalen Serum, im Fruchtwasser und im mütterlichen Serum nachweisbar. Erhöhte Werte finden sich gehäuft bei Neuralrohrdefekten (Anenzephalie, *Spina bifida*), aber auch in geringerem

Maße bei Omphalozelen und Gastroschisis, erniedrigte Werte bei Trisomie 21, 18.
Im Rahmen des Screenings wird in der 16.–18. SSW das AFP im mütterlichen Serum bestimmt. Hauptproblem dabei ist die große Überschneidung von Werten bei normalen und betroffenen Schwangerschaften. Bei erhöhten Werten wird ein Fehlbildungsschall empfohlen. Im Zweifelsfall können durch eine Amniozentese das AFP und die Acetylcholinesterase, die bei offenen Neuralrohrdefekten, vor allem bei *Spina bifida*, deutlich erhöht sind, im Fruchtwasser bestimmt werden. Die AFP-Konzentrationen im Fruchtwasser unterscheiden sich bei Gesunden und Betroffenen deutlicher als im mütterlichen Serum.

■ **Screening auf Trisomie 21**: Die Trisomie 21, das **Down-Syndrom**, ist die am häufigsten diagnostizierte Chromosomenveränderung. 50 % aller auffälligen Befunde nach Amniozentese entfallen darauf. Deshalb, und nicht etwa wegen einer vermeintlichen Schwere der Behinderung, ist die Identifizierung der Kinder mit Down-Syndrom zu einem Hauptziel der pränatalen Diagnostik geworden. Trotz der mit dem mütterlichen Alter leicht zunehmenden Häufigkeit werden ca. 60 % aller Kinder mit Down-Syndrom von Frauen unter 35 Jahren geboren. Die Risikoeinstufung allein nach dem Alter der Schwangeren führt zu einer Entdeckung von 30 bis 40 % aller Kinder mit Down-Syndrom. Gleichzeitig sind 99–99,7 % der Feten von Schwangeren zwischen 35 und 40 Jahren chromosomal gesund. Sie sind bei einer reinen Altersindikation dem Abortrisiko der invasiven Diagnostik von 0,5 bis 1 % ausgesetzt. So wurde und wird nach weiteren Faktoren gesucht, die eine bessere Wahrscheinlichkeitsberechnung ermöglichen als alleine das Alter. Sie sollen durch nichtinvasive Methoden zu erheben sein und allen Schwangeren angeboten werden können.

Bei der Entwicklung dieser Tests macht man sich zunutze, dass bei Trisomien bestimmte Hormone und Eiweiße im mütterlichen Serum in erhöhten oder erniedrigten Konzentrationen gefunden werden. Diese Werte werden aber auch von vielen weiteren Faktoren beeinflusst wie ethnische Herkunft, Rauchen, Diabetes, Übergewicht oder Hormonbehandlung, z. B. bei IVF.

Zum Screening im ersten Trimenon wird das freie **β-HCG** (humanes Choriongonadotropin, bei Trisomie 21 erhöht) und das **PAPP-A** (pregnancy associated plasma protein A, bei Trisomie 21 erniedrigt) bestimmt. Das PAPP-A, dessen biologische Funktion unklar ist, wird am besten vor der 11. SSW gemessen, da sich danach die Werte bei Trisomie langsam den Durchschnittswerten annähern. Zusammen mit der Messung der Nackentransparenz, dem Nachweis des fetalen Nasenbeins (s. S. 285), dem genauen Schwangerschaftsalter und dem Alter der Schwangeren können diese Werte zur Berechnung des relativen Risikos in ein Computerprogramm eingegeben werden. Ab einem Wert von 1 : 370 wird zu invasiver Diagnostik geraten. Dieses **Ersttrimester-Screening** wurde von der Fetal Medicine Foundation (FMF) entwickelt. Die Anwender müssen nach den Qualitätskriterien der FMF zertifiziert sein und die Software wird nur von ihr vertrieben. Diese Methode wird in Deutschland gegenüber anderen Tests zum Down-Screening bevorzugt. Sie erreicht bei genau bekanntem Schwangerschaftsalter die höchste Sensitivität. Die Ergebnisse können innerhalb eines Tages vorliegen. Allerdings sehen andere Fachgesellschaften (USA, Großbritannien) genau das frühe Vorliegen von Befunden als problematisch. Da es bei 30 % der Feten mit einer bei einer Chorionzottenbiopsie (CVS) diagnostizierten Chromosomenstörung bis zur 16. SSW zum Abort kommt, könnte diesen Frauen bei späterer Diagnose die Entscheidung über einen Schwangerschaftsabbruch erspart bleiben.

Im **zweiten Trimenon** (14+0 bis 19+6 SSW) geben ein erhöhter **β-HCG-Wert** und ein erniedrigter **AFP** (Alpha-Fetoprotein)- und **Östriolwert** Hinweise auf eine Trisomie 21 (**Triple-Test**). Zusammen mit dem genauen Schwangerschaftsalter, dem Alter und Gewicht der Schwangeren erfolgt aus diesen Werten die Risikoberechnung. Ab einem Wert von 1 : 300 oder 1 : 370 wird eine invasive Diagnostik empfohlen. Die zusätzliche Bestimmung des **Inhibin A** ist möglich (**Quadruple-Test**). Der Triple-Test war der erste Screeningtest auf Down-Syndrom. Wegen seiner geringen Sensitivität und Spezifität wird er heute nur noch selten angeboten. Kritisiert wurde auch, dass er häufig ohne ausreichende Aufklärung durchgeführt wurde und viele Schwangere in die invasive Diagnostik gedrängt wurden. Das RCOG (Royal College of Obstetricans and Gynecologists), die britische Fachgesellschaft, empfiehlt hingegen u. a. den Quadruple-Test als geeignetes Screening.

Fetale Zellen oder fetale DNS aus dem mütterlichen Serum

Fetale Zellen sind in sehr geringer Zahl während der Schwangerschaft auch im mütterlichen Blut vorhanden. Seit einiger Zeit versuchen Forscher, sie anzureichern und pränataldiagnostisch zu untersuchen. Das ermöglichte eine genetische Diagnostik ohne invasive Untersuchungen. Bisher ist das Verfahren noch zu zeitaufwendig und zu arbeitsintensiv.

Problematik des Screenings

Die Screeningverfahren im Rahmen der pränatalen Diagnostik müssen den allgemeinen Anforderungen an ein Screening genügen (s. S. 274). Diese erfüllen sie nur unzureichend.

- Ob die Schwere der gesuchten Krankheit, des Down-Syndroms, ein Screening rechtfertigt, ist eine gesellschaftliche und ethische Frage. Umgekehrt aber erzeugt der Aufwand, mit dem gerade nach dieser Besonderheit gesucht wird, den Eindruck, es handle sich um eine besonders gravierende Behinderung.
- Die Krankheit ist nicht therapierbar, eine frühzeitige Diagnose bringt keine Vorteile für den Erkrankten. Allerdings eröffnet sie der Schwangeren die Möglichkeit zu einem Schwangerschaftsabbruch.
- Trisomien sind relativ seltene Erkrankungen. Es werden jährlich 500 bis 700 Kinder mit Down-Syndrom geboren bei insgesamt ca. 700 000 Geburten in Deutschland.
- Schwangere unter 35 Jahren profitieren wegen der kleinen Zahl kaum vom negativen Vorhersagewert der Tests. Die Wahrscheinlichkeit, dass ihr Kind keine Trisomie hat, erhöht sich von altersbedingt 99,8 % auf 99,9 % bei einem negativen Testergebnis.
- Darin liegt auch ein wesentlicher Grund für die schlechte bis mäßige Testqualität. Auch die »guten Tests« erreichen nur eine Spezifität von 95 %, d. h. es werden 5 % der gesunden Feten »falsch positiv« als krank getestet. Nähmen alle 700 000 Schwangeren diesen Test in Anspruch, müssten 35 000 ein pathologisches Ergebnis verarbeiten und es würden bis zu 35 000 gesunde Feten den Risiken der invasiven Diagnostik ausgesetzt. Diese würde zu ca. 350 Aborten führen. Bei Frauen über 35 Jahren ist die Spezifität noch deutlich schlechter, die Rate der falsch positiven Ergebnisse nimmt bei 40-Jährigen auf bis zu 40 % (Triple-Test) zu. Dem gegenüber steht eine Sensitivität von 60 % (Triple-Test) bis 85 % (NT + HCG + PAPP-A), abhängig vom Alter der Schwangeren, wobei die Sensitivität mit dem Alter zunimmt.
- Schwierig ist bei allen Testbestandteilen die Festlegung der Grenze zwischen normal und pathologisch. Sie wird im Allgemeinen nach statistischen Erwägungen bestimmt und ist nicht immer wissenschaftlich abgesichert.
- Unklar ist auch der Grenzwert, ab dem zu invasiver Diagnostik geraten wird.

Allein diese komplexen Tatsachen machen deutlich, dass vor dem Screening eine **ausführliche Aufklärung und Beratung** notwendig ist. Die meisten Screeningtests sind IGeL (individuelle Gesundheitsleistungen) und werden nicht von den Krankenkassen bezahlt. So erfolgt die Information über das angebotene Screening häufig durch Broschüren, in denen Pränataldiagnostik zusammen mit anderen Angeboten als Vorsorge deklariert wird. Problematisch ist der frühe Zeitpunkt; nur wenige Wochen nach Feststellung der Schwangerschaft muss sich die Frau bzw. das Paar mit Risikotabellen für Behinderung, der Entscheidung über Untersuchungen und der Möglichkeit des Schwangerschaftsabbruchs auseinander setzen. Risikoberechnungen sind abstrakt und haben mit der Lebenswirklichkeit wenig zu tun. Sie werden individuell höchst unterschiedlich interpretiert: Fühlt sich die eine bei einem Risiko von 1:250 erleichtert, ist es für die andere eine Bedrohung. Im Alltagsempfinden wird Risiko mit Gefahr gleichgesetzt (Baumgärtner u. Stahl 2005). Emotional wird ein auffälliger Screeningtest nicht selten wie die Diagnose einer Behinderung bewertet. Die meisten Frauen entscheiden sich bei einem auffälligen Ergebnis für eine invasive Diagnostik.

Invasive Diagnostik

Eine invasive Diagnostik wird von ca. 10 % aller Schwangeren in Anspruch genommen, bei den über 35-Jährigen liegt der Anteil bei 60–70 %. Meist dient sie der Karyotypisierung des Feten (Tab. 14.9).

Tab. 14.9 Invasive pränatale Diagnostik (mod. nach Düring 2004).

Methode	Schwangerschafts-woche	Indikationen	Risiken
Amniozentese (AC)	ab 14.–16. SSW	Karyotypisierung, Infekt-, Stoffwechsel-, DNA-Diagnostik	Abortrisiko 1 % vag. Blutung 0,2–1,7 % Fruchtwasserabgang 1 % selten Chorioamnionitis
Früh-Amniozentese	< 13. SSW	wie AC	Abortrisiko 4–6 %
Chorionzotten-biopsie (CVS)	10.–12. SSW	Karyotypisierung, Stoffwechsel- und DNA-Diagnostik	Abortrisiko 1 % (–1,5 %) vag. Blutung • abdominal: 1,5–5 % • zervikal: 6–9 % Fruchtwasserabgang 0,3–0,7 %
Plazentabiopsie	> 13. SSW	wie CVS	Abortrisiko 1 %
Kordozentese	ab 18. SSW	Karyotypisierung, Infekt-diagnostik, hämatolog., biochem., serolog. Diagnostik	Abortrisiko um 1 % (–3 %?) Chorionamnionitis < 1 %
fetale Haut- und Leberbiopsie	18.–24./26. SSW	Hautkrankheiten, Stoffwechselstörungen	unklar

Amniozentese

Die Amniozentese (AC) ist die am häufigsten angewandte Untersuchung. Es wird transabdominal Fruchtwasser entnommen (Abb. 14.26). Außer zur
- Chromosomenuntersuchung (90 %)

wird sie in seltenen Fällen bei
- Verdacht auf Infektion,
- Anämie,
- Stoffwechselstörung oder zur
- Bestimmung der Lungenreife oder
- des AFP-Wertes

durchgeführt.

■ **Durchführung:**
- Die Amniozentese im Rahmen der Pränataldiagnostik wird meist in der 14+0 bis 16+6 SSW als ambulanter Eingriff durchgeführt.
- Im Ultraschall wird der Plazentasitz, die Lage des Kindes und der Fruchtwasserdepots untersucht und die optimale Punktionsstelle bestimmt.
- Nach Desinfektion der Bauchdecke werden unter Ultraschallsicht mit einer sterilen Hohlnadel (Spinalkanüle 20–22 G o. Ä.) der Uterus und die Fruchtblase punktiert und 10 bis 20 ml Fruchtwasser entnommen.
- Bei Mehrlingsschwangerschaften ist eine Amniozentese oft erst ab der 17./18. SSW möglich. Um die einzelnen Fruchtblasen sicher unterscheiden zu können, kann in die zuerst punktierte nach der Fruchtwasserentnahme ein Farbstoff (Indigocarmin) injiziert werden.
- Die Punktionsstelle wird mit einem sterilen Pflaster bedeckt.

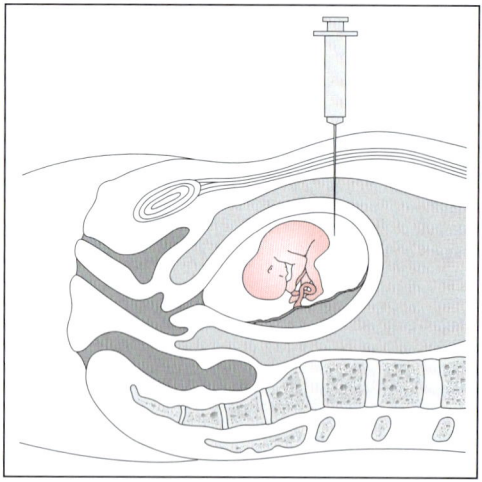

Abb. 14.26 Amniozentese in der 16. SSW.

Pränataldiagnostik

- Rhesusnegativen Frauen wird eine Anti-D-Prophylaxe verabreicht.
- Es wird empfohlen, nach dem Eingriff noch eine halbe bis eine Stunde zu liegen und im Anschluss eine Vitalitätskontrolle des Feten durchzuführen.
- In den folgenden Tagen wird den Frauen körperliche Schonung empfohlen und meist am Folgetag eine Ultraschallkontrolle durchgeführt. Ob durch dieses Vorgehen die Komplikationen vermindert werden können, ist unklar.

Auf eine Amniozentese sollte verzichtet werden bei:
- Blutungen
- vermehrten Kontraktionen
- Infektionskrankheiten wie Hepatitis C oder HIV

■ **Komplikationen:** Das **Fehlgeburtsrisiko** wird mit 0,5 bis 1 % angegeben, allerdings werden die Komplikationen nicht in einem verbindlichen Qualitätssicherungssystem erfasst. Verletzungen des Kindes werden heute nicht mehr berichtet. Nach dem Eingriff kann es in seltenen Fällen zu Fruchtwasserabgang oder Blutungen und Infektionen kommen. Frauen beschreiben die Punktion im Allgemeinen nicht als schmerzhaft, aber häufig als psychisch belastend.

Die fetalen Zellen im Fruchtwasser werden in einem genetischen Labor aufbereitet, kultiviert und die Chromosomen dargestellt. Der Befund liegt nach 2 bis 3 Wochen vor.
- Die Diagnosesicherheit beträgt 99,4–99,9 %.
- 98 % der Befunde sind unauffällig.
- Echte Mosaike, die keine eindeutige Diagnose erlauben, kommen in 0,1 bis 0,3 % der Fälle vor.
- Pseudomosaike sind etwas häufiger (1,3–9,8 %), aber ohne klinische Bedeutung.

Der **FISH-Test** (Fluoreszenz-in-situ-Hybridisierung) ist ein Schnelltestverfahren, das die Diagnostik bestimmter Chromosomenaberrationen innerhalb von ein bis zwei Tagen ermöglicht. So kann die von vielen Frauen, besonders wenn Auffälligkeiten diagnostiziert wurden, als belastend erlebte Wartezeit verkürzt werden. Spezielle DNS-Sonden markieren im Zellkern die Chromosomen 21, 18, 13, X und Y. Unter einem Fluoreszenzmikroskop sind die Chromosomen sichtbar und können ausgezählt werden. So liegt rasch ein Befund für die häufigsten Chromosomenabweichungen vor. Der FISH-Test ersetzt nicht die Kultivierung der fetalen Zellen, da nicht der gesamte Karyotyp dargestellt wird und Strukturanomalien einzelner Chromosomen nicht sichtbar sind. Es ist also immer nur ein vorläufiger Befund aus dem FISH-Test zu erwarten. Ein pathologischer Befund gilt allerdings, vor allem wenn gleichzeitig Auffälligkeiten im Ultraschall vorhanden sind, als ausreichender Anlass für einen Schwangerschaftsabbruch.

Noch nicht in die Routine eingegangen sind neuere Schnelltestmethoden, mit denen alle Chromosomen markiert werden können. Etablieren werden sich voraussichtlich Verfahren, die bestimmte Gensequenzen mithilfe der Polymerase-Kettenreaktion (**PCR**) kenntlich machen.

Chorionzottenbiopsie (CVS, Chorion villi sampling), Plazentabiopsie

Bei der CVS wird Chorionzottengewebe transabdominal (Abb. 14.27) oder transzervikal (selten) entnommen.
- Es ist die einzige Methode, mit der eine Chromosomenanalyse und damit ein eventueller Schwangerschaftsabbruch im ersten Trimenon möglich ist.
- Einzelgendefekte wie Thalassämie oder andere monogene Erbkrankheiten können festgestellt werden.
- Der AFP-Wert kann nicht bestimmt werden.

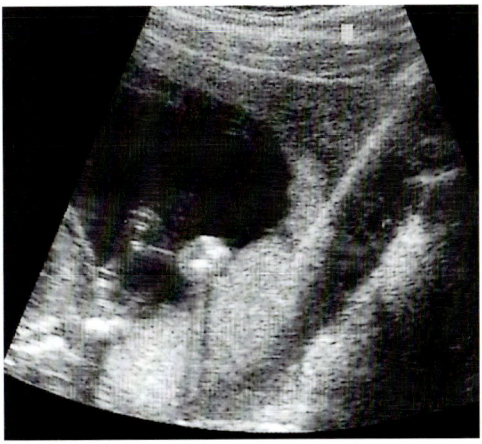

Abb. 14.27 Ultraschalldarstellung der transabdominal eingeführten Chorionzotten-Biopsienadel bei Hinterwandplazenta (mit freundlicher Genehmigung von Herrn Priv.-Doz. T. Hitschold, HSK Wiesbaden).

■ **Durchführung:**
- Die CVS wird in der 10. bis 12. SSW durchgeführt. Die transvaginale CVS ist wegen des erhöhten Blutungsrisikos kaum mehr üblich.
- Nach Ultraschalllokalisation der Plazenta wird die Bauchdecke desinfiziert.
- Steriles Sonogel und eine sterile Hülle für den Ultraschallkopf ermöglichen weitgehend sterile Bedingungen.
- Die Punktionsstelle wird mit einem Lokalanästhetikum betäubt.
- Die Punktion erfolgt unter US-Sicht mit einer Spinalnadel oder einer Doppelnadel. Letztere hat den Vorteil, dass sich der Trokar während der Aspiration von Gewebe nicht bewegt.
- Die Aspirationsnadel wird bis ins *Chorion frondosum* vorgeschoben und unter kleinen Vor- und Zurückbewegungen Chorionzottengewebe in die mit Medium gefüllte Spritze aspiriert.
- 20 bis 30 mg Gewebe reichen für die Diagnostik aus.
- Das weitere Vorgehen entspricht demjenigen bei der Amniozentese.

■ **Kontraindikationen:** entsprechen denen bei der Amniozentese.

■ **Komplikationen:** Die Angaben zu Komplikationen und zum Abortrisiko gehen weit auseinander. Meist wird von 1–1,5 % ausgegangen. Blutungen treten häufiger auf als bei der Amniozentese. Vor der 10. SSW sollte wegen der höheren Komplikationsrate keine Chorionzottenbiopsie angeboten werden.

Aus dem entnommenen Gewebe werden sowohl eine Direktpräparation aus den Trophoblastzellen wie auch eine Langzeitkultur aus Fibroblasten angelegt. Bei beiden handelt es sich nicht um fetale Zellen, die letzteren stehen dem Embryo aber entwicklungsgeschichtlich näher. Die Ergebnisse der Direktpräparation liegen nach 1–2 Tagen vor. Die Diagnosesicherheit beträgt
- für Normalbefunde 99,9 %,
- für homogene Trisomien, Triploidien und das Klinefelter-Syndrom 100 %,
- für unbalancierte Translokationen 83 %,
- für das Turner-Syndrom 47 %.
- Echte Mosaike werden in 0,8–1,5 % der Fälle gefunden,
- Pseudomosaike bei 1,8–2,3 %.

Bei auffälligen Befunden aus der Direktpräparation soll das Ergebnis der Langzeitkultur abgewartet werden, bevor weit reichende Entscheidungen getroffen werden. Bei unklaren Befunden kann eine spätere Amniozentese notwendig sein.
Die Ergebnisse der Langzeitkultur liegen nach ca. 10 Tagen vor, ein Normalbefund daraus hat eine Diagnosesicherheit von 99,98 %.

Kordozentese, Nabelschnurpunktion

Bei der Kordozentese wird transabdominal Blut aus der Nabelvene entnommen (Abb. 14.28). Sie wird nur in Spezialpraxen oder Zentren angewandt.
- Die Kordozentese dient der Diagnostik bei Verdacht auf Infektionen (Toxoplasmose, Röteln) oder auf Anämie.
- Es kann eine gezielte DNA-Analyse auf Gendefekte durchgeführt werden.
- Aus dem fetalen Blut ist innerhalb von drei Tagen eine Chromosomenanalyse möglich.
- Die Methode wird bei unklaren Befunden aus AC oder CVS eingesetzt und bei Verdacht auf Chromosomenaberration bei auffälligen Ultraschallbefunden.
- Therapeutisch wird die Kordozentese z.B. zur Bluttransfusion bei fetaler Anämie eingesetzt.

■ **Durchführung:**
- Die Kordozentese kann ab der 18. SSW vorgenommen werden.
- Im Ultraschall werden die Lage des Kindes, seine Beweglichkeit und die Fruchtwassermenge bestimmt, die Nabelschnurgefäße werden mit dem Farb-Doppler dargestellt.
- Meist wird der plazentanahe Nabelschnuransatz zur Punktion gewählt.
- Unter Umständen, z.B. bei therapeutischen Eingriffen, kann es notwendig sein, dem Kind Sedativa zu verabreichen.
- Das weitere Vorgehen entspricht dem bei der Chorionzottenbiopsie, zu diagnostischen Zwecken werden unter ständiger Ultraschallkontrolle 3–5 ml Blut aus der Nabelvene entnommen.

■ **Kontraindikationen:** entsprechen denen bei der Amniozentese.

■ **Komplikationen:** Es kann zu Blutungen aus dem punktierten Gefäß kommen. Die versehent-

Pränataldiagnostik

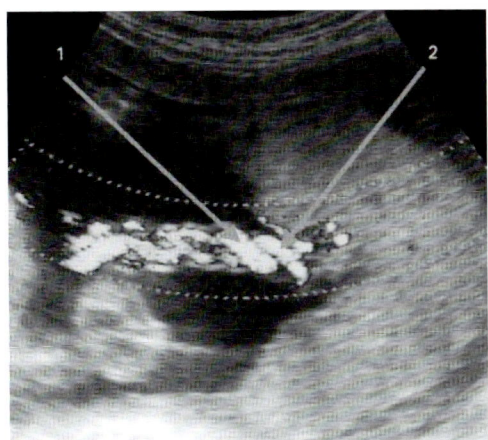

Abb. 14.28 Nabelschnurpunktion bei fetaler Anämie. (1) Punktion einer freien Nabelschnurschlinge, (2) Punktion am Nabelschnuransatz (mit freundlicher Genehmigung von Prof. Dr. med. F. Kainer; erschienen in: gynäkol prax 2001; 25: 621–30. Hans Marseille Verlag GmbH München).

liche Punktion einer *A. umbilicalis* kann zum Arterienspasmus und zum intrauterinen Fruchttod führen. Die Abortrate wird mit 3 % angegeben.

Fetoskopie

Bei der Fetoskopie wird das Kind mit einem Endoskop direkt betrachtet. Diese Untersuchungsmethode ist durch den Ultraschall weitgehend ersetzt.

- Bei Verdachtsdiagnosen aus dem Ultraschall können mithilfe der Fetoskopie Gewebeproben entnommen werden, z. B. Haut- oder Leberbiopsien.
- Die sehr seltenen intrauterinen Operationen, z. B. der Verschluss einer *Spina bifida* mit einem Patch, werden fetoskopisch durchgeführt.

■ **Durchführung:**
- Die Fetoskopie kann in der 18. bis 24. SSW angewandt werden; in dieser Zeit ist das Verhältnis der Fruchtwassermenge zur Kindsgröße günstig.
- Die Vorgehensweise entspricht der Amniozentese, eine Lokalanästhesie ist wegen des größeren Durchmessers des Endoskops angebracht (Abb. 14.29).

■ **Komplikationen:** Die Angaben zu Komplikationen schwanken, die Abortrate wird mit bis zu 14 % angegeben. Es kann zu Blutungen in die Amnionhöhle aus dem Uterus oder der verletzten Plazenta kommen.

Hebammenarbeit und Pränataldiagnostik

Wenn sie eine Hebamme aufsuchen, erwarten Frauen Information und Beratung, aber auch Begleitung bei unklaren Befunden oder in den seltenen Fällen, in denen sich eine Frau zum Austragen eines behinderten oder kranken Kindes entschließt.

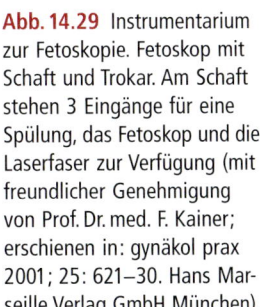

Abb. 14.29 Instrumentarium zur Fetoskopie. Fetoskop mit Schaft und Trokar. Am Schaft stehen 3 Eingänge für eine Spülung, das Fetoskop und die Laserfaser zur Verfügung (mit freundlicher Genehmigung von Prof. Dr. med. F. Kainer; erschienen in: gynäkol prax 2001; 25: 621–30. Hans Marseille Verlag GmbH München).

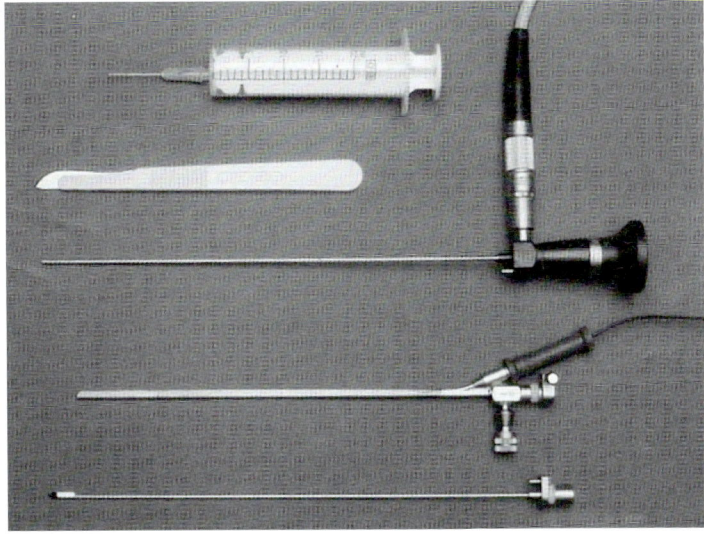

Information und Beratung zur Pränataldiagnostik in der Schwangerenvorsorge und Schwangerenbegleitung durch Hebammen

In der **Schwangerenvorsorge** muss die Hebamme entscheiden, wann und welche Informationen sie anbietet, besonders, wenn die Schwangere keine Ärztin aufsucht. Pränataldiagnostik ist zu einer selbstverständlichen Maßnahme geworden und das Wissen darüber nahezu Allgemeingut. So wird die Hebamme kaum auf eine Frau treffen, die nichts von pränataler Diagnostik weiß und keine Meinung dazu hat. Allerdings sind die Erwartungen an die Möglichkeiten oft zu hoch (»Garantie für ein gesundes Kind«). Die Sicherheit, die PD bieten kann, wird überschätzt, die Risiken und die Begrenztheit der Aussagekraft werden oft unterschätzt. Andererseits wird vor allem von »älteren« Schwangeren die Wahrscheinlichkeit, ein behindertes Kind zu bekommen, stark überschätzt.

Nach den BDH-Standpunkten zur Schwangerenvorsorge (BDH 2004) ist die Hebamme verpflichtet, über **Möglichkeiten und Grenzen pränataler Diagnostik** zu informieren.

- Die Hebamme muss die möglichen Untersuchungsmethoden kennen, ihre Aussagekraft und Risiken.
- Wichtig ist auch, sich die eigene Einstellung zu Behinderung und Krankheit und zu den angewandten Techniken bewusst zu machen. Eine völlig neutrale Haltung gibt es nicht, aber die Schwangere soll sachlich die Information bekommen, die sie anfordert.
- Wie weit die Hebamme die Schwangere über verschiedene Angebote der Pränataldiagnostik informiert, ist begrenzt durch das Recht der Frau auf Nichtwissen.
- Bei der Entscheidung für oder gegen PD kann für die Frau bzw. das Paar eine psychosoziale Beratung bei einer Beratungsstelle hilfreich sein.
- Bei besonderen Fragestellungen, wie genetisch bedingten Krankheiten in der Familie, verweist die Hebamme an humangenetische Beratungsstellen.

Manche Frauen entscheiden sich für die Vorsorge bei der Hebamme, weil sie wissen, dass Hebammen keine pränatale Diagnostik anbieten und sie keine wollen. Gerade Frauen, die in einer vorausgegangenen Schwangerschaft schlechte Erfahrungen mit PD oder Ultraschall gemacht haben, wählen die Hebammenvorsorge.

Beratung zur Pränataldiagnostik

! Beratung zur Pränataldiagnostik ist ein Aufgabenbereich, der den Hebammen von den Frauen zugeschrieben wurde und den sie übernommnen haben. Ein Grund, sich an eine Hebamme zu wenden, sind unklare Befunde bei PD-Tests.

Vielen Frauen wird erst bei einem auffälligen Befund bewusst, dass der Ultraschall und die Blutabnahme zur Bestimmung von AFP oder PAPP-A bereits eine Suche nach Abweichungen von der Norm sind, bis dahin werden alle Untersuchungen vorrangig als Bestätigung der Gesundheit des Ungeborenen angesehen. Hebammen, die nach entsprechenden Untersuchungsergebnissen angerufen werden, treffen dann meist auf im Vorfeld unzureichend informierte, von den Ereignissen überrollte Frauen. Oft ziehen diese Befunde weitere, manchmal invasive Untersuchungen nach sich, die wiederum mit Verunsicherung, Angst und Risiken einhergehen. Der BDH hat in seinen »Standpunkten zu pränataler Diagnostik« (1999) eine umfassende Aufklärung vor jeder Diagnostik gefordert.

Die Definition von Beratung geht in den einzelnen Berufsgruppen weit auseinander. In den ärztlichen Richtlinien ist bei pathologischem Befund eine hauptsächlich **medizinische Beratung** beschrieben und festgelegt. Außer dem Pränataldiagnostiker und Gynäkologen sollen je nach Fall Humangenetiker, Neonatologen und Pädiater der entsprechenden Abteilungen hinzugezogen werden. Ob damit alle entscheidenden Fragen im Zusammenhang mit PD angesprochen und bearbeitet werden, ist fraglich. Die Entscheidung, ob eine Frau oder Familie mit einem Kind mit bestimmten Handicaps leben kann und will, hat nicht nur mit der konkreten Diagnose zu tun, sondern sehr viel mit dem sozialen Netz, dem Vertrauen zu sich und anderen, Gefühlen und der individuellen ethischen Haltung.

Dies ist die Domäne der **psychosozialen Beratung**. Vor allem Schwangerenberatungsstellen haben sich in den letzten Jahren verstärkt für die Beratung zum Thema Pränataldiagnostik qualifiziert. Die Beratung verbindet die Vermittlung von Informationen mit den Fragen und der konkreten Lebenssituation der Rat suchenden Frau bzw. des

Pränataldiagnostik

Paares. Alle Frauen haben nach dem Schwangerschaftskonfliktgesetz einen Anspruch auf Beratung. Für Hebammen ist die Aufklärung und Beratung zur Pränataldiagnostik kein separates Angebot, sondern ein Teil der täglichen Arbeit in der **Schwangerenberatung**. Hebammen sind sowohl medizinische Fachpersonen wie auch Begleiterinnen eines Lebensprozesses. Viele Frauen werden mit ihren Fragen zur PD zu Hebammen gehen, weil sie genau diese Verbindung der Kompetenzen brauchen.

Hebammen nehmen oft an, dass sie in der Beratung eine Art Neutralität wahren müssten. Das trifft sicher auf die Informationen zu, die sie weitergeben. Auch können sie keinen Rat erteilen. Aber das bedeutet nicht, dass ethische Aspekte ausgespart werden müssen. Bei der Entscheidung über PD und besonders bei der Entscheidung über einen Schwangerschaftsabbruch spielen für alle Menschen ethische Erwägungen eine Rolle. In der Beratung wird das eigene Bild von Gesundheit und Krankheit, von Behinderung und Lebensqualität infrage gestellt. Je bewusster diese ethische Grundhaltung ist, desto eher ist es möglich, auch eine andere Haltung anzuerkennen. Die Auseinandersetzung mit der eigenen ethischen Haltung zur Pränataldiagnostik ist die Voraussetzung für eine Beratung, die die Einstellung des Gegenübers respektiert.

Viele Frauen versuchen, rational mit dem Thema PD umzugehen und Tabellen über Wahrscheinlichkeiten gegen Risikostatistiken abzuwägen. Frauen brauchen eine Beratung, die neben Information und Aufklärung auch Raum schafft für Emotionales und Irrationales, Wünsche und Ängste.

> **!** Dennoch ist eine Hebamme in der Regel keine ausgebildete Beraterin und keine Therapeutin. Es ist Ausdruck fachlicher Kompetenz, wenn sie bei tiefer gehenden Fragen weitere Beratungsangebote empfiehlt. Eine Vernetzung mit den Beratungsstellen vor Ort hilft dabei.

Ethische Konfliktfelder im Kontext pränataler Diagnostik

Kaum eine technologische Entwicklung hat die Hebammenarbeit so stark beeinflusst und verändert wie PD. Pränatale Diagnostik und ihre Auswirkungen sind selbstverständliche Teile unserer Arbeit geworden. Nur wenige haben sich bewusst für eine Arbeit in einer PD-Abteilung entschieden, die meisten werden – mehr oder weniger freiwillig – als Kreißsaalhebamme oder in der freiberuflichen Schwangerenbegleitung damit konfrontiert. Dabei stoßen sie immer wieder an ihre ethischen Grenzen. Einige Konfliktfelder sollen hier exemplarisch dargestellt werden.

- PD beinhaltet die Selektion von Menschen nach bestimmten Merkmalen. Sie fordert zur Bewertung von Leben heraus.
- Die Definition von Normalität wird enger und jede Abweichung als pathologisch ausgegrenzt.
- Behinderung wird mit Leiden gleichgesetzt und durch PD vermeintlich vermeidbar.
- Eltern sehen die Geburt eines behinderten Kindes nicht mehr als schicksalhaftes Ereignis, sondern fühlen sich dafür verantwortlich, wenn nicht schuldig.
- Die gesellschaftliche Akzeptanz von Behinderung und Behinderten wird infrage gestellt.
- PD hat ohne die Möglichkeit zum Schwangerschaftsabbruch wenig Sinn. Ein Schwangerschaftsabbruch beinhaltet immer das Abwägen des Selbstbestimmungsrechts der Frau gegenüber dem Lebensrecht des Kindes.
- Der Schwangerschaftsabbruch nach medizinischer Indikation ist nicht befristet, d.h., er kann auch bei extrauteriner Lebensfähigkeit des Kindes durchgeführt werden.
- Ist das Kind dann allerdings lebend und lebensfähig zur Welt gekommen, muss es intensivmedizinisch versorgt werden. Um dieses Dilemma zu vermeiden, wird von manchen der Fetozid, das intrauterine Töten des Kindes, empfohlen (Beller 2004).
- Wenn sie Frauen bei Schwangerschaftsabbrüchen bei erwarteter Behinderung des Kindes begleiten, erleben Hebammen die Zuspitzung der ethischen Problematik von pränataler Diagnostik. Für viele ist es schwer zu ertragen, dass ein Kind wegen einer Trisomie 21 nicht leben soll.
- Andererseits verpflichten uns die Grundsätze einer Ethik für Hebammen, jeder schwangeren Frau Hilfe zu leisten. Dieser Punkt berührt den Kern des beruflichen Selbstverständnisses der Hebamme; dass Frauen in einer verzweifelten Lage abgeschoben und allein gelassen werden, ist mit diesen Grundsätzen nicht vereinbar.

> Die Auseinandersetzung mit den ethischen und gesellschaftlichen Konsequenzen der Diagnostik ermöglicht es, eine eigene Haltung zu entwickeln, Position zu beziehen und die eigene Berufsrolle zu definieren.

Literatur

Baumgärtner B, Stahl K. Einfach schwanger? Wie erleben Frauen die Risikoorientierung in der ärztlichen Schwangerenvorsorge? Frankfurt/Main: Mabuse 2005.

Beller FK. Schwangerschaftsabbruch. In: Schneider H, Husslein P, Schneider KTM (Hrsg). Die Geburtshilfe. 2. Aufl. Berlin: Springer 2004; 51–60.

Bund Deutscher Hebammen (Hrsg). Schwangerenvorsorge durch Hebammen. Stuttgart: Hippokrates 2005.

Bund Deutscher Hebammen. Empfehlungen für Schwangerenvorsorge durch Hebammen. Karlsruhe: BDH 2004. ww.bdh.de.

Bund Deutscher Hebammen. Standpunkte zu Pränataler Diagnostik. Karlsruhe: BDH 1999.

Bundesärztekammer. Richtlinien zur Pränatalen Diagnostik von Krankheiten und Krankheitsdispositionen 2003. www.baek.de.

Crombach G, Tutschek B. Veränderte Anforderungen an die Beratung zur pränatalen Diagnostik von fetalen Chromosomenanomalien. Gynäkologe 2004; 37.

Deutsche Gesellschaft für Gynäkologie und Geburtshilfe e.V. (DGGG). Alle Leitlinien, Empfehlungen unter www.dggg.de [01.06.2006].

Deutsche Gesellschaft für Gynäkologie und Geburtshilfe e.V. Deutsche Gesellschaft für Perinatale Medizin, AG für maternofetale Medizin. Anwendung des CTG während Schwangerschaft und Geburt. Stand September 2004.

Deutsche Gesellschaft für Gynäkologie und Geburtshilfe, Arbeitsgemeinschaft für Ultraschalldiagnostik, Deutsche Gesellschaft für Ultraschall in der Medizin-Sektion Gynäkologie (DEGUM-Stufe III). Standards zur Ultraschalluntersuchung in der Frühschwangerschaft. Stand September 2004.

Deutsche Gesellschaft für Gynäkologie und Geburtshilfe, Deutsche Gesellschaft für Perinatale Medizin, AG für maternofetale Medizin, Deutsche Gesellschaft für Ultraschall in der Medizin-Sektion Gynäkologie (DEGUM-Stufe III). Standards in der Perinatalmedizin – Dopplersonographie in der Schwangerschaft. 2002.

Deutsche Gesellschaft für Gynäkologie und Geburtshilfe, AG Medizinrecht in der DGGG. Empfehlungen zu den ärztlichen Beratungs- und Aufklärungspflichten während der Schwangerenbetreuung und bei der Geburtshilfe. 2004.

Deutsche Gesellschaft für Gynäkologie und Geburtshilfe, AG Medizinrecht in der DGGG. Ultraschalldiagnostik im Rahmen der Schwangerenvorsorge. 2004.

Düring P. Fehlbildungen. Diagnostik und Management. In: Schneider H, Husslein P, Schneider KTM (Hrsg). Die Geburtshilfe. 2. Aufl. Berlin: Springer 2004; 135–60.

Gemeinsamer Bundesausschuss. Richtlinien des gemeinsamen Bundesausschusses (früher: Bundesausschuss der Ärzte und Krankenkassen) über die ärztliche Betreuung während der Schwangerschaft und nach der Entbindung (»Mutterschaftsrichtlinien«). In der Fassung vom 10. Dezember 1985, zuletzt geändert am 24. März 2003. www.g-ba.de [01.06.2006].

Gnirs J. Geburtsüberwachung. In: Schneider H, Husslein P, Schneider KTM (Hrsg). Die Geburtshilfe. 2. Aufl. Berlin: Springer 2004; 603–44.

Goeschen K, Kopeke E. Kardiotokographie-Praxis. 6. Aufl. Stuttgart, New York: Thieme 2003.

Jahn A, Razum O, Berle P. Routine-Ultraschall in der deutschen Schwangerenvorsorge: Ist die Effektivität gesichert? Geburtsh Frauenheilkd 1999; 59.

Künzel W. CTG-Buch. München, Jena: Urban & Fischer 2002.

National Institute of Clinical Excellence (NICE), National Collaborating Centre for Women's and Children's Health. Antenatal care. 2003. www.nice.org.uk, www.ncc-wch.org.uk [01.06.2006].

Royal College of Obstetricians and Gynaecologists. The use of electronic fetal monitoring. 2001. www.rcog.org.uk [01.06.2006].

Schelling M. Ultraschall in der Geburtshilfe. In: Schneider H, Husslein P, Schneider KTM (Hrsg). Die Geburtshilfe. 2. Aufl. Berlin: Springer 2004; 239–70.

Schifrin BS. The CTG and the timing and mechanism of fetal neurological injuries. Best practice and research. Clin Obstet Gynaecol 2004; 18 (3).

Schneider H, Schneider KTM. Intrauterine Wachstumsretardierung. In: Schneider H, Husslein P, Schneider KTM (Hrsg). Die Geburtshilfe. 2. Aufl. Berlin: Springer 2004; 499–523.

Schneider KTM, Gnirs J. Antepartale Überwachung. In: Schneider H, Husslein P, Schneider KTM (Hrsg). Die Geburtshilfe. 2. Aufl. Berlin: Springer 2004; 539–69.

Zimmermann R. Screening auf Fehlbildungen und Chromosomenstörungen. In: Schneider H, Husslein P, Schneider KTM (Hrsg). Die Geburtshilfe. 2. Aufl. Berlin: Springer 2004; 117–33.

Beratungsstellen

Cara, Beratungsstelle zu vorgeburtlicher Diagnostik Große Johannisstraße 110, 28119 Bremen, Tel. 04 21-59 11 54, www.cara-beratungsstelle.de.

PUA, Beratung zu vorgeburtlichen Untersuchungen und bei Risikoschwangerschaften, Diakonisches Werk Württemberg, Heilbronner Straße 180, 70191 Stuttgart, Tel. 07 11-16 56 3 41, www.diakonie-wuerttemberg.de.

Pränataldiagnostik

Städtische Schwangerenberatungsstellen gibt es an allen größeren Orten. Die Beratungsstellen anderer Träger sind zu finden unter: www.profamilia.de, www.caritas.de, www.diakonie.de, www.awo.org.

Selbsthilfegruppen, Elterninitiativen, Verbände

Netzwerk Down-Syndrom:
  www.down-syndrom-netzwerk.de.
Arbeitsgemeinschaft Spina bifida und Hydrozephalus:
  www.asbh.de.
Verein für Eltern chromosomengeschädigter Kinder:
  www.leona-ev.de; mit Informationen zu pränataler Diagnostik.
Bundesverband Körper- und Mehrfachbehinderte:
  www.bvkm.de; mit ausführlichen Informationen zu staatlichen Hilfen, Frühförderung etc.
Erfrischende Seiten, die die Stärken der Menschen mit Down-Syndrom zeigen:
  www.46plus.de, www.ohrenkuss.de.

Informationen und Positionen zu Pränataldiagnostik

www.netzwerk-praenataldiagnostik.de.
www.reprokult.de.
www.praenataldiagnostik-info.de.
Bundeszentrale für gesundheitliche Aufklärung mit Fachdatenbank und Links zu vielen Selbsthilfegruppen: www.bzga.de.
Ausführliche und kritische Informationen zu Pränataldiagnostik in der Online-Enzyklopädie
  www.wikipedia.org.

III Geburt

15 Faktoren der Geburt

Gabriele Oswald-Vormdohre

Die normale Geburt, d.h. die Passage des Kindes durch den Geburtsweg, wird durch die Kraft der Wehen bewirkt. Der Geburtsvorgang unterliegt geburtsmechanischen Gesetzen, die von drei Faktoren bestimmt werden:
- mütterliches Becken
- Kind
- Wehen

Die Hebamme muss über genaue Kenntnisse der Geburtsmechanik und der Geburtsfaktoren verfügen. Nur so ist ein rechtzeitiges Erkennen von Regelwidrigkeiten möglich.

Der Geburtsweg

Der Weg, den das Kind bei der Geburt passieren muss, setzt sich zusammen aus:
- dem knöchernen Becken
- den Weichteilen, bestehend aus unterem Uterinsegment, Zervix, Vagina, Vulva und Beckenbodenmuskulatur

Der knöcherne Geburtsweg

Von geburtsmechanischer Bedeutung ist *nur* das kleine Becken (s. Kap. 3). Das kleine Becken wird in der Geburtshilfe als ein Raum mit Eingang und Ausgang gesehen, der mit Weichteilen ausgekleidet ist.
Durch die schwangerschaftsbedingte Auflockerung der Iliosakralgelenke und der Symphyse ist es zu einem individuell sehr unterschiedlichen geringen Grad beweglich. Beckeneingang und Beckenausgang des kleinen Beckens sind keine geraden Ebenen. Man unterteilt das kleine Becken (Abb. 15.1) in:
- Beckeneingangsraum
- Beckenhöhle (Beckenmitte)
- Beckenausgangsraum

■ **Beckeneingangsraum:** Den Beckeneingangsraum begrenzen zwei Ebenen. Die obere Ebene liegt zwischen oberem Symphysenrand und Promontorium. Die untere Ebene liegt in Höhe der seitlichen Anteile der *Linea terminalis* (Terminalebene).
Der Beckeneingangsraum ist der Übergang vom großen zum kleinen Becken. Von oben gesehen hat er eine deutlich querovale Form (Abb. 15.1), von der Seite zeigt er sich als Spalt (Abb. 15.2).
Durchmesser und Maße (Abb. 15.3 und 15.4):
- *Conjugata vera* = Längsdurchmesser vom Promontorium zur Symphyse reichend.

Es wird unterschieden zwischen:
- *Conjugata vera anatomica* = Verbindungslinie vom oberen Symphysenrand zum Promontorium.
- *Conjugata vera obstetrica* = Linie zwischen dem am weitesten nach innen vorspringenden Punkt der Symphyse und dem Promontorium. Dies ist mit 11 cm der kürzeste Durchmesser

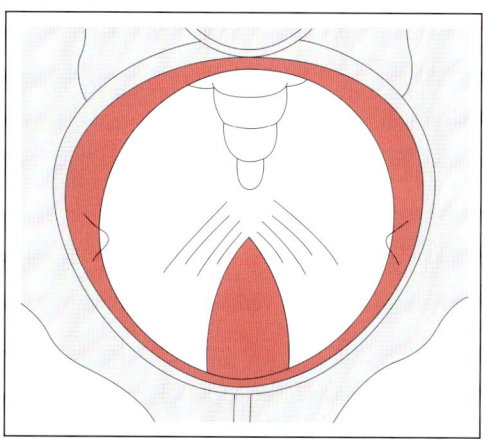

Abb. 15.1 Das kleine Becken in der Aufsicht.
Beckeneingangsraum = queroval
Beckenhöhle = rund
Beckenausgangsraum = längsoval

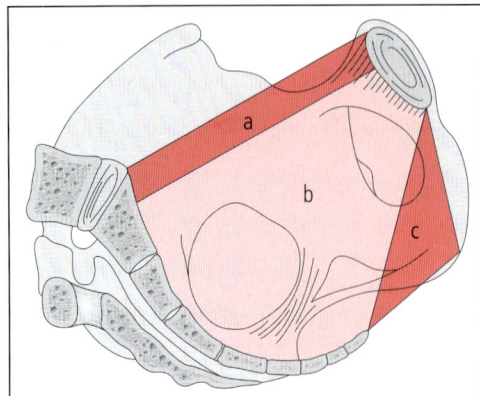

Abb. 15.2 Unterteilung des kleinen Beckens.
a Beckeneingangsraum
b Beckenhöhle
c Beckenausgangsraum

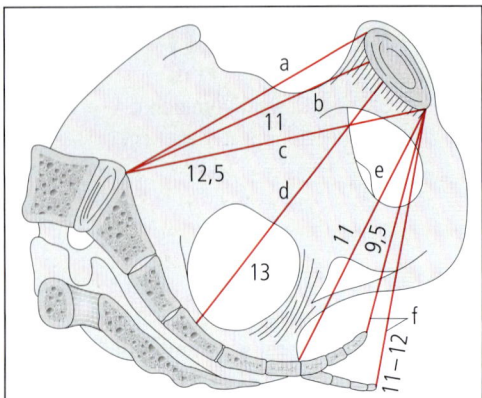

Abb. 15.4 Die Längsdurchmesser des kleinen Beckens.
a Conjugata vera anatomica
b Conjugata vera obstetrica
c Conjugata diagonalis
d Längsdurchmesser in Beckenmitte
e Beckenenge
f Beckenausgang

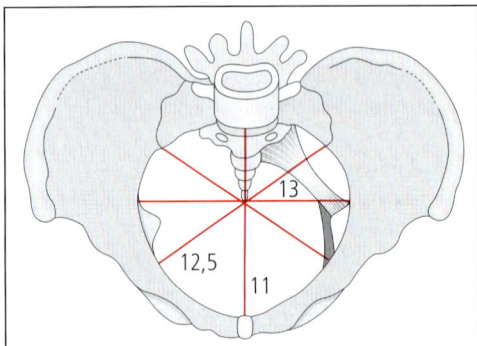

Abb. 15.3 Die Maße des Beckeneingangs.

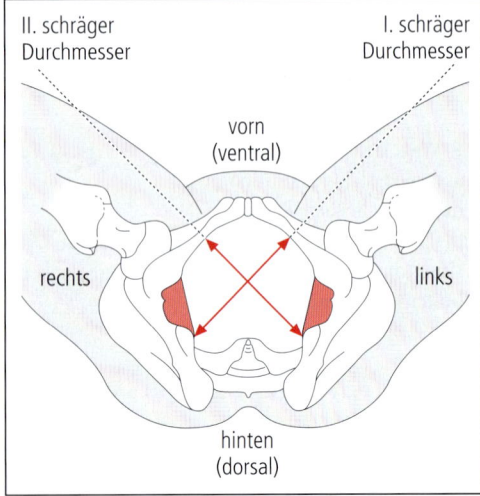

Abb. 15.5 Die schrägen Durchmesser des kleinen Beckens (von unten gesehen) und geburtshilfliche Richtungsangaben.

und damit die engste Stelle, die der kindliche Kopf überwinden muss.
- *Diameter transversa* = Querdurchmesser. Diese Verbindung zwischen den am weitesten zur Seite ausladenden Teilen der *Linea terminalis* ist mit 13 cm der größte Durchmesser des Beckeneingangs.
- *Diameter obliqua* = schräger Durchmesser. Die beiden schrägen Durchmesser verbinden jeweils einen quer verlaufenden Schambeinast mit dem gegenüberliegenden Iliosakralgelenk. Es wird zwischen I. und II. Durchmesser unterschieden, sie betragen beide etwa 12,5 cm (Abb. 15.5).

! Der I. schräge Durchmesser verläuft von links vorn nach rechts hinten.

! Der II. schräge Durchmesser verläuft von rechts vorn nach links hinten.

Bei diesen Richtungsangaben muss wie bei allen anatomischen Angaben beachtet werden, dass sie sich auf die Frau und nicht auf die untersuchende Person beziehen. Da sich bei der regelrechten Geburt der kindliche Kopf über einen dieser schrägen Durchmesser einstellt, müssen die Richtungsangaben bekannt sein (Abb. 15.5).

Der Geburtsweg

Tab. 15.1 Die geburtshilflich wichtigen Beckeninnenmaße.

	Durchmesser in cm			Form
	gerader	schräger	querer	
Beckeneingang	11	12,5	13	queroval
Beckenmitte	13	13	13	rund
Beckenausgang	9,5–12		11	längsoval

■ **Beckenhöhle:** Die Beckenhöhle ist annähernd rund und gibt dem kindlichen Kopf den Platz zur Drehung. Sie wird von den beiden anderen Räumen begrenzt. Die untere Begrenzung bildet die Verbindung zwischen dem unteren Schoßfugenrand und der Steißbeinspitze.
Kommt es beim Durchtritt des Kindes zur Abwinkelung des Steißbeines nach hinten, verläuft die untere Begrenzung zwischen unterem Symphysenrand und Steißbein-Kreuzbein-Gelenk (Abb. 15.4). Von der Seite gesehen zeigt sich die Beckenhöhle als Raum, der von der Symphyse zum Kreuzbein hin breiter wird (Abb. 15.2). Die Maße betragen an der weitesten Stelle der konkaven Kreuzbeinkrümmung, auch als Beckenweite bezeichnet, in allen Durchmessern jeweils 13 cm (Abb. 15.4). Der Durchmesser zwischen unterem Symphysenrand und Steißbein-Kreuzbein-Gelenk, auch als **Beckenenge** bezeichnet, beträgt 11 cm, die seitliche Begrenzung sind hier die *Spinae ischiadicae*.

■ **Beckenausgangsraum:** Der Beckenausgangsraum folgt der unteren Begrenzung der Beckenhöhle. Nach vorn wird er vom Schambogen (*Arcus pubis*), an den Seiten von den Sitzbeinhöckern und nach hinten von der Steißbeinspitze begrenzt. Diese Begrenzungspunkte ergeben von der Seite gesehen eine dreieckige und von oben gesehen eine längsovale Form (Abb. 15.1 und 15.2). Letztere entsteht durch die seitliche Einengung des *M. levator ani* und die Abwinkelung der Steißbeinspitze.

- Der gerade Durchmesser vom Schambogen zur Steißbeinspitze beträgt 9,5 bis 12 cm (Abb. 15.4).
- Der quere Durchmesser zwischen den Sitzbeinhöckern beträgt 11 cm.

In der Praxis werden die drei Räume kurz bezeichnet als:

- Beckeneingang = BE
- Beckenmitte = BM
- Beckenausgang = BA

Die geburtshilflich wichtigen Beckeninnenmaße sind in Tabelle 15.1 angegeben.

Die Beckenführungslinie

Verbindet man die Mittelpunkte aller geraden Durchmesser des kleinen Beckens und des sich nach unten anschließenden Weichteilweges, so entsteht eine Achse, die als »Führungslinie« bezeichnet wird. Dieser Führungslinie folgt das Kind unter der Geburt. Sie beschreibt in der Weiterführung des Weichteilweges einen Bogen um die Symphyse. Dieser Bogen wird auch als »Knie des Geburtsweges« bezeichnet (Abb. 15.6).

Konfiguration des Beckens

Durch hormonale Veränderungen in der Schwangerschaft werden die Iliosakralgelenke und die Symphyse aufgelockert. Der Beckengürtel erhält dadurch eine gewisse Beweglichkeit und kann

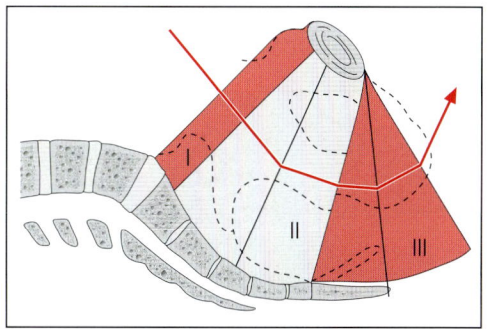

Abb. 15.6 Die drei Beckenräume mit BE, BM, Beckenenge, BA und der Führungslinie.

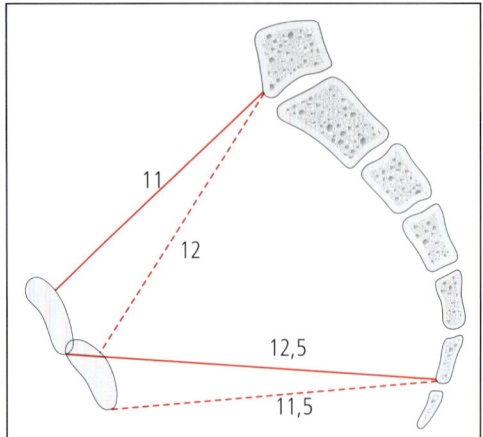

Abb. 15.7 Stellungsveränderung der Symphyse unter der Geburt.
----- Verlängerung der *Conjugata vera* bei gestreckten Beinen
—— Verlängerung des Längsdurchmessers des BA bei gebeugten Beinen

sich unter der Geburt in geringem Grad an das Kind anpassen. Die Beweglichkeit der Iliosakralgelenke kann die Lage der Symphyse beeinflussen (Abb. 15.7):
- Bei gestreckten Beinen wird die Symphyse nach kaudal verschoben, die *Conjugata vera* verlängert sich um bis zu 1 cm. Der Eintritt des kindlichen Kopfes in den Beckeneingang wird erleichtert.
- Bei stark gebeugten Beinen verlagert sich die Symphyse nach kranial, der Längsdurchmesser des Beckenausgangs verlängert sich um bis zu 2 cm. Der Kopfaustritt wird erleichtert.

Untersuchungen haben gezeigt, dass auch ohne Lageveränderungen der Gebärenden die Symphyse durch die Beweglichkeit der Iliosakralgelenke bei Kopfeintritt und -durchtritt entsprechend verschoben wird. Die Körperhaltung kann diese Symphysenverschiebung aber unterstützen, besonders in der Austreibungsphase.

Die Abknickung des Steißbeins unter der Geburt nach hinten ist ein weiterer Vorgang, der zur Vergrößerung des Beckenausgangs führt.

System der Parallelebenen des Beckens (nach Hodge)

Für die Höhenbestimmung des kindlichen vorangehenden Teils unter der Geburt ist im deutschsprachigen Raum das in Abbildung 15.8 dargestellte System das gebräuchlichste. Dabei wird das kleine Becken in vier parallel verlaufende Ebenen unterteilt. Diese liegen jeweils etwa 4 cm voneinander entfernt und orientieren sich an markanten Knochenstellen:
- **obere Schoßfugenrandebene** (OSFR); gedachte Ebene in Höhe der Verbindungslinie zwischen Promontorium und oberem Symphysenrand
- **untere Schoßfugenrandebene** (USFR); gedachte Ebene in Höhe der Verbindung zwischen dem unteren Symphysenrand und dem 2. Sakralwirbel
- **Interspinalebene** (IE); gedachte Ebene in Höhe der beiden *Spinae ischiadicae*

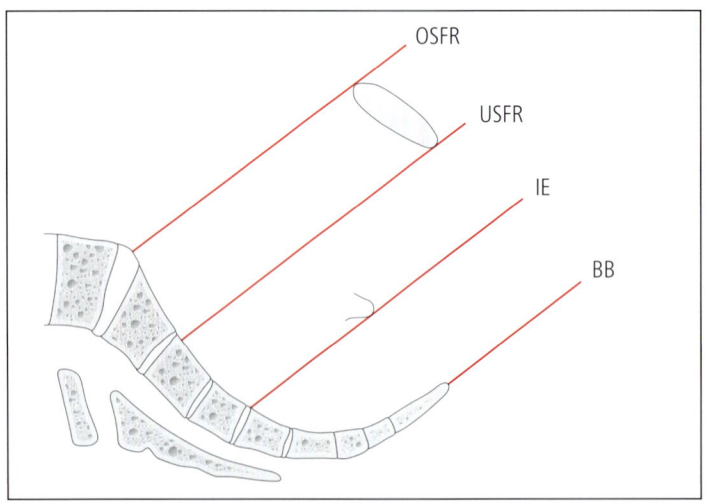

Abb. 15.8 Parallelebenen des Beckens (nach Hodge).
OSFR = obere Schoßfugenrandebene
USFR = untere Schoßfugenrandebene
IE = Interspinalebene
BB = Beckenbodenebene

Der Geburtsweg

- **Beckenbodenebene** (BB); parallele Ebene durch das nicht abgewinkelte Steißbein

Höhenstand nach De Lee

Eine exaktere Unterteilung des kleinen Beckens ist die Einteilung nach De Lee. Der Höhenstand der kindlichen Leitstelle unter der Geburt wird nach De Lee in Zentimetern angegeben (Abb. 15.9). Der Ausgangspunkt, die Nullebene (± 0 cm), ist die Interspinallinie, die Verbindungslinie der beiden Spina ischiadicae, alles was oberhalb dieser Ebene liegt, wird mit – und alles unterhalb mit + angegeben. Ist z.B. bei einer Hinterhauptseinstellung die Leitstelle in der Führungslinie auf der Interspinalebene (= 0) zu tasten, befindet sich das Durchtrittsplanum bei −4, es passiert demnach den Beckeneingangsraum. Steht die Leitstelle auf dem Beckenboden (+4), hat das Durchtrittsplanum die Nullebene erreicht. Zur Orientierung dienen bei der vaginalen Untersuchung die gleichen markanten Knochenstellen wie nach Hodge.

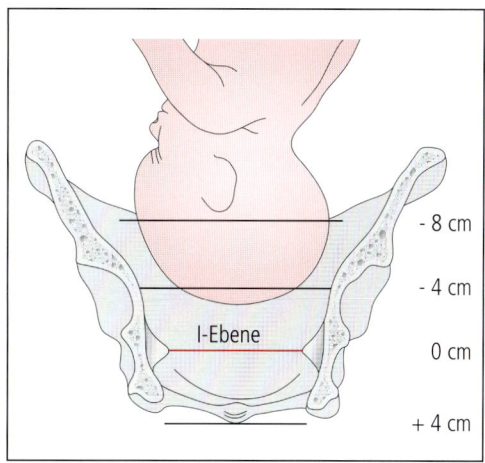

Abb. 15.9 Höhenstandsdiagnose nach De Lee in Zentimetern ausgehend von der I-Ebene = Nullebene.

Der weiche Geburtsweg (Weichteilkanal)

Der weiche Geburtsweg wird aus zwei sich übereinander schiebenden so genannten »Rohren« gebildet (Abb. 15.10).

Den **inneren Weg** bilden:
- das untere Uterinsegment
- die Zervix
- die Vagina
- die Vulva

Diese Anteile werden unter der Geburt durch das Tiefertreten des vorangehenden Teils aufgedehnt und ausgewalzt (Abb. 15.11).
Der **äußere Weg** (Rohr) wird von der Beckenbodenmuskulatur gebildet (s. auch Kap. 3, S. 55). Im

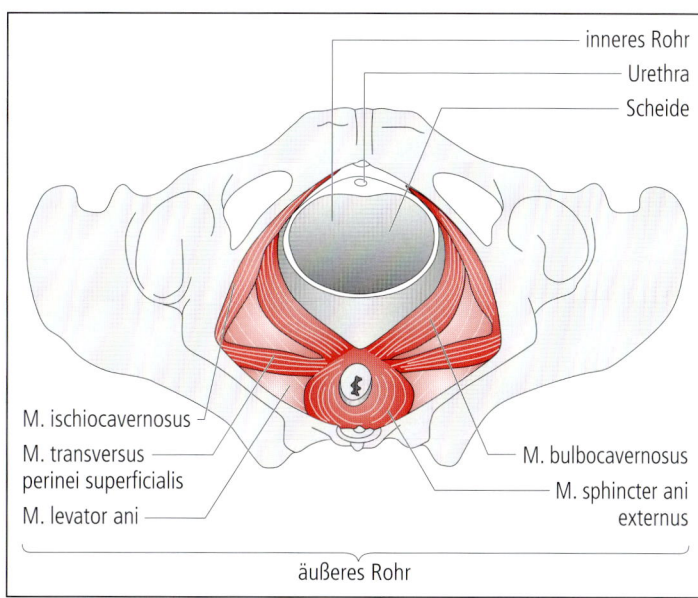

Abb. 15.10 Völlig entfalteter weicher Geburtsweg. Deutlich sichtbar sind die beiden übereinander geschobenen Weichteilrohre.

Das Kind unter der Geburt

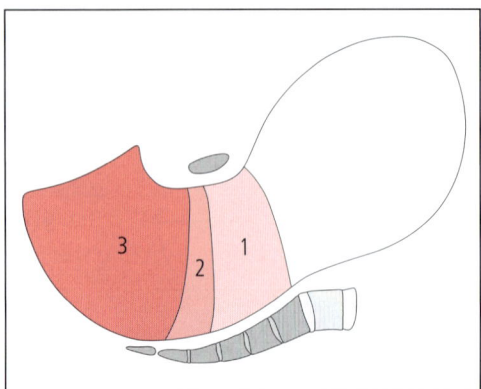

Abb. 15.11 Völlig ausgewalztes inneres Weichteilrohr am Ende der Austreibungsperiode (von innen gesehen).
1 = unteres Uterinsegment
2 = Zervikalkanal
3 = Weichteilansatzrohr (Vagina und Vulva)

Normalzustand hat die Beckenbodenmuskulatur eine Dicke von etwa 4 cm, lediglich unter der Geburt in der Austreibungsperiode wird sie zu einem 15 cm langen Rohr ausgewalzt. Sie besteht aus drei dachziegelartig übereinander gelagerten Schichten:
- *Diaphragma pelvis*
- *Diaphragma urogenitale*
- äußere Muskelschicht

Diese normalerweise übereinander liegenden Muskelschichten werden durch den vorangehenden Teil unter der Geburt so auseinander geschoben und entfaltet, dass sie Kante an Kante gegeneinander liegen (Abb. 15.12).

Der kindliche Kopf ist in 96% der Geburten der vorangehende Teil. Da er der größte und zugleich am wenigsten verformbare Teil ist, gilt er als geburtsmechanisch wichtigster Kindsteil. Die Maße des kindlichen Kopfes sind nicht nur als Reifezeichen wichtig, sondern seine Größe im Verhältnis zum mütterlichen Becken ist ausschlaggebend für den Geburtsverlauf.

Der Kopf eines Neugeborenen

! Der knöcherne Schädel setzt sich aus dem Gesichtsschädel, der Schädelbasis und dem Gehirnschädel zusammen. Der **Gesichtsschädel und die Schädelbasis** eines Neugeborenen sind verwachsen und daher **nicht verformbar** (nicht konfigurierbar).
Die Schädelknochen des Gehirnschädels sind jedoch noch nicht fest miteinander verwachsen. Durch Nähte und Fontanellen (bindegewebig überdeckte Knochenlücken), die die Schädelknochen miteinander verbinden, ist der kindliche **(Gehirn-)Schädel** unter der Geburt somit **verformbar**.

Der Gehirnschädel setzt sich aus folgenden **Knochen** zusammen (Abb. 15.13):
- 2 Stirnbeine (*Ossa frontalia*)
- 2 Scheitelbeine (*Ossa parietalia*)
- 2 Schläfenbeine (*Ossa temporalia*)
- 1 Hinterhauptbein (*Os occipitale*)

Bei der geburtshilflichen Diagnostik bilden die **Schädelnähte** und **Fontanellen** die Orientie-

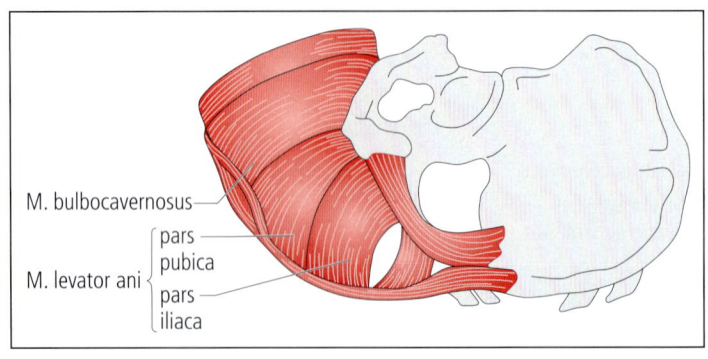

Abb. 15.12 Das äußere Rohr des weichen Geburtsweges völlig entfaltet (von außen gesehen).

Das Kind unter der Geburt

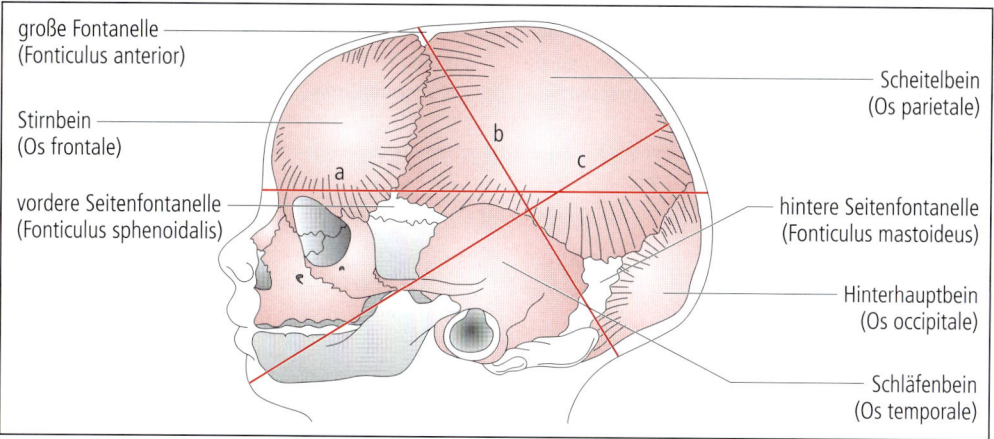

Abb. 15.13 Der kindliche Kopf mit seinen Längsdurchmessern.
a *Diameter frontooccipitalis* = 12 cm
b *Diameter suboccipitobregmaticus* = 10 cm
c *Diameter mentooccipitalis* = 14 cm

rungspunkte und sind daher von großer Bedeutung. Folgende Nähte sind zu unterscheiden (Abb. 15.14):
- **Stirnnaht** (*Sutura frontalis*) zwischen den beiden Stirnbeinen, sie schließt an die große Fontanelle an.
- **Pfeilnaht** (*Sutura sagittalis*) zwischen den beiden Scheitelbeinen, sie verläuft zwischen großer und kleiner Fontanelle.
- **Kranznaht** (*Sutura coronalis*) zwischen den Stirn- und Scheitelbeinen, sie schließt an die große Fontanelle an.
- **Lambdanaht** (*Sutura lambdoidea*) zwischen den Scheitelbeinen und dem Hinterhaupt, sie schließt an die Pfeilnaht und die kleine Fontanelle an.

Die **Fontanellen** (*Fonticuli*) befinden sich an jenen Stellen, an denen mehrere Nähte aufeinander treffen. Durch ihre Form gut voneinander zu unterscheiden und daher bei der vaginalen Untersuchung zur Feststellung von Haltung und Stellung des Kindes zu verwenden sind die zwei folgenden Fontanellen:

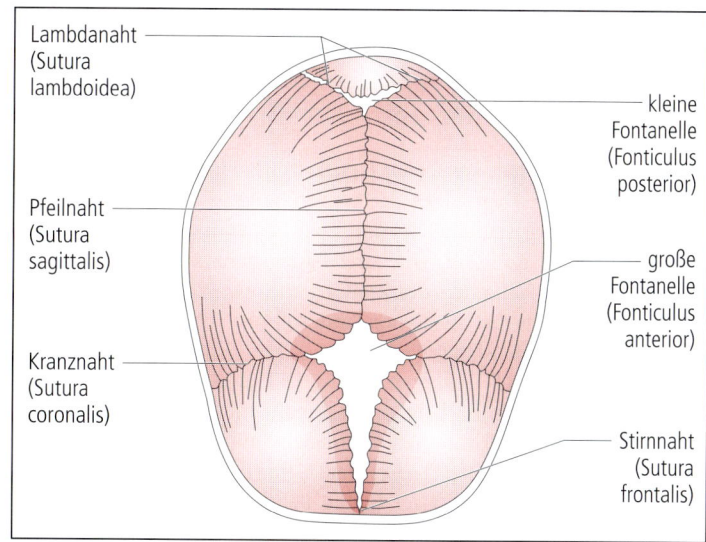

Abb. 15.14 Schädelnähte, kleine und große Fontanelle.

Tab. 15.2 Die wichtigsten Kopfmaße des kindlichen Schädels.

Durchmesser = Diameter	Maße in cm	Wo werden sie gemessen	Umfänge = Circumferentia	Maße in cm	Entsprechende Ebene = Planum
D. mentooccipitalis großer schräger Durchmesser	14	vom Kinn zur entferntesten Stelle des Hinterhaupts	C. mentooccipitalis	39	P. mentooccipitale
D. frontooccipitalis gerader Durchmesser	12	von der Glabella zum Hinterhaupt	C. frontooccipitalis (Hutmaß)	35	P. frontooccipitale
D. suboccipitobregmaticus kleiner schräger Durchmesser	10	von der Nackenhaargrenze zur großen Fontanelle	C. suboccipitobregmatica	33	P. suboccipitobregmaticum
D. biparietalis großer querer Durchmesser	9,5	größte Entfernung der Scheitelbeinhöcker			
D. bitemporalis kleiner querer Durchmesser	8,5	weiteste Entfernung zwischen rechtem und linkem Schenkel der Kranznaht			

- **große Fontanelle** (Stirnfontanelle, *Fonticulus anterior*). Sie ist vierzipflig, da hier vier Nähte zusammenstoßen, und zwar die beiden Schenkel der Kranznaht, Stirnnaht und die Pfeilnaht.
- **kleine Fontanelle** (Hinterhauptfontanelle, *Fonticulus posterior*). Sie ist dreizipflig, da hier drei Nähte zusammenkommen, und zwar die beiden Schenkel der Lambdanaht und die Pfeilnaht.

Die wichtigsten Kopfmaße sind in Tabelle 15.2 sowie Abbildung 15.13, 15.15 und 15.16 angegeben.

Verschiedene Kopfformen

Nach den geburtsmechanischen Gesetzen passt sich der kindliche Kopf unter der Geburt möglichst dem Geburtsweg an. Die **Kopfform** spielt dabei eine große Rolle. Auf die drei häufigsten morphologischen Varianten des kindlichen Kopfes, die noch als normal anzusehen sind, soll hier eingegangen werden (Abb. 15.17).
- Der **Langschädel** (*Dolichozephalus*) ist die häufigste Kopfform. Er ist lang und schmal und verjüngt sich zum Hinterhaupt hin. Um mit dem kleinsten Planum (Fläche) den Geburtsweg zu überwinden, muss er in die Beugung übergehen.

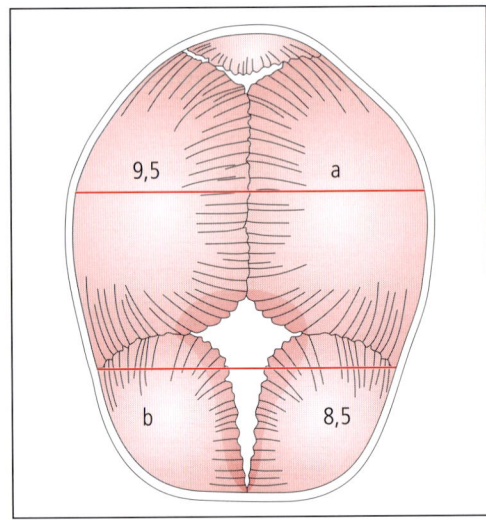

Abb. 15.15 Die beiden queren Kopfdurchmesser.
a großer querer Durchmesser (*Diameter biparietalis*)
b kleiner querer Durchmesser (*Diameter bitemporalis*)

- Der **Kurzschädel** (*Brachyzephalus*). Bei dieser auch als Rundkopf bezeichneten Form sind die hohe Stirn und das flache Hinterhaupt typisch. Der Kurzschädel stellt sich durch eine leichte Streckung mit dem Vorderhaupt ein.

Das Kind unter der Geburt

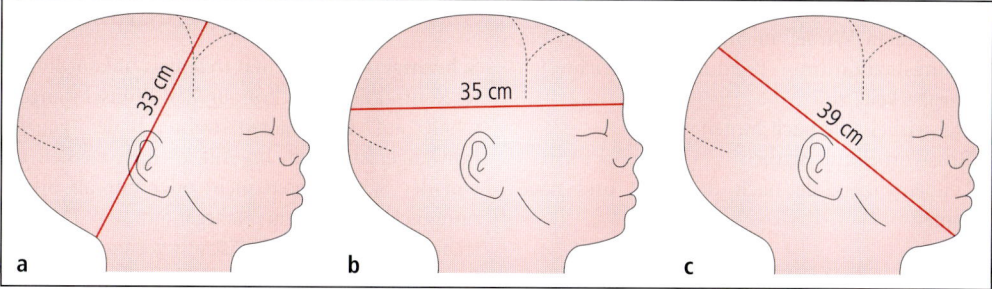

Abb. 15.16 Die Kopfumfänge.
a Circumferentia suboccipitobregmatica
b Circumferentia frontooccipitalis
c Circumferentia mentooccipitalis

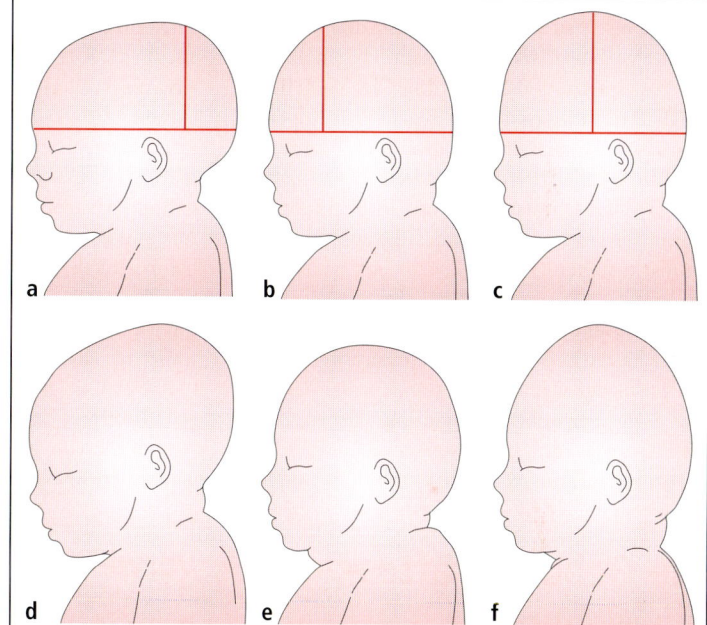

Abb. 15.17 Verschiedene Kopfformen und günstigste Haltungsänderung unter der Geburt.
a Langschädel
b Kurzschädel
c Turmschädel
d Beugung des Langschädels
e leichte Streckung des Kurzschädels
f indifferente Haltung des Turmschädels

● Der **Turmschädel** (*Turrizephalus*) wird auch als hochköpfig (*hypsizephal*) bezeichnet. Er führt keine Haltungsänderung durch, sondern stellt sich mit dem Scheitel ein und passiert so den Geburtsweg.

Der Rumpf des Kindes

Der Rumpf des Kindes ist verformbar, er kann sich unter der Geburt zumeist dem Geburtsweg anpassen: Der **Schultergürtel** hat einen Umfang von ca. 35 cm und ist sehr stark konfigurierbar, die **Hüfte** mit einem Umfang von ca. 25 cm hat bei der Schädellage wenig Bedeutung.

Anpassungsmöglichkeiten (Adaptation) des Kindes an den Geburtsweg

■ **Konfiguration:** Durch den starken Druck, den die Weichteile unter der Geburt auf den kindlichen Kopf ausüben, verschieben sich die Schädelknochen gegeneinander, wobei die Scheitelbeine nach oben ausweichen. Diese Umformung (Konfiguration) führt zu einer Verkleinerung der *Circumferentia frontooccipitalis* um 0,25 bis 0,5 cm.

■ **Bestreben nach Abbiegungsübereinstimmung:** Durch die Abbiegbarkeit der kindlichen Wirbel-

säule ist eine weitere Anpassungsmöglichkeit gegeben. Jedem Wirbelsäulenteil kommt dabei ein **Biegungsfazillimum** (Richtung der leichtesten Abbiegbarkeit) zu:
- Halswirbelsäule nach hinten
- Brustwirbelsäule seitlich
- Lendenwirbelsäule nach der Seite und nach hinten

Ebenso hat jeder kindliche Teil ein **Biegungsdiffizillimum** (Richtung der schwersten Abbiegbarkeit). Bei der normalen vorderen Hinterhauptslage (VoHHL) geht der gebeugte Kopf beim Austritt aus dem Geburtsweg in eine Streckung über. Auf diese Weise wird das Biegungsfazillimum, die leichteste Abbiegbarkeit, in Anspruch genommen. Die Voraussetzung dafür wird bei der VoHHL dadurch erreicht, dass sich der gebeugte Kopf mit dem Hinterhaupt symphysenwärts dreht. Im umgekehrten Falle, bei der hinteren Hinterhauptslage (HiHHL), muss der Kopf in Richtung der schwersten Abbiegbarkeit, des Biegungsdiffizillimums, austreten.

■ **Haltungsänderung:** Durch Haltungsänderung ist der kindliche Körper bestrebt, sich der jeweiligen Form des Geburtsweges anzupassen (Bestreben nach Formübereinstimmung als Ausdruck des »Gesetzes des geringsten Zwanges«, s. Geburtsmechanismus, S. 317).

Die Geburtskräfte – die Wehen

Wehen sind in Abständen wiederkehrende Kontraktionen der Uterusmuskulatur in der Schwangerschaft und unter der Geburt. Diese austreibenden Kräfte kann nur das Myometrium erzeugen, daher wird der Uterus auch als »Geburtsmotor« bezeichnet. In Abhängigkeit vom Zeitpunkt ihres Auftretens und ihrer Intensität werden die Wehen eingeteilt in:
- Schwangerschaftswehen (Alvarez-Wellen, Braxton-Hicks-Kontraktionen)
- Vorwehen (Senkwehen)
- Geburtswehen (Eröffnungswehen, Austreibungs- und Presswehen, Nachgeburtswehen)
- Nachwehen

Schwangerschaftswehen

Schwangerschaftswehen treten als unkoordinierte Kontraktionen schon in der Frühschwangerschaft auf und halten während der ganzen Schwangerschaft an. Im Allgemeinen werden sie von der Schwangeren nicht oder nur als Spannungsgefühl im Leib wahrgenommen. Der intraamniale Druckanstieg ist nur gering.
Die Aufgabe dieser Wehen besteht zum einen in der Förderung der **Blutzirkulation** im intervillösen Raum, zum anderen unterstützen sie die **Hypertrophie des Myometriums** im Rahmen des Uteruswachstums. Ihr Auftreten variiert, 4 bis 10 Kontraktionen pro Tag sind normal. Man sagt auch, »der Uterus trainiert«.
Alvarez-Wellen und Braxton-Hicks-Kontraktionen (Abb. 15.18). Ab der 20. Schwangerschaftswoche zeigen sich im Tokogramm kleine, unregelmäßige Wehen mit geringer Amplitude, so genannte **Alvarez-Wellen**. Sie treten ungefähr im Abstand von einer Minute auf, es handelt sich dabei um lokale Muskelkontraktionen. Am Ende der Schwangerschaft nehmen die Alvarez-Wellen in ihrer Frequenz auf circa 4–5 in 10 Minuten ab, während ihre Intensität auf etwa 10 mmHg (1,33 kPa) steigt. Dazwischen finden sich vereinzelte Kontraktionen von längerer Dauer und einer Amplitude von 10–15 mmHg (1,3–2 kPa), die so genannten **Braxton-Hicks-Kontraktionen**.

Vorwehen

Vorwehen sind kein klar definierter Begriff. Es handelt sich meistens um die oben genannten Braxton-Hicks-Kontraktionen, die nach ihrer zeitlichen Folge als Vor- bzw. Senkwehen bezeichnet werden. Zum Ende der Schwangerschaft nehmen sie an Frequenz und Intensität zu. Sie können durchaus über einige Stunden regelmäßig und in größeren Abständen auftreten, dazwischen liegen Phasen der Unregelmäßigkeit und der Wehenlosigkeit. Da die Schwangere diese Wehen deutlich, mitunter schmerzhaft, spürt, werden sie häufig falsch interpretiert und mit Eröffnungswehen verwechselt.
Die Vorwehen sind Ausdruck der zunehmenden Uterusaktivität (vgl. S. 314 Uterusmotilität).
In den letzten Tagen vor der Geburt unterscheiden sie sich nur durch ihre Unregelmäßigkeit von den Eröffnungswehen, in die sie fließend übergehen.

Die Geburtskräfte – die Wehen

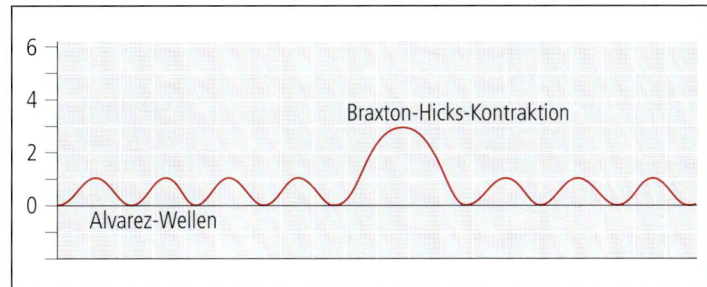

Abb. 15.18 Tokogramm mit Alvarez-Wellen und einer Braxton-Hicks-Kontraktion.

Den Vorwehen kommt die Aufgabe zu, das **untere Uterinsegment zu entfalten**, eine **Erweichung und Erweiterung der Zervix** herbeizuführen und ein weiteres **Tiefertreten des vorangehenden Teils** in das kleine Becken zu bewirken.

Senkwehen treten etwa vier Wochen vor dem Geburtstermin auf. Sie werden von der Schwangeren meist deutlich als Hartwerden des Leibes und Ziehen im Kreuz gespürt. Sie treten in unregelmäßigen Abständen auf und führen zu einem intrauterinen Druckanstieg bis zu 30 mmHg (4,0 kPa). Sie bewirken die **Dehnung des unteren Uterinsegments** und das **Tiefertreten des vorangehenden Teils**. Der *Fundus uteri*, der in der 36. Schwangerschaftswoche seinen Höchststand erreicht, senkt sich dementsprechend. Bei der Schwangeren löst diese Senkung mehr oder weniger deutlich wahrgenommene Symptome aus.

- Die Atmung wird freier, das Zwerchfell senkt sich.
- Der Druck auf den Magen lässt nach.
- Häufiges Wasserlassen kleinerer Mengen ist die Folge, da durch den tiefer stehenden vorangehenden Teil die Blase weniger Raum hat.

Geburtswehen

Der Übergang von den unregelmäßigen Vorwehen zu den häufiger auftretenden, regelmäßigeren Geburtswehen ist fließend, kann sich aber über Tage hinziehen.

■ **Eröffnungswehen:** Dies sind rhythmische Kontraktionen des Myometriums mit zunehmender Frequenz und Dauer. Zu Beginn beträgt die Frequenz etwa 2 bis 3 Wehen in 30 Minuten, mit fortschreitender Eröffnung erhöht sie sich auf 3 bis 5 Wehen in 15 Minuten. Die Dauer einer Eröffnungswehe beträgt 30 bis 60 Sekunden. Der intraamniale Druck steigt auf 50 bis 60 mmHg (6,67 bis 8,0 kPa). Die Eröffnungswehen werden von der Kreißenden meist als sehr schmerzhaft empfunden. Ihre Aufgabe besteht in der **Eröffnung der Zervix** und dem **Tiefertreten des Kindes** in Richtung des sich öffnenden Muttermundes.

■ **Austreibungs- und Presswehen:** Während der Austreibungsperiode erreichen Wehentätigkeit und Schmerzhaftigkeit ihren Höhepunkt. Die Wehenfrequenz nimmt zu auf 6 bis 7 Wehen in 15 Minuten. Der Basaltonus des Myometriums steigt auf 12 bis 16 mmHg (1,6 bis 2,13 kPa) an. Der intraamniale Druck steigt bis auf 100 mmHg (13,33 kPa) an, während des Pressens kann ein Druckanstieg bis auf 220 mmHg (29,33 kPa) erreicht werden.
Es ist zu beachten, dass oberhalb eines Druckes von 100 mmHg (13,33 kPa) die Durchblutung des Uterus und damit auch die Sauerstoffzufuhr zum Kind stark eingeschränkt sind. Die Auswirkungen dieser Hypoxämie hängen von der Kompensationsmöglichkeit in der Wehenpause ab.
Steht der vorangehende Teil auf dem Beckenboden, wird das Mitpressen der Kreißenden infolge reflektorischer Wirkungen über spinale Nervenbahnen zu einem unwiderstehlichen Zwang, der mit jeder Presswehe stärker wird.
Aufgabe der Austreibungs- und Presswehen ist die **Weitung des Geburtsweges bis auf Kopfdurchgängigkeit** und das **Hinausschieben des Kindes** mithilfe der Bauchpresse.

■ **Nachgeburtswehen:** Dies sind die Wehen der **Plazentarperiode** (Geburtsabschnitt, in dem die Plazenta von ihrer Haftfläche gelöst und geboren wird). Sie setzen wenige Minuten nach der Geburt des Kindes ein und bewirken eine Verkleinerung der Plazentahaftstelle. Durch die Flächenverschiebung löst sich die Plazenta von der Gebärmutterinnenwand ab. Die Plazenta wird dann mithilfe der Nachgeburtswehen geboren. Diese Wehen empfinden die Frauen nur als wenig schmerzhaft.

Nachwehen

Nachwehen sind die Kontraktionen nach vollständiger Entleerung der Gebärmutter. Ihre Aufgabe ist die **Blutstillung der Uteruswunde** sowie die Rückbildung der Schwangerschaftsveränderungen an der Gebärmutter durch den Abbau der überschüssigen Muskelfasern (**Involution**). Für Erstgebärende sind die Nachwehen weitgehend schmerzlos, Zweit- und Mehrgebärende dagegen können in den ersten Wochenbetttagen über Schmerzen klagen (s. S. 532, Die genitale Involution).

Charakteristika der Wehen
(Abb. 15.19 und 15.20)

■ **Basaltonus**: Als Basaltonus oder Ruhetonus ist jener Druck definiert, den der Uterus in der Wehenpause auf seinen Inhalt ausübt. Der physiologische Basaltonus liegt bei etwa 10 mmHg (1,33 kPa).

■ **Wehenamplitude**: Die Wehenamplitude drückt die Intensität einer Wehe aus. Als Wehenamplitude bezeichnet man die Zunahme des intrauterinen Druckes während der Kontraktion ausgehend vom Ruhetonus.

■ **Wehendauer**: Bei der Dauer einer Wehe ist zu beachten, dass die objektive Wehendauer durch interne Tokographie gemessen größer ist als die subjektiv durch Palpation erfasste Wehendauer.

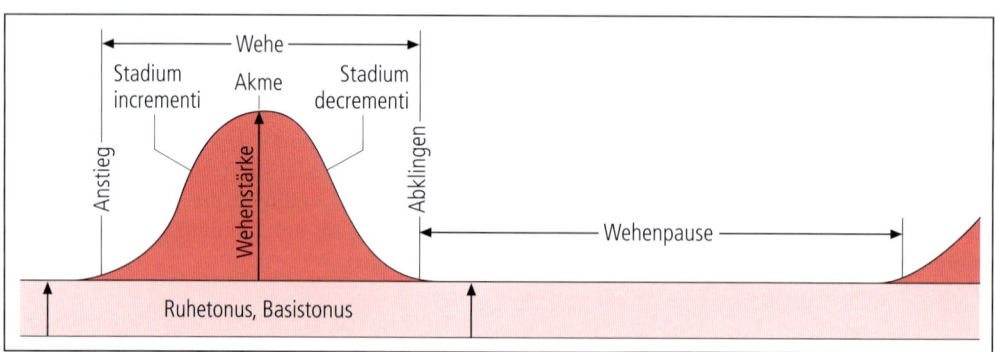

Abb. 15.19 Wehen unter der Geburt.

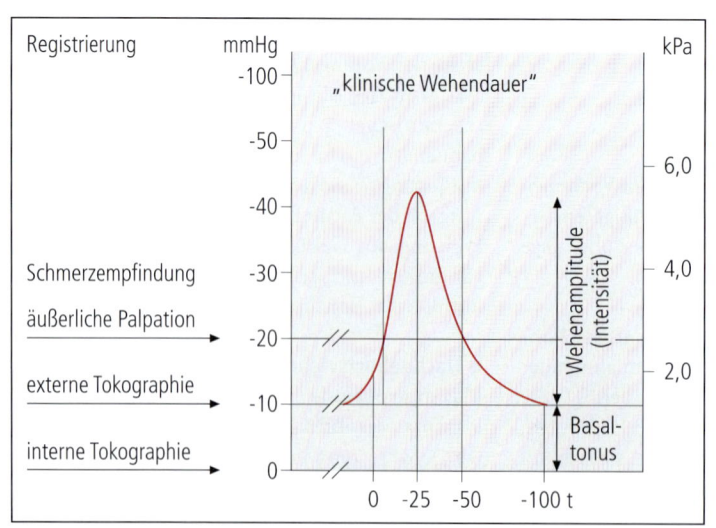

Abb. 15.20 Schematische Darstellung des Wehenablaufs mit Registrierungsmöglichkeiten (links).

Die Geburtskräfte – die Wehen

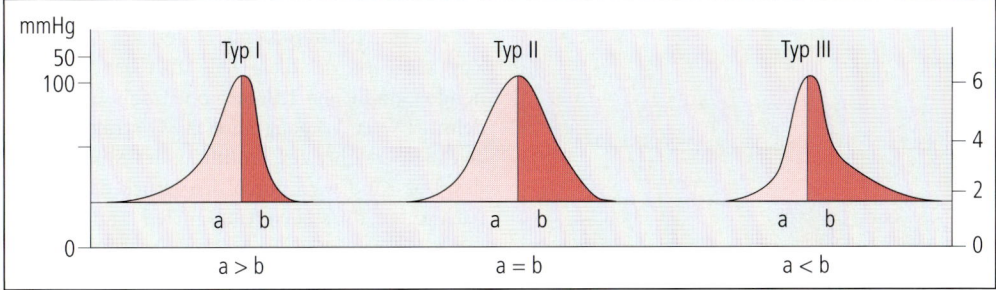

Abb. 15.21 Wehentypen.

Nur Kontraktionen mit einem Druck von mindestens 20 mmHg sind mit der Hand zu ertasten. Kurze Wehen von etwa 20 Sekunden Dauer findet man zu Beginn der Geburt; im weiteren Verlauf der Eröffnungsperiode beträgt die Wehendauer etwa 50 Sekunden und in der Austreibungsperiode zwischen 50 und 90 Sekunden. Diese Werte beziehen sich auf die subjektive Wehenerfassung.

- **Wehenfrequenz:** Die Wehenfrequenz ist die Anzahl der Wehen innerhalb einer bestimmten Zeitspanne. Die Frequenz nimmt im Verlauf der Geburt zu.

- **Wehenpause:** Die Dauer der Wehenpause steht in Abhängigkeit zur Wehenfrequenz. In der Eröffnungsperiode betragen die Pausen zunächst 15 bis 10 Minuten, sie verkürzen sich im Verlauf der Geburt auf 3 bis 2 Minuten. Das Verhältnis Wehe zu Wehenpause sollte 1:2 sein.
Die Wehenpausen spielen unter der Geburt eine große Rolle. Während jeder Kontraktion wird der Zu- und Abfluss des mütterlichen Blutes an die plazentare Austauschfläche vermindert, die Wehenpausen ermöglichen die Normalisierung der **Sauerstoffversorgung des Kindes**. Im Uterus kommt es zur **Wiederherstellung der verbrauchten Energie**, und die Kreißende benötigt diese Pausen, um auszuruhen und Kräfte zu sammeln.

- **Ablauf einer Wehe:** Die einzelne Wehe lässt sich in drei Stadien unterteilen:
  - das Ansteigen der Wehe = *Stadium incrementi*
  - der Höhepunkt der Wehe = *Akme*
  - das Abklingen der Wehe = *Stadium decrementi*

Wehentypen

Geht man vom externen Tokogramm aus, lassen sich drei physiologische Wehentypen unterscheiden und es lässt sich eine gewisse prognostische Aussage über die Effizienz der Wehen machen (Abb. 15.21).

- **Typ I: Langsamer Druckanstieg**, Wehenakme, **steiler Druckabfall**. Die Phase vor der Wehenakme ist länger als danach. Dieser Wehentyp findet sich mit etwa 80% **zu Beginn der Geburt**. Mit fortschreitender Muttermunderöffnung nimmt dieser Typ ab.

- **Typ II:** Wehenanstieg und Wehenabfall verlaufen **symmetrisch**. Die Phasen vor und nach der Wehenakme sind gleich lang.

- **Typ III: Steiler Druckanstieg**, kurze Wehenakme, **langsamer Druckabfall**. Die Phase nach der Wehenakme ist länger als davor. Dieser Wehentyp findet sich bis zu 90% in der **Eröffnungs- und Austreibungsphase**, wobei er langsam an Intensität zunimmt. Er ist im Hinblick auf die Muttermunderöffnung und den Geburtsfortschritt effektiver als die vorher beschriebenen Wehenarten.

Funktionelles Verhalten des Uterus

! Mit Einsetzen der Geburtswehen zeigt sich die durch den unterschiedlichen Aufbau bedingte Zweiteilung des Uterus in einen **oberen aktiven** und einen **unteren passiven** Teil (Abb. 15.22).

Die muskelstarken *Fundus* und *Corpus uteri* bilden den aktiven Teil, der die Wehenarbeit leistet.

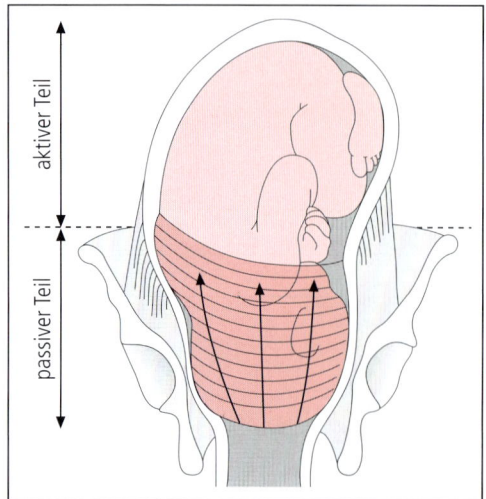

Abb. 15.22 Die funktionelle Zweiteilung des Uterus unter der Geburt in einen oberen aktiven und einen unteren passiven Teil.

Der passive Teil, gebildet vom unteren Uterinsegment und der muskelarmen Zervix, wird durch Kontraktion der Korpusmuskulatur aufgedehnt. Am Übergang vom muskelstarken aktiven Teil zum muskelschwachen passiven Teil entsteht eine mitunter äußerlich tastbare Grenzfurche (**Bandl-Furche**, Kontraktionsring).

Die Muskelfasern des *Corpus uteri* kehren nach einer Kontraktion nicht mehr in ihre ursprüngliche Länge zurück, sondern sie bleiben jedes Mal etwas kürzer (Abb. 15.23). Diesen Vorgang bezeichnet man als **Retraktion**. Dadurch nimmt das Korpus an Wandstärke zu und sein Volumen verkleinert sich.

Durch das Verkürzen der Korpusmuskeln wird auf das untere Uterinsegment und die Zervix ein Zug ausgeübt, der diese Teile über den vorangehenden kindlichen Teil nach oben zieht und dabei dehnt. Dieser Vorgang wird als **Distraktion** bezeichnet, er führt zur Eröffnung des Muttermundes. Das Kind wird durch den Druck der Wehen nach unten, durch den passiven Teil hindurch, geschoben. Man kann diesen Vorgang mit dem Anziehen eines Rollkragenpullovers vergleichen. Der Rollkragen, der das passive untere Uterinsegment und die Zervix darstellt, wird beim Überziehen über den Kopf von diesem langsam auseinander gedehnt.

Die Uterusteile sind nicht im gleichen Maße zur gleichen Zeit kontrahiert. Die Wehen zu Beginn der Eröffnungsperiode sind häufig noch unkoordiniert und erhalten erst allmählich eine zunehmende Koordination. Bei den koordinierten Wehen läuft eine Art Kontraktionswelle vom Fundus beziehungsweise von den Tubenecken ausgehend über das Korpus zur Zervix. Der Fundus ist kontrahiert und übt Zug auf die Zervix aus, wenn diese noch nicht von der Kontraktionswelle ergriffen und somit noch ohne Tonus ist.

> ! Eine normal koordinierte Wehe wird durch den »dreifach absteigenden Gradienten« gekennzeichnet. Er hat drei Komponenten:
> - Die Kontraktionswelle breitet sich von oben nach unten aus.
> - Die Kontraktionsdauer ist im Bereich von Fundus und Korpus länger als im zervikalen Bereich.
> - Die Intensität der Kontraktion ist in den oberen Uterusanteilen stärker als in den unteren.

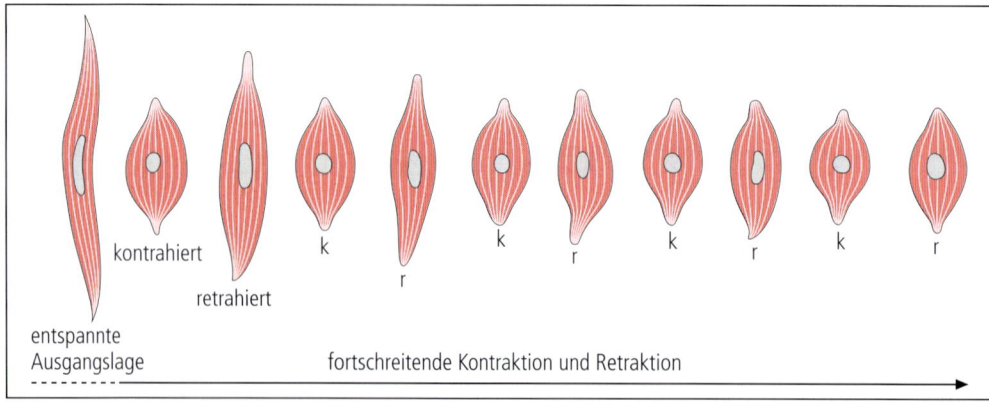

Abb. 15.23 Schematische Darstellung der fortschreitenden Verkürzung der Uterusmuskulatur unter der Geburt. Nach jedem Zurückziehen in der Wehe bleibt die einzelne Muskelspindel etwas verkürzt.

Wehenkontrolle

Die Kontrolle und Überwachung der Wehen sind Aufgaben der Hebamme. Das sichere Beurteilen der Wehentätigkeit zählt zu den grundlegenden Hebammenfähigkeiten. Durch regelmäßiges Palpieren entwickelt sie Erfahrung und Sicherheit in der richtigen Einschätzung der Wehentätigkeit.

■ **Palpatorische Kontrolle:** Die Wehen werden kontrolliert, indem der Gebärenden die flache Hand auf den Leib gelegt wird. In Höhe des Fundus können die Wehen am besten getastet werden. So können das Ansteigen der Wehe, die Wehenstärke, das langsame Abklingen und die Wehenpause erspürt und beurteilt werden. Kriterien für die Beurteilung mithilfe einer Uhr sind:
- Häufigkeit
- Regelmäßigkeit
- Dauer (Wehenstärke)
- Grundtonus in der Wehenpause

Die Beurteilung ist von der Erfahrung der Untersuchenden abhängig. Die Hebamme sollte der Gebärenden immer wieder über längere Zeit (15 bis 20 Minuten) die Hand auf den Bauch legen, um festzustellen, ob die Wehentätigkeit und ihre Intensität im Verlauf der Geburt zunimmt. Dies gibt der Frau zusätzlich das Gefühl der Geborgenheit und Fürsorge.
Neben der palpatorischen Wehenkontrolle besteht bei Bedarf die Möglichkeit einer fortlaufenden Registrierung mittels externer oder interner Tokographie.

■ **Externe Tokographie:** Ein abdominaler Wehentaster ermöglicht eine kontinuierliche Wehenregistrierung. Der Wehentaster (Druckabnehmer) registriert die Tonusveränderungen des Uterus durch die Bauchdecken und stellt sie in einer grafischen Kurve dar (s. S. 258, Methoden der mütterlichen Wehenregistrierung).
Diese Art der Wehenregistrierung wird durch bestimmte Faktoren beeinflusst, wie z.B. das Aufrichten des Uterus unter der Geburt, die Dicke der Bauchdecken, die Kindsbewegungen und die Position des Wehenabnehmers. Mit dieser Methode können keine Absolutwerte erzielt werden, sie eignen sich aber für die Feststellung der **Wehenfrequenz**, bis zu einem gewissen Grad auch für die Bestimmung von **Wehendauer** und **Wehentypus**.

■ **Interne Tokographie:** Sie erfolgt über einen intraamnialen Katheter und kann deshalb nur bei offener Fruchtblase angewendet werden. Diese invasive Methode liefert **Absolutwerte über Basaltonus, Wehenamplitude, Wehenfrequenz** und **Wehendauer**. Da bei der internen Tokographie immer die Gefahr einer intraamnialen Infektion besteht, sollte sie nur bei Risikogeburten Anwendung finden.

Wehenschmerzen

Für die Entstehung und die Intensität jeder Art von Schmerzen sind drei Faktoren von Bedeutung:
- Schmerzreiz
- Schmerzleitung
- Schmerzempfindung

Die Schmerzempfindung steht im Zusammenhang mit der psychischen Konstitution, Situation und Lebensgeschichte eines Menschen. Deshalb wird die Stärke von Schmerzen vom Einzelnen unter ähnlichen Bedingungen oft sehr unterschiedlich empfunden.
Trotz der physiologischen Umstände einer Geburt und unabhängig vom unterschiedlichen Schmerzempfinden ist die Bedeutung der Wehenschmerzen mit derjenigen anderer Schmerzen gleichzusetzen und ernst zu nehmen. Schmerzen sind ein »biologisches Signal« zum Schutz des Organismus.

■ **Eröffnungsperiode:** Die Wehenschmerzen der Eröffnungsperiode werden häufig als dumpfe oder ziehende Schmerzen im Bereich des Kreuzes, der Leistengegend und oberhalb der Symphyse angegeben. Sie sind Folge der uterinen Wandspannung, der Dehnung der Zervix und des Zuges am uterinen Bandapparat. Die Reizleitung erfolgt über das vegetative Nervensystem.

■ **Austreibungsperiode:** Die Schmerzen der Austreibungsperiode dagegen sind heller, schneidender und für die Kreißende besser lokalisierbar. Sie gehen vom Beckenboden und der Vulva aus und entstehen durch die Dehnungsvorgänge beim Tiefertreten des kindlichen Kopfes. Das Ende der Eröffnungsphase und der Übergang in die Austreibungsphase ist für die Kreißende der unangenehmste und schmerzhafteste Abschnitt der Geburt. Die Austreibungsperiode als letzte Phase, in der sie mitpressen kann, wird im Allgemeinen besser ertragen, obwohl der Schmerz noch intensiver ist. Die aktive Mitarbeit wird hier als Erleichterung empfunden, hinzu kommt das absehbare Ende der Geburt und damit der Schmerzen (s. Kap. 42).

Geburtsbeginn

Der Geburtsbeginn ist durch das Einsetzen von Kontraktionen der Uterusmuskulatur – den Wehen – gekennzeichnet.

Die **Muskulatur des Uterus** hat wie der Herzmuskel die Fähigkeit zur **autonomen Erregungsbildung** und myogenen Leitung der Erregung. Ein nervaler Reiz ist nicht erforderlich. Jede erregbare Zelle besitzt eine bioelektrische Membran, die chemisch, elektrisch und mechanisch in Erregung versetzt werden kann. Im Ruhezustand, dem so genannten Ruhemembranpotenzial, ist in der Zelle die Kaliumkonzentration sehr hoch, die Natriumkonzentration dagegen niedrig. Durch einen Reiz wird das Ruhemembranpotenzial in ein Aktionspotenzial verändert, indem Natrium in die Zelle einströmt. Für das Zusammenspiel dieses so genannten kontraktilen Apparates, der die Kontraktion einleitet, ist Kalzium erforderlich.

Der hier stark vereinfacht dargestellte Erregungsprozess der Muskelfaser wird an der Uterusmuskulatur zusätzlich von Hormonen beeinflusst.

Die Ursachen, die am Ende der Schwangerschaft den Geburtsbeginn auslösen, sind bis heute nicht restlos geklärt. Es ist jedoch bekannt, dass der Geburtsbeginn vom Zusammenspiel einer Reihe von Faktoren abhängt, unter anderem vom Reifegrad des Kindes, von mechanischen und hormonellen Faktoren (Abb. 15.24).

- Zum Ende der Schwangerschaft hin wird sowohl die **Ansprechbarkeit der Uterusmuskulatur auf Oxytocin** als auch die **Oxytocinmenge** (direkt und indirekt) gesteigert. Dies geschieht über verschiedene Mechanismen.
  - Eine wichtige Rolle spielt Oxytocin, das das Membranpotenzial senkt und damit die Erregbarkeit des Uterus erhöht. Zum Zeitpunkt der Geburt steigt die Sensibilität der Uterusmuskulatur für Oxytocin an. Dies ist dadurch begründet, dass sich die Zahl der Oxytocinrezeptoren im Myometrium durch die Wirkung der plazentaren Östrogene während der Gravidität vermehrt hat.
  - Darüber hinaus wird von der fetalen Hypophyse vermehrt Oxytocin sezerniert.
  - Auch nimmt man an, dass das Ingangkommen der Wehen zu Geburtsbeginn vom Verhältnis Oxytocin zu Oxytocinase abhängt. Das (wahrscheinlich in der Plazenta gebildete) oxytocinabbauende Enzym Oxytocinase verhindert in der Schwangerschaft die Stimulation der Uterusmuskulatur durch Oxytocin. Bis zur 36. Schwangerschaftswoche steigt die Konzentration der Oxytocinase stetig an, ab der 36. Woche nimmt ihre Konzentration nur noch geringfügig zu. Mit Ausscheiden der Plazenta nimmt sie wieder ab.
  - Im Verlauf der Schwangerschaft steigt die Östrogenproduktion stark an. **Östrogene** erhöhen die Erregbarkeit des Myometriums für wehenauslösende Wirkstoffe. Eine eigenständige Wehenauslösung kommt den Östrogenen nicht zu. Sie bereiten das Myometrium auf die Geburt vor.

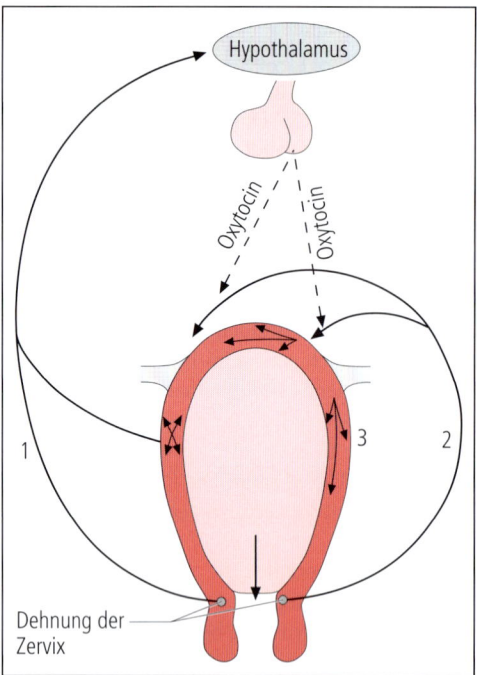

Abb. 15.24 Wehenauslösende Reizbildungsmöglichkeiten am Uterus.
1 = Ferguson-Reflex
2 = nervaler Wehenreflex
3 = spontane, autonome Reizbildung

- Oxytocin und Östrogene regen zunehmend auch die **Prostaglandinsynthese** in der Dezidua und im Amnion an. Parallel dazu steigt die **Ansprechbarkeit der Uterusmuskulatur auf Prostaglandine**. Zu Beginn der Schwangerschaft ist Prostaglandin nur in Spuren nachweisbar. Im letzten Trimenon und besonders unter der Geburt erfolgt ein deutlicher Konzentrationsanstieg. Prostaglandine senken wie Oxytocin das Membranpotenzial.
  - Die Prostaglandine haben eine erweichende Wirkung auf die Zervix. Die hierdurch erleichterte Dehnung der Zervix wiederum führt zur Verstärkung der Oxytocinausschüttung aus dem Hypophysenhinterlappen (**Ferguson-Reflex**).
  - Das in der Plazenta gebildete **Progesteron** steigert das Ruhepotenzial, inaktiviert Natrium und hemmt somit die Erregbarkeit des Myometriums. Es trägt also zur Erhaltung der Schwangerschaft bei. Progesteron übt hier eine lokale Wirkung im Bereich der Plazentahaftstelle aus. Zum Ende der Schwangerschaft nimmt die Plazentahaftstelle zugunsten der plazentafreien Uterusfläche ab. Das entsprechend vermindert gebildete Progesteron reicht nicht mehr zur Unterdrückung der Wehentätigkeit aus. Der so genannte **lokale Progesteronblock verliert damit seine Wirkung**.
- Zusätzlich unterliegt der Uterus den überlagernden Einflüssen des **vegetativen Nervensystems**. Eine sympathikotone Reaktionslage, bei Angst oder Stress beispielsweise, hemmt die Wehentätigkeit, eine parasympathikotone begünstigt sie.
  - Am Schwangerschaftsende und am Tagesende ist der Parasympathikotonus erhöht. Am Ende der Schwangerschaft führt dies in den Abendstunden zu einer Tonuszunahme im Bereich des Korpus und einer Tonussenkung im Bereich der Zervix (dies erklärt auch, warum bei vielen Frauen die Wehen nachts beginnen).

Hat die Geburt eingesetzt, ist die Wehentätigkeit ein reflektorischer Vorgang, bei dem die Intensität der Wehen durch das Fortschreiten der Geburt (Tiefertreten des vorangehenden Teils) beeinflusst wird.
- Der zunehmende Druck des vorangehenden Teils löst zusätzlich einen Zervixreiz aus, der über einen direkten Reflexbogen über das Rückenmark auf das Myometrium wirkt. Zudem besteht im Myometrium noch eine spontane Reizbildung.

Diese verschiedenen Reizbildungsmöglichkeiten führen gemeinsam zu einer »Selbststeuerung der Wehen« unter der Geburt (Abb. 15.24).
Die zunehmende Dehnung der Uteruswand und der Zervix führt zu einer reflektorischen Oxytocinfreisetzung und damit zu einer Steigerung der Uterusaktivität. Sowohl die Dehnung der Zervix als auch der zunehmende Druck des vorangehenden kindlichen Teils auf das untere Uterinsegment führen zu dieser Steigerung. Sie wird auf direktem myogenen und/oder reflektorischen Weg über die autonome motorische Innervation angeregt (Ferguson-Reflex).

Geburtsmechanismus

Die Geburt des Kindes mittels der Wehen (Geburtskräfte) ist ein vorwiegend mechanisches Geschehen, bei dem verschiedene physikalische Gesetze zur Anwendung kommen.
Für das Verständnis des Geburtsmechanismus müssen folgende Begriffe bekannt sein:
- Lage des Kindes
- Stellung
- Haltung
- Poleinstellung
- Einstellung

> **!** Die **Lage** bezeichnet das Verhältnis der Längsachse des Kindes zur Längsachse der Gebärmutter.

Die Diagnose der Lage erfolgt durch:
- das Betrachten der Leibesform
- den 2. und 3. Leopold-Handgriff
- die vaginale Untersuchung

Man unterscheidet:
- die regelrechte **Längslage** (Schädellage, Beckenendlage)
- die regelwidrige **Querlage** oder **Schräglage**

> **!** Die **Stellung** ergibt sich aus dem Verhältnis des kindlichen Rückens zur Gebärmutterinnenwand. Die Stellung drückt also aus, ob sich der Rücken des Kindes auf der linken oder rechten Seite der Mutter befindet (Abb. 15.25 a, b).

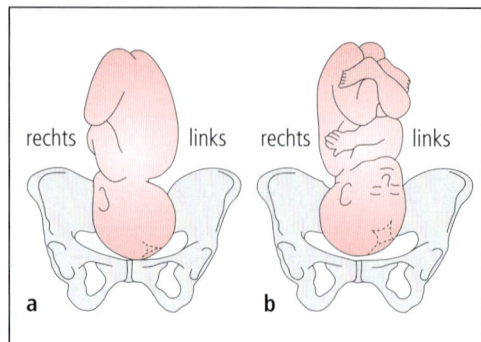

Abb. 15.25 **a** Ia-Stellung, **b** IIb-Stellung.

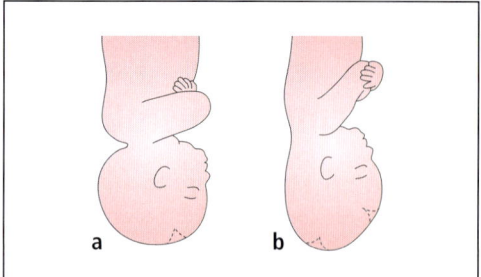

Abb. 15.26 **a** Indifferente Haltung vor Eintritt ins Becken. **b** Beugehaltung bei normaler HHL.

- **I. Stellung** = kindlicher Rücken links (Ia bedeutet kindlicher Rücken links *vorn*, Ib bedeutet kindlicher Rücken links *hinten*).
- **II. Stellung** = kindlicher Rücken rechts (IIa bedeutet kindlicher Rücken rechts *vorn*, IIb bedeutet kindlicher Rücken rechts *hinten*).

Die Diagnose erfolgt durch:
- den 2. Leopold-Handgriff
- die vaginale Untersuchung; der Verlauf der Pfeilnaht und der Fontanellenstand geben hierbei Auskunft über die Stellung

! Die **Haltung** bezeichnet die Beziehung der kindlichen Teile zueinander. Sie gibt vor allem die Beziehung des Kopfes zum Rumpf an (Abb. 15.26a, b).

Die Haltung des Kopfes kann sein:
- **indifferent** (beide Fontanellen auf gleicher Höhe)
- **gebeugt** (flektiert, kleine Fontanelle führt)
- **gestreckt** (deflektiert, große Fontanelle führt)

Die Diagnose erfolgt durch:
- die vaginale Untersuchung; die führende Fontanelle weist auf die Haltung hin

! Die **Poleinstellung** bezeichnet die Art des vorangehenden kindlichen Teils (kurz als VT bezeichnet) bei Längslage des Kindes.

Man unterscheidet:
- regelrechte Poleinstellung = **Schädellage**
- regelwidrige Poleinstellung = **Beckenendlage, Fußlage, Steiß-Fußlage**

Die Diagnose erfolgt durch:
- den 3. und 4. Leopold-Handgriff
- Ultraschalluntersuchung
- die vaginale Untersuchung; durch Abtasten mit dem Finger wird auf den VT geschlossen. Folgendes wird beurteilt:
  – Schädel: hart, glatte Schädelknochen mit Nähten und Fontanellen
  – Steiß: weicher, kleiner, evtl. Gesäßfalte
  – Füße: kleine Teile mit vielen Unebenheiten

! Die **Einstellung** ist die Beziehung des vorangehenden Teils zum Geburtsweg. Es ist derjenige Abschnitt des vorangehenden Teils »eingestellt«, auf den der Finger bei der vaginalen Untersuchung in Führungslinie stößt, d. h. der führende Abschnitt ist eingestellt (Abb. 15.27 a–c).

Die Einstellung des Kopfes ist das Resultat aus Stellung und Haltung. Es resultieren also:
- Hinterhaupteinstellung (Leitstelle = kleine Fontanelle)
- Scheiteleinstellung (Leitstelle = Pfeilnaht)
- Vorderhaupteinstellung (Leitstelle = große Fontanelle)
- Stirneinstellung (Leitstelle = große Fontanelle, Stirnnaht)
- Gesichtseinstellung

Bei der Beckenendlage können sich einstellen:
- der Steiß allein
- die Füße allein
- der Steiß und die Füße
- der Steiß und ein Fuß
- ein oder beide Knie

Die Diagnose erfolgt durch:
- die vaginale Untersuchung; man orientiert sich am Verlauf der Pfeilnaht, den Fontanellen oder der Gesäßfalte

Geburtsmechanismus

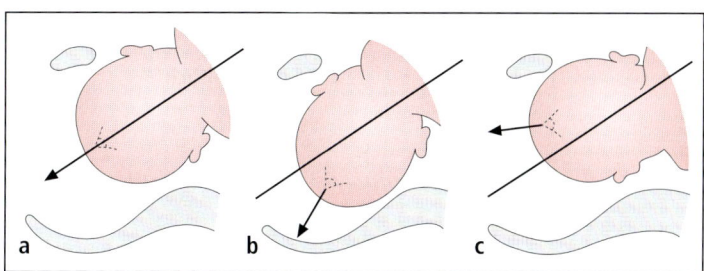

Abb. 15.27 a Synklitische Einstellung des Kopfes im BE. **b** Physiologischer vorderer Asynklitismus, Naegele-Obliquität. **c** Physiologischer hinterer Asynklitismus, Litzmann-Obliquität.

Der führende Abschnitt des vorangehenden Teils, der in der Beckenführungslinie am tiefsten steht, wird als **Leitstelle** bezeichnet.

> In der Praxis ist es üblich, die verschiedenen Begriffe von Lage, Stellung, Haltung und Einstellung zusammenzufassen. So spricht man beispielsweise von einer vorderen Hinterhauptslage (VoHHL).
> - Vo = Stellung = der kindliche Rücken befindet sich ventral
> - HH = Haltung = der Kopf ist gebeugt, die kleine Fontanelle führt
>   = Poleinstellung = der Schädel ist der vorangehende Teil
>   = Einstellung = das Hinterhaupt hat die Führung übernommen
> - L = es handelt sich um eine Längslage

Geburtsmechanismus am Beispiel der regelrechten vorderen Hinterhauptslage (VoHHL)

Als normale oder regelrechte Geburt wird die am Ende einer Schwangerschaft erfolgende spontane Geburt aus der VoHHL bezeichnet. 94 % aller Geburten erfolgen aus dieser Lage. Sie verläuft in 4 Phasen:
- 1. Phase – Eintritt des kindlichen Kopfes in den Beckeneingang (BE)
- 2. Phase – Durchtritt durch die Beckenmitte (BM)
- 3. Phase – Austritt aus dem Beckenausgang (BA)
- 4. Phase – äußere Drehung

Eintrittsmechanismus – Eintritt des kindlichen Kopfes in den Beckeneingang

In jeder Etage des Beckens verhält sich der kindliche Kopf so, dass er mit dem geringsten Kraftaufwand am leichtesten hineinpasst (»Gesetz des kleinsten Zwanges« bzw. Bestreben nach Formübereinstimmung). Der Beckeneingang ist queroval, die häufigste Schädelform ist längsoval. Der kindliche Kopf tritt in ungezwungener Haltung mit seiner ovalen Form quer in den Beckeneingang ein und passt sich so dessen Form an (Abb. 15.28a). Die Pfeilnaht steht quer. Der geburtsmechanisch wirksame Umfang ist hierbei die *Circumferentia frontooccipitalis* mit durchschnittlich 35 cm.

Nicht bei allen Geburten steht beim Eintrittsmechanismus die Pfeilnaht quer direkt in der Mitte zwischen Symphyse und Promontorium (synklitisch, Abb. 15.27a).

- So findet das hintere Scheitelbein am vorspringenden Promontorium einen etwas größeren Widerstand als das vordere an der Symphyse, wodurch – auch bei normalen Becken – das hintere Scheitelbein mitunter für kurze Zeit zurückgehalten wird und das vordere anfangs allein tiefer tritt. Die Pfeilnaht ist dem Promontorium genähert, das vordere Scheitelbein hat die Führung übernommen (**physiologischer vorderer Asynklitismus, Naegele-Obliquität**, Abb. 15.27b). Diesen Eintrittsmechanismus findet man häufiger, da der Kopf in der Kreuzbeinhöhle eine Ausweichmöglichkeit findet.
- Während der Schwangerschaft und zu Geburtsbeginn kann besonders bei Erstgebärenden die Pfeilnaht leicht der Symphyse genähert sein, dann stellt sich das hintere Scheitelbein ein (**physiologischer hinterer Asynklitismus, Litzmann-Obliquität**, Abb. 15.27c) (vgl. auch Kap. 19, Scheitelbeineinstellung, S. 411).

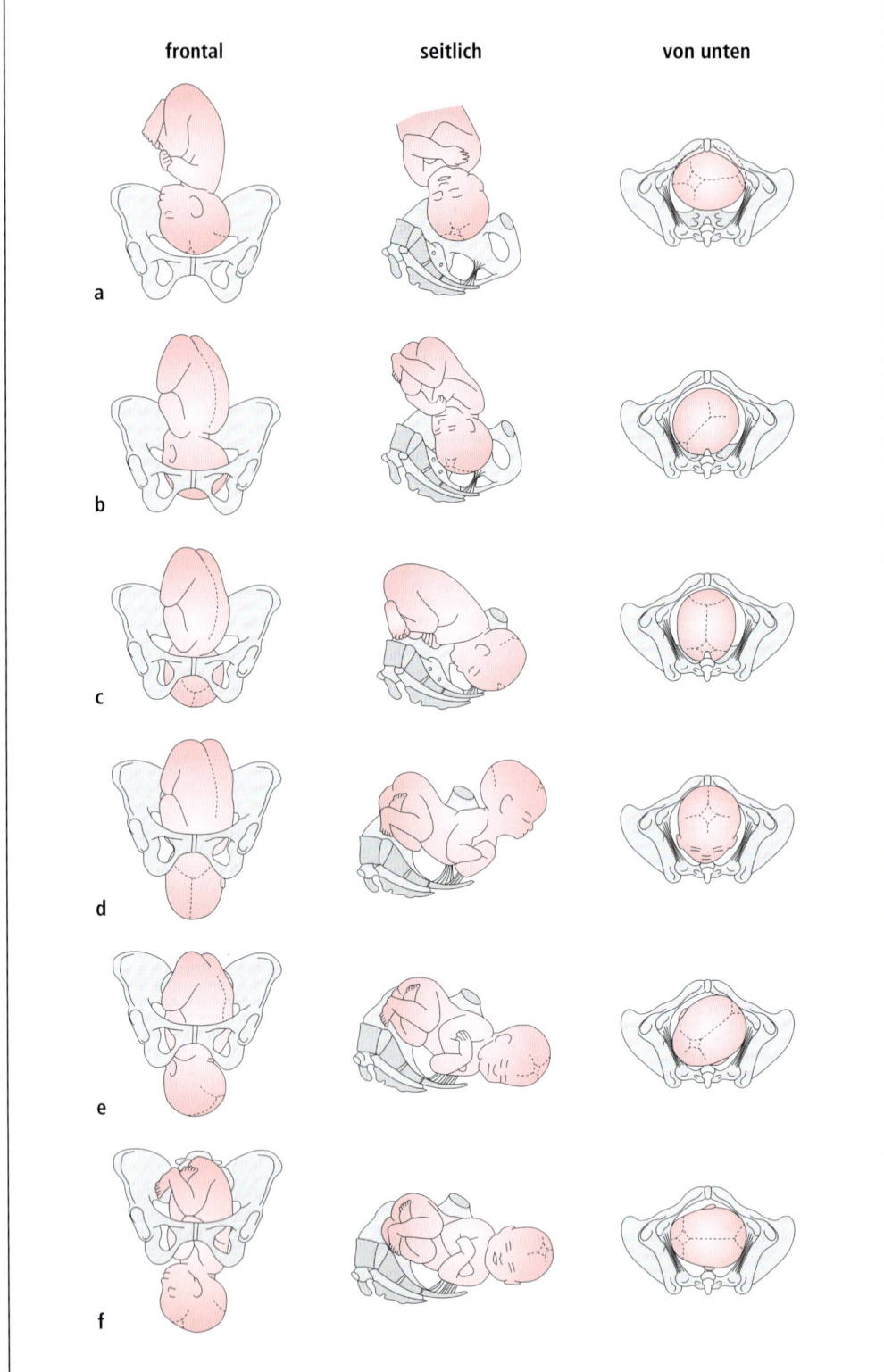

Geburtsmechanismus

Durch die ungezwungene Haltung des Kopfes beim Beckeneintritt kann hier noch nicht von einer Hinterhauptseinstellung gesprochen werden, sondern nur ganz allgemein von einer Schädellage. Bei Erstgebärenden nimmt der Kopf diese Einstellung bereits in den letzten Schwangerschaftswochen ein, bei Mehrgebärenden oft erst zu Wehenbeginn.

Durchtrittsmechanismus – Durchtritt durch die Beckenmitte

Durch die stärker werdende Wehentätigkeit weicht der Kopf in Richtung des geringsten Zwanges aus: Er tritt tiefer, nimmt dabei zunehmend eine Beugehaltung ein und dreht sich mit dem Hinterhaupt um 90° symphysenwärts (Abb. 15.28b).

Der Kopf führt beim Durchtritt durch die Beckenhöhle somit drei Bewegungen gleichzeitig aus:

- **Tiefertreten** (Progressivbewegung) = Höhenstandsänderung
- **Beugung** (**Flexion**) = Haltungsänderung
- **Drehung** (**Rotation**) = Stellungsänderung

Die Beckenhöhle ist rund und wird nach unten von der Beckenbodenmuskulatur abgeschlossen. Der Kopf muss vom Beckeneingang bis zum Beckenboden eine Strecke von etwa 12 cm zurücklegen. Um sich diesem runden Raum anzupassen, beugt er sich beim Tiefertreten und das Hinterhaupt übernimmt die Führung, d. h. es »geht voran«. Die kleine Fontanelle wird als tiefster Punkt zur **Leitstelle** und der Kopf tritt so mit seinem kleinsten Planum, dem *Planum suboccipitobregmaticum* (Umfang 33 cm), durch das Becken.

Die Drehung des Kopfes um 90° mit dem Nacken zur Symphyse (Drehung der Pfeilnaht als Orientierungspunkt) erfolgt je nach Stellung aus dem queren über einen schrägen in den geraden Durchmesser:

- bei der I. VoHHL über den I. schrägen Durchmesser
- bei der II. VoHHL über den II. schrägen Durchmesser

Nach dem »**Gesetz des kleinsten Zwanges**« muss der Kopf eine Haltung einnehmen, in der er am leichtesten durch die runde Beckenhöhle passt. Die starke Beugehaltung ermöglicht dem Kopf, die Beckenhöhle mit seinem kleinsten und zugleich kreisrunden Planum, dem *Planum suboccipitobregmaticum*, zu passieren.

Die Beugung erfolgt durch Kräfte und Widerstände der Weichteile im kleinen Becken. Sie haben bei dem am häufigsten auftretenden Langkopf im Bereich des breiten und flacheren Vorderhauptes eine größere Angriffsfläche, wodurch das Vorderhaupt stärker zurückgehalten wird, sodass das Hinterhaupt vorangehen kann (Abb. 15.29).

◁ **Abb. 15.28** Die Geburtsmechanik vom Eintritt des Kopfes in das kleine Becken bis zur Geburt der Schultern.
a Eintrittsmechanismus. Der Kopf tritt quer oder leicht schräg in den BE ein. Die Pfeilnaht verläuft entsprechend quer oder mit einer leichten Neigung zum I. schrägen Durchmesser. Die Haltung des Kopfes ist noch ungezwungen.
b Durchtrittsmechanismus. Die drei Bewegungen, die der Kopf beim Durchtritt durch die Beckenhöhle gleichzeitig ausführt, sind deutlich zu erkennen: **Tiefertreten, Beugung** und **Drehung**.
c Austrittsmechanismus. Beginn der Austrittsbewegung. Um auszutreten, muss sich der Kopf im Bogen um die Symphyse herumbewegen (Abbiegung im Knie des Geburtsweges). Das tut er mit einer **Streckbewegung (Deflexion)**. Die Gegend der Nackenhaargrenze (Hypomochlion = Stemmpunkt) stemmt sich am unteren Symphysenrand an, und der Kopf führt aus der Beugehaltung heraus die Deflexionsbewegung durch. Die Pfeilnaht verläuft im geraden Durchmesser, die Schultern treten quer oder leicht schräg in den BE ein.
d Vollendung der Austrittsbewegung, Geburt des Kopfes. Mithilfe des Dammschutzes werden nacheinander Hinterhaupt, Vorderhaupt, Stirn und Gesicht über den Damm geboren. Die Streckbewegung um die Symphyse herum unter Führung der kleinen Fontanelle ist vollendet.
e Beginn der äußeren Drehung des Kopfes. Während des Kopfaustritts haben sich in der Beckenhöhle die Schultern aus dem queren über einen schrägen in den geraden Durchmesser des BA gedreht. Äußerlich dreht sich der Kopf dabei um 90° in seine Ausgangsstellung zurück (**äußere Drehung**). Die vordere Schulter wird unter dem Schambogen sichtbar.
f Vollendung der äußeren Kopfdrehung. Bei der I. Stellung dreht sich das Gesicht des Kindes zum rechten Oberschenkel der Mutter. Bei der II. Stellung dreht sich das Gesicht des Kindes zum linken Oberschenkel der Mutter. Die hintere Schulter wird über den Damm geboren.

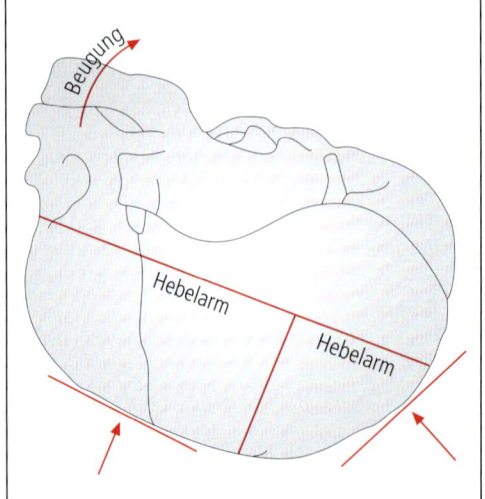

Abb. 15.29 Physiologische Beugung beim Langkopf. Das flachere Vorderhaupt hat eine größere Angriffsfläche, es wird stärker zurückgehalten, der vordere Schädel hat zum Schädel-Halswirbel-Gelenk den längeren Hebelarm, der Druck beim Tiefertreten bewirkt die leichtere Beugung.

Zusätzlich kommt bei der Beugung das **Hebelgesetz** zur Anwendung. Vom Schädelgelenk der Halswirbelsäule als Drehpunkt ausgehend ist der hintere Schädelteil der kürzere Hebelarm und der vordere Schädelteil der längere Hebelarm. An Letzterem wird durch den austreibenden Druck die Beugung bewirkt.

Der Kopf trifft quer auf die Levatorenschenkel. Diese bilden eine nach vorn geneigte schiefe Ebene, die im geraden (sagittal gerichteten) Levatorenspalt endet. Während sich der Kopf auf der schiefen Ebene in Richtung Levatorenspalt bewegt, wird er zur Rotation um 90° und zum Übergang in den tiefen Geradstand gezwungen.

Durch die Beugung übernimmt das kurze runde Hinterhaupt die Führung, es passt sich in den nach vorn offenen Levatorenspalt ein. Dem längeren flachen Vorderhaupt mit dem unregelmäßig geformten Gesichtsschädel steht in der geräumigen Kreuzbeinhöhle mehr Platz zur Verfügung.

Damit ist der Kopf in der einzig möglichen Ausgangsstellung, um die notwendige Abbiegung im Knie des Geburtsweges durchführen zu können.

Austrittsmechanismus – Austritt aus dem Beckenausgang

Der Kopf steht nun auf dem Beckenboden, die Pfeilnaht verläuft im geraden Durchmesser, die kleine Fontanelle hat die Führung übernommen (Abb. 15.28c).

Um das Geburtsknie zu überwinden und aus dem Geburtsweg auszutreten, muss sich der Kopf um die Symphyse herumbewegen. Das tut er mit einer Streckbewegung (**Deflektion**). Er stemmt sich hierbei mit der Nackenhaargrenze (als Hypomochlion = Drehpunkt) am unteren Symphysenrand an und führt aus der Beugehaltung heraus die Deflektion durch.

> Die Austrittsbewegung ist eine reine Streckbewegung und somit lediglich eine Haltungsänderung (Abb. 15.28d).

Die Symphyse wird als Stemmpunkt benutzt, um den herum die Drehbewegung erfolgt. Nacheinander werden Hinterhaupt, Vorderhaupt, Stirn, Gesicht und Kinn über den Damm geboren.

Äußere Drehung des Kopfes – Rückdrehung

Der Kopf wird mit gerader Pfeilnaht geboren, unmittelbar nach der Geburt dreht er sich um 90° in seine Ausgangsstellung zurück (Abb. 15.28e). Das bedeutet:
- Bei der I. Stellung dreht sich das Gesicht des Kindes zum rechten Oberschenkel der Mutter.
- Bei der II. Stellung dreht sich das Gesicht des Kindes zum linken Oberschenkel der Mutter.

Diese äußere (Rück-)Drehung erfolgt, da der kindliche Körper während der Beckenpassage die entgegengesetzten Rotationsbewegungen ausführt wie der Kopf. Bei Austritt des Kopfes tritt die Schulter quer in den Beckeneingang ein, in Beckenmitte dreht sie sich dann um 90°, um im geraden Durchmesser erst mit der vorderen und dann mit der hinteren Schulter geboren zu werden (Formanpassung der Schulter über die Abbiegung der Wirbelsäule zur Seite, Abb. 15.28f).

Der Rumpf des Kindes folgt zwanglos nach, die Hüfte stellt mit einem Umfang von ca. 25 cm kein geburtshilfliches Problem dar.

Geburtsgeschwulst (*Caput succedaneum*)

Unter der Geburt entwickelt sich bei fast jeder Schädellage, vor allem nach frühem Blasensprung, über der Leitstelle eine Geburtsgeschwulst. Diese teigige Schwellung ist ein Stauungsödem der Kopfschwarte, das sich durch die gegeneinander wirkenden Kräfte unter der Geburt an der tiefsten Stelle des Kopfes bildet. Die Wehen pressen den Kopf Richtung Vulva, durch den umschnürenden Muttermundsaum wird er zurückgehalten.

Das Ausmaß der Kopfgeschwulst hängt von zwei Faktoren ab: von der Geburtsdauer und von der Wehenstärke. Nach der Geburt bildet sich die Geburtsgeschwulst innerhalb der ersten Lebenstage vollständig zurück. Für die Hebamme hat sie zweifache Bedeutung:
- Bei der Höhenstandsdiagnose darf die Kopfgeschwulst nicht einbezogen werden, die Höhenstandsdiagnose bezieht sich lediglich auf den knöchernen Schädel.
- Die Geburtsgeschwulst kann zur retrospektiven Kontrolle des Geburtsmechanismus dienen.

> Lokalisation der Geburtsgeschwulst bei der regelrechten VoHHL
> - I. VoHHL: rechtes Hinterhaupt, rechtes Scheitelbein und Umgebung der kleinen Fontanelle
> - II. VoHHL: linkes Hinterhaupt, linkes Scheitelbein und Umgebung der kleinen Fontanelle

Literatur

Goeschen K. Kardiotokographie-Praxis. 6 Aufl. Stuttgart, New York: Thieme 2003.

Käser O, Friedberg V, Ober KG, Thomsen K, Zander J, Hrsg. Gynäkologie und Geburtshilfe. Bd II. Stuttgart, New York: Thieme 1967.

Kyank H, Schwarz R, Frenzel J. Geburtshilfe. 5. Aufl. Leipzig: Thieme 1987.

Martius G, Heidenreich W (Hrsg). Hebammenlehrbuch. 7. Aufl. Stuttgart: Hippokrates 1999.

Pschyrembel W, Dudenhausen JW. Praktische Geburtshilfe. 19. Aufl. Berlin, New York: de Gruyter 2001.

Schmidt-Matthiesen H, Wallwiener D. Gynäkologie und Geburtshilfe. 10. Aufl. Stuttgart, New York: Schattauer 2005.

16 Betreuung und Leitung der regelrechten Geburt

Christine Mändle

»Man muss den Dingen
die eigene, stille, ungestörte Entwicklung lassen,
die tief von innen kommen muss
und durch nichts gedrängt oder beschleunigt
werden kann;
alles ist austragen und dann gebären.«
Rainer Maria Rilke

»Hebammen arbeiten in einer gesellschaftlichen Verantwortung und begleiten Frauen, Kinder, Partner und Familien während Schwangerschaft, Geburt und Wochenbett. [...] Hebammen sehen in menschlicher Fortpflanzung und Geburt natürliche Lebensvorgänge, die einer fachkundigen Begleitung bedürfen.« Um diesen, in den Grundsätzen einer Ethik formulierten Gedanken und Ansprüchen gerecht zu werden, braucht es ein fundiertes Wissen über die geburtsbeeinflussenden Faktoren, über spezifische Untersuchungen und Überwachungsmöglichkeiten, über Pflegemaßnahmen und psychosomatische Zusammenhänge. Die Geburt ist gleichzeitig ein intensives körperliches Ereignis und eine große emotionale Erfahrung, vielleicht das einschneidendste und intimste im Leben einer Frau. Ein Ereignis, das im Beisein des Partners in der meist ungewohnten Umgebung der Geburtsklinik stattfindet. Wir sollten immer um eine Atmosphäre bemüht sein, in der Vertrauen als Basis für einen ruhigen, harmonischen Ablauf der Geburt möglich ist, bei gleichzeitig hohem Standard an individuell eingesetzter Überwachung zur Sicherheit von Mutter und Kind.

> Der **Verlauf der regelrechten Geburt** wird in drei Phasen eingeteilt, die jeweils weitere Unterteilungen aufweisen:
> - Eröffnungsperiode
>   – Latenzphase
>   – aktive Phase
> - Geburtsphase
>   – frühe Austreibungsperiode
>   – aktive Phase
> - Nachgeburtsperiode
>   – Geburt der Plazenta
>   – Postplazentarphase

Die **Eröffnungsperiode** ist die Zeit vom Beginn regelmäßiger, zervixwirksamer Wehen bis hin zur vollständigen Erweiterung des Muttermundes. Friedman hat bereits im Jahre 1954 aufgrund von ausgedehnten Studien festgestellt, dass die Muttermunderöffnung in unterschiedlichem Tempo verläuft und die Zervixdilatation graphisch dargestellt einer S-förmigen Kurve gleicht (Abb. 16.1). Nach Friedman (1954) verläuft die Eröffnungsperiode in vier Phasen.
- **Phase 1:** Die **Latenzphase** umfasst den Zeitraum von Wehenbeginn bis zu einer Muttermundsweite von 2–3 cm. Während dieser Phase entfaltet sich die Zervix bei nur geringer Muttermunderöffnung. Diese Phase nimmt die meiste Zeit in Anspruch, bei einer Erstgebärenden durchaus 8–10 Stunden.
- **Phase 2:** In der **aktiven** oder **Akzelerationsphase** ändert sich die Dilatationsgeschwindigkeit.
- **Phase 3:** Es kommt zur raschen Muttermunderöffnung bis auf 8–9 cm (maximum slope), der Kopf des Kindes tritt ins Becken ein (Beckenmitte).
- **Phase 4:** Mit verlangsamter Geschwindigkeit öffnet sich der Muttermund bis auf Vollständigkeit.

Der genaue **Geburtsbeginn** lässt sich oft schwer festlegen, der Übergang von Vorwehen zu Eröffnungswehen ist eher fließend und wird meist rückwirkend festgelegt. Ähnlich verhält es sich am Ende der Eröffnungsphase. Exakte Angaben ließen sich nur durch häufige vaginale Untersuchungen ermitteln.
Die **Geburtsphase** ist der Geburtsabschnitt zwischen der vollständigen Erweiterung des Muttermundes und der Geburt des Kindes. Der Beginn

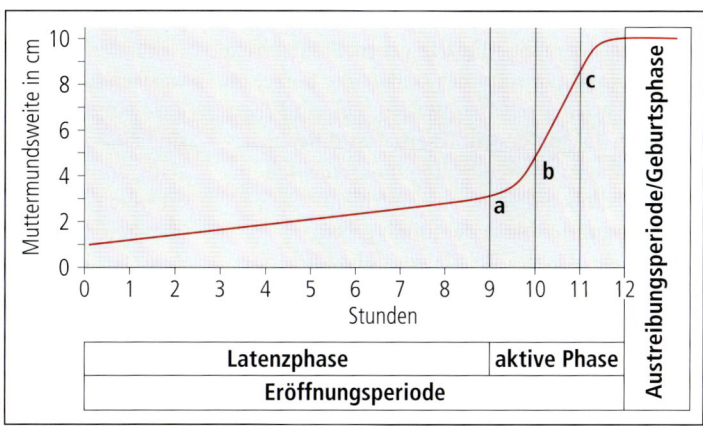

Abb. 16.1 Die Eröffnung des Muttermundes in der zeitlichen Zuordnung (mod. nach Friedman 1954).
a Die Geschwindigkeit der Dilatation ändert sich.
b Zeit der maximalen Muttermundseröffnung.
c Das Tempo der Muttermundseröffnung nimmt wieder ab.

der Austreibungsperiode ist nicht mit dem Einsetzen der Presswehen gleichzusetzen. Die Presswehen, mit reflektorischer Unterstützung der Bauchpresse, setzen zwar – meist bei Mehrgebärenden – oft gleichzeitig mit der vollständigen Muttermundseröffnung, häufig jedoch erst etwas später ein. So unterscheidet man innerhalb der Austreibungsperiode zwischen der frühen und der fortgeschrittenen Phase, also der aktiven Pressphase.

Die **Nachgeburtsperiode** beinhaltet die Ablösung der Plazenta von der Gebärmutterinnenwand und die Geburt der Plazenta mit den Eihäuten. Die Postplazentarperiode umfasst die ersten zwei Stunden bis zur Verlegung der Wöchnerin und ihres Kindes.

Vorboten der Geburt

Die letzten Schwangerschaftswochen bis zum Beginn regelmäßiger, zervixwirksamer Wehen werden von vielen auf die baldige Geburt hindeutenden Vorboten begleitet.

- Unter dem Einfluss von Senkwehen senkt sich der Fundusstand, der Querdurchmesser des Uterus nimmt zu und der Längsdurchmesser ab (**Leibessenkung**). Bei Erstgebärenden nimmt der Kopf des Kindes meist 3 bis 4 Wochen vor dem Geburtstermin Beziehung zum kleinen Becken auf. Subjektiv empfindet die Schwangere dies als Erleichterung, da sie wieder besser durchatmen kann. Objektiv wird der *Fundus uteri* wieder zwei Querfinger unterhalb des Rippenbogens getastet.
- Als Folge der Vorwehen und biochemischer Veränderungen kommt es zur **Reifung der Zervix**. Sie verlagert ihre Position von der Kreuzbeinhöhle in die Führungslinie, verkürzt sich und wird weicher. Der äußere Muttermund öffnet sich auf Fingerdurchgängigkeit (1–2 cm).
- Es kommt zum Abgang des meist blutig tingierten Zervixschleimpfropfes. Man bezeichnet dies als »**erstes Zeichnen**«. Die Blutbeimengungen stammen von dezidualen Gefäßen, welche bei der Ablösung des unteren Eipols vom inneren Muttermund einreißen.
- Der Druck auf Blase und Mastdarm nimmt zu, die Schwangerschaftsobstipation verschwindet und kann sogar in eine leichte Diarrhö übergehen.
- Wenige Tage vor der Geburt wird häufig eine Gewichtsabnahme als Folge einer vermehrten Urinausscheidung beobachtet.
- Die Kindsbewegungen lassen nach und werden teilweise schmerzhaft erlebt, bedingt durch die Abnahme der Fruchtwassermenge und die damit verbundene Verringerung des intrauterinen Raumes. (Die beiden letztgenannten Anzeichen können jedoch auch Anzeichen einer Störung sein, daher ist immer eine sorgfältige Überwachung erforderlich.)
- Darüber hinaus sind psychische Labilität, nervöse Unruhe und Schlaflosigkeit Anzeichen der bevorstehenden Geburt.

Aufnahme einer Gebärenden

In den letzten Schwangerschaftswochen beschäftigt viele Frauen die Frage nach dem richtigen

Zeitpunkt der Klinikaufnahme. Manche haben die Sorge, zu früh in die Klinik zu gehen, Frauen nach vorausgegangener schneller Geburt die Sorge, ob sie es rechtzeitig schaffen werden. Oft wird diese Frage am Telefon gestellt. Hierbei ist differenziertes Nachfragen notwendig und im Zweifelsfall immer die Klinikaufnahme zu empfehlen.

Die Schwangere soll in die Klinik gehen,
- wenn sie glaubt, dass die von ihr wahrgenommenen Wehen den Geburtsbeginn anzeigen,
- wenn Fruchtwasser abgeht,
- bei periodenstarker Blutung sofort und ohne Zeitverzögerung sowie
- in allen Fällen von Unsicherheit oder Unklarheit.

Die Differenzierung von Vorwehen zu zervixwirksamen Eröffnungswehen ist subjektiv schwierig. Hilfreich können folgende Kriterien sein:

■ Vorwehen
- Sie sind meist unregelmäßig in Frequenz, Stärke und Dauer, halten nur eine gewisse Zeit an und hören dann wieder auf.
- Im Liegen oder beim Baden lassen sie meist nach oder hören auf.
- Die Schmerzen sind vorwiegend in der Leiste zu spüren und werden mit Menstruationsschmerzen verglichen. Kreuzschmerzen sind selten.

■ Eröffnungswehen
- Die Wehenabstände werden zunehmend kürzer und die Wehen kommen in rhythmischen Abständen.
- Wehenstärke und Wehendauer nehmen zu (bis zu 60 Sekunden).
- Die Wehen sind nicht unterdrückbar, halten auch im Liegen oder beim Baden an.
- Die Schmerzen nehmen an Intensität zu, oft in Verbindung mit Kreuzschmerzen.
- Die Frauen werden ruhiger und konzentrieren sich auf das Geschehen. Sie sind mehr bei sich. Das Drumherum wird weniger wahrgenommen.

Die psychische Verfassung ist individuell unterschiedlich. Für viele junge Frauen bedeutet die Geburt zugleich auch den ersten Aufenthalt in einem Krankenhaus. Sie sind oft unsicher, aufgeregt, auch ängstlich und besorgt, aber gleichzeitig neugierig, was sie erwarten wird. Frauen mit guter Erinnerung an die erste Geburt sind meist hoffnungsvoll, dass sich die bevorstehende Geburt positiv gestaltet. Bei Frauen mit traumatischen Geburtserfahrungen können sehr voneinander abweichende Verhaltensmuster erlebt werden. Doch davon unabhängig, sollen wir berufliche Professionalität zeigen, das bedeutet, diskret und gleichzeitig souverän sein, die Bedürfnisse der Frauen erkennen, ihnen Raum geben, ihre Geburt mitzugestalten, und eine Atmosphäre schaffen, die von dem Gefühl geprägt ist, menschlich und auch fachlich gut versorgt und begleitet zu werden.

Bei der Aufnahme soll die aktuelle Situation möglichst rasch, präzise und vollständig erfasst werden. Fragen zur jetzigen **Anamnese** sind:
1. Grund des Kommens
2. Parität
3. Schwangerschaftsverlauf
4. Geburtstermin

Bei regelrechtem Verlauf empfiehlt sich folgendes Vorgehen.
1. **Allgemeinuntersuchung:** Feststellung von Größe, aktuellem Gewicht, Gewichtszunahme zur Einschätzung von mütterlichen und kindlichen Proportionen und zur eventuellen Gabe notwendiger Medikamente. Untersuchung des Mittelstrahlurins mittels Teststreifen (qualitative Methode) auf Eiweiß und Zucker.
2. **Äußere geburtshilfliche Untersuchung:**
   - **Betrachtung des Leibes** auf Form, *Striae gravidarum*, Nabel, Schambehaarung und Narben
   - Leopold-Handgriffe
   - Auskultation der kindlichen Herztöne
   - Beckenmaße
   - Beurteilung der Michaelis-Raute
   - Leibesumfang, Symphysen-Fundus-Abstand
   - Kontrolle der Beine auf Varizen und Ödeme

Die erhobenen Befunde geben der Hebamme Informationen über die geburtshilfliche Situation. Eine relativ zuverlässige Schätzung des Kindsgewichts und der Fruchtwassermenge ist bei etwas Übung möglich. Gleichzeitig ist die Kontrolle der Wehentätigkeit mit der Hand möglich.

3. **Erhebung des vaginalen Befundes** und **orientierende Beckenbeurteilung**
4. **Aufnahme-CTG** zur Beurteilung der momentanen fetalen Situation
5. Kontrolle der Vitalzeichen (Temperatur, Puls, Blutdruck)
6. Erhebung der **allgemeinen und geburtshilflichen Anamnese** unter Zuhilfenahme des Mutterpasses

7. Gespräch über die bevorstehende Geburt, Erfragen von Vorstellungen und Wünschen der Schwangeren bzw. des Paares, Besprechung von Gebärpositionen, Erklären von Möglichkeiten der Schmerzanalgesie

Die Hinzuziehung bzw. Information des Arztes ist erforderlich, wenn die Aufnahmeuntersuchung auffällige Befunde zeigt oder ein Hinweis für einen pathologischen Geburtsverlauf vorliegt. In Abhängigkeit davon werden dann weitere Untersuchungen wie Ultraschall, Blutabnahme für Blutbild, Serologie, Gerinnung und ggf. für eine Kreuzprobe angeordnet. Bei Verdacht oder zum Ausschluss eines vorzeitigen Blasensprungs erfolgt die Lackmusprobe, pH-Wert-Messung und eventuell ein Amni-Check®.

Zeigt sich im Verlauf der Aufnahmeuntersuchung, dass die Wehen nicht zervixwirksam und sind alle Befunde ohne Auffälligkeiten, kann die Schwangere wieder nach Hause entlassen werden.

Vorbereitung zur Geburt

Reinigung des Darmes

! Die routinemäßige Anwendung von Einläufen bringt keine Vorteile.

In vielen Kliniken wurde dazu übergegangen, statt des Einlaufs mittels Irrigator ein Klistier mit niedrigem Volumen zu verabreichen. Aufgrund von Studien englischer Hebammen ist auch die routinemäßige Verabreichung eines Klistiers nicht gerechtfertigt. Eine die Geburtsdauer beeinflussende Wirkung wurde nicht nachgewiesen. Auch die Hypothese, dass das Klistier das Infektionsrisiko senke, konnte nicht bestätigt werden, obwohl ohne diese Maßnahme in der Austreibungsperiode häufiger geformter Stuhl abging. Vorwehen am Übergang zu Geburtswehen sind häufig von einer leichten Diarrhö begleitet. Der Darm ist damit in der Regel ausreichend entleert. Ein Einlauf ist angezeigt, wenn die Schwangere über Obstipation klagt, der Darm länger als 24 Stunden nicht entleert wurde oder bei der vaginalen Untersuchung der Darm prall gefüllt getastet wird. Ein voller Darm erschwert den Eintritt und das Tiefertreten des kindlichen Kopfes. Auch empfinden viele Gebärende einen leeren Darm als angenehm, denn er nimmt die Scham vor Stuhlentleerungen bei der Geburt. Entscheidet man sich für einen Einlauf,

- erfolgt die Verabreichung des Klistiers in der Wehenpause,
- sind Einwände der Gebärenden ernst zu nehmen (gegebenenfalls Volumen reduzieren), anstatt sie zu verharmlosen oder womöglich negativ zu kommentieren,
- ist darauf zu achten, dass die Toilette frei ist,
- wird die Toilettentür nicht abgeschlossen,
- ist die Hebamme in der Nähe beziehungsweise vor der Tür.

Bei Blasensprung und noch hoch über dem Becken stehendem vorangehendem Teil sollte (vorerst) auf ein Klistier verzichtet werden. Das Gleiche gilt für die Gebärende mit schon fortgeschrittener Muttermunderöffnung.

Kürzen der Schamhaare

! Das routinemäßige Rasieren der Schamhaare im Dammbereich ist nicht notwendig.

Zum einen sind Damm und Hinterdamm in der Regel wenig behaart, zum anderen entstehen durch das Rasieren praktisch immer oberflächliche Hautverletzungen, die das Eindringen von Keimen und hierdurch nachfolgende Hautinfektionen begünstigen.

Daher sind die Haare soweit als möglich zu belassen und nur mit der Schere zu kürzen. Falls dennoch erforderlich, kann vor einer notwendigen Episiotomie unmittelbar vor dem Eingriff rasiert werden.

Bad oder Dusche

Ein Entspannungsbad in der langen Latenzphase nehmen viele Schwangere gerne an. Falls es die geburtshilfliche Situation erfordert, kann das Ungeborene mittels Telemetrie überwacht werden. Um Überwärmung zu vermeiden und den Kreislauf nicht unnötig zu belasten, sollte die Wassertemperatur zwischen 35–37 °C liegen. Die Badedauer bestimmt die Schwangere selbst. Die Anwesenheit des Partners oder der Hebamme sollte gesichert sein (Übelkeit, Erbrechen, Kreislaufkol-

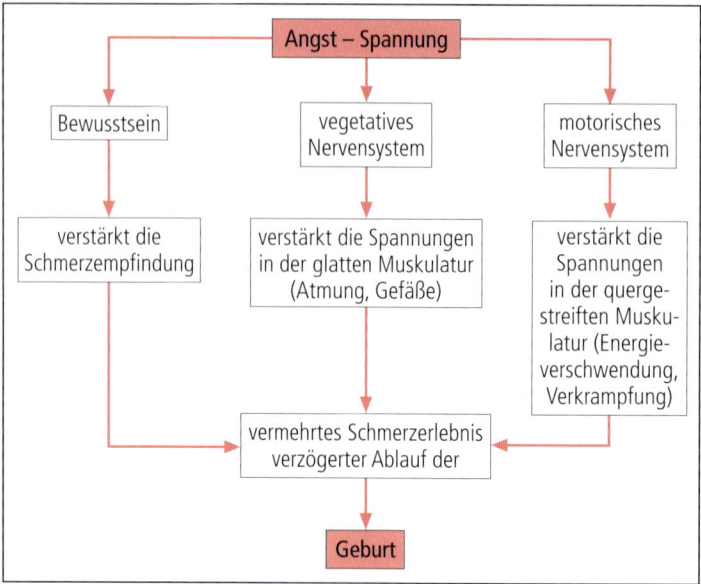

Abb. 16.2 Die Read-Idee von der Entstehung des Geburtsschmerzes.

laps, vgl. Urteil des Landesgerichtes Heilbronn vom 22.05.1996, AZ 1 b 03078/94, DHZ Januar 1998, Seite 17–20). Die Badezeit kann auch für ein ausführliches Geburtsgespräch genutzt werden, falls nach der Aufnahmeuntersuchung dazu keine Zeit war (s.o.).

Die nach Blasensprung vorhandene potenzielle Infektionsgefahr und der positive Effekt des warmen Bades werden unterschiedlich bewertet. Hat die Geburt begonnen und ist mit einem regelrechten Geburtsverlauf zu rechnen, gibt es keine Einwände gegen ein Entspannungsbad.

Das Tübinger Badegespräch

Die Frage, warum ein physiologischer Vorgang wie die Geburt schmerzhaft ist, wurde jahrelang gar nicht gestellt. 1933 legte der englische Geburtshelfer **Grantly Dick-Read** (1890–1959) erstmalig seine Ideen von der Entstehung des Geburtsschmerzes und von einer natürlichen Geburt der Öffentlichkeit vor. Er verlieh damit seiner Überzeugung Ausdruck, dass der physiologische Vorgang der Geburt an sich ohne Schmerzen verlaufen müsse. Wenn aber beim Menschen die Geburt schmerzhaft ist, so seien hierfür – so Read – in erster Linie psychische Einflüsse verantwortlich.

Dabei maß er der Angst eine bisher nicht gekannte Bedeutung bei: Sie war für ihn der Ausgangspunkt vieler seelisch-körperlicher Fehlsteuerungen insbesondere unter der Geburt. Ihre treffendste Formulierung hat diese Erkenntnis in dem so genannten »**Angst-Spannung-Schmerz-Syndrom**« (Circulus vitiosus, Abb. 16.2) gefunden. Er versuchte, die Entstehung der Angst durch Aufklärung der Frauen in der Schwangerschaft und durch geschickte psychologische Führung während der Geburt zu verhindern.

Als die Tübinger Hebammen und Ärzte 1953 die Gedankengänge Reads während seines Besuchs in Tübingen aufnahmen, schienen die Schwierigkeiten, die psychologische Geburtserleichterung in die klinische Geburtshilfe einzugliedern, fast unüberwindlich. Trotzdem wurden Konzepte erarbeitet und Geburtsvorbereitungskurse eingerichtet. Schon nach kurzer Zeit war der Fortschritt, den die Read-Konzeption für die Geburtshilfe bedeutet, evident und bald danach aus der Geburtshilfe nicht mehr wegzudenken.

Trotz aller Bemühungen vonseiten der Hebammen und Geburtshelfer gelang es nicht, alle werdenden Mütter rechtzeitig für eine Read-Geburtsvorbereitung zu gewinnen. Die bewährte Methode der Kurse sollte jedoch alle Gebärenden erreichen. Es entstand das Konzept des so genannten Badegesprächs. Die günstigste Gelegenheit für eine ruhige und ungestörte Unterhaltung ist die Zeit, in der die Gebärende ein Vollbad nimmt. Hier ist sie wenig abgelenkt, daher aufnahmefähiger; das warme Wasser fördert die Entspannung und durch die relative Schwerelosigkeit im Wasser sind die Wehenschmerzen erträglicher.

Inhalt des Gespräches sind die Geburtssituation und das psychische Befinden: Hat die Gebärende Angst und wovor? Hat sie eine Vorstellung über den Geburtsverlauf? Hat sie bei früheren Geburten gute oder schlechte Erfahrungen gemacht? Daraus entwickelt sich die Aufklärung über den Geburtsvorgang. Auch die verschiedenen Atemformen werden erklärt und geübt. Ermutigung und positive Verstärkung schaffen eine Vertrauensbasis und vermitteln der Gebärenden das Gefühl der Sicherheit und Zutrauen in die eigene Leistungsfähigkeit.

Leitung der Eröffnungsperiode

! Während der Eröffnungsperiode hat die Hebamme im Wesentlichen zwei Aufgaben zu erfüllen:
- Überwachung und Unterstützung des Geburtsvorganges und des Kindes
- pflegerische Maßnahmen und emotionale Begleitung

Die Leitung der Eröffnungsperiode im Sinne von Überwachung und Unterstützung des Geburtsvorganges und des Kindes sowie die emotionale Begleitung der Gebärenden sind wesentliche Aufgaben der Hebamme. Jede Gebärende geht ihren eigenen Weg unter der Geburt, und dieser ist geprägt von ihrer persönlichen Lebensgeschichte, ihrer Persönlichkeitsstruktur und ihren Vorstellungen und Erwartungen über die Geburt. So begegnet die Hebamme einer Vielfalt von Verhaltensweisen während des Geburtsgeschehens. Die richtige Einschätzung der psychischen Situation ist gelegentlich schwierig und gelingt nicht immer. Das Annehmen und Ernstnehmen der Frauen mit allen ihren Äußerungen, eingehendes und trotzdem distanziertes Beobachten, Sensibilität für Stimmungen hilft der Hebamme herauszufinden, welche Zuwendung die Gebärende und ihr Partner brauchen.

Möglicherweise hat die Gebärende das Bedürfnis nach einer helfenden Mutter, nach Nähe und Kontakt, vielleicht nach einer starken führenden Person oder nach einem gleichberechtigten freundschaftlichen Verhältnis. Es ist ein breites Spektrum von Beziehungen zwischen Hebamme und der Gebärenden beziehungsweise dem Paar möglich. Diese Beziehungen sind mit verantwortlich dafür, ob die Geburt zu einem bereichernden oder katastrophalen Erlebnis wird.

Zu Beginn der Geburt brauchen die Frauen selten die ständige Anwesenheit der Hebamme. Bei fortschreitender Eröffnung wünschen sie sich die Hebamme meist ganz in der Nähe. Eine ruhige, offene, freundliche Atmosphäre wirkt sicher förderlich auf den Geburtsverlauf. Laute schrille Anweisungen und Hektik schaffen lediglich Spannung und Stress. Blickkontakt, ein freundliches Lächeln, ein liebevolles Wort, positive Äußerungen zum Geburtsverlauf sowie Hautkontakt unterstützen die Gebärende und motivieren auch in Phasen, in denen sie von der Heftigkeit der Wehen überwältigt wird.

Fast alle Frauen werden heutzutage von ihren Partnern zur Geburt begleitet. Aber auch die Schwester, Freundin oder Mutter ist im Gebärzimmer willkommen. Die kontinuierliche Begleitung durch eine vertraute Person ist insbesondere bei Schichtwechsel und hohem Arbeitsanfall der Hebammen wichtig. Frauen wünschen sich die Anwesenheit der Partner, die meisten Männer wollen bei der Geburt ihres Kindes dabei sein und wollen sich die Unterstützung nicht nehmen lassen. Falls die Massagegriffe und Atemhilfen nicht in der Geburtsvorbereitung geübt wurden, kann die Hebamme unterstützend anleiten. Während der verschiedenen Positionen und Bewegungen in der Eröffnungs- und Geburtsphase ist der Partner aktiv gefordert und kann festen Halt und Stütze geben.

Obwohl viele Frauen mit fortschreitender Geburt zunehmend müder werden und die Augen geschlossen halten, sind sie wach und nehmen wahr, was mit ihnen und ihrem Körper geschieht. Auch in der Situation der Geburt hat die Frau ein Selbstbestimmungsrecht. Alle Befunde und Maßnahmen sind ihr und ihrem Partner in verständlicher Weise zu erklären. Ihre Meinung muss bei Entscheidungen berücksichtigt werden. Dies verlangt auch das ethische Verständnis des Hebammenberufes.

Kontrolle des Geburtsfortschrittes

Zur Kontrolle des Geburtsfortschrittes gehört:
- die Beurteilung des Muttermundes
- die Beurteilung des Höhenstandes, Einstellung und Haltung des vorangehenden Teiles

Das Tempo der Muttermundseröffnung geht unterschiedlich schnell voran und wird von der
- Parität,
- Größe und Lage des Kindes sowie
- den Wehen bzw. der Uterusaktivität

beeinflusst. Der intraamniale Druck muss in der Wehenakme mindestens 25 mmHg, die Wehenfrequenz 3–5 in 10 Minuten betragen. Die Effizienz der Wehen muss durch die fundale Dominanz bzw. den dreifach absteigenden Gradienten gesichert sein. Graphisch dargestellt zeigt die Kurve einen S-förmigen Verlauf (Abb. 16.1). Ähnlich verhält es sich mit dem Tiefertreten des vorangehenden Teiles. Erst mit der schnelleren Muttermundseröffnung in der Akzelerationsphase tritt der Kopf tiefer und vollzieht die Haltungs- und Einstellungsänderung.

Der vaginalen Untersuchung soll eine äußere Befunderhebung vorangehen. Beides zusammen gibt der Hebamme ein genaues Bild über die geburtshilfliche Situation.

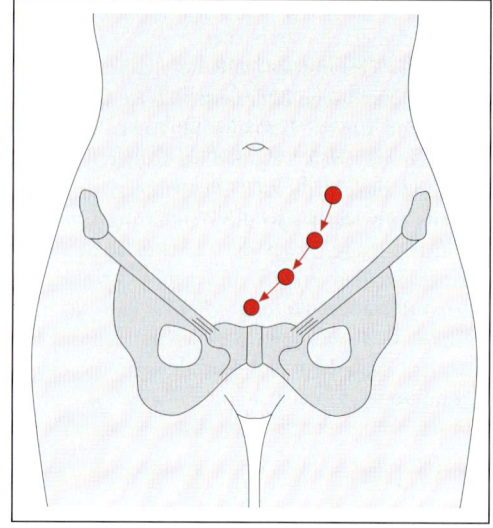

Abb. 16.3 Das »Wandern« der kindlichen Herztöne.

Die äußere Untersuchung

! Eine gewisse Aussage über die **Höhenstandsdiagnose** des vorangehenden Teiles lässt auch die äußere Untersuchung zu. Dies erfordert neben Fingerspitzengefühl ein wenig Übung und Erfahrung, aber damit lässt sich manche vaginale Untersuchung vermeiden.

Wenn der Kopf als vorangehender Teil beim 3. Leopold-Handgriff noch ballottiert, bedeutet dies, dass er noch **frei beweglich über dem Beckeneingang** steht. Beim 4. Leopold-Handgriff lassen sich die Fingerspitzen zwischen Kopf und Beckeneingang schieben.

Steht der Kopf bereits **im Beckeneingang**, ist er beim 3. Leopold-Handgriff zu einem großen Teil durch die Bauchdecken gut tastbar und lässt sich nur noch schwer bewegen. Wird nun der 4. Leopold-Handgriff durchgeführt, fehlt das typisch breite Kopfgefühl, denn der Kopf hat sich bereits leicht gebeugt und gedreht. Man tastet jetzt den noch oberhalb der Symphyse stehenden Teil wesentlich schmaler.

Tritt der Kopf im weiteren Verlauf der Geburt tiefer und steht **fest im Beckeneingang**, können mit dem 4. Leopold-Handgriff noch der untere Teil der Stirn und auf der Gegenseite der untere Teil des Hinterhauptes getastet werden.

Ist der Kopf **tief und fest in das Becken eingetreten**, sind mit dem 4. Leopold-Handgriff nur noch wenige oder gar keine Anteile des kindlichen Kopfes zu tasten. Der Kopf ist flektiert und rotiert. Bei der Drehung über den I. schrägen Durchmesser sind auf der rechten Seite noch Anteile der Stirn wahrnehmbar, das Hinterhaupt ist auf der linken Seite nicht mehr zu tasten.

Für die Kontrolle des Geburtsfortschrittes in der Geburtsphase eignet sich der De-Lee-Handgriff (s. S. 341 f.).

Das »**Wandern**« **der kindlichen Herztöne** kann ebenfalls den Geburtsfortschritt anzeigen. Zu Beginn der Eröffnungsperiode befinden sich die Herztöne in der Regel links oder rechts unterhalb des Nabels, um dann im Verlauf der Geburt bogenförmig in Richtung Symphyse zu wandern. In der Geburtsphase sind die Herztöne dicht oberhalb der Symphyse am deutlichsten zu hören (Abb. 16.3).

Gegen Ende der Eröffnungsperiode verändern sich das **Aussehen** und das **Verhalten** der Gebärenden. Fast alle Frauen werden unruhig, die Atmung wird schneller, um den Mund bildet sich ein weißes Dreieck, sie beginnen zu schwitzen, wobei die Extremitäten oft kühl bleiben. Unabhängig von der Parität und von der Dauer der Eröffnungsperiode verlieren viele in dieser Phase den Mut, sie wollen aufgeben und glauben, keine Kraft mehr zu haben. Alle Zeichen deuten auf das Ende der Geburt hin.

Die vaginale Untersuchung

> ! Die vaginale Untersuchung ist ein routinemäßiger Eingriff zur Kontrolle des Geburtsfortschritts. Trotz der Normalität, die der Untersuchung unter der Geburt zukommt, ist das Eingehen in die Scheide und das Betasten bei der vaginalen Untersuchung ein Vorgang, der intimen Charakter hat.

Ein zeitlicher Abstand von etwa zwei Stunden ist während der Eröffnungsphase in der Regel ausreichend. Neugierde oder Ungeduld sollte nicht der Grund für die Untersuchung sein. Man kann sich von der Frage leiten lassen: Hat das Ergebnis der Untersuchung Einfluss auf das weitere Vorgehen? Mit der Frequenz der Untersuchungen steigt auch die Infektionsgefahr.

Die Dauer der Untersuchung muss angemessen sein. Sie ist zart und mit leichter Hand durchzuführen, sie soll nicht schmerzen. Nach jeder Untersuchung muss der erhobene Befund mit der Gebärenden besprochen werden.

Die Untersuchung ist in der Wehenpause vorzunehmen. Nur eine besondere Indikationsstellung (Beurteilung des Muttermundes während der Wehe bei Zervixdystokie, Beurteilung des Tiefertretens des vorangehenden Teiles bei Verdacht auf ein relatives Missverhältnis) rechtfertigt die Untersuchung während der Wehe.

■ **Indikationen** zur vaginalen Untersuchung sind:
- Erfassung der geburtshilflichen Situation bei der Aufnahme der Gebärenden
- Kontrolle des Geburtsfortschritts und damit der Wirksamkeit der Wehen
- Erkennung von Regelwidrigkeiten, um je nach Befund die notwendigen Maßnahmen einleiten zu können
- wenn nach Blasensprung bei noch hoch stehendem vorangehenden Teil ein Nabelschnurvorfall droht oder pathologische Herzfrequenzmuster aufgetreten sind
- Kontrolle vor jeder Medikamentengabe, PDA
- Prüfung vor Anlegen der Kopfschwartenelektrode, um die Elektrode richtig platzieren zu können
- jede akute geburtshilfliche Situation, die rasches Handeln notwendig macht

■ **Vorbereitung und Vorgehen**
- sterile Handschuhe
- nach Blasensprung Schleimhautdesinfektionsmittel und Tupfer
- Händedesinfektion
- Information der Gebärenden

Die Frau liegt oder sitzt in halbaufrecht im Bett, die Beine sind aufgestellt und hüftbreit gespreizt. Die Hebamme setzt sich auf das Bett. Die Gebärende kann den rechten Fuß auf den Oberschenkel der Hebamme stellen. Dies erleichtert die Befunderhebung in Führungslinie. Jede andere Position (z. B. Vierfüßlerstand, Seitenlage) ist ebenso möglich.

Vor dem Untersuchen betrachtet man den Scheideneingang auf mögliche Kondylomata, Varizen, Fluor und beurteilt den Damm (hoch, niedrig, narbig). Mit der linken Hand werden die großen Labien gespreizt, mit der rechten Hand wird der Scheideneingang mit in die Desinfektionslösung getauchten Wattetupfern dreimal von vorne nach hinten abgewischt. Es wird mit Zeige- und Mittelfinger untersucht, Ringfinger und kleiner Finger werden eingezogen. Der Daumen wird abgespreizt, um die Klitoris nicht zu berühren. Erfahrene Untersucher beschränken sich unter Umständen auf das Einführen des Zeigefingers. Beim Einführen wird leichter Druck auf den Damm ausgeübt, um in Führungslinie zu untersuchen.

> Die **Befunderhebung** erfolgt nach folgendem Schema:
> - Portio
> - Weite und Beschaffenheit des Muttermundes
> - Zustand der Vorblase
> - Art des vorangehenden Teiles
> - Höhenstand des vorangehenden Teiles
> - Haltung und Einstellung des vorangehenden Teiles
> - Raumangebot und Weite des knöchernen Beckens (Beckenausstattung)
> - Beschaffenheit, Konsistenz der Weichteile
> - Beurteilung des knöchernen Beckenausganges (Schambogenwinkel)

■ **Portiobefund:** Beurteilt wird:
- die Länge: vollständig erhalten (3 cm), verkürzt (1 bis 2 cm), völlig aufgebraucht
- die Position: sakral, mediosakral, zentral
- die Konsistenz: rigide, aufgelockert, weich

Mit zunehmender Wehenbereitschaft rückt die Portio mehr und mehr aus der Kreuzbeinhöhle in

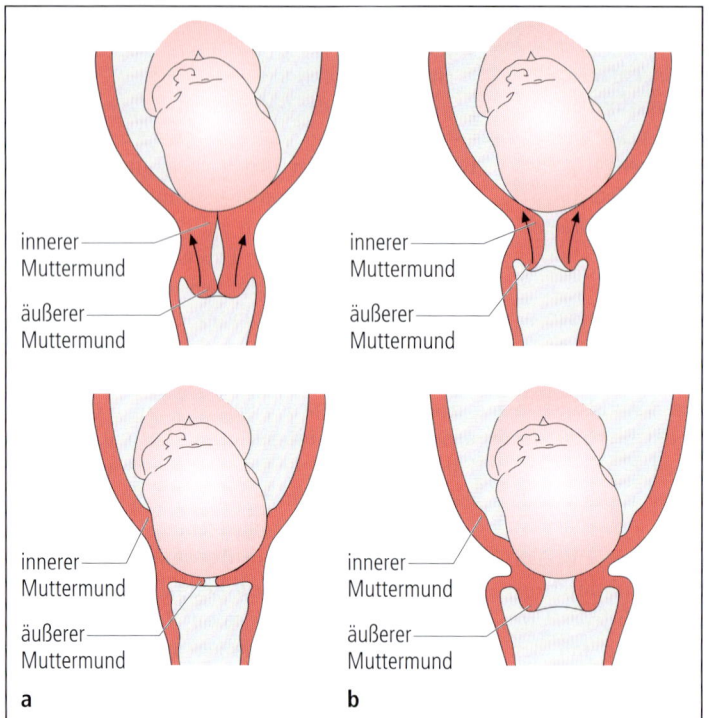

Abb. 16.4 a Eröffnung des Muttermundes bei der Erstgebärenden. b Eröffnung des Muttermundes bei der Mehrgebärenden.

die Führungslinie des Beckens (von sakral nach zentral), sie wird weicher, verkürzt und erweitert sich. Man spricht von der »**Reifung**« **der Portio**. Die Beurteilung dieses Kriteriums ist geburtsprognostisch von großer Bedeutung. Als Maßstab für die Oxytocinansprechbarkeit bei der Geburtseinleitung gilt der Prognoseindex nach Bishop (s. S. 244) unter Berücksichtigung von Portio, Muttermund und Höhenstand des vorangehenden Teiles. Eine Punktzahl über 10 verspricht eine rasche Muttermundsöffnung bei spontaner Wehentätigkeit.

■ **Weite und Beschaffenheit des Muttermundes:** Die Muttermundsweite wird in Zentimetern (1 bis 10 cm) angegeben. Gegen Ende der Eröffnungsperiode ist es für die Verständigung besser, die Breite des noch stehenden Muttermundsaumes anzugeben. Ein dünnsäumiger, weicher, wenig berührungsempfindlicher Muttermund lässt eine rasche Eröffnung erwarten. Hingegen ist bei einem dicksaumigen, wulstig-straffen, bei Berührung schmerzhaften Muttermund eher mit einem langsamen Fortschritt der Geburt zu rechnen. Normalerweise legt sich der Muttermund während der Wehe als Folge von Kontraktion und Retraktion dem Kopf an, die Konsistenz bleibt unverändert oder wird geringfügig straffer. Hingegen lässt ein blendenartiger Verschluss während der Wehe auf einen spastischen Muttermund schließen.

Neben der Beurteilung des Muttermundes ist der unterschiedliche Portiobefund bei Erst- und Mehrgebärenden zu berücksichtigen. Bei der Erstgebärenden verkürzt sich die Zervix in den letzten Schwangerschaftstagen von oben her, der innere Muttermund beginnt sich zu öffnen. Der äußere Muttermund öffnet sich erst dann, wenn die Zervix mehr oder weniger aufgebraucht ist. Bei der Mehrgebärenden laufen diese Vorgänge nicht nacheinander, sondern nebeneinander ab, sodass sich innerer und äußerer Muttermund gleichzeitig öffnen. Die Portio ist deshalb bei Wehenbeginn und in der frühen Eröffnungsperiode noch als wulstiger Rand zu tasten (Abb. 16.4a, b).

■ **Zustand der Vorblase:** Bei der vaginalen Untersuchung kann nicht immer sicher beurteilt werden, ob die Fruchtblase noch steht oder bereits gesprungen ist, vor allem, wenn wenig Vorwasser vorhanden ist und die Eihäute fest am Kopf anliegen. Eine gut gefüllte Vorblase wird als »weiches Kissen« oder Polster vor dem vorangehenden Teil ge-

Leitung der Eröffnungsperiode

tastet. Eine nicht fühlbare Vorblase darf nicht mit einem Zustand nach Blasensprung verwechselt werden. Im Zweifelsfall ist während der Wehe zu untersuchen, durch die intraamniale Druckerhöhung kann auch eine wenig gefüllte Vorblase tastbar werden (hier ist allerdings mit Behutsamkeit zu untersuchen, um keinen Blasensprung zu induzieren). Weitere Hinweise auf eine stehende Vorblase sind die fehlende Geburtsgeschwulst und die nicht vorhandene Konfiguration des Kopfes. Umgekehrt schließt eine sicher getastete Vorblase einen hohen Blasensprung nicht aus.

■ **Art des vorangehenden Teiles:** Die Diagnose erfolgt aufgrund der unterschiedlichen Konfiguration von Kopf und Steiß. Ein harter, großer, runder Kindsteil mit glatter Oberfläche spricht für einen Kopf. Ganz sicher kann man sein, wenn zusätzlich Nähte und Fontanellen getastet werden. Zudem kann man bei dem noch nicht fest in den Beckeneingangsraum eingetretenen Kopf mit den untersuchenden Fingern Nickbewegungen auslösen (Knebel-Zeichen) als Folge der Beweglichkeit der Halswirbelsäule.
Der Steiß stellt sich als weicher, schmaler und unebener Teil dar, auf der Seite des kindlichen Rückens kann die raue Linie (*Crista sacralis media*) getastet werden.
Die palpatorische Differenzierung von Kopf und Steiß gelingt nicht immer sofort. Eventuell kann der 3. Leopold-Handgriff Klarheit bringen (Steißgefühl über der Symphyse, Ballottement im Fundus).
Die Unterscheidung von Gesicht und Steiß ist durch das Tasten der Augenbögen beziehungsweise der rauen Linie möglich. Wegen der Verletzungsgefahr für Auge und Anus ist mit großer Vorsicht zu untersuchen.

■ **Höhenstand des vorangehenden Teiles:** Die genaue Beurteilung des Höhenstandes ist geburtsprognostisch wichtig und zugleich oft schwierig. Ein relativ einfaches, doch sicheres System zur Orientierung stellen die **parallelen Beckenebenen nach Hodge** dar (Hugh Lennok Hodge, Gynäkologe in Philadelphia, 1796–1873).
Die Beckenebenen sind gedachte Linien, die sich an markanten Knochenstellen orientieren. Nach Hodge kann das kleine Becken gedanklich vier parallele Ebenen eingeteilt werden (vgl. Kap. 15, S. 302).

- **Obere Schoßfugenrandebene:** gedachte Ebene in der Höhe der Verbindungslinie vom Promontorium zum oberen Rand der Symphyse. Der vorangehende Teil hat bei diesem Höhenstand noch keine Beziehung zum Beckeneingangsraum, er steht noch beweglich über dem kleinen Becken. Die Hinterwand der Symphyse kann folglich noch vollständig abgetastet werden.
(**Terminalebene:** Sie verläuft parallel zur oberen Schoßfugenrandebene und entspricht in ihrer Höhe den seitlichen Abschnitten der Bogenlinie. Sie wird oft mit der oberen Schoßfugenrandebene gleichgesetzt.)
- **Untere Schoßfugenrandebene:** gedachte Ebene (parallel zur oberen Schoßfugenrandebene) vom unteren Schoßfugenrand zur Rückwand des Kreuzbeines etwa in Höhe des 2. Sakralwirbels. Bei diesem Höhenstand des vorangehenden Teiles ist die Hinterwand der Symphyse nur noch teilweise abzutasten.
- **Interspinalebene:** gedachte Ebene in Höhe der *Spinae ischiadicae*, wiederum parallel zu den beiden oberen Ebenen. Das Erreichen dieser Ebene durch den vorangehenden Teil ist geburtsprognostisch von besonderer Bedeutung, denn damit hat der Kopf mit seinem größten Umfang den Beckeneingang überwunden. Das Auffinden der Sitzbeinstachel ist gelegentlich schwierig. Eine Möglichkeit ist, mit den Fingern der äußeren freien Hand den oberen Darmbeinstachel zu tasten und nun mit der inneren untersuchenden Hand in Richtung der äußeren Hand zu gehen. Auf diese Weise trifft die innere Hand auf die Spinae ischiadicae (Abb. 16.5).
Die Kreuzbeinhöhle kann bei diesem Höhenstand nur noch zum Teil abgetastet werden.
- **Beckenausgangs- oder Beckenbodenebene:** gedachte Ebene, durch das nicht abgebogene Steißbein wiederum parallel zu den oberen Ebenen gelegen. Die Untersuchende kann bei diesem Höhenstand das federnde Steißbein noch tasten.

> In der Praxis wird der Höhenstand des vorangehenden Teiles nach De Lee angegeben. Dies lässt die Befunde verschiedener Untersucher leicht vergleichen und vereinfacht die Dokumentation. Die **Interspinalebene** ist die so genannte **Nullebene** (Höhenstandsangabe ± 0). Davon ausgehend wird der Höhenstand oberhalb der Interspinalebene mit minus und unterhalb mit plus definiert. Die

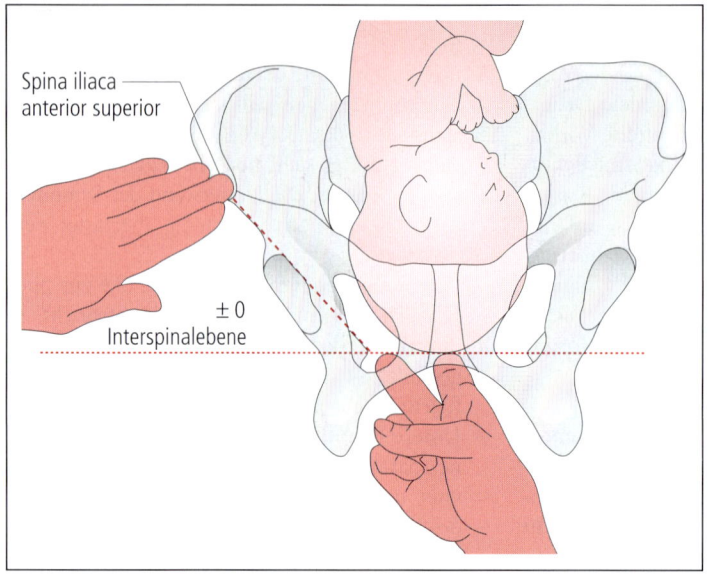

Abb. 16.5 Orientierung zum leichteren Auffinden des Sitzbeinstachels.

> Wegstrecke vom oberen Schoßfugenrand (−8) zum unteren Schoßfugenrand beträgt anatomisch etwa 4 cm, vom unteren Schoßfugenrand (−4) zur Interspinalebene ebenso 4 cm und zum Beckenboden (+4) nochmals 4 cm (vgl. Abb. 15.9).

Die Geburtsgeschwulst muss bei der Höhenstandsdiagnose unberücksichtigt bleiben, denn sie täuscht einen Tiefstand des Kopfes vor. Für den Geburtsmechanismus ist lediglich der knöcherne Schädel von Bedeutung. Die Größe der Geburtsgeschwulst kann bei der Beurteilung der Wehentätigkeit und des Geburtsfortschrittes von Bedeutung sein. Ist sie bei verzögertem Geburtsverlauf und guter Wehentätigkeit sehr ausgeprägt, so deutet dies auf ein geburtsmechanisches Hindernis hin. Das Fehlen einer leichten Geburtsgeschwulst bei fehlender Vorblase spricht für eine unzureichende Wehentätigkeit.

Von der Diagnose des Höhenstandes hängt oft das weitere Vorgehen ab. Deshalb kommt der Untersuchung in der Führungslinie des Geburtsweges so viel Bedeutung zu. Den untersuchenden Finger sanft dammwärts zu drücken hilft, einen falschen Tiefstand durch zu symphysennahes Touchieren zu vermeiden.

Da die geburtshilfliche Terminologie bezüglich des Höhenstandes des vorangehenden Teiles in Deutschland nicht einheitlich ist, soll auch eine zweite ebenfalls häufig angewandte Methode hier dargestellt werden.

Das Tiefertreten des Kopfes wird nicht in Zentimetern angegeben, sondern es wird der Stand des Kopfes in den Beckenräumen beschrieben. Bei dieser Form der Höhenstandsdiagnose wird nach dem **Höhenstand des größten Umfanges des Kopfes** gefragt. Jedoch ist es nicht möglich, mit dem untersuchenden Finger direkt den größten Kopfumfang abzutasten. Man tastet also auch hier primär nur die **Leitstelle** (tiefster Punkt des vorangehenden Teiles) und leitet daraus den Höhenstand des größten Kopfumfanges ab.

- Hat der Kopf mit seinem größten Umfang die Terminalebene überschritten, »steht er tief und fest im Beckeneingang«. Die Leitstelle des vorangehenden Teiles liegt hier in der Interspinalebene (3. Parallelebene nach Hodge).
- Steht der Kopf mit seinem größten Umfang in der »Beckenmitte«, liegt die Leitstelle des vorangehenden Teiles weit unterhalb der Interspinalebene, die *Spinae ischiadicae* sind nicht mehr zu tasten.
- Sitzt der Kopf fest auf der Beckenbodenmuskulatur auf, so »steht er auf dem Beckenboden«. Bei der Untersuchung kann der Finger fast nicht mehr zwischen Kopf und Beckenbodenmuskulatur geschoben werden.

■ **Haltung und Einstellung des vorangehenden Teiles:** Die Diagnose der Einstellung des Kopfes erfolgt anhand der Pfeilnaht (die des Steißes anhand der *Crista sacralis media*). Der Verlauf der

Leitung der Eröffnungsperiode

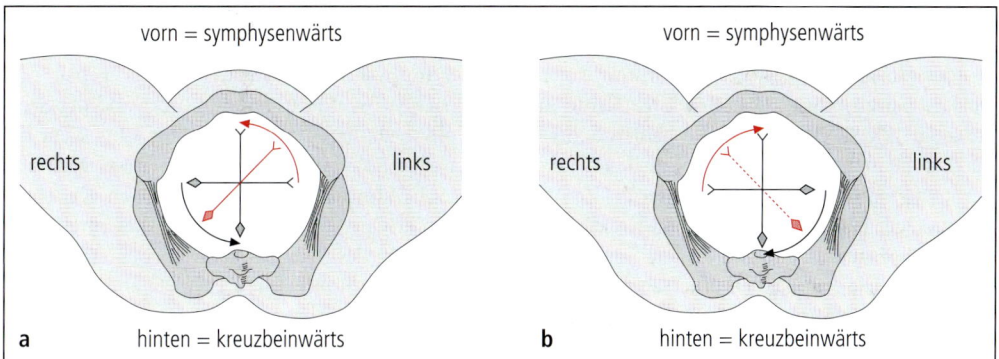

Abb. 16.6 a Der I. schräge Durchmesser. b Der II. schräge Durchmesser.

Pfeilnaht ändert sich unter der Geburt, da der Kopf seine Einstellung und Haltung ändern muss, um die unterschiedlich geformten Beckenräume zu passieren.
Physiologischerweise verläuft die Pfeilnaht
- im Beckeneingang quer,
- in der Beckenmitte der Stellung des Rückens entsprechend im schrägen Durchmesser,
- auf dem Beckenboden gerade oder fast gerade.

Dabei sind die geburtshilflichen **Richtungsbezeichnungen** bedeutsam:
- Vorn ist symphysenwärts (**ventral**).
- Hinten ist kreuzbeinwärts (**dorsal**).
- Oben ist kopfwärts (**kranial**).
- Unten ist fußwärts (**kaudal**).

Rechts und links werden immer in Bezug auf die Gebärende angegeben. Demzufolge verläuft der **I. schräge Durchmesser** von links vorne nach rechts hinten und der **II. schräge Durchmesser** von rechts vorne nach links hinten.

> Als Merksatz kann helfen: Verläuft die Pfeilnaht wie der Aufstrich der Zahl 1, so verläuft sie im I. schrägen Durchmesser. Der II. schräge Durchmesser wird dadurch ebenfalls definiert (Abb. 16.6 a, b).

Über die **Haltung** des kindlichen Kopfes und die notwendige **Haltungsänderung** unter der Geburt geben uns die Fontanellen Aufschluss. Stehen die Fontanellen auf gleicher Höhe, spricht man von einer indifferenten Haltung des Kopfes. Ist die kleine Fontanelle in Führung zu tasten, handelt es sich um eine Beugehaltung (Flexion). Führt die große Fontanelle, handelt es sich um eine Streckhaltung (Deflexion) des Kopfes (Abb. 16.7).

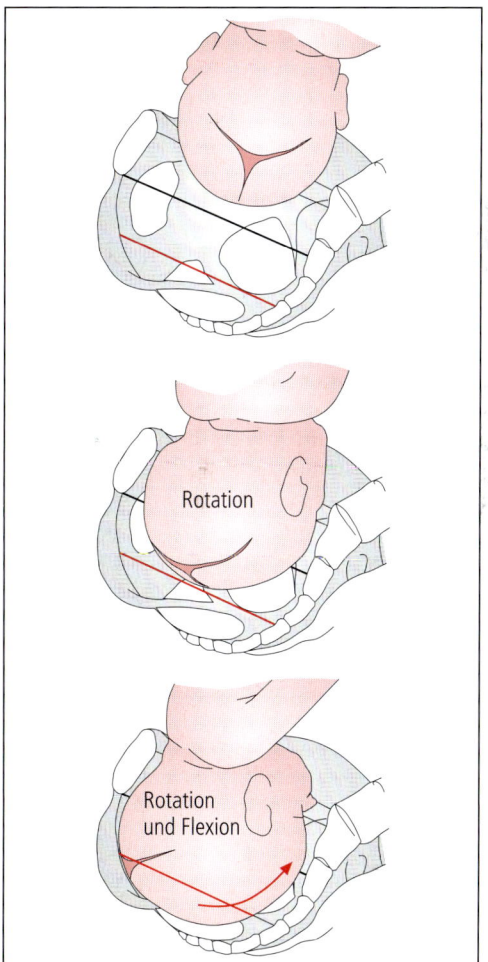

Abb. 16.7 Haltungs- und Einstellungsänderung des kindlichen Kopfes während des Tiefertretens *sub partu* (aus Schmidt-Matthiesen H, Wallwiener D. Gynäkologie und Geburtshilfe. 10. Aufl. Stuttgart, New York: Schattauer 2005).

Dazu müssen die Fontanellen zuverlässig voneinander unterschieden werden. Die kleine Fontanelle oder Hinterhauptsfontanelle (*Fonticulus posterior*) ist »dreizipflig«, es treffen drei Nähte aufeinander: die Pfeilnaht und die beiden Schenkel der Lambdanaht. Die große Fontanelle oder Vorderhauptsfontanelle (*Fonticulus anterior*) ist »vierzipflig«, vier Nähte treffen aufeinander: die Pfeilnaht, die Stirnnaht und die beiden Schenkel der Kranznaht. Die Fontanellen unterscheiden sich in der Form – Dreieck oder Raute – und in der Anzahl der sie bildenden Nähte.

Es empfiehlt sich, die Pfeilnaht zu suchen und in ihrem Verlauf abzutasten, bis man auf eine Fontanelle stößt. Tastet man über die Fontanelle hinweg eine weitere Naht, so handelt es sich um die Stirnnaht. Die getastete Fontanelle kann dann nur die große Fontanelle sein.

Beim Tasten der Fontanellen muss behutsam vorgegangen werden.

Beckenaustastung, Weichteile

Bei der Aufnahmeuntersuchung wird nach der vaginalen Untersuchung das Becken ausgetastet und die Weichteile des Geburtsweges beurteilt. Dies dient dem Ausschluss von Anomalien, die den physiologischen Geburtsmechanismus behindern können.

- **Promontorium:** Erreicht der Mittelfinger das Promontorium leicht, so liegt eine hochgradige Verengung des geraden Durchmessers des Beckeneinganges vor.
- *Linea terminalis:* Man geht mit dem tastenden Finger zu den Seiten. Bei normal weitem Becken kann man die seitlichen und die hinteren Anteile der Bogenlinie nicht erreichen.
- **Symphyse:** Die tastenden Finger gehen nun nach vorne und tasten die Rückwand der Symphyse ab, deren normale Höhe 3 bis 4 cm beträgt. Die Oberfläche ist in der Regel glatt und leicht konvex gewölbt. Finden sich Knochenvorsprünge (Exostosen), würde dies eine Deformierung des Beckeneingangs bedeuten.
- **Kreuzbeinhöhle:** Die Untersuchende dreht die Finger kreuzbeinwärts (der Handrücken kommt nach vorne) und tastet die Kreuzbeinhöhle ab. Sie sollte konkav gewölbt sein. Auf Knochenveränderungen ist zu achten.
- **Steißbein:** Das Steißbein soll beweglich sein, es soll »federn«. Ein unbewegliches oder gar in den Gebärweg hineinragendes Steißbein bedeutet eine Verengung des geraden Durchmessers des Beckenausganges.
- **Sitzbeinstachel:** Ragen die *Spinae ossis ischii* nach innen, bedeutet dies eine Verengung des queren Durchmessers der Beckenmitte. Dies kann eine Behinderung des Geburtsvorganges darstellen.
- **Beschaffenheit, Konsistenz der Weichteile:** Durch sanften Druck dammwärts wird die Elastizität beziehungsweise die Nachgiebigkeit der Beckenbodenmuskulatur beurteilt. Starke Vernarbungen durch ausgedehnte vorausgegangene Episiotomien können die Geburtsphase verzögern oder eine erneute Episiotomie erfordern. Eine besondere Situation ist die Betreuung von Frauen aus anderen Kulturkreisen mit Zustand nach Zirkumzision. Je nach Art und Ausdehnung der weiblichen Beschneidung sind deutliche Vernarbungen sichtbar (vgl. Kap. 24, S. 519 und S. 450 f.).
- **Beurteilung des Schambogenwinkels:** Bei normal geformtem Becken bilden die beiden Schambeinäste einen rechten Winkel (90 Grad) miteinander. Um dies zu prüfen, legt man die Daumen beider Hände auf den Rand des Schambogens und beurteilt diesen Winkel (Abb. 16.8).

Wehenkontrolle, Wehenanregung

Die Wehen können einerseits durch die **Tokometrie** (s. S. 258), andererseits durch **Palpation** kontrolliert werden. Dabei liegt die Hand flach auf

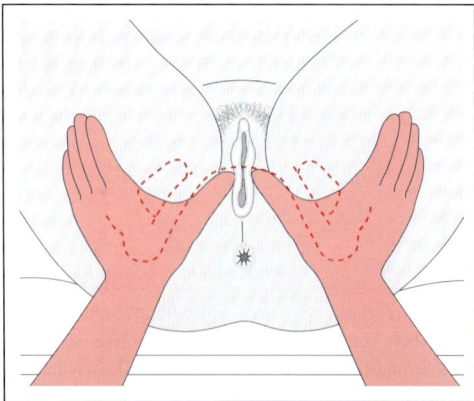

Abb. 16.8 Beurteilung des Schambogenwinkels.

Leitung der Eröffnungsperiode

dem Uterus mittig oberhalb des Nabels auf. Es werden die Häufigkeit beziehungsweise die Wehenabstände in Minuten gemessen, die Wehendauer in Sekunden und gleichzeitig der Grundtonus der Gebärmutter in der Wehenpause erfasst. Auch durch waches Beobachten der Gebärenden können Veränderungen in der Wehentätigkeit beziehungsweise der Wehenqualität wahrgenommen werden. In Rückenlage ist die Wehenfrequenz hoch und die Wehenstärke mittel, während in vertikalen Positionen die Frequenz abnimmt und die Wehenstärke zunimmt. Einzelheiten zur Physiologie der Wehen und deren Störungen sind auf Seite 308 ff. und 443 ff. beschrieben.

Einfache wehenanregende Maßnahmen zur Unterstützung des physiologischen Geburtsverlaufes sind:

- Bewegung, vertikale Positionen (Optimierung des Ferguson-Reflexes)
- warmes Bad, evtl. mit wehenanregenden Zusätzen (Lavendel, Heublumen)
- Wärmeanwendungen z. B. Wärmflasche, Umschläge
- auf Flüssigkeitszufuhr achten (Tee mit Traubenzucker, Fruchtsaft)
- eine gute Atmosphäre schaffen (Stress hemmt die Oxytocinausschüttung)
- Akupunktur, Homöopathie, Aromatherapie (sofern die Hebamme mit diesen Methoden vertraut ist bzw. eine Ausbildung hat)

Blasensprung, Amniotomie

! Unter einem **Blasensprung** versteht man die Ruptur der Eihäute (Amnion und Chorion) und den damit verbundenen Abgang von Fruchtwasser.

In den letzten Schwangerschaftstagen kommt es möglicherweise durch die Vorwehen zur Ablösung der Fruchtblase im Bereich des inneren Muttermundes. Mit zunehmender Wehentätigkeit und fortschreitender Muttermundsöffnung erfolgt diese Ablösung auch im Bereich des unteren Uterinsegments. Die beweglich gewordene Vorblase schiebt sich unter dem Einfluss der Wehen und des sich öffnenden Muttermundes sozusagen keilförmig durch diesen in die Scheide vor. Die dadurch entstehenden Zugkräfte an Amnion und Chorion setzen die Belastbarkeit herab. Weiterhin führen biochemische Veränderungen der Eihäute zur Herabsetzung der mechanischen Belastbarkeit. Die Vorblase springt spontan, wenn die Wandspannung der Eihäute größer wird als deren Bruchspannung. Die Bruchspannung beträgt für das Amnion 50 kg/cm^2 und für das Chorion 10 kg/cm^2.

Geschieht dieses Ereignis nach dem Einsetzen regelmäßiger Wehen, d. h. während der Eröffnungsperiode, spricht man von einem **frühzeitigen Blasensprung**. Bei 60 bis 70 % aller Geburten findet ein **rechtzeitiger Blasensprung** statt. Darunter versteht man die Ruptur der Eihäute gegen Ende der Eröffnungsperiode beziehungsweise bei vollständiger Eröffnung des Muttermundes. In beiden Fällen kommt es nach Abfließen des Vorwassers meist rasch zur Abdichtung durch den tiefer tretenden Kopf.

Der **Nachweis des Blasensprungs** bereitet in der großen Mehrzahl der Fälle keine Schwierigkeiten. Er ergibt sich aus den anamnestischen Angaben und dem Befund. Bei der Inspektion ist die Vorlage feucht, mehr oder weniger vollgesogen mit Fruchtwasser, also schwer, und riecht nicht nach Urin. Der Geruch des Fruchtwassers ist mit leicht süßlich und fade zu umschreiben. Normalerweise ist das Fruchtwasser farblos oder milchig-trübe infolge der Beimengungen von Vernixflocken, geringe Beimengungen von Blut verfärben es leicht rosa. Die Menge der abgegangenen Flüssigkeit ist sehr unterschiedlich. Häufig geht das Fruchtwasser im Schwall ab.

In unsicheren Fällen kann die Lackmusprobe den Blasensprung verifizieren. Kommt rotes Lackmusindikatorpapier mit Fruchtwasser in Kontakt, so färbt es sich blau (Lackmus ist ein blauer Farbstoff, der durch Säure rot gefärbt wird; durch alkalische Substanzen wie Fruchtwasser [pH 7 bis 7,5] verfärbt er sich wieder blau). Ein weiteres diagnostisches Verfahren stellt der Amni-Check® dar. Ein Eiweißindikator wird mit Scheidensekret in Verbindung gebracht, bei Vorhandensein von Fruchtwasser wird eine farbige Reaktion angezeigt.

Klinisch lässt nach Blasensprung in der Eröffnungsperiode für kurze Zeit die Wehentätigkeit nach. Durch den nun tiefer tretenden Kopf mit zunehmenden Druck auf die Zervix kommt es zu einer verstärkten Ausschüttung von Oxytocin aus der Hypophyse; die nachfolgenden Wehen sind koordinierter und kräftiger (Ferguson-Reflex). Somit hat der Blasensprung in der Eröffnungsperiode oft eine **geburtsbeschleunigende Wirkung**.

In seltenen Fällen springt die Blase erst einige Zeit nach vollständiger Eröffnung des Muttermundes. Man nennt dies den **verspäteten Blasensprung**. Springt die Blase nicht und wird sie auch nicht eröffnet, so wird das Kind mit intakten Eihäuten, der so genannten Glückshaube (*Caput galeatum*), geboren. Zur Vermeidung einer Aspiration muss diese sofort nach der Geburt des Kopfes bzw. besser noch vor Geburt geöffnet werden, d. h. bei Erscheinen des Vorderhauptes mit stehender Blase wird diese mit einer Klemme eröffnet und über das Gesicht gestreift.

Die **Amniotomie** (Fruchtblaseneröffnung) während der Latenzphase oder zur Geburtseinleitung wird unterschiedlich diskutiert.

Mögliche Indikationen sind:
- Eröffnung der Fruchtblase zur Geburtseinleitung bei reifer Zervix
- noch erhaltene Fruchtblase in der Austreibungsperiode
- hypokinetische Wehenstörung (durch die Fruchtblaseneröffnung Verstärkung des Ferguson-Reflexes)
- Fruchtblaseneröffnung zur Kompressionsbehandlung (Blutstillung) bei tiefem Sitz der Plazenta beziehungsweise bei *Placenta praevia marginalis* und *partialis*.

Gegenindikationen sind:
- hoch stehender oder fehlender vorangehender Teil
- Frühgeburt

Grundsätzlich ist die Amniotomie eine ärztliche Tätigkeit. Im Einzelfall, z. B. bei stehender Fruchtblase und tief stehendem Kopf in der Geburtsphase, kann die Hebamme die Blase eigenständig eröffnen, doch ist zu beachten, dass eine Amniotomie immer einen Eingriff in den Geburtsverlauf bedeutet. Nach sorgfältiger vaginaler Befunderhebung wird das Amnihook vorsichtig zwischen den beiden untersuchenden Fingern in die Scheide eingeführt. Die freiliegenden Eihäute werden angeritzt oder zart aufgestochen. Hierdurch entsteht eine kleine Öffnung in der Vorblase und das Fruchtwasser kann langsam abfließen. Unter Umständen ist es hilfreich, wenn die Hebamme den kindlichen Kopf von außen in das Becken schiebt (Fundusdruck in Führungslinie oder Vorgehen wie beim 4. Leopold-Handgriff).

Zeichnen

Die gegen Ende der Eröffnungsperiode erfolgende leichte vaginale Blutung, welche mit reichlich Schleim versetzt sein kann, wird als »zweites Zeichnen« bezeichnet. Die Blutung stammt aus verletzten kleinen Zervixgefäßen als Folge der Muttermundsdilatation (»erstes Zeichnen« siehe S. 323).

Harnblasenentleerung

Während der Eröffnungsperiode soll die Gebärende etwa alle zwei Stunden zur Toilette gehen und die Blase entleeren. Eine volle Harnblase wirkt sich wehenhemmend aus und behindert gleichzeitig den Eintritt oder das Tiefertreten des Köpfchens. Katheterisieren ist nur selten nötig, vorher sind alle physikalischen Maßnahmen anzuwenden:
- die Frau aufstehen und zur Toilette gehen lassen, Hebamme oder Begleitperson warten vor der unverschlossenen Tür
- auf die Bettpfanne setzen, Bettpfanne eventuell mit warmem Wasser füllen
- Wasser »plätschern« lassen
- Hände der Frau in warmes Wasser tauchen

Die Blasenentleerung mittels Katheter ist wegen der Infektionsgefahr auf ein Minimum zu beschränken. Indikationen zum Katheterismus bestehen:
- bei Einschränkung der Beweglichkeit und Wahrnehmung durch PDA
- vor dem aktiven Mitschieben, wenn keine Spontanmiktion möglich ist
- vor operativer Geburtsbeendigung

> Bei tief stehendem Kopf ist das **Katheterisieren** gelegentlich schwierig. Der weiche, bewegliche Plastikkatheter wird wie ein Bleistift gehalten und sehr vorsichtig in die Urethra und um den kindlichen Kopf herum in die Blase eingeführt. Dies ist für die Frauen unangenehm und Verletzungen sind leicht möglich.

Essen und Trinken

Auf Nahrungsaufnahme ist in Anbetracht der verzögerten Entleerung des Mageninhaltes sowie der

Leitung der Eröffnungsperiode

Brechneigung bei starker Wehentätigkeit weitgehend zu verzichten. Dies klingt restriktiv, doch eine gebärende Frau hat meist keinen Hunger, andererseits befindet sich eine hungrige Frau meist noch nicht unter der Geburt. In der Latenzphase der Eröffnungsphase können leichte Mahlzeiten (z. B. Zwieback, Suppe, kleines Frühstück) angeboten werden. Das Bedürfnis zu trinken ist meist wesentlich stärker. Durch die Geburtsarbeit und die intensive Atmung wird viel Flüssigkeit verbraucht. Es kann schnell zur Dehydrierung kommen mit den negativen Folgen wie Erschöpfung, Wehenschwäche oder Hypoglykämie. Tee, eventuell mit Traubenzucker, Mineralwasser oder Eiswürfel sind geeignete Getränke. Besteht ein erhöhtes Risiko, z. B. bei Zustand nach Sectio, suspektem CTG oder Störungen der Plazentalösung, und muss mit einer Allgemeinnarkose gerechnet werden, sollen die Frauen ab Beginn der aktiven Phase der Eröffnungsperiode weitgehend nüchtern bleiben. Dann ist zu beachten, dass der Flüssigkeitsausgleich und die Kalorienzufuhr durch parenterale Therapie gewährleistet sind (Kochsalz-, Glukoseinfusionen in Absprache mit dem Arzt). Das Legen eines intravenösen Zuganges durch den Arzt hat darüber hinaus den Vorteil, im Notfall rasch Medikamente verabreichen zu können. Die unter starker Wehentätigkeit auftretende Brechneigung ist kein Grund, auf orale Flüssigkeitszufuhr zu verzichten. Sofern die Frau es wünscht, kann sie schluckweise Wasser zu sich nehmen, die Brechneigung wird dadurch nicht erhöht.

Vitalfunktionen

Zur Überwachung der Gebärenden gehört die regelmäßige Kontrolle der Vitalzeichen. Die **Blutdruckveränderungen** unter der Geburt sind gering (während der Eröffnungswehen Anstieg des systolischen Wertes um etwa 5 bis 10 mmHg). Fehlen mütterliche Risikofaktoren, reicht im Normalfall die vierstündliche Blutdruckkontrolle aus. Bei klinischem oder anamnestischem Anhalt für Störungen sind häufigere Kontrollen notwendig. Mit der **Pulskontrolle** ist analog zu verfahren. Bei Tachykardien unklarer Genese sind kurzfristige Kontrollen angezeigt, gegebenenfalls ist ein kontinuierliches Monitoring notwendig.

Nach **Periduralanästhesie** zur Geburtserleichterung sind **engmaschige Kontrollen der Vitalfunktionen** empfohlen. Der Blutdruck soll je nach Ausgangswert und Verlauf alle 10 bis 15 Minuten gemessen werden. Das gleiche gilt für die Pulsfrequenz, sofern kein Monitor für die kontinuierliche Überwachung vorhanden ist (siehe auch Kap. 42).

Die **Körpertemperatur** kann infolge des gesteigerten Energieumsatzes subfebrile Werte (38 °C) erreichen. Temperaturen über 38 °C sind oft erste Zeichen einer Amnioninfektion. Die Kontrolle der Körpertemperatur erfolgt bis zum Blasensprung beziehungsweise der Blaseneröffnung in vierstündlichen, danach in zweistündlichen Abständen.

Position, Lagerung

Die Vorteile der vertikalen und halbvertikalen Körperhaltungen sind mittlerweile unbestritten. Bei unauffälligem Geburtsverlauf kann die Gebärende jede **Position** einnehmen, die ihr ein gutes Verarbeiten der Wehen ermöglicht. Frauen, die in Geburtsvorbereitungskursen die verschiedenen Positionen kennen gelernt und geübt haben, finden meist selbst eine Haltung, die die Dynamik des Gebärens unterstützt. Andernfalls bietet die Hebamme Hilfestellung an und unterstützt die Gebärende dabei, eine wirkungsvolle Körperhaltung zu finden. Viele Haltungen fordern die Begleitung des Partners, sodass dieser aktiv an der Geburt seines Kindes beteiligt sein kann. In Kap. 17 werden alle Aspekte der aufrechten Gebärhaltung ausführlich beschrieben.

Unter Umständen erfordert die geburtshilfliche Situation eine kontinuierliche Überwachung, die fast zwangsweise zur Immobilität zwingt. Mithilfe von Lagerungskissen findet die Gebärende eine Position, die ihr die hilfreiche Atemarbeit und eine Entspannung in den Wehenpausen ermöglicht. Durch ein Tuch oder Seil über dem Bett kann die Gebärende ihrem Bedürfnis nach Anhängen nachgehen. Ein runder Rücken im Sinne eines »Katzenbuckels« (Beugung der Brustwirbelsäule) und ein Hohlkreuz sind zu vermeiden. Die **Kyphosierung der Lendenwirbelsäule** durchbricht den Spannungs-Schmerz-Reflex, der als Reaktion auf die Wehenschmerzen auftritt, und bewirkt eine direkte Entspannung des Beckenbodens und der Adduktoren der Oberschenkel. Durch die Flexion der Lendenwirbelsäule (runder Rücken) kippt das Becken nach vorne, die Geburtsachse wird »begradigt«, und das Tiefertreten des Kopfes wird erleichtert. Die Hüft- und Kniegelenke sind gebeugt. Durchgestreckte Beine und steife Knie bewirken wie das Hohlkreuz die indirekte Anspannung der Beckenbodenmuskulatur.

! **Bei Abweichungen vom Geburtsmechanismus und zur Unterstützung von Rotation und Flexion des Köpfchens bis zum physiologischen tiefen Geradstand wird die allgemeine Lagerungsregel angewandt.** Die Regel besagt: Die Gebärende wird auf die Seite des vorangehenden Teiles gelagert, der
- tiefer treten,
- die Führung übernehmen,
- sich nach vorne drehen soll.

Beispiel: Sollen bei der regelrechten vorderen Hinterhauptslage Drehung und Beugung unterstützt werden, so lagert man auf die Seite der kleinen Fontanelle, die tiefer treten, nach vorne kommen und die Führung übernehmen soll. Bei der I. Stellung bedeutet dies also Lagerung auf die linke Seite, bei der II. Stellung Lagerung auf die rechte Seite.

Vorstellung über den Wirkungsmechanismus: Bei Lagerung auf die linke Seite sinkt der Uterus mit dem Fundus nach links. Die Fruchtachse verläuft jetzt von oben links nach unten rechts. Während der Wehe wird nun der Kopf mit dem Vorderhaupt gegen die rechte Beckenseite gedrängt, damit kommt das Hinterhaupt von der linken Beckenseite frei und kann dem Druck folgen und tiefer treten.

Die flache **Rückenlage** ist von allen Lagerungsarten die ungünstigste und sollte strikt vermieden werden. Die halbsitzende bzw. **halbliegende Körperhaltung** mit Anhängemöglichkeit und gutem Kontakt der Fersen mit der Unterlage ist eine Alternative. Die **leichte Linksseitenlagerung** mit einem Neigungswinkel von etwa 15 Grad lässt die Kompression der *Vena cava* vermeiden, da hierbei die Gebärmutter auf der Wirbelsäule oder links davon zu liegen kommt. Weiterhin ist auf die Plazentalokalisation zu achten: Eine **Lagerung auf der Gegenseite der Plazenta** ist empfehlenswert. So kann eine rein mechanisch bedingte Minderdurchblutung der Plazenta vermieden werden. Bei der **wechselnden Seitenlagerung** wird die Gebärende nach jeweils 2 bis 3 Wehen umgelagert, was für sie eine spürbare Belastung bedeutet und daher nur begrenzt lange angewandt werden sollte.

Überwachung des Kindes

Die Auskultation der kindlichen Herztöne mit dem **Holzstethoskop nach Pinard** (Adolphe Pinard, Gynäkologe in Paris, 1854–1934; Abb. 6.4, S. 152) war über viele Jahre die Grundlage der fetalen Überwachung während der Schwangerschaft und der Geburt. Diese traditionelle Methode ist durch die **kontinuierliche apparative Registrierung der fetalen Herzfrequenz** (FHF) mit gleichzeitiger Aufzeichnung der Wehentätigkeit und der Kindsbewegungen sowie ihrer zeitlichen Zuordnung ersetzt worden. Die Überlegenheit der kontinuierlichen Überwachung im Vergleich zur intermittierenden wird in der Literatur unterschiedlich bewertet. Eine Reihe von Autoren fand keine Verbesserung der perinatalen Daten außer einer Verminderung von neonatalen Krampfanfällen. Laut ACOG (American College of Obstetrics and Gynaecology) sei die intermittierende Auskultation der kontinuierlichen CTG-Überwachung ebenbürtig. Andere Studien zeigen auf, dass kontinuierliche CTG-Kontrollen die perinatale Mortalität senken, allerdings bei Erhöhung der Rate operativer Entbindungen.

Trotz dieser kontroversen Diskussion ist das 30-minütige Aufnahme-CTG in der klinischen Geburtshilfe obligat. Es dient dem Ausschluss einer primären Gefährdung am Geburtsbeginn und dem Nachweis von Wehen.

Für die subpartale Überwachung gilt bei risikolosen Schwangerschaften und unauffälligem Aufnahme-CTG im deutschsprachigen Raum folgende Empfehlung (DGGG):
- in der frühen Eröffnungsperiode intermittierende Überwachung mittels CTG alle 30 Minuten bis 2 Stunden
- in der späten Eröffnungsperiode und Geburtsphase kontinuierliche CTG-Überwachung
- bei fehlender elektronischer Überwachung Auskultation über 10 Minuten und exakte Dokumentation

Leider wird die Auskultation in der Hebammenausbildung oft vernachlässigt und das sichere Auffinden und Beurteilen der fetalen Herztöne gelingt nicht immer. Dieser Umstand und die Tatsache, dass in der Mehrzahl der Geburten wegen Hebammenmangel keine 1:1-Betreuung stattfindet, macht die intermittierende Auskultation mittels Stethoskop oder Dopton problematisch. Der rasche und zuverlässige stethoskopische Nachweis

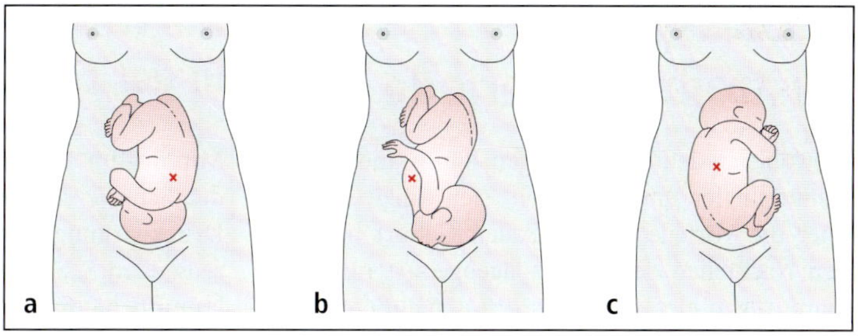

Leitung der Eröffnungsperiode

Abb. 16.9 Das Auffinden der Herztöne bei regelrechter (a) und bei regelwidriger Haltung (b) und Einstellung (c).

der kindlichen Herztöne kann im Notfall von großer Bedeutung sein. Oft wird schnell kostbare Zeit mit dem sonographischen Suchen der Herztöne und dem technisch aufwendigen Anlegen einer Kopfschwartenelektrode verloren (kardiographische Überwachung des Kindes und Fetalblutanalyse s. Kap. 14).
Mit dem Pinard-Stethoskop können beim Abhören des mütterlichen Abdomens **ab der 20.–22. Schwangerschaftswoche sechs verschiedene Geräusche** wahrgenommen werden.
Vonseiten des Kindes:
1. Die **Herztöne** sind in der normalen Frequenz zwischen 120 bis 160 Schlägen pro Minute als regelmäßige kräftige Doppelschläge zu hören. Beim Auszählen wird der Doppelschlag als ein Schlag gezählt.
2. Das **Nabelschnurgeräusch** ist ein schabendes Geräusch, das in der Frequenz der kindlichen Herztöne zu hören ist. Wahrscheinlich entsteht es durch Strömungshindernisse in der Nabelschnur, wie diese bei Umschlingungen, falschen oder echten Nabelschnurknoten möglich sind. Nabelschnurgeräusche sind wie Herztöne selbst ein sicheres Zeichen menschlichen Lebens.
3. Die **Kindsbewegungen** sind als kurze, ruckartige, »klopfende« Geräusche zu hören.

Vonseiten der Mutter:
1. Das **Aortengeräusch** ist als klopfendes Geräusch in der Frequenz des mütterlichen Pulses zu hören.
2. Das **Uteringeräusch** ist dem Aortengeräusch in Frequenz und Klang sehr ähnlich und daher leicht zu verwechseln. Es ist am deutlichsten an den Seitenkanten des Uterus zu hören, hat jedoch in der Praxis keine Bedeutung.
3. Die **Darmgeräusche** entstehen durch die Darmmotilität. Die Geräusche sind sehr verschiedenartig und als kollernd, gurrend, zischend zu hören.

Die Herztöne sind in Abhängigkeit vom Schwangerschaftsalter und der Lage des Kindes *in utero* an unterschiedlichen Stellen am deutlichsten zu hören. Bis zur 28. Schwangerschaftswoche sind die Herztöne dort am besten zu hören, wo die Bauchdecken vom graviden Uterus am stärksten vorgewölbt werden, in der Regel in der Mittellinie oberhalb der Symphyse. Später sind sie an den Stellen zu finden, wo aufgrund der festgestellten Lage des Kindes das Herz der Uteruswand am nächsten ist. Bei der regelrechten Hinterhauptslage ist dies die Seite des Rückens, bei den Deflexionslagen die Brustseite. Hier befindet sich jeweils am wenigsten Fruchtwasser, sodass die Herztöne mit Hilfe des Pinard Stethoskops an diesen Stellen am besten zu hören sind (Abb. 16.9).
Findet die Herztonüberwachung mit dem Stethoskop statt, so soll die kindliche Herzfrequenz
- in der Eröffnungsperiode mindestens alle 10 bis 15 Minuten,
- bei starker und hochfrequenter Wehentätigkeit nach jeder Wehe,
- nach Blasensprung sofort und mehrmals hintereinander und
- in der Austreibungsperiode abermals nach jeder Wehe

abgehört werden. Gleichzeitig ist der Radialispuls der Mutter zu fühlen, welcher im Normalfall nur halb so schnell ist, um den kindlichen vom mütterlichen Puls sicher unterscheiden zu können. Die Herztöne sind über mindestens eine volle Minute auszuzählen. Eine zeitnahe Dokumentation ist zwingend erforderlich.

Geburtsphase – Austreibungsperiode

Obwohl im deutschsprachigen Raum anerkannte Geburtshelfer und Autoren sich unzweifelhaft über die Vorteile der vertikalen Geburt bzw. zu den Nachteilen der Rückenlagengeburt mit dem damit verbundenen Valsalva-Pressen äußern, sieht der Alltag in den geburtshilflichen Abteilungen leider immer noch anders aus. Die selbstbestimmte Geburt muss von den Frauen oft noch erkämpft werden. Nur sehr langsam verändert sich das Bewusstsein unter Hebammen wie Geburtshelfern hin zu einer offenen Haltung. Diese erlaubt es den Frauen, unter Ausnutzung der körpereigenen Geburtsmechanismen die für sie angenehmste Gebärhaltung auszuwählen, um mit eigenen Kräften das Kind aus sich herauszuschieben, wodurch das Geburtserlebnis meist positiv und nachhaltig beeinflusst wird (vgl. Kap. 17).

Übergangsphase

Der Übergang von der Eröffnungsperiode zur Geburtsphase zeigt sich durch das »zweite Zeichnen«, durch den rechtzeitigen Blasensprung sowie durch den unwillkürlich empfundenen Drang zum Mitdrücken. Die Wehenschmerzen werden als besonders heftig und unkontrollierbar erlebt. Dies ist wahrscheinlich die Folge des Kopfdurchtrittes durch den Muttermund. Wenn sich der Muttermund ganz über den vorangehenden Teil retrahiert (zurückgezogen) hat, tritt der Kopf infolge der Wehenkraft, aber noch ohne Betätigung und Unterstützung der Bauchpresse, tiefer.

Die Übergangsphase ist für die Gebärende der Übergang von der passiven Eröffnungsperiode in die aktive Geburtsphase und oft auch eine Zeit der psychischen Krise. Die Gebärende verliert den Mut oder zweifelt an ihren Kräften für die letzten Wehen. Auch Zorn oder Wut ist eine häufige beobachtete Reaktion. Dieser Prozess kann zeitlich individuell stark variieren. Eine liebevolle oder auch führende Betreuung durch die Hebamme wird der Gebärenden helfen, sich auf das Geburtsgeschehen einzulassen und die letzte Phase bewusst und aktiv zu gestalten.

Die Wehen in der Geburtsphase

Mit Beginn der aktiven Phase ändert sich auch der Schmerzcharakter der Wehen. Als Folge der Druckwirkung des Kopfes strahlen die scharfen, reißenden Schmerzen häufig in die Beine aus. Es kommt häufig zu Wadenkrämpfen, die durch Massieren und Strecken der Beine verschwinden. Trotz der heftigen Schmerzen erleben die meisten Frauen diese Phase aufgrund des aktiven Mitschiebens als Erleichterung. Das Wissen um das bald erreichte Ziel ist eine immense Motivation, alle noch vorhandenen Kräfte zu mobilisieren.

Die Wehentätigkeit erreicht in der Austreibungsperiode ihr Maximum. Die Wehenamplitude beziehungsweise der intraamniale Druck erreicht Werte bis zu 100 mmHg (13,3 kPa), die sich direkt auf den kindlichen Kopf, die Plazenta und die Nabelschnur auswirken. Die Uterusdurchblutung steht in direktem Zusammenhang zum Amniondruck. Bei Werten über 100 mmHg (13,3 kPa) sistiert der Perfusionsdruck und eine Sauerstoffversorgung ist unmöglich. Die hypoxische Gefährdung des Kindes hängt unter anderem von der Kompensationsfähigkeit der Plazenta ab. Ist diese gestört (z.B. Gefäßbettveränderungen in der Plazenta), so ist mit einer kindlichen Azidose zu rechnen.

Die Zahl der Presswehen sollte etwa vier in 10 Minuten, das Verhältnis von Wehe zu Wehenpause sollte 2:1 betragen. Dies ist für eine ausreichende Sauerstoffversorgung des Feten erforderlich. Andernfalls ist eine medikamentöse Regulierung der Wehentätigkeit (durch Oxytocininfusion bzw. Tokolyse) in Absprache mit dem Arzt angezeigt.

Die Dauer der gesamten Austreibungsperiode ist individuell zu beurteilen. Der Faktor Zeit ist nicht der alleinige Maßstab für die Geburtsbeendigung. Solange die fetale Überwachung unauffällig ist und ein Geburtsfortschritt mit Tiefertreten des vorangehenden Teiles stattfindet, sind Interventionen nicht angezeigt. Allerdings ist nach Ursachen zu suchen, wenn die derzeit empfohlene Dauer von etwa zwei Stunden deutlich überschritten wird. Erst wenn die Gebärende aktiv mitschiebt, ist eine zeitliche Begrenzung von 20 bis 30 Minuten anzustreben. Der Zusammenhang zwischen der Dauer der Pressperiode und der kindlichen Azidose ist unbestritten.

Sichtbarwerden des Kopfes, Crowning

Mithilfe der Wehen und der reflektorisch arbeitenden Bauchpresse wird das Köpfchen immer weiter in die sich entfaltende Vagina geschoben, bis es sich während der Wehe in der Vulva zeigt, jedoch in der Wehenpause zurückweicht. Dies wird als so genanntes »Einschneiden des Kopfes« (Abb. 16.10) bezeichnet, das Köpfchen ist auf dem Beckenboden angekommen. Die Dehnung des Dammes beginnt und der Anus öffnet sich. Äußerlich ist über der Symphyse nur noch die vordere Schulter tastbar. Bleibt der Kopf schließlich auch in der Wehenpause in der Vagina stehen, spricht man vom so genannten »Durchschneiden des Kopfes« oder »Crowning« (Abb. 16.11). Die Geburt ist dann mit wenigen Wehen beendet.

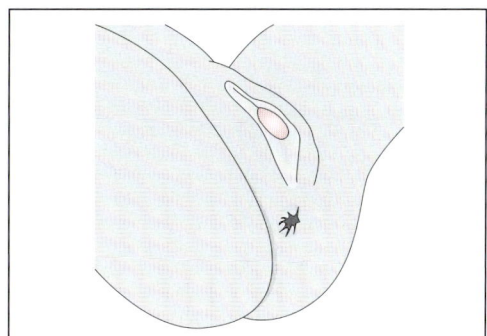

Abb. 16.10 Das Einschneiden des Kopfes.

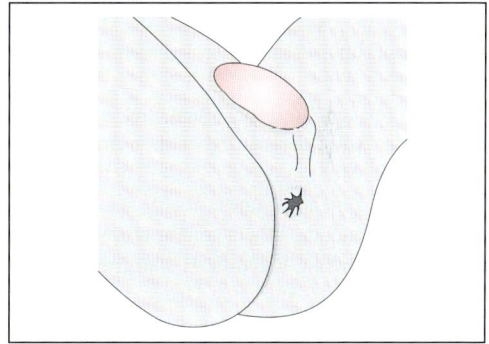

Abb. 16.11 Das Durchschneiden des Kopfes.

Aufgaben der Hebamme in der Austreibungsperiode

- Vorbedingungen zur aktiven Mitarbeit beachten
- sorgfältige Überwachung des Kindes
- Anleitung bzw. Unterstützung beim Mitdrücken, Mitschieben in der von der Frau gewählten Position
- Dammschutz mit Entwicklung des Kopfes und der Schultern
- Erstversorgung des Neugeborenen mit Abtrocknen, Absaugen, Abnabeln (siehe Kap. 31).

Vorbedingungen zur aktiven Mitarbeit

- Der Muttermund ist vollständig geöffnet.
- Der vorangehende Teil steht auf Beckenboden.
- Das Köpfchen ist regelrecht eingestellt (Pfeilnaht gerade, kleine Fontanelle in Führung).
- Die Harnblase ist leer.
- Die Fruchtblase ist offen (eine noch stehende Blase wird zu diesem Zeitpunkt geöffnet).

Ist der kindliche Kopf noch nicht vollständig rotiert und maximal gebeugt, kann dies durch Lagerung entsprechend der allgemeinen Lagerungsregel (s. S. 338) unterstützt werden. Die Rotation erfolgt unterschiedlich rasch, bei Mehrgebärenden manchmal während einer Wehe. Bei verzögertem Tiefertreten und mangelnder Rotation des Kopfes wirkt sich die wechselnde Seitenlagerung günstig aus. Ein nochmaliges Aufstehen, die tiefe Hocke und kreisende Beckenbewegungen während der Wehen lassen den Kopf oft schnell tiefer treten.

Das zu frühe Mitdrücken stellt ein Risiko für Mutter und Kind dar. Die Rotation und Flexion des Kopfes wird behindert, die Austreibungsperiode verzögert sich durch den Schräg- und Querstand, die Gefahr der Hypoxie beim Feten ist höher. Dazu kommt die frühzeitige Erschöpfung der Gebärenden, die Gefahr des Einklemmens der vorderen Muttermundslippe (wenn dieser noch nicht vollständig geöffnet ist) und wahrscheinlich die Überbelastung des Bandapparates der Gebärmutter und des Beckenbodens, sodass das Risiko eines späteren *Descensus genitalis* (Senkung) des Uterus und der Vagina zunimmt.

Zur Beurteilung des Höhenstandes gibt der **De-Lee-Handgriff** (Joseph Bolivar de Lee, Gynäkologe in Chicago, 1869–1942) neben der vaginalen Untersuchung Hinweise zum Höhenstand. Die Hebamme drückt mit zwei Fingern seitlich der großen Schamlippen in die Tiefe und fühlt den

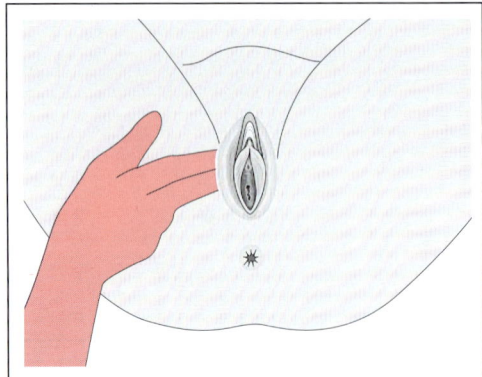

Abb. 16.12 Der De-Lee-Handgriff.

harten Kopf, sofern er auf dem Beckenboden steht (Abb. 16.12).

Ein weiteres Zeichen für einen tief stehenden Kopf ist der Anus, der sich zu dehnen und zu öffnen beginnt. Meist spürt die Frau den Druck des kindlichen Köpfchens und möchte dem Drang nachgeben. Sind die oben genannten Vorbedingungen nicht erfüllt, leitet die Hebamme die Frau an, im Moment des stärksten Druckes zu schwingen, d. h. die Frau nimmt einen kurzen Atemzug und atmet kurz und mehrmals auf »hahaha« aus. Durch diese Atemform wird der Druck des Zwerchfells auf den Bauchraum vermindert. Sinnvoll ist gleichzeitig die Knie-Ellenbogen-Position bzw. lt. Heller die Tönnchen-Stellung. Zu frühes forciertes Mitschieben oder die Aufforderung dazu erschöpfen Mutter und Kind. Der Kristeller-Handgriff zur Verkürzung der Geburtsphase sowie das Anlegen von großen mediolateralen Episiotomien und die operative Geburtsbeendigung sind dann häufig die Folge.

Anleitung zur aktiven Mitarbeit

Zu Beginn der Geburtsphase ändert die Gebärende oft willkürlich ihre **Position**. Sie wählt Stellungen, die ihr aus der Geburtsvorbereitung vertraut sind. Für welche Position sie sich entscheidet, ist letztlich unbedeutend, entscheidend ist, in welcher Position sie ihr Kind am besten gebären kann. Während der Eröffnungsperiode soll die Hebamme die verschiedenen Gebärpositionen ansprechen und diese mit dem Paar ausprobieren. In fast allen Gebärzimmern sind heute Matten, Bälle, Hängevorrichtungen und Gebärhocker vorhanden (vgl. Kap. 17).

Wählt sie die **halbsitzende Position**, so ist das Kopfteil des Gebärbettes so zu stellen, dass es zur horizontalen Ebene einen Winkel von 45 bis 90 Grad bildet, das Fußteil ist etwas abgesenkt. Die Beine sind aufgestellt und hüftbreit gespreizt, die Fußsohlen haben einen guten Kontakt zur Unterlage, der sich beim Schieben zur Fußdruckaktivität verstärkt (Heller). Durch Abstützen oder Anhängen z. B. am Knotentuch wird das Becken aufgerichtet, d. h. die Längsachse des Beckens wird begradigt, das Tiefertreten des kindlichen Köpfchens erleichtert. Eine starke Flexion und Abduktion der Beine ist zu vermeiden. Insbesondere bei Frauen mit ausgeschalteter Schmerzempfindung durch Periduralanästhesie droht die Gefahr von Schädigungen im Bereich der Symphyse und des Leistenkanals.

Eine gute Position ist die erhöhte **Seitenlage**, insbesondere dann, wenn das Mitschieben in aufrechter Haltung nicht den gewünschten Erfolg bringt. Die Gebärende kann sich am Tuch anhängen, die Beine sind angewinkelt und weit geöffnet. Das oben liegende Bein kann vom Partner gehalten werden. Die Hebamme steht auf der Rückseite der Frau.

Wenn das Köpfchen den Beckenboden erreicht hat, setzt reflektorisch über spinale Nervenbahnen der Drang zum Mitschieben ein. Verspürt die Gebärende diesen Drang, wird sie zum Mitschieben beziehungsweise zum Herausschieben ihres Kindes aus dem Geburtsweg ermuntert. Die Kraft der uterinen Wehen wird unterstützt durch die ebenfalls reflektorisch arbeitende Bauchpresse. Manche Frauen schieben nach kurzer Einatmung ohne Anleitung effizient mit, und die Hebamme motiviert lediglich durch positive Äußerungen wie »ja, gut, schön, das Köpfchen folgt gut«. Andere brauchen eine konkrete Anleitung. Setzt die Wehe ein, leitet die Hebamme die Gebärende an, kurz nach kostoabdominal einzuatmen und ihr Kind während der Ausatmung aus sich herauszuschieben. Das dosierte Ausatmen kann durch kurzes Luftanhalten unterbrochen sein. Das Mitschieben wird von einem vom Rachenraum kommenden »aahhh«-Laut begleitet, der Mund ist leicht geöffnet. Die Gebärende folgt ihrem Pressdrang und bestimmt selbst, wie lange und intensiv sie mitschiebt. Der Pressvorgang ist meist kürzer als beim forcierten Pressen und in vertikaler oder halbvertikaler Position sehr effektiv, dabei weniger anstrengend, der kindliche Kopf wird weniger stark komprimiert, die Sauerstoffversorgung ist besser.

Geburtsphase – Austreibungsperiode

In der Wehenpause ist auf eine entspannte, tiefe Bauchatmung – zum Kind hin – zu achten.

Das als »**Valsalva**«-**Pressmanöver** (Antonio Valsalva, Chirurg, Anatom in Bologna, 1666–1723) bekannte Vorgehen, mit tiefem Luftholen, starker Flexion der Brustwirbelsäule (Kopf auf die Brust), geschlossenem Mund und mit angehaltenem Atem meist in Rückenlage zu pressen, sollte zugunsten des weit effektiveren Mitschiebens in vertikaler Haltung verlassen werden. Die beim forcierten Pressen entstehenden Apnoen bei der Mutter führen häufig zu pathologischer Herzfrequenz, zu Azidose mit niedrigen Apgar- und pH-Werten neben allen bekannten Nachteilen der Rückenlagengeburt (vgl. Kap. 17, S. 356).

Bei hyperaktiver Wehentätigkeit kann es je nach Herzfrequenzkurve sinnvoll sein, während einer Wehe mitzuschieben und die nächste Wehe zu veratmen. Ebenso verfährt man, wenn man Zeit zur Vorbereitung für die vaginal-operative Entbindung gewinnen will. Das Tempo des Kopfdurchtrittes kann durch Kurzatmung oder Schwingen verlangsamt beziehungsweise besser gesteuert werden.

Steigt der Kopf trotz effektiver Arbeit nicht, so sollte die Hebamme den vaginalen Befund nochmals kontrollieren. Nicht selten wird dabei entdeckt, dass anstatt der kleinen Fontanelle die große, anstatt der geraden Pfeilnaht eine schräge oder gar quere Pfeilnaht tastbar ist, was bedeutet, dass die Haltung oder Einstellung nicht regelrecht vollzogen wurde.

Ist jedoch die straffe Beckenbodenmuskulatur Ursache für die Geburtsverzögerung, kann diese manuell gedehnt werden. Es ist ineffektiv und traumatisierend, wenn dazu der Zeigefinger scheibenwischerartig in der Scheide hin und her bewegt wird. Die Scheidenschleimhaut wird oberflächlich verletzt beziehungsweise wundgescheuert, Blutungen und Wundschmerzen im Wochenbett sind die Folge. Effektiv und atraumatisch ist das Einlegen der Zeigefinger beider Hände in die Scheide und das seitliche Wegdrücken der Weichteile bei 16 und 20 Uhr. Häufig ist schon ein Lagerungswechsel, z.B. in eine die Schwerkraft fördernde Position, eine sinnvolle Maßnahme, um der Frau ein effektives Einsetzen ihrer Kräfte zu ermöglichen.

Dammschutz

Ist bei der Erstgebärenden der Kopf während der Wehe sichtbar oder bei der Mehrgebärenden der Muttermund vollständig geöffnet, bereitet sich die Hebamme auf die Geburt des Kindes und den Dammschutz vor. Die Hände werden mit Wasser und Seife gewaschen und anschließend desinfiziert (hygienische Händedesinfektion, vgl. auch Kap. 2). Alle Vorbereitungen sind getroffen:

- Schale mit Desinfektionslösung
- sterile Handschuhe
- das Instrumentarium: 3 oder 4 Péan-Klemmen, 1 Einmalnabelklemme, 1 Nabelschnurschere, 1 Episiotomieschere
- 2 sterile Tücher oder sterile Moltonunterlagen, 2 Dammschutztücher
- evtl. Schleimabsauger für das Neugeborene
- warme Molton- oder Frotteehandtücher zum Abtrocknen des Neugeborenen
- Reanimationseinheit (auf ihre Funktion überprüft)
- eingeschaltete Wärmeeinheit, eventuell ein Wärmebettchen

> Die **Aufgaben des Dammschutzes** sind,
> - dem Kind zu ermöglichen, so lange flektiert zu bleiben, bis das Hinterhaupt geboren ist, um mit dem kleinsten *Planum suboccipitobregmaticum* von 32–33 cm austreten zu können,
> - das Austrittstempo durch kontrolliertes Herausgleitenlassen des kindlichen Kopfes zu regulieren. Das langsame Durchschneiden schützt die Beckenbodenmuskulatur vor Verletzungen.

Der Dammschutz beginnt, wenn das Köpfchen in der Wehenpause nicht mehr zurückweicht (Abb. 16.13). Die **linke Hand** liegt mit 4 bis 5 Fingern flach auf dem schon geborenen Teil des austretenden Kopfes und steuert das Tempo. Damit der Kopf mit der kleinstmöglichen Ebene geboren

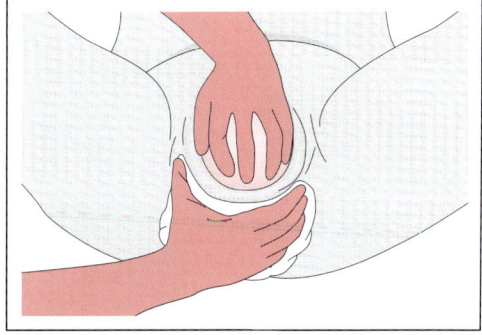

Abb. 16.13 Mit dem Durchschneiden des Kopfes beginnt der Dammschutz.

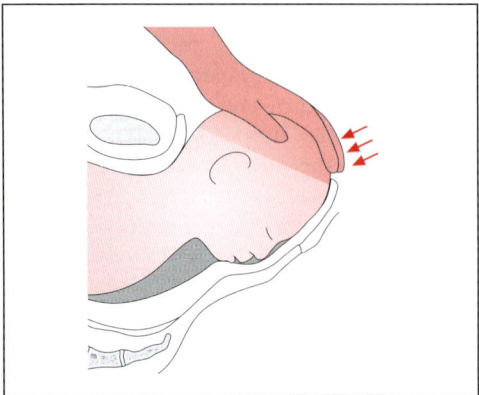

Abb. 16.14 Die Stirn wird zurückgehalten, bis die Nackenhaargrenze unter der Symphyse erscheint.

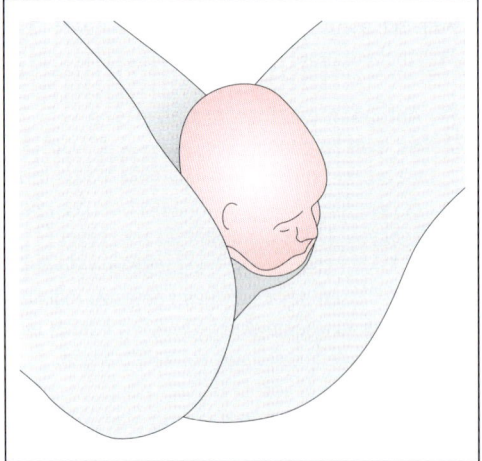

Abb. 16.15 Das Gesicht dreht sich entsprechend dem Geburtsmechanismus der Schultern zur Seite.

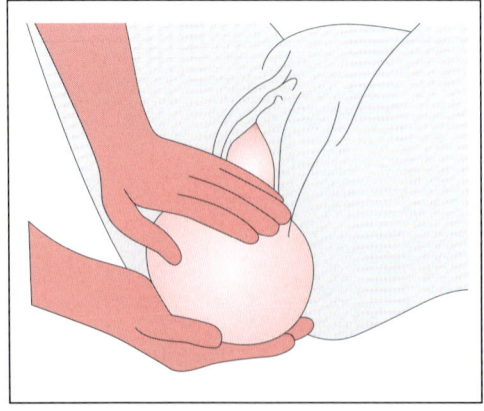

Abb. 16.16 Schulterentwicklung.

werden kann, wird die Stirn mit den Fingerspitzen zurückgehalten, bis das Hinterhaupt unter der Symphyse erscheint und die Nackenhaargrenze als Stemmpunkt (**Hypomochlion**) dienen kann (Abb. 16.14). Das Zurückhalten der Stirn verhindert die vorzeitige Deflexion des Kopfes.

Ist der Stemmpunkt erreicht, geht der Kopf von der Beugung in die Streckung über. Die Temporegulierung der linken Hand wird nun auf eine größere Fläche verteilt. Handballen und Fingerspitzen liegen dem kindlichen Kopf an. Die **rechte Hand** wird stark gespreizt an den Damm gelegt. Durch den gespannten Damm sind die Stirnbeinhöcker des kindlichen Kopfes zu tasten. Falls notwendig, kann man somit den Kopf fassen und ihn der linken, oberen Hand entgegenschieben. Zum Dammschutz benutzt die Hebamme ein steriles Tuch, welches zugleich den Anus bedeckt. Dabei wird der Damm nicht vollständig abgedeckt. Ein etwa 1 cm breiter Rand bleibt sichtbar, um das dem Einreißen vorausgehende »Blasswerden des Dammes« zu erkennen.

Mit der beschriebenen Technik hält die Hebamme den Kopf zwischen ihren Händen und kann je nach Situation die Geschwindigkeit des Austritts verlangsamen oder unterstützen.

Während der Kopf geboren wird, treten die Schultern im queren Durchmesser ins Becken ein. Die innere Drehung der Schultern überträgt sich über die Halswirbelsäule auf den schon geborenen Kopf, der sich zur Seite dreht. Die äußere **Drehung des Kopfes**, nämlich **zurück in die Ausgangsposition**, wird somit in die vom Kind angezeigte Richtung unterstützt. Sie ist auch von der Stellungsdiagnose ableitbar: Das Gesicht wendet sich bei der I. Hinterhauptslage dem rechten, bei der II. Hinterhauptslage dem linken Oberschenkel der Mutter zu (Abb. 16.15).

Nach erfolgter Drehung wird meist die **vordere Schulter** zuerst entwickelt. Dazu wird der Kopf mit beiden Händen flach über den Scheitelbeinen gefasst (die kleinen Finger sind dem Schultergürtel zugewandt) und dammwärts gesenkt, bis die vordere Schulter und der Oberarm unter der Symphyse erscheint (Abb. 16.16). Nun wird der Kopf vorsichtig symphysenwärts angehoben, bis die **hintere Schulter** über dem Damm geboren ist (Abb. 16.17). Diese Bewegungen sind langsam und ohne Zug durchzuführen. Die weitere Entwicklung des Rumpfes erfolgt um die Symphyse herum in Führungslinie meist ohne Probleme. Kopf, Schultern und Rumpf müssen nicht mit einer ein-

Geburtsphase – Austreibungsperiode

zigen Wehe vollständig geboren werden. Bei gutem Herzfrequenzmuster kann nach der Geburt des Kopfes der Beginn der Selbstdrehung abgewartet werden.
Besteht eine straffe Nabelschnurumschlingung, so wird man versuchen, diese zu lockern oder über die Schultern zurückzustreifen. Gelingt das nicht, muss doppelt abgeklemmt und durchtrennt werden.
Als unterstützende Maßnahme oder bei Schwierigkeiten der Rumpfentwicklung wird mit einem Finger (Zeigefinger, kleiner Finger) in die Axillarfalte eingegangen, um den Zug auf den kindlichen Hals und den Druck auf die Halsgefäße und die Nervenstränge zu reduzieren (Abb. 16.18).
Durch fehlerhafte Entwicklung der hinteren Schulter kommt es nicht selten zu schweren Dammrissen, wenn bei der Entwicklung des Schultergürtels nicht ausschließlich angehoben, sondern ein Zug gegen die Führungslinie mit hohem Tempo ausgeübt wird. Da bei großen Kindern der Schultergürtelumfang größer als der Kopfumfang sein kann, erfordert die Schulterentwicklung gleich viel Behutsamkeit wie die Kopfentwicklung.
Wird die Entwicklung der Schultern nicht durch die Handgriffe der Hebamme begleitet, wird die hintere Schulter zuerst über dem Damm geboren. Dieser zunächst verwirrenden Aussage liegt folgender Mechanismus zugrunde: Nach der Geburt des Kopfes und der äußeren Drehung stemmt sich die vordere Schulter an der Symphyse ab, dabei dreht sich der Kopf, das Gesicht leicht nach vorne, symphysenwärts, sodass die hintere Schulter über dem Damm erscheint. Diese Situation kennen Hebammen aus der Begleitung von Wassergeburten und Geburten aus vertikalen Positionen. Die Geburt in Rückenlage oder in halbliegender Position braucht die Unterstützung durch die Hebamme.

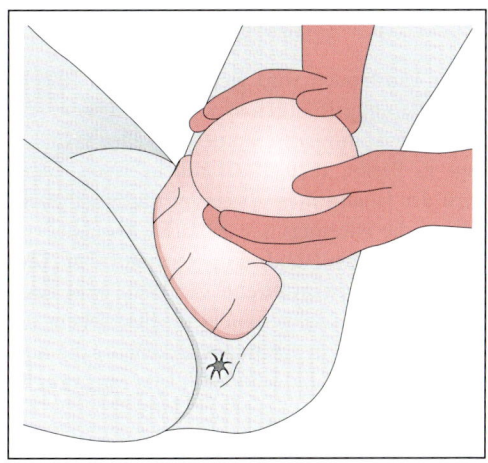

Abb. 16.17 Der Kopf wird angehoben, die hintere Schulter wird über den Damm geboren.

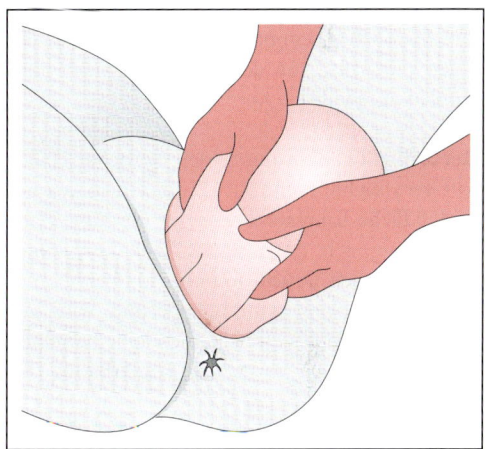

Abb. 16.18 Zur weiteren Entwicklung der Schultern kann die Hebamme ihre beiden Zeigefinger vom Rücken her in die Axillarfalte führen und das Kind in Führungslinie entwickeln.

Der Ritgen-Hinterdammgriff

Verzögert sich die Austrittsphase ungewöhnlich lange oder soll der Kopfdurchtritt beschleunigt werden, kommt der **Ritgen-Hinterdammgriff** (Ferdinand von Ritgen, Gynäkologe in Gießen, 1787–1867) zur Anwendung. Man versucht, mit den Fingerspitzen der rechten Hand durch das Gewebe zwischen Anus und Steißbein (Hinterdamm) hindurch das Kinn zu fassen, um es mit kräftigem Druck der oberen linken Hand entgegenzuschieben (Abb. 16.19).

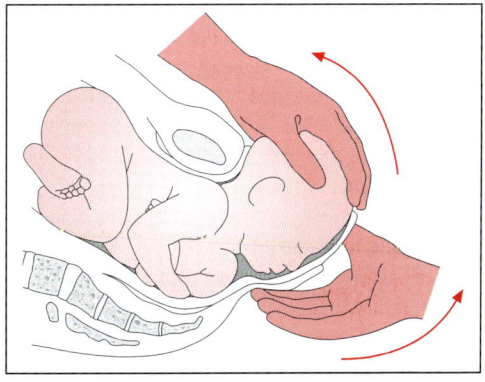

Abb. 16.19 Ritgen-Hinterdammgriff.

Kristeller-Handgriff

Unter Umständen wird gleichzeitig zum Ritgen-Hinterdammgriff durch eine zweite Person der **Kristeller-Handgriff** (Samuel Kristeller, Gynäkologe in Berlin, 1820–1900) durchgeführt. Dabei wird der *Fundus uteri* abgetastet und gegebenenfalls in die Führungslinie gebracht. Anschließend wird mit beiden Händen, die flach auf dem Uterusfundus liegen, **während** der Wehe und **nach** dem Beginn des selbstständigen Mitschiebens ein kräftiger Druck in Richtung Beckenausgang ausgeübt. Dabei ist die geburtshilfliche Situation zu beachten:
- Beim regelrechten tiefen Geradstand wird der Druck in Führungslinie ausgeübt.
- Bei noch nicht vollständig erfolgter Flexion und Rotation des kindlichen Kopfes, z. B. beim I. tiefen Schrägstand, wird der Uterusfundus nach rechts oben geschoben (auf die Seite der kleinen Teile) und von dort der Druck nach links unten ausgeführt.

Mechanismus: Der durch den Kristeller-Handgriff verursachte Fundusdruck überträgt sich auf die kindliche Längsachse und auf die Kopf-Hals-Verbindung, d. h. die Beugung (oder Streckung) wird durch den Druck beeinflusst. Über die dadurch gewonnene Haltungsänderung wird die Drehung des Kopfes erreicht, die kleine Fontanelle dreht sich nach vorne, das Hinterhaupt tritt tiefer.

In besonderen geburtshilflichen Situationen kann der Kristeller-Handgriff die physiologische Kraft der Wehe verstärken (zusätzliche Erhöhung des Innendruckes der Gebärmutter) und hilfreich sein. Er darf aber immer nur während der Wehe bei gleichzeitigem Mitschieben ausgeführt werden. In der Wehenpause ist er nicht nur wirkungslos, sondern auch gefährlich.

Die ohnehin schon beachtliche Kompression des kindlichen Kopfes wird verstärkt, fetomaternale Transfusionen, eine vorzeitige Plazentalösung, Blutungen in die mütterliche Bauchdecke und Schockzustände können ausgelöst werden. Der Handgriff ist nicht zur Beschleunigung der Austreibungsperiode anzuwenden. Er bleibt **ausschließlich besonderen Situationen** wie z. B. der Beckenendlagenentwicklung, der Schulterdystokie (vgl. Kap. 19, S. 414 ff.) oder schwierigen vaginal-operativen Eingriffen vorbehalten.

Erstversorgung des Neugeborenen

Die Erstversorgung des Neugeborenen nach der Geburt, die Feststellung der Vitalität und die Bestimmung der Reifezeichen werden ausführlich in Kap. 31 beschrieben.

Nachgeburtsperiode

Der Lösungsmechanismus der Plazenta

Nach der Geburt des Kindes produziert die Nachgeburt sofort größere Mengen an Prostaglandinen, die zur Dauerkontraktion führen. Der Lösungsmechanismus beruht auf eben dieser Kontraktion und Retraktion der Gebärmutter und der daraus resultierenden **Flächenverschiebung**. Mit jeder Lösungswehe verkleinert sich die Oberfläche der Plazentahaftstelle. Die Plazenta, die sich nicht kontrahieren kann, wird deshalb von der Gebärmutterinnenwand abgeschert. Die Ablösung erfolgt im Bereich der *Decidua basalis* und hier wiederum innerhalb der Schicht, die am lockersten aufgebaut ist und somit den geringsten mechanischen Widerstand bildet, nämlich innerhalb der Spongiosaschicht. Ein Teil der *Decidua basalis* verbleibt an der Uteruswand, der andere Teil verbleibt an der mütterlichen Seite der Plazenta und ist bei der Inspektion der Plazenta als grauer Belag sichtbar. Die Unversehrtheit dieser äußersten, von der Mutter stammenden Gewebsschicht spricht für die Vollständigkeit der Nachgeburt.

Lösungsmodus nach Schultze

(Bernhard Schultze, Gynäkologe in Jena, 1827–1919) Bei 80 % aller Geburten beginnt die Ablösung der Plazenta in der Mitte (**zentrale Lösung**). Die dort verlaufenden Gefäße werden aufgerissen und es blutet in den freien Raum zwischen Uteruswand und der von ihr schon abgehobenen Plazenta. So bildet sich das **retroplazentare Hämatom**, das sich durch nachfließendes Blut selbst unterhält und die weitere Ablösung von zentral nach peripher verursacht. Nach vollständiger Ablösung wird die Plazenta durch weitere Nachge-

Nachgeburtsperiode

burtswehen in die Scheide geboren. Bei diesem Lösungsmodus erscheint die Insertionsstelle der Nabelschnur beziehungsweise die fetale Seite der Plazenta zuerst in der Vulva. Die Eihäute werden ebenfalls als Folge der Flächenverschiebung von der Gebärmutterinnenwand abgehoben und durch die nach unten drängende Plazenta wie eine »Tapete« abgezogen und geboren.

Bei der Inspektion zeigt sich meist das retroplazentare Hämatom, sodass auch im Nachhinein auf den Lösungsmodus geschlossen werden kann (Abb. 16.20).

Neuere sonographische Untersuchungen der Plazentaperiode zeigen, dass sich die Plazenta wohl immer schrittweise vom unteren Eipol her ablöst, ohne Ausbildung eines retroplazentaren Hämatoms, obgleich die Plazenta klinisch nach Schultze geboren wird. Dies wird mit der geringen Kontraktilität des unteren Uterinsegments erklärt, die dazu führen könnte, dass die maximalen Abscherkräfte am Übergang vom unteren Uterinsegment zum *Corpus uteri* auftreten. Wenn sich diese Untersuchungen bestätigen, hat der Lösungsmodus nach Schultze keine Gültigkeit mehr.

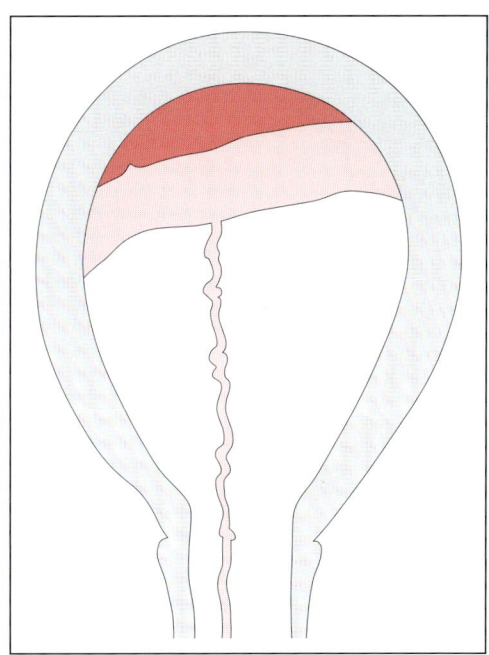

Abb. 16.20 Lösungsmodus nach Schultze.

Lösungsmodus nach Duncan

(James Duncan, Gynäkologe in Edinburgh, 1826–1890) Bei etwa 20 % aller Geburten beginnt die Ablösung der Plazenta am unteren Rand (**laterale oder exzentrische Ablösung**). Die Lösung setzt sich von unten nach oben fort. Deshalb beobachtet man in diesen Fällen während des ganzen Verlaufs der Ablösung eine geringfügige Blutung, was den Blutverlust gegenüber der Ablösung nach Schultze erhöht. Bei der Lösung nach Duncan erscheint zuerst eine Kante der mütterlichen Seite der Nachgeburt in der Vulva (Abb. 16.21).

Lösungszeichen

Zur Überprüfung der Ablösung der Plazenta von der Gebärmutterinnenwand und meist auch für deren Geburt in die Scheide stehen verschiedene Handgriffe zur Verfügung.

- **Lösungszeichen nach Schröder** (Karl Schröder, Gynäkologe in Berlin, 1838–1887): Dieses Lösungszeichen kann durch vorsichtiges Betasten des Uterus, häufig allein schon durch Inspektion, überprüft werden. Die gelöste Plazenta liegt hierbei vollständig im unteren Uterinsegment. Der Uterus ist über die Plazenta hinweg nach oben rechts gestiegen und steht zwei bis drei Querfinger über dem Nabel. Er fühlt sich kugelig und hart an. Zu sehen ist die typische Achter- und Sanduhrform.
- **Lösungszeichen nach Küstner** (Otto Küstner, Gynäkologe in Breslau, 1849–1931): Drückt man oberhalb der Symphyse mit der Kleinfingerseite einer Hand zart die Bauchdecken ein, so zieht sich bei gelöster Plazenta die Nabelschnur nicht mehr zurück (Abb. 16.22). Zuvor ist die Nabelschnur straff zu ziehen, um eventuelle Schlingen in der Scheide zu lösen, erst dann kann das Einziehen korrekt beurteilt werden.
- Ist die Plazenta gelöst, ist gleichzeitig zu den oben beschriebenen Lösungszeichen das **Kollabieren der Nabelschnurgefäße** zu beobachten. Außerdem gibt die Frau erneut einen Druck auf den Darm an, welcher durch die im unteren Uterinsegment oder in der Scheide liegende Plazenta verursacht wird. Man nennt dies die »**Afterbürde**«.
- **Lösungszeichen nach Ahlfeld** (Friedrich Ahlfeld, Gynäkologe in Marburg, 1843–1929): Unmittelbar nach der Geburt des Kindes wird an

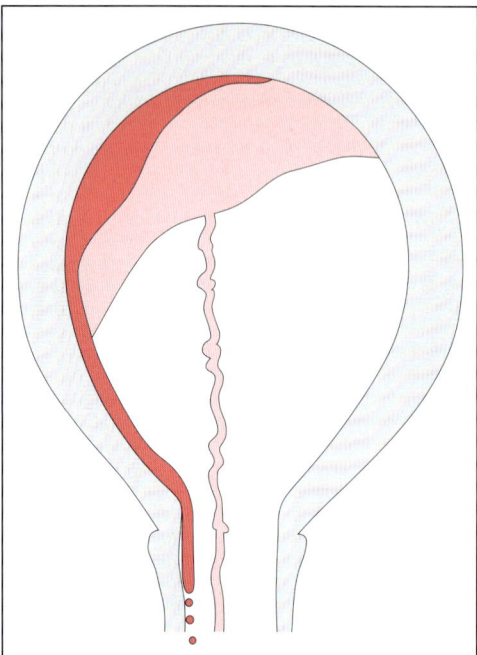

Abb. 16.21 Lösungsmodus nach Duncan.

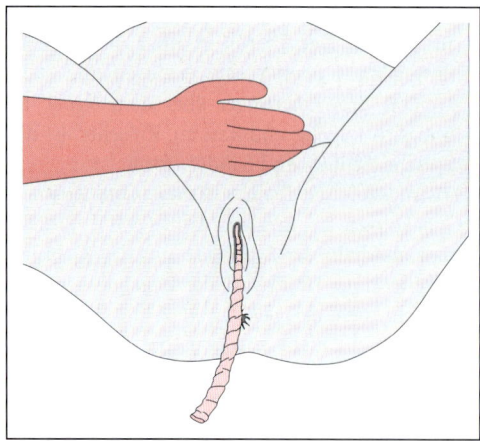

Abb. 16.22 Küstner-Lösungszeichen.

Leitung der Nachgeburtsperiode

! Die Leitung der Nachgeburtsperiode hat sich an der zeitgerechten und vollständigen Gewinnung der Plazenta und an der Vermeidung übermäßiger Blutverluste zu orientieren.

Zur **Gewinnung der Plazenta** gibt es verschiedene Möglichkeiten:
- Bei der **physiologischen Methode** soll die Ablösung der Nachgeburt möglichst ungestört von äußeren Einflüssen durch die physiologische Wehentätigkeit erfolgen.
- Hingegen wird bei der **aktiven Leitung** die Ablösung medikamentös stimuliert und mechanisch unterstützt.
- Im klinischen Alltag werden meist Mischformen der oben genannten Methoden praktiziert.

Physiologische Leitung der Nachgeburtsperiode und Gewinnung der Plazenta

Unter Kontrolle der Blutungsstärke und vorsichtiger palpatorischer Überwachung des Fundusstandes und des Kontraktionszustandes wird das Positivwerden von zwei Lösungszeichen abgewartet. Eine vertikale Position (z. B. Sitzen, Ausnutzen der Schwerkraft) und ein erstes Anlegen unterstützen die rasche Ablösung der Plazenta. Scheint die Plazenta gelöst zu sein, wird die Frau zum Mitschieben aufgefordert. Befindet sich die Frau in der Hocke, so wird die Geburt der Plazenta schon allein durch diese Stellung unterstützt, die Plazenta wird ohne aktive Unterstützung durch die Hebamme geboren.
In der Praxis wird meist die »**Cord-Traction-Methode**« nach Brandt-Andrews angewandt. Auch hier werden mindestens zwei Lösungszeichen abgewartet. Danach legt die Hebamme die linke Hand flach und ohne zu drücken auf den Uterusfundus und kontrolliert dessen Kontraktionszustand. Bei der nächsten fühlbaren Kontraktion wandert die Hand vom Fundus zum unteren Uterinsegment und schiebt unter leichtem Eindrücken der Bauchdecken oberhalb der Symphyse den Uterus nach hinten oben. Damit kommt die Gebärmutter in Führungslinie. Die Nabelschnur wird, je nach Länge, ein- bis zweimal um die rechte Hand gewickelt und ein leichter kontinuier-

der aus der Vulva heraustretenden Nabelschnur eine Klemme angebracht. Bei gelöster Plazenta rückt die Klemme tiefer, der Abstand zwischen Vulva und Klemme beträgt dann 10 cm.
- Das Strassmann-Nabelschnurzeichen hat nur noch eine historische Bedeutung (s. S. 893).

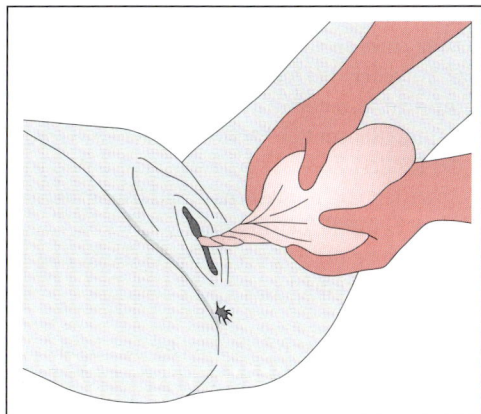

Abb. 16.23 Gewinnung der Eihäute durch Torquieren.

licher Zug wird in Richtung Führungslinie ausgeübt. In den meisten Fällen wird die Nachgeburt so problemlos geboren. Mit etwas Übung entsteht sehr bald ein Gefühl dafür, ob sich die Plazenta mühelos gewinnen lässt oder nicht.

Die Eihäute folgen im Allgemeinen ohne weiteres nach, da sie durch das Tiefertreten der Plazenta von der Uteruswand abgezogen werden. Folgen die Eihäute nur schwer nach oder drohen sie abzureißen, werden sie mit zwei Klemmen aufsteigend gefasst und nach und nach herausgezogen. Eine andere Möglichkeit, das Abreißen der Eihäute zu verhindern, besteht darin, die Plazenta mit beiden Händen zu fassen und so lange zu drehen, bis die Eihäute zu einem »festen Strick« torquiert sind (Abb. 16.23). Erst dann kann vorsichtig in der Führungslinie gezogen werden, ohne dass die Gefahr des Abreißens besteht. Unmittelbar nach der Gewinnung der Plazenta liegt der Uterus wieder in der Mittellinie zwischen Nabel und Symphyse (Abb. 16.24).

Die Dauer der Nachgeburtsperiode ist abhängig von der Stärke und Dauer der Nachgeburtswehen. Meist löst sich die Plazenta innerhalb von 10–15 Minuten *post partum* (Prendiville et al. 2002). Auch längere Lösungszeiten (bis zu 30 Minuten) können als normal betrachtet werden, sofern keine verstärkte Blutung auftritt. Ist die Plazenta dann immer noch nicht gelöst, kommen unterstützende Maßnahmen zur Anwendung:

- Entleerung der Harnblase mittels Katheter
- Anlegen des Neugeborenen
- vertikale Position
- Eisblase

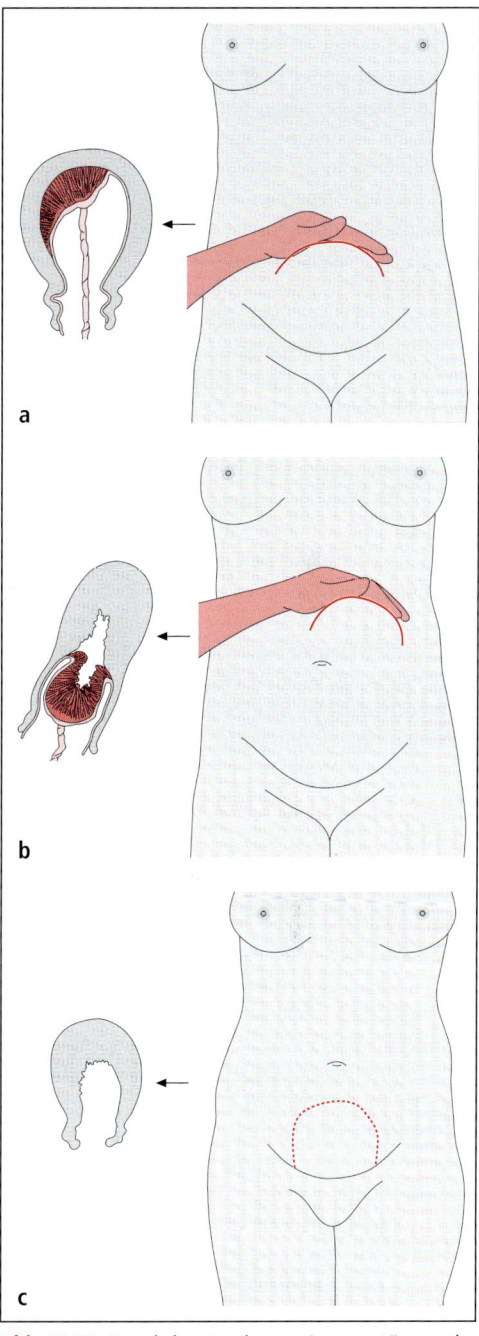

Abb. 16.24 Stand des *Fundus uteri*: a vor Lösung der Plazenta, b nach Lösung der Plazenta, c nach Ausstoßung der Plazenta.

- gegebenenfalls Kontraktionsmittel (3 IE Oxytocin)
- Akupunktur, Homöopathie

Führen die Maßnahmen nicht zum Erfolg, wird zum Credé-Handgriff und der manuellen Plazentalösung vorbereitet (s. S. 482 u. S. 523).
Bis ein Lösungszeichen positiv ist, lässt man den Uterus am besten in Ruhe. Durch ungeduldiges Manipulieren an der Gebärmutter beziehungsweise verstärktes Ziehen an der Nabelschnur können Teillösungen entstehen, die nicht selten Blutungen und einen Nabelschnurabriss zur Folge haben. Man steht dann unter Zeitdruck, um die Plazenta zu gewinnen und den Blutverlust in Grenzen zu halten, der normalerweise zwischen 200 bis 350 ml liegt. **Das Maximum des physiologischen Blutverlustes liegt bei 500 ml** (verstärkte Lösungsblutung). Eine Schale unter dem Gesäß der Frau sammelt das abfließende Blut und der Blutverlust lässt sich annähernd genau bestimmen. Geschätzter und tatsächlicher Blutverlust stimmen selten überein. Der Verlust wird fast regelmäßig unterschätzt (vgl. Kap. 21).

> Mit zunehmendem Blutverlust und nachfolgender Anämie steigt die Infektionsanfälligkeit; der **posthämorrhagische Schock** ist immer noch **eine der häufigsten mütterlichen Todesursachen**.

Aktive Leitung der Nachgeburtsperiode

Darunter versteht man die Verabreichung von Kontraktionsmitteln bei der Entwicklung der vorderen Schulter (Cave: Schulterdystokie, Dammriss III. Grades) oder unmittelbar nach der Geburt des Kindes. Dieses auch **Blutungsprophylaxe** genannte Vorgehen ist nicht an eine bestimmte Indikation gebunden. Es dient der raschen Ablösung und Gewinnung der Plazenta und hat die Limitierung des Blutverlustes zum Ziel. Die prophylaktische Gabe von Oxytocin reduziert das Risiko einer postpartalen Blutung um 40% (Prendiville et al. 2002). Bei der ersten Nachgeburtswehe wird die Lösung der Plazenta durch Zug an der Nabelschnur (Cord-Traction-Methode, s. o.) unterstützt. Folgt die Plazenta nicht, wird ein oder zwei Wehen abgewartet und der Handgriff wiederholt. Dabei besteht die Gefahr, dass die Plazenta aufgrund des Zervixspasmus (durch das Kontraktionsmittel verursacht) zurückgehalten wird. Bei diesem Vorgehen wird auf das Positivwerden eines oder mehrerer Lösungszeichen verzichtet.
Dieses forcierte Vorgehen beinhaltet jedoch das Risiko eines Nabelschnurabrisses, einer verstärkten Blutung oder kann zur *Inversio uteri* führen.

Letztendlich bedeutet dies eine weitere Medikalisierung eines an sich physiologischen Vorgangs.
Das Vorgehen bei der oben erwähnten **Mischform** sieht folgendermaßen aus:
- Kontraktionsmittel (Oxytocin) nach der Geburt des Kindes
- Abwarten von mindestens zwei Lösungszeichen unter Kontrolle der Blutung
- Gewinnung der gelösten Plazenta durch Zug an der Nabelschnur

Dieses Vorgehen ist bei nachfolgenden Indikationen der physiologischen Leitung vorzuziehen:
- Störungen der Plazentaperiode bei früheren Geburten
- vorausgegangene Aborte
- Überdehnung der Gebärmutter bei Hydramnie
- Riesenkind und Mehrlinge
- uterine Hypoaktivität unter der Geburt

Inspektion der Plazenta

Die **sorgfältige Prüfung der Plazenta auf Vollständigkeit** ist eine der wichtigsten Aufgaben in der Plazentarperiode, da das Zurückbleiben eines Plazentarestes schwer wiegende Folgen haben kann. Im Einzelnen werden überprüft:
- Plazentagröße, Dicke, Form und Beschaffenheit
- Eihäute und fetale Seite
- materne Seite
- Nabelschnur

Zur Inspektion der **fetalen Seite** wird die Plazenta an der kurz gefassten Nabelschnur hochgehoben. So lassen sich die herunterhängenden Eihäute und der Nabelschnuransatz beurteilen. Bei unvollständigen Eihäuten, aber vollständiger Plazenta ist keine Nachtastung erforderlich. Die verbliebenen Eihäute werden in der Regel in den ersten Wochenbetttagen spontan ausgestoßen (dies kann durch Kontraktionsmittel oder alternative Maßnahmen unterstützt werden), in seltenen Fällen kommt es im Wochenbett zu erhöhten Temperaturen und zum Lochialstau. Das Zurückbleiben von Eihäuten ist zu dokumentieren. Der Nabelschnuransatz kann zentral, lateral oder marginal sein. Gelegentlich ist die **häutige Einpflanzung der Nabelschnur**, die so genannte *Insertio velamentosa* (s. S. 469), zu beobachten.
Zur weiteren Prüfung geht man mit der freien Hand in den Eihautsack ein, reißt ihn auf und

Nachgeburtsperiode

dreht die Plazenta um (Abb. 16.25). Zur Besichtigung der **maternen Seite** ist die Plazenta flach auszubreiten und das **retroplazentare Hämatom** vorsichtig abzustreifen, um die Kotyledonen nicht zu verletzen und die Beurteilung nicht zu erschweren. Nach Abwischen aller oberflächlichen Blutreste oder nach Abspülen mit Wasser erkennt man den perlmuttartigen Glanz der Dezidua, deren Intaktheit das sicherste Zeichen für die **Vollständigkeit der Plazenta** ist. Festsitzende Koagel sind ein Hinweis auf alte Blutungen (z. B. Randsinusblutung, Zeichen einer vorzeitigen Lösung). Bei der nach Duncan gelösten Plazenta ist die mütterliche Seite meist stark zerklüftet. Hier ist besonders zu prüfen, ob sich die Kotyledonen zwanglos aneinander legen lassen. **Fehlt ein** mehr als bohnengroßes **Stück**, muss grundsätzlich vom Arzt oder der Ärztin nachgetastet werden, gleichgültig, ob eine verstärkte Blutung vorliegt oder nicht, und unabhängig vom Kontraktionszustand der Gebärmutter.

Nahezu jede Plazenta weist mehr oder weniger deutlich weißliche, diffus verbreitete **Kalkeinlagerungen** auf, die typisch für die Plazenta am Termin sind. Echte **Infarkte** sind von unterschiedlicher Genese (Fibrinablagerungen, Thromben), scharf abgegrenzt und von derber Konsistenz. Bei großer Ausdehnung bedeuten diese eine Verringerung der Austauschfläche und eine Minderversorgung des Kindes (intrauterine Wachstumsretardierung). Der Plazentarand wird vorsichtig abgewischt und auf Gefäße hin untersucht oder man nimmt man die Eihäute Stück für Stück hoch und besichtigt sie gegen einen hellen Hintergrund. Ein abgerissenes Gefäß deutet auf eine **Nebenplazenta** hin. Weiter ist auf so genannte **aberrierende** (vom normalen Verlauf abweichende) **Gefäße** zu achten, welche von der Plazenta weg in die Eihäute und von dort wieder auf die Oberfläche der Plazenta zurücklaufen. Sie sind ohne pathologische Bedeutung (Regelwidrigkeiten der Plazenta, s. Kap. 21, S. 469).

Abschließend wird die **Nabelschnur** geprüft. Die Länge beträgt durchschnittlich 50–60 cm, der Durchmesser 1 bis 2,5 cm. In der Nabelschnur verlaufen, eingebettet in die **Wharton-Sulze**, zwei Arterien und die an ihrem weiten Lumen leicht erkennbare Vene (Abb. 16.26). Bei sehr langer Nabelschnur sind echte **Nabelschnurknoten** (auch Nabelschnurumschlingungen) häufiger zu beobachten. **Falsche Nabelschnurknoten** haben keine Bedeutung, man versteht darunter ein Gefäß-

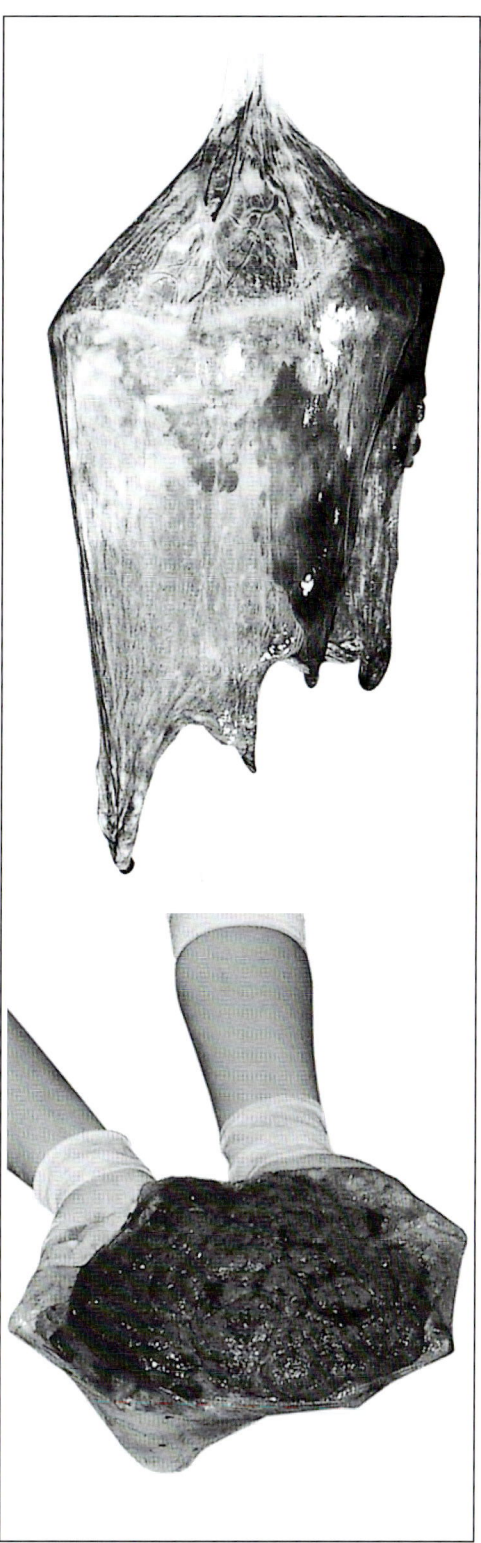

Abb. 16.25 Inspektion der Plazenta.

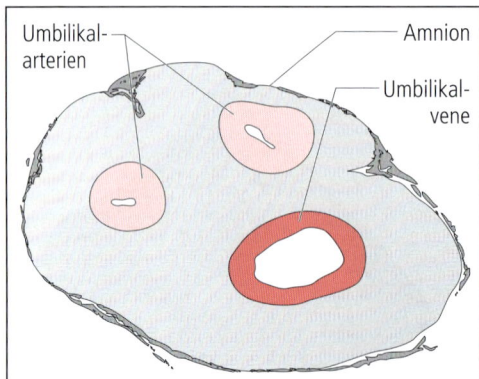

Abb. 16.26 Querschnitt durch die Nabelschnur.

knäuel mit Aussackung der Gefäßwand. Das Fehlen einer Arterie muss vermerkt werden, der Pädiater ist zu verständigen. Dies kann ein Hinweis auf Herz- oder Gefäßfehlbildungen sein.

Nach der gründlichen Inspektion wird die Plazenta gewogen. Sie hat gewöhnlich ein Gewicht von 500 bis 700 g und ist eine 2 bis 4 cm dicke Scheibe mit einem Durchmesser von 16 bis 20 cm. Größe und Gewicht stehen in direkter Beziehung zum kindlichen Körpergewicht (Gewichtsverhältnis Plazenta : Kind etwa 1:6). Das Ergebnis der Inspektion ist im Geburtsbericht zu dokumentieren.

Da die Plazenta menschliches Gewebe ist, darf sie nicht in den üblichen Müll entsorgt werden. In den meisten Kliniken wird sie tiefgefroren und als Sondermüll verbrannt. Manche Eltern wollen den Mutterkuchen mit nach Hause nehmen und im eigenen Garten untergraben.

Regelwidrigkeiten der Plazenta sind:
- **Plazenta mit Nebenplazenta** (*Placenta succenturiata*): Von der Hauptplazenta getrennte Nebenplazenten, die von Gefäßen versorgt werden, die von der Hauptplazenta aus frei über die Eihäute verlaufen (Nebenbefund sind abirrende Gefäße).
- **Geteilte Plazenta** (*Placenta bipartita/bilobata*): Mehrere Plazentateile (mehr oder weniger ausgeprägt). Der Nabelschnuransatz kann manchmal als häutige Einpflanzung (Insertio velamentosa) zwischen den Hälften oder den Teilen der Plazenta zu sehen sein.
- **Häutchenförmige Plazenta** (*Placenta membranacea*): Dünn ausgezogene Plazenta, die die normale Dicke von 2 bis 3 cm aufgrund von Endometriumstörungen nicht erreicht. Um diesen Mangel zu kompensieren, ist die Plazenta breitflächig angelegt.
- **Gefensterte Plazenta** (*Placenta fenestrata*): Die Plazenta weist eine oder mehrere gewebsfreie Stellen auf.
- **Umwallte Plazenta** (*Placenta circumvallata*): Siehe S. 468, Kap. 21, Abb. 21.6.
- Auffällig **schwere Plazenten** finden sich bei *Diabetes mellitus, Morbus haemolyticus neonatorum* (zusätzlich noch gelb verfärbte Eihäute), Infektionen (Zytomegalie, Lues).
- Eine kleine **untergewichtige Plazenta** deutet auf ein chronische Plazentainsuffizienz hin.
- Trübe, milchige Eihäute (leukozytäre Besiedelung) und eine fötide Plazenta findet man beim Amnioninfektionssyndrom (s. S. 241).
- **Grün verfärbte Eihäute** zeigen sich bei intrauterinem Mekoniumabgang.

Die Postplazentarperiode

Die Postplazentarperiode umfasst die **ersten zwei Stunden nach Geburt der Plazenta**. Wegen der Blutungsgefahr ist die Frischentbundene sorgfältig zu überwachen. Dies beinhaltet
- Kontrolle des Kontraktionszustandes des Uterus
- Fundusstand
- Stärke der Blutung
- Allgemeinbefinden, Vitalzeichen

Die Wöchnerin bleibt während dieser Zeit im Kreißsaal zur Überwachung.

Nach Gewinnung und Kontrolle der Plazenta folgt die sorgfältige **Inspektion der Vulva und der Vagina** auf Rissverletzungen und gegebenenfalls deren Versorgung. Nach erneuter Uteruskontrolle wird der Wöchnerin eine Vorlage vorgelegt und ein Höschen übergezogen.

Meist sind dann 30–40 Minuten seit der Geburt vergangen und das Neugeborene zeigt durch »schmatzende« Laute, dass es an der Brust trinken will. Dies ist in jedem Fall zu unterstützen, denn frühzeitiges Anlegen fördert die Uteruskontraktionen. Das erste Stillen erfolgt zur Schonung des Beckenbodens gewöhnlich in Seitenlage.

Will die Mutter nicht stillen oder zeigt das Kind kein Interesse, wird die Frau für etwa 30 Minuten in **Rückenlage nach Fritsch** gelagert. Dazu legt man eine große Vorlage vor die Vulva, deren hinteres Ende unter das Gesäß geschoben wird. Die

Beine werden gestreckt, die Unterschenkel übereinander geschlagen und die Gesäßbacken nach unten gestrichen. So kann eine stärkere Blutung sofort erkannt werden, da sich das austretende Blut im Dreieck zwischen Vulva und Oberschenkel ansammelt (Abb. 16.27).

> **!** Der Kontraktionszustand, der Fundusstand der Gebärmutter und die Blutung sind alle 20 bis 30 Minuten zu prüfen. Die Konsistenz der Gebärmutter ist infolge der rhythmischen Nachwehen wechselhaft.

Gefährlich ist nicht nur die starke, sondern auch die anhaltende schwache Blutung. Unter Umständen fördert eine Eisblase und homöopathische Arzneien die Kontraktion und die Blutstillung. Eventuell ist sogar Kontraktionsmittel erforderlich. Der Füllungszustand der Blase ist regelmäßig zu überprüfen, eine **volle Harnblase hemmt die Nachwehen und begünstigt eine stärkere Blutung** (auch hier gilt: volle Blase = Wehenbremse). Nach Kontrolle der Vitalzeichen und bei Kreislaufstabilität kann die Frischentbundene aufstehen und in Begleitung der Hebamme zur Toilette gehen. In der Regel ist eine Spontanentleerung ohne Probleme möglich. Die Indikation zum Katheterismus ist wegen der Infektionsgefahr streng zu stellen. Vorher sind alle anderen physikalischen Maßnahmen zur Förderung der Spontanentleerung anzuwenden (s. S. 542).
Nach der Entleerung der Blase, Kontrolle des Fundus- und Kontraktionszustandes und der Blutung kann der venöse Zugang gezogen werden. Durch die Nahrungskarenz unter der Geburt sind die meisten Frauen hungrig und durstig. Ein leichtes Essen tut jetzt gut. Bei Wohlbefinden kann die Wöchnerin duschen oder man ist ihr beim Frischmachen behilflich. Nach einer letzten Kontrolle kann die Wöchnerin auf die Station verlegt werden. Der Uterusfundus befindet sich in Nabelhöhe und ist gut kontrahiert.

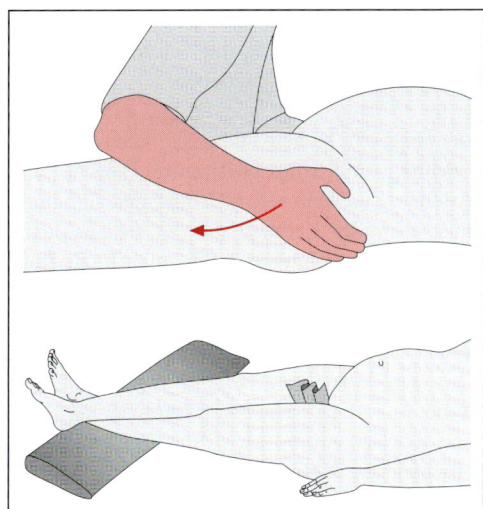

Abb. 16.27 Lagerung nach Fritsch.

Die Geburtsdauer

Der **Beginn der Geburt** ist nicht immer exakt bestimmbar, denn der Übergang von Vorwehen zu Geburtswehen ist meist fließend. Die Angaben der Frau über das Einsetzen der Wehentätigkeit oder den Geburtsbeginn sind subjektiv. Objektiv ließe sich der Geburtsbeginn nur durch häufige vaginale Untersuchungen festlegen. Die Grenzwerte für die Dauer der gesamten Geburt und der einzelnen Phasen variieren in der Literatur erheblich, genauso wie die Definition »Geburtsbeginn« erheblich voneinander abweicht. Bekannt ist jedoch, dass schnelle Geburten genauso wie protrahierte Geburten mit einer höheren Morbidität von Mutter und Kind einhergehen. Unbestritten ist auch, dass eine lange Geburtsphase (aktive Phase der Austreibungsperiode) zu einer fetalen Azidose führt. Als obere Limits können als **Gesamtgeburtsdauer** bei einer Erstgebärenden 24 Stunden, bei Mehrgebärenden 18 Stunden gelten.
Die Vielzahl der Faktoren, die die Geburt beeinflussen, zeigt die Schwierigkeit auf, die normale von der abnormen Geburtsdauer abzugrenzen.

- **Geburtshilfliche Situation:** Wehentätigkeit (normoton, hypoton, hyperaktiv), Weichteilbeschaffenheit, Parität, Form und Weite des knöchernen Beckens, Größe des Kindes, die geburtsmechanischen Faktoren
- **Geburtsleitung:** Kommunikation mit der Gebärenden, Respekt im Umgang mit dem Paar, Schutz der Intimsphäre, emotionale Unterstützung (Lob, Ermutigung, Berührung, Freundlichkeit, auch Fröhlichkeit und Humor bringt Entspannung), Anwesenheit, Förderung der Ressourcen der Gebärenden, Einbeziehung des Partners oder einer anderen Begleitperson
- **Persönliche Faktoren:** Einstellung zum Kind, Vertrauen in die Fähigkeit zu gebären, Art und Umfang der Geburtsvorbereitung, Hebammen-

begleitung in der Schwangerschaft, Alter, Bildung, Kultur, Umgang mit Schmerzen, Erwartungen an das Geburtserleben

Alle Faktoren stehen in einer wechselseitigen Beziehung und sind gleichzeitig Ursache und Wirkung. Zu Beginn der Geburt eine Prognose hinsichtlich der Geburtsdauer zu stellen, dürfte demnach nicht gelingen. Auf die manchmal drängenden Fragen der Frauen beziehungsweise von deren Partner sollte mit Zurückhaltung reagiert werden. Entspricht die genannte Geburtsdauer nicht den Vorstellungen, sind die Gebärenden häufig nur noch schwer zu motivieren. Doch kann die Hebamme durch ihre Begleitung dazu beitragen, die Geburtsdauer und das Geburtserlebnis positiv zu beeinflussen.

Literatur

Bergstrom L, Roberts J, Skillmann L, Seidel J. Vaginal examination during second stage of labour. Birth 1992; 19: 10−9.

Chalubinski KM, Husslein P. Normale Geburt. In: Schneider H, Husslein P, Schneider KTM (Hrsg). Die Geburtshilfe. 2. Aufl. Berlin, Heidelberg, New York: Springer 2004.

Dangel-Vogelsang B, Holthaus E, Kollek B, Korporal J. Außerklinische Geburtshilfe in Hessen. Wie modern ist Hebammengeburtshilfe? Hamburg: E. B. Verlag 1997.

Drayton S, Rees C. Is anyone out there still giving enemas? In: Robinson S, Thomson AM (eds). Midwives, research and childbirth. Vol. I. London, New York: Chapman and Hall 1989.

Deutsche Gesellschaft für Gynäkologie und Geburtshilfe, Deutsche Gesellschaft für Perinatale Medizin, AG für Materno-fetale Medizin. Anwendung des CTG während Schwangerschaft und Geburt. Leitlinie September 2006.

Enkin MW, Kerse M, Renfrew M, Neilson J. Effektive Betreuung während Schwangerschaft und Geburt. Bern: Huber 2006.

Flint C. Continuity of care provided by a team of midwives − the know your midwife scheme. In: Robinson S, Thomson AM (eds). Midwives, research and childbirth. Vol. II. London, New York, Tokyo, Melbourne, Madras: Chapman and Hall 1991.

Friedman EA. The graphic analysis of labour. Am J Obstet Gynecol 1954; 68: 1568.

Gross M. Gebären als Prozess. Bern, Göttingen, Toronto, Seattle: Huber 2001.

Heller A. Geburtsvorbereitung Methode Menne-Heller. Stuttgart, New York: Thieme 1998.

Kirchhoff H. Die Gebärhaltung der Frau: Horizontal oder vertikal? Dtsch HebammenZ 1983; 2: 33−5.

Kitzinger S. Episiotomy and the second stage of labour. 2nd ed. Seattle: Pennypress 1986.

Kranzfelder D. Nachgeburtsperiode. In: Künzel W (Hrsg). Klinik der Frauenheilkunde und Geburtshilfe. Geburt I. 4. Aufl. München, Jena: Urban & Fischer 2003.

Krepp M, Baschat A, Hankeln M, Geipel A, Germer V, Gembruch U. Korrelation zwischen sonographischen und klinischen Befunden in der Plazentarperiode − Lösungszeiten, Lösungszeichen und Lösungsmodus. Geburtsh Frauenheilkd 2001; 61: 507−10.

Link G, Künzel W. Überwachung und Leitung der Geburt aus Schädellage. In: Künzel W (Hrsg). Klinik der Frauenheilkunde und Geburtshilfe. Geburt I. 4. Aufl. München, Jena: Urban & Fischer 2003.

Lukas KH. Die psychologische Geburtserleichterung. 2. Aufl. Stuttgart, New York: Schattauer 1968.

Martius G. Bemerkungen zum Kristeller-Handgriff. Die Hebamme 1991; 1: 24−9.

Prendiville WJ, Elbourne D, McDonald S. Active versus expectant management in the third stage of labour (Cochrane Review). In: The Cochrane Library, Issue 2. Oxford, UK: Update Software 2002.

Pschyrembel W, Dudenhausen JW. Praktische Geburtshilfe. 19. Aufl. Berlin, New York: de Gruyter 2001.

Schmidt-Matthiesen H, Wallwiener D. Gynäkologie und Geburtshilfe. 10. Aufl. Stuttgart, New York: Schattauer 2005.

Silverton L. The art and science of midwifery. London: Prentice Hall Europe 1993.

Simkin P. The birth partner. Everything you need to know. Boston. Harvard Common Press 1989.

Simkin P, Ancheta R. Schwierige Geburten − leicht gemacht. Bern, Göttingen, Toronto, Seattle: Huber 2001.

Sutton J, Scott P. Die Optimierung der Kindslage. Stuttgart: Hippokrates 2001.

Thacker SB, Stroup D, Chang M. Continuous electronic heba heart rate monitoring for fetal assessment during labor. Cochrane Library, Issue 2. Chichester, UK: 2005.

17 Die aufrechten Gebärhaltungen

Karin Brenner

Aktives Gebären

> **!** Es wird nicht empfohlen, dass die Schwangere während der Wehen und der Geburt in die Steinschnittlage gebracht wird. Während der Wehen soll sie zum Gehen ermutigt werden, und jede Frau muss frei entscheiden, welche Position sie während der Geburt einnimmt.
> (Weltgesundheitsorganisation 1985)

Aktives und aufrechtes Gebären wird von Frauen gefordert und von immer mehr Hebammen, Geburtshelferinnen und Geburtshelfern unterstützt.
Die Bezeichnung »**aktives Gebären**« wurde 1982 von Janet und Arthur Balaskas geprägt. Aktiv gebären bedeutet, dass die Gebärende die Freiheit hat, sich in jeder Phase der Geburt so zu bewegen, wie es ihren Bedürfnissen entspricht. Sie kann sitzen, knien, stehen oder umhergehen. Sie findet selbst die ihr während der Wehen und der Geburt angenehmen und schmerzerleichternden Haltungen. Die Gebärende folgt intuitiv den Impulsen ihres Körpers und wird nicht von außen bestimmt oder kontrolliert.
Aufgabe der Hebamme ist es, der Gebärenden zu ermöglichen, ihre Geburt **selbst zu gestalten**. Eingriffe von außen und routinemäßige Intensivüberwachung bei normalem Geburtsverlauf stören das ideal aufeinander abgestimmte Zusammenspiel von Wehenkraft und dem daraus entstehenden Einnehmen von aufrechten Gebärhaltungen.
In vielen Kliniken ist es heute üblich, dass Frauen in der Eröffnungsphase alle möglichen Haltungen ausprobieren können. Zur Austreibungsphase müssen sie aber dann ins Bett und in die Rückenlage. Dadurch werden sie gezwungen, eine passive Rolle einzunehmen.
Der Umgang mit aufrechten Gebärhaltungen ist für die heutigen Hebammen, Geburtshelferinnen und Geburtshelfer noch nicht selbstverständlich.

Dabei ist die Geburt in Rückenlage eine relativ neue Erfindung. Bis vor 200 Jahren waren die aufrechten Gebärhaltungen auch im europäischen Raum üblich. Die Geburt in Rückenlage im »lit de misère« (Elendsbett) kam erst in Mode, als die Geburtshilfe anstelle von Frauen (Hebammen) zunehmend von Männern (Ärzten) übernommen wurde.

Die Abschaffung der weit verbreiteten Gebärstühle wurde außerdem stark beeinflusst vom französischen Geburtshelfer Mauriceau (1637–1709). Für Mauriceau war die Geburt auf einem Gebärstuhl unbequem und störend, denn die Gebärende musste nach der Geburt ins Bett getragen werden. Zur gleichen Zeit kam auch die Geburtszange auf. Eingriffe mit der Zange oder die innere Wendung des Kindes konnten nur ausgeführt werden, wenn die Frau auf dem Rücken lag.
Das Misstrauen gegenüber den körperlichen Vorgängen während der Geburt und das große Vertrauen in die ärztlichen Eingriffe führten schließlich dazu, dass auch Gebärende mit normalem Geburtsverlauf in die Rückenlage gebracht wurden. Die Vorteile der aufrechten Gebärhaltungen gerieten dadurch in Vergessenheit.
Darstellungen von aufrechten Gebärhaltungen gibt es jedoch seit über zweitausend Jahren (Abb. 17.1). Sie dokumentieren, dass in allen Kulturen aufrechte Gebärhaltungen üblich waren. Die Gebärende wurde von Frauen begleitet und in der von ihr selbst gewählten Gebärhaltung unterstützt. Dank der Forschungsarbeit von Liselotte Kuntner (1991 a) ist das Wissen über traditionelles Gebärverhalten und dessen Auswirkungen auf den Geburtsverlauf wieder zugänglich.
Eine verbindliche Definition der aufrechten Gebärhaltungen gibt es bis jetzt nicht. Als aufrecht werden in diesem Kapitel alle nicht liegenden Haltungen verstanden. Die liegenden Haltungen (Rückenlage, halbe Rückenlage, Seitenlage) wer-

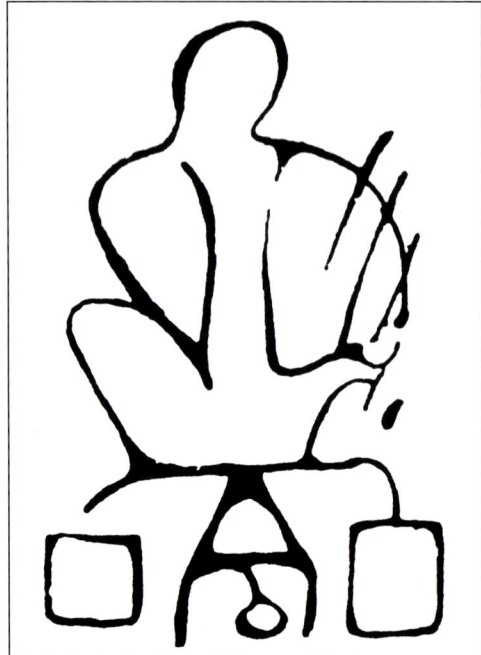

Abb. 17.1 Geburt im Hocken auf Gebärsteinen (Ägypten, etwa 1000 v. Chr.).

den nicht besprochen. Die Rückenlage als Gebärposition ist noch weit verbreitet. Sie wird in diesem Artikel lediglich unter dem Blickwinkel der Wirkungen verschiedener Gebärhaltungen erwähnt.

Wirkungen der aufrechten Gebärhaltungen

Aktivität

In aufrechter Haltung ist die Gebärende **wach** und **aktiv**. Sie kann sich selbstständig im Raum orientieren und, wenn sie will, einen anderen Platz suchen. Sie selbst entscheidet, wem sie sich wann zuwendet. Ihr Kontakt mit anderen ist gleichberechtigt.

Atmung

Verglichen mit der Rückenlage erhöht sich das **Lungenvolumen** in den aufrechten Haltungen um etwa 10% und die Vitalkapazität nimmt zu. Die Atemreserven der Gebärenden und die Zwerchfellfunktionen sind voll einsetzbar. Die **Sauerstoffversorgung für das Kind** ist dadurch besser. In aufrechter Haltung wird der Schulterbereich entlastet, wodurch die Atemmuskulatur besser zum Einsatz kommen kann (Kuntner 1991 a).

Durchblutung

In aufrechter Haltung ist der Druck auf die *Vena cava* und die Aorta geringer als in Rückenlage. Die **Gebärmutter wird besser durchblutet**. Der Druck auf die Plazenta ist geringer. Dadurch verringert sich die Gefahr einer kindlichen Asphyxie.
In verschiedenen Untersuchungen wurden die Apgar-Werte und der Nabelschnur-pH-Wert bei aufrechten Gebärhaltungen und in der Rückenlage verglichen. Die Werte bei den aufrechten Geburten waren teilweise besser, jedoch nie schlechter als bei Geburten in Rückenlage (Enkin et al. 1989).

Lendenwirbelsäule und Becken

In aufrechter Haltung bilden die Lendenwirbelsäule und das Becken der Mutter einen gestreckten Geburtsweg (Abb. 17.2). Wenn die Frau aufrecht gebiert, kann das Kind leicht **nach unten**, um das Geburtsknie, gleiten.
Wenn die Frau liegt, geht der Weg für das Kind »bergauf« (Abb. 17.3). Die Geburt ist für Mutter und Kind mit wesentlich mehr Anstrengung verbunden.
In den aufrechten Haltungen ist das **Becken beweglich**. Die Gebärende kann das Becken hin- und herwiegen oder mit dem Becken kreisen. Die **Rotation des Köpfchens** im Becken wird durch die Beweglichkeit des Beckens in den aufrechten Haltungen gefördert.
Die Iliosakralgelenke sind, vor allem in der Hocke, frei beweglich, und der Beckenausgang wird größer. In der Hocke **erweitert sich der Beckenausgang** in der transversalen Achse um 1 cm und in der anterior-posterioren Achse um 2 cm. Die durchschnittliche Zunahme der Fläche des Beckenausgangs von der Rückenlage zur Hocke beträgt, radiologisch erfasst, 28% (Russell 1969).

Wirkungen der aufrechten Gebärhaltungen

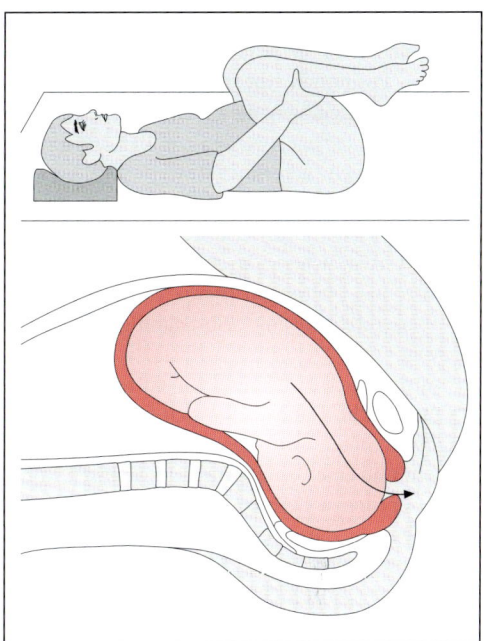

Abb. 17.3 Der Geburtsweg in der Rückenlage. Das Kind wird um das Schambein herum bergauf geboren.

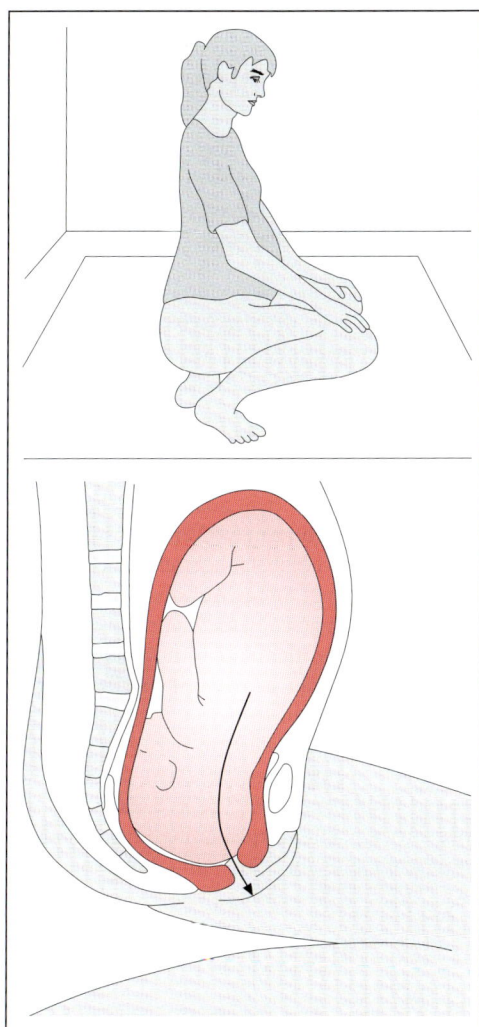

Abb. 17.2 Der Geburtsweg in aufrechter Haltung. Das Kind wird mit der Schwerkraft nach unten geboren.

Beckenboden

Der Beckenboden besitzt zwei einander entgegengesetzte Funktionen: Er bildet den Abschluss des Beckens nach unten und gibt den Beckenorganen Halt, und er ist für Ausscheidung und Geschlechtsverkehr nachgiebig. Durch das **Wechseln der Haltungen** während der Wehen und der Geburt **entspannen sich Beckenboden- und Oberschenkelmuskulatur** gleichmäßig. Als Folge davon werden weniger Schmerzmittel und Periduralanästhesien verabreicht (Enkin et al. 1989).

Wehen

Wenn die Gebärende aufrecht ist, werden die Wehen durch die Schwerkraft unterstützt. Die Längsachse des kindlichen Körpers ist senkrecht. Dadurch drückt das Köpfchen konstant auf den inneren Muttermund. Durch den konstanten Druck auf den Muttermund wird die körpereigene Oxytocinausschüttung ausgelöst und gefördert. Verglichen mit der Rückenlage **steigert die aufrechte Haltung die Wehenstärke und senkt die Wehenhäufigkeit** (Enkin et al. 1989, Stewart 1991). In aufrechter Haltung werden weniger Medikamente zur Wehenförderung gegeben.

In aufrechter Haltung bleibt das **Köpfchen in der Wehenpause stehen** und gleitet nicht mehr, wie bei der Rückenlage, zurück. Dadurch nehmen die Geburtsdauer und die Zahl vaginal-operativer Entbindungen tendenziell ab (Enkin et al. 1989).

Zusammenfassung

Die Ergebnisse der wissenschaftlichen Untersuchungen über die Wirkungen der aufrechten Gebärhaltungen sind mitunter widersprüchlich. Dies liegt zum Teil an methodischen Problemen: Halbliegende Positionen, die wegen des Drucks auf Kreuz- und Steißbein dieselben Nachteile haben wie die Rückenlage, werden zu den aufrechten Gebärhaltungen gerechnet (Sleep et al. 1989). Außerdem lässt sich eine zufällige Zuordnung zur Versuchs- beziehungsweise Kontrollgruppe nur schwer verwirklichen, da es für aktives Gebären in aufrechten Haltungen charakteristisch ist, dass die Frau ihre Haltung selbstständig wählt und wechselt.

Es wurden auch Hilfsmittel für aufrechtes Gebären untersucht. Dabei stellte sich heraus, dass bei **längerem Sitzen auf einem Gebärstuhl** ein Vulvaödem und eine Behinderung des venösen Rückflusses entstehen können. In der Hocke oder im Knien besteht diese Gefahr nicht, auf einem Gebärhocker nur in geringem Maße. Ein weiterer Nachteil der aufrechten Gebärhaltungen soll der **mögliche höhere Blutverlust** sein. Ob der beobachtete höhere Blutverlust tatsächlich durch die aufrechte Haltung verursacht wird, ist schwer zu entscheiden. Möglicherweise ist er dadurch bedingt, dass bei aufrechten Haltungen das Blut aus der Gebärmutter vollständig abfließt und aufgefangen wird und die Menge dadurch exakt gemessen werden kann. In Rückenlage fließt das Blut aus der Gebärmutter nicht vollständig ab und die im Bett versickernde Menge wird unterschätzt (Levy und Moore 1985, Waldenström 1991). Auch ein Vulvaödem und die Behinderung des venösen Rückflusses kommen in Verbindung mit den Geburtsverletzungen als mögliche Ursache für einen höheren Blutverlust in Betracht (Enkin et al. 1995). Die Geburt auf dem Gebärhocker bedeutet für Mutter und Kind kein erhöhtes Risiko. Der Gebärhocker gilt als sichere Alternative zur Geburt in der Rückenlage (Kafka et al. 1994).

> Den einzigen konkreten Nachteilen der aufrechten Gebärhaltungen, denen des Vulvaödems und der Behinderung des venösen Rückflusses bei zu langem Sitzen **auf einem Gebärstuhl**, stehen also sämtliche genannten Vorteile sowie die **eindeutige Bevorzugung durch die Gebärenden** (Enkin et al. 1989) gegenüber.

Räumliche Voraussetzungen

! Schwangere werden in hohem Maße von der für ihre Entbindung arrangierten Einrichtung gelenkt und sie nehmen die Haltung ein, die durch diese Einrichtung vorgegeben wird. (Rigby 1857)

Der Ort der Geburt muss ein geschützter und sicherer Raum sein, der der Gebärenden Intimität und Autonomie ermöglicht. Er muss sie dazu einladen, sich frei zu fühlen und verschiedene Gebärhaltungen auszuprobieren.

Die Frau wird beim Gebären mit Emotionen und Verhaltensweisen konfrontiert, die sie bei sich in dieser Heftigkeit vielleicht noch nie erlebt hat. Damit sie diese Emotionen und Verhaltensweisen zulassen und ausdrücken kann, braucht sie einen geborgenen, sicheren Raum. Aufgabe der Hebamme ist es, für diesen geschützten Raum zu sorgen.

Wichtig ist, dass **niemand ohne ausdrückliche Erlaubnis der Frau den Raum betritt** und dass nur die Menschen anwesend sind, die die Frau bei sich haben möchte. Die Frau darf von ihrer Geburtsarbeit nicht abgelenkt oder darin gestört werden. Nur dann kann sie sich ganz auf sich konzentrieren, ihre Körperempfindungen und Bewegungsimpulse gut spüren und ihnen folgen.

In der Klinik

! Der Ort der Geburt soll eine Atmosphäre haben wie der Ort für einen schönen Liebesakt. (Kitzinger 1988)

Die Gebärräume in den Kliniken waren und sind oft noch ausschließlich funktionale Räume. Sie erinnern mehr an Operationssäle als an einen Ort, der dem Akt der Geburt gerecht wird. In manchen Kliniken hat der Wunsch der Gebärenden nach mehr Atmosphäre, nach einer Umgebung wie zu Hause, bereits zu Veränderungen geführt.

In einem Gebärzimmer in der Klinik muss es möglich sein, das Bett an die Wand zu stellen und Matte, Hocker und Seil in den Raum zu integrieren (Tab. 17.1). Der Raum muss so gestaltet sein, dass jede Art von Störung oder Konfrontation mit unbekannten oder unerwarteten Situationen vermieden wird und keine Geräusche von außen eindringen können (Lepori 1991).

Tab. 17.1 Ausstattung für einen Gebärraum.

• breites und niedriges Gebärbett • Gebärhocker • Pezziball • Seil oder Tuch an der Decke • 1 bis 2 rutschfeste, weiche Matten • Kuschelecke mit Sitzsack oder Polster • viele Kissen • Decken	• Vorhänge oder Jalousien an den Fenstern • Dimmer, um das Licht zu dämpfen • 1 bis 2 bequeme Stühle • Sitzkissen für die Hebamme • ein kleines Tischchen • Radio mit Kassettenrekorder • eventuell eine Sprossenwand

> Akustisch durchlässige Wände oder bloße Trennvorhänge zwischen den Gebärräumen machen emotional freies und aktives Gebären unmöglich.

Zu Hause

Zu Hause fällt es der Gebärenden leicht, sich während der Wehen zu bewegen. Sie muss keine Sorge haben, dass Fremde sie stören. Es ist ihre eigene, vertraute Wohnung. Die Menschen, die bei ihr sind, möchte sie bei der Geburt ihres Kindes dabeihaben.

Zu Hause gibt es Wände, Tische, Stühle und Fensterbänke, an die sie sich anlehnen oder auf die sie sich setzen kann. Es ist ihr eigenes Bett, auf das sie sich zum Ausruhen legt. Es gibt Zimmer, durch die sie gehen kann. Sie kann sich aussuchen, in welchem der Räume sie ihr Kind zur Welt bringen möchte. Sie ist in nichts festgelegt. Falls sie sich an einem Tuch oder Seil festhalten will, kann an der Decke dafür ein Haken befestigt werden. Die Geburt zu Hause bietet alle Möglichkeiten für aktives, aufrechtes Gebären.

Im Geburtshaus

Seit nahezu 20 Jahren gibt es von Eltern und Hebammen gemeinsam organisierte Geburtshäuser. Das Geburtshaus entspricht eher einer Wohnung als einer Klinik. Die Geburt wird dort als gesunder, natürlicher Vorgang betrachtet. Aktives Gebären und aufrechte Gebärhaltungen werden dort selbstverständlich unterstützt. Die Gebärräume sind entsprechend wohnlich eingerichtet. Matte, Hocker und Seil sind vorhanden. In der außerklinischen Geburtshilfe (zu Hause und im Geburtshaus) gebären 85 % der Frauen ihre Kinder in einer aufrechten Haltung (Tabellenband 1998).

Materialien

Mittlerweile gibt es eine Vielzahl von Produkten, die aufrechte Gebärhaltungen erleichtern. Jede Hebamme sollte die Materialien auswählen, mit denen sie sicher und gut arbeiten kann. Grundsätzlich ist darauf zu achten, dass das Produkt eine stabile und sinnvolle Unterstützung gibt. Entscheidend ist nicht das Design, sondern eine möglichst einfache und gute Form, die der Gebärenden Sicherheit und Halt vermittelt. Es ist wichtig, dass die Gebärende mit ihren Füßen auf dem Boden steht.

Alle Materialien müssen vor der Beschaffung darauf geprüft werden, ob sie der Gebärenden Bewegungsfreiheit ermöglichen oder sie zur Passivität verurteilen. Die Gebärende darf durch die Materialien auch nicht in eine halbliegende Position gebracht werden. Eine Auswahl empfehlenswerter Hilfsmittel ist am Ende dieses Kapitels verzeichnet.

Das Erlernen des Umgangs mit den aufrechten Gebärhaltungen

Anschauungsmaterial in Form von Lehrfilmen über die aufrechten Gebärhaltungen ist am Ende dieses Kapitels aufgeführt. Zur praktischen Aneignung ist eine Weiterbildung bei erfahrenen Kolleginnen sehr zu empfehlen. Der Schwerpunkt sollte dabei auf dem eigenen Erspüren der aufrechten Gebärhaltungen liegen. Durch das Ausprobieren der verschiedenen Haltungen nimmt die Hebamme an sich selbst wahr, wie unterschiedlich die Wirkungen sein können.

Zur Vertiefung der eigenen Körperwahrnehmung eignen sich auch alle Formen sanfter Körperarbeit und Körpertherapie, die in entsprechenden Kursen erlernt werden können. Die so erlebte Selbsterfahrung stärkt das Vertrauen in die eigene Körperwahrnehmung und fördert deren Zuverlässigkeit.

Praxis der aufrechten Gebärhaltungen

Indikation und Kontraindikation

! Vorgehensweisen, die in Anbetracht der vorliegenden Daten aufgegeben werden sollten: die Einschränkung der Position der Schwangeren während der Wehen und der Geburt. (Enkin et al. 1995)

Eine Indikation im eigentlichen Sinne für aufrechte Gebärhaltungen gibt es nicht. Aufrechtes Gebären kann nicht verordnet werden. Aufrechte Gebärhaltungen sind immer dann zu empfehlen, wenn die beschriebenen Wirkungen (s. S. 356 f.) erwünscht sind. Kontraindiziert sind aufrechte Gebärhaltungen, wenn eine spontane vaginale Geburt unmöglich ist.

Medikation

Es gibt bisher nur wenig Erfahrungen über aufrechtes Gebären unter Medikation (Analgesie, Leitungsanästhesie). Als vorläufige Richtschnur kann gelten, dass die Gebärende kreislaufstabil sein muss. Eine Periduralanästhesie muss so weit abgeklungen sein, dass die Sensomotorik in den Beinen wieder vorhanden ist. Eine Mischung aus Betäubungs- und Schmerzmitteln (z. B. Naropin®) verringert die motorischen Nebenwirkungen. Kreislaufstabilität und der Erhalt der Sensomotorik gewährleisten das Wechseln der Haltung (Shermer u. Raines 1997).

Sexueller Missbrauch

! Der Verlauf einer Geburt hängt vom Verlauf des gesamten Lebens einer Frau ab. Frauen mit Inzest- oder anderer Missbrauchserfahrung haben auf einer tiefen Ebene gelernt, Opfer zu sein. Das wirkt sich gerade bei der Geburt aus, bei der es darum geht, die Einheit mit dem Prozess herzustellen und sich nicht zum Opfer des Körpers zu machen. (Northrup 1994)

Für Frauen mit sexuellen Gewalterfahrungen (sexuellem Missbrauch, Inzest, Vergewaltigung) ist die Möglichkeit zum aktiven aufrechten Gebären besonders wichtig. Eine Geburt in Rückenlage mit dem Erleben von Passivität und Ausgeliefertsein lässt das Trauma mit großer Wahrscheinlichkeit wieder aufleben. In einem geschützten und sicheren Raum muss sich die Gebärende jederzeit frei nach ihren Empfindungen bewegen dürfen. Die Hebamme achtet darauf, dass die Gebärende Kleidung tragen kann, die sie schützt und nicht unnötig entblößt (Friedrich 1998). Die Gebärende muss die Möglichkeit haben, sich jederzeit zuzudecken. Nur die Personen, die von der Gebärenden ausdrücklich gewünscht sind, dürfen anwesend sein. Wünscht die Gebärende ihre Haltung zu verändern, ermöglicht ihr die Hebamme die Haltungsänderung. Der Geburtsfortschritt lässt sich normalerweise gut am Verhalten der Frau erkennen. Ist eine vaginale Untersuchung nötig, wird sie in der Haltung durchgeführt, die von der Gebärenden gewünscht wird. Die Hebamme erklärt dabei einfühlsam und genau, was sie wann macht. Wenn die Gebärende es wünscht, wird die Untersuchung sofort beendet. Die Hebamme ermutigt die Gebärende und nimmt sie in ihren Bedürfnissen ernst (Westerlund 1992, Northrup 1994, Eichbaum 1998).

Geburtsvorbereitung

Jede Schwangere sollte in der Geburtsvorbereitung die verschiedenen aufrechten Gebärhaltungen kennen lernen. Aufgabe der Hebamme ist es, ihr die verschiedenen Gebärhaltungen zu zeigen und das Erspüren der Wirkungen anzuleiten.
In der Geburtsvorbereitung lernt die Schwangere, sich während der Geburt von ihrem Körper und ihren intuitiven Fähigkeiten leiten zu lassen. Sie erlebt, wie sie sich mit den Wehen aktiv bewegen und in den Wehenpausen erholen kann. Durch das Einüben der verschiedenen Haltungen findet die Schwangere heraus, in welcher Haltung sie den Beckenboden am besten entspannen kann.
In einem Partnerkurs lernt der begleitende Partner, wie er die Gebärende in den unterschiedlichen Haltungen abstützen oder halten kann, damit sie sich sicher fühlt.

Praxis der aufrechten Gebärhaltungen in den einzelnen Geburtsphasen

Eröffnungsphase

> **!** Ungehinderte Wehen sind von Ruhelosigkeit gekennzeichnet. Die Gebärende geht umher, steht, hockt, kniet, legt sich hin und bewegt ihren Körper frei, um die angenehmste und bequemste Haltung zu finden. Eine wehende Frau, die ihren eigenen Instinkten folgt, kann für eine gesunde, natürliche Geburt keine starre Position einnehmen. Denn Geburt ist aktiv, sie beinhaltet eine Folge von wechselnden Positionen und ist keine passive Entbindung. (Balaskas u. Balaskas 1989)

Die Eröffnungsphase ist die Phase der Orientierung. In der Eröffnungsphase probiert die Gebärende die ihr aus der Geburtsvorbereitung bekannten Haltungen und Bewegungen und wählt die für sie passenden aus. Jede Gebärende empfindet die Wehenkraft anders, jede Gebärende bewegt sich in der Eröffnungsphase so, wie es für sie angenehm und erleichternd ist. Die Eröffnungsphase ist für die Gebärende nicht nur Entspannung, sondern auch Arbeit (das englische Wort für Wehe »labour« bedeutet gleichzeitig Arbeit bzw. Anstrengung).

In der Eröffnungsphase erlebt die Frau das Wachsein, Sichhingeben und Sichöffnen im Augenblick der Wehenkraft. Sie erlebt, was in ihrem Körper durch die Wehenkraft geschieht. Die Eröffnungsphase gibt der Frau Zeit, in diesen Prozess der Körperwahrnehmung und Selbsterfahrung hineinzuwachsen. Sie findet Vertrauen in ihren Körper und in den Wechsel zwischen Wehe und Wehenpause. Sie lernt, sich **bei Wehenbeginn zu bewegen** und **in der Wehenpause auszuruhen**. Das Ausruhen kann auch im Liegen stattfinden. Günstig ist dabei die Seitenlage.

Meistens wird die Frau vom Vater des Kindes, ihrem Partner, begleitet. Indem die Gebärende verschiedene Haltungen und Bewegungen ausprobiert, ermöglicht sie ihm, sich mit in den Geburtsprozess hineinzufinden. Der Partner erfährt, wie er sie während der Wehen und der Geburt unterstützen und entlasten kann.

Auch für die Hebamme ist die Eröffnungsphase die Zeit der Orientierung. Gebärende und Hebamme lernen sich oft erst jetzt kennen. Beide brauchen Zeit, damit das notwendige Vertrauen zwischen ihnen entstehen und wachsen kann. Wie die Gebärende probiert die Hebamme in der Phase der Eröffnung aus, welcher Platz und welche Haltung bei dieser Geburt für sie stimmen.

Die Geburtsbegleitung in der Eröffnungsphase besteht aus Zustimmung, Ermutigung und Unterstützung. Die Hebamme sorgt dafür, dass die Gebärende nicht eingeschränkt oder gestört wird, und bietet ihr Materialien an. Nur wenn die Gebärende von selbst keine angenehme Haltung herausfindet oder wenn die Gebärende es wünscht, schlägt die Hebamme eine Haltung vor. Die Gebärende entscheidet dann selbst, ob die Haltung ihr gut tut.

Geburtsphase, Austreibungsphase

> **!** In der Eröffnungsphase hat die Gebärende die Kraft und die Wirkung der Wehe kennen gelernt. In der Austreibungsphase spürt die Gebärende, dass die Wehen sich verändern. Sie lösen jetzt einen spontanen Druck aus, der gleichzeitig die Bauchpresse aktiviert.

In den aufrechten Haltungen wird die Bauchpresse ideal eingesetzt. Sie ist vergleichbar mit dem Drücken beim Stuhlgang. Auch dabei unterstützt uns die Bauchpresse. Und für diesen Vorgang sitzen oder hocken wir ganz selbstverständlich. Niemand würde sich hinlegen, um seine Notdurft zu verrichten.

In der Austreibungsphase wählt die Frau eine **Haltung**, in der sie **dem Druck des Köpfchens am besten nachgeben** kann. Sie kann auch zwischen verschiedenen Haltungen wechseln. Dadurch wird die Durchblutung angeregt und einseitige Belastungen werden vermieden.

Wenn die Frau aufrecht gebiert, sind Anweisungen zum Pressen überflüssig. Die Gebärende spürt, in welcher Haltung der Beckenboden am besten entspannen und dadurch dem Druck des Köpfchens nachgeben kann. Sie spürt selbst, wann der Druck der Wehe ihr Kraft zum Mitschieben gibt.

Die Gebärende atmet so, wie sie es braucht. Sie kann stöhnen, schreien oder die Luft herausblasen. Ein- und Ausatmung erfolgen reflektorisch, ohne dass »kommandiert« werden muss. In den aufrechten Haltungen kommt es nicht vor, dass sie beim Mitschieben in den Kopf drückt. Sie schiebt intuitiv nach unten mit.

Tab. 17.2 Liebevolle Ermutigungen in der Austreibungsphase.

- »Gut so.«
- »Ja, schieben Sie, wie Sie es spüren.«
- »Ihr Kind hilft mit.«
- »Spüren Sie den Druck?«
- »Nicht ganz so stark drücken.«
- »Langsam, langsam.«
- »Schieben Sie, wenn das Köpfchen drückt.«
- »Ihre Scheide dehnt sich gut.«
- »Möchten Sie das Köpfchen anfassen?«
- »Wunderbar.«
- »Ja.«
- »Gut.«
- »Prima.«
- »Weiter so.«

In der Austreibungsphase gibt es Wehen, die der Erholung von Mutter und Kind dienen und nicht zum Schieben anregen. Durch diese Erholungswehen teilt sich der Körper seine Kraftreserven ein. Auch das Kind braucht diese Pausen, um in dieser letzten Phase ausreichend mit Sauerstoff versorgt zu werden. Die Frau schiebt in diesem Moment nur ein- oder zweimal leicht und kurz mit oder sie spürt gar keinen Drang mitzuschieben. Die kräftigeren Wehen dagegen geben ihr die Kraft, länger und stärker mitzuschieben (Enkin et al. 1995).

Wenn die Frau selbst keine Haltung findet, in der sie dem Druck am besten nachgeben kann, schlägt ihr die Hebamme eine Haltung vor und bietet entsprechende Materialien oder Unterstützung an.

Die Hebamme unterstützt die Gebärende in der Austreibungsphase durch liebevolle und ermutigende Worte (Tab. 17.2). Sie achtet dabei auf die Empfindungen der Frau. Die Frau gebiert ihr Kind aktiv durch eigene Kraft. Die Hebamme erleichtert die Geburt, anstatt ihre Entbindung zu leiten (Bergström 1998).

Die aufrechten Gebärhaltungen für Eröffnungs- und Geburtsphase

Jede der aufrechten Gebärhaltungen hat bestimmte Vorteile. Meistens findet die Gebärende durch Ausprobieren während der Wehen von selbst heraus, welche Haltung sie bevorzugt und zur Geburt einnehmen möchte. Die Hebamme bestärkt und unterstützt die Gebärende darin, sich vom Wehenrhythmus leiten zu lassen und ihrem Körper zu vertrauen. Sie schlägt der Gebärenden mögliche Haltungen vor, ohne ihr dabei Vorschriften zu machen oder sie in ihren Wahlmöglichkeiten einzuschränken.

Hocken

Die Hocke wird von vielen Gebärenden in Eröffnungs- und Austreibungsphase intuitiv eingenommen. In der Hocke ist das **Becken am weitesten geöffnet**. Wenn die Oberschenkel in den Hüftgelenken gebeugt und gespreizt werden, dehnt sich die Schambeinfuge. Die Sitzbeinhöcker bewegen sich dadurch ebenfalls etwas auseinander. Die Iliosakralgelenke sind frei beweglich, wodurch sich der Beckenausgang vergrößert (Abb. 17.4).

Beim Hocken ist es für viele Frauen wichtig, dass sie sich festhalten können. Die Gebärende kann sich oben, vorne oder seitlich festhalten oder abstützen. Sie kann sich an ihren Partner (Abb. 17.5) oder einen Sitzsack anlehnen.

Als Unterlage für die Hocke empfiehlt sich eine weiche, rutschfeste Matte. Eine saugfähige Unterlage wird zusätzlich direkt unter die Scheide gelegt.

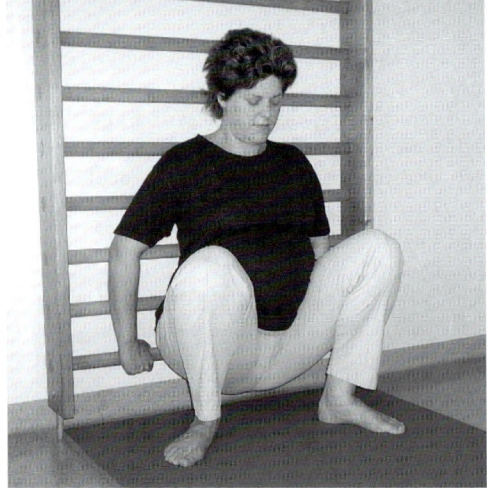

Abb. 17.4 Hocken. Die Füße stehen auf dem Boden. Das Becken hängt an den Oberschenkeln.

Praxis der aufrechten Gebärhaltungen

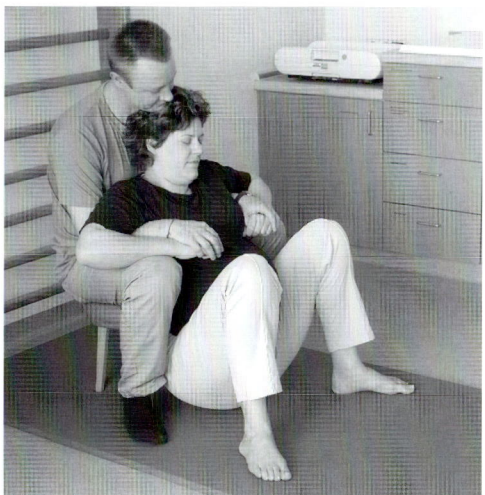

Abb. 17.5 Angelehntes Hocken. Die Gebärende lehnt sich an den hinter ihr sitzenden Partner und stützt sich seitlich auf seine Oberschenkel.

Längeres Hocken ist in unserer Kultur nicht üblich. Deshalb kann es vorkommen, dass der Gebärenden in der Hocke die Beine einschlafen. Zur Vorbeugung kann sie in der Wehenpause eine andere Haltung einnehmen oder sich kurz auf die Seite legen.

In der Hocke kann sich die Gebärende, wie in allen anderen aufrechten Gebärhaltungen, vom Geburtsfortschritt selbst überzeugen. Sie kann das Köpfchen mit der Hand berühren und dabei fühlen, wie weit es schon geboren ist. Dies ist für sie eine Bestätigung, dass die Geburt vorangeht, und gleichzeitig Motivation weiterzumachen.

Die Hebamme kniet oder hockt vor der Frau. Sie kann auch auf einem niedrigen Hocker oder Sitzkissen sitzen.

Der Damm der Gebärenden ist für sie so gut sichtbar. In der Hocke ist der Abstand zwischen Scheidenausgang und Boden sehr gering. Deswegen besteht keine Gefahr, dass das Kind bei der Geburt auf den Boden fallen könnte.

Die Entwicklung des Kindes ist wie üblich möglich. Das Kind wird auf ein warmes Tuch vor die Frau gelegt. Die Frau setzt sich nach der Geburt auf die Matte, begrüßt ihr Kind und nimmt es selbst hoch (s. auch Bonding, S. 373 f.). Die Hebamme hilft der Mutter nur dann, ihr Kind hochzunehmen, wenn sie darum gebeten wird oder wenn die Gefahr besteht, dass es fällt.

Stehen

Das Stehen eignet sich **sowohl für die Eröffnungsphase als auch für die Geburt**. Der Beckenboden ist im Stehen, aufgrund seiner natürlichen Funktion, der Stabilisierung der Beckenorgane, gespannter als im Sitzen oder Hocken. Deswegen tritt im Stehen das Köpfchen langsamer durch und der Damm wird geschont.

Beim Stehen ist darauf zu achten, dass die Knie leicht gebeugt sind. Dadurch wird der Beckenboden bestmöglich entlastet und das Becken ist nach vorne gebeugt (Abb. 17.6 a, b).

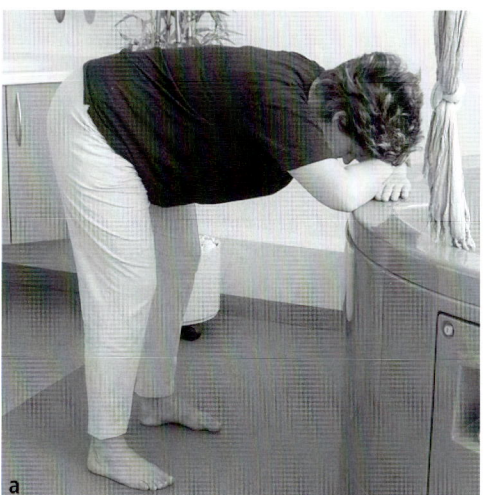
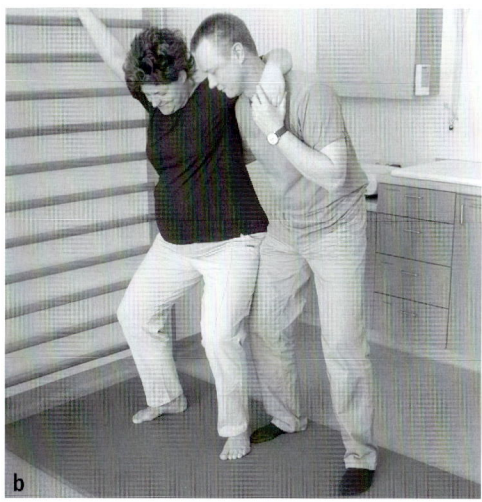

Abb. 17.6 a Stehen. Die Füße stehen auf dem Boden. Das Becken ist höher als die Knie.
b Stehen mit seitlicher Stütze durch den Partner.

Die Gebärende hält sich im Stehen oben an einem Seil oder vorne an einer Stange oder an ihrem Partner fest. Der Partner kann sie auch von hinten halten.

Zum Ausruhen in den Wehenpausen sollten ein Hocker oder ein Stuhl zum Sitzen und eine Matte zum Liegen vorhanden sein.

Die Hebamme steht vor oder hinter der Frau, je nachdem, wie es zur Beobachtung des Damms und zur Entwicklung des Kindes erforderlich ist. Eine Hand deckt den Anus mit einem Tuch ab, da das Gesicht des Kindes bei der Geburt nach hinten schaut. Die andere Hand kann das Köpfchen abbremsen. Im Stehen wird **zuerst die hintere Schulter** über den Damm geboren (s. Kap. 16, S. 345).

Der Abstand zwischen Scheidenausgang und Boden ist im Stehen ziemlich groß. Die Hebamme muss deshalb darauf achten, dass sie das Kind sicher in Empfang nehmen kann.

Steht die Hebamme hinter der Frau, reicht sie ihr das Kind zwischen den Beinen nach vorne durch. Steht sie vorne, gibt sie es ihr direkt in die Arme.

Die Hebamme kann die Frau auch bitten, nach der Geburt langsam in die Knie zugehen und sich auf die Matte zu setzen. Die Hebamme legt das Kind dann auf ein warmes Tuch vor sie hin (Bonding).

Sitzen

Das Sitzen eignet sich zum Ausruhen in der Eröffnungsphase und für die Geburt. Verglichen mit der Hocke oder dem Stehen ist das Sitzen weniger anstrengend, da der größte Teil des Körpergewichts von der Unterlage getragen wird.

Bei längerem Sitzen besteht die Gefahr einer Behinderung des venösen Rückflusses, die ein Vulvaödem und höheren Blutverlust verursachen kann. Die Gebärende sollte deswegen in der Eröffnungsphase **nicht zu lange sitzen**. Die Hebamme sollte sie dazu anregen, ihre Haltung öfter zu wechseln.

Zur Geburt sollte sich die Frau erst dann setzen, wenn das Köpfchen den Beckenboden erreicht hat und die Frau den Drang zum Mitschieben spürt. Um ein Vulvaödem zu vermeiden, ist es günstig, mit dem Sitzen zu warten, bis das Köpfchen in der Scheide sichtbar wird oder bereits in der Scheide sichtbar ist.

- Auf dem **Pezziball**: Das Sitzen auf dem Pezziball (Abb. 17.7) eignet sich ausschließlich für die Eröffnungsphase. Durch das Rollen wird die Beweglichkeit im Becken gefördert. Die Gebärende kann sich allein mit dem Ball bewegen oder sie wird von vorne oder hinten von ihrem Partner oder der Hebamme gestützt.
- Auf dem **Gebärhocker**: Der Gebärhocker eignet sich zum kurzen Ausruhen und zum Abstützen in der späten Eröffnungsphase und für die Geburt. Das Sitzen auf dem Gebärhocker ist ein unterstütztes Hocken: Die weite Öffnung des Beckens ist kombiniert mit der Entlastung durch den Hocker. Bei einem Gebärhocker ist darauf zu achten, dass der Beckenboden frei ist und die Sitzfläche keinen Druck auf das Steißbein ausübt (z. B. Maja-Gebärhocker, Holländischer Gebärhocker). Der Gebärhocker steht direkt auf dem Boden. Davor liegt eine weiche und rutschfeste Matte. Auf der Matte liegt eine saugfähige Unterlage.

Der Partner sitzt hinter der Frau auf einem Stuhl. Der Partner muss sich anlehnen können und bequem und aufrecht sitzen, damit er die Gebärende gut halten und stützen kann. Im Sitzen kann die Gebärende sehen, wie das Kind geboren wird. Sie kann das Köpfchen auch mit der Hand berühren und fühlen, wie es langsam herauskommt (Abb. 17.8).

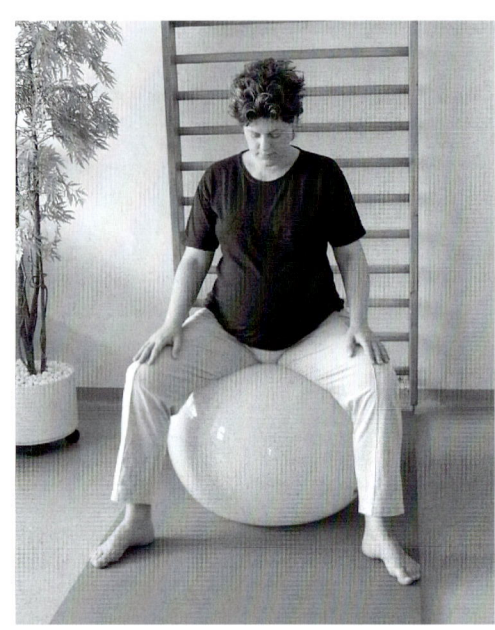

Abb. 17.7 Sitzen auf dem Pezziball. Die Füße stehen auf dem Boden. Das Becken ruht auf der Unterlage.

Praxis der aufrechten Gebärhaltungen

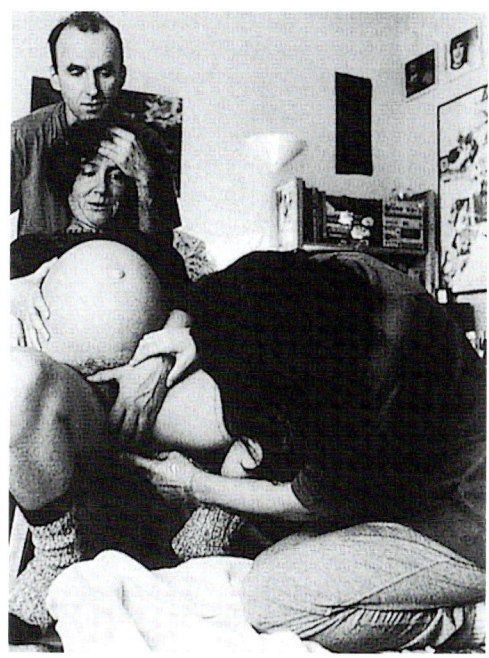

Abb. 17.8 Geburt auf dem Gebärhocker. Eine Hand der Gebärenden liegt auf dem Köpfchen; sie spürt, wie es herauskommt. Die Hand der Hebamme liegt auf der Hand der Frau und reguliert das Durchtreten des Köpfchens.

Die Hebamme sitzt oder kniet seitlich vor der Gebärenden, entweder auf einem Hocker, einem Kissen oder auf der Matte. Der Damm ist für sie so gut sichtbar. Die Entwicklung des Kindes ist wie üblich möglich.

- Bei einer **schwierigen Schulterentwicklung** wird die Gebärende ermutigt, sich nach vorne zu beugen und sich so in den Vierfüßlerstand zu begeben. Der Hocker wird entfernt. Alternativ kann die Gebärende über den Kniestand zum Stehen kommen und anschließend die tiefe Hocke einnehmen. Dabei wird sie von zwei Hilfspersonen seitlich gestützt. Steht nur eine Hilfsperson zur Verfügung, stützt diese sie von hinten ab. Die Gebärende dehnt die Oberschenkel maximal auseinander. Durch diesen Bewegungsablauf wird der Beckeneingang erweitert und die Schulter kann in das Becken eintreten. Das Neugeborene wird auf ein warmes Tuch vor die Mutter gelegt, und die Mutter setzt sich zu ihrem Kind auf die Matte. Sie nimmt es selbst hoch.
- Auf dem **Gebärbett**: Das Sitzen auf dem Bett ist in jedem Kreißsaal möglich und leicht zu praktizieren. Jede Hebamme kann dadurch die Wirkungen des aufrechten Gebärens und die damit verbundenen Veränderungen in der eigenen Arbeit, vor allem während der Austreibungsphase, kennen lernen. Die meisten Gebärbetten sind heute so konstruiert, dass der untere Teil nach unten verschiebbar und das Kopfteil in der Höhe verstellbar ist. Zum Sitzen wird der untere Teil des Betts tiefer gedreht. Die Gebärende stellt ihre Füße darauf ab. Es ist darauf zu achten, dass die Matratze nicht gegen den Beckenboden und dadurch gegen das Köpfchen drückt. Sollte das der Fall sein, muss die Gebärende weiter nach vorne rutschen oder sich ins Bett hocken. Auch um Risse nach vorne, zur Klitoris hin, zu vermeiden, ist es wichtig, dass kein Gegendruck durch die Bettunterlage entsteht.

Der Partner kann sich mit in das Bett setzen und die Gebärende von hinten unterstützen. Wenn die Gebärende auf einem schmalen Gebärbett sitzt, dann steht die Hebamme neben dem Bett oder sie sitzt auf einem Stuhl daneben. Ist das Gebärbett groß genug, z.B. ein Doppelbett, kann sie sich mit daraufsetzen oder -knien.

> Das Sitzen auf dem Bett darf nicht mit der halbliegenden Position (halbe Rückenlage) verwechselt werden. Diese hat dieselben Nachteile wie die Rückenlage.

- **Beckenendlagengeburt auf dem Gebärhocker**: Wird der Gebärenden mit dem Befund einer Steißlage das aktive aufrechte Gebären ermöglicht, ergeben sich Vorteile bezüglich der Geburtsdauer und des Wohlbefindens der Gebärenden. Als einziger Nachteil wird eine leicht erhöhte Anzahl von Labienrissen genannt. Beim Kind ist der Apgar-Wert höher als bei Geburten aus Beckenendlage in Rückenlage (Burger u. Safar 1996).

In der Eröffnungsphase nimmt die Gebärende jede ihr angenehme Haltung ein. Zur eigentlichen Geburt wird der Gebärhocker (Modell Birth-Mate) ausnahmsweise auf das Gebärbett gestellt. Das Kopfende des Bettes steht senkrecht. Der untere Teil des Bettes wird abgeschoben (Querbett). Die Fußstützen können aufgestellt werden, damit sich die Gebärende, wenn sie es braucht, beim Schieben festhalten kann. Der Partner sitzt hinter der Gebärenden

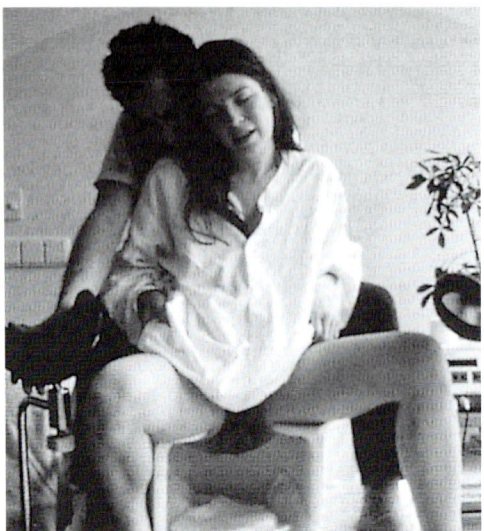

Abb. 17.9 In der eigentlichen Geburtsphase sitzt die Gebärende auf dem Gebärhocker und wird von ihrem Partner gestützt (mit freundlicher Genehmigung von OA Dr. Burger, Abteilung für Frauenheilkunde und Geburtshilfe, Krankenhaus Korneuburg, Österreich).

(Abb. 17.9). Die Hebamme und die Ärztin oder der Arzt sitzen vor der Gebärenden. Die entsprechende Manualhilfe und der Dammschutz werden wie üblich vorgenommen. Die Hebamme ermutigt die Frau, ihr Kind zu berühren und es selbst hoch und in die Arme zu nehmen. Die Geburt der Plazenta kann auf dem Hocker abgewartet werden. Ist die Geburt beendet, wird das untere Bettteil vorgeschoben, die Frau abgestützt und der Hocker entfernt.

Die Fußhaltung

Die Fußhaltung wird bestimmt durch die Haltung, die die Frau einnimmt. Im Stehen ist darauf zu achten, dass die Gebärende stabil und sicher auf der ganzen Fußsohle steht. Dies kann durch Abstützen, Anlehnen oder Festhalten erreicht werden. In der Hocke ist es für manche Frauen ohne entsprechendes Halten (vorne) oder Abstützen (hinten) unmöglich mit der ganzen Fußsohle aufzutreten. Ob hochgezogene Fersen Auswirkungen auf den Geburtsverlauf haben, ist nicht nachgewiesen. Um zusätzliche Anspannung der Oberschenkel und im Beckenboden zu vermeiden, scheint es sinnvoll, die Gebärende zu ermutigen, auf der Fußsohle zu stehen und nicht die Knie durchzudrücken.

Knien

Das Knien (Abb. 17.10) eignet sich für Eröffnungs- und Austreibungsphase. Gebärende, bei denen **Eröffnungs- und Geburts- bzw. Austreibungsphase** rasch verlaufen, bevorzugen das Knien. Sie haben die Beine weit gespreizt und stützen sich mit den Händen vorne (Partner, Stuhl) oder auf den Oberschenkeln ab. Eine weiche, rutschfeste Matte dient als Unterlage.

Je nachdem, wie die Gebärende kniet, befindet sich ihr Becken knapp über dem Boden oder entsprechend höher. Je nach Höhe und Haltung des Beckens ist der Damm besser oder schlechter sichtbar.

Die Hebamme kniet, hockt oder sitzt hinter der Gebärenden. Der Anus wird von einer Hand mit einem Tuch abgedeckt. Mit der anderen Hand wird das Köpfchen reguliert. Die vordere Schulter wird zuerst entwickelt, indem die Hebamme sie nach hinten und dann nach vorne beugt.

Nach der Geburt wird das Kind der Mutter zwischen den Beinen durchgereicht und vor ihr auf die Matte gelegt.

Die Mutter kann in den Vierfüßlerstand oder in den Fersensitz gehen und ihr Kind betrachten, bevor sie es zu sich nimmt.

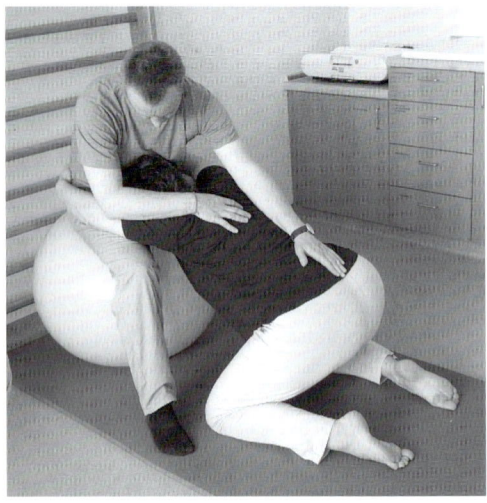

Abb. 17.10 Knien. Die Unterschenkel liegen auf der Unterlage.

Praxis der aufrechten Gebärhaltungen

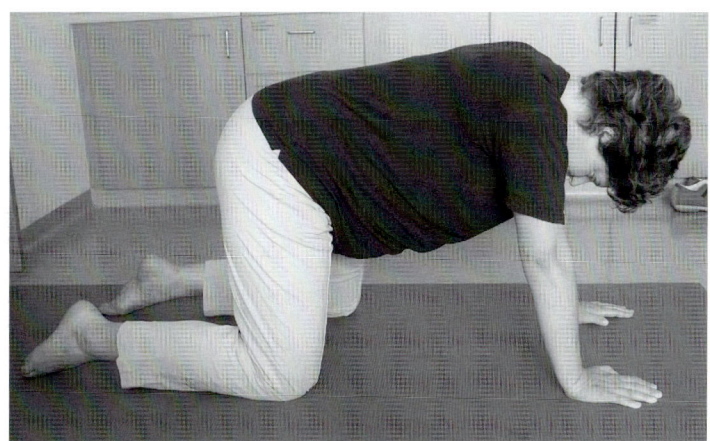

Abb. 17.11 Vierfüßlerstand. Hände und Unterschenkel sind auf dem Boden.

Vierfüßlerstand

Der Vierfüßlerstand nimmt, wie die Knie-Ellbogen-Lage, unter den aufrechten Gebärhaltungen eine Sonderstellung ein. Der Rumpf ist nicht vertikal wie bei den vorher beschriebenen Haltungen. Der Aspekt der Aufrichtung und Aktivität entsteht durch die Aufrichtung der Oberschenkel und der Arme.

Der Vierfüßlerstand eignet sich für Eröffnungs- und Austreibungsphase (Abb. 17.11).

Für Gebärende, die die Wehen hauptsächlich im Rücken spüren oder bei denen eine Deflexionslage (s. u.) vorliegt, ist der Vierfüßlerstand sehr angenehm. Sie können in dieser Haltung ihre Aufmerksamkeit ganz nach innen richten und werden von der Umgebung weniger abgelenkt.

Die Gebärende nimmt den Vierfüßlerstand auf einer weichen und rutschfesten Matte am Boden oder auf einem breiten Bett ein. Die Hebamme kniet am besten hinter oder neben der Frau. Der Anus wird mit einem Tuch abgedeckt (Abb. 17.12 a–e).

Das Neugeborene wird zwischen den Beinen der Mutter nach vorne gelegt (Abb. 17.13). Sie kann in den Fersensitz gehen und ihr Kind anschauen.

- **Bei schwieriger Schulterentwicklung:** Es ist günstig, Gebärende mit der Diagnose Schulterdystokie oder sonstiger schwieriger Schulterentwicklung den Vierfüßlerstand bzw. die Knie-Ellenbogen-Lage einnehmen zu lassen. Der sagittale Durchmesser (der Abstand zwischen Steißbein und Schambein) kann sich in dieser Haltung um 1 bis 2 cm mehr erweitern als in der Rückenlage (Meenan et al. 1991). Zur Lösung der Schulter geht die Hebamme mit zwei Fingern der rechten Hand in das obere Drittel der Vulva (Höhe Klitoris/Harnröhre) ein. Sie fixiert die Finger auf dem oberen Schulterblatt des Kindes (das obere Schulterblatt des Kindes ist im Vierfüßlerstand der mütterlichen Symphyse zugewandt). Zwei Finger der linken Hand werden auf Brustwarzenhöhe des Kindes fixiert. Dann dreht die Hebamme mit der rechten Hand die Schulter bauchwärts, gleichzeitig dreht die linke Hand in Richtung rückenwärts. Dies entspricht einer schraubenartigen Drehung (Abb. 17.14). Dadurch löst sich die vordere Schulter vom Schambein. Eventuell muss der Vorgang in der Gegenrichtung wiederholt werden, um die zweite Schulter zu lösen. Mit einer weiteren Schraubenbewegung wird das Kind nach außen geführt (Davis 1992) (vgl. auch Schulterdystokie, S. 414 ff.). Dieses Manöver muss in der Wehenpause begonnen und mit einer kräftigen Wehe beendet werden. Ist zur Schulterentwicklung eine Episiotomie erforderlich, kann diese auch in dieser Haltung erweitert bzw. geschnitten werden.
- **Bei Deflexionslage:** Bei einer Deflexionslage wird die Gebärende üblicherweise dazu angeleitet, die Wehe zu überatmen, um den Pressdrang zu verringern. In der Rückenlage ist es für die Gebärende sehr schwierig, dem Pressdrang zu widerstehen. Ermutigt die Hebamme die Gebärende dazu, in den Vierfüßlerstand oder in die Knie-Ellenbogen-Lage zu gehen, wird der Druck auf den Muttermund geringer und der starke Pressdrang lässt nach.

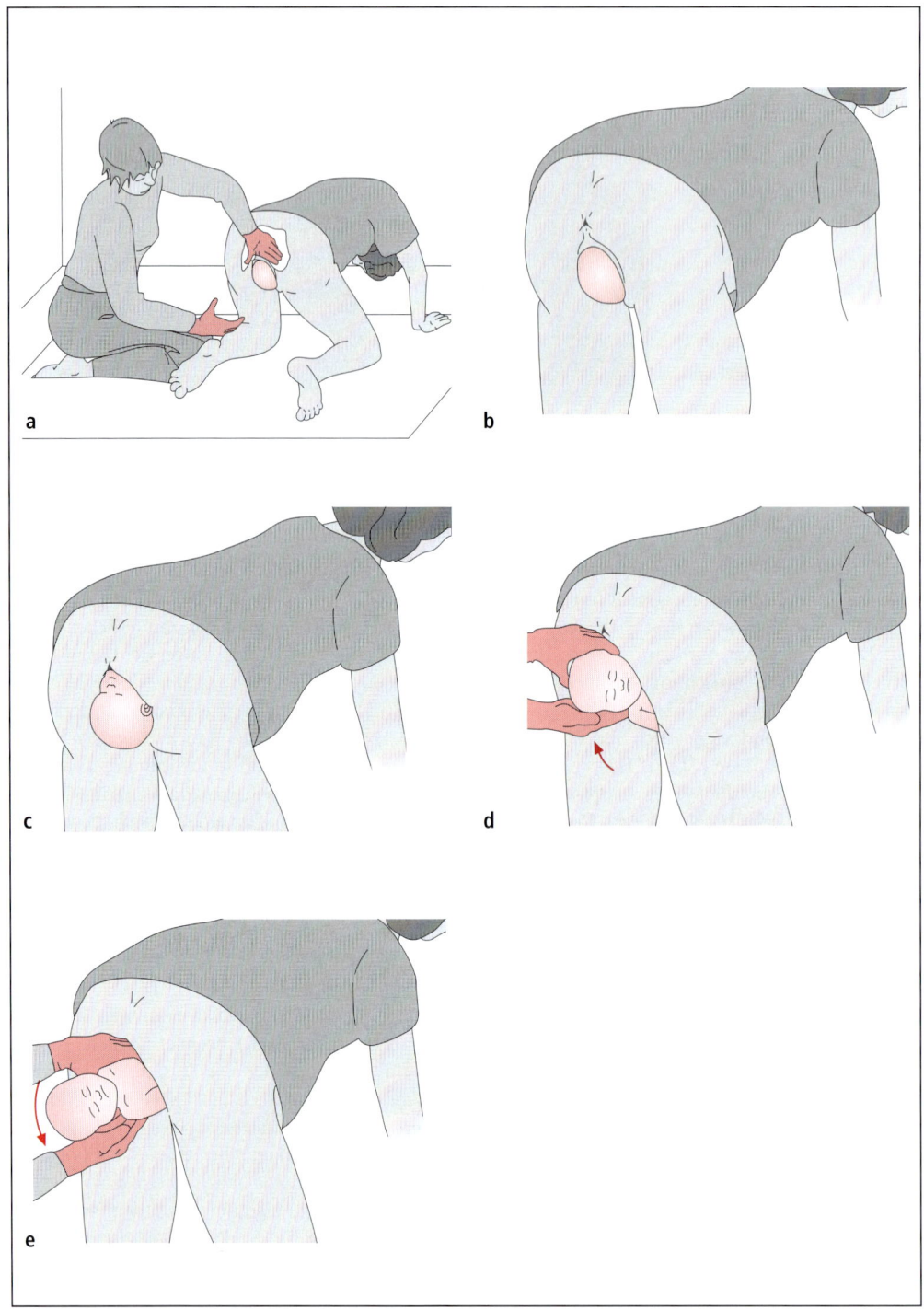

Abb. 17.12 Geburt im Vierfüßlerstand.
a Die Hebamme kniet neben der Frau. Mit einer Hand deckt sie den Anus der Frau ab. Die andere Hand reguliert, falls nötig, den Durchtritt des Köpfchens (Dammschutz).
b Das Köpfchen bleibt auch in der Wehenpause in der Vulva stehen.
c Geburt des Köpfchens.
d Entwicklung der vorderen Schulter.
e Geburt der hinteren Schulter und des Kindes.

Praxis der aufrechten Gebärhaltungen

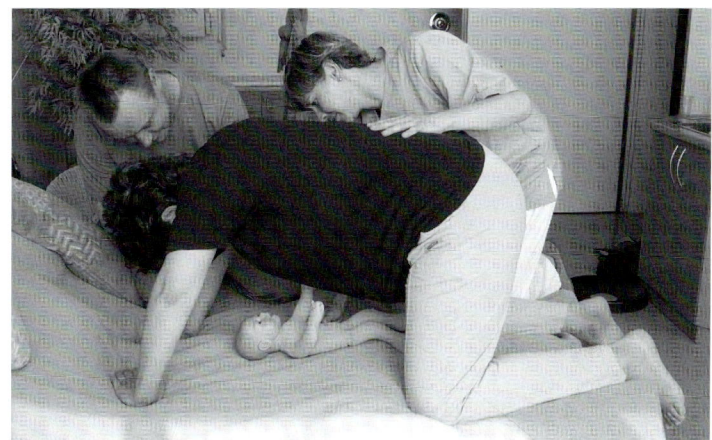

Abb. 17.13 Die Hebamme gibt das Kind zwischen den Beinen der Mutter nach vorne durch und die Frau kann sich auf die Fersen zurücksetzen.

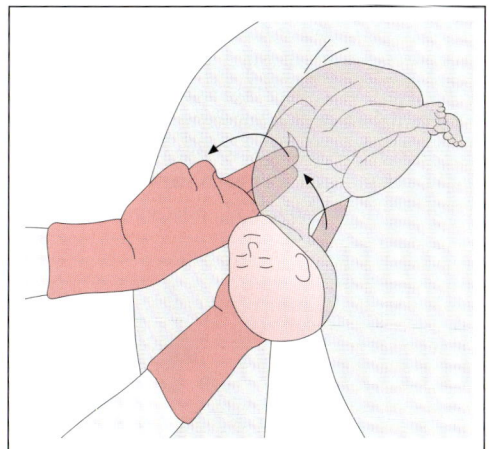

Abb. 17.14 Lösung einer Schulterdystokie im Vierfüßlerstand (Beschreibung im Text).

Knie-Ellenbogen-Lage

In der Übergangsphase nehmen viele Frauen intuitiv die Knie-Ellenbogen-Lage (Abb. 17.15 a) oder auch die Tönnchen-Stellung nach Heller ein (Abb. 17.15 b) ein. Ihre Aufmerksamkeit richtet sich dadurch nach innen, und sie sammeln Kräfte für die Geburt. Kräftige Wehen werden in der Knie-Ellenbogen-Lage leichter »veratmet«.

Gebärende wechseln in der Eröffnungs- und Austreibungsphase oft zwischen Vierfüßlerstand, Knie-Ellenbogen-Lage und Knien. Die Gebärende nimmt die Knie-Ellenbogen-Lage auf einer weichen, rutschfesten Matte oder auf dem Bett ein. Dammschutz und Entwicklung des Kindes entsprechen dem Vorgehen beim Vierfüßlerstand.

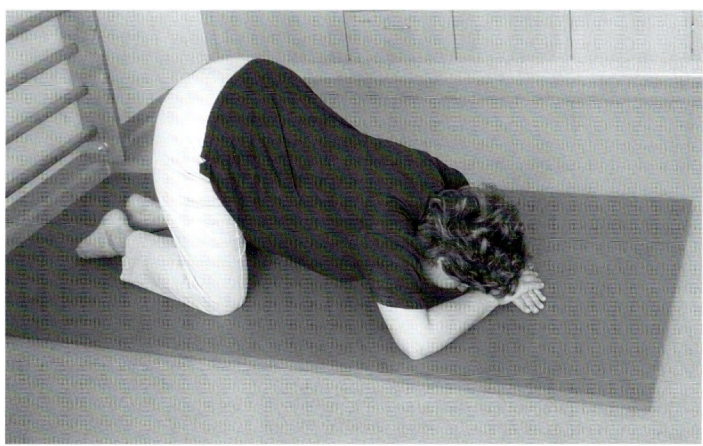

Abb. 17.15 a Knie-Ellenbogen-Lage. Unterarme und Unterschenkel sind auf dem Boden.

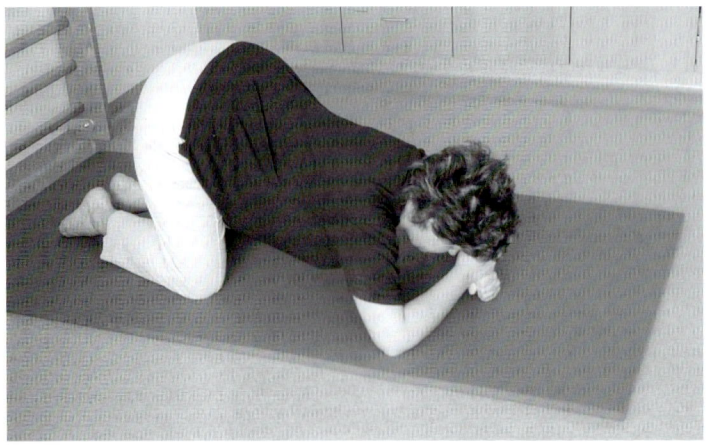

Abb. 17.15 b Tönnchen-Stellung nach Heller: Beide Fäuste werden zu einem übereinandergestellten »Tönnchen«, die Stirn wird darauf abgelegt.

Festhalten, Abstützen, Anlehnen

Gebärende suchen oft intuitiv nach etwas, an dem sie sich festhalten, abstützen oder anlehnen können.

Zum Festhalten oben dient ein an der Decke befestigtes Seil oder Tuch, das die Gebärende gut greifen kann (Abb. 17.16). Die Gebärende ist dadurch unabhängig von anderen Personen und kann selbst entscheiden, wie hoch sie greifen will. Durch den Zug nach oben werden Beckenboden, Oberschenkel und Knie optimal entlastet. Die Bauchpresse und dadurch die Kraft zum Mitschieben werden verstärkt (Kuntner 1991 b).

Das Festhalten oder Hängen an einem Seil ist im Stehen, Hocken, Knien oder Sitzen möglich.

Die Frau kann sich aber auch vorne, z. B. an einer Stange am Bett (Abb. 17.17) oder einer Sprossen-

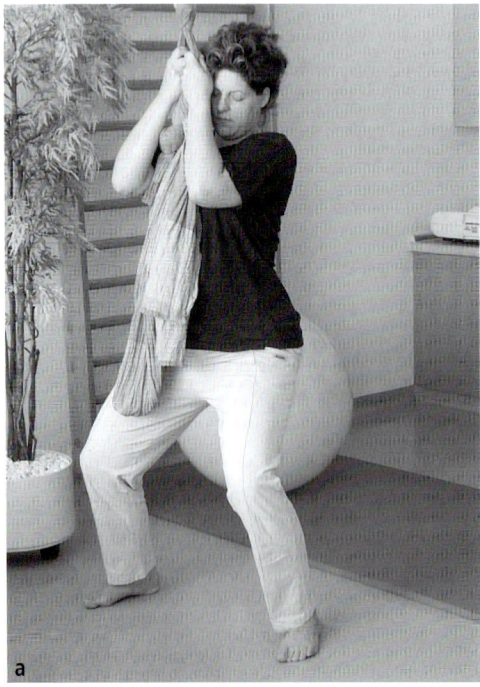
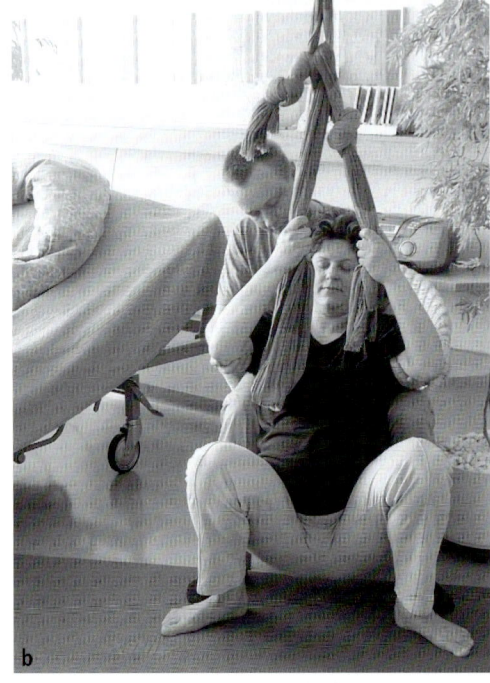

Abb. 17.16 a Halten oben. Halten an einem Seil oder Tuch, das von der Decke hängt. Zug nach oben.
b Halten an einem Tuch in der tiefen Hocke mit Unterstützung des Partners.

Praxis der aufrechten Gebärhaltungen

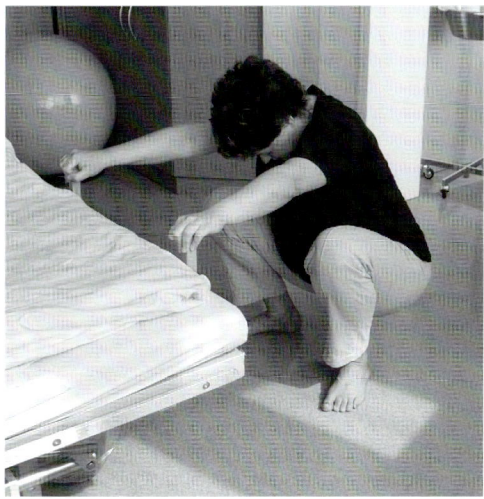

Abb. 17.17 Festhalten vorne an Stange, Griff oder einer Person. Die Hände sind auf Schulterhöhe und greifen nach vorne, Zug nach vorne.

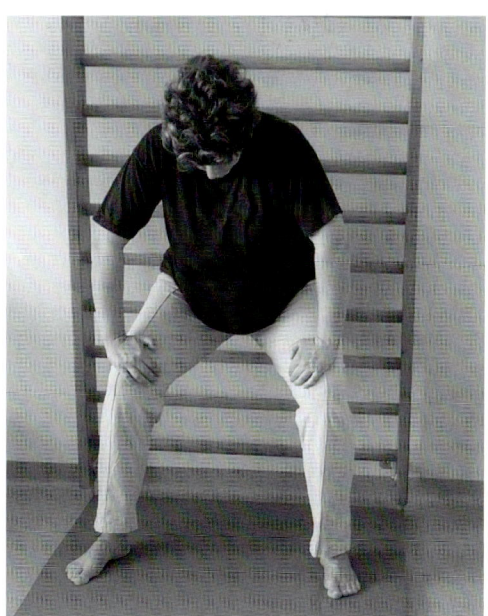

Abb. 17.19 Abstützen hinten. Abstützen an einer Wand oder einem stabilen Gegenstand.

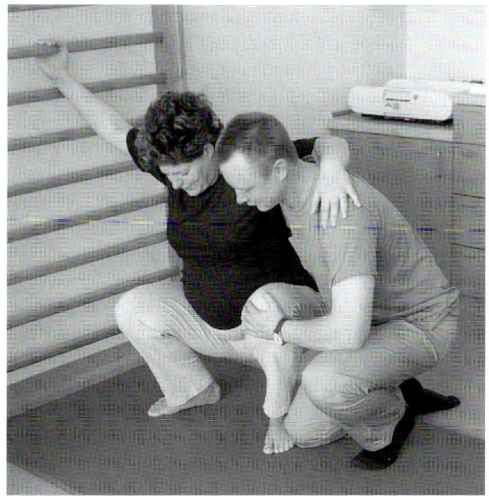

Abb. 17.18 Abstützen seitlich. Abstützen an Griffen oder Person(en).

wand, festhalten. Ebenso kann sich die Gebärende an seitlich neben ihr knienden (Abb. 17.18) oder stehenden Personen abstützen. Dadurch kann sie ihr Gleichgewicht besser halten und hat mehr Kraft zum Mitschieben.

Im Stehen stützt sich die Frau oft vorne ab (Abb. 17.19), zum Beispiel an der Wand, ihrem Partner oder einer Fensterbank. Das Abstützen vorne eignet sich besonders gut zur Wehenverarbeitung in der Eröffnungsphase. Die Durchblutung der Gebärmutter und des Mutterkuchens ist in dieser Haltung begünstigt (Kuntner 1991 b).

Verglichen mit dem Halten und Abstützen ist das Anlehnen eine etwas passivere Form der Entlastung (Abb. 17.20). Wenn sich die Frau hinten anlehnt auf dem Gebärhocker, dem Gebärbett oder im Stehen, wird sie meistens von ihrem Partner gestützt. Dabei ist es wichtig, dass der Partner gut und sicher auf seiner Unterlage sitzt oder steht. Die Gebärende fühlt beim Anlehnen mögliche Anspannungen oder Unsicherheiten des Partners und wird dadurch von ihrer Geburtsarbeit abgelenkt.

Die Haltung der Hebamme

Die Hebamme sitzt, steht, hockt oder kniet neben oder vor der Frau, möglichst so, dass sie mit ihr in Blickkontakt bleibt. Die Haltung der Hebamme ergibt sich aus der von der Frau gewählten Haltung. Die Hebamme trägt bequeme Kleidung, die es ihr erlaubt, den Haltungen und Bewegungen der Gebärenden zu folgen. Hocken, Knien oder Sitzen auf dem Boden sind für viele Hebammen zunächst ungewohnt und gewöhnungsbedürftig. Zur Entlastung von Beinen und Rücken wechselt die Hebamme häufiger ihre Haltung.

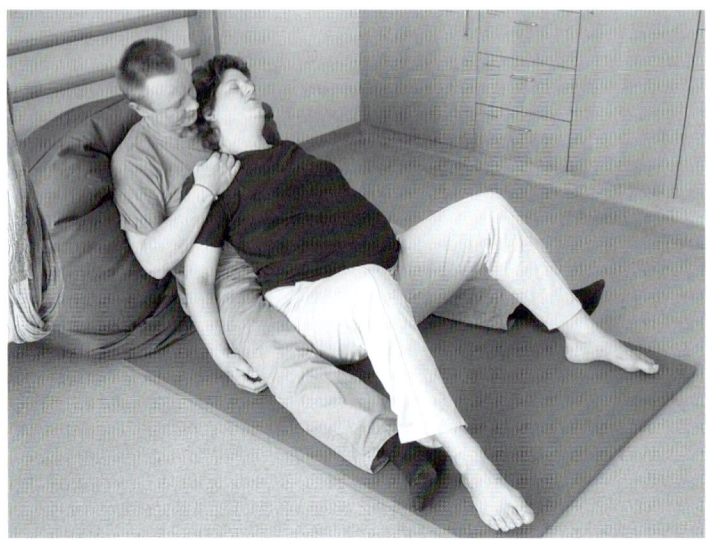

Abb. 17.20 Angelehntes Sitzen. Die Frau lehnt sich an den hinter ihr sitzenden Partner (»Schoßgeburt«).

Für die Hebamme extrem ungünstige Positionen oder auch solche, bei denen die Gefahr besteht, dass das Kind nicht entsprechend entwickelt werden kann, sollten gemeinsam mit der Gebärenden verändert werden.

Herztonüberwachung

Mit modernen CTG-Geräten ist es unproblematisch, die Herztöne des Kindes in allen beschriebenen Positionen abzuleiten. Bei telemetrischer (drahtloser) CTG-Ableitung oder mit extralangen Kabeln kann sich die Frau weitgehend frei bewegen.
Bei einer normalen Geburt mit unauffälligen Herztönen genügt es, die Herztöne in regelmäßigen Abständen in der Wehenpause abzuhören (Herbst 1994).
Ist die externe Überwachung mit den üblichen CTG-Gurten zu ungenau, sollte die Hebamme eine innere Ableitung der Herztöne mit Kopfschwartenelektrode wählen. Auch bei adipösen Frauen kann die innere Ableitung notwendig sein.

> Wird eine kontinuierliche Überwachung notwendig, ist dies kein Grund, die Frau in ihrer Bewegungsfreiheit einzuschränken. Die Hebamme muss immer daran denken, dass durch Bewegung und Haltungsänderungen die Sauerstoffversorgung des Kindes verbessert und das Wohlbefinden der Frau gefördert wird.

Vaginale Untersuchung

Üblicherweise wird die Gebärende in der halbliegenden Position vaginal untersucht. Diese Praxis kann beibehalten werden, wenn die Frau sich dadurch nicht eingeschränkt fühlt und die vaginale Untersuchung in Rückenlage nicht als schmerzhaft empfindet.
Grundsätzlich kann auch in jeder aufrechten Gebärhaltung ein vaginaler Befund erhoben werden. Im Stehen kann die Frau ein Bein auf einen Stuhl oder den Gebärhocker stellen, im Hocken kann sie sich zur vaginalen Untersuchung kurz anlehnen.
Der Geburtsfortschritt lässt sich am Verhalten der Frau und an den körperlichen Veränderungen gut ablesen. Die Gebärende stöhnt, sie hält sich während der Wehen stärker fest, der Anus klafft und sie geht häufig spontan in die Hocke, weil der Druck zum Mitschieben da ist.

> Wenn die Hebamme diese Zeichen aufmerksam wahrnimmt, sind häufige vaginale Untersuchungen überflüssig.

Dammschutz

Durch die aufrechte Haltung der Gebärenden verändert sich auch der Dammschutz. In den aufrechten Haltungen wird der Damm schon dadurch geschützt, dass die Gebärende selbst dosierter, und zwar entsprechend dem Druck des Köpfchens, schiebt.

Der Damm dehnt sich in den aufrechten Haltungen langsamer, dadurch wird er gleichmäßiger in alle Richtungen geweitet. Er dehnt sich also leichter und schonender als in der Rückenlage. In allen aufrechten Haltungen ist es meist nur nötig, mit einer Hand den Durchtritt des Köpfchens zu regulieren, um Risse **nach vorne**, Richtung Klitoris, zu vermeiden.

Die Hebamme kann die Gebärende auch dazu anregen, während des Schiebens ihre Hand auf das Köpfchen zu legen und dort zu lassen. Dadurch spürt sie unmittelbar, wie sie ihr Kind gebiert, und kann es bei der Geburt selbst in ihre Hände nehmen. Die Hebamme legt dabei ihre Hand auf die Hand der Frau und begleitet das Köpfchen beim Durchschneiden.

Ist der Kopf des Kindes geboren, ist eine aktive Schulterentwicklung durch die Hebamme meistens nicht nötig. Die Schwerkraft und das Mitschieben der Mutter helfen dem Kind, vollends geboren zu werden. Die Hebamme hält das Neugeborene beim Hinausgleiten und achtet darauf, dass sie es sicher aufnehmen kann.

Für die Hebamme ist die Entwicklung des Kindes beim aufrechten Gebären nicht immer bequem. Je nach Haltung der Gebärenden muss sie knien oder auf dem Boden sitzen.

Geburten ohne den üblichen Dammschutz zeigen die Filme »Birth in the Squattering Position« von Moyses und Claudio Paciornik sowie »Gebären aus eigener Kraft« und »Mit den Füßen auf dem Boden« von Saskia van Rees (s. Medien, S. 376). Mit eigenen Augen zu sehen, wie Frauen ohne den üblichen Dammschutz gebären, überzeugt auf einer ganz anderen Ebene als wissenschaftliche Ergebnisse.

Dammriss und Dammschnitt

Ein Riss ist bei jeder Geburt ein natürliches Risiko. Er heilt in der Regel gut. Die vorliegenden wissenschaftlichen Untersuchungen zeigen, dass bei aufrechten Gebärhaltungen der Damm häufiger intakt bleibt. Die Dammschnittrate ist geringer, die leichten Geburtsverletzungen kommen aber dafür häufiger vor. Mittelschwere Dammverletzungen sind ebenfalls seltener (Klein-Tebbe 1996). Bei allen beschriebenen Haltungen lässt sich ein Dammschnitt, falls nötig, durchführen.

Die Geburt des Mutterkuchens (Plazentarphase)

Die Geburt des Mutterkuchens wird in aufrechter Haltung abgewartet und beendet. Alle beschriebenen Haltungen sind dafür geeignet. In aufrechter Haltung unterstützt die Bauchpresse das Herausschieben des Mutterkuchens genauso wie vorher die Geburt des Kindes. Die Hebamme braucht nach den Lösungszeichen nur wenig an der Nabelschnur zu ziehen, um das Herausgleiten zu unterstützen. Häufig ist nicht einmal das nötig, da die Frau den Mutterkuchen aus eigener Kraft herausdrückt. Wird der Mutterkuchen von der Frau aktiv geboren, wird er von ihr spontan auch angeschaut und beachtet. Die Gebärende erlebt durch die Geburt des Mutterkuchens aktiv den Abschluss der Geburt ihres Kindes.

Eine zusätzliche Gabe von Wehenmitteln für die Geburt der Plazenta ist in aufrechter Haltung nicht nötig, es sei denn, ein großer Blutverlust macht dies erforderlich (Prendiville u. Elbourne 1989).

Die Geburt der Familie (Bonding)

Für Mutter und Neugeborenes beginnt unmittelbar nach der Geburt eine intensive und sensible Zeit. Es ist sehr wichtig, dass die Eltern Zeit haben, um ihr neugeborenes Kind anzusehen, es zu berühren und zu streicheln. Die Mutter entscheidet selbst, wann sie ihr Kind aufnehmen und in die Arme nehmen will (Abb. 17.21). In den Armen der Mutter wird das Kind wenn nötig mit vorgewärmten Tüchern zugedeckt, um ein Auskühlen zu vermeiden. Das Abnabeln erfolgt in den Armen der Mutter. Bleiben Mutter und Kind ungestört, macht das Kind von selbst die ersten Anzeichen, nach der Brust zu suchen und zu saugen. Durch das Stillen kommt es zu einer Oxytocinausschüttung, die diesen Bindungsprozess wesentlich unterstützt.

Damit die Beziehung zwischen Eltern und Kind entstehen und wachsen kann, sind im Geburtsraum gedämpftes Licht, Ruhe und Geduld wichtig. Die Hebamme sorgt dafür, dass diese Bedingungen vorhanden sind. Mütter, die in den ersten 16 Stunden nach der Geburt ausreichend Kontakt

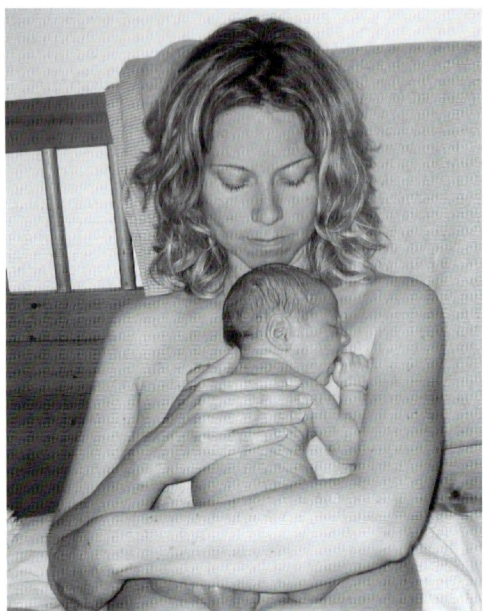
Abb. 17.21 Bonding.

zu ihren Kindern hatten, konnten schneller Vertrauen in ihre Rolle als Mutter fassen und fanden früher Sicherheit im Umgang mit ihnen als Mütter, die weniger Kontakt hatten (Klaus u. Kennell 1983).

Aufrechte Gebärhaltung bei Migrantinnen

Frauen aus anderen Kulturkreisen (Migrantinnen) würden oft von sich aus während der Wehen und der Geburt eine aufrechte Gebärhaltung wählen. Aus Unsicherheit und durch mangelnde Aufklärung und Information passen sich diese Frauen an die westlichen Geburtssysteme an und gehen zur Geburt in die Rückenlage, wenn die Hebamme es so von ihnen verlangt. Dabei ist die aufrechte Gebärhaltung in den meisten Ethnien nach wie vor üblich und den Frauen vertraut. Um Angst und Unsicherheit von Migrantinnen während der Geburt zu verringern, ist es wichtig, deren traditionelle Geburtspraktiken zu kennen und diese zuzulassen. Forschungen aus der Ethnomedizin weisen darauf hin, dass Umhergehen während der Wehen sowie Halten, Stützen, Kauern und Hocken zum Gebären in allen Kulturen fest verankerte Geburtsrituale sind (Kuntner 2001).

Schlussbemerkung

! Damit wir als wirkliche Hebammen praktizieren, damit wir lernen, Frauen nahe zu sein und uns in sie einzufühlen, müssen wir zuerst die Frau kennen und lieben lernen, die uns am nächsten steht – uns selbst. (Flint 1986)

Die Diskussion über die aufrechten Gebärhaltungen ist kontrovers. Die Ergebnisse der wissenschaftlichen Untersuchungen über die Wirkungen des aufrechten Gebärens werden unterschiedlich beurteilt. Die Frauen bevorzugen überwiegend aufrechte Gebärhaltungen (Enkin et al. 1995). Wir Hebammen müssen uns in dieser Auseinandersetzung für das einsetzen, was die Frauen wollen. Die Interessen der Frauen haben Vorrang vor den Interessen der in der Geburtshilfe tätigen Berufsgruppen (Tew 1993).

Es braucht Zeit, Mut und Geduld, sich mit den aufrechten Gebärhaltungen vertraut zu machen. Jede Frau, der wir aktives und aufrechtes Gebären ermöglichen, hilft uns, in diesem Lernprozess zu wachsen. Von uns werden dabei nicht nur körperliche Beweglichkeit und teilweise ungewohnte Haltungen, sondern auch innere Beweglichkeit gefordert.

Beim aktiven Gebären ist die Frau nicht mehr die passive Patientin, mit der die Geburt gemacht wird, sondern sie ist die Handelnde, die aus eigener Kraft ihr Kind zur Welt bringt. Diese andere innere Haltung im Alltag einer Klinik zu verwirklichen, stößt auf Widerstände – nicht nur bei den Ärztinnen und Ärzten, sondern auch unter Hebammen. Auch uns Hebammen fällt es nicht leicht, bei der Geburt in den Hintergrund zu treten, den Fähigkeiten der Frau zu vertrauen und die Geburt geschehen zu lassen.

Hebammen müssen dem vertrauen, was sie bei der Geburt wahrnehmen, fühlen und mit der Gebärenden zusammen erleben. Hebammen sollten ihr professionelles Wissen nur dann einsetzen, wenn es wirklich notwendig ist. Bei einer aktiven Geburt ist es nicht nur die Gebärende, sondern auch die Hebamme, die ihrer Intuition und ihren Gefühlen vertraut. Frauen beim aktiven aufrechten Gebären begleiten heißt, unserer eigenen Beweglichkeit und Standfestigkeit vertrauen.

Schlussbemerkung

Literatur

Balaskas J, Balaskas A. Active birth manifesto. In: Balaskas J. New active birth. A concises guide to natural childbirth. London: Unwin Hyman 1989: 201–3.

Bergström L. I gotta push. Please let me push. Social interactions during the change from first to second stage of labour. Birth 1998; 24: 173–80.

Burger M, Safar P. Geburt aus Beckenendlage am Gebärhocker. Gynäkol Rundsch 1996; 36: 69–74.

Davis E. Das Hebammen-Handbuch: Ganzheitliche Schwangerschafts- und Geburtsbegleitung. München: Kösel 1992.

Eichbaum J. Geburt und sexueller Missbrauch. Eine persönliche Erfahrung. DHZ 1998; 50: 504–12.

Enkin M, Keirse MJNC, Chalmers I. A guide to effective care in pregnancy and childbirth. Oxford: Oxford University Press 1989.

Enkin M, Keirse MJNC, Renfrew MJ, Neilson JP. A guide to effective care in pregnancy and childbirth. 2th ed. Oxford: Oxford University Press 1995.

Enkin M, Keirse MJNC, Renfrew MJ, Neilson JP. Effektive Betreuung während Schwangerschaft und Geburt. Ein Handbuch für Hebammen und Geburtshelfer. Wiesbaden: Ullstein Medical 1998.

Fischer H. Atlas der Gebärhaltungen. Stuttgart: Hippokrates 2003.

Flint C. Sensitive midwifery. Oxford: Butterworth-Heinemann 1986.

Friedrich J. Betreuung von schwangeren und gebärenden Frauen, die sexuell traumatisiert worden sind. Hebamme 1998; 11: 85–7.

Heller A. Geburtsvorbereitung Methode Menne-Heller. Stuttgart, New York: Thieme 1998.

Herbst A, Ingermasson I. Intermittent versus continuous electronic monitoring in labour: a randomised study. Eur J Obstet Gynaecol Reprod Biol 1994; 56: 103–6.

Kafka M, Riss P, Trotsenburg von M, Maly Z. Gebärhocker, ein geburtshilfliches Risiko? Geburtsh Frauenheilkd 1994; 54: 529–31.

Kitzinger S. Die natürliche Alternative. Warum Hausgeburt? München: Deutscher Taschenbuch-Verlag 1988.

Klaus MH, Kennell JH. Mutter-Kind-Bindung: Über die Folgen einer frühen Trennung. München: Kösel 1983.

Klein-Tebbe A et al. Aufrechte Gebärpositionen – mehr Geburtsverletzungen? Zentralbl Gynäkol 1996; 118: 448–52.

Kluge S. In die Hand der Mutter geboren werden. Dtsch HebammenZ 1993; 45: 328.

Kuntner L. Die Gebärhaltung der Frau: Schwangerschaft und Geburt aus geschichtlicher, völkerkundlicher und medizinischer Sicht. 3. Aufl. München: Marseille 1991 a.

Kuntner L. Neue Erkenntnisse und Ansichten über die Gebärhaltung: Der Gebärhocker Maia. 2. Aufl. München: Marseille 1991 b.

Kunter L. Schwangerschaft und Geburt im Migrationskontext. In: Doeming D (Hrsg). Professionelle transkulturelle Pflege. Bern: Hans Huber 2001; 362–82.

Lepori D. Gebären. Gestern, heute und morgen. Eine Arbeit über die Orte der Geburt, für Architekten und Raumgestalter, Spitalverwalter, Ärzte und Hebammen, werdende Eltern und Frauen. Adliswil: Selbstverlag der Verfasserin 1991.

Levy V, Moore J. The midwife's management of the third stage of labour. Nurs Times 1985; 81 (5): 47–50.

Meenan AL, Gaskin IM, Hunt P, Ball CA. A new (old) maneuver for the management of shoulder dystocia. J Fam Pract 1991; 32: 625–27. (MIDIRS Midwifery Digest 1992; 2: 306–10.)

Northrup C. Frauenkörper – Frauenweisheit. München: Zabert 1994.

Prendiville W, Elbourne D. Care during the third stage of labour. In: Chalmers I, Enkin M, Keirse MJNC (eds). Effective care in pregnancy and childbirth. Oxford: Oxford University Press 1989; 1145–69.

Rigby E. What is the natural position of a woman during labour? Med Times Gazette 1857; 15: 346–6. Zit. in: Roberts J. Maternal position during the first stage of labour. In: Chalmers I, Enkin M, Keirse MJNC (eds). Effective care in pregnancy and childbirth. Oxford: Oxford University Press 1989; 891.

Russell JGB. Moulding of the pelvic outlet. J Obstet Gynaecol Brit Commonw 1969; 76: 817–20.

Shermer RH, Raines DA. Positioning during the second stage of labour. Moving back to basics. JOGNN 1997; 26 (6): 727–34.

Sleep J, Roberts J, Chalmers I. Care during the second stage of labour. In: Chalmers I, Enkin M, Keirse MJNC (eds). Effective care in pregnancy and childbirth. Oxford: Oxford University Press 1989; 1129–44.

Stewart P. Influence of posture in labour. Contemp Rev Obstet Gynaecol 1991, 3: 152–7.

Tabellenband des Zentrums für Qualitätsmanagement Hannover. Qualitätssicherung in der außerklinischen Geburtshilfe. Ergebnisse der bundesweiten Erhebung der außerklinischen Geburten 1. 7. 1996–30. 6. 1997. Hannover 1998.

Tew M. Der Bericht des Gesundheitsausschusses des britischen Unterhauses über die Geburtshilfe in Großbritannien. Einführung von Marjorie Tew. Dtsch HebammenZ 1993; 45: 14–5.

Waldenström U, Gottvall KA. A randomized trial of birthing stool or conventional semirecumbent position of second stage of labour. Birth 1996; 18: 5–10.

Westerlund E. Women's sexuality after childhood incest. New York, London: Norton 1992.

World Health Organisation. Appropriate technology for birth. Lancet 1985; 2: 436–7.

Leseempfehlungen

Albrecht-Engel J, Hrsg. In Wellen zur Welt. Das traditionelle Wissen über Schwangerschaft und Geburt. Augsburg: Midena 1997.

Balaskas J. Aktive Geburt. Ein praktischer Ratgeber für junge Eltern. München: Kösel 1993.

Gélis J. Das Geheimnis der Geburt: Rituale, Volksglauben, Überlieferung. Freiburg: Herder 1992.

Odent M. Geburt und Stillen. Über die Natur elementarer Erfahrungen. München: Beck, 1993.

Robertson A. Teaching active birth: a handbook for childbirth educators and midwives. Forest Lodge: ACE Graphics 1988.

Schiefenhövel W, Sich D (Hrsg). Die Geburt aus ethno-medizinischer Sicht: Beiträge und Nachträge zur IV. Internationalen Fachkonferenz der Arbeitsgemeinschaft Ethnomedizin über traditionelle Geburtshilfe und Gynäkologie in Göttingen, 8. bis 10. Dezember 1978. 3. Aufl. Braunschweig: Vieweg & Sohn 1994 (CURARE Sonderband).

Gebären: Vertikale Geburt, erster Kontakt, Einfluss von Wasser, Komplikationen. Heythuysen: Stichting Lichaamstaal 1987. Bezugsadresse: Gesellschaft für Geburtsvorbereitung e.V., Dellestraße 5, 40627 Düsseldorf.

Medien

Van Rees S. Mit beiden Beinen auf der Erde. Video (VHS, PAL); 35 Minuten.

Van Rees S. Gebären aus eigener Kraft. Video (VHS, PAL); 17 Minuten.

Gebären, aufrechte Gebärhaltungen. 33 Dias. Bezugsadresse für Videos und Dias: Gesellschaft für Körpersprache, Stichting Lichaamstaal, Scheyvenhofweg 12, NL-6093 PR Heythuysen, Tel.: +31/4956/51735.

Paciornik M, Paciornik C. Birth in the squattering position. Video (VHS, NTSC); Film (16 mm); 10 Minuten. Boston: Polymorph Films. (Achtung: Das Video ist in der amerikanischen NTSC-Norm und muss in die PAL-Norm transkodiert werden.) Bezugsadresse: Polymorph Films, 118 South Street, Boston MA 02111, USA.

Baumgarten K, Tuchtenhagen G. Das Leben geschenkt. Video; 89 Minuten. Bezugsadresse: Elwin Staude Verlag, Versandbuchhandlung, Postfach 510660, 30636 Hannover, Tel.: +49/511/651003, Fax: +49/511/651788, E-Mail: Elwin.Staude.Verlag@t-online.de.

Berghammer K. Gebären & geboren werden. Ein Film über die Physiologie der Geburt. Video; 45 Minuten. Geburten in aufrechter Haltung in einer Klinik. Gut für Schülerinnen, da er Realbilder und 3-D-Computeranimationen über den physiologischen Verlauf der Geburt zeigt. Bezugsadresse: Schattauer Verlag, Hölderlinstr. 3, D-70174 Stuttgart, Tel.: +49/711/2 29 87–0, Fax: +49/711/2 29 87–50, E-Mail: info@schattauer.de.

Kirchhoff H, Uhlig H. Geburt im Knien (Zulu, Südafrika). Video (VHS, PAL); Film (16 mm); 18,5 Minuten. Göttingen: Institut für den Wissenschaftlichen Film 1975. Bestell-Nr. E 2151. Begleitpublikation von Horst Uhlig. Bezugsadresse: Institut für den Wissenschaftlichen Film (IWF), Postfach 2351, D-37013 Göttingen, Tel.: +49/551/2020.

Kuntner L. Das Gebärverhalten der Frau (Faltblatt). Herausgegeben von der Arbeitsgemeinschaft für Gynäkologie und Geburtsvorbereitung im Deutschen Zentralverband für Krankengymnastik/Physiotherapie und vom Bund Deutscher Hebammen. Karlsruhe: BDH 1992. (Informationsblatt über aufrechte Gebärhaltungen; von der WHO empfohlen.) Bezugsadresse: Bund Deutscher Hebammen, Postfach 1724, D-76006 Karlsruhe, Tel.: +49/721/98189–0.

Materialien

Maia-Gebärhocker. Vertrieb für Deutschland: Medela Medizintechnik, Postfach 1148, D-85378 Eching, Tel.: +49/89/31 97 59–0, Fax: +49/89/31 97 59–99. Vertrieb für die Schweiz und andere Länder: Betten-Minder, Limmatquai 78, CH-8001 Zürich, Tel.: +44/1/2 51 75 10.

Wethener Gebärhocker und Wethener Hocker für die Hebamme, nach G. Steffen, Hebamme. Bezugsadresse: G. Steffen, Probsteiweg 13, D-79112 Freiburg/Waltershofen, Tel.: +49/76 65/97 25 27, Fax: +49/76 65/97 25 31.

Holländischer Gebärhocker. Geburtshaus Amsterdam, Genestetstraat 3, NL-1054 AW Amsterdam, Tel.: +31/20/6 83 18 06.

Natalie-Gebärstuhl. Hufer GmbH, Eyller Straße 54, D-47506 Neukirchen-Vluyn/Rayen, Tel.: +49/28 45/3 34 33.

Birth-mate Gebärhocker. Vermeulen Medische Instrumente en Disposables. Kerkhoflaan 14, NL-6718 Ede, Tel.: +31/318/61 91 19, Fax: +31/318/65 34 87.

Sitzkissen für Hebamme und Gebärende (mit abwaschbarem Überzug). Bezugsadresse: Der Betten Laden. A. Müller, Hohenheimer Straße 52, D-70184 Stuttgart, Tel.: +49/711/24 65 50, Fax: +49/711/24 65 60.

Maia-Matte (siehe Maia-Gebärhocker).

Schlussbemerkung

AIREX-Matten. Fa. Gaukler & Lutz oHG, Habsburger Straße 12, 73432 Aalen. Bezug nur über den Fachhandel.

Geburtstuch/Seil. Bezugsadresse: Didymos, Solitudestraße 37, D-71638 Ludwigsburg, Tel.: +49/71 41/ 92 19 24, Fax: +49/71 41/92 10 26.

Geburtshilfe-Modell. Ein Modell, mit dem die Geburt in allen Geburtshaltungen ausprobiert werden kann. Erler-Zimmer, Hauptstr. 27, 77886 Lauf, Tel.: +49/ 78 41/60 030, Fax: +49/78 41/60 03 20.

Körperorientierte Methoden

Feldenkrais-Methode, Feldenkraisgilde, Jägerwirthstraße 3, D-81373 München, Tel.: +49/89/52 31 01 71, E-Mail: gilde@feldenkrais.de.

Atemarbeit nach Middendorf, Helge Langguth, Postweg 13, D-64743 Beerfelden, Tel.: +49/60 68/91 20 26, E-Mail: helge.langguth@t-online.de.

Bund Deutsche Yogalehrer (BDY), Jüdenstraße 37, D-37073 Göttingen, Tel: +49/551/4 88 38 08, E-Mail: info@yoga.de.

18 Hausgeburtshilfe

Stephanie Struthmann

Geschichtlicher Hintergrund

Innerhalb des letzten Jahrhunderts hat sich die Anzahl der Hausgeburten im Vergleich zu Klinikgeburten von ca. 99 Prozent auf 1 Prozent umgekehrt. Bis Anfang des zwanzigsten Jahrhunderts hatten Krankenhäuser als Geburtsort einen zwiespältigen Ruf. Sie waren für mittellose oder allein stehende Frauen gesetzlich vorgeschriebener Ort für ihre Geburt: Sie mussten sich dort ihre Versorgung während und nach der Geburt mit der Freigabe ihres Körpers zu Lehrzwecken für Medizinstudenten und Forschung verdienen, verbunden mit hohen Raten an Todesfällen durch »Kindbettfieber«. Nur wenige Frauen aus der Oberschicht mit z. B. persönlicher Bindung an einen Geburtshelfer, Frauen mit zu erwartenden lebensbedrohlichen Komplikationen sowie Verlegungen während oder nach der Geburt und die so genannten »Hausschwangeren« nutzten das klinische Angebot. Bis 1936 stieg die Zahl der Klinikgeburten auf 64 Prozent, da die hygienischen, fachlichen und personellen Voraussetzungen grundlegend verbessert wurden, zudem wurde zur Schmerzerleichterung u. a. Lachgas eingeführt.

Während des Nationalsozialismus erlebte der Berufsstand der Hebamme Aufwertung und Neuordnung durch das neue Hebammengesetz (21. 12. 1938): Die bis heute nur in Deutschland bestehende Hinzuziehungspflicht einer Hebamme wurde eingeführt. Weiterhin regelte das Gesetz die Niederlassungsdichte der Hebammen, damit war die Gewährung eines Mindesteinkommens verbunden. Der Verantwortungsbereich wurde um die selbstständige »Anwendung von Arzneimitteln und sonstigen Maßnahmen durch Hebammen bei drohender Lebensgefahr von Mutter und Kind« (Erlass 1940) erweitert. Eine Hebamme durfte nun wehenfördernde Mittel während der Geburt und subkutane Injektionen in der Nachgeburtsperiode nach eigenem Ermessen verabreichen, wenn ein Arzt nicht zu erreichen war. Auch wurde der Hebamme die Schwangeren-, Säuglings- und Kleinkinderfürsorge zugesprochen. Die nationalsozialistische Familienideologie und die kriegsbedingt zu erwartende Knappheit an Klinikbetten führte zu einem Konflikt mit den Interessen klinisch tätiger Gynäkologen, die Entbindungsabteilungen auszubauen. Das Reichsinnenministerium formulierte 1939 in einem Erlass: »Der zu erwartende Bedarf an Krankenhausbetten macht es notwendig, dass die im Laufe der letzten Jahre auf Kosten der Hausentbindungen stark gestiegene Zahl der Anstaltsentbindungen auf das unbedingt notwendige Maß zurückgeführt wird. [...] Hierbei ist jedoch von der Erkenntnis auszugehen, dass die Durchführung der Entbindung auch unter dürftigen Wohnverhältnissen unter der Einzelbetreuung der Hebamme weit bessere Ergebnisse für Mutter und Kind zeitigt als die Entbindung in gegebenenfalls überfüllten oder mit Erkrankten verschiedener Art gefüllten Krankenanstalten [...]« (Runderlass 1939).

Als Kompromiss wurden »24 Leitsätze für die Ordnung der Geburtshilfe« entworfen. Es wurde verdeutlicht, dass die Schwangere den Entbindungsort frei wählen kann. Die Hausgeburt unter Leitung einer Hebamme sollte bei voraussichtlich normal verlaufender Geburt weiter gefördert werden. Andererseits wurden Vorteile der Krankenhausentbindung sowie ihre Bedeutung für den Fortschritt der modernen wissenschaftlichen Geburtshilfe in Vergangenheit und Zukunft beschrieben. Auch wurde eine Intensivierung von Untersuchungen in der Schwangerschaft gefordert, um pathologische Verläufe rechtzeitig zu erkennen und entsprechend im Krankenhaus zu behandeln.

Nach dem **Zweiten Weltkrieg** wurden, um bei den anhaltenden Flüchtlingsströmen und desolaten Wohn- und Lebensbedingungen räumlich und hygienisch akzeptable Bedingungen zu schaffen und darüber die Mortalität von Müttern und Kindern gerade auf dem Land zu senken, von Hebammen als Alternative zur Hausgeburt Entbindungsheime gegründet, häufig in Zusammenarbeit mit einer Arztpraxis.

Staatlich zentral organisiert und mit finanziellem Anreiz versehen, stieg der Anteil von Klinikgeburten in der DDR weit rascher als in der BRD. Während er 1960 in der BRD noch ca. 43% betrug (11% in der DDR), sanken die Hausgeburten 1970 auf 4,5%, in der DDR auf 1%. Wesentlich für die Abnahme der Hausgeburten in der BRD war die grundsätzliche Kostenübernahme der Klinikentbindung seitens der gesetzlichen Krankenkassen Anfang der 60er-Jahre. Diese hatten bisher die Klinikgeburt nur bei ärztlicher Einweisung wegen zu erwartender schwerer Komplikationen getragen. 1980 war der Anteil der Klinikgeburten auf 99,3% angestiegen.

Die Zahl der außerklinischen Geburten setzt sich heute zusammen aus Hausgeburten, Praxis- und Geburtshausgeburten. Bis 1985 war eine viel diskutierte Zunahme der außerklinischen Geburten auf 1,2% zu verzeichnen, die als Reaktion schwangerer Frauen (und ihrer Partner) gegen Entmündigung durch fortschreitende Technisierung und Medikalisierung der Geburtshilfe bis hin zur »Programmierten Geburt« zu verstehen war. Die Debatte um die Hausgeburtshilfe leistete einen wichtigen Beitrag zur »Humanisierung« und zur »Familienorientierung« der Geburtshilfe in den Kliniken.

Durch die seit 1999 bestehende bundesweite **Datenerhebungsinitiative** »QUAG« der beiden Hebammenverbände ist im Jahr 2003 ein Anstieg auf 9 846 Geburten in 631 außerklinischen Einrichtungen dokumentiert. Davon sind 44% als Hausgeburt ausgewiesen, 43% als Geburtshausgeburten, 8% in anderen geburtshilflichen Institutionen und 2,5% in einer Arztpraxis. Der Anteil der außerklinischen Geburten betrug insgesamt 1,45% bei starken regionalen Unterschieden.

Qualitätssicherung und Perinatalerhebung

Die deutschen **Hebammenverbände** haben der Erfassung aller geplanten außerklinischen Geburten oberste Priorität eingeräumt und folgende Ziele und Thesen zur Beschreibung von Qualitätskriterien formuliert (Loytved 2004):

»Die Dokumentation der außerklinischen Geburten
- untermauert die Eigenverantwortung der Berufsgruppe der Hebammen,
- dient der Bestandsaufnahme der Versorgungsstruktur,
- belegt eine differenzierte Entscheidung von Hebammen und Schwangeren für eine außerklinische Geburt,
- belegt eine situationsgerechte Schwangerschafts- und Geburtsbegleitung,
- verbessert (über den Weg des Qualitätsmanagements) die Chance der Frauen auf eine spontane, invasionsarme Geburt, auch bei einer Verlegung,
- verbessert auf dem gleichen Weg die Chance auf ein positives ›fetal outcome‹ durch ein individuelles Zeitmanagement.«

Die Hebammenverbände möchten mit den Ergebnissen
- die Kompetenz von schwangeren Frauen und Hebammen aufzeigen,
- die Hebammengeburtshilfe sichern und erweitern,
- zeigen, dass die Betreuung Schwangerer und Gebärender durch Hebammen eine Selbstverständlichkeit in unserer Gesellschaft ist sowie
- in einen interdisziplinären Dialog treten, in den auch die Eltern mit einbezogen werden.

Ergebnisse der Perinatalerhebungen

■ **Soziodemographische Parameter:** Die außerhalb der Klinik entbindenden Schwangere sind im Durchschnitt älter als Frauen, die eine Klinikgeburt planen. Es findet sich ein höherer Anteil an Zweit- und Mehrgebärenden. Zudem haben die werdenden Mütter und ihre Partner eine deutlich höhere Ausbildung und sind sozial besser gestellt. Etwa drei Viertel der Gebärenden geben als Motivationsursache für eine außerklinische Geburt das Vertrauensverhältnis zu ihrer Hebamme an. Als ähnlich wichtig wird Selbstbestimmung genannt. Rund 30% der Schwangeren haben eine klinische Geburtserfahrung, die zur außerklinischen Geburt motivierte. Ebenso häufig nennen die Frauen das Bedürfnis nach Sicherheit und das Erleben einer außerklinischen Geburt im Bekanntenkreis.

- **Betreuungsqualität:** Betreuungszeiten bis zu 24 Stunden werden als normal und adäquat bezeichnet. Rund 80 Prozent der Frauen gebaren innerhalb von 10 Stunden kontinuierlicher Anwesenheit ihrer Hebamme. Bei der Mehrzahl aller Geburten befand sich eine Klinik im Umkreis von maximal 10 Kilometern.

- **Hebammenkontakte und Schwangerenvorsorge:** Aufgrund von Erfahrungen in zurückliegenden Schwangerschaften wünschen die Eltern schon zu einem frühen Zeitpunkt Beratung durch die Hebamme, sodass meist mehrere Monate bis zur Geburt für den Aufbau des Vertrauensverhältnisses zur Verfügung stehen. Die meisten Frauen hatten 6–10 persönliche Kontakte zur Hebamme (Beratung, Hilfe bei Schwangerschaftsbeschwerden), 86% nahmen Vorsorgeuntersuchungen durch die Hebamme wahr.

- **Vorkommen anamnestischer oder befundeter Schwangerschaftsrisiken:** Bei 40% der Schwangeren waren keine Risiken dokumentiert. Als die häufigsten anamnestischen Risiken (50%) werden genannt: Alter über 35 Jahre, Allergie, familiäre Belastung, anamnestische Erkrankung und Zustand nach mehr als 2 Aborten bzw. Abbrüchen. Als häufigste Schwangerschaftsbefunde wurden vorzeitige Wehentätigkeit, Blutungen vor der 28. SSW, Terminunklarheit und Abusus von Genussgiften angegeben.

- **Geburt:** 87% der Geburten konnten erfolgreich ohne Verlegung abgeschlossen werden. Bei 44% der Geburten war eine zweite Hebamme anwesend, bei 7% Arzt oder Ärztin und bei 9% Arzt und eine zweite Hebamme.
Von den 13% Verlegungen erfolgten 92% in Ruhe, nur 8% der Frauen mussten notfallmäßig verlegt werden, von diesen hatte die Hälfte eine operative Geburtsbeendigung.
Hauptverlegungsgründe waren protrahierte Geburt oder Geburtsstillstand in der Eröffnungsperiode (5%), pathologisches CTG oder auskultatorisch suspekte Herztöne (2%), protrahierte Austreibungsperiode (1,5%).
Maternales und fetales Outcome: Fast 93% aller Kinder konnten spontan geboren werden, 2,5% vaginal-operativ und 4,5% mit Sectio. Bei 7% der Frauen wurde eine Episiotomie durchgeführt, bei rund 19% trat ein Dammriss ersten Grades auf, bei 15% ein DR zweiten Grades, bei 0,7% ein DR III–IV sowie in 10% der Fälle andere nahtpflichtige Risse.

- **Postpartal** mussten 2,7% der Mütter innerhalb von 24 Stunden verlegt werden (Plazentalösungsstörung, Nahtversorgungsproblem, verstärkte Nachblutung).
Hauptgründe für Hinzuziehung eines Kinderarztes bzw. Verlegung der Kinder waren: Unreife bzw. Mangelgeburt, Hypoxie, Zyanose oder Asphyxie und Atemstörungen, Fehlbildungen und Chromosomenanomalien, Ikterus, Infektion, Anpassungsstörung oder notwendige Beobachtung.
Die kindliche Mortalität betrug 0,2 Prozent, rund 95% der Mütter und Kinder waren unauffällig.

> Mittels der Perinatalerhebungen konnte für Schwangerschaft, Geburt und nachgeburtliche Zeit eindeutig belegt werden, dass die meisten Hebammen die auftretenden Risiken adäquat einschätzen und situationsgerecht handeln. Die Rate von Spontangeburten ist sehr hoch, wobei Mutter und Kind in gutem bis sehr gutem Allgemeinzustand sind. Die Verlegung bei sich anbahnenden Problemen erfolgte meist rasch.

Hausgeburt

Hebammengeburtshilfe bei inner- und außerklinischen Geburten geht von einer ressourcenorientierten Sicht auf Schwangerschaft und Geburt als einem biologisch optimierten selbsttätigen Lebensprozess aus, der prinzipiell unabhängig von Beratung, Begleitung und Behandlung bzw. Hilfe geschehen kann.

> Die persönliche Beziehung zu Frau und Familie ist Basis für die traditionell empathische, fürsorgliche Begleitung, die achtsam den individuellen, psychischen wie sozialen Raum der Frau schützt. Die Hebamme hütet die Intimität der Frau, sorgt für Störungsfreiheit in allen sensiblen Phasen und beugt damit pathologischen Verläufen vor (BDH et al. 2002).

In Gesundheitssystemen wie in den Niederlanden, in skandinavischen Ländern oder Neuseeland, in denen die Versorgung normaler, gesunder Frauen während Schwangerschaft und Geburt in den Händen von Hebammen liegt, gibt es weit weniger Risikoschwangerschaften und -geburten als in

Hausgeburt

Deutschland bei nachfolgend guter Gesundheit von Müttern und Kindern (Schwarz u. Schücking 2004).
Hebammengeburtshilfe »fördert die Kompetenz der Frau, aus eigener Kraft zu gebären, und respektiert die Fähigkeit des Kindes, diesen Vorgang aktiv mitzugestalten. Sie ist daher vorrangig nichtinvasiv« (BDH et al. 2005). Die Anforderungen an eine invasionsarme Geburtshilfe sind seitens der deutschen Hebammenverbände hoch gesteckt.

- Als invasiv gilt eine Amniotomie länger als 30 Minuten vor der Geburt und/oder Gabe von Homöopathie, Analgetika, Spasmolytika, Episiotomie oder sonstige Maßnahmen.
- Als invasionsarm wird die Anwendung von Naturheilkunde, Massagen und Akupunktur bzw. -pressur eingestuft.

> Hebammengeburtshilfe steht im Spannungsfeld von medizinischer, gesellschaftlicher und juristischer Sicht auf die Geburt, dem Recht der Frau und des Paares auf Selbstbestimmung sowie den eigenen persönlichen und fachlichen Möglichkeiten einer jeden Hebamme.

So ist die Hebamme gefordert, ihre Grenzen zu erkennen und sich frühzeitig Unterstützung zu holen oder eine Betreuung rechtzeitig weiterzuleiten, sie hat wiederum das Recht und die Pflicht, die Frau und/oder das Kind nur dann weiterzuleiten, wenn tatsächlich eine bessere Versorgung in der spezifischen Situation gewährleistet ist.

Prinzipien der Hausgeburtshilfe

Hierzu gehört vorrangig die **1:1-Betreuung**, die Unterstützung des individuellen Gebärverhaltens, die Vermeidung routinemäßiger Verfahren wie Medikamentengabe und die Ermöglichung einer möglichst sanften Umstellungsphase für das Neugeborene und seine Eltern (vgl. Rockel-Loenhoff 2004).
Die Geburtssituation zu Hause verteilt **Macht** anders: Die Frau, das Paar hat und behält das Hausrecht. Schwangere, die in einer Klinik gebären wollen, gehen zu drei Vierteln in der frühen Eröffnungsperiode in die Klinik, wohl um in einem noch relativ stabilen und handlungsfähigen Zustand den Ort und das Personal kennen zu lernen. Jede Hebamme kennt das Phänomen, dass bei Ortswechsel der Schwangeren erst einmal die vormals qualitativ und quantitativ regelmäßige Wehentätigkeit durch die verhaltenere Ausschüttung von Oxytocin nachlässt oder ganz verstummt. Evolutionsbiologisch kann dies als wichtiger Überlebensmechanismus in unklaren und emotional unsicheren Situationen gesehen werden, um rechtzeitig Gefahren zu bemerken, sodass Flucht oder Kampf möglich bleibt und die Gebärende dadurch nicht in Lebensgefahr gerät.
Im Hausgeburtenkollektiv befindet sich ca. die Hälfte der Gebärenden in der frühen Eröffnungsphase, wenn die Hebamme gerufen wird, bei einem Viertel der Frauen wurde die erste vaginale Untersuchung bei einer Muttermundseröffnung von sieben Zentimeter und mehr vorgenommen. Der Muttermundsweite wird vergleichsweise weniger prognostischer Wert beigemessen aufgrund vielfältiger Erfahrungen, dass Muttermundseröffnung und Geburtsgeschehen nicht lineare, kaum vorhersagbare, komplexe biopsychosoziale Prozesse sind, die am wirkungsvollsten durch menschlich stabile, zugewandte und angstfreie Betreuung unterstützt werden.

Die Gebärenden wählen frei verschiedenste **Positionen** zur Wehenverarbeitung und werden von ihrer Hebamme ermutigt, die jeweils optimalen Haltungen zu finden. Nur ca. 10 % aller Frauen (Mehrgebärende) nehmen bei ihrer Geburt zu Hause freiwillig die Rücken- oder Seitenlage ein, wenn sie durch diese Stellung das Geburtstempo eher vermindern wollen. Erstgebärende nutzen dagegen häufiger die Mithilfe der Schwerkraft durch die instinktive Wahl einer aufrechten Gebärhaltung. Obwohl in der Hausgeburtshilfe selten wehenfördernde Mittel eingesetzt werden, unterscheidet sich die durchschnittliche **Geburtsdauer** nicht von der in der Klinikstatistik dokumentierten (Milenovic-Rüchardt et al. 1998). Die Dauer des aktiven Mitschiebens, definiert als der Zeitraum vom Beginn des eigenen Wunsches mitzuschieben bis zur vollendeten Geburt des Kindes, betrug 2003 bei ca. 50 % der Schwangeren weniger als 15 Minuten, bei ca. 8 % der Gebärenden mehr als eine Stunde.
Um Mutter und Kind langsamer auf die Veränderungen vorzubereiten, wird in der außerklinischen Geburtshilfe in der Regel auf ein »Powerpressen« verzichtet (Loytved 2003) mit dem Vorteil einer besseren Oxygenisierung während der Wehentätigkeit. Auch die **Plazentarphase** sowie das Wahrnehmen und Aufnehmen des Kindes

durch die Mutter und den Vater brauchen Zeit. Maßgeblich sind die Bedürfnisse von Mutter, Vater und Kind. Überwachung und eventuell notwendige Intervention sollen so erfolgen, dass die Beziehungsaufnahme möglichst ungestört bleibt (BDH et al 2002). Die emotionale Intensität der auf »die Liebsten« konzentrierten Interaktionen führt erneut zu einer hohen Oxytocin- und Endorphinausschüttung. Das »Bonding« kann ungestört beginnen.

Bei dieser abwartenden Geburtshilfe mit ihrem geringen Einsatz von Kontraktionsmitteln wird mehr als die Hälfte aller Plazenten innerhalb von 15 Minuten geboren. Nur bei ca. 4 % der Frauen dauert die Plazentarphase mehr als eine Stunde. Trotz der im Vergleich längeren Nachgeburtsperiode und des geringen Medikamenteneinsatzes ist die Komplikationsrate an Plazentaretentionen und erhöhtem Blutverlust über 1 000 ml mit ca. 2 % gering. Ein wesentlicher Indikator für die zukünftige Mutter-Kind-Beziehung, aber gerade auch für die Vitalität des Kindes ist der spontane Anlegeversuch der Mutter und das Gelingen des Saugens an der Brust. Etwa ein Viertel der Neugeborenen trinkt bereits innerhalb der ersten fünfzehn Minuten, über 90 % innerhalb der ersten beiden Stunden. Nachdem **Dokumentation**, Anleitung zur Versorgung und Körperpflege von Mutter und Kind sowie Aufräumarbeiten beendet sind, folgt je nach Tageszeit häufig ein gemeinsames Essen. Die Hebamme bleibt für die nächsten Tage weiter rufbereit und kommt in der Regel innerhalb von zwölf Stunden zum ersten **Wochenbettbesuch**.

Eine Klinikhebamme über ihre erste Klinikgeburt (PDA, Oxytocin-Dauerinfusion) und ihre nachfolgenden zwei Hausgeburten:

> »Bei der ersten Geburt in der Klinik habe ich lernen müssen, dass die Klinik nicht der richtige Ort für mich ist. Insbesondere die Klinik, in der ich gearbeitet habe. Den Hebammenkopf und den Außenblick aufzugeben war zu Hause wesentlich leichter. Ohne CTG wurde mein Gefühl ›dem Kind geht es gut‹ nicht infrage gestellt. Sehr angenehm war für mich bei den Hausgeburten auch, dass der stressige Ortswechsel wegfällt. (Ich konnte ›in meiner Höhle‹ bleiben.) Was mir jetzt, seit ich wieder im Klinikalltag arbeite, sehr bewusst wird: Der Zeitrahmen zu Hause ist ein völlig anderer. Bei der Hausgeburt gibt die Gebärende ihren Zeitrhythmus vor.«

Qualifikation der Hebamme

> **!** Grundlage der Arbeit einer Hebamme in der außerklinischen Geburtshilfe sind ihre Aus- und Weiterbildung, die jeweilige Landesberufsordnung und das Hebammengesetz. Sie orientiert sich an den anerkannten Empfehlungen in der außerklinischen Geburtshilfe und an der aktuellen Forschung. [...] Das von klinischen Praktiken abweichende Vorgehen kann sie fachkundig begründen und bezieht die Bedürfnisse und Eigenverantwortlichkeit der Klientin mit ein.
> (BDH et al. 2002, S. 6)

Das traditionelle Berufsbild der Hebamme hat sich in den letzten 50 Jahren gewandelt: von eigenverantwortlicher Arbeit – im häuslichen Umfeld die Schwangerschaft, die Geburt und die frühe Familienphase in Langzeitbetreuung zu begleiten – zu mehrheitlich klinisch angebundener und dem Arzt unterstellter Tätigkeit mit dem Kreißsaal als wichtigstem und zentralem Tätigkeitsort. Die originäre, auf die jeweilige Frau und ihre Familie bezogene, umfassende Hebammentätigkeit wurde damit durch die klinische Betreuungsorganisation in Einzelbereiche fragmentiert.

Wenn Hebammen in der außerklinischen Geburtshilfe Fuß fassen wollen, müssen sie nach einer Untersuchung von Katz-Rothmann aus dem Jahr 1999 enorme und zum Teil schmerzhafte Transformationsleistungen erbringen (zu Sayn-Wittgenstein 2006). Diese gelingen in der Regel umso leichter, je intensiver der Anschluss an ein Netz von erfahrenen Kolleginnen ist, die Hospitation und Einarbeitung bieten, bei Fragen und zur Fallsupervision zur Verfügung stehen oder bei Bedarf hinzugezogen werden können.

Zum **Umstieg in die Freiberuflichkeit** (vgl. Kap. 45) sei auf die Broschüren und Fortbildungen der Hebammenverbände verwiesen. Interdisziplinäre Zusammenarbeit zwischen Frauen- und Kinderärztinnen, Psychologinnen, Physiotherapeutinnen, Osteopathinnen, Geburtsvorbereiterinnen und Hebammen bietet die Möglichkeit für alle Berufsgruppen dazuzulernen, Berührungsängste und Vorurteile abzubauen, bietet Entlastung bei unklaren, komplexen oder zeitintensiven fachlichen Anforderungen und birgt die Chance, über gemeinsame Fallbesprechungen die der jeweiligen Frau individuell angepasste Betreuung zu optimieren (Bauer et al. 1987, 1991).

Hausgeburt

Auch empfiehlt sich eine gemeinsame Nachbesprechung mit möglichst allen Beteiligten, wenn die Frau bzw. das Paar oder auch die Hebamme nach einer Weiterleitung unbeantwortete Fragen oder Probleme mit dem Verlauf hat.

Außerklinisch arbeitende Hebammen sind in Berufsordnungen verpflichtet, sich an einer geeigneten Qualitätssicherungsmaßnahme zu beteiligen. Reflexion einer Hausgeburtshebamme mit zwei eigenen Hausgeburten:

»Begebe ich mich in eine Institution, zumal in eine mit fremdem Personal, muss ich mich den Bedingungen der Institution unterordnen. Dort wird nach bewährten Mustern entschieden und gehandelt. Alles muss sich medizinischen Normen unterordnen – die Patientin ebenso wie das gesamte medizinische Personal. Das heißt: Mit gutem Willen der Hebammen und Ärzte wird auch meine Kraft als Gebärende – als Individuum – nie ausreichen, Abweichungen von dieser Norm zu inszenieren.

Aber gerade die Abweichungsfähigkeit von Routinen, die Flexibilität bei Äußerlichkeiten macht die menschlich individuelle Betreuung und Beziehung erst möglich.

Bei einer Hausgeburt habe ich als Gebärende keinen Kampf gegen Normen zu führen. Zu Hause stehe ich wirklich als Gebärende im Mittelpunkt des Geschehens und Handelns der mir bekannten und vertrauten Hebamme. Zeit hat hier eine großartigere Dimension, es gibt keine Dienstzeiten. Es gibt keine enge Vorstellung von ›wie lang darf welche Phase der Geburt dauern‹ – keinen Zeitdruck von ›oben‹. Auch die individuelle Zeitgestaltung postpartal – das betrifft die Plazentalösung, die Baby-Mutter-Annäherungsphase, die pflegerische Fürsorge für Mutter und Kind – ist selbstverständlich.

Liebevolles Gestalten braucht Zeit. Ich bitte darum individuell gestalten zu dürfen und kann dies vorab – vor der Geburt – mit meiner Hebamme klären. Ich sage vielleicht zu manchen Abläufen ›nein‹ und muss keine Sanktionen befürchten, weil die Hebamme weiß, mich kennt, nachfragt, in Beziehung bleibt. Zu Hause habe ich als Gebärende erfahren, dass die Hebamme mich in Ruhe lässt, ohne dass sie mir ihre Aufmerksamkeit entzieht. Die äußere Sicherheit gibt es für mich zu Hause durch die Fachfrau Hebamme. Sie kenne ich vorher und sie ist für mich alleine zuständig. Ich muss sie unter der Geburt nicht teilen mit anderen Gebärenden. Sie wacht über mich in respektvollem, aber liebevollem Abstand. Ich darf die Kontrolle abgeben. Meine innere Sicherheit verlässt mich zwischendurch und dann ist sie die Person, die weiter an mich glaubt. So habe ich die Hausgeburten meiner zwei Kinder als stärkend empfunden. Als völlig stimmig zu mir passendem Ereignis und Erlebnis. Dadurch selbstbestimmt, auch wenn mich das Gebären überwältigen darf.«

Ausstattung

Eine griffbereite Ausstattung ist Voraussetzung für reibungslose Abläufe in so gut wie allen geburtshilflichen Situationen. Nach einer Geburt sollte sie sofort wieder einsetzbar gereinigt und aufgefüllt werden. Welche Koffer für die Unterbringung der Materialien und Instrumente gewählt werden, ist dem persönlichen Geschmack überlassen, das »Innenleben« sollte übersichtlich sein und leichten Zugriff ermöglichen. Verwendet werden daher häufig Modelle, die für den Nothilfebereich entwickelt wurden, da in manchen bereits Sauerstoff und ein elektrischer Absauger installiert sind.

Medizinisch-technische Ausstattung

■ **Grundausstattung des »Geburtskoffers«**
(Abb. 18.1):
- Gerät zur Herzfrequenzkontrolle: Holzstethoskop, Dopton und/oder CTG, Kontaktgel
- steriles Geburtsbesteck (Abnabelung)
- sterile Episiotomieschere, extra verpackt
- steriles Nahtbesteck
- sterile, breite Spekula zur Einstellung unklarer postpartaler Befunde
- sterile Einmalfolien (Naht, Abdeckung)
- Silberfolie (Wärmen)
- Klistier
- Fieberthermometer
- Blutdruckmessgerät, Stethoskop
- Urinstix
- Nierenschale, Schüssel für Desinfektionslösung
- Materialien für Stoffwechselscreening
- Babywaage (geeicht)
- Maßband
- Kinderstethoskop
- Pflegemittel wie »Dammöl«, Vaseline, Augen- und Nasensalbe, ätherische Öle
- Taschenlampe
- Handspiegel
- Gebärhocker (fakultativ)

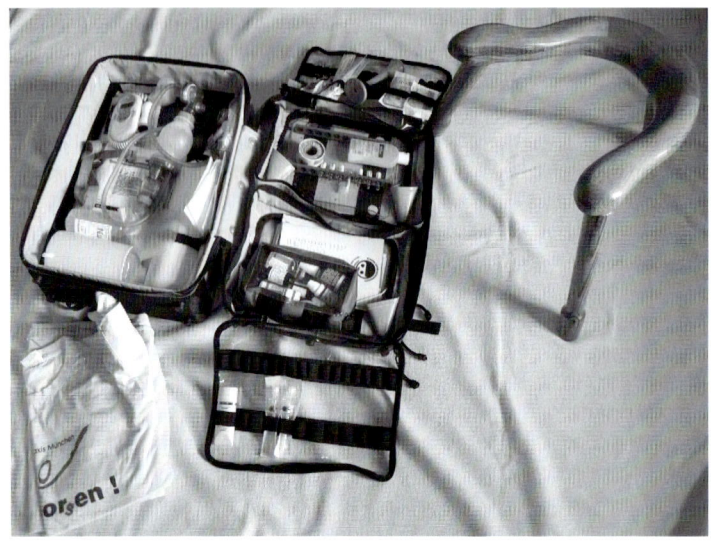

Abb. 18.1 Hausgeburtenkoffer (Foto: Roger Kausch, München, mit herzlichem Dank an Verena Mangold, Hebamme, München).

■ **Verbrauchsmaterial:**
Dieses kann bei einem der letzten Hausbesuche vor der Geburt deponiert werden:
- saugstarke Einmal-Krankenunterlagen, 60 x 90 cm
- sterile und unsterile Handschuhe (einschl. Vorrat an latexfreien Handschuhen)
- »lange« Handschuhe für Wassergeburt (manuelle Plazentalösung im Notfall)
- sterile Einmalblasenkatheter
- sterile Tupfer und Kompressen
- Einmalspritzen (2 ml bis 20 ml)
- Kanülen zur s.c., i.m. und i.v. Applikation sowie zum Aufziehen der Medikamente
- atraumatisches Nahtmaterial verschiedener Stärken
- Nabelklemmen
- Doppelkammerabsauger, Katheter für evtl. vorhandene elektrische Absauger
- Blutabnahmeröhrchen, Laborzubehör einschl. Formulare
- hautfreundliches Klebepflaster
- Schere mit abgerundeten Branchen
- Haut- und Schleimhautdesinfektionsmittel
- Flächen- und Gerätedesinfektionsmittel

■ **Notfallkoffer:**
- Sauerstoff, Flasche, Druckminderer: Check vor jeder Geburt!
- Erwachsenen-Einmalmasken
- Intubationsbesteck und Beatmungsbeutel (Ambu, Laerdal) mit durchsichtigen Silikonmasken und Tubi in unterschiedlichen Größen (2,0–3,5)
- Guedel-Tubus, Eklampsie-Keil
- Plasmaexpander möglichst in Plastikflaschen, z.B. Voluven® oder HAES® zur Blutdruckstabilisierung, Vollelektrolytlösung, z.B. Ringer, Trägerlösung NaCl, Glukose 5 %
- Infusionsbestecke, Halterung für Infusionsflaschen
- Venenverweilkanülen in verschiedenen Durchmessern
- Stauband
- Telefonliste: Kreißsaal der näheren Kliniken, Rettungsleitstelle, kinderärztlicher Notdienst, Kinderärzte, Rufnummern von Kolleginnen
- Checkliste für die Reihenfolge bei Verlegungs- und Reanimationsmaßnahmen

■ **Medikamente:**
Entsprechend der Berufsordnung:
- betäubungsmittelfreie krampf- oder schmerzerleichternde Medikamente (z.B. betäubungsmittelfreies Spasmolytikum)
- Oxytocin (in Form von Ampullen, evtl. Nasenspray)
- Ergometrin (Methergin)
- Tokolytika (z.B. Berotec Spray und Partusisten)

Zusätzlich:
- homöopathische Arzneimittel
- Phytotherapeutika
- Konakion® (Vitamin K für Neugeborene)
- Lokalanästhetika (Spray und Injektionslösung)

Hausgeburt

■ **Formulare:**
- Dokumentationsbögen, Karteikarte, Partogramm
- Geburtsbescheinigung
- Bescheinigung für Namensgebung
- Vorsorgeheft für Kinder
- Perinatalerhebungsbögen für QUAG

Kleidung

Grundsätzlich reicht saubere, bequeme Alltagskleidung für die Begleitung einer Hausgeburt aus. Doch hat sich gezeigt, dass die Rollen- und Kompetenzzuschreibung durch weiße (kochbare) »Berufskleidung« oder Schürzen erleichtert wird.

Erreichbarkeit

Hausgeburtshilfe basiert auf der kontinuierlichen zuverlässigen Erreichbarkeit der Hebamme ab der vollendeten 37. Schwangerschaftswoche. Um die ständige Verfügbarkeit zu gewährleisten, muss die Hebamme die Anzahl der betreuten Geburten begrenzen und für Vertretungsmöglichkeit sorgen. Wenn möglich ist eine zweite Hebamme in Rufbereitschaft, um extrem lange Arbeitszeiten zu vermeiden und bei besonderen Situationen zu assistieren (BDH et al. 2002).
Heutzutage wird die Erreichbarkeit durch Mobiltelefone gewährleistet, in Regionen mit unzureichendem Mobilfunknetz durch »Cityruf«.
Ein mobil abhörbarer Anrufbeantworter sollte selbstverständlich sein. Die Wochenbettbetreuung erfordert ebenfalls eine kurzfristige Erreichbarkeit und Verfügbarkeit der betreuenden Hebamme (Abb. 18.2). Weil sich Hausgeburtshilfe zeitlich nicht steuern lässt, hat sich ein Zusammenschluss mehrerer Hebammen in eine Praxisgemeinschaft oder mehrerer Hebammenpraxen für gegenseitige Vertretungen der Wochenbettbesuche, der Sprechstunden oder Kurse wie Geburtsvorbereitung oder Rückbildung bewährt. Auch freie Wochenenden und Urlaub benötigen verlässliche Vertretungen.

Geplante und ungeplante Hausgeburt

Bei einer **geplanten Hausgeburt** haben Hebamme und Frau bzw. Paar ausreichend Zeit und Raum, die Besonderheiten einer Hausgeburt und den Verantwortungsrahmen der Hebamme sowie mögliche Risiken und Verlegungsmodalitäten zu klären. Die häuslichen Verhältnisse sind der Hebamme vorher bekannt und werden ggf. optimiert.

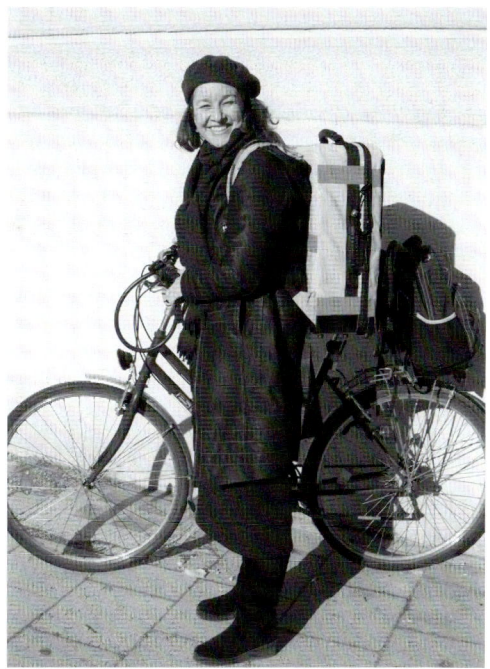

Abb. 18.2 In Großstädten mit entsprechendem Verkehrsaufkommen wird das Ziel mit dem Rad u. U. schneller erreicht als mit dem PKW (Foto: Roger Kausch, München, mit herzlichem Dank an Verena Mangold, Hebamme, München).

Eine **ungeplante Hausgeburt** kann sich aus einem weit fortgeschrittenen Geburtsverlauf bei vormals geplanter Klinikentbindung ergeben, wenn eine Verlegung nicht mehr sinnvoll erscheint oder die Hebamme nach einer ungeplanten und überstürzten Geburt daheim, die die Frau allein gemeistert hat, nur noch die Plazentageburt begleiten kann oder Verletzungen sowie Mutter und Kind versorgt.

Medizinische Voraussetzungen für eine Hausgeburt

Neben einem normalen Schwangerschaftsverlauf sollten keine schwer wiegenden chronischen oder akuten Erkrankungen vorliegen.
- Der Zeitraum der Geburt liegt zwischen der 38. und vollendeten 42. SSW.
- Chronische Erkrankungen sollen therapiert sein sowie für diese Schwangerschaft kein Problem dargestellt haben, z. B. Zustand nach (juveniler) Epilepsie ohne Anfälle und Medikation, Rheuma, Asthma bronchiale.

- Anamnestische Auffälligkeiten bei vorausgegangenen Geburten sind abzuklären, insbesondere bei Zustand nach Thromboembolie, Gestationshypertonie bzw. Präeklampsie, Konisation, Enukleation eines (subserösen) Myoms, vaginaloperativer Geburt, SGA- bzw. Dystrophiekind, kindlicher Anpassungsstörung, IUFT, perinatalem Tod, SIDS, Kind mit Fehlbildung sowie bei Erstgebärenden älter als 35 Jahre, Mehrgebärenden älter als 40 Jahre, Infertilitätsbehandlung, IUP in situ, Laparotomie in der Schwangerschaft ohne Uteruseröffnung.
- Psychosoziale Belastungen sind abzuklären, insbesondere Drogenmissbrauch, psychische Störungen, postpartale Depression/Psychose, (sexuelle) Gewalterfahrung, Traumatisierung, psychosoziale Belastungen, Adoptionsfreigabe.

Gerade bei vorangegangenen psychischen oder psychosozialen Belastungen kann eine Hausgeburt in ihrer Kontrollierbarkeit durch die Schwangere und ihren Partner sowie der kontinuierlichen Langzeitbetreuung durch die Hebamme einen stabilisierenden Effekt haben.

Einschränkungen

Eine Hausgeburt ist nur nach umfassender Aufklärung und Abwägung zuzulassen, wenn festgestellte Besonderheiten eine zusätzliche Gefährdung für den Geburtsverlauf bedeuten, die jedoch durch gute Vorbereitung zu Hause aufgefangen werden kann. Dies erfordert fast ausnahmslos die Hinzuziehung weiterer Fachkräfte, d. h. die Geburt ist nur mit erfahrener zweiter Hebamme und weiteren Fachkräften wie Geburtshelfer und/oder Pädiater durchführbar:
- akute Erkrankungen, z. B. HBsAg-positiv, Gestationsdiabetes, stark reduzierter Allgemeinzustand
- neurologische bzw. psychische Erkrankungen
- Zustand nach Sectio, mehrfachen Kürettagen, verstärkten Nachblutungen
- Verdacht auf Frühgeburt oder echte Übertragung
- Blasensprung > 24 Stunden
- grünes Fruchtwasser bei Normfrequenz der FHF, Anzeichen für fetale Asphyxie in der späten AP
- Plazentaretention > 2 Stunden
- IUFT, durch US und/oder AC erhärtete, abgesicherte infauste Prognose des Kindes

Die Anwesenheit von drei kompetenten Personen ist ideal, um bei eventueller Verlegung parallel die Versorgung der Mutter (z. B. p. p. Blutungen) und die des Kindes (z. B. Anpassungsstörung) sowie den Vorkontakt zur Klinik sicherstellen zu können.

Ausschluss von Hausgeburten bzw. sofortige Verlegung

- akute Erkrankungen, insulinpflichtiger Diabetes, HIV, Gerinnungsstörungen, Heroin- bzw. Methadonabhängigkeit, schwangerschaftsinduzierter Hypertonus, Präklampsie, HELLP-Syndrom
- Zustand nach Uterusruptur, Re-Sectio, vorzeitiger Plazentalösung, hohem postpartalem Blutverlust
- vorzeitiger Blasensprung und Geburtsbeginn vor 37. SSW, vorzeitiger Blasensprung und Farbwechsel des Fruchtwassers ohne Wehentätigkeit
- V. a. Amnioninfektionssyndrom bzw. Fieber *sub partu*
- Anzeichen für fetale Asphyxie in der Eröffnungs- bzw. frühen Austreibungsperiode
- überperiodenstarke Blutung, V. a. vorzeitige Lösung der normal sitzenden Plazenta
- unvollständige Plazenta

■ Nach der Geburt:
- mütterliche Indikationen: anhaltende Erschöpfung, V. a. Thrombose/Embolie, Spätatonie, ausgeprägtes vulväres oder vaginales Hämatom, Dammriss III. und IV. Grades
- kindliche Indikationen: Geburtsgewicht unter 2 500 g, persistierende Zyanose, Anpassungs- und Atemstörungen, Hypoglykämie, V. a. Infektion, kindliche Fehlbildungen mit akuter Gefährdung, ausgeprägter *Icterus neonatorum*

Die aufgeführten Indikationen erheben nicht den Anspruch auf Vollständigkeit. Die Übergänge zu suspekten oder pathologischen Befunden sind fließend und müssen im Zusammenhang mit weiteren prognostisch günstigen oder ungünstigen Kriterien individuell interpretiert werden.

Psychosoziale Hinderungsgründe für eine Hausgeburt

Eine Hausgeburt muss durch das soziale Umfeld intensiver unterstützt werden als eine Klinikgeburt. Die Geburtsbegleitung wie das Frühwochenbett erfordern eine Weiterführung des Haushaltes mit Versorgung aller Anwesenden, auch von Geschwisterkindern, mit völliger physischer und psychischer Entlastung der (werdenden) Mutter sowie nächtliche Anwesenheit zumindest einer helfenden Person. Drohende Überlastung der Frau bei mangelnder Unterstützung ist ein ernst zu nehmender Hinderungsgrund für eine Hausgeburt. Hebammen machen häufig die Erfahrung, dass Verlegungen wegen »Geburtsstillstand« notwendig werden, wenn der Partner oder andere wichtige Bezugspersonen nicht »hinter der Hausgeburt stehen« und sich emotional wenig, auch mit der Artikulation ihrer Sorgen und Befürchtungen, »einlassen«. So sind Unstimmigkeiten oder Streit mit dem Partner oder im Haus Belastungen, die möglichst vorher geklärt werden müssen, damit die Gebärende sich ganz auf sich konzentrieren und »gehen lassen« kann, beispielsweise laut werden darf. Die Hebamme hat hier die Rolle, bei der Klärung zu helfen und zwischen den Positionen der Beteiligten zu vermitteln, auch die Bedürfnisse der Frau und des Kindes zu verdeutlichen. Eine Fortbildung in systemischer Gesprächsführung oder Mediation kann dazu hilfreich sein.

Häusliche Voraussetzungen

Die Wohnung oder das Haus sollte mit dem PKW anzufahren sein. Sie sollte heizbar sein, über eine innen liegende Toilette und über fließendes Wasser, möglichst auch ein Badezimmer verfügen. Der Gebärraum sollte mit Tragbare oder Rettungsdecke gut erreichbar sein, falls eine Akutverlegung notwendig ist. Hilfreich ist es, wenn noch weitere Räume zur Verfügung stehen, damit die Frau eine Rückzugsmöglichkeit in ihre eigene »Privacy« (Odent 2004) hat. Die Frauen gebären häufig in der am wenigsten zugänglichen Ecke eines Raumes, beispielsweise gerne auch im »Intimraum« Bad »zwischen Waschtisch und Badewanne«, weil sie dort wegen des Druckgefühls auf das Rektum erst auf die Toilette gehen und danach den Badewannenrand zum Festhalten beim Knien oder Hocken nutzen.

Ein breites Bett bietet nach der Geburt den »richtigen« Ort für die Familie. Um es mit wenigen Handgriffen »frisch zu machen«, wird eine Plastikplane oder ein Wachstuch als Matratzenschutz zwischen zwei Bettlaken gespannt. Kissen als Lagerungshilfe werden zur Beckenhochlagerung entweder mit einem selbst hergestellten festen Modell (zusammengerollter Schlafsack, Decke) oder von der Hebamme in Form eines abwaschbar bezogenen »Stillkissens« oder »Steißkissens« komplettiert. Einmalunterlagen ermöglichen die freie Wahl des Gebärortes. Gebärhocker, Bett oder Fußboden können rasch abgedeckt werden, wenn das Baby kommt. Für ein weiches »Ankommen« empfiehlt es sich, ein großes Kissen oder eine gefaltete Wolldecke zuunterst zu legen, damit die Hebamme das Neugeborene in eine angenehm gepolsterte Umgebung auf angewärmten Handtüchern lagern kann. Der Raum sollte so temperiert werden können, wie die Frau es als angenehm empfindet. Wenn die Austreibungsphase beginnt, ziehen es die meisten Frauen vor, nur noch leicht oder ganz unbekleidet zu sein.

> ! Eine ungestörte Interaktion zwischen den Eltern und ihrem Kind verbessert die Beziehungsqualität nachhaltig.
> (BDH 2001, S. 23)

Betreuung während der Schwangerschaft

Die Schwangerschaftsberatung und Mutterschaftsvorsorge durch die Hebamme umfasst eine ausführliche Beratung der Schwangeren über den normalem Verlauf, körperliche Veränderungen und Befindlichkeitsstörungen und deren Linderung, psychosoziale Veränderungen und Probleme sowie lebenspraktische Hinweise und ggf. die körperliche Vorsorgeuntersuchung sowie die Weiterleitung bei pathologischen Verläufen zur weiteren Diagnostik und Therapie. Wenn sich eine Schwangere mit ihrem Wunsch nach Hausgeburt meldet, sollten genug Termine eingeräumt werden, dass sich die Frau und die Hebamme »näher kommen« können, wichtige Themen zur gründlichen Vorbereitung besprochen werden können und Hausbesuche möglich sind, um sich mit der Wohnsituation und begleitenden Angehörigen vertraut zu machen. Es empfiehlt sich, eine Liste aufzustellen, welche Themen besprochen werden sollten.

Ressourcenorientiertes Arbeiten bedeutet, erst einmal die Motive für die Hausgeburt zu besprechen, die Vorstellungen und Wünsche, die sich erfüllen sollen, sowie die »Arbeitshaltung« und »Einsatzfreudigkeit« der Frau und ihres Partners sowie der Hebamme (z. B. bezüglich Zeitraum der Rufbereitschaft, Hinzuziehung einer Kollegin, Vertretungen, freie Wochenenden etc.), mögliche Probleme und Bewältigungsstrategien.

> Hebammen sind verpflichtet, über ihren Tätigkeitsrahmen und über mögliche medizinische Risiken und deren statistische Häufigkeit aufzuklären. Alle besprochenen Themen sollten klar und eindeutig dokumentiert werden.

Alternativ reicht die Anwesenheit eines Zeugen aus (BDH et al. 2002). Hebammen sollten sich die risikobezogenen Aufklärungspunkte von den werdenden Eltern unterschreiben lassen. Diese juristische Absicherung wird jedoch häufig aus Sorge um die Gefährdung des Vertrauensverhältnisses und im Trend zu gesellschaftlicher Überbewertung von Pathologie in der außerklinischen Geburtshilfe unterlassen. Als Aufklärungsgrundlage eignet sich der Aufklärungsbogen des BDH). Es empfiehlt sich, diese Aufklärung wie die geburtshilfliche Dokumentation 30 Jahre lang aufzuheben. Die Aufklärung über die Arbeitsweise und Risiken hilft der Frau, ihre eigene Verantwortung zu sehen (BDH et al. 2002). Zur Vereinfachung wie zur Vertiefung können die Hebamme und die werdenden Eltern auf die online verfügbaren Daten inklusive Interpretation von QUAG e.V. zurückgreifen. In einem Klima von Absicherung, Pathologisierung und diffuser Angst kann die Schwangerschaftsbetreuung durch Hebammen den Frauen Raum bieten für die Ausformulierung eigener, heilsamer, kraftvoller individueller Vorstellungen von ihrer Begleitung ihres Kindes auf diese Welt in Anknüpfung an ihre Stärken, aber genauso auch Raum für ihre Ambivalenzen und Zweifel: damit sie weiter guter Hoffnung sein und Schritt für Schritt Mutter werden können.

Geburtsvorbereitung

Geburtsvorbereitungskurse bieten werdenden Eltern Raum, z. B. durch angeleitete Wahrnehmungsübungen, Informationsvermittlung rund um Geburt und werdende Familie sowie Gruppendiskussionen zu sich als Paar und zu ihrem Kind Kontakt aufzunehmen. Die Hebamme kann indirekt weitere Informationen über die Schwangere und ihren Partner gewinnen, die sich als hilfreich für die Unterstützung der Geburt erweisen können. Die Kurse erlauben gerade Erstgebärenden, Kontakte für die Babyzeit zu knüpfen und die enorme Lebensumstellung mit dazu passenden Personen und Aktivitäten zu verbinden und zu erleichtern.

Vorbereitungs- und Besorgungsliste für die Hausgeburt

Für die Vorbereitung einer Hausgeburt ist an Folgendes zu denken:
- Sind die Hausnummer und der Name an der Klingel sichtbar bzw. auch nachts für andere erkennbar?
- Ist eine gute Heizmöglichkeit vorhanden?
- Ist das Bett mit Folie oder Wachstuch zwischen Leintüchern vorbereitet?
- Ist ein Reanimationsplatz bzw. Wickelplatz vorbereitet?
- Sind Eiswürfel, Kühlelemente oder ColdPack eingefroren?
- Ist die Kliniktasche gepackt, sind Mutterpass und Versicherungskarte griffbereit?
- Sind die Kriterien für die Information der Hebamme jedem bekannt?
- Kennt jeder seine Aufgabe (und kann sie auch erfüllen?), z. B. Betreuung von Geschwisterkindern?
- Ist die Telefonliste komplett: Hebamme, Vertretungsnummern, Rettungsleitstelle, Kinderarzt u. a.?
- Sind letzte Untersuchungsergebnisse (z. B. Ultraschall etc.) zugänglich?
- Sind anstehende Fragen geklärt (Screening, Prophylaxen etc.)?
- Sind alle benötigten Materialien zur Stelle?
  - weiche, vorgewärmte Handtücher für das Baby
  - Babybekleidung
  - Ersatzwäsche und Folien
  - Abfall- und Wäscheeimer bzw. -sack
  - helle bewegliche Lichtquelle mit Verlängerungskabel
  - Fieberthermometer, Schüsseln, Wärmflasche, Kirschkernkissen, warme Socken u. a.
  - geeignete Nahrungsmittel (Traubenzucker, Säfte, Suppe etc.)

Anwesende Personen

Wenn noch weitere Helfer zugezogen werden sollen, ist es empfehlenswert, dass sich alle kennen gelernt haben und den Ablauf einer Hausgeburt sowie Fragen besprochen haben. Die Anzahl der Helfer sollte auf ein notwendiges Mindestmaß beschränkt werden (BDH 2001). Den Helfern muss klar sein, dass vorrangig die werdende Mutter, ihr Partner sowie die Hebamme über Anwesenheit und Unterstützungsformen entscheiden. Sie haben die Funktion eines »unhörbaren Butlers oder Zimmermädchens«, die Gebärende ist die »Queen«. Eigeninteresse wie »Ich will mal eine Geburt sehen« ist irrelevant.

Die Geburt zu Hause

Ruf der Hebamme

Das Eintreffen der Hebamme ist abhängig von der Brisanz der Schilderung, dem vermittelten geburtshilflichen Eindruck, den Vorbefunden und dem Wunsch der Frau bzw. ihres Partners, deren Unsicherheitsgefühle sonst eventuell störend auf den Geburtsverlauf wirken könnten.

Eröffnungsphase

In der Eröffnungsphase sollten möglichst alle Vorbereitungen für die Geburt abgeschlossen sein (s. Vorbereitungsliste). Für anwesende Geschwisterkinder muss eine zusätzliche Betreuungsperson vorhanden sein. Die Hebamme wird sich nach ihrem Eintreffen erst einmal ein eigenes Bild machen und »Daten sammeln«: Dauer, Qualität und Quantität der Wehentätigkeit, physische und psychische Beanspruchung der Frau, fetale Herzfrequenz, Lage und Höhenstand des Kindes mittels Leopold-Handgriffen und Ergebnis der vaginalen Untersuchung, Vitalzeichen sowie allgemeine »Arbeitsatmosphäre« und Betreuungsbedarf. Die Hebamme soll sich sensibel unterstützend nur dann einbringen, wenn sie benötigt wird, im gewünschten und notwendigen Ausmaß aufklären und im sinnvollen Maß die Gebärende und ihr Kind überwachen. Nach den Empfehlungen der WHO (BDH et al. 1996) sollen vaginale Untersuchungen auf das notwendige Mindestmaß beschränkt werden. So genügt es in der Regel, in der EP alle vier Stunden zu untersuchen. Erfahrene Hebammen können sich bei geburtswirksamer Wehentätigkeit oft auf eine einzige Untersuchung beschränken, um festzustellen, ob aktive Geburtswehen vorliegen und sich der Muttermund öffnet. Alternativ wären eventuelle weitere Indikationen für vaginale Untersuchungen:
- ein deutliches Nachlassen der Wehentätigkeit
- eine stärkere Zeichnungsblutung
- bei beginnenden Schiebeimpulsen
- vor der Verabreichung von Medikamenten

Grundsätzlich gilt für alle geburtshilflichen Unklarheiten, dass Daten gesammelt und komplettiert werden sollten, bevor eine grundlegende Entscheidung wie z. B. zu einer Verlegung getroffen wird. Als regelmäßige Routinemaßnahme soll die fetale Herzfrequenz intermittierend in etwa (15-bis) 30-minütigen Abständen in und nach einer Wehe abgehört werden (BDH 2001).

Austreibungsperiode und Geburt

Der Befund der Muttermundseröffnung zum Untersuchungszeitpunkt bestimmt das weitere Vorgehen. Bei einer am physiologischen Ansatz orientierten Geburtsbegleitung empfiehlt es sich, so lange abzuwarten, bis die Frau geleitet von ihrem spontanen individuellen Pressmuster von sich aus mitschieben möchte. In der AP sollte die fetale Herzfrequenz häufiger auskultiert werden (nach jeder Wehe). Solange der Zustand von Mutter und Ungeborenem zufrieden stellend ist und es Anzeichen für das Tiefertreten des Köpfchens gibt, kann abgewartet werden. Nach einer AP-Dauer von mehr als zwei Stunden bei Erstgebärenden und mehr als einer Stunde bei Mehrgebärenden beginnt sich jedoch die Chance für eine Spontangeburt innerhalb einer angemessenen Zeitspanne zu verringern (BDH 2001).

Nachgeburtsphase

In der Plazentarphase, wenn das Baby sicher und warm zwischen den Beinen, in den Armen oder auf Bauch oder Brust der Mutter gelagert worden ist, ermöglicht die Hebamme den Eltern den ungestörten Zugang zu ihrem Kind. Sie überzeugt sich von der Herzaktion und Frequenz durch Tasten des Pulses am Nabelschnuransatz, vom Kolorit, dem Muskeltonus und von der Qualität der Atmung. Daneben wird der Apgar-Score nach einer, fünf und zehn Minuten erhoben. Oft brauchen die Frauen erst einmal ein paar Minuten Pause, um sich zu »fangen« und im »Hier und Jetzt« anzukommen. Die Aufmerksamkeit der Hebamme nach dem bewährten Grundsatz »soviel wie nötig, so wenig wie möglich« fördert die Eigeninitiative der Eltern, auf ihr Kind zuzugehen. Oft werden dann auch zwischen dem Paar Zärtlichkeiten ausgetauscht – Reaktionen aus Liebe, Glück und Erleichterung, die den Oxytocin- und Endorphinspiegel zusätzlich erhöhen können und Nachwehen mit Ablösung der Plazenta fördern. Bei Rhesussensibilisierung muss die Nabelschnur prophylaktisch frühzeitig abgeklemmt werden (BDH 2001). Diese Risikoschwangeren werden jedoch im deutschsprachigen Raum kaum in der Hausgeburtshilfe anzutreffen sein. Oft wird die Plazenta ohne weitere Anleitung und Zutun der Hebamme während des Suchverhaltens des Neugeborenen und den Anlegeversuchen der Mutter geboren. Bei unauffälliger Blutung und gutem Kontraktionszustand der Gebärmutter kann abgewartet werden. Es ist hilfreich, das Neugeborene anzulegen, falls es noch nicht trinkt. Zur Unterstützung kann die Frau eine kniende oder hockende Position einnehmen, damit die Schwerkraft mithilft, die bereits gelöste Plazenta ans Licht zu bringen. Beginnt eine verstärkte Blutung, sollte die Plazenta bald geboren werden. Von Versuchen, mittels »controlled cord traction« die Plazenta zu gewinnen, ist abzuraten, da es zum Ein- oder Abriss der Nabelschnur kommen kann mit erheblichem Blutverlust und Notfallverlegung. Da nach einer Stunde die Wahrscheinlichkeit zunehmend sinkt, dass die Plazenta spontan geboren wird, sollte die Hebamme nicht zu spät beginnen, aktive Maßnahmen zur Förderung sowie eventueller Verlegung in Gang zu setzen (z. B. Akupunktur, Oxytocin, Entleerung der vollen Blase). Einige Eltern möchten die Plazenta traditionell begraben (cave Wasserschutzgebiet), bis dahin kann sie tiefgekühlt aufbewahrt werden. Da die Plazenta menschliches Gewebe ist, darf sie nicht wie Abfall entsorgt werden. Die Hebamme muss sich in ihrer Region eine geeignete Stelle zur vorschriftsmäßigen Entsorgung suchen, z. B. über die örtliche Klinik. Im postplazentaren Verlauf achtet die Hebamme weiter auf den Kontraktionszustand der Gebärmutter, die vaginale Blutung und gibt erwünschte oder notwendige Hilfestellung beim Anlegen.

Versorgung von Geburtsverletzungen

Nach Geburt und Kontrolle der Plazenta werden Vulva und Vagina wegen möglicher Geburtsverletzungen inspiziert. Hier bewährt sich eine kleine helle Taschenlampe als diskrete Lichtquelle. Für eine Naht werden alle Utensilien geöffnet auf einem sterilen Tuch oder Papier hergerichtet und eine helle standfeste Lichtquelle positioniert. Falls das Gesäß zu sehr in einer weichen Matratze einsinkt, kann z. B. eine zusammengerollte Wolldecke oder ein festes Kissen als Steißkissen untergelegt werden. Für viele Verletzungen reicht eine lokale Anästhesie mittels Spray oder Gel zur Schmerzlinderung aus. Größere Verletzungen werden am besten »an der Bettkante« (= Querbett) genäht, indem die Frau ihre Füße rechts und links von der Hebamme auf Hockern oder Stühlen abgestellt (Nahttechnik s. Kap. 24). Dammrisse 2. Grades und Episiotomien sollten zügig genäht werden, sie können wie hohe Scheidenrisse vor sich hin sickernd zu spät erkennbaren hohen Blutverlusten führen. Dabei ist wichtig, den oberen Wundwinkel sorgfältig darzustellen. DR III und DR IV sollten unter bestmöglichen technischen und fachlichen Bedingungen in der Klinik versorgt werden (vgl. Kapitel 24).

Versorgung des Neugeborenen und seiner Mutter

Das Baby wird auf der Haut der Mutter mit angewärmten Handtüchern warmgehalten. Normalerweise werden Neugeborene nicht gebadet, weil sie oft den Wechsel von der Mutter weg in die Wanne mit verzweifeltem Schreien quittieren. Auch könnten sie danach vermehrt auskühlen. Reste von Mekonium oder Blut können vor dem Bekleiden mit einem feuchtwarmen Waschlappen entfernt werden. Nach Aufklärung der Eltern wird die U1 durchgeführt, die Reifezeichen erhoben und nach Einwilligung Vitamin K verabreicht. Alle Daten werden in das Kinderheft, den Mutterpass und in die Dokumentation der Hebamme übertragen. Wenn das Baby versorgt ist, wird es meist vom Vater übernommen, damit sich die Mutter nach der Vitalzeichenkontrolle waschen, duschen und umziehen kann. Bevor die Hebamme die Familie verlässt, reinigt sie ihre Instrumente von sichtbarer Kontamination und desinfiziert sie (z. B. Sekusept), erledigt die restlichen Dokumentationspflichten sowie die standesamtliche Geburtsmeldung. Sie klärt die Eltern über die Anmeldung ihres Kindes beim Standesamt auf, inspiziert nochmals das Neugeborene und die Wöchnerin (Blutung), gibt Verhaltenshinweise zur weiteren Versorgung und teilt mit, wann sie zum ersten Wochenbettbesuch kommen wird.

Komplikationen

> **!** Die Hebamme muss fähig sein, Abweichungen vom regulären Schwangerschafts- und Geburtsverlauf zu erkennen, die Eltern darüber aufzuklären und unter Berücksichtigung ihrer Wünsche sinnvoll Einfluss zunehmen. Bei Regelwidrigkeiten ist sie in der Lage, notwendige Maßnahmen zu ergreifen und bei pathologischen Geburtsverläufen medizinische Versorgung einzuleiten und ärztliche Unterstützung zuzuziehen.
> (BDH et al. 2002)

Eine Hebamme weiß folgende Notfallmaßnahmen durchzuführen:
- Schockprophylaxe
- intravenöse Applikation von Medikamenten, die sie bereitzuhalten hat
- effektives, korrektes Kristellern
- Blutstillung mütterlicher Geburtsverletzungen
- Vorgehen bei Nabelschnurvorfall
- Beckenendlagen-Entwicklung einschließlich mehrerer Möglichkeiten der Armlösung
- Vorgehen bei erschwerter Schulterentwicklung
- Reanimation des Neugeborenen
- manuelle Plazentalösung

Sie ist in der Lage, die Erfolgsaussichten der jeweiligen Eingriffe gegen den Aufwand der Verlegung abzuwägen und die Zeit bis zur Übergabe sinnvoll zu nutzen. Zudem sollte sie regelmäßig an Kursen für Notfallmanagement und Neugeborenenreanimation teilzunehmen, um bei diesen relativ seltenen Situationen ausreichend in Übung zu sein, z. B. im Nadellegen oder Beatmen mit Herzdruckmassage. Die Entscheidungsfindung (z. B. Verlegung o. a.) wird oft verzögert, weil nicht eine handfeste Pathologie im Vordergrund steht, sondern sich kleinere Auffälligkeiten einstellen, die sich dann addieren. Durch positive Kriterien wie ausreichende Erholungspausen, hohe Arbeitsmotivation der Frau und der Hebamme kann eine notwendige Entscheidung u. U. hinausgezögert und erschwert werden.

Eine Klinikhebamme zur Hausgeburt ihres ersten Kindes:

> »Meine Motivation zur außerklinischen Geburt: Mir war wichtig, eine vertraute Umgebung zu haben. Ich wollte mein Kind in aller Ruhe und Zurückgezogenheit, in meiner eigenen, sicheren ›Höhle‹ bekommen. In der Klinik hätte ich mich zu exponiert gefühlt, da Ärzte und Hebammen mich kennen (und Fremden hätte ich nicht vertraut). Auch hatte ich Angst, dass Ärzte in der Klinik mit ihrer Technik meine Geburt pathologisieren würden. Deshalb war ich froh, ohne einen Arzt auszukommen. Ich war/bin überzeugt, dass Gebären etwas Normales ist und deshalb um dieses Geschehen in der Regel kein großes Aufsehen gemacht werden muss. Das Elementare bei meiner Geburt war für mich, dass ich ganz bei und in mir blieb. Ich habe in meinen Körper genau gespürt, was vor sich gegangen ist, und das hat mich fasziniert und begeistert. Je bewusster ich bei mir war und je mehr ich den Schmerz annahm, desto besser kam ich damit zurecht. Ich vertraute meiner begleitenden Hebamme völlig, war deshalb gedanklich frei von Ängsten und agierte nicht als Hebamme, sondern ganz als Gebärende. Der Wunsch und Wille (nicht ein Muss), mein Kind zu Hause zu bekommen, war für mich sehr groß. Und ich glaube, dass es mir auch deshalb gelang, trotz vorzeitigem Blasensprung und grünem Fruchtwasser.« (Anm. d. Verf.: Sie brachte nach Einsetzen der Wehentätigkeit ihr Kind in vier Stunden auf die Welt.)

Verlegung und/oder Hinzuziehung von Ärzten

Verlegungen während und nach der Geburt

Ziel der außerklinischen Geburtshilfe ist, rechtzeitig in Ruhe zu verlegen, damit neben aller Enttäuschung eine psychische Adaption der Eltern an die

Veränderung gelingen kann und weiterhin maximale Chancen für einen für die Frau subjektiv gelungenen Geburtsausgang gegeben sind.

Lösungsstrategien in der aktuellen Konfliktsituation oder dem geburtshilflichen Notfall können sein:

1. **Innehalten und ruhiges Überlegen in jeder Geburtssituation:** Was habe ich vor mir, wen habe ich vor mir, was sind die bisherigen Fakten? Was ist jetzt meine Funktion?
2. Fakten **erst** für sich **auswerten**, dann mit den Beteiligten besprechen.
3. **Welche Alternativen gibt es?** Verlegung und/oder Hinzuziehung von Notdiensten, Fachärzten, Kolleginnen
4. Im Fall der Verlegung **unterschiedliche Kompetenzen anerkennen**, klar regeln und nutzen: bewusste Entscheidung zur **Teamarbeit und Kooperation**.
5. Wie ist **schnellste Erreichbarkeit** gegeben? Wegstrecken kalkulieren je nach Tageszeit, Witterung und zweckmäßiger Lagerung: Transport im eigenen PKW, Krankenwagen, Helikopter?
6. **Dialoge optimieren:** mit der Klinik (z. B. Bitte um Sectiobereitschaft), mit Sanitätern und Notärzten, Kinderärzten u. a.

Hinzuziehung von Ärzten

Ein Netz von (Fach-)Ärzten zu schaffen, die der Hausgeburt positiv bis neutral gegenüberstehen, hat sich bewährt: zur Einholung einer zweiten Meinung bei Bedingungen, die eine Hausgeburt einschränken, für Anfragen zur Durchführung zusätzlicher Diagnostik, in Ausnahmefällen als Unterstützung während einer »Risikogeburt« mit prognostisch günstigen Zusatzkriterien. In einer sich anbahnenden Notsituation empfiehlt es sich jedoch, frühzeitig (ggf. mit Tokolyse bzw. Oxytocininfusion) in die am besten ausgestattete Klinik zu verlegen, da im Warten auf den Arzt wertvolle Zeit verloren gehen kann, der Handlungsspielraum nach wie vor jedoch begrenzt ist. Die auf normale Geburten ausgelegte außerklinische Ausstattung erlaubt operatives Eingreifen wie Forceps- oder Vakuumentbindung oder manuelle Plazentalösung nur im äußersten Notfall. Bei zu erwartenden kindlichen Anpassungsstörungen aufgrund auffälliger Herzfrequenz in der AP kann der »Beistand« eines Pädiaters gute Voraussetzungen zu ihrer Bewältigung schaffen, wenn eine Verlegung in ein Perinatalzentrum nicht mehr möglich erscheint.

Wunsch nach Hausgeburt bei infauster Prognose und Tod des Kindes

Wird durch pränataldiagnostische Verfahren eine mit dem Leben nicht vereinbare Diagnose gestellt, entscheiden sich manche Frauen gegen einen Schwangerschaftsabbruch. Sie möchten die ohnehin knappe Lebenszeit des Kindes nicht schmälern oder haben religiöse bzw. weltanschauliche Prinzipien. Diese Frauen wünschen sich gelegentlich eine Hausgeburt, damit sie ihren ohnehin schweren Weg mit ihrem Kind eingebettet in ihre Familie zu Ende gehen können. Begleitende Hebammen sind hierbei neben der intensiven psychischen Begleitung auch in Absicherungsfragen gefordert. Es müssen Zweit- und Drittmeinungen zu der Diagnose bzw. Differenzialdiagnose vorliegen. Ein Pädiater sollte Tag und Nacht zum Hausbesuch bereitstehen, falls sich das Syndrom als weniger schwerwiegend erweist, das Neugeborene wider Erwarten länger lebt oder zur Schmerzlinderung Medikamente benötigt. Der Pädiater sollte bei Versterben des Kindes einen Totenschein mit »natürlicher Todesursache« ausstellen können. Andernfalls wird über die Staatsanwaltschaft die Kriminalpolizei zur Spurensicherung informiert und das Kind muss obduziert werden. Die Hebamme muss den Tod des Kindes innerhalb von 24 Stunden beim Gesundheitsamt melden. Meist kann mit dem Beerdigungsinstitut der Abholtag flexibel vereinbart werden, bis dahin ist auf eine Kühlmöglichkeit zu achten.

Intuition als Kompetenz

Intuition kann in der Geburtshilfe zum Bestandteil fachlicher Arbeit werden. Die Intuition (lat. *intuitio* = unmittelbare Anschauung, *intueri* = ansehen, betrachten) ist von Begriffen in ihrem unmittelbaren Umfeld wie Gefühl, Ahnung, Inspiration oder Phantasie nicht scharf zu trennen und hat in vielen Kulturen unterschiedliche Bedeutungen. Der Kognitionsforscher Goschke definiert Intuition als die Fähigkeit, Urteile zu fällen, ohne sich der Informationen bewusst zu sein, auf de-

Intuition als Kompetenz

nen diese Urteile beruhen. Die Urteile basieren auf unbewusster Informationsverarbeitung und auf Erfahrungswissen. Dies kann sich einerseits in spontanen Gefühlsreaktionen äußern. Andererseits gibt es Hinweise, dass Menschen in gelöster positiver Stimmung eher zu intuitiven Urteilen neigen als zu analytischem Abwägen, welches in deprimierter trauriger Stimmung vorrangig scheint. Vor allem unter Zeitdruck verlässt man sich mehr auf intuitive Urteile, da das bewusste Analysieren einer Situation zu lange dauern könnte (Goschke 2005). Nach Zuhlke (1999) beruht Intuition auf einer Kombination aus Wissen, intellektuellen und praktischen Fähigkeiten, Ausdauer, Geduld sowie von diskursiven Methoden der Erkennung und Zuordnung: Fähigkeiten und Fertigkeiten, die einen Experten ausweisen. Um Experte zu werden, muss man verschiedene Stationen des jeweils spezifischen medizinischen Trainings absolvieren und so die Entscheidungsfindung in Diagnostik und Therapie lernen. Komplexes erfahrungsbasiertes Denken kann nicht gelernt, aber es kann geschult werden. Wenn von Intuition gesprochen werden kann, müssen situative Vorbedingungen erfüllt sein: Wissen, Erfahrung und Empathie des Personals, eine unklare Datenlage und eine unsichere, schwer einschätzbare aktuelle Situation.

Intuition kann nur in Kombination von Wissen und Erfahrung ähnlich hilfreich sein wie der Einsatz von Scores. Ohne diese Vorbedingungen könnte intuitives Handeln auch zu einem Risikofaktor werden (Hartel 1999). Für Hebammen in der Hausgeburtshilfe gehört es zum Alltag, Geburten allein zu begleiten, ohne vor Ort auf parallele fachliche Austausch- und Korrektivmöglichkeiten zugreifen zu können. Um so mehr impliziert die Entwicklung und Schulung ihrer Intuition als Basis vorrangig ein solides medizinisch-geburtshilfliches und aktualisiertes Fachwissen, das auch verbalisiert werden kann, das Sammeln und kritische Reflektieren von Erfahrungen, besonders von Problemfällen, Modelllernen im Austausch mit Kolleginnen in allen Bereichen der Hebammentätigkeit. Hinzu kommen das Erstellen von individuell zu leistenden Handlungsabläufen bei sich abzeichnenden Komplikationen, ein routinierter Umgang mit der geburtshilflichen Ausstattung sowie eine klare, individuell angemessene Eingrenzung des eigenen Tätigkeitsrahmens.

In einer unklaren Situation, die scheinbar zur Entscheidung drängt, kann nur durch wache Aufmerksamkeit für die vorhandenen Daten und den bisherigen Verlauf, für die aktuelle geburtshilfliche Situation sowie für die beteiligten Personen und die bewusste Wahrnehmung der eigenen subjektiven Befindlichkeit (z.B. Ängste, Belastungsgrenze) eine intuitiv »richtige« und angemessene Entscheidung getroffen werden. In dieser Weise lässt sich verhindern, dass Probleme inszeniert werden, schlimmstenfalls im Sinne einer sich selbst erfüllenden Prophezeiung (vgl. Pygmalion-Effekt).

> Intuition ist angstfrei, Phantasien nicht.

Fallbeispiele zur Verdeutlichung

Eine in der 36. SSW schwangere Krankenschwester rief die Vertretung ihrer Hausgeburtshebamme an, da diese in Urlaub war, als sie bei der Miktion eine verstärkte, fast periodenstarke hellrote Blutung bemerkte. Bei dem Telefonat kam der Hebamme das Bild vor Augen, als sie die Frau in der Praxis bei einer Vorsorgeuntersuchung kennen gelernt hatte. Die Schwangere, auch ihre Gebärmutter, wirkte damals wie unter Spannung, jedoch nicht direkt angespannt; ähnlich einem erhöhten Muskeltonus. Da die Hebamme etwa eine halbe Stunde Fahrzeit bis zur Schwangeren benötigt hätte, vereinbarten sie, dass die Schwangere zur Abklärung unverzüglich mit dem Taxi in die nächstgelegene Klinik fahren und nicht auf ihren Mann oder einen Ambulanztransport warten sollte. Die Hebamme kündigte unterdessen telefonisch die Schwangere in der Klinik an und bat wegen Verdacht auf vorzeitige Lösung der normal sitzenden Plazenta Sectiobereitschaft herzustellen und die Schwangere an der Pforte mit Liege zu erwarten. Als die Hebamme und der Ehemann in der Klinik eintrafen, war das Kind bereits auf der Welt. In der Klinik wurde durch Ultraschall die beginnende Plazentalösung festgestellt, das CTG zeigte während der Sectiovorbereitung im OP eine leichte Tachykardie mit silenter Oszillationsamplitude und Dezelerationen. Mutter und Kind überstanden den Eingriff körperlich gut. Die psychische Verarbeitung brauchte jedoch Monate. Die Hebamme war froh über die Kooperationsbereitschaft des Klinikpersonals und darüber, nicht »umsonst« die Sectiobereitschaft angefordert zu haben. Ihre ganz persönliche Sorge war zwischenzeitlich, eventuell als hysterische unqualifizierte Hausgeburtshebamme klassifiziert zu werden.

Eine junge Hausgeburtshebamme verlegte eine Drittgebärende mit der Diagnose »MM drei Zentimeter, Kopf Beckeneingang, hoher Geradstand, stehende Fruchtblase« in die Klinik, weil sich seit zwei Stunden bei Wehentätigkeit alle fünf bis zehn Minuten und unauffälliger Herzfrequenz kein Geburtsfortschritt abzeichnete. Die Frau erschien ihr »intuitiv« nicht geeignet für eine Hausgeburt zu sein. Die Frau hatte bereits zweimal rasch in der Klinik geboren. Sie wünschte diesmal eine Hausgeburt, damit sie unter anderem nicht den Stress hätte, rechtzeitig die Klinik zu erreichen und Wehen unangenehm und unüberwacht im Auto verarbeiten zu müssen. Die Frau gebar nach einer fünfstündigen Umstellungs- und Gewöhnungsphase mit leichter unkoordinierter Wehentätigkeit problemlos ohne Interventionen innerhalb von einer Stunde in der Klinikbadewanne. Die verlegende Hausgeburtshebamme sah sich hingegen in ihrer »Intuition« (Ursachenzuschreibung »hoher Geradstand« = Abwehr der Hausgeburt) bestätigt.

Kommentar: Die junge Hebamme handelte in dieser Situation grundsätzlich richtig, indem sie die Frau weiterleitete, als sie durch die Situation überfordert war und ihr eine zweite fachliche Meinung nicht zur Verfügung stand.

Doch das auch im Alltag häufige Phänomen der Ursachenzuschreibung für Misserfolg wird nach außen an die Umwelt, an andere delegiert (»Die Frau eignet sich nicht für eine Hausgeburt« anstelle von »Ich bin unsicher, ich weiß nicht weiter«), die Ursachen für Erfolg jedoch schreibt man sich selbst zu.

Danksagung: Den Hebammen Sandra Bruttel, Esther Kaeser, Valerie Lippl, Claudia Lowitz, Karin Maier und besonders Susanna Roth danke ich für die schriftlichen Reflexionen ihrer eigenen Geburtserlebnisse unter dem Fokus: »Was könnte daraus für Hebammenschülerinnen wichtig zu erfahren sein?« sowie für ihre Diskussionsbereitschaft.

Literatur

Arries E, Botes A, Nel E. Concept analysis of intuition. Curationis 1999; 22 (3): 88–99.

Bauer E, Hauffe U, Kastendieck M. Betreuung von Schwangeren – Erfahrungen eines Teams. Psychosom Gynäkol Geburtsh 1991: 145–9.

Bund deutscher Hebammen e.V. (Hrsg). Hebammen in der Freiberuflichkeit. Betreuungsinhalte und Tätigkeiten. Karlsruhe: BDH 2001.

Bund deutscher Hebammen e.V., Bund freiberuflicher Hebammen Deutschlands e.V. (Hrsg), Netzwerk zu Förderung der Idee der Geburtshäuser in Deutschland e.V. Hebammengeleitete Geburtshilfe. Empfehlungen und Auswahlkriterien für die Wahl des Geburtsortes. Karlsruhe: BDH 2002.

Bund deutscher Hebammen, Österreichisches Hebammengremium, Schweizer Hebammenverband (Hrsg). Sichere Mutterschaft: Betreuung der normalen Geburt, ein praktischer Leitfaden. 1996. Originalausgabe WHO 1996: Care in normal birth: a practical guide.

Enkin M et al. (Hrsg. Groß M, Dudenhausen JW). Effektive Betreuung während Schwangerschaft und Geburt. Ein Handbuch für Hebammen und Geburtshelfer 2. Aufl. Bern: Huber 1998.

Fervers-Schorre B, Dmoch W (Hrsg). Psychosomatische Gynäkologie und Geburtshilfe 1991/92. Beiträge der 20. Jahrestagung der DGPFG 13. 02.–16. 02. 1991. Heidelberg: Springer 1992.

Gastinger I. Intuition and surgical responsibility. Zentralbl Chir 1999; 124 (Suppl 3): 48–9.

Goschke T. Es denkt mit. Interview. Gehirn & Geist 2005; 7–8.

Grossman K, Grossman KE. Bindungen – das Gefüge psychischer Sicherheit. Stuttgart: Klett-Cotta 2004.

Hartel W. Experience and intuition in surgery. Zentralbl Chir 1999; 124 (Suppl 3): 53–4.

Hodnett ED. Continuity of caregivers for care during pregnancy and childbirth. The Cochrane Library, Issue 4, 1999. Oxford: Update Software.

Loytved C. Qualitätsbericht 2003. Außerklinische Geburtshilfe in Deutschland. Hrsg. Gesellschaft für Qualität in der außerklinischen Geburtshilfe e.V. (QUAG e.V.). 1. Aufl. Zwickau: Verlag Wissenschaftliche Skripten 2004.

Major S. Zur Geschichte der außerklinischen Geburtshilfe in der DDR. Med. Dissertation Berlin 2003.

Milenovic-Rüchardt I, Roth S, Edlinger S. Hausgeburten – eine Alternative zur Klinikgeburtshilfe. Eine Untersuchung bayerischer Hausgeburten aus den Jahren 1989–1995. München 1998.

Preußler S. Hinter verschlossenen Türen. Ledige Frauen in der Münchner Gebäranstalt (1832–1853). Münchner Beiträge zur Volkskunde 4. München: Münchner Vereinigung für Volkskunde 1985.

Rauchfuß M. Bedarf, bedarfsgerechte Versorgung, Über-, Unter und Fehlversorgung im Rahmen der deutschen gesetzlichen Krankenversicherung. Stellungnahme der Deutschen Gesellschaft für Psychosomatische Frauenheilkunde und Geburtshilfe DGPFG e.V. zum Sachverständigenhearing des Ausschusses für Gesundheit im Deutschen Bundestag am 7. März 2001 – Ausschussdrucksache 780/14 (2001).

Runderlass des Reichsministers des Inneren: Betr. Hausentbindungen und Anstaltsentbindungen vom 6. September 1939; Reichsgesundheitsblatt; 14 (1939) 43: 873.

Runderlass des Reichsministers des Inneren: über Anwendung von Arzneimitteln und sonstigen Maßnahmen durch Hebammen bei drohender Lebensgefahr für Mutter und Kind vom 30. Oktober 1939; Reichsgesundheitsblatt; 15 (1940) 1: 7–8.

Rockel-Loenhoff A. Jede Kleinigkeit hat ihren Sinn. Hebammenforum 2004; 1: 20–3.

Schwarz C, Schücking B. Adieu, normale Geburt? Ergebnisse eines Forschungsprojektes. Dr med Mabuse 2004; 148: 22–5.

Zoege M. Die Professionalisierung des Hebammenberufs. Anforderungen an die Ausbildung. 1. Aufl. Bern: Verlag Hans Huber 2004.

Zuhlke H. Can intuition in surgery by learned? Zentralbl Chir 1999; 124 (Suppl 3): 55–63.

zu Sayn-Wittgenstein (Hrsg). Geburtshilfe neu denken – Bericht zur Situation und Zukunft des Hebammenwesens in Deutschland. Bern: Huber 2006.

19 Regelwidriger Geburtsmechanismus

Sonja Opitz-Kreuter

> **!** Aufgrund der feststehenden Definitionen für Haltung, Einstellung, Lage, Poleinstellung und Stellung kann es zu regelwidrigen Geburtsmechanismen kommen, d. h. zu Geburtsverläufen, die vom regelrechten Verlauf abweichen.

Die Ursachen für einen regelwidrigen Geburtsmechanismus können sich aus einem offensichtlichen Grund ergeben (z. B. Makrosomie des Kindes), oft genug sind sie aus mehreren Faktoren zusammengesetzt – z. B. sekundäre Wehenschwäche bei einer Haltungsanomalie, die u. U. durch einen erhöhten Weichteilwiderstand bei regelrechten äußeren Beckenmaßen eintritt.

Hebammen und Geburtshelfer werden heute weitaus seltener als früher mit Fehlbildungen des Kindes konfrontiert, die zu Behinderungen des Geburtsverlaufes führen können (Hydrozephalus, Teratome, Anenzephalus etc.). Auch sind schwere Beckenanomalien (s. S. 437) eher die Ausnahme als die Regel. Dennoch ist die funktionelle Beckendiagnostik zusammen mit einer Erhebung der Geburtsräume durch eine Beckenaustastung (im Sinne von: Passt mit diesen Wehen dieser Kopf in dieses Becken mit diesem Weichteiltonus?) die Basis für Geburtsbegleitung und Geburtshilfe sowie der Ausgangspunkt für Überlegungen, mit welchen Maßnahmen welche Regelwidrigkeit behoben werden kann. Ein gezielter Einsatz von Positionen und Lagerungen, Medikamenten, Analgesieverfahren oder homöopathischer Behandlung u. a. m. ist dann sinnvoll möglich.

Während der Geburtsbegleitung hat die Hebamme die Entscheidung zu treffen, wann ein regelwidriger Geburtsmechanismus vorliegt. Das Hebammengesetz legt die Zuständigkeit der Hebamme auf die Leitung der regelrechten, »normal verlaufenden« Geburt fest. Liegt eine erkennbare Regelwidrigkeit vor, besteht für die Hebamme die ausdrückliche **Pflicht**, einen ärztlichen Geburtshelfer hinzuzuziehen.

Das Erkennen und das Abgrenzen des regelwidrigen vom regelrechten Geburtsverlauf setzen Routine, Präzision und Sicherheit im Umgang mit Untersuchungen und diagnostischen Verfahren sowie geburtshilfliches Wissen voraus. Diese Anforderung legt eine gut durchdachte Strukturierung des geburtshilflichen Vorgehens nahe:
- bei zweifelhaften oder suspekten Befunden Ergänzung durch geeignete diagnostische Maßnahmen (Leopold-Handgriffe, Beckenaustastung, Beckenbetrachtung)
- Orientierung an den Bedürfnissen und dem Ist-Zustand von Mutter und Kind
- Differenzialdiagnose
- geeignete Maßnahmen zur Beseitigung des regelwidrigen Zustandes, z. B. Lagerung, Akupunktur, physikalische Maßnahmen, Homöopathie u. a.
- Konsequenzen ziehen

Bei jeder Regelwidrigkeit sind folgende **Grundvoraussetzungen** zu beachten:
- sofortige dokumentierte Hinzuziehung eines ärztlichen Geburtshelfers
- Legen eines intravenösen Zugangs
- kontinuierliche CTG-Überwachung
- bei erschwerter externer Ableitung ggf. Anlage einer Kopfschwartenelektrode durch den ärztlichen Geburtshelfer
- exakte schriftliche Dokumentation
- Vitalzeichenkontrolle der Mutter:
  – Je nach Ausgangswert findet eine stündliche Blutdruck- und Pulskontrolle statt.
  – Wird eine Tokolyse verabreicht, erfolgt die Pulskontrolle in Abhängigkeit von den bisherigen Werten.
  – Die Temperaturkontrolle erfolgt 4-stündlich, nach erfolgtem Blasensprung 2-stündlich.

Regelwidrigkeit der Haltung

> **!** **Haltung** bezeichnet die Beziehung zwischen Kopf und Rumpf des Kindes. Der Kopf kann gebeugt, indifferent oder gestreckt gehalten werden. Haltungsanomalien sind also Regelwidrigkeiten in der Beziehung zwischen Kopf und Rumpf des Kindes, deren Bedeutung u.a. vom Höhenstand der Leitstelle abhängt.

Roederer-Kopfhaltung

> **!** Bei der Roederer-Kopfhaltung wird der Kopf im **Beckeneingang** zur Überwindung eines Geburtshindernisses vorzeitig gebeugt. Der geburtsmechanisch wirksame Umfang (*Circumferentia frontooccipitalis*) ist von 35 cm auf 32 bis 33 cm verringert (*Circumferentia suboccipitobregmatica*).

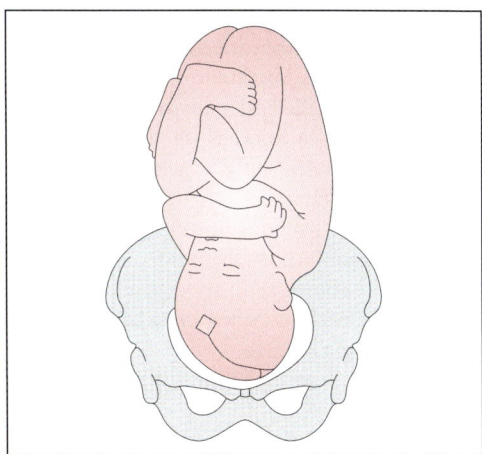

Abb. 19.1 Roederer-Kopfhaltung. Rücken in Ib-Stellung.

■ **Häufigkeit**: Die Roederer-Haltung ist in der Praxis häufiger zu beobachten (Abb. 19.1 und 19.2).

■ **Ursachen**:
- bei der Mutter:
  - Dystokie
  - Beckenanomalien (allgemein oder quer verengtes Becken)
  - Missverhältnis zwischen mütterlichem Becken und kindlichem Kopf oder Körper
  - Myome
- beim Kind Behinderung einer indifferenten Haltung durch:
  - bestimmte ungünstige Kopfformen – z.B. verstärkter Langkopf, der der nötigen Formanpassung an das Becken nicht gerecht wird
  - Fehlbildungen

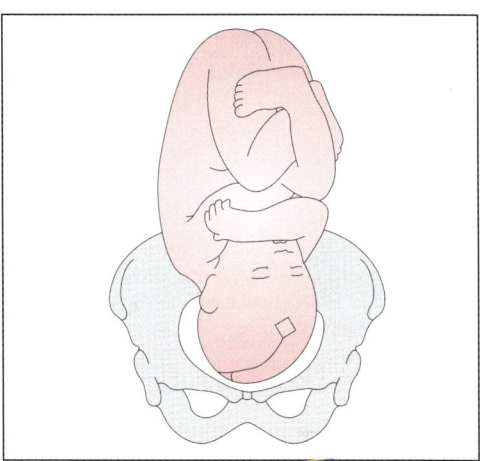

Abb. 19.2 Roederer-Kopfhaltung. Rücken in IIb-Stellung.

■ **Diagnostik**:
- anhand der inneren Untersuchung: Die kleine Fontanelle hat bereits im Beckeneingang die Führung übernommen, evtl. Konfiguration.
- ergänzende Maßnahmen:
  - 3. und 4. Leopold-Handgriff. Anstelle des regelrecht im queren Durchmesser eingestellten Kopfes ist das schmalere Hinterhaupt (bei einer Ia- oder IIa-Stellung) oder das ebenfalls schmalere Gesicht zu tasten.
  - Beckenaustastung zur Feststellung eines engen Beckens
  - anatomische und funktionelle Beckendiagnostik
  - Größenschätzung und Kopfmaße des Kindes anhand der letzten Ultraschalluntersuchung

■ **Besonderheiten**:
- Die Prognose ist im Allgemeinen gut.
- Die Roederer-Kopfhaltung kann oft mit anderen Regelwidrigkeiten kombiniert sein, z.B. einem hohen Geradstand. Auch Haltungswechsel treten auf, denn so kann eine Haltung gefunden werden, in der der Geburtskanal passiert werden kann.
- Verbleibt der Kopf über 2 Stunden trotz guter Wehentätigkeit in dieser Haltung und ist kein Geburtsfortschritt zu verzeichnen, besteht die Indikation für eine sekundäre *Sectio caesarea*.

- **Therapie:**
- Erfüllung der Grundvoraussetzungen
- Lagerungsregeln beachten: Auf die Seite der kleinen Fontanelle beziehungsweise auf die Seite des kindlichen Rückens lagern, der Steiß des Kindes senkt sich auf die gelagerte Seite, die Hebelübertragung der Wirbelsäule erleichtert dem Kopf die Drehung und Beugung.
- bei Wehenschwäche Wehenförderung
- Positionen einnehmen, bei denen der Rücken des Kindes nach vorne kommen kann:
    - Bewegung allgemein
    - kreisende Bewegungen auf dem Gymnastikball
    - Sitzen oder Liegen mit angezogenem Bein
- ausreichende Analgesie zur Überwindung einer Dystokie (eventuell Periduralanästhesie)

- **Komplikationen:** Erweist sich der Beckeneingang als unüberwindliches Hindernis, kann es zu anderen Haltungs- und Einstellungsanomalien kommen.

- Als seltene Komplikation kann ein Nabelschnurvorfall oder ein Vorliegen beziehungsweise Vorfall kleiner Teile auftreten. Grund dafür ist eine nicht optimale Formanpassung im Beckeneingang, der vorangehende Kopf dichtet den Geburtskanal unter Umständen nicht ausreichend ab.
- Es kann eine fetale Hypoxie entstehen.

Regelwidrigkeit der Haltung im Beckenausgang

! Die physiologische Beugung des Kopfes bis zum Ende der zweiten Geburtsphase (der vorangehende Teil befindet sich auf dem Beckenboden) ist bei einer regelwidrigen Haltung im Beckenausgang ausgeblieben. Befindet sich der Kopf auf dem Beckenboden in einer indifferenten Haltung oder ist er sogar in eine Streckung übergegangen, wird dies als Streck- oder Deflexionshaltung bezeichnet.

Tab. 19.1 Normale und regelwidrige Lagen sowie Kopfeinstellungen des Kindes *in utero* in Abhängigkeit vom Schwangerschaftsalter. Vor der 36. Schwangerschaftswoche finden sich vermehrt Querlagen, Schräglagen und Beckenendlagen. Die regelwidrigen Kopfeinstellungen nehmen mit dem Schwangerschaftsalter zu (aus Künzel 1990).

	Schwangerschaftswochen					
	27–29 (n = 88)	30–32 (n = 204)	33–35 (n = 541)	36–38 (n = 4848)	39–41 (n = 29982)	42–44 (n = 2013)
Normale und regelwidrige Kopfeinstellungen						
Vordere Hinterhauptslage	81,8	73,5	82,6	88,3	91,3	91,8
Hintere Hinterhauptslage	0	0,9	1,5	1,8	2,1	1,9
Vorderhauptslage	0	0	0,6	0,7	0,8	0,9
Gesichts-/Stirnlage	0	0	0,2	0,1	0,2	0,3
Tiefer Querstand	0	0	0	0,2	0,2	0,4
Hoher Geradstand	0	0	0	0,4	1,0	2,4
Regelwidrige Lagen						
Quer-/Schräglage	6,8	3,9	2,0	0,5	0,3	0,2
Beckenendlage	11,4	19,1	12,9	7,6	3,8	1,0
Sonstige regelwidrige Lage	0	2,4	0,2	0,3	0,4	1,0

Regelwidrigkeit der Haltung

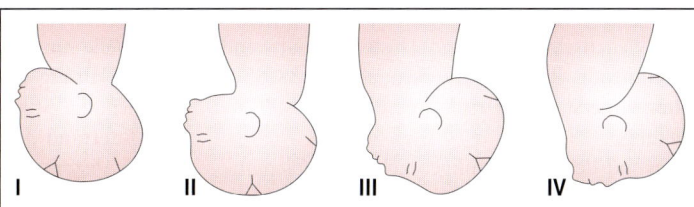

Abb. 19.3 Regelwidrigkeit der Haltung im Beckenausgang. Scheitellage (I. Grad), Vorderhauptslage (II. Grad), Stirnlage (III. Grad), Gesichtslage (IV. Grad).

Befindet sich der Kopf schon im Beckeneingang in einer Streckhaltung, liegt nach exakter Definition eine **Einstellungsanomalie** vor. Im darauf folgenden Geburtsverlauf wird in der klinischen Terminologie von Scheitellagen, Gesichtslagen etc. (Tab. 19.1, Abb. 19.3) gesprochen.

Deflexionshaltungen finden sich bei etwa 1 % aller Geburten. Sie entwickeln sich aus einer dorsoposterioren Stellung des Rückens (Ib- oder IIb-Stellung), eine Ausnahme hiervon ist die äußerst seltene dorsoanteriore Gesichtslage.

■ **Diagnostik:**
- bei Geburtsbeginn:
  - Bei der äußeren Betrachtung kann unterhalb des Nabels eine stärkere Absenkung des Leibes beobachtet werden (Abb. 19.4 und 19.5). Der möglicherweise noch nicht in Beziehung zum Becken getretene Kopf weicht mit seinem kugeligen Hinterhaupt nach hinten ab (Differenzialdiagnose: volle Harnblase).
  - Die Herztöne sind deutlich über der Mittellinie (*Linea fusca*) zu hören, auch flankenaufwärts auf der Seite der kleinen Teile.
  - Bei der Durchführung des zweiten Leopold-Handgriffes ist der Rücken nur schwer zu tasten.
  - Innere Untersuchung: Der Kopf hat in der Regel noch keine Beziehung zum Becken aufgenommen, da noch kein ausreichender Druck von oben erfolgt ist.
  - Es treten frühzeitige Rücken- bzw. Kreuzschmerzen auf.
- unter der Geburt:
  - protrahierter Geburtsverlauf auch bei guter Wehentätigkeit, der vorangehende Teil tritt verzögert tiefer
  - Wehen unkoordiniert oder zu schwach (nicht ausreichende Stimulation des Ferguson-Reflexes)
  - vaginale Untersuchung: Je nach dem Grad der Deflexionshaltung und der Geburtsphase kann die Annäherung der großen Fontanelle an die Symphyse der erste Hinweis sein.
  - vermehrter und frühzeitiger Druck auf den Darm, verursacht durch den vom Hinterhaupt auf das Rektum ausgeübten Druck

In den letzten Jahren haben verschiedene Autoren eine Zunahme der dorsoposterioren Einstellung (auch: occipito-posterior position – OP) beschrieben. Das Zahlenmaterial schwankt zwischen 11,3 % (Gardberg et al. 1995) und 15–20 % (Brailey 2002).

Ein hoher Anteil dieser dorsoposterior eingestellten Kinder weist im Geburtsverlauf Abweichungen auf. Es finden sich so genannte slow starter,

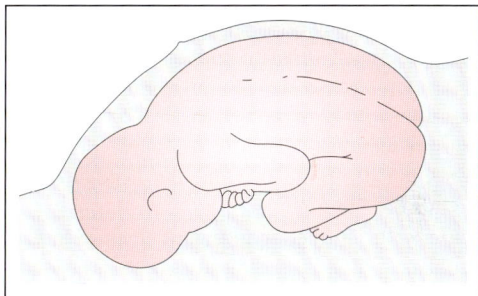

Abb. 19.4 Äußere Betrachtung des Leibes. Dorsoanteriore Schädellage.

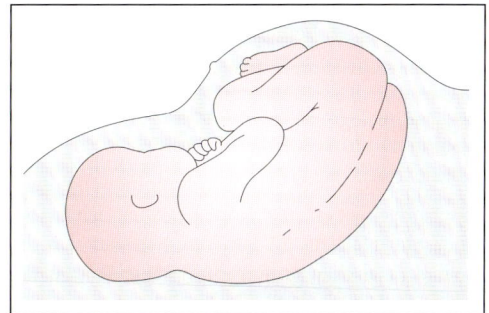

Abb. 19.5 Dorsoposteriore Schädellage mit deutlicher Absenkung des Leibes.

protrahierte Eröffnungs- und Austreibungsperioden, Wehenschwächen und Dystokien. Oft sind zunehmende Rückenschmerzen ab der 38. SSW schon ein erster Hinweis auf eine dorsoposteriore Stellung.

Aufgrund der bereits mitgebrachten Problematik ist die Rate der operativ oder vaginal-operativ verlaufenden Geburten deutlich erhöht (Pearl 1993). Zu den für die Geburt wichtigen Faktoren (vgl. Kap. 15) kommen neue Faktoren hinzu. So treten Schwangerschaften heute aufgrund der anderen Familien- und Lebensplanung in einem höheren Lebensalter ein. Viele Frauen haben einen überwiegend sitzenden Lebensstil mit deutlich eingeschränkter Bewegungsaktivität, was bei der Arbeit, der Fahrt in das Büro und bei der täglichen Hausarbeit deutlich wird.

Zum Ausgleich hierzu sollen die Schwangeren in der Geburtsvorbereitung darauf hingeführt werden, aufrecht auf einem Gymnastikball zu sitzen oder sich nach vorne zu lehnen (Kutschersitz, Seitsitz). Brustschwimmen, Tanz und Bauchtanz sowie entspanntes Seitliegen mit einem Kissen unter dem aufliegenden Bein fördern beim Kind die Einnahme einer dorsoanterioren Stellung.

Unter der Geburt können bei Haltungs- und Einstellungsanomalien neben der bekannten Lagerungsregel auch wirksam sein:
- Positionswechsel der Mutter in eine Vierfüßler-Haltung
- »Äpfelschütteln«; leichte, stupsende Bewegungen mit der Hand in Höhe der Lendenwirbelsäule der Frau
- kreisende Hüftbewegungen auf einem Gymnastikball
- Hockstellung am Seil, Bett o. a.

Unbestritten ist hierbei auch der psychische Aspekt hilfreich, die Geburt aktiv, in Bewegung und lebendig zu gestalten, wobei dem dynamischen Geschehen bei einer Geburt Raum gegeben wird.

Scheitellage

Bei der Scheitellage ist die physiologische Beugung ausgeblieben, der Kopf befindet sich in indifferenter Haltung. In Führung befindet sich die Pfeilnaht zwischen großer und kleiner Fontanelle. In nur ca. 15 % der Fälle findet sich eine dorsoanteriore Einstellung, d.h. das Gesicht weist nach hinten zum Rücken der Mutter.

Bei der dorsoposterioren Einstellung ist die kleine Fontanelle hinten zu tasten. Da der Kopf auch in dieser Haltung den Beckenboden erreicht, befindet sich die Stirn-Haar-Grenze als Stemmpunkt am Unterrand der Symphyse.

Dieses Abstemmen bewirkt eine Beugung – durch das Arretieren der Stirn-Haar-Grenze im Schambogen; das Hinterhaupt kann über den Damm geboren werden.

Das Gesicht wird anschließend durch eine Streckung mit Blickrichtung auf die Symphyse geboren. Die Geburtsgeschwulst findet sich bei der I. Stellung am rechten, bei der II. Stellung am linken Scheitelbein.

■ **Ursachen:**
- b-Stellung des Rückens
- kleine Kinder, die keiner Bestrebung zur Abbiegungsübereinstimmung unterliegen; d.h. bei geringerem Kopfumfang und ungünstigen Schädelformen, z.B. kleiner Rundkopf, Kurzkopf, Turmschädel
- Frühgeburten
- Beugungsbehinderungen, die z.B. durch ein Händchen unter dem Kinn verursacht werden, auch durch straffe Nabelschnurumschlingungen
- fehlende Eigenspannung des Kindes, z.B. beim intrauterinen Fruchttod
- Fehlbildungen, die eine Beugung unmöglich machen (Struma, *Hygroma colli*)

■ **Besonderheiten:**
- Verlauf der Pfeilnaht im entgegengesetzten schrägen Durchmesser: I. Stellung – II. schräger Durchmesser, II. Stellung – I. schräger Durchmesser
- starke Auswölbung des Dammes beziehungsweise frühe Ausziehung der Weichteile durch das breite Hinterhaupt
- frühzeitiger Pressdrang, verstärkte Kreuzschmerzen

■ **Komplikationen:**
- protrahierter Geburtsverlauf
- Geburtsstillstand, der eine vaginal-operative oder operative Geburtsbeendigung notwendig macht
- Hypoxie des Kindes
- bei Spontangeburten oder operativ-vaginalen Geburten: Gefahr der mütterlichen Geburtsverletzung durch größere Raumbeanspruchung

Regelwidrigkeit der Haltung

Tab. 19.2 Geburtsmechanik bei Scheitellage.

Führender Teil	Durchtritts- planum	Abweichung	Hypomochlion	Abbiegung Beckenausgang	Geburts- geschwulst
Bereich der Pfeilnaht	*Circumferentia frontooccipitalis* 35 cm	Beugung ist ausgeblieben	Stirn-Haar-Grenze	Beugung, dann Streckung	I. Stellung rechtes Scheitelbein II. Stellung linkes Scheitelbein

■ **Therapie:**
- Wehenkontrolle, gegebenenfalls Förderung der Wehentätigkeit, aufrechte Positionen
- Beachtung der Lagerungsregeln: Lagerung auf der Seite der kleinen Fontanelle beziehungsweise auf der Seite des Rückens mit vor dem Oberkörper liegendem abgewinkeltem oberen Bein

■ **Geburtsmechanik:**
Einen Überblick gibt Tabelle 19.2.

■ **Dammschutz** (Abb. 19.6 c–e): Austrittsmechanismus unterstützen. Die notwendige Beugung durch vorsichtiges Zurückhalten des Vorderhauptes unterstützen (Abb. 19.6 c), damit das Hinterhaupt über den Damm geboren werden kann. Dann das Hinterhaupt betonen, um eine Streckung zu ermöglichen (Abb. 19.6 d), durch die das Gesicht unter der Symphyse geboren werden kann (Abb. 19.6 e).

Vorderhauptslage

Die Vorderhauptslage stellt den zweiten Grad der Deflexionshaltung dar. Im Gegensatz zur indifferenten Haltung bei der Scheitellage ist bei der Vorderhauptslage eine Streckung eingetreten. Das Hinterhaupt dreht sich nach dem Eintritt ins Becken in die mehr Platz bietende Kreuzbeinhöhle. Die große Fontanelle geht in Führung. Die Pfeil-

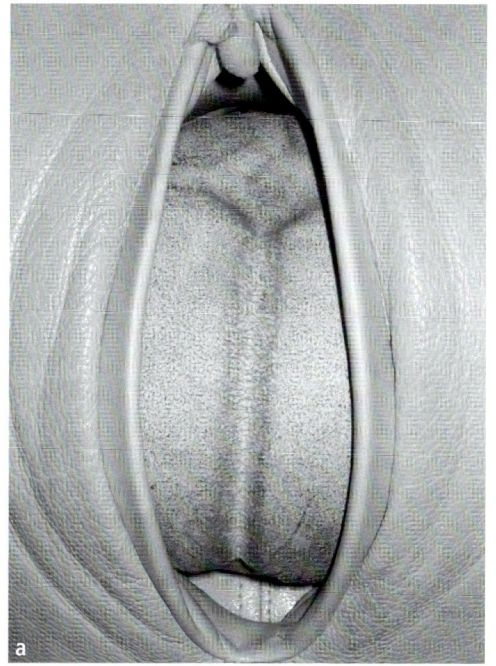

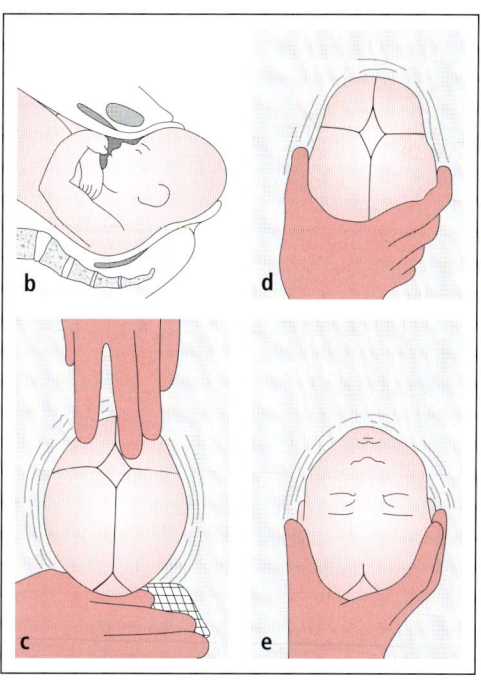

Abb. 19.6 Scheitellage.
a Geburtsmechanik im Beckenausgang
b Geburtsmechanik im Beckenausgang
c–e Dammschutz

naht verläuft im entgegengesetzten Durchmesser, d.h. der Stellung des Rückens entgegen. Auf dem Beckenboden stemmt sich die Stirn unter der Symphyse als Hypomochlion an. Es erfolgt eine Beugung, bei der zunächst das Vorderhaupt (im Bereich der großen Fontanelle), danach Scheitel und Hinterhaupt über den Damm geboren werden. Durch die anschließende Streckung werden Stirn und Gesicht symphysenwärts schauend geboren.

■ **Ursachen:**
- kleines Kind
- ungünstige Kopfform – kleiner, runder Kopf, Kurzkopf
- intrauteriner Fruchttod, Kind ohne eigene Körperspannung (Hypotonus der Muskulatur, z.B. bei Trisomie 21)
- Fehlbildung
- Spastizität des unteren Uterinsegmentes, Rigidität des Beckenbodens

■ **Besonderheiten** und **Komplikationen**: entsprechen denen der Scheitellage.
Die Belastung des Damms und des Rektums ist bei der Vorderhauptslage noch größer. Das breitere Vorderhaupt beziehungsweise die Stirn findet einen wesentlich ungünstigeren Stemmpunkt als das dem Schambogen (im Sinne der Formübereinstimmung) entsprechende Hinterhaupt (Abb. 19.7 b).

■ **Therapie:**
- Grundvoraussetzungen (s. S. 396) beachten.
- Versuch, mittels entsprechender Lagerung die Vorderhauptslage durch Rotation und Beugung in eine regelrechte Hinterhauptslage zu ändern. Die Lagerung erfolgt auf die Seite der kleinen Fontanelle beziehungsweise auf die Seite, an der sich der kindliche Rücken befindet. Positionswechsel, falls kein Geburtsfortschritt erkennbar ist:
  – kreisende Bewegung des Beckens
  – Hockstellung am Seil, an der Gymnastikstange

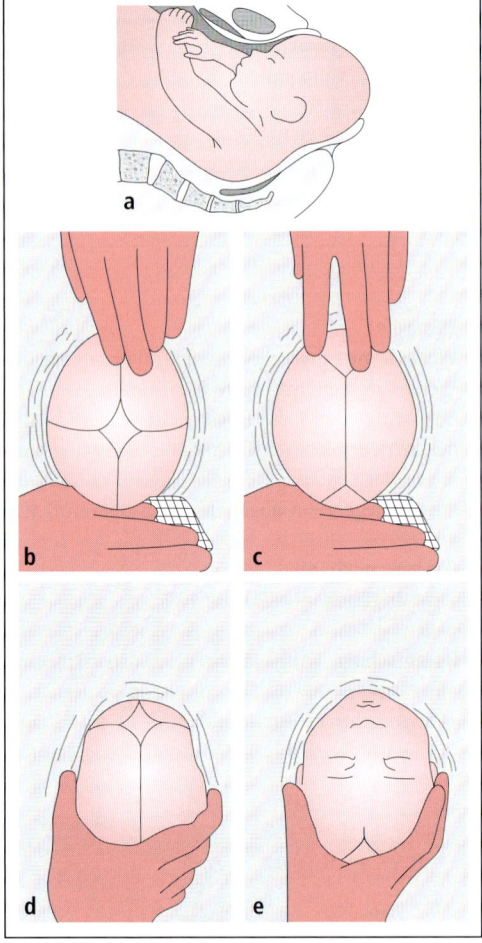

Abb. 19.7 Vorderhauptslage.
a Geburtsmechanik im Beckenausgang
b–e Dammschutz

- Ist trotz guter Wehentätigkeit und gutem Allgemeinzustand von Mutter und Kind kein Geburtsfortschritt zu verzeichnen – insbesondere dann, wenn der Kopf am beziehungsweise noch über Beckeneingang steht – muss die Schwangere auf der Seite der großen Fontanelle (Seite

Tab. 19.3 Geburtsmechanik bei Vorderhauptslage.

Führender Teil	Durchtrittsplanum	Abweichung	Hypomochlion	Abbiegung Beckenausgang	Geburtsgeschwulst
große Fontanelle	*Circumferentia frontooccipitalis* 35 cm	leichte Streckung	Stirn-Haar-Grenze	Beugung, dann Streckung	Bereich der großen Fontanelle, I. Stellung rechts II. Stellung links

Regelwidrigkeit der Haltung

der kleinen Kindsteile) gelagert werden, um den Durchtritt durch das Becken zu ermöglichen, auch wenn dabei eine Regelwidrigkeit der Haltung (hintere Hinterhauptslage) eintreten kann.
- Kommt es zu einem Geburtsstillstand trotz guter Wehen, so ist je nach Höhenstand und kindlichem Zustand eine operative Geburtsbeendigung angezeigt.

■ **Geburtsmechanik:**
Einen Überblick gibt Tabelle 19.3.

■ **Dammschutz** (Abb. 19.7 b–e): Er erfolgt im Wesentlichen wie bei der Scheitellage. Der Austrittsmechanismus wird durch eine Betonung des Vorderhauptes unterstützt, bis das Hinterhaupt durch die dadurch leichter zu vollziehende Beugung über den Damm geboren ist (vgl. Scheitellage, Abb. 19.6).

■ **Diagnostik:** Innere Untersuchung: Die große Fontanelle befindet sich in Führung, der Bereich der Augenbrauen ist zu tasten. Die Pfeilnaht verläuft durch den dem Rücken des Kindes entgegengesetzten schrägen Durchmesser.

Stirnlage

Die Stirnlage stellt die ungünstigste Deflexionslage dar. Die maximale Streckung zur Gesichtslage hin, bei der ein geburtsmechanisch günstigerer Kopfumfang wirksam wäre, ist ausgeblieben oder noch nicht erfolgt. Bei der inneren Untersuchung präsentiert sich als vorangehender Teil die Stirn.

Hat die Stirn schon im Beckeneingang die Führung übernommen, liegt eine Regelwidrigkeit der Einstellung vor, man spricht von einer **Stirneinstellung**. Bei der vaginalen Untersuchung kann entsprechend der Pfeilnaht die Stirnnaht, die von der großen Fontanelle Richtung Nase verläuft, als Orientierung dienen. Die Stirnnaht verläuft im entgegengesetzten schrägen Durchmesser, da das Kind eine dorsoposteriore Stellung einzunehmen versucht oder bereits eingenommen hat.

Auf dem Beckenboden stellt sich die Stirn zur besseren Formanpassung in einem schrägen oder annähernd schrägen Durchmesser ein. Hypomochlion ist das Jochbein, wobei das Gesicht mehr Raumausnutzung unter dem Schambogen hat als der Oberkiefer, der ebenfalls als Hypomochlion vorkommen kann.

Der Kopf beugt sich, bis über den Damm das Hinterhaupt geboren werden kann. Es erfolgt eine Streckung und das restliche Gesicht wird unter der Symphyse geboren (Abb. 19.8 a)

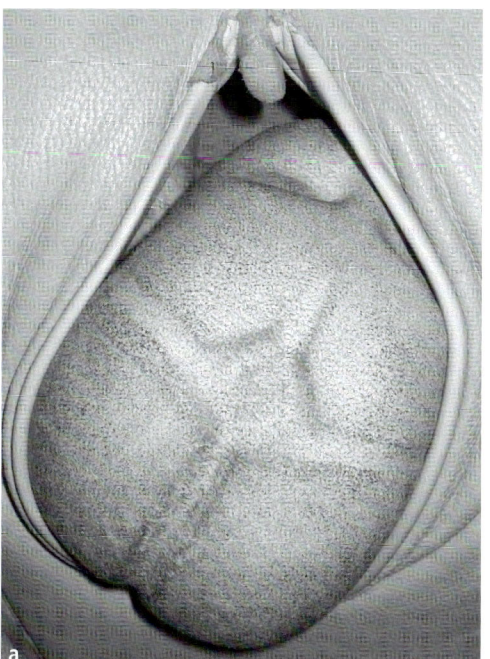
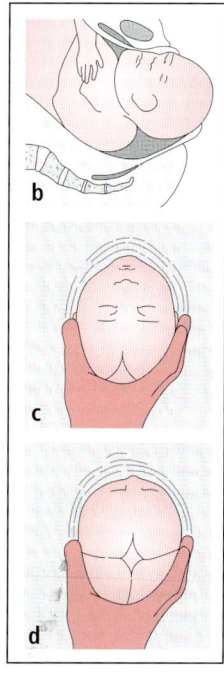

Abb. 19.8 Stirnlage.
a Geburtsmechanik im Beckenausgang
b Geburtsmechanik im Beckenausgang
c, d Dammschutz

Tab. 19.4 Geburtsmechanik bei Stirnlage.

Führender Teil	Durchtrittsplanum	Abweichung	Hypomochlion	Abbiegung Beckenausgang	Geburtsgeschwulst
Stirn	*Circumferentia maxilloparietale/ zygomaticoparietale* 37–39 cm	verstärkte Streckung	Oberkiefer oder Jochbein	große Beugung, dann Streckung	über der Stirn I. Stellung rechts II. Stellung links

■ **Ursachen:**
- s. o. S. 400
- Stirneinstellung bereits im Beckeneingang, wobei diese Einstellung während der gesamten Passage beibehalten wird. Die Behinderung der Streckung in eine Gesichtslage kann z. B. durch eine ausgeprägte Geburtsgeschwulst oder das Hängenbleiben des Hinterhaupts am Promontorium oder durch eine Nabelschnurumschlingung verursacht sein. Aufgrund der ausgebliebenen maximalen Streckung zur Gesichtslage wird die Stirnlage auch als »unvollkommene Gesichtslage« bezeichnet.

■ **Diagnostik:**
- äußere Betrachtung des Leibes mit ergänzenden Leopold-Handgriffen (2. Leopold-Handgriff – Hinweis auf b-Stellung des Rückens, 3. und 4. Leopold-Handgriff – Hinterhaupt seitlich zu tasten)
- innere Untersuchung: Bei der inneren Untersuchung fällt ein unregelmäßiger, vergleichsweise »eckiger« vorangehender Teil auf. Tastbar sind die Nasenwurzel, die Augenbrauen und möglicherweise der Mund. Ist die Nasenwurzel nicht erreichbar und der Kopf befindet sich in einer definitiven Streckung, liegt eine Vorderhauptslage vor. Die innere Untersuchung muss bei Verdacht auf eine Deflexionslage vorsichtig erfolgen. Keinesfalls darf Druck ausgeübt werden, es besteht die Gefahr von Augen- beziehungsweise Augenhöhlenverletzungen des Kindes.

■ **Häufigkeit:** 1 : 2 000/3 000 Geburten.

■ **Besonderheiten:** Eine Spontangeburt aus Stirnlage ist sehr selten zu beobachten (u. a. deshalb, weil sich die Stirnlage normalerweise während des Geburtsverlaufes zur Gesichtslage umwandelt). Heute besteht aufgrund der hohen Morbiditäts- und Mortalitätsrate (etwa 33 %) eine Sectioindikation.

■ **Komplikationen:**
- protrahierter Geburtsverlauf
- hypo- und hyperkinetische Wehenstörungen
- Geburtsstillstand
- kindliche Hypoxie
- mütterliche Geburtsverletzungen
- kindliche Geburtsverletzungen, Hirnblutungen, Tentoriumrisse (Abtrennung der *Falx cerebri* oder des *Tentorium cerebelli*) infolge der Kompression und der Hypoxie

■ **Geburtsmechanik:**
Einen Überblick gibt Tabelle 19.4.

■ **Dammschutz** (Abb. 19.8 c–d): Vorsichtiges Zurückhalten des Vorderhauptes mit 2–3 Fingern, um den Stemmpunkt zu optimieren. Ist er erreicht, erfolgt die Geburt des Kopfes über eine reine Beugung. Anwendung des Ritgen-Hinterdammgriffes (s. Kap. 16, S. 345) zur Optimierung des Stemmpunktes.
Äußere Drehung beachten und abwarten, eventuell leichte Unterstützung durch Führung mit flach aufgelegter Hand (vgl. vordere Hinterhauptslage). Cave: tiefer Schulterquerstand, wenn zu frühzeitig nach hinten unten geleitet wird. Die Schulter muss sich im tiefen Geradstand befinden.

■ **Diagnostik:** Die Stirn führt, die Nasenwurzel muss tastbar sein, sonst handelt es sich um eine Vorderhauptslage. Der Mund ist unter Umständen erreichbar. Die Gesichtslinie dreht sich durch den dem Rücken des Kindes entgegengesetzten schrägen Durchmesser.
Die Abbildung 19.9 zeigt ein Kind aus Stirnlage nach komplikationsloser Spontangeburt.

Gesichtslage

Der Kopf kann sich bei der Gesichtslage bereits im Beckeneingang in der maximalen Streckung

Regelwidrigkeit der Haltung

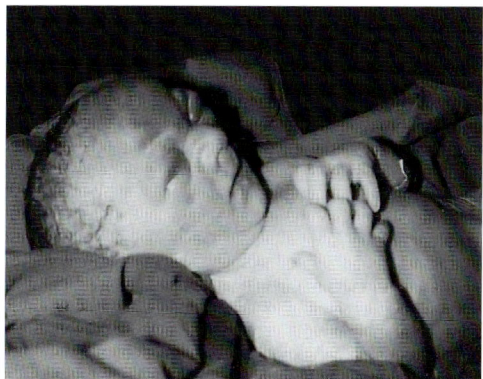

Abb. 19.9 Kind aus Stirnlage nach komplikationsloser Spontangeburt.

einstellen. Auch aus den vorher beschriebenen Deflexionseinstellungen, vor allem aus der Stirnlage, kann sich im Verlauf des Tiefertretens und der Rotation eine Gesichtslage ergeben.

Während des Tiefertretens nähert sich das Hinterhaupt des Kindes immer mehr der Wirbelsäule, bis eine weitere Streckung unmöglich ist.

Da das Hinterhaupt zusammen mit der Halslinie sehr breit ist, findet die Drehung erst dann statt, wenn das Hinterhaupt am Promontorium vorbei tiefer getreten ist. Erst wenn der vorangehende Teil des Gesichts auf Interspinalebene oder tiefer steht, hat die größte Zirkumferenz (Kopfumfang und Durchtrittsplanum) die engste Stelle im Becken passiert. Die mehr Raum bietende Kreuzbeinhöhle macht dann die notwendige Drehung möglich. Als Orientierung – entsprechend der Pfeilnaht – dient die gedachte Linie von der Stirnnaht über Nase und Mund bis zum Kinn. Auch hier dreht sich diese »Gesichtslinie« durch den jeweils entgegengesetzten schrägen Durchmesser, um eine mentoanteriore Einstellung zu erreichen. Der Kopf erreicht den Beckenboden in einer maximalen Streckhaltung. Hypomochlion ist der Kehlkopfbereich. Durch eine starke Beugung erscheinen nacheinander Kinn, Mund und Nase unter der Symphyse, danach folgen durch die nun wieder mögliche Beugung Stirn, Scheitelbereich und Hinterhaupt.

■ **Häufigkeit:** 1 : 500 Geburten.

■ **Ursachen:**
- im Wesentlichen wie vorab genannt
- Anteflexion der Gebärmutter. Bei Mehrgebärenden mit mäßiger Bauchmuskulatur kann sich die Gebärmutter im Sinne einer Anteflexion nach vorne verlagern. Somit wird auch die Achse der Gebärmutter nach vorne verlagert. Der Steiß des Kindes kann nach vorne kommen. Durch eintretende Wehen wird diese Achse verstärkt, durch die Hebelbewegung übernimmt das Kinn leichter die Führung als das Hinterhaupt.
- Beckenanomalien: plattes und männliches (androides) Becken. Das breite Hinterhaupt wird bei einer b-Stellung leichter am Promontorium in der physiologischen Beugung behindert. Das Gesicht geht daher in eine Streckung über.

■ **Diagnostik:**
- äußere Untersuchung:
  – Bei der Ausführung des 3. und 4. Leopold-Handgriffes findet sich über dem Kopf des Kindes ein tiefer Einschnitt, unter Umständen kann das Hinterhaupt als harte Kugel getastet werden.
  – Die Herztöne sind sehr deutlich (*Punctum maximum*) in Nabelhöhe oder etwas unterhalb zu hören (Brustseite des Kindes).
  – Die Ultraschalluntersuchung gibt genaueren Aufschluss.
- innere Untersuchung: Bei der inneren Untersuchung ist das Kinn zu tasten. Ist nur der Mund erreichbar, liegt eine Stirnlage vor. Schwierigkeiten in der exakten Diagnose können sich ergeben, wenn durch die Ausbildung einer Geburtsgeschwulst das Gesicht ödematöser wird und feine Konturen verwischen. Wie auch bei der Stirnlage gilt, dass die innere Untersuchung schon beim Verdacht auf eine regelwidrige Einstellung oder Lage möglichst vorsichtig und schonend ausgeführt wird. Differenzialdiagnostisch kommen vor allem die Steißlagen infrage. Stellen sich solche Probleme, ist die Diagnose durch eine Ultraschalluntersuchung zu verifizieren.

■ **Besonderheiten:** Die **mentoposteriore Gesichtslage** ist die ungünstigste Schädellage. Eine Spontangeburt ist kaum möglich. Der Kopf befindet sich auf dem Beckenboden, das Kinn ist nach unten zum mütterlichen Rücken hin – dorsal – gerichtet. Bei ohnehin maximal gestrecktem Kopf wäre eine weitere Streckung nötig, um das Knie des Geburtskanals zu überwinden. Da das Hinterhaupt aber bereits fest auf dem kindlichen Rücken anliegt, ist eine weitere Deflexion nicht mehr möglich.

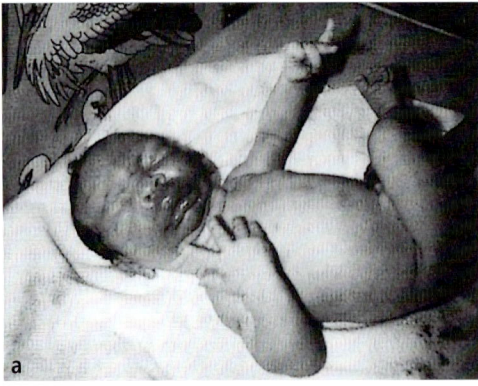

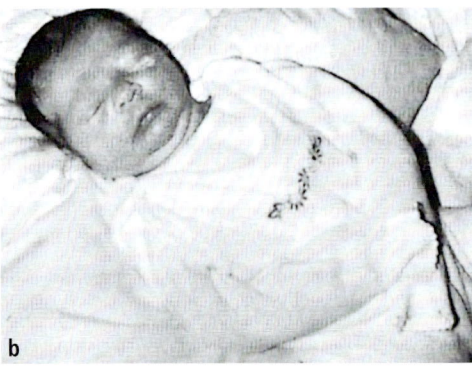

Abb. 19.10
a Kind mit mentoanteriorer Gesichtslage am Tag der Geburt: starkes Hämatom im Bereich des Mundes.
b Am 3. Lebenstag: Das Hämatom ist völlig verschwunden.

■ **Komplikationen:**
- stark protrahierte Eröffnungs- und Austreibungsperiode. Wegen der geringgradig möglichen Konfiguration des Gesichtsschädels tritt der Kopf aufgrund der ungünstigen geburtsmechanisch wirksamen Umfänge nur sehr langsam tiefer.
- kindliche Hypoxie
- starke Dehnung des Dammes mit möglichen mütterlichen Geburtsverletzungen bei vaginaloperativen Geburtsbedingungen (Forceps)
- kindliche Geburtsverletzungen, s. Stirnlage

- Gesichtsödeme des Kindes, die sehr stark ausgeprägt sein können. Sie lassen in der Regel 2 bis 3 Tage später nach (Abb. 19.10)

■ **Therapie:**
- Grundvoraussetzungen beachten.
- in Abhängigkeit vom fetalen und mütterlichen Zustand großzügige Indikation zur *Sectio caesarea*
- aufrechte Gebärhaltung, Positionswechsel

Mentoanteriore Gesichtslage
(Abb. 19.10 a–e)

■ **Geburtsmechanik:**
Einen Überblick gibt Tabelle 19.5.

■ **Dammschutz** (Abb. 19.11 c–e): Wenn möglich Betonung des Hinterhauptes durch den Ritgen-Hinterdammgriff (s. Stirnlage), um die Streckung zu unterstützen (Abb. 19.11 b), bis der Stemmpunkt gefunden ist. Zur Optimierung des Stemmpunktes: Tendenz zur Drehung abwarten, vorsichtiges Zurückhalten des Vorderhauptes mit zwei Fingern (Abb. 19.11 c). Cave: tiefer Schulterquerstand (vgl. Stirnlage). Dann Führung zur entsprechenden Seite (Abb. 19.11 e), wenn die Schulterbreite im geraden Durchmesser steht, Leitung nach hinten.

■ **Diagnostik:** Führender Teil ist das Gesicht. Der Mund ist tastbar, sonst Stirnlage, unter Umständen ist das Kinn tastbar. Die Gesichtslinien befinden sich im entgegengesetzten schrägen Durchmesser.

Mentoposteriore Gesichtslage
■ **Geburtsmechanik** (Abb. 19.12 a): Führender Teil ist das Gesicht. Der Kopfumfang (*Circumferentia tracheloparietale*) beträgt 34 bis 36 cm. Das Hypomochlion liegt im Bereich der großen Fontanelle/Symphyse. Eine weitere Streckung ist nicht mehr möglich, die Spontangeburt kaum möglich.

Tab. 19.5 Geburtsmechanik bei mentoanteriorer Gesichtslage.

Führender Teil	Durchtrittsplanum	Abweichung	Hypomochlion	Abbiegung Beckenausgang	Geburtsgeschwulst
Gesicht	*Circumferentia tracheloparietale* 34–36 cm	maximale Streckung	Kehlkopfbereich	maximale Beugung	I. Stellung rechte Wange, II. Stellung linke Wange

Regelwidrigkeit der Einstellung

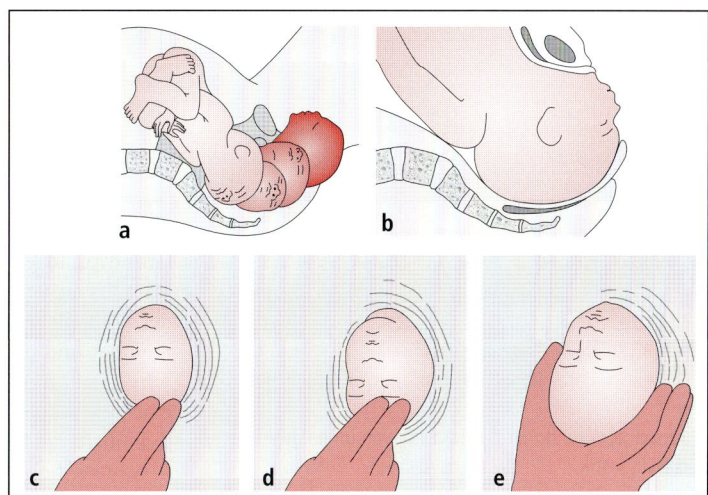

Abb. 19.11 Mentoanteriore Gesichtslage. a–b Geburtsmechanik, c–e Dammschutz.

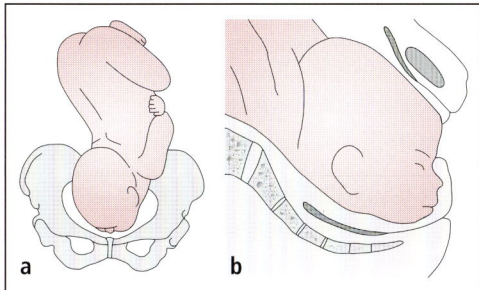

Abb. 19.12 Mentoposteriore Gesichtslage.
a Geburtsmechanik im Beckeneingang
b Geburtsmechanik im Beckenausgang

■ **Diagnostik:** Führender Teil ist das Gesicht, der Mund ist tastbar (sonst Stirnlage), unter Umständen auch das Kinn. Gesichtslinienverlauf im entgegengesetzten schrägen Durchmesser.

Regelwidrigkeit der Einstellung

Als Einstellung wird die Beziehung des vorangehenden Teils zum Geburtskanal bezeichnet. Die Diagnose erfolgt durch den Verlauf der Pfeilnaht beziehungsweise die Art der getasteten Fontanelle. Einstellungsanomalien sind also Regelwidrigkeiten in der Beziehung des vorangehenden Teils zum Geburtskanal in Abhängigkeit vom jeweiligen Höhenstand.

Hoher Geradstand

! Die im Beckeneingang physiologisch quer verlaufende Pfeilnaht steht bei einem hohen Geradstand im geraden Durchmesser. Die durch den im queren Durchmesser eingestellten Kopf normalerweise erfolgte Formanpassung an den querovalen Beckeneingang ist hier nicht erfolgt oder es liegen Ursachen vor, die eine Formanpassung verhindern, z. B. ein steiler Beckeneingang.

■ **Einteilung:**
- **Dorsoposteriorer hoher Geradstand** = hinterer hoher Geradstand. Der kindliche Rücken ist nach hinten gerichtet. Der Kopf ist am Becken aufgesetzt, die Pfeilnaht verläuft im geraden Durchmesser, das Hinterhaupt – die kleine Fontanelle – ist kreuzbeinwärts gerichtet (Abb. 19.13 a). Diese Form des hohen Geradstandes findet sich in einem Drittel aller Fälle.
- **Dorsoanteriorer hoher Geradstand** = vorderer hoher Geradstand. Der kindliche Rücken ist nach vorn zum Bauch der Mutter hin gerichtet. Der Kopf ist dem Becken aufgesetzt, die Pfeilnaht verläuft im geraden Durchmesser, das Hinterhaupt – die kleine Fontanelle – ist symphysenwärts gerichtet (Abb. 19.13 b).

■ **Ursachen:**
- mütterliche Ursachen:
  – b-Stellung des Rückens
  – Dystokie, hypo- bzw. hyperkinetische Wehenstörung

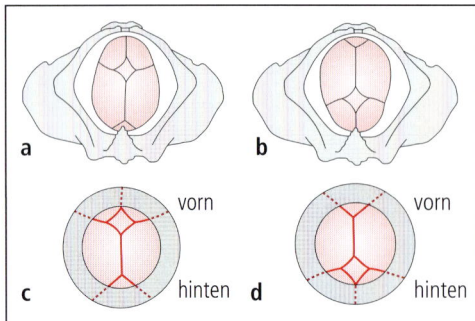

Abb. 19.13 Hoher Geradstand.
a dorsoposteriorer hoher Geradstand, von unten gesehen
b dorsoanteriorer hoher Geradstand, von unten gesehen
c, d Diagnostik

– Beckenanomalien, insbesondere bei:
  ▪ Kirchhoff-Becken (langes Becken)
  ▪ plattem Becken
  ▪ allgemein verengtem Becken
– tiefer Sitz der Plazenta oder andere *Placenta-praevia*-Formen, Myome
• kindliche Ursachen:
  – Makrosomie
  – Vorliegen kleiner Teile im Sinne einer Drehungsbehinderung

Ein hoher Geradstand kann auch in Kombination mit anderen Regelwidrigkeiten auftreten, wenn es darum geht, dass der Kopf vorübergehend die günstigste Formanpassung an den Beckeneingang zu erreichen versucht. Ein hoher Geradstand kann im Sinne einer Roederer-Kopfhaltung in eine Beugung übergehen.

■ **Diagnostik:**
• äußere Untersuchung:
  – Herztöne in der Mittellinie am deutlichsten zu hören (*Punctum maximum*)
  – 3. Leopold-Handgriff und 4. Leopold-Handgriff: Im Gegensatz zur breiten Schädelform bei regelrecht verlaufender querer Pfeilnaht ist beim hohen Geradstand das schmale Hinterhaupt (beziehungsweise die Stirn) zu tasten, das möglicherweise zusätzlich die Symphyse überragt (Diagnose durch den Zangenmeister-Handgriff).
  – Ultraschalluntersuchung
• innere Untersuchung (Abb. 19.13 c, d): Der Kopf befindet sich am Beckeneingang. Die Pfeilnaht verläuft gerade, die Unterscheidung zwischen vorderem und hinterem hohem Geradstand ist durch die kleine Fontanelle (Symphysen- beziehungsweise Kreuzbeinnäherung) zu treffen. Sie befindet sich beim dorsoposterioren hohen Geradstand hinten, beim dorsoanterioren Geradstand vorne.

■ **Therapie:**
• Grundvoraussetzungen beachten.
• Im Allgemeinen kann abgewartet werden, bis der Kopf eine regelrechte Einstellung angenommen hat und damit die Passage durch den Geburtskanal möglich geworden ist. Dies setzt eine gute Wehentätigkeit voraus sowie die strikte Einhaltung der Lagerungsregel:
  – vorderer hoher Geradstand: Lagerung auf der Seite der kleinen Teile, das obere Bein liegt angewinkelt auf einem Kissen vor dem Körper
  – hinterer hoher Geradstand: Lagerung auf der Seite des Rückens
• Wenn keine Drehungstendenz vorhanden ist, sollte ein Positionswechsel erfolgen:
  – Knie-Ellenbogen-Position
  – keine aufrechten Positionen

Eine Ultraschalluntersuchung unter der Geburt kann die Diagnose bestätigen.

■ **Besonderheiten:** Das Bestreben nach Formübereinstimmung und die Kraft der Wehen werden in ca. 50 % aller Fälle die Passage durch den Geburtskanal ermöglichen, da der Kopf sich den Gegebenheiten anzupassen versucht. Oft kann bei der inneren Untersuchung festgestellt werden, dass der Kopf zur Umfangsverringerung gleichzeitig eine Roederer-Kopfhaltung einnimmt.

Ein Pendeln der Pfeilnaht zwischen geradem und schrägem Durchmesser ist ebenfalls möglich. Die Qualität der Wehen ist exakt zu kontrollieren. Entsteht bei einer inneren Untersuchung der Eindruck, der Kopf würde durch die Wehenkraft geradezu auf den Beckeneingang aufgepresst, ist nach Absprache mit dem Geburtshelfer zu überlegen, ob eine Tokolyse mit gleichzeitiger Wechsellagerung (Wechsel der Seitenlage nach jeder zweiten Wehe) über einen Zeitraum von $1/2$ bis 1 Stunde hinweg eine Einstellungsänderung bewirken kann. Die Entscheidung über dieses Vorgehen muss in Abhängigkeit vom jeweiligen Untersuchungsbefund (Tendenz der Pfeilnaht) und vom mütterlichen und kindlichen Zustand getroffen werden.

Regelwidrigkeit der Einstellung

Besteht ein dorsoposteriorer hoher Geradstand, kann bei erfolgreicher Überwindung des Beckeneingangs eine hintere Hinterhauptslage entstehen (s. u.).

■ **Komplikationen:**
- protrahierter Geburtsverlauf
- bei persistierendem hohen Geradstand hypo- oder hyperkinetische Wehenstörung; bei der letztgenannten Form Gefahr der Uterusruptur
- fetale Hypoxie infolge der lang anhaltenden Kopfkompression
- Vorfall der Nabelschnur oder kleiner Teile, da das Hinterhaupt bei einem Blasensprung nur ungenügend abdichtet

Hintere Hinterhauptslage

! Bei einer hinteren Hinterhauptslage erfolgt trotz regelrechter Beugung eine regelwidrige Drehung des Hinterhaupts in die Kreuzbeinhöhle.

■ **Häufigkeit:** 0,5 bis 1 % aller Geburten.

■ **Geburtsmechanismus:** Bei der hinteren Hinterhauptslage hat sich der Kopf regelrecht gebeugt und tritt tiefer, wobei wie bei der vorderen Hinterhauptslage die kleine Fontanelle die Führung übernimmt (Abb. 19.14 a, b). Im Gegensatz zum regelrechten Geburtsmechanismus dreht sich das Hinterhaupt kreuzbeinwärts, die Pfeilnaht dreht sich durch den entgegengesetzten schrägen Durchmesser:
- Rücken links – II. schräger Durchmesser
- Rücken rechts – I. schräger Durchmesser

Die Abbiegung des Kopfes beim Austritt erfolgt in Richtung des Abbiegungsdiffizillimums, d.h. der Kopf muss sich, zusätzlich zu seiner bereits gebeugten Haltung, noch weiter beugen. Am Beckenboden wird durch die maximale Beugung das Hinterhaupt über den Damm geboren; mit der nachfolgenden Streckung werden die Stirn, das Gesicht und das Kinn unter der Symphyse geboren.

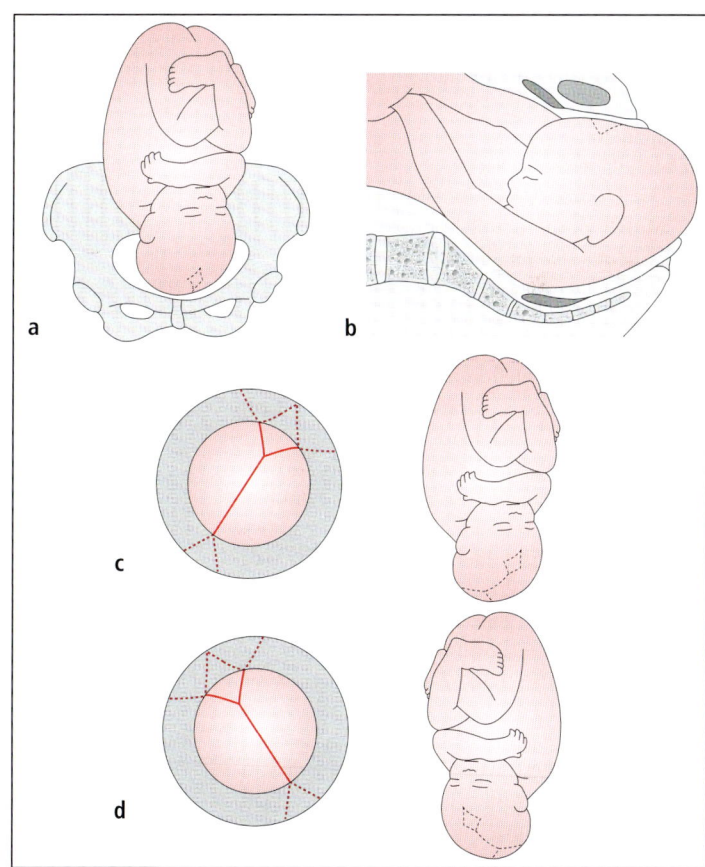

Abb. 19.14 Hintere Hinterhauptslage.
a Geburtsmechanik im Beckeneingang
b Geburtsmechanik im Beckenausgang
c Diagnostik: I. schräger Durchmesser
d Diagnostik: II. schräger Durchmesser

Tab. 19.6 Geburtsmechanik bei der hinteren Hinterhauptslage.

Führender Teil	Durchtrittsplanum	Abweichung	Hypomochlion	Abbiegung Beckenausgang	Geburtsgeschwulst
kleine Fontanelle	Circumferentia suboccipitobregmatica 33 cm	Hinterhaupt kreuzbeinwärts	große Fontanelle	kleine Beugung, große Streckung	Hinterhaupt I. Stellung rechts II. Stellung links

■ **Ursachen:**
- b-Stellung des Rückens
- ausbleibende Rotation um 135° nach vorne zur Erreichung der dorsoanterioren Einstellung, Drehung des Kopfes um die wesentlich kürzere Distanz von 45° nach hinten
- ungünstige Kopfformen:
  – kleiner, runder Kopf
  – ausgeprägter Langkopf
  – großer Kopf – Hydrozephalus
- Beckenformen (insbesondere das androide Becken)
- Rotationsbehinderung, verursacht durch
  – Makrosomie des Kindes
  – Vorliegen eines Armes oder Händchens
  – Nabelschnurumschlingungen

■ **Diagnostik:**
- äußere Untersuchung:
  – Die Herztöne sind auffällig weit seitlich der Mittellinie am deutlichsten zu hören, auf der Seite der kleinen Teile.
  – 2. Leopold-Handgriff: Der kindliche Rücken ist erschwert zu tasten.
  – Eine Ultraschalluntersuchung sollte nach diagnostizierter b-Stellung des Rückens erfolgen.
  – Es bestehen Kreuzschmerzen und ein frühzeitiger Druck auf den Darm.
- innere Untersuchung (Abb. 19.14 c, d):
  Die kleine Fontanelle führt, die große Fontanelle kann unter Umständen unter der Symphyse zu tasten sein. Der Pfeilnahtverlauf geht während des Geburtsverlaufs durch den jeweils entgegengesetzten schrägen Durchmesser:
  – Rücken links – II. schräger Durchmesser
  – Rücken rechts – I. schräger Durchmesser

Als Differenzialdiagnose zur Scheitellage befindet sich die Geburtsgeschwulst bei der hinteren Hinterhauptslage rechts oder links seitlich der Pfeilnaht am Hinterhaupt.

■ **Therapie:**
- Grundvoraussetzungen beachten.
- Die Lagerung erfolgt auf der Seite der kleinen Fontanelle, um eine Rotation und ein Tiefertreten nach vorne zu erreichen.
- Bei protrahierter Austreibungsperiode kann auch bei Mehrgebärenden eine Vakuumextraktion erforderlich sein.
- Die Geburt im Vierfüßlerstand oder in der Seitenlage verringert den Spannungsschmerz.

■ **Komplikationen:**
- Die große Fontanelle ist im Gegensatz zum schmalen Nacken (bei der vorderen Hinterhauptslage) ein ungünstiger Stemmpunkt, der die Austreibungsperiode verlängern kann und den Kopf beim Austrittsmechanismus stark nach hinten unten abdrängt. Daraus ergibt sich eine starke Belastung des Damms, der sich während der Austreibungsperiode stark auswölbt. Anwendungen wie warme Dammkompressen, Akupunktur und Homöopathie können den Durchtritt des Kopfes erleichtern.
- Es kann eine kindliche Hypoxie auftreten.
- Mütterliche Geburtsverletzungen sind möglich.

■ **Geburtsmechanik:**
Einen Überblick gibt Tabelle 19.6.

Tiefer Querstand

! Die Pfeilnaht des auf dem Beckenboden stehenden Kopfes verläuft quer, beide Fontanellen befinden sich auf gleicher Höhe, d. h. neben der Einstellungsanomalie besteht eine Haltungsanomalie.

■ **Häufigkeit:** 0,5 bis 2 % aller Geburten.

■ **Einteilung:** I. tiefer Querstand – kleine Fontanelle links, II. tiefer Querstand – kleine Fontanelle rechts (Abb. 19.15).

Regelwidrigkeit der Einstellung

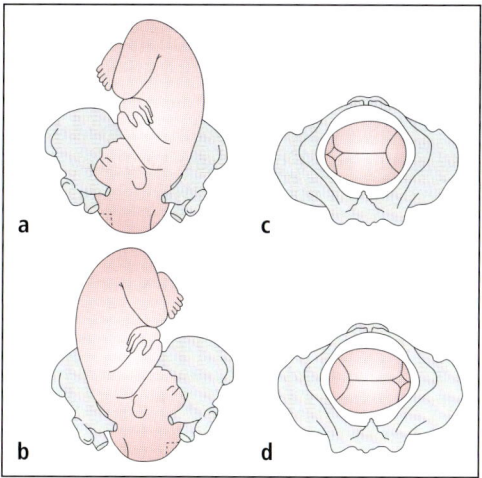

Abb. 19.15 Tiefer Querstand.
a Geburtsmechanik beim I. tiefen Querstand
b Geburtsmechanik beim II. tiefen Querstand
c I. tiefer Querstand von unten gesehen, kleine Fontanelle links
d II. tiefer Querstand von unten gesehen, kleine Fontanelle rechts

■ Ursachen:
- ungünstige Beckenformen
- ungünstige Kopfformen:
  - kleiner, runder Kopf (insbesondere bei Frühgeborenen)
  - großer, breiter Kopf.
- geringer Weichteilwiderstand:
  - Mehrgebärende
  - Wehenschwäche
- Drehungs- und Beugungsbehinderung:
  - Vorliegen kleiner Teile oder der Nabelschnur (selten)
  - fehlende Eigenspannung, z. B. beim intrauterinen Fruchttod
- schneller Geburtsverlauf, z. B. bei einer überstürzten Geburt, bei der der Kopf durch das Zusammentreffen von kräftigen Wehen und wenig Weichteilwiderstand möglicherweise kaum Zeit findet, die Beugung und Drehung zu vollziehen

■ Therapie:
- siehe Grundvoraussetzungen
- kontinuierliches CTG
- Kontrolle der Wehentätigkeit
- Beachtung der Lagerungsregeln: Lagerung auf der Seite der kleinen Fontanelle. Ist nach einer halben Stunde kein Geburtsfortschritt zu beobachten, d.h. hat der Kopf die ausgebliebene Beugung und Drehung nicht nachgeholt, ist eine vaginal-operative Geburtsbeendigung angezeigt.

■ Komplikationen:
- Geburtsstillstand
- kindliche Hypoxie

■ Geburtsmechanik:
Einen Überblick gibt Tabelle 19.7.

Scheitelbeineinstellung

! Bei der Scheitelbeineinstellung findet sich eine regelwidrige Einstellung der Pfeilnaht im Beckeneingang. Die Pfeilnaht ist seitlich nach vorne in Richtung Symphyse oder nach hinten in Richtung Kreuzbein abgewichen.

■ Einteilung:
- vordere Scheitelbeineinstellung: Naegele-Obliquität oder vorderer Asynklitismus (synklitische Einstellung = in Führungslinie). Die Pfeilnaht ist seitlich nach hinten abgewichen und dem Promontorium genähert. Das **vordere** Scheitelbein ist in Führung gegangen.
- hintere Scheitelbeineinstellung: Litzmann-Obliquität oder hinterer Asynklitismus. Die Pfeilnaht ist nach vorne abgewichen und der Symphyse genähert. Das **hintere** Scheitelbein ist in Führung gegangen.

Tab. 19.7 Geburtsmechanik bei tiefem Querstand.

Führender Teil	Durchtrittsplanum	Abweichung	Hypomochlion	Abbiegung Beckenausgang	Geburtsgeschwulst
Bereich der Pfeilnaht	Circumferentia frontooccipitale 34 cm	ausgebliebene Drehung und Beugung	keines	nicht möglich	evtl. im Bereich der Pfeilnaht

■ **Besonderheiten:**
Physiologischer Asynklitismus
Als physiologischer Asynklitismus wird die vorübergehende Annäherung der Pfeilnaht an das Promontorium verstanden. Diese Einstellung wird jedoch im weiteren Geburtsverlauf überwunden. Sie dient (wie auch die regelwidrige vordere oder hintere Scheitelbeineinstellung) zur Überwindung des Beckeneingangsraumes, indem der geburtsmechanisch wirksame Umfang verringert wird. Eine Abgrenzung zur regelwidrigen Scheitelbeineinstellung zu treffen, ist nicht einfach. Bei der inneren Untersuchung – ergänzend zu den äußeren Untersuchungen – entsteht häufig der Eindruck, dass sich der Kopf aufgrund des Verhältnisses zum Becken einstellen wird. Ob tatsächlich ausreichend Raum zur Verfügung steht, erweist sich jedoch erst im weiteren Geburtsverlauf.
Eine regelrechte Einstellung sollte sich bei normaler Wehentätigkeit bei der Erstgebärenden zu Beginn, bei der Mehrgebärenden im Verlauf der Eröffnungsperiode ergeben.

■ **Diagnostik:**
- Die Eröffnungsperiode ist protrahiert.
- Innere Untersuchung: Das jeweils in Führung gegangene Scheitelbein und die nach vorne oder hinten abgewichene Pfeilnaht sind zu tasten.
- Kontrollieren, ob bereits eine Konfiguration zu tasten ist, die eine Umfangsverringerung (ca. 1 bis 2 cm) mit sich bringt.
- Überprüfen, ob eine Tendenz zu anderen Haltungsanomalien und vielleicht schon eine geringfügige Streckung oder Beugung bestehen.
- Im Anschluss an die innere Untersuchung ist eine Beckenaustastung vorzunehmen, um sich über die räumlichen Voraussetzungen ein Bild machen zu können.

■ **Ursachen:**
- Beckenanomalien, z. B.:
  – plattes Becken
  – platt-rachitisches Becken (sehr selten)
  – langes Becken
- Abweichende Kopfformen:
  – großer Langkopf
  – Makrosomie

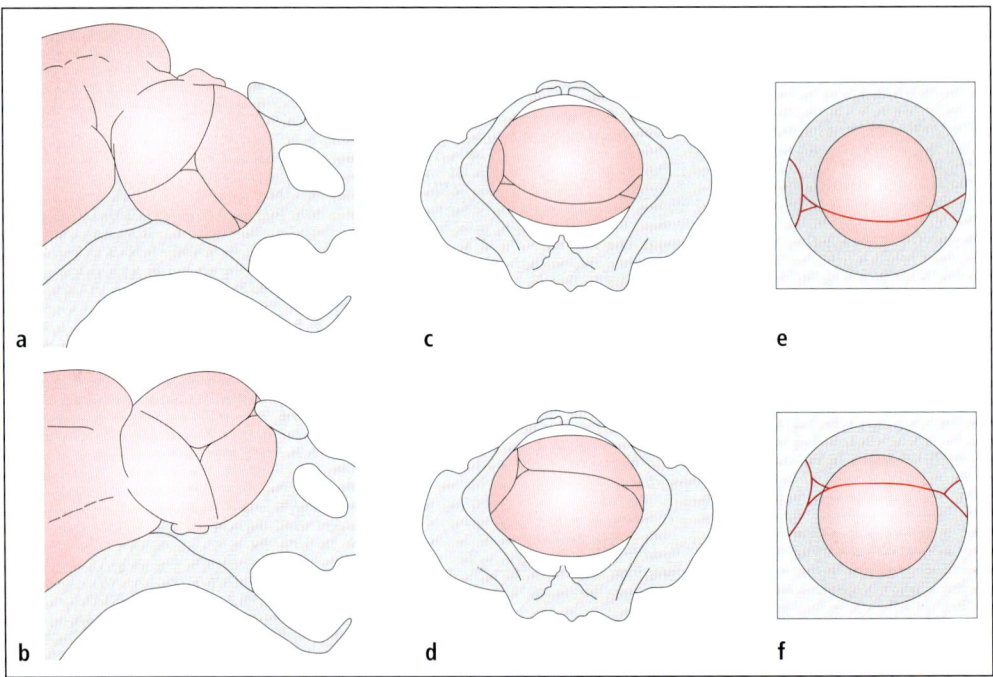

Abb. 19.16 Scheitelbeineinstellung. **a** Geburtsmechanik bei der vorderen Scheitelbeineinstellung, **b** Geburtsmechanik bei der hinteren Scheitelbeineinstellung, **c** II. vordere Scheitelbeineinstellung, von unten gesehen, der Rücken ist rechts, **d** II. hintere Scheitelbeineinstellung, von unten gesehen, der Rücken ist rechts, **e, f** Diagnostik.

- **Therapie der vorderen Scheitelbeineinstellung:**
- siehe Grundvoraussetzungen
- Kontrolle der Wehentätigkeit auf
  - hypokinetische bzw.
  - hyperkinetische Wehenstörung
- Positionswechsel:
  - kreisende Beckenbewegungen
  - Uhrübung: Becken nach vorne, hinten und zur Seite kippen

Bei der **vorderen Scheitelbeineinstellung** ist es in der Regel möglich, dass der Kopf bei guter Wehentätigkeit im weiteren Geburtsverlauf in die Kreuzbeinhöhle ausweichen kann. Dabei spielt die zunehmende Konfiguration des Schädeldaches eine Rolle. Die vorausgegangene Beckenaustastung kann unter Umständen einen Hinweis auf die räumlichen Gegebenheiten im Becken geben.
Auch die äußere Betrachtung – Michaelis-Raute, Beckenmaße u. a. – wird in die Überlegungen hinsichtlich der Geburtsleitung mit einbezogen.
Die **hintere Scheitelbeineinstellung** hat für den weiteren Geburtsverlauf eine ungünstigere Prognose. Mit zunehmender Wehentätigkeit wird das vordere Scheitelbein immer mehr auf die Symphyse gedrückt, bis eine weitere Lateralflexion des Kopfes nicht mehr möglich ist. Trotz Konfiguration und zunehmender Lateralflexion ist es dem Kopf nicht möglich, den Beckeneingangsraum zu überwinden. Durch das Übereinanderschieben der *Ossa parietalia* verhakt sich der Schädel stufenförmig an der Symphyse, sodass ein Tiefertreten fast nicht möglich ist.
In der Regel ist der Zangenmeister-Handgriff positiv. Ein Geburtsfortschritt kommt nicht zustande, sodass eine *Sectio caesarea* angezeigt ist.

- **Komplikationen:**
- Es kann ein Geburtsstillstand eintreten.
- Insbesondere bei der hinteren Scheitelbeineinstellung besteht eine starke Kompression des kindlichen Kopfes, die eine Hypoxie, zerebrale Blutungen oder Drucknekrosen verursachen kann.
- Bei einer hyperkinetischen Wehenstörung ist außerdem die Gefahr der Uterusruptur gegeben, da infolge des vorliegenden Missverhältnisses eine primär geburtsunmögliche Einstellung vorliegt.
- Bei der hinteren Scheitelbeineinstellung und guter Wehentätigkeit ist unbedingt auf das eventuelle Hochsteigen der Bandl-Furche zu achten.

- **Geburtsmechanik** (Abb. 19.16 a–d): Vordere Scheitelbeineinstellung: Das vordere Scheitelbein führt, die Pfeilnaht ist dem Kreuzbein/Promontorium genähert. Hintere Scheitelbeineinstellung: Das hintere Scheitelbein führt, die Pfeilnaht ist der Symphyse genähert. Das vordere Scheitelbein ist der Symphyse aufgedrückt, sozusagen verhakt.

- **Diagnostik** (Abb. 19.16 e, f): Der vorangehende Teil befindet sich am Beckeneingang. Die Schädelnähte sind mehr oder weniger konfiguriert. Das hintere Scheitelbein führt, die kleine Fontanelle befindet sich rechts = **II. hintere Scheitelbeineinstellung**. Der vorangehende Teil befindet sich am Beckeneingang. Die Schädelnähte sind mehr oder weniger konfiguriert. Das vordere Scheitelbein führt, die kleine Fontanelle befindet sich links = **I. vordere Scheitelbeineinstellung**.

Die Tabelle 19.8 gibt einen zusammenfassenden Überblick über den regelrechten und regelwidrigen Geburtsmechanismus.

Schulterdystokien

! Bei Schulterdystokien liegt eine regelwidrige Einstellung des Schultergürtels in Abhängigkeit vom Höhenstand vor.

- **Häufigkeit:** 0,2 bis 3 % aller Geburten, in Abhängigkeit vom Geburtsgewicht der Kinder, mit Wiederholungsrisiko.

- **Einteilung:**
- **hoher Schultergeradstand:** Beim hohen Schultergeradstand ist die Formanpassung an den Beckeneingang ausgeblieben. Anstatt sich quer, entsprechend der Form des Beckeneingangs, einzustellen, hat sich der Schultergürtel im geraden Durchmesser eingestellt. Das Tiefertreten wird von der Symphyse behindert, da die vordere Schulter von ihr nicht freigegeben wird (Abb. 19.17 a, b).
- **tiefer Schulterquerstand:** Bei einem tiefen Schulterquerstand ist die Formanpassung der Schulter an den längsovalen Beckenausgangsraum ausgeblieben. Sie hat sich im queren oder

Tab. 19.8 Übersicht über den normalen Geburtsmechanismus und seine wichtigsten Regelwidrigkeiten.

	Haltung	Einstellung	Lage	Poleinstellung	Formanpassung	Abbiegungsübereinstimmung
Regelrecht						
Beckeneingang	indifferent	hoher Querstand	Längslagen	Schädellagen	• hoher Querstand • Roederer-Kopfhaltung • Scheitelbeineinstellung	
Beckenausgang	Beugehaltung	tiefer Geradstand			• tiefer Geradstand • Beugehaltung	• vord. Hinterhauptslage • Streckhaltung mit Rücken hinten • unvollkommene Fußlage mit vorangeh. vorderem Fuß
Regelwidrig						
Beckeneingang	• Roederer-Kopfhaltung • Streckhaltung (z. B. Stirneinstellung)	• hoher Geradstand • Scheiteleinstellung	Quer- und Schräglage	• Beckenendlagen • Steißlage • Fußlage • Steißfußlagen • Knielagen	hoher Geradstand	
Beckenausgang	• Streckhaltungen • Scheitellage • Vorderhauptslage • Stirnlage • Gesichtslage	• tiefer Querstand • hint. Hinterhauptslage • innere Überdrehung • äußere Überdrehung			• tiefer Querstand • Stirnlage	• hint. Hinterhauptslage • Streckhaltung mit Rücken vorne • unvollkommene Fußlage mit vorangeh. Fuß hinten

Schulterdystokien

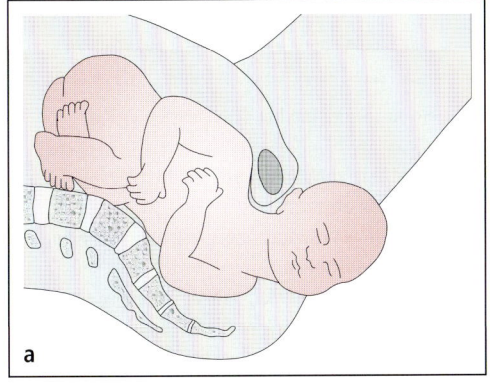

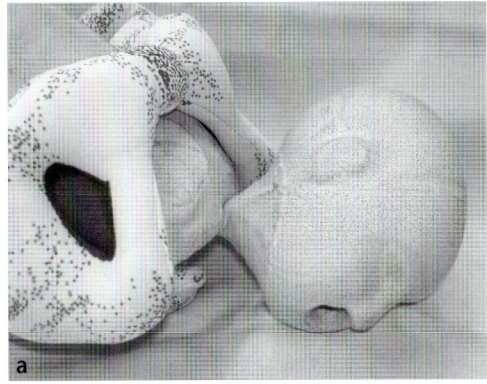

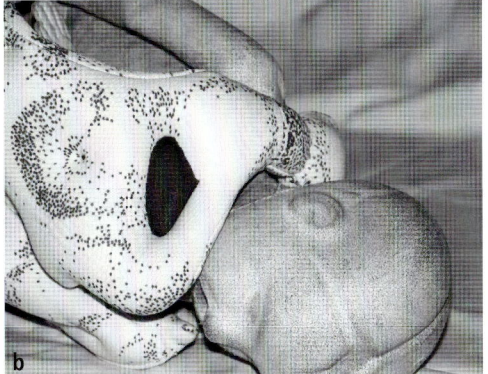

Abb. 19.17 a, b Hoher Schultergeradstand.

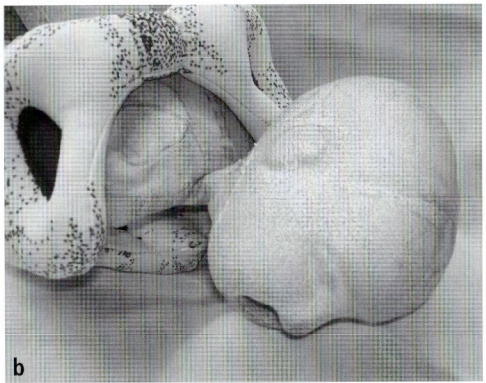

Abb. 19.18 a, b Tiefer Schulterquerstand.

leicht schrägen Durchmesser eingestellt und behindert die Geburt des nachfolgenden Körpers, nachdem der Kopf bereits geboren ist (Abb. 19.18 a, b).

■ **Ursachen:**
- makrosome Kinder. Ein großes Kind muss nicht zwangsläufig eine Dystokie verursachen, 90 % aller Dystokien weisen ein normales Gewicht auf (Naef 1995).
- erfolgte äußere Überdrehung des Kopfes. Bei der physiologischen äußeren Drehung des Kopfes wurde die Drehungstendenz nicht nachvollzogen beziehungsweise nicht abgewartet.
- verzögerte Austreibungsperiode oder verfrühtes Mitpressen, wenn der Kopf noch nicht auf dem Beckenboden steht
- vaginal-operative Entbindungen, die bei einem noch über Beckenboden stehenden, evtl. noch nicht ausrotierten Kopf vorgenommen werden

Bei den letztgenannten Gründen scheint es so zu sein, dass der Schultergürtel im Verhältnis zum Rumpf wenig Gelegenheit hat, eine regelrechte Einstellung zu finden und sich den jeweiligen Beckenformen anzupassen, wenn forcierte Austreibungsversuche stattfinden.

■ **Besonderheiten:** Schulterdystokien treten unvorhergesehen auf. Ihre Behandlung verlangt schnelle und koordinierte Abhilfe ohne zusätzlichen Druck auf den bereits geborenen Kopf und die verbliebene Schulter. Der fast zeitgleiche Eintritt einer fetalen Hypoxie kommt erschwerend als Handlungszwang hinzu.

■ **Diagnostik:** Der Kopf des Kindes ist bereits geboren, die zu erwartende Drehung bleibt meist aus. Einer Führung folgt der Kopf nicht, vielmehr scheint er dem Beckenausgang förmlich aufgepresst. Der Halsbereich ist meist nicht sichtbar (Schildkrötenphänomen). In der Regel ist bereits die Entwicklung beziehungsweise der Dammschutz beim Durchtritt des Kopfes erschwert verlaufen als Fortsetzung einer meist protrahierten Austreibungsperiode.

Tab. 19.9 Empfehlungen zum Vorgehen bei Schulterdystokie (Bund Deutscher Hebammen e.V., 4. Aufl. 2006).

Notfallstandard zur Schulterdystokie
1. Ruhe bewahren, denn unter Umständen drehen sich die Schultern noch spontan bei der nächsten Wehe. Die Frau/Eltern kurz informieren und ohne Hektik anleiten.
2. Jeder Versuch, sofort den Kopf durch Zug oder starken Fundusdruck tiefer zu bringen, sollte unterbleiben, denn er birgt große Verletzungsgefahren für das Kind. Oxytocin-Infusion abstellen.
3. Sofort einen Geburtshelfer notfallmäßig in den Kreißsaal rufen (lassen), ebenso das Anästhesieteam für eine eventuell notwendige Narkose und gegebenenfalls den Pädiater zur Reanimation.
4. Die ersten zwei Maßnahmen sind immer Stellungsänderung der Symphyse und Anlegen bzw. Erweitern der Episiotomie. Da beide Maßnahmen für das Kind ungefährlich sind, können sie von der Hebamme bis zum Eintreffen des Facharztes ausgeführt werden.

5. Bleiben die Maßnahmen erfolglos und ist noch kein Facharzt vor Ort, wird (je nach Klinikstandard) einer der Handgriffe zur Schulterlösung ausgeführt. Es wird empfohlen, zuerst die Rotation der vorderen Schulter um ca. 45°, also in den schrägen Durchmesser (nach Woods), dann erst das manuelle Lösen des hinteren Armes durchzuführen.
 • **Hoher Schultergeradstand:**
   – suprapubischer Druck
   – äußere Überdrehung des Kopfes
   – innere Rotation der Schultern
   – Entwicklung des hinteren Armes
 • **Tiefer Schulterquerstand:**
   – das Hinterhaupt dammwärts leiten, um die Schultern tiefer ins Becken zu bringen
   – für gute Wehen sorgen (Oxytocingabe), evtl. Kristeller-Hilfe von oben
   – innere Rotation der Schultern

6. Nach der Geburt des Kindes dokumentieren Hebamme und Geburtshelfer gemeinsam alle Maßnahmen, möglichst mit genauen Zeitangaben.
7. Die Eltern werden im Nachhinein von Hebamme und Arzt ausführlich über das Geburtsgeschehen aufgeklärt.
8. Das Neugeborene muss sorgfältig von einem Neonatologen untersucht werden, um auffällige Verletzungen sofort erkennen und behandeln zu können.

Es fällt in der Praxis auf, dass schon das Kinn erschwert über den Damm geboren wird. Die Dammhaut lässt sich nur schwer zurückstreifen, da keine weitere Streckung des Kopfes erfolgen kann. Eine Stauungszyanose tritt auf.

> Ein von oben ausgeübter **Druck** (Kristeller-Handgriff) oder verstärktes Ziehen am Kopf ist **zu unterlassen**, da diese Manöver wertvolle Zeit verschwenden und die Gefahr einer kindlichen Verletzung erhöhen.

Eine Schulterdystokie kann durch Verstärkung der Geburtskräfte (kräftiges Mitschieben, Handgriff nach Kristeller) nicht überwunden werden. Ein laufender Wehentropf muss abgestellt werden, ein Tokolysebolus wird gegeben. Das geburtshilfliche Team muss unverzüglich verständigt werden (Gynäkologe, Pädiater, Anästhesist).

> **Sofortmaßnahmen bei Schulterdystokie**
> (Richtlinien des BDH, vgl. Tab. 19.9)
> - Information des geburtshilflichen Teams (einschließlich Facharzt)
> - Anlegen oder Erweiterung eines Dammschnittes
> - Positionswechsel der Mutter zur Stellungsänderung der Symphyse

Positionswechsel der Mutter

Bis zum Eintreffen des geburtshilflichen Teams ist ein Positionswechsel der Mutter durchzuführen, der eine Stellungsänderung der Symphyse durch eine Anhebung der Symphysenachse bewirken kann (vgl. McRoberts-Manöver, S. 418). Im flach gestellten Bett streckt die Frau die Beine gerade aus (Abb. 19.19). Dann greift sie in die Kniekehlen

Schulterdystokien

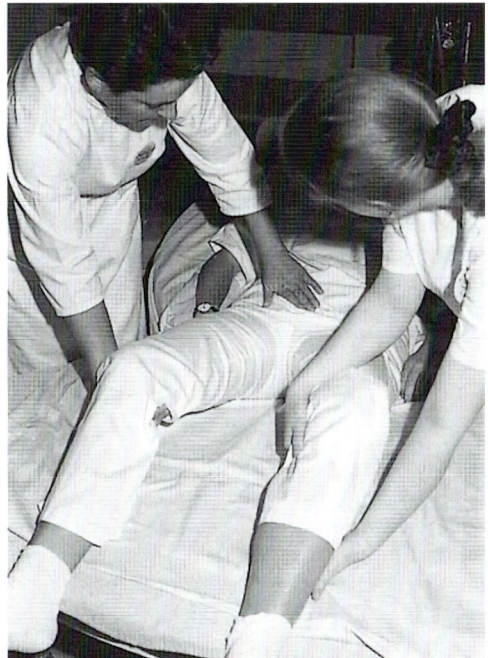

Abb. 19.19

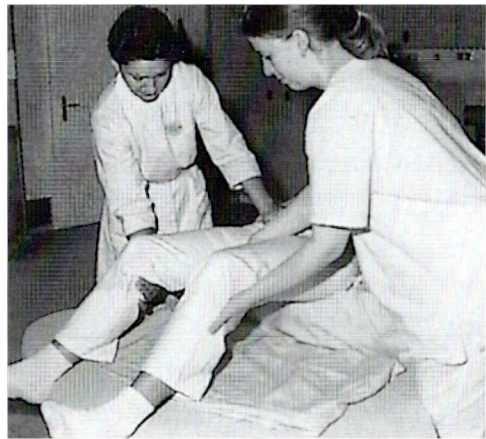

Abb. 19.20

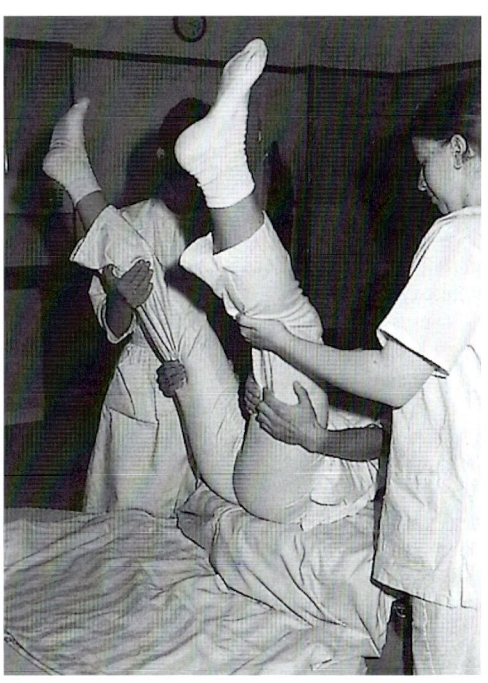

Abb. 19.21

(Abb. 19.20) und führt beide Beine gestreckt in Richtung Brustkorb, in etwa vergleichbar mit der Stellung beim forcierten, falschen Mitschieben. Falls die Frau dazu nicht in der Lage ist, kann die Hebamme zusammen mit einer Hilfsperson beide Beine gestreckt nach oben führen (Abb. 19.21). Der Stellungswechsel wird mehrfach, mindestens jedoch dreimal ausgeführt.

Rubin-Methode (suprasymphysärer Druck)

Die gerade oder schräg stehende Schulter ist über der Symphyse zu tasten. Entsprechend der Stellung des Rückens wird versucht, durch Druck und/oder Rütteln der aufgelegten Hand oder des Handballens die Schulter zu einer Rotation um 45° zu bringen. Der Druck kann auch während des Positionswechsels der Mutter – während des Hebens und Senkens der Beine – ausgeführt werden und dient hier als unterstützende Maßnahme, die relativ häufig zum Erfolg führt.

Äußere Überdrehung des Kopfes

Die äußere Überdrehung des Kopfes hat zum Ziel, die notwendige Anpassung an den Beckeneingang nachzuvollziehen. Der Kopf wird bei einer Rücken-rechts-Stellung (II. Stellung) nach rechts gebracht, indem die flach aufgelegten Hände den Kopf vorsichtig und ohne Gewaltanwendung in die gewünschte Stellung leiten. Zur Passage des Beckenausgangs ist zu beachten, dass der Kopf, nachdem die Schulter den Beckeneingang überwunden hat, wieder in die ursprüngliche Ausgangsstellung zurückgeführt wird, um einen nachfolgenden Schulterquerstand (hier: tiefer Schulterquerstand) zu vermeiden (Korkenziehermechanismus nach Lee). Die äußere Überdrehung des Kopfes wird seit einiger Zeit von einigen Autoren nicht mehr empfohlen, da sie oft mit einer zu hohen Traumatisierung des Kindes einhergeht. Es ist daher wichtig, die eventuell doch angewandte äußere Überdrehung des Kopfes ohne jegliche Anwendung von Gewalt oder verstärktem Zug durchzuführen.

McRoberts-Manöver

Diese Methode ist eine Kombination der vorher genannten Einzelschritte. Die Beine der Frau werden ausgestreckt und in dieser Streckung mehrfach bauchwärts geführt. Gleichzeitig wird Druck auf die über der Symphyse stehende Schulter ausgeübt (suprasymphysärer Druck nach Rubin). Durch die Streckung der Beine wird der gerade Durchmesser des Beckeneingangs um ca. 0,5 cm erweitert und die Symphyse leicht abgesenkt. Durch die anschließende Absenkung der Beine wird die Symphyse leicht nach oben angehoben, somit kann eine Veränderung in der Einstellung der Schulter geschehen. Dieses Manöver wird mehrfach wiederholt; lockert oder dreht sich die Schulter vom geraden in den schrägen Durchmesser, wird eine sanfte (Über-)Drehung des Kopfes durchgeführt, sodass die Schulter über der Symphyse freikommt. Danach wird der Kopf ohne Gewaltanwendung zurückgedreht, um die Schulter dem längsovalen Beckenraum anzupassen (Abb. 19.22).

In der Praxis führt dieses Manöver häufig zum Erfolg, der Vorteil liegt u. a. darin, dass die Verletzungsgefahr des Kindes so gering wie möglich gehalten wird, da keine invasiven, direkten Manipulationen am Kind erfolgen (vgl. Woods-Methode). Führt das McRoberts-Manöver nicht zum Erfolg, wird die Methode nach Woods angeschlossen.

Woods-Methode

Bei dieser Vorgehensweise wird der hintere Arm des Kindes in Richtung Uhrzeigersinn geschoben und damit gelöst, sodass die vordere eingekeilte Schulter den gewonnenen Raumvorteil ausnutzen und ausweichen kann. Zwei Finger beziehungsweise die ganze Hand des Operateurs gehen auf der Seite des kindlichen Rückens – nach hinten unten – ein, wenn möglich bis zur Axilla des Kindes. Nun wird versucht, durch Druck eine Rotation um 45° – in einen schrägen oder queren Durchmesser – herbeizuführen. Gelingt die Lösung der vorderen Schulter nicht, so wird versucht, die hintere (in der Kreuzbeinhöhle stehende) Schulter durch Druck auf die vordere Schulter zu drehen (Abb. 19.23 und 19.24).

Von außen kann dieses Vorgehen durch Druck auf die Schulter (Woods u. Westbury 1943) unterstützt werden. Dieses Vorgehen bietet sich auch beim tiefen Schulterquerstand an, wobei die Schulter hier in einen geraden Durchmesser gebracht wird. Die Gefahr einer kindlichen Geburts-

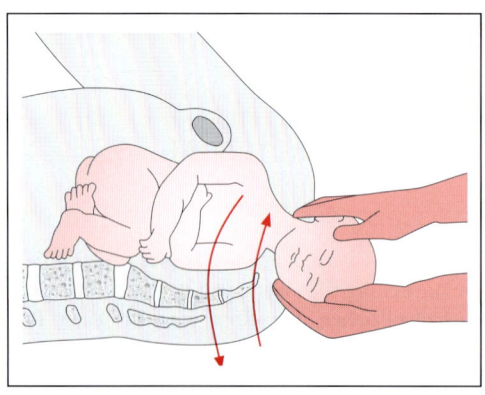

Abb. 19.22 McRoberts-Manöver.

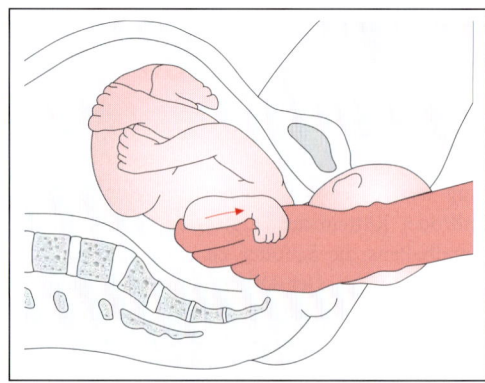

Abb. 19.23 Methode nach Woods.

Beckenendlagen

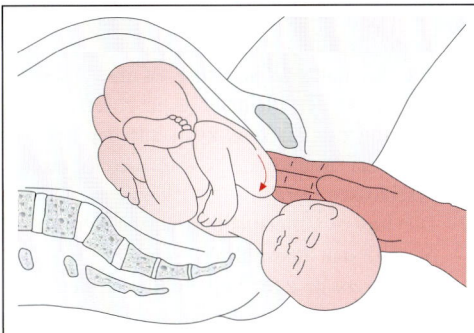

Abb. 19.24 Umgekehrte Woods-Methode, auch: digitales Rubin-Manöver (im Gegensatz zum externen Druck bzw. Rütteln der Schulter).

verletzung (Klavikulafraktur, Humerusfraktur) ist mit dieser Methode sehr groß.
Eine kurzfristige Änderung der Geburtsposition – z. B. Aufstehen bei Hockergeburt, Aufhelfen zum Vierfüßlerstand bei Rückenlage (Gaskin-Manöver) – kann die Schulter im Sinne einer Stellungsänderung der Symphyse freigeben.

Beckenendlagen

> **!** Beckenendlagen sind eine Regelwidrigkeit der Poleinstellung, wobei sich der Kopf des Kindes am *Fundus uteri* befindet. Der führende Teil sind der Steiß beziehungsweise die Beine des Kindes in verschiedenen Variationen.

■ **Häufigkeit:** 4–6 %.

■ **Einteilung:** Je nach Art des vorangehenden Teils, der im Geburtskanal die Führung innehat, kann die Beckenendlage in verschiedene Kategorien unterteilt werden.
- einfache Steißlage oder extended legs
- Fußlagen, vollkommen/unvollkommen
- Steißfußlagen, vollkommen/unvollkommen
- Knielagen, vollkommen/unvollkommen

■ **Ursachen:** In etwa 50 % der Fälle kann die Ursache für eine Beckenendlage nicht sicher erkannt werden.
- **kindliche Faktoren**
  - **Frühgeburten:** Bis zur 32. Woche ist der Fetus im Verhältnis zum Gebärmuttervolumen klein genug, um wechselnde Positionen einzunehmen. Mit zunehmendem Gestationsalter und der entsprechenden Größen- und Gewichtszunahme ist durch das mangelnde Raumangebot ein spontaner Positionswechsel nicht mehr so leicht möglich.
  - **Mehrlingsschwangerschaften:** Hier ist die Möglichkeit besonders groß, dass ein Kind das andere in der notwendigen Drehung oder Rückdrehung behindert.
  - **Oligohydramnie/Hydramnie:** Bei einer von der Norm abweichenden Fruchtwassermenge kann es durch die Drehungsbehinderung zum Zeitpunkt der Geburt ebenfalls zu einer Beckenendlage kommen.
  - **Fehlbildungen:** Ein gehäuftes Auftreten von Beckenendlagen findet sich bei *Spina bifida*, Meningomyelozelen, Potter-Syndrom u. a.
  - **Abweichungen von der regelrechten Kopfform:** Beim Hydrozephalus oder der Anenzephalie kann es aus Raumgründen zur Einstellung der Beckenendlage kommen.
  - **Fehlende Eigenspannung**, z. B. beim intrauterinen Fruchttod, **Skeletterkrankungen** (Glasknochenkrankheit – *Osteogenesis imperfecta*) sowie bei chromosomalen Erkrankungen, können dazu beitragen, dass ein rechtzeitiger »Purzelbaum« zur Schädellage ausbleibt oder nicht vollzogen werden kann.
- **mütterliche Faktoren**
  - **ungünstige Beckenformen** und damit verbundene Abweichungen vom regelrechten Auffang- und Eintrittsmechanismus: Die Anpassungs- und Formübereinstimmungstendenzen wirken sich bei einem allgemein verengten Becken meist so aus, dass sich der kindliche Kopf im breiten Fundus uteri einstellt, wo ein ausreichendes Platzangebot herrscht.
  - **uterine Fehlbildungen:** Sie können im Sinne einer Uterusfehlbildung (*Uterus duplex, arcuatus, unicornis* oder *bicornis*) bestehen.
  - **tiefer Sitz der Plazenta beziehungsweise Vorliegen einer *Placenta praevia*:** Dabei kann das Entdecken einer *Placenta praevia* zeitgleich sein mit einer Beckenendlage, die wegen des frühen Gestationsalters noch keinen »Purzelbaum« vollzogen hat.

Verschiedene Untersuchungen verweisen auf eine mögliche vorgeburtliche Schädigung oder Defizite beim Kind, das durch eine verminderte Bewegungsdynamik in Beckenendlage verbleibt (»aussitzen«). Neurologische und motorische Störungen scheinen beim Beckenendlagenkind höher zu sein (3,1 bis 10,6%, Feige und Krause 1998). So scheint das Verbleiben in Beckenendlage keine Zufallsabweichung zu sein, insbesondere dann nicht, wenn sich keine der oben angeführten Ursachen als Erklärung anbietet.

Einfache Steißlage, extended legs

■ **Häufigkeit:** 66% aller Beckenendlagen. Vorangehender Teil ist der Steiß, die Beine sind an der Bauchseite entlang nach oben geschlagen. Geburtsmechanisch wirksamer Umfang: Hüftbreite 28 cm. Die Unterteilung in I. (Abb. 19.25 a) und II. (Abb. 19.25 b) einfache Steißlage erfolgt nach der Stellung des Rückens.

■ **Diagnostik:**
- äußere Untersuchung
  - 1. Leopold-Handgriff: Anstatt des weichen, runden Steißes am *Fundus uteri* kann unter Umständen der Kopf – härter und größer als der Steiß – getastet werden.
  - 3. Leopold-Handgriff: Der Steiß ist zu tasten, fehlendes Ballotement des Kopfes; Herztöne sind in Nabelhöhe seitlich am besten zu hören (*Punctum maximum*).
  - Eine Ultraschalluntersuchung zur Sicherung der Diagnose ist unerlässlich.
- innere Untersuchung
  - Der vorangehende Teil ist der Steiß. Zu Beginn der Eröffnungsperiode kann sich der vorangehende Teil noch über dem Beckeneingang befinden, sodass als erstes das leere kleine Becken auffällt.
  - Die Analfalte (*Rima ani*) ist als Orientierungshilfe der Pfeilnaht gleichzusetzen. Die Stellung des Rückens kann aus der Fortsetzung der Analfurche (*Crista sacralis media*) geschlossen werden.
  - Die innere Untersuchung ist vorsichtig und ohne Druck auszuführen.
  - Im Gegensatz zum Kopf fühlt sich der Steiß weicher und schmaler an, evtl. sind Füße tastbar. Die Verwechslung mit einer ausgeprägten Geburtsgeschwulst ist möglich, aber meist durch eine sorgfältige Untersuchung auszuschließen. Fragliche Befunde müssen immer durch Ultraschalluntersuchung geklärt werden.

Fußlagen

■ **Häufigkeit:** 18% aller Beckenendlagen sind Fußlagen.
- vollkommene Fußlage: Beide Füße führen bei ausgestreckten Beinen. Geburtsmechanisch wirksamer Umfang: 25 cm (Hüftbreite).
- unvollkommene Fußlage: Ein Fuß führt, der andere ist hochgeschlagen. Geburtsmechanisch wirksamer Umfang: 28 bis 30 cm (Umfangsvergrößerung der Hüftbreite durch den hochgeschlagenen Fuß).

Die Unterteilung in I. und II. vollkommene oder I. und II. unvollkommene Fußlage (Abb. 19.26) erfolgt je nach Stellung des Rückens.

■ **Diagnostik:**
- äußere Untersuchung: 1. und 3. Leopold-Handgriff.
- innere Untersuchung: Als vorangehender Teil imponieren ein Fuß beziehungsweise beide Füße, die sich möglicherweise in dem mehr oder weniger geöffneten Muttermund befinden.

> Differenzialdiagnostisch muss ein Armvorfall beziehungsweise das Vorliegen einer Hand ausgeschlossen werden.

Unterscheidung zwischen Fuß und Arm: Im Gegensatz zu Fingern weisen die Zehen annähernd die gleiche Länge auf, sie sind insgesamt kürzer als die Finger.

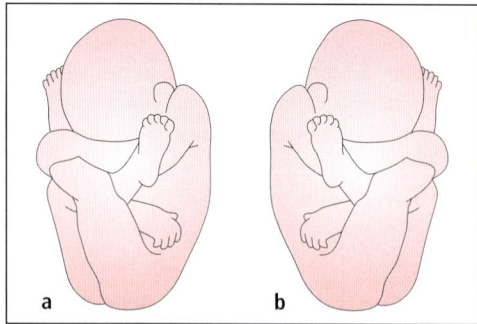

Abb. 19.25
a I. einfache Steißlage.
b II. einfache Steißlage.

Beckenendlagen

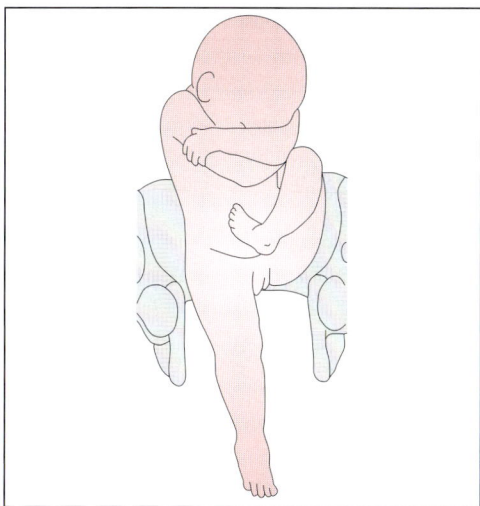

Abb. 19.26 II. unvollkommene Fußlage.

Steißfußlagen

- **Häufigkeit:** 15 % aller Beckenendlagen.
- vollkommene Steißfußlage: Beide Füße führen angewinkelt neben dem Steiß (Abb. 19.27). Geburtsmechanisch wirksamer Umfang: 32 cm.
- unvollkommene Steißfußlage: Ein Fuß führt neben dem Steiß, der andere Fuß ist hochgeschlagen. Geburtsmechanisch wirksamer Umfang: 30–32 cm.

Die Unterteilung in I. und II. vollkommene beziehungsweise I. und II. unvollkommene Steißfußlage erfolgt je nach Stellung des Rückens.

- **Diagnostik:**
- äußere Untersuchung: 1. und 3. Leopold-Handgriff.

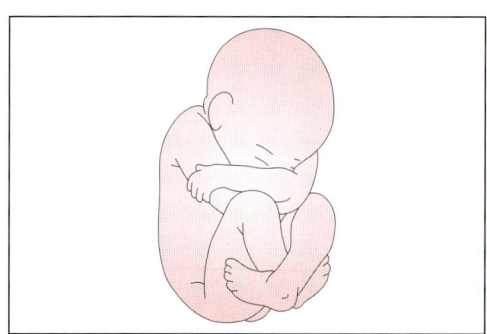

Abb. 19.27 II. vollkommene Steißfußlage.

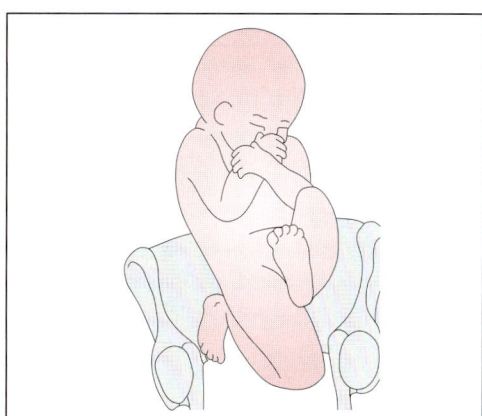

Abb. 19.28 II. unvollkommene Knielage.

- innere Untersuchung: Beide Füße sind in der gleichen Ebene beziehungsweise im gleichen Höhenstand neben dem Steiß zu tasten.

Knielagen

- **Häufigkeit:** selten.
- vollkommene Knielage: Beide Knie führen. Geburtsmechanisch wirksamer Umfang: 25 cm.
- unvollkommene Knielage: Ein Knie führt, das andere ist angewinkelt oder das Bein ist hochgeschlagen. Geburtsmechanisch wirksamer Umfang: ca. 28 cm. (Der geburtsmechanisch wirksame Umfang wird wie auch bei den bereits beschriebenen Beckenendlagenformen an der Hüftbreite gemessen).

Die Unterteilung in I. oder II. vollkommene beziehungsweise unvollkommene Knielage erfolgt je nach der Stellung des Rückens (Abb. 19.28).

- **Diagnostik:**
- äußere Untersuchung: 1. und 3. Leopold-Handgriff.
- innere Untersuchung: Als vorangehender Teil imponiert ein Knie (oder beide).

Management der Beckenendlagengeburt

- **Vorgeburtliches Vorgehen:** Eine Beckenendlage wird meist während der letzten Schwangerschaftswochen vom Geburtshelfer oder der Hebamme in

Tab. 19.10 Kriterien für eine vaginale oder operative Geburtsleitung bei Beckenendlage.

Vaginale Geburt	Sectio caesarea
• einfache Steißlage • Schwangerschaftsalter von mehr als 34 Wochen • sonographisch geschätztes Geburtsgewicht von 2000 bis 3000 g • keine mütterliche/kindliche Indikation für eine *Sectio caesarea* aufgrund von Grunderkrankungen • adäquat geformtes Becken (mittels Pelvimetrie erkennbar) • gesicherte fetale Fehlbildungen bei einem lebensunfähigen Kind • Spätabort/Frühgeburt bis zur 26. Schwangerschaftswoche (wird unterschiedlich diskutiert) • Mehr-/Vielgebärende • Zustand nach vorausgegangenen Beckenendlagengeburten • vorausgegangene Geburten mit höherem Geburtsgewicht als dem jetzt sonographisch geschätzten Gewicht	• geschätztes Gewicht über 3500 g • Beckenmaße nicht im Normbereich • gestreckte Kopfhaltung des Kindes • alte Erstgebärende • vorzeitiger Blasensprung • protrahierte Eröffnungs-/Austreibungsperiode • pathologische Herzfrequenzmuster (auch diskrete Veränderungen) • Zustand nach Gebärmutteroperationen, insbesondere Zustand nach *Sectio caesarea* • Zustand nach vorausgegangenen vaginal-operativen Entbindungen • Zustand nach oder Zustand bei Gestosen, SIH beziehungsweise anderen Schwangerschaftserkrankungen • Hinweise auf Wachstumsretardierung beziehungsweise Plazentainsuffizienz vorhanden • Frühgeburtlichkeit (wird unterschiedlich diskutiert, s. linke Spalte) • Übertragung

der Schwangerenvorsorge festgestellt. Eine ausführliche Beratung hinsichtlich der besonderen Risiken vor und während der Geburt und das gemeinsame Abwägen der Vor- und Nachteile einer vaginalen beziehungsweise operativen Geburtsleitung sind angebracht (vgl. auch Tab. 19.10). Gleichzeitig muss die Frau mit der Klinik ihrer Wahl Kontakt aufnehmen, um sich dort vorzustellen und das weitere Vorgehen abzusprechen beziehungsweise zu planen. Wird eine – bei günstigen Voraussetzungen – vaginale Geburtsleitung angestrebt, sollten engmaschige Kontrollen erfolgen; ausführliche Ultraschalluntersuchungen sollten ebenso stattfinden wie unter Umständen eine Pelvimetrie (Beckenmessung/u. U. Kernspintomographie), um Aussagen über Maße und Gewicht des Kindes und die räumlichen Verhältnisse im knöchernen Becken machen zu können. Die Frau sollte auf die äußere Wendung (etwa ab der 36. SSW möglich) hingewiesen werden.

Bis in die 1970er-Jahre war die **äußere Wendung** ein weit verbreitetes Verfahren, während in den darauf folgenden Jahren eine immer ablehnendere Haltung – aufgrund schwerer Komplikationen und der zunehmenden juristischen Problematik – deutlich wurde.

In den letzten Jahren hat sich die Haltung gegenüber der äußeren Wendung wieder geändert, da viele Autoren zahlreiche Wendungen mit einer nur geringen Komplikationsrate beschrieben haben (Pernoll u. Benson 1987).

■ **Voraussetzungen:**
- Aufklärung der Patientin
- Risikoausschluss mit strenger Indikationsstellung
- Sectiobereitschaft während der Durchführung
- Sonographie
- CTG-Kontrolle
- Kurzzeittokolyse
- Entspannungslage der Frau mit Knierolle

■ **Durchführung:** Der mit einer Hand umfasste Steiß des Kindes wird aus dem unteren Uterinsegment nach oben gedrängt. Gleichzeitig wird mit der anderen Hand der Kopf des Kindes umfasst und rückwärts gedrängt. Gelingt diese so genannte »Rolle rückwärts« nicht, wird eventuell eine »Rolle vorwärts« versucht.

Maßnahmen nach der Wendung:
- CTG Kontrolle für ca. eine Stunde
- weitere CTG-Kontrollen in den nächsten Tagen

Beckenendlagen

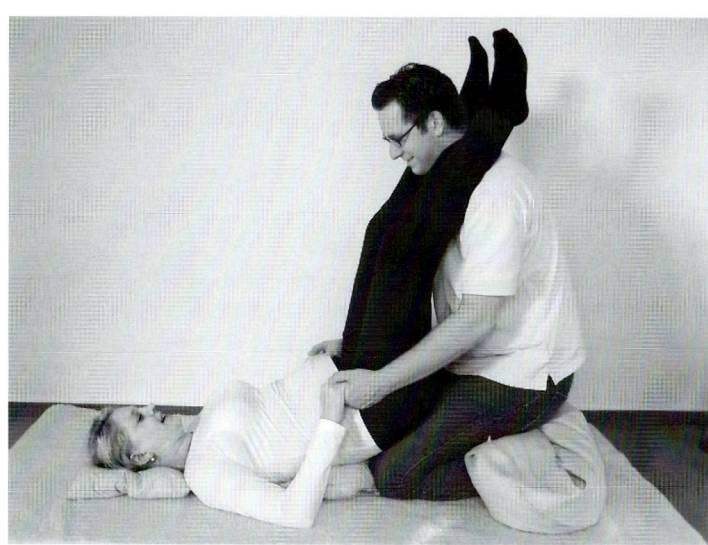

Abb. 19.29 Indische Brücke.

- Ultraschallkontrolle
- Anti-D-Prophylaxe bei Rh-negativen Frauen

■ **Komplikationen:**
- CTG-Veränderungen in durchschnittlich 20 bis 30 % der Wendungsversuche
- Nabelschnurkomplikationen
- fetomaternale Transfusionen
- vorzeitiger Blasensprung
- Ein notwendiger Kaiserschnitt nach Wendung aufgrund der oben angegebenen Ereignisse wird von den Autoren mit 1 bis 2 % bis hin zu 9,5 % angegeben.

■ **Nichtinvasive Methoden zur äußeren Wendung:** Bei der Durchführung der nichtinvasiven Methoden ist eine Einbeziehung des Partners wünschenswert. Manchmal entsteht der subjektive Eindruck, das Kind »sitze eine bestimmte Situation aus«, sodass es durch die Änderung der äußeren Umstände auch zu einer Änderung der »inneren Umstände« kommen kann. Mögliche nichtinvasive Methoden sind:
- **indische Brücke** (Abb. 19.29):
Die indische Brücke findet im 3. Trimenon Anwendung. Die Frau soll zweimal täglich für 15 Minuten das Becken hochlagern, bequemerweise werden die Unterschenkel auf einem Hocker abgelegt. Die Übung soll in entspannender, störungsfreier Atmosphäre durchgeführt werden. Hilfreich und erfolgserhöhend ist die Einbeziehung des Partners, auf dessen Oberschenkel der Beckenbereich der Frau zu liegen kommt.
- **modifizierter Wendungsversuch nach Heller, »Tönnchen-Stellung«** (Abb. 19.30):
Das bei der indischen Brücke sich manchmal ergebende Vena-cava-Syndrom kann mit der sog. »Tönnchen-Stellung« vermieden werden, sodass die Durchführung für viele Frauen angenehmer ist. Dieses Verfahren wird ab der 34. SSW mehrmals täglich – wie die indische Brücke – empfohlen. Zum Ausgleich von konstitutionsabhängigen Körperunterschieden wird unter die hüftbreit auseinander gestellten Knie und Unterschenkel ein Polster gelegt. Der Kopf und die Halswirbelsäule bleiben in der Körperlängsachse, dies wird erreicht, indem der Kopf durch die zwei übereinander gestellten Fäuste auf der Stirn abgestützt wird.
- **Moxibustion – Akupunktur** (Abb. 19.31):
Zur Moxibustion werden aus Beifußkraut gerollte »Zigarren« entzündet und dicht über den Akupunkturpunkt gehalten, bis ein deutliches Wärme-, aber kein Schmerzgefühl entsteht.
Der Akupunkturpunkt Zhiyin (Blase 67) befindet sich zwischen dem unteren Rand des kleinen Zehennagels und dem Mittelfußknochen. Die Anwendung der Moxibustion wird zwischen der 33. und 36. SSW empfohlen, nach der 36. SSW ist kaum noch mit einer Spontandrehung zu rechnen (Abnahme der Fruchtwassermenge, Erhöhung des Uterustonus), die Moxi-

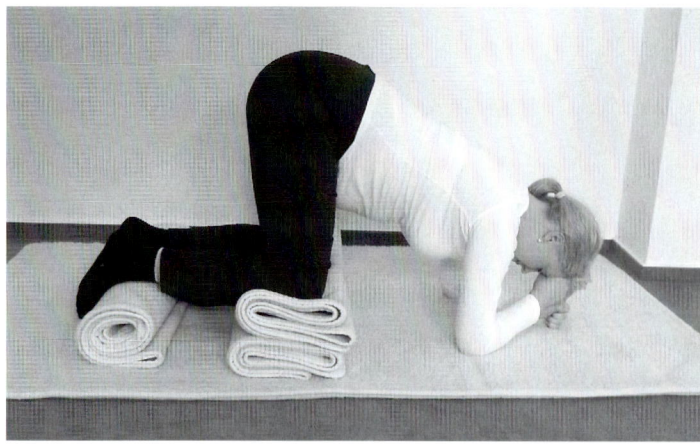

Abb. 19.30 Tönnchen-Stellung nach A. Heller.

bustion oder Akupunktur ist ab diesem Zeitpunkt auch kontraindiziert (Römer 2001). Die Moxibustion sollte in zweitägigem Abstand für jeweils 10 Minuten beidseits in Knie-Ellenbogen-Lage oder Tönnchen-Stellung durchgeführt werden. Nach 4 Sitzungen wird für die Dauer einer Woche unterbrochen. Ein 30-minütiges Kontroll-CTG wird von verschiedenen Autoren empfohlen (Römer 2001). Die Moxibustion ist der Akupunktur aufgrund des größeren (thermischen) Reizes vorzuziehen.

- **Homöopathie:** Erfahrene Homöopathen berichten, dass es durch eine exakte Exploration von Mutter und Kind durchaus möglich ist, ein geeignetes homöopathisches Mittel zu finden. Wichtig ist, dass die Mutter in der Lage ist, ihr Kind und dessen Eigenheiten zu beschreiben.
- **Haptonomie:** Entgegen der manchmal missverstandenen Annahme stellt die Haptonomie keine Technik oder Methode zur Wendung oder Drehung des Kindes dar. Durch die emphatisch-emotionale Beziehungsaufnahme zum ungeborenen Kind kann es eingeladen werden, sich zu drehen.

Nach wie vor wird die Indikation zur **primären** *Sectio caesarea* bei Beckenendlage europaweit unterschiedlich diskutiert. Während einige Geburtshelfer und deren Berufsverbände eine primäre Schnittentbindung empfehlen, geben andere unter Berücksichtigung verschiedener Faktoren (Tab. 19.10) dem vaginalen Versuch (in Sectiobereitschaft) den Vorzug.

Die Indikation – zu welchem Verfahren auch immer – ist vom ärztlichen Geburtshelfer zu stellen. Dennoch muss die Hebamme gemäß der Hebammenberufsordnung in der Lage und befähigt sein, eine Geburt aus Beckenendlage selbstständig durchzuführen, wenn ein ärztlicher Geburtshelfer nicht erreichbar beziehungsweise noch nicht eingetroffen ist.

Das **mütterliche Risiko** mit allen Früh- und Spätfolgen ist bei einer Schnittentbindung allerdings höher als bei einer vaginal verlaufenden Geburt aus Beckenendlage. Zudem garantiert eine primär durchgeführte *Sectio caesarea* keine atraumatische beziehungsweise asphyxiefreie Entbindung.

■ **Leitung der Geburt:** Bei der Aufnahme in die Entbindungsklinik sollte eine Sonographie durchgeführt werden, da sich durch Wehentätigkeit oder vorzeitigen Blasensprung eventuell Veränderungen oder Komplikationen ergeben haben, die eine Schnittentbindung notwendig machen. An-

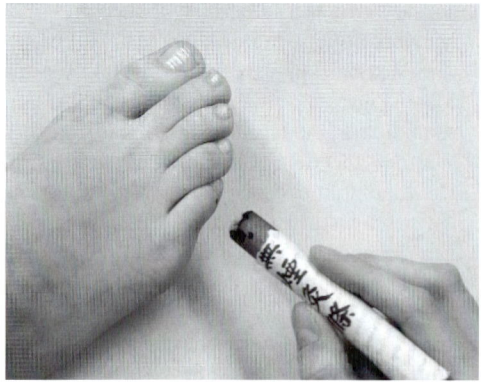

Abb. 19.31 Akupunkturpunkt Zhiyin.

Beckenendlagen

hand der Ergebnisse der vaginalen Untersuchung, des Ultraschallbefundes, der CTG-Kontrolle, der Einschätzung der Wehentätigkeit und des Geburtsfortschrittes wird die Entscheidung bezüglich des Geburtsmodus fallen.

> Die Hebamme muss bei einem vaginalen Geburtsversuch **immer einen Notfall einkalkulieren** und die Vorbereitungen dementsprechend vorab treffen beziehungsweise sie im eigenen Interesse kontrollieren.
> - Informieren des zuständigen ärztlichen Geburtshelfers
> - Anmeldung der Sectiobereitschaft
> - Informieren des zuständigen Kinderarztes sowie Bereitstellung der Reanimationseinheit
> - kontinuierliches CTG
> - Analgesie- und Anästhesieverfahren in Abhängigkeit vom Gesamtzustand. Möglicherweise benötigt eine Mehrgebärende außer einer Leitungsanästhesie in der Austreibungsperiode keine weitere Schmerzerleichterung. Schmerzfreiheit und die damit verbundene Handlungsfreiheit sind für ein optimales geburtshilfliches Vorgehen und fetal outcome unerlässlich.
> - exakte Dokumentation
> - i.v.-Zugang
> - bereitgestellte Bolus- beziehungsweise Notfalltokolyse
> - Bereitstellung der Wendungsschlinge
> - zusätzliches Steißtuch im Geburtspäckchen. Mit diesem etwa gästehandtuchgroßen Stoffstück kann der Steiß durch den Operator rutschsicher gefasst werden.

■ **Besonderheiten:**
- Die Geburtsleitung bei der vaginal angestrebten Beckenendlagengeburt ist **primär konservativ**, auf invasive Verfahren (Eröffnung der Fruchtblase als Therapie der sekundären Wehenschwäche oder Ähnliches) wird verzichtet. Die Fruchtblase soll so lange wie möglich erhalten bleiben, da sie die Weichteile des Geburtskanals dehnt und einem Nabelschnurvorfall vorbeugt.
- Der bei Beckenendlagengeburten häufig beobachtete Abgang von frischem **Mekonium** ist eher typisch und nicht primär als Ausdruck einer Notsituation des Kindes (Sauerstoffmangel) zu werten.
- Die Frau sollte **nüchtern** bleiben, auch wenn sonst Getränke o.a. verabreicht werden. Solange sie unter der Geburt steht, besteht immer die Möglichkeit einer Sectio.
- Der **Handgriff nach Kristeller** wird bei Beckenendlagengeburten routinemäßig eingesetzt. Mit ihm wird wehensynchron begonnen, sobald der Rumpf geboren wird. Zum einen unterstützt er die Wehenkraft, zum anderen verhindert er eine Deflexion des kindlichen Kopfes unter der Geburt.

■ **Komplikationen:**
- **Hypoxie:** Eine hypoxische Gefährdung des Kindes tritt bei Beckenendlage häufiger auf als bei Schädellagen, wobei die Lagevariation eine große Rolle spielt, z.B. Steißfußlage 5%, vollkommene Fußlage 15% (Pernoll u. Benson 1987). Zum einen wird die Nabelschnur bei vaginalen Entbindungen durch Rumpf, Schultern und Kopf häufiger und früher als sonst komprimiert. Zum anderen kommt es insbesondere bei Fußlagen gehäuft zu Nabelschnurvorfällen (ca. 15%) als Folge der unregelmäßigen und daher ungenügenden Abdichtung des Beckens durch den vorangehenden Teil.
- **Kindliche Geburtsverletzungen:**
  - **Verletzungen des Skelettsystems:** Oberarmfrakturen, Lösung der proximalen Humerusepiphyse, Femurfrakturen, Hüftgelenksfrakturen oder -läsionen sowie Klavikulafrakturen werden häufiger beobachtet als bei Schädellagen.
  - **Verletzungen des peripheren Nervensystems:** Es können Lähmungen im oberen Bereich der Extremitäten auftreten – Erb-Lähmung, seltener Klumpke-Lähmung.
  - Eine **Schädigung des zentralen Nervensystems** ist selten, aber möglich bei schneller Schädelkompression und -dekompression, Falx- oder Tentoriumrissen (insbesondere nach erschwerter Entwicklung des Kopfes) einschließlich Subduralblutungen. Daneben sind hypoxisch bedingte Diapedese- und Stauungsblutungen oder Rückenmarksverletzungen zu finden.
  - **Verletzung innerer Organe** – Leber, Milz, Nieren – entstehen bei schwierigen manuellen Hilfestellungen, insbesondere bei Armlösungen, wenn Handgriffe nicht sachgemäß ausgeführt werden.
- **Frühgeburtlichkeit:** Bei frühem Schwangerschaftsalter treten Beckenendlagengeburten gehäuft auf (bis zur 32. Woche ca. 25%, bis zur

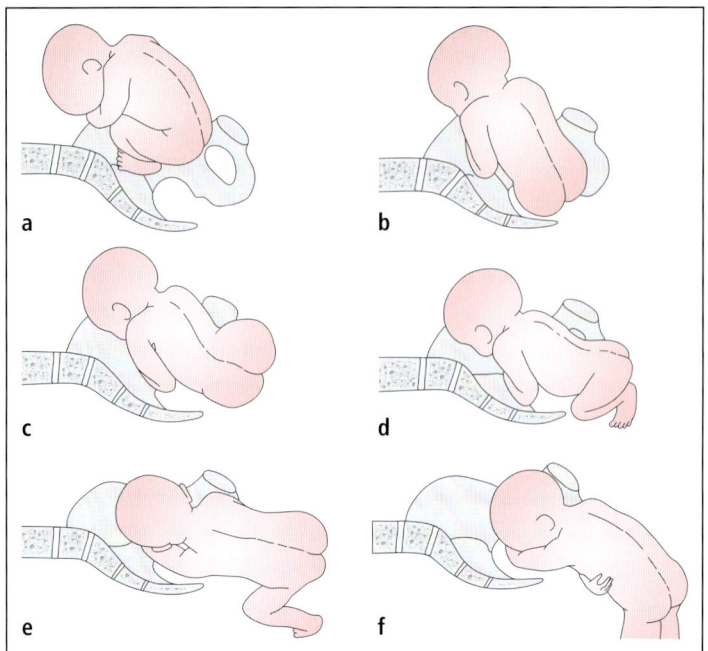

Abb. 19.32 a–f Geburtsmechanik der Beckenendlage bei II. unvollkommener Steißfußlage.

34. Woche noch etwa 20 %, nach Pernoll u. Benson 1987). Nicht zuletzt wegen dieser hohen Zahl von Beckenendlagengeburten sind Frühgeburten so problematisch, zumal bei vaginaler Entbindung hypoxische oder andere Schädigungen entstehen können.

- Ein **Hochschlagen der Arme** behindert die Geburt des nachfolgenden Kopfes, da erst die Arme gelöst werden müssen, um den Durchtritt zu ermöglichen; dies bedeutet, dass durch den Zeitverlust eine hypoxische Schädigung eintreten kann. Die oben genannten Frakturen können als Folge einer Armlösung eintreten.
- **Deflexion des nachfolgenden Kopfes:** Der Kopf streckt sich in die Längsachse des Kindes. Eine Deflexion soll mittels Sonographie vor beziehungsweise unter der Geburt ausgeschlossen werden. Dennoch kann es geburtsmechanisch zu spontanen Abweichungen kommen, die eine erschwerte Entwicklung des Kopfes verursachen können: Der Mund liegt hinter der Symphyse beziehungsweise hoch in der Kreuzbeinhöhle und ist für die Finger der Geburtshelfer nicht mehr erreichbar. Eine Beugung durch einen in die Mundhöhle eingeführten Finger kann nicht mehr durchgeführt werden.

Insgesamt ist zu sagen, dass neben den erwähnten Komplikationen auch die sich *sub partu* ergebende Notwendigkeit, eine schwierige vaginal-operative Entbindung ausführen zu müssen, einen Einfluss auf das fetal outcome hat. Zudem spielen Erfahrung und praktisch-technisches Können des geburtshilflichen Operateurs eine große Rolle. Unerfahrenheit kann zu voreiligen Handlungen verleiten und so zu weiteren, nun viel schwierigeren Manövern führen.

■ **Geburtsmechanik** (Abb. 19.32):
Der Steiß tritt mit schräg verlaufendem Durchmesser in das Becken ein (Abb. 19.32 a). Die *Rima ani* als Orientierungslinie entspricht der Stellung des Rückens. Der Steiß steht nun mit schräg verlaufendem beziehungsweise fast geradem Durchmesser auf dem Beckenboden (Abb. 19.32 b). Durch die starke Lateralflexion erscheint die vordere Gesäßhälfte unter der Symphyse (Abb. 19.32 c). Im weiteren Verlauf steigt der Steiß steil nach vorne oben auf. Sobald der Steiß geboren ist, stellen sich die Schultern im queren Durchmesser im Beckeneingang ein (Abb. 19.32 d). Dies wird erkennbar an der äußeren Rotation des Steißes, wobei sich der kindliche Rücken unter der Symphyse quer einstellt.

Beckenendlagen

Die Schultern haben in Abb. 19.32 e in einer Drehung den Beckenboden erreicht, sodass sie im geraden Durchmesser im Beckenausgang stehen. Mit der Schultergeburt dreht sich der Steiß um 90° zurück. Der Kopf nimmt Beziehung zum Becken auf und stellt sich mit quer verlaufender Pfeilnaht im queren Durchmesser ein. Als erste wird die vordere Schulter unter der Symphyse durch die Absenkung des Rumpfes geboren (Abb. 19.32 f). Der Kopf tritt in das Becken ein, beugt und dreht sich, stemmt sich dann mit dem Nacken gegen den unteren Symphysenrand, wobei nacheinander Kinn, Gesicht, Stirn und Hinterhaupt über den Damm geboren werden.

■ **Besonderheiten:**
Steiß, Schultergürtel und Kopf werden nacheinander geboren. Da sie – auch einzeln – dem Zwang der Formanpassung unterliegen, müssen sie sich nacheinander einer Drehbewegung unterziehen (dreifacher Schraubenmechanismus, Martius 1986), um den noch nicht geborenen Kindsteil vom queren in den geraden Durchmesser entsprechend Beckeneingangs- und -ausgangsraum zu drehen. Dies ist erkennbar an der Rotation des bereits geborenen Steißes.

Bei der einfachen Steißlage oder durch das hochgeschlagene Bein einer anderen Beckenendlagenvariation wird der Rumpf von den eng anliegenden Extremitäten geschient, sodass er weniger Eigendynamik aufweist und einer starken Haltungsspannung unterliegt (Martius 1986). Demzufolge kann die Eröffnungs- und Austreibungsperiode verzögert sein; dies wird dadurch noch gefördert, dass infolge des verminderten Umfangs des vorangehenden Teils die Weichteile weniger gedehnt werden und die neurohormonale Wehenauslösung (Ferguson-Reflex) ungenügend sein kann.

Geburtsleitung

- Entleerung der Harnblase bei vollständig eröffnetem Muttermund (spontan oder durch Katheterismus)
- spätestens bei Einschneiden des Steißes Lagerung in Steinschnittlage bzw. Einnehmen einer anderen günstigen Position (Hocker o.a.), je nach Klinikleitlinien
- Desinfektion des äußeren Genitales, sterile Unterlage
- aufmerksame Anleitung der Frau zum koordinierten und effektiven Mitschieben
- u. U. notwendiges Anlegen einer mediolateralen Episiotomie bei weitgehender Vordehnung

Manualhilfe nach Bracht

Die Manualhilfe nach Bracht (Abb. 19.33 a–d und 19.34) beginnt mit dem Sichtbarwerden des vorderen unteren Schulterblattwinkels. Bis zu diesem Zeitpunkt sitzt der Geburtshelfer vor der in Steinschnittlage gelagerten Frau und beobachtet das Tiefertreten des Steißes.

Ein vorzeitiges, übereiltes Eingreifen, z.B. durch Zug am Rumpf, insbesondere in der Wehenpause, führt zum Hochschlagen der Arme, da durch den Extraktionsversuch der Kopf an den Armen vorbei nach unten gezogen wird. Der Ablauf der Geburtsmechanik wird damit unterbrochen, es kommt zum Verlust der »Eigenspannung« des Kindes. Die Manualhilfe ist eine weitgehend passive Hilfestellung, bei der unter Ausnützung der Wehenkraft sowie der aktiven und effektiven Mithilfe der Frau die physiologische Entwicklung des Kindes unterstützt wird. Rumpf, Schultern und Kopf werden meist spontan ohne weitere Hilfestellung geboren.

Der Geburtshelfer umfasst den Rumpf des Kindes einschließlich der Beine. Um Verletzungen der inneren Organe zu vermeiden, werden die Finger auf den Rücken entlang der Wirbelsäule des Kindes gelegt, die Daumen liegen auf den Oberschenkeln. Mit der nächsten Wehe wird der Rumpf ohne Zug in Führungslinie auf den Bauch der Mutter geleitet.

Die in der weiterführenden Literatur beschriebenen Techniken
- Halten des Steißes mit dem Vakuumextraktor,
- Herausleiten des Steißes nach Thiessen,
- ganze Extraktion (Extraktion am Fuß, manuelle Extraktion des Steißes)

müssen dem ärztlichen Geburtshelfer vorbehalten bleiben.

Haben sich bei einem Bracht-Versuch beide Arme hochgeschlagen und wird dadurch die weitere Entwicklung des Kindes behindert, ergibt sich die Notwendigkeit zur Armlösung. Hierfür stehen folgende Techniken zur Verfügung:
- Armlösung nach Løvset
- kombinierte Armlösung nach Bickenbach
- klassische Armlösung
- Armlösung nach Müller

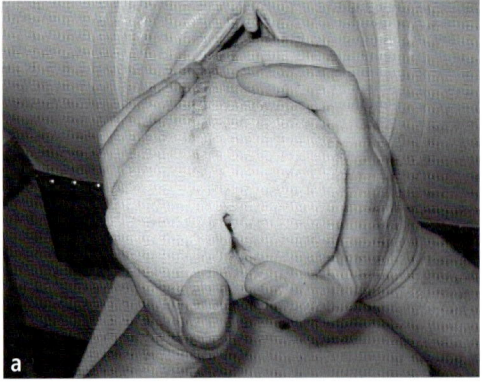
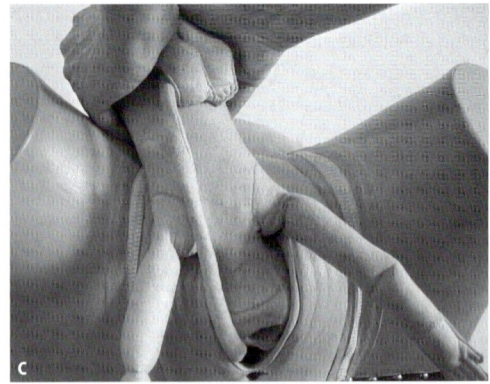
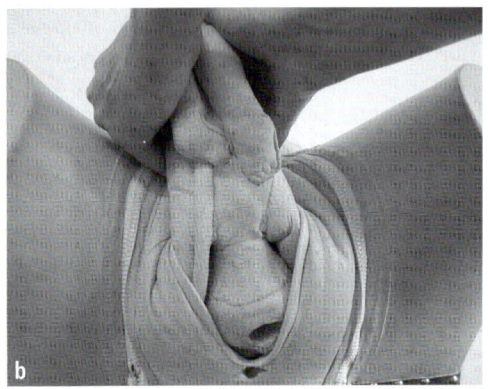
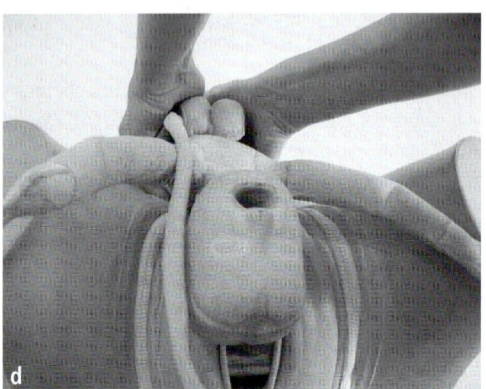

Abb. 19.33 a–d Manualhilfe nach Bracht. Handgriff und Durchführung.

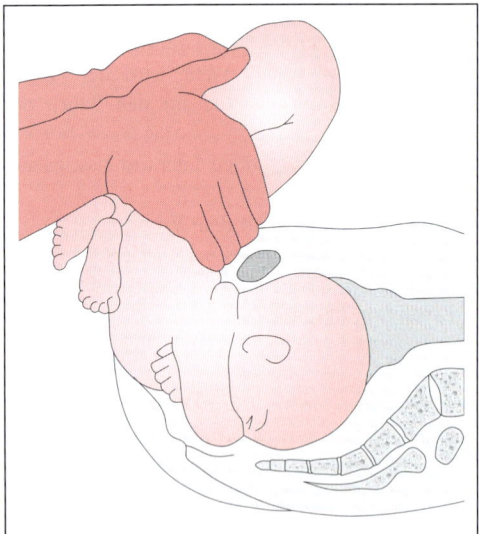

Abb. 19.34 Manualhilfe nach Bracht. Aktion des Operateurs. Zusätzlich wird durch eine Hilfsperson von oben ein leichter Druck auf den kindlichen Kopf in Richtung Geburtskanal ausgeübt.

- Lösung des in den Nacken geschlagenen Armes
- Lösung des Armes hinter der Symphyse

Armlösung nach Lövset

Bei dieser Technik wird die jeweils hintere Schulter in fließenden, hebenden, drehenden und senkenden Bewegungen des Rumpfes unter beziehungsweise neben die Symphyse gebracht. Diese Form der Armlösung ist sehr dynamisch.

Das Kind wird über dem Beckengürtel gefasst (Abb. 19.35 a–d), der neben dem Schultergürtel die einzige feste statische Haltefläche bietet. Die Daumen liegen an der Lendenwirbelsäule, die Finger umfassen den vorderen Beckengürtel einschließlich der Oberschenkel, um so eine lange Hebelachse zu erhalten.

Der Rumpf des Kindes, der sich meist im (leicht) schrägen Durchmesser befindet, wird wie beschrieben umfasst und maximal nach oben geführt. Dadurch wird die hintere Schulter erreichbar, die durch die Hebelbewegung nach unten

Beckenendlagen

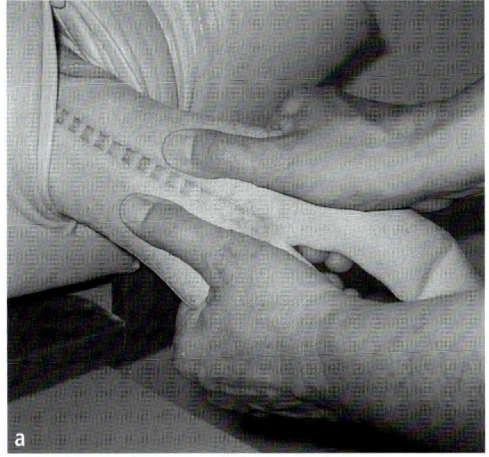
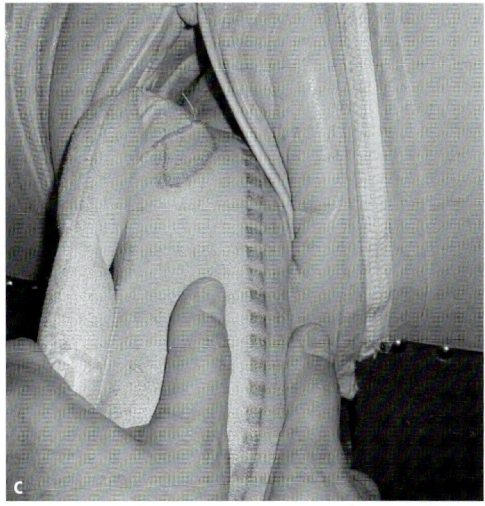
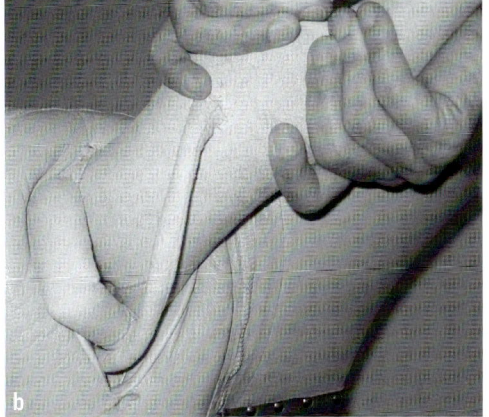
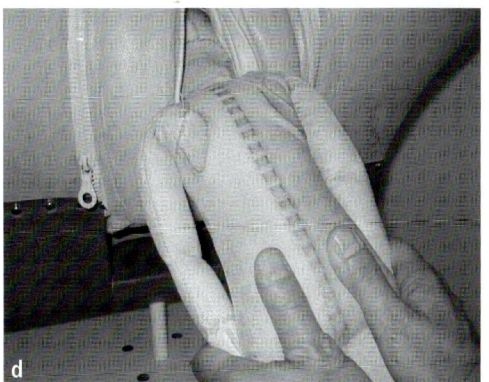

Abb. 19.35 a–d Armlösung nach Lövset.

Tab. 19.11 Methoden der Armlösung im Vergleich.

Methode	Reihenfolge der Armlösung: Erster Arm ist der …	wird wo gelöst	Zweiter Arm ist der …	wird wo gelöst	Ausgeführte Bewegung
Armlösung nach **Lövset**	hintere Arm	unter der Symphyse	ursprünglich vordere, dann hintere Arm	unter der Symphyse	Heben, Drehen, Senken
Kombinierte Armlösung nach **Bickenbach**	hintere Arm	Kreuzbeinhöhle	vordere Arm	unter der Symphyse	Heben, Senken
Klassische Armlösung	hintere Arm	Kreuzbeinhöhle	vordere Arm	Kreuzbeinhöhle	Heben, Drehen, Senken
Armlösung nach **Müller**	vordere Arm	unter der Symphyse	hintere Arm	Kreuzbeinhöhle	Senken, Heben

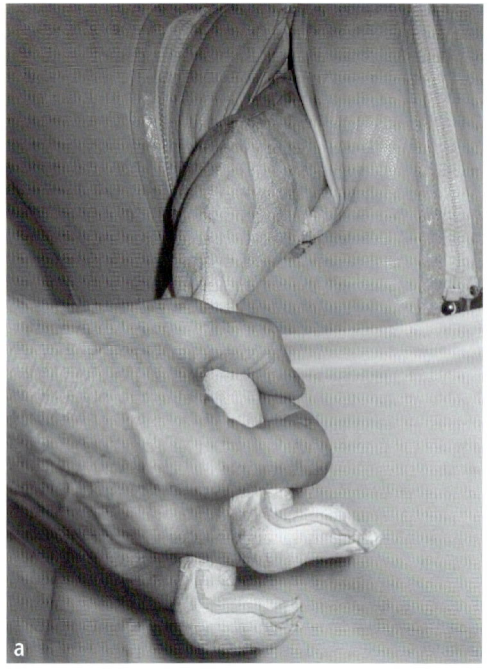
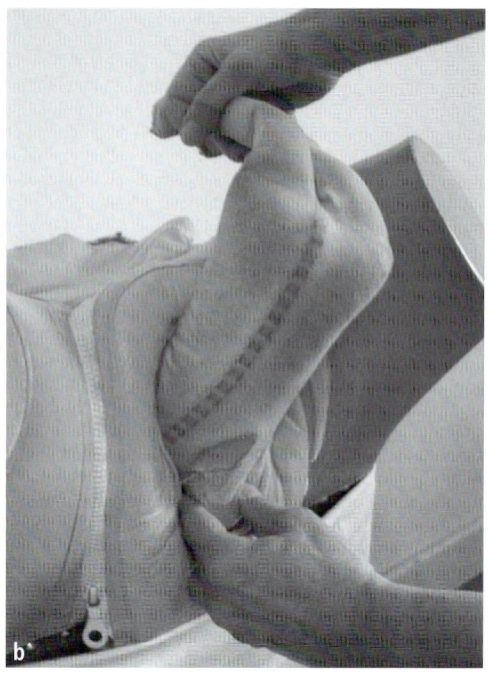
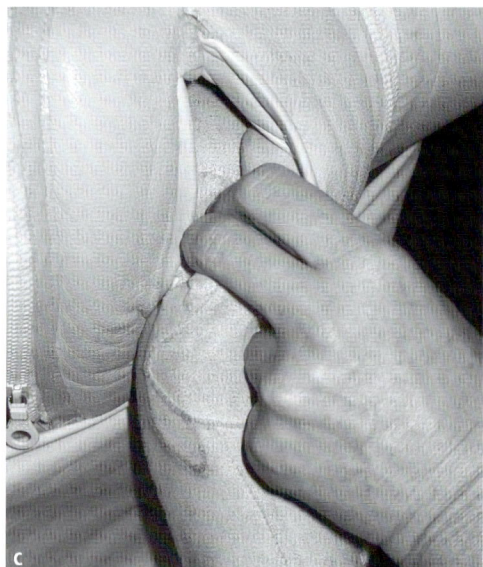

Abb. 19.36 a–c Kombinierte Armlösung nach Bickenbach.

kommt. An die Anhebung schließt sich die Drehung des Rumpfes an, wobei der **Nacken** unter die Symphyse wandert. Die Drehung erfolgt in die jeweils entgegengesetzte Stellung: I. Stellung – rechte Seite, II. Stellung – linke Seite.

Die Drehung erfolgt nun um die Symphyse, sodass die vormals hintere Schulter unter der Symphyse erscheint.

In der Regel löst sich der Arm durch die Dynamik der Drehung von allein. Ist dies nicht der Fall, wird das Kind gehalten, der Oberarm lokalisiert und mit sanftem Druck (cave: Fraktur) auf den nun an der Brust liegenden Arm nach unten herausgestreift. Unter Schienung des gelösten Armes wird der Rumpf wieder angehoben, der Nacken wie beschrieben in die Gegenrichtung unter der Symphyse durchgeführt und der Körper maximal abgesenkt, sodass die hintere Schulter neben beziehungsweise schräg unter der Symphyse steht.

Sind beide Arme erfolgreich gelöst, wird unter vorsichtigem Anheben der Rumpfachse in Führungslinie mit zugleich ausgeübtem Kristeller-Handgriff zur Erhöhung der Wehenkraft und Einhaltung der Beugehaltung des Kopfes versucht, den Kopf ohne weitere Hilfestellung über den Damm folgen zu lassen. Gelingt dies nicht sofort, müssen ohne jeden Zeitverlust die Hilfestellungen zur Entwicklung des Kopfes angeschlossen werden.

Kombinierte Armlösung nach Bickenbach

Diese Form der Armlösung ist, wie aus Tabelle 19.11 ersichtlich, eine Kombination der klassi-

Beckenendlagen

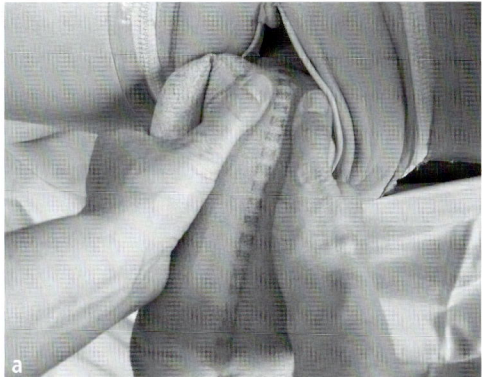
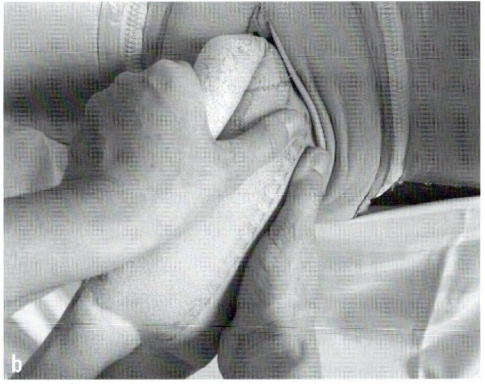
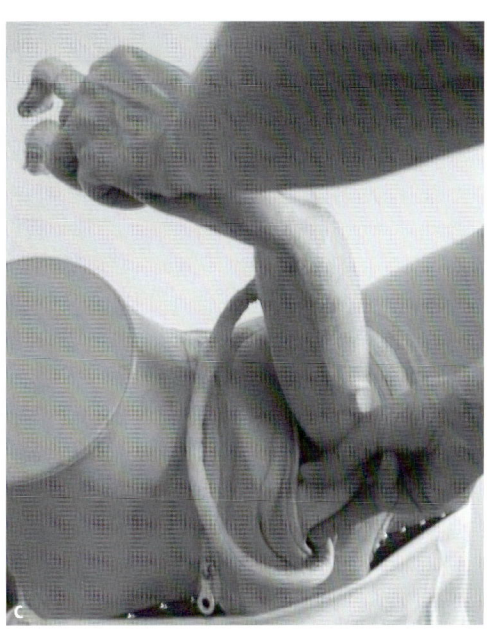

Abb. 19.37 a–c Klassische Armlösung.

schen Armlösung und der Armlösung nach Müller (s. u.).
Beide Beine werden mit der der Bauchseite des Kindes entsprechenden Hand im »Hasengriff« (vom Rücken her kommend, Abb. 19.36 a–c) sicher und rutschfest gefasst. Der Rumpf wird in Führungslinie maximal in Richtung der mütterlichen Leistenbeuge angehoben, sodass die Bauchseite des Kindes zur entsprechenden Seite der Mutter zeigt. Dann wird vorsichtig der in der Kreuzbeinhöhle liegende Oberarm des Kindes unter sanftem Druck nach vorne über die Brustseite des Kindes herausgestreift, wobei der Daumen den Oberarm im oberen Drittel zur Vermeidung von Frakturen oder Überdehnungen vorsichtig schient.
Durch Absenken der Beine und des Rumpfes (Abb. 19.36 c) wird die vordere Schulter unter die Symphyse gebracht, von wo aus der Arm wie oben beschrieben gelöst werden kann.

Klassische Armlösung

Bei der klassischen Armlösung (Abb. 19.37 a–c) werden beide Arme in der Kreuzbeinhöhle gelöst. Das Verfahren beginnt wie die kombinierte Armlösung nach Bickenbach mit der Lösung des sich in der Kreuzbeinhöhle befindenden Armes. Kann in der zweiten Phase der unter beziehungsweise hinter der Symphyse stehende vordere Arm nicht gelöst werden, so wird er in die Kreuzbeinhöhle gedreht, wo ein größeres Raumangebot vorhanden ist. Hierzu wird das Kind wie in Abb. 19.37 a gefasst, um die Einklemmung von Kopf und Arm und die damit verbundene Unbeweglichkeit des Kindes aufzulösen. Hierzu werden mit kurzen, längs gerichteten Bewegungen die verkeilten Teile nach oben geschoben, um so die bis dahin nicht mögliche Drehung der Schultern in die Kreuzbeinhöhle fortzusetzen.
Der gelöste Arm wird wie in Abb. 19.37 b gefasst. Auf diese Weise versteift und verstärkt er die

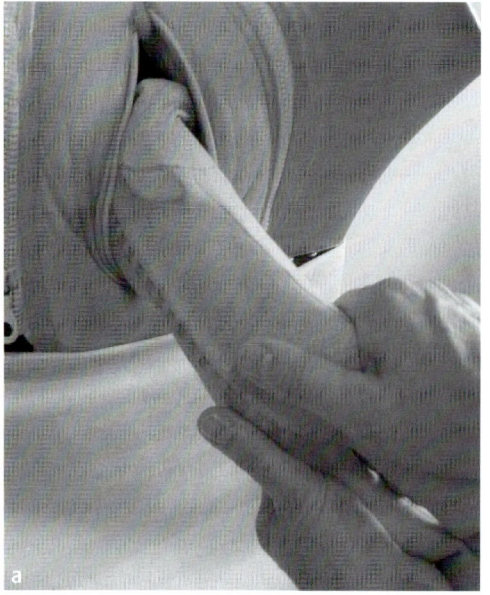
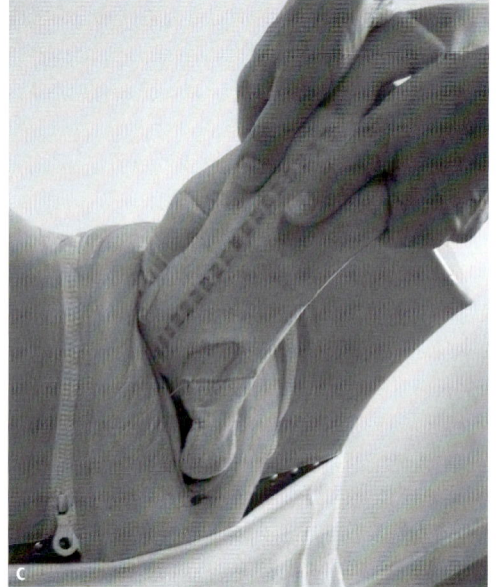
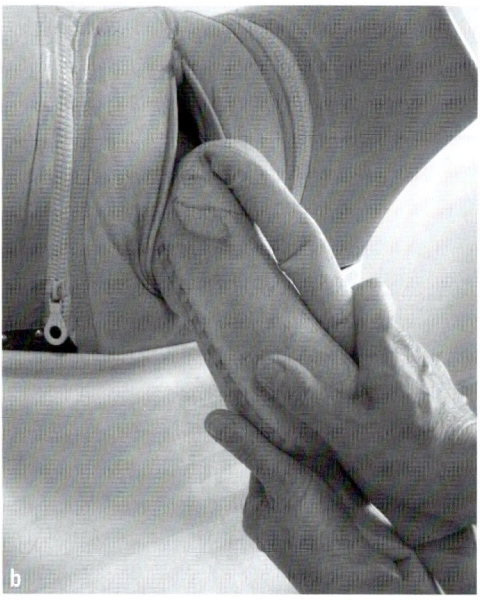
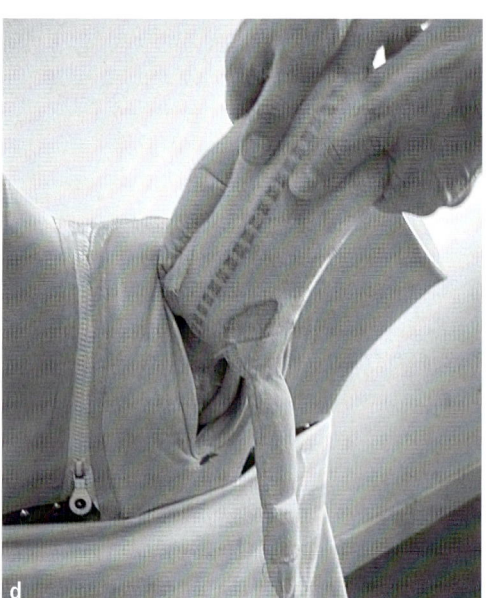

Abb. 19.38 a–d Armlösung nach Müller.

Übertragungsachse beim Kind. Der nun in der Kreuzbeinhöhle liegende Arm wird auf die gleiche Weise wie der erste Arm gelöst. Dieses Vorgehen ist wie die Armlösung nach Lövset sehr dynamisch und erfordert Kraft, Geschicklichkeit und Erfahrung.

Armlösung nach Müller

Bei der Armlösung nach Müller wird wie beim Verfahren nach Lövset der Rumpf am Beckenring gefasst und unter Zug abgesenkt, bis die vordere Schulter geboren ist und der Arm gelöst werden kann. Durch Anheben des Rumpfes wird die hintere Schulter geboren und somit der hochgeschlagene Arm lösbar (Abb. 19.38 a–d).

Tab. 19.12 Verschiedene Methoden zur Kopfentwicklung (BEL = Beckenendlage).

Handgriff	Lagerung des Kindes	Gabelförmiges Umgreifen der Schultern	Haltungs- und Einstellungsänderung durch Aufsuchen des Mundes unter Schienung der Kieferäste	Stemmpunkt	Höhenstand des Kopfes	Beendigung
Veit-Smellie	Kind »reitet« auf dem Unterarm des Geburtshelfers: I. BEL – linker Unterarm II. BEL – rechter Unterarm	ja	ja, Beugung	Nacken-Haar-Grenze	• Leitstelle Beckenboden • Pfeilnaht (Gesichtslinie) gerade • Mund erreichbar	
Naujoks	s. o.	ja, mit beiden Händen	nein	Nacken-Haar-Grenze	• Leitstelle über Beckenboden • Gesichtslinie im schrägen Durchmesser • Mund *nicht* erreichbar	nach Veit-Smellie
Wigand-Martin-Winckel (Drei-Männer-Handgriff)	s. o.	ja	ja, Beugung, Drehung	Nacken-Haar-Grenze	• Leitstelle über Beckenboden • Gesichtslinie im schrägen Durchmesser • Mund erreichbar	nach Veit-Smellie
Umgekehrter Veit-Smellie	Kind liegt rücklings auf dem Unterarm des Geburtshelfers: I. BEL – linker Unterarm II. BEL – rechter Unterarm	ja	ja, Beugung	große Fontanelle	• Mund erreichbar	
Umgekehrter Prager Handgriff	s. o. (umgekehrter Veit-Smellie)	ja	nein	Kehlkopf	• Mund *nicht* erreichbar • Gesichtslinie im schrägen oder geraden Durchmesser	vgl. kombinierte Armlösung nach Bickenbach, im »Hasengriff« gefasste Füße, im weiten Bogen auf den Bauch der Mutter führen

Entwicklung des nicht spontan folgenden Kopfes

Folgt der Kopf den gelösten Armen nicht spontan nach, muss der Kopf mit speziellen Techniken gesondert gelöst werden. Hierfür stehen folgende Möglichkeiten zur Verfügung:
- Handgriff nach Veit-Smellie
- umgekehrter Handgriff nach Veit-Smellie
- Wigand-Martin-Winckel-Handgriff (Drei-Männer-Handgriff)
- Handgriff nach Naujoks
- umgekehrter Prager Handgriff

Der Handgriff nach Veit-Smellie stellt immer den ersten Versuch zur Entwicklung des nicht spontan folgenden Kopfes dar. Variationen des Handgriffes – je nach Höhenstand, Haltungs- und Einstellungsmodus – finden sich beim Drei-Männer-Handgriff sowie beim Handgriff nach Naujoks. Einzelheiten dazu sind in Tabelle 19.12 zu finden.

Handgriff nach Veit-Smellie

Ist die spontane Entwicklung des Kopfes verzögert oder erschwert, wird umgehend eine vaginale Untersuchung durchgeführt. Gleichzeitig wird das Kind auf den Unterarm des Operateurs gelegt, das Kind »reitet« auf dem Unterarm: bei I. Beckenendlage (Rücken links) auf dem linken Unterarm, bei der II. Beckenendlage (Rücken rechts) auf dem rechten Unterarm.
Die Untersuchung sollte mit drei Fingern der Lagerungshand stattfinden; eventuell kann das Kind mit der freien Hand abgestützt werden, um die notwendige Handlungsfreiheit für die Untersuchung zu haben. Mit dem Mittelfinger wird vorsichtig der Mund des Kindes gesucht (Abb. 19.39 a, b und 19.40 a). Daumen und Mittelfinger stützen dabei die Äste des Unterkiefers; werden die Unterkieferäste leicht nach unten gedrückt, kann der Mund geöffnet werden, falls sich das Öffnen mit dem Zeigefinger als schwierig erweisen sollte.
Der Zeigefinger dringt bis zum Zungengrund ein, um eine ausreichende Hebelwirkung erreichen zu können und den bei Zug durch die äußere Hand ausgeübten Druck nach unten zu verteilen. Dadurch sowie auch durch die Stützung des Unterkiefers wird erreicht, dass nicht nur der Unterkiefer, sondern auch der gesamte Kopf folgt. Zeige- und Mittelfinger der äußeren Hand umgreifen

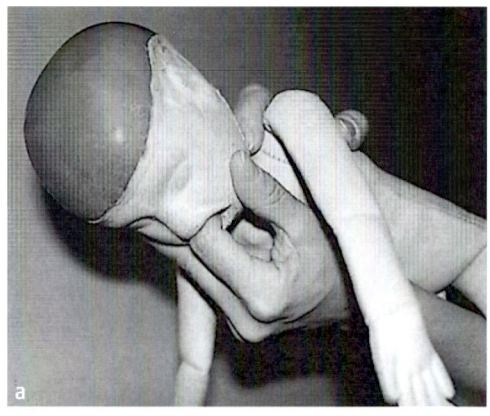

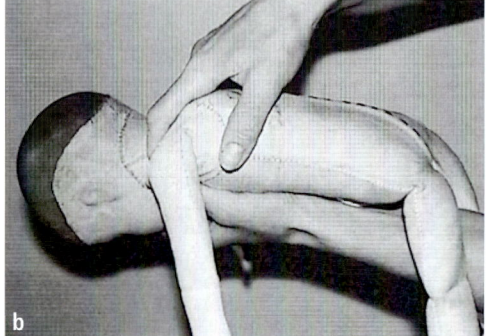

Abb. 19.39 a, b Handgriff nach Veit-Smellie.

den Schultergürtel, die restlichen Finger fixieren den Rücken zusätzlich auf dem Unterarm.
Der nun auszuübende Zug nach unten erfolgt durch die äußere Hand, die steil nach unten zieht, bis die Nacken-Haar-Grenze als Stemmpunkt sichtbar wird. Durch optimale Ausnutzung des Stemmpunktes, die Verringerung des Umfangs von 34 auf 32 cm und die nun bogenförmige Anhebung des Rumpfes (Abb. 19.39 und 19.40 b) wird der Kopf (Kinn, Gesicht, Hinterhaupt) geboren.

Umgekehrter Veit-Smellie-Handgriff

In sehr seltenen Fällen befindet sich das Kind in einer dorsoposterioren Einstellung, die die Entwicklung des Kindes schwierig gestalten kann.
Sobald Rumpf und Arme geboren sind, zeigt die innere Untersuchung, ob der **Mund erreichbar** ist. Das Kind wird wie beim Handgriff nach Veit-Smellie auf den Unterarm des Operateurs gelegt, Zeige- und Mittelfinger umfassen den Schultergürtel gabelförmig von hinten her, die restlichen

Beckenendlagen

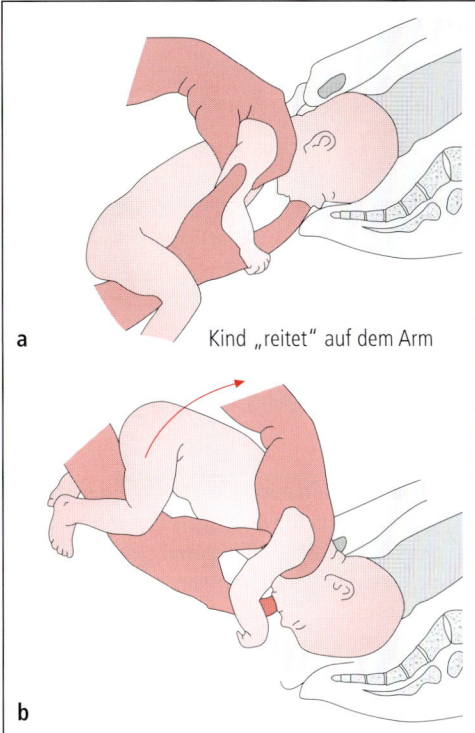

Abb. 19.40 Entwickeln des Kopfes nach Veit-Smellie.
a Flektieren des Kopfes
b Entwickeln des gebeugten Kopfes über den Damm

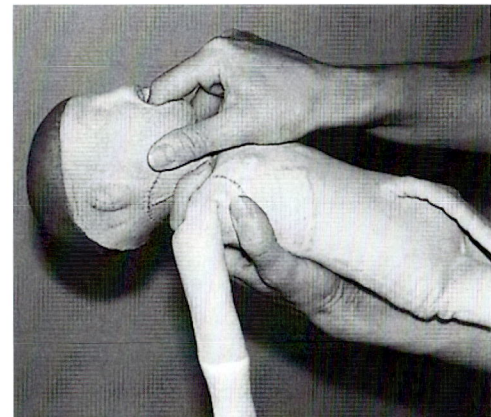

Abb. 19.41 Umgekehrter Veit-Smellie-Handgriff.

Finger stützen den Oberkörper des Kindes (Abb. 19.41). Mit Daumen, Zeige- und Mittelfinger der freien Hand werden nun Mund und Kieferäste aufgesucht. Die Extraktion erfolgt in gleicher Weise wie beim Handgriff nach Veit-Smellie (s.o.). Anstelle der Nacken-Haar-Grenze dient hier die große Fontanelle beziehungsweise der Bereich der großen Fontanelle als Stemmpunkt.

Umgekehrter Prager Handgriff

Ist der **Mund** bei einer eventuellen Deflexion des Kopfes **nicht erreichbar**, kommt der umgekehrte Prager Handgriff zur Anwendung. Die Lagerung erfolgt wie beim Handgriff nach Veit-Smellie. Die freie Hand umgreift vom Rücken her die Füße des Kindes im »Hasengriff« und führt den Körper nach unten zur Erreichung des Stemmpunktes, der im Bereich des Kehlkopfes liegt (Abb. 19.42). Anschließend wird der Körper in einem großen Bogen in Führungslinie auf den Bauch der Mutter geleitet.

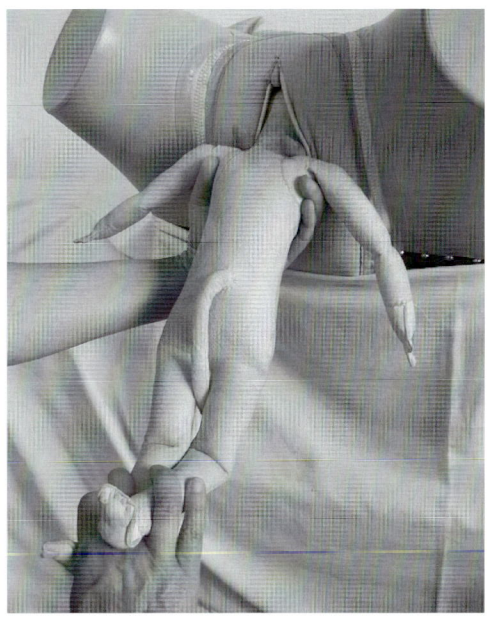

Abb. 19.42 Umgekehrter Prager Handgriff.

Bleibt auch diese Technik ohne Erfolg, muss der ärztliche Geburtshelfer eine Zangenextraktion am Kopf vornehmen, die bei dorsoposteriorer, aber auch dorsoanteriorer Stellung durchgeführt werden kann. Im angloamerikanischen Sprachraum wird diese geburtshilfliche Operation mit der Zange nach Piper durchgeführt, im deutschsprachigen Raum kommt die Shute- beziehungsweise Kjelland-Zange (aufgrund ihrer Drehbeweglichkeit und des Kompressionsschutzes) zur Anwendung.

Schräglage, Querlage

Bei dieser seltenen geburtshilflichen Regelwidrigkeit bildet die Längsachse des Kindes einen Winkel von bis zu 90° zur Längsachse der Gebärmutter. Diese primär geburtsunmöglichen Lagen kommen bei weniger als 1% der Geburten vor.

■ **Einteilung:** Nach der Stellung des Rückens und der Seite des Kopfes werden Querlagen wie folgt eingeteilt:
- I. oder II. dorsoanteriore Querlage – Rücken vorne (zum Bauch der Mutter hin)
- I. oder II. dorsoposteriore Querlage – Rücken hinten (zum mütterlichen Rücken hin)
- I. oder II. dorsosuperiore Querlage – Rücken oben
- I. oder II. dorsoinferiore Querlage – Rücken unten (Abb. 19.43)

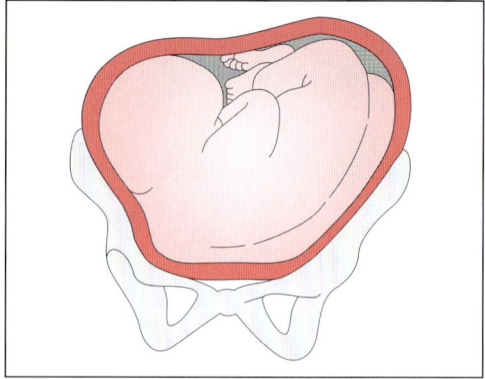

Abb. 19.43 II. dorsoinferiore Querlage.

Die Schräglage wird anhand der Seite des Kopfes (I. oder II. Schräglage) wie auch nach der Stellung des Rückens definiert, z.B. I. dorsoposteriore Schräglage – Kopf links, die Körperachse verläuft von rechts nach links, der Rücken ist hinten.

■ **Ursachen:** Die Querlage tritt gehäuft bei Mehrgebärenden auf sowie bei allen Umständen, in denen eine abnorme Beweglichkeit des Kindes, ein großes Raumangebot oder eine Behinderung der Schädellage (Myome, Plazentasitz) vorliegt.

■ **Diagnose:** Meist werden Schräg- oder Querlagen noch vor Geburtsbeginn durch die Vorsorgeuntersuchung in der Schwangerschaft entdeckt.
- äußere Untersuchung:
  - breiter und tiefer als erwartet stehender *Fundus uteri*
  - breiter Leib, querovale Fruchtwalze
  - Leopold-Handgriffe
  - Ultraschalldiagnostik
- innere Untersuchung:
  - Das kleine Becken ist leer, ein vorangehender Teil ist nicht zu tasten.
  - Bei einer bimanuellen Untersuchung fällt die erwähnte querovale Fruchtwalze auf.

■ **Therapie:** In Abhängigkeit von der Ausprägung der diagnostizierten Lageanomalie, der Wehenbereitschaft, des Muttermundsbefundes u.a. empfiehlt sich einige Zeit vor dem errechneten Termin die stationäre Aufnahme. Bei einsetzender Wehentätigkeit oder einem vorzeitigen Blasensprung soll ein rechtzeitiges Eingreifen gewährleistet sein. Der Versuch, eine Querlage *sub partu* auf den Fuß zu wenden und das Kind durch eine ganze Extraktion zu entwickeln, muss dem ärztlichen Geburtshelfer vorbehalten bleiben. Die Durchführung beschränkt sich aufgrund der hohen Komplikationsrate auf folgende Ausnahmefälle:
- Lagewechsel des zweiten Zwillings nach der Geburt des ersten Kindes
- intrauteriner Fruchttod

Handelt es sich um eine **Schräglage**, kann versucht werden, die Achse von außen zu schienen, bis sich unter Wehentätigkeit möglicherweise eine regelrechte Schädellage – durch Ausweichen des Kopfes nach unten unter Druck von oben – einstellt.

■ **Komplikationen:** Mit Wehenbeginn und/oder erfolgtem Blasensprung können eintreten:
- Vorfall der Nabelschnur, Vorfall kleiner Teile
- Präsentation der Schulter – Schulterlage – als vorangehender Teil, der durch die Wehenkraft in das kleine Becken hineingetrieben wird
- verschleppte Querlage
- drohende Uterusruptur
- Uterusruptur

Missverhältnis

Eine Störung im Geburtsverlauf, die sich als Regelwidrigkeit darstellt, hat meist folgende Ursachen:

Missverhältnis

- Anomalien der Passage (Geburtskanal)
  - abweichende Beckenformen
  - Widerstände der auskleidenden Weichteile (s. Kap. 20)
- Anomalien des Kindes
  - zu groß (Kopfgröße, gesamte Körpergröße)
  - für die Passage ungünstige Kopfform
  - Fehlbildungen
- Anomalien der Wehenkräfte
  - hypertone Wehenstörung
  - hypotone Wehenstörung

Einer dieser Faktoren beziehungsweise Wechselwirkungen mehrerer Faktoren können einen protrahierten Verlauf, einen Geburtsstillstand oder eine geburtsunmögliche Situation mit sich bringen. Es kann in jeder Ebene der Passage der Geburtswege zu einem Stillstand kommen.

Das Erkennen einer Ursache für einen protrahierten Verlauf beziehungsweise Geburtsstillstand ist *sub partu* nicht immer leicht. Auch ein sonographisch geschätztes hohes Geburtsgewicht des Kindes muss nicht zu einem Missverhältnis führen, wenn Beckenform und Wehenkraft eine Passage gestatten. Ebenso muss ein allgemein verengtes Becken nicht zwangsläufig zu einem Geburtshindernis werden, denn *sub partu* kann es zur Änderung der »absoluten« Maße kommen, und zwar durch Anpassung und Formübereinstimmung des vorangehenden Teils an den zu passierenden Weg aufgrund der

- Konfiguration des kindlichen Kopfes,
- Konfiguration des mütterlichen Beckens (in geringem Maße),
- Einnahme von Haltungen und/oder Einstellungen, die zwar vom regelrechten Verlauf abweichen, unter den momentanen Gegebenheiten jedoch oft die einzige Möglichkeit zur Bewältigung des Geburtsweges darstellen.

Anomalien der Passage

Beckenformen

Neben dem typisch weiblichen Becken, das für die Geburt eine optimale Form der Passage bietet, können die vorkommenden Abweichungen von der Form in drei Untergruppen eingeteilt werden (Tab. 19.13).

Tab. 19.13 Beckenformen im Vergleich.

	Weibliches Becken (gynoides Becken)	Männliches Becken (androides Becken)	Anthropoides Becken	Plattes Becken
Häufigkeit	55–60 %	15–20 %	15–20 %	5 %
Form des Beckeneingangs	rundlich-queroval	herzförmig	rundlich-längsoval	nierenförmig
Form des Beckenausgangs	rund	eng, da geringe Kreuzbeinkrümmung	eng, da langes, schmales Kreuzbein	weit, da flaches nach hinten abgewichenes Kreuzbein
Schambogenwinkel (Beckenausgang)	90°	< 90°, schmaler hoher Beckenausgang	> 90°, spitzwinklig	> 90°, ausgesprochen weit
Seitenbegrenzung	ausladend	eng und hoch, kräftiger Knochenbau, insgesamt großer Wuchs	querer Durchmesser verkürzt	weit
Einspringende *Spinae*	nein	ja	nein	nein
Form der Michaelis-Raute	gleichschenklige Rautenform	schmale, hochgestellte Rautenform	je nach Beckenveränderung	abgeflachte Rautenform

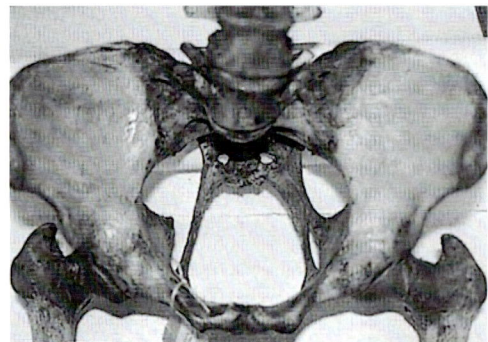

Abb. 19.44 Gynoides Becken. Normales weibliches Becken, dessen Maße den Normalmaßen entsprechen.

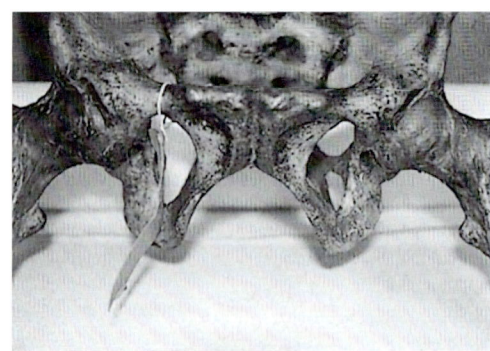

Abb. 19.45 Gynoides Becken, Ansicht des *Arcus pubis*.

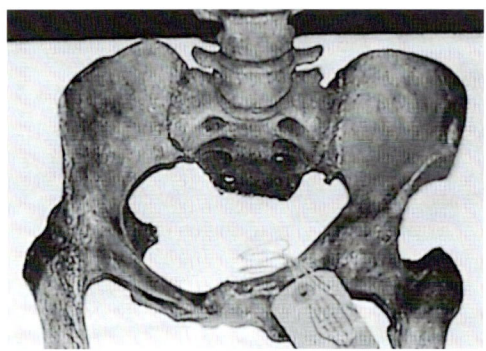

Abb. 19.46 Durch Koxitis schräg verengtes Becken.

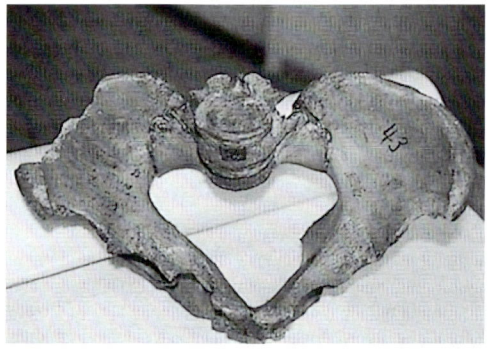

Abb. 19.47 Anthropoides schräg verengtes Becken.

Heute finden sich aufgrund der verbesserten Lebensumstände nur noch selten schwer wiegende Beckenanomalien. Die mögliche Therapie von Knochenerkrankungen, das verbesserte Ernährungsangebot und die zahlreichen Prophylaxen gegen knochenverändernde Erkrankungen (Rheuma, Rachitis) tragen hierzu wesentlich bei.

Das in Abbildung 19.44 wiedergegebene gynoide Becken ist ein normales weibliches Becken, dessen Maße den Normalmaßen entsprechen. Abbildung 19.45 zeigt das gleiche Becken wie Abbildung 19.44, nur ist hier der *Arcus pubis* zu sehen. (Die in den Abbildungen gezeigten Becken stammen aus der Beckensammlung der Staatlichen Berufsfachschule für Hebammen, München.)

In Abbildung 19.46 ist ein leicht allgemein verengtes und leicht plattes Becken einer normal großen Frau bei Zustand nach Koxitis in der Kindheit dargestellt. Gerader Durchmesser 9 cm, querer Durchmesser 13,1 cm. Abbildung 19.47 demonstriert ein schräg verengtes Becken.

Abbildung 19.48 zeigt ein quer verengtes Becken, beide Kreuzbeinflügel fehlen. Gerader Durchmesser 11,0 cm, querer Durchmesser 6,1 cm.

Das Becken in Abbildung 19.49 ist ein in allen queren Durchmessern verengtes längsovales Becken mit nur 5 Kreuzbeinwirbeln. Gerader Durchmesser 10,1 cm, querer Durchmesser 11,1 cm.

In Abbildung 19.50 ist ein leicht allgemein verengtes Becken einer normal großen Frau in der Aufsicht wiedergegeben. Gerader Durchmesser 8 cm, querer Durchmesser 11 cm.

In Abbildung 19.51 ist der Beckenausgang des in Abbildung 19.50 gezeigten Beckens zu sehen. Gerader Durchmesser 9 cm, querer Durchmesser 10,1 cm.

Abbildung 19.52 zeigt die Vorderansicht eines stark rachitisch-platten Beckens, das etwas asymmetrisch ist. Gerader Durchmesser 7,1 cm, querer Durchmesser 14,4 cm.

Ein plattes Becken als Folge einer durchgemachten Osteomalazie ist in Abbildung 19.53 darge-

Missverhältnis

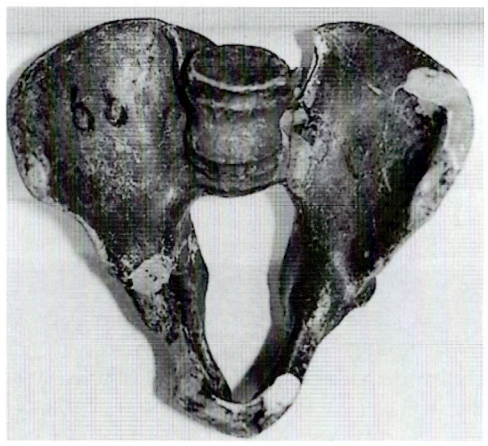

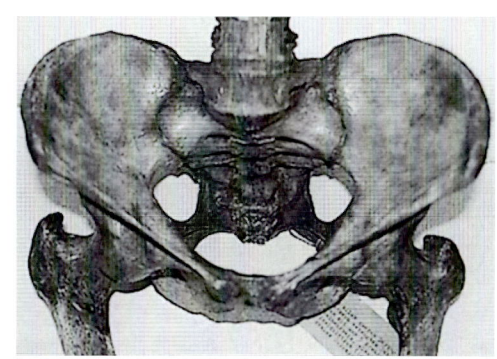

Abb. 19.49 Anthropoides, in allen queren Durchmessern verengtes Becken.

Abb. 19.48 Anthropoides quer verengtes Becken.

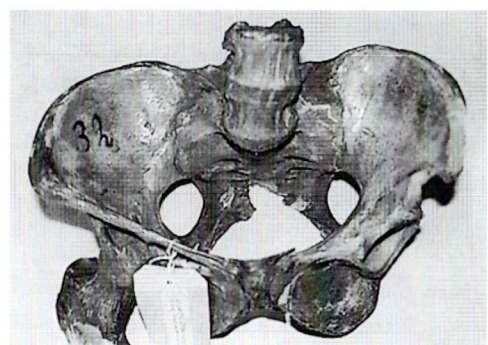

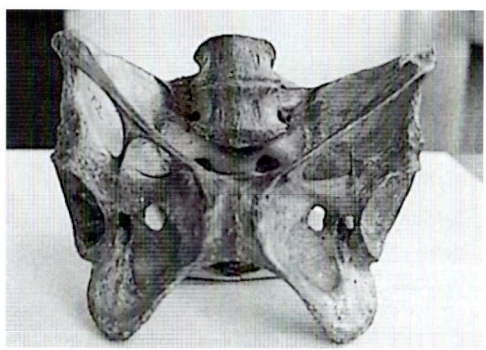

Abb. 19.50 Anthropoides, leicht allgemein verengtes Becken (Aufsicht).

Abb. 19.51 Anthropoides, leicht allgemein verengtes Becken (Beckenausgang).

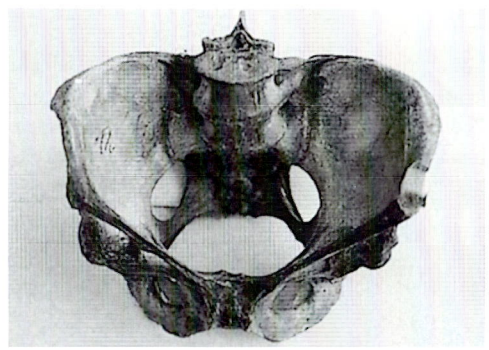

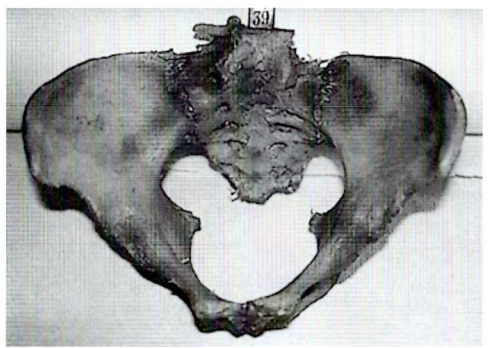

Abb. 19.52 Rachitisch-plattes Becken.

Abb. 19.53 Plattes Becken nach Osteomalazie.

19 Regelwidriger Geburtsmechanismus

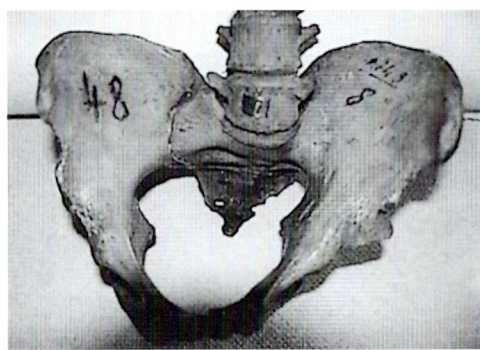

Abb. 19.54 Anthropoides Naegele-Becken.

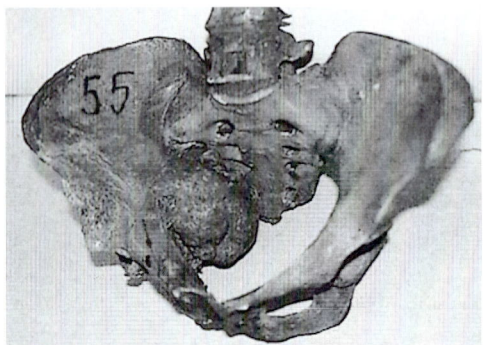

Abb. 19.55 Anthropoides Tumorbecken.

stellt. Gerader Durchmesser 14,5 cm, querer Durchmesser 12,1 cm, rechter schräger Durchmesser 10,8 cm, linker schräger Durchmesser 11,3 cm. Die Maße ergeben ein so genanntes Trichterbecken.
In Abbildung 19.54 ist ein schräg verengtes, so genanntes Naegele-Becken (Fehlen eines Kreuzbeinflügels) wiedergegeben. Gerader Durchmesser 10,1 cm, querer Durchmesser 11,1 cm, rechter schräger Durchmesser 11,5 cm, linker schräger Durchmesser 9,9 cm.
Abbildung 19.55 schließlich demonstriert ein so genanntes Tumorbecken.

■ **Diagnose:** Die bei der Aufnahme durchgeführte Diagnostik kann unter Umständen auf eine vorhandene Beckenform- beziehungsweise Beckenanomalie hinweisen:
- anatomische Beckendiagnostik
- äußere Beckenmessung mit dem Beckenzirkel nach Martin
- Beurteilung der Michaelis-Raute
- Beckenausstattung, vaginale Untersuchung und die damit feststellbare Relation des vorangehenden Teils zum mütterlichen Becken
- Gewichts- und Kopfdurchmesserschätzung anhand der zuletzt durchgeführten Ultraschallaufnahme
- Einschätzung der Wehentätigkeit (über Tokographie und palpatorisch feststellbare Wehenstärke) und von deren Effekt auf den vorangehenden Teil

Von der klassischen anatomischen Beckendiagnostik kann nur bedingt auf das tatsächliche im Becken vorhandene Raumangebot geschlossen werden. Von einigen Autoren wird die Ultraschallmessung zur Bestimmung der *Conjugata vera* sowie zur Differenzerhebung zwischen *Conjugata vera* und biparietalem Durchmesser des kindlichen Kopfes empfohlen.
In der Praxis wird diese Form der Beckenmessung selten durchgeführt. Die Darstellung einer standardisierten Referenzebene ist nicht möglich, da keine objektiven Maße vorhanden sind. Aussagekräftiger ist die Kernspintomographie (O'Brien u. Cetalo 1982).
Bei Wehentätigkeit wird die funktionelle Beckendiagnostik angeschlossen, von deren Ergebnissen die weitere Geburtsleitung bestimmt wird.

■ **Funktionelle Beckendiagnostik:**
- äußere Untersuchung: 3. und 4. Leopold-Handgriff, Zangemeister-Handgriff
- innere Untersuchung: bimanuelle Untersuchung, auch »Maßnehmen des Kopfes« während der Wehe oder Druck nach unten durch die äußere Hand

Die Durchführung der anatomischen und funktionellen Beckendiagnostik stellt im Arbeitsablauf keine zusätzliche Belastung dar. Durch Übung, Beobachtung und Zuordnung ist es möglich, alle oben aufgeführten Parameter zu einem Gesamtbild zusammenzufassen.

Anomalien des Kindes

Eine über der Norm liegende **Größe** kann verschiedene Ursachen haben. Eine steigende Tendenz des Geburtsgewichtes ist in der Praxis bei Mehr- und Vielgebärenden zu beobachten. Demgegenüber steht die Erfahrung, dass Weichteildystokien hier weniger häufig vorkommen als bei

Erstgebärenden, da durch die vorausgegangenen Geburten die Geburtswege gedehnt wurden und die Wehentätigkeit wohl auch effizienter ist.

So genannte Riesenkinder (ab 4 000 g) finden sich häufig bei diabetischen Müttern als Folge der mangelnden Glukoseverwertung. Auch vererbbare Dispositionen spielen bei der Kindergröße eine Rolle.

Sicherlich spielt die **Kopfform** des Kindes in Relation zu den Beckenverhältnissen eine große Rolle, kann aber *sub partu* gewissen Veränderungen unterliegen.

Bestimmte **Fehlbildungen** oder Erkrankungen des Kindes können ein primäres Missverhältnis darstellen:
- Hydrozephalus
- *Hygroma colli*
- polyzystische Veränderungen im Gesichts-, Hals- beziehungsweise Schulterbereich
- Zelenbildung (Omphalozelen u. a.)

Diese Abweichungen werden in der Regel noch vor der Geburt festgestellt, meist durch die Routine-Ultraschalluntersuchungen, sodass die Entscheidung über den Geburtsmodus – primäre Sectio – meist schon vor der Geburt getroffen werden kann.

Fazit

Die Praxis zeigt, dass die Indikation zu einer Sectio aufgrund eines Missverhältnisses in der Regel auf dem Zusammentreffen mehrerer Faktoren beruht und dass selten ein absolutes Missverhältnis (z. B. bei einem Frakturbecken) zugrunde liegt.

Im klinischen Alltag bestimmen immer häufiger andere Faktoren die Indikationsstellung, die eine Tendenz zu Präventivhandlungen und zur Absicherung vor forensischen Konsequenzen aufweist. Auswertung von CTG-Verläufen, protrahierte Verläufe, anamnestische Risiken und Erhebung von Funktionswerten *sub partu* (Mikroblutanalysen) stellen die weitaus größere Zahl der sekundären Sectioindikationen als die echten Missverhältnisse.

Literatur

Baskett TF. Essential management of obstetric emergencies. Bristol: Clinical Press 2004.

Bloomfield MM, Philipson EH. External cephalic version of twins. Obstet Gynecol 1997; 89: 814–5.

Bolte A, Wolff F (Hrsg). Hochrisikoschwangerschaft. Darmstadt: Steinkopf 1989.

Brailey S. An introduction to optimal foetal positioning. Proceedings ICM Congress. Vienna 2002.

Brökelmann J. Akut-Entscheidungen in Gynäkologie und Geburtshilfe. Stuttgart, New York: Thieme 1989.

Bund Deutscher Hebammen e.V. Empfehlungen zum Vorgehen bei Schulterdystokie. 4. Aufl. Karlsruhe: BDH 2006. Sonderdruck Hebammenforum.

Coltart T, Edmonds DK, al Mufti R. External version at term: a survey of consultant obstetric practice in the UK and Rep of Ireland. Br J Obstet Gynaecol 1997; 104: 544–8.

Criukshank D. Danford's Obstetrics. 6th ed. Philadelphia: Lippincott 1990.

Deutsche Gesellschaft für Gynäkologie und Geburtshilfe e.V. (DGGG). Empfehlungen zur Schulterdystokie. Frauenarzt 1998; 39: 1369 ff. Überarbeitete Version 2004.

Deutsches Ärzteblatt online. Schulterdystokie: Erkenntnisse am Entbindungssimulator. www.aerzteblatt.de/v4/news.

Dildy GA. Obstetric emergencies. Clin Obstet Gynecol 2002; 45: 307–425.

Feige A, Krause M. Beckenendlage. München: Urban & Schwarzenberg 2002.

Fenwick L, Simkin PT. Maternal positioning. Clin Obstet Gynecol 1987; 30/1: 83–90.

Gabbe StG, Niebyl JR, Simpson JL (eds). Obstetrics – normal and problem pregnancies. New York: Churchill & Livingston 1986; 453–549.

Gardberg M, Tuppurainen M. Dorsoposterior fetal position near term – a sonografic finding worth nothing? Acta Obstet Gynecol Scand 1995; 74: 402–3.

Goldenberg RL, Nelson KG. The unanticipated breech delivery and presentation in labor. Clin Obstet Gynecol 1984; 27/1: 96–109.

Gurewitsch ED. Episiotomy versus fetal manipulation in managing severe shoulder dystocia. A comparison of outcomes. Am J Obstet Gynecol 2004; 191 (3): 911–6.

Hayashi RH. Labor management. Clin Obstet Gynecol 1992; 35/3: 443–570.

Heller A. Geburtsvorbereitung Methode Menne-Heller/Angela Heller. Stuttgart, New York: Thieme 1998.

Herbert WN. Complications of puerperium. Clin Obstet Gynecol 1982; 25/1: 219–33.

Killiam A. Amniotic fluid embolism. Clin Obstet Gynecol 1985; 28/1: 32–7.

Knuppel RA. Septic shock in obstetrics. Clin Obstet Gynecol 1984; 27/1: 3–24.

Krause M, Fischer T, Feige A. Der Einfluss der Fußlage auf die Art der Entbindung. Z Geburtsh Perinat 1997; 201: 128–35.

Künzel W, Wulf KH. Adaption und Erkrankung während der Schwangerschaft. In: Wulf KH, Schmidt-Matthiesen H (Hrsg). Klinik der Frauenheilkunde und Geburtshilfe. Bd 5. 2. Aufl. München: Urban & Schwarzenberg 1986.

Künzel W. Anatomische Grundlagen der Geburt. In: Wulff KH, Schmidt-Matthiesen H (Hrsg). Klinik der Frauenheilkunde. Bd 7/1. 2. Aufl. München: Urban & Schwarzenberg 1990; 37.

Lau TK, Kit KW, Rogers M. Pregnancy outcome after successful external cephalic version for breech presentation at term. Am J Obstet Gynecol 1997; 176: 218–23.

Lee Chang Y. Shoulder dystokia. Clin Obstet Gynecol 1987; 30/1: 77–83.

Leveno KJ et al. Obstetric emergencies. Clin Obstet Gynecol 1990; 33/3: 405–93.

Martin JN. Intrapartum and postpartum obstetric emergencies. Obstet Gynecol Clin North Am 1995; 22: 356.

Martius G. Geburtshilflich-perinatologische Operationen. Stuttgart, New York: Thieme 1986.

Martius G. Hebammenlehrbuch. 7. Aufl. Stuttgart, New York: Thieme 1998.

Myles M (ed). Textbook for midwives. 14th ed. Edinburgh: Churchill & Livingston 2003.

Naef RW 3rd, Martin JN. Emergent management of shoulder dystocia. Obstet Gynecol Clin North Am 1995; 22: 247–59.

Norchi S, Tenore AC, Lovotti M, Merati R, Teatini A, Belloni C. Efficacy of external cephalic version performed at term. Eur J Obstet Gynecol Reprod Biol 1998; 76: 161–3.

O'Brien FW, Cetalo RC. Evaluation of X-ray pelvimetry and abnormal labor. Clin Obstet Gynecol 1982; 25 (1): 57–65.

Pearl ML, Roberts JM, Laros RK, Hurd WW. Vaginal delivery from the persistent occiput posterior position. J Reprod Med 1993; 38: 955–61.

Pernoll ML, Benson RC. Current obstetric and gynecologic diagnosis and treatment. 6th ed. East Norwalk: Appleton & Lange 1987.

Pschyrembel W, Dudenhausen JW, Joachim W. Praktische Geburtshilfe mit geburtshilflichen Operationen. 18. Aufl. Berlin, New York: de Gruyter 1994.

Römer A. Akupunktur für Hebammen, Geburtshelfer und Gynäkologen. 3. Aufl. Stuttgart: Hippokrates 2001.

Römer A. Akupunktur und TCM für die gynäkologische Praxis. 2. Aufl. Stuttgart: Hippokrates 2003.

Schmidt-Matthiesen H, Wallwiener D. Gynäkologie und Geburtshilfe. 10. Aufl. Stuttgart, New York: Schattauer 2004.

Seeds JW, Cefalo RC. Breech presentation – malpresentation. Clin Obstet Gynecol 1982; 25 (1): 145–57.

Silverton L. The art and science of midwifery. Hertfordshire: Prentice Hall Europe 1993.

Simon C. Pädiatrie. 7. Aufl. Stuttgart, New York: Schattauer 1995.

Smale LE, Guico MF, Chalmers L, Ensminger MD. Difficulties in breech presentation and delivery. Clin Obstet Gynecol 1976; 19 (3): 587–95.

Spong CY. An objective definition of shoulder dystokia. Obstet Gynecol 1995; 86 (3): 433–6.

Weiner CP. Vaginal breech delivery in the 1990's. Clin Obstet Gynecol 1992; 35 (3): 559–70.

Wilkinson C, McIlwaine G, Boulton-Jones C, Cole S. Is a rising caesarean section rate inevitable? Br J Obstet Gynaecol 1998; 105: 45–52.

Woods CE, Westbury NY. A principle of physics as applicable to shoulder delivery. Am J Obstet Gynecol 1943; 45: 796–804.

20 Weichteildystokien

Marie-Luise Heedt

> **!** Unter dem Begriff »Weichteildystokien« werden alle Regelwidrigkeiten der Wehentätigkeit und der Muttermundseröffnung verstanden. Sie sind die häufigste Ursache eines gestörten Geburtsverlaufes. Die Ursachen können in anatomischen und funktionellen Störungen des Myometriums und der Zervix liegen, die den Ablauf der Wehen und die Eröffnung des Muttermundes beeinflussen.
> Der Begriff »Dystokie« stammt aus dem Griechischen und setzt sich aus der Silbe »*tokos* = gebären« und der Vorsilbe »*dys* = un-, miss-, schlecht« zusammen.

Während der Schwangerschaft hat die Gebärmutter die Aufgabe, in einem eher passiven System die Schwangerschaft zu erhalten und dem Ungeborenen Raum und Schutz für ein ungestörtes Wachstum zu geben. Zum Ende der Schwangerschaft muss sich nun der Uterus in ein aktives Organ verwandeln und die Geburt mit seinen eigenen Kräften, den **Wehen**, in Gang bringen. Die Faktoren, die zu den Geburtswehen führen, stellen ein außerordentlich kompliziertes System dar, das wie alle hoch entwickelten Vorgänge störanfällig ist.

■ **Einteilung der Weichteildystokien**:
- hypokinetische Wehenstörung; primäre und sekundäre Wehenschwäche
- hyperkinetische Wehenstörung; uterine Hypertonie
- diskoordinierte Wehenstörung
- zervikale Dystokie

Hypokinetische Wehenstörung

> **!** Eine hypokinetische Wehenstörung liegt dann vor, wenn die Wehen für eine ausreichende Eröffnung des Muttermundes zu schwach sind.

■ **Symptome bei einer hypokinetischen Wehenstörung (Wehenschwäche):**
- **geringe Wehenamplitude:** Intrauteriner Druckanstieg < 30 mmHg (4 kPa); beim Betasten ist der Uterus während der Wehe nur mäßig kontrahiert.
- **niedrige Wehenfrequenz:** Es treten weniger als 3 Wehen in 10 Minuten auf.
- **kurze Wehendauer:** Die Wehendauer beträgt maximal 30 Sekunden.
- **niedriger Basaltonus:** Der Druck liegt unter 20 mmHg (2,6 kPa).

Die hypokinetische Wehenstörung wird nochmals in die **primäre** und die **sekundäre Hypokinese** unterteilt.

Eine **primäre Hypokinese** liegt vor, wenn die Wehen von Beginn an zu schwach, zu kurz und zu selten auftreten, die Geburt nicht richtig »in Gang« kommt (slow starter) (Abb. 20.1).

■ **Ursachen:**
- schnell aufeinander folgende Schwangerschaften
- Überdehnung des Uterus (Hydramnion, großes Kind)

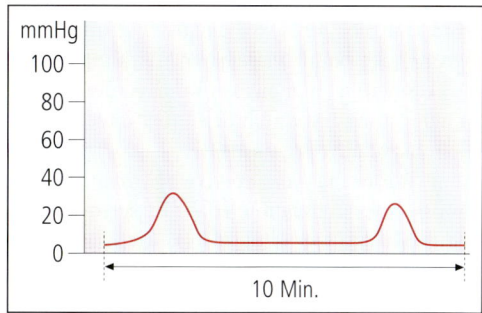

Abb. 20.1 Hypokinetische Wehenstörung mit niedriger Wehenfrequenz. Kontraktionsamplitude und Basaltonus sind niedrig, die Wehendauer ist kurz.

- Hypoplasie des Myometriums
- Myome (extramurale, intramurale, subseröse)
- Uterusfehlbildungen (*Uterus duplex, Uterus bicornis*)

■ **Diagnose:** Bei der primären Wehenschwäche ist auffällig, dass die Wehentätigkeit nicht richtig »in Gang« kommt. Entweder bleibt eine Wehentätigkeit völlig aus, oder die Wehen bleiben unkoordiniert, wie es für die Vorwehen typisch ist. Um den Geburtstermin herum treten häufig Wehen auf, die von der Schwangeren als verstärkte Schwangerschaftswehen empfunden werden und sehr schmerzhaft sein können. Ein Übergang zu Eröffnungswehen fehlt, die Wehenfrequenz bleibt unkoordiniert. Die Wehen beginnen im Isthmusbereich, die fundale Dominanz fehlt, eine Eröffnung des Muttermundes bleibt aus.

■ **Gefahren:** Infolge einer primären Wehenstörung kann es zu einer Übertragung und zu den damit verbundenen Gefährdungen (Plazentainsuffizienz, hypotrophes Kind) kommen.

■ **Therapie:**
- **Medikamentöses Vorgehen:** Bei unreifem Muttermundsbefund am Termin bzw. bei vorzeitiger, induzierter Geburtseinleitung kann die Zervixreifung durch PGE-Scheidentabletten oder -Gel vorgenommen werden. Die natürliche oder künstliche Auflockerung und Verkürzung der Zervix (s. Wehenmittel, S. 452) hat sich als ideale Vorbereitung für eine intravenöse Einleitung mit Oxytocin erwiesen (500 ml Trägerlösung + 6 IE Syntocinon®). Bei einem bereits geburtsbereiten Muttermund kann die primäre i.v. Einleitung in Erwägung gezogen werden.
- **Brustwarzenstimulation:** Durch neurohormonale Reflexe kommt es bei Stimulation der Brustwarzen zur Oxytocinausschüttung. Aufgrund der damit erzielbaren Wirkung (Kontraktionen) ist in manchen Kliniken der Oxytocinbelastungstest durch den Brustwarzenstimulationstest abgelöst worden.
Zur Auslösung von zervixwirksamen Wehen muss eine Stimulation erfahrungsgemäß über Stunden hinweg erfolgen. Da eventuell eine Überstimulation (hyperkinetische Wehenstörung) eintreten kann, ist eine Herztonkontrolle unverzichtbar.
- **Geschlechtsverkehr:** Oft wird von den Frauen die Frage gestellt, ob sie beim Näherrücken des errechneten Termins noch Verkehr haben dürfen. Die Hebamme kann in diesem Zusammenhang erklären, dass durch den Orgasmus der Frau und das im Sperma enthaltene Prostaglandin die Gebärmutter zu Kontraktionen angeregt wird.
- Die Erfahrung zeigt, dass einige Frauen, die sich mit kurzfristiger vorzeitiger Wehentätigkeit im Kreißsaal melden, vorher Verkehr hatten und durch die genannte Wirkung verunsichert wurden.
- **Homöopathische Mittel:** Akut- oder Konstitutionsmittel entsprechend der erfolgten Anamneseerhebung, z. B. Cimicifuga, Caulophyllum, Pulsatilla.
- **Rizinus-Cocktail:** 2 cl Rizinusöl, 2 cl klarer Schnaps, auffüllen mit Aprikosensaft bis zu einer Gesamtmenge von 200 ml. Die Frage, ob Alkohol wie im Originalrezept mit verabreicht werden soll, wird unterschiedlich diskutiert (vgl. hierzu Kap. 12, S. 246).

Eine **sekundäre Hypokinese** liegt vor, wenn die anfänglich gute Wehentätigkeit im Verlauf der Geburt nachlässt (Ermüdungswehenschwäche). Sie ist nicht zu verwechseln mit einer physiologischen Ruhepause, wie sie nach Blasensprung oder nach dem Legen einer Periduralanästhesie vorkommen kann.

■ **Ursachen:**
- volle Harnblase (häufigste Ursache)
- rigide Weichteile, spastisches unteres Uterinsegment
- Regelwidrigkeiten bei Kopfhaltung und Einstellung
- hoch stehender oder fehlender vorangehender Teil, z. B. Steiß, ungenügender Druck nach unten und dadurch unzureichende neurohormonale Stimulation (z. B. über Ferguson-Reflex)
- Beckenanomalien

■ **Diagnose:** Es können von der Hebamme folgende Symptome festgestellt werden:
- seltene Wehen, lange Wehenpausen
- kurze Wehendauer
- niedrige Wehenamplitude
- normaler oder geringer Grundtonus des Uterus

Bei der Palpation ist die Kontraktion nur gering und kurzzeitig tastbar, in der Wehenpause fällt der niedrige Grundtonus auf. Häufig wird der Wehenschmerz als »Ziehen in der Leiste« beschrieben. Die Wehen kommen nur selten »von oben nach unten«, wie es für die fundale Dominanz typisch ist. Bei der inneren Untersuchung ist der Muttermund nachgiebig, verändert sich während der Wehe nur unwesentlich und wird kaum als schmerzhaft empfunden. Der Druck des kindlichen Kopfes auf den Muttermund fehlt. Nach erfolgtem Blasensprung entwickelt sich in der Regel keine Geburtsgeschwulst. Unter Umständen ist der vorangehende Teil ohne große Mühe noch aus dem Becken abschiebbar. Das fehlende Tiefertreten des Kopfes dichtet den Geburtskanal nur ungenügend ab, sodass auffallend viel Fruchtwasser abfließt.

■ **Therapie:** Sofern geburtsmechanische Anomalien auszuschließen sind (enges Becken, Lage- oder Einstellungsanomalien), kommen folgende Maßnahmen infrage:
- **Entleerung der Harnblase:** Eine volle Harnblase hemmt die Wehentätigkeit, hindert den vorangehenden Teil am Tiefertreten (Platzproblem) und verursacht während der Wehe einen zusätzlichen, spastischen Schmerz. Die Entleerung der Harnblase sollte spontan erfolgen. Ist dies nicht möglich, muss katheterisiert werden.
- **Warmes Bad/warme Dusche:** Die Schwerelosigkeit im Wasser wird als angenehm erlebt, die durch die Wärme eintretende Entspannung wirkt beruhigend.
- **Wärmflasche:** Wenn die Frau friert, gelangt infolge der kältebedingten Gefäßverengung weniger Oxytocin beziehungsweise Prostaglandin zu den Rezeptoren der Uterusmuskulatur, d.h. die Muskelfasern werden nicht zur Kontraktion angeregt.
- **Die Gebärende umhergehen lassen:** Durch Schwerkraft und aufrechten Gang ändert sich die Führungslinie, und der Reflexbogen wird stärker stimuliert. Wenn eine CTG-Überwachung indiziert ist, wird das Kind per Telemetrie überwacht.
- Manchmal ist es auch sinnvoll, die Gebärende einige Stunden **schlafen** zu lassen. Meist stellen sich die Wehen anschließend wieder ein. Die Erfahrung zeigt, dass es vielfach nach dieser Erholungsphase in kurzer Zeit zur Geburtsbeendigung kommt.
- **Vorsichtige Stimulierung der Mamillen** regt die Oxytocinausschüttung aus dem Hypophysenhinterlappen an.
- **Flüssigkeits- und Kalorienzufuhr:** Intravenöse Substitution mit Nährlösungen, Tee mit Traubenzucker, Honig oder eingefrorenen Saft in Form von Eiswürfeln anbieten (im Sommer sehr angenehm).
- **Medikamentöse Therapie:** Sollten physikalische Maßnahmen ohne Erfolg bleiben, empfiehlt es sich nach Absprache mit dem Arzt, die Wehenschwäche medikamentös mit Oxytocin (Syntocinon®) beziehungsweise Prostaglandinen (PGE_2) zu therapieren. Vielfach führt auch der Einsatz von homöopathischen Medikamenten oder die Akupunktur zu einem sehr guten Erfolg.
- **Homöopathische Mittel:** Geburtsanregende Akutmittel wie z.B. Cimicifuga D1, Gelsemium D 4, Caulophyllum D6 geben, jeweils halbstündlich 3 Globuli je nach Befund und Anamnese, bis die Wehentätigkeit sich normalisiert hat.
- **Eröffnung der Fruchtblase:** Das Tiefertreten des vorangehenden Teiles veranlasst durch den Ferguson-Reflex eine zunehmende Wehentätigkeit. Allerdings muss die Geburt in absehbarer Zeit beendet werden, d.h. aus der Eröffnung der Fruchtblase müssen bei erfolglosem Versuch Konsequenzen (Sectio) gezogen werden.
- **Gefahren bei einer Wehenschwäche:**
  – Begünstigung einer aufsteigenden Infektion durch lange Geburtsdauer
  – Gefährdung des Kindes (Asphyxie/Azidose) durch protrahierten Geburtsverlauf
  – Atoniegefahr
  – im Wochenbett deutlich reduzierter Allgemeinzustand der Wöchnerin
  – Rückbildungsstörungen im Wochenbett (Subinvolution) aufgrund mangelhafter Kontraktilität der Gebärmutter

Hyperkinetische Wehenstörung

! Von einer hyperkinetischen Wehenstörung wird gesprochen, wenn eine uterine Hyperaktivität und/oder eine uterine Hypertonie vorliegen.

■ **Symptome bei einer uterinen Hyperaktivität:**
- Hohe Kontraktionsamplitude, der intraamniale Druck steigt auf 80 bis 90 mmHg (10,6 bis 12 kPa); Hypertokie (Abb. 20.2).

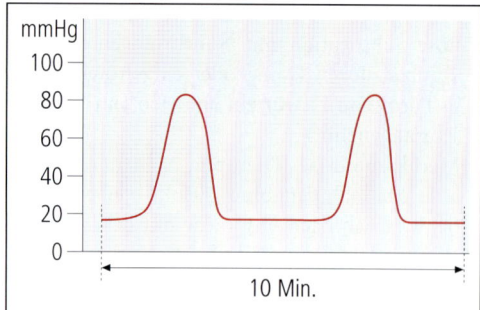

Abb. 20.2 Hyperkinetische Wehenstörung mit hoher Kontraktionsamplitude. Basaltonus und Wehenfrequenz sind normal.

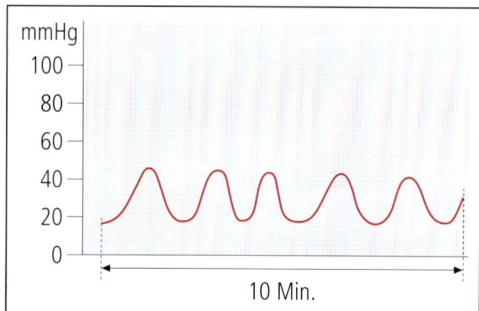

Abb. 20.3 Hyperkinetische Wehenstörung mit hoher Wehenfrequenz. Die Kontraktionsamplitude ist gering, der Basaltonus normal.

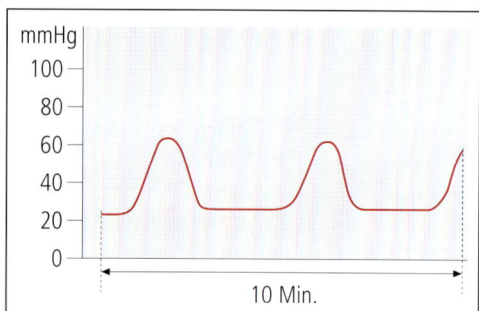

Abb. 20.4 Uterine Hypertonie mit normaler Wehenfrequenz und Wehenamplitude. Der Basaltonus ist erhöht.

- Die Wehenfrequenz übersteigt 4 Wehen in 10 Minuten (Tachysystolie), siehe Abbildung 20.3.
- Der Basaltonus ist normal.

Wenn der Basaltonus um mehr als 15 mmHg (2 kPa) erhöht ist und Wehenfrequenz und Wehenamplitude normal sind, liegt eine **uterine Hypertonie** vor (Abb. 20.4).

■ **Ursachen:** Bei der hyperkinetischen Wehenstörung muss zwischen **endogenen** und **exogenen Ursachen** unterschieden werden.
Zu den **endogenen Ursachen** zählen:
- spastische Zervixdystokie
- vegetative Fehlsteuerung bei ängstlicher, unruhiger Gebärender (erhöhte Oxytocinausscheidung)
- hohe Weichteilwiderstände im Geburtskanal
- passive Überdehnung des Myometriums beziehungsweise wenig gedehntes Myometrium (Oligohydramnie, Hydramnion, Gemini)
- geburtsunmögliche Lagen

Eine **exogene Ursache** ist die zu hoch dosierte Gabe eines wehenfördernden Mittels, d. h. eine induzierte Überstimulation.

■ **Diagnose:**
- Auftreten der Wehen in kurzen Abständen (4 oder mehr Wehen in 10 Minuten)
- hohe Kontraktionsamplitude
- Basaltonus über 15 mmHg (2 kPa), manchmal auch normgerechter Basaltonus

Neben den Veränderungen im Tokogramm findet sich eine typische klinische Symptomatik:
- Es bestehen starke Schmerzen während der Wehe mit spastischem Charakter.
- Schmerzen halten auch während der Wehenpause an.
- Der Muttermund ist bei der inneren Untersuchung schmerzhaft, straff und berührungsempfindlich. Er zieht sich während der Wehe zusammen und weist eine hohe Gewebsspannung auf.

■ **Therapie:** Sofern keine geburtsunmögliche Lage beziehungsweise ein Kopf-Becken-Missverhältnis vorliegt, besteht die Therapie zunächst in der intensiven Betreuung der Gebärenden. Wenn die geburtshilfliche Situation nicht dringlich ist, sollte die Gebärende zu einer entspannten Atmung angeleitet werden. Dabei ist es wichtig, dass die Frau gemeinsam mit der Hebamme die Wehen veratmet. Die Gebärende soll ruhig ein- und ausatmen und den Atem fließen lassen. Dabei soll die Ausatmung etwas länger sein als die Einatmung (Vermeidung einer Hyperventilation).
Entspannend wirkt auch ein warmes Vollbad. Die Wassertemperatur sollte nicht höher als 38,0 °C sein. Entspannung und gleichmäßiges Atmen fallen vielen Frauen im Wasser leichter; die Musku-

latur entspannt sich, die Kontraktionen sind nicht mehr krampfartig.

Eine Knie-Ellenbogen-Lage nimmt den Druck des Kopfes auf den rigiden Muttermund. Zudem fällt die Überstimulation des Ferguson-Reflexes weg, die Wehen lassen in der Folge meist nach.

Die Hebamme (oder der Partner) kann der Gebärenden den Rücken massieren. Die Massage des Rückens kann unterschiedlich erfolgen. Die Hebamme kann kreisende Bewegungen mit der Hand, mit dem Daumenballen oder mit den Fingern ausüben. Manche Frauen mögen keine Massagebewegungen; sie ziehen einen dauerhaften Druck an der extrem schmerzenden Stelle des Rückens vor. Die Frau sollte gefragt werden, ob sie Massage mag, und wenn ja, welche Art.

Die großzügige Gabe von Spasmoanalgetika macht die Wehenschmerzen erträglich und therapiert zudem die meist gleichzeitig bestehende Zervixdystokie (s. Kap. 42, S. 819).

Die Indikation zur Periduralanästhesie kann großzügig gestellt werden, da durch die Periduralanästhesie die Intensität der Wehen nachlässt und das Gewebe relaxiert wird. So wird eine effektive Wehentätigkeit möglich.

Bei Erfolglosigkeit der genannten Maßnahmen oder bei klinischer Dringlichkeit sollten für eine Notfalltokolyse bereitliegen: Fenoterol-Inhalationsspray oder Fenoterol-Infusion. Zur Behandlung reichen häufig 3 bis 10 ml fertiger Lösung pro Stunde für den gewünschten Effekt aus. Die Tropfgeschwindigkeit ist immer individuell abzustimmen.

Homöopathische Mittel: Von einem Akutmittel wie z.B. Chamomilla D 4 werden jeweils halbstündlich 3 Globuli genommen, bis sich die Wehentätigkeit normalisiert hat.

■ Gefahren der hyperkinetischen Wehenstörung:

- **Hypoxie – Azidose:** Die Gefahr eines intrauterinen Sauerstoffmangels ist sehr groß: Bei nicht ausreichender Erholung und Durchblutung während der Wehenpause kann der Sauerstoffmangel nicht kompensiert werden. Das Kind gerät so in ein Sauerstoffdefizit, das nach einer gewissen Zeit nicht mehr ausgeglichen werden kann.
- **Schwere atonische Nachblutungen in der Plazentar- und Postplazentarperiode:** Die überbeanspruchte Uterusmuskulatur ist *post partum* nur noch bedingt in der Lage, durch Gefäßkonstriktion die Plazentahaftstelle zu verkleinern. So kann es zu schweren atonischen Nachblutungen kommen.
- **Drohende Uterusruptur:** Durch die starke Wehentätigkeit und die fehlende Retraktion der Zervix wird das untere Uterinsegment immer weiter ausgezogen: Die Bandl-Furche steigt höher, bis es an der am stärksten belasteten Stelle zur Ruptur kommt.

Dauerkontraktion

> ! Bei einer Dauerkontraktion hält die Wehe mindestens 3 Minuten an.

Sofern nicht exogene Gründe vorliegen (Wehenmittelüberdosierung), entsprechen die Ursachen jenen der hyperkinetischen Wehenschwäche.

Häufig droht noch während der Dauerkontraktion eine fetale Asphyxie, die durch eine fetale Bradykardie gekennzeichnet ist.

Die **Therapie** besteht neben den Maßnahmen zur intrauterinen Reanimation zunächst in einer **Notfalltokolyse**: 25 μg (1 ml) Fenoterol und 9 ml NaCl 0,9 %; appliziert werden zunächst 2 bis 4 ml i.v.

Diskoordinierte Wehenstörung

> ! Unter diskoordinierten Wehen werden Uteruskontraktionen verstanden, die weder in der Kontraktionsamplitude noch in Frequenz und Wehendauer eine Gleichmäßigkeit aufweisen; der Basaltonus ist niedrig (Abb. 20.5 und 20.6).

■ Ursachen:

- Umkehrung des **d**reifach **a**bsteigenden **G**radienten (DAG). Einerseits fehlt die fundale Dominanz, die Uteruskontraktionen sind im unteren Uterinsegment stärker und dauern länger an. Andererseits kann die teilweise oder vollständige Umkehrung des DAG zur Folge haben, dass die Kontraktionswellen sich aufsteigend ausbreiten (Abb. 20.7 a, b).
- Es entstehen mehrere Erregungszentren, die lokale Kontraktionen hervorrufen. Sie sind zeitlich und örtlich voneinander unabhängig und können sich gegenseitig überlagern (Abb. 20.7 c).

- Mechanische Faktoren, wie z.B. ein relatives Missverhältnis und regelwidrige Kopfeinstellungen, scheinen ebenfalls Diskoordinationen zu verursachen.

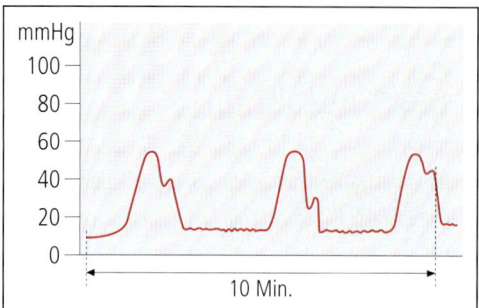

Abb. 20.5 Mutter-Kind-Wehen (oder auch Kamelwehen) bei diskoordinierter Wehenstörung.

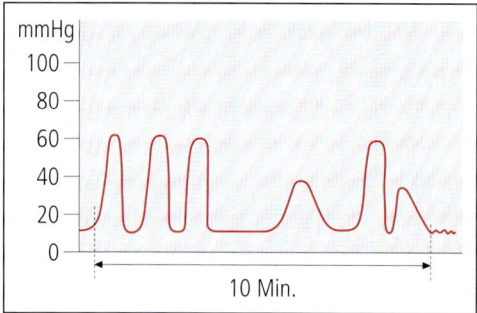

Abb. 20.6 Unkoordinierte Wehentätigkeit mit unterschiedlicher Kontraktionsamplitude, Frequenz und Wehendauer bei niedrigem Basaltonus.

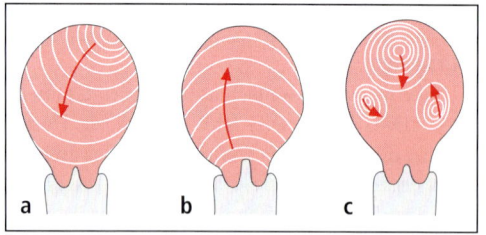

Abb. 20.7 Schematische Darstellung des Erregungsablaufs einer Wehe:
a Normaler Ablauf der Kontraktionswellen.
b Gestörter Ablauf mit nach oben aufsteigender Ausbreitung der Kontraktionswellen.
c Mehrere Erregungszentren verursachen lokale Kontraktionen.

■ **Diagnose:**
- Im Tokogramm finden sich vielfältige Wehenbilder. Typisch sind die so genannten Mutter-Kind-Wehen oder auch »Kamelwehen«, wobei die zweite Kontraktion im *Stadium decrementi* der ersten beginnt und eine geringere Amplitude aufweist.
- Die Eröffnung des Muttermundes bleibt aus oder ist verzögert; die Retraktion der Zervix ist durch die aufsteigende Ausbreitung der Kontraktionswellen gestört.
- Bei der vaginalen Untersuchung fällt eine teigige Zervix auf, die sich auch während der Wehe nicht verändert; der Kopf drängt nicht ins Becken.

Demgegenüber können die ständigen lokalen Kontraktionen zu einer spastischen Veränderung des Muttermundes führen, der sich in der Wehe verschließt. Die Gebärende klagt selbst in der Wehenpause über Schmerzen.

■ **Therapie:** Der normale Geburtsfortschritt ist meist erheblich beeinträchtigt. Die Therapie hat nach Rücksprache mit dem Arzt zu erfolgen. Die Gebärende braucht eine intensive psychische Betreuung durch die Hebamme.

■ **Weitere Maßnahmen:**
- Verabreichung von Schmerzmitteln, gegebenenfalls Periduralanästhesie
- homöopathische Therapie: Akut- oder Konstitutionsmittel nach Befunderhebung wie z.B. Gelsemium D 4, Chamomilla D 4, Caulophyllum D4, jeweils 3 Globuli halbstündlich bis zur Normalisierung der Wehentätigkeit
- Akupunktur
- Behandlung der Wehenstörung mit einer niedrig dosierten intravenösen Wehenmittelgabe, unter Umständen in Kombination mit Tokolytika
- orale oder intravenöse Flüssigkeitszufuhr zur Verhinderung einer Ketoazidose (Hungerazidose)
- Amniotomie: evtl. vorteilhaft bei noch stehender Vorblase

■ **Gefahr bei der diskoordinierten Wehentätigkeit:** Es kann ein protrahierter Geburtsverlauf mit all seinen Risiken auftreten.

Zervikale Dystokie

Unter einer zervikalen Dystokie werden funktionelle oder anatomische Störungen der Zervix verstanden, die die Dilatation des Muttermundes beeinträchtigen.

Spastische Retraktionsstörung

! Eine spastische Retraktionsstörung ist eine funktionelle Störung in Form spastischer Veränderungen der Zervix beziehungsweise des Muttermundes. Sie kann isoliert oder in Verbindung mit hyperkinetischen Wehenstörungen auftreten.

- **Ursache:** Die Ursache für einen spastischen Muttermund findet sich meist im psychischen Bereich (Angst, Spannungsschmerz).

- **Diagnose:** Bei der vaginalen Untersuchung findet sich ein straffer, schmerzhafter Muttermund, der sich in der Wehe nicht weiter öffnet, sondern blendenartig zusammenzieht.

- **Therapie:**
  - intensive psychische Betreuung der Gebärenden mit dem Ziel, das »Angst-Spannung-Schmerz-Syndrom« zu durchbrechen
  - Wärme, warmes Bad, Anleitung zur Bauchatmung, Zilgrei-Atmung (nach jeder Ein- und Ausatmung Pause von 5 Sekunden), Entspannungsübungen, Massagen
  - Schmerzlinderung durch Spasmoanalgetika, Analgetika, Opiatderivate oder Leitungsanästhesie (Periduralanästhesie)
  - sorgfältige Überwachung des Kindes aufgrund der erhöhten Azidosegefährdung, die sich aus dem meist protrahierten Geburtsverlauf ergibt
  - alternative Behandlungsmethoden: Akupunktur und Homöopathie können Erfolg bringen, wenn sie gezielt und auf den Fall individuell abgestimmt eingesetzt werden.
  - Positionswechsel
  - beruhigende Massagen

Constriction ring dystocia

! Die Constriction ring dystocia ist eine funktionelle Störung in Form einer ringförmigen Stenose am Übergang zwischen unterem Uterinsegment und *Corpus uteri*.

- **Ursachen:**
  - hypokinetische Wehenstörung mit spastischer Retraktionsstörung
  - Umkehr des dreifach absteigenden Gradienten
  - Überdosierung von Wehenmitteln
  - evtl. frühzeitiger Blasensprung oder Amniotomie mit größerem Fruchtwasserverlust (der Uterus schmiegt sich eng an das Kind)

- **Diagnose:**
  - Bei der vaginalen Untersuchung ist die Konsistenz der Zervix teigig, der Retraktionseffekt fehlt.
  - Durch die spastische Verengung im unteren Uterinsegment wird der Kopf am Tiefertreten gehindert.
  - Oft besteht gleichzeitig eine frühzeitige Beugung (Roederer-Kopfhaltung).

- **Therapie:**
  - Zu Beginn der Therapie können physikalische Maßnahmen wie Bäder, Massagen etc. eingesetzt werden.
  - Die einzige mögliche Behandlung ist die Relaxation der Stenose durch Schmerzmittel, evtl. kombiniert mit Tokolytika und Leitungsanästhesie.
  - Führt die Therapie nicht zum Erfolg, ist die *Sectio caesarea* angezeigt.

Konglutination des äußeren Muttermundes

! Unter dieser sehr seltenen anatomischen Regelwidrigkeit versteht man eine Verklebung des äußeren Muttermundes mit den Eihäuten der Vorblase (*Conglutinatio orificii externi*).

- **Ursache:** Entzündungen im Zervixkanal.

- **Diagnose:** Die Zervix entfaltet sich unter Wehen vollständig. Der äußere Muttermund bleibt fest verschlossen, die Wände des Zervixkanals sind papierdünn ausgezogen. Der grübchenförmige Muttermund ist oft nur erschwert tastbar. Die dünne Zervixwand liegt eng am tief stehenden Kopf an und wird oft für die Vorblase gehalten. Es kann der Eindruck entstehen, der Muttermund habe sich schon vollständig eröffnet.

■ **Therapie:** Mittels Spekulumeinstellung wird der grübchenförmige Muttermund aufgesucht und anschließend instrumentell oder digital aufgedehnt. Der unter starkem Zug stehende Muttermund weicht meist rasch zurück und ist oft mit wenigen Wehen eröffnet.

Narbenstenosen

! Narbenstenosen sind anatomische Störungen in Form von narbigen Veränderungen der Zervix.

■ **Ursachen:**
- Konisation
- Zustand nach Versorgung von Zervixrissen (Emmet-Plastik)
- Cerclage nach Zervixinsuffizienz

■ **Diagnose:**
- Die Diagnose wird meist anamnestisch gestellt.
- Die narbige Zervix entfaltet sich unter Wehentätigkeit nicht, Zervix und/oder Muttermund bleiben grübchenförmig geschlossen. Es kommt zur hauchdünnen Ausziehung der Muskulatur oberhalb des Hindernisses.

■ **Therapie:** Sie erfolgt wie bei der Verklebung des Muttermundes. In besonders schwierigen Fällen ist ein Kaiserschnitt unumgänglich.

Emotionale Dystokie

! Von einer emotionalen Dystokie sprechen wir, wenn es ohne erkennbare Störungen im funktionellen Bereich zum Geburtsstillstand und/oder zur Entwicklung pathologischer Geburtsverläufe kommt.

Der von der amerikanischen Autorin Penny Simkins geprägte Begriff der emotionalen Dystokie trifft auf viele Geburtsverläufe zu, die ohne erkennbare Störungen im funktionellen Bereich den Geburtsbeginn, die Eröffnungsperiode wie auch die letzte Phase der Geburt über physiologische Verläufe hinaus durch Stillstand oder Entwicklung von pathologischen Verläufen beeinflussen. Obwohl viele Paare gut vorbereitet und informiert in die Geburt gehen, sind vielfach Angst und Besorgnis vorhanden. Auch wenn dies den Frauen bewusst ist, können sie die Probleme nicht einfach negieren. Oft erleben sie auch, dass Partner oder Freunde diese Befürchtungen nicht ernst nehmen, sondern mit Bemerkungen wie »Du wirst es schon überleben« abtun.

Diese Ängste werden mit in die Geburt genommen. Frühere traumatisierende Krankenhausaufenthalte oder Geburten, erfahrene Kindesmisshandlungen auf physischer oder psychischer Ebene, familiäre oder partnerschaftliche Problematiken, u. U. mit Gewalterfahrungen der unterschiedlichsten Ausprägung, kulturelle und sprachliche Barrieren, wie z. B. auch nicht vorhandene Alphabetisierung, spielen eine große Rolle (vgl. Kap. 17, S. 374).

Die Befürchtungen und Ängste hinsichtlich des eigentlichen Geburtserlebnisses spielen eine ebenso große Rolle. Da die Geburt sehr unterschiedlich erlebt wird, ist auch das Informationsspektrum, auf das die Frau zurückgreift, von unterschiedlicher Schattierung und lässt die Frau oft verunsichert zurück. Furcht vor einem unvorstellbaren und unbeschreibbaren Schmerz, die Befürchtung, unter der Geburt irreparable Verletzungen zu erleiden, die sich auch dramatisch auf die Zukunft auswirken können, die Angst, einem unbekannten Team ausgeliefert zu sein, das das Recht auf Selbstbestimmung negiert und sich darüber hinwegsetzt, all dies und vieles darüber hinaus können Faktoren sein, die eine emotionale Dystokie hervorrufen können.

Gerade Frauen aus afrikanischen und asiatischen Ländern, in denen die Beschneidung (in der englischen Literatur: FGM = female genital mutilation) der Frau praktiziert wird, können hier ungeheuren Belastungen physischer und psychischer Natur ausgesetzt sein, wobei sich die oben angeführten Faktoren hinzuaddieren. Im Zuge der Migration kommen Hebammen immer öfter mit beschnittenen Frauen in Kontakt. Weltweit schätzt die WHO die Zahl der genitalverstümmelten Frauen auf 150 Millionen Frauen und Mädchen. Die Beschneidung des weiblichen Genitales variiert je nach kultureller Herkunft und Brauchtum. So reicht die Praktik von einem Einschnitt in die Klitorisvorhaut über die Entfernung der Klitoris bis hin zu einer kompletten Entfernung des äußeren Genitale mit einer verschließenden Naht mit einer oft nur minimalen Öffnung, die das Urinieren und das Abfließen des Menstrualblutes unter erheblichen Schmerzen gerade noch ermöglicht. Eine Zusammenarbeit mit anderen Institutionen ist sinnvoll, die Hinführung jedoch erfordert viel Takt, Fingerspitzengefühl und Behutsamkeit sowie den Respekt und die Kenntnis der anderen Kultur.

Kontaktadressen:
Terre des Femmes e.V., Postfach 2565, D-72015 Tübingen.
(I)ntakt, Internationale Aktion gegen die Beschneidung von Mädchen und Frauen e.V., Johannisstraße 4, D-66111 Saarbrücken.

Protrahierte Eröffnungsperiode

! Von einer protrahierten Eröffnungsperiode wird ausgegangen, wenn die Eröffnungsphase 12 Stunden bei der Erstgebärenden und 8 Stunden bei der Mehrgebärenden überschreitet.

■ **Ursachen:** Für die protrahierte Eröffnungsperiode kommen mannigfache Ursachen in Betracht.
- psychische Ursachen
- hypokinetische oder hyperkinetische, funktionell unwirksame Wehenstörung
- mangelnde neurohormonale Reflexleitung
- rigider, straffer Muttermund (Zervixdystokie)
- geburtsmechanische Regelwidrigkeiten
- Beckenanomalien

■ **Therapie:** Zunächst muss die Gebärende sorgfältig untersucht werden, um die Ursache der Geburtsverzögerung festzustellen. Ist die Ursache der protrahierten Eröffnungsperiode psychischer Art (ängstliche, verspannte Gebärende, die ihr Kind nicht »loslassen« kann), helfen meist ein warmes Vollbad, ein Spaziergang und eine Motivation zur aktiven Geburtsarbeit.
Zunächst bieten sich alle aufrechten Körperhaltungen an. Die Gebärende kann umhergehen, sich in Hockstellung begeben oder auf einem Gymnastikball sitzen. Durch die aufrechte Körperhaltung kann das Gewicht des Kindes (über die Schwerkraft) mithelfen, die Geburtsdauer zu verkürzen. Das Sitzen auf dem Gymnastikball veranlasst die Frauen, das Becken zu bewegen. Dadurch kann eine optimale Adaptation des kindlichen Kopfes an das mütterliche Becken erreicht werden. Der rigide, straffe Muttermund kann gut durch spasmolytische Mittel beziehungsweise Leitungsanästhesie beeinflusst werden.

Daneben ist die wohl häufigste Ursache für die protrahierte Eröffnungsperiode die primäre oder sekundäre Wehenschwäche.

Bei vermuteten Beckenanomalien (s. Kap. 19), regelwidrigen Einstellungen und Haltungen muss durch adäquate Lagerung der Gebärenden versucht werden, diese »Hindernisse« zu überwinden.

■ **Gefahren bei der protrahierten Eröffnungsperiode:**
- fetale Hypoxie/Azidose
- aufsteigende Infektionen, Amnioninfektionssyndrom
- reduzierte Ausgangssituation im Wochenbett
- verstärkte Nachblutungen aufgrund des allgemeinen Tonusmangels

Ödeme der Muttermundslippe entstehen, wenn durch den kindlichen Kopf die vordere Muttermundslippe zwischen Kopf und mütterlichem Becken komprimiert wird. Hier bietet sich der Vierfüßlerstand an. Der Druck des kindlichen Kopfes auf den Muttermund lässt dadurch nach, das Ödem kann abgebaut werden.

Vulvaödeme entstehen durch eine Abflussbehinderung. Die Hebamme muss darauf achten, dass die Frau nicht zu lange auf dem Gebärhocker sitzt (maximal 30 Minuten).

Druckfisteln sowie die **Uterusruptur** sind im Kapitel 21, S. 480 und 470, beschrieben.

Protrahierte Austreibungsperiode

! Eine protrahierte Austreibungsperiode liegt vor, wenn die aktive Phase bei Erstgebärenden 30 Minuten, bei Mehrgebärenden 20 Minuten überschreitet. Die **gesamte** Austreibungsphase sollte bei der Erstgebärenden 2 bis 3 Stunden und bei der Mehrgebärenden ½ bis 1 Stunde nicht überschreiten. Die Dauer dieses Geburtsabschnitts ist abhängig vom Tiefertreten des vorangehenden Teils. Dieser Vorgang steht wiederum im engen Zusammenhang mit der Kraft der Wehen und den Gegebenheiten des Geburtskanals (Passage) und des Kindes (Passagier).

- **Ursachen:**
  - Weichteilwiderstand (muskulöser und rigider Beckenboden)
  - Knochenwiderstand (verengter Beckenausgang)
  - Wehenschwäche
  - Erschöpfung der Gebärenden
  - Regelwidrigkeiten der Kopfeinstellung, Kopfhaltung und Poleinstellung

- **Therapie:** Ist eine Wehenschwäche die Ursache für eine protrahierte Austreibungsperiode, kann dies zunächst gut mit physikalischen Mitteln therapiert werden. Die Gebärende kann in Hockstellung oder im Fersensitz u. a. versuchen, die Effektivität der Wehen zu steigern (Ferguson-Reflex). Bleiben die physikalischen Maßnahmen erfolglos oder ist es dringlich, muss medikamentös therapiert werden.
Regelwidrigkeiten der Kopfeinstellung und -haltung können durch die passende Lagerung korrigiert werden.
Steht der Kopf bei vollständig erweitertem Muttermund noch im Beckeneingang und liegen keine Regelwidrigkeiten vor, kann eine Periduralanästhesie mit gleichzeitiger Wehenstimulation unter Umständen den gewünschten Geburtsfortschritt bringen.
Bei Knochen- und Weichteilwiderständen kann ebenfalls versucht werden, diese durch entsprechende Lagerung zu überwinden. Es bieten sich die aufrechte Körperhaltung, der Vierfüßlerstand und die Hockstellung an.
Zur Überwindung eines rigiden Beckenbodens bieten sich Akupunktur, warme Kompressen oder eine Dammmassage mit Ölen (Johanniskrautöl, Weizenkeimöl, Fertigpräparaten) an.
Bringen die genannten Maßnahmen keinen Erfolg, muss die Geburt vaginal-operativ beendet werden.

- **Gefahren bei der protrahierten Austreibungsperiode:**
  - akute fetale Hypoxie/Azidose, schlechtes fetal outcome
  - intrakranielle Blutungen des Kindes (Kompression/Dekompression des kindlichen Schädels)
  - Weichteilverletzungen (Fisteln, Ödeme)
  - atonische Nachblutungen
  - Rückbildungsstörungen im Wochenbett
  - Infektionen im Wochenbett

Prostaglandine

Prostaglandin ist der Sammelbegriff für zahlreiche hormonähnliche Substanzen, die in fast allen Organen gebildet werden und an vielen Stoffwechselprozessen beteiligt sind. Auch in der Gebärmutter (im Endometrium) werden Prostaglandin E und Prostaglandin F gebildet, die gegen Ende der Schwangerschaft durch das Absinken von Progesteron eine aktive Rolle bei der Zervixauflockerung, der spontanen Wehentätigkeit und deren Aufrechterhaltung spielen.
1968 wurden in den USA erstmals Prostaglandine (PGF) über eine intravenöse Dauertropfinfusion zur Weheninduktion angewandt.
Die Weiterentwicklung brachte in der Zwischenzeit mehrere Anwendungs- und Applikationsformen, die jedoch alle einer präzisen und kontrollierten Indikationsstellung bedürfen (Tab. 20.1). Bei der Verabreichung von Prostaglandinen (nur durch den Arzt) sind eine kontinuierliche CTG-Überwachung sowie eine engmaschige Zustandskontrolle der Schwangeren vorzunehmen.

- **Zervixvorbereitung beim lebenden Kind – Auflockerung der kollagenen Zervixfasern = Geburtseinleitung:** Intrazervikale Applikation von 0,5 mg PGE_1-Gel (Prepidil®) bei unreifer Zervix (Bishop-Score < 5) oder 1–2 mg PGE_2-Gel intravaginal (Minprostin® E_2-Vaginalgel) bei reifer Zervix (Bishop-Score > 5). Wiederholung nach 6–8 Stunden möglich.

Da der Wirkungseintritt lokal applizierter Prostaglandine nicht vorhersehbar ist, sollte unmittelbar nach Applikation eine Dauerüberwachung mittels CTG erfolgen, anschließend ist die weitere intermittierende fetale Überwachung nötig. Nach der lokalen Anwendung von Prostaglandinen sollte Oxytocin frühestens nach 6 Stunden eingesetzt werden.

- **Kontraindikationen:**
  - vorausgegangene Uterusoperationen
  - Leber- und Nierenfunktionsstörungen
  - Hyper- beziehungsweise Hypotonus
  - Krampfleiden, Glaukome, erhöhter Augeninnendruck, bestimmte Anämien u. a.

- **Nebenwirkungen:** Das Vorliegen von Kontraindikationen ist bei jeder Anwendung vom Arzt

Prostaglandine

Tab. 20.1 Prostaglandinpräparate und ihr Einsatz in der Geburtshilfe.

Minprostin® E$_2$			
Dinoproston			
	Scheidentabletten	3 mg	Zervixvorbereitung beim lebenden Kind Auflockerung der kollagenen Zervixfasern
	Ampullen	5 mg	Aborteinleitung
	Ampullen	0,75 mg	Geburtseinleitung beim lebenden Kind/bei intrauterinem Fruchttod
	Vaginalgel	0,5 mg 1,0 mg 2,0 mg	Zervixvorbereitung, Zervixreifung
Minprostin® F$_2$α			
Dinoprost-Trometamol-Salz			
	Ampullen	5 mg	nur postpartale Anwendung, Atonieprophylaxe, falls indiziert
Cergem®			
Gemeprost			Zervixvorbereitung bei Aborten und Abbrüchen bis zur 12. SSW
	Vaginalzäpfchen	1 mg	
Nalador® 100 und 500			
Sulproston 100 g			
Sulproston 500 g			
	Ampullen	100 g	Abortinduktion
	Ampullen	500 g	Abortinduktion Geburtseinleitung bei intrauterinem Fruchttod Atoniebehandlung postpartal

auszuschließen. Je nach Konzentration können folgende Nebenwirkungen auftreten:
- Spasmen, Darmtenesmen
- Leukozytose
- Druckanstieg im Bronchopulmonalbereich (Ödemgefahr)
- gestörte Wasser-/Elektrolytausscheidung u. a.

Unter Umständen kann bei lokaler Applikation von PGE-Tabletten oder -Gelen eine unterschiedliche Resorption auftreten. Der Wirkungseintritt kann bis zu 10–12 Stunden auf sich warten lassen. Somit kann bei mehrfacher Applikation eine Kumulation eintreten, die eine hyperkinetische Wehenstörung mit erhöhtem Basaltonus und Komplikationen mit sich bringen kann. Bei therapiepflichtiger Überstimulierung sollten Tabletten- oder Gelreste umgehend entfernt werden. Gleichzeitig ist die Fenoterolinfusion zur Wehenhemmung indiziert.

■ **Hormone:** Relaxin ist ein polypeptidisches Hormon, das überwiegend im *Corpus luteum*, der Dezidua und im Chorion gebildet wird. Eine australische Studie zeigt, dass Relaxin ähnlich wie Prostaglandine zur Zervixreifung und zur Induktion von Wehentätigkeit verwendet werden kann. Humanes Relaxin wird dort mittlerweile produziert. Im deutschsprachigen Raum ist es bisher nicht zur Anwendung von Relaxinpräparaten gekommen. Über die zukünftige Bedeutung kann daher noch nichts gesagt werden.

Cytotec

Cytotec (Misoprostol) ist ein Prostaglandin-E_1-Analogon und bietet im Vergleich zu anderen Prostaglandinen einige Vorteile. Es hat keine Nebenwirkungen auf die Bronchien oder das Gefäßsystem, es ist bei Raumtemperatur für lange Zeit haltbar und stabil, solange die Aluminiumverpackung nicht geöffnet wird. Cytotec ist zur Geburtseinleitung in Deutschland nicht zugelassen (sog. Off-label-Gebrauch) und wurde vom Markt genommen. Die Verabreichung erfolgte daher nach Aufklärung und Dokumentation zum Großteil zu vergleichenden Studienzwecken. Viele bisherige Studien zeigten, dass mit Misoprostol eine schnellere Zervixreifung (bei vaginaler Applikation) mit rascherem Übergang in die Aktivphase der Geburt (hier vaginale oder orale Applikation) erreicht werden kann. Auch bei nachgeburtlichen Störungen (Blutungen, Subinvolutio) scheint Cytotec gegenüber Methergin® Vorteile zu bieten (von Mandach 2004; vgl. hierzu Kap. 12).

Zur Geburtseinleitung wurden 50 μg Cytotec alle 4–6 Stunden vaginal bzw. oral je nach Studiendesign gegeben. **Kontraindikationen** sind vorausgegangene Uterusoperationen.

Oxytocin

Oxytocin wird im Bereich des Hypothalamus gebildet und im Hypophysenhinterlappen gespeichert. Die Freisetzung erfolgt über bestimmte Reflexe: z. B. unter der Geburt der Ferguson-Reflex, nach der Geburt der Let-Down-Reflex.

Oxytocin wirkt direkt an der Muskulatur der Gebärmutter und an den Milchdrüsengängen. Die Wirkung ist je nach Schwangerschaftsdauer unterschiedlich. Der Oxytocinspiegel steigt erst am Ende der Schwangerschaft, sobald das Östrogen, welches die Oxytocinsynthese hemmt, stark absinkt. Die Kontraktionswirkung der Gebärmutter wird durch Oxytocin zudem koordiniert, d. h. synchronisiert.

Seit Ende der 1950er-Jahre wird Oxytocin in der Geburtshilfe eingesetzt, nachdem es 1953 erstmals isoliert werden konnte.

■ **Nebenwirkungen:** Es gab Nebenwirkungen, die u. a. auf die Verwendung von Schweineoxytocin, das stark mit Vasopressin verunreinigt sein konnte, zurückzuführen waren. Sie haben seit der synthetischen Herstellung deutlich abgenommen, können aber – insbesondere nach der Gabe von Höchstdosen – trotzdem vereinzelt auftreten:
- Hautausschläge
- Beeinflussung des Herzrhythmus
- Stimulation der Prostaglandinsynthese

Dauerkontraktionen werden bei Oxytocingabe selten beobachtet.

■ **Verabreichungsformen:** Intravenös, intramuskulär, intranasal oder bukkal (Ampullen, Nasenspray, Tabletten) in 3 oder 10 Internationalen Einheiten (IE).

In der Literatur finden sich bezüglich der Dosierung verschiedene Empfehlungen: zur aktiven Geburtseinleitung, in der Nachgeburtsperiode beziehungsweise zur Therapie der primären und sekundären Wehenschwäche 6 bis 10 IE Oxytocin auf 500 ml Trägersubstanz. Als Trägersubstanz empfiehlt sich 5 % Glukose.

Begonnen wird mit 10 bis 12 ml/h, alle 20 bis 30 Minuten erfolgt eine Steigerung um jeweils 10 bis 12 ml/h. Die Maximaldosis liegt bei 120 ml/h, wobei Indikationsstellung und Entscheidung beim zuständigen ärztlichen Geburtshelfer liegen (Tab. 20.2).

Tab. 20.2 Indikationen für den Einsatz von Oxytocin.

Diagnostische Zwecke	Therapeutische Zwecke
• Oxytocinbelastungstest • Ausschluss von Atonie/Zervixriss postpartal	• Geburtseinleitung • Behandlung der primären und sekundären Wehenschwäche • aktive Leitung der Nachgeburtsperiode • Subinvolution/Lochialstau • Milchentleerungsstörungen

Da mehrere Faktoren (Schwangerschaftsalter, Zervixreife, Infektionen) die Oxytocinwirkung beeinflussen können, ist das wichtigste Verabreichungskriterium die jeweilige Reaktion der Gebärmutter. Das gilt auch für Dosis, Infusionsgeschwindigkeit und Dauer der Infusion.

Mutterkornalkaloide

Mutterkornalkaloide sind Substanzen, die aus Mutterkorn (*Secale cornutum*) stammen. Mutterkörner entstehen durch Pilzinfektion der Kornähren und sind an der Schwarzfärbung der betroffenen Körner erkennbar. Der Name »Mutterkorn« leitet sich von der uteruskontrahierenden Wirkung ab. Sie ist aber nur eine von vielen Wirkungen. Als die vorbeugende Behandlung des Getreides noch nicht möglich war, gelangte Mutterkorn über das Mehl in das Brot. Mehr oder weniger schwere Vergiftungserscheinungen waren die Folge, die im Mittelalter als so genannter Veitstanz beschrieben wurden. Diese Wirkung kommt durch die dopamin- und lysergsäureähnliche Struktur des Mutterkornalkaloids zustande.

In den letzten zwei Jahrzehnten sind Mutterkornalkaloid-Präparate weitgehend durch das verträglichere und risikoärmere Oxytocin ersetzt worden. In der Geburtshilfe steht heute noch ein **Mutterkornderivat** zur Verfügung, das **Methergin**® (Ergometrin): Wirkdauer 6 bis 8 Stunden, meist Dauerkontraktionen. Nebenwirkungen: Übelkeit, Erbrechen, Schwindel (infolge der dopaminähnlichen Struktur).

Mutterkornalkaloide werden wegen ihrer schwer steuerbaren und Dauerkontraktionen hervorrufenden Wirkweise im deutschsprachigen Raum ausschließlich **nachgeburtlich** eingesetzt, d. h. zur Behandlung von Atonien und Subinvolutionen.

Literatur

Brockerhoff P. Zur Bedeutung der Cerclage. Hebamme 1991; 4: 116–9.

Dörken B, Frey C, Golz N. Geburtseinleitung mit Nelkentampons – erste Studienergebnisse. Hebamme 2004; 4: 218–9.

Enkin MW, Keirse MJ, Renfrew MG, Neilson. Dt. Ausg. hrsg. von Groß MM, Dudenhausen JW. Effektive Betreuung während Schwangerschaft und Geburt. Wiesbaden: Ullstein Medical 1998.

Hannah ME, Hannah WJ, Hellmann J, Hewson S, Milner R, Willian A and the Canadian Multicenter. Postterm trial group. Induction of labour as compared with serial antenatal monitoring in post-term pregnancy. A randomized controlled trial. N Engl J Med 1992; 326: 1587–92.

Hasenöhrl G, Steiner H, Maier B, Staudach A. Zum Management der Terminüberschreitung. Speculum 2004; 1: 9–13.

Leveno KJ et al. Obstetric emergencies. Clin Obstet Gynecol 1990; 33 (3): 405–82.

Martin JN. Intrapartum and postpartum obstetric emergencies. Obstet Gynecol Clin North Am 1995; 22.

Maier B. Ethik in Gynäkologie und Geburtshilfe. Entscheidungen anhand klinischer Fallbeispiele. Berlin, Heidelberg, New York: Springer 2000.

Rath W, Friese K. Erkrankungen in der Schwangerschaft. 5. Aufl. Stuttgart, New York: Thieme 2005.

Reece EA, Hobbins JC. Medicine of the fetus & mothers. Philadelphia: Lippincott-Raven Publishers 1999.

Schmidt-Matthiesen H, Wallwiener D. Gynäkologie und Geburtshilfe. 10. Aufl. Stuttgart, New York: Schattauer 2004.

Simon C. Pädiatrie. 7. Aufl. Stuttgart, New York: Schattauer 1995.

Spätling L, Schneider H. Frühgeburt: pränatale und intrapartale Aspekte. In: Schneider H, Husslein P, Schneider KTM (Hrsg). Die Geburtshilfe. 2. Aufl. Berlin, Heidelberg, NewYork: Springer 2004.

Stauber M. Psychosomatische Probleme in der Schwangerschaft und im Wochenbett. Gynäkologe 1998; 31: 103–18.

Vonan M, Motzet K, Stenzel S. Wehencocktail mit Rizinusöl – eine sichere Alternative? Hebamme 2004; 4: 220–3.

Von Mandach U. Geburtshilfliches Pharmaforum. Cytotec vs. Methergin bei Subinvolution pp. Vortrag Perinatallabor Universitätsspital Zürich, März 2004.

21 Notfälle in der Geburtshilfe

Sonja Opitz-Kreuter

In diesem Kapitel wird zunächst auf besondere Notfallsituationen eingegangen und dann getrennt davon auf die Blutungen in der späten Schwangerschaft, unter und nach der Geburt. Jeder Notfall stellt für alle Betroffenen eine Herausforderung oder auch Bedrohung dar. Die klinische Erfahrung zeigt, dass Komplikationen zumindest teilweise vermieden werden können. Die Voraussetzungen dafür sind neben besonnener Geburtsführung ein fundiertes geburtshilfliches Wissen und reflektierte klinische Erfahrung, da oftmals nur wenig Zeit für Diagnose, Entscheidungs- und Therapiefindung zur Verfügung steht.

Blutungen können sehr schnell lebensbedrohliche Ausmaße annehmen. Noch immer steht der Verblutungstod der Mutter einschließlich der Spätfolgen an führender Stelle der Mortalitäts- und Morbiditätsstatistiken. Die Hebamme kann sich hier sehr schnell einer kritischen Situation für Mutter und Kind gegenübersehen, in der sofortiges, therapeutisch wirksames und sicheres Handeln oft die einzige Möglichkeit ist, ein katastrophales Ereignis zu verhindern.

Vena-cava-Syndrom

Viele Frauen bevorzugen im letzten Drittel der Schwangerschaft instinktiv die Seitenlage. Eine längere Rückenlage verursacht Übelkeit, Unruhezustände, Schweißausbrüche, begleitet von Blutdruckabfall, Tachykardie und Blässe.

■ **Ursachen:** Die Gebärmutter komprimiert in Rückenlage die *Vena cava inferior*. Der venöse Rückstrom zum Herzen wird vermindert, das Herzminutenvolumen reduziert (Schock) und löst damit die mütterlichen Symptome aus. Zugleich kommt es zur Verminderung der Uterusdurchblutung und gleichzeitiger Abflussbehinderung der uteroplazentaren Gefäße, d.h. es kommt zur Verminderung der O_2-Versorgung der uteroplazentaren Einheit mit den möglichen Zeichen der akuten hypoxischen Gefährdung des Kindes.

■ **Therapie:** Sofortige Seitenlage der Frau, Anheben der Beine (Trendelenburg-Lagerung), Ausstreichen der Beine in kranialer Richtung oder Linksseitenlagerung mit Anhebung des Beckens. Sauerstoffgabe, falls notwendig.

> **Beratung und Aufgaben der Hebamme**
> - In der Schwangerenvorsorge die Frauen auf die möglichen Symptome hinweisen und betonen, dass im späteren Schwangerschaftsverlauf die Rückenlage vermieden werden sollte.
> - Mithilfe von Kissen, Decken und Stillkissen lässt sich eine Halbseitenlage einnehmen und bequem beibehalten. Ein Stützen des Bauches mit weiteren Unterlagen (z. B. Kissen) ist angenehm und hilfreich.

Intrauteriner Sauerstoffmangel

Voraussetzung für das Erkennen einer hypoxischen Gefährdung des Kindes ist eine lückenlose Herztonüberwachung und -auswertung während der Geburt (CTG). Über die telemetrische Ableitung ist eine optimale Überwachung des Kindes ohne Bewegungseinschränkung, auch in der Badewanne, gewährleistet.

Werden die Herztöne des Kindes nach jeder Wehe etwa 1 Minute lang über ein Holzhörrohr oder ein Dopton abgehört, werden de facto nur 5% des gesamten Geburtsverlaufs überwacht. Pathologische Herzfrequenzmuster lassen sich zudem durch solche Stichproben nur sehr schwer erkennen.

■ **Ursachen des O_2-Mangels:** An der Aufnahme, Verteilung und Verwertung des Sauerstoffs sind viele Organe und physiologische Mechanismen

beteiligt. Daher gibt es eine Vielzahl möglicher Hypoxieursachen. Störungen können bei folgenden Vorgängen auftreten:
- Sauerstoff-Aufnahme in Lunge und Blut
- Transport des Sauerstoffs im Blut
- Diffusion des Sauerstoffs zum Gewebe (beziehungsweise zur Plazenta)
- Verwertung von Sauerstoff im Stoffwechsel

Störungen in der Sauerstoffversorgung der Mutter:
- Herz-Kreislauf-Störungen wie Kreislaufschwäche, Hypotonie oder Schock
- Anämien: z. B. Erythrozytenmangel oder Hämoglobinmangel (Hb-Wert unter 8 g%)
- Lunge: Mangel an gesundem Lungengewebe bzw. Behinderung des alveolären Gasaustausches, z. B. beim Lungenödem.

Störungen in der Sauerstoffversorgung des Kindes:
- Gestosen, Eklampsie (s. Kap. 9)
- erhöhter Grundtonus der Gebärmutter, Wehensturm, Überstimulation durch Kontraktionsmittel
- echter, sich zuziehender Nabelschnurknoten, Kompression der Nabelschnur
- fetale Anämie (fetofetale Transfusion, *Hydrops fetalis*)
- vorzeitige Lösung der normal sitzenden Plazenta
- *Placenta praevia* – Blutungen aus verletzten Zottengefäßen
- *Vena-cava*-Syndrom der Mutter

■ **Therapie:**
- Positionswechsel
- O$_2$-Gabe
- Auffinden der Ursache und deren Ausschluss, z. B. bei hyperkinetischer Wehenstörung Tokolyse und Stellungswechsel

Überstürzte Geburt

! Unter einer überstürzten Geburt wird eine außerordentlich schnell verlaufende Geburt von 1–3 Stunden Dauer verstanden. In den meisten Fällen trifft dies auf Mehrgebärende zu, die kräftige, meist sehr schmerzhafte Wehen sowie wenig Weichteilwiderstand haben.

■ **Komplikationen:**
- Eine zu rasche Geburt kann beim Kind u. a. eine Hypoxie mit verzögerter Adaption oder intrakranielle Blutungen zur Folge haben (Intensivüberwachung des Neugeborenen veranlassen).
- Mögliche Weichteilverletzungen durch ungenügende Dehnung des mütterlichen Gewebes.
- Nachblutungen oder Atonien sind möglich (Atonieprophylaxe).

Aufgaben der Hebamme
- aufmerksame Betreuung
- genaue Beobachtung der Frau, insbesondere dann, wenn die vorausgegangenen Geburten rasch verlaufen sind
- Vorbereitungen frühzeitig treffen
- für eine sichere und ruhige Atmosphäre sorgen
- Mutter-Kind-Kontaktaufnahme fördern: Oft sind beide durch den überstürzten Geburtsverlauf überrascht oder überfordert.

Sturzgeburt

! Die Sturzgeburt ist unabhängig von der Dauer der Eröffnungsperiode oder Austreibungsphase definiert (s. überstürzte Geburt): Wesentlich ist, dass **das Kind aus dem Geburtskanal heraus zu Boden fällt**.

Sturzgeburten treten vor allem bei Mehrgebärenden auf, die nicht mehr rechtzeitig nach einer Hebamme rufen können oder auf dem Weg in die Klinik entbinden. Auch bei Erstgebärenden kann es zu Sturzgeburten kommen, ebenso bei verheimlichten oder verdrängten Schwangerschaften. Meist geschieht dies bei Fehlinterpretation des einsetzenden Pressdranges, wenn es zu einem starken Druckgefühl auf den Darm kommt (so genannte Toilettengeburt).

Aufgaben der Hebamme
- Versorgung, genaue Überwachung und Beobachtung des Kindes
- Hinzuziehen eines Kinderarztes, Abklärung einer intrakraniellen Blutung oder Fraktur; in diesem Fall Röntgen- und Ultraschallaufnahmen oder Computertomographie veranlassen
- Versorgung der Mutter, Damminspektion auf Rissverletzungen, Blutungskontrolle
- auf genaue Dokumentation achten, da mitunter forensische Folgen zu erwarten sind
- einfühlsame Gesprächsführung

- **Komplikationen:**
- Verletzungsgefahr des Kindes beim Sturz auf den Boden oder in die Toilette
- Abriss der Nabelschnur
- Blutungen, Atonien
- Weichteilverletzungen
- psychische Verarbeitungsprobleme

Vorliegen und Vorfall kleiner Teile

Der prinzipielle Unterschied besteht darin, dass beim **Vorliegen** die **Fruchtblase noch steht**, während der **Vorfall erst nach dem Blasensprung** möglich wird, d. h. der vorgefallene Teil (meist der Arm oder die Nabelschnur) befindet sich im Geburtskanal. Darüber hinaus wird zwischen unvollkommenem und vollkommenem Vorfall unterschieden. Im ersten Fall ragt die betroffene Extremität nur teilweise in den Geburtskanal hinein, im zweiten Fall vollständig.

- **Häufigkeit:** 0,05 bis 0,1%. Die Mehrzahl der betroffenen Mütter sind Mehrgebärende.

- **Ursachen:** Insgesamt gesehen kommen alle Umstände infrage, die Einstellungs-, Haltungs- oder Lageanomalien begünstigen und damit die regelrechte zirkuläre Abdichtung des unteren Uterinsegmentes beziehungsweise des Muttermundes erschweren oder unmöglich machen (z. B. Querlage). Manchmal scheint es sich auch um eine natürliche Streckbewegung des Kindes zu handeln.

Vorgehen bei unvollkommenem Vorliegen (Beispiel Hand)

Damit sich das Vorliegen der Hand bei einem Blasensprung nicht zu einem Armvorfall auswächst, wird die Frau während einiger Wehen auf der dem vorliegenden Arm oder Hand gegenüberliegenden Seite gelagert unter erhöhter Lagerung des Beckens. Durch den nachlassenden Druck kommt die zwischen Kopf und Becken »eingeklemmte« Hand frei und zieht sich in den meisten Fällen von selbst zurück. Ist dies nicht der Fall, wird die Frau auf der Seite der Extremitäten gelagert. Geburtsmechanisch hat ein Vorliegen der Hand meist wenig Einfluss auf den weiteren Verlauf. Bei der Entwicklung des Kindes ist es immer wieder zu erleben, dass die Hand des Kindes am Kopf liegt oder ein Händchen zugleich mit dem Kopf über den Damm geboren wird.

Vorgehen bei vollkommenem Vorliegen beziehungsweise Vorfall (Beispiel Arm)

Sofortmaßnahmen
- Beckenende hochlagern und Seitenlage (s. o.)
- zuständigen Arzt verständigen
- Akuttokolyse, Tokolyse
- abhängig von der geburtsmechanischen Situation eventuell Kinderarzt und Anästhesist verständigen, z. B. beim Repositionsversuch

- **Komplikationen:**
- Geburtsstillstand – der vorgefallene Arm blockiert den weiteren Weg; eine spontane Haltungs- oder Einstellungsänderung ist durch den vergrößerten Raumbedarf beziehungsweise die Einkeilung von Kopf und Arm meist nicht mehr möglich.
- fetale Hypoxie – pathologisches CTG
- Uterusruptur, z. B. nach Armvorfall bei verschleppter Querlage

Da spontane Haltungs- oder Einstellungsänderungen kaum zu erwarten sind, muss die Indikation für einen **Repositionsversuch** in Abhängigkeit von der Muttermundsweite und dem Höhenstand des Kopfes abgeklärt werden.
Bei einem vollständig erweiterten Muttermund und einem über dem Beckeneingang beweglichen Kopf kann ein Repositionsversuch durch den **Arzt** angezeigt sein.
Cave:
- Ein Nabelschnurvorfall kann während des Versuchs auftreten.
- Bei nicht vollständig erweitertem Muttermund ist eine Reposition kaum durchführbar.
- Nicht bei Querlage durchführen, denn dadurch kann ein Nabelschnurvorfall provoziert werden.

Die **Durchführung der Reposition** erfolgt
- in erhöhter Steinschnittlage mit Beckenhochlagerung oder

Vorliegen der Nabelschnur

- in Knie-Ellenbogen-Lage der Frau; die Beweglichkeit des Kindes ist durch die so hergestellte schräge Achse sehr groß.

> Jeder Repositionsversuch muss in Operationsbereitschaft stattfinden.

Vorliegen der Nabelschnur

! Liegen Nabelschnur oder Nabelschnurschlingen vor oder neben dem vorangehenden Teil bei bestehender Fruchtblase, spricht man von einem **Vorliegen** der Nabelschnur. Bei eröffneter Fruchtblase spricht man von einem **Vorfall** der Nabelschnur.

Wie auch beim Vorliegen von Extremitäten kann sich das Vorliegen der Nabelschnur zu einem Vorfall entwickeln (Abb. 21.1), wenn ein Blasensprung eintritt. Daher ist es notwendig, alles zu unterlassen, was einen Blasensprung provozieren könnte.

■ **Ursachen:** Der vorangehende Teil dichtet den Geburtskanal nicht genügend oder überhaupt nicht ab:
- Querlage
- vorangehender Teil über dem Beckeneingang
- Regelwidrigkeit der Poleinstellung, besonders bei Fußlagen
- Einstellungs- oder Haltungsanomalien
- von der Norm abweichende Beckenform
- Frühgeburt
- Mehrlinge (zweiter Zwilling)

■ **Komplikationen:**
- bei einem Blasensprung aus dem Vorliegen entstehender Vorfall der Nabelschnur
- fetale Hypoxie bei Kompression der Nabelschnur
- Auftreten eines pathologischen oder suspekten CTG
- Eintritts- beziehungsweise Durchtrittsbehinderung des vorangehenden Teils

■ **Therapie:** Operationsbereitschaft, Repositionsversuch, Lagerung.

> **Sofortmaßnahmen**
> - Becken in Seitenlage **hochlagern**, wobei auf die der Nabelschnur entgegengesetzte Seite gelagert wird (wenn die Seite des Vorliegens noch abgeklärt werden konnte).
> Die Trendelenburg-Lagerung allein reicht zum spontanen Zurückgleiten der Nabelschnur nicht aus. Daher muss die korrekte Beckenhochlagerung unter Zuhilfenahme von Steißkissen unterstützt werden.
> - Unter Umständen Knie-Ellenbogen-Lage einnehmen lassen, wobei das Kind in Richtung Zwerchfell abweichen kann. Allerdings sollte dabei übermäßige Bewegung vermieden werden, um einen Blasensprung zu verhindern.
> - Kind mittels CTG überwachen.
> - Mitpressen oder vorzeitige Betätigung der Bauchpresse muss vermieden werden.
> - Operationsbereitschaft herstellen und OP-Team informieren.
> - i. v.-Tokolyse und Bolusgabe, Wehentropf ausschalten.

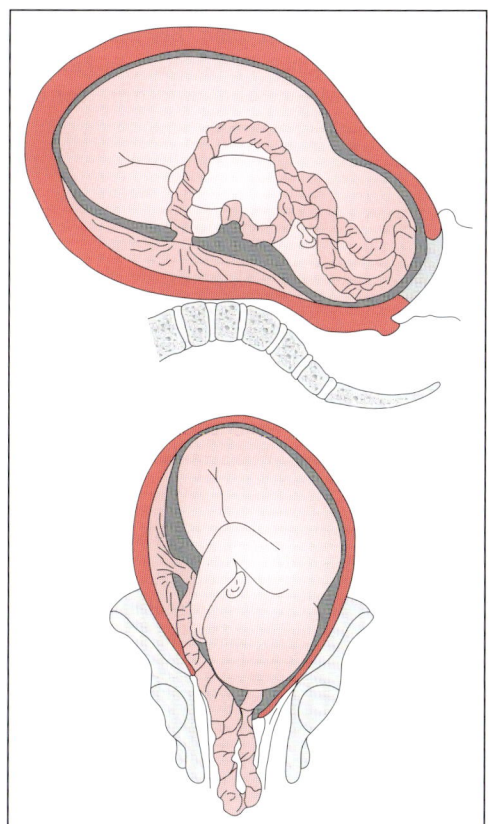

Abb. 21.1 Vorliegen der Nabelschnur – Fruchtblase steht (oben). Vorfall der Nabelschnur – Fruchtblase geöffnet, die Nabelschnur befindet sich im Geburtskanal (unten).

Vorfall der Nabelschnur

Prinzipiell ist nach jedem Blasensprung eine gründliche vaginale Untersuchung durchzuführen – insbesondere bei suspektem oder pathologischem CTG-Muster, nicht zuletzt um einen Nabelschnurvorfall auszuschließen. Bei einem Vorfall der Nabelschnur bleibt der Hebamme nicht viel Bedenkzeit, sodass ein genauer Überblick über die geburtshilfliche und kindliche Situation dringend notwendig ist. Wichtig sind vor allem:
- Weite des Muttermundes
- Höhenstand des vorangehenden Teils
- Art des vorangehenden Teils
- Haltung und Einstellung des vorangehenden Teils
- CTG-Muster (Sind noch Herztöne nachzuweisen?)
- Wehentätigkeit
- Parität

Sofortmaßnahmen
- Becken sofort mittels Steißkissen hochlagern (lassen). Eventuell ist eine leichte Schräglagerung sinnvoll, um ein zusätzliches *Vena-cava*-Syndrom zu verhindern.
- Akuttokolyse durchführen.
- Durch kontinuierliches Zurückschieben des vorangehenden Teils kann meist die Kompression der Nabelschnur verhindert und Zeit bis zur Sectio gewonnen werden, die untersuchende Hand verbleibt *in situ*.
- Repositionsversuche sind zu unterlassen, da sie Zeit raubend und meist nur mit wenig Erfolg verbunden sind.

Nabelschnurvorfall bei nicht vollständig eröffnetem Muttermund

Es wird die sofortige Sectio eingeleitet. Bis zum Beginn der Sectio wird die Beckenhochlagerung beibehalten, gleichzeitig Zurückschieben des Kopfes und Tokolyse.

Nabelschnurvorfall bei vollständig eröffnetem Muttermund und Schädellage

- Höhenstand feststellen
- Kind im Beckeneingang: Sectio
- Kind im Beckenausgang und sofortige Geburtsbeendigung möglich: Vakuumextraktion oder Forzepsextraktion

Dabei muss abgewogen werden, welches Verfahren länger dauert und die zu erwartende fetale Hypoxie noch verstärkt.

Nabelschnurvorfall bei Beckenendlage

Es erfolgt die sofortige Sectio, sofern nicht aufgrund einer sehr günstigen Situation die Geburt sofort beendet werden kann. Bei der Entscheidung für eine vaginale Beckenendlagen-Entwicklung muss ein Missverhältnis zwischen Kopf und Becken primär ausgeschlossen sein.

Akutes Abdomen in der Schwangerschaft

Ein akutes Abdomen kann viele Ursachen haben, in den meisten Fällen liegt jedoch eine Appendizitis (1:1 500) zugrunde (Tab. 21.1). Durch die Verdrängung bzw. den veränderten Situs der Organe und die diffusen, wehenähnlichen Symptome

Tab. 21.1 Differenzialdiagnosen bei akutem Abdomen in der Schwangerschaft.

Nicht geburtshilfliche Ursachen	Geburtshilfliche Ursachen
Pyelonephritis	vorzeitige Wehen
Cholezystitis-, lithiasis	vorzeitige Plazentalösung
Ileus, Appendizitis	Chorionamnionitis
Blasensteine	extrauterine Gravidität
Gastroenteritis	Bandschmerzen
Ischialgie	(*Ligamentum rotundum*)
Pankreatitis	HELLP-Syndrom
Mesenterialvenenthrombose	Uterusruptur
	nekrotische Myome

(Stuhlunregelmäßigkeiten, Erbrechen, Übelkeit, Schmerzen im Unterbauch) ist eine Appendizitis schwer zu diagnostizieren. Der druckdolente McBurney-Punkt verlagert sich mit wachsender Gebärmutter nach oben und außen und kann ab dem 5. Schwangerschaftsmonat über den Darmbeinschaufeln stehen.

Eine Ultraschalluntersuchung, Magnetresonanztomographie oder auch Laparoskopie kann zur Erhärtung der verschiedenen Diagnosen notwendig sein.

Trauma

Durch die schwangerschaftsbedingten Anpassungsvorgänge sind Schwangere vor einem Blutverlust besser geschützt. Dennoch ist zu beachten, dass eine leichte, aber stetige Blutung eine hämodynamische Veränderung maskieren kann und z.B. erst ab einem Blutverlust von 1 000 ml klinische Anzeichen für einen Kreislaufschock entstehen können. Die Neigung zur Hypotonie und der veränderte periphere Gefäßwiderstand können daher eine akute Kreislaufproblematik verstärken. Intensiviert wird diese u. U. auch durch die **Rückenlage** während einer Behandlung, die die arteriellvenöse Kompression noch verstärkt. Schwangere Frauen sind anfälliger für hypoxische oder apnoische Geschehen als Nichtschwangere, haben einen erhöhten Sauerstoffverbrauch, eine geringere Residualkapazität und daher eine deutliche Verringerung der Hypoxietoleranz. Es müssen daher Situationen vermieden werden, die eine Hypoxie verstärken könnten, wie z.B. Stress, Blutdruckabfälle.

Als Traumaursache können infrage kommen:
- Verkehrsunfall, Rad- oder Autounfall
- Stürze, Sportverletzungen
- Gewalterfahrung

Generell gilt die primäre Behandlung der Mutter, da eine verbesserte Ausgangssituation auch die kindliche Situation positiv beeinflusst wird (Abb. 21.2). Nach einer orientierenden Untersuchung mit Augenmerk auf Atmung, Durchblutung, Kreislaufstatus und zu versorgende Verletzungen (Brüche, Stauchungen) wird der kindliche Zustand durch Ultraschalluntersuchungen und CTG beurteilt. Eine Computertomographie bzw. Magnetresonanztomographie, Röntgen und Ultraschalluntersuchung können bei der Mutter erforderlich sein, um das Ausmaß der Verletzung abzuklären. Unter Umständen kann eine Notsectio erforderlich sein, um Mutter und Kind ein optimales »outcome« zu geben. Ergibt sich bei beiden ein vitaler Zustand, wird das weitere Vorgehen bestimmt: weitere CTG- und Ultraschalluntersuchungen in festzulegenden Abständen und eine eingehende Untersuchung auf begleitende Komplikationen wie z.B. Lösungszeichen der normal sitzenden Plazenta. Eine **Rh-Prophylaxe** soll bei Rh-negativen Frauen durchgeführt werden.

- **Gurtverletzungen:** Bei unsachgemäßer Anlage des Sicherheitsgurtes kann es bei Autounfällen zu einer Kompression der Gebärmutter wie auch zu Verletzungen durch Autoteile oder Transportgüter, des Weiteren zu Schleudertraumen kommen. Der Dreipunktgurt soll sicher und tief genug über dem Becken, niemals »über den Bauch« angelegt werden. Der schräg verlaufende Sicherungsgurt für den oberen Rumpf verläuft zwischen den Brüsten oberhalb des Bauches. Die Kopfstütze muss auf die entsprechende Kopfhöhe eingestellt werden. Airbags stellen eine gute Protektion dar und sollten nicht ausgeschaltet werden. Durch die Lageveränderung der inneren Organe kann es zu einer Leber- und Milzverletzung kommen, Verletzungen des Darmes wurden selten beobachtet. Eine Uterusruptur bzw. Ablösung der normal sitzenden Plazenta kann – je nach Einwirkung – bei bis zu 40% aller schweren Autounfälle eintreten, kindliche Verletzungen treten weniger häufig als erwartet auf (van Hook 2002).

- **Gewalterfahrung:** Beabsichtigte Gewalt ist nicht so selten wie angenommen. Ein »Sturz« oder sogar ein Abdominaltrauma kann u. U. den Endpunkt von körperlicher Gewalt darstellen. Häusliche Gewalt bedeutet aber nicht nur physische Gewalt, sondern beinhaltet auch verbale Erniedrigung, Integritätsverletzungen und Bedrohungssituationen. In den letzten Jahren haben sich Institutionen und Fachpersonal in den einzelnen Ländern zunehmend dieser Thematik angenommen, bislang gibt es aber noch keine EU-weit vergleichende Literatur. Die publizierten Zahlen weichen voneinander ab, da die Daten mit unterschiedlichen Methoden und Inhalten erhoben wurden. Abgesehen von der Häufung von Gewalt im sozialen Nahbereich (domestic violence) zeigen die Studien einige Gemeinsamkeiten auf:

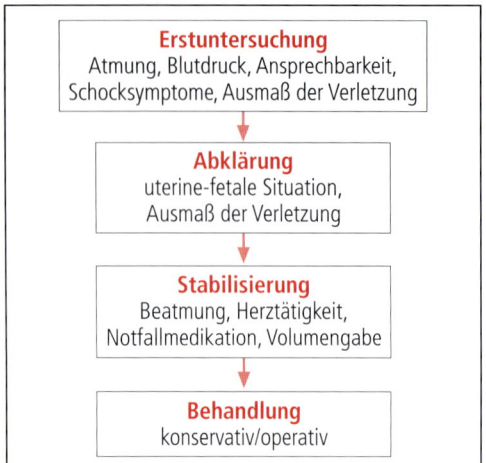

Abb. 21.2 Vorgehen bei Trauma.

- Das Risiko für Gewalterfahrung steigt in Krisensituationen, d.h. in der Schwangerschaft, an und kann ein signifikanter Faktor bei der Entstehung von intrauterinen Wachstumsretardierungen, Infektionen oder Anämien sein.
- Gewalterfahrung wird in Geburtsvorbereitungskursen, Vor- und Nachsorge und während der Geburtsphase kaum thematisiert, da sie nicht erkannt und/oder nicht angesprochen wird.
- Die Anzahl der Schwangerschaften, die durch Vergewaltigung oder Nötigung entstehen, ist unbekannt und stellt ein großes Konfliktpotenzial für das mütterliche und kindliche Wohlergehen während der Schwangerschaft dar.

Um entsprechende Strategien in der Betreuung von Mutter und Kind entwickeln zu können, besteht Forschungs- und Schulungsbedarf für Präventions- und Handlungsrichtlinien, die idealerweise zusammen mit anderen Berufsgruppen (Sozialarbeitern, Polizisten, Richtern, Ärzten) entwickelt werden sollten.

Blutungen unter der Geburt

Blutungen im letzten Schwangerschaftsdrittel sowie unter der Geburt gehören zu den bedrohlichsten Komplikationen überhaupt. Eine Diagnose schnell und sicher zu treffen ist angesichts der vielen möglichen Ursachen sehr schwierig (Tab. 21.2).

Der jeweilige Zustand von Mutter und Kind ist exakt zu beobachten und zu überwachen. Bei der Aufnahme beziehungsweise der Übernahme sind folgende Punkte abzuklären:

■ **Mütterlicher Zustand:**
- Vitalzeichen (Blutdruck, Puls, Temperatur) kontrollieren.
- Auf Anzeichen des Kreislaufschocks (Blässe, Tachykardie u. a.) achten.
- Nachfragen, ob Vorlagen o. Ä. mitgebracht oder aufgehoben wurden, die eine Angabe zur Blutungsmenge zulassen und dem Arzt zur Inspektion gezeigt werden können.

In jedem Fall: Verzicht auf vaginale oder rektale Untersuchungen, keine Verabreichung von Medikamenten o. a.

■ **Kindlicher Zustand:**
- Nachweis von kindlichen Herztönen, CTG
- Frage nach Kindsbewegungen und eventuellem Fruchtwasserabgang

■ **Blutung:**
- Abklären, wann die Blutung begann (eventuell nach Verkehr, vaginaler Untersuchung, Unfall).
- Nachfragen, ob Schmerzen bestehen oder bestanden.
- Klären, ob Verbindung zu Wehen oder einem Dauertonus der Gebärmutter besteht.
- Farbe, Alter feststellen (hellrot – frisch, dunkel – alt).
- Gerinnungstendenz (Vorhandensein von Gerinnseln) feststellen.

■ **Schwangerschaftsverlauf:**
- Überprüfen, ob Mutterpass/Journal der Frau vorliegen.
- Parität, Gestationsalter feststellen.
- Poleinstellung, Lage prüfen.
- Befunde von letzter Ultraschalluntersuchung, vaginaler Untersuchung, CTG u. a. auswerten.

Zeichenblutung, Zeichnen

Die Veränderungen durch Retraktion und Dilatation des Muttermundes führen zu Beginn der Eröffnungsperiode zum Ausstoßen des Schleimpfropfs. Da hierbei durch die Ablösung der Eihäute am unteren Uterinsegment auch zervikale und

Blutungen unter der Geburt

Tab. 21.2 Die wichtigsten Blutungen unter der Geburt im Vergleich.

	Vorzeitige Lösung der normal sitzenden Plazenta	Placenta praevia	Uterusruptur	Andere Differenzialdiagnose
Ursache	evtl. äußerer Anlass	ohne äußeren Anlass	bei Wehensturm und geburtsunmöglicher Situation	
Anamnese				
• Parität	meist Erstgebärende	Mehr-, Vielgebärende	Mehrgebärende	
• vorausgegangene Komplikationen (Sectio, manuelle Plazentalösung)	keine	häufig	möglich	
• Gestosezeichen	häufig	keine	keine	
• Blutungsanamnese	keine	meist annoncierende Blutung im 2./3. Trimenon häufig bekannt	keine	
• Plazentalokalisation (Ultraschall)	unauffällig		unauffällig	
Symptomatik				
• Blutung nach außen	• plötzlich, anhaltend	• intermittierend	• plötzlich	• **verstärkte Zeichenblutung**
• Schmerz	• starker, anhaltender Schmerz, z.T. in Verbindung mit Blutung	• **fehlt**	• starker, meist vorübergehender Schmerz mit nachfolgender subjektiver Erleichterung	• Ruptur eines aberrierenden Gefäßes
Schockzustand (Kreislaufsituation)	sicht- bzw. messbarer Blutverlust muss nicht dem Schweregrad des Schockzustandes entsprechen	Kreislaufsituation entspricht dem Blutverlust nach außen	schwere Schocksymptomatik, meistens ohne große Blutung nach außen	
Gebärmuttertonus	bei Lösung eines großen Plazentateiles: brettharter Leib (»Holzuterus«), sehr druckempfindlich, Kontraktion zusätzlich möglich, seltener lokaler Kontraktionszustand	keine Tonisierung, keine bzw. wenig Kontraktion	bretthartner Leib, druckempfindlich, Kontraktionen zusätzlich möglich	Dauerkontraktion
Kind	Kindsteile (via Leopold-Handgriffe) nicht zu tasten – (Abwehrspannung) erschwerte Herztonableitung pathologisches CTG	Kindsteile normal zu tasten normale Ableitung, nicht erschwert unter Umständen pathologisches CTG	auffällig gut zu tasten pathologisches CTG	
Nach Volumenänderung (Geburt des 1. Zwillings, Fruchtwasserpunktion)	ja	nein	ja, insbesondere bei vaginaler Operation bzw. Gewalteinwirkung	

deziduale Kapillargefäße eröffnet werden können, kann es in den meisten Fällen zu einer geringfügigen Blutbeimengung, dem so genannten »**ersten Zeichen**« kommen. Ein »**zweites Zeichen**« ist oft am Übergang der Eröffnungsperiode in die Austreibungsphase zu beobachten. Beide Zeichenblutungen sind harmlos und nur insofern von Bedeutung, als sie Vorboten der beginnenden Geburt sind beziehungsweise den Übergang zur Austreibungsperiode darstellen.

Placenta praevia

! Eine *Placenta praevia* liegt vor, wenn sich der Mutterkuchen zervixnah im unteren Uterinsegment befindet, in den Geburtskanal hineinreicht oder ihn teilweise oder ganz verdeckt.
Mit zunehmendem Wachstum der Gebärmutter wird auch das untere Uterinsegment gedehnt und gestreckt, sodass es schon frühzeitig zu Ablösungszeichen kommen kann.

■ **Einteilung** (Abb. 21.3):
Sie richtet sich nach der Beziehung der Plazenta zum inneren Muttermund, wobei durch eine zunehmende Muttermundseröffnung eine höhergradige *Placenta-praevia*-Form auftreten kann.
1. Tiefer Sitz der Plazenta (Grad I). Ein Teil der Plazenta befindet sich im unteren Uterinsegment: Eine vaginale Entbindung ist möglich, da der unter der Geburt tiefer tretende vorangehende Teil die Blutungsquelle komprimieren kann. Der Blutverlust ist in der Regel geringer als bei den anderen Formen.
2. *Placenta praevia marginalis* (Grad II). Das Plazentagewebe erreicht den inneren Muttermund. Eine vaginale Entbindung kann möglich sein, der Blutverlust ist meist tolerabel, aber in Abhängigkeit vom mütterlichen und fetalen Zustand zu sehen.
3. *Placenta praevia partialis* (Grad III). Der Muttermund ist teilweise von Plazentagewebe überlagert. Daneben ist freie Eihaut oder der vorangehende Teil. Eine vaginale Entbindung ist nicht anzustreben. Die Blutung kann bei zunehmender Eröffnung lebensbedrohliche Ausmaße annehmen.
4. *Placenta praevia totalis* (Grad IV). Die Plazenta liegt zentral über dem inneren Muttermund. Eine vaginale Entbindung ist nicht möglich, die Blutung kann schon bei geringer Wehentätigkeit oder Muttermundseröffnung lebensbedrohlich werden.

■ **Ursachen:** Ein gehäuftes Auftreten findet sich nach vorausgegangenen Kaiserschnitten, Aborten, manuellen Plazentalösungen und Kürettagen.

■ **Häufigkeit:** Bei etwa 0,5 % aller Schwangerschaften, wobei Mehr- oder Vielgebärende wesentlich häufiger betroffen sind als Erstgebärende, insbesondere nach schnell aufeinander folgenden Schwangerschaften.

■ **Symptome:** Als Leitsymptom der *Placenta praevia* gilt die so genannte Warn- oder annoncierende Blutung. Diese Blutung ist im Gegensatz zur Blutung bei vorzeitiger Lösung schmerzlos, frisch, hellrot und intermittierend. Wehen oder eine erhöhte Grundspannung sind **nicht** nachzuweisen, der Bauch ist meist weich und nicht druckempfindlich. Anamnestisch traten unter Umständen immer wieder leichte Blutungen auf. Die annon-

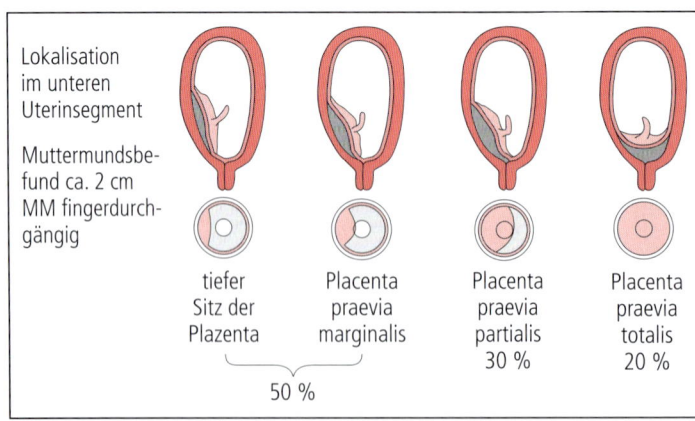

Abb. 21.3 *Placenta praevia* Grad I–IV (von links nach rechts).

Blutungen unter der Geburt

Tab. 21.3 Differenzialdiagnosen bei einer Blutung.

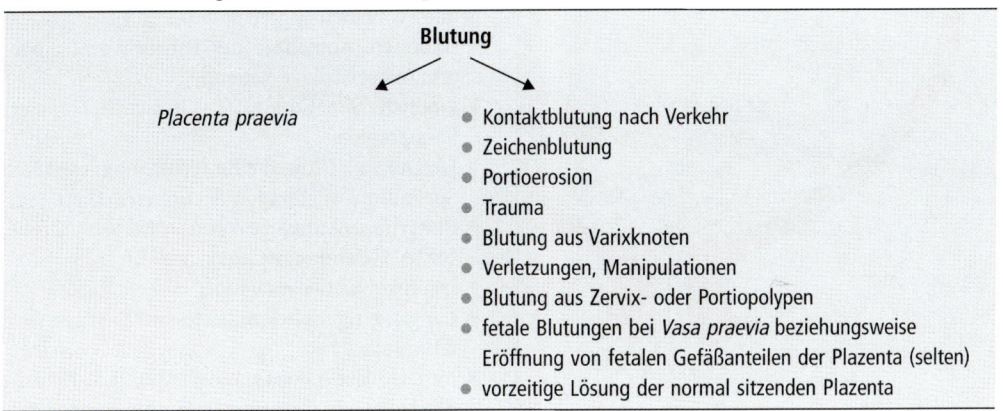

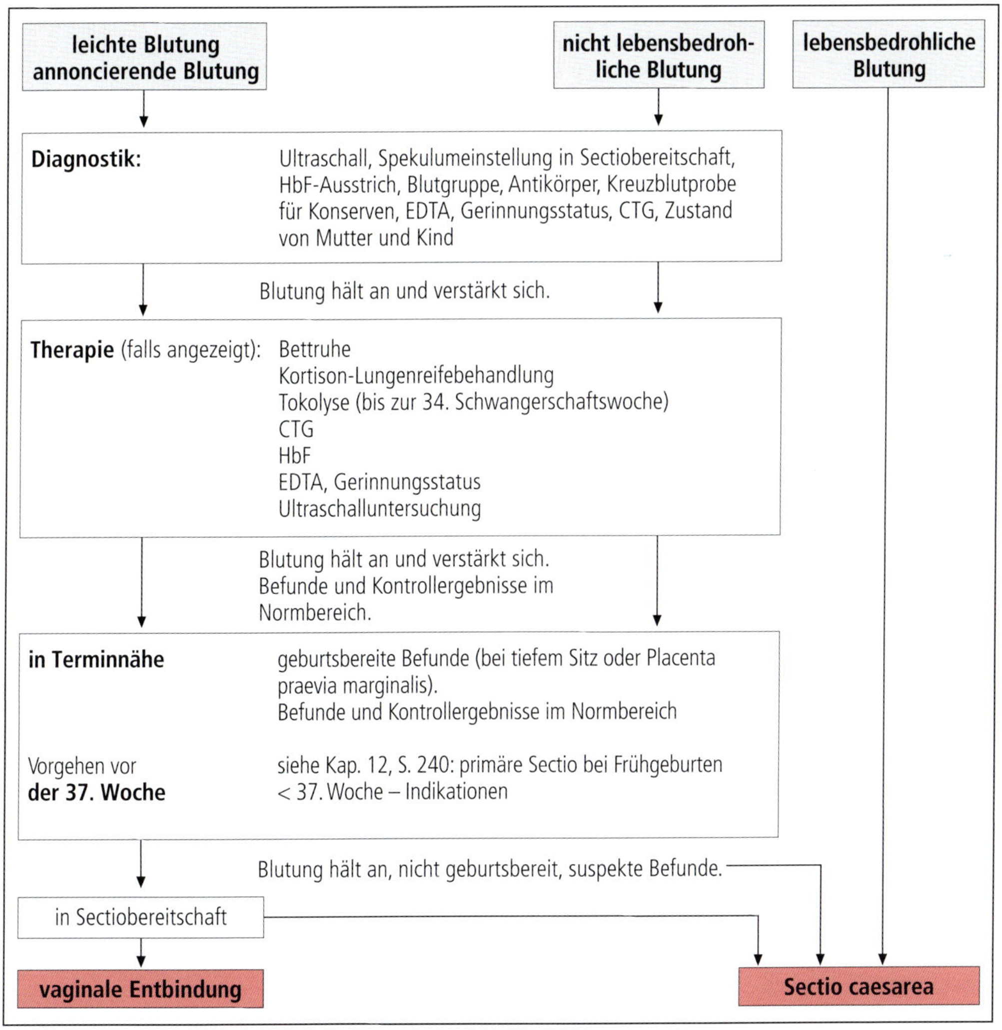

Abb. 21.4 Flussdiagrammdarstellung des Vorgehens bei einer Blutung im letzten Schwangerschaftsdrittel.

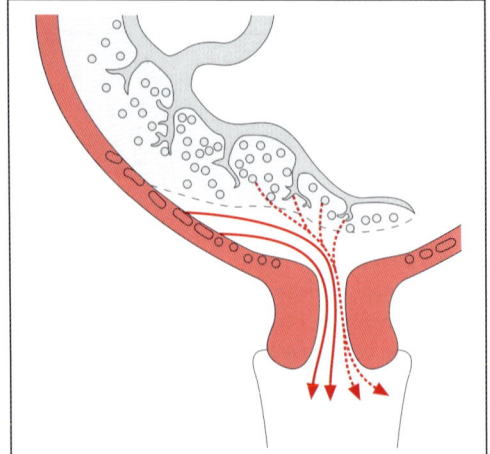

Abb. 21.5 *Placenta praevia*. Blutungsherkunft. Mütterliche Blutung im Ablösungsbereich (ausgezogene Markierung) sowie, sicher selten, kindliche Blutung aus verletzten Zottengefäßen (punktierte Markierung) (aus: Schmidt-Matthiesen H, Wallwiener D. Gynäkologie und Geburtshilfe. 10. Aufl. Stuttgart, New York: Schattauer 2005).

cierende Blutung ist selten lebensbedrohlich und nicht mit einem vorzeitigen Blasensprung kombiniert.

An eine *Placenta praevia* ist auch bei folgenden Regelwidrigkeiten zu denken:
- Der kindliche Kopf hat bei Erstgebärenden in Terminnähe noch keine Beziehung zum mütterlichen Becken aufgenommen.
- Es besteht eine Beckenendlage.
- Es gibt Regelwidrigkeiten bei der Lage- oder Poleinstellung, eventuell findet sich auch ein häufiger Lage- oder Stellungswechsel.

■ **Diagnose:**
- anhand der klinischen Symptomatik
- Ultraschalluntersuchung, Feststellung der Plazentalokalisation
- Spekulumeinstellung in Sectiobereitschaft
- Ausschluss anderer Blutungsursachen (Tab. 21.3)

■ **Therapie:** Die Behandlung der *Placenta praevia* ist von folgenden Faktoren abhängig:
- Blutungsstärke
- Zustand von Mutter und Kind
- Schwangerschaftsalter
- Grad der *Placenta praevia*

Bei nicht lebensbedrohlichen Blutungen ist folgendes Vorgehen angezeigt (Abb. 21.4):
- stationäre Aufnahme der Patientin mit eingeschränkter/strikter Bettruhe
- kindliche Situation: CTG, Ultraschall, Doppler-Sonographie
- Diagnostik: Ultraschalluntersuchung, eventuell Spekulumeinstellung in Sectiobereitschaft
- Blutgruppe/Antikörperstatus, Kreuzblutprobe, EDTA, Gerinnungsstatus
- i.v.-Tokolyse bei vorzeitiger Wehentätigkeit
- Lungenreifeprophylaxe (Celestan®) je nach Gestationsalter
- mittels Plazentalokalisation (Abb. 21.5) Klärung der Frage, ob eine vaginale Entbindung grundsätzlich angestrebt werden kann

Bei lebensbedrohlichen Blutungen ist immer eine *Sectio caesarea* angezeigt.

Vorzeitige Lösung der normal sitzenden Plazenta

! Eine vorzeitige Lösung der normal sitzenden Plazenta liegt vor, wenn sich die in der Gebärmutter implantierte Plazenta vor der Geburt des Kindes abzulösen beginnt.

■ **Ursache:** Nicht vollständig bekannt, wird aber oft mit einer SIH-Gestose in Verbindung gebracht. Stenosierende Gefäßprozesse mit Gefäßwandveränderungen, Mikroblutungen und Blutungen zwischen Dezidua und Chorion können als Folge des Hochdrucks auftreten und somit die Gefäßbedingungen in der Plazenta verändern. Hämatome können auch das Plazentagewebe durch Kompression und Ischämie so schädigen, dass es zu einem lokalen Gewebsuntergang kommt.

Vorzeitige Lösungen können ebenso im Rahmen einer plötzlichen Volumenabnahme des Gebärmutterinhalts stattfinden, z. B. bei Entlastungspunktionen (Polyhydramnion) sowie nach der Geburt des ersten Mehrlings oder nach äußeren Wendungen. Eine untergeordnete Rolle spielen direkt einwirkende Traumen durch Stoß, Druck oder Sturz.

■ **Häufigkeit:** 1:200 bis 300 Geburten

■ **Schweregradeinteilung** (Tab. 21.4): Der Schweregrad kann **nicht** über die nach außen erfolgte

Blutungen unter der Geburt

Tab. 21.4 Schweregrade der vorzeitigen Plazentalösung.

I. Leichte Form	II. Mittelschwere Form	III. Schwere Form
Bis zu ein Drittel der Plazentafläche ist gelöst.	Ein bis zwei Drittel der Plazentafläche sind gelöst.	Zwei Drittel und mehr sind gelöst.
Symptome können fehlen beziehungsweise wie unter II. sein, leichter lokaler Schmerz.	Kollapsneigung, intrauterine Hypoxie, pathologisches CTG, nicht lebensbedrohliche Blutung, »Holzuterus«, evtl. Druckschmerzhaftigkeit.	Schock, »Holzuterus«, extremer Druckschmerz mit Abwehrspannung, starke Blutung nach außen, pathologisches CTG oder intrauteriner Fruchttod (IUFT), Gerinnungsstörung wahrscheinlich.

Tab. 21.5 Symptome der vorzeitigen Plazentalösung.

Objektive Zeichen	Subjektive Zeichen

• Schockzustand (RR-Abfall, Tachykardie, Blässe, zyanotische Lippen)
• Blutung nach außen, schmerzhaft
• »Holzuterus« (hart kontrahierter Uterus) mit Druckempfindlichkeit, schwer tastbare Kindsteile durch Abwehrspannung
• CTG: schwierige Ableitung, brettharter Leib
  – pathologisches CTG
  – intrauteriner Fruchttod
• Ultraschall: Darstellung eines retroplazentaren Hämatoms
• pathologische Gerinnungswerte, wobei diese sich erst mit mehrstündiger Latenz (etwa 6 Stunden) entwickeln
	• Unwohlsein, Beklemmung, Angstzustände, Spannung im Leib, wehenunabhängige (starke) Schmerzen
	• Kollapsneigung, Übelkeit, Erbrechen
	• meist keine Kindsbewegungen mehr

Blutung abgeschätzt werden. Es kann durch die Entstehung eines retroplazentaren Hämatoms und durch ausgedehnte Einblutungen in das Endo- und Myometrium (so genannter Couvelaire-Uterus, uteroplazentare Apoplexie) sowie in das Fruchtwasser bereits zu bedeutenden Blutverlusten gekommen sein.

Eine Unterteilung in eine leichte, mittelschwere und schwere Form kann mit Sicherheit erst postpartal erfolgen, wenn sich deutliche retroplazentare Hämatome einsehen lassen oder die histologische Untersuchung der Plazenta den Befund bestätigt.

■ **Symptomatik** (Tab. 21.5): In etwa 80% aller Fälle steht die Blutung nach außen im Vordergrund, wobei die Blutungsstärke kein Indiz für den Schweregrad der Ablösung ist.

Die leichte Form der Ablösung kann ohne auffällige klinische Anhaltspunkte vorkommen. Oft finden sich erst bei der postpartalen Inspektion der Plazenta aufliegende Hämatome (retroplazentares Hämatom), die auf eine lokal begrenzte, leichte Form der vorzeitigen Ablösung schließen lassen. Die mittelschweren oder schweren Formen der Ablösung gehen oft mit den in Tabelle 21.5 beschriebenen objektiven Zeichen einher.

■ **Diagnose**:
- anhand der klinischen Symptomatik: plötzlich auftretender Schmerz, Uterus hart und druckdolent, evtl. Dauerkontraktion oder Blutung
- durch Ultraschall (Darstellung eines retroplazentaren Hämatoms u.a.)
- im Mutterpass (Journal) keine *Placenta praevia* beschrieben (leere Blutungsanamnese)

Aufgaben der Hebamme
- intensive Vitalzeichenkontrolle der Mutter
- Intensivüberwachung des Kindes via CTG
- Überwachung des Blutverlustes (unter Umständen Vorlagen sammeln beziehungsweise Lagerung der Frau auf einer Plazentaschale)
- Kontrolle von Fundusstand und Größe der Gebärmutter (Zunahme durch Einblutungen)
- Kontraktionszustand des Uterus kontrollieren (»Holzuterus«). Wann trat der Schmerz auf?
- auf ärztliche Anordnung Legen eines Dauerkatheters
- Volumengabe
- Vorbereitungen für den Notfall treffen – Sectio
- Reanimationsutensilien für das Neugeborene bereitstellen/Informieren des Pädiaters
- Laboruntersuchung veranlassen (Gerinnung, Hb, HK)

■ **Therapie:** Eine Kausaltherapie ist nicht möglich. In erster Linie gilt es, die Blutung gering zu halten. Auch die Komplikationen, die durch den Blutverlust, den Schockzustand u. a. auftreten können, sind so minimal wie möglich zu halten, unter Umständen muss die Schwangerschaft per Sectio beendet werden.
- Schockbekämpfung: Astrup, i.v.-Zugang, Kreislaufkontrolle und Pulsoxymetrie (Monitoring), O_2-Angebot, Dauerkatheter zur Überwachung der Nierenfunktion, Infusionstherapie, gegebenenfalls Transfusionstherapie, zentraler Venendruckkatheter
- Blutungskontrolle:
  - Blutgruppe, Kreuzblutprobe
  - Blutkonserven bereitstellen: FFP (fresh frozen plasma), Thrombozytenkonzentrat, Fibrinogen
  - Gerinnungsstatus, Clot-observation-Test
- Überwachung des Kindes via CTG
- Entbindung anstreben. Der Entbindungsmodus richtet sich nach dem Zustand von Mutter und Kind, der Blutungsstärke, dem Geburtsfortschritt und dem Gestationsalter; bei Grad I ist unter Umständen eine vaginale Entbindung möglich. Das schwere klinische Erscheinungsbild macht bei Ablösungen von Grad II und Grad III eine Sectio erforderlich.

■ **Komplikationen:**
- Ausbildung einer disseminierten intravasalen Gerinnungsstörung (DIG)
- Verschlechterung des Grundleidens (SIH, Präeklampsie)
- verstärkte postpartale Blutung infolge einer Gerinnungsstörung und eines unter Umständen eingebluteten Uterus
- Spätfolgen des Schocks – Schockniere, akutes *Cor pulmonale*
- Embolie
- Subinvolution, Infektanfälligkeit u. a. im Wochenbett wegen der schlechten Ausgangssituation (Blutverlust, reduzierter Allgemeinzustand, Uterus-Wandschaden)

Randsinusblutung

Der Randsinusblutung liegt eine Zerreißung des *Sinus circularis placentae* bei der so genannten *Placenta circumvallata* zugrunde (Abb. 21.6). Bei dieser Entwicklungsstörung der Plazenta sind die Zotten auch um den Plazentarand herumgewachsen, sodass die mütterliche Seite größer ist als die kindliche. Die Eihäute setzen unter einer so genannten Taschenbildung mehr zentral an. Der von Eihäuten freie Plazentarand ist meist mit Fibrinablagerungen belegt. Der maternale (äußere) Zottenring neigt infolge von Flächenverschiebungen zu Ablösungserscheinungen, die sich durch mehr oder weniger starke Blutungen bemerkbar machen können.

■ **Symptome:** Blutungen von unterschiedlicher Stärke meist in der Eröffnungsperiode.

■ **Diagnose:** Präpartal oder *sub partu* kaum möglich. Postpartal durch randständige Blutgerinnsel zu verifizieren. Randsinusblutungen werden oft für vorzeitige Lösungsblutungen oder für Blutungen aus einer tief sitzenden Plazenta gehalten.

Aufgaben der Hebamme
- genaue Beobachtung der Zeichenblutung *sub partu*
- Informieren des Arztes bei verstärkter Zeichenblutung/unklarer Blutung
- Vitalzeichenkontrolle
- kontinuierliches CTG
- gründliche Beurteilung der Nachgeburt

Blutungen unter der Geburt

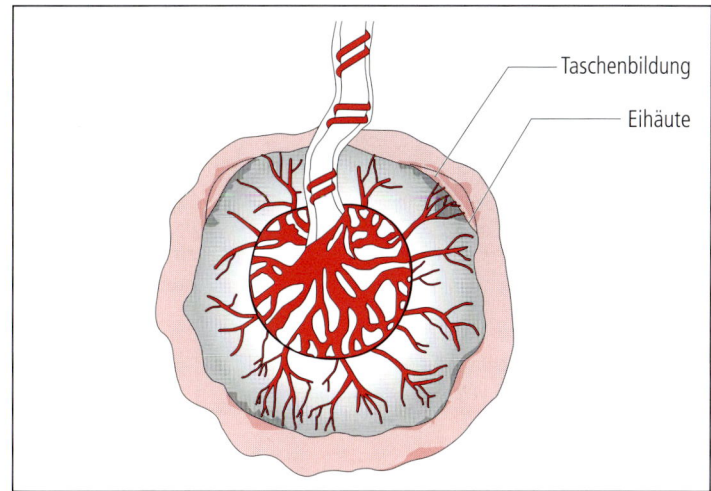

Abb. 21.6 *Placenta circumvallata.*

Komplikationen der Nabelschnur oder der Nabelschnurgefäße

Insertio velamentosa

> ! Bei der so genannten häutigen Einpflanzung der Nabelschnurgefäße verlaufen diese zum Teil frei in den Eihäuten zur Plazenta.
> Auch bei einer Nebenplazenta können die Blutgefäße von der Plazenta zur Nebenplazenta durch das Chorion verlaufen.

Das aberrierende Gefäß führt frei über die Eihaut zur Plazenta (Abb. 21.7 und 21.8). Ist bei den genannten Formen die Plazenta im Bereich der Fundusvorder- oder -hinterwand »normal« implantiert, bleiben diese Besonderheiten meist ohne klinische Bedeutung und werden erst bei der nachgeburtlichen Inspektion der Plazenta erkannt. Verlaufen die gefäßführenden Eihäute jedoch am unteren Ende des Eipols oder vor dem vorangehenden Teil (*Vasa praevia*), kann es bei einem Blasensprung, oder bei einer Blaseneröffnung zu einer Verletzung der Gefäße kommen.

> Bei einer vaginalen Blutung, die zeitgleich mit einem Blasensprung oder einer Blaseneröffnung sowie einer akuten Herztonverschlechterung einhergeht, muss an die Verletzung eines Nabelschnurgefäßes gedacht werden.

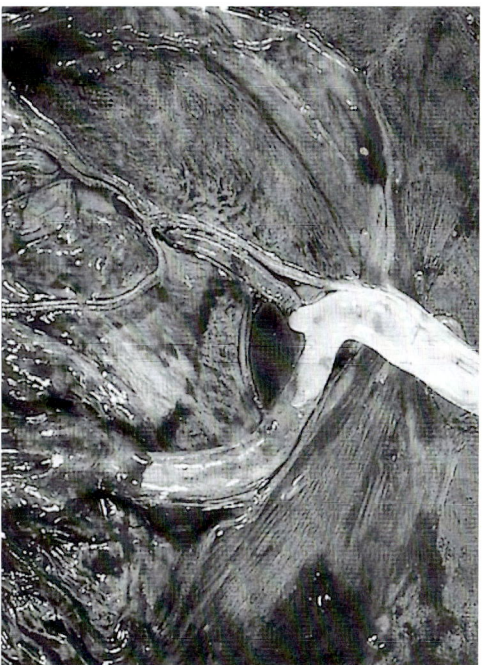

Abb. 21.7 Häutige Einpflanzung der Nabelschnurgefäße mit freiem Verlauf in den Eihäuten.

■ **Diagnose:** Im Falle einer suspekten Blutung sollten eine Einstellung zur Abklärung und eine Sonographie zum Ausschluss anderer Blutungsursachen durchgeführt sowie Vorbereitungen für eine operative Entbindung getroffen werden.

■ **Therapie:** Sofortige Geburtsbeendigung in Abhängigkeit vom Geburtsfortschritt, vaginal bezie-

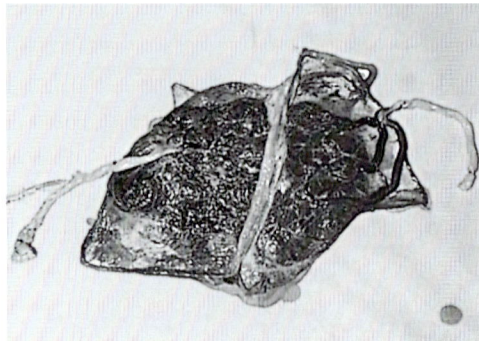

Abb. 21.8 Zwillingsplazenta mit häutiger Einpflanzung der Nabelschnur (*Insertio velamentosa*) und aberrierenden Gefäßen (*Vasa aberrans*).

hungsweise durch Notsectio bei drohender kindlicher Asphyxie und drohendem kindlichem Verblutungstod.

> **Aufgaben der Hebamme**
> - nach Blasensprung Vorlagenkontrolle auf Farbe, Beimengungen (Blut), vaginale Untersuchung (Ausschluss eines Nabelschnurvorfalls)
> - kontinuierliches CTG
> - genaue Inspektion der Plazenta und Eihäute nach der Geburt

■ **Ruptur der Nabelschnur:** Die Zerreißung der Nabelschnur wird verursacht durch eine zu kurze Nabelschnur (normale Länge ca. 50 cm) oder bei Sturzgeburten (s. S. 457); postpartal ist eine Zerreißung beim Versuch möglich, die Plazenta durch forciertes »Ziehen« an der Nabelschnur zu gewinnen. Tritt keine Blutung auf, kann abgewartet werden, bis definitiv positive Lösungszeichen vorliegen und die Plazenta durch den Handgriff nach Credé gewonnen wird; andernfalls muss eine manuelle Plazentalösung durchgeführt werden.

Uterusruptur

! Bei der Uterusruptur reißt die Gebärmuttermuskulatur im Bereich des Korpus oder des unteren Uterinsegmentes ein.

■ **Ursachen:** Bestehende Wandschädigung und/oder mechanische Überlastung der Uteruswand. Im Regelfall erfolgt die Ruptur im Verlauf der Schnittlinie einer früheren Operation am Uterus, wobei der (nur noch in Ausnahmefällen geführte) klassische korporale Längsschnitt eher ein Einreißen begünstigt als der übliche, im unteren Uterinsegment liegende quere Schnitt. Hier sind die muskulären Anteile weitaus geringer, die postpartale Heilung verläuft besser.

Bei unkompliziertem Schwangerschaftsverlauf ohne geburtshilflich relevante Risikofaktoren wird eine Spontangeburt bei Zustand nach Sectio meist normal verlaufen (vgl. Kap. 24).

> Bestehen jedoch bereits anamnestische Risikofaktoren (s. u.), muss während der Geburtsleitung auf möglicherweise eintretende aktuelle Warnsignale geachtet werden, besonders auf geburtsmechanische Schwierigkeiten und zunehmende Wehenaktivität (deshalb Vorsicht bei der Wehenmittelgabe).

Die Narbenruptur kann – wenn auch selten – ohne aktuelle wehenbedingte Überlastung zustande kommen (stille Ruptur).

■ **Anamnestische Warnzeichen für eine Uterusruptur:**
- Zustand nach sekundärer Wundheilung
- Abstand von weniger als 1 Jahr zur letzten Schwangerschaft
- Zustand nach mehreren Kaiserschnitten
- Zustand nach Gebärmutteroperationen (Myomenukleationen, Ausschabungen, plastische Operationen)
- Zustand nach oder bei entzündlich-degenerativen Prozessen (Endomyometritis bei aszendierenden Infektionen im Wochenbett, nach septischem Abort)

Meist ist die Ruptur Folge einer überdehnten Gebärmuttermuskulatur und eines relativen oder absoluten Missverhältnisses. Eine Ruptur stellt sich bei bereits bestehenden Wandschäden (s. o.) eher ein als bei einer primär intakten Wand.

■ **Prädisponierende Faktoren:**
- Mehrlingsschwangerschaften
- Missverhältnis zwischen vorangehendem Teil und Becken, z. B. bei Beckenanomalie, Makrosomie des Kindes, Myome
- Geburtsunmögliche Lagen und Einstellungen:
  – Querlage
  – persistierende Schräglage
  – mentoposteriore Gesichtslage

Blutungen unter der Geburt

- hintere Scheitelbeineinstellung
- persistierender hoher Geradstand
- Uterusfehlbildungen (*Uterus duplex, Uterus subseptus*)

Traumatische oder violente Ruptur

Bei der Durchführung geburtshilflicher Operationen, z. B. Korrektur der Lage des zweiten Zwillings, Behandlung der Schulterdystokie oder vaginalen Operationen, kann es ebenfalls zu einer nun manuell provozierten Ruptur kommen. Dies passiert insbesondere dann, wenn schon im Vorfeld ein protrahierter Geburtsverlauf, eine hyperkinetische Wehenstörung oder eine Überstimulation durch Uterotonika (Wehentropf) vorliegt. Auch durch äußere Gewalteinwirkung (Schlag, Stoß, z. B. bei einem Autounfall) ist die Entstehung einer Ruptur möglich (Abb. 21.9).
Eine weitere Unterteilung wird nach der jeweiligen Mitbeteiligung des Bauchfells getroffen beziehungsweise nach dem Ausmaß der Ruptur: inkomplette oder komplette Ruptur.

Inkomplette Uterusruptur oder gedeckte Ruptur

Hier sind Endo- und Myometrium eingerissen. Das Bauchfell jedoch bleibt intakt, die Bauchhöhle wird nicht eröffnet.

Komplette Ruptur

Alle Schichten einschließlich des Bauchfells reißen. In die freie Bauchhöhle gelangen das Kind, das Fruchtwasser, die Plazenta sowie das Blut aus den lädierten Blutgefäßen und der Plazentahaftstelle.

- **Häufigkeit:** 1:1 500 Geburten.

- **Symptome:** Eine Uterusruptur kann eintreten
  - nach vorhergehenden Warnsignalen (drohende Ruptur) oder
  - als Ruptur ohne Warnsignale (stille Ruptur), d. h. teilweise auch ohne sichtbare Veranlassung.

Bis zum Vollbild der »drohenden Uterusruptur« (Abb. 21.10) werden folgende Stadien durchlaufen:
- Es besteht eine hyperkinetische Wehenstörung bis hin zum Wehensturm, auch Dauerkontraktion der Gebärmutter, kaum Wehenpausen.

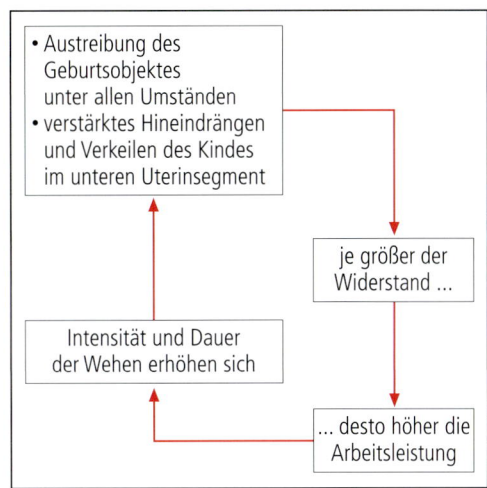

Abb. 21.9 Zustandekommen der Ruptur (Überdehnungsruptur).

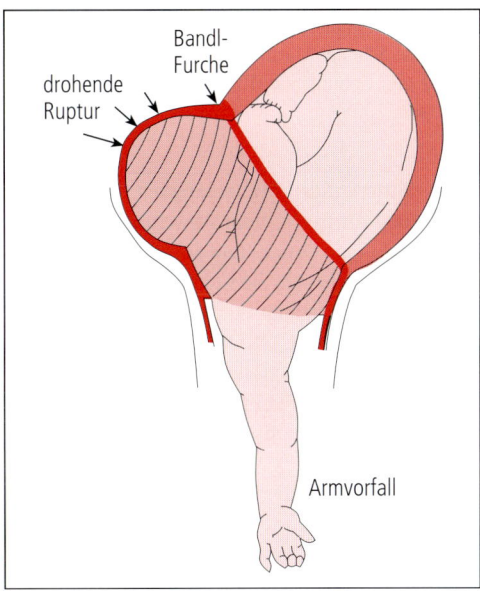

Abb. 21.10 Drohende Ruptur – verschleppte Querlage – Zustand nach Blasensprung (aus: Schmidt-Matthiesen H, Wallwiener D. Gynäkologie und Geburtshilfe. 10. Aufl. Stuttgart, New York: Schattauer 2005).

- Durch die maximale Retraktion der Gebärmutter wird die **Bandl-Furche** tastbar. Sie wandert mit zunehmender Intensität der Wehen schräg in die Höhe. Das Maximum ist in Nabelhöhe erreicht, bei Mehrgebärenden schneller als bei Erstgebärenden.

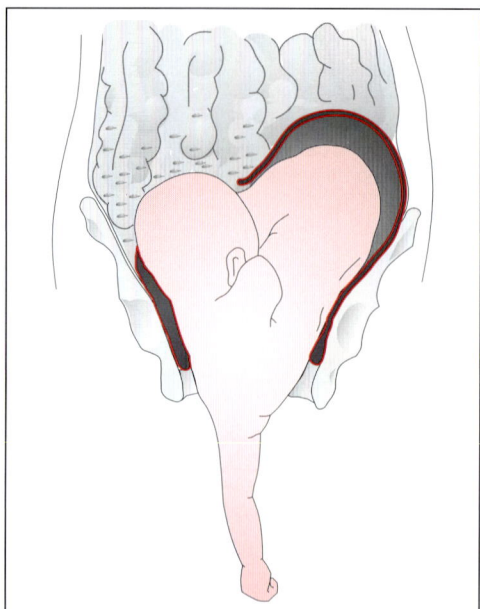

Abb. 21.11 Komplette Ruptur bei verschleppter Querlage (aus: Schmidt-Matthiesen H, Wallwiener D. Gynäkologie und Geburtshilfe. 10. Aufl. Stuttgart, New York: Schattauer 2005).

- Ein Sistieren der Wehentätigkeit ist möglich, eventuell Auftreten einer Abwehrspannung.
- Es besteht eine Druck- und Schmerzempfindlichkeit im Unterbauch. Sie ist auch bei liegender Periduralanästhesie bemerkbar, verschlimmert sich während der Wehe, ist manchmal von Erbrechen begleitet. Der Wehenschmerz wird als unerträglich empfunden. Die Frauen äußern oft übereinstimmend das Gefühl, »es zerreißt etwas«.

Die komplette Ruptur (Abb. 21.11) geht einher mit folgenden Zeichen:
- Gleichzeitig tritt eine Schocksymptomatik mit Pulsanstieg, Hypertonie, dann Hypotonie, Todesangst, Unruhe, Blässe, Kaltschweißigkeit ein.
- Je nach Geburtsfortschritt kann es zu einer Blutung nach außen kommen, die aber als Zeichenblutung fehlgedeutet werden kann.
- Die fetale Herzfrequenz zeigt Anzeichen der drohenden oder bereits eingetretenen Hypoxie.
- Im weiteren Verlauf sind die fetalen Herztöne nur schwer zu hören (Dauertonus, Unruhe der Mutter).

■ **Therapie:** Bei einer drohenden oder bereits eingetretenen Uterusruptur muss **sofort eine Not**sectio durchgeführt werden. Je nach Situation und Ausmaß kann eine anschließende Hysterektomie erforderlich werden.

Ruptur ohne Warnsignale (stille Ruptur)

Im Gegensatz zum dramatischen Bild der drohenden Ruptur (mit begleitendem Wehensturm, den Schockzeichen und den subjektiven, oft sehr massiven Beschwerden der Frau) kann eine Ruptur ohne weitere Symptomatik »im Stillen« verlaufen. In den meisten Fällen wird dann bei einer späteren Sectio entdeckt, dass die Narbe einer vorangegangenen Sectio oder das untere Uterinsegment in Teilbereichen eingerissen ist (oft über mehrere Zentimeter), ohne dass ein Warnsignal aufgetreten wäre. Eine stille Ruptur ist auch ohne Wehentätigkeit möglich. Meist besteht ein Narbenschmerz, der jedoch nicht immer als sehr stark empfunden wird, über Stunden hinweg bemerkbar sein kann und mit zunehmender Wehentätigkeit schmerzhafter wird. Die Wehen hören bei einer eingetretenen stillen Ruptur nicht schlagartig, sondern eher langsam auf.

Aufgaben der Hebamme
- Bei prädisponierenden Faktoren (s. o.) die Herztöne und Vitalzeichenkontrolle genau kontrollieren.
- Auf Wehenqualität und Schmerzhaftigkeit der Wehentätigkeit achten.
- Hochsteigen der Bandl-Furche kontrollieren.
- Für die Sectiobereitschaft sorgen: Patientin nüchtern lassen, Antiembolistrümpfe, i.v.-Zugang, Sauerstoff und Bolustokolyse in Reichweite halten.
- Reanimation des Kindes vorbereiten.

! Bei jedem Anzeichen eines intra- oder postpartalen Schocks muss an eine nicht erkannte Ruptur gedacht werden.

Fruchtwasserembolie

! Es wird angenommen, dass diese seltene, aber äußerst gefährliche Situation eintritt, wenn Fruchtwasser und seine korpuskulären Anteile über die Gebärmutter und die Plazenta in den mütterlichen Kreislauf eindringen, Lungenarteriolen oder Kapillaren verlegen und vor allem das Gerinnungssystem beeinträchtigen.

Fruchtwasserembolie

Tab. 21.6 Eigenschaften des Fruchtwassers, die eine Fruchtwasserembolie begünstigen.

- thromboplastische Aktivität – Entstehung von Fibrinaggregaten
- antigene Aktivität
- Beimengung von korpuskulären Anteilen, Vernixflocken, Lanugohaare, Mekonium, Zellabschilferungen

→ metabolische Reaktion
→ Schockreaktion
→ Embolusbildung durch Zusammenklumpung

mechanische Reaktion (pulmonale Gefäßobstriktion)

Eine Fruchtwasserembolie erfolgt unvorhersehbar und plötzlich. Sie ist keinesfalls ausschließlich mit komplizierten Geburtsverläufen oder problematischen und belastenden Anamneserisiken kombiniert (Nadesan 1997). Die Fruchtwasserembolie wurde 1926 erstmals beschrieben; die exakte Diagnose gelingt durch den histologischen Nachweis von Fruchtwasser oder korpuskulären Anteilen in den Kapillaren der Lunge.

■ **Häufigkeit:** 1 : 47 000 bis 63 000 Geburten; ca. 90 % aller Fruchtwasserembolien ereignen sich *sub partu*. Die Mortalität beträgt 25 bis 34 % innerhalb der ersten Stunde, danach 80 bis 86 % (Killiam 1985).

■ **Prädisponierende Faktoren:**
- Uterusruptur bzw. erhöhter Tonus
- Amniotomie (Clark et al. 1995)
- manuelle Plazentalösung
- vaginal-operative Entbindung
- Stempelwirkung des Mitkristellerns
- vorzeitige Lösung der normal sitzenden Plazenta
- Entzündungsherde bzw. -komplexe (Karetzky 1998)
- Wehenmittelüberdosierung (hyperkinetische Wehenstörung)

Bestimmte Eigenschaften des Fruchtwassers begünstigen die Entstehung einer Fruchtwasserembolie (Tab. 21.6). Im klinischen Bild der Symptome besteht starke Ähnlichkeit mit einem anaphylaktischen Schock. Studien (Clark et al. 1995) weisen auf Zusammenhänge mit Stoffen hin, die eine den Schwangerschafts- und Geburtsprozess regulierende Wirkung haben (Prostaglandine, Bradykinine, Histamine u. a.).

■ **Symptomatik** (Abb. 21.12):
- Frühstadium der kardiorespiratorischen Insuffizienz innerhalb der ersten Minuten
  - Atemstörungen, Zyanose
  - Unruhe, Angst
  - Hypoxie
  - Anzeichen des eintretenden Schocks mit Blutdruckabfall und Zyanose
  - eventuell Schmerzen im Brustbereich
- Spätstadium
  - Hypoxie
  - Atemnotsyndrom
  - Lungenödem
  - Gerinnungsstörung: Ausbildung einer disseminierten intravasalen Gerinnungsstörung, Latenzzeit 0,5 bis 12 Stunden, eventuell vorher Blutungsneigung
  - Hyperfibrinolyse
  - Spätfolgen des Schocks und der Gerinnungsstörung
  - Anfälle, Koma (neurologische Schädigung)
  - Nierenversagen
  - Herz-Kreislauf-Versagen

■ **Therapie:**
- sofortige Intensivüberwachung
- zentraler Venenkatheter, Volumensubstitution
- Sauerstoffgabe, Beatmung
- Laborstatus ermitteln
  - Blutgruppe, Antikörpertests
  - Gerinnungsstatus
  - D-Dimere (Fibrinstatusprodukte)
  - Kreuzblutprobe, Konserven kreuzen
- Medikamente zur Erweiterung der Lungenstrombahn (Alupent®, Atropin), zur Vermeidung der Rechtsherzinsuffizienz (Herzglykoside); Behandlung einer Verbrauchskoagulopathie (Fibrinogen). Bestimmt schließlich die reaktive Fibrinolyse das klinische Bild, können Antifibrinolytika notwendig werden.
- Bereitstellung von Erythrozyten- und Thrombozytenkonzentraten, Vollblut und Gerinnungsfaktoren

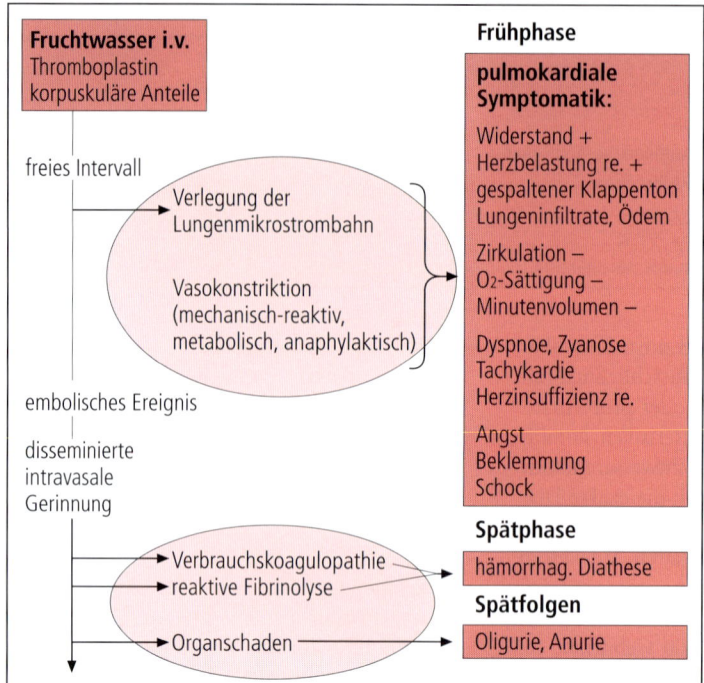

Abb. 21.12 Fruchtwasserembolie. Links: chronologischer Ablauf. Rechts: klinische Erscheinungen (aus: Schmidt-Matthiesen H, Wallwiener D. Gynäkologie und Geburtshilfe. 10. Aufl. Stuttgart, New York: Schattauer 2005).

Aufgaben der Hebamme
- Die Hebamme muss den Arzt bei den oben genannten Symptomen sofort herbeirufen. Dies gilt auch bei den differenzialdiagnostischen Krankheitsbildern Thromboembolie (echte Lungenembolie), Lungenödem, akutes Herzversagen.

Weitere Maßnahmen
- Informieren der anästhesiologischen/intensivmedizinischen Einheit
- Mithilfe bei Erste-Hilfe- und Schockbekämpfungsmaßnahmen: sofortige Sauerstoffgabe, Oberkörper hochlagern
- fetale Herzfrequenzkontrolle
- Blutungskontrolle, Vorlagen zur Schätzung des tatsächlichen Blutungsausmaßes sammeln
- Vitalzeichenkontrolle, Monitoring einleiten (Pulsoxymeter, EKG)

Bakterieller Schock

! Ein bakterieller Schock wird hervorgerufen durch das Eindringen von Erregern oder deren Toxine in den Blutkreislauf bei gleichzeitig mangelhafter oder reduzierter Abwehrsituation des Körpers.

■ **Ursachen:** Die häufigsten Erreger sind gramnegative Bakterien wie *Escherichia coli*, *Pseudomonas aeruginosa*, *Enterobacter*, Klebsiellen, die sich auch häufig im Genitaltrakt nachweisen lassen. Die immer häufiger werdenden Infektionen mit grampositiven Bakterien werden u. a. durch Streptokokken (insbesondere der Gruppe A), Staphylokokken und Enterokokken verursacht. Das Eindringen der Bakterien beziehungsweise von deren Toxinen führt zu einer Schädigung der Gefäßwände, die porös und durchlässig werden. Es kommt dort zur lokalen Ödembildung. In den geschädigten Gefäßen laufen gerinnungsaktive Prozesse ab, es bilden sich Mikro- und Makrothromben. Durch den Abbau dieser Thromben fallen Fibrinspaltprodukte an (D-Dimere), es kommt zu Störungen in der O_2-Perfusion und zur Ausbildung von Gewebeschäden mit Hypoxie, Azidose und Laktatverschiebungen. Die Organschäden sind durch die kompensatorische und auch durch die nachfolgende O_2-Mangelversorgung bedingt.

Der Keim- oder Toxineinbruch kann bei bestehendem Infekt (Harnwege, Uteruskavum u. a.) provoziert werden durch die Vorgänge und zahlreichen Manipulationen bei einer Geburt oder Fehlgeburt beziehungsweise bei invasiv-diagnosti-

Bakterieller Schock

schen Maßnahmen (Amniozentese, Nabelschnurpunktion u.a.). Es sind verschiedene Streuungsmechanismen bekannt (Blut-, Lymph- und Schleimhautweg).
Ungefähr 25% aller Patientinnen mit Sepsis entwickeln einen Schock. Die Letalität beträgt 40 bis 80% aufgrund der Spätfolgen des Schocks: Gerinnungsstörungen, Niereninsuffizienz, Schocklungensymptomatik.

■ **Symptome:**
- Temperaturanstieg (auch intermittierendes Fieber, häufig auch subfebrile Temperatur möglich)
- Schüttelfrost
- Myalgien (Muskelschmerzen)
- orthostatische Kollapszeichen, beginnende Schockzeichen, Hypotonie
- Übelkeit, Erbrechen

Nach der ersten Phase, die atypisch und rasch verlaufen kann, stellt sich eine Zentralisation des Kreislaufs mit folgenden Symptomen ein:
- Pulsanstieg
- Blutdruckabfall
- kalte Extremitäten, auch als Zeichen der Hypoxie livide verfärbt (Akrozyanose)
- Kaltschweißigkeit
- Einschränkung der Nieren-, Leber- und Lungenfunktion (Reduktion der Ausscheidung, Anstieg der anorganischen Phosphatase, ungenügende Sauerstoffsättigung – feststellbar über Pulsoxymeter, Astrup)
- Atemnotsyndrom
- Thrombozytopenie, Leukozytose, Abfall der Gerinnungsfaktoren, Hyperfibrinolyse, Anstieg der Fibrinspaltprodukte (D-Dimere)
- Verwirrtheitszustände, Unruhe, ZNS-Beteiligung

■ **Diagnose:**
- Blutkulturen zum Nachweis der Infektion. Dem bakteriellen Schock geht eine Bakteriämie voraus. Auf die Ergebnisse kann nicht gewartet werden, das klinische Erscheinungsbild macht schon im Vorfeld eine antibiotische Therapie nötig.
- Anämie, Leukozytose oder -penie, CRP-Anstieg
- Mittelstrahl- oder Katheterurin, Urinkultur, Sediment
- Ultraschallaufnahmen zum Nachweis von möglicherweise noch bestehenden Infektionsherden, z.B. inkomplettem Abort, Plazentareste

- Astrup, Zeichen der respiratorischen Insuffizienz, pCO_2 erniedrigt

■ **Therapie:** Die Behandlung erfolgt nach intensivmedizinischen Grundregeln entsprechend der Verlaufsform und dem Stadium der Erkrankung.
- Antibiotikagabe
- Atonie- beziehungsweise Blutungsprophylaxe
- Entleerung der Gebärmutter beziehungsweise Sanierung des Entzündungsherdes
- Schocktherapie mit Volumenersatz, O_2-Gabe, Azidosetherapie
- Vermeidung von Schocklunge und Schockniere durch gezielte Bilanzierung und medikamentöse Therapie, evtl. Beatmung

■ **Komplikationen:**
- Ausbildung einer DIG (disseminierte intravasale Gerinnungsstörung, Hyperfibrinolyse, Gerinnungsfaktorenabbau)
- Spätfolgen des Schocks, Schocklunge oder Schockniere mit späterer Niereninsuffizienz
- Sheehan-Syndrom
- multiples Organversagen

> **Aufgaben der Hebamme**
> - Beobachtung der Patientin und fortlaufende Vitalzeichenkontrolle (*cave*: Hypotonie als Warnsignal)
> - auf subjektive Infektionszeichen (Myalgien, Schmerzen), Unwohlsein, Exantheme und anamnestische Warnzeichen (Harnwegsinfektion, vorzeitiger Blasensprung) achten
> - Beachtung der hygienischen Grundregeln – Infektionsprophylaxe
> - vor vaginaler Untersuchung Untersuchungsfeld mit Schleimhautdesinfiziens abwaschen
> - Verzicht auf überflüssige oder routinemäßige vaginale Untersuchungen
> - Entzündungsparameter verfolgen (CRP, Blutkulturen) und exakt dokumentieren
> - auf Veränderungen im Fruchtwasser oder Blut achten (Farbe, Geruch, Menge und Konsistenz)
> - auf Ausscheidungen/Bilanzierung achten, u.U. nach Verordnung unter Beachtung der sterilen Kautelen einen Dauerkatheter (untere Grenze der Ausscheidungsmenge 40 ml/h) legen
> - Beratung der Patientin:
>   – hygienische Maßnahmen wie Abwischen der äußeren Genitalien nach Toilettenbesuch von vorne nach hinten (um eine Besiedlung der Genitalregion mit *E. coli* zu vermeiden), dann

Abspülen mit Schleimhautdesinfiziens-Wasser-Gemisch, z. B. bei vorzeitigem Blasensprung, Harnwegsinfekt
- häufiger Bindenwechsel; keine Einmalhosen, sondern kochfeste Baumwollslips, Verzicht auf Slipeinlagen, die eine das Keimwachstum fördernde »feuchte Kammer« entstehen lassen würden

Reaktive Koagulopathien

Die Koagulopathien in der Geburtshilfe sind grundsätzlich von den angeborenen Koagulopathien zu unterscheiden.
Eine Koagulopathie ist definitionsgemäß eine **Gerinnungsstörung**, die durch einen Mangel an oder durch eine Funktionsstörung von plasmatischen Gerinnungsfaktoren hervorgerufen wird.
Geburtshilfliche Koagulopathien (Häufigkeit 1 : 1 600):
- Verbrauchskoagulopathie (Ausfall der Gerinnungsfaktoren)
- Verlustkoagulopathie (ab 1 200–1 500 ml möglich)
- Hyperfibrinolyse mit sekundärer Lysekoagulopathie

■ **Ursachen,** bei denen mit einer Gerinnungsstörung gerechnet werden muss:
- vorzeitige Plazentalösung
- Gewebsverletzungen durch schwere Entbindungen
- septische Infektionen unter der Geburt
- Manipulationen am Uterus
- Sectio mit Eindringen von Fruchtwasser in die Venen
- Zervixriss, hoher Scheidenriss, Kristellern mit Eindringen von Fruchtwasser in die Venen
- Präeklampsie, Eklampsie, HELLP-Syndrom
- Verbleiben eines toten Kindes *in utero* (dead fetus syndrome)
- schwerer Blutverlust

Alle Verbrauchskoagulopathien können eine sekundäre Hyperfibrinolyse bewirken, die ihrerseits eine Lysekoagulopathie zur Folge haben kann.
Kommt es bei der Frau zu einer **Blutung** ohne Nachweis von Plazentaresten, Atonie oder Riss sowie zu einer **fehlenden Gerinnung** des verlore-

Tab. 21.7 Laborwerte zur Diagnostik von Gerinnungsstörungen.

Laborwert	Aussage	Normalwert	Pathologischer Wert
Thromboplastinzeit (Quick-Wert, TPZ)	Menge der Faktoren des exogenen Gerinnungssystems	70–120 %	erniedrigt
partielle Thrombinzeit (PTT)	Störung der exogenen und der endogenen Gerinnung	25–38 sek	verlängert
Fibrinogen (Blutgerinnungsfaktor I)	Menge an Fibrinogen, Verbrauch bei Blutung	200–450 mg/dl	erniedrigt
D-Dimere, Fibrinogenspaltprodukt	bei Hyperfibrinolyse	>10 ng/ml	erhöht
Thrombozytenzahl	Verbrauch bei Blutung	>140 000 mm^3	erniedrigt
Haptoglobin	Bindung von freiem Hämoglobin	34–200 mg/dl	erniedrigt
Thrombinzeit (TZ)	gestörte Fibrinbildung, bei Fibrinogenmangel	17–24 sek	verlängert
Antithrombin III	thrombininaktivierender Faktor	80–120 %	vermindert
Blutgerinnungszeit	vgl. Clot-observation-Test für ersten klinischen Eindruck bei Blutungen	4–12 min	verlängert

Blutungen nach der Geburt

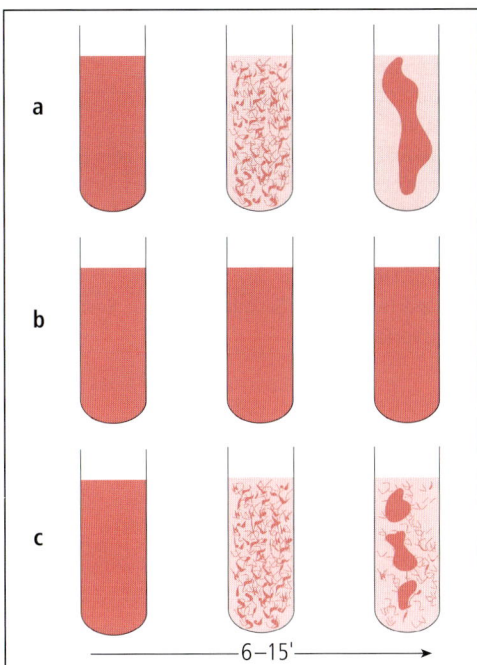

Abb. 21.13 Clot-observation-Test. **a** Normale Gerinnung, **b** ausbleibende Gerinnung bei Verbrauchs- beziehungsweise Verlustkoagulopathie, **c** primäre Gerinnung, sekundäre Auflockerung (Lyse) des Gerinnsels bei Hyperfibrinolyse (aus: Schmidt-Matthiesen H, Wallwiener D. Gynäkologie und Geburtshilfe. 10. Aufl. Stuttgart, New York: Schattauer 2005).

nen Blutes, so ist eine Gerinnungsstörung wahrscheinlich.

■ **Diagnose:** Zur Bestätigung der Diagnose können verschiedene Testverfahren eingesetzt werden (vgl. auch Tab. 21.7):
- Clot-observation-Test als Bedside-Methode. Bei diesem Test kann zwischen der Verbrauchs- beziehungsweise Verlustkoagulopathie und der Hyperfibrinolyse unterschieden werden (Abb. 21.13).
- Fibrinogenbestimmung. Werte unter 100 mg% sind alarmierend.
- Bestimmung von Fibrin und Fibrinabbauprodukten (z. B. D-Dimere)
- Hämolysenachweis

■ **Therapie:** Sie besteht aus einer Reduzierung des Blutverlustes, einer Schockprophylaxe beziehungsweise -therapie und – falls erforderlich – einem Blutersatz. Nach der Therapie der Koagulopathie kommt es reaktiv zu einer Hyperkoagulabilität. Es muss daher im Anschluss an die Therapie mit einer Thromboembolieprophylaxe begonnen werden.

Blutungen nach der Geburt

> ! Der Begriff »Blutung nach der Geburt« beschreibt eine innerhalb von 24 Stunden nach der Geburt des Kindes auftretende vaginale Blutung. Blutungen, die erst danach auftreten, werden zu den Komplikationen des Wochenbetts gerechnet.

Den Begriffen »primäre und sekundäre Nachblutung« liegt der gleiche Zeitrahmen zugrunde. Die primäre Nachblutung, die sofort oder bis zu 24 Stunden nach der Geburt auftreten kann, ist im Wesentlichen die Folge einer hypotonen Gebärmutteraktivität (Atonie) oder geburtshilflicher Traumen. Die sekundäre Nachblutung gehört zum Wochenbett und wird durch die unterschiedlichsten Faktoren ausgelöst (s. Kap. 29, S. 582 f.).

In der klinischen Praxis liegt die Schätzung des Blutverlustes häufig unter der tatsächlichen Blutungsmenge. Vielfach werden angeblutete Vorlagen, mit Blut vollgesogene Wäschestücke oder das »ins Bett gelaufene Blut« nicht richtig eingeschätzt. Zur exakten Beurteilung wird empfohlen, nach der Geburt des Kindes eine Plazentaschale unter dem Gesäß zu platzieren. Außerdem werden Rissverletzungen oder eine Dammschnittwunde mit einem sterilen Tupfer komprimiert. Ein blutendes Gefäß wird mit einer Klemme aus der Naht (gebogene oder gerade Péan-Klemme) gefasst, um eine ständige Sickerblutung zu vermeiden.

Der normale Blutverlust bei einer Geburt beträgt 200 bis 350 ml. Wesentlich für die Begrenzung der Blutung sind eine aktive Leitung der Nachgeburtsperiode durch die Gabe von 3 IE Syntocinon® postpartal und die möglichst aktive Gewinnung der bereits gelösten Plazenta durch Cord-Traction der Nabelschnur.

> Ein postpartaler Blutverlust von mehr als 500 ml muss als Regelwidrigkeit erkannt und sofort behandelt werden.

Tab. 21.8 Ursachen von Blutungen in der Nachgeburtsperiode.

Vor Ausstoßung der Plazenta	Nach Ausstoßung der Plazenta
• **volle Harnblase** Verdrängung der Gebärmutter, Wehenbremse • **Rissverletzungen** Zervix-, Scheiden-, Damm-, Labienrisse • **Überdehnung der Gebärmutter, Muskelschwäche (verstärkte Lösungsblutung)** Mehrlinge, Hydramnion, vorausgegangene Wehenschwäche, *Uterus myomatosus* • **Vollnarkose, Medikamente** mit muskelrelaxierender und vasodilatatorischer Wirkung (Buscopan®) • **unvollständige Lösung der Plazenta** funktionelle Störung durch Formanomalien, Wachstumsanomalien, *Placenta adhaerens* (nicht gelöste Plazenta) *Placenta incarcerata* *Placenta accreta, increta, percreta* Tubeneckenimplantation • **andere Ursachen**	• **Atonie** – unvollständige Plazenta, Kotyledon oder Eihaut zurückgeblieben – Überdehnung des Myometriums, Wehenschwäche – volle Harnblase – Vollnarkose – andere Faktoren, Gerinnungsstörung, Embolien • **Rissverletzungen**

Tab. 21.9 Differenzialdiagnose plazentare Blutung – Rissblutung.

Blutung aus einer Rissverletzung	Verstärkte Blutung an der Plazentahaftstelle
• guter Kontraktionszustand der Gebärmutter: klein, fest, hart, »gut kontrahiert«.	• mangelnder Kontraktionszustand der Gebärmutter, weiche, teigige Konsistenz, oft über dem Nabel stehender *Fundus uteri*.
• Die Blutung setzt mit oder sofort nach der Geburt des Kindes ein. Frisches, hellrotes Blut auf Schulter oder Rücken des Kindes kann oft der erste Hinweis für eine Rissverletzung sein.	• Die Blutung setzt meist verspätet ein, in der Regel einige Minuten nach der Geburt des Kindes.
• kontinuierliche Blutung ohne Zusammenhang mit Kontraktionen	• Blutung erfolgt schubweise, oft mit Blutgerinnseln versetzt; meist nach Kontraktion der Gebärmutter (Anreiben einer Wehe, Gabe von Kontraktionsmitteln), die immer wieder atonisch werden kann.

■ **Ursachen** (Tab. 21.8):
- verstärkte Blutung aus der Plazentahaftstelle bei unvollständiger oder vollständiger Lösung der Plazenta
- atonische Blutungen
- Rissblutungen
- beginnende Gerinnungsstörung
- Uterusrupturen

■ **Prädisponierende Faktoren:**
- mütterliche Anämie (Hb-Wert unter 11,0 g%) oder Störungen der Blutgerinnung (Morbus Werlhof)
- Mehr- oder Vielgebärende mit Überdehnung des Myometriums und Muskelschwäche oder Hydramnion
- protrahierte Eröffnungs- und Austreibungsperiode
- gehäufte Aborte in der Anamnese

Blutungen nach der Geburt

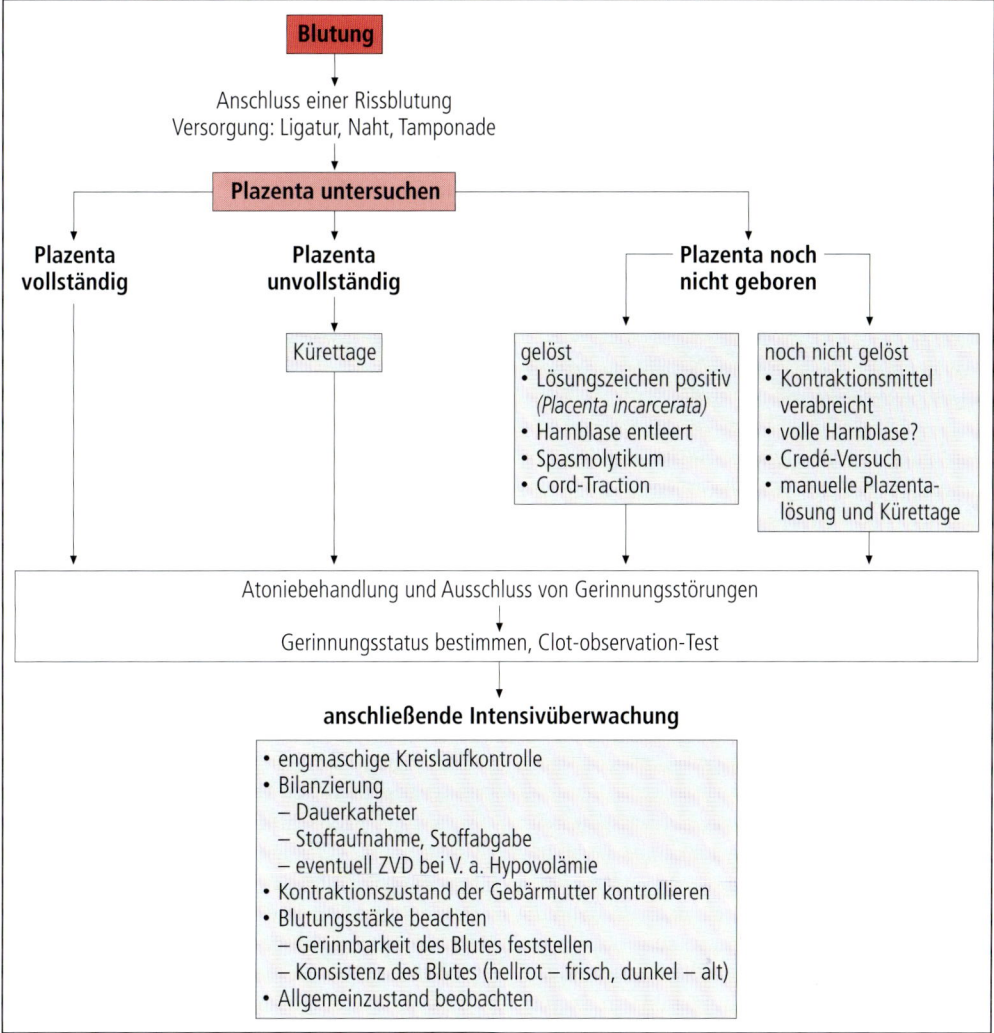

Abb. 21.14 Vorgehen bei Blutungen nach der Geburt des Kindes.

- schnell aufeinander folgende Geburten
- *Uterus myomatosus*
- Plazentalösungsstörungen bei vorausgegangenen Geburten (Kürettage)

■ **Diagnose** (Tab. 21.9 und Abb. 21.14):
- Lösung und Geburt der **Plazenta** überprüfen.
- Vollständigkeit der Plazenta kontrollieren, zusammen mit dem ärztlichen Geburtshelfer, gegebenenfalls Nachtastung.
- **Kontraktionszustand:** Falls der Uterus groß und weich zu tasten ist, Gabe von Kontraktionsmitteln und engmaschige Kontrolle.
- **Rissblutung** ausschließen.
- Wenn sich auch dafür kein Hinweis zeigt (Einstellung), an eine **Gerinnungsstörung** denken. Gerinnungstendenz des Blutes und Blutungsmenge feststellen.

Geburtsverletzungen

Im Gegensatz zur atonischen Nachblutung, die oft erst einige Minuten nach der Geburt der Plazenta einsetzt, kommt es bei Geburtsverletzungen schon im Verlauf der Geburt zu Blutungen. Sind die Schultern oder der Rücken des Kindes bei der Entwicklung blutverschmiert, muss an eine Rissverletzung gedacht werden. Bei einer Rissverletzung kann der Uterus gut kontrahiert (klein und kugelig) sein und einen regelrechten Fundusstand aufweisen. Demgegenüber wird die Gebärmutter bei einer atonischen Nachblutung in der Regel groß und weich sein und immer wieder mit Blut voll laufen, wenn keine Kontraktionsmittel verabreicht werden.

Mögliche Rissverletzungen:
- Verletzungen der Vulva mit Labien- und Klitorisrissen sowie Verletzungen des Urogenitaltraktes
- Verletzungen der Vagina mit Scheiden-, Damm- und Zervixrissen sowie Fisteln

Die Gefahr von Verletzungen im Bereich des Geburtskanals besteht vor allem dann, wenn die Elastizität des Gewebes unzureichend ist (rigide Beckenbodenmuskulatur), aber auch dann, wenn die Dehnungskapazität vonseiten des Kindes überschritten wird (Übergröße, Lageanomalien) oder vaginal-operative Maßnahmen durchgeführt werden (Nahttechniken und weitere Verfahren siehe Kap. 24, S. 519 ff.).

Verletzungen der Vulva

Labienrisse: Am *Introitus vaginae* entsteht beim Durchtritt des Kopfes eine maximale Dehnung. Dieser Belastung halten die Innenseiten der Labien nur bedingt stand. Durch die maximale Dehnung wird die feine Gewebsfältelung aufgehoben; der durchschneidende vorangehende Teil verschafft sich so Raum. Auch bei falsch ausgeführtem Dammschutz kann es zu diesen meist halbmond- oder bogenförmigen Einrissen kommen, wenn die Finger auf den Labien anstatt auf dem Kopf zu liegen kommen. Kleine, nicht blutende und oberflächliche Schleimhautläsionen bedürfen in der Regel keiner Versorgung durch eine Naht.

Klitorisrisse entstehen ebenfalls bei der Überdehnung des Scheideneingangs, meist in Kombination mit Labienrissen. Blutungen in diesem gefäßreichen Gebiet machen eine sorgfältige Versorgung in Allgemeinnarkose notwendig.

Verletzungen des Urogenitaltraktes: In Verbindung mit Rissverletzungen der Labien und Klitoris, wie sie bei sehr großem Kind, Gewebsrigidität u. a. vorkommen können, kann es zu Einrissen im Bereich der Urethralöffnung kommen:
- Spasmus der Harnröhre infolge von Ödemen, Rissen oder Läsionen der Schleimhaut
- Retention von Urin mit Überdehnung der Harnblase, Ausbildung einer Überlaufblase, Restharnbildung und Nierenbeteiligung
- Entstehung einer chronischen Muskelschwäche, die einen langwierigen Wiederaufbau mittels Blasentraining, operativer Korrektur u. a. erforderlich macht
- Entstehung einer Scheiden-Blasen-Fistel. Durch anhaltenden ausgeübten Druck (lange tief stehender Kopf bei Geburtsstillstand) kann es zur Nekrose der auskleidenden Blasenschleimhaut kommen. Bricht diese Nekrose durch, entsteht eine Scheiden-Blasen-Fistel, bei der die Urinausscheidung *per vaginam* erfolgt.

Verletzungen der Vagina

Scheidenrisse: Dies sind Einrisse in die Scheidenschleimhaut, unter Umständen mit Beteiligung der darunter liegenden Muskulatur. Die Rissverletzung findet sich meist seitlich und entsteht durch die Überdehnung der Vagina. Scheidenrisse entstehen häufig bei vaginal-operativen Entbindungen (unsachgemäßes Einführen und Anlegen von Vakuumglocken oder Zangenlöffeln), beim verfrühten Mitpressen und bei vorzeitigen Dehnungsversuchen der Dammmuskulatur. Bei aufmerksamer Beobachtung fällt eine Blutung bereits vor dem Ein- oder Durchschneiden des vorangehenden Teils auf. Die Diagnose erfolgt durch die Damminspektion und Spekulumeinstellung nach der Geburt des Kindes. Oberflächliche Läsionen (Ablederungen) werden nicht genäht, größere Risse mit atraumatischem Nahtmaterial versorgt. Ein großer Riss birgt eine Blutungsgefahr in sich; zudem können paravaginale Hämatome und entzündliche Infiltrate entstehen.

Dammrisse: Der Damm ist als Teil des Beckenbodens ein Gewebsblock, der in der Austreibungsperiode durch den vorangehenden Teil auseinander geschoben und entfaltet wird. Zur Beurteilung des Schweregrades der Rissverletzung wird folgende Gradeinteilung vorgenommen (Abb. 21.15 a–c).
- **Dammriss I. Grades:** Einriss der Haut im Bereich der hinteren Kommissur **ohne** Beteiligung der dammbildenden Muskulatur.
- **Dammriss II. Grades:** Einriss der Haut **und** der dammbildenden Muskulatur (*M. bulbospongiosus, M. transversus perinei superficialis*).
- **Dammriss III. Grades:** Einriss der Schleimhaut, der dammbildenden Muskulatur **und** des Schließmuskels (*Musculus bulbospongiosus,*

Blutungen nach der Geburt

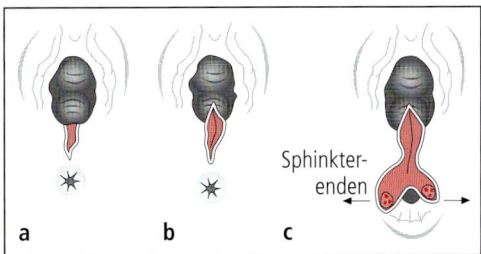

Abb. 21.15 Dammriss. **a** Dammriss ersten Grades, **b** Dammriss zweiten Grades, **c** Dammriss dritten Grades.

Musculus sphincter ani externus); möglicherweise reißt auch die Rektumwand bzw. Schleimhaut (**Dammriss IV. Grades**).

■ **Komplikationen:**
- Entzündungen, evtl. Sekundärheilung
- Inkontinenz
- Ausbildung einer Rektum-Scheiden-Fistel mit Austritt von Stuhl *per vaginam*. Diese Fistelbildung tritt sehr selten auf und betrifft in der Regel unterernährte oder bereits bei vorausgegangenen Geburten gewebsgeschädigte Frauen. Das Vorkommen von Fisteln ist daher in Ländern der Dritten Welt weitaus häufiger (Pritchard 1989).

■ **Therapie:** Atraumatische Versorgung der Rissverletzung (s. Kap. 24).

Aufgaben der Hebamme
- Information des Arztes
- Damminspektion nach Desinfektion des äußeren Genitales
- unter Umständen Assistenz bei der Naht
- Beratung der Frau über hygienische Aspekte (Spülungen, Bindenwechsel) sowie über Ernährung, die eine Obstipation verhindern und einen möglichst weichen Stuhlgang gewährleisten soll

Störungen der Plazentalösung

! Störungen der Plazentalösung liegen vor, wenn die Lösung ausbleibt oder nur unvollständig ist.

■ **Ursachen:** sind funktioneller und anatomischer Art.

■ **Symptomatik:** Die Hebamme muss an eine Lösungsstörung denken, wenn es nach Ausschluss einer Rissverletzung weiterhin blutet beziehungsweise wenn 30 Minuten nach der Geburt des Kindes keine Anzeichen dafür erkennbar sind, dass sich die Plazenta gelöst hat und gewonnen werden kann.

Funktionell bedingte Lösungsstörungen

Placenta incarcerata
Durch eine volle Harnblase und die dadurch verlegten Geburtswege kann die bereits gelöste Plazenta nicht gewonnen werden. Auch bei einem hypertonen unteren Uterinsegment und einem Zervixspasmus (infolge einer Überdosierung von Wehenmitteln) bleibt die Plazenta aus.

> Die Lösungszeichen sind positiv, häufig ist eine wohl gefüllte Harnblase zu tasten. Es muss überprüft werden, ob eventuell Wehenmittel überdosiert wurden.

■ **Therapie:** Entleerung der Harnblase. Wenn dies nicht spontan möglich ist, ist ein Katheterismus unter sterilen Kautelen angezeigt, ebenso wie die (ärztlich angeordnete) Gabe von Spasmolytika zur Überwindung des Spasmus am unteren Uterinsegment und/oder der Zervix. Der Einsatz von Homöopathika und/oder Akupunktur zeigt ebenfalls oft gute Erfolge. Führen diese Maßnahmen nicht zum Erfolg, ist ein Versuch zur Gewinnung der Plazenta in Vollnarkose angezeigt und gegebenenfalls eine manuelle Plazentalösung durch den zuständigen Arzt.

Placenta adhaerens
Hierbei bleibt die Lösung der Plazenta infolge mangelnder Kontraktionsfähigkeit der Gebärmuttermuskulatur aus, insbesondere nach Überdehnung bei Mehrlingsgeburten, Hydramnion, Riesenkindern, aber auch nach erschöpfenden Eröffnungs- und Austreibungsperioden.

■ **Häufigkeit:** 1 : 2 000 Geburten.

■ **Diagnose:**
- Lösungszeichen negativ
- atonische Gebärmutter
- ausbleibende oder kaum merkliche Nachgeburtswehen

- **Therapie:**
- Verabreichung des entsprechenden homöopathischen Akutmittels; Akupunktur
- Anreiben einer Wehe
- prophylaktische Gabe von 3 IE Syntocinon®
- vorsichtiger Versuch zur Gewinnung der Plazenta durch Cord-Traction am kontrahierten Uterus
- Handgriff nach Credé am kontrahierten Uterus
- Handgriff nach Credé am kontrahierten Uterus in Vollnarkose

Placenta membranacea

Bei dieser seltenen Plazentaform bietet die Nachgeburt infolge ihrer Großflächigkeit und geringen Dicke (normale Dicke 2,0 cm) wenig oder kaum Angriffsfläche für die Nachgeburtswehen.

Tubeneckenplazenta

Die Implantation der Plazenta in den eher kontraktionsschwachen beziehungsweise -armen Tubenecken der Gebärmutter kann eine Lösungsstörung verursachen. Kraft und Intensität der Nachgeburtswehen finden hier wenig Ansatzpunkte.

Anatomisch bedingte Lösungsstörung

Placenta accreta, increta, percreta

Hier ist die Plazenta mit ihrer Haftstelle fest verwachsen. In der Regel fehlt die gesamte *Decidua basalis*, sodass die Zotten bis zur Gebärmuttermuskulatur eingewachsen sind (*Placenta accreta*). Wachsen die Zotten in das Myometrium hinein, liegt eine so genannte *Placenta increta* vor, bei der *Placenta percreta* kann die Einwachsung über die gesamte Muskelschicht bis in die Uterusserosa hinein erfolgen.

- **Häufigkeiten:**

1. *Placenta accreta vera*	80 %
2. *Placenta increta*	15 %
3. *Placenta percreta*	5 %

Im Vordergrund steht für die Hebamme, ohne die Unterscheidung zwischen einer *Placenta accreta* oder *percreta* treffen zu können, die sich nicht lösende Plazenta. Zeigen die auch hier geltenden, bereits besprochenen Maßnahmen wie
- Homöopathie, Akupunktur,
- Entleerung der Harnblase,
- Anreiben einer Wehe oder
- prophylaktische Gabe von 3 IE Syntocinon® intravenös

bei fehlenden Lösungszeichen und vorhandenen Nachgeburtswehen keinen Erfolg, so ist – nach entsprechendem Abwarten – der Versuch einer manuellen Lösung in Vollnarkose durch den zuständigen Arzt zu unternehmen.

Manuelle Lösung der Plazenta

Die den Bundesländern unterstehende Berufsordnung für Hebammen sieht vor, dass die Hebamme zur Abwendung einer ernsten Gefahr für die Mutter eine manuelle Lösung der Plazenta vornehmen darf (vgl. hierzu Berufsordnung). Prinzipiell muss hierbei Folgendes bedacht werden: Durch die Ausführung der manuellen Lösung ohne ausreichende Analgesierung beziehungsweise Anästhesieverfahren bei ohnehin schon intensiver Blutung und möglicherweise schon vorhandener Schocksymptomatik kann die Ausgangssituation verschlechtert werden. Selbstverständlich ist, dass bereits bei einer leicht verstärkten Blutung ein intravenöser Zugang gelegt werden muss. Kreislaufsubstituierende Infusionslösungen müssen verfügbar sein; der Arzt muss bereits informiert worden sein.

Das **Vorgehen bei der manuellen Plazentalösung und Nachtastung** wird im Kapitel 24 beschrieben.

Nach einer manuellen Plazentalösung erfolgt eine manuelle Nachtastung, um ein Zurückbleiben von Plazentaresten und wandständigen Blutgerinnseln auszuschließen, im Zweifel erfolgt eine instrumentelle Nachtastung. Eine Atonieprophylaxe durch die Gabe von 3 IE Syntocinon®, das Auflegen einer Eisblase, die Entleerung der Harnblase und engmaschige Funduskontrollen sowie sonographische Kontrollen sind angezeigt.

Blutungen nach der Geburt der Plazenta

Kommt es nach der Geburt der Plazenta zu einer Nachblutung – die häufigste nachgeburtliche Komplikation –, sind folgende möglichen Blutungsursachen nacheinander auszuschließen:
- unvollständige Plazenta
- mangelnde Kontraktionsfähigkeit der Gebärmutter oder Atonie

Blutungen nach der Geburt

- Vorliegen einer noch nicht erkannten Geburtsverletzung
- Störung der Hämostase – Vorliegen einer Gerinnungsstörung.

Plazentabedingte Blutungen

- Nochmals eine Kontrolle der Plazenta auf Vollständigkeit durchführen mit entsprechender Dokumentation.
- Feststellen, ob Oberflächendefekte oder eine aufgeraute Plazenta (Deziduadefekte) vorliegen.
- Feststellen, ob in der Eihaut oder am Rand der Plazenta abgerissene Gefäße sind, die auf eine Nebenplazenta schließen lassen.
- Überprüfen, ob bei der Gewinnung der Plazenta und beim Torquieren (Drehen der Eihäute) ein großes Stück Eihaut zurückgeblieben ist.

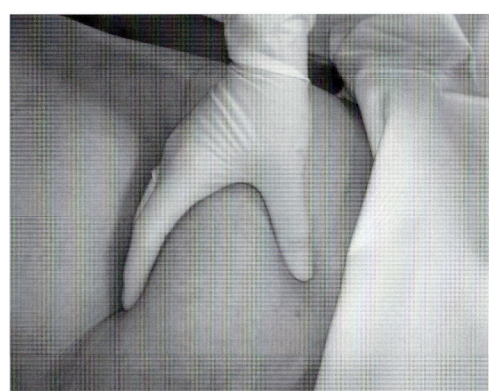

Abb. 21.16 Handgriff nach Credé.

> **Therapie:** Beim geringsten Verdacht auf Unvollständigkeit der Plazenta muss eine instrumentelle Nachtastung erfolgen.

■ **Komplikationen:**
- Blutungen im Wochenbett
- Infektionen im Wochenbett
- verzögerte Rückbildung
- Entartung des zurückgebliebenen Plazentagewebes (Umwandlung in einen Plazentapolypen, Trophoblasttumor)

Blutungen infolge mangelnder Kontraktion der Gebärmutter – atonische Blutung

Nach der Gewinnung der vollständigen Plazenta werden der Kontraktionszustand und gleichzeitig der Fundusstand des Uterus überprüft. In der Regel befindet sich der *Fundus uteri* 1 bis 2 Querfinger unter dem Nabel (physiologische Dauerkontraktion, Gabe von Kontraktionsmitteln). Durch die Überdehnung der Gebärmuttermuskulatur bleibt die regelrechte Konstriktion der Gefäße der Plazentahaftstelle (so genannte lebende Ligatur) aus. Eine gefüllte Harnblase oder zurückgebliebene Blutkoagel können ebenfalls eine Kontraktion der Gebärmutter verhindern, ebenso wie eine Überstimulation der Muskulatur durch Wehenmittel, heftiges Kristellern oder gewaltsame Expressionsversuche.

■ **Therapie:**
- prophylaktische Gabe von 3 IE Syntocinon® nach Gewinnung der vollständigen Plazenta; vorher Fundusstand überprüfen
- Ausdrücken der Gebärmutter nach Anreiben einer Wehe, um sie von Blutgerinnseln zu entleeren
- falls spontane Blasenentleerung nicht möglich: Katheterismus
- Auflegen einer in ein Tuch eingeschlagenen Eisblase
- Vitalzeichenkontrolle – Monitoring
- Halten der Gebärmutter (s. u.), exakte Überwachung der Blutung und des Kontraktionszustandes
- Oxytocininfusion i.v. (je nach Klinikstandard, z. B. 500 ml Glukose 5 % und 15 IE Oxytocin)
- Prostaglandininfusion i.v. (je nach Klinikstandard, z. B. 500 ml NaCl 0,9 % und 1 Ampulle Nalador®)
- Volumenersatz

Haben diese Maßnahmen zum Sistieren der Blutung geführt, soll die Gebärmutter für einige Zeit (etwa eine halbe Stunde) mit dem Handgriff nach Credé (Abb. 21.16, Tab. 21.10) gehalten werden, um ein erneutes Vollbluten des Cavums zu verhindern und um gleichzeitig den Kontraktionszustand überwachen zu können. Eine Tonusminderung kann durch das sanfte Anreiben einer Wehe ausgeglichen werden. Zugleich wird ein beckenwärts nach unten gerichteter Druck ausgeübt. Sistiert die Blutung nicht, muss umgehend manuell nachgetastet werden. Neben Blutgerinnseln, die eine Kontraktion behindern, muss auch eine Perforation oder eine Rissverletzung der Gebärmutter

Tab. 21.10 Handgriffe zum Halten der Gebärmutter.

Benennung	Methode
Handgriff nach Credé gebräuchlichster Handgriff in der Plazentar- bzw. Postplazentarperiode; bei Atonie, Expressionsversuch	bei kontrahiertem Uterus: Größtmöglichster Anteil des Fundus wird zwischen Daumen und Fingern umfasst. Uterus wird in die »Mitte« gebracht. Komprimierung und gleichzeitiger Druck in Führungslinie.
Handgriff nach Fritsch bimanuelle externe Uteruskompression insbesondere zur zeitlichen Überbrückung bis zur Kürettage etc.	bei kontrahiertem Uterus: wie Handgriff nach Credé, gleichzeitig mit sterilem Tuch Kompression der Vulva/Introitus, Uterus wird vorsichtig dieser Hand entgegengeschoben.
Handgriff nach Hamilton Punchingball-Handgriff Notfallhandgriff in Extremstsituationen; hohe Komplikationsrate durch Stempelwirkung der eingehenden Hand (Schock, Embolie u. a.)	Uterus wird extern von oben nach unten der eingehenden Hand entgegengedrückt, die in der Scheide zur Faust geballt wird. Die Fingerknöchel als glatte Kompressionsfläche komprimieren den Uterus.

ausgeschlossen werden. Im Anschluss an die Nachtastung wird die Gebärmutter erneut durch den Handgriff nach Credé gehalten.

■ **Komplikationen:**
- Entstehung einer Verbrauchskoagulopathie
- Schock, Schockfolgen
- Transfusionsrisiken
- notwendige Uterusexstirpation (operative Entfernung der Gebärmutter) als *Ultima Ratio*

Zur Überbrückung der Zeit bis zum Therapiebeginn kann die Gebärmutter mit bestimmten Handgriffen komprimiert werden (Tab. 21.10).

Literatur

Clark SL, Hankins GD, Dudley DA, Dildy GA, Porter TF. Amniotic fluid embolism: analysis of the national registry. Am J Obstet gynecol 1995; 172: 1158–69.

Cunningham FG. Williams Obstetrics. 21 st ed. Columbus: McGraw-Hill Publishing 2001.

Gabbe SG, Niebyl JR, Simpson JL (eds). Obstetrics – normal and problem pregnancies. New York: Churchill Livingston 1986.

Hawe JA, Olah KS. Posterior uterine rupture in a patient with a lower segment caesarean section scar complicating prostaglandine induction of labour. Br J Obstet Gynaecol 1997; 104: 857–8.

James DK, Steer PJ, Weiner CP. High risk pregnancy. Managing options. London, Tokyo: Saunders 1994.

Jundt K, Peschers U, Pfürtner U, Kindermann G. Zur sexuellen Gewalt im frauenärztlichen Bereich – Ergebnisse einer Umfrage. In: Kindermann G, Dimpfl T (Hrsg). Kongressband zum 53. Kongress der DGGG 2001. Stuttgart, New York: Thieme 2001; 43–45.

Karetzky M, Ramirez M. Acute respiratory failure in pregnancy. Med Baltimore 1998; 77: 41–9.

Killiam A. Amniotic fluid embolism. Clin Obstet Gynecol 1985; 28 (1): 32–48.

Knuppel RA. Septic shock in obstetrics. Clin Obstet Gynecol 1984; 27 (1): 3–10.

Kretz FJ, Schäffer J. Anästhesie, Intensivmedizin, Notfallmedizin, Schmerztherapie. 4. Aufl. Heidelberg: Springer 2006.

Leveno KJ et al. Obstetric emergencies. Clin Obstet Gynecol 1990; 33 (3): 405–535.

Maier RC. Control of postpartum haemorrhage with uterine packig. Am J Obstet Gynecol 1993: 169: 317–21.

Martius G. Geburtshilflich-perinatologische Operationen. Stuttgart, New York: Thieme 1986.

Nadesan K, Jayalakshmi P. Sudden maternal deaths from amniotic fluid embolism. Ceylon Med J 1997; 42: 185–9.

Naeye RL. Abruptio placentae and placenta praevia. Frequency, perinatal mortality and cigarette smoking. Clin Obstet Gynecol 1992; 33 (1): 701–32.

Pritchard M. Myles textbook for midwives. 14th ed. Edinburgh: Churchill & Livingston 1989.

Rath W, Friese K (Hrsg). Erkrankungen in der Schwangerschaft. Stuttgart, New York: Thieme 2005.

Schmidt-Matthiesen H, Wallwiener D. Gynäkologie und Geburtshilfe. 10. Aufl. Stuttgart, New York: Schattauer 2004.

Sher G, Statland BE. Abruptio placentae with coagulopathy – rational basis for management. Clin Obstet Gynecol 1985; 28 (1): 15–28.

Striebel HW. Anästhesie und Intensivmedizin für Studium und Pflege. 4. Aufl. Stuttgart, New York: Schattauer 1999.

van Geijn HP, Vothknecht S. Training in the management of critical problems: a teacher's view. Eur J Obstet Gynecol 1996; 65: 145–8.

Van Hook JW. Trauma in pregnancy. Clin Obstet Gynecol 2002; 45 (2): 414–24.

WHO (Hrsg). Krug EG, Dahlberg LL, Mercy JA, Zwi AB. World report on violence and health. WHO Resolution 49.25. Geneva 2002.

22 Management von Mehrlingsgeburten

Sonja Opitz-Kreuter

Durch die Weiterentwicklung der medikamentösen Ovulationsauslöser und der heutigen Reproduktionsmedizin treten Mehrlingsgeburten inzwischen häufiger auf, als nach der Hellin-Regel (Tab. 22.1) zu erwarten wäre.

Die Entstehung von Mehrlingsschwangerschaften unterliegt einer ethnischen Häufung; z.B. liegt die Zwillingshäufigkeit bei Belgierinnen bei 1:56, bei Chinesinnen aber um die 1:300 (Nelson 1987).

Das Vorkommen von Mehrlingen in der Familie der Frau spielt ebenso eine Rolle wie das erhöhte Auftreten von Mehrlingen bei höherem Alter der Mutter (Gipfel bei 37 Jahren) und bei Mehr- und Vielgebärenden. Im letzten Fall wird eine mit jeder Schwangerschaft ansteigende Gonadotropinsekretion angenommen. Ein deutlicher Anstieg der Mehrlingsschwangerschaften ist auch bei Gabe von follikelstimulierenden Medikamenten im Rahmen einer Kinderwunsch- oder Sterilitätsbehandlung zu sehen sowie in den ersten Monaten nach Absetzen der Pille.

Entwicklung von Mehrlingsschwangerschaften

Eineiige Zwillinge (25%): Wenn nach Befruchtung einer Ei- durch eine Samenzelle in den ersten 13 Tagen eine Teilung stattfindet, bilden sich zwei gleichgeschlechtliche und erbgleiche Anlagen aus. Bei der Teilung im **Morulastadium** kommt es zu einer unabhängigen Entwicklung, zur Ausbildung von zwei Amnien, zwei Chorien und zwei Plazenten. Eine Teilung im **Blastozystenstadium** ergibt eine gemeinsame Plazenta mit Chorion, die Amnionhöhle jedoch ist getrennt, ein gemeinsamer dritter Kreislauf ist möglich. Eine Trennung nach Bildung der **Amnionhöhle** ergibt eine gemeinsame Eihöhle sowie einen möglichen gemeinsamen dritten Kreislauf (Abb. 22.1 bis 22.4).

Zweieiige Zwillinge (75%) entstehen durch Befruchtung zweier Follikel durch einen zufälligen Vorgang, spontan oder hormonell stimuliert. Die Implantation erfolgt unabhängig voneinander, Plazenta und Eihäute sind getrennt, können aber im weiteren Verlauf »zusammenwachsen«, ein dritter (Verbindungs-)Kreislauf fehlt.

Die Differenzierung der Ein- oder Zweieiigkeit, der Plazentation und der Eihäute ist für die Führung der Schwangerschaft wichtig; die Morbidität ist bei monozygoten bzw. monochorial-monoamnialen Zwillingen durch ein fetofetales Transfusionssyndrom (FFTS) deutlich erhöht.

Tab. 22.1 Hellin-Regel zur Bestimmung der Häufigkeit spontaner Mehrlingsschwangerschaften.

Zwillinge	1:85	Gemini
Drillinge	$1:85^2$	Triplet
Vierlinge	$1:85^3$	Quadruplet

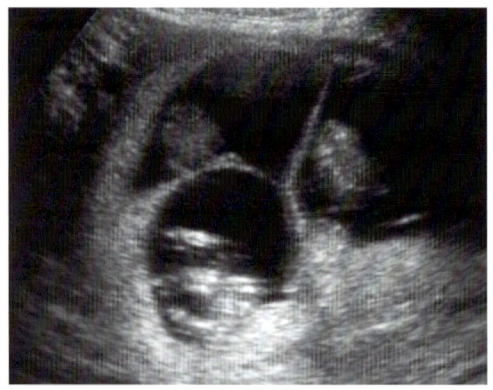

Abb 22.1 Dichoriote triamniale Drillinge, 11+3 SSW (mit freundlicher Genehmigung von Dr. S. Minderer, Frauenärzte und Genetik, München).

Schwangerschaftsverlauf

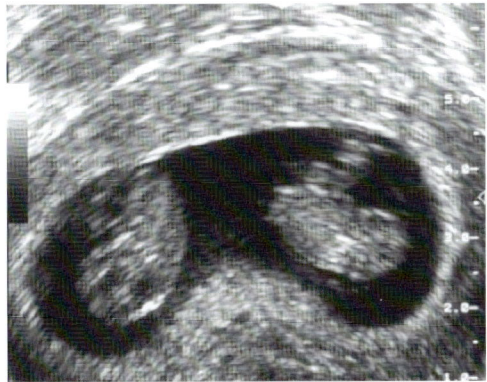

Abb. 22.2 Monochoriote monoamniale Zwillinge, 8+4 SSW (mit freundlicher Genehmigung von Dr. S. Minderer, Frauenärzte und Genetik, München).

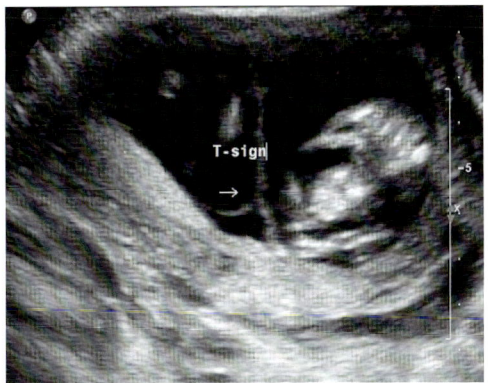

Abb. 22.3 Monochoriote monoamniale Zwillinge, 13+1 SSW (mit freundlicher Genehmigung von Dr. S. Minderer, Frauenärzte und Genetik, München).

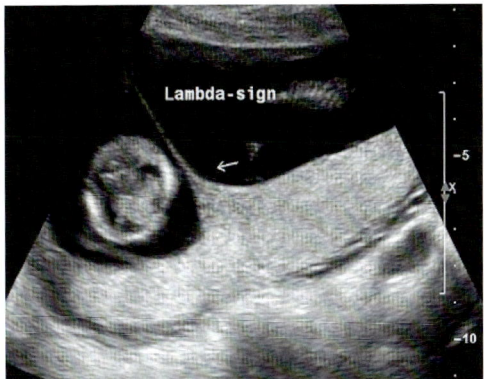

Abb. 22.4 Dichoriote diamniale Zwillinge, 11+3 SSW, mit Lambda-Zeichen (mit freundlicher Genehmigung von Dr. S. Minderer, Frauenärzte und Genetik, München).

Diagnose der Mehrlingsschwangerschaft

Apparative Diagnostik

Durch den Einsatz der Ultraschalldiagnostik ist der Nachweis über zwei verschiedene Herzfrequenzmuster im Kardiotokogramm in den Hintergrund getreten. Die Darstellung des Chorions und des Amnions ermöglicht auch frühzeitig die Diagnose von monoamniotischen Zwillingen.

Äußere und innere Untersuchung

Bei der Erstuntersuchung und der äußeren Inspektion der mit Mehrlingen schwangeren Frau fällt Folgendes auf:
- Der Fundusstand ist höher, als von der Zeit her zu erwarten wäre.
- Bei der Beurteilung der Stellung des Rückens erscheint die Gebärmutter nicht nur größer, sondern auch breiter ausladend; möglicherweise sind mehrere große oder kleine Teile zu tasten.
- Die Gewichtszunahme liegt über der Norm ohne Ödembildung und ohne Hinweis auf Stoffwechselerkrankungen beziehungsweise organische Ursachen.
- Mittels Dopton bzw. CTG lassen sich zwei verschiedene Herztonfrequenzen nachweisen.

Schwangerschaftsverlauf

Subjektive Schwangerschaftsbeschwerden

Die Rate der subjektiven Schwangerschaftsbeschwerden ist im Verhältnis zu den Einlingsschwangerschaften deutlich erhöht. Die Frauen klagen mit zunehmendem Gestationsalter wegen der Mehrbelastung gehäuft über:
- Unwohlsein und Erbrechen
- venöse Stauungen und Varizen
- vorzeitige Kontraktionen

- Kurzatmigkeit (durch den Zwerchfellhochstand bedingt)
- Sodbrennen und Schluckauf
- Bewegungseinschränkungen
- allgemeine Leistungsminderung

Die Frauen sollten nach der so genannten Trimenonregel einbestellt werden:
- im ersten Trimenon alle 3 Wochen
- im zweiten Trimenon alle 2 Wochen
- im dritten Trimenon alle 1 bis 2 Wochen

Hausbesuche durch die Hebamme, (Einzel-)Geburtsvorbereitungskurse, die Hinführung zu Entspannungsübungen (Atemtechnik, Yoga, Malen) und die vielfältigen Hilfen bei Schwangerschaftsbeschwerden durch Homöopathie, Phytotherapie, Akupunktur u.a. tragen deutlich zur Stabilisierung der Schwangeren bei.

Komplikationen im Schwangerschaftsverlauf

Komplikationen ergeben sich bei Mehrlingsschwangerschaften erheblich häufiger als bei der Einlingsschwangerschaft.
Bei der Mutter treten deutlich häufiger auf:
- *Hyperemesis gravidarum*
- Zervixinsuffizienz, vorzeitige Wehentätigkeit
- Anämien
- Gestose- beziehungsweise Pfropfgestose-Entwicklung
- Gestationsdiabetes
- psychosoziale Probleme

Bei den Kindern häufen sich:
- Untergewichtigkeit; im Mittel wiegen Zwillinge ca. 300 bis 500 g weniger als Einlinge im gleichen Gestationsalter
- unterschiedliche Entwicklung beziehungsweise Retardierung eines Mehrlings (diskordantes Wachstum)
- Frühgeburtlichkeit und die damit verbundenen Probleme
- Lage- und Poleinstellungsanomalien

Besondere Aspekte

Bis zur Mitte des zweiten Trimenons wachsen beide Kinder regelrecht, danach nehmen sie weniger an Gewicht zu als ein gleichaltriges Einlingskind. Das durchschnittliche Gewicht liegt bei 2 200 bis 2 400 g, wobei das erste Kind meist 100 g schwerer ist. Zusammen mit dem Untergewicht spielt auch die häufig auftretende Dystrophie bei der Entwicklung von Anpassungs- und Gedeihstörungen eine Rolle. Die durchschnittliche Tragzeit ist ebenfalls reduziert; etwa 50 % werden vor der 37. SSW entbunden, 10 % vor der 32. SSW. In der Praxis muss daher bei Zwillingen mit Frühgeburtlichkeit, evtl. auftretenden Infektionen bei vorzeitigem Blasensprung und reduziertem Geburtsgewicht gerechnet werden (häufig unterhalb der 5. Perzentile). Eine erhöhte Morbiditätsrate besteht vor allem für den zweiten Zwilling, sie ist abhängig von der Dauer des Geburtsintervalls, dem »fetal outcome« des Kindes und wird von vielen anderen Faktoren mit beeinflusst.

Neben diesen Aspekten sind in einem ausführlichen Beratungsgespräch mit den werdenden Eltern folgende Punkte zu besprechen:
- Kriterien für die Wahl der Entbindungsklinik:
  - Ist eine Kinderklinik mit Frühgeburtenbetten angeschlossen?
  - Ist bei höhergradigen Mehrlingen (Drillingen, Vierlingen) ausreichend Personal verfügbar?
- Besprechung des Geburtsmodus bei Frühgeburtlichkeit, Poleinstellungsanomalien u.a.
- vorzeitiger Klinikaufenthalt:
  - Wer steht bei einem notwendig werdenden Klinikaufenthalt zur Versorgung der Familie zur Verfügung?
- Verfügbarkeit einer Nachsorgehebamme
- Hinweis auf Selbsthilfegruppen von Mehrlingseltern (Adressen zu beziehen über: Zeitschrift für Mehrlingseltern, Verlag Marion von Gratkowski, Postfach 17 17, 86899 Landsberg am Lech)
- Hinweis auf das Mutterschutzgesetz; Verlängerung des Beschäftigungsverbotes auf 12 Wochen für Mütter von Frühgeborenen oder Mehrlingen
- Förderungsmittel für die Mehrlingsfamilie: Auskunft über das je nach Bundesland unterschiedliche Familiendarlehen oder andere Förderungsmöglichkeiten erteilen das zuständige Jugendamt, die Gemeinden oder das Sozialministerium des jeweiligen Bundeslandes.

Tab. 22.2 Prozentuale Verteilung der geburtshilflichen Situationen bei Zwillingen (Poleinstellung, Lage) (mod. nach Chervenak 1986).

beide Kinder in Schädellage	42,5 %
Schädellage und Beckenendlage	26,0 %
Beckenendlage und Schädellage	6,9 %
beide in Beckenendlage	6,1 %
Schädellage und Querlage/Schräglage	12,4 %
Beckenendlage und Querlage/Schräglage	5,0 %
beide Kinder in Querlage/Schräglage	0,6 %

Leitung der Entbindung bei regelrechtem Verlauf

Die Geburtsleitung bei Mehrlingen entspricht im Wesentlichen der beim Einling, in Abhängigkeit von der kindlichen Haltung, Stellung, Poleinstellung und Lage. Bei Mehrlingen treten gehäuft Regelwidrigkeiten auf, besonders nach der Geburt des ersten Kindes (Tab. 22.2); sie können sich durch die Raumveränderungen im Uteruskavum ohne vorherige Anzeichen ergeben. So können sich auch aus einer günstigen Ausgangsposition – beide Kinder in Schädellage – Situationen entwickeln, die eine rasche operative Geburtsbeendigung notwendig machen.

Aufnahme in die Entbindungsabteilung

Wird die unter der Geburt stehende Frau aufgenommen, sind bei der Vorbereitung des Raumes folgende Maßnahmen empfehlenswert:
- Bereitstellung und Funktionsüberprüfung der Reanimationseinheit(en)
- Kopffreiheit für die möglicherweise bei vaginaloperativen Eingriffen notwendige Anästhesie
- Bereitstellung und Überprüfung eventuell notwendiger Instrumente oder Geräte
- Bereitstellung einer ausreichenden Menge von Handschuhen, so genannten »Steißtüchern« für die Entwicklung einer Beckenendlage und Materialien für die Eröffnung der Fruchtblasen auf dem Geburtstisch
- Wendungsschlinge
- Absprache über die Identifizierung der Kinder, z.B. für den 1. Zwilling 2 Klemmen oder Einmalklemmen

Komplikationen und Besonderheiten während der Geburt

Notwendige Maßnahmen

Während der Geburt sollten bei der kontinuierlichen Überwachung bedacht werden:
- Auftreten von hypo- oder hyperkinetischen Wehenstörungen
- Vermeidung eines *Vena-cava*-Syndroms
- nach vorzeitigem Blasensprung:
  - zweistündliche Temperaturkontrolle
  - CRP-Kontrolle, Abstriche, evtl. Antibiogramm bei Amnioninfektionssyndrom (vgl. Kap. 12)
- Frühgeburtlichkeit
  - Benachrichtigung des Kinderarztes
  - Bereitstellung der Frühgeburtenplätze
  - Überprüfung und Bereitstellung von Inkubatoren und Reanimationseinheiten
- Hinweise und Anzeichen für eine drohende kindliche Asphyxie beachten, insbesondere bei:
  - protrahierter Eröffnungs-/Austreibungsperiode
  - suspektem CTG
- eintretender Blasensprung:
  - Ein Vorliegen oder Vorfall der Nabelschnur oder kleiner Teile muss sofort ausgeschlossen werden.

Geburtsleitung beim ersten Zwilling

Die Geburtsleitung beim ersten Zwilling unterscheidet sich im Wesentlichen nicht von der Leitung der Einlingsgeburt. Bei einem unkomplizierten Verlauf wird nach wie vor empfohlen, Zwillinge, die sich beide in Schädellage befinden, vaginal zu entbinden. Wenn sich beide Kinder oder ein Kind nicht in Schädellage eingestellt haben, raten viele Autoren zwecks Senkung der kindlichen Morbiditätsrate zur primären abdominalen Schnittentbindung.

■ **Leitung:**
- Ein intravenöser Zugang sollte vorhanden sein.
- Es sollte eine kontinuierliche Kardiotokographiekontrolle beider Kinder mit einem so genannten Zwillingsgerät (Gemini-CTG) oder zwei Geräten erfolgen. Ein abwechselndes Dokumentieren sollte zugunsten der fortlaufenden Aufzeichnung beider Herzfrequenzen unter der Geburt nicht mehr durchgeführt werden.
- Während der Entwicklung der Kinder ist die Anwesenheit des Kinderarztes sowie des Narkosearztes unverzichtbar (wenn sie nicht da sind: Organisationsverschulden).
- Der Handgriff nach Kristeller sollte bei der Geburt des ersten Zwillings nicht angewandt werden, um eine vorzeitige Lösung der Plazenta zu vermeiden.
- Eine lang abgenabelte Nabelschnur mit ein oder zwei Nabelklemmen (zur Identifikation bei der späteren Beurteilung der Plazenta) lässt sich bei einer eventuellen vaginal-operativen Entwicklung des zweiten Zwillings ohne Behinderung des Operateurs in der Leistenbeuge der Mutter platzieren.

Es folgt die Erstversorgung des ersten Zwillings mit pH-Wert-Kontrolle des arteriellen Nabelschnurbluts. Eine Syntocinon®-Infusion (Wehentropf) wird nach der Geburt des ersten Kindes vorübergehend abgeschaltet, und der Kontraktionszustand der Gebärmutter überwacht. Auf einsetzende Blutungen (Lösung der normal sitzenden Plazenta, Randsinusblutung u. a.) ist zu achten.

Geburtsleitung beim zweiten Zwilling

Aus der kardiotokographischen Verlaufskurve des zweiten Zwillings und der äußeren und inneren Untersuchung nach der Entwicklung des ersten Zwillings ergeben sich Hinweise für die weitere Geburtsleitung. Fragliche Untersuchungsergebnisse oder nicht klar zu definierende Lagen können sofort durch eine Ultraschalluntersuchung geklärt werden.
Zeigt das CTG Anzeichen für eine drohende kindliche Asphyxie, ist sofort die Entwicklung des zweiten Zwillings anzuschließen. Ein problematischer Verlauf kann unter Umständen sogar nach der Spontangeburt des ersten Kindes eine Sectio am zweiten Zwilling notwendig machen. Die Morbiditätsrate des zweiten Kindes steigt progredient mit der Geburtsdauer. Als optimales, von fast allen Autoren empfohlenes Intervall zwischen erstem und zweitem Kind gilt bei einem guten CTG ein Zeitraum von 15 bis 30 Minuten.
In den meisten Fällen tritt nach der Geburt des ersten Kindes eine Wehenpause ein, wobei es bei einer nicht ausreichend kontrahierten Gebärmutter und dem nun verhältnismäßig großen Raumangebot zu einem spontanen Lage- oder Poleinstellungswechsel des noch ungeborenen Kindes kommen kann.

> !
> - Der zweite Zwilling weist häufiger eine erhöhte Azidoserate auf.
> - Beim zweiten Zwilling ist häufiger eine operative Geburtsbeendigung notwendig.
> - Ist schon beim ersten Kind eine Narkose notwendig, soll die Entwicklung des zweiten Kindes ohne weiteres Abwarten gleich anschließend erfolgen.

■ **Leitung** (abhängig von der Art des vorangehenden Teils):
- sofortige vaginale Untersuchung
- unter Schienung der Fruchtachse Anleitung der Frau zum vorsichtigen Mitschieben sodass gefühlt werden kann, inwieweit und welcher vorangehende Teil sich in das kleine Becken einstellt
- Stellt sich eine zweite Fruchtblase dar, kann unter Schienung der Fruchtachse und unter Sicht die Fruchtblase vorsichtig eröffnet werden, wenn der vorangehende Teil Beziehung zum Beckeneingang aufgenommen hat und ein Nabelschnurvorfall nicht mehr zu erwarten ist.

Schädellage des zweiten Zwillings

Bei bestehender Schädellage des zweiten Kindes wird zunächst eine Spontangeburt angestrebt. Kommt es zur Hypoxie oder macht ein Notfall eine schnelle Entbindung notwendig, wird je nach Höhenstand, Reife und Poleinstellung eine
- Vakuumextraktion,
- Zangenextraktion oder
- *Sectio caesarea* durchgeführt.

Beckenendlage des zweiten Zwillings

Tritt der vorangehende Teil des Kindes ohne Probleme mit einem akzeptablen Kardiotokographiemuster in das kleine Becken ein und ohne Komplikationen tiefer, ist die **Manualhilfe nach Bracht** anzuschließen. Besteht der Verdacht auf eine hypoxische Gefährdung, ist die **ganze Extraktion** einer zeitintensiven Manualhilfe vorzuziehen. Als Alternative steht nach intrauteriner Reanimation der Kaiserschnitt zur Verfügung.

Querlage des zweiten Zwillings

Bei der Querlage des zweiten Kindes wird nicht abgewartet, bis sich ein Lagewechsel des Kindes von selbst beziehungsweise durch die Wiederaufnahme der Wehentätigkeit ergibt. Vielmehr wird – durch das noch nicht kontrahierte, daher relativ weite Gebärmutterkavum vereinfacht – eine operative Entwicklung vorgenommen:
- innere Wendung aus der Querlage auf den Fuß und
- ganze Extraktion

Besonderheiten

Kommt es während der Eröffnungs- beziehungsweise Austreibungsperiode zum Geburtsstillstand oder gibt es bei begonnenen vaginal-operativen Entbindungen erhebliche mechanische Schwierigkeiten ohne erkennbare Ursache, muss die Hebamme an eine **Zwillingskollision** denken. Dieser Oberbegriff bezeichnet eine Behinderung des Austritts durch vorzeitiges Tiefertreten des zweiten Zwillings oder durch die teilweise oder vollständige Einkeilung der Mehrlinge. Die Praxis zeigt, dass vor allem bei Zwillingen, die »sich gegenübersitzen«, Behinderungen auftreten können.

Zwillingskollisionen sind sehr selten, bieten aber immer einen dramatischen Verlauf (Abb. 22.5).

Intrauteriner Fruchttod eines Zwillings

Frühschwangerschaft

Nach neuesten Ergebnissen aus Ultraschalluntersuchungen ist davon auszugehen, dass weitaus mehr Zwillingsanlagen bestehen als bisher angenommen (vanishing twin phenomenon, 20%; Fusi u. Gordon 1990). In der Regel ist in der Früh-

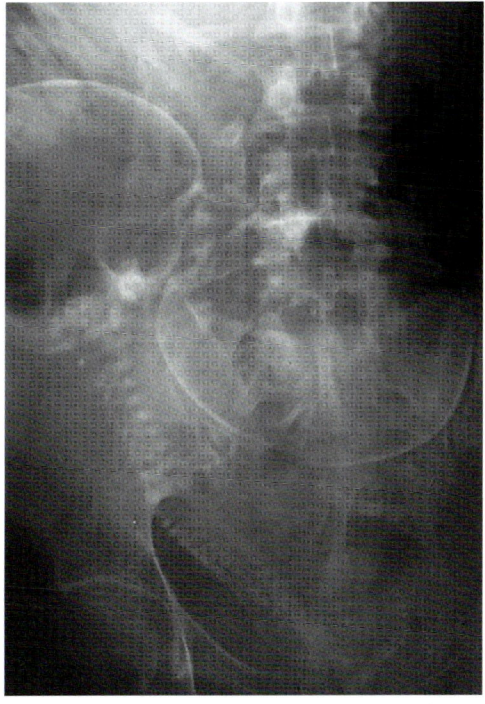

Abb. 22.5 Zwillingskollision (aus: Schmidt-Matthiesen H, Wallwiener D. Gynäkologie und Geburtshilfe. 10. Aufl. Stuttgart, New York: Schattauer 2005).

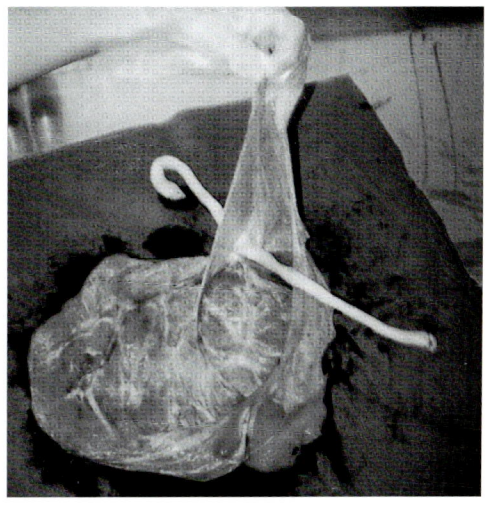

Abb. 22.6 *Insertio velamentosa* (s. S. 469) bei einer Zwillingsplazenta.

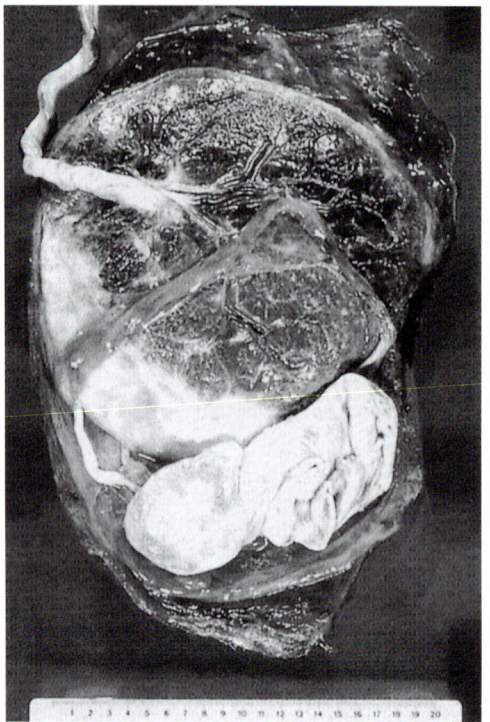

Abb. 22.7 Komprimierter Überrest eines Embryos (*Fetus compressus*) bei einer ursprünglich als Zwillingsschwangerschaft angelegten normal verlaufenen Einlingsschwangerschaft.

schwangerschaft die Prognose für die Überlebenden gut.
Es können sich nach der Geburt Anhaltspunkte für eine Mehrlingsschwangerschaft ergeben. So kann es
- zur Geburt eines *Fetus papyraceus*, eines so genannten Steinkindes, beziehungsweise einer »vertrockneten Frucht« oder aber
- zur Geburt eines Fruchtsackes mit komprimierten Überresten eines Embryos (*Fetus compressus*)

kommen (Abb. 22.7). In den meisten Fällen jedoch wird die Fruchtanlage resorbiert, sodass die Mehrlingsschwangerschaft nur durch frühere Ultraschalluntersuchungen nachweisbar ist.

Intrauteriner Fruchttod

Kommt es in der zweiten Schwangerschaftshälfte zum intrauterinen Fruchttod eines Mehrlings, besteht eine erhebliche Gefährdung für das lebende Kind und die Mutter. Bei ihr kann sich unter Umständen durch Einschwemmung von Mikroemboli oder thromboplastischem Material eine disseminierte intravasale Gerinnungsstörung (DIG) ausbilden. Die Schwangerschaft bedarf daher der klinischen Intensivkontrolle.
Durch das Absinken des Gefäßwiderstandes im toten Zwilling kann ein Schub vom noch lebenden (mit erheblichem Blutverlust) zum toten Zwilling entstehen.

Anastomosenbildung der plazentaren Gefäße

Arterioarterielle oder venovenöse Shunts sind in der Schwangerschaft von untergeordneter Bedeutung, da es sich um sauerstoffgleichwertiges Blut handelt. Kommt es jedoch zur Anlage eines arteriovenösen Shunts, tritt in ca. 15 % aller Fälle ein so genanntes fetofetales Transfusionssyndrom auf (FFTS; Simon 1995).
Zwischen Geber (Donor) und Empfänger (Akzeptor) bestehen aufgrund des Ungleichgewichts in der Versorgung die in Tabelle 22.3 dargestellten Hauptprobleme.

Tab. 22.3 Fetofetales Transfusionssyndrom.

Donor	Akzeptor
- Anämie, Hämoglobindifferenz > 5 g/dl - Hypovolämie (Blutungsschock bei der Geburt durch Anämie und Hypovolämie) - Wachstumsretardierung - kardiale Hypertrophie - Oligohydramnie	- Polyglobulie - Hypervolämie - Wachstumsretardierung, evtl. Makrosomie - Herzvolumenbelastung - Hydramnion - Hydrops

Duplicates

! Als Duplicates werden miteinander verbundene Zwillinge bezeichnet, im Volksmund auch »siamesische Zwillinge« genannt. Die Ursache für die Verbindung ist in einer unvollständigen Trennung der Embryoblasten zu suchen.

Kraniopagen: am Kopf verbunden
Thorakopagen: am Thorax verwachsen (siamesische Zwillinge, Abb. 22.8)
Ischiopagen: im Hüftbereich verwachsen
Dizephalus: zwei Köpfe, ein Körper
Omphalopagen: im Bauchbereich miteinander verwachsen
Thorakopagus parasiticus: im Thoraxbereich angelegter, manchmal rudimentär vorhandener zweiter Körper

Nachgeburtsperiode

Die **Komplikationsrate** bei Mehrlingsgeburten ist auch in der Nachgeburtsperiode stark erhöht.

■ **Ursachen** hierfür sind:
- Überdehnung der Gebärmuttermuskulatur durch protrahierte Eröffnungs- und Austreibungsperioden, primäre oder sekundäre Wehenschwäche, Multiparität
- notwendig gewordene vaginale Operationen, z. B. Forzeps am zweiten Zwilling

■ **Komplikationen:** typisch sind:
- vorzeitige Lösungen
- verstärkte Lösungsblutungen
- verzögerte Plazentalösungen
- atonische Nachblutungen

Es empfiehlt sich, vor der Gewinnung der Plazenta die Harnblase zu entleeren, da eine überfüllte Harnblase die Uteruskontraktionen (wohl reflektorisch) erschwert. Damit soll auch der Blutverlust so gering wie möglich gehalten werden.
Eine Atonie kann bei einer überdehnten Gebärmutter beziehungsweise nach operativen Manipulationen auch noch nach Stunden auftreten. Bei einem zweifelhaften Befund ist die Wöchnerin im Kreißsaal zu überwachen.

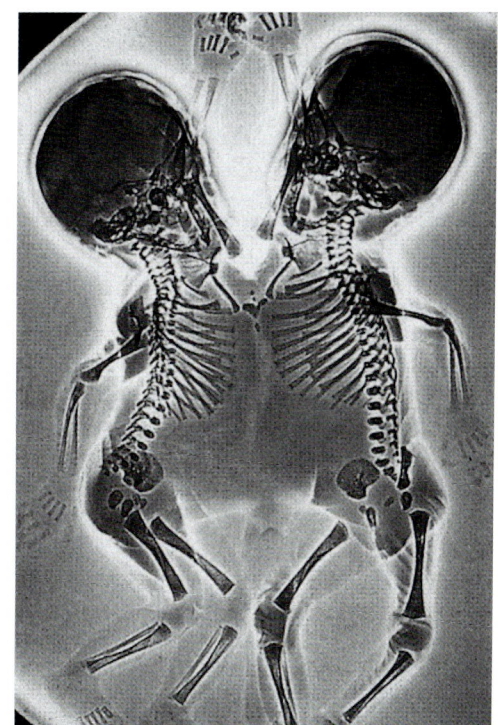

Abb. 22.8 Im Bereich des Thorax verwachsene Zwillinge, so genannte Thorakopagen.

Literatur

Berkowitz RL. Twin pregnancies in obstetrics. Edinburgh: Churchill & Livingston 1986.
Boggess KA, Chisholm CA. Twin delivery. A review of the Literature. Obstet Gynecol Survey 1997; 52: 728–35.
Casper F, Seufert P, Brockerhoff P. Die Zwillingsschwangerschaft – ein geburtshilfliches Problem? Hebamme 1992; 5: 55–7.
Chervenak FA. The controversy of mode of delivery in twins. Sem Perinatol 1986; 10 (1): 44–50.
Dudley DKL, D'Alton ME. Single fetal death in twin gestation. Sem Perinatol 1986; 10 (1): 65–73.
Feige A, Krause M. Beckenendlage. München, Wien, Baltimore: Urban & Schwarzenberg 2002.
Fraser DM, Cooper MA (eds). Myles textbook for midwives. 14th ed. Edinburgh: Churchill Livingston 2003.
Fusi L, Gordon H. Twin pregnancy complicated by single intrauterine death. Brit J Obstet Gynecol 1990; 97 (6): 511–7.
Grützner-Koennecke H. Drillinge. Ratgeber für Eltern und Schwangere. Zwingenberg: Markus Bissinger 2004.

Kurzel RB, Claridad L, Lampley EC. Cesarean section for the second twin. J Reprod Med 1997; 42: 767–70.

Laros RK, Dattel BJ. Management of twin pregnancy: The vaginal route is still safe. Am J Obstet Gynecol 1988; 158 (6): 1330–8.

Naeye RL. Disorders of the placenta, fetus and neonate. Diagnosis and clinical significance. St. Louis: Mosby 1992.

Nelson WE, Vaughan WE, Behrman RE. Nelson textbook of pediatrics. 17th ed. Philadelphia: Saunders 2003.

Porreco RP et al. Twin gestation. Clin Obstet Gynecol 1990; 33 (1): 1–102.

Romero R, Duffy TP, Berkowitz RL. Prolongation of a preterm pregnancy complicated by death of a single twin in utero and DIG. N Engl J Med 1984; 310: 772.

Ron-El R, Caspi E, Schreyer P. Triplet and quadruplet pregnancies and management. Obstet Gynecol 1981; 57: 458.

Schmidt-Matthiesen H, Wallwiener D. Gynäkologie und Geburtshilfe. 10. Aufl. Stuttgart, New York: Schattauer 2005; 274 ff.

Simon C. Pädiatrie. 7. Aufl. Stuttgart, New York: Schattauer 1995.

Van Geijn HP, Vothknecht S. Training in the management of critical problems: teacher's view. Eur J Obstet Gynecol Reprod Biol 1996; 65: 145–8.

23 Intrauteriner Fruchttod

Beate Pfeifenberger-Lamprecht

> **!** Verstirbt ein Kind in der zweiten Schwangerschaftshälfte oder unter der Geburt, spricht man vom »intrauterinen Fruchttod«.

Die **Häufigkeit** des intrauterinen Fruchttodes wird mit 0,25 % bis 1 % angegeben.
Ursachen können sich aus mütterlichen und kindlichen Erkrankungen sowie Notfällen während der Schwangerschaft oder unter der Geburt ergeben.
Die **Diagnose**, die bei fehlenden Kindsbewegungen und nicht mehr nachweisbaren Herztönen bereits wahrscheinlich ist, wird durch Ultraschalluntersuchung bestätigt.
Viele Frauen haben »eine Ahnung«, dass ihr Kind *in utero* verstorben ist. Fehlende Kindsbewegungen sind ein Hinweis, die Spannung in Bauch und Brüsten (vermutlich durch verminderte Fruchtwassermenge bzw. Hormonveränderung) kann abnehmen.
Manche Frauen nehmen vermeintliche »Kindsbewegungen« noch zu einem Zeitpunkt wahr, zu dem nachweislich der Tod des Ungeborenen bereits eingetreten war. Dies ist einerseits auf passive Bewegungen des Feten bei Lageveränderung der Mutter zurückzuführen, andererseits »kann es intensive Verdrängungsmechanismen geben, die nicht erlauben, dass ins Bewusstsein dringt, was nicht sein darf oder nicht bewältigt werden könnte« (Maier 2000, S. 124).

Mazeration

Beim in utero verstorbenen Kind setzt der Prozess der Mazeration (lat. *macero* = mürbe machen) ein: Die intrauterine Autolyse verläuft aseptisch; sie wird durch Enzyme an der Körperoberfläche sowie im Fruchtwasser abgesetztes Mekonium hervorgerufen und bewirkt ein Erweichen und den Zerfall des Gewebes.
Eine sichere Bestimmung des Todeszeitpunktes aus dem Grad der Mazeration ist nicht möglich, weil sie unterschiedlich schnell eintritt (Tab. 23.1).
Die **abakterielle Mazeration** ist nicht zu verwechseln mit **Fäulnis** und **Verwesung**.
Tritt eine Gewebszerstörung unter Mitwirkung von Bakterien ein, beispielsweise nach vorzeitigem Blasensprung oder Amnioninfektionssyndrom (s. Kap. 12), können die von Bakterien gebildeten Toxine schädigend sein, »Leichengifte« gibt es jedoch nicht. Als **Verwesung** wird die nach der Geburt eines toten Kindes unter Anwesenheit und Mitbeteiligung von Luftsauerstoff ablaufende Zersetzung bezeichnet.
Durch Übertritt kindlicher Autolysestoffe in den mütterlichen Kreislauf könnte es zum Verbrauch des Fibrinogens mit nachfolgenden Gerinnungsstörungen und lebensbedrohlichen Blutungen kommen (**dead fetus syndrome**). Das gegebenenfalls erhöhte Risiko für Blutgerinnungsstörungen ist selten in den ersten vier bis fünf Wochen nach dem fetalen Tod klinisch relevant. »Auch wenn in einzelnen Fallberichten das Auftreten einer disseminierten intravasalen Koagulopathie bei Müttern nach Absterben eines Fetus beschrieben wurde, konnte dieser Zusammenhang in größeren Kollektiven nicht bestätigt werden.« (Krampl et al. 2004, S. 791)
Tritt der intrauterine Fruchttod aufgrund einer vorzeitigen Plazentalösung ein, erhöht sich möglicherweise das Risiko für Blutgerinnungsstörungen, was bei anderen fetalen Todesursachen seltener auftritt (Keirse u. Kanhai 1998).

Aktive versus abwartende Betreuung

Die Zeitspanne zwischen der Diagnose eines antepartalen Todes und der Geburt ist geprägt durch massive Belastung. Nach der Diagnosestellung brauchen Frauen und ihre Partner bzw. Familien

Tab. 23.1 Mazerationsgrade.

Grad	Haut	Fruchtwasser	Typische Zeichen	Zeitpunkt
Mazeration 1. Grades	grau-weiß	vorwiegend grünlich	weiche Haut schilfert bei Berührung leicht ab, Käseschmiere, Nabelschnur und Eihäute meist grünlich verfärbt	in den ersten Stunden nach dem Fruchttod
Mazeration 2. Grades	Blasenbildung	fleischwasserfarben (Auslaugen des Blutfarbstoffes)	Haut hebt sich in Blasen ab und beginnt sich abzulösen, gelockerte Gelenke	Blasenbildung innerhalb von 24 bis 72 Stunden
Mazeration 3. Grades	graubraune Färbung (Auswirkung der Hämolyse)	bräunlich	schlotternde Gelenkverbindungen und Schädelknochen (unregelmäßige Verformung), durch Verflüssigung der Organe insgesamt fluktuierendes Abdomen	Vollbild nach 2 bis 4 Wochen

- Zeit und Gelegenheit, sich auf die Situation einzustellen,
- Aufklärung über die Wahlmöglichkeiten und ausreichend Zeit, diese zu überdenken,
- Autonomie und transparente Entscheidungskompetenz,
- Gelegenheit, mit dem Trauerprozess zu beginnen,
- Aussicht, Entscheidungen in einer Umgebung zu treffen, wo sie sich sicher fühlen,
- Begleitung nach Hause, wenn die Frau allein in die Praxis oder das Krankenhaus gekommen ist.

Vom physischen Standpunkt aus gibt es **keine deutlichen Vorzüge oder Gefahren der abwartenden Haltung** verglichen mit der Einleitung der Geburt. Die Vor- und Nachteile liegen fast ausschließlich im emotionalen und psychologischen Bereich. Bei der aktiven Betreuung stehen die Aussicht, eine Schwangerschaft zu beenden, die scheinbar ihren Sinn verloren hat, und die leichter durchzuführende Obduktion beim nicht mazerierten Kind, im Vordergrund. Möglicherweise fällen Betreuungspersonen die Entscheidung zur Einleitung, was bei unzureichender Kommunikation von den Eltern des Kindes als Suche nach schnellen Lösungen oder Kompensation von Schuldgefühlen empfunden werden kann.
Etwa 90% der toten Kinder würden innerhalb von 14 Tagen nach dem intrauterinen Fruchttod spontan geboren, was für eine abwartende Betreuung spricht. Letzte Nähe zum Kind und ein Bereitwerden für den Abschied werden so ermöglicht, es sind keine Interventionen erforderlich, die Frau kann zu Hause bleiben und vermeidet Maßnahmen, die sich als weniger effektiv und risikoreicher als erwartet herausstellen können. Als Nachteil sind die unkalkulierbare – meist unerwartet lange – Zeitspanne, in der die Frau mit dem toten Kind schwanger ist, und das möglicherweise erhöhte Risiko für Blutgerinnungsstörungen zu nennen (Keirse u. Kanhai 1998).
In die Entscheidung, ob und wann die Geburt eingeleitet wird, sollten der Wunsch der Frau sowie soziale, psychologische, medizinische und organisatorische Erwägungen mit einbezogen werden. Das Einhalten einer Drei-Tages-Frist von der Diagnoseeröffnung bis zum Abbruch der Schwangerschaft wird diskutiert.

Geburtsleitung der »stillen Geburt«

Obwohl von manchen Betroffenen die schnellstmögliche Beendigung der Schwangerschaft und damit verbunden oft auch die Wunschsectio verlangt wird, ist hervorzuheben, dass eine normale Geburt angestrebt werden sollte.
Je nach Größe, Organisation und/oder Kapazität erfolgt die stationäre Aufnahme der Frau im gynäkologischen oder geburtshilflichen Bereich. Während die eine betroffene Frau eine Unterbringung auf der Schwangeren- bzw. Wochenbettstation mit der Geräuschkulisse Babygeschrei als

Geburtsleitung der »stillen Geburt«

Vergiss die Träume nicht,
wenn die Nacht
wieder über dich hereinbricht
und die Dunkelheit
dich wieder
gefangenzunehmen droht.
Noch ist nicht alles verloren.
Deine Träume und Sehnsüchte
tragen Bilder
der Hoffnungen in sich.
Deine Seele weiss,
dass in der Tiefe
Heilung schlummert
und bald in dir
ein neuer Tag erwacht.

(irischer Segensspruch)

am _____

wurde im Klinikum Aschaffenburg

unser Kind _____

geboren.

Gewicht: _____ Länge: _____

Es hat uns am _____ für immer verlassen.

In der Klinik hat uns _____

begleitet.

< < < < Wir werden dich nie vergessen > > > >

Abb. 23.1 Erinnerungskarte nach »stiller Geburt« im Klinikum Aschaffenburg. Neben dem Segensspruch kann ein Fuß- und Handabdruck abgebildet werden.

»Zumutung« erlebt, fühlt sich eine andere im gynäkologischen Bereich einer Abteilung »ausgesondert und abgeschoben«. Vereinzelt bieten Einrichtungen die Mitaufnahme des Partners als Begleitperson an. Wichtig ist, der Frau Selbstkontrolle und Entscheidungsmöglichkeit zu geben und sie darin zu unterstützen, ihre Selbstbestimmung wahrzunehmen (s. Kap. 41).
Da der Zervixbefund zumeist unreif ist, werden Prostaglandine oder Prostaglandinanaloge lokal als Tablette, Zäpfchen oder Gel eingesetzt. Die sich möglicherweise anschließende intravenöse Gabe als kontinuierliche Infusion (z. B. Nalador®) ist mit einer höheren Rate an Nebenwirkungen verbunden und erfordert eine intensive Überwachung der Gebärenden.
In Deutschland werden mehr als 90% der Schwangerschaftsabbrüche nach der 12. SSW mithilfe von Prostaglandinen durchgeführt. Nur ausnahmsweise findet bei Versagen dieses Verfahrens oder im 3. Trimenon Oxytocin Anwendung (Beller 2004).
Effektive **Schmerzlinderung** – großzügiger Einsatz einer Periduralanästhesie (s. S. 820) – ist der Verabreichung von Sedativa vorzuziehen. Schlaf-, Beruhigungsmittel und Vollnarkose kön-

nen sich auf den Trauerprozess negativ auswirken (s. Kap. 41).

Einigen Frauen gelingt es, das »Ereignis Geburt« vom »Ergebnis totes Kind« zu trennen. Dies kann gefördert werden, wenn die Mutter ermuntert wird, ihre Vorstellungen und Wünsche, wie sie für die Geburt ihres lebenden Kindes geplant waren, zu äußern.

Gemeinsam sollte besprochen werden, welche Erinnerungsstücke als »Beweise« für die Existenz des Kindes üblich und zusätzlich gewünscht sind:
- Hand- und Fußabdruck mittels Stempelfarbe oder Fingerfarbe (leichter abzuwaschen)
- Karte mit den Daten des Kindes, eventuell mit einem Sinnspruch. Es könnten gedämpfte altrosa oder graublau Farbtöne gewählt werden oder es steht ein erdfarbener Farbton für beide Geschlechter zur Verfügung, was von Vorteil sein kann, wenn das Geschlecht nicht ganz eindeutig identifizierbar ist (Abb. 23.1)
- Fotos: Hierzu gehören Ultraschallbilder und nach der Geburt angefertigte Fotos. »Ein sehr wichtiges Bild« nennt es die Broschüre der Initiative Regenbogen (Initiative Regenbogen 2001). Sofortbilder sind Unikate, deren Farbechtheit und Haltbarkeit problematisch sein kann. Bei herkömmlichen Negativfilmen sind weitere Abzüge möglich, Digitalfotos lassen sich als Fotoausdruck und auf einem Speichermedium aufbewahren. Eltern können ermuntert werden, selbst Fotos zu machen. In der Praxis hat es sich bewährt, Fotos in einem verschlossenen Kuvert zu übergeben. Dann obliegt es den Eltern, zu der von ihnen gewählten Stunde das Kuvert zu öffnen und sich mit den Bildern auseinander zu setzen. Die Aufbewahrung einer »Sicherheitskopie« oder weiterer Fotos in der Krankengeschichte kann von Nutzen sein, wenn etwa im Schockzustand das Kuvert (vom Partner) verbrannt oder »entsorgt« worden ist.
- Haare des Kindes, die mittels Klebefilm am Trauerkärtchen fixiert werden
- Gipsabdruck von Händen oder Füßen
- Windel, in die das Kind eingewickelt war, oder Kleidungsstücke
- Namensbändchen
- ausgefüllter Mutterpass bzw. Mutter-Kind-Pass

In einzelnen Kliniken erhalten die Eltern eine »Memory-Box«, einen Karton, in dem alle Erinnerungsstücke aufbewahrt werden können und der auch wichtige schriftliche Informationen enthält (z. B. zu Anspruch auf Mutterschutz, Internetadressen, Selbsthilfegruppen etc., s. S. 810).

Wenn die Hebamme ohne Scheu und selbstverständlich mit dem Kind umgeht – wie sie es mit einem lebenden Baby tun würde – werden die Eltern ermutigt, ihr Neugeborenes in Empfang zu nehmen, als ihr Kind zu begrüßen und mit Namen anzusprechen. Sollte dies nach der Geburt nicht erwünscht oder möglich sein (Vollnarkose), ist den Eltern das Angebot zu unterbreiten, ein solches Kennenlernen zu einem späteren Zeitpunkt nachholen oder im Kreis der Familie bzw. Freunde wiederholen zu können. Dies ist auch nach erfolgter Fixation »fehlgeborener« Babys möglich. Dazu kann das Kind mit Leitungswasser vom Formalin gereinigt werden.

Definitionen der Geburtsfälle

International wird davon ausgegangen, dass die Überlebensfähigkeit des Fetus (»viability«, Viabilität) mit der 22./23. SSW *post conceptionem* oder der 24./25. SSW *post menstruationem* gegeben ist. Der eutrophe Fetus hat dann ein Gewicht von etwa 500–600 g erreicht. »Der Begriff Viabilität besagt, dass der Fetus *ex utero* überlebensfähig ist, wobei der Zusatz ›mit oder ohne medizinische Hilfe‹ nicht klar definiert ist. Ab dem genannten Zeitpunkt verlangt die WHO die Meldepflicht.« (Beller 2004, S. 53)

Die Definitionen von »Lebendgeburt« (engl. *life birth*), »Totgeburt« (engl. *stillbirth*, »stille Geburt«) und »Fehlgeburt«/Abortus (engl. *miscarriage*) sind jeweils bundesstaatlich festgelegt.

Erst nach der erfolgten Geburt kann der Status als »Totgeburt« oder »Fehlgeburt« definiert werden. Es kann vorkommen, dass im Rahmen einer Zwillingsgeburt ein totes Kind über 500 Gramm Geburtsgewicht aufweist und der andere Zwilling weit darunter liegt (s. fetofetales Transfusionssyndrom, S. 492) (Abb. 23.2)

Im Fall von Mehrlingen können sich die Geburtsfälle eventuell in lebend geborene, tot geborene und fehlgeborene Kinder unterscheiden. »Bei 0,5– 6,8 % aller Zwillings- und bei 14–17 % aller Drillingsschwangerschaften kommt es zum Absterben eines Fetus (intrauteriner Fruchttod, IUFT) in der zweiten Schwangerschaftshälfte.« (Krampl et al. 2004, S. 791)

Ursachenforschung

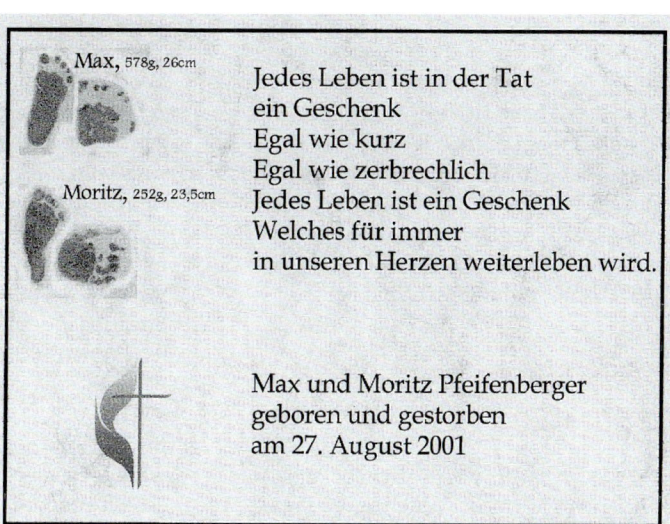

Abb. 23.2 Geburts- und Todesanzeige. Diese Geburts- und Todesanzeige haben die Eltern mit den eingescannten Hand- und Fußabdrücken der Klinikkarte gestaltet. Die Flamme ist ein Hinweis auf die Feuerbestattung der Zwillinge Max, 578 g/26 cm, und Moritz, 252 g/23,5 cm.

Pränatale Diagnostik

Erste Schwangerschaftshälfte

Wird im Rahmen der pränatalen Diagnostik die Entscheidung zum vorzeitigen Abbruch der Schwangerschaft bzw. zur Geburtseinleitung gefällt, befindet sich die Frau in einer ähnlichen Situation wie beim intrauterinen Fruchttod. Erschwerend für Betroffene und betreuendes Personal kommt hinzu, dass der Todeszeitpunkt des Kindes mitbestimmt wird.

Zweite Schwangerschaftshälfte

Umfangreiche pränatale Diagnostik kann den Geburtsmodus entscheidend beeinflussen: Bei mit dem (Über-)Leben des Kindes nicht vereinbaren Fehlbildungen oder Erkrankungen wird auf eine *Sectio caesarea* aus kindlicher Indikation verzichtet. Geburtsbegleitung kann in diesem Fall zur Sterbebegleitung werden (s. Kap. 41, S. 806).

Ursachenforschung

Eine exakte Diagnose und Klärung der Todesursache beim intrauterinen Fruchttod ist von vielen Eltern (besonders im Hinblick auf eine künftige Schwangerschaft) erwünscht und durchweg mithilfe des Pathologen möglich. Je nach gesetzlicher Situation ist beim toten Neugeborenen eine Obduktion (auch Sektion, Autopsie, Leichenöffnung genannt) vorgeschrieben oder die Eltern werden um Zustimmung ersucht. Zunehmend werden modernere Diagnosemethoden (z. B. Magnetresonanztomographie) angewendet, die keine Manipulation am Kind erfordern.

Todesursache beim intrauterinen Fruchttod können Plazentainsuffizienz, Gefäßbettveränderungen der Plazenta, Nabelschnurkomplikation, *Diabetes mellitus*, kindliche Fehlbildungen und intrauterine Infektionen, beispielsweise Listeriose, sein.

Zur Ursachenforschung werden Plazentaeinheit und fehlgeborene Kinder der histologischen Untersuchung zugeführt.

Fixation

In abgestorbenen Geweben können verschiedene Prozesse in Gang kommen. Unter **Autolyse** wird die **Eigenzerstörung durch ortsständige Enzyme ohne Gegenwart von Luftsauerstoff** verstanden. Autolytisches Gewebe ist aus diesem Grunde nicht giftig. Die Geschwindigkeit dieser Selbstverdauung ist abhängig vom Fermentreichtum und daher von der Gewebsart und dem Blutfüllungszustand, von der Temperatur und deshalb von Körper- und Organgröße, da Wärme in großen Volumina länger erhalten bleibt. Aus diesem Grunde kann Gewebe ohne Schaden durch Tiefkühlen vor der Autolyse bewahrt werden.

Mit der Fixierung (lat. *figo* = ich befestige, *fixus* = unveränderlich, fest) soll der augenblickliche Zustand in einer den wahren Verhältnissen möglichst entsprechenden Form festgehalten werden. Die Anfixierung des kindlichen Leichnams bewirkt einen optimalen Erhaltungszustand und die bestmögliche Konsistenz sowie hygienische Unbedenklichkeit, führt aber zur Farbveränderung des Feten und der Plazenta, außerdem tritt eine Geruchsbelästigung durch Formalin auf.

Vorgehen bei histologischen Präparaten

Um Schäden durch die im Gewebe ablaufenden Prozesse (vor allem der Autolyse) gering zu halten, ist für die Fixierung Folgendes zu beachten (nach Stein 1995):

- So früh wie möglich (spätestens nach der makroskopischen Beurteilung) mit der Fixierung beginnen.
- Das Fixiermittel sollte von allen Seiten an das Präparat gelangen können, wobei wichtig ist, immer zuerst das Fixiermittel in das Probengefäß zu geben und dann erst das Gewebe einzubringen, damit die Gewebeteile nicht zusammenkleben bzw. am Boden des Probengefäßes anhaften, denn an Klebestellen läuft der Autolyseprozess weiterhin ab.
- Das Mindestverhältnis Präparat : Formalin muss 1 : 10 betragen.
- Ausreichend große Transportgefäße verwenden, denn Formalin härtet das ehemals weiche Gewebe, welches – unfixiert in ein (zu kleines) Gefäß eingebracht – nach 4–5 Stunden durch die Gefäßöffnung nicht mehr entnommen werden kann.
- Schwimmende Proben sind abzudecken; damit diese Proben nicht austrocknen und auch die Oberfläche fixiert wird, sollte eine Abdeckung mit Mull gewählt werden. Zellstoff ist zu vermeiden, weil er festklebt und in der Fixierungsflüssigkeit stark zerfasert.
- Bekannt infektiöses Probenmaterial (TBC, Hepatitis, HIV) ist sofort zu fixieren und am Probengefäß wie auch auf den Begleitdokumenten institutsüblich zu kennzeichnen.

Obduktion

Neben der jungen toten, aus der Fülle des Lebens gerissenen Frau nimmt das tote Kind eine Sonderstellung ein. Erschütterung über noch nicht ausgereiftes, eben erst begonnenes, oft noch nicht einmal begriffenes und schon wieder zu Ende gekommenes Leben wird empfunden; es ist rational nicht zu begreifen und zu verarbeiten. Der kindliche Leichnam wird tabuisiert. Anatomen, Ärzte, Beschauärzte und Bestatter neigen dazu, den kindlichen Leichnam mehr als andere Leichen als Präparat, als »Sache« zu behandeln (Perkonigg 2003).

Bis zur weiteren Untersuchung oder Verabschiedung sollte das tote Kind in Baumwolltücher eingehüllt und gekühlt gelagert werden. Kunststoffsäcke oder -folien sind zu vermeiden, weil dies zu unerwünschten Veränderungen am Kind führen kann (Schimmelpilzbildung).

Wird ein kindlicher Leichnam obduziert, bleiben Gesicht und Hände unversehrt. Der Verabschiedung muss eine Information der Angehörigen vorausgehen. Der Leichnam sollte nur in angekleidetem oder zugedecktem Zustand vorgezeigt werden.

Bestattung

Je nach gesetzlicher Grundlage besteht für verstorbene Neugeborene und Totgeburten Bestattungspflicht für die Eltern, »Fehlgeburten« werden in den EU-Ländern zunehmend als »bestattungsfähig« angesehen. Trotz zunehmender Rechtszersplitterung und eines uneinheitlichen Verständnisses vom würdevollen Umgang mit Kindern, die vor der Lebensfähigkeit geboren wurden, führt das Verfügungsrecht der Eltern zum **Bestattungsrecht** (Spranger 2003). Manche Kliniken oder Kommunen verfügen über spezielle Gemeinschaftsgrabstellen für Babys. Ansonsten verlangt der zuständige Gesetzgeber, dass die fehlgeborenen Kinder »hygienisch einwandfrei und dem sittlichem Empfinden nach beseitigt« (zumeist verbrannt) werden (Schäfer 2003).

Nachfolgende Schwangerschaften und Geburten

Nachfolgende Schwangerschaften und Geburten sind durch die vorangegangenen körperlichen und seelischen Erfahrungen der Frau geprägt. Bisweilen ist in der »offiziellen« Anamnese wenig von den vorangegangenen Schwangerschaften bekannt. Eine behutsame Befragung kann über die Auskunftsbereitschaft und das Ausmaß eventueller Belastung »vorangegangener Schwangerschaften ohne lebendes Kind« Orientierung geben. Darüber (endlich) sprechen zu können, jemanden gefunden zu haben, der sich »dafür« interessiert, kann für Betroffene entlastend wirken.

Das Betreuungskonzept »tender loving care« für Schwangerschaften nach (habituellem) Abort bzw. Kindsverlust umfasst Betreuung in einer spezialisierten Klinik, psychologische Betreuung, frühzeitigen Kontakt mit einem festen Ansprechpartner, ausführliche Besprechung der individuellen Probleme, engmaschige Betreuung einschließlich sonographischer Kontrollen, Beruhigung bei Problemen, freundliche und positive Einstellung des gesamten Teams (Hinney 2003).

Nach Verlust des Kindes ist üblicherweise ab dem Überschreiten des Zeitpunktes, zu dem in einer vorangegangenen Schwangerschaft der Tod eingetreten ist, mit Entspannung zu rechnen.

Unter der Wehentätigkeit und Geburt kommt es häufig zu einem »Flashback« in die alte (Geburts-)Situation.

Flashback nennt man das mentale Zurückkehren in die traumatische Situation. Die betroffene Person empfindet dann eine aktuelle Situation so, als würde das traumatische Ereignis **im Augenblick** ablaufen, und handelt dementsprechend. Im Gegensatz zum **intrusiven Erleben**, bei dem der erlebenden Person gleichzeitig bewusst ist, dass sie sich erinnert, vermischen sich bei Flashbacks Realität und Erinnerung derart, dass es schwer bis unmöglich wird, beides auseinander zu halten. Sowohl bei den Intrusionen als auch bei den Flashbacks ist ein Auslöser nicht immer erkennbar, aber vermutlich vorhanden. Externe Reize, z. B. Ähnlichkeit mit der traumatischen Situation, sind ebenso häufig Auslöser wie interne Reize, z. B. ähnliches Empfinden wie in der traumatischen Situation (Butollo u. Hagl 2003).

Dieses unterschiedlich lang andauernde »aufblitzende Wiedererleben« in Gedanken, Sinneseindrücken und eventuellen Handlungen erschreckt die unvorbereitete Frau ebenso wie unkundiges Personal.

Das »gute Ende« des aktuellen Gebärvorganges kann zum »Heilwerden« der verdrängten, unverarbeiteten Wunden vorangegangener Schwangerschaften, »Entbindungen« und Geburten beitragen.

Literatur

Beller FK. Schwangerschaftsabbruch. In: Schneider H, Husslein P, Schneider KTM (Hrsg). Die Geburtshilfe. 2. Aufl. Berlin, Heidelberg, New York: Springer-Verlag 2004; 5: 52–60.

Bode S, Roth F. Wenn die Wiege leer bleibt. Hilfe für trauernde Eltern. Bergisch Gladbach: Ehrenwirth 2002.

Butollo W, Hagl M. Trauma, Selbst und Therapie. Konzepte und Kontroversen der Psychotraumatologie. Bern: Verlag Hans Huber 2003.

Christ-Steckhan C. Elternberatung in der Neonatologie. München, Basel: Ernst Reinhard Verlag 2005.

Forrest G. Support for women/families after perinatal death. Effective care in pregnancy and childbirth. In: Effektive Betreuung während der Schwangerschaft und Geburt: ein Handbuch für Hebammen und Geburtshelfer. Wiesbaden: Ullstein Medical Verlagsgesellschaft 1998; 49: 445–455.

Hinney B. »tender loving care« gegen Fehlgeburten. Dtsch HebammenZ 2003; 7: 20–4.

Initiative Regenbogen (Hrsg). Ein sehr wichtiges Bild. Eine behutsame Anleitung zur Gestaltung von Aufnahmen totgeborener Babys und verstorbener Kleinkinder. 2. Aufl. Omaha: Centering Corporation 2001.

Keirse MJNC, Kanhai HHH. Infans mortuus. Effective care in pregnancy and childbirth. In: Effektive Betreuung während der Schwangerschaft und Geburt: ein Handbuch für Hebammen und Geburtshelfer. Wiesbaden: Ullstein Medical Verlagsgesellschaft 1998; 27: 225–9.

Krampl E, Hirtenlehner K, Strohmer H. Mehrlinge. In: Schneider H, Husslein P, Schneider KTM (Hrsg). Die Geburtshilfe. 2. Aufl. Berlin, Heidelberg, New York: Springer 2004; 42: 783–801.

Lothrop H. Gute Hoffnung – jähes Ende. 9. Aufl. München: Kösel 2001.

Maier B. Ethik in Gynäkologie und Geburtshilfe: Entscheidungen anhand klinischer Beispiele. Berlin, Heidelberg, New York: Springer 2000.

Perkonigg C. Aus der Sicht der Pathologie. Handout der Fortbildung »Mit den Augen einer Mutter oder professionelle Distanz«. Bildungszentrum der KABEG, Klagenfurt 2003.

Piechotta G. Totgeburt. Unterrichtseinheit: Totgeburt – Betreuung und Begleitung betroffener Eltern. Unterrichtseinheit: Totgeburt – Auswirkungen, Belastungen und Möglichkeiten der emotionalen Bewältigung für das Personal. In: Friedrich H, Hantsche B, Henze KH, Piechotta G. Betreuung von Eltern mit belastenden Geburtserfahrungen. Band 1: Lehrbuch, Band 2: Unterrichtseinheiten. Reihe Pflegewissenschaft. Bern, Göttingen, Toronto, Seattle: Huber 1997.

Schäfer K. Ein Stern, der nicht leuchten konnte. Das Buch für Eltern, deren Kind früh starb. Freiburg, Basel, Wien: Herder spektrum 2005.

Schäfer K. Hygienisch einwandfrei. Dtsch HebammenZ 2003; 8: 44–5.

Spranger TM. Der Status Fehlgeborener in den neueren Landesbestattungsgesetzen. In: Verband der Friedhofsverwalter Deutschlands (Hrsg). Friedhofskultur. Berlin: Thalacker-Medien 2003; 4: 30 f.

Stein KH. Basiswissen Histologie. Frankfurt am Main: Umschau Zeitschriftenverlag Breidenstein 1995.

Widensky E. Wunschzettel für Pränataldiagnostik/Kreißsaal/niedergelassenen Gynäkologen/Seelsorger an Bestatter. In: Regenbogen. Verein zur Hilfestellung bei glückloser Schwangerschaft. http://www.glueckloseschwangerschaft.at/hilfestellung/hilfestellung.htm [24.07.2005].

24 Geburtshilfliche Operationen

Andrea Thomas

»Stille und Ruhe, Zeit und Geduld, Achtung der Natur und dem gebärenden Weib und der Kunst Achtung, wenn ihrer Hilfe die Natur gebietet.«
Elias von Siebold (1775–1828)

Die Aufgaben der Hebamme

Hebammenberufsordnung HebBO

Die Aufgaben der Hebammen und Entbindungspfleger in Bezug auf geburtshilfliche Operationen sind in § 1 der Hebammenberufsordnung aufgelistet. Da jedes Bundesland eine eigene Hebammenberufsordnung hat, ist die dort festgelegte Aufgabenverteilung zwischen Hebamme und Arzt je nach Land und Klinik unterschiedlich.

Hebammen und Entbindungspfleger müssen in der Lage sein, pathologische Geburtsverläufe zu erkennen, um einen Arzt rechtzeitig zur Geburt rufen zu können. Sie müssen ihm bei der Indikationsstellung beratend zur Seite zu stehen, bei seinen Maßnahmen assistieren und gegebenenfalls Eingriffe wie manuelle Lösung der Plazenta oder Beckenendlagengeburten selbst durchführen, wenn der Arzt nicht zu erreichen ist und eine Gefährdung von Mutter und Kind überwunden werden muss. Ebenso gehören die Ausführung eines Dammschnitts (Episiotomie) mit Naht sowie das Nähen eines unkomplizierten Dammrisses zu den Aufgaben einer Hebamme.

Organisation geburtshilflicher Operationen

Die Bewältigung von Notfallsituationen hängt sowohl von der Sorgfalt und Aufmerksamkeit als auch von den beruflichen und organisatorischen Fähigkeiten der Hebamme ab. Da die Organisation und Ausführung der einzelnen operativen Maßnahmen an den Kliniken unterschiedlich gehandhabt werden, ist es die Pflicht einer jeden Hebamme, an ihrem Arbeitsplatz mit dem Ablauf der operativen Maßnahmen in bestmöglicher Reihenfolge, dem Richten der benötigten Instrumentarien sowie mit der Notwendigkeit einer Assistenz des operierenden Arztes vertraut zu sein. Sie muss in der Lage sein, benötigte Instrumentarien adäquat zu reinigen und zu sterilisieren sowie ihre Vollständigkeit und Funktionsfähigkeit zu überprüfen.

Effektive Assistenz

Um bei einer geburtshilflichen Operation effektiv assistieren zu können, sind folgende Voraussetzungen notwendig:
- Kenntnisse über die Technik des operativen Eingriffs
- Kenntnisse über die benötigten Instrumentarien und das Instrumentieren
- Kenntnisse über die Aufklärung, Vorbereitung und Lagerung der Patientin
- Kenntnisse über die postoperative Überwachung

Vaginal-operative Entbindung

Geschichtlicher Rückblick

Die **Geburtszangen** wurden zunächst nur als Hilfe zur Entbindung toter Kinder eingesetzt und sind seit der Antike bekannt. Bei den Ausgrabungen von Pompeji, welches im Jahr 79 n. Chr. unter Lavamassen verschüttet wurde, befand sich neben anderen chirurgischen Bestecken auch eine Geburtszange. Trotz dieser frühen Funde gilt der

Engländer Peter Chamberlen der Ältere (1560–1631) als Erfinder der Geburtszange. Seine Aufzeichnungen und Zangenkonstruktionen wurden aus finanziellen Gründen lange geheim gehalten und erst 1818 enthüllt. In der Zwischenzeit wurden »Neuerfindungen« vorgelegt: von dem holländischen Arzt Johannes Palfyn (1723) und von einer japanischen Familie Kangawa ungefähr 13 Jahre später.

Weiterentwicklungen konzentrierten sich darauf, die Schlosskonstruktion zu verändern, um die Arme einzeln einführen zu können. Das Achsenstiftschloss von Gregoire d. J. erfüllte dieses Kriterium, war vor allem in Frankreich verbreitet und blieb bis zum 19. Jahrhundert vorherrschend. Dietrich Wilhelm Heinrich Busch (1788–1858) verbesserte das Schloss so, dass eine leichtere Schließung möglich war. Seine Zange wird heute noch hergestellt und benutzt. Ebenso bekannt ist die Konstruktion von Franz-Carl Naegele (1778–1851), Geburtshelfer in Heidelberg. Sein »deutsches Schloss« stellt eine Verbindung dar, die aus einer Achse mit einem runden Kopf auf dem einen und einer keilförmigen Aussparung auf dem anderen Arm besteht. Von Christian Kielland (1871–1941) wurde 1915 in München eine Zange mit Gleitschloss vorgestellt. Heutzutage werden im Kreißsaal die Zangen von **Naegele** und **Kielland** am häufigsten angewendet (s. Abb. 24.1 a, b).

Im Jahre 1954 stellte Malström eine **Saugglocke** vor, deren Hafteigenschaften durch eine Ausweitung oberhalb der Öffnungsebene für die Entwicklung eines Kindes nach zahlreichen Versuchen befriedigend waren. Die heutigen Metallglocken haben trotz verschiedener Modifikationen dieses Prinzip beibehalten. Die Ausweitung oberhalb der Öffnungsebene wird mit dem Aufbau des Vakuums durch die kindlichen Weichteile ausgefüllt. Durch diese künstliche Geburtsgeschwulst wird eine Ankopplung an den vorangehenden Teil erreicht, die die Traktion des Kindes ermöglicht. Im Gegensatz dazu haften die Silikonsaugglocken durch Adhäsion. Der Druckaufbau entsteht schneller, allerdings ist die Zugkraft vermindert, wodurch sich diese Glocke speziell für eine Entwicklung des Kindes vom Beckenboden eignet.

Instrumentarium

Die **geburtshilfliche Zange**, auch **Forzeps** genannt, besteht aus zwei Blättern, die je nach Zangentyp im Schloss gekreuzt oder parallel zusammengefügt werden. Jedes Blatt wiederum setzt sich aus Löffel, Halsteil und Zangengriff zusammen. Der Löffel hat eine Kopfkrümmung für den fetalen Schädel. Die unterschiedlich ausgebildete Beckenkrümmung ist für die Anpassung an die Führungslinie des Beckens der Frau notwendig (Abb. 24.1 a, b).

Die **Saugglocke** aus Metall hat einen Öffnungsdurchmesser von 40, 50 oder 60 mm und wird auf den vorangehenden Teil aufgesetzt. Ein Schlauchsystem dient der Verbindung zur Vakuumflasche und -pumpe. Die Traktion erfolgt über eine im Schlauchsystem geführte Zugkette mit Griff. Der zu erreichende Unterdruck liegt bei 0,6–0,8 kg/cm^2. Die Silikonsaugglocken besitzen einen integrierten Griff, sodass Kette und Kreuzgriff entfallen. Der Öffnungsdurchmesser liegt bei 50 oder 60 mm (Abb. 24.2 a, b).

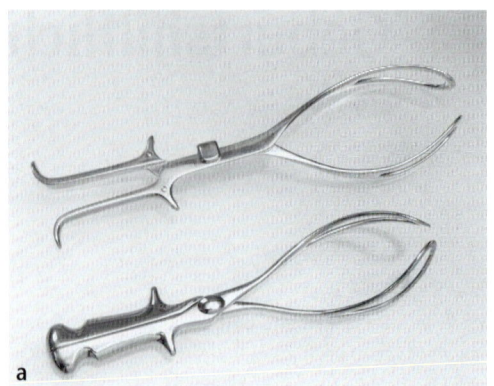
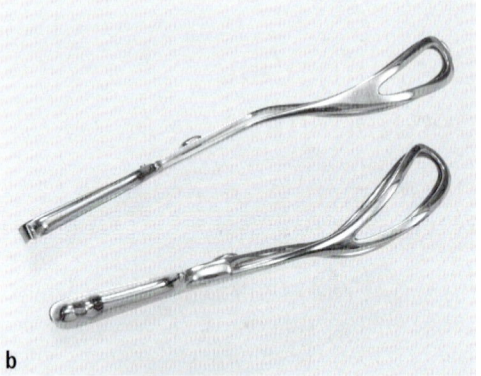

Abb. 24.1 Geburtszangen.
a Oben Forzeps nach Kielland, unten Forzeps nach Naegele
b Unterschiedliche Beckenkrümmung von Kielland- (oben) und Naegele-Zange (unten)

Vaginal-operative Entbindung

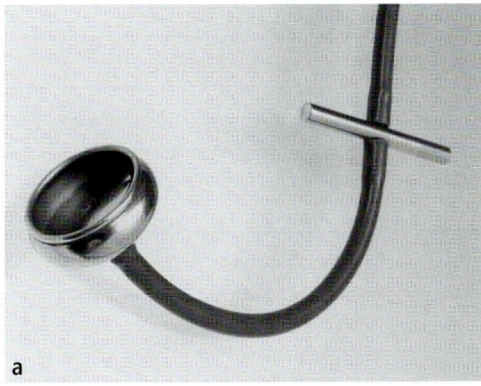

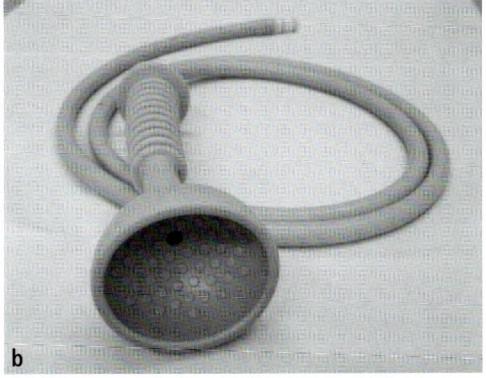

Abb. 24.2 Vakuumglocke **a** aus Metall, **b** aus Silikon.

Voraussetzungen für die vaginal-operative Geburt

Damit eine Geburt vaginal-operativ *möglich* ist, müssen folgende **Vorbedingungen** erfüllt sein:
- vollständige Eröffnung des Muttermundes
- Höhenstand des kindlichen Kopfes klinisch gesichert in Beckenmitte oder auf dem Beckenboden, obere Grenze der vaginalen Entbindungsfähigkeit:
  – Leitstelle in der Interspinalebene bei Hinterhauptslage
  – Durchtrittsplanum untere Schoßfugenrandebene
- Haltung und Einstellung des kindlichen Kopfes, bei der eine operative Korrektur möglich erscheint; Abweichung der Pfeilnaht von der anteroposterioren Position weniger als 90° (= rotierte Pfeilnaht)
- Blasensprung
- Ausschluss eines Missverhältnisses
- lebendes Kind
- Kooperation und Aufklärung der Mutter

Diese Parameter sind unter anderem durch die äußere (4. Leopold-Handgriff) und die vaginale Untersuchung zu erheben. Da das Durchtrittsplanum des kindlichen Kopfes vaginal nicht bestimmbar ist, schließt man aufgrund der zu ermittelnden Leitstelle auf den Höhenstand des Durchtrittsplanums. Dieses Vorgehen ist jedoch nur bei der Hinterhauptseinstellung gerechtfertigt, weil der Abstand von der kleinen Fontanelle bis zum tragenden Kopfumfang 4 cm beträgt und sich bei Deflexionshaltungen wie auch bei Veränderungen der Kopfform vergrößert.

Bei einer Geburtsbeendigung aus der Beckenmitte ist immer zu beachten, dass die geburtsmechanische Adaptation durch Beugung und Rotation des kindlichen Kopfes noch nicht abgeschlossen ist.

> Bei einer akut wehenabhängigen fetalen Bedrohung sei auf eine intrapartale Tokolyse zur zeitlichen Überbrückung bis zur operativen Geburtsbeendigung hingewiesen.

Indikationen und Kontraindikationen der vaginal-operativen Geburt

Ist die vaginal-operative Geburt *nötig*? Es gibt vitale sowie präventive fetale, maternale und kombinierte **Indikationen** für eine vaginal-operative Geburt. Sie sind abhängig von der Sicherheit diagnostischer Maßnahmen und der Erfahrung des Geburtshelfers. Die Indikationen sind in Tabelle 24.1 den Kontraindikationen gegenübergestellt, die streng zu beachten sind, um eine Gefährdung des Kindes und die Verletzungsgefahr für die Mutter so gering wie möglich zu halten.

Vorgehen und Technik

Nach der Indikationsstellung ist die Gebärende über das weitere Vorgehen zu informieren. Die Frau wird in steiler Steinschnitt-Lage (Querbett) gelagert. Die benötigten Instrumente und Medikamente müssen am Kreißbett gerichtet werden. Das äußere Genitale wird desinfiziert. Die Hebamme hat sicherzustellen, dass die Blase entleert

Tab. 24.1 Indikationen und Kontraindikationen vaginal-operativer Entbindungen.

Indikationen: präventiv oder vital		Kontraindikationen	
Maternal	• Erschöpfung • kardiopulmonale Erkrankungen • zerebrovaskuläre Erkrankungen	Höhenstand der Leitstelle	• über 0 bei Hinterhaupteinstellung • über +2 bei quer verlaufender Pfeilnaht • über +2 bei Deflexionshaltung
Fetal	• drohende oder bestehende Asphyxie (CTG, Fetalblutanalyse, Pulsoxymetrie)	Zephalopelvines Missverhältnis	• V. a. absolutes oder relatives Missverhältnis bei effektiver Wehentätigkeit • kindlicher Schädel suprasymphysär tastbar • protrahierte Geburt • fetale Makrosomie (klinischer Verdacht oder durch Sonographie gesichert)
Kombiniert fetal/maternal	• Geburtsstillstand • protrahierte Austreibungsperiode mit oder ohne Haltungs-/Einstellungsanomalie, großem Kopfumfang, Makrosomie des Kindes • schwere Präeklampsie	Andere	• Ungeduld des Geburtshelfers

ist, ggf. ist ein Einmalkatheterismus erforderlich. Für das Neugeborene muss eine funktionstüchtige Reanimationseinheit bereitstehen (ggf. Neonatologen informieren). Schließlich erfolgt eine Schmerzausschaltung im Dammbereich (s. u.).

! Beim Ablauf dieser Vorbereitung obliegt es der Hebamme, parallel zu den Vorbereitungen der Instrumentarien die Gebärende auf den Eingriff vorzubereiten, sie weiter anzuleiten und zu beruhigen.

Technik der Zangengeburt

- Zusammensetzen und Hinhalten der geschlossenen Zange vor die Vulva
- Einführen des linken, dann des rechten Löffels
- Wandernlassen des Löffels: Bei nicht ausrotierter Pfeilnaht wird entschieden, welcher Löffel symphysenwärts verschoben werden muss; die Pfeilnaht steht senkrecht zur Zugebene.
- Schließen der Zange
- Nachtastung, um die Lage der Zange am kindlichen Kopf zu kontrollieren sowie das Einklemmen von Weichteilen zu verhindern
- Probezug mit der linken Hand, während die rechte Hand das Tiefertreten des Kopfes kontrolliert
- **wehensynchrone Traktion** unter aktiver Mitarbeit der Gebärenden: Die linke Hand umfasst die Griffe von oben, die rechte legt sich über den Zughaken (Dauerzug und Hebeln sind nicht erlaubt).
- Änderung der Traktionsrichtung entsprechend der Führungslinie
- Dammschutz durch die Hebamme
- Entwicklung des kindlichen Kopfes

Nur wenn es in der Wehe beim Probezug zum **Tiefertreten des Kopfes** kommt, kann die instrumentelle Entbindung schonend und erfolgreich beendet werden. Die Traktion erfolgt immer in Richtung des geringsten Widerstandes.
Eine Episiotomie vermindert die Zugkraft und Kopfkompression. Sie ist nicht in jedem Fall notwendig. Der Kristeller-Handgriff ist umstritten, wird aber trotzdem oft angewandt. Einige Geburtshelfer lehnen ihn aufgrund einer möglichen iatrogenen Schulterdystokie ab (Krause 2004).

Technik der Vakuumextraktion

- Verbinden der Glocke mit dem Vakuumgerät und Dichtheitsprüfung
- Einführen der Glocke über die Kante
- Drehung um 90° und Aufsetzen bei ausrotierter Pfeilnaht nahe der Leitstelle in der Führungslinie:

Vaginal-operative Entbindung

- vordere Hinterhauptslage: nahe der kleinen Fontanelle
- Vorderhauptslage: nahe der großen Fontanelle
- Ansaugen der Glocke über 2 Minuten in mehreren Stufen, maximaler Unterdruck von 0,6–0,8 kg/cm^2
- Nachtastung schon nach der ersten Stufe des Unterdruckaufbaus, um die Lage der Glocke am kindlichen Kopf zu kontrollieren sowie das Einklemmen von Weichteilen zu verhindern: Die rechte Hand umfasst den Kreuzgriff, die linke Hand kontrolliert den korrekten Sitz.
- Probezug zur Beurteilung des Tiefertretens bzw. der Tendenz zur Beugung oder Rotation des kindlichen Kopfes
- **wehensynchrone Traktion:** nur unter gleichzeitiger Mitarbeit der Gebärenden mit ansteigender und nachlassender Kraft; Kristeller-Handgriff (s.o.)
- Änderung der Traktionsrichtung entsprechend der Führungslinie
- temporegulierender Dammschutz durch die Hebamme oder durch den Operator selbst, Episiotomie zur Überwindung der Weichteile empfohlen, aber nicht obligat
- Entwicklung des kindlichen Kopfes
- Abstellen der Vakuumpumpe und Entwicklung von Schultern und Rumpf nach Druckausgleich

Komplikationen

Mütterliche Verletzungen

Maternale Verletzungen betreffen den Beckenboden mit seinen Strukturen und Funktionen (Tab. 24.2).
Die Häufigkeit von Rissverletzungen ist eindeutig von der Wahl des Instruments und der Qualifikation des Geburtshelfers abhängig. Das Risiko nimmt zu, je höher der Kopf steht und die Pfeilnaht von der regelrechten Position abweicht. Aufgrund dessen ist nach jeder vaginal-operativen Entbindung eine Inspektion des Dammes, der Vagina sowie der Zervix obligat, um eine chirurgische Versorgung zu gewährleisten.

Kindliche Verletzungen

Das Bild der kindlichen Verletzungen ist von der Wahl des Instruments, weniger vom Höhenstand des Kopfes abhängig. Somit ist die Frühmorbidität der Kinder bei vaginal-operativen Entbindungen aus Beckenmitte und vom Beckenboden in etwa gleich (Weitzel u. Hopp 2004). Forcierte Vakuumextraktionen bei akuter fetaler Asphyxie sind zu vermeiden. Durch zu schnellen Aufbau des Vakuums mit mangelnder Fixierung und gleichzeitig überhöhter Zugkraft kann die Glocke

Tab. 24.2 Maternale Verletzungen bei vaginal-operativen Entbindungen: Vakuum versus Forzeps (Weitzel u. Hopp 2004).

Vakuum	Forzeps
• allgemein weniger traumatisch als Zangengeburten • Dammrisse III° und IV° bei 1,7 % • unerträgliche Schmerzen subpartal bei 18 % • unerträgliche Schmerzen im Dammbereich 4. Tag postpartal bei 7 % • Scheidenrisse 23 % • Risikoerhöhung für postpartale Inkontinenz umstritten	• allgemein stärkere Überdehnung und Schädigung der Weichteile des Beckenbodens durch größeren Platzbedarf • Weichteilquetschungen begünstigen Infektionen • Vulva- und Vaginalhämatome • signifikant häufiger Dammrisse III° und IV°, besonders aus Beckenmitte bei 7,4 % • nervales Trauma des Beckenbodens • unerträgliche Schmerzen subpartal bei 27 % • unerträgliche Schmerzen im Dammbereich 4. Tag postpartal bei 18 % • Scheidenrisse 25 % • postpartal schwächere Beckenbodenmuskulatur mit Risikoerhöhung für postpartale Inkontinenz • 2fach erhöhtes Risiko für okkulte Analsphinkterverletzungen gegenüber Spontangeburten

Tab. 24.3 Kindliche Verletzungen bei vaginal-operativen Entbindungen: Vakuum versus Forzeps (Weitzel u. Hopp 2004).

Vakuum	Forzeps
• Kephalhämatome 12 % • signifikante Erhöhung der Anzahl von Kephalhämatomen bei Indikationsstellung »drohende Asphyxie« • Abreißen der Glocke mit intrakraniellen Druckschwankungen (zerebrale Blutungen) • Retinablutungen • narbenbedingte Alopezien nach Hautverletzungen	• Kephalhämatome 3 % • Hämatome • Abschürfungen der Haut durch lange Extraktionsdauer • Paresen des *Nervus facialis* • zirkuläre Gewebespannung bei aktiver Drehung • Zangenmarken an den Wangen

abreißen und damit intrakranielle Druckschwankungen verursachen, die zu einer zerebralen Blutung führen (DGGG 2004 b, Tab. 24.3). Hinsichtlich der traumatischen Gefährdung reifer Kinder gibt es keinen gesicherten Unterschied beider Methoden (Weitzel u. Hopp 2004).

Analgesie

Bei der vaginal-operativen Entbindung ist neben der Relaxation der Beckenbodenmuskulatur ebenso die Schmerzausschaltung von Bedeutung (s. auch Tab. 24.2). In den meisten Fällen benötigt die Vakuumextraktion weniger Anästhesie als die Zangengeburt. Zur Analgesie eignen sich insbesondere die Infiltrationsanästhesie des Dammes, die Peridural- sowie die Pudendusanästhesie.

Wahl des Instruments

Die Wahl des Instruments ist hauptsächlich von der geburtshilflichen Schule des Operateurs und der Erfahrung mit dem Instrument abhängig, der Erfolg wiederum von der Indikationsstellung und dem präoperativen Zustand des Kindes.
Im deutschsprachigen Raum überwiegt im Gegensatz zu den USA die Vakuumextraktion. Ist der Arzt mit beiden Methoden vertraut, können die Leitlinien der DGGG zur vaginal-operativen Entbindung aus Beckenmitte (DGGG 2004 b) bei der Entscheidung helfen:
Die **Saugglocke** ist leichter platzierbar, benötigt weniger Raum, die Rotation des Kopfes erfolgt passiv. Dadurch sind mütterliche Verletzungen seltener.

Die **Zange** ist schneller angelegt, die Geburt schneller beendigt, die Rotation des kindlichen Kopfes erfolgt aktiv, die Technik ist schwieriger, das Anlegen bei einem Höhenstand über +2 gelingt nur selten.
Der Trend in Deutschland zeigt eine Zunahme der Vakuumextraktionen bei gleichzeitiger Abnahme der Forzepsentbindung.

Sectio versus vaginal-operative Geburt in Akutsituationen

Geburtshilfliche Situationen sind oftmals akut und grenzwertig und machen dem Geburtshelfer die Entscheidung zwischen vaginaler Geburt oder Kaiserschnitt nicht leicht.
Eine akute fetale Bedrohung erfordert immer eine schnelle Entbindung des Kindes. Deshalb wird in der Regel bei gegebenen Voraussetzungen die vaginal-operative Geburt angestrebt, weil eine exakt indizierte und ausgeführte vaginal-operative Geburt eine geringere Morbidität der Mutter sowie keine zusätzlich fetale Risikoerhöhung beinhaltet. Sie sollte jedoch nie erzwungen werden, d. h. eine vaginal-operative Geburt ist sofort nach Eintritt von Komplikationen bei der Durchführung abzubrechen.
Zu den **Grenzsituationen**, in denen eine sofortige Sectio einzuleiten ist, zählen:
- schwer einzuschätzende Geburt aus der Beckenmitte (Höhenstand der Leitstelle über +2, Abweichung der Pfeilnaht >45°)
- fetale Bradykardie mit oder ohne eingeschränkter Reserve des Kindes (z. B. Wachstumsretardierung)

Eine fetale Blutgasanalyse kann bei leicht beeinträchtigtem Kind über vorhandene Reserven Aufschluss geben.

Sectio caesarea

Geschichtlicher Rückblick

Schon seit dem Altertum gehört der Kaiserschnitt aus verschiedenen Indikationen heraus zum Bestand medizinischer Kultur. Es finden sich Angaben in ägyptischen, römischen, griechischen und auch in hinduistischen Legenden. Nach der griechischen Mythologie soll Asklepios von seinem Vater Apollo aus dem Bauch der Mutter Coronis geschnitten worden sein. Im 7. Jahrhundert v. Chr. erließ der König Numa Pompilius die Lex regia, ein Kind aus dem Bauch einer verstorbenen Schwangeren herauszuschneiden, um die Hoffnung auf ein lebendes Kind nicht mit ihr zu begraben, d. h., damals war die Operation nur dann erlaubt, wenn die Gebärende im Begriff war zu sterben oder bereits unter der Geburt gestorben war.

Gemeinhin verdanken wir die Namensgebung der römischen Legende, in der Julius Cäsar im Jahre 110 v. Chr. das Licht der Welt durch einen Bauchschnitt an seiner Mutter erblickte (»kaiserlicher Schnitt«, *caesones* = Schnittlinge). Allerdings starb Aurelia erst 10 Jahre vor dem Tod Caesars, sodass aufgrund der damals gültigen Lex regia Zweifel an der Richtigkeit dieser Angaben berechtigt sind. Wir können also nicht mit Sicherheit sagen, wann der Begriff Kaiserschnitt entwickelt wurde.

In einer Überlieferung aus dem 11. Jahrhundert wird in dem persischen Epos Shah-nameh erstmals von einer Operation mit einer Narkose durch Wein, einer Schnittentbindung durch einen Dolch und Zunähen der Wunde mit anschließender Wundbehandlung berichtet. Die Patientin Rudabeh überlebte und erwachte 24 Stunden später.

Im Mittelalter wurde die Operation – von der Kirche gefordert – an sterbenden oder unter der Geburt verstorbenen Frauen durchgeführt, um das Ungeborene zu retten und ihm die Taufe zu ermöglichen.

Der erste Bericht über eine Schnittentbindung, die überlebt wurde, stammt aus dem Jahre 1500 in der Schweiz. Der Tierkastrator Jacob Nufer hat den Kaiserschnitt an seiner Frau selbst durchgeführt, nachdem sie nach mehreren Tagen mit Wehentätigkeit trotz der Hilfe von 13 Hebammen ihr Kind nicht gebären konnte. Die Anatomiekenntnisse erlangte er über die Beobachtung der Tiere, die er behandelte. Das Kind überlebte und wurde 77 Jahre alt. Seine Frau gebar weitere fünf Kinder auf normalem Wege, darunter auch Zwillinge.

Vom Wundarzt François Rousset verfasst erschien im Jahre 1588 das erste Lehrbuch über den Kaiserschnitt *Hystero tomotokia*. Rousset erwähnte erstmals jedoch den sensationellen Fall im Hause Nufer und beschrieb die Operation an lebenden Frauen, allerdings ohne Verschluss des Uterus, da er die These vertrat, die Gebärmutter schließe sich von selbst. Der französische Wundarzt Lebas von Moulleron entdeckte allerdings beim Sezieren von Leichen, dass die Frauen durch dieses Verfahren qualvoll verbluten oder an Infektionen verstorben waren, und suchte nun nach Möglichkeiten, die Uteruswand zu vernähen.

Der Italiener **Eduardo Porro**, Professor für Geburtshilfe im Spital San Matteo in Padua, empfahl 1876 den Kaiserschnitt mit gleichzeitiger Gebärmutteramputation aus Angst vor unüberwindbaren Blutungen und Bauchfellentzündungen. Die Mortalität sank deutlich durch die von ihm angewandten Desinfektionsmaßnahmen. Der »Kaiserschnitt nach Porro« ging in die Medizingeschichte ein.

Die Einführung der Asepsis durch **Ignaz Semmelweis** 1847 und der Anästhesie, die durch Dr. James Young Simpson in Form der Äthernarkose 1847 Zugang in die Geburtshilfe fand, taten ihr Übriges.

Der Kaiserschnitt im heutigen Sinne mit Einführung der Uterusnaht wurde von dem Heidelberger Gynäkologen **Ferdinand Kehrer** Ende des 19. Jahrhunderts entwickelt und danach immer wieder verbessert. Die extraperitoneale Durchführung von Latzko 1909 senkte das Infektionsrisiko drastisch und wurde erfolgreich bis in die 40er-Jahre angewandt.

In den 90er-Jahren hielt die **Misgav-Ladach-Technik** aus einer gleichnamigen Jerusalemer Klinik Einzug in unsere Operationssäle. Durch eine veränderte Technik werden Gewebestrukturen gedehnt, anstatt sie zu durchtrennen. Die Operationsdauer liegt dadurch bei ungefähr 20 Minuten, der postoperative stationäre Aufenthalt bei 3–5 Tagen.

Der einst so gefürchtete Kaiserschnitt steht gegenwärtig als »Wunschsectio ohne medizinische Indikation« zur Diskussion. Die Raten liegen heute zwischen 10% in den Niederlanden und 80% in Rio de Janeiro, in Deutschland bei über 20%. Von vielen Ärzten wird der Routineeingriff aufgrund der Kontrollierbarkeit des Geburtsvorganges geschätzt.

Risiken der *Sectio caesarea*

In den letzten Jahren ist ersichtlich, dass das Morbiditäts- und Letalitätsrisiko bei *Sectio caesarea* aufgrund verbesserter Operationstechniken und des Einsatzes der Leitungsanästhesie sowie der Thrombose- und Antibiotikaprophylaxe sinkt. Im Vergleich zur vaginalen Geburt bleibt allerdings weiterhin ein 2,3fach erhöhtes Sterblichkeitsrisiko bestehen. Vergleicht man das Letalitätsrisiko der vaginalen Geburt mit dem des primären Kaiserschnitts, zeichnet sich zurzeit ein Trend ab, bei dem sich das mütterliche Sterblichkeitsrisiko der primären Sectio dem der vaginalen Geburt annähert (Bayerische Perinatalerhebung 1995–2000).

Mortalität und Letalität am Beispiel der bayerischen Perinatalerhebung (Hillemanns et al. 2000, DGGG 2004 d):
- Die Sectioletalität (operations- und anästhesiebedingtes Sterblichkeitsrisiko präoperativ gesunder Frauen) betrug 0,04:1 000 in den Jahren 1995–2000. Häufigste Todesursachen waren:
    - Thromboembolien: Lungen- und Fruchtwasserembolie, Sinusvenenthrombose, zerebrale Blutung
    - hämorrhagischer Schock
    - Sepsis: Puerperalsepsis, Peritonitis nach Nahtinsuffizienz, septische Ovarialvenenthrombose, Bauchwandinfektion bei *Adipositas permagna*
    - Anästhesiekomplikationen
- Die Sectiomortalität (Todesfälle im zeitlichen Zusammenhang durch präexistente Erkrankungen, Schwangerschafts- und Geburtskomplikationen) betrug 0,27:1 000 in den Jahren 1995–1998.

Indikationen und Kontraindikationen

> **Begriffsdefinitionen**
> **Primäre *Sectio caesarea*:** geplante oder elektive Sectio vor Beginn effektiver Wehentätigkeit mit Zervixeröffnung bei stehender Fruchtblase
> **Wunschkaiserschnitt:** Sectio ohne medizinische Indikation
> **Sekundäre *Sectio caesarea*:** nach Beginn effektiver Wehentätigkeit, Zervixeröffnung und Blasensprung

Die sekundäre Indikationsstellung beinhaltet verschiedene Dringlichkeitsstufen: dringliche bzw. eilige Sectio oder Notsectio. Der Zeitbedarf für eine **Notsectio** ist definiert als Zeitspanne zwischen Indikation und Geburt (**Entschluss-Entwicklungs-Zeit = E-E-Zeit**). Ein erstrebenswerter Zeitkorridor liegt bei 20 Minuten, realistisch je nach Struktur der Klinik kann er jedoch bei 30 Minuten liegen.

Bei der **Sectiobereitschaft** sind zwei Formen zu unterscheiden:
- Absolute Sectiobereitschaft besteht z. B. bei einer Trial-Geburt = vaginal-operativer Entbindungsversuch mit der Möglichkeit eines Abbruchs und der konsekutiven Schnell-Sectio (dieses Vorgehen sollte eine Ausnahme bleiben).
- Relative Sectiobereitschaft wird z. B. bei befürchteter kindlicher Notlage im Rahmen einer vaginalen BEL- oder Mehrlingsgeburt hergestellt.

Eine Zusammenfassung der Indikationen ist aus Tabelle 24.4 ersichtlich. Eine relative Kontraindikation besteht beim toten Fetus.

Vorbereitung des Kaiserschnittes

Die Hebamme muss eine Reihe von Tätigkeiten ausführen, damit ein reibungsloser Ablauf der operativen Geburt gewährleistet ist (Tab. 24.5). Diese minimieren sich auf das Notwendigste zugunsten der Zeitgewinnung bei einer Notsectio.

Sectio caesarea

Tab. 24.4 Indikationsstellungen für eine operative Geburt durch Kaiserschnitt.

Absolute Indikation	Relative Indikation	Psychische Indikation
zwingend geburtsmedizinische Gründe zur Rettung von Leben und Gesundheit des Kindes oder der Mutter	Abwägung der geburtsmedizinischen Risiken für Mutter und Kind	weniger medizinisch, sondern überwiegend psychisch motivierte Sectio
• *Placenta praevia totalis* • Wirbelsäulen- und Beckendeformitäten • Uterusanomalien, z. B. Zervixmyom • HIV-Infektion der Mutter • schwere maternale Grunderkrankung • therapierefraktäres HELLP-Syndrom bzw. Präklampsie/Eklampsie • *Herpes genitalis* • (drohende) Uterusruptur • vorzeitige Plazentalösung • Amnioninfektionssyndrom • fetale Fehlbildungen (z. B. Hydrozephalus) • monochoriale Geminigravidität (fetofetales Transfusionssyndrom) • Frühgeburt mit zusätzlichen Risikofaktoren • intrauterine Wachstumsretardierung mit schwerer fetaler Kreislaufdekompensation • Quer- oder Schräglage, persistierende Einstellungsanomalie • absolutes Missverhältnis • fetale Azidose, Skalpblut-pH < 7,05–7,10 • therapierefraktäre fetale Bradykardie • Nabelschnur-, Extremitätenvorfall	• Beckenendlage • Frühgeburt • absolute fetale Makrosomie > 4500 g • Verdacht auf zephalopelvines Missverhältnis • dichoriale Geminigravidität mit diskordantem Wachstum > 20 % • höhergradige Mehrlinge • Status nach Sectio, Uterusoperationen oder vaginalplastischer Operation • Z. n. Beckenbodentraumata nach vaginaler Geburt, DR III/IV • Status nach Beschneidung der Frau • Z. n. persistierender anorektaler Inkontinenz/Stressinkontinez nach vaginaler Geburt • pathologisches CTG • protrahierte Geburt • Geburtsstillstand • maternale Erschöpfung • ineffektive Wehentätigkeit, sekundäre Wehenschwäche	• Bedürfnis nach Sicherheit für das Kind, besonders nach der Geburt eigener geburtsbeeinträchtigter Kinder • Traumatisierung durch vorangegangene Geburtserlebnisse oder sexuellen Missbrauch • Furcht vor eigenen organischen Spätschäden (Senkung, Inkontinenz) • Furcht vor Sexualstörungen • unüberwindbare Angst vor Kontrollverlust unter einer spontanen Geburt • Angst vor Schmerzen

Anästhesie

In der operativen Geburtshilfe haben sich die Leitungs- und die Inhalationsanästhesie bewährt.
Die **Allgemeinanästhesie** hat den Vorteil der schnellen Narkoseeinleitung mit Sicherung der Atemwege unter kontrollierter Beatmung. Es werden im Vergleich zur Leitungsanästhesie weniger Blutdruckabfälle beobachtet. Die physiologischen Veränderungen des Gastrointestinaltrakts führen dazu, dass eine Schwangere ab der 20. SSW als nicht nüchtern angesehen wird. Um Regurgitationen und bronchopulmonale Aspirationen zu vermeiden, gehört zur Prämedikation einer Schwangeren immer die Reduzierung der Magensaftmenge (< 25 ml) und ihrer Azidität (pH-Wert > 2,5) z. B. durch Natrium-Citrat oder Ranitidin. Sedativa sind wegen der plazentaren Übertragung zum Ungeborenen zu vermeiden. Die Kindesentwicklung muss in einem bestimmten Zeitrahmen erfolgen, um den Übertritt von volatilen (gasförmigen) und intravenösen Anästhetika zu vermeiden.

Zu den **Leitungsanästhesieverfahren** gehören die Spinal- sowie die Periduralanästhesie. Beide Verfahren werden zunehmend eingesetzt. Intubationsschwierigkeiten werden vermieden, das Zeitfenster bis zur Kindesentwicklung kann großzügiger gesetzt werden. Die Mutter kann im wachen Zustand die Geburt ihres Kindes miterleben (s. Kap. 42).

Tab. 24.5 Kontrollliste für eine optimale Vorbereitung des elektiven Kaiserschnitts (nach Huch u. Chaoui 2004).

Allgemein	- schriftlich fixierte ärztliche Aufklärung und Einwilligung der Patientin - Prämedikation nach ärztlicher Anordnung - Benachrichtigung des OP-Teams
Schwangere	- Rasur kurz vor der Operation - OP-Hemd - 5000 IE unfraktioniertes Heparin und Antithrombosestrümpfe - künstliche Zähne und Schmuck entfernen - Dauerkatheter legen - venöser Zugang mit Kochsalzinfusion bzw. angeordneter Medikation - H_2-Rezeptorantagonisten (Ranitidin) 150 mg oral am Abend vor der OP und gleiche Dosis 2 Std. präoperativ oder 20–30 ml Natriumcitrat 0,3 molar max. 30 Min. vor OP - CTG-Kontrolle - bei BEL Ultraschallkontrolle vor der Operation
Kind	- Reanimationstisch vorbereiten und kontrollieren - Kinder-Krankengeschichte vorbereiten
Labor	- Blutentnahmen (Routinelabor des jeweiligen Krankenhauses) - zusätzliche Blutentnahme nach besonderer Indikationsstellung
Im Operationssaal	- Krankenakte - Lagerung der Patientin zur Vermeidung des *Vena-cava*-Kompressionssyndroms in 20–30° Linksseitenlagerung; Steinschnittlage flach; leichte Trendelenburg-Lagerung (Beckenhochlagerung bei Kopftieflagerung), um Darmvorfall intraoperativ gering zu halten - Kontrolle der fetalen Herztöne bei suspektem/pathologischem CTG - sterilen Plazentateller oder -schüssel bereitstellen - Antibiotikaprophylaxe: 1 g Ceftriaxon (Rocephin®) i.v. nach Abnabeln des Kindes

Operationstechnik

Der klassischen OP-Technik nach Pfannenstiel, die sich durch scharfe Präparation und schichtweise Adaptation der anatomischen Strukturen durch Nähte auszeichnet, steht heute die Technik nach Misgav-Ladach gegenüber. Hierbei wird überwiegend stumpf und manuell präpariert und Gewebenähte reduziert.

Um die maternale wie auch die fetale Morbidität gering zu halten, ist ein standardisiertes Vorgehen unvermeidlich. Dabei ist die technische Durchführung abhängig vom Gestationsalter, der Kindslage, der Größe und Anzahl der Feten sowie dem fetalen und maternalen Zustand. Der Desinfektion mit antiseptischer Lösung im gesamten Operationsgebiet folgt die Abdeckung mit selbstklebender Folie oder herkömmlichen Leinentüchern.

Klassische Technik nach Pfannenstiel

Der **suprapubische Pfannenstiel-Querschnitt** bietet gegenüber einer tiefen vertikalen Schnittführung folgende **Vorteile**: besseres kosmetisches Resultat, geringere postoperative Atembeschwerden sowie günstigere Heilungstendenzen. Allerdings kann er bei unvorhersehbaren Komplikationen schlecht erweitert werden.

Die abdominelle Schnittentbindung wird von drei Personen durchgeführt. Der Pfannenstiel-Querschnitt erfolgt mit einem Skalpell 2–4 cm kranial der Symphyse 8–12 cm lang bis auf die Muskelfaszie, diese wird 2 cm in der Mittellinie scharf durchtrennt, um im Anschluss die Faszie beidseits quer unter Anhebung der Kutis und Subkutis zu eröffnen. Der Muskel wird stumpf separiert und das Peritoneum flach eröffnet. Danach wird eine tiefe quere Inzision des Uterus (isthmische Uterotomie) vorgenommen. Die Entwicklung des vorangehenden Kindsteils nach Eröffnung der Fruchtblase wird entweder durch Eingehen mit der

Sectio caesarea

Hand (Kegelkugelhandgriff) oder durch Einführen eines Zangenlöffels mit Druck auf den Fundus ermöglicht. Selten kann es bei tief stehendem Kopf notwendig werden, diesen von vaginal in den Bereich der Uterusinzision hochzuschieben. Das lang abgenabelte Kind wird zunächst an die Hebamme oder den Pädiater zur Erstversorgung übergeben. Zur Lösung der Plazenta wird nach eventueller Gabe von 5 IE Oxytocin i.v. ein aktives Vorgehen (Credé-Handgriff, Cord-Traction) befürwortet. Die Uterotomie wird zweireihig verschlossen, das Abdomen mit Nähten entsprechend den anatomischen Strukturen, oftmals mit Einlage einer Redon-Drainage.

Beim Wundverschluss ist vor allem auf Asepsis und präzises Wiederzusammenfügen des Gewebes zu achten. Eine ausreichende Durchblutung auch in der Nahtzone muss für einen optimalen Heilungsprozess gewährleistet sein.

Misgav-Ladach-Methode
(Abb. 24.3 a–n)

Die **Misgav-Ladach-Sectio** ist im deutschsprachigen Raum auch als »sanfte Sectio« bekannt, wobei diese Wortwahl dem Laien eine Verharmlosung der durch die Schnittentbindung möglichen Probleme suggeriert.

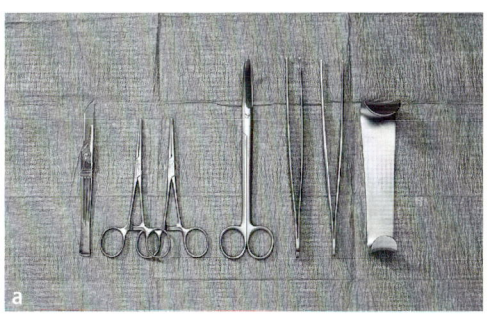
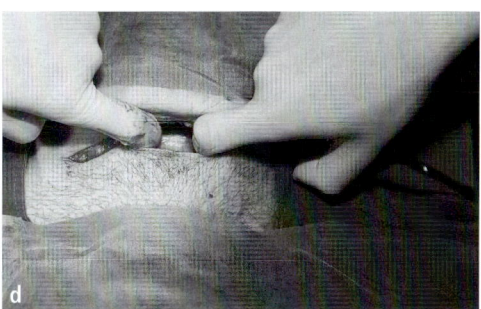
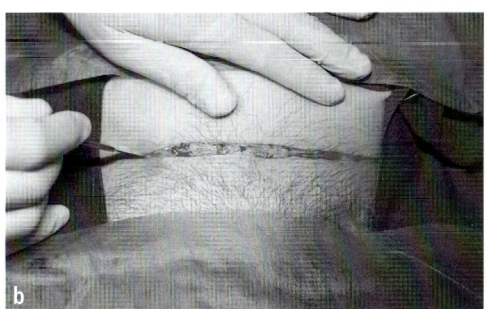
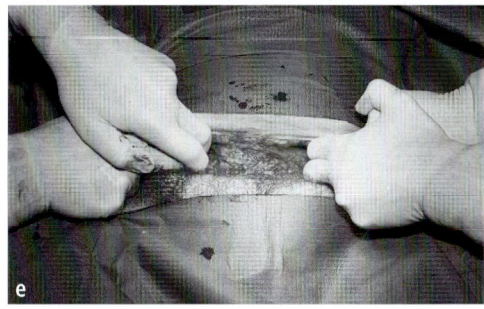
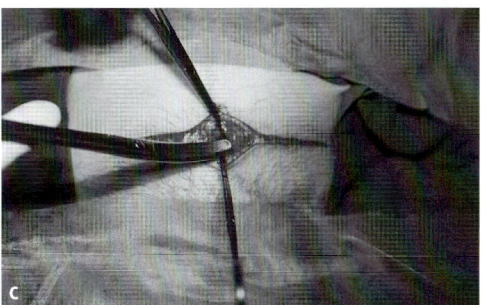
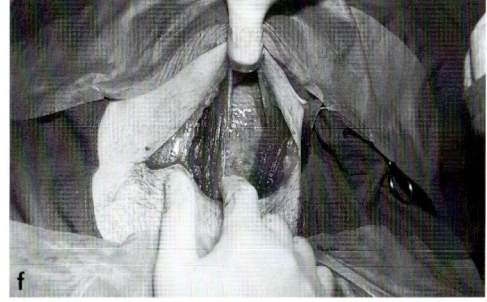

Abb. 24.3 Die Misgav-Ladach-Sectio (mit freundlicher Genehmigung von Dr. Gerd Eldering, Bensberg).
a Notwendiges Instrumentarium
b Oberflächlicher Hautschnitt
c Faszieneröffnung unter Erhalt des Subkutangewebes
d Beginn der Lateraltraktion der Rektusmuskulatur
e Muskeldissektion und Darstellung des Peritoneums
f Eröffnung des Peritoneums

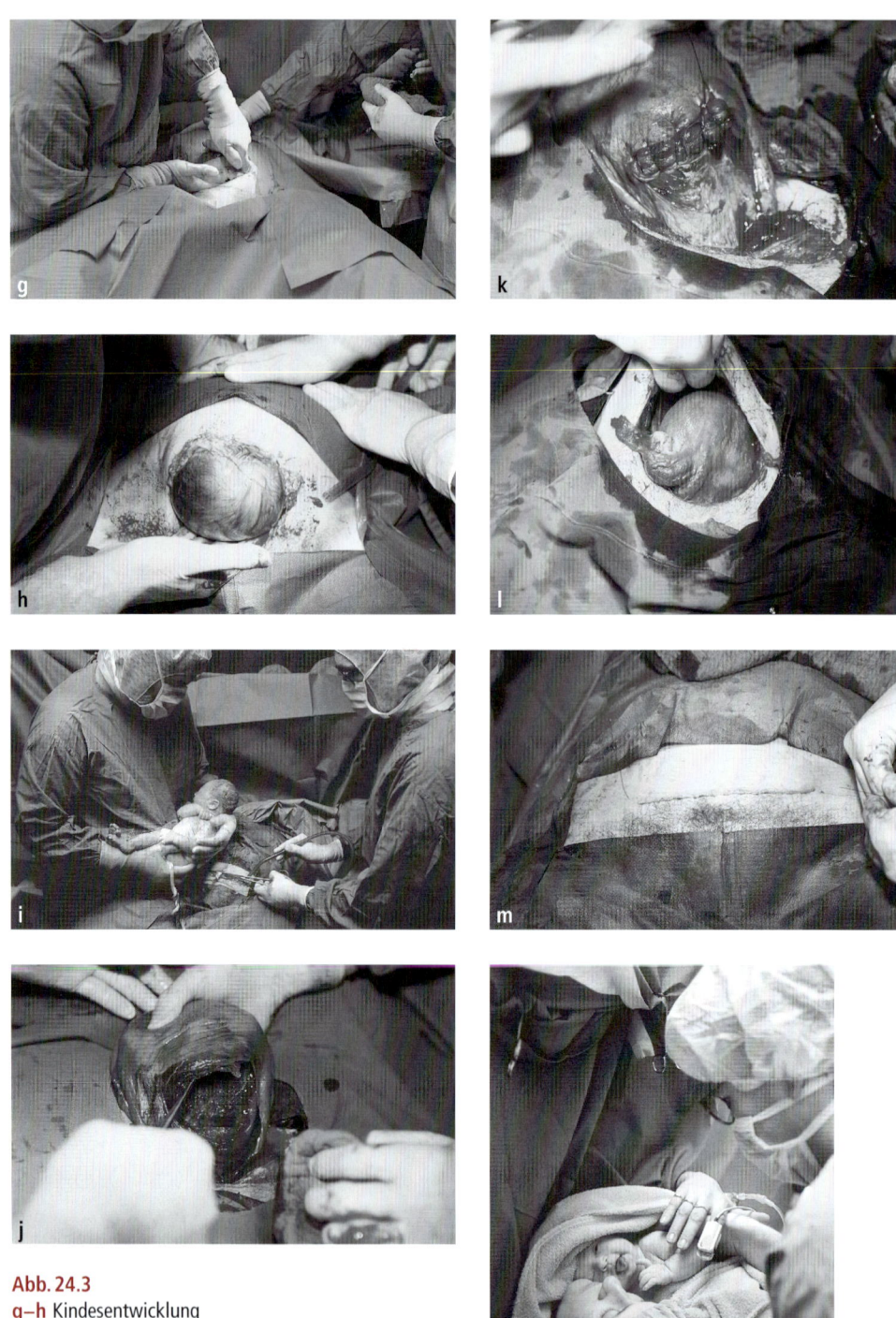

Abb. 24.3
g–h Kindesentwicklung
i Das abgenabelte Kind
j Hervorluxieren des Uterus vor die Bauchwand
k Verschluss des Uterus fortlaufend
l Rückverlagerung des Uterus
m Intrakutannaht
n Das gemeinsame Erleben im Operationssaal

Vorteile: Diese Technik hat zum Ziel, die Traumatisierung des Gewebes und dadurch den Blutverlust, postoperative Parästhesien und die Operationszeit zu reduzieren. Durch eine postoperativ bessere Befindlichkeit der Patientinnen ist der Analgetikabedarf reduziert und die Mobilisation erfolgt früher. Die ökonomischen Vorzüge sind unumstritten.

Der Operateur operiert mit einem Assistenten. Das notwendige Instrumentarium zeigt Abbildung 24.3 a: 1 Skalpell, 2 Kocher-Klemmen, 1 Cooper-Schere, 2 Pinzetten, 1 Roux-Haken.

Die Hautinzision unter Erhalt des subkutanen Fettgewebes verläuft höher als beim Pfannenstiel-Querschnitt, etwa 2 cm kaudal der Verbindungslinie zwischen der *Spinae iliacae anteriores superiores*. Der Hautschnitt (Abb. 24.3 b) kann ebenso in Höhe der Schamhaargrenze erfolgen, um ein besseres kosmetisches Resultat zu erzielen. Eine Vertiefung des Schnittes in der Mittellinie erfolgt bis zur Sicht der Faszie. Diese wird 1–2 cm eröffnet, mit Kocher-Klemmen gefasst und mithilfe einer gebogenen Cooper-Schere durch schiebende Bewegungen geöffnet (Abb. 24.3 c). Nervenbahnen und Gefäße werden durch dieses Vorgehen nicht verletzt. Die Lateraltraktion der Rektusbäuche wird durch gleichzeitigen Zug nach lateral durch Operateur und Assistent erreicht. Nach Sicht des Peritoneums (Abb. 24.3 d und e) wird dieses eröffnet (Abb. 24.3 f). Die Gebärmutter wird 1–2 cm inzidiert und stumpf nach lateral erweitert. Nach Entwicklung des Kindes wird es lang abgenabelt und der Hebamme übergeben (Abb. 24.3 g, h und i). Tritt keine spontane Plazentalösung ein, erfolgt eine manuelle Lösung und ein Hervorluxieren des Uterus vor die Bauchwand (Abb. 24.3 j). Die Uteruswundränder kommen zur Darstellung und werden einreihig fortlaufend verschlossen (Abb. 24.3 k). Die Gebärmutter wird in den Bauchraum zurückverlagert (Abb. 24.3 l). Auf einen Verschluss des Peritoneums sowie der Rektusmuskulatur wird verzichtet, da sie sich durch den intraabdominalen Volumenverlust mühelos aneinander legen. Zum Abschluss werden Faszie und Haut verschlossen (Abb. 24.3 m).

Perioperative Antibiotikaprophylaxe

Die allgemein empfohlene perioperative Antibiotikaprophylaxe führt, wie zahlreiche Studien belegen konnten, zu einer Abnahme der infektionsbedingten Morbidität von 50 % (Huch u. Chaoui 2004, Reime 2005 a): signifikant weniger Wundinfektionen, Fieber, Harnwegsinfekte und schwere Infektionen. Sinnvoll ist ein Antibiotikum, das eine Wirksamkeit gegen die häufigsten pathogenen Mikroorganismen aufweist, nicht toxisch und gleichzeitig preiswert ist.

Zum Standard gehört heute eine Einzeldosis eines Cephalosporins (z. B. Ceftriaxon, Rocephin®). Die Anwendung erfolgt intravenös nach Abnabeln des Kindes, damit ein ausreichender Wirkspiegel im Operationsgebiet im relevanten Operationszeitraum gegeben ist.

Postoperative Überwachung und Pflege

In den meisten Kliniken erfolgt die postoperative Überwachung der Frau mit dem Neugeborenen im Kreißsaal durch die Hebamme (4–8 Stunden), bis die Mutter mit dem Kind dann auf die Wochenstation verlegt werden kann (s. Kap. 29).

Komplikationen durch *Sectio caesarea*

Bei den Komplikationen durch Sectio wird zwischen intraoperativen und postoperativen Komplikationen unterschieden:
- intraoperativ:
  - Blutungen
  - Verletzungen von umliegendem Gewebe z. B. Blase, Darm
- postoperativ:
  - infektionsbedingte Morbidität mit einem Risiko von insgesamt 10–45 %: Endomyometritis, Wundinfektion, Harnwegsinfektion
  - Thromboembolien, insbesondere tiefe Venenthrombose und Lungenembolie

Infektionen

Endometritis: Innerhalb von 24–48 Stunden postoperativ entwickeln sich Symptome einer Endometritis: Fieber, Tachykardie, Schmerzen im Unterbauch, uterine und adnexe Empfindlichkeit mit peritonealer Reizung. Unverzüglich sind entsprechende Laborbefunde zu erheben, Blutkulturen abzunehmen und eine Antibiotikatherapie durchzuführen.

Wundinfektionen treten mit einer Häufigkeit von 2,5–16,1 % auf, bei einer elektiven Sectio allerdings 5-mal seltener als nach einer Notfallsectio. Die Inzidenz lässt sich durch die perioperative Antibiotikaprophylaxe, das Einhalten der präoperativen Desinfektionsmaßnahmen, ein Kürzen der Schamhaare statt Rasieren oder durch Rasur unmittelbar vor dem Eingriff senken.
Folgende Symptome treten auf: Hautrötungen, lokale Schmerzen, Berührungsempfindlichkeit und eitrige Absonderungen.
Die Behandlung erfolgt über Inzision, Entfernung des nekrotischen Gewebes, Spülungen mit Wasserstoffsuperoxid oder physiologischer Kochsalzlösung und Wunddrainage. Sobald die Wunde gereinigt und Granulationsgewebe vorhanden ist, erfolgt eine Sekundärnaht. Systemische Antibiotika sind erfahrungsgemäß nicht erforderlich.

Geburtsmodus bei Status »Zustand nach Sectio«

Die Frage nach dem Geburtsmodus für Frauen, die einen Status nach Kaiserschnitt in ihrer Anamnese angeben, stellt sich aufgrund der zunehmenden Häufigkeit der Operation immer öfter. Leider gibt es noch keine zuverlässigen Kriterien, anhand derer sich das Risiko bzw. die Chancen eines vaginalen Entbindungsversuchs abschätzen lassen. Die Erfolgschancen liegen bei 60–80 % (Drack u. Schneider 2004). Neben den allgemein gültigen Indikationen zur Sectio (Tab. 24.4) gelten hier auch andere Kriterien (Tab. 24.6):

Die **Komplikationen**, die unter einer vaginalen Geburt bei Zustand nach Kaiserschnitt auftreten, sind durch viele Studien untersucht und bestätigt (Lydon-Rochelle 2001, DGGG 2004 e, Huch u. Chaoui 2004, Husslein 2004).

- Die Erfolgsraten des vaginalen Entbindungsversuchs betragen im Mittel 73 % bei Z.n. Sectio, 68 % Z.n. ≥ 2 Sectiones. Dies bedeutet ein großes Maß an Frustration für die Frau selbst; die Ausgangslage für eine erneute Sectio ist z.T. deutlich schlechter (Husslein 2004).
- Das Risiko einer Uterusruptur (Lydon-Rochelle et al. 2001) steigt bei der Geburtseinleitung nach vorausgegangener Sectio:
  – 0,16 % bei elektiver Re-Sectio
  – 0,52 % bei spontanem Wehenbeginn
  – 0,77 % bei Einleitung ohne Prostaglandine
  – 2,45 % bei Einleitung mit Prostaglandinen
- Das Rupturrisiko ist um das 2- bis 3fache erhöht bei einem Intervall < 18 Monate nach dem ersten Kaiserschnitt.
- Das Risiko einer Narbendehiszenz oder -ruptur ist abhängig von der Schnittführung der vorangegangenen Uterotomie. Es besteht ein eindeutiger Vorteil der queren isthmischen Uterotomie gegenüber jeder Form eines Längsschnitts (DGGG 2004 e).
- Die perinatale Mortalität beträgt bei vaginalem Entbindungsversuch etwa 0,3 %, bei elektiver Sectio 0,4 %.

Tab. 24.6 Indikationen für eine Re-Sectio bei Status nach Sectio.

Absolute Indikation	• Fortbestehen des Grundes für den vorangegangenen Kaiserschnitt, z. B. Beckendeformität • Längsschnitt im Bereich des *Corpus uteri* • frühere Narbendehiszenzen oder -rupturen • Status nach ≥ 2 Sectiones
Relative Indikation	• Geburtseinleitung mit oder ohne Zervixreifung • Z.n. anderen Uterusoperationen • febriles Wochenbett bei vorausgegangener Sectio • kurzes Geburtenintervall ≤ 18 Monate • V. a. Makrosomie • Gemini, BEL

- Das Risiko einer *Placenta accreta* liegt bei 39 %, unabhängig von der Wundversorgungstechnik der vorausgegangenen Sectio (Huch u. Chaoui 2004).
- Die Inzidenz einer *Placenta praevia* beträgt bei Zustand nach einmaliger Sectio 0,8 %, bei zweimaliger Sectio 2 %, bei ≥ 3 Sectiones 4,2 % (Huch u. Chaoui 2004).

Das Risiko einer Uterusruptur bei Geburtseinleitung ist zwar vorhanden, aber immer noch relativ gering. Auffallend ist der Zusammenhang der Uterusruptur mit der Gabe von Prostaglandinen bei unreifer Zervix. Deshalb sollte grundsätzlich eine Geburtseinleitung bei Status *post sectionem* vermieden werden bzw. die Indikation zur Gabe von Prostaglandin E$_2$ streng gestellt werden (Husslein 2004, DGGG 2004 f). Die Wehenstimulation durch Oxytocin ist nicht kontraindiziert.

Bei einem **vaginalen Entbindungsversuch** müssen die Voraussetzungen für einen raschen sekundären Kaiserschnitt innerhalb von 20 Minuten nach Indikationsstellung erfüllt sein, ebenso sollten die fetalen Herztöne intermittierend ab Wehenbeginn und kontinuierlich in der Aktivphase durch externes CTG überwacht werden. Der Geburtsfortschritt muss kontinuierlich evaluiert werden. Leitungsanalgesien und andere Analgetika sind einsetzbar. Bei Geburtsstillstand oder Komplikationen sollen die Indikationen für eine Re-Sectio ohne Zeitverlust großzügig gestellt werden.

Nicht notwendig erachtet werden die sonographische Überwachung der Uterotomienarbe, die intrauterine Druckmessung, eine Pelvimetrie und die prophylaktische vaginal-operative Entbindung. Eine routinemäßige Narbennachtastung postpartal wird nicht mehr empfohlen. Es ist ausreichend, Blutungsstärke, Fundus und Konsistenz des Uterus zu kontrollieren.

Kaiserschnitt ohne medizinische Indikation

»Als Wunschsectio dürfen nur solche Operationen bezeichnet werden, bei denen weder anamnestische Erfahrungskrisen noch schwere psychologische oder psychiatrische Veränderungen Auslöser für den Wunsch nach operativer Entbindung sind und somatische Störungen weder aufseiten des Feten noch der Frau vorliegen.« (Huch u. Chaoui 2004)

Aufgrund der gegenwärtigen Diskussion über die elektive Sectio ohne medizinische Indikation (= Sectio kraft Vereinbarung, Gefälligkeitssectio) sollte sich jeder Geburtshelfer über die tatsächlichen Vor- und Nachteile der geburtshilflichen Operationsverfahren ein Bild machen (Tab. 24.7). In der Literatur zu diesem Thema werden die Daten Spontangeburt versus Kaiserschnitt gegenübergestellt. Dabei stellt sich heraus, dass für einige Frauen der Kaiserschnitt unter Periduralanästhesie, Thromboseprophylaxe und kurzer stationärer Behandlung ein anziehender Weg ist, ein Kind zu gebären. Es ist zweifelhaft, ob sich Frauen die Eröffnung der Gebärmutter wirklich wünschen oder ob sie die Möglichkeit der Sectio als eine von außen empfohlene moderne Geburtsvariante akzeptieren (Grünberger et al. 2005).

> Auf der anderen Seite wird in der heutigen Zeit von der Mehrheit der Frauen in der Geburt auch ein emotionales Ereignis gesehen, welches trotz der Risiken einer vaginalen Geburt und der möglicherweise durchzuführenden sekundären Sectio erlebenswert ist.
>
> Für die Zukunft bedeutet die Zunahme der Sectiorate für die Geburtshelfer, dass Schwangere besser über die Langzeitfolgen wie Plazentationsanomalien oder Uterusrupturen (s. o.) aufgeklärt werden müssen. Diese früher doch seltenen Notfallsituationen werden im Kreißsaal zukünftig gehäuft auftreten. Wünschenswert ist in diesem Zusammenhang eine neutrale und sehr ausführliche Aufklärung der werdenden Mutter.

Anwesenheit der werdenden Väter oder anderer Bezugspersonen

Die Anwesenheit werdender Väter im Operationssaal wird immer häufiger. Das gemeinsame Geburtserlebnis, der günstige Einfluss auf die Eltern-Kind-Beziehung sowie die Verminderung von Angst und Spannung seitens der Gebärenden sind positive Beweggründe, dieses Vorgehen weiterhin zu unterstützen. Allerdings müssen bestimmte Voraussetzungen erfüllt sein (DGGG 2004 c):
Grundsätzlich sind Zuschauer bei der Ausübung ärztlicher Verrichtungen nicht zugelassen. Unter Abwägung der Gründe kann der Geburtshelfer also über die Anwesenheit einer Bezugsperson ent-

Tab. 24.7 Argumente für und gegen eine elektive Sectio ohne medizinische Indikation.

Pro	Risiken bei Status *post sectionem*	Contra
• Wahrung des Selbstbestimmungsrechts und der Autonomie der Frau • freie Wahl des Entbindungsmodus • Bildung von kommerziell verwertbaren Marktnischen im Sinne von »Kaiserschnittzentren« • Sicherheits- und Kontrollbedürfnis seitens der Mutter und des Arztes • potenzieller Schutz des Beckenbodens vor Beginn der Wehentätigkeit • Risiko von Harninkontinenz reduziert • Verhinderung der Notsectio, die mit erhöhter Morbidität und Mortalität einhergeht • Verhinderung von Geburtskomplikationen, die auch bei Spontangeburten unter Beachtung der gültigen Standards sehr selten sind (z. B. Infektionsübertragung, Mekoniumaspiration) • Reduktion von Geburtsverletzungen • bessere Planbarkeit des Personaleinsatzes und des Geburtstermins • Reduktion der Angst vor Schmerzen, kindlichen Geburtsschäden und eingeschränkter weiblicher Sexualität • juristischer Aspekt: Schadensersatzklagen nach spontaner Geburt steigen an	• erhöhtes Risiko für Uterusruptur, *Placenta praevia* oder *accreta*, vorzeitige Plazentalösung oder ektope Schwangerschaft • Komplikationen wie Blutungen mit postoperativer Anämie und Wundinfektionen höher als nach spontaner Geburt • erhöhte Raten von postoperativen Thrombosen und Embolien • kindliche Atemnot und Azidose nach Sectio erhöht • häufiger pulmonale Probleme beim Kind bei Sectio ≤ 39. SSW • Risiko des intrauterinen Fruchttods ohne erklärbare Ursache ist in der Folgeschwangerschaft erhöht (Smith et al. 2003)	• keine sinnvolle medizinische Indikation • Müttersterblichkeit um das 2,3fache erhöht im Vergleich zur vaginalen Geburt • Belastung des Gesundheitssystems • finanzielle Belastung sollte nach Meinung vieler Versicherer zugunsten der Solidargemeinschaft von der Patientin selbst getragen werden • perinatale Mortalität trotz **Verdoppelung** der Sectioraten in den letzten zehn Jahren nicht gesunken • erhöhter Verbrauch von Antibiotika und Schmerzmitteln • Bonding von Mutter und Kind beeinträchtigt • Spontangeburt stellt für die Frau ein Erlebnis dar, auf das sie stolz sein kann, welches die Bindung zur Nachkommenschaft und dem Partner stärkt • Vertrauen der Frau in den eigenen Körper geht verloren • extrem niedrige Sectiorate durch kontinuierliche Hebammenbetreuung • suffiziente Schmerztherapie unter vaginaler Geburt senkt die Rate an Komplikationen • in vielen Ländern entspricht die Sectio ohne medizinische Indikation dem Tatbestand der Körperverletzung • nach einem Jahr keine signifikanten Unterschiede bezüglich sexueller Aktivität und Beschwerden im Perineum bei Patientinnen Status nach Sectio versus Spontangeburt (Reime 2005 b) • familiäre Faktoren: schnellere Rekonvaleszenz und schnellere Rückkehr zu größeren Kindern

scheiden, welche in der Regel bei einer elektiven Sectio ohne kindliches oder mütterliches Risiko möglich ist. Eine Absprache mit dem Anästhesisten oder Neonatologen ist obligat.

Es wird empfohlen, die Bezugsperson über das Verhalten im Operationssaal, über eine mögliche psychische Belastung und den Verzicht auf Schadenersatz bei möglichen Schäden z. B. durch Ohnmacht aufzuklären und diese schriftlich zu fixieren. Nach Aufforderung hat die Bezugsperson den Operationssaal sofort zu verlassen. Ein Mustertext zur Zustimmung der Mutter und Erklärung des Vaters ist der Veröffentlichung der DGGG (2004 c) beigefügt.

Iatrogen verursachte und spontan eingetretene Geburtsverletzungen

Jeder chirurgischen Versorgung von Geburtsverletzungen sind die Lagerung und Vorbereitung der Patientin sowie eine suffiziente Analgesie gemeinsam:
Die Wöchnerin wird im Querbett gelagert. Das Operationsgebiet (Vulva und Damm) wird desinfiziert und mit sterilen Tüchern abgedeckt (insbesondere das Analgebiet). Für die Wundversorgung ist eine **Analgesie** Voraussetzung.

- Lokalanästhesie: Infiltrationsanästhesie (Wirkungseintritt nach 3–5 min), bei sehr kleinen Verletzungen (z.B. Labienriss) auch Lidocain-Spray
- »Opiatanalgesie«: Piritramid = Dipidolor® und Midazolam = Dormicum® i.v., wenn die Infiltrationsanästhesie nicht ausreichend ist
- Regionalanästhesie bei liegendem Periduralkatheter
- Allgemeinnarkose zur Vermeidung schmerzbedingter Traumatisierung der Frau besonders bei der Versorgung eines Klitoris- oder hohen Scheidenrisses

Episiotomie

Der am häufigsten ausgeführte geburtshilfliche Eingriff ist die Episiotomie (gr. *episeion* = die Scham; *témno* = ich schneide). Schon aus den 13. Jahrhundert liegen Berichte über Dammschnitte vor, allerdings ohne Angaben des Erfinders. Ould (1710–1789), Master des Dublin-Lying-In-Hospitals, schnitt die erste mediane Episiotomie, die historisch belegt ist und 1742 von ihm in *Treatise of Midwifery in three parts* bei schwierigen Geburten empfohlen wurde. 1847 beschrieb Dubuis die mediolaterale Schnittführung. Der Terminus Episiotomie wird Braun im Jahr 1857 zugeordnet. Mit der Verlagerung von der Haus- zur Klinikgeburt wurde der Dammschnitt zunehmend prophylaktisch ausgeführt. Der bekannte Geburtshelfer de Lee (1869–1942) publizierte die auch noch heute bekannten Vorteile der Episiotomie (»bisher postulierte Vorteile« in Tab. 24.8). Die Inzidenz zeigt eine breite Streuung zwischen 8% in der Niederlanden und 90% in England.

Indikationen und Kontraindikationen

> Durch publizierte Studien mit evidenzbasierten Daten wurde wiederholt belegt, dass die bisher gültigen Indikationen zum Anlegen einer Episiotomie nicht gerechtfertigt sind. Daher gibt es nur wenig gesicherte Indikationen für einen Dammschnitt mit Vorteilen für Mutter und Kind (Dannecker et al. 2000, Krause 2004).

Tab. 24.8 Bisher allgemein gültige Vorteile und die daraus hervorgegangenen Indikationen der Episiotomie im Vergleich zu den heute gültigen Indikationen (Dannecker et al. 2000).

Bisher postulierte Vorteile	Etablierte Indikationen	Zeitgemäße Indikationen
- Vermeidung von Beckenbodentraumata (Deszensus, Harninkontinenz, anorektale Inkontinenz) - Vermeidung unkontrollierter Scheiden-, Dammrisse - Vermeidung von Sphinkterläsionen (DR III, IV) - Verkürzung der Austreibungsperiode - verminderter Druck auf kindlichen Kopf (Frühgeborene) - Erhöhung des Raumangebots im Scheidenausgangsbereich	maternal und/oder fetal: - drohende Damm- und Scheidenrisse - prolongierte Austreibungsperiode (drohende fetale Hypoxie) - BEL - Lageanomalien - vaginal-operative Geburten - Schulterdystokie - Frühgeburt - Mehrlinge - »Routinedammschnitt« als Prophylaxe	- immer individuelle Entscheidung - Konsistenz der Weichteile: straffer, hoher Damm - Z.n. Beschneidung - protrahierte aktive Austreibungsperiode mit terminaler Bradykardie (> 5 min) relative Indikationen: - vaginal-operative Geburt - BEL - Mehrlingsgeburt - Frühgeburt - Schulterdystokie

Bei Betrachtung klinischer Studien mit ausreichender Qualität finden sich folgende Ergebnisse (Dannecker et al. 2000, Anthuber et al. 2000 und 2004, Schmolling u. Nuding 2004):
Die Episiotomie gilt als **Risikofaktor** für:
- die Entstehung höhergradiger Dammläsionen, vor allem nach medianer Schnittführung
- die Entstehung postpartaler Stressinkontinenz
- die Entstehung anorektaler Inkontinenz, insbesondere bei medianer Episiotomie unter vaginal-operativen Geburten
- eine Abnahme der Beckenbodenkraft

Die Episiotomie hat **keinen protektiven Effekt** hinsichtlich:
- des Risikos eines *Descensus uteri et vaginae* mit konsekutiver Harn- und Stuhlinkontinenz
- des Risikos intrakranieller Hirnblutungen beim Austritt des kindlichen Kopfes in der Pressphase, besonders bei Frühgeburten
- des Auftretens drohender kindlicher Hypoxien
- einer besseren Wundheilung im Wochenbett im Vergleich zu Rissverletzungen
- des Auftretens von postpartalen Schmerzen im Vergleich zu Rissverletzungen
- des Auftretens einer Schulterdystokie

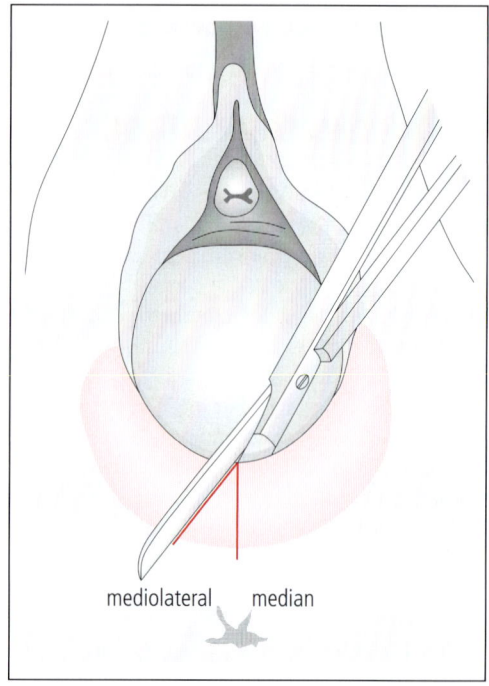

Abb. 24.4 Schnittführung der medianen und mediolateralen Episiotomie.

! Aufgrund dieser Datenlage soll der Routinedammschnitt durch begrenzte und individuelle Indikationen ersetzt werden. Dammschnitte aus mütterlicher Indikation sollten weitgehend unterlassen werden. Eine Episiotomierate über 20–30 % an geburtshilflichen Kliniken ist nach Meinung verschiedener Autoren zurzeit wissenschaftlich nicht zu begründen.

Zu den relativen **Kontraindikationen** gehören eine starke Varikosis im Vulvabereich und der ausdrückliche Wunsch zum Verzicht auf einen Dammschnitt.

Schnittführung und Technik

■ **Mediane Schnittführung:** Der Damm wird ausgehend von der hinteren Kommissur (Abb. 24.4) in der Mittellinie bis maximal an den *M. sphincter ani* heran gespalten (*Centrum tendineum* unter Schonung der perinealen Muskeln, Nerven und Gefäße).
Vorteile: leichte Ausführung, technisch einfache Naht, geringe Blutung und postpartale Wundschmerzen, kosmetisch günstig. Nachteile: eingeschränkte Erweiterungsmöglichkeiten, Risiko eines DR III/IV erhöht.

■ **Mediolaterale Schnittführung:** Spaltung des Dammes ausgehend von der hinteren Kommissur in einem Winkel von 45° zur Seite laterodorsal mit Durchtrennung des *M. bulbospongiosus* und des *M. transversus perinei superficialis* (Abb. 24.4). Der *M. levator ani* und die mit Fettgewebe ausgefüllte *Fossa ischiorectalis* können mit einbezogen sein.
Vorteile: großer Raumgewinn, kann ggf. erweitert werden, seltener DR III/IV. Nachteile: technisch anspruchsvollere Naht, signifikant höherer Blutverlust, mehr Beschwerden postpartal.

■ **Technik:** Bei einem frühzeitigen Dammschnitt, d.h. also bei noch nicht maximal gespanntem Damm, ist immer eine Infiltrationsanästhesie oder eine Pudendusblockade vorzunehmen. Ansonsten erfolgt die Episiotomie rechtzeitig bei durchschneidendem Kopf zum Zeitpunkt der Wehenakme. Zeige- und Mittelfinger sollten zwischen Damm und kindlichen Kopf geführt werden, um die Dammschere mit der hinteren Bran-

Iatrogen verursachte und spontan eingetretene Geburtsverletzungen

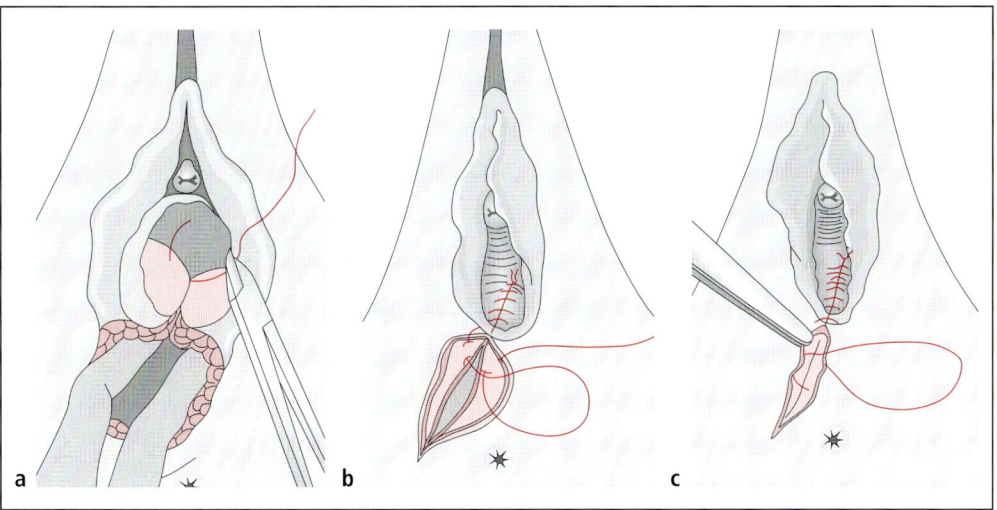

Abb. 24.5 Naht der Episiotomie.
a Naht des oberen Wundwinkels
b Tiefe Dammuskelnaht
c Intrakutane Hautnaht

che je nach erforderlicher Länge zwischen diese beiden Finger einzuführen. Die Branche muss exakt senkrecht zur Dammhautoberfläche stehen.

Instrumentarium und Nahttechnik

Die Naht der Episiotomie erfolgt immer nach vollständiger Plazentageburt. Zur **Grundausstattung** eines »Episiotomie-Naht-Sets« gehören:
- 2 Nadelhalter nach Wertheim, 200 mm
- 1 Ligaturschere
- 1 chirurgische und 1 anatomische Pinzette, je 200 mm
- 1 gebogene Klemme nach Rochester-Péan, 160 mm
- 1 gerade Klemme nach Kocher, 140 mm
- Vaginaltampon
- sterile Tupfer
- Nierenschale
- sterile Abdecktücher
- Einmalspritze 20 ml und 2 Kanülen
- resorbierbares, synthetisches, atraumatisches Nahtmaterial

Das Prinzip der Naht besteht in einer exakten Adaptation der Vaginalhaut, der Muskulatur und der Kutis (Abb. 24.5 a–c), nicht nur, um ein optimales kosmetisch-funktionelles Ergebnis zu erzielen, sondern auch, um postpartale Dyspareunie und anderweitige Sexualstörungen zu vermeiden.

■ **Technik**:
- passagere Scheidentamponade
- Darstellung und Versorgung des oberen Wundwinkels (Abb. 24.5 a)
- Versorgung des Scheidenwundrands mit Einzelknopfnähten oder fortlaufend bis zum Hymenalsaum und Rekonstruktion des Hymenalsaums
- tiefe Dammuskelnaht (Abb. 24.5 b)
- intrakutane Hautadaptation mit Einzelnaht, fortlaufend transkutan oder intrakutan (Abb. 24.5 c)
- rektale Nachtastung

Rissverletzungen

Zu den in der Geburtshilfe auftretenden Rissverletzungen gehören Damm-, Scheiden- Zervix-, Labien- und Klitorisrisse (s. Kap. 21).

Dammrisse

Dammrisse (DR) werden in verschiedene **Schweregrade** eingeteilt:
1. **DR I. Grades:** Einriss des Dammes im Bereich der hinteren Kommissur, erfasst Haut und darunter liegendes Gewebe ohne Dammuskulatur.
2. **DR II. Grades:** Er erfasst die oberflächliche sowie tiefe Dammuskulatur (*M. transversi peri-*

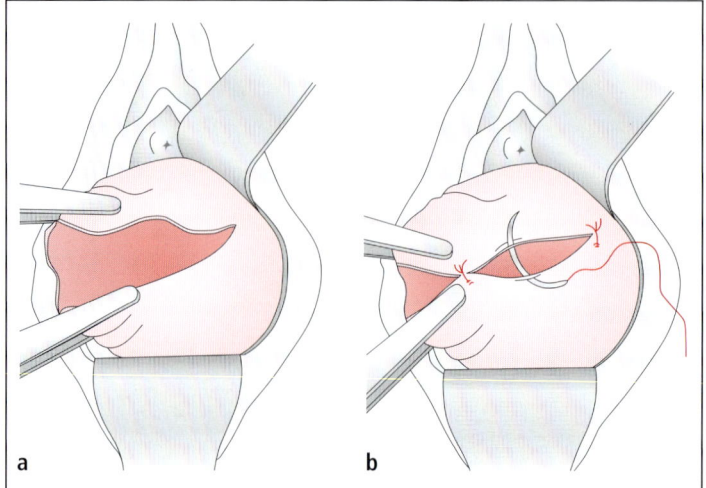

Abb. 24.6 Zervixriss.
a Darstellung des Risses
b Naht der Wundränder

nei superficialis et profundi, M. bulbospongiosus).
3. **DR III. Grades:** Er umfasst definitionsgemäß oberflächliche, funktionell kaum wirksame Läsionen sowie ausgedehnte Verletzungen mit vollständiger Durchtrennung des *M. sphincter ani externus*.
4. **DR IV. Grades:** Er erfasst neben dem *M. sphincter ani externus* auch die Rektumschleimhaut.

■ **Inzidenz:** Das Auftreten eines Dammrisses III. Grades liegt je nach Literaturangabe zwischen 0,4–6 % (Anthuber et al. 2004). Zu den **Risikofaktoren** zählen: Nulliparität, Forzepsentbindung, mediolaterale, vor allem aber mediane Episiotomie, Schulterdystokie, hohes Geburtsgewicht, hintere HHL, Stirn- und Gesichtslage, verlängerte Austreibungsperiode oder Geburtsstillstand, Lokalanästhesie.

■ **Komplikationen:** Eine postpartale Inkontinenz nach DR III/IV tritt mit einer mittleren Wahrscheinlichkeit von 20 % auf (Anthuber et al. 2004).
Das **Operationsprinzip** entspricht in etwa der Versorgung der Episiotomie (s. o.). Beim DR I und II wird das Perineum, beim DR III die Sphinkterkontinuität und -funktion und beim DR IV die anorektale Funktionseinheit zur Vermeidung einer rektovaginalen Fistel anatomiegerecht wiederhergestellt.

Labien- und Klitorisrisse

Labienrisse – längs oder quer verlaufend – treten relativ häufig nach Geburten auf. Längs verlaufende Risse sind häufig gering blutende oberflächliche Schürfverletzungen. Sie müssen chirurgisch nicht versorgt werden. Quer verlaufende Labienrisse müssen versorgt werden, da sie eine Unterbrechung der anatomischen Kontinuität darstellen. Ziel der chirurgischen Intervention ist die exakte anatomiegerechte Vereinigung beider Labienenden.
Sollte die Geburtsverletzung die Klitoris mit einbeziehen, sollte ausschließlich eine Allgemeinanarkose verwendet werden, um eine schmerzhafte Traumatisierung der Frau zu umgehen.

Zervixrisse

Behandlungsbedürftige Zervixrisse (Abb. 24.6 a, b) äußern sich direkt postpartal durch eine ausgedehnte Blutung, die nicht durch eine Atonie oder andere sichtbare Geburtsverletzungen bedingt ist.

■ **Technik:**
- Spiegeleinstellung des Muttermundes: Muttermundslippen breit aufgequollen und unregelmäßig konturiert
- Kontrolle der gesamten Zirkumferenz der Muttermundslippen: Fassen der Ränder der vorderen und hinteren Muttermundslippe mit atraumatischer Klemme (Abb. 24.6 a)

- Identifikation des kranialen Wundrandes
- Versorgung des oberen Wundwinkels
- Verschluss der Risswunde bis zur Muttermundslippe (Abb. 24.6 b)

Scheidenrisse

Das Vorkommen von Scheidenrissen wird gehäuft nach vaginal-operativen Geburten diagnostiziert. Sie treten isoliert oder kombiniert mit Dammverletzungen auf und haben häufig Hämatome zur Folge.

■ **Technik:**
- Darstellung der Rissverletzung mit breitem Scheidenspekulum
- Versorgung des oberen Wundwinkels
- Verschluss der Risswunde in Einzelknopftechnik oder mit fortlaufender Naht

Okkulte Sphinkterdefekte

Okkulte Analsphinkterläsionen bleiben dem bloßen Auge verborgen. Die Inzidenz liegt zwischen 6 und 40 % der Frauen nach vaginaler Geburt. Okkulte Läsionen des *M. sphincter ani externus* treten nur nach Dammschnitt oder -riss auf, Internusläsionen allerdings auch bei intaktem Damm. Am häufigsten kommen sie nach Zangengeburten vor. Eine Episiotomie hat keinen protektiven Effekt. Symptome anorektaler Inkontinenz sind oft schambehaftet und werden von den betroffenen Frauen nicht mitgeteilt. Eine gezielte Anamnese ist hilfreich.

■ **Symptome anorektaler Inkontinenz:**
- niedriger Kontraktions- und Ruhetonus der Sphinktermuskulatur
- Inkontinenz für Winde und Stuhl
- häufiger Stuhldrang
- mangelnde Diskrimination zwischen Winden und Stuhlanteilen
- gelegentliches Stuhlschmieren

Eine operative Korrektur durch Sphinkterrekonstruktion wird nur bei einer analsonographisch nachweisbaren okkulten Läsion mit klinischen Beschwerden empfohlen.

> Mit persistierenden Symptomen nach vaginaler Geburt müssen 10 % der Frauen ohne und 20 % mit DR III rechnen.

Manuelle Plazentalösung

Eine manuelle Lösung der Plazenta muss dann in Erwägung gezogen werden, wenn es nach der Geburt des Kindes zu einer verstärkten Lösungsblutung kommt, wobei konservative Maßnahmen nicht zur Gewinnung der Nachgeburt führen. Weitere Indikationen sind die ausgebliebene Lösung eine Stunde nach Geburt und verstärkte Blutungen durch Geburtsverletzungen, die dringend einer chirurgischen Intervention bedürfen.

Die Patientin wird im Querbett gelagert. Neben der Überwachung der Kreislaufparameter sollte Volumen intravenös substituiert werden, um einer Schocksymptomatik vorzubeugen. Eine ausreichende Analgesierung bzw. eine Intubations-Kurznarkose ist obligat. Nach der Desinfektion von Vulva und Dammbereich ist folgendes Vorgehen zu beachten:

- Die äußere linke Hand fasst den Fundus des Uterus und drückt diesen in das kleine Becken hinein.
- Die rechte Hand geht, sich an der Nabelschnur entlang orientierend, in das *Cavum uteri* hinein.
- Die Plazenta wird lokalisiert, oft hilft das Straffziehen der Nabelschnur durch die äußere Hand.
- Der abgelöste Rand der Plazenta wird aufgesucht.
- Mit der Kleinfingerseite wird die Plazenta durch schälende Bewegungen gelöst.
- Die äußere Hand schiebt der inneren Hand den festsitzenden Teil entgegen.
- Die vollständig gelöste Plazenta wird gefasst und aus der Vagina herausgeführt.
- Mittels manueller Nachtastung des *Cavum uteri* werden Plazentareste oder eine Uterusperforation ausgeschlossen.

Die postoperative Überwachung umfasst Blutungs- und Funduskontrollen, die intravenöse Gabe von Kontraktionsmitteln, das Auflegen einer Eisblase und eventuell eine wiederholte Harnblasenkatheterisierung. Eine sonographische Kontrolle ist erforderlich (s. Kap. 21, S. 482).

Instrumentelle Nachtastung

Bei der instrumentellen Nachtastung handelt es sich um eine unmittelbar postpartal durchgeführte Ausschabung (Kürettage) des *Cavum uteri*. Zu den Indikationen zählen:
- Verdacht oder Nachweis von Plazentaresten und Eihaut
- atonische Nachblutung
- Entfernung von Blutkoageln
- Versagen der konservativen medikamentösen Therapie (»Kontraktionsinfusion« mit Oxytocin)

Kontraindiziert ist dieses Vorgehen bei einer Endomyometritis ohne Anhalt für Plazentareste. Eine Opiatanalgesie ist in vielen Fällen ausreichend. Der Eingriff kann auch in Intubations-Kurznarkose oder bei liegender Regionalanästhesie durchgeführt werden.
Es ist zu beachten, dass der postpartale Uterus sehr weiche Wände und dadurch einen reduzierten Gewebewiderstand hat. Die Perforationsgefahr ist deutlich erhöht.

■ **Technik**: Nach Lagerung der Patientin in Steinschnittlage erfolgt eine sterile Abdeckung. Die Zervix wird durch ein hinteres selbsthaltendes und durch ein vorderes Spekulum dargestellt. Die vordere Muttermundslippe wird mit zwei atraumatischen Fasszangen bei 10 und 2 Uhr gefasst. Die Kürettage erfolgt mit einer großen stumpfen Uteruskürette. Dabei soll eine zweite Assistenz den *Fundus uteri* halten, um Widerstand zu bieten.
Postoperativ sollten der Patientin Kontraktionsmittel infundiert werden. Eine Lagerung nach Fritsch für 20–30 Minuten ist förderlich.

Forensische Aspekte

Aufklärungspflicht bei geburtshilflichen Operationen

Den rechtlichen Anforderungen an eine bestmögliche Aufklärung ist in der Geburtshilfe schwer nachzukommen, da es sich immer um zwei Personen (Mutter und Kind) handelt, oft unerwartete Komplikationen auftreten sowie die Gebärende je nach Geburtsphase dem Aufklärungsgespräch kaum noch zu folgen vermag. Medizinische Eingriffe werden jedoch von juristischer Seite als Körperverletzung angesehen, die einer Einwilligung bedürfen. Diese ist nur dann rechtskräftig, wenn die Patientin weiß, in was sie einwilligt. Da die überwiegende Zahl von Haftungsfällen in der Geburtshilfe nicht wie anzunehmen auf einer fehlerhaften Behandlung, sondern auf mangelhafter Beratung und Aufklärung sowie deren fehlender Dokumentation beruht, soll im folgendem Abschnitt auf die wichtigsten Leitlinien zur Aufklärungspflicht gemäß DGGG (2004 a) bei geburtshilflichen Operationen eingegangen werden.

Zu den **Zielen eines optimalen Aufklärungsgespräches** gehört, das Selbstbestimmungsrecht der Patientin durch Einbeziehung in den Entscheidungsprozess zu stärken, ihre Mitverantwortlichkeit für das Wohlbefinden des Ungeborenen bewusst zu machen und Vertrauen zu den behandelnden Ärzten und Hebammen zu gewinnen.

Bei einer **physiologisch verlaufenden Schwangerschaft** ist der Arzt nicht verpflichtet, mit der Patientin über mögliche unter der Geburt auftretende Komplikationen und die dazugehörigen operativen Eingriffe zu sprechen, es sei denn, dass Fragen seitens der Schwangeren gestellt werden. Diese sind wahrheitsgemäß nach dem Stand der aktuellen Medizin neutral zu beantworten.

Zeichnet sich im Schwangerschaftsverlauf eine **Risikogeburt** ab, so sollte frühzeitig ein Aufklärungsgespräch über einen möglichen Kaiserschnitt oder eine vaginal-operative Geburt mit ihren Vor- und Nachteilen erfolgen, auch wenn der aufklärende Arzt nicht der Geburtshelfer sein wird.

Auch der Einsatz von Analgetika und die Erfordernis einer Episiotomie sollten vor Geburtsbeginn besprochen werden. Im Anschluss daran empfiehlt sich ein Gespräch in der geburtshilflichen Klinik zur Geburtsplanung, weil davon auszugehen ist, dass unter Wehentätigkeit eine Beratung nicht mehr optimal möglich ist. Äußert die Patientin im Verlauf dieses Vorgehens den Wunsch zur Sectio, sollte der Geburtshelfer darüber vom betreuenden Gynäkologen in geeigneter Weise, z. B. mittels Arztbrief, unterrichtet werden.

Der Aufklärungsumfang bei einer elektiven Sectio ohne medizinische Indikation muss besonders ausführlich gestaltet und dokumentiert werden.

Unter der Geburt sollte das Aufklärungsgespräch dem Rahmen der Entbindungssituation angepasst werden, d. h., je eindeutiger die Indikation zur operativen Geburt besteht und je mehr die Zeit drängt, desto kürzer darf die Aufklärung vonstatten gehen. Sie sollte aber sofort dann erfolgen, sobald sich ein operativer Eingriff intrapartal abzeichnet, damit die Patientin sich in einer noch einwilligungsfähigen Situation befindet und nicht durch physische und psychische Belastungen durch den Geburtsvorgang entscheidungsunfähig geworden ist. Die Risiken sind bezüglich jedes Geburtsmodus immer realistisch darzustellen. Der Gebärenden sollte das Entscheidungsrecht eingeräumt werden, sich für oder gegen eine vaginaloperative Geburt bzw. Sectio zu entscheiden, auch wenn der Geburtshelfer diese Maßnahme selbst nicht befürworten würde. Aufgrund ihres Selbstbestimmungsrechts hat die Mutter die Möglichkeit, sich für oder gegen das Kind zu entscheiden.

> »Gegen den Willen der Mutter dürfen keine Zwangsmaßnahmen zur Geburtsbeendigung vorgenommen werden, selbst wenn bei der Verweigerung der Zustimmung zur Sectio der Tod des Kindes oder schwere zerebrale Schäden die absehbare Folge sind.« (Ulsenheimer 1998)

Dem mutmaßlichen Willen der Patientin ist nur dann nachzukommen, wenn kein Aufklärungsgespräch mehr möglich ist, keine Betreuungsvollmacht vorliegt und dem Geburtshelfer eine schon früher von ihr getroffene Entscheidung nicht bekannt ist. Dies gilt insbesondere unter der Geburt bei vitaler oder zeitlich dringlicher Indikation.

Jede Schwangere hat das Recht, für den Fall einer **Einwilligungsunfähigkeit** z. B. durch sedierende Medikamente oder starke Wehenschmerzen einer anderen Person eine Betreuungsvollmacht zu erteilen. Ein Vermerk seitens des Arztes in der Akte ist ausreichend.

Ein **Aufklärungsverzicht** ist nur dann wirksam, wenn die Patientin die Art und Erforderlichkeit des operativen Eingriffs kennt und versteht, dass Risiken vorhanden sind. Darüber muss sich der Arzt vergewissern (Pelz 2004).

Vorgehen und Dokumentation

Das Aufklärungsgespräch zählt zu den ärztlichen Aufgaben und darf nicht durch Hebammen erfolgen. Der ausführende Arzt sollte, wenn möglich, die Aufklärung selbst vornehmen, kann aber auch einen Kollegen damit beauftragen. Aufklärungsadressat ist die Patientin selbst. Sie allein entscheidet über die Art der Geburt. Formulare erleichtern, aber ersetzen nicht das persönliche Gespräch mit der Patientin, welches in einer ihr verständlichen Sprache zu erfolgen hat. Bei Patientinnen fremder Nationalität empfiehlt es sich, einen Dolmetscher hinzuzuziehen. Bei der Aufklärung Minderjähriger gibt es keine gesetzlich vorgegebene Altersgrenze. Der Arzt entscheidet im Einzelfall über die Einwilligungsfähigkeit der Patientin (Pelz 2004). Das Aufklärungsgespräch sollte so früh wie möglich in Form eines vertrauensvollen Gesprächs erfolgen. Die Patientin sollte das Pro und Contra der Behandlung gegenüberstellen können. In der Geburtshilfe ist aufgrund der Dringlichkeit diesen Forderungen nicht immer nachzukommen. Einer besonderen Schriftform, Zeugen sowie Unterschriften von Arzt und Patientin bedarf es rechtlich nicht.

Da der Arzt allerdings bei der Eingriffsaufklärung die Beweislast trägt, sollte er sofort nach einer erfolgten Aufklärung, einem Aufklärungsverzicht oder einer mündlich erfolgten Einwilligung den Inhalt, angesprochene Komplikationen, die Indikation mit ihrer Dringlichkeit, Vor- und Nachteile mit den unterschiedlichen Risiken sowie die Entscheidung der Patientin oder des Bevollmächtigten in der Krankenakte mit Datum, Uhrzeit und Unterschrift dokumentieren. Eine Eingabe in den Computer ist zulässig, jedoch keine nachträglichen Änderungen, wenn sie nicht als solche kenntlich gemacht wurden (s. Kap. 44, S. 858).

Literatur

Anthuber C, Dannecker C, Hepp H. Vaginale Geburt. Morphologische und funktionelle Veränderungen am Beckenboden, Einfluss auf den Blasenverschluss und die Analsphinkterfunktion. Gynäkologe 2000; 33: 857–63.

Anthuber C, Wisser J, Dannecker C, Stosius P. Geburt und Beckenboden. In: Schneider H, Husslein P, Schneider KTM (Hrsg). Die Geburtshilfe. Berlin, Heidelberg, New York: Springer 2004; 749–63.

Chalubinski KM, Husslein P. Normale Geburt – Management – Episiotomie. In: Schneider H, Husslein P, Schneider KTM (Hrsg). Die Geburtshilfe. Berlin, Heidelberg, New York: Springer 2004; 588–90.

Dannecker C, Anthuber C, Hepp H. Die Episiotomie. Grenzen, Indikationen und Nutzen. Gynäkologe 2000; 33: 864–71.

Drack G, Schneider H. Pathologische Geburt. Geburtsleitung bei Status nach Sectio. In: Schneider H, Husslein P, Schneider KTM (Hrsg). Die Geburtshilfe. Berlin, Heidelberg, New York: Springer 2004; 723–8.

Dudenhausen J. Elektive primäre Sectio. Gynäkologe 2003; 36: 907–8.

Eldering G. Misgav-Ladach-Sectio – eine neue Methode. Dtsch HebammenZ 2005; 2: 16–8.

Essig RB. Geburt mit Wein und Dolch: Wie der Schweinekastrator Jacob Nufer vor 500 Jahren die Geschichte des modernen Kaiserschnitts eröffnete. Die Zeit 52/2000. http://www.zeit.de/archiv/2000/52/200052_kaiserschnitt.xml [13.07.2005].

Grünberger W, Spängler-Wierrani B, Wierrani F. Ein Irrweg der Lifestyle-Gesellschaft. Dtsch HebammenZ 2005; 2: 22–6.

Hillemanns P, Anthuber C, Hepp H. Risiken bei Sectio caesarea und vaginaler Geburt. Gynäkologe 2000; 33: 872–81.

Huch A, Chaoui R. Sectio caesarea. In: Schneider H, Husslein P, Schneider KTM (Hrsg). Die Geburtshilfe. Berlin, Heidelberg, New York: Springer 2004; 766–81.

Hundelshausen von B, Hänel F. Geburtshilfliche Anästhesie und Analgesie. In: Schneider H, Husslein P, Schneider KTM (Hrsg). Die Geburtshilfe. Berlin, Heidelberg, New York: Springer 2004; 886–906.

Husslein P. Geburtseinleitung – Besonderheiten bei Status nach Sectio. Gynäkologe 2004; 37: 342–5.

Jawny J. Praxis der operativen Gynäkologie. Berlin, Heidelberg, New York: Springer 2000.

Johanson RB, Menon BKV. Vakuum extraction versus forceps for assisted vaginal delivery. The Cochrane Library 2001; 4: 1–7.

Krause M. Geburtshilfliche Eingriffe. In: Uhl B (Hrsg). OP-Manual Gynäkologie und Geburtshilfe. Alles für den OP und die Station. Stuttgart, New York: Thieme 2004; 306–58.

Lydon-Rochelle M, Holt V, Easterling TR, Martin DP. Risk of uterine rupture during labor among women with a prior cesarean delivery. N Engl J Med 2001; 45; 3–8.

Pelz FJ. Aufklärung – Haftungsrisiko und Chance. Gynäkologe 2004; 37: 8–14.

Redlich A, Köppe I. »Die sanfte Sectio« – eine Alternative zur klassischen Sectiotechnik. Prospektiver Vergleich der klassischen Technik mit der Misgav-Ladach-Methode. Zentralbl Gynäkol 2001; 123: 638–43.

Reime B. Best practice beim Kaiserschnitt. Dtsch HebammenZ 2005 a; 2: 62.

Reime B. Daten und Szenarien. Dtsch HebammenZ 2005 b; 2: 27–30.

Schmolling J, Nuding B. Veränderungen des unteren Harntrakts nach spontaner vaginaler Entbindung. Gynäkologe 2004; 37: 163–4.

Sewell JE. Cesarean section – a brief U.S. history. In National Library of Medicine. 27. April 1998. http://www.nlm.nih.gov/exhibition/cesarean/cesarean-1.html (20.07.2005).

Smith GC, Pell JP, Dobbil R. Caesarean section and risk of unexplained stillbirth in subsequent pregnancy. Lancet 2003; 362 (9398): 1779–84.

Ulsenheimer K. Ärztliche Aufklärung vor der Geburt. Gynäkologe 1998; 31: 799–805.

Ulsenheimer K. Forensik. In: Schneider H, Husslein P, Schneider KTM (Hrsg). Die Geburtshilfe. Berlin, Heidelberg, New York: Springer 2004; 1026–40.

Világhy I. Vaginal operative Geburtshilfe. Basel: Schwabe & Co. AG 2001.

Weitzel HK, Hopp H. Wann steht der Kopf zangengerecht – vakuumgerecht? Gynäkologe 1998; 3: 742–50.

Weitzel HK, Hopp H. Vaginal-operative Entbindungen. In: Schneider H, Husslein P, Schneider KTM (Hrsg). Die Geburtshilfe. Berlin, Heidelberg, New York: Springer 2004; 732–44.

Leitlinien

Deutsche Gesellschaft für Gynäkologie und Geburtshilfe e.V. (DGGG). Leitlinien, Empfehlungen, Stellungnahmen. http://www.dggg.de.

a) DGGG Deutsche Gesellschaft für Gynäkologie und Geburtshilfe e.V., Leitlinien, Empfehlungen, Stellungnahmen, Stand September 2004. AG Medizinrecht. Empfehlungen zu den ärztlichen Beratungs- und Aufklärungspflichten während der Schwangerenbetreuung und bei der Geburtshilfe. http://www.dggg.de/leitlinien.pdf/4–1-4.pdf [28.06.2006].

b) DGGG Deutsche Gesellschaft für Gynäkologie und Geburtshilfe e.V., Leitlinien, Empfehlungen, Stellungnahmen, Stand September 2004. Stellungnahme: Vaginal-operative Entbindung aus Beckenmitte. http://www.dggg.de/leitlinien.pdf/4-5-3.pdf [28.06.2006].

c) DGGG Deutsche Gesellschaft für Gynäkologie und Geburtshilfe e.V., Leitlinien, Empfehlungen, Stellungnahmen, Stand September 2004. Anwesenheit der Väter bei Sectio caesarea. http://www.dggg.de/leitlinien.pdf/4-5-3-1.pdf [28.06.2006].

d) DGGG Deutsche Gesellschaft für Gynäkologie und Geburtshilfe e.V., Leitlinien, Empfehlungen, Stellungnahmen, Stand Mai 2004. AG Medizinrecht. Stellungnahme zu absoluten und relativen Indikationen zur Sectio caesarea und zur Frage der sogenannten Sectio auf Wunsch. http://www.dggg.de/leitlinien.pdf/4-5-3-2.pdf [28.06.2006].

e) DGGG Deutsche Gesellschaft für Gynäkologie und Geburtshilfe e.V., Leitlinien, Empfehlungen, Stellungnahmen, Stand September 2004. Arbeitsgemeinschaft für Matero-Fetale Medizin. Empfehlung zur Geburtsleitung bei Zustand nach Kaiserschnitt. http://www.dggg.de/leitlinien.pdf/4-5-5.pdf [28. 06. 2006].

f) DGGG Deutsche Gesellschaft für Gynäkologie und Geburtshilfe e.V., Leitlinien, Empfehlungen, Stellungnahmen, Stand September 2004. Stellungnahme zur Frage der erlaubten Zeit zwischen Indikationsstellung und Sectio (E-E-Zeit) bei einer Notlage. http://www.dggg.de/leitlinien.pdf/4-5-4.pdf [28. 06. 2006].

IV Wochenbett

25 Physiologie des Wochenbetts

Christine Mändle

> **!** Das **Wochenbett** oder **Puerperium** ist die Zeit eines enormen körperlichen und seelischen Umstellungsprozesses. Die schwangerschafts- und geburtsbedingten Veränderungen bilden sich zurück. Eine neue Phase im Leben einer Frau beginnt.

Es beginnt mit der Geburt der vollständigen Plazenta und umfasst den darauf folgenden Zeitraum von 8 Wochen, in dem
- sich Rückbildungsvorgänge am gesamten Organismus der Frau abspielen (genitale und extragenitale Involution),
- die Geburtswunden heilen (Plazentahaftstelle, Episiotomie, Rissverletzungen, Schürfungen),
- die Milchbildung in Gang kommt und aufrechterhalten wird (Galaktopoese und Galaktokinese),
- die Mutter-Kind-Beziehung aufgebaut wird (Bonding),
- zum Ende hin die Ovarialtätigkeit wieder einsetzt.

Das Wochenbett wird unterteilt in zwei Phasen:
- Das **Frühwochenbett** umfasst die ersten 10 Tage *post partum*. In dieser Phase finden die größten Veränderungen statt, sie ist auch die Zeit der häufigsten Komplikationen.
- Das **Spätwochenbett** schließt sich daran an und dauert bis zum Ende der 8. Woche nach der Geburt. Die begonnene Involution setzt sich fort, wobei die vollständige Rückbildung der schwangerschaftsbedingten Veränderungen durchaus 6–9 Monate dauert und trotzdem der gleiche körperliche Zustand wie vor der Schwangerschaft nicht mehr vollständig erreicht wird. Das Spätwochenbett fällt in die Phase, in der sich die Frau zu Hause an die neue Familiensituation gewöhnt und die Beziehung zum Kind aufbaut und festigt. Manchmal erfolgt erst jetzt der selbstständige Umgang mit dem Neugeborenen. In einigen wenigen Fällen erfolgt unmittelbar nach dem Mutterschutz die Wiederaufnahme der Berufstätigkeit, womit die Mehrfachbelastung der Frau beginnt.

Die Veränderungen in der Gesellschaft – der Wegfall der Großfamilie – sowie die immer kürzer werdende Liegedauer in der Klinik bringen besondere Belastungen mit sich und stellen große Herausforderungen an die Wöchnerin und an die Menschen, die sie in dieser sensiblen Lebensphase begleiten (s. Kap. 27).

Endokrine Umstellung

> Das Hormon **Oxytocin** hat auch nach der Geburt eine besondere Bedeutung.
> - **Es wirkt am muskulären Gewebe der Brust.** Bei jedem Anlegen kommt es zur reflektorischen Freisetzung von Oxytocin, das den Milchfluss anregt.
> - **Es wirkt an der Gebärmuttermuskulatur.** Durch die uterinen Kontraktionen
>   – wird eine verstärkte Nachblutung verhindert,
>   – wird die Rückbildung der Gebärmutter gefördert,
>   – kommt es rasch zur Verkleinerung der Plazentahaftstelle.

Mit der Ausstoßung der Plazenta kommt es zum **raschen Absinken des Spiegels aller plazentaren Hormone** (HCG, HPL, Östrogene und Progesteron) in Blut und Harn. Die in der Schwangerschaft hormonell beeinflussten Organe reagieren auf den Entzug und bilden sich zurück. Der Abfall des Östrogens führt zur Bildung und Sekretion von **Prolaktin** und setzt somit die Laktation in Gang. Bei stillenden Frauen bleibt der Prolaktinspiegel durch die bei jedem Stillvorgang provozierte Hormonausschüttung auf einem hohen Niveau. Die Wiederaufnahme der Ovarialfunktion wird dadurch gehemmt (s. Kap. 30).

Bei nicht stillenden Frauen dagegen fällt der Prolaktinspiegel innerhalb von 2 bis 3 Wochen *post partum* ab. Dadurch kommt es zum Anstieg der follikelstimulierenden Hormone (FSH, LH) im Hypophysenvorderlappen und der Menstruationszyklus kommt wieder in Gang.

Die Stimmungsschwankungen der Wöchnerin werden häufig mit der Hormonumstellung erklärt. Das Entzug von HPL, HCG und Östrogenen führt zu psychischer Labilität neben den emotionalen Aspekten wie Abschied von einer vielleicht schön erlebten Schwangerschaft, das Begreifen der Realität des Kindes, Sorgen um die Zukunft und viele andere Gründe mehr.

Involution

! Unter Involution wird die **Rückbildung** der mütterlichen Organe verstanden, die durch Schwangerschaft und Geburt eine Veränderung hinsichtlich ihrer Lage, Größe, Form und Beschaffenheit erfahren haben.

Die **genitale Involution** betrifft:
- Uterus
- Uterusligamente
- Vagina

Die **extragenitale Involution** erfasst:
- Darm
- Blase
- Beckenboden
- Bauchmuskulatur
- Beckenring
- Herz-Kreislauf-System
- Haut
- Gewicht
- Körpertemperatur

Die genitale Involution

■ **Gebärmutter:** Unmittelbar nach der Geburt wiegt die Gebärmutter etwa 1 000 g. Sie ist 15 bis 17 cm lang und 10 bis 12 cm breit. Ihre Tiefe beträgt 8 bis 10 cm. Die Wandstärke der Korpusmuskulatur beträgt 3 bis 5 cm. Die Wundfläche der Plazentahaftstelle hat einen Durchmesser von etwa 12,5 cm. Der Uterusfundus ist von außen zwei Querfinger breit unterhalb des Nabels zu tasten. Die Zervix ist nicht formiert, die Gebärmutter ist spitzwinklig anteflektiert (Abb. 25.1).

Die Rückbildung vollzieht sich schnell; am Ende der 1. Woche wiegt die Gebärmutter noch 500 g, nach 6 Wochen nur noch 60 g (16fache Reduktion), sie liegt wieder in antevertierter und anteflektierter Haltung im kleinen Becken. Die rasche Rückbildung beruht überwiegend auf dem Wegfall der Plazentahormone. Die dadurch verminderte uterine Durchblutung führt zum Gewebsabbau. Dieser Prozess wird durch die oxytocinbedingten Nachwehen unterstützt. Da durch das Stillen die Oxytocinausschüttung ständig stimuliert wird, vollzieht sich die Rückbildung bei stillenden Frauen schneller als bei nicht stillenden.

! Bei den **Nachwehen** unterscheiden wir drei Arten:
- Dauerkontraktion
- spontane, rhythmische Kontraktionen
- Reizwehen

Die für die Blutstillung wichtige **Dauerkontraktion** erfolgt nach Ausstoßung der Plazenta und bewirkt eine rasche Verkleinerung der Uterusinnenfläche und somit auch der Plazentahaftstelle um die Hälfte sowie eine rasche Engstellung des inneren Muttermundes. Diese im Wochenbett physiologische Wehenform wird als »tonische Retraktion« bezeichnet und hält etwa 4 bis 5 Tage an. Die **spontanen, rhythmischen Kontraktionen** sind der Dauerkontraktion gewissermaßen aufgesetzt. Sie beginnen einige Stunden nach der Geburt, treten anfangs in kürzeren und später in immer länger werdenden Abständen auf, bis sie am 2. oder 3. Wochenbetttag ganz aufhören. Im weiteren Verlauf des Wochenbetts treten nur noch dann rhythmische Kontraktionen auf, wenn Reize gesetzt werden, die so genannten **Reizwehen**. Sie können durch Massage, Gymnastik, Bewegung oder durch die Berührung der Mamille ausgelöst werden. Die beim Stillvorgang ausgelösten, gelegentlich schmerzhaften Reizwehen nennt man auch Laktations- oder Stillwehen. Die durch Wehenmittel ausgelösten Nachwehen zählen ebenfalls zu den Reizwehen. Die Stärke der Nachwehen beziehungsweise die Wahrnehmung und Schmerzhaftigkeit nimmt mit der Zahl der Geburten zu.

Involution

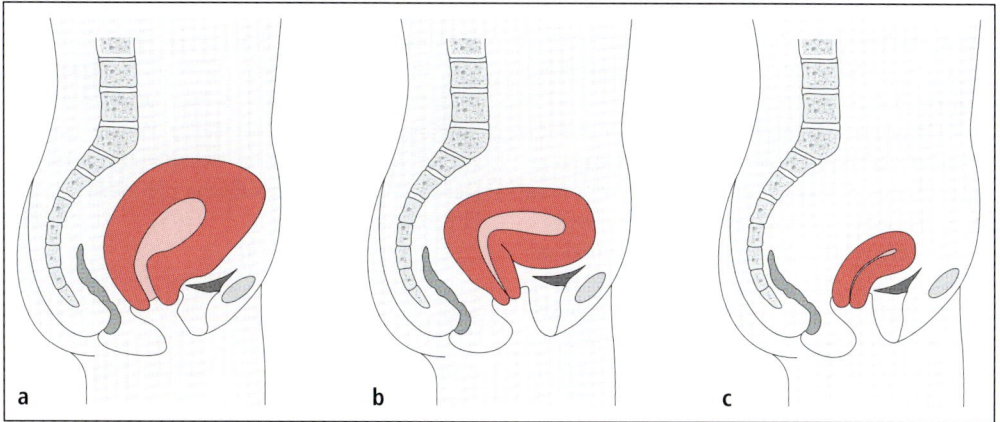

Abb. 25.1
a Topographie des puerperalen Uterus in der 1. Woche *post partum*: Der Uterus ist anteflektiert, die Zervix nicht formiert.
b Topographie des puerperalen Uterus nach dem 10. Wochenbetttag: Der Uterus ist spitzwinkelig anteflektiert, die Zervix ist weitgehend formiert, der äußere Muttermund nimmt noch einen Finger auf.
c Topographie des Uterus am Ende der Rückbildung: Der Uterus befindet sich in Anteflexionsstellung, die Zervix ist formiert, der geschlossene Muttermund erscheint als quer verlaufender Spalt.

! Die **Nachwehen bewirken**:
• Blutstillung der Uteruswunde
• Minderung der Durchblutung

Durch die Kontraktionen der Uterusmuskulatur werden die in die Haftstelle mündenden Gefäße komprimiert (lebende Ligaturen). Es kommt zur Thrombosierung dieser Gefäße und damit zum Verschluss der noch offenen Lumina. Nachwehen führen am gesamten Uterus zur Verminderung der Blutversorgung und des Zellstoffwechsels (physiologische Uterusischämie). Die Folge ist eine Hypotrophie der durch die Schwangerschaft in der Länge um das 10fache und in der Dicke um das 5fache gewachsenen Muskelfasern.

Die Rückbildung der Gebärmutter wird anhand des Fundusstandes kontrolliert. Unmittelbar nach der Geburt der Plazenta ist der Uterusfundus zwei Querfinger breit unterhalb des Nabels zu tasten. Innerhalb des ersten Tages steigt der Uterusfundus auf Nabelhöhe oder geringfügig darüber an. Die Ursache dafür liegt im Nachlassen der Uteruskontraktion (postpartale Gabe von Wehenmitteln) sowie der Lageveränderung und dem zunehmenden Füllungszustand von Blase und Darm. Danach sinkt der Fundus täglich um eine Querfingerbreite.

Üblicherweise befindet sich der Fundus am
1. Tag *p. p.*   1 Querfinger unterhalb des Nabels
2. Tag *p. p.*   2 Querfinger unterhalb des Nabels
5. Tag *p. p.*   zwischen Nabel und Symphyse
8. Tag *p. p.*   2 Querfinger über der Symphyse
10. Tag *p. p.* etwa in Symphysenhöhe oder wenig darüber
Am Ende der 2. Woche ist der Uterus nicht mehr durch die Bauchdecke zu tasten (Abb. 25.2).

Gewisse Abweichungen sind normal. Eine physiologisch verzögerte Involution findet sich nach Kaiserschnitt, bei Mehrgebärenden oder nach Mehrlingsgeburten.

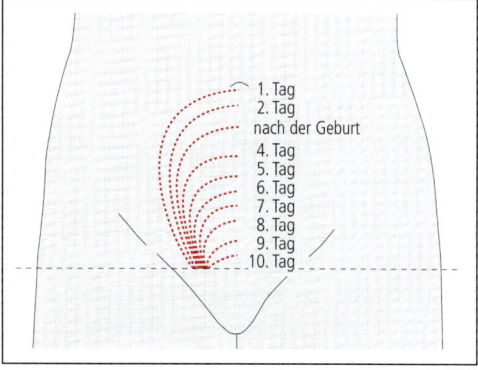

Abb. 25.2 Der Fundusstand im Wochenbett.

■ **Zervix**: Nach der Geburt hängt die Zervix mit dicken ödematösen Rändern noch nicht formiert am *Corpus uteri*. Durch die Dauerkontraktion entwickeln das untere Uterinsegment und die Zervix trotz des geringen Anteils an Muskulatur schon wenige Stunden nach der Geburt einen gewissen Tonus. Schon 24 Stunden *post partum* beginnt die Zervix sich zu formieren; Einblutungen und Ödeme gehen zurück, der Muttermund verengt sich stetig. Am 3. Tag ist die Form der Zervix nahezu wiederhergestellt, der Zervikalkanal aber noch für zwei Finger passierbar. Etwa am 8. Tag nach der Geburt ist der innere Muttermund nahezu verschlossen, während der äußere noch für einen Finger passierbar bleibt. Vier Wochen *post partum* ist die Zervixrückbildung abgeschlossen, die Portio hat jetzt eine eher plumpe Form angenommen. Der äußere Muttermund, der vor der ersten Geburt grübchenförmig war, zeigt sich jetzt als quer verlaufender Spalt.

■ **Uterusligamente**: Nach der Geburt sind die Uterusligamente schlaff und aufgelockert. Dies hat eine auffällige Beweglichkeit des Uterus zur Folge. Die Parametrien gewinnen nur langsam ihren vorherigen Tonus zurück, die erhöhte Beweglichkeit von Zervix und Uterus bleibt in der ersten Woche erhalten. Nach etwa 6 Wochen haben die Ligamente ihren normalen Tonus weitgehend zurückgewonnen und der Uterus nimmt seine anteflektierte Position wieder ein. Bei vielen Frauen bleibt aber eine gesteigerte Mobilität des Uterus zurück (Disposition zum Deszensus).

■ **Vagina**: Nach der Geburt ist die Vagina stark erweitert, die Vaginalhaut ödematös und lazeriert. Die Scheide verengt sich schnell wieder, bleibt aber weiter als vor der Geburt. Im weiteren Verlauf des Wochenbetts nimmt die Auflockerung des Scheidengewebes ab und die Spannung des Muskelgewebes zu. Nach etwa 6 bis 8 Wochen weist das Scheidengewebe wieder seine normale Beschaffenheit auf. Bei stillenden Frauen ist die Scheide infolge des relativen Östrogenmangels zunächst trocken. Dies führt zu Berührungsempfindlichkeit. Gelegentlich kommt es durch die Hormonlage beim Stillen zu einer Atrophie der Scheide und zu einem Mangel an Feuchtigkeit, was das Gefühl von Enge gibt. Die durch die Geburt veränderten Hymenalreste werden nun als *Carunculae hymenales myrtiformes* (myrtenblattförmige Reste des zerstörten Hymens) bezeichnet.

Die Vagina weist *post partum* eine stark veränderte **Keimflora** auf. Es kommt zu einer Zunahme von meist apathogenen Keimen, während die Döderlein-Flora abnimmt. Die geburtsbedingte Keimbesiedlung geht bis zur 3. Woche langsam zurück und normalisiert sich bis zur 6. Woche. Der im Wochenbett alkalische pH-Wert wechselt in den sauren Bereich.

Die extragenitale Involution

■ **Darm**: Die schon in der Schwangerschaft verminderte Darmmotilität besteht auch in den ersten Wochenbetttagen fort. Die Lageveränderung des Darmes nach der Geburt, die anfängliche Bettruhe, eine verminderte Nahrungsaufnahme und eine vermehrte Flüssigkeitsausscheidung sowie eine reflektorische Hemmung der Darmentleerung (Schmerzen im perinealen Bereich) begünstigen eine Obstipation. Um den 2. bis 3. Wochenbetttag herum wirkt sich der fallende Progesteronspiegel positiv aus: Der Tonus normalisiert sich, die Peristaltik nimmt zu, die Darmentleerung kommt in Gang. Innerhalb der nächsten 2 bis 4 Wochen normalisieren sich die Darmfunktion und die intestinale Topographie (Lageverhältnisse des Darms) wieder vollständig.

■ **Harnblase**: Der Tonus der Harnblase war in der Schwangerschaft herabgesetzt, die Blasenkapazität war erheblich vergrößert, der Miktionsdrang vermindert. So kann die Blase bis zu 1 Liter Harn enthalten, es kann eine so genannte »Überlaufblase« (unwillkürliche, tröpfchenweise erfolgende Harnabgabe) entstehen. Bei gleichzeitig vermindertem Tonus der Harnleiter besteht eine Disposition zur aufsteigenden Harninfektion. **Harnentleerungsstörungen** werden häufiger nach protrahierten Geburtsverläufen und vaginal-operativen Geburten beobachtet, wobei sich durch den übermäßigen Druck des kindlichen Kopfes Ödeme und Sugillationen (flächenhafte Gewebsblutungen) in der Blasenwand entwickeln können. Quetschungen und Ödeme im Bereich des Blasenhalses verursachen ebenfalls Miktionsstörungen, ebenso Schmerzen, die durch die Episiotomie und/oder die mit Naht versorgten Risse hervorgerufen werden. Mit zunehmender Tonisierung der Blasenmuskulatur (die progesteronbedingte Erschlaffung der Muskulatur lässt nach) und Heilung der Geburtswunden normalisieren sich die Funktio-

Tab. 25.1 Hämatologische Durchschnittswerte.

Parameter	Bei Nicht-Schwangeren	Bei Schwangeren	35 Tage post partum	6 Wochen post partum
Hämatokrit (g/dl)	37–44	34–41	35,5	39,5
Hämoglobin (g/dl)	12–16	11–13,5	11,1	13
Thrombozyten (G/l)	200	275	500	200
Fibrinogen (g/l)	2,8	4,0	4,5	2,8

nen. Die **Harnproduktion** ist in der ersten Woche wesentlich erhöht und kann bis zu 3 Liter pro Tag betragen. Die gesteigerte Diurese ist durch die Ausschwemmung der extrazellulären und intravasalen Flüssigkeiten verursacht. Nach etwa 3 bis 4 Wochen arbeiten die Nieren wieder mit normaler Funktion.

■ **Beckenboden:** Auch der Beckenboden ist überdehnt und schlaff, häufig finden sich Ödeme und Sugillationen im perinealen Gewebe. Die Resorption erfolgt gewöhnlich rasch. Etwa 6 bis 8 Wochen nach der Geburt hat der Beckenboden eine ausreichende Spannung erreicht. Als Folge von Schwangerschaft und Geburt bleiben oft eine Schwächung des *Diaphragma urogenitale* und eine Verbreiterung des *Hiatus genitalis* (Levatorspaltes) zurück. Am muskulären Beckenboden, welcher durch das kindliche Köpfchen maximal gedehnt wurde, entstehen nicht selten okkulte Verletzungen der tiefen Muskulatur, Bindegewebe, Faszien und Ligamente. Die Verschmelzung dieser Gewebsläsionen führt zu Narbengewebe mit ungenügender Funktionalität. Wochenbett- und Rückbildungsgymnastik unter fachkundiger Anleitung fördert die Wundheilung und die Tonisierung und beugt einer Beckenbodenschwäche vor.

■ **Bauchmuskulatur:** Die durch das Größenwachstum der Gebärmutter stark gedehnte Bauchmuskulatur tonisiert sich im Wochenbett nur langsam und meist unvollkommen. Die Rückbildung hängt weitgehend vom Grad der Überdehnung der Bauchdecke ab. Häufig bleibt eine Rektusdiastase zurück. Die aufgelockerten Knorpelverbindungen des **Beckenringes** gewinnen infolge der raschen Abnahme der Plazentahormone ihre Festigkeit wieder.

■ **Kreislauf:** Bei der gesunden Wöchnerin braucht der Kreislauf 2 bis 3 Wochen zur Normalisierung. Durch den Wegfall der Plazentahormone (insbesondere des Östrogens) geht die schwangerschaftsbedingte Hypervolämie kontinuierlich durch Verminderung der Plasmamenge zurück. Die Erythrozytenzahl im Blut steigt und mit ihr auch der Hämoglobinwert. Bei der Nachuntersuchung 6 Wochen *post partum* liegen die Werte bei etwa 130 g/l (13 g/dl). Die Schwangerschafts- und Geburtsleukozytose (bis 20 G/l [20 000/mm^3]) gleicht sich zum Ende der 2. Woche *post partum* wieder aus. Die Thrombozytenzahl steigt kurz nach der Geburt nochmals auf 500 G/l (500 000/mm^3) an, normalisiert sich jedoch in der 2. Woche wieder. Der Fibrinogengehalt des Blutes ist in der 1. Woche *post partum* noch erhöht (4,5 g/l beziehungsweise 450 mg/dl, s. Tab. 25.1). Durch die zusätzlich verlangsamte Blutzirkulation in den Bein- und Beckenvenen besteht ein erhöhtes Thromboembolierisiko.

■ **Varizen:** Varizen sind sackförmig oder zylindrisch erweiterte oberflächliche Venen, zumeist mit Schlängelung oder Knäuelbildung, die häufig erstmals in der Schwangerschaft auftreten. Davon sind insbesondere die *Vena saphena magna* (mediale Ober- und Unterschenkelseite), die *Vena saphena parva* (Rückseite des Unterschenkels) und die Seitenäste (Kniekehle, Außenseite Ober- und Unterschenkel) betroffen (Abb. 25.3). Vulvavarizen, suprapubische Varizen oder Analvarizen sind im Wochenbett häufig zu finden. Die Involution setzt mit dem Absinken des Progesterons ein, sie erfolgt sehr langsam und dauert mehrere Monate bis zu einem Jahr. Häufig ist die Rückbildung unvollständig. Die Gefäßwandschwäche nimmt mit jeder weiteren Schwangerschaft zu. So haben etwa

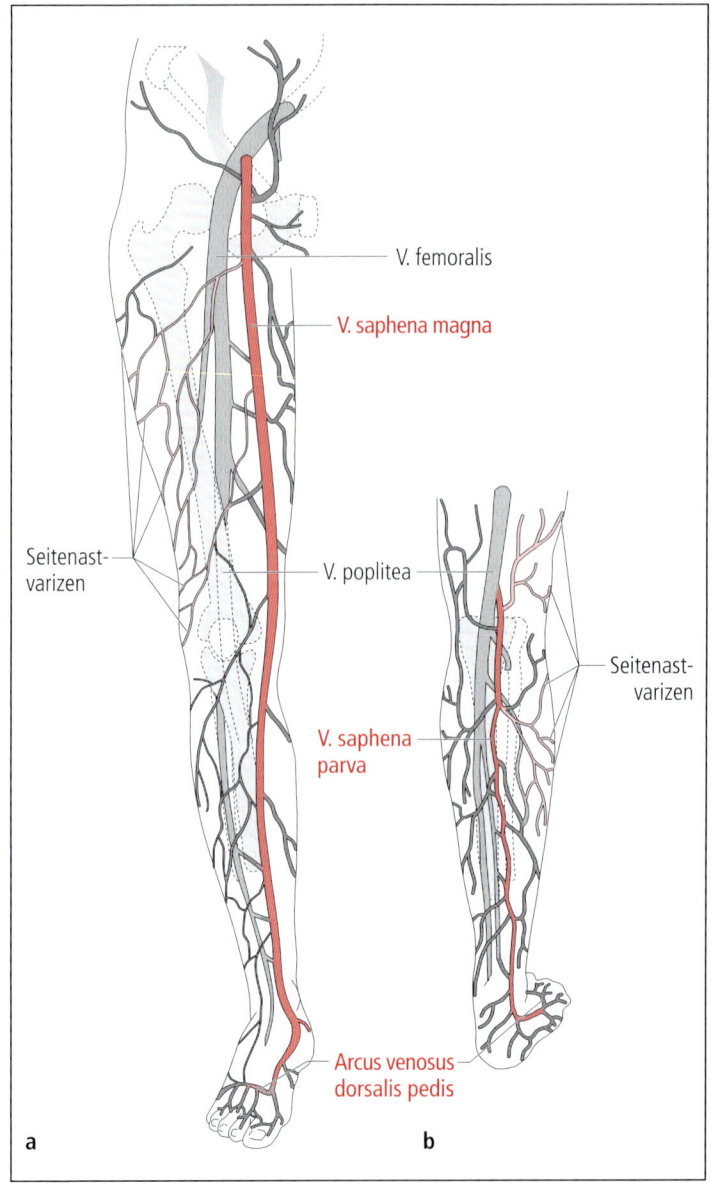

Abb. 25.3 Die am häufigsten betroffenen Venen bei einer Varikosis.

50 bis 60 % aller Frauen, die geboren haben, mehr oder weniger ausgeprägte Varizen. Die häufig in der Schwangerschaft erstmals auftretenden Besenreiservarizen (subkutane, kleinste erweiterte Venen) sind lediglich ein kosmetisches Problem.

■ **Herz:** Nach der Geburt nimmt das Herz wieder seine normale Lage ein. Die durchschnittliche Herzfrequenz beträgt 60 bis 80 Schläge/min und ist somit nicht verändert.

■ **Atmung:** Auch die Atmung wird wieder leichter. Die Verdrängungserscheinungen (Zwerchfellhochstand) durch den schwangeren Uterus fallen weg und die Atmung kehrt von der mehr kostalen zur überwiegend abdominalen Atemform zurück. Unterstützend wirkt die Tonuszunahme des Zwerchfells.

■ **Haut:** Die bläulich-roten Schwangerschaftsstreifen (entstanden durch Risse in der Lederhaut) bilden sich in weißglänzend-perlmuttfarbene Narben um. Die vermehrte Pigmentierung im Gesicht (*Chloasma uterinum*) und an der Brustwarze verliert sich rasch und vollständig. Die pigmentierte *Linea fusca* wird allmählich wieder zur *Linea alba* (Medianlinie der Bauchwand). Pigmentierte Narben verblassen nur langsam.

■ **Gewicht:** Das Körpergewicht nimmt durch die Geburt um etwa 5 kg ab (Kind, Plazenta, Fruchtwasser, Blut, Perspiration). Während der ersten Puerperalwoche kommt es durch Ausscheidungen der in der Schwangerschaft zusätzlich gebundenen Flüssigkeitsmenge zu einer weiteren Gewichtsabnahme von 3 bis 5 kg. Weitere 1,5 kg sind dem Wochenfluss und der Uterusinvolution zuzuschreiben.

■ **Temperatur:** Normalerweise ist die Körpertemperatur im Wochenbett nicht erhöht (36,5 bis 37,0 °C). Nach Absinken des Progesterons fällt seine thermogene Wirkung auf den Organismus zwar weg, aufgrund der verstärkten Stoffwechselaktivität (Resorptionsvorgänge) kann die Temperatur dennoch in den ersten Tagen auf Werte zwischen 37,1 und 37,9 °C ansteigen. Beim Milcheinschuss kommt es durch die verstärkte Durchblutung ebenfalls zu einem leichten Anstieg der Körpertemperatur.

Wundheilung

Die Uterusinnenfläche

Nach Geburt der Plazenta und der Eihäute stellt die **Gebärmutterinnenwand eine riesige Wundfläche** dar. Im Bereich der Eihauthaftstellen ist die Uterusinnenfläche nahezu glatt. Dagegen ist die Haftstelle der Plazenta eine raue, unebene Wundfläche mit einem Durchmesser von ca. 10–12 cm. Ihre Oberfläche ist mit Thromben, Drüsenresten der Spongiosa, Haftzottenstümpfen, Gefäßstümpfen und Plazentasepten bedeckt. Granulozyten, Lymphozyten und Phagozyten wandern in das Wundgebiet ein. Sie lösen die Gewebereste auf und phagozytieren sie, sodass sie mit dem Wochenfluss ausgestoßen werden können. Zusammen mit Fibrin bilden sie den so genannten **Wundschutzwall** oder **Leukozytenwall**, der einen Schutz vor aszendierenden pathogenen Keimen darstellt. Unterstützt durch die Nachwehen wird das nekrotische Gewebe ausgeschieden und die Wunde kann abheilen.

Die Epithelisierung außerhalb der Plazentahaftstelle ist etwa 3 Wochen nach der Geburt abgeschlossen. Der Wiederherstellungsprozess im Bereich der Plazentahaftstelle dauert wesentlich länger. Zwei Wochen *post partum* ist die Insertionsstelle noch etwa 5 cm groß. In der 4. Woche *post partum* beginnt die Epithelisierung. Die Regeneration ist nach 6 bis 8 Wochen beendet, wenn die gesamte Wunde epithelisiert ist und das Endometrium wieder aufgebaut ist.

Die Lochien

Als **Lochien** oder **Wochenfluss** wird das Wundsekret der Gebärmutter bezeichnet. Lochialsekret enthält unter anderem zahlreiche Keime, meist Anaerobier und gramnegative Keime, die jedoch apathogen sind. Die Lochien sind nur dann infektiös, wenn sie eitrig sind und einen hohen Gehalt an pathogenen Keimen aufweisen (z. B. *Staphylococcus aureus* oder β-hämolysierende Streptokokken der Gruppe A). Mengenmäßig variieren die im gesamten Blutungszeitraum ausgeschiedenen Lochien stark. Nach Kaiserschnitt sind die Lochien aufgrund der intraoperativen Kürettage meist gering, nach vaginaler Geburt kann die Gesamtmenge 300–500 ml betragen (vgl. Menstruation: insgesamt nur 50–80 ml). Menge und Farbe der Lochien verändern sich mit der Abheilung der plazentaren Wundfläche (Tab. 25.2). Man bezeichnet die Lochien daher auch als »**Spiegel der Wundheilung**«.

Verletzungen des Geburtsweges und des Muttermundes

Oberflächliche Schürfungen, kleine Haut- und Schleimhautblutungen heilen schnell und problemlos. Gewebsläsionen werden rasch durch Granulationsgewebe verschlossen. Ödeme im perinealen Bereich werden gewöhnlich schnell resorbiert. Die Episiotomiewunde und/oder Rissverletzungen müssen durch Naht versorgt werden (s. S. 521 ff.).

Tab. 25.2 Stadien des Wochenflusses.

Zeitraum post partum	Bezeichnung	Menge/Farbe/Konsistenz	Geruch	Uterusinnenfläche	Bestandteile der Lochien
1.–3. Tag	Lochia rubra (ruber = rot)	reichlich, mehr als periodenstark, rot, flüssig	süßlich-fade	Blutstillung noch unvollkommen, Plazentahaftstelle etwa 10–12 cm groß, Wundschutzwall baut sich auf	Lochien bestehen im Wesentlichen aus Blut, Eihautresten, Dezidua; Vernixflocken, Lanugohaare und Mekonium können beigemischt sein, Bakterien, Leukozyten, Phagozyten, zervikaler Schleim
Ende der 1. Woche	Lochia fusca (fuscus = braun)	anfangs reichlich, im Verlauf nachlassend, bräunlich, dünnflüssig		Gefäße werden zunehmend komprimiert, Gefäßenden werden durch Thromben verschlossen	Lochien enthalten Serum, Lymphe und Granulozyten
Ende der 2. Woche	Lochia flava (flavus = gelb)	wenig, schmutzig gelb, rahmig		plazentare Wundfläche 5 x 5 cm groß	Abstoßung von verflüssigtem, nekrotischem Gewebe, vermischt mit Bakterien und Schleim
Ende der 3. Woche	Lochia alba (albus = weiß)	gering, weißlich, schmutzig weiß, wässrig-serös		beginnender Aufbau des Endometriums	
4.–6. Woche		allmähliches Versiegen der Lochien	geruchlos	Regeneration der Eihauthaftstellen ist etwa nach der 3. Woche abgeschlossen, die der plazentaren Wundfläche nach etwa 6–8 Wochen	

Psychische Veränderungen im Wochenbett

Psychologisch wird die Zeit nach der Geburt in **drei Phasen** eingeteilt.
- Die **sensible Anpassungsphase** ist geprägt vom ersten körperlichen Kontakt mit dem Neugeborenen und der beginnenden Mutter-Kind-Beziehung (Bonding). In dieser Phase besteht eine hohe Sensibilität der Mutter für ihr Kind, aber auch des Kindes für die Mutter (**Hautkontakt**). Diese für beide prägenden Momente sollen unterstützt und gefördert werden. Sobald die Mutter bereit ist, soll sie ihr Kind in ihre Arme nehmen oder die Hebamme gibt Hilfestellung. Zeigt das Kind die Bereitschaft zum Saugen, wird das erste Anlegen unterstützt. Entscheidend ist, dass Mutter und Kind nicht getrennt werden, sofern es die Situation erlaubt.
- Die **Wochenbettperiode** umfasst die Identifizierung und Auseinandersetzung mit der neuen Rolle sowie die Übernahme der Verantwortung für das Kind.
- In der **Reintegrationsphase** löst sich die junge Mutter aus der Einengung, die durch die Ge-

Psychische Veränderungen im Wochenbett

burt und das Neugeborene entstanden ist, und kehrt im Rahmen des Möglichen wieder zur früheren Lebensweise und den alten Kontakten zurück. Mitunter muss eine neue, veränderte Beziehung zum Partner aufgebaut werden.

Das Erleben all dieser Prozesse ruft **nicht immer nur positive Gefühle** hervor. Es kann auch zur seelischem Krise, zu Verzweiflung, Angstzuständen und depressiver Verstimmung führen. Die Anfälligkeit für psychische Störungen in dieser Zeit ist wesentlich höher als zu anderen Zeiten im Leben einer Frau.

> ! Bei den psychischen Störungen im Wochenbett werden unterschieden:
> - die kurzfristigen Verstimmungen (Baby-Blues, Maternity-Blues, Heultage)
> - die postpartale Depression
> - die postpartale Psychose (Wochenbettpsychose)
>
> Diese Gemütszustände können durchaus fließend ineinander übergehen, d.h., ein kurzes Stimmungstief kann in eine Depression übergehen und eine Depression kann sich zur Psychose entwickeln.

■ **Baby-Blues:** 50 bis 80 % aller Mütter sind davon betroffen. Das Stimmungstief tritt zwischen dem 3. und 10. Tag nach der Geburt auf. Als Ursache wird der rasch fallende Progesteronspiegel diskutiert.

> **Symptome**
> - Traurigkeit, Schwermütigkeit, häufiges Weinen
> - Stimmungswechsel von Weinen zu herzlichem Lachen
> - Ruhe- und Schlaflosigkeit
> - Ängstlichkeit, Reizbarkeit, Pessimismus
> - Müdigkeit, Erschöpfung, Konzentrationsschwierigkeiten

Am wichtigsten ist das aufklärende Gespräch über diesen vorübergehenden physiologischen Zustand. Der Partner und die Familie sind mit einzubeziehen. Hebammen sollten die Frauen darin bestärken, diese ambivalenten Gefühle zuzulassen. Eine medikamentöse Behandlung ist nicht erforderlich. Auf der Mutter-Kind-Station sollte ein **herzliches, aufgeschlossenes Klima** selbstverständlich sein. Die Bedürfnisse der jungen Mutter und ihres Kindes sollten im Mittelpunkt stehen und nicht der reibungslose Ablauf der pflegerischen Tätigkeiten. Jede Wöchnerin braucht Mitgefühl, Geduld und Verständnis in ihrer neuen Situation. Aufgrund der heute üblichen Frühentlassung am 3. oder 4. Tag fällt das Stimmungstief meist mit dem ersten Tag zu Hause zusammen. Neben der oben genannten hormonellen Ursache kommen – gerade bei Erstgebärenden – die Unsicherheit im Umgang mit dem Neugeborenen und die Schmerzen beim Milcheinschuss hinzu.

Zieht sich die seelische Verstimmung länger als zwei Wochen hin, kann sich daraus eine **postpartale Depression** entwickeln. Dies zu erkennen erfordert von der Hebamme Einfühlungsvermögen und Wachsamkeit. Das Auftreten einer **Wochenbettpsychose** fällt in den gleichen Zeitraum.

■ **Postpartale Depression (PPD), postnatale Depression (PND):** Hierbei handelt es sich um einen Zustand, der sich innerhalb der ersten drei Monate nach der Geburt entwickeln und seinen Anfang im Baby-Blues haben kann. Etwa 3 bis 20 % aller Wöchnerinnen sind davon betroffen. Die Verlaufsform ist sehr unterschiedlich und kann leichte bis schwere Ausmaße annehmen.

> **Symptome**
> - niedergeschlagene Grundstimmung, Traurigkeit, häufiges Weinen
> - Konzentrationsschwäche, ständige Müdigkeit
> - Desinteresse an allgemeinen Dingen
> - Erschöpfung, Schlafstörungen
> - Angst, Sorge um das Kind, ambivalente Gefühle gegenüber dem Kind, Schuldgefühle
> - körperliche Beschwerden wie Kopfschmerzen, Antriebsmangel, Kreislaufschwäche, das Gefühl des »Krankwerdens«

Gelegentlich nehmen die subjektiven Beschwerden ein Ausmaß an, das an eine organische Krankheit denken lässt. Hier ist über die im vorigen Abschnitt genannten Punkte hinaus eine **verständnisvolle und kompetente Begleitung** durch das Klinikpersonal und die nachsorgende Hebamme erforderlich. Unter Umständen kann die Wöchnerin Hilfestellung in einer Selbsthilfegruppe bekommen (Schatten & Licht – Krise nach der Geburt e.V., Sabine Surholt, Obere Weinbergstr. 3, 86465 Welden, Internetadresse: www.schatten-und-licht.de). Auch die Hebamme kann sich dort informieren und Rat einholen.

Ein Hilfsmittel zur Erkennung der Krankheit kann die Selbsteinschätzung nach dem Edinburgh

1) **Ich konnte lachen und die komische Seite von Dingen sehen:**
 (0) so wie bisher
 (1) nicht ganz so wie früher
 (2) deutlich weniger als früher
 (3) überhaupt nicht

2) **Ich habe mich auf Dinge im Voraus gefreut:**
 (0) so wie bisher
 (1) weniger als gewöhnlich
 (2) deutlich weniger als bisher
 (3) kaum

3) **Ich habe mich unnötigerweise schuldig gefühlt, wenn Dinge schief gingen:**
 (3) ja, meistens
 (2) ja, gelegentlich
 (1) nicht sehr oft
 (0) nein, niemals

4) **Ich war ängstlich oder besorgt ohne guten Grund:**
 (0) nein, gar nicht
 (1) kaum
 (2) ja, gelegentlich
 (3) ja, sehr oft

5) **Ich habe mich gefürchtet oder geriet in Panik ohne guten Grund:**
 (3) ja, sehr häufig
 (2) ja, gelegentlich
 (1) nein, kaum
 (0) nein, überhaupt nicht

6) **Dinge wurden mir zuviel:**
 (3) Ja, meistens konnte ich die Situation nicht meistern.
 (2) Ja, gelegentlich konnte ich die Dinge nicht so gut meistern wie bisher.
 (1) Nein, meistens konnte ich die Situation meistern.
 (0) Nein, ich bewältige die Dinge so gut wie immer.

7) **Ich war so unglücklich, dass ich nur schlecht schlafen konnte:**
 (3) ja, meistens
 (2) ja, gelegentlich
 (1) nein, nicht sehr häufig
 (0) nein, gar nicht

8) **Ich habe mich traurig oder elend gefühlt:**
 (3) ja, meistens
 (2) ja, sehr häufig
 (1) nur gelegentlich
 (0) nein, gar nicht

9) **Ich war so unglücklich, dass ich weinte:**
 (3) ja, die meiste Zeit
 (2) ja, sehr häufig
 (1) nur gelegentlich
 (0) nein, nie

10) **Der Gedanke, mir etwas anzutun, überkam mich:**
 (3) ja, recht häufig
 (2) ja, gelegentlich
 (1) kaum
 (0) niemals

Abb. 25.4 Edinburgh Postnatal Depression Scale von Cox.
Die Wöchnerinnen sollen die Antwort ankreuzen, die am ehesten ihre Gefühle in den letzten sieben Tagen beschreibt, und nicht nur, wie sie sich am Tag des Gesprächs fühlen. Bei einer Punktzahl von 12 muss eine Wochenbettdepression angenommen werden.

Postnatal Depression Scale sein (Abb. 25.4). Die Skala wurde als Screeningmethode zur Erfassung der postpartalen Depression entwickelt. Die Fragen können als Orientierung dienen, worauf die Hebamme in der Wochenbettbetreuung achten muss. Im Einzelfall kann sie die Wöchnerin bitten, den Fragebogen auszufüllen. Die Antworten werden je nach Ausprägung der Symptome mit 0 bis 3 Punkten bewertet. Bei einer Gesamtpunktzahl von 12 und mehr muss eine Depression angenommen werden, fachkundige Behandlung ist dann dringend angezeigt. In der akuten Situation ist unter Umständen eine medikamentöse Therapie erforderlich, langfristig ist eine psychotherapeutische Begleitung erforderlich.

■ **Postpartale Psychose (Wochenbettpsychose):** Sie ist die schwerste Form postpartaler psychischer Veränderungen und tritt innerhalb der ersten 6 bis 8 Wochen nach der Geburt auf, wobei der Gipfel zwischen dem 10. und 20. Tag liegt. Sie kommt mit einer Häufigkeit von 0,2 % vor.

Psychische Veränderungen im Wochenbett

> **Symptome**
> - massive Verwirrtheit, mangelnde Orientierung (zeitlich, räumlich, persönlich), starke innere und äußere Unruhe, Antriebssteigerung, geringes Schlafbedürfnis, Größenwahn (manische Form)
> - extreme Angstzustände, Teilnahmslosigkeit, Antriebs- und Bewegungslosigkeit, schwere Schlafstörungen, ausdrucksloses Gesicht (depressive Form)
> - Wahnvorstellungen, sich selbst oder dem Kind etwas anzutun (beziehungsweise antun zu müssen), Halluzinationen (schizophrene Form)

Da die Wöchnerin zu diesem Zeitpunkt bereits entlassen ist, braucht es die Kompetenz der Hebamme, um diese schwere Form nachgeburtlicher Reaktionsformen zu erkennen. In akuten Fällen und bei Gefährdung für die Frau oder das Kind ist die sofortige Überweisung bzw. Hinzuziehung eines Spezialisten erforderlich. Die Wöchnerin braucht im Falle einer Psychose immer eine **stationäre psychiatrische Behandlung**. **Gründe und Ursachen** sind:

- Die **körperlichen Veränderungen** sind gewaltig und werden **häufig unterschätzt**. Als Auslöser für ein kurzes Stimmungstief bis hin zur Depression wird vor allem die **hormonelle Umstellung** gesehen.
- Frauen, die von ihrer **Grundstimmung** her eher **pessimistisch** und traurig sind, sind häufiger betroffen, ebenso Frauen, die unter dem **prämenstruellen Syndrom** leiden.
- Frauen, die in psychischen **Stresssituationen** und/oder einschneidenden Lebenssituationen massive psychische Einbrüche durchgemacht haben, haben ein höheres Risiko.
- Das **Erleben von Schwangerschaft und Geburt** hat auf die Entstehung der postpartalen psychischen Störungen Einfluss. Frauen mit einem negativen Geburtserlebnis sind stärker gefährdet. Eine lange Geburtsdauer, schmerzvolle Wehen, Schmerzmittelgabe, Geburtsbeendigung durch Saugglocke, Zange oder Kaiserschnitt lassen unter Umständen wenig Raum für Freude über die geleistete Arbeit. Anstelle von Zufriedenheit tritt tiefe Enttäuschung. Es kommt das Gefühl auf, versagt zu haben.
- Der **fehlende Kontakt zwischen Mutter und Kind**, z. B. bei Verlegung des Kindes in die Kinderklinik, begünstigt die Entwicklung einer postpartalen psychischen Störung.
- **Frühgeburt, Geburt eines kranken oder behinderten Kindes oder Totgeburt** gelten als Risikofaktoren für postpartale psychische Entgleisungen.
- **Stillprobleme** können den Frauen das Gefühl von Unfähigkeit und persönlichem Versagen geben.
- **Abruptes Abstillen** aus medizinischen Gründen begünstigt eine psychische Störung, wenn das Stillen als liebevolle Beziehung erlebt wurde.
- Mit der Geburt eines Kindes verändert sich die **Beziehung zum Partner**. Besonders bei Paaren, die in allem Tun nur füreinander da waren, kann der Beginn der Elternschaft erschwert sein. Das Kind kann als Konkurrent erlebt werden.
- Geburt bedeutet auch **Abschied von** einer als schön erlebten **Schwangerschaft**, Abschied von **der eigenen Kindheit**, Abschied oder Einschränkungen im **Berufsleben**.
- Es besteht häufig eine von der Gesellschaft geprägte **hohe Erwartungshaltung** der jungen Mutter an sich selbst. Die Mutter soll demnach die Bereitschaft haben, schrankenlos alles für ihr Kind zu tun, und zudem die Gabe besitzen, alle Ansprüche und Änderungen mühelos zu meistern.
- Mit der Mutterschaft kommt es unter Umständen zur **Auseinandersetzung mit der eigenen Erziehung**. Eigene ungelöste Eltern-Kind-Konflikte können wieder aufbrechen.

Wie die eingangs genannten Zahlen zeigen, sind viele Frauen von nachgeburtlichen psychischen Störungen betroffen. Dies erfordert, dass alle Personen, die mit den betroffenen Frauen in Kontakt kommen, mit den verschiedenen Formen vertraut sind.
Durch die Frühentlassung aus dem Krankenhaus sind es die freiberuflich tätigen Hebammen, die damit konfrontiert werden. Durch die täglichen Hausbesuche hat die Hebamme die Chance, eine offene Atmosphäre zu schaffen, ein Vertrauensverhältnis aufzubauen, welches der Frau ermöglicht, sich auch im emotionalen Bereich zu öffnen. In diesem aufgeschlossenen Klima kann leichter über Stimmungsschwankungen, Ängste, Sorgen und körperliche Beschwerden gesprochen werden.
Bereits in der Schwangerenvorsorge kann durch sorgfältige Erhebung der Anamnese eine mögliche Disposition erkannt werden. Diesen Schwangeren

sollte – in Zusammenarbeit mit dem behandelnden Frauenarzt oder einer auf Wochenbettdepressionen spezialisierten Hebamme, einem Psychologen oder Psychiater – präventive Hilfe angeboten werden. Eine Liste von Fachleuten und Selbsthilfegruppen kann vom Verein Schatten und Licht (s. o.) angefordert werden.

Da viele Frauen – häufig gemeinsam mit ihren Partnern – Geburtsvorbereitungskurse besuchen, bietet sich die Möglichkeit, bereits hier über die körperlichen Vorgänge im Wochenbett, das Leben mit dem Neugeborenen und die Veränderungen in der Partnerschaft zu sprechen. Stimmungsschwankungen im Wochenbett, der Baby-Blues, aber auch die schwerere Form, die postnatale Depression, sollten Themen in diesen Kursen sein. Dies trägt nicht dazu bei, die postpartalen psychischen Störungen zu verhindern, aber das Wissen um diese möglichen Entwicklungen erleichtert es den Frauen, sich an die Hebamme als Ansprechpartnerin zu wenden. Die Hebamme wiederum soll sich nicht als Therapeutin verstehen, sie muss ihre Grenzen sehen und im Interesse der Frau fachkundige Hilfe und Begleitung hinzuziehen.

Literatur

Ball JA. Physiology, psychology and management of the puerperium. In: Bennet RV, Brown LK (eds). Myles. Textbook for midwives. 13th ed. Edinburgh: Churchhill Livingstone 1999.

Bergrant A, Tran T. Postpartale Depression: Frühdiagnostik mit Hilfe der Edinburgh Postnatal Depression Scale (EPDS). Hebamme 2000; 3: 165–8.

Enkin M, Keirse M, Renfrew M, Neilson J. A guide to effective care in pregnancy and childbirth. 2nd ed. Oxford, New York, Tokyo, Toronto: Oxford University Press 1995; 365–71.

Gier J. Babyblues, Wochenbettdepression, Wochenbettpsychose. Ein Ratgeber für Hebammen. Hrsg. Geburtshaus für selbstbestimmte Geburt – Beratung und Koordination. 2. Aufl. Berlin: Selbstverlag 2002.

Harder U. Wochenbettbetreuung in der Klinik und zu Hause. Stuttgart: Hippokrates 2003.

Heller A. Nach der Geburt. Wochenbett und Rückbildung. Stuttgart, New York: Thieme 2002.

Kellnhauser E, Schewior-Popp S, Sitzmann F, Geißner U, Gümmer M, Ullrich L (Hrsg). Thieme's Pflege. Begründet von L. Juchli. 9. Aufl. Stuttgart, New York: Thieme 2001.

Klier CM, Demal U, Katschnit H. Mutterglück und Mutterleid. Diagnose und Therapie der postpartalen Depression. Wien: Facultas 2001.

Knörr K. Geburtshilfe und Gynäkologie: Physiologie und Pathologie der Reproduktion. 3. Aufl. Berlin, Heidelberg, New York: Springer 1989.

Lothrop H. Gute Hoffnung – jähes Ende. 6. Aufl. München: Kösel l998.

Manzano J, Righetti M, Conne Perreard E. Postpartale Depression: Anzeichen und Folgen. Eine epidemiologische Studie. In: Bürgin D (Hrsg). Triangulierung. Der Übergang zur Elternschaft. Stuttgart, New York: Schattauer 1998.

Nispel P. Mutterglück und Tränen. Depressionen nach der Geburt verstehen und überwinden. Freiburg: Herder 1996.

Pschyrembel W, Dudenhausen JW: Praktische Geburtshilfe. 19. Aufl. Berlin, New York: De Gruyter 2001.

Schaefer C, Spielmann H. Arzneiverordnung in Schwangerschaft und Stillzeit. 6. Aufl. München, Jena: Urban & Fischer 2001.

Schmidt-Matthiesen H, Wallwiener D. Gynäkologie und Geburtshilfe. 10. Aufl. Stuttgart, New York: Schattauer 2005.

26 Pflege im Wochenbett

Christine Mändle

Die besondere Situation einer Frau nach Schwangerschaft und Geburt stellt spezifische Herausforderungen an das Pflegepersonal auf der Wochenstation oder die nachsorgende Hebamme. Die Frauen sind im Allgemeinen nicht krank, dennoch brauchen sie liebevolle Fürsorge, Beratung und Anleitung. Wie hat die Frau ihre Schwangerschaft erlebt? Wie war die Geburt? Konnte sie aus eigener Kraft gebären und fühlt sich demnach innerlich stark? Oder ist sie enttäuscht, weil die Geburt operativ beendet werden musste? Hat sie Verletzungen, einen schmerzhaften Dammschnitt oder eine große Wunde nach einem Kaiserschnitt, fühlt sie sich schwach nach hohem Blutverlust? Konnte sie ihr Neugeborenes bereits erfolgreich anlegen oder musste ihr Baby in die Kinderklinik verlegt werden? Viele Fragen, auf die wir zuerst eine Antwort brauchen, um der Wöchnerin die Betreuung geben zu können, sodass sie sich mit Freude und Vertrauen auf diese neue Lebenssituation einlassen kann. Durch Frühmobilisation nach Spontanpartus wie auch nach *Sectio caesarea* erscheinen die Frauen schnell sehr selbstständig. Dies darf jedoch nicht darüber hinwegtäuschen, dass sie unsere aufmerksame Begleitung in dieser Lebensphase brauchen. Gerade in einer Zeit, in der die meisten Elternpaare allein leben und nicht auf die Erfahrung oder die Unterstützung durch die Familie zurückgreifen können, übernimmt die Hebamme auch eine soziale Funktion. Durch ihre liebevolle Begleitung kann sie das Selbstvertrauen der Eltern fördern. Der im englischen Sprachraum benutzte Begriff »mothering the mother« beschreibt sehr deutlich die Bedürfnisse einer Frau nach der Geburt. Die Einbeziehung des Vaters im Sinne von »positive parenting« ist auch im Interesse des Kindes mehr als wünschenswert.

Die Aufgaben der Hebamme bei der Wochenbettbetreuung
- Überwachung und Förderung des körperlichen und psychischen Wohlbefindens von Mutter und Kind
- Beratung und Anleitung bei der Ernährung und Pflege des Neugeborenen
- Förderung des Mutter-Kind-Kontaktes (Bonding)
- Hilfestellung bei der Wiederaufnahme des Alltagslebens
- Förderung des Selbstvertrauens der Mutter im Hinblick auf ihre spezielle Familiensituation, die durch Herkunft, Kulturkreis, Religion u. a. geprägt ist
- Einbeziehung des Vaters und der engsten Familienangehörigen in die Betreuung von Mutter und Kind

Betreuung im Wochenbett

Der tägliche Wochenbettbesuch findet idealerweise am Vormittag statt. Wöchnerinnen haben meist viele Fragen, daher muss ausreichend Zeit für ein Gespräch vorhanden sein. Auf die Frage der Hebamme »Wie geht es Ihnen?« oder »Hatten Sie eine gute Nacht?« erhält sie eine Vielzahl von Informationen, die ihr Aufschluss über das körperliche und emotionale Befinden und mögliche Störungen geben. Wöchnerinnen sind meist mitteilsam und brauchen eine geduldige Zuhörerin mit Sensibilität für die besondere Situation einer Frau nach einer Geburt. Je nach Wochenbetttag variieren die Fragen und die Beratungsthemen. Damit verbunden wird die tägliche Befunderhebung von Brust, Involution und Wundheilung. Das Neugeborene wird täglich nackt untersucht. Ist der Wochenbettbesuch nach einem bestimmten Schema strukturiert, wird nichts Wesentliches übersehen. Andererseits erfordert es die Situation oft, vom

Schema abzuweichen, z. B. weil die Mutter gerade ihr Neugeborenes versorgt. Die anschließende Dokumentation in der Kurve beziehungsweise im Nachsorgebogen dient nochmals zur Kontrolle über alle durchgeführten Maßnahmen und Beobachtungen.

1. Zu erfragen
- Wohlbefinden bei Mutter und Kind
- Schmerzen
- Ausscheidungen: Urin, Stuhlgang, Schweiß

Hintergrund
- Braucht die Wöchnerin spezielle Pflege, Unterstützung, Anregungen oder Tipps?
- Mögliche Infektion, schlechte Wundheilung, Störungen des physiologischen Ablaufs
- Harnverhaltung, Infektionen, Obstipation, Diarrhöen

2. Zu prüfen – Wöchnerin
- Blutdruck
- Puls
- Temperatur
- Varikosen
- Rückgang der Ödeme
- Rektusdiastase
- Fundusstand
- Lochien
- Dammnaht
- Brust

Hintergrund
- Kreislaufstabilität
- Anzeichen einer Infektion, Thrombose
- Anzeichen einer Infektion
- Thrombophlebitis, Thrombose, Hämorrhoiden
- Stoffwechsel, Nierenfunktion
- Zustand der Bauchmuskulatur (einmalige Kontrolle am 1. Wochenbetttag), Gymnastik
- Rückbildungsstörungen
- Wundheilungsstörung, Lochialstauung
- Wundheilungsstörung, Hämatom, Entzündung
- Ingangkommen der Laktation, Brustwarzen, Milchstau, Stillschwierigkeiten, Stillhindernisse

3. Zu prüfen – Neugeborenes
- Allgemeinzustand
- Temperatur
- Muskeltonus
- Haut
- Augen
- Mund
- Nabel
- Ausscheidungen
- Skelett
- Gewicht
- Trinkverhalten

Hintergrund
- Vitalität, Ernährungszustand, Atmung
- Unterkühlung, Überhitzung, Anzeichen einer Infektion
- Vitalität, schlaffer oder überhöhter Muskeltonus
- Neugeborenenikterus, Exantheme, Milien, Kreislaufsituation, Temperaturverhalten
- Neugeborenenikterus, lokale Infektion
- Soorinfektion, Zungenbändchen, Zähne, Munddreieck bei Anstrengung (Zyanose)
- Mumifizierungsprozess, Abheilungsstörungen, Infektion
- Harnverhalten, Stuhl entsprechend der Ernährung, Beimengungen
- Anzeichen für Hüftdysplasie, Fehlhaltungen (Hals, Arme, Füße)
- physiologische Gewichtsab- und -zunahme
- korrektes Anlegen, korrekte Saugtechnik, Störungen und Saugverwirrungen erkennen

Einzelheiten zu Punkt 3, Neugeborenes, werden in den Kapiteln 32, 33, 37, 38 und 39 ausführlich beschrieben.

Wohlbefinden, Schmerzen, Nachwehen

Das **psychische Wohlbefinden** der Wöchnerin hängt sehr stark vom Wohlbefinden des Kindes und vom Erleben der Geburt ab. Wenn das Neugeborene gesund ist, die klinischen Kontrollen unauffällig sind, das Stillen beziehungsweise die Ernährung in Gang kommt, fühlen sich die Frauen meist wohl. Wöchnerinnen mit einer beginnenden Infektion und anämische Frauen fühlen sich hingegen schwach und kraftlos. Bei anderen Frauen wirkt sich ein positives Geburtserlebnis nachhaltig aus, sie fühlen sich voller Kraft und Lebensenergie.

Kopfschmerzen in der Stirngegend können ein Hinweis auf eine mögliche Lochialstauung sein. Bei einer Endometritis sind **Schmerzen** in der Mitte des Unterleibes (Uterus ist druckempfindlich), bei Adnexitis seitliche Beschwerden typisch. Brennen beim Wasserlassen und Blähungen sind häufige Begleiterscheinungen in den ersten Wochenbetttagen. **Nachwehen** sind Schmerzen, die vom Rücken nach vorne ziehen. Insbesondere Mehrgebärende klagen über schmerzhafte Nachwehen, die durchaus 3 Tage anhalten können. Eine Erstgebärende nimmt sie kaum oder nur wenig schmerzhaft wahr. Die Erfahrung zeigt, dass warme Duschbäder (Vorsicht – Kreislauf!) oder Wärmekompressen auf dem Bauch über die gelegentlich heftigen Nachwehen der ersten Tage hinweghelfen können. Ein warmes Wannenbad kann lindernd wirken und das oft von Mehrgebärenden beschriebene »Zerschlagenheitsgefühl« verringern. Auch die Bauchlage hilft, dass die Nachwehen als erträglicher empfunden werden. Bei stark beeinträchtigenden Nachwehen können homöopathische Medikamente oder spasmolytische Suppositorien verabreicht werden. Sind bei der Gewinnung der Plazenta Eihautreste zurückgeblieben, muss sich der Uterus häufiger und kräftiger kontrahieren, um den »Fremdkörper« auszustoßen.

Ruhe und Besuch

Schlaf und Schlafbedürfnis sind individuell sehr verschieden. Viele Frauen sind in den ersten Tagen müde, subjektiv fühlen sie sich jedoch gut. Andere Frauen befinden sich nach der Geburt in einem freudig erregten bis euphorischen Zustand. Die Zufriedenheit über die geleistete Geburtsarbeit und das Kind ist so groß, dass sie Mühe haben, die notwendige Ruhe und Erholung zuzulassen. Bewusste Entspannung, wie dies in der Geburtsvorbereitung geübt worden ist, kann helfen, Schlaf zu finden. Manche Frauen sind dagegen müde und erschöpft, sie brauchen viel Ruhe und Schlaf, die Geburt hat ihr Äußerstes an körperlicher und seelischer Kraft gefordert.

Auf Erholungsbedürfnisse wird häufig wenig Rücksicht genommen. Die ständige Reizüberflutung durch Pflegebetrieb und Besucher erschwert die Erholung der Wöchnerin. Mutter und Kind brauchen Zeit, um sich kennen zu lernen und die Stillbeziehung aufzubauen. Der Vater sollte jederzeit willkommen sein. Geschwisterkinder sollten das Neugeborene bestaunen dürfen. Verwandte und Freunde sollten angesprochen werden, damit die Besuche eingeschränkt werden können.

Frühaufstehen und Mobilisation

Das psychische und physische Wohlbefinden der Wöchnerin hängt von einer frühzeitigen Mobilisierung ab. Dies bedeutet frühes Aufstehen etwa 2 Stunden nach der Geburt bzw. etwa 6 Stunden nach *Sectio caesarea* in Begleitung der Hebamme. Leichte kreislaufanregende Übungen und die vorherige Kontrolle des Blutdruckes sind ratsam. Frühmobilisation bewirkt eine Verminderung der venösen Stauung in den unteren Extremitäten und ist die beste Thromboseprophylaxe. Des Weiteren werden die spontane Blasenentleerung und die Normalisierung der Darmfunktion gefördert. Kreislauf und Stoffwechselfunktionen werden angeregt und stabilisiert. Bewegung erleichtert den Abfluss der Lochien und unterstützt die uterine Rückbildung. Bei Wöchnerinnen mit starker Varizenbildung ist vor dem Aufstehen das Anlegen von Kompressionsstrümpfen zu empfehlen. Nach Periduralanästhesie wird mit dem Aufstehen bis zum Abklingen der Anästhesie gewartet. Eine Kreislaufmobilisation im Bett ist problemlos durchzuführen. Sie ist gerade bei Frauen mit langen Liegephasen (z. B. PDA, Kaiserschnitt, protrahierte Geburt) wichtig.

Am Tag nach der Entbindung kann die Wöchnerin schon selbstständig zur Toilette gehen und ihr Kind unter Anleitung der Hebamme oder einer anderen Pflegeperson versorgen. Auf ausreichende

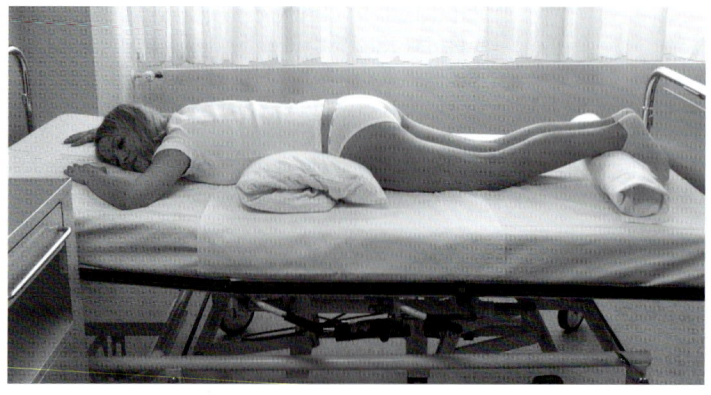

Abb. 26.1 Die richtige Bauchlage: Das Kissen liegt unter dem Unterbauch.

Bettruhe ist zu achten, um die perineale Wundheilung nicht zu verzögern und eine Überbelastung der noch geschwächten Bauch- und Beckenbodenmuskulatur zu vermeiden. Mehrmals täglich sollte die Wöchnerin für 15 bis 30 Minuten flach auf dem Bauch liegen (Abb. 26.1). Dadurch wird die Uterusanteflexion begünstigt. Zur Schonung des Beckenbodens, ob mit oder ohne Episiotomie, empfiehlt es sich, immer über die Seite aufzustehen, den Beckenboden vor dem Aufstehen bewusst anzuspannen und mit geschlossenen Beinen aus dem Bett zu kommen. Das Stillen im Liegen entlastet den Beckenboden.

Kontrolle der Vitalfunktionen

Normalerweise liegt die **Körpertemperatur** einer Wöchnerin **zwischen 36,5 und 37 °C**. In den ersten Tagen ist Temperatur zweimal täglich zu kontrollieren, danach reichen einmalige Kontrollen am frühen Nachmittag aus (die Körpertemperatur steigt im Laufe des Tages an). Bei einer axillaren Messung könnte ein Temperaturanstieg am 3./4. Tag mit der vermehrten Durchblutung der Brust beim Milcheinschuss zusammenhängen. Ein Frösteln unmittelbar nach der Geburt ist bei fehlender Temperaturerhöhung durch Wärme- und Blutverluste zu erklären. Zusätzliche Decken tun den Frauen gut. Am ersten oder zweiten Wochenbetttag sowie nach Kaiserschnittentbindung sind **subfebrile Temperaturen zwischen 37,1 und 37,9 °C** (oral gemessen) häufig zu beobachten. Dieses **aseptische Resorptionsfieber** entsteht durch körpereigene Abbauprodukte, z. B. durch die Resorption von verletztem Gewebe, Hämatomen oder Wundsekreten. Da anhand der erhöhten Temperatur nicht eindeutig feststellbar ist, ob ein Resorptionsfieber oder eine beginnende Endometritis vorliegt, sollten die genitalen Involutionsvorgänge (zeitgerechte Rückbildung, Menge, Farbe und Geruch der Lochien) genau überprüft werden. Ab 38 °C spricht man im Wochenbett von **Fieber**. Fieber hat meist eine genitale Ursache: Infektion der Geburtswunden mit nachfolgender Adnexitis, Parametritis bis hin zur Puerperalsepsis (Wochenbett- beziehungsweise Puerperalfieber, vgl. S. 584 ff.). Bei Fieber ohne Schüttelfrost ist an eine extragenitale Infektion wie z. B. Zystitis, Angina oder Bronchitis zu denken (Fieber im Wochenbett). Die Körpertemperatur ist mit einem Blaustift in der Kurve einzutragen.

Der **Puls** ist zweimal täglich zu kontrollieren. Die normale Frequenz liegt zwischen 60 und 80 Schlägen pro Minute. Beim Zählen achtet man auf die Qualität des Pulses (z. B. gefüllt, stolpernd). Pulsschwankungen, sowohl **Bradykardien** als auch Tachykardien, sind bei Wöchnerinnen häufig zu beobachten. Sie sind im Allgemeinen ohne Bedeutung. Die Bradykardie kann mit der Bettruhe und der Erleichterung nach der überstandenen Geburt zusammenhängen. **Tachykardien** sind mitunter Ausdruck von psychischer Labilität (Freude, Aufregung, Sorge etc.). Jedoch kann ein Anstieg der Pulsfrequenz auch ein Hinweis auf eine Blutung oder eine sich entwickelnde Infektion sein. Bei einer beginnenden Puerperalsepsis ist der Puls weich, leicht unterdrückbar und zunächst wenig beschleunigt. Steigt der Puls ohne entsprechende Temperaturerhöhung treppenförmig an, ist dies als Frühsymptom einer Thrombose zu werten (**Kletterpuls** = Mahler-Zeichen). Die Ergebnisse der Pulsmessung werden mit einem Rotstift in der Kurve notiert.

Nach einer normalen Geburt genügt es, den **Blutdruck** einmal täglich zu messen. Häufig ist der Kreislauf in den ersten Tagen *post partum* noch instabil, der Blutdruck ist niedrig. Schwindel und Kollapsneigung, insbesondere bei langem Stehen, sind die Folge. Kreislaufanregende Übungen, ausreichend Flüssigkeitszufuhr und Wechselduschen wirken stimulierend. Bei belastender Anamnese, z. B. bei einem schwangerschaftsinduzierten Hochdruck, nach verstärkter Blutung *post partum*, nach vaginalen Eingriffen oder nach einem Kaiserschnitt sind in Abhängigkeit von der Ursache und nach Anordnung des Arztes engmaschige Kontrollen vorzunehmen ($^1/_2$-stündlich bis 3-mal täglich). Bei Blutdruckabfall in Verbindung mit erhöhter Pulsfrequenz muss an eine Blutung gedacht werden. Die Gestationshypertonie normalisiert sich meist in den ersten Wochenbetttagen, andernfalls sind eine Behandlung und ein internistisches Konsil angezeigt.

Kontrolle der Miktion

Viele Frischentbundene können nach der Geburt problemlos die Harnblase entleeren. Andere haben das Gefühl für die volle Harnblase verloren oder es fällt schwer, die Dringlichkeit richtig einzuschätzen (Harnverhalt, Inkontinenz, vgl. Kap. 29). Während der ersten Wochenbetttage sollten die Frauen ermutigt werden, die Harnblase in 3- bis 4-stündlichen Abständen, auch vor jedem Stillen, zu entleeren. Dies fördert die Rückbildung und vermeidet eine Überdehnung mit der Gefahr einer Zystitis. Es ist nicht nur auf die regelmäßige Entleerung zu achten, sondern auch auf den Zustand der Harnblase. Eine größere Restharnmenge wird durch sorgfältiges Abtasten des Abdomens erkannt. Mittels Ultraschall wird dann die Restharnmenge bestimmt. Einer erhöhten Diurese im Wochenbett (Ausschwemmung der schwangerschaftsbedingten Wassereinlagerungen, Harnflut) steht die erschwerte Spontanmiktion mit der Neigung zur Harnverhaltung (s. Kap. 29) gegenüber.

Gelegentlich ist der Miktionsreflex aus Angst vor Schmerzen blockiert. Gerade nach Rissverletzungen sind brennende Schmerzen häufig. Hier kann warmes Wasser, das während der Miktion über die Vulva gespült wird, helfen. Bei spastischen Beschwerden sind eventuell Spasmolytika und Spasmoanalgetika angezeigt. Erst wenn alle konservativen Maßnahmen, dazu gehören eventuell auch Fußreflexzonenmassage und Akupunktur, nicht zum Ziel führen, ist der **Katheterismus** angebracht. Die Regeln der Asepsis sind zwingend zu beachten. Mehrfaches Katheterisieren ist selten notwendig und zu vermeiden. Vor der Entlassung sollte ein Mittelstrahlurin auf eine eventuell vorhandene asymptomatische Infektion hin untersucht werden. Harnstatus und Sediment geben gleichzeitig Aufschluss über die Funktion der Nieren.

Beim täglichen Wochenbettbesuch ist die Miktion zu erfragen und in der Kurve zu dokumentieren.

■ **Maßnahmen:**
- Die Wöchnerin zur Toilette begleiten (gleichzeitig Frühmobilisation).
- Der Wöchnerin genügend Zeit lassen; vor der Tür warten.
- Leitungswasser »plätschern« lassen.
- Steckbecken anwärmen, mit warmem Wasser füllen.
- Das äußere Genitale mit warmem Wasser abspülen.
- Hände der Wöchnerin in warmes Wasser tauchen.
- Reichlich Flüssigkeit zu trinken geben.

Kontrolle der Darmtätigkeit

Die Darmfunktion kommt meist am 2. oder 3. Wochenbetttag spontan in Gang. Die Scheinobstipation ist bedingt durch die geringe Nahrungsaufnahme während der Geburt, den vorher verabreichten Einlauf sowie die hormonell und lagebedingte Tonusänderung des Darmes. Um die Bildung oder Verschlechterung von Hämorrhoiden zu vermeiden, ist für **regelmäßige Darmentleerung** und weichen Stuhlgang zu sorgen. Beim Stuhlgang nicht mit angehaltenem Atem pressen, sondern ausatmend schieben.

Hämorrhoidalbeschwerden können das Wohlbefinden beträchtlich stören. Linderung können kalte Kompressen bringen. Salben auf der Grundlage von Hamamelis, Myrte, Schafgarbe und Zypresse wirken abschwellend und schmerzlindernd. Auch das alte Hausmittel gekühlte Quarkauflagen hat sich bewährt. Unter Umständen müssen gleichzeitig Schmerzmittel und abschwellende oder entzündungshemmende Medikamente gegeben werden.

Maßnahmen und Häufigkeit der Stuhlentleerung sind in der Kurve einzutragen.

■ **Maßnahmen:**
- ausgewogene, ballaststoffhaltige Ernährung: Müsli, Vollkornprodukte, Vollwertprodukte
- Linderung der Blähungen durch Gabe von rohem Fenchel, Kümmel, Kümmel- und Fencheltee
- reichliches Trinken, 2 bis 3 Liter pro Tag
- Leinsamen, über Nacht eingeweichtes Trockenobst
- Bauchmassage zur Anregung der Darmtätigkeit
- Vermeiden von Schokolade, weißem Brot und anderen stopfenden Nahrungsmitteln

Sind **Abführmittel** notwendig, eignen sich Laktose (natürlicher Milchzucker) oder Laktulose (z. B. Laktofalk®), doch verursachen sie leider auch Blähungen. Gegen Laxanzien wie Bisacodyl (Dulcolax®) oder Natriumpicosulfat (Laxoberal®) bestehen keine Bedenken, sie werden kaum resorbiert. Dies bedeutet jedoch nicht die großzügige und andauernde Verordnung von Abführmitteln. Besser geeignet sind, weil sie nicht resorbiert werden, Füll- und Quellstoffe wie Leinsamen und Weizenkleie, allerdings muss gewährleistet sein, dass gleichzeitig reichlich Flüssigkeit aufgenommen wird. Kontraindiziert sind in jedem Fall salinische Abführmittel, da sie dem Körper Wasser entziehen und die Stillleistung herabsetzen können.

Kontrolle der Varizen

Aufgrund der im Wochenbett anhaltenden **Thrombosegefährdung** sind die Beine der Wöchnerin zu inspizieren. Bei ausgeprägter Varikosis klagen die Wöchnerinnen über Müdigkeits-, Schwere- und Spannungsgefühl, eventuell über Juckreiz, manche Frauen neigen zu abendlichen Knöchelödemen und nächtlichen Wadenkrämpfen. Kommen noch Schmerzen dazu, muss an eine oberflächliche Thrombophlebitis oder eine tiefe Thrombose gedacht werden (vgl. S. 93 ff.).

■ **Maßnahmen zur Förderung des venösen Rückflusses bei bereits bestehenden Varizen bzw. zur Thromboseprophylaxe:**
- frühe Mobilisation
- Thrombosegymnastik
- entstauende Lagerung
- langes Stehen vermeiden
- Salbenverbände
- Kompression der Venen bei belastender Anamnese

Kontrolle der Ödeme

Der Rückgang der schwangerschaftsbedingten Wassereinlagerungen ist 1- bis 2-mal während des Frühwochenbettes zu kontrollieren. Meist gehen die Ödeme durch vermehrte Ausscheidung und starkes Schwitzen rasch zurück. Dies spricht für einen gesunden Stoffwechsel und eine gute Nierenfunktion. Bei manchen Frauen bleiben die Ödeme aufgrund des hohen Prolaktinspiegels zunächst bestehen. Bei verzögerter Ausschwemmung kann die Ausscheidung unterstützt werden durch eiweißreiche Ernährung, Hochlagerung der Beine und stoffwechselanregende Gymnastik. Nach etwa 3 bis 4 Wochen haben sich die Flüssigkeitsvolumina normalisiert.

Kontrolle der Rektusdiastase

Nach der Geburt hat jede Wöchnerin eine mehr oder weniger ausgeprägte **Rektusdiastase**. Nach der ersten Geburt mag diese Diastase nur zwei Querfinger breit sein, nach mehreren Geburten kann die Größe der Lücke aber durchaus bis zu vier Querfingern betragen. Zur Kontrolle legt sich die Frau flach auf den Rücken. Die Hebamme legt die Hand in Höhe des Nabels auf den Bauch, die Fingerspitzen zeigen nach oben (kopfwärts), dann hebt die Wöchnerin den Kopf und die Schultern an. Dabei spannen sich die geraden Bauchmuskeln (*Musculi recti abdominis*) an und das Auseinanderweichen wird als Querfingerbreite messbar (Abb. 26.2). Sind die beiden Rektusmuskeln mehr als zwei Querfinger auseinander gewichen, bedeutet dies, dass sie auch ihre eigentliche Zugrichtung verloren haben. Angela Heller nennt dies »Out of Alignment«, d. h. die Bauchmuskeln haben ihren geraden Muskelfaserverlauf verloren. In diesem Fall ist eine gezielte Behandlung durch eine darin geschulte Hebamme oder eine Physiotherapeutin erforderlich.

■ **Vorbeugende Maßnahmen:**
- über die Seite aufstehen (Abb. 26.3). Ein Aufrichten aus der Rückenlage ist grundsätzlich zu vermeiden.

Betreuung im Wochenbett

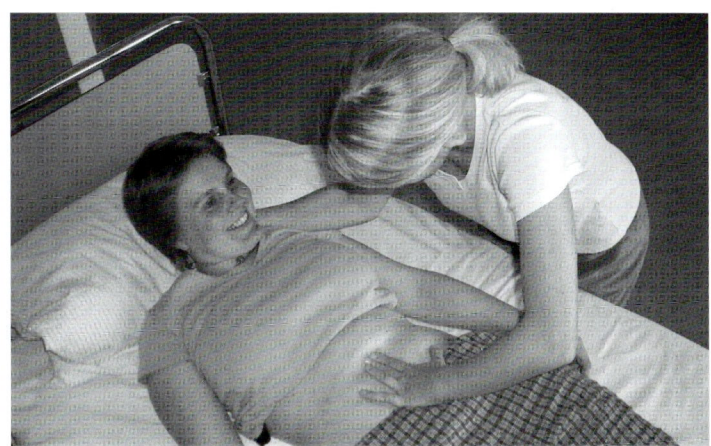

Abb. 26.2 Prüfen der Rektusdiastase.

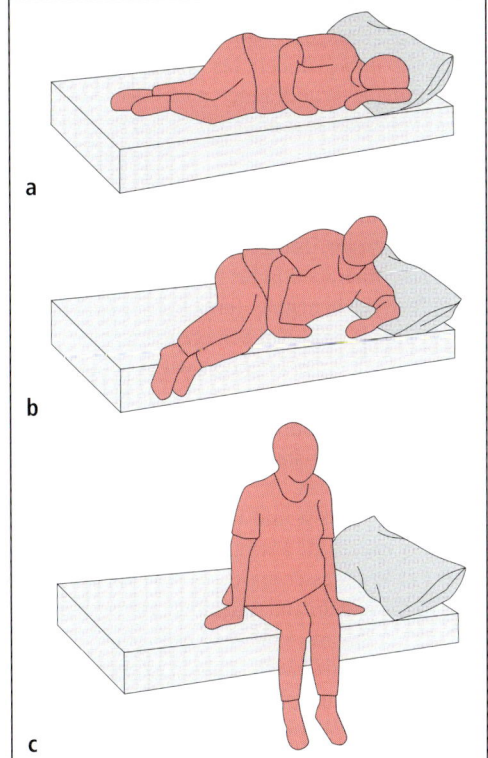

Abb. 26.3 Richtiges Aufrichten aus der Rückenlage.
a Zuerst auf die Seite drehen, die Schultern rund machen, die Knie anziehen.
b Mit dem Oberarm abstützen, Beine von den Hüften aus über die Bettkante schwenken.
c Gesäß und Beckenboden anspannen, Beine in fließender Bewegung an der Bettseite entlang schwingen.

- Gymnastik zur Stärkung der schräg und quer verlaufenden Bauchmuskulatur sowie der gesamten Rumpfmuskulatur und Beckenbodenmuskulatur

Kontrolle von Fundusstand und Lochien

Fundusstand und Lochien müssen täglich kontrolliert werden. Die Lochien sind in Kapitel 25, S. 537 f., beschrieben. Abweichungen vom regelrechten Fundusstand müssen noch kein Hinweis auf eine Subinvolution sein. Der Befund kann und darf in gewissen Grenzen variieren, individuelle Schwankungen sind normal. Bei stillenden Wöchnerinnen verläuft die Rückbildung infolge der Reiz- oder Stillwehen schneller. Als Ursachen für einen Fundusstand, der höher ist, als von der Zeit her zu erwarten wäre, kommen folgende Faktoren infrage:

- Gefüllte Harnblase und/oder Stuhlverhalten lassen den Fundus höher steigen und täuschen eine verlangsamte Rückbildung vor. Deshalb ist die Kontrolle nach dem Entleeren von Blase und Darm vorzunehmen.
- Der Uterus kann durch nicht abfließende Lochien und/oder Blut vergrößert sein.
- Bei Mehrgebärenden kann der Uterus überdehnt sein.
- Riesenkinder oder Mehrlingsgravidität verursachen ebenfalls einen erhöhten Fundusstand.
- Nach Schnittentbindung nimmt der Uterus eine gestreckte Haltung ein, nach Spontangeburten ist er anteflektiert. Zudem verhindert

die Uterotomie eine schnelle Rückbildung und Anteflexion.

Die Kontrolle erfolgt bei der flach auf dem Rücken liegenden Wöchnerin. Die Arme liegen seitlich neben dem Körper, die Beine sind ausgestreckt. Die Hebamme legt ihre Hand flach auf den Bauch, tastet mit den Fingern den Uterusfundus und setzt seine Höhe in Relation zum Nabel oder zur Symphyse (Abb. 26.4). Der Befund ist auf der Kurve zu notieren.
Bsp.: N/2 = 2 Querfinger unterhalb des Nabels
2/S = 2 Querfinger oberhalb der Symphyse

Pflege der Episiotomie

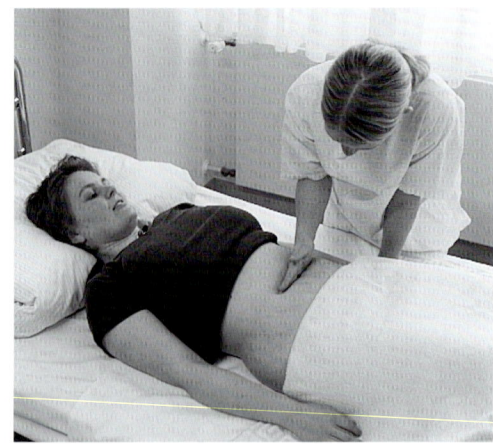

Abb. 26.4 Prüfen des Fundusstandes.

Die komplikationslos heilende Episiotomie braucht keine besondere Pflege. Eine sorgsame Vulva- und Dammhygiene kann Beschwerden lindern und Komplikationen reduzieren. Nach Abklingen der Lokalanästhesie und in den ersten 1–2 Tagen nach der Geburt können kalte Auflagen, z.B. mit Arnika oder Calendula getränkte Slipeinlagen aus dem Tiefkühlfach, helfen, Schmerzen und Ödeme zu reduzieren. Geeignet sind auch gekühlte Kirschkernsäckchen oder Coolpacks. Die kalten Auflagen sollten sich auf den Dammbereich beschränken. Eine längerfristige Kältebehandlung behindert jedoch die Wundheilung (mangelnde Durchblutung).

■ **Maßnahmen:**
- Die Naht mehrmals täglich mit warmem Wasser abspülen und sorgfältig trockentupfen.
- Luft an die heilende Wunde lassen, z.B. im Bett liegend keine Vorlage tragen.
- Vorlagen häufig wechseln, Vorlagen ohne Kunststoffbeschichtung (feuchte Kammer) verwenden.
- Die Naht wenig belasten (Druckentlastung).
- Stillen im Liegen, nach dem Stillen Bauchlage einnehmen.
- Keine Sitzringe verwenden (dadurch wird die Naht ein wenig auseinander gezogen).

Zwischen dem 3. und 5. Wochenbetttag nehmen die Nahtbeschwerden meist zu, die Frauen klagen über Wund- und Spannungsschmerzen. Auch bei dem üblicherweise verwendeten resorbierbaren Nahtmaterial lohnt es sich, die Fäden zu ziehen, da dies Entlastung und Schmerzlinderung schafft.

Die Sorge, dass die Naht dadurch wieder aufplatzt, ist unbegründet; bei primärer Wundheilung sind die Wundränder nach wenigen Tagen fest miteinander verbunden (s. S. 587).
Ein tägliches kurzes Sitzbad (5–10 min.) ab dem 3. Wochenbetttag empfinden viele Frauen als wohltuend und schmerzlindernd. Als Badezusätze können Kochsalz, Totes-Meer-Salz (desinfizierend) oder phytotherapeutische Essenzen wie Arnika, Calendula, Eichenrinde (entzündungshemmend, abschwellend) dem Bad beigegeben werden.
Bei Anzeichen einer Infektion wie
- ödematöse Schwellung,
- Rötung der Wundränder,
- unter Spannung stehende Fäden,
- starke Schmerzen,
- evtl. Schüttelfrost und Fieber

sind die Fäden zu lösen. Die klaffende Wunde kann mit Wundessenzen (z.B. Rose-Teebaum-Essenz nach Stadelmann) gereinigt werden. In das Sitzbad werden antiseptische Lösungen, z.B. Rivanol gegeben. Eine anschließende Rotlichttherapie fördert die Wundheilung. Der Abstand der Rotlichtlampe zur Wunde sollte 60 bis 80 cm betragen. Ihre Wärme (10 Minuten Bestrahlung) fördert die Durchblutung, erhöht den Stoffwechsel und sorgt für eine schnellere Heilung. Starke Wundschmerzen können lokal durch Auflegen von Gazestreifen, die mit geeigneten Salben (Ringelblumensalbe, Beinwellsalbe, Traumeel®-Salbe) oder Lösungen getränkt sind, gelindert werden. Sehr wirksam ist die Unterstützung der Wundheilung mit homöopathischen Arzneimitteln (Arnika, Calendula, Symphytum u.a.). Bei der Pflege eines Dammrisses III. Grades sind alle genannten Punkte zu beachten. Es ist für weichen Stuhlgang zu sorgen, Abführmittel sollten nur oral verabreicht werden. Heutzutage sind Nahttechnik und Nahtmaterial wesentlich besser, daher sind die Komplikationen bei der Wundheilung zurückgegangen.

Kontrolle der Brust

Die tägliche Untersuchung der Brust sowie die Überprüfung der Laktation werden in Kapitel 37 ausführlich beschrieben.

Anti-D-Prophylaxe

Um die Sensibilisierung einer **rhesusnegativen Mutter** gegen die rhesuspositiven Erythrozyten des Neugeborenen zu verhindern, muss eine Rhesusprophylaxe mit Anti-D-Gammaglobulin erfolgen.

> **Voraussetzungen für die Durchführung einer Anti-D-Prophylaxe**
> - rhesusnegative Mütter mit negativ ausgefallenem indirektem Coombs-Test
> - rhesuspositive Neugeborene mit negativ ausgefallenem direktem Coombs-Test

Die Impfung sollte innerhalb von 8 bis 36 Stunden, jedoch nicht später als 72 Stunden nach der Geburt (auch nach Fehlgeburt, ektopischer Schwangerschaft oder Totgeburt) durchgeführt werden. Dabei werden 0,3 mg eines Anti-D-Gammaglobulins (Rhesogam®, Partobulin) intramuskulär verabreicht. Die Ergebnisse der Blutuntersuchung (kindliche Blutgruppe, Coombs-Test) und die Impfung mit Angabe der Chargennummer sind im Mutterpass einzutragen und auch in der Kurve zu dokumentieren. In jeder neuen Schwangerschaft beziehungsweise nach jeder Geburt ist eine erneute Immunisierung erforderlich, denn das Gammaglobulin verschwindet innerhalb von 4 bis 6 Monaten wieder aus dem mütterlichen Kreislauf.

Röteln-Impfung

Die Röteln-Impfung sollte bei allen Frauen im Wochenbett durchgeführt werden, bei denen kein Titer oder ein Titer unterhalb der Richtwerte vorliegt beziehungsweise bei denen die Immunität nicht sicher nachgewiesen werden kann. Die aktive Immunisierung tritt nach etwa 3 Wochen ein und hält 5 bis 10 Jahre an. Deshalb wird für Frauen im fertilen Alter alle 5 Jahre eine Auffrischimpfung empfohlen. Das Anti-Röteln-Hyperimmunglobulin wird intramuskulär verabreicht. Die Impfung ist Aufgabe des Arztes. Sie muss im Mutterpass und in der Kurve dokumentiert werden.

Ernährung

Die Ernährung der Wöchnerin unterscheidet sich nicht wesentlich von der Ernährung in der Schwangerschaft. Die stillende Wöchnerin hat einen um ca. 600 kcal erhöhten Nährstoffbedarf. Es gibt keinen Grund auf Frischkost zu verzichten, eine spezifische Diät ist nicht erforderlich.

Häufige kleine Mahlzeiten sind besser als drei große Hauptmahlzeiten. Um der Obstipation vorzubeugen und um den Nährstoffbedarf zu decken, empfiehlt sich eine vielseitige und ballaststoffreiche Kost:
- Vollkornprodukte in Form von Brot, Kartoffeln, Nudeln, Müsli, Reis
- viel frisches Gemüse, Rohkost, Salat
- frisches Obst
- zwei- bis dreimal pro Woche Fleisch
- einmal pro Woche Seefisch
- Verwendung von hochwertigen Pflanzenölen
- mindestens 2 Liter Flüssigkeit in Form von Mineralwasser, verdünnten Frucht- oder Gemüsesäften, milchbildungsfördernden Teemischungen

Häufig wird stillenden Müttern der Genuss von **Obst** verboten, weil er für Blähungen, Erbrechen, Durchfall und Windeldermatitis verantwortlich gemacht wird. Die Ernährung beeinflusst zwar die Zusammensetzung der Muttermilch, hat jedoch keinen nachhaltig ungünstigen Einfluss auf das Wohlbefinden der Säuglinge (Callensee u. Harzer 1988). Außerdem sollen stillende Frauen auf **blähende Lebensmittel** wie Kohl, Hülsenfrüchte, Zwiebel u. Ä. verzichten. Dies beruht auf der Annahme, dass die bei der Verdauung der Mutter im Darm entstehenden Gase in die Muttermilch übertreten und beim gestillten Säugling Blähungen hervorrufen. Dafür gibt es keine wissenschaftlichen Beweise. Bei heftigen, Mutter und Kind belastenden kindlichen Koliken sind die dafür infrage kommenden Nahrungsmittel wegzulassen und das Neugeborene zu beobachten. Bringt diese Maßnahme die gewünschte Besserung, wird auf dieses Lebensmittel vorerst verzichtet, nach einigen Wochen kann eine erneute Einführung versucht werden.

Milch und Milchprodukte sind zwar hochwertige Nahrungsmittel, jedoch kann das Kuhmilcheiweiß Allergien (Koliken, Hautausschlag) auslösen.

Der bei Wöchnerinnen oft zu beobachtende **Eisenmangel** kann durch eine geeignete Ernährung ausgeglichen werden. Rote Beete als Gemüse oder Saft, grünes Blattgemüse, Fleisch und Getreideprodukte sind gute Eisenspender. Ein Mangel an Vitaminen (Folsäure, Vitamin B_1, B_6, B_{12}) wird bei täglichem Verzehr der oben genannten Nahrungsmittel vermieden.

Auf große Mengen Süßigkeiten und Schokolade, zuckerhaltigen Limonaden oder versteckten Fetten (z. B. Wurst) sollte weitgehend verzichtet werden. In Maßen ist alles erlaubt.

Während der Stillzeit ist auf eine Reduktionsdiät zu verzichten, **Hungerzustände sollten vermieden werden**. Eine geringe Nahrungsaufnahme verringert das Milchvolumen und den Nährwert der Muttermilch. Zudem wird bei geringer Energiezufuhr der Abbau von Fettdepots verstärkt und die im Fettgewebe gespeicherten Schadstoffe werden über die Muttermilch an das Kind weitergegeben. Nikotin ist zu vermeiden, ebenso der unkritische Gebrauch von Medikamenten. Gegen Kaffee und Tee in Maßen (2 Tassen pro Tag) ist nichts einzuwenden. Auf Alkohol soll verzichtet werden (vgl. Kap. 37, S. 722).

Hygiene

Sorgfältige Hygiene dient zur Vorbeugung gegen Infektionen des Genitalbereichs oder der laktierenden Mamma. Der Wöchnerin sind die Infektionsmöglichkeiten zu aufzuzeigen. Zur Körperhygiene im Wochenbett gehören **Spülungen** des äußeren Genitales mit klarem Wasser nach jeder Blasenentleerung. Das reinigt, ohne die Haut zu reizen, und erfrischt. Zur Prophylaxe und Therapie von Hämorrhoiden gehören Waschungen mit klarem Wasser nach jedem Stuhlgang. Tägliches Duschen wird von den meisten Frauen als wohltuend empfunden. Auch gegen ein Vollbad ist nichts einzuwenden, denn die Keime der physiologischen Vaginalflora und des physiologischen Wochenflusses sind apathogen. Die Vorlagen zum Aufsaugen der Lochien brauchen nicht steril zu sein. Nach jedem Kontakt mit dem Wochenfluss sind die Hände zu waschen, während des Klinikaufenthaltes sind sie auch zu desinfizieren. Da Wöchnerinnen mitunter stark schwitzen (die schwangerschaftsbedingten Wassereinlagerungen werden zu einem Drittel über die Haut ausgeschieden), ist häufiger Wäschewechsel angebracht.

Sexualberatung

Eine Wöchnerin sollte nicht entlassen werden ohne ausführliche Beratung über die Rückkehr der Menstruation, Sexualität und Empfängnisverhütung. Aufgrund der außergewöhnlichen Beziehung zu den Frauen ist die Hebamme besonders dazu geeignet, umfassende Beratung anzubieten (s. dazu Kap. 30). Die immer noch häufige strikte Empfehlung, sechs bis acht Wochen *post partum* keinen Geschlechtsverkehr zu haben, kann nicht aufrechterhalten werden. Durch die Geburt kommt es zu großen körperlichen Veränderungen und mit dem Neugeborenen verändert sich das ganze Leben des Paares grundlegend. Die Frage, wann wieder Geschlechtsverkehr aufgenommen werden kann, kann nur das Paar selbst beantworten. Wenn die Geburtswunden verheilt sind, der Wochenfluss nahezu oder ganz versiegt ist und das Paar wieder Lust an Sexualität hat, gibt es aus medizinischer Sicht keine Einschränkungen. Über die Besonderheiten, insbesondere in der Stillzeit, sollten die Paare informiert sein. Aufgrund der hormonellen Veränderungen (hoher Prolaktinspiegel, Östrogenmangel) kommt es zu Störungen der Lubrikation und möglicherweise zu Schmerzen bei der Penetration. Mit etwas Gleitgel, das in Apotheken erhältlich ist, kann die Trockenheit leicht überwunden werden. Das während der Sexualität aktive Hormon Oxytocin wirkt nicht nur auf die Muskulatur der Gebärmutter und des Beckenbodens, sondern auch auf die Milchdrüsen und -gänge. So kann es durchaus zum Fließen der Milch kommen, was manche Frauen bzw. Paare mit Befremden, andere mit Humor aufnehmen.

Körperliche Belastung

Trotz der Vorteile der frühen Mobilisation sind der Wöchnerin tägliche Ruhestunden zu empfehlen. Schweres Heben und Tragen oder langes Stehen ist zu vermeiden. Beim Bücken und Heben soll sie möglichst in die Knie oder in die Hocke gehen. Beim Tragen ist die Rückverlagerung des Körpers mit Bildung eines Hohlkreuzes zu vermeiden (s. dazu Kap. 28). Mit sportlichen Aktivitäten sollte erst 6 bis 8 Wochen nach der Geburt begonnen werden. Gut geeignet ist der Besuch einer Rückbildungsgruppe. Schwimmen ist zudem ein gutes Training für die Bauch- und Rückenmuskulatur.

Hebammenhilfe, Soziales

Derzeit liegt der postpartale Aufenthalt in einer Klinik nach einer normalen Geburt zwischen 2 und 4 Tagen. Durch die Frühentlassung ist eine weitere Betreuung der Wöchnerin und des Neugeborenen durch eine freiberufliche Hebamme von großem Wert. Die in der Klinik tätigen Hebammen und das Pflegepersonal sollten die Frauen nach der Geburt auf diese gesetzliche Regelleistung der Krankenkassen hinweisen und gegebenenfalls bei der Suche nach einer freiberuflichen Hebamme behilflich sein. Die Frauen sollten motiviert werden, bei allen Problemen (Brust, Fieber, Blutungen, Schmerzen oder Probleme mit dem Neugeborenen) die nachbetreuende Hebamme heranzuziehen. Die Wöchnerinnen sind auch über das Mutterschutzgesetz sowie die Möglichkeiten, diverse Leistungen wie Haushaltshilfe, Erziehungsgeld etc. (s. dazu Kap. 27) zu bekommen, aufzuklären. Unter Umständen ist im Einzelfall eine Beratung durch eine Sozialarbeiterin angezeigt.

Betreuung der Wöchnerin in besonderen Situationen

Nach einer Frühgeburt

Findet die Geburt des Kindes schon vor der 37. Schwangerschaftswoche statt, tritt dieses Ereignis meist überraschend und unvorbereitet ein. Dies beeinflusst nicht nur das Erleben der Geburt, sondern auch die Zeit danach. Im Vordergrund steht die Angst um die Gesundheit des zu früh geborenen Kindes. Die Wöchnerin ist durch quälende Schuldgefühle belastet, z.B. versagt zu haben, etwas Falsches getan oder etwas Richtiges unterlassen zu haben, was die Frühgeburt ausgelöst haben könnte. Erschwerend kommt hinzu, dass die Pflege und Ernährung ihres Kindes weitgehend durch das Pflegepersonal übernommen wird.

> **Tipps zur Betreuung**
> - Sofern es die räumlichen Gegebenheiten zulassen, ist ein enger und ständiger Kontakt zwischen der Mutter beziehungsweise den Eltern und ihrem Kind zu fördern.
> - Gegebenenfalls wird die junge Mutter zu ihrem Kind begleitet, sodass sie es sehen und streicheln kann, denn gerade für das Frühgeborene sind taktile Reize »lebenswichtig«.
> - Befindet sich das Frühgeborene in einer entfernten Kinderklinik, sind Fotos oft die einzige Kontaktmöglichkeit.
> - Will die Mutter stillen, braucht sie Unterstützung beim Abpumpen. Sie ist über den Umgang mit der Muttermilch aufzuklären, der Vater könnte den Transport in die Kinderklinik übernehmen (Kühlkette beachten etc., vgl. S. 771 f.).
> - Die Mutter bzw. Eltern sollen noch während des Klinikaufenthalts ihres Kindes in die Pflege und Ernährung einbezogen werden.
> - Die Eltern sind darauf hinzuweisen, dass auch nach der Entlassung des Säuglings aus der Klinik noch Anspruch auf Hebammenhilfe besteht.
> - Die Eltern sollten Hinweise auf Beratungsstellen zur Früherkennung von Entwicklungsstörungen bekommen.

Mit einem kranken Kind

Ist die Geburt an sich schon eine Ausnahmesituation im Leben einer Frau, so wird die Geburt eines kranken Kindes zu einem Ereignis, das die betroffenen Eltern ebenso wie die Hebamme und den Arzt vor eine schwierige Aufgabe stellt. Die Reaktionen der Eltern, aber auch der Betreuenden, hängen zum großen Teil von Art und Schwere der Fehlbildung beziehungsweise der Krankheit ab. Folgende Überlegungen können dabei helfen, das Ausmaß der psychischen Belastung einzuschätzen:
- Ist die Fehlbildung sichtbar oder nicht?
- Ist sie teilweise, vollständig oder nicht korrigierbar?

- Ist die Erkrankung lebensgefährlich?
- Wie sind die zukünftigen Entwicklungschancen des Neugeborenen?

Abhängig von der Art der Erkrankung erfordert die Geburt eines kranken Kindes eine intensive Auseinandersetzung mit der Thematik »Geburt – Krankheit – Sterben – Tod«. Der **Umgang mit den betroffenen Eltern** hängt wesentlich von der ganz persönlichen Lebensgeschichte der Betreuenden ab. Häufig finden sich zwei Extreme: Der Kontakt mit den Frauen wird gemieden oder sie werden mit übertriebener Fürsorge betreut. Teilweise werden Entscheidungen über den Kopf der Eltern hinweg getroffen.

Die Pflege beziehungsweise die Betreuung der Wöchnerin nach der Geburt eines kranken Kindes wird von **emotionalem Beistand** geprägt. Lässt es die Erkrankung zu, sollte der Mutter das Rooming-in angeboten werden. Wurde das Kind in eine Kinderklinik verlegt, ist eine Frühentlassung der Wöchnerin und die Nachbetreuung durch die Hebamme zu erwägen.

Es gibt **keine Patentlösung**, wie mit Eltern, die den Verlust eines Kindes betrauern, umzugehen ist. Sie brauchen sicherlich Mitgefühl, vielleicht auch Schutz und Hilfe. Die Eltern müssen ihren Kummer zulassen und offen zeigen können. Die Betreuenden müssen ihnen beistehen und dürfen sie nicht meiden. Sie müssen den Gefühlen der Eltern mit Achtung begegnen. Sie brauchen das Gespräch, vielleicht sogar eines mit der ganzen Familie. Des Weiteren brauchen sie Unterstützung und Hilfe von Fachleuten und anderen Betroffenen (Selbsthilfegruppen).

Die Entlassungsuntersuchung

Vor der Entlassung erfolgen eine ausführliche körperliche Untersuchung und ein begleitendes Gespräch insbesondere bei den Frauen, die keine Nachbetreuung durch eine Hebamme haben. Die Brust wird auf das Ingangkommen der Laktation und auf Entzündungszeichen kontrolliert, ebenso die Rückbildungs- und Wundheilungsvorgänge. Die Wöchnerin wird über den weiteren Verlauf des Wochenbettes, die Lochien und die Wundheilung aufgeklärt. Stillende Wöchnerinnen brauchen eventuell noch Informationen zum Stillen, andere zur Ernährung des Neugeborenen mit Ersatznahrung. Neben der Prüfung der Vitalzeichen und der Kontrolle der Beine auf Anzeichen einer Thrombose wird der Mittelstrahlurin kontrolliert und ein Blutbild bestimmt. Die Untersuchungen bzw. Ergebnisse sind im Mutterpass einzutragen. Die Eltern sind aufzuklären, wann sie die Hebamme, den Kinderarzt oder den Frauenarzt aufsuchen sollen. Das Kindervorsorgeheft wird den Eltern mitgegeben, auf die weiteren Untersuchungen ist hinzuweisen.

Etwa 4–6 Wochen nach der Geburt soll sich die Frau in der Frauenarztpraxis zur **Nachuntersuchung** vorstellen. Die Rückbildungsprozesse sind dann weitgehend abgeschlossen. Zeigt die Untersuchung einen nicht zufrieden stellenden Verlauf der Rückbildungsprozesse, muss eine Behandlung eingeleitet werden. Eventuell muss eine in der Schwangerschaft erstmals aufgetretene Erkrankung (Diabetes, Hypertension) fachärztlich untersucht werden.

Organisationsformen der Wochenstation

Die integrative Wochenstation

Die über Jahrzehnte in Deutschland praktizierte **klassische Dreiteilung Kreißsaal, Wochenstation, Neugeborenenzimmer** und somit die Trennung von Geburt, Wöchnerin und Neugeborenem wird zunehmend aufgehoben und das neue Konzept der **integrativen Wochenstation** eingeführt. Der grundlegende Gedanke dabei ist, dass Mütter über die erforderliche Kompetenz verfügen, ihr Neugeborenes zu versorgen, die durch die Unterstützung des Pflegepersonals zusätzlich gefördert wird. Die in der Schwangerschaft begonnene Symbiose von Mutter und Kind beziehungsweise Eltern und Kind soll nicht abrupt unterbrochen werden. Die Bedürfnisse des Neugeborenen nach Wärme, Nähe und Geborgenheit sind bei der Mutter und durch sie am ehesten zu befriedigen.

Die gravierenden Nachteile des veralteten Systems der herkömmlichen Wochenpflege mit verschiedenen Pflegepersonen für an sich nicht zu trennende Bereiche, die Versorgungslücken sowie die Trennung von Mutter und Kind während der Nacht sind nicht mit dem Anspruch einer ganzheitlichen Pflege und Betreuung vereinbar.

Organisationsformen der Wochenstation

Die integrativen Abteilungen sind so organisiert, dass die Frauen und ihre Neugeborenen während einer Schicht von einer Hebamme, einer Krankenschwester oder einer Kinderkrankenschwester im **Mutter-Kind-Zimmer** betreut werden. Alle anfallenden Tätigkeiten, unabhängig davon, ob sie die Mutter oder das Kind betreffen, werden von dieser Pflegeperson selbstständig übernommen. Auf der Familienstation werden auch Neugeborene, die einer besonderen Überwachung und Beobachtung bedürfen, von der jeweils zuständigen Pflegeperson versorgt. Die Eltern werden in die Betreuung und Pflege mit einbezogen. Die Stationsärztin nimmt an der Mittagsübergabe (Schichtwechsel) teil. Die routinemäßigen täglichen Visiten entfallen, im Einzelfall, zum Beispiel nach einer Sectio, wird die Wöchnerin von der Ärztin und der Pflegeperson besucht.

Viele dieser Abteilungen haben eines oder mehrere **Familienzimmer**. Der Vater und die Geschwisterkinder können mit aufgenommen werden und die ersten Tage zusammen verbringen. So wird der Vater von Beginn an in die Pflege seines Neugeborenen integriert und die Geschwisterkinder gewöhnen sich an das neue Familienmitglied.

Die ehemaligen Kinderzimmer werden häufig umfunktioniert und sind nun **Frühstückszimmer** oder Speiseraum. Die starren Essenszeiten sind abgeschafft, die Frauen treffen sich zu den Mahlzeiten, wie die Pflege und das Stillen dies zulassen.

Die auf vielen Abteilungen vorhandenen **Stillzimmer** werden von den Frauen gern genutzt, dort ist alles für optimales Stillen vorhanden: bequeme Sessel, Fußbänkchen, Stillkissen und eine kompetente Pflegeperson. Allerdings fühlen sich manche Frauen regelrecht ins Stillzimmer getrieben, um in Ruhe stillen zu können. Die liberale **Besucherregelung** ist nicht unbedingt stillfreundlich, die Wochenzimmer sind oft »übervölkert«. Diese Situation führt fast zwangsläufig zur Überforderung der jungen Mutter durch fehlenden Schlaf oder Ruhepausen, aber auch zur Reizüberflutung beim Neugeborenen, möglicherweise mit extremer Unruhe, Trinkunlust und Schreiphasen.

Diese ganzheitliche Pflegeform erfordert ein strukturelles Umdenken bei allen Beteiligten und respektvolles Umgehen mit anderen Berufsgruppen. Berührungsängste gegenüber der jeweils anderen Berufsgruppe sind zu überwinden, regelmäßige Teambesprechungen erforderlich. Weiterhin muss die Bereitschaft vorhanden sein, dass sich alle auf der Familienstation Tätigen regelmäßig in allen Bereichen des Wochenbettes und der Neugeborenenbetreuung und -pflege fortbilden. Die Erfahrungen verschiedener Kliniken, die dieses Konzept umgesetzt haben, sind durchweg positiv.

Der Hebamme ist gesetzlich nicht nur die Geburtshilfe, sondern auch die Wochenbettpflege vorbehalten. Damit steht den Klinikverwaltungen der Weg offen, auf Wochenstationen vermehrt Hebammen einzusetzen. Durch gemeinsame Anstrengungen können Strukturen geschaffen werden, die den Anforderungen einer zeitgemäßen Betreuung der Frauen und der jungen Familie gerechter werden.

Zur rechtlichen Situation hinsichtlich der Betreuung und der fachlichen Präsenz der Mitarbeiter gibt Prof. Dr. Harald Horschitz, der Justiziar des Bundes Deutscher Hebammen e.V., folgende Hinweise:

»Beim Rooming-in liegt die Verantwortung für das Kind bei der Mutter, es sei denn, die Hebamme oder anderes Klinikpersonal beschäftigt sich gerade aktiv mit dem Kind. Das Kind kann ohne Weiteres in der Verantwortung der Mutter überlassen werden, es sei denn, diese ist aus körperlichen oder geistigen Gründen offensichtlich nicht in der Lage, ihr Kind zu versorgen. Solch eine Situation könnte unmittelbar nach einer Sectio gegeben sein. Sollte dem Kind etwas zustoßen, während die Mutter schläft oder mit ihrem Kind einen Spaziergang unternimmt, haftet jeweils die Mutter, es sei denn, der Hebamme, dem Arzt oder der Schwester hätte auffallen müssen, dass die Mutter aus körperlichen oder geistigen Gründen offensichtlich nicht in der Lage war, ihr Kind zu versorgen. Für die Klinik genügt es, der Mutter beziehungsweise den Eltern allgemeine Hinweise insbesondere zur erhöhten Infektions- und Unfallgefahr zu geben, die das Problembewusstsein der Eltern wecken und vertiefen. In diese allgemeinen Hinweise sollte unbedingt auch die Bitte um peinliche Sauberkeit und Vorsicht im Umgang mit dem Kind aufgenommen werden (vgl. Urteil des Oberlandesgerichtes Düsseldorf vom 10. 07. 1997, DHZ 1998, S. 185). Wie immer empfiehlt es sich auch hier, die Aufklärung schriftlich abzufassen und zu Dokumentationszwecken von den Eltern unterschreiben zu lassen« (persönliche Mitteilung 1998 von Prof. Dr. Horschitz).

Diese noch recht neue Form der Wochenbettbetreuung stellt für viele Wöchnerinnen eine **Berei-**

cherung dar. Sie lernen unter fachlicher Anleitung die Säuglingspflege, das Wickeln, Waschen, Baden und die Nabelpflege sowie auch die Beurteilung von Häufigkeit und Beschaffenheit der Ausscheidungen. Sie lernen den Umgang mit Muttermilch und/oder Flaschenmahlzeiten. Rooming-in bietet gute Bedingungen für eine zufriedenstellende Stillbeziehung. Der frühe und ständige Kontakt gibt den Eltern von Anfang an die Gelegenheit, ihr Kind richtig kennen zu lernen, seine Mimik zu beobachten, seine Lebensäußerungen und sein Schreien zu verstehen.

Ein Anstieg der **perinatalen Infektionsrate** ist nicht beobachtet worden. Die Beschränkung der Neugeborenenpflege auf wenige Personen senkt die Infektionsgefährdung. Die meisten Erreger nosokomialer Infektionen werden ohnehin durch die Hände des Pflegepersonals übertragen.

Literatur

Ball JA. Physiology, psychology and management of the puerperium. In: Bennet RV, Brown LK (eds). Myles. Textbook for midwives. 13th ed. Edinburgh: Churchhill Livingstone 1999.

Bick D, MacArthur C, Knowles H, Winter H. Evidenzbasierte Wochenbettbetreuung und -pflege. Praxishandbuch für Hebammen und Pflegende. Bern, Göttingen, Toronto, Seattle: Huber 2004.

Callensee W, Harzer G. Wirkt sich der Verzehr von Obst bei stillenden Müttern ungünstig auf das Befinden des Säuglings aus? Hebamme 1988; 1: 19–21.

Daschner F. Praktische Krankenhaushygiene und Umweltschutz. Berlin, Heidelberg, New-York: Springer 1992.

Enkin M, Keirse M, Renfrew M, Neilson J. A guide to effective care in pregnancy and childbirth. 2nd ed. Oxford, New York, Tokyo, Toronto: Oxford University Press 1995; 365–71.

Harder U. Wochenbettbetreuung in der Klinik und zu Hause. Stuttgart: Hippokrates 2003.

Heller A. Nach der Geburt. Wochenbett und Rückbildung. Stuttgart, New York: Thieme 2002.

Kellnhauser E, Schewior-Popp S, Sitzmann F, Geißner U, Gümmer M, Ullrich L (Hrsg). Thieme's Pflege. Begründet von L. Juchli. 9. Aufl. Stuttgart, New York: Thieme 2001.

Klier CM, Demal U, Katschnit H. Mutterglück und Mutterleid. Diagnose und Therapie der postpartalen Depression. Wien: Facultas 2001.

Mergeay C. Zur ganzheitlichen Betreuung von Mutter und Kind im Wochenbett – Konzept der Wochenstation im Zentralkrankenhaus Bremen-Nord. Kongressband Bund Deutscher Hebammen e.V. 1998; 106–10. Zu beziehen über: Bund Deutscher Hebammen e.V., Steinhäuserstr. 22, 76135 Karlsruhe.

Polleit H. Die Familienabteilung – neue Ansätze einer ganzheitlichen Betreuung von Mutter und Kind auf der Wochenstation. Hebamme 1998; 1: 9–12.

Pschyrembel W, Dudenhausen JW: Praktische Geburtshilfe. 19. Aufl. Berlin, New York: De Gruyter 2001.

Schaefer C, Spielmann H. Arzneiverordnung in Schwangerschaft und Stillzeit. 6. Aufl. München, Jena: Urban & Fischer 2001.

Schmidt-Matthiesen H, Wallwiener D. Gynäkologie und Geburtshilfe. 10. Aufl. Stuttgart, New York: Schattauer 2005.

27 Das häusliche Wochenbett

Ursula Jahn-Zöhrens

> **!** Als Wochenbett wird die Zeit der ersten Lebensstunden des Neugeborenen bis zu seiner achten Lebenswoche bezeichnet. Die Hebamme hat hier sowohl die Aufgabe, die physiologischen Veränderungen und Anpassungsvorgänge bei Mutter und Kind zu begleiten und zu unterstützen, als auch die Funktion der »Lotsin«, um der jungen Familie beim Start ins gemeinsame Leben zu helfen.
> Die Überwachung des Wochenbetts gehört wie die Begleitung der Geburt zu den vorbehaltenen Tätigkeiten der Hebamme.

Zu Zeiten, da die Vorgänge rund um Schwangerschaft, Geburt und Wochenbett noch weitestgehend in den Händen von Hebammen lagen, war es keine Frage, dass die sensible Phase für Eltern und Kinder in den ersten Tagen und Wochen nach der Geburt von einer Hebamme begleitet wurde.

Einen Einbruch erlebte diese Praxis mit der Verlagerung der Geburt in die Klinik, zumal dies mit einem Krankenhausaufenthalt von anfangs 10 Tagen *post partum* verbunden war. Freiberufliche Hebammen verloren dadurch in kurzer Zeit ihr Arbeitsfeld. Eine getrennte Vergütung von Geburt und Wochenbett kannte die Hebammen-Gebührenverordnung damals nicht. Damit war die Tradition der Wochenbettbetreuung durch Hebammen zu Hause bei der Wöchnerin in den 1960er- und 70er-Jahren unterbrochen. Erst nach der Neufassung der Hebammen-Gebührenverordnung im Jahre 1986 konnte der Wochenbettbesuch als separate Leistung abgerechnet werden, sodass Hebammen sich wieder eine Lebensgrundlage im freiberuflichen Tätigkeitsfeld erarbeiten konnten. Viele Kolleginnen mussten mühsame Pionierarbeit leisten, um die Nachsorge wieder fest in den Alltag von Wöchnerinnen und ihren Familien zu etablieren. Heute ist es keine Frage, dass die kontinuierliche Betreuung durch eine Hebamme nicht nur in der Schwangerschaft und unter der Geburt, sondern besonders auch im Wochenbett für die Gesundheit von Mutter und Kind eine Schlüsselrolle spielt.

Wer kann als freiberufliche Hebamme arbeiten?

Nach erfolgreich abgeschlossener Hebammenausbildung kann die Hebamme mit der freiberuflichen Tätigkeit beginnen. Es empfiehlt sich aber, anfangs mit einer berufserfahrenen Kollegin zusammenzuarbeiten, die ihr mit Rat und Tat zur Seite steht. Kompetenzen, Pflichten und Voraussetzungen sind im Hebammengesetz und den Berufs- bzw. Dienstordnungen der Länder geregelt. Das zuständige Gesundheitsamt des Wohnortes der Wöchnerin ist die Aufsichtsbehörde, ebenso wie bei der Privatgebührenordnung der Wohnort der Wöchnerin ausschlaggebend ist.

Die Voraussetzungen für die freiberufliche Tätigkeit sind in Kapitel 45 beschrieben. In diesem Kapitel liegt der Schwerpunkt auf der praktischen Durchführung.

Wie finden sich die zu betreuende Frau und die Hebamme?

Die eigene Tätigkeit bekannt machen

Nimmt eine Hebamme ihre freiberufliche Tätigkeit auf, kann sie im Rahmen des Werbegesetzes in der Tagespresse Anzeigen schalten. Darüber hinaus soll sie den niedergelassenen Frauen-, Kinder- und Hausärzten ihre Tätigkeit anzeigen. Dies tut sie am besten durch einen angekündigten Besuch. Das Gleiche gilt für die umliegenden Krankenhäuser, das Landratsamt und andere Einrichtungen, die mit Familien, Müttern und Kindern zu tun haben. Ein wichtiges Medium ist das Internet. Eine Eintragung in eine Suchmaschine und spezielle (meist regionale) Webseiten erleichtert den Frauen das Aufsuchen von Hebammen. Für eine Eintragung in die »Gelben Seiten« gilt das Gleiche. Das Gesundheitsamt als Aufsichtsbehörde muss in jedem Fall informiert werden.

Die meisten freiberuflichen Hebammen bieten Geburtsvorbereitungskurse oder andere Kurse in der Schwangerschaft an, sodass auch hierüber die Frauen Kontakt zu ihnen aufnehmen.

Beginn der Betreuung

Unabhängig davon, wodurch die Schwangere und die Hebamme sich kennen lernen, soll ein **Vorbesuch im 3. Trimenon** der Schwangerschaft im häuslichen Umfeld der Frau stattfinden. Folgende Themen werden dabei besprochen: der jetzige Schwangerschaftsverlauf, vorausgegangene Schwangerschaften und deren Wochenbettverläufe, die Eigen- und Familienanamnese sowie die familiäre und soziale Situation der zu betreuenden Frau. Von Vorteil ist es, wenn der **Vater** bei diesem Gespräch zumindest teilweise mit anwesend sein kann.

Die Hebamme sollte wissen, wer der betreuende Gynäkologe ist und welchen Kinderarzt die Familie hinzuziehen möchte.

Nach der Geburt wird die Hebamme vom Vater oder der Mutter informiert und der erste Besuch zu Hause, z. B. noch am gleichen Tag nach ambulanter Geburt beziehungsweise am Tag nach der Krankenhausentlassung, wird vereinbart.

Unabdingbar für die Freiberuflichkeit der Hebamme ist, dass sie gut erreichbar ist. Mindestausrüstung ist ein **Anrufbeantworter** mit der genauen Angabe, wann die Hebamme telefonisch zu erreichen ist. Ein **Mobiltelefon** gehört heute zur Standardausrüstung. Müssen Frauen zur Terminvereinbarung oder bei Fragen mehrere Male anrufen, werden sie frustriert eine andere Hebamme suchen oder ihr neues Familienleben ohne die kompetente Unterstützung einer Hebamme beginnen. Ist die Hebamme länger als 24 Stunden nicht zu Hause, muss sie für eine Vertretung sorgen.

Ausstattung

Zur Betreuung von Mutter und Kind im Wochenbett braucht die Hebamme verschiedene Materialien, die sie in ihrem Hebammenkoffer mit sich führt beziehungsweise in ihrer Praxis vorrätig hält.

■ **Für die Nabelversorgung:**
- sterile Kompressen 7,5 x 7,5 cm, einzeln verpackt
- Kochsalzlösung 0,9 %, 10 ml
- Lösungen oder Tinkturen (z. B. Calendula-Tinktur 1 : 5 verdünnt, Rosenhydrolat)
- Nabelpuder (z. B. Wecesin-Puder)
- Gentianaviolett 0,5 %, 10 ml
- Höllensteinstift

■ **Für schlecht heilende Geburtverletzungen:**
- Zusätze für Sitzbäder (z. B. Tannolact, Totes-Meer-Salz)
- Salben (z. B. Traumeel® Salbe, Beinwellsalbe)
- Wundessenzen (z. B. Arnikaessenz, Wundessenz nach Stadelmann)

■ **Für die Brust und zum Stillen:**
- Wollfett, Heilwolle
- Brustschalen (oder Zinkhütchen, alternativ Teesiebe aus Metall)
- Wolle-Seide-Stilleinlagen
- evtl. Stillhütchen
- evtl. mechanische oder elektrische Milchpumpe
- Schleimhautdesinfektionsmittel (z. B. Hansamed-Spray)

■ **Weitere Medikamente und Arzneimittel:**
- homöopathische Mittel, wenn die Hebamme gute Kenntnisse in der Homöopathie besitzt und mit den einzelnen Substanzen vertraut ist
- Vitamin K zur oralen Gabe
- Augentropfen (z. B. Euphrasia)
- besondere Teemischungen (z. B. Rückbildungstee)
- spezielle Lösungen oder Ölmischungen (z. B. Stillöl, Uterustonikum)

■ **Allgemeines Material:**
- Hautantiseptikum (z. B. Kodan-Spray)
- Tupfer, Lanzetten zum Abnehmen von Fersenblut, Screeningkarten und Pflaster
- Haut- und Schleimhautdesinfektionsmittel (z. B. Sterilium)

Wie ist ein Wochenbettbesuch aufgebaut?

- Mundschutz (zwingend zu tragen bei *Herpes labialis* oder Erkältungskrankheiten)
- sterile und nicht sterile Handschuhe

■ **Instrumente:**
- Federwaage (Abb. 27.1)
- Blutdruckmessgerät und Stethoskop
- Pinzette und Schere zum Entfernen von Fäden
- Wundklammer-Entferner
- Nabelklemmenzange zum Entfernen der Einmalnabelklemme

Die derzeitige Gebührenordnung unterscheidet zwischen dem **Verbrauch von Medikamenten** und dem **Verbrauch von Material**. Jede Hebamme entwickelt im Laufe ihrer Tätigkeit ein eigenes Sortiment an Material. Handschuhe, Kompressen etc. werden in größeren Mengen gekauft und kommen dann nach Bedarf bei den Frauen zur Verwendung. Homöopathische Mittel, Öle und Tees werden nicht einzeln erstattet. Da der Bedarf von Wöchnerin zu Wöchnerin jedoch schwankt, ist es möglich, einer Frau z. B. Globuli, Tee oder Öl durch Querkalkulation im Rahmen der Materialpauschale zur Verfügung zu stellen. Die Höhe der **Materialpauschale** ist abhängig davon, ob eine Frau früh (vor dem 4. Tag) oder spät (nach dem 4. Tag) entlassen wird.

Wie ist ein Wochenbettbesuch aufgebaut?

Jedes erste Zusammentreffen zwischen Wöchnerin und Hebamme nach der Geburt steht unter dem Eindruck der Geburt. Das Bedürfnis der jungen Eltern, sich über dieses einmalige Ereignis mitzuteilen und auszutauschen, ist sehr groß.
Wie im klinischen Wochenbett, so werden auch zu Hause in Abhängigkeit vom Wochenbetttag die Rückbildungsvorgänge der Mutter und die Anpassungsmechanismen des Kindes überwacht und die Ernährung des Kindes bzw. das Stillen unterstützt. Fühlt die Mutter sich dazu in der Lage, zeigt die Hebamme ihr gezielte Rückbildungsübungen. Nach und nach werden in die Beratungsgespräche Themen wie die Ernährung der stillenden Mutter, Babyhandling und Informationen zu den weiteren Untersuchungen des Kindes nach Vorgabe des gelben Untersuchungsheftes einbezogen.

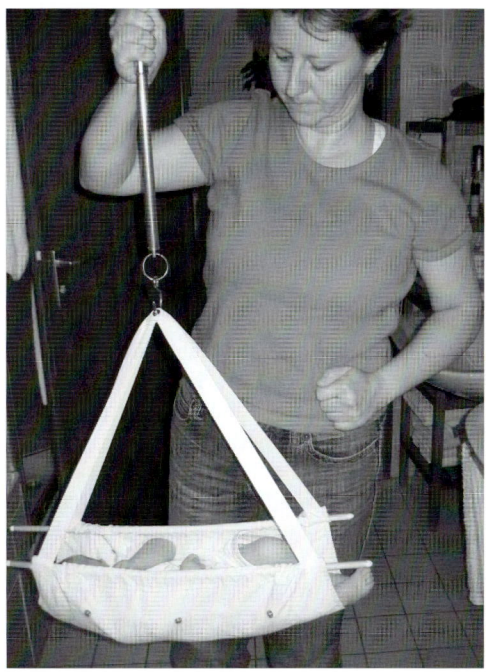

Abb. 27.1 Eine Federwaage ist in jeder Hebammentasche unerlässlich.

Die Reihenfolge des Vorgehens beim Besuch wird von dem Bericht der Mutter oder auch vom Neugeborenen bestimmt. Schläft das Kind, kann sich die Hebamme erst der Mutter bzw. den Eltern zuwenden und danach den Säugling versorgen, andernfalls kann die Reihenfolge umgekehrt sein. Insgesamt dauert ein Wochenbettbesuch erfahrungsgemäß ca. 40 bis 60 Minuten.

Betreuung nach ambulanter Geburt (2–6 Stunden *post partum*)

Die Hebamme muss Mutter und Kind in den ersten 24 Stunden nach der Geburt besuchen. Nachdem sie von der Mutter bzw. den Eltern alle zur Verfügung stehenden Informationen erhalten hat, sieht sie sich das Kinderuntersuchungsheft, den Mutterpass und den Entlassungsbrief der Klinik an. Bleiben noch Fragen offen, muss sie mit der Geburtsklinik Kontakt aufnehmen.
Danach soll sie – in Anlehnung an die Erstuntersuchung im Kreißsaal – das Neugeborene anschauen. Hierzu gehören folgende Parameter:

■ **Atmung, Hautfarbe, Mimik und Muskeltonus:** Wie ist die Atemfrequenz? Gibt es Atemgeräusche? Schneidet das Neugeborene Grimassen? Wie ist der Grundtonus der Muskulatur? Ist das Kind rosig oder blass?

■ **Messung der Körpertemperatur, Ausscheidungen:** Beim Wickeln des Kindes muss darauf geachtet werden, ob das Kind Urin gelassen und ob es bereits den ersten Stuhlgang, das Mekonium, abgesetzt hat. Wichtig ist, dies alles auch den Eltern zu erklären, um ihre Wahrnehmung für die Vorgänge im Körper ihres Kindes zu schärfen. Die Ausscheidung des Kindes soll in den ersten 24 Stunden eindeutig nachweisbar sein.
Die rektal gemessene Temperatur soll sich zwischen 36,7 und 37,3 °C einpendeln. Weicht das Kind hiervon ab, müssen geeignete Maßnahmen ergriffen werden (Tab. 27.1).
Die Temperatur muss nach ca. 2–3 Stunden erneut gemessen werden. Ist die Hebamme nicht bei der Familie, muss sie sich telefonisch informieren lassen und gegebenenfalls entsprechende Anweisungen geben. Unter Umständen ist ein zweiter Wochenbettbesuch notwendig.

■ **Schlaf-Wach-Rhythmus:** Nachdem das Kind im Kreißsaal meist wach war und getrunken hat, darf es die nächsten 24 Stunden seinem eigenen Schlafbedürfnis nachgehen. Es ist sehr unterschiedlich, wie das Neugeborene auf die großen Veränderungen in seinem Leben reagiert: Das eine schläft erst einmal, das andere ist sehr unruhig.

■ **Saugreflex:** Die meisten Kinder haben das erste Mal im Kreißsaal an der Brust gesaugt und einige wertvolle Tropfen Kolostrum erhalten. In den ersten 24 Stunden bestimmt das Kind weitgehend allein, wann es wieder trinken möchte (meist noch 3- bis 4-mal innerhalb der ersten 24 Stunden). Dies zeigt es durch Schmatzen, Hin- und Herbewegen des Kopfes oder Weinen. Einem gesunden, eutrophen Neugeborenen braucht zu diesem Zeitpunkt weder Wasser, Tee noch Milchnahrung zugefüttert zu werden!

Hat die Untersuchung des Kindes keine Auffälligkeiten ergeben und ist das Kind zufrieden, wendet sich die Hebamme der Mutter zu. Hier geht sie bei der Prüfung ebenfalls systematisch vor.

■ **Allgemeinbefinden (Vitalfunktionen, Hautfarbe, Schmerzen und seelische Verfassung):** In den ersten 24 Stunden kann der Kreislauf der Mütter sehr unterschiedlich reagieren. In jedem Fall soll die Hebamme Blutdruck, Puls und Temperatur kontrollieren. Die Hautfarbe gibt bei instabilen Vitalzeichen und hohem Blutverlust weitere wichtige Hinweise auf das Befinden der Mutter. Die seelische Verfassung ist ein wichtiger Gradmesser für ihre Gesundheit. Ist die Mutter glücklich mit ihrem Kind, wird sie leichter mit den Umstellungen im Wochenbett umgehen, als wenn sie depressiv gestimmt ist.

■ **Fundusstand und Kontraktionszustand der Gebärmutter, Blutungsmenge, Ausscheidungen, Beschwerden von Geburtsverletzungen:** Bei jedem Besuch werden die Rückbildung des Uterus und der Lochialfluss beurteilt. Zur Unterstützung der Wundheilung können der Frau für 5 Tage Arnica C30 Globuli einmal täglich angeboten werden. Bereits nach wenigen Stunden lässt die Betäubung einer Dammnaht nach. Hat die Mutter dadurch Schmerzen, kann es zu Miktions- und Defäkationsproblemen kommen. Zur Schmerzlinderung eignet sich Kühlung, z. B. in Form von Vorlagen, die mit verdünnter Arnica-Essenz im Kühlschrank gelagert werden.

■ **Beurteilung der Brust und Laktation:** Die Brust wird noch unverändert weich sein. Wenn die Mutter bereits über ein Brennen der Brustwarzen beim Anlegen des Kindes klagt, müssen die richtigen Voraussetzungen und Handgriffe beim Stillen geübt beziehungsweise das Anlegen beobachtet werden, um Beschwerden der Brustwarzen von vornherein entgegenzuwirken.

■ **Rhesusfaktor:** Bei Müttern, deren Rhesusfaktor negativ ist, muss die Hebamme sich vergewissern, dass im Kreißsaal Nabelschnurblut abgenommen

Tab. 27.1 Maßnahmen bei abweichender Körpertemperatur des Kindes.

Bei Untertemperatur	Bei Übertemperatur
• Kind ins Bett mit der Mutter	• Ausziehen
• warmes Kirschkernsäckchen/Wärmflasche	• Flüssigkeit
• warme Kleidung bzw. Decke	

wurde. Hat die Klinik das Ergebnis vor Entlassung der Mutter noch nicht mitgeteilt, muss dies erfragt und gegebenenfalls die Gabe von **Anti-D-Serum** veranlasst werden.

Wochenbettbesuche 24–72 Stunden nach der Geburt

Die oben aufgeführten Untersuchungen und Prüfungen werden jeweils wiederholt. Die Vitalfunktionen der Mutter müssen über die Zeit des Milcheinschusses hinaus (ca. 6.–8. Wochenbetttag) überwacht werden.

Die Aufmerksamkeit der Hebamme richtet sich auf die Mutter und orientiert sich an deren Aussagen: Schmerzt die Brust oder die Geburtsverletzung? Hat die Frau starke Nachwehen, sind die Lochien zu stark oder zu schwach?

Nach der Untersuchung der Brust kontrolliert sie die Uterusrückbildung, den Lochialfluss und gegebenenfalls die Geburtsverletzungen. Zur Unterstützung der Involution wird die Bauchlage empfohlen, sofern dies die beginnende Laktation erlaubt.

Die Hebamme kontrolliert den Rückgang der schwangerschaftsbedingten Ödeme, die der Beinvenen und gibt Anleitung zur Thromboseprophylaxe. Auch der Zustand der Bauchmuskulatur (Rektusdiastase) wird kontrolliert. Erste Atemübungen helfen der Wöchnerin, wieder zurück zur kostoabdominalen Atemform zu kommen, erste sanfte Rückbildungsübungen und Massagen können gemeinsam ausgeführt werden.

Danach wendet sich die Hebamme dem Neugeborenen zu. Meldet sich das Kind in angemessenen Abständen, ist die Windel regelmäßig nass, wie viel Mekonium wird ausgeschieden, oder verändert sich der Stuhl schon in Richtung Übergangsstuhl? Der 3. Wochenbetttag ist in vielerlei Hinsicht ein Schlüsseltag: Bei der Mutter ist es der Tag der beginnenden Laktation (Milcheinschuss), Kinder reagieren eventuell mit einer Stuhlpause zwischen Mekoniumabgang und Muttermilchstuhl. Die Stillhäufigkeit nimmt kontinuierlich zu.

Eventuell entwickelt das Kind eine Hyperbilirubinämie. Viele Hebammen kontrollieren zu diesem Zeitpunkt das Gewicht des Kindes zum ersten Mal nach der Geburt. Im häuslichen Bereich sind die Parameter: Trinkfaulheit, schläfriges Kind und überdurchschnittlicher Gewichtsverlust, neben der Gelbfärbung der Haut weitere Hinweise auf eine Neugeborenengelbsucht. Treffen mehrere dieser Symptome zu, muss die Hebamme Sorge dafür tragen, dass der Bilirubinspiegel im Blut überprüft wird.

Die Blutentnahme für das Neugeborenenscreening wird ebenfalls durch die Hebamme am 3. Tag vorgenommen. Die Testkarte erhält sie von dem Labor, mit dem sie kooperieren möchte. Das Ergebnis wird ihr meist 48 Stunden später vom Labor zugestellt (in der Regel per Fax).

Die zweite Gabe **Vitamin K** wird nach Absprache mit den Eltern von der Hebamme verabreicht, wenn der Termin beim Kinderarzt zur U2 nicht an den entsprechenden Tagen (3.–5. Tag *post partum*) vereinbart ist. Die Hebamme muss dies ebenso wie die Durchführung des Neugeborenenscreenings im gelben Untersuchungsheft dokumentieren. Die **U2** wird vom niedergelassenen Kinderarzt zwischen dem 3. und dem 10. Lebenstag des Kindes durchgeführt. Diesen Termin vereinbaren die Eltern mit dem Arzt direkt. Optimal wäre, wenn die Untersuchung zu Hause stattfinden würde, die Hebamme könnte dann ebenfalls anwesend sein und mögliche Besonderheiten könnten miteinander besprochen werden.

Die Hebamme soll die Eltern auf die Möglichkeit des Hörscreenings hinweisen. Dieses führt entweder der Kinderarzt oder ein Hals-Nasen-Ohren-Facharzt durch.

Entlassung nach dem 3. Tag

Wurden Mutter und Kind nach dem dritten Tag aus der Klinik entlassen, sind meist die oben erwähnten Untersuchungen beim Kind schon abgeschlossen. Viel Raum braucht wieder das **Gespräch** zwischen Eltern und Hebamme über den Geburtsverlauf und die bisherige Wochenbettzeit (Abb. 27.2). Erfahrungsgemäß nimmt auch die **Stillanleitung** viel Zeit in Anspruch.

> Die Hebamme muss individuell für diese Mutter und dieses Kind den richtigen Weg finden, das Miteinander an den Stellen zu unterstützen, wo es noch nicht gelingt.

Viele Kliniken geben den Müttern einen Entlassungsbrief für die weiterbetreuende Hebamme

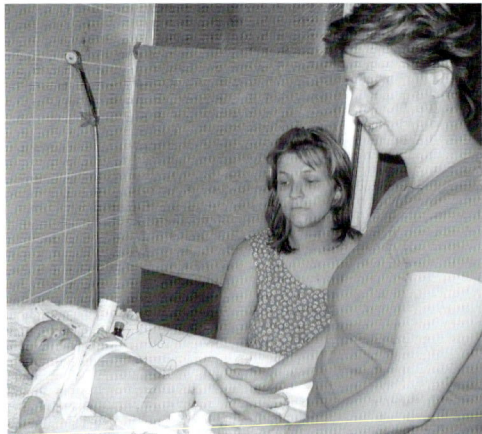

Abb. 27.2 Das Gespräch nimmt bei jedem Wochenbettbesuch viel Raum ein.

mit, in dem das Gewicht, Rückbildungsvorgänge bei der Mutter und das Stillen in den ersten Tagen dokumentiert sind.

Nabelpflege und das **erste Bad** sind wichtige Dinge, die besprochen und gezeigt werden müssen. Der Nabel wird bei jedem Besuch beurteilt und entsprechend seinem Ablösevorgang behandelt. Ist die Nabelgrube trocken, steht das erste Bad zu Hause an. Ist der Vater bei den Wochenbettbesuchen anwesend, ist es wichtig, ihn mit einzubeziehen. Manche Väter fühlen sich überflüssig: Die Mutter stillt, wickelt und tröstet das Baby. Daher wäre es eine gute Gelegenheit, z. B. das Baden als Privileg des Vaters einzuführen (Abb. 27.3). Bis die Eltern im Umgang mit ihrem Kind genügend Sicherheit haben, ist es sinnvoll, das Kind in einer eigenen Wanne zu baden. Sind Eltern und Kind vertraut miteinander, kann das Kind gut mit dem Vater oder der Mutter in der großen Wanne baden (bei richtiger Temperatur und ohne Badezusatz!).

Ebenso werden bei jedem Besuch wieder dieselben Dinge abgefragt bzw. untersucht, die oben bereits angeführt wurden. Bei manchen Müttern macht sich jetzt der **Schlafmangel** bemerkbar. Wenn möglich, kann der Vater vielleicht mit dem Kind spazieren gehen, sodass die Mutter eine Zeitlang in Ruhe schlafen kann. Was einigen Wöchnerinnen ebenfalls zu schaffen macht, ist ihre Appetitlosigkeit. Manche Mütter reagieren so auf den Stress. In diesen Fällen bewährt es sich, diesen Müttern Wunschkost anzubieten. Werden sie gut »bemuttert«, regeln sich diese Unpässlichkeiten in wenigen Tagen von selbst.

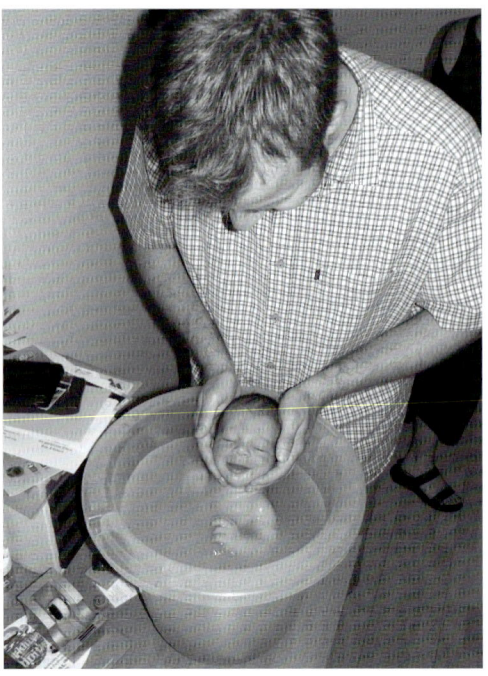

Abb. 27.3 Baden als »Vaterprivileg«.

Beim Kind werden die Hautfarbe, das Abheilen des Nabels, die Ausscheidung von Urin und Stuhl, das Trinkverhalten, der Schlaf-Wach-Rhythmus und das Gewicht erfasst.

Von Tag zu Tag können einzelne Punkte dieser Liste weggelassen werden, wenn sie zur Befriedigung aller abgeschlossen sind. Mit fortscheitendem Wochenbett kommen neue Schwerpunkte bei den Wochenbettbesuchen hinzu, zum Beispiel die Rückbildungsübungen und die Anleitung zu beckenbodenschonendem Verhalten im Alltag.

Die Hebamme schließt ihre Wochenbettbetreuung ab, wenn
- die Rückbildungsvorgänge bei der Mutter abgeschlossen sind,
- alle Geburtsverletzungen abgeheilt sind,
- das Stillen problemlos funktioniert,
- der Nabel verheilt ist und
- Mutter, Vater und Kind den Alltag bewältigen.

Die Hebamme soll im Abschlussgespräch auf Sexualität, Verhütung und Kurse zur Rückbildung und Neufindung eingehen bzw. hinweisen. Zur Arbeit der Hebamme gehört auch die Stillberatung, Begleitung von Stillgruppen, Babymassagekursen etc. Besonders im Rahmen der Ernährung des Kindes nach der Stillzeit besteht ein großer

Wie ist ein Wochenbettbesuch aufgebaut?

Bedarf an Beratung und Aufklärung: Wann beginne ich mit Beikost? Was gebe ich meinem Kind? Womit kann ich Allergien vorbeugen (s. Kap. 40)? So wird sie im ganzen ersten Lebensjahr des Kindes immer wieder von den Eltern zu Rate gezogen, was der Idealvorstellung einer guten Begleitung durch Hebammen entspricht.

Erfahrungsgemäß besucht die Hebamme die junge Familie 2–3 Wochen lang, wobei die Abstände zwischen den einzelnen Besuchen zum Ende hin immer länger werden. Dauer und Umfang der Leistungen (zunächst täglicher Hausbesuch möglich, Stillberatung bis zum Ende der Stillzeit) sind in der Hebammen-Gebührenverordnung geregelt (s. Kap. 45).

Bei jedem Besuch muss die Hebamme alle Untersuchungsbefunde von Mutter und Kind in geeigneter Weise **dokumentieren** (s. Kap. 44).

Betreuung nach *Sectio caesarea* oder schwierigen vaginal-operativen Entbindungen

Die Betreuung bei Wöchnerinnen, bei denen ein **Kaiserschnitt geplant** war, unterscheidet sich im Grundsatz nicht von der einer normalen Geburt. Die Frauen sind meist zufrieden, denn sie hatten im Vorfeld Zeit, sich mit dieser Form der Geburt auseinander zu setzen, vielleicht war es sogar ihr ausdrücklicher Wunsch. Je nach der Stärke des abdominalen Schmerzes *post partum* können sie ihr Kind mehr oder weniger früh selbst versorgen und das Stillen ist in Gang gekommen. Frauen nach Sectio werden meist am 5. oder 6. Tag aus der Klinik entlassen. Es obliegt der Hebamme, den Faden oder die Klammern am 7.–8. Tag *post partum* zu entfernen. Der Wochenfluss ist häufig deutlich geringer als nach einer vaginalen Geburt, die Rückbildung des Uterus verzögert.

Ganz anders sieht die Betreuung bei Frauen nach **sekundärer *Sectio caesarea*** oder nach einer **vaginal-operativen Geburt** aus. Diese Frauen sind von der Geburt häufig enttäuscht und zweifeln oft an ihren Fähigkeiten, ein Kind zu gebären. Im schlimmsten Fall geben sie sich selbst die Schuld an diesen Eingriffen. Hier liegt es an der nachsorgenden Hebamme, diesen Wöchnerinnen das schlechte Gewissen zu nehmen und ihnen im Wochenbett ihren Glauben an ihr Können als Mutter zurückzugeben. Diese Frauen sollten ihre Kinder viel am Körper haben, viel mit ihnen im Bett kuscheln. Nach dem Baden des Babys soll es noch feucht und gut eingepackt in warme Tücher der Mutter auf die nackte Brust gelegt werden, um einen Teil des Bondings nachzuholen. Diese Kinder sind oft unruhig, weinen viel und haben häufiger Probleme beim Stillen. Geduld und liebevolle Zuwendung von Mutter, Vater und Hebamme sind hier besonders gefordert. Frauen, deren Geburten ganz anders verlaufen sind als von ihnen gewünscht oder erhofft, haben ein enormes Bedürfnis nach Austausch. Das Wochenbett hat in diesen Fällen eine **heilende Wirkung**, wenn es der Hebamme gelingt, der Mutter das Gefühl zurückzugeben, sie ist kompetent im Umgang mit ihrem Kind.

Betreuung von Familien mit Mehrlingen

Mehrlinge sind immer eine Herausforderung an alle Beteiligten, also Eltern, Verwandte, Freunde und Fachpersonal – sowohl im positiven (Euphorie) als auch im negativen Sinne (Belastung, Sorge bei Frühchen). Im Vorgespräch ist es notwendig, die Eltern auf diese Mehrbelastung eingehend hinzuweisen und ihnen schon im Vorfeld zu raten, sich ein **soziales Netz** aufzubauen.

Werden Kinder und Mutter gemeinsam aus der Klinik entlassen, muss ein Tagesablauf gefunden werden, der den Stillbedürfnissen der Kinder und den Schlafbedürfnissen der Mutter gerecht wird. Väter müssen von Anfang an in großem Umfang die tägliche Versorgung mit übernehmen. Häufiger als bei einem Kind können Erschöpfungszeichen bei den Eltern auftreten, wenn sie nicht durch die Unterstützung von Großeltern, Verwandten oder Freunden regelmäßig entlastet werden. Ist dies nicht möglich, muss die Hebamme eine Haushaltshilfe verordnen. Meist sind die Temperamente der Kinder unterschiedlich. Ein Tragetuch kann hier hilfreich sein. Das unruhige Kind kann getragen werden, während die Mutter oder der Vater andere Handreichungen, z. B. im Haushalt, tun kann. Später wird es zufriedener schlafen, da es »satt« an Körperkontakt ist.

Wird die Mutter ohne ihre Kinder nach Hause entlassen, braucht die Wöchnerin Unterstützung beim Abpumpen der Muttermilch. Die Hebamme

wird ihr helfen, die wenige Zeit zu Hause für ihre Erholung gut zu nutzen.
Egal, ob ein oder mehrere Kinder gleichzeitig versorgt werden müssen: Der Mutter wird das Abgeben von Aufgaben an eine Person ihres Vertrauens leichter fallen als an eine fremde Betreuerin. Und nicht immer müssen die Kinder von jemand anderem versorgt werden, häufig ist es besser, wenn die Mutter selbst maximale Entlastung und »Bemutterung« erfährt.

Kinder mit großen Regulationsstörungen

Eine besondere Herausforderung sind Kinder mit großen Regulationsstörungen, die so genannten »**Schreibabys**«. Die Umstellung vom Leben im Uterus zum Leben auf der Welt ist enorm: Die eigenständige Atmung, das Gefühl von Hunger und Durst, die teilweise schmerzhaften Darmbewegungen, Licht, Lärm und immer neue Geräusche und Gerüche. Die Liste ließe sich noch beliebig verlängern. Dafür müssen die Eltern Verständnis und Geduld entwickeln. Ein schreiendes Baby bedeutet für die Eltern immer Stress: Der Blutdruck steigt, der Puls beschleunigt sich, Schweiß tritt auf die Stirn. Der einzige Wunsch besteht darin, dieses »Geschrei« abzustellen. Hinzu kommt, dass Kinder selbst mit unterschiedlichen Toleranzgrenzen bezüglich der Veränderungen in und um sie herum auf die Welt kommen. Manchmal reicht eine Massage, ein warmes Kirschkernsäckchen, etwas Fencheltee oder der gute Zuspruch der Eltern, um Schreikrisen schneller zu überwinden. Diese Maßnahmen sollen nicht wild durcheinander versucht werden, sondern **es muss dem Kind jeweils Zeit gegeben werden zu signalisieren, ob es sich wohler fühlt oder nicht**. Hilft keines dieser Angebote, muss ausgeschlossen werden, dass es einen körperlichen Grund für die Schreiattacken gibt. Besonders Verschiebungen der Wirbel oder Verspannung der Halswirbelsäule als Folge der Geburt sind auszuschließen. Als eine Maßnahme kann den Eltern die Vorstellung des Kindes bei einem Osteopathen empfohlen werden.
Kinder reagieren auch sehr sensibel auf eine gestörte **Bindung zu Mutter oder Vater**. Eine Hebamme kann dies erkennen, aber nicht immer fachgerecht behandeln.
Im Extremfall müssen sich die Eltern mit der Betreuung des Kindes abwechseln: Der Vater geht zwei Stunden spazieren, während die Mutter schläft, und umgekehrt. In diesen Fällen soll ein Schreitagebuch geführt werden. Das heißt, die Eltern schreiben in Minutenzeiten auf, wann das Kind sich wie verhält. Hebamme und Eltern können anhand dieser Aufzeichnungen versuchen, dem Tagesablauf einen Rhythmus zu geben, der sowohl den Bedürfnissen des Kindes als auch denen der Eltern gerecht wird. Bringt dies alles keinen zufrieden stellenden Erfolg, soll die Hebamme die Eltern an eine Beratungsstelle für Schreikinder bzw. an die psychosomatische Kinderambulanz in ihrer Gegend verweisen. Besonders bei Familien mit Bindungsschwierigkeiten können diese Beratungsstellen die richtige Unterstützung anbieten, da nicht nur das Kind behandelt wird, sondern die ganze Familie.

Depressive Verstimmungen im Wochenbett, der »Baby-Blues«

Frauen erleben die Umstellung von der Frau bzw. Tochter zur Mutter oder vom eigenständigem Leben zum Leben mit einem Kind sehr unterschiedlich. Die einen sind von Anfang an euphorisch, freuen sich über das Kind und genießen jeden Moment mit ihm. Anderen dagegen brauchen etwas länger. Sie erleben die neue Verantwortung für das Baby als schwere Belastung und fühlen sich überfordert (s. Kap. 25).

Die Rolle der Hebamme – Hilfe zur Selbsthilfe

Die Hebamme hat die Aufgabe, der Mutter zu helfen, die Signale ihres Kindes zu verstehen, und sie in ihren Empfindungen zu stärken (Abb. 27.4).
Gemeinsam mit den Eltern muss sie versuchen, Wege zu finden, wie der Alltag mit dem Kind gestaltet werden kann. Darf man ein Kind schreien lassen? Darf ein Kind im Elternbett schlafen? In welchen Abständen wird gestillt? Muss ich mein Kind den ganzen Tag tragen?
Mütter können leicht verunsichert werden, was den Umgang mit ihren Kindern betrifft. Traditionelle Erfahrungen, wie man ein Kind versorgt, gibt es nicht mehr so häufig, Abschauen bei Geschwistern ist selten möglich, da die meisten Fa-

Die Rolle der Hebamme – Hilfe zur Selbsthilfe

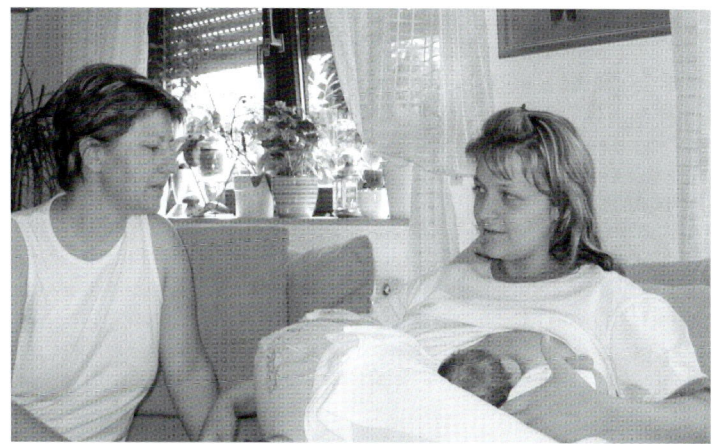

Abb. 27.4 Wenn Mutter und Kind sich miteinander wohlfühlen, kann sich die Hebamme zurückziehen.

milien nur ein oder zwei, selten drei Kinder bekommen, und zwar in einem Abstand, dass das Erstgeborene sich an die Versorgung des zweiten oder dritten Geschwisterkindes nicht erinnern kann. Hartnäckige Fehlmeinungen, wie z. B. die Frage des Verwöhnens eines Kindes im ersten Lebensjahr, tragen erheblich zur Verunsicherung bei. Die Hebamme übernimmt die Rolle der »Lotsin« vom Leben ohne Kind zum Leben mit Kind. Im Rahmen der Gesundheitsvorsorge kommt ihr eine Schlüsselrolle zu. Ein gutes Beispiel ist die Schaffung einer rauchfreien Umgebung für Mutter und Kind.

Unterstützung der Mutter-Kind-Interaktion

Je besser die Hebamme eine Familie kennt, desto präziser kann sie in ihrer Unterstützung sein. Sie sollte wissen, wie die Frau selbst geboren wurde, welche Rolle die eigene Mutter und/oder die Schwiegermutter spielt, welche Besonderheiten in den Herkunftsfamilien vorliegen. Durch Aufklärung soll sie der Mutter helfen, aufgenötigte Verhaltensregeln im Umgang mit ihrem Kind fallen zu lassen, und sie damit in die Lage versetzen, ihre eigenen Vorstellungen zu verwirklichen und mit gutem Gewissen ihr Kind zu umsorgen. Mutter, Vater und Kind müssen eine »Sprache« miteinander finden, sodass die Eltern verstehen, welche Signale das Kind sendet: »Ich will trinken, ich will getragen werden, ich will schlafen« etc. Dies macht deutlich, dass der Hauptanteil der Wochenbettbetreuung für Gespräche und das Beobachten der Mutter-Kind-Interaktion benötigt wird. Durch Qualitätszirkel, Supervision etc. kann die Hebamme die eigene Tätigkeit immer wieder überprüfen, um nicht die eigenen Vorstellungen und Regeln auf die Mutter zu übertragen und um sicherzustellen, dass ein individueller Weg im Umgang mit dem Neugeborenen gefunden wird.

Praktisches Beispiel

Mutter und Hebamme beobachten gemeinsam das Kind. Die Mutter berichtet über ihre Wahrnehmung:
»Wenn ich mein Kind nach dem Stillen hinlege, weint es. Hat es dann noch Hunger? Ich glaube nicht, denn wenn ich es dann nochmals anlege, saugt es 2- bis 3-mal und schläft dann wieder ein. Stuhlgang macht es reichlich in jeder Windel. Daher denke ich, S. will einfach in meinem Arm liegen. Aber verwöhne ich sie dann nicht? Und wann soll ich kochen und waschen, wenn mein Mann nächste Woche wieder arbeiten muss, wenn S. immer auf meinem Arm sein möchte?«
Fragen dieser Art sind sehr häufig. Die Hebamme muss hier die Wahrnehmung der Mutter bestätigen, nämlich dass ihre Tochter zur Zeit noch viel Körperkontakt möchte, dass dies aber in den nächsten Tagen und Wochen nachlässt und die Kleine es bald akzeptieren wird, im Stubenwagen in der Küche der Mutter beim Kochen zuzuschauen. Oder sie empfiehlt der Mutter ein Tragetuch, sodass diese flexibler ihren Tagesablauf gestalten kann.

Gestaltung des Alltags

! Im Gegensatz zum klinischen Wochenbett steht zu Hause die »Geburt der neuen Familie« ganz im Zentrum der Bemühungen.

Neben den oben aufgezählten medizinischen Parametern ist das Gestalten des Alltags mit Kind die Hauptaufgabe junger Familien. Mangelnder Nachtschlaf, eventuelle Stillschwierigkeiten oder Schmerzen von Geburtsverletzungen können den Ton zwischen den Eltern verschärfen. Gut gelebte Zweisamkeit erlebt eine Bedrohung durch einen Dritten, der ohne Geduld die Aufmerksamkeit von mindestens einem der beiden Eltern fordert. Paare reagieren hierauf sehr unterschiedlich. Hebammen müssen einen »siebten Sinn« dafür entwickeln, wann einer der Partner an die Grenzen seiner Belastbarkeit kommt. Junge Familien sind häufig auf Unterstützung von Großeltern, Verwandten oder Freunden angewiesen. Ist das Wochenbett besonders belastet und ist diese Hilfe nicht vorhanden, muss die Hebamme eventuell eine Haushaltshilfe hinzuziehen.

Zunehmend werden auch von Gemeinden, Städten und Kreisen Hebammen in Familien mit besonderen Schwierigkeiten entsandt. Dies bedeutet eine Betreuung dieser Familien über einen langen Zeitraum hinweg in enger Zusammenarbeit mit Mitarbeiterinnen und Mitarbeitern von Sozial- oder Jugendamt. Finanziert wird dies meist vom zuständigen Landrats- oder Sozialamt. In einigen Bundesländern sind Familienhebammen etabliert. **Familienhebammen** sind Hebammen mit Zusatzqualifikation, die von der Stadt oder dem Kreis fest angestellt werden. Nähere Informationen hierzu sind im Literaturverzeichnis aufgeführt oder über die Geschäftsstelle des Bundes Deutscher Hebammen erhältlich.

Zusammenfassung

Die Betreuung in der häuslichen Umgebung umfasst natürlich genau wie in der Klinik die medizinischen Parameter des Wochenbetts. Darüber hinaus aber kommen mit dem psychosozialen Aspekt weitere Aufgaben auf die Hebamme zu. Um diesem in angemessener Form gerecht werden zu können, muss sie sich ein Netz aus Kolleginnen aufbauen, mit denen sie Austausch pflegen kann und in dem sich die Hebammen gegenseitig vertreten. Die Zusammenarbeit mit den Ärzten der Frauen- und Kinderheilkunde in ihrer Region soll möglichst reibungslos verlaufen. Optimal wären lose Treffen von Hebammen und Ärzten zu Fallbesprechungen (Qualitätszirkel). Darüber hinaus beugt der Austausch unter Kolleginnen und Vertretung in Urlaubs- und Krankheitszeiten einem Burnout vor, eine Erkrankung, die freiberufliche Hebammen gleichermaßen wie angestellte Kolleginnen nicht selten ereilt.

Gute Kontakte sollen auch zu Kolleginnen und Ärztinnen bzw. Ärzten in den angrenzenden Kliniken bestehen. Es kommt den betreuten Müttern und Kindern zugute, wenn der Informationsfluss zwischen Geburtsklinik und Nachsorgehebamme funktioniert. Frühentlassungen, Stillschwierigkeiten oder Hyperbilirubinämie sind nur einige Beispiele, bei denen eine vertrauensvolle Zusammenarbeit zwischen den verschiedenen Berufsgruppen und Einrichtungen zugunsten der Familien erfolgen muss.

Als Unterstützung in besonderen Fällen sollte sich die Hebamme Kontakte zu Beratungsstellen und Elterngruppen aufbauen, z. B. zu Mehrlingseltern, Familien, die ein Kind rund um die Geburt verlieren, Eltern mit Down-Syndrom-Kindern. Erfahrungsgemäß stellen sich persönliche Kontakte dann her, wenn die Hebamme mit einem entsprechenden Fall in ihrer Praxis konfrontiert wird. Die notwendigen Informationen über entsprechende Ambulanzen, Selbsthilfegruppen und Organisationen müssen vor Aufnahme der Nachsorgetätigkeit bekannt sein.

Literatur

Bloemecke V. Es war eine schwere Geburt. München: Kösel 2003.

Bund Deutscher Hebammen (Hrsg). Das Neugeborene in der Hebammenpraxis. Stuttgart: Hippokrates 2004.

Enkin M, Keirse M, Neilson J, Crowther C, Duley L, Hodnett E, Hofmeyr J. A guide to effective care in pregnancy and childbirth. 3rd ed. Oxford: Oxford University Press 2000.

Enkin M, Keirse M, Renfrew M, Neilson J. Effektive Betreuung während Schwangerschaft und Geburt. Ein Handbuch für Hebammen und Geburtshelfer. Hrsg. Groß M, Dudenhausen JW. Wiesbaden: Ullstein Medical 1995.

Harder U. Wochenbettbetreuung in der Klinik und zuhause. 2. Aufl. Stuttgart: Hippokrates 2005.

Meissner B. Geburt – ein schwerer Anfang leicht gemacht. CH-Unterbözberg: Brigitte Meisner Verlag 2001.

Scherbaum V, Perl FM, Kretschmer U. Stillen, frühkindliche Ernährung und reproduktive Gesundheit. Köln: Deutscher Ärzte-Verlag 2003.

Schneider E. Familienhebammen. Frankfurt am Main: Mabuse 2004.

Wichtige Adressen

Arbeitsgemeinschaft freier Stillgruppen: www.afs-stillen.de.

Bund Deutscher Hebammen, www.bdh.de.

Bundeszentrale für gesundheitliche Aufklärung (BZgH), Postfach 91 01 52, 51071 Köln.

Verwaiste Eltern: BV@initiative-regenbogen.de.

Mehrlinge: info@abc-club.de (ab Drillingen).

Schreibabys: Universitätsklinikum Heidelberg, Institut für psychosomatische Kooperationsforschung und Familientherapie, Bergheimer Straße 54, 69115 Heidelberg

Screeninglabor an der Universitäts-Kinderklinik Heidelberg: www.neoscreening.de.

Screeninglabor Sander, Hannover: labor@metascreen.de.

Screening-Zentrum Hessen am Zentrum für Kinderheilkunde und Jugendmedizin. Postfach 10 03 53, 35333 Gießen.

Familien mit einem Kind mit Down-Syndrom: www.down-sydrom.de.

28 Rückbildungsgymnastik

Romy Koch

Wochenbett- und Rückbildungsgymnastik

In den ersten Stunden nach der Geburt benötigt die Wöchnerin Zeit, um sich von ihrer Geburtsarbeit zu erholen. Erst nach einer angemessenen Ruhezeit ist die Wöchnerin physisch und psychisch in der Lage, sich auf gezielte Körperarbeit einzulassen. Unter Umständen können selbstverständliche Alltagshandlungen wegen Geburtsverletzungen, Auflockerung bzw. Überdehnung nicht wie gewohnt durchgeführt werden. Bewegungsabläufe wie sich umdrehen, sich hinsetzen, aufstehen und aufrecht gehen gelingen nicht mehr nach den bekannten Handlungsmustern. Korrekte Haltungs- und Bewegungsmuster müssen neu entdeckt bzw. erlernt werden. Gegenstand der Anleitung im frühen Wochenbett sollte sein:

- Atemarbeit, Konsolidierung der kostoabdominalen Atemrichtung
- Erspüren, sanftes Aktivieren der Beckenbodenmuskulatur
- synergistische Aktivierung der Bauchmuskulatur
- Gymnastik, kreislaufanregende und blutrückflusssteigernde Muskelaktivierung im Bereich der Beine und Arme
- Anleitung zum korrekten Aufstehen und Hinsetzen
- Anleitung zu rückenschonendem Heben und Tragen (z. B. des Neugeborenen)

Beckenbodenschonendes Verhalten nach der Geburt

Die ersten Tage nach der Geburt sind von einer großen emotionalen und körperlichen Sensibilität geprägt. Insbesondere die durch die Schwangerschaft und Geburt stark gedehnten und möglicherweise verletzten Bauch- und Beckenbodenmuskeln sind weich und nachgiebig. Die Halte- und Stützfunktion fehlt weitgehend. So berichten die Wöchnerinnen bei längerem Sitzen, Gehen und Stehen über ein verstärktes Druckgefühl nach unten. Dennoch wird die Regeneration und Wundheilung einerseits durch sanftes Aktivieren der Bauch- und Beckenbodenmuskeln, anderseits durch Schonung des Beckenbodens unterstützt und gefördert.

> Daher sollte die Wöchnerin in dieser Phase möglichst wenig sitzen, gehen und stehen, regelmäßige Ruhepausen z. B. in Bauchlage sollten eingehalten werden.

- Die Stillzeiten eignen sich sowohl im frühen Wochenbett als auch später als Ruhephase. **Stillen im Liegen** bringt große Entlastung für den gedehnten Beckenboden und sollte mit jeder Frau geübt werden.
- Die regelmäßige Bauchlage unterstützt die Uterusinvolution, fördert die Konsolidierung der Bauchmuskeln, entlastet den Beckenboden und wird meist als sehr bequem empfunden.
- Das **Aufrichten** aus der Rückenlage sollte immer über die Seite erfolgen (vgl. Abb. 26.3). Bewegungsablauf: Vom Liegen zum Sitzen Beine nacheinander anstellen, beide Knie zu einer Seite senken, Becken und Schultergürtel en bloc zur selben Seite drehen. Mit dem oberen Arm über Druckaktivität in die Unterlage den Oberkörper aufrichten. Der Vorteil der beschriebenen Technik liegt im korrekten Gebrauch der Bauchmuskeln. Die weitere Aufrichtung vom Sitzen zum Stehen erfolgt aus leichter Schrittstellung, die Wirbelsäule bleibt dabei aufgerichtet.
- Im Stehen sollten die Körperabschnitte Becken und Schultergürtel übereinander eingeordnet sein. Wöchnerinnen mit Dammverletzungen kippen ihr Becken im Stehen und Gehen häufig

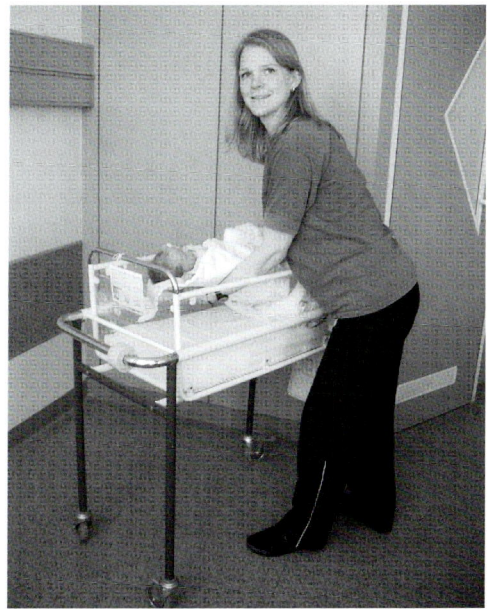

Abb. 28.1 Korrektes Hochheben des Neugeborenen aus dem Bettchen: Beugen in Schrittstellung mit aufrechter Körperhaltung.

nach hinten. Der untere Wirbelsäulenbereich wird dabei verstärkt lordosiert (Hohlkreuz). Diese falsche Beckenstellung führt zur Tonussenkung in der Bauch- und Beckenbodenmuskulatur. Aus Sicht des Beckenbodens erreicht die Frau damit kurzfristig eine Schonung. Behält die Frau dieses Haltungsmuster bei, führt dies nach kurzer Zeit zu einem vermehrten Druckgefühl nach unten und zu Rückenschmerzen im unteren Wirbelsäulenbereich.
- Das korrekte **Handling des Kindes** entlastet die Wirbelsäule und schont den Beckenboden. Am Wickeltisch erfolgt das Anheben des Kindes möglichst nahe am Körper und möglichst ausschließlich durch eine Beugebewegung im Ellbogengelenk. Die Brustwirbelsäule sollte nicht gebeugt werden. Möchte die Frau ihr Kind aus dem Bettchen herausnehmen bzw. es hineinlegen, sollte sie zunächst in Schrittstellung stehen, sich dann mit aufrechter Wirbelsäule nach vorne beugen. Knie- und Hüftgelenke werden gebeugt (Abb. 28.1).
- Das **Beugen nach vorne** mit flektierter Brustwirbelsäule sollte vermieden werden. In dieser Haltung verliert die Bauchmuskulatur ebenso wie in Hohlkreuzstellung ihren Grundtonus.

Dadurch entsteht schnell ein Druckgefühl nach vorne und nach unten.
- Auch wenn Bewegungen aus Sicht der Wirbelsäule korrekt ausgeführt sind, bedeutet dies für den Beckenboden unweigerlich ebenfalls Bewegung. Um Rumpfbewegungen nach vorne geschehen zu lassen, müssen sich die Muskelfasern dehnen und in der Rückbewegung kontrahieren.
- Ergonomisch gestaltete Sitz- und Arbeitsflächen erleichtern der Wöchnerin sowohl die Schonung des Beckenbodens als auch eine korrekte Körperhaltung.

> Um den Beckenboden in dieser Zeit nicht zusätzlich zu belasten, sollte vor allem in den ersten Tagen tiefes Bücken bzw. Hocken sowie Heben und Tragen größerer Gewichte vermieden werden. Die Frau sollte »körperliche Aktionen«, wie sich umdrehen, aufstehen, das Kind hochheben, jeweils bewusst innerhalb einer Ausatmungsphase durchführen.

Die frühe Wochenbettzeit

Die Anleitung der Wöchnerin zur Rückbildungsgymnastik sollte direkt in ihrem Zimmer durchgeführt werden. Lange Wege zur Physiotherapieabteilung werden von der Frau als zusätzliche Belastung empfinden. Häufig kommt es zu zeitlichen Überschneidungen z.B. durch das Stillen, kinderärztliche Untersuchungen oder Visiten, welche die Wöchnerin von der Teilnahme an festen Kursterminen abhalten.

Die Hebamme benötigt einerseits fundierte anatomische Kenntnisse bezüglich der Skelett- (Bauch und Rücken) und Beckenbodenmuskulatur und andererseits ein spezifisches Wissen über die funktionellen und physiologischen Zusammenhänge zwischen Atmung, Körperhaltung und Muskeltonus.

Zu Beginn sind Ausgangsstellungen zu bevorzugen, die der Frau das Hinspüren zum Bauch und zum Beckenboden erleichtern. Dies gelingt meist am besten in Rückenlage, Seitenlage oder Bauchlage. In allen drei Ausgangsstellungen ist der Beckenboden entlastet.

Funktionelles Zusammenspiel von Zwerchfell, Bauch- und Beckenbodenmuskeln

Schon während der Geburtsvorbereitung wurde die Frau durch gezielte Atemanleitung »hin zum Kind« zur so genannten Bauchatmung hingeführt. Die spezielle Anatomie des Zwerchfells (Ausspannung von vorne an der Brustbeinspitze, seitlich an den Rippen und hinten bis hinunter zum 12. Brustwirbel) verleiht dem Atemmuskel eine kuppelförmige Gestalt. Der Zwerchfellstand ist abhängig von der Atemphase.

Beim Einatmen kontrahiert sich das Zwerchfell, seine Muskelfasern gleiten ineinander und die gewölbte Form flacht ab (das Zwerchfell sinkt ab). Die Organe des Bauchraumes weichen aus. Dies geschieht vor allem nach vorne und unten. Voraussetzung für dieses Geschehen ist, dass die Bauch- und Beckenbodenmuskeln während der Einatmung ihren Tonus senken, d. h., sie entspannen sich. In der Ausatmung steigt das Zwerchfell wieder auf (es schwingt zurück, spannt sich ab), es kommt zur Verkleinerung des Brustraumes und der damit verbundenen Verkleinerung des Lungenvolumens.

Abhängig von der Intensität der Ausatmung werden die Bauchmuskeln wie auch der Beckenboden zur Verkleinerung des Bauchraumes als Ausatemhilfsmuskulatur eingesetzt.

In der frühen Wochenbettzeit hat die Frau häufig ihr Gespür für die kostoabdominale Atemrichtung (Bauchatmung) verloren. Die durch die Schwangerschaft entstandene Dehnung der Bauchmuskeln versucht die Frau häufig zu kompensieren, indem sie einatmend ihren Bauch einzieht. Mit dieser meist unbewussten Aktion versucht sie in ihrer »Mitte« Halt zu finden. Dies führt zur insuffizienten kostosternalen Atmung (Brustatmung) und zu einer Umkehr im Synergismus (= gleichsinniges Zusammenwirken der Muskeln) zwischen Bauchmuskulatur und Beckenboden. Die Folge hiervon ist eine Belastung des Beckenbodens in der Ausatmung mit Druck nach unten.

> Beim Anleiten der Wöchnerin muss daher auf das funktionell korrekte Zusammenspiel von Atmung und Muskelarbeit im Bauch und am Beckenboden geachtet werden.

Kreislaufanregende und entstauende Übungen

Die meisten Frauen sind direkt nach der Geburt in der Lage aufzustehen. Dennoch haben sie in den ersten Tagen ein erhöhtes Thromboserisiko. Eine Wöchnerin, die in ihrer Mobilität eingeschränkt ist (z. B. nach Kaiserschnitt, erhöhtem Blutverlust, größeren Riss- und Schnittverletzungen) sollte regelmäßig durch die Hebamme oder die Physiotherapeutin betreut werden. Die Faktoren, die das Thromboserisiko zusätzlich erhöhen, werden durch geeignete Mobilisationsübungen minimiert. Um die Kreislaufsituation positiv zu beeinflussen, sollten jeder Wöchnerin die hierfür geeigneten Übungen gezeigt werden.

Übungsbeispiel

Ausgangsstellung: Rückenlage. Große Kissen und Decken werden beiseite gelegt, ein kleines Kissen unter dem Kopf ist meist ausreichend. Die Arme werden vor dem Brustkorb ausgestreckt.

Aktion: Die Frau schließt ihre Hände kräftig zur Faust und öffnet sie wieder. Danach werden kreisende Bewegungen mit den Handgelenken durchgeführt. Hat die Wöchnerin ihre Beine gestreckt, kann sie wie zuvor bei den Händen ihre Zehen beugen und strecken, anschließend in den Sprunggelenken den Fuß abwechselnd beugen und strecken wie auch kreisende Bewegungen durchführen. Alle Bewegungen können langsam und schnell, die kreisenden Bewegungen zusätzlich in der Gegenrichtung durchgeführt werden.

Der Blutrückfluss wird deutlich gesteigert, indem die Frau beim Üben ein Bein anhebt (das andere Bein ist angestellt, beide Knie sind auf gleicher Höhe). Bei Zustand nach *Sectio caesarea* muss das hochgestellte Bein von der Hebamme gestützt werden. Es werden 10-mal »tretende Bewegungen« (Beugen und Strecken im Sprunggelenk) ausführt. Nach kurzer Pause wird dies noch zweimal wiederholt, bevor mit dem zweiten Bein geübt wird. Während der Übung ist auf einen regelmäßigen Atemfluss zu achten. Zum Schluss kann die Wöchnerin wieder zur bewussten Bauchatmung angeleitet werden.

Das Gespür für den Beckenboden neu entdecken

Die geburtsbedingte Dehnung aller Beckenbodenschichten bildet sich in den ersten Tagen zurück. Die Wahrnehmung, d.h. das Erspüren des Beckenbodens bereitet den meisten Frauen in dieser Zeit etwas Mühe. Das gezielte Loslassen wie auch das Aktivieren des Beckenbodens ist gleichermaßen schwierig. Diese Situation führt häufig vorübergehend zu Miktionsstörungen. Durch sanfte Körperarbeit werden sowohl die Wundheilung als auch das »Wiederfinden« des Beckenbodens unterstützt.

Übungsbeispiel

1. Imagination/Visualisation einer Blüte. Der Beckenboden öffnet (entspannt) sich während der Einatmung und schließt (kontrahiert) sich wieder während der Ausatmung: Die »Blüte Beckenboden« öffnet und schließt sich.
2. Langsame artikulierte Ausatmung auf *puuuh*. Während der Artikulation werden die Muskelfasern des Beckenbodens wie auch des Bauches zunehmend in einen leichten Spannungszustand gebracht (aktiviert).

Bei beiden Übungen kann die Hebamme die Intensität der Muskelarbeit über die Länge der Ausatmung kontrollieren.

> In den ersten Tagen sollte den Beckenbodenmuskelfasern die Erholung und Heilung ermöglicht werden. Kräftige Aktivierungen sind kontraproduktiv. Eine Druckbelastung des Beckenbodens muss vermieden werden.

Sanftes Aktivieren des Beckenbodens und der Bauchmuskeln

In der Schwangerschaft sind die Bauchmuskeln (BM) reflektorisch hypoton eingestellt. Nicht selten verlagern sich die gerade verlaufenden Muskeln (*Musculi recti abdominis*) nach lateral und es entsteht eine Dehiszenz. Eine Rektusdiastase bis zu 2 Querfingern wird im weiteren Verlauf nicht zu funktionalen Störungen führen. Sollten die geraden BM mehr als 3 Querfinger dehiszent sein, werden die beiden Muskelbäuche während der Aktivierung durch die Hände der Hebamme bzw. Physiotherapeutin zusammengeführt. Auf diese Weise wird ihre ursprüngliche Verlaufsrichtung wiederhergestellt. Die Wöchnerin wird angeleitet, über die Artikulation von Tönen alle Bauchmuskeln in eine leichte konzentrische (verkürzende) Muskelarbeit zu bringen. Durch den Synergismus zwischen Bauch- und Beckenbodenmuskeln wird der Beckenboden bei allen Übungen einbezogen.

Übungsbeispiel 1 a

Ausgangsstellung: Die Frau liegt in Rückenlage mit angestellten Beinen. Die Körperabschnitte sind eingeordnet.
Aktion: Während der Ausatmung artikuliert die Frau entweder auf einen s-zischenden Laut oder auf *puuuh*.
Ziel ist es, durch die Ausatmung die Bauchmuskeln in eine synergistisch-konzentrische (gemeinsam verkürzende) Muskelarbeit zu bringen. Abhängig von der Länge der Ausatmung werden die äußeren und inneren schrägen wie auch der quer verlaufende Bauchmuskel aktiviert. Die Beckenbodenmuskeln kommen reaktiv in leichte Anspannung.

Übungsbeispiel 1 b

Zusätzlich zur Ausatmung werden Druckaktivitäten eingesetzt.
Ausgangsstellung: Rückenlage mit angestellten Beinen. Die Wöchnerin hebt ihren leicht gebeugten Arm (rechts) an. Die Hand befindet sich 20 cm vor ihrem Körper in Nabelhöhe. Der linke Arm liegt seitlich entlang des Körpers. Die Hebamme steht links neben dem Bett, ihr linker Unterarm ist gebeugt.
Aktion: Druckaktivität der Handflächen von Frau und Hebamme gegeneinander (gebeugte Arme), nach 5–10 Wiederholungen erfolgt ein Seitenwechsel.
Die Übung wird zunächst mit leichtem Druck während der Ausatmung durchgeführt. Die Aktivität kann bei korrekter Durchführung in den nächsten Tagen gesteigert werden.
Variationen zur Auslösung der Druckaktivitäten:
- in Seitenlage Druck durch die Handfläche (bzw. Faust) des oberen Armes in die Unterlage
- im Vierfüßlerstand Druckveränderung durch dezentes Anheben einer Handfläche bzw. durch Druckverstärkung über eine Handfläche
- in Knie-Ellenbogen-Haltung durch Druck eines Unterarmes und der Hand bzw. zusätzlich des diagonalen Knies

Übungsbeispiel 2

Ausgangsstellung: Rückenlage mit angestellten Beinen.
Aktion: Die Ausatmung erfolgt über eine schnelle Artikulation auf *fffit* oder *haatschi*. Die Artikulation des *fff* wie auch des *haa* initiieren eine leichte Kontraktion der Bauchmuskeln. Die Artikulation des *i* bzw. des *tschi* bewirkt eine schnelle, reflektorische Muskelfaserverkürzung der Bauch- und Beckenbodenmuskeln.

Übungsbeispiel 3

Mobilisation der Lendenwirbelsäule in Rückenlage (die »Uhr«, modifiziert nach Feldenkrais, s. Kap. 7, S. 179).
Die Übungen können im Bett mit flachem Kopfteil bzw. auf einer Gymnastikmatte durchgeführt werden. Zur Unterstützung der Haltung wird meist ein kleines Kissen unter dem Kopf benötigt. Zu Beginn ist die Rückenlage zu bevorzugen, da diese Ausgangsstellung sich sowohl für die Atem-, Bauch- als auch für die Beckenbodenarbeit eignet. Die jeweilige Übung sollte dann in 5–10 Ausatemzyklen geübt werden. In den folgenden Tagen können die Übungen auch zunehmend in Seitenlage, Vierfüßlerstand und Knie-Ellenbogen-Haltung durchgeführt werden.
Die Hebamme achtet jeweils auf eine korrekte Ausgangsstellung. Diese ist durch die Koordination der einzelnen Körperabschnitte (Füße, Knie, Becken, Schultergürtel, Arme, Kopf) zueinander bedingt. Die Wirbelsäule sollte in allen Ausgangsstellungen in ihrer physiologischen Grundhaltung ausgerichtet sein.

> Allgemein gültig für alle Ausgangsstellungen ist: Die Wirbelsäule ist im Hals- und Lendenbereich lordosiert, im Brustbereich kyphosiert.

In Rückenlage bedeutet dies: Die Beine sind in den Hüft- und Kniegelenken gebeugt, die Füße in Hüftbreite angestellt. Die Füße stehen dann korrekt, wenn das Kreuzbein und der Brustkorb Kontakt zur Unterlage haben und im Lendenbereich eine kleine Lücke zur Unterlage besteht. In korrekter Ausgangsstellung ist die Frau in der Lage, ihr Becken aufzurichten (zu flektieren) wie auch nach hinten zu kippen (zu extendieren). Auflagefläche des Kopfes ist die Mitte des Hinterkopfes.
Für alle anderen Ausgangsstellungen gelten bezüglich der Wirbelsäule dieselben Bedingungen. Vor allem in der Seitenlage ist darauf zu achten, dass die Wirbelsäule nicht im Ganzen flektiert wird. Die Abstände vom Brustbein zum Nabel sowie vom Nabel zum Schambein müssen analog zur Rückenlage gewährleistet sein. Im Vierfüßlerstand und in Knie-Ellenbogen-Haltung werden diese Abstände ebenfalls häufig irrtümlich verkürzt. Die Frau sollte ihre Knie unter den Hüftgelenken, die Hände bzw. Ellenbogen unter den Schultergelenken platzieren.
In Bauchlage muss die Wöchnerin – zur Entlastung der Lendenwirbelsäule und zur Verhinderung einer Druckbelastung der Brüste – im Bereich des Unterbauches durch ein Kissen in entsprechender Größe gelagert werden. Gerade die Bauchlage wird von der Wöchnerin als besonders angenehm empfunden, da sie in dieser Ausgangsstellung ihren Bauch wieder in ihrer Mitte erlebt. Die Aktivierung der Bauchmuskeln in dieser Ausgangsstellung bewirkt während des ganzen Übungsablaufes eine Verkleinerung des Bauchraumes.

> Für alle Ausgangsstellungen und Übungsabläufe gilt: Tritt der Bauch schon zu Beginn der Ausatmung bzw. nach zunächst korrekter Übungsphase nach außen, muss unbedingt die Ursache ermittelt und das Verhalten korrigiert werden.

Kontraproduktives Verhalten kann durch einen kostosternalen Atemtyp und/oder zu kräftige bzw. zu frühe Aktivierung der Bauchmuskeln verursacht werden.

Übungsaufbau

Am 1.–3. Wochenbetttag:
- Erarbeiten der Bauchatmung in Rücken-, Seiten- und ggf. auch in Bauchlage
- Erspüren des Beckenbodens, Visualisation der Blüte
- Mobilisieren der Lendenwirbelsäule
- kreislaufanregende, entstauende Übungen

Ab dem 4. Tag zusätzlich:
- sanftes Aktivieren der Bauch- und Beckenbodenmuskeln. Die Dynamik und Anwendung von Druckaktivitäten ist abhängig von der Wundheilung.
- synergistisches Bauchmuskelaktivieren durch Ausatmung auf *puuuh* in verschiedenen Ausgangsstellungen

Ab dem 7. Tag zusätzlich:
- synergistisches Bauchmuskelaktivieren während der Ausatmung auf *ffffit*

Rückbildung nach Abschluss der Wundheilung

Die Wundheilung verläuft während des Wochenbetts in verschiedenen Phasen. Weder völlige Ruhigstellung noch Übereifer führt zur besseren bzw. schnelleren Regeneration. Die Hebamme sollte während der häuslichen Wochenbettbesuche die Gelegenheit wahrnehmen, die Frau gezielt anzuleiten. Die speziell auf die Wöchnerin abgestimmten Übungen sollte diese regelmäßig eigenverantwortlich durchführen. Ab der 4. Woche *post partum* kann im Regelfall davon ausgegangen werden, dass die Wundheilung abgeschlossen ist und die Frau sich für ein weiteres Training in eine von Hebammen oder Physiotherapeuten geleitete Gruppe begeben kann. Häufig melden sich die Frauen erst nach 6–8 Wochen zum Rückbildungskurs an. Dies liegt einerseits an der immer noch weit verbreiteten Annahme vieler Hebammen, Rückbildung sei erst zu diesem Zeitpunkt sinnvoll, und zum anderen an organisatorischen Gründen, die sich aus der Situation der Wöchnerin bzw. »jungen Mutter« ergeben.

Raumausstattung und Unterrichtsmedien

Ein 30–40 qm großer, mit Parkettboden ausgestatteter Raum wäre ideal. Teppiche müssen aus hygienischen wie auch sicherheitstechnischen Gründen entfernt werden. Jeder Frau sollte eine Matte (ca. 180 x 60 x 2 cm) zur Verfügung gestellt werden. Geeignete Hilfsmittel für die Gymnastik sind Pezzibälle, verschieden große Therapiebälle (Sensyball, Igelball, Overball), Hocker und Therabänder. Auch Reis- und Kirschkernsäckchen können gut für Wahrnehmungsübungen eingesetzt werden. Zur Darstellung des Beckenbodens eignen sich Schablonen, farbige Bilder und ein knöchernes Beckenmodell. Zu Beginn oder zum Stundenabschluss kann Musik eingesetzt werden. Die Bewegungen werden so leichter und fließender, die Motivation und der Spaß beim Üben werden erhöht.

Organisationsformen

Bei Rückbildungskursen bieten Hebammen unterschiedliche Kursformen und Kurszeiten an.
Offene Kurse erlauben es den Frauen, zu einem für sie optimalen Zeitpunkt zu beginnen. Diese Form erschwert jedoch die methodisch-didaktische Planung und ist gerade für junge Kolleginnen eine weniger empfehlenswerte Form.
Geschlossene Kurse lassen sich gut planen und erlauben der Kursleiterin, ein Stunde für Stunde in Theorie und Praxis aufbauendes Programm anzubieten. Durch die regelmäßigen Treffen werden die sozialen Kontakte gefördert, was gerade für junge Mütter ein wichtiger Aspekt ist. Auch bei gleichzeitigem Beginn der Gymnastik kann beobachtet werden, dass sich die Kursteilnehmerinnen in ihrer Konstitution erheblich unterscheiden. Die aufmerksame Kursleiterin wird dies erkennen und jede Frau in ihrer Individualität fördern wie auch fordern.
Es können **Gruppen mit und ohne Kinder** angeboten werden. Wenn die Kinder mitgebracht werden, ist es für die meisten Frauen schwer, ihre Konzentration vom Kind abzuwenden. Daher ist es ratsam, während der Kurszeit für eine Betreuung zu sorgen. Die Kursleiterin selbst kann nur professionell arbeiten, wenn die Rahmenbedingungen (Gruppengröße, Kinderbetreuung) auch stimmig sind. Gruppen ohne Kinder erlauben der Mutter, einmal in der Woche eine Stunde Zeit für sich zu haben. Dies wird von den Frauen gerne angenommen. Manche genießen es, die Verantwortung für ihr Kind für eine gewisse Zeit abzugeben, andere müssen das Loslassen erst lernen. Eine dritte Variante wäre, zuerst eine Rückbildungsgruppe mit Babybetreuung anzubieten und dann eine Stunde Babymassage anzuschließen.
Kurszeiten von einer Stunde Dauer sind ausreichend, um ein effektives Training zu gewährleisten. Darüber hinaus bietet dies den Vorteil, die Frauen über einen längeren Zeitraum zu begleiten. Die Frauen sollen motiviert werden, die Übungen zu Hause fortzuführen. Kurseinheiten von 8 mal 75 Minuten können ein noch zu akzeptierender Kompromiss sein. Eine Kursdauer von 90 Minuten ist nicht zu befürworten, sie trägt er-

fahrungsgemäß nicht zur Effizienzsteigerung bei und verkürzt die Gesamtkursdauer.

Rechtliche Grundlagen

Die gesetzliche Krankenkasse übernimmt die Kosten für die Rückbildungsgymnastik durch eine Hebamme in einem Rahmen von 10 Einheiten à 60 Minuten in einer Gruppengröße von maximal 10 Teilnehmerinnen. Die Kosten werden direkt mit der Krankenkasse abgerechnet. Die Kurs muss entsprechend der Hebammen-Gebührenverordnung bis zum 4. Monat nach der Geburt begonnen werden und bis zum Ende des 9. Monats abgeschlossen sein. Bei privat versicherten Kursteilnehmerinnen sind die Kosten nach der Privatgebührenordnung für Hebammen abzurechnen. Ob die private Krankenkasse den Rückbildungskurs übernimmt, hängt von den Vereinbarungen zwischen Kasse und Versicherter ab. Physiotherapeuten haben keine Möglichkeit, die Rückbildungsgymnastik über die Krankenkasse abzurechnen. Auch andere Berufsgruppen bieten Rückbildungsgymnastik über unterschiedliche Institutionen (z. B. Fitnessstudio, Elternschule) an.

Die Hebamme ist durch ihr Berufsbild und Arbeitsfeld (Wochenbettbetreuung) mit fundierten Kenntnissen über den physiologischen und pathophysiologischen Wochenbettverlauf ausgestattet. Nach spezifischer Weiterbildung ist die Hebamme prädestiniert, Rückbildungskurse zu leiten, da sie nicht nur professionelles Training gewährleistet, sondern der Frau auch in allen anderen während dieser Zeit wichtigen Fragen mit qualifizierter Beratung zur Seite stehen kann.

Ziele der Rückbildungsgymnastik

- **Hin- bzw. Rückführung zum kostoabdominalen Atemtyp** (sog. Bauchatmung):
  Auf der Basis der Bauchatmung werden während der Ausatmung die Bauch- und Beckenbodenmuskeln im Allgemeinen – besonders aber beim Husten und Niesen – reaktiv-reflektorisch kontrahiert. Der Beckenboden schließt sich. Der Beckenboden unterstützt den Verschluss der Harnröhre wie auch den Verschluss des Rektums.
- **Funktionell-dynamisches Muskeltraining der Beckenbodenmuskulatur:**
  Aufgabe der Beckenbodenmuskulatur ist es, den Bauchraum nach unten zu verschließen sowie den Organen im kleinen Becken von unten Halt zu geben. Hierfür ist die Ausbildung von Muskelkraft und Muskelelastizität wichtig. Beides führt zur Verbesserung der allgemeinen Beweglichkeit und zur Optimierung der Körperhaltung.
- **Kräftigung der Beckenboden-, Bauch-, Gesäß-, Rücken-, Schultergürtel- und Beinmuskulatur:**
  Hierzu werden Übungen in verschiedenen Ausgangsstellungen (stehend, sitzend, Vierfüßlerstand, Knie-Ellenbogen-Haltung, Seitenlage) angewendet. In Rückenlage ist die »Arbeitsbereitschaft« dieser Muskeln herabgesetzt. Die Rückenlage eignet sich (außerhalb der Frühwochenbettzeit) mehr zum Erspüren des Beckenbodens und der Atmung. Beides kann in dieser Ausgangsstellung ohne zusätzlichen Haltungsstress erlebt werden.
- **Erlernen von ergonomischem Haltungs- und Bewegungsverhalten:**
  Dies führt in der Regel schnell zur nachhaltigen Verbesserung der Koordination und Kondition.

Das regelmäßige Training in der Gruppe erleben die Frauen als wertvolle Zeit, um wieder etwas für sich zu tun und dabei Spaß zu haben. Die Rückbildungsgymnastik wirkt sowohl auf der physischen Ebene wie auch auf der psychischen Ebene positiv. Die Motivation, die im Kurs »geturnten« Übungen zu Hause in den Alltag zu integrieren, ist vor allem dann gegeben, wenn die Gymnastik Spaß macht und die Frau schon nach kurzer Zeit den positiven Effekt des Muskeltrainings spürt.

Die Zielsetzung stellt hohe Anforderung an die Professionalität der Kursleiterin. Innerhalb der Hebammenausbildung wird das Basiswissen zur Betreuung der Frau in der Frühwochenbettzeit vermittelt. Die Leitung von Rückbildungsgymnastikkursen erfordert ein komplexes Wissen in verschiedenen Bereichen (z.B. Gruppendynamik, Anatomie, Übungsauswahl und -anleitung). Die meisten Hebammen erlangen bzw. vertiefen ihr Wissen und Können durch den Besuch von Fortbildungsveranstaltungen (s. Fachzeitschriften), das Studium spezifischer Fachliteratur und durch eigene Erfahrungen beim Üben.

Rückbildung nach Abschluss der Wundheilung

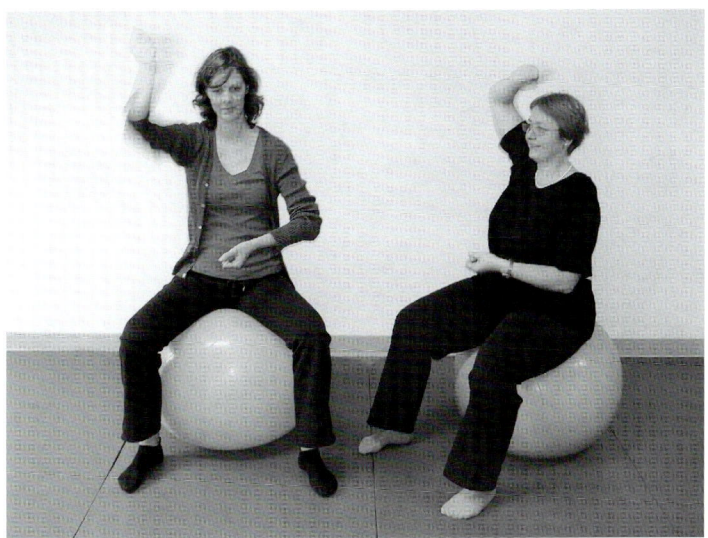

Abb. 28.2 »Lassoschwingende Cowgirls«: Gruppendynamische Übung mit Musik zum Training von Bauchmuskeln, Schultergürtel und Beckenboden.

Einteilung einer Kurseinheit

> Ein effektives Muskeltraining basiert auf vorheriger Aufwärmung und anschließendem korrekten Übungsaufbau in angemessener Dynamik.

Gerade im Anfangsteil ist der Einsatz von Musik (z. B. Perkussion) passend (Abb. 28.2).
Die Kurseinheit kann wie folgt eingeteilt werden:
- Aufwärmphase 5–7 Minuten
- Trainingsphase 45 Minuten
- Entspannungsphase 10 Minuten

In der Trainingsphase werden 5–7 Übungen in verschiedenen Ausgangsstellungen durchgeführt. Die Dynamik der Übungen ergibt sich aus der Zahl der Wiederholungen.
Beispiel:
Übung 2 für den Beckenboden (s. S. 577)
10–15 Wiederholungen
- nach vorne
- rechtsdiagonal
- linksdiagonal

Die Wiederholungszahl kann in Abhängigkeit vom Trainingszustand individuell bzw. zum Ende des Kurses gesteigert werden. Zum Ende der Trainingsphase begibt sich die Frau in Rückenlage mit angestellten Beinen. Diese Haltung eignet sich gleichermaßen zum Erspüren des Beckenbodens bzw. für Visualisationsübungen wie auch zur Entspannung.

Exemplarische Übungen

Physiologie

Innerhalb der Muskelbündel gibt es zum einen Muskelfasern, die für ausdauernde Muskelaktionen (Slow-twitch-Fasern), zum anderen solche, die für schnelle Muskelaktionen (Fast-twitch-Fasern) zuständig sind. Die Zusammensetzung der Muskelfasern hat einen Einfluss darauf, ob sich der Muskel schnell und kräftig oder langsam und ausdauernd zusammenziehen kann. Dieses Wissen ist gerade für die Beckenbodenmuskeln, die im Alltag konzentrisch-exzentrisch (Heben und Tragen, Gehen, Laufen und Springen, Hüpfen), im Zusammenhang mit den Bauchmuskeln reflektorisch (Husten, Niesen, Lachen) und durch den Zusammenhang von Zwerchfell und Glottis reaktiv (Sprechen, Singen) angeregt werden, von Wichtigkeit. Für eine effektive Muskelaktivierung sind Kenntnisse der Physiologie und Funktionalität (Beckenboden, Bauchmuskeln) obligat.

> Die Übungen sollten so ausgewählt werden, dass die Muskelaktivierungen den im Alltag erforderlichen Bewegungen oder Aufgaben angepasst sind.

Konzentrische Muskelaktivierung (aktiv, reaktiv und reflektorisch) entsteht durch eine Muskelfaserverkürzung, z. B. ein Anspannen (Zusammen-

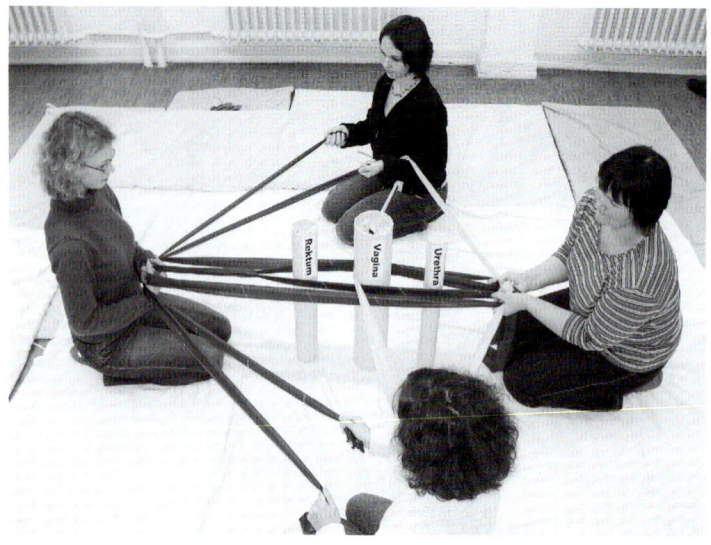

Abb. 28.3 Die tragenden Beckenbodenschichten: *Diaphragma pelvis* (dunkel), *Diaphragma urogenitale* (hell). Konzentrische und exzentrische Muskelarbeit können demonstriert werden.

ziehen) des Beckenbodens. **Ausdauertraining** definiert sich über die Anzahl der Bewegungswiederholungen (15- bis 30-mal), evtl. mit Gymnastikband (z. B. Training im Schultergürtel durch Beugen und Strecken im Ellbogen- und Schultergelenk). **Schnellkraft** wird zum effektiven Verschluss des Beckenbodens beim Husten und Niesen benötigt. Diese kann trainiert werden durch schnelle, stakkatoartige Bewegungen und durch Anwendung von Explosivlauten, z. B. Hüpfen auf dem Pezziball mit gleichzeitiger Unterarmbeugung und zusätzlicher Artikulation auf *ffffit*.

Die Beckenbodenmuskeln werden durch die Distanzverringerung zwischen den Sitzbeinhöckern (*Diaphragma urogenitale*) und die Distanzverringerung zwischen Unterrand des Schambeines und Steißbein (*Diaphragma pelvis*) konzentrisch aktiviert (Abb. 28.3).

Stakkatoartige Unterarmbewegungen haben einerseits einen Einfluss auf die »schnellen Muskelfasern« der Bauchmuskeln und diese wiederum einen Einfluss auf die Fast-twitch-Fasern des Beckenbodens. Eine reflektorische Muskelanspannung gelingt durch Anwenden von Explosivlauten wie *ffffit* und *kick*.

Die Bauchmuskeln werden sowohl konzentrisch wie auch exzentrisch trainiert. Bei der konzentrischen Muskelaktivierung werden die Muskeln gemäß ihrer Verlaufsrichtung längs (gerade BM), diagonal (innere und äußere schräge BM) wie auch transversal (querer Bauchmuskel) aktiviert.

Exzentrische Muskelaktivierung wird sitzend auf dem Ball oder Hocker sowohl für die geraden wie auch für die schrägen BM durchgeführt.

Das Training von Rücken- und Gesäßmuskeln kann einerseits durch Aktivieren dieser Muskelgruppe (z. B. im Vierfüßlerstand Arm anheben, Bein anheben) und anderseits innerhalb eines Bewegungsablaufes (Rumpf vor und zurück bewegen, beugen und aufrichten) initiiert werden. Übungen, die die Koordination, das Gleichgewicht, die Haltung sowie alltägliches Bewegungsverhalten schulen bzw. verbessern, sollten ebenso innerhalb eines Rückbildungskurses zur Anwendung kommen.

Übungsbeispiele für den Beckenboden

Übungsbeispiel 1
Konzentrische/exzentrische Aktivierung der Beckenbodenmuskeln.
Ausgangsstellung: Sitzend auf dem Pezziball mit korrekt eingeordneten Körperabschnitten (KA).
Aktion: Es werden hüpfende Bewegungen durchgeführt. Schon durch das Hüpfen wird der Beckenboden im »Erheben« konzentrisch und im »Absitzen« exzentrisch aktiviert. Die konzentrische Arbeit kann optimiert werden, in dem in jeder 3. Hüpfbewegung die Distanzpunkte Schambein/Steißbein und die Sitzbeinhöcker zusätzlich bewusst zusammengezogen werden.

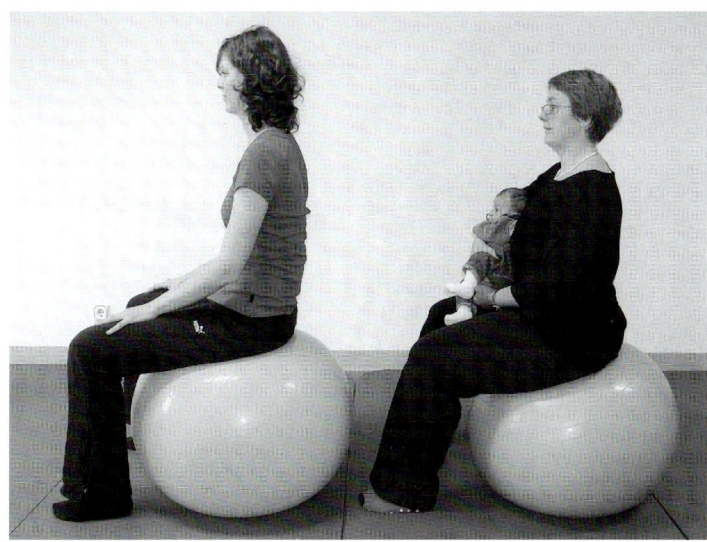

Abb. 28.4 Konzentrische Aktivierung der Beckenbodenmuskeln. Links die Endstellung, rechts die Ausgangsstellung.

Übungsbeispiel 2

Konzentrische Aktivierung der Beckenbodenmuskeln.
Ausgangsstellung: Sitzend auf dem Pezziball mit eingeordneten KA.
Aktion: Der Ball wird durch Bewegungen der Lendenwirbelsäule nach hinten und vorne gerollt. Es entsteht keine Bewegungen in den Kniegelenken und in der Brustwirbelsäule.
Der Atemfluss wird an die Bewegung angepasst (Einatmung zurückrollen, Ausatmung nach vorne rollen). Im Zurückrollen werden die Beckenbodenmuskeln gedehnt, beim Vorwärtsrollen erfolgt eine konzentrische Aktivierung. In diesem Teil der Bewegung kann zusätzlich eine stakkatoartige Unterarmbeugung mit zusätzlicher Artikulation auf *ffffit* oder *kick* erfolgen. Eine weitere Dynamisierung erfährt die Übung, wenn zusätzlich eine limitierte Aufstehaktion hinzukommt (Vorsicht: Gesäß und Ball bleiben in Kontakt).
Die Rollbewegung kann ebenso rechtsdiagonal und linksdiagonal durchgeführt werden (Abb. 28.4).

Übungsbeispiel 3

Konzentrische Aktivierung der Beckenbodenmuskeln.
Ausgangsstellung: Sitzend auf Hocker mit eingeordneten KA.
Eine Gesäßhälfte ist auf dem Hocker, die andere schwebt frei. Während des ganzen Bewegungsablaufes bleiben die Körperabschnitte Knie, Brustkorb und Kopf eingeordnet. Es sind folgende Bewegungsvariationen des »schwebenden Sitzbeinhöckers« möglich:
- Absenken und Anheben
- Absenken, Anheben und Zusammenziehen der Sitzbeinhöcker
- den Sitzbeinhöcker nach vorne bewegen, absenken, nach hinten bewegen und wieder anheben sowie in umgekehrter Reihenfolge
- den Sitzbeinhöcker absenken, dann schnelles Anheben (Artikulation u. Armbewegung entspreched der 2. Übung auf dem Pezziball)

In dieser Übung wird der Beckenboden gemäß seiner physiologischen Aufgabe (haltend – schließend – elastisch – dynamisch) gefordert und trainiert (Abb. 28.5).

Übungsbeispiel zum Training der Bauchmuskulatur

Konzentrisch-exzentrische Aktivierung der Bauchmuskeln.
Ausgangsstellung: Sitzend auf dem Pezziball oder Hocker mit eingeordneten KA.
Der Rumpf wird langsam etwas nach hinten bewegt. Die geraden Bauchmuskeln werden im Bewegungsablauf nach hinten exzentrisch und in der »Rückbewegung« konzentrisch aktiviert. Für das Training der schrägen Bauchmuskeln wird die Bewegung zusätzlich linksdiagonal und rechtsdiagonal durchgeführt (Abb. 28.6).

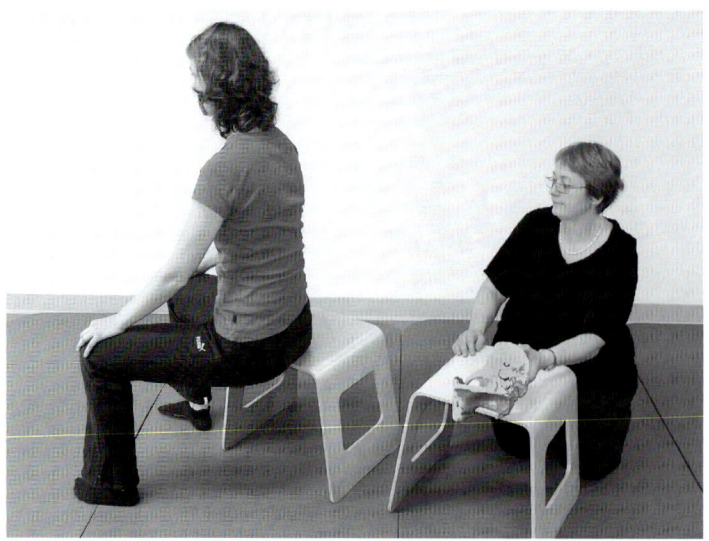

Abb. 28.5 Der schwebende Sitzbeinhöcker.

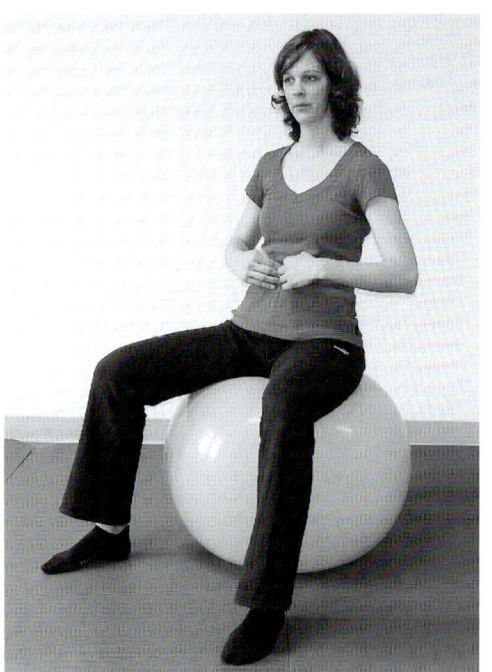

Abb. 28.6 Exzentrische Aktivierung der Bauchmuskeln mit gleichzeitiger Selbstkontrolle der synergistischen Muskelarbeit der Bauch- und Beckenbodenmuskeln.

Übungsbeispiele zur Haltungsoptimierung

Übungsbeispiel 1

Dehnen und Reorganisation der Beckenbodenmuskeln.

Ausgangsstellung: Sitzend auf dem Hocker. Der Sensyball wird unter das Becken (zwischen Steißbein, Schambein und Sitzhöcker) gelegt.

Aktion: Rumpfbewegungen (je 10 x) nach vorne, rechts- und linksdiagonal. Die KA bleiben während des ganzen Übungsablaufes eingeordnet.

Der Ball übt einen Druck auf die Beckenbodenmuskeln aus. Auch wenn es zu Beginn etwas unangenehm drückt, sollte die Frau sich ohne Abwehrspannung auf den Ball setzen. Als Alternative könnte zunächst mit einem Kirschkernsäckchen geübt werden. Die Bewegung nach vorne erfolgt in der Einatmung. Die Rückbewegung zur Ausgangsstellung erfolgt in der Ausatmung.

Der Ball wird entfernt. Die Frau spürt nach. Der Beckenboden fühlt sich gedehnt an. Die Sitzhöcker sind neu platziert. Sitzen in aufrechter Haltung gelingt jetzt mühelos (Abb. 28.7).

Übungsbeispiel 2

Dehnen und Kräftigen des *M. iliopsoas*.

Ausgangsstellung: Rückenlage mit angestellten Beinen. Das Becken wird angehoben. Die Bälle werden jeweils rechts und links neben dem Kreuzbein platziert (Abb. 28.8). Das rechte Bein wird im Hüftgelenk und Kniegelenk gebeugt und mit den

Rückbildung nach Abschluss der Wundheilung

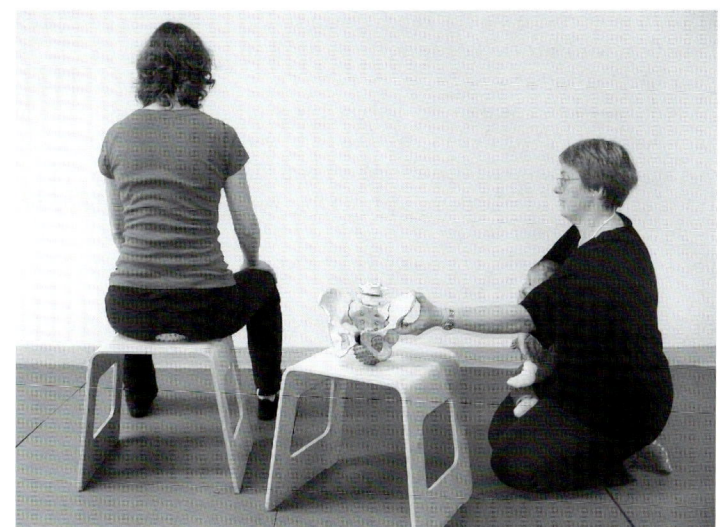

Abb. 28.7 Dehnen und Fördern der Elastizität der Beckenbodenmuskeln zur Haltungsoptimierung.

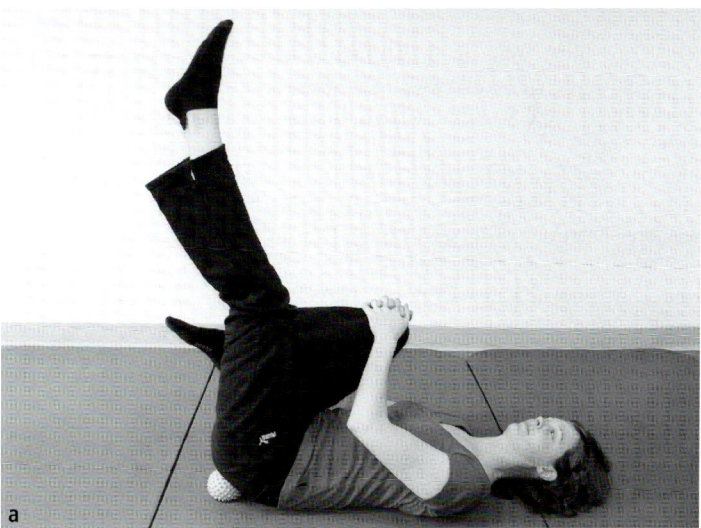

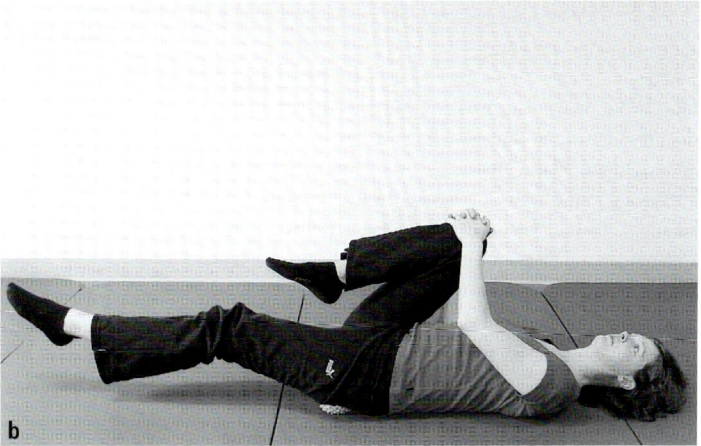

Abb. 28.8 a, b Dehnen und Kräftigen des *M. iliopsoas*.

Händen möglichst nahe am Bauch gehalten. Das linke Bein wird zur Decke gestreckt (leichte Beugung bleibt erhalten).
Aktion: Langsames Senken des linken Beines bis zum Boden (10 Wiederholungen). Die Bälle werden vor dem Seitenwechsel zunächst entfernt, die Beine gestreckt. Die Wirkung der Übung wird nachgespürt. Auf der linken Seite fühlt sich jetzt die Lendenwirbelsäule sowie der Leistenbereich gedehnt und entspannt an.
Anschließend wird die Übung mit dem rechten Bein durchgeführt.
Im Stehen ist die Wirkung der Übung noch deutlicher zu verspüren. Der untere Rücken ist entspannt, was zu einer Haltungsoptimierung vor allem im Bereich des Beckens und des Brustkorbes führt.

Anwendung der Übungen

Jede Kurseinheit sollte in der Trainingsphase so eingeteilt werden, dass alle wichtigen Muskelgruppen trainiert werden. Besondere Aufmerksamkeit sollte dem Training der Beckenbodenmuskeln und der Bauchmuskeln zuteil werden, da gerade diese durch die Schwangerschaft und Geburt besonderer Belastung ausgesetzt waren. Die auf Seite 574 beschriebenen Ziele sollten bei der Auswahl und Durchführung der Übungen berücksichtigt werden. Bei allen Übungen wird auf die optimale Ausgangshaltung und korrekte Durchführung geachtet. Die Frau lässt ihren Atem während der Aktion fließen bzw. führt die Übung während einer Ausatmungsphase aus. Die Dynamik der Übungen ist auf Seite 575 erläutert.

Rückbildungsgymnastik als Prävention

Durch die Anwendung von Übungen in verschiedenen Ausgangsstellungen hat die Frau in einem 10-wöchigen Kurs ausreichend Gelegenheit, den korrekten Gebrauch der Beckenbodenmuskulatur zu üben und zu verinnerlichen. Gerade im Alltag werden vom Beckenboden haltende wie auch elastische Fähigkeiten gefordert. Durch die korrekte Körperhaltung wird die Körpermuskulatur ganzheitlich beansprucht. Nach kurzer Zeit fällt es der Frau leicht, den Beckenboden in Alltagssituationen zu aktivieren und damit zu trainieren. Staubsaugen, Spülmaschine ausräumen, Heben des Kindes oder des Einkaufskorbes werden zu Trainingssituationen. Die Beckenbodenfunktionen werden dadurch nachhaltig verbessert und trainiert. Die Frau findet Spaß an der Bewegung. Beweglichkeit und Koordination werden verbessert. Eine Belastung des Beckenbodens wird einerseits durch die Haltungsoptimierung und andererseits durch Anwendung des Wissens um die synergistische Zusammenarbeit von Atmung und Beckenboden vermieden.

Häufig ist die Rückbildungsgymnastik ein auslösender Faktor, weiterhin Sport zu treiben.

Ein Rückbildungskurs bietet zudem die Gelegenheit, andere Frauen in ähnlicher Lebenssituation zu treffen und sich über alle in diesem Zeitraum aufkommenden Fragen und Probleme auszutauschen. Die Hebamme kann der Frau in diesem Zeitraum bei aufkommenden Problemen (Stillproblemen, Entwicklung des Kindes etc.) weiterhin mit Rat zur Seite stehen oder sie problemspezifisch an andere Berufsgruppen weiterverweisen.

Literatur

Carrière B. Der große Ball in der Physiotherapie. Berlin, Heidelberg, New York: Springer 1998.
Carrière B. Fitness für den Beckenboden. Stuttgart: Thieme 2001.
Carrière B. Beckenboden. Stuttgart: Thieme 2003.
Franklin E. Befreite Körper. Kirchzarten bei Freiburg: VAK VerlagsGmbH 2001.
Franklin E. Beckenboden Power. München: Kösel 2002.
Franklin E. Locker sein macht stark. München: Kösel 2001.
Heller A. Nach der Geburt. Wochenbett und Rückbildung. Stuttgart: Thieme 2002.
Vesprill-Fischer ES. Inkontinenz und Beckenbodendysfunktion. Berlin: Ullstein Mosby 1997.

Leseempfehlungen

Cantieni B. Tigerfeeling. Berlin: Econ/Ullstein/List 2000.
Gotved H, Lang CM. Harninkontinenz ist überwindbar. Übungen für den Beckenboden. 3. Aufl. Stuttgart: Trias 1991.
Kitchenham-Pec. S. Beckenbodentraining. Stuttgart: Thieme 1995.
Klein M, Weber M. Das tut mir gut nach der Geburt. Rückbildung und Neufindung. Reinbek bei Hamburg: Rowohlt 1998.
Klein M. Beckenboden – deine geheime Kraft. Reinbek bei Hamburg: Rowohlt 2003.
Vogel T. Die ganzheitliche Rückbildungsgymnastik. Sich neu finden nach der Geburt. Zürich, Düsseldorf: Walther 1999.

Fortbildungsveranstaltungen für Beckenboden- und Rückbildungsgymnastik

Angela Heller, Waldlichtung 63, 68219 Mannheim.
Romy Koch, Goethestraße 25, 76135 Karlsruhe, www.romykoch.de.
Fortbildungszentrum Bensberg, Vinzenz-Palotti-Straße 20–24, 51429 Bensberg, www.fortbildung-bensberg.de.
Herztöne, Marion Stüwe, Langeooger Straße 16, 28219 Bremen, www.herztoene.org.
Cantienica Ltd., Seefeldstrasse 215, CH-8008 Zürich, www.cantienica.com.

Körperorientierte Methoden und Ausbildungen

Institut für Franklin-Methode, Industriestrasse 3, CH-8610 Uster, www.franklin-methode.ch.

29 Das regelwidrige Wochenbett

Christine Mändle

Das Wochenbett verläuft in der Regel unproblematisch. Trotzdem können **Komplikationen** auftreten, die von leichten Störungen des Allgemeinbefindens bis hin zu schweren, lebensbedrohlichen Erkrankungen reichen. Erste Weichen für einen komplikationslosen Verlauf werden in der Nachgeburts- und Postplazentarperiode gestellt. Die sorgfältige Prüfung der **Nachgeburt** auf Vollständigkeit ist eine wichtige Voraussetzung, um das von nicht ausgestoßenen Plazentaresten ausgehende Blutungsrisiko frühzeitig zu erkennen und gering zu halten. Die Stärke der **Nachblutung** ist aufmerksam zu beobachten. Mögliche Abweichungen können dann sofort therapiert und Anämien mit ihren Folgeerscheinungen (verzögerte Rekonvaleszenz, beeinträchtigter Allgemeinzustand, höhere Infektionsanfälligkeit) verhindert werden. Der tägliche Wochenbettbesuch der Hebamme, zu Hause oder in der Klinik hat auch präventiven Charakter, damit Abweichungen vom physiologischen Verlauf im Ansatz therapiert werden können.

Ursachen für Komplikationen im Wochenbett:
- Erkrankungen, die schon vor der Schwangerschaft bestanden haben, z. B. *Diabetes mellitus*, Varikosis
- Erkrankungen, die sich erst in der Schwangerschaft entwickelt haben, z. B. Gestationshypertonie, HELLP-Syndrom
- Komplikationen unter der Geburt, z. B. vorzeitiger Blasensprung, protrahierter Geburtsverlauf, Amnioninfektionssyndrom, *Sectio caesarea*

Blutungen

Postpartale Blutungen sind auch bei den heutigen Standards in der Medizin immer noch eine gefürchtete Komplikation, die nicht selten fatale Folgen bis hin zum Tod der Wöchnerin haben. Die jenseits der Nachgeburtsperiode auftretenden Blutungen werden in **frühe** (post partum haemorrhage, PPH) und **späte Blutungen** (secondary PPH) eingeteilt.

Frühe (primäre) Blutungen

Darunter wird eine meist akute **Blutung innerhalb der ersten 24 Stunden nach der Geburt** des Kindes verstanden. Frühe Blutungen und Blutungen in der Nachgeburtsperiode haben weitgehend die gleichen Ursachen (vgl. Kap. 21, S. 477).

■ Ursachen:
- nicht vollständig entleerte Gebärmutterhöhle, z. B. unvollständige Plazenta
- Uterusatonie
- Verletzungen der Weichteile, Rissblutungen, Uterusruptur, Hämatome
- Gerinnungsstörungen, primär oder als Folge eines hohen Blutverlustes

Späte (sekundäre) Blutungen

Blutungen, die **nach den ersten 24 Stunden und vor dem 31. Tag nach der Geburt** auftreten, werden als späte Blutungen bezeichnet. Am häufigsten werden sie zwischen dem 10. und 14. Tag *post partum* beobachtet.

■ Ursachen:
- *Subinvolutio uteri* (verzögerte Rückbildung)
- *Endometritis puerperalis*
- Geburtsverletzungen: Risse, Hämatome
- zurückgebliebene Plazenta- und Eihautreste, Plazentapolyp
- funktionelle Blutungen

Subinvolutio uteri

Die Blutung erfolgt hier aus der nicht oder nur wenig verkleinerten Wundfläche der Plazentahaftstelle.

Blutungen

■ **Ursachen:**
- Harnblase und Rektum überfüllt
- Wehenschwäche und/oder protrahierter Geburtsverlauf
- Mehr- und Vielgebärende
- zurückgebliebene Eihautreste
- Überdehnung des Uterus (z. B. nach Hydramnion)

■ **Klinik:**
- Wochenfluss stärker als üblich
- Fundusstand höher, als dem Wochenbetttag entsprechen würde
- Uterus nicht oder nur mäßig kontrahiert, jedoch nicht druckempfindlich
- Zervix formiert und meist verschlossen

■ **Therapie:**
- regelmäßige Entleerung von Blase und Darm
- Eisblase
- regelmäßige Bauchlage nach dem Anlegen des Kindes
- Kontraktionsmittel (Syntocinon® Spray)
- Gymnastik und Kräutertees (Frauenmantel- und Hirtentäscheltee), die die Rückbildung auf natürliche Weise fördern
- Bauchmassage mit Uterustonikum (nach Stadelmann)
- homöopathische Arzneimittel
- Akupunktur
- sonographische Kontrolle des Uteruskavums auf zurückgebliebene Eihaut-, Plazentareste

Die verzögerte Rückbildung geht oft mit der **Endometritis puerperalis** einher. Sie ist neben der Plazentaretention die zweithäufigste Ursache für Blutungen im Wochenbett und tritt in den ersten Wochenbetttagen auf. Es blutet hierbei aus den **noch offenen Spiralgefäßen**; die Entzündung setzt die Kontraktilität der Uterusmuskulatur herab. Klinik und Therapie sind auf Seite 588 beschrieben.

Geburtsverletzungen, Hämatome

Blutungen aus Geburtsverletzungen treten fast immer in den ersten 24 Stunden auf (s. Kap. 21, S. 472). Hat sich im Bereich der Vulva, des Dammes oder paravaginal ein Hämatom entwickelt, wird dies oftmals erst im Wochenbett bemerkt. Ein Hämatom entsteht aus unzureichend versorgten Geburtsverletzungen oder aus einem rupturierten Gefäß und kann beträchtliche Ausmaße annehmen. Klagt eine Wöchnerin postpartal über **starke und zunehmende Schmerzen im Urogenitalbereich**, muss an ein Hämatom gedacht werden. Die Größe ist unterschiedlich, und nur im Bereich des Dammes ist es äußerlich durch Schwellung und Blaufärbung der Haut sichtbar. Um tiefer liegende Hämatome zu diagnostizieren, muss mit einem Finger das Scheideninnere vorsichtig inspiziert werden. Je nach Sitz und Größe verursacht das Hämatom Miktionsbeschwerden mit Harnverhaltung, schmerzhaftem Druck auf den Darm und/oder Schmerzen im Bereich des kleinen Beckens, die bis in Bauch und Rücken ziehen können. Die Blutungen, die zum Hämatom geführt haben, kommen gelegentlich durch den vermehrten Druck im Hämatom von selbst zum Stehen. Die Blutung nach außen ist meist nur gering und das tatsächliche Ausmaß der Blutung wird häufig unterschätzt. **Ein Hämatom muss immer operativ in Narkose entleert werden.** Handelt es sich dagegen nur um flächenhafte Haut- oder Schleimhautblutungen im Bereich des Dammes oder der Episiotomienaht, reichen konservative Maßnahmen zur raschen Wundheilung aus (Sitzbäder). Man spricht hier besser von Sugillation als von einem Hämatom.

Zurückgebliebene Plazenta- und Eihautreste, Plazentapolyp

Während Eihautreste meist spontan ausgestoßen werden, führen Plazentareste oft zu beträchtlichen Blutungen. Lagern sich Blutgerinnsel auf dem Plazentarest ab, können aus kleinen Plazentaresten große **Plazentapolypen** entstehen. Sie haften an der Uteruswand und können je nach Größe bis in den Zervikalkanal hineinragen. Die Blutung aus einem Plazentapolypen ist eine relativ seltene Erscheinung und kann vermieden werden, wenn die Nachgeburt sorgfältig auf Vollständigkeit geprüft wird.

■ **Ursachen:** Es blutet direkt aus dem noch haftenden Plazentagewebe beziehungsweise aus dem Plazentapolypen, aber auch verstärkt aus der Plazentahaftfläche; die **Kontraktionsfähigkeit** des Uterus ist **gestört** (keine beziehungsweise mangelnde Thrombosierung, mangelnde Ligaturfähigkeit der Muskulatur im Bereich des Plazentarests).

- **Klinik:**
  - Die Blutungen treten fast immer in der 2. Woche *post partum* auf.
  - Sie setzen akut ein (frisches, dunkelrotes Blut) und können erhebliche Ausmaße annehmen.
  - Der Fundusstand ist höher, als es dem Wochenbetttag entspricht.
  - Kontraktionsmittel bringen keine oder nur kurzzeitige Besserung.
  - Bei der Spiegeleinstellung findet sich die Zervix geöffnet, u. U. ist der Plazentapolyp sichtbar.

- **Therapie:**
  - Kürettage mit der stumpfen Kürette (cave: forciertes Vorgehen kann zu schweren Endometriumstörungen und sogar Uterusperforationen führen, da das Gewebe stark aufgelockert ist)
  - Kontraktionsmittel
  - Antibiotikatherapie (das *Cavum uteri* ist zu dieser Zeit nicht mehr steril, der Eingriff bringt eine Infektionsgefährdung mit sich)
  - Hat die Wöchnerin bereits Fieber und erlaubt es die Blutung, wird bei sorgsamer Überwachung und Antibiotikagabe zunächst abgewartet. Ist die Patientin fieberfrei, erfolgt die instrumentelle Nachtastung und Kürettage. Das gewonnene Gewebe muss histologisch untersucht werden, da Plazentapolypen maligne entarten können.

Zum Blutungszeitpunkt ist die Wöchnerin meist schon aus der Klinik entlassen. Die Stärke der Blutung erfordert in der Regel die Wiederaufnahme in die Klinik. Stillt die Mutter oder versorgt sie ihr Kind allein, muss auch das Neugeborene mit aufgenommen werden. **In der Klinik** erfolgt:
- Kontrolle der Blutung
- Sammeln und Wiegen der Vorlagen, um den tatsächlichen Blutverlust annähernd festzustellen
- Kontrolle der Vitalzeichen
- Braunüle und Blutentnahme (Blutbild, Gerinnung)
- Infusion zur Kreislaufstabilisation
- Kontraktionsmittelgabe
- Vorbereitung zur Operation

Funktionelle Blutungen

Kommt es nach der zweiten Woche *post partum* oder gegen Ende des Spätwochenbettes zu Blutungen, haben diese meist funktionelle Ursachen, vorausgesetzt alle oben beschriebenen Blutungsursachen konnten ausgeschlossen werden. Im ersten Fall ist ein verzögerter Wundverschluss oder Gefäßveränderungen die Ursache für einen erneut blutigen Wochenfluss. Dies ist häufig nach körperlicher Anstrengung zu beobachten und bedarf bei Fehlen von Infektionszeichen keiner Therapie. Nach 1–2 Tagen hat sich die Blutung normalisiert. Unterstützend können Kräuterteemischungen (Hirtentäschel, Frauenmantel, Schafgarbe) eingesetzt werden. Alternativ ist an eine **Östrogenmangelblutung** zu denken. Das hoch aufgebaute Endometrium wird abgestoßen, es kommt zu einer mittleren bis starken Periodenblutung. Hält diese Blutung ungewöhnlich lange an, besteht die Therapie in der Verabreichung von Östrogenpräparaten. Da die Abgrenzung zu den vorher genannten Ursachen schwierig sein kann, sollte auch eine **Sonographie** veranlasst werden.

Infektionen

Die Definition einer Infektion im Wochenbett ist an das häufigste pathologische Symptom, das **Fieber**, gebunden. Dem Fieber liegt ein Krankheitsprozess mit unterschiedlichem Ursprung zugrunde.

Unter Fieber im Wochenbett versteht man eine Temperaturerhöhung auf > 38,0 °C (oral gemessen) an zwei aufeinander folgenden Tagen zwischen dem 2. und 10. Wochenbetttag.

Die aus der Geschichte entstandene Differenzierung in Wochenbettfieber und Fieber im Wochenbett hat in der Praxis keine Bedeutung.

Unter **Wochenbettfieber** wurden alle Infektionen zusammengefasst, die ihren Ursprung in den Geburtswunden haben, z. B. der Episiotomie oder der Plazentahaftstelle.

Unter **Fieber im Wochenbett** werden dagegen alle Infektionen zusammengefasst, die einen fieberhaften Wochenbettsverlauf zur Folge haben können (Tab. 29.1).

Neben den Blutungen und Thromboembolien sind die Infektionen die häufigste Ursache für Todesfälle im Wochenbett. Besonders nach Frühentlassung ist daher der tägliche Wochenbettbesuch von großer Bedeutung. Die Wöchnerin soll auch zu Hause zur täglichen Temperaturkontrolle motiviert werden. Bei Auftreten von Fieber entsprechend der obigen Definition hat die betreuende Hebamme einen Arzt hinzuzuziehen.

Infektionen

Tab. 29.1 Ursachen für Fieber im Wochenbett.

Extragenitale Infektionen (Fieber im Wochenbett)	Genitale Infektionen (puerperale Infektion, Wochenbettfieber, Kindbettfieber)
Ursachen: • Harnwegsinfekte (HWI) • Milcheinschuss, *Mastitis puerperalis* • Thrombose, Thrombophlebitis • grippaler Infekt • Infektionskrankheiten z. B. Pneumonie, Sinusitis u. a.	Ursachen: • Infektion der Episiotomie oder Sectionaht • Endometritis • *Endomyometritis puerperalis* • Pelveoperitonitis • diffuse Peritonitis • Puerperalsepsis • Ovarialvenenthrombose

Geschichte des Wochenbettfiebers

In der Geschichte der Medizin hat es ein gehäuftes Auftreten von Wochenbettfieber zu allen Zeiten gegeben. Schon Hippokrates hat diese Erkrankung beschrieben. Massenerkrankungen und -todesfälle bei Wöchnerinnen traten jedoch erst mit der Einrichtung von Gebäranstalten auf. Im ältesten Gebärhaus der Welt, im berühmten *Hôtel de Dieu* in Paris, starben im Jahre 1664 zwei Drittel aller Wöchnerinnen. Bis ins 19. Jahrhundert hinein sind in den Gebärkliniken Epidemien mit einer Sterblichkeit von bis zu 10% beschrieben worden. Die Epidemien wurden auf atmosphärische und kosmische Einflüsse zurückgeführt und als schicksalsbedingt hingenommen. Im Wiener *Gratis-Gebärhaus* gab es Mitte des 19. Jahrhunderts zwei Abteilungen. In der ersten Abteilung wurden die Gebärenden von Ärzten und Studenten entbunden; in der zweiten Abteilung wurden Geburtshilfe und weitere Versorgung von Hebammen geleistet. Die Sterblichkeitsrate in der ersten Abteilung betrug 11,4%, in der zweiten Abteilung 2,4%.

Dr. Ignaz Semmelweis (1818–1865) war zu dieser Zeit Assistenzarzt in der ersten Abteilung. Ihm fiel der beträchtliche Unterschied zwischen den Todesraten der beiden Abteilungen auf. Da die verstorbenen Frauen von Ärzten und Studenten seziert wurden, vermutete er, dass die Gebärenden möglicherweise bei der vaginalen Untersuchung mit Leichengift infiziert worden waren. Meist kamen die Mediziner direkt vom Pathologischen Institut in den Gebärsaal. Im Jahre 1847 verstarb außerdem sein Freund, der Gerichtsmediziner war, an den Folgen einer beim Sezieren entstandenen Verletzung. Diese tödliche Erkrankung wies das gleiche Erscheinungsbild wie das Wochenbettfieber auf. Die Vermutung wurde für Semmelweis damit zur Gewissheit.

Als Vorbeugemaßnahme führte er die Chlorwaschung für Hände und Instrumente ein. Die Sterblichkeit sank zunächst auf 1,2%. Doch die Zahl der Todesfälle stieg wieder an. Semmelweis kam schließlich zu der Überzeugung, dass nicht ausschließlich das Leichengift für die Todesfälle verantwortlich sei, sondern dass das »Gift«, man sprach von »zersetzten tierischorganischen Stoffen«, durch die Untersuchungen der kranken Wöchnerinnen quasi von Bett zu Bett weitergegeben würde. Er veranlasste daraufhin weiter gehende Desinfektionsmaßnahmen: Es wurden Chlorwaschschüsseln zwischen den Betten aufgestellt und die Ärzte und Studenten mussten sich nach jeder Untersuchung die Hände waschen. Obgleich seine Lehre auch heute noch volle Gültigkeit hat, wurde sie von den namhaften Geburtshelfern seiner Zeit abgelehnt. Erst als der Glasgower Chirurg Joseph Lister (1827–1912) in den 1870er-Jahren die Antisepsis in der Chirurgie einführte, wurde Semmelweis eine gewisse Rehabilitation zuteil und man begann, sein Werk zu begreifen. Semmelweis starb 1865 an den Folgen einer Syphilis, die er sich bei der Entbindung einer syphiliskranken Mutter zugezogen hatte.

Disponierende Faktoren

- **Protrahierter Geburtsverlauf:** Eine Geburtsdauer von über 18 Stunden steht in Zusammenhang mit einer hohen Morbidität.

- **Vaginale Untersuchungen:** Wiederholte vaginale Untersuchungen stellen an sich noch keine erhöhte Infektionsgefahr dar. Jedoch steigt in Verbindung mit anderen Faktoren (z. B. vorzeitiger Blasensprung, protrahierter Geburtsverlauf, Hämatome, Gewebsnekrosen, schlechte Durchblutung infolge der Dammnaht etc.) das Risiko einer Infektion im Wochenbett an.
- **Amnioninfektionssyndrom:** Bei vorzeitigem Blasensprung und einer wehenlosen Latenzzeit von mehr als 48 Stunden ist die Wahrscheinlichkeit einer Infektion doppelt so hoch.
- *Sectio caesarea:* Sie ist die häufigste Ursache einer Infektion im Wochenbett.
- **Anämie** in der Schwangerschaft oder ein **starker Blutverlust** unter der Geburt bedeuten eine verminderte Infektionsabwehr.
- Intensivüberwachung unter der Geburt mittels **Kopfschwartenelektrode** und **interner Tokographie** birgt ein höheres Infektionsrisiko im Wochenbett in sich.

Zur **Verhütung von Infektionen** ist das eigene hygienische Verhalten zu überprüfen. Die Händedesinfektion ist eine der einfachsten und wichtigsten Maßnahmen (s. Kap. 2, S. 35). Daneben sind die disponierenden Faktoren bei der Geburtsleitung zu berücksichtigen.

Fieber im Wochenbett

Infektion der Episiotomie

Die mit Naht versorgten Schnitt- oder Rissverletzungen im Bereich von Damm, Vulva und Scheide können sich wie alle Wunden infizieren. Durch die Nähe zu den Ausscheidungsorganen sind sie möglicherweise einem höheren Infektionsrisiko ausgesetzt. Auch der ständige Kontakt mit dem Wochenfluss mag dafür verantwortlich sein.

■ **Klinik:** Die Wundränder sind gerötet. Durch die Absonderung von trüb-serösem oder eitrigem Sekret zeigt die Wundfläche einen schmierigen, grünlich gelben Belag (belegtes Geschwür, *Ulcus puerperale*). Die Vulva schwillt ödematös an; die Nähte schneiden tief in das Gewebe ein. Die infizierte Wunde verursacht erhebliche Schmerzen.

■ **Therapie/Heilungsverlauf:**
- Reinigung der Wunde und Entfernung des störenden Nahtmaterials, danach klafft die Wunde mehr oder weniger weit auseinander; dies kann die gesamte Episiotomie oder nur Anteile betreffen.
- Das Wundsekret kann nun abfließen.
- Danach tritt meist eine deutliche Linderung der Schmerzen ein.
- Eventuell die Wunde täglich mit NaCl reinigen.
- Vorlagen häufig wechseln und die Wunde nach jedem Toilettengang abspülen.
- Sitzbäder mit Totem-Meer-Salz, Kamillen-, Rivanol®-Lösung oder Eichenrindebad, für ca. 10 bis maximal 15 Minuten, einmal täglich wirken desinfizierend und fördern die Wundheilung.
- Im Anschluss daran die Bauchlage zur Entlastung einnehmen.
- Eventuell Rotlichttherapie durchführen, die schmerzlindernd und heilungsfördernd ist.
- Entzündungshemmende Medikamente (z. B. Traumeel® Tabletten und homöopathische Arzneien) geben.
- Zur Schmerztherapie ist Paracetamol geeignet. Diclofenac (Voltaren®) überdeckt die Symptome einer Infektion und ist weniger geeignet.
- Wundsalbenvorlagen (z. B. Beinwellsalbe, Traumeel® Salbe) zur besseren Epithelisierung verwenden.
- Traubenzucker (Dextropur®) in die Wunde streuen (steriler Medizinalpuder).
- Die Wundheilung erfolgt durch Granulation von innen nach außen.
- Selbst große Dehiszenzen heilen gut. Bis zum Verschluss der Wunde kann es je nach Ausmaß 2–4 Wochen dauern.
- Eine sekundäre operative Wundversorgung ist in seltenen Fällen nach Reinigung der infizierten Region nötig. Nach Abtragen des nekrotischen Gewebes erfolgt die Wundrevision mit anschließender Antibiotikatherapie.

In der Mehrzahl der Fälle bleibt die Infektion auf die eigentliche Wunde und die unmittelbare Umgebung beschränkt. Breitet sich die Infektion auf die Perinealfaszie aus, kann sie sich schnell weiter auf das Unterhautfettgewebe von Gesäß, auf die Oberschenkel und die vordere Bauchwand ausdehnen. Es besteht die Gefahr einer generalisierten Infektion. Als Erreger kommen Staphylokokken, Streptokokken der Gruppe A, Enterobakterien und Anaerobier infrage. Die operative Wundrevision und eine intensive Antibiotikatherapie sind dann zwingend erforderlich.

Infektionen

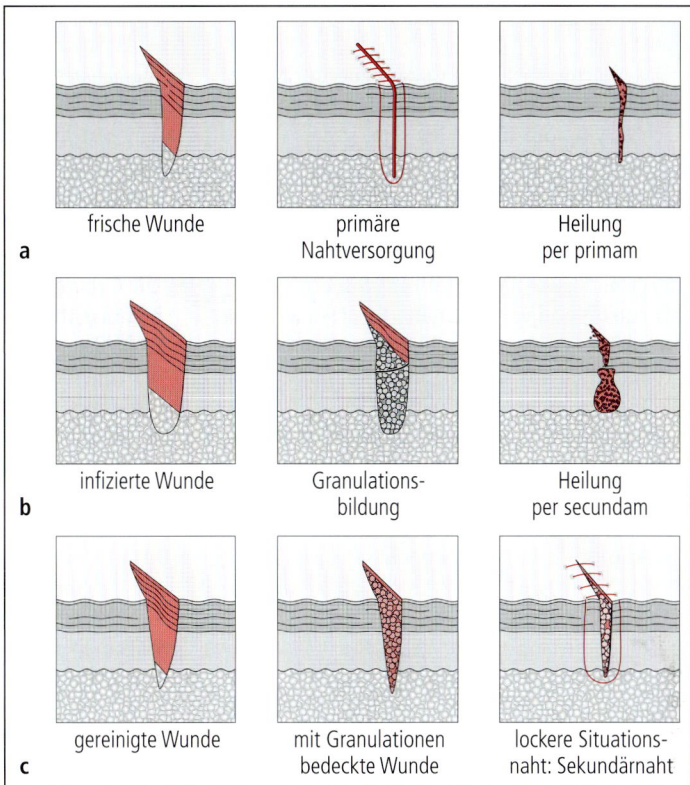

Abb. 29.1 a Primäre Wundheilung, b sekundäre Wundheilung, c Sekundärnaht (aus: Juchli L. Krankenpflege. 6. Aufl. Stuttgart, New York: Thieme 1991).

Primäre und sekundäre Wundheilung

Grundsätzlich wird zwischen primärer und sekundärer Wundheilung unterschieden. Die Abkürzung p. p. steht für primär, d. h. ohne Komplikationen verheilte Wunden (*per primam intentionem sanationis*). Sekundär mit Komplikationen verheilte Wunden werden mit p. s. (*per secundam intentionem sanationis*) bezeichnet. Beim Ausbleiben einer Infektion kommt es in der Regel zur primären Wundheilung. Schon nach 1 bis 2 Tagen sind die Wundränder durch das Fibrin locker verklebt und durch den einsetzenden Heilungsprozess nach etwa 8 Tagen fest miteinander verbunden (Abb. 29.1 a). Tritt eine eitrige Entzündung auf, wird die direkte Vereinigung der Wundränder gestört, die Wundflächen klaffen mehr oder weniger stark auseinander. Die Wunde zeigt alle Symptome einer Entzündung. Nach Sekretabfluss und Reinigung der Wunde wird die Gewebelücke durch neues Gewebe, das sog. Granulationsgewebe, aufgefüllt und epithelisiert (Abb. 29.1 b). Die sekundäre Wundheilung kann bis zu 4 Wochen dauern, je nach Schweregrad der Wundheilungsstörung. Im Stadium der Granulation ist eine Sekundärnaht möglich (Abb. 29.1 c).

Lochialstauung

Beim Lochialstau (**Lochiametra**) handelt es sich um eine Verminderung oder völlige Verhaltung des Wochenflusses. Die Ursache ist meist eine mechanische Abflussbehinderung. Der innere Muttermund kann durch Blutgerinnsel oder Eihautreste verlegt sein. Ein Spasmus der Zervix kann zum vorzeitigen Verschluss des inneren Muttermunds führen. Der Gebärmutterhals kann durch eine Retroflexion der noch großen, schweren Gebärmutter verlegt sein. Somit fließen nur wenig oder gar keine, meist übel riechende Lochien ab. Durch die Frühmobilisierung nach der Geburt und die Wochenbettgymnastik sind Lochialstauungen selten geworden. Eine gute **Prophylaxe** ist die Bauchlage nach jedem Stillen.

■ **Klinik:**
- Der Uterus ist druckschmerzempfindlich, vergrößert und weich.

- Es fließen wenig übel riechende (fötide) Lochien ab.
- Das Allgemeinbefinden ist kaum beeinträchtigt.
- Stirnkopfschmerzen können als charakteristisches Symptom vorhanden sein.

■ **Therapie:**
- Wochenbettgymnastik durchführen, anschließend die Bauchlage einnehmen.
- Regelmäßiges Anlegen (Stillen) fördern.
- Unterstützend wirken Kräutertees (Frauenmantel, Hirtentäschel), Bauchmassage mit Uterustonikum (nach Stadelmann), Akupunktur und homöopathische Arzneimittel.
- Bringen die konservativen Maßnahmen keinen Erfolg, ist die sonographische Kontrolle des Uteruskavums sinnvoll und bei positivem Befund eine niedrig dosierte Therapie mit Kontraktionsmitteln (z. B. Syntocinon® Spray) indiziert. Methergin® ist wegen der Nebenwirkungen nicht angezeigt.

In der Regel ist ein Lochialstau eine leichte Rückbildungsstörung mit geringen Einschränkungen des Wohlbefindens. Jedoch führt ein nicht behandelter Lochialstau meist zu einer Endometritis (s. u.) und erfordert daher auch die Aufmerksamkeit der begleitenden Hebamme. Treten Schüttelfrost und plötzliches Fieber auf, handelt es sich um eine Infektion der Geburtswunden, eine Antibiotikatherapie muss folgen.

Endometritis puerperalis, Endomyometritis

Bei der *Endometritis puerperalis* handelt es sich um eine Infektion der Gebärmutterschleimhaut (Plazentahaftstelle). Kommt es zur weiteren Ausbreitung und Aszension von Keimen wird schnell das angrenzende Myometrium befallen (**Endomyometritis**). Beide Formen sind fast immer mit einer Subinvolution kombiniert. Die Häufigkeit liegt bei etwa 1% nach Spontanpartus und steigt auf 30–40% nach *Sectio caesarea*. Damit ist die Sectio auch die häufigste Ursache (das Uteruskavum ist durch die Operation kontaminiert). Daneben kommt ein nicht behandelter Lochialstau oder eine sich ausbreitende Infektion der Episiotomie als Ursache in Betracht. Die oben genannten Faktoren begünstigen die Besiedlung mit Bakterien (grampositive und gramnegative Erreger, Anaerobier, Chlamydien, Mykoplasmen).

Die ersten Symptome treten in der Regel frühestens 48 Stunden *post partum* auf. Früher auftretendes Fieber hat meist andere Ursachen. Differenzialdiagnostische Überlegungen sind bei der Diagnosestellung mit einzubeziehen (Harnwegsinfekt, Pyelonephritis, Thrombophlebitis, Viruserkrankung).

■ **Klinik:**
- Die Gebärmutter zeigt alle Zeichen einer Rückbildungsstörung.
- Es fließen wenig und fötide Lochien ab, die wieder zunehmend blutig werden.
- Der Uterus ist weich, teigig, druckempfindlich, es besteht ein Kantenschmerz, die Schmerzen breiten sich weiter auf den Unterbauch aus.
- Zunächst treten subfebrile Temperaturen auf, der Puls ist normal bis wenig erhöht oder es kommt sofort zum Schüttelfrost, später zu Fieber mit Tachykardie.
- Das Allgemeinbefinden ist gestört, die Frauen klagen über Stirnkopfschmerzen.
- Labor: Untersucht werden kleines Blutbild, CRP (das C-reaktive Protein ist erhöht > 5 mg/dl), Gerinnungsstatus, Blutkultur, Zervixabstrich.

■ **Therapie:** Ist die Wöchnerin bereits zu Hause und besteht der Verdacht auf eine Endometritis oder Endomyometritis, muss die Hebamme die Klinikeinweisung veranlassen. Aus einer Endometritis kann sich schnell eine generalisierte Infektion entwickeln.
- Antibiotikatherapie
- Kontraktionsmittel
- wohltuend: feucht-warme Wickel
- unterstützendes Anbieten von Teemischungen (Hirtentäschel, Frauenmantel)
- häufige Bauchlage
- bei Fieber absolute Bettruhe, Aufstehen nur zur Toilette, leichte Kreislaufgymnastik
- sofern es der Schweregrad erlaubt und stillverträgliche Medikamente eingesetzt werden können: weitere Unterstützung des Stillens

Unter Kontraktionsmittel- und Antibiotikatherapie kommt es fast immer zur raschen Entfieberung und Erholung. Die *Endometritis puerperalis* als lokal begrenzte Infektion kann meistens in diesem Stadium abgefangen werden. Zum Teil wird auch die Gabe von Östrogenen erwogen, um die Regeneration und Proliferation des geschädigten Endometriums zu fördern.

Infektionen

Puerperale Adnexitis, Pelveoperitonitis

Dehnt sich die Infektion aufsteigend auf Tube und Ovar aus, zeigt sich das Bild einer Adnexitis. Die Entzündung greift meist auch auf das Peritoneum des kleinen Beckens über (Pelveoperitonitis).

■ Klinik:
- septische Temperaturen
- Tachykardie
- Abwehrspannung im Unterbauch (Défense musculaire)
- schwere Beeinträchtigung des Allgemeinbefindens

■ Therapie:
- Breitbandantibiotika
- Eisblase
- Spasmolyse
- Kontraktionsmittel

■ Komplikationen:
- Aufgrund des schlechten Allgemeinzustandes und der Antibiotikatherapie ist Stillen meist nicht möglich. Es ist zu prüfen, ob die Milchbildung durch regelmäßiges Abpumpen aufrechterhalten werden kann, um nach Entfieberung weiter zu stillen.
- Verklebungen der Tube können bestehen bleiben, d.h. die Motilität der Tube ist eingeschränkt, die Folge kann Sterilität sein.

Diffuse Peritonitis

Bei dieser Form der puerperalen Infektion zeigen sich die Symptome einer Bauchfellentzündung. Der gesamte Bauchraum ist von hochvirulenten Keimen befallen.

■ Klinik: Die Symptome zeigen ein **lebensbedrohliches** Bild:
- starke Schmerzen im gesamten Bauchraum
- Übelkeit, Erbrechen, Unruhe
- Nachlassen der Darmperistaltik (Zeichen eines paralytischen Ileus)
- aufgeblähter Darm, führt zu aufgetriebenem Bauch (Meteorismus)
- verminderte Ausscheidung
- thorakale Atmung (Schonung der Bauchdecke)
- septische Temperaturen, Tachykardie, geringe Blutdruckamplitude

■ Therapie:
- Intensivüberwachung:
  – Kontrolle der Vitalfunktionen und der Sauerstoffsättigung (Monitoring)
  – Atemüberwachung
  – Kontrolle der Ein- und Ausfuhr (Bilanzierung)
  – Blutgasanalyse
  – Labor
- Infusionstherapie (Korrektur des Elektrolyt- und Flüssigkeitshaushalts)
- Breitbandantibiotika
- je nach Schweregrad Laparotomie, Revision des Abdomens

Puerperalsepsis

Ausgehend von einem entzündlichen Herd im Bereich des *Cavum uteri* (z.B. zu spät oder unzureichend behandelte Endomyometritis) oder der Geburtswunden (z.B. Sectionarbe) können hochpathogene Keime in die Blutbahn gelangen und die **lebensbedrohliche** Puerperalsepsis auslösen. In vielen Fällen kann ein Kaiserschnitt die Ursache der Entzündung sein, in seltenen Fällen eine Thrombophlebitis. Die mit hochvirulenten Bakterien beladenen Thromben sind dann in die peripheren Uterusvenen geraten.

Die Puerperalsepsis ist das schwerste Krankheitsbild im Wochenbett. Die ersten Infektionszeichen sind gering und können sehr leicht missgedeutet und mit der schweren oder protrahierten Geburt in Zusammenhang gebracht werden. Diffuse Schmerzen, Unwohlsein, Kopfschmerzen, Kollapsneigung und Tachykardie können als Zeichen des Blutverlustes unter der Geburt gedeutet, Schmerzen im Unterleib als Nachwehen interpretiert werden.

> **!** Bei jeglicher Temperaturerhöhung im Wochenbett, und sei diese noch so gering, muss eine sorgfältige und vollständige körperliche Untersuchung der Wöchnerin erfolgen. Da die klinischen Zeichen zu Beginn der Krankheit leicht übersehen werden können und das Aussehen der Wöchnerin nicht für ein schweres Krankheitsbild spricht, sind labortechnische Untersuchungen (BB, CRP, Gerinnungsstatus, klinische Chemie) zu veranlassen. Innerhalb von wenigen Tagen, kann sich aus einer leichten Störung eine foudroyante lebensbedrohliche Infektion entwickeln.

Tab. 29.2 Klinische Symptome und Befunde der Sepsis, Früh- und Spätzeichen.

Frühzeichen	Spätzeichen
• diffuses Krankheitsgefühl, Müdigkeit • Myalgie (Muskelschmerzen) • kurzes oder kein Fieber • Übelkeit, Erbrechen, Durchfälle • Hypotonie, Systole < 90 mmHg • Dyspnoe • Blässe, Akrenzyanose, evtl. flushartiges Exanthem • Leukozyten normal • CRP > 20fach erhöht	• Unruhe, Angst • Fieber > 38,5 °C, mit abendlichen Temperaturspitzen und Schüttelfrost • Tachykardie • Tachypnoe, respiratorische Insuffizienz • Hypotonie • Druckschmerz im Bauch bis hin zur Abwehrspannung (Défense musculaire) • Oligurie, Anurie • Leukopenie < 3 000/μl • CRP > 20fach erhöht • Gerinnungsstörung (Thrombozytopenie) • GOT/GPT erhöht • Kreatinin erhöht • im Vollbild der Sepsis Herz-Kreislauf-Versagen, disseminierte intravasale Gerinnung, septischer Schock

Die klinischen Symptome und Befunde der Sepsis sind in Tabelle 29.2 zusammengefasst.

Der Ausbruch der Sepsis wird durch die hohen Temperaturen (> 39 °C) mit abendlichen Spitzen und Schüttelfrost angezeigt. Besonders gefährlich und gefürchtet ist die Infektion mit Streptokokken der Gruppe A (GAS, Gruppe-A-Streptokokken) und *Staphylococcus aureus*. Die als Erreger von simplen Infektionen z. B. im Nasen-Rachen-Raum bekannten Keime zeigen eine hohe Virulenz; es kommt sehr schnell zum Befall des Endomyometriums, der Parametrien und innerhalb von wenigen Stunden greift die Infektion auf die Adnexe und das Peritoneum über und endet in der Sepsis mit Endotoxinschock (toxisches Schocksyndrom, TSS), in dessen Folge es zur Schocklunge, Kreislaufkollaps, Gerinnungsstörung und zum Multiorganversagen kommt. Die Letalität ist hoch, beim Streptokokken-bedingten toxischen Schocksyndrom 30 %, beim Staphylokokken-TSS 5 %.

Häufiger, aber mit weniger dramatischem Verlauf treten Infektionen verursacht durch *Escherichia coli*, β-hämolysierende Streptokokken und Anaerobier auf.

> Da die Trägerrate von *Staphylococcus aureus* in der Bevölkerung 30–40 % beträgt und beim Krankenhauspersonal mit 70–100 % weitaus höher liegt, ist der großzügige Gebrauch eines Mundschutzes empfehlenswert.

■ **Therapie:** Selbst bei Verdacht auf eine Puerperalsepsis ist schnell eine hoch dosierte Antibiotikatherapie einzuleiten. Die Wöchnerin braucht sofortige intensivmedizinische Überwachung, ggf. die Behandlung der Gerinnungsstörung. Kommt es nicht sehr schnell zur Besserung der Symptome, muss die Keimquelle entfernt werden; eine Hysterektomie ist manchmal unumgänglich.

Aufgrund des lebensbedrohlichen Zustandes ist regelmäßiges Anlegen ausgeschlossen, meist versiegt der Milchfluss oder die Milchbildung lässt deutlich nach. Eventuell ist Ausstreichen, Abpumpen und Kühlen erforderlich. Im günstigsten Fall kann nach der akuten Phase wieder gestillt werden.

■ **Komplikationen:** Die Sepsis ist nach den Blutungen und Thromboembolien die dritthäufigste Todesursache im Wochenbett. Als Spätfolge einer Puerperalsepsis können durch sekundäre (metastatische) Keimabsiedlung auftreten:
• Lungenabszesse und Lungengangrän
• Herzklappenschäden: In etwa 20 % aller Puerperalsepsisfälle ist ein Endokardschaden nachweisbar.
• Verschluss von Venen und Arterien der Extremitäten, was zur Nekrose der betroffenen Extremität führen kann
• Hirninfarkte
• Nieren- und Lebernekrosen

- septische Hautmetastasen, septisches Hautexanthem
- metastatische Panophthalmie

Ovarialvenenthrombophlebitis

Die septische Ovarialvenenthrombose ist eine seltene, aber sehr schwere Komplikation im Wochenbett. Sie entwickelt sich häufig aus einer Endomyometritis. Es kommt zum Verschluss der Vena ovarica, meist ist die rechte Seite betroffen.

■ **Klinik, Diagnose:**
- Die Symptome sind der Endomyometritis oder Pyelonephritis ähnlich.
- Wegen der Seltenheit und des untypischen Verlaufs wird die Diagnose oft spät gestellt.
- Es kommt zu septischen Fieberschüben und Zeichen des akuten Abdomens, dabei besteht eine besondere Druckdolenz im rechten Unterbauch zur Flanke hinziehend.
- Die Diagnose wird mittels Ultraschall-Doppler und Computer- oder Magnetresonanztomographie gesichert.

■ **Therapie:**
- Antibiotika
- intravenöse Antikoagulation
- in schweren Fällen operatives Vorgehen, Thrombektomie, Resektion der Ovarialvene, Adnexektomie, Hysterektomie

Mastitis

Die Mastitis ist äußerst unangenehm, sehr schmerzhaft und stört die Erholung erheblich. Einzelheiten sind in Kap. 38, S. 775 f., beschrieben.

Harnwegsinfektionen

Harnwegsinfektionen (**Zystitis, Pyelonephritis**) sind aufgrund der hormonbedingten Blasenatonie ein häufiges Problem in Schwangerschaft und Wochenbett. Wöchnerinnen, die in der Anamnese Erkrankungen der harnableitenden Organe aufweisen, sind im Wochenbett besonders gefährdet.
Die Ursachen sind Harnverhalten, Restharnbildung, geschädigte Blasenschleimhaut durch unsachgemäßes Katheterisieren unter der Geburt, aus der Schwangerschaft mitgebrachte Infekte. Das Aufsteigen des Infekts in das Pyelon wird durch die schwangerschaftsbedingte, teils sehr ausgeprägte Atonie und Schlängelung der Ureteren begünstigt.
Die häufigsten Erreger sind *Escherichia coli*, Streptokokken, Pseudomonas, Proteus und Staphylokokken.

■ **Klinik, Diagnose:**
- häufiges Wasserlassen (Pollakisurie)
- Schmerzen (Brennen) bei und nach der Miktion (Dysurie)
- kolikartige Schmerzen im gesamten Unterbauch, auch Schmerzen im Nierenbereich (meist rechts)
- subfebrile Temperaturen
- eventuell blutiger Urin, im Mittelstrahlurin massenhaft Bakterien und Leukozyten
- bakteriologische Untersuchung mit quantitativer und qualitativer Bestimmung der Keime, Antibiogramm

■ **Therapie:**
- Bettruhe, Wärme
- reichlich Flüssigkeit
- Analgetika und Spasmolytika
- antibiotische Behandlung
- Fortsetzung der Behandlung so lange, bis der Urinbefund negativ ist

Symphysenschädigung

■ **Ursachen:**
- In der Schwangerschaft kommt es unter dem Einfluss der Östrogene zur physiologischen Auflockerung der Symphyse, der Iliosakralgelenke und des Bandapparats. Gelegentlich gehen diese Veränderungen über das physiologische Maß hinaus und verursachen schon in der Schwangerschaft Beschwerden, die dann im Wochenbett fortbestehen (Beckenringlockerung, Symphysenlockerung).
- Die Belastung des Beckenrings kann insbesondere bei schweren Geburten (großes Kind, enges Becken, vaginal-operative Geburt) zur Schädigung der Symphyse führen.
- Die in der klassischen Rückenlage oder auch halbliegenden Position maximale Abduktion der Hüftgelenke beim Hochziehen der Beine oder Abstemmen der Beine in die Hüfte der Hebamme begünstigt eine Pelveopathie.
- Kalkstoffwechselstörungen (Folge schnell aufeinander folgender Schwangerschaften) und

D-Hypovitaminosen als mögliche Ursachen werden derzeit noch diskutiert.

■ **Formen der Symphysenschädigung:** Die Veränderungen umfassen die **Symphysenlockerung** (Diastase) bis hin zur **Symphysensprengung** (Ruptur). Die Lockerung reicht von einem nur geringen Auseinanderweichen der Symphyse bis zu einem deutlichen Spalt zwischen den Schambeinästen. Dagegen ist bei der Symphysenruptur die komplette Bindegewebsverbindung der Schambeine zerrissen. Unter Umständen sind damit Knochenabsplitterung und ungleicher Schambeinstand (Dislokation) verbunden.

■ **Klinik, Diagnose:**
- Es besteht eine auffallende Schmerzempfindlichkeit der Symphysengegend unmittelbar nach der Geburt oder in den ersten Wochenbetttagen.
- Die Schmerzen strahlen in die Oberschenkel und das Kreuzbein aus (Iliosakralgelenk-Beschwerden).
- Beim Druck auf die Hüftbeine z. B. in liegender Position (mit flachen Händen sanfter Druck auf die Hüftbeine zur Symphyse hin, Kompressionstest) oder in Seitenlage verstärken sich die Schmerzen.
- In flacher Rückenlage mit ausgestreckten Beinen kann das Verlängern eines Beines aus der Hüfte heraus und das Verkürzen des anderen Beines in die Hüfte hinein gar nicht oder nur unter starken Schmerzen ausgeführt werden.
- Die Frauen können sich von der Rückenlage nicht in die Seitenlage drehen und nicht auf einem Bein stehen.
- Bewegung verstärkt den Schmerz.
- Beim Betasten des erweiterten Symphysenspalts treten deutliche Schmerzen auf.
- In schweren Fällen ist die Frau im Liegen außerstande, das passiv angehobene Bein in dieser Position zu halten: Es fällt beim Loslassen herab.
- Es bestehen Gehbeschwerden, es kommt zum sog. »Watschelgang« (um die Verschiebung des Beckenringes beim Gehen zu vermeiden) oder zum Einknicken zur belasteten Seite.
- Neben der klinischen Untersuchung wird ergänzend Ultraschall oder Röntgendiagnostik angewandt. Dabei ist die Erweiterung des Symphysenspalts und bei einseitiger Belastung die Dislokation der Schambeinäste zu sehen (Abb. 29.2 a–c).

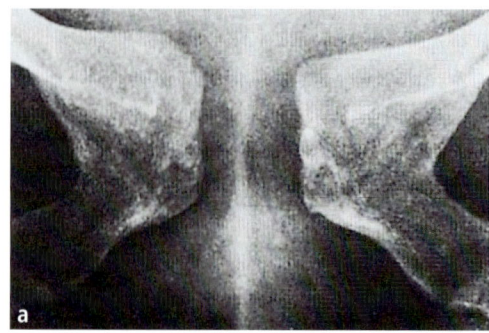
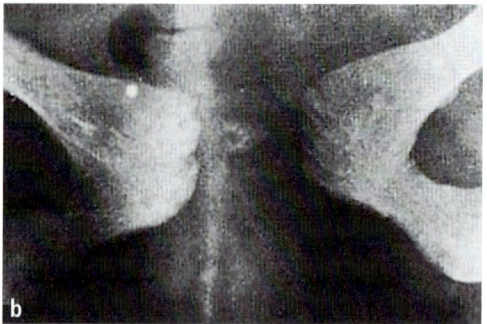
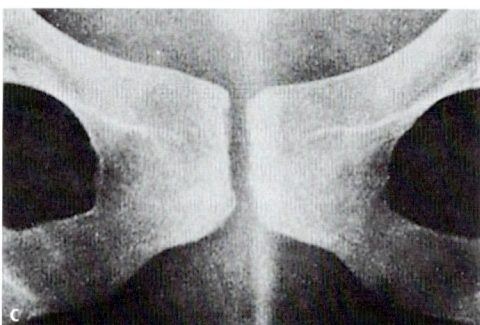

Abb. 29.2 a–c Symphysenschaden *post partum*. Drei Fälle mit relativ ähnlicher Symptomatik. Dagegen sind die Röntgenbefunde sehr unterschiedlich (aus: Schmidt-Matthiesen H, Wallwiener D. Gynäkologie und Geburtshilfe. 10. Aufl. Stuttgart, New York: Schattauer 2005).

- Findet sich durch die Sonographie oder das Röntgen kein eindeutiger Befund und die Schmerzen halten weiter an, ist die Magnetresonanztomographie (MRT) angezeigt. Die Untersuchung ist aufwendig, jedoch ohne Strahlenbelastung und macht auch diskrete Veränderungen sichtbar.

■ **Therapie bei Symphysenlockerung/-ruptur:**
Leichte Formen heilen ohne aufwendige Thera-

Venenerkrankungen, Thrombose, Embolie

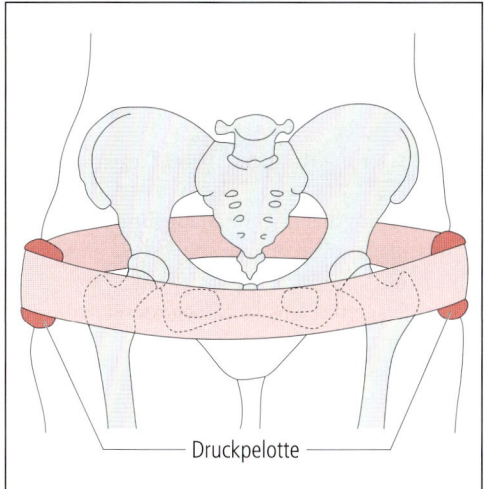

Abb. 29.3 Beckengürtel mit eingearbeiteten Trochanterpelotten. Die Druckpelotten müssen genau über den Trochanteren liegen, der Gurt muss über die Symphyse geführt werden.

! Unter einer **Thrombose** versteht man die intravasale und lokale Gerinnung von Blutbestandteilen (Blutpfropfbildung) in den Venen oder Arterien. Je nach Größe wird der Blutstrom teilweise oder vollständig unterbrochen. Löst sich der Thrombus von der Gefäßinnenwand, wird er in den Kreislauf eingeschwemmt, es besteht die Gefahr der Embolie.

■ **Ursachen:** Verschiedene Faktoren begünstigen das Entstehen einer Thrombose. Die drei erstgenannten werden unter dem Begriff »Virchow-Trias« zusammengefasst:

- **Gefäßwandschäden:** Die Schädigung der Gefäßinnenwand (Intima) kann verschiedene Ursachen haben: Veränderung der Beinvenen durch Varikosis, durch Entzündungen (Phlebitis), Gefäßschäden der Beckenvenen nach komplizierter Geburt (Verletzung, Quetschung, Operation), Gefäßveränderungen bei Spätgestosen. Die Schädigung der Intima führt zu einer Verklumpung der Blutplättchen (Thrombozytenaggregation).
- **Verlangsamung der Blutzirkulation** (Stase): Durch die verlangsamte Blutströmung können sich die Thrombozyten an den Venenwänden festsetzen und die Thrombusbildung in Gang setzen. Die Fließgeschwindigkeit des Blutes ist verlangsamt bei bestehender Varikosis, Weitstellung der Blutgefäße während der Schwangerschaft, die im Wochenbett bestehen bleibt, Langzeitbettruhe bei drohender Frühgeburt, Immobilität durch protrahierten Geburtsverlauf oder nach Schnittentbindung.
- **Beschleunigung der Blutgerinnung:** Die Hyperkoagulabilität des Blutes in der Schwangerschaft ist auch noch im Frühwochenbett vorhanden.
- **Subpartale Einschwemmung von thromboplastinhaltigem Material** aus Plazenta, Dezidua und von Fruchtwasser in die mütterliche Blutbahn, insbesondere durch Eingriffe in der Plazentarperiode (Expressionsversuch der Plazenta ohne positive Lösungszeichen, manuelle Plazentalösung und Nachtastung, Kürettage).

■ **Prävention:** Der Disposition zu Venenerkrankungen in der Schwangerschaft und im Wochenbett ist mit vorbeugenden Maßnahmen entgegen-

pie aus. Krankengymnastik zur Kräftigung der Hüftabduktoren durch die Physiotherapeutin, Wärmetherapie, Rotlicht, Langwellenbehandlung sowie Iontophorese mit antiphlogistischen Salben oder Gels unterstützen und verkürzen den Heilungsprozess. Im Einzelfall ist eine Medikation mit Schmerzmitteln notwendig. In Abhängigkeit vom Beschwerdebild ist eine Stabilisierung des Beckenringes durch ein individuell angepasstes Stützkorsett oder einen Beckengürtel (Abb. 29.3) erforderlich. Die Behandlungsdauer sollte bis zur Beschwerdefreiheit fortgesetzt werden.

Die Diagnose **Symphysenruptur**, bestätigt durch MRT, mit dem Vollbild der Beschwerden ist durch die großzügige Indikation zur Sectio bei Verdacht auf zephalopelvines Missverhältnis oder bei fetaler Makrosomie, ein sehr seltenes Ereignis geworden. In diesem Fall wäre eine operative Stabilisierung der Symphyse erforderlich.

■ **Prognose:** Selbst schwere Symphysenschäden bilden sich weitgehend zurück. Kommt es nicht zu einer befriedigenden Stabilisierung und Festigkeit des Beckenrings, hat dies Auswirkungen auf Skelett und Muskulatur. Die gesamte Statik des Körpers ist verändert, es entstehen muskuläre Fehlbelastungen mit Kreuzschmerzen und – besonders belastend für eine junge Frau – Dysfunktionen von Blase und Darm und Sexualprobleme.

zuwirken. Ziel der Thromboseprophylaxe ist es, die Strömungsgeschwindigkeit in den Venen zu erhöhen und den Blutrückfluss zu fördern.

■ **Physikalische Präventivmaßnahmen:**
- Hochlagerung der Beine während der Nacht und in Ruhepausen
- langes Stehen vermeiden
- ausgedehnte Sonnenbäder vermeiden (Gefäßerweiterung)
- tägliche Wechselduschen (heiß-kalt, mit kalt aufhören)
- aktive Thrombosegymnastik, Aktivierung der Muskel-Venen-Pumpe, Schwimmen, Radfahren
- Kompression der Venen durch Kompressions- oder Stützstrümpfe
- Frühmobilisierung nach der Geburt, insbesondere nach Schnittentbindung, Wochenbettgymnastik

■ **Präventive Medikation:**
- Nach einer Kaiserschnittentbindung sollte eine routinemäßige Antikoagulationsprophylaxe mit Heparin erfolgen.
- Dies gilt ebenso bei Wöchnerinnen mit Thromboseanamnese, ausgeprägter Varikosis oder Langzeitbettruhe.

Oberflächliche Thrombophlebitis

Es handelt sich hier um eine lymphogene Infektion einer oberflächlichen Vene. Meist sind die Beinvenen betroffen, dabei bildet sich ein Gerinnsel, es kommt zu einer lokal begrenzten Entzündung. Besonders gefährdet sind Frauen mit bereits bestehenden Varizen.

■ **Klinik, Diagnose:**
- gerötete Haut der betroffenen Vene
- lokale Temperaturerhöhung und Schwellung der infizierten Region
- Schmerzen, Druckempfindlichkeit des infizierten Venenstrangs
- evtl. subfebrile Temperatur, Tachykardie sowie Störung des Allgemeinbefindens (= allgemeine Entzündungszeichen)
- Sonographie zum Ausschluss einer Thrombose

■ **Therapie, Pflegemaßnahmen:**
- möglichst Mobilisierung (keine Bettruhe, im Gegensatz zur tiefen Thrombose)
- Kompressionsverband oder Thrombosestrümpfe, viel laufen
- Hochlagerung der Beine beim Liegen oder Sitzen
- entzündungshemmende Maßnahmen: Alkoholumschläge, antiphlogistische Salben und Medikamente
- Umschläge mit Rosskastanienextrakten zur Tonisierung der Venenwände
- Heparinisierung bei Immobilität

Tiefe Bein- und Beckenvenenthrombose

Die Thrombose geht meist von den tiefen Unterschenkelvenen aus und kann aufsteigend auf Oberschenkel- und Beckenvenen übergreifen. Die primär entstehende Beckenvenenthrombose ist selten. Eine Thrombose ist hinsichtlich der Emboliegefahr weit gefährlicher als die nur oberflächlich bestehende Thrombophlebitis. Die Häufigkeit einer Thrombose im Wochenbett liegt bei etwa 2 %. Die Emboliemortalität beträgt nach vaginaler Geburt 0,1 bis 0,2 % und ist nach Schnittentbindung um den Faktor 10 höher (postthrombotisches Syndrom, s. S. 215).

■ **Klinik, Diagnose:**
- Schwere- und Spannungsgefühl im betroffenen Bein; ziehende Schmerzen, »Muskelkater«
- bei Beinvenenthrombose Druckempfindlichkeit und Schmerzen im Verlauf der großen Beingefäße, insbesondere der *Vena saphena magna* (Abb. 29.4)
- Wadenschmerz bei Dorsalflexion des Fußes (Homans-Zeichen)
- Kompressionsschmerz der Wadenmuskeln (Meyer-Zeichen)
- Fußsohlenschmerz bei Druck auf die mediale Fußsohle (Payr-Zeichen, Abb. 29.4)
- Druckempfindlichkeit von Fußsohle, Achillessehne und aufsteigend Wadenbereich, Kniekehle, Adduktoren- und Leistenkanal
- Verstärkung der Symptome im Stehen und bei Belastung
- Schwellung und livide (blassbläuliche) Verfärbung der betroffenen Extremität. Die Haut ist warm und glänzend.

Venenerkrankungen, Thrombose, Embolie

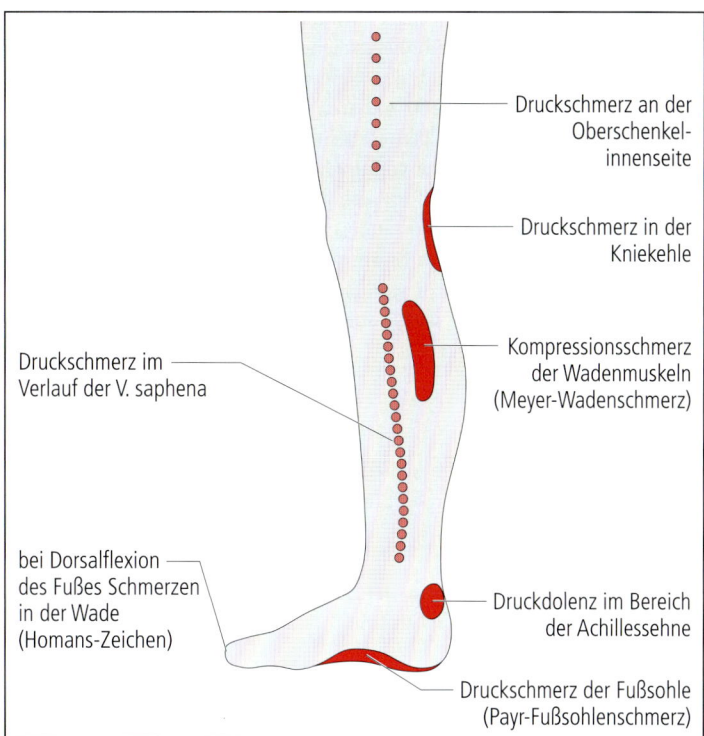

Abb. 29.4 Druckdolente Punkte bei tiefer Beinvenenthrombose.

- im Vergleich zum nicht betroffenen Bein Umfangsdifferenz von mehr als 1,5 cm
- subfebrile Temperaturen
- sog. Kletterpuls (Pulserhöhung, die sich treppenförmig entwickelt = **Mahler-Zeichen**)

Die klinische Untersuchung ist nicht zuverlässig. Das Fehlen klinischer Zeichen schließt eine Thrombose nicht aus. Daher sind bei Verdacht eine Doppler-Ultraschallsonographie und eine Phlebographie dringend angezeigt.

■ **Therapie, Pflegemaßnahmen:**
- Bei tiefer Oberschenkel- und Beckenvenenthrombose wird **absolute Bettruhe** bis zu einer Woche empfohlen, dabei Hochlagerung des Beins; jede Erschütterung ist zu vermeiden, damit es nicht zur Loslösung des Thrombus und zur Embolie kommt (Vorsicht bei allen Pflegemaßnahmen, keine abrupten Bewegungen, Obstipationsprophylaxe, um Pressen bei der Darmentleerung zu vermeiden).
- Bei tiefer Venenthrombose der Unterschenkel empfehlen einige Autoren, unter Anwendung von Kompressionstherapie und Heparinisierung die Patienten laufen zu lassen.
- Antikoagulation: Es sollte eine intravenöse Heparin-Dauertropfinfusion unter Kontrolle der Plasmathrombinzeit (PTZ) und Prothrombinzeit (Quick) angelegt werden.
- Eine Thrombolysetherapie kommt nur im Einzelfall in Betracht (zahlreiche Kontraindikationen).
- Die operative Thrombektomie erfolgt mit weiterführender Antikoagulation zunächst mit Heparin und im weiteren Verlauf mit Marcumar für mehrere Monate (in diesem Fall muss abgestillt werden).

Embolie

! Löst sich ein Thrombus aus dem Venensystem, wird er per Blutstrom über das rechte Herz und die Lungenarterie in die Lunge transportiert. Dort kommt es zu einer Gefäßblockade und einem mehr oder weniger ausgedehnten Ausfall der Lungendurchblutung, d. h. zur Lungenembolie.

Je nach Ausmaß der Embolie können unterschiedliche Beschwerden auftreten. Beim Ausfall größerer Lungenareale entsteht ein akutes Krankheitsbild, das innerhalb weniger Minuten zum Tod führen kann. Das Emboliegeschehen kann auch in Schüben verlaufen. Einer kleinen, stummen, d.h. klinisch kaum bemerkbaren Embolie kann eine große Embolie folgen. Besteht bei einer Wöchnerin Atemnot, begleitet von unklaren Symptomen wie Temperatur- und Pulserhöhung, Verschlechterung des Allgemeinzustandes, unter Umständen Husten mit blutigem Sputum, muss immer an eine Embolie gedacht werden. Die einzig lebensrettende Maßnahme ist die sofortige intensivmedizinische Betreuung.

■ **Klinik:**
- plötzlicher, heftiger Schmerz im Thoraxbereich
- Atemnot, oberflächliche, beschleunigte Atmung
- Kreislaufschock, Tachykardie, Blutdruckabfall
- Angst, Unruhe
- Halsvenenstauung
- bei Überleben der Patientin: nach Tagen Auswurf von rostrot blutigem Sputum

■ **Sofortmaßnahmen:**
- Arzt benachrichtigen
- Oberkörperhochlagerung
- Fenster öffnen, Sauerstoffzufuhr über eine Nasensonde
- nach ärztlicher Anordnung Sedierung und Schmerzmittel
- Schockbehandlung

Und je nach Zustand:
- Reanimationsmaßnahmen
- Antikoagulation
- evtl. Fibrinolyse, falls keine Kontraindikation vorliegt
- Notembolektomie der Pulmonalarterie

Besonderheiten im Wochenbett

Erkrankungen der Harnorgane

In der Schwangerschaft war die Blase durch den gefüllten, schweren Uterus eingeengt. Die Füllungskapazität war vermindert, die Miktion erfolgte öfter als gewöhnlich. Nach der Geburt ist im kleinen Becken wieder Raum für die Blase. Bei der Geburt kann es – besonders bei protrahierten oder operativ beendeten Geburtsverläufen – zu Irritationen der Blase, des Blasenhalses und der Urethra kommen.

Harnverhalten

Bei einer Harnverhaltung mit Restharnbildung besteht die Gefahr einer aufsteigenden Infektion der harnableitenden Organe.

■ **Ursachen:**
- **Ödeme** des Blasenhalses und der Urethra: häufig nach protrahiertem Geburtsverlauf, vaginal-operativen Geburten; stellen ein mechanisches Hindernis dar
- **Atonie der Blasenmuskulatur:** Fortbestehen der schwangerschaftsbedingten Blasenatonie im Wochenbett
- **Reflektorische Hemmung:** Sphinkterkrampf, unter Umständen aus Angst vor Schmerzen (Episiotomie, Labienrisse), Missachtung der Intimsphäre

■ **Klinik:**
- Trotz ausreichender Flüssigkeitszufuhr kann die Wöchnerin nicht, nur mühsam oder nur tropfenweise Wasser lassen (Überlaufblase).
- Die gefüllte Blase ist als dickes Polster vor der Gebärmutter zu ertasten.
- Subjektiv gibt es wenig Beschwerden.

■ **Therapie, Pflegemaßnahmen:**
- Die Maßnahmen sind in Kapitel 26 auf Seite 547 beschrieben.
- Bleibt die Spontanmiktion aus und ist mittels Ultraschalluntersuchung der Füllungszustand der Blase nachgewiesen, muss katheterisiert oder für kurze Zeit ein Dauerkatheter gelegt werden. Ist auch dies nicht möglich (Zuschwellen der Urethra), muss suprapubisch punktiert und ein Spezialkatheter gelegt werden.

Harninkontinenz

Die Ursache für den unwillkürlichen Harnabgang kann eine geburtstraumatische Verletzung des Blasenhalses oder eine Beckenbodenschwäche nach der vaginalen Geburt – insbesondere nach traumatischen vaginalen Geburten –, eine vaginal-operative Entbindung oder ein langes und unsachgemäßes Valsalva-Pressen sein.
Diese so genannte **Stress- oder Belastungsinkontinenz** wird in drei Schweregrade eingeteilt:

Besonderheiten im Wochenbett

Grad 1: Urinabgang beim Husten, Niesen, Lachen, bei schwerer körperlicher Arbeit (plötzliche intraabdominelle Drucksteigerung)
Grad 2: Urinabgang beim Laufen, Tragen, Heben, bei leichter Belastung (gleichmäßige intraabdominelle Drucksteigerung)
Grad 3: Urinabgang beim Stehen, evtl. sogar schon im Liegen (orthostatische Druckeinwirkung)

Unter der so genannten **Urge- oder Dranginkontinenz** versteht man den Drang, die Blase schnell entleeren zu müssen, auch wenn sie nicht gefüllt ist. Dies kann auch mit unfreiwilligem Harnabgang verbunden sein.
Kommt es zum Harnabgang bei voller Blase, beim Aufstehen oder bei jedem Lagewechsel, spricht dies für eine Mischform aus Stress- und Dranginkontinenz.
Eine gezieltes Training des Blasenverschlusses durch Beckenbodengymnastik hat gute Erfolgsaussichten. Es führt meist zur baldigen Besserung der Beschwerden. In leichteren Fällen kann dies in einer Rückbildungsgruppe stattfinden, in schwereren Fällen ist eine Einzeltherapie weit über das Wochenbett hinaus erforderlich. Bei konsequentem Training verschwindet die Inkontinenz meist völlig. Ist eine Fistel die Ursache für die Harninkontinenz, ist ein operativer Eingriff zur Wiederherstellung der normalen Blasenfunktion notwendig.

Wochenbettpsychose

Schwangerschaft und Geburt führen bei manchen Frauen zu schweren psychischen Veränderungen, die mit einer Häufigkeit von 0,14 bis 0,26 % auftreten (s. Kap. 25, S. 538 ff.).

Pflege der diabetischen Wöchnerin

In der Regel sind die an *Diabetes mellitus* erkrankten Frauen in der Diabetikerschulung individuell beraten worden. Die gut eingestellte und geschulte Diabetikerin kann ihre Lebensweise selbstständig gestalten. Sie weiß um die Begleiterscheinungen ihrer Krankheit und wie sie damit umgehen muss. Abgesehen davon ist aber zu beachten, dass mit dem Ende der Schwangerschaft Umstellungen im Stoffwechsel zu erwarten sind, die eine sorgsame Überwachung nötig machen. Bei der Verlegung auf die Wochenstation sind detaillierte Informationen für die weiterbetreuende Pflegeperson von Bedeutung. Bei der Pflege und Betreuung sind folgende Überlegungen und Gesichtspunkte zu berücksichtigen:

- Kann die Wöchnerin mit ihrer Krankheit umgehen?
- Ist sie mit der Lebensweise, der Ernährung, der Medikation vertraut?
- Kontrolliert sie selbstständig den Blutzuckerspiegel?
- Bemerkt die Frau Veränderungen in der Stoffwechselsituation, z. B. Blutzuckerabfall?
- Wann wurde der letzte Blutzuckerwert bestimmt, wie hoch war der Wert?
- Gab es Besonderheiten im Geburtsverlauf, z. B.:
  – vorzeitiger Blasensprung (Infektionsanfälligkeit)
  – Kaiserschnitt, Episiotomie, Dammriss (schlechte Wundheilung)
  – protrahierter Geburtsverlauf, Stress
  – Insulinmedikation, Glukosegabe unter der Geburt
  – Zustand des Neugeborenen: Wurde es in die Kinderklinik verlegt?

■ **Behandlungsplan:** Der Arzt verordnet den **Diätplan** und die medikamentöse Therapie. Die Diät wird nach Kilojoule berechnet und bis zur Stabilisierung der Blutzuckerwerte täglich neu festgelegt. Der Energiebedarf richtet sich nach dem Gewicht und der Konstitution der Frau. Stillende Frauen haben einen Mehrbedarf von ca. 1 250 kJ. Die Kohlenhydratmenge wird in Broteinheiten (BE) festgelegt, verteilt auf 6 Mahlzeiten pro Tag. Der **Insulinbedarf** fällt am ersten Wochenbetttag stark ab und pendelt sich innerhalb von Tagen auf die Werte vor der Schwangerschaft ein. Dies fällt häufig mit dem Hormonabfall im Frühwochenbett zusammen. Dabei stellt der 3./4. Tag *post partum* eine kritische Zeit dar. Oft ist eine Neueinstellung der Insulinzufuhr erforderlich.

■ **Pflegemaßnahmen:** Die Krankheitszeichen des *Diabetes mellitus* können den Verlauf des Wochenbettes stören:
- große Urinmengen
- vermehrter Durst
- ständige Müdigkeit, evtl. depressive Verstimmung

- Gewichtsverlust
- Neigung zu Übelkeit und Erbrechen
- Anfälligkeit für Pilzinfektionen, Furunkulose, Juckreiz
- schlechte Wundheilung

Für die mit der Pflege betrauten Personen bedeutet dies:
- Die im Wochenbett physiologische Harnflut, der vermehrte Durst – insbesondere bei Stillenden – und das starke Schwitzen ähneln den Symptomen der diabetischen Entgleisung. Die Wöchnerin ist daher ausführlich über die Vorgänge im Wochenbett aufzuklären.
- Die Anfälligkeit für Juckreiz, Pilzinfektionen und Furunkulose erfordert eine sorgfältige Pflege der Haut und Schleimhäute und eine frühe Beachtung von Symptomen.
- Die Diabetikerin ist besonders infektionsgefährdet (verminderte Resistenz gegen Krankheitserreger). Daher ist eine exakte Kontrolle der Lochien (genitale Infektion) und der Brust (Mastitis) notwendig. Die Wöchnerin ist über die sorgfältige Intimhygiene aufzuklären:
  – Genitale mehrmals täglich waschen, abspülen und trocknen, immer von der Symphyse zum Anus wischen.
  – Wenn nötig, mit dem Fön nachtrocknen.
  – Bei adipösen Frauen evtl. Baumwollstreifen in die Hautfalten legen.
  – Keimarme Vorlagen verwenden.
- Eine gute Stilltechnik und Brustpflege sind zur Vermeidung von Rhagaden als Eintrittspforten für Keime notwendig.
- Die Anfälligkeit für Harnwegsinfektionen und allgemeine Infekte ist zu beachten.
- Wegen der Neigung zur schlechten Wundheilung ist die Pflege der Dammnaht zu intensivieren (Intimhygiene, Belastungen vermeiden, Sitzringe vermeiden).
- Durch die diabetische Veränderung der Blutgefäße besteht eine Tendenz zur Hypertonie (häufige RR-Kontrollen), die Thrombose- (tägliche Kontrolle der Beine, s. S. 595) und Emboliegefahr sind erhöht.

Das Stillen stellt bei einem gut eingestellten Diabetes kein Problem dar. Der erhöhte Energiebedarf ist zu beachten. Da das Neugeborene häufig in der Kinderklinik ist, braucht die Wöchnerin intensive Hilfestellung beim Aufbau der Stillbeziehung oder beim Abpumpen der Muttermilch.

Pflege nach Kaiserschnitt

Die sich an die Operation anschließende Überwachung erfolgt meist noch im Kreißsaal, bevor Mutter und Kind nach 4–6 Stunden auf die Wochenstation verlegt werden. Durch die veränderte Operationstechnik mit geringem Blutverlust und die häufig angewandte Regionalanästhesie ist die Pflege deutlich weniger aufwendig als in den früheren Jahren.

Die **Schmerzlinderung** erfolgt auf Anordnung des Arztes. Direkt *post partum* kommen Opioide in Form von Kurzinfusionen zur Anwendung. Im weiteren Verlauf wird häufig Diclofenac verabreicht, hierbei sind die Kontraindikationen zu beachten.

Flüssigkeitsersatz: Falls die Patientin nicht genügend trinkt, wird eine Flüssigkeitszufuhr von 2 000 ml/24 Std. parenteral veranlasst.

Postoperative Überwachung: Ohne spezielle Indikation werden Kreislauf, Temperatur, Konsistenz des Uterus, Fundusstand und Lochien sowie eine Bilanzierung der Ein- und Ausfuhr alle 20–30 Min. innerhalb der ersten 2 Stunden postoperativ, danach alle 4 Std. innerhalb der ersten 24 Std. kontrolliert. Im Anschluss ist eine einmalige tägliche Kontrolle ausreichend.

Die **Mobilisation** erfolgt in Abhängigkeit von der Anästhesie spätestens 6 Stunden *post operationem*. Die volle Mobilisation sollte innerhalb der ersten 24 Std. postoperativ erreicht sein.

Ernährung: Eine stufenweise Nahrungsadaption wird nicht mehr praktiziert. Nach Periduralanästhesie ist unmittelbar postoperativ eine Nahrungsaufnahme erlaubt. Bei Intubationsnarkose darf die Patientin essen und trinken, sobald sie ausreichend wach ist. Meist wird die Nahrungsaufnahme spontan reduziert, um am zweiten Tag wieder wie gewohnt zu essen. Falls sich die Darmentleerung nicht spontan innerhalb von 24 Stunden wieder einstellt, können Laxanzien verordnet werden.

Der **Wundverband** wird bis zur Verlegung lediglich äußerlich auf Blutungen kontrolliert, die Sectiowunde danach einmal täglich inspiziert.

■ **Vorbereitung:**
- 2 unsterile Handschuhe
- 2 sterile Handschuhe
- 1 steril verpackte Verbandkompresse passender Größe

Besonderheiten im Wochenbett

- 1 sterile Schlitzkompresse
- 1 sterile Pinzetten
- sterile Tupfer
- Haut- und Händedesinfektionsmittel
- Abwurf

Vorgehen beim aseptischen Verbandwechsel:
- Die Wöchnerin aufklären, auf Fragen eingehen. Zugluft vermeiden und die Intimsphäre wahren.
- Material griffbereit stellen, unsteriles patientennah, steriles patientenfern.
- Abwurfbeutel an das Fußende des Bettes stellen.
- Unsterile Einmalhandschuhe anziehen.
- Wundverband entfernen, in den Abwurfbeutel werfen.
- Handschuhe ausziehen, ebenfalls in den Abwurfbeutel werfen.
- Wunde betrachten im Hinblick auf Dehiszenz, klaffende Wundränder, Infektionszeichen (Exsudate, Rötung), Druckschmerzhaftigkeit, Hämatome.
- Sterile Einmalhandschuhe anziehen.
- Mit steriler Pinzette, sterilem Tupfer und Desinfektionsmittel die Wunde von innen nach außen reinigen und desinfizieren (dabei niemals den Tupfer zweimal über die Wunde führen).
- Pinzette ablegen, Tupfer in den Abwurf werfen.
- Sterile Verbandkompresse auf die Wunden legen (die Kompressen nur an den Kanten anfassen) und fixieren.

■ **Nachbereitung:**
- Abwurfbeutel verschließen.
- Material zusammenräumen.
- Wöchnerin zudecken, Wünsche erfragen.

Wenn die Wunde nach 24–48 Stunden reizlos, trocken und sauber ist, wird auf den Wundverband verzichtet, der Schnitt weiter täglich kontrolliert. Die Fäden oder Klammern werden am 5. Tag entfernt. Bei **septischen** Wundheilungsstörungen wird die Wöchnerin in einem Infektionszimmer gepflegt, damit keine Mikroorganismen auf andere Wöchnerinnen und Säuglinge übertragen werden können. Versorgt die Wöchnerin ihr Kind selbst, wird sie über hygienische Schutzmaßnahmen aufgeklärt. Im Allgemeinen kann die Wöchnerin weiter stillen. Die Wundversorgung wird mit einem Unterschied ähnlich wie bei der aseptischen Wundversorgung durchgeführt: Die

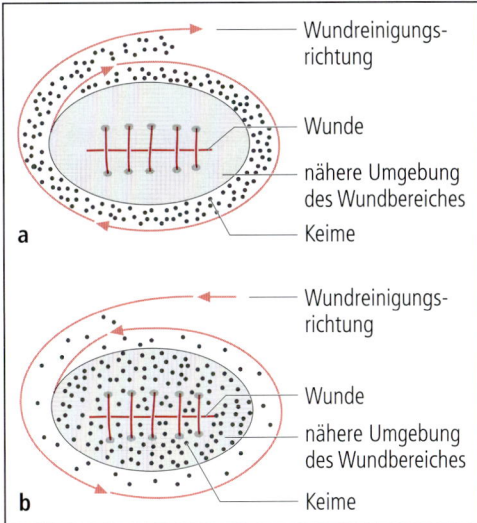

Abb. 29.5 Wundreinigung **a** bei aseptischer Wunde, **b** bei septischer Wunde.

Wundreinigung erfolgt **von außen nach innen** (Abb. 29.5 a, b).

Pflege des transurethralen Blasenverweilkatheters: In vielen Kliniken wird der Katheter bereits 2 bis 6 Stunden nach der Operation entfernt. Ist eine längere Dauerkatheterisierung notwendig, ist Folgendes zu beachten:
- Verkrustungen werden von der Symphyse zum Anus hin gereinigt.
- Katheter und Drainagesystem dürfen nicht diskonnektiert und nicht über Blasenniveau gehalten oder befestigt werden.
- Bei Lagerungswechsel evtl. den Katheter kurz abklemmen, um ein Zurückfließen des Urins in die Blase zu vermeiden.
- Für einen ungehinderten Urinabfluss sorgen.
- Druckstellen vermeiden.

■ **Vorbereitung zur Katheterentfernung:**
- Spritze zum Entblocken
- Urinbecher für die Bakteriologie
- Zellstoff, Abwurf
- sterile Handschuhe

Vorgehen bei der Katheterentfernung:
- Patientin informieren.
- Patientin lagern wie beim Legen des Katheters.
- Hygienische Händedesinfektion durchführen.
- Handschuhe anziehen.

- Urin direkt aus dem Katheter abnehmen (nicht aus dem Urinbeutel).
- Ballonflüssigkeit über das Spezialventil abziehen (entblocken).
- Katheter vorsichtig zurückziehen, in Zellstoff wickeln, dann in den Abwurf werfen.
- Äußeres Genitale mit handwarmem Wasser abspülen, abtrocknen.
- Materialien entsorgen.
- Abschließende Händedesinfektion durchführen.

■ **Laborkontrollen:** Am 2. Tag empfehlen sich bei normalem Blutverlust und fehlenden Infektionszeichen folgende Kontrollen: kleines Blutbild, Differenzialblutbild und CRP. Am 4. Tag sollte ein Urinstatus erhoben werden.

■ **Physiotherapie:** Ab dem 2. postoperativen Tag ist Wochenbettgymnastik möglich.
Bei unauffälligem Verlauf gehen die Wöchnerinnen bereits zwischen dem 3. und 5. Tag nach Hause. Allerdings sollte sichergestellt sein, dass eine Unterstützung durch den Partner oder Familienangehörige möglich und die Hebammenbetreuung gewährleistet ist.

Literatur

Beske F, Hrsg. Lehrbuch für Krankenpflegeberufe, Bd. II; Krankheitslehre. 6. Aufl. Stuttgart, New York: Thieme 1990.

Bick D, MacArthur C, Knowles H, Winter H. Evidenzbasierte Wochenbettbetreuung und -pflege. Praxishandbuch für Hebammen und Pflegende. Bern, Göttingen, Toronto, Seattle: Hans Huber 2004.

Bose H-J von. Krankheitslehre. Lehrbuch für die Krankenpflegeberufe. 6. Aufl. Berlin, Heidelberg, New York London, Paris, Tokyo, Hong Kong, Barcelona, Budapest: Springer 1998.

Graumann W, Sasse D. Compactlehrbuch Anatomie. Band 3. Innere Organsysteme. Stuttgart, New York: Schattauer 2004.

Heller A. Nach der Geburt. Wochenbett und Rückbildung. 1. Aufl. Stuttgart, New York: Thieme 2002.

Hermann KG. Fragen zur Symphysenlockerung. Institut für Radiologie, Patienten-Infos Symphysenlockerung (10.08.2003). http://radiologie.charite.de/index.html;jsessionid=aFu14I1IFXW8?_toppage=article_show&action=open_article&article_oid=7431#faq_6 [07.08.2005].

Herold G. Innere Medizin. Köln: Gerd Herold 2005.

Kranzfelder D. Wochenbett. In: Bender HG, Diedrich K, Künzel W. Klinik der Frauenheilkunde und Geburtshilfe, Geburt I. 4. Aufl. München, Jena: Urban & Fischer 2003.

Lauper U. Wochenbett. In: Schneider H, Husslein P, Schneider KTM. Die Geburtshilfe. 2. Aufl. Berlin, Heidelberg, New York: Springer 2004; 938–44.

Menche N, Bazlen U, Kommerell T. Pflege heute. Lehrbuch und Atlas für Pflegeberufe. 2. Aufl. München, Jena: Urban & Fischer 2001.

Schmidt-Matthiesen H, Wallwiener D. Gynäkologie und Geburtshilfe. 10. Aufl. Stuttgart, New York: Schattauer 2005.

Stadelmann I. Die Hebammensprechstunde. 12. Aufl. Kempten: Eigenverlag 2001.

Stüwe M. Ursache und Prophylaxe der postpartalen Beckenbodenschwäche. Die Hebamme 2000; 3: 138 ff.

30 Die Rückkehr der Fruchtbarkeit nach der Geburt

Margit Lutz

Die Rückkehr zur Fruchtbarkeit ist ein biologischer Prozess nach der Geburt des Kindes. Zur Laktation bestehen enge Beziehungen. Seit Jahrhunderten ist bekannt, dass Stillen die Fruchtbarkeit beeinflusst. Generationen von Frauen haben dieses Wissen zur Empfängnisverhütung eingesetzt. Dem Stillhormon Prolaktin kommt dabei eine zentrale Rolle zu. Alle zugrunde liegenden Mechanismen sind aber auch heute noch nicht vollständig geklärt.

Die Wirkungsweise der endokrinen Umstellung

Während der Schwangerschaft synthetisiert die Plazenta in ihrer Funktion als endokrines Organ – zum Teil in Zusammenarbeit mit dem Fetus als fetoplazentare Einheit – in hohen Mengen die Steroidhormone Östrogen und Progesteron. Daneben werden in ihr auch die Proteohormone humanes Plazentalaktogen (**HPL**) (auch humanes Chorion-Somatomammatropin [**HCS**] genannt) und humanes Choriongonadotropin (**HCG**) gebildet. Ihr Einfluss auf die einzelnen Glieder des **hypothalamisch-hypophysär-ovariellen Regelkreises** bewirkt, dass es während der Schwangerschaft zu keiner erneuten Follikelreifung und Ovulation kommt (Abb. 30.1 a, b).
Dieses Ergebnis wird im Einzelnen erreicht durch:
- **Hohe Steroidspiegel in der Schwangerschaft:** Sie veranlassen über eine negative Rückkopplung die Unterdrückung der adenohypophysären Gonadotropinsekretion (**FSH** = follikelstimulierendes Hormon und **LH** = luteotropes Hormon) sowie der **GnRH**-Ausschüttung (Gonadotropin-Releasing-Hormon, releasing = freisetzend) im Hypothalamus.
- **Hohe Östrogenspiegel in der Schwangerschaft:** Sie hemmen auch den prolaktininhibierenden Faktor (**PIF**) im Hypothalamus. Weiter stimulieren sie in der Adenohypophyse (Hypophysenvorderlappen **HVL**) die Prolaktinsynthese (**hPRL** = humanes Prolaktin) sowie auch die Prolaktinsekretion. In der Schwangerschaft steigt deshalb der Serumprolaktinspiegel erheblich an. Dieser führt ebenfalls zu einer antigonadotropen und antiovariellen Aktion.
- **Hohe Mengen an HCG:** Sie führen zu einer Abstumpfung der ovariellen Sensibilität gegenüber Gonadotropinen.

Nach der **vollständigen Geburt der Plazenta** kommt es sehr rasch – innerhalb der ersten postpartalen Woche – zum Schwund der Plazentahormone. Obwohl damit auch ihr Einfluss auf die Hypothalamus-Adenohypophyse-Ovar-Achse wegfällt, besteht über 3 bis 4 Wochen dennoch eine so genannte puerperale Infertilität. Folgende Faktoren spielen eine Rolle:
- Die Ovarien und die gonadotropinbildenden Zellen der Hypophyse sind während der ersten drei Wochen nach der Geburt refraktär gegenüber physiologischen Reizen, d.h., sie können noch nicht auf die Reize ansprechen.
- Die schwangerschaftsbedingte Hypertonie und Hyperplasie der laktotropen Zellen – so genannte Schwangerschaftszellen – der Hypophyse bewirken auch bei der nicht stillenden Wöchnerin bis zur vollständigen Involution eine Hyperprolaktinämie (bis zu 30 ng/ml).
- Die in den ersten Wochen bestehenden hohen Serumprolaktinspiegel beeinflussen die hypothalamisch-hypophysär-ovariellen Funktionsabläufe.

Die für diese Nachwirkungen hauptsächlich verantwortliche nachgeburtlich erhöhte Prolaktinproduktion kehrt bei der nicht stillenden Wöchnerin innerhalb der ersten drei postpartalen Wochen – entsprechend der Involution der Schwangerschaftszellen – zur Norm zurück (10 ng/ml).

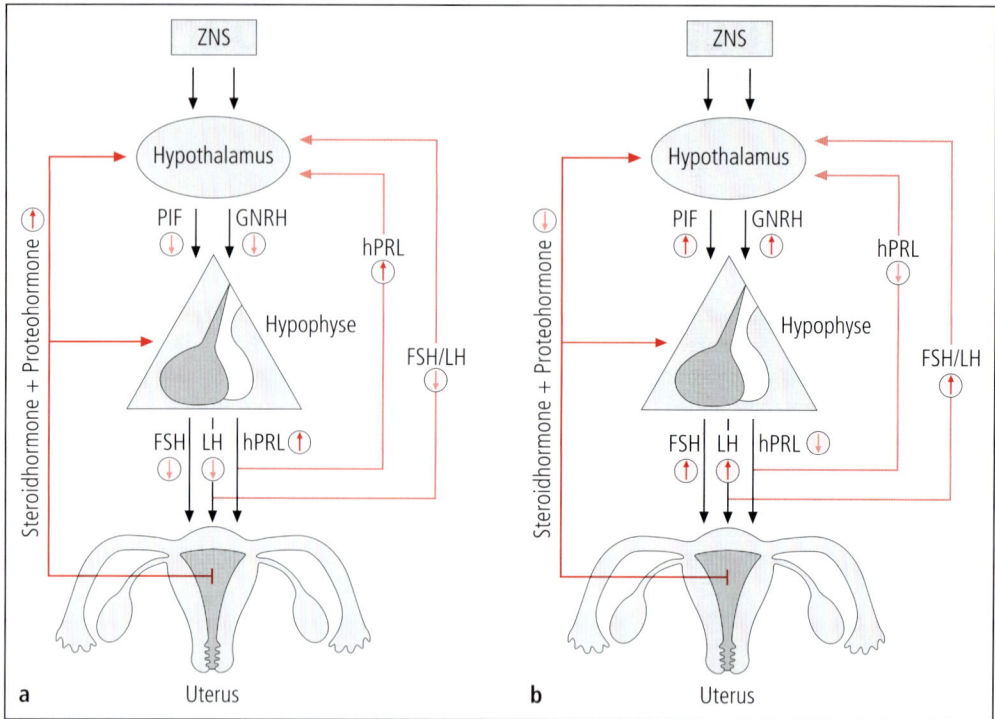

Abb. 30.1 Der hypothalamisch-hypophysär-ovarielle Regelkreis vor und nach der Geburt (↑ steigender Serumspiegel, ↓ fallender Serumspiegel).
a Die effektorischen Hormone der Plazenta wirken über eine kurze Rückkopplungsschleife auf die Gonadotropine (hPRL und FSH/LH) der Adenohypophyse sowie über die lange Rückkopplungsschleife auf den Prolactin Inhibiting Factor (PIF) und die Gonadotropin Releasing Hormone (GnRH) im Hypothalamus.
b Nach der Geburt der Plazenta entfällt die Wirkung der Plazentahormone auf Hypophysenvorderlappen und Hypothalamus.

Das »Zykluserwachen« bei der nicht stillenden Frau

Nach der Normalisierung der Prolaktinzellhypertrophie kann die Hypophyse mit der Wiederaufnahme der gonadotropen Funktion beginnen. Es kommt zunächst zu einer **Zunahme der FSH-Sekretion**. In der Regel haben die Ovarien zu diesem Zeitpunkt auch ihre Sensibilität gegenüber den gonadotropen Hormonen wieder erreicht, sodass sie mit **Follikelreifung** reagieren. Die damit verbundene anlaufende Östrogenproduktion führt zu einer **Proliferation des Endometriums**. Somit kann es bei nicht stillenden Frauen schon im Wochenbett (nach 6 bis 8 Wochen) zu einer **Rückkehr der Fruchtbarkeit** kommen: Nicht stillende Frauen menstruieren in der Mehrzahl innerhalb der ersten 3 Monate, frühestens 4 Wochen *post partum*. Bei ungefähr 50 % der Frauen ist die erste Menstruation bereits wieder ovulatorisch. Ovulationen treten jedoch frühestens 25 bis 35 Tage *post partum* auf (Vorherr 1981).

Das »Zykluserwachen« bei der stillenden Frau

Bei stillenden Frauen bleibt der Serumprolaktinspiegel im Plasma – trotz der eintretenden Involution der Schwangerschaftszellen – während der Zeit der Laktation erhöht. In diesem Zusammenhang ist zu beachten, dass die Anzahl der Stillepisoden die Höhe des Serumprolaktinspiegels bestimmt. Dies bedeutet: **Je häufiger das Kind angelegt wird, desto höher sind die Serumprolaktinspiegel.**

Das »Zykluserwachen« bei der stillenden Frau

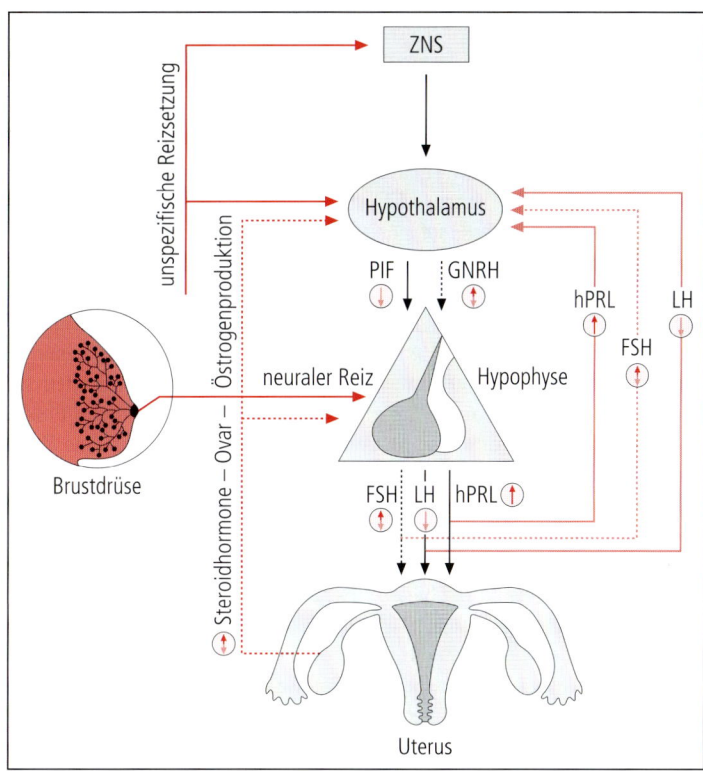

Abb. 30.2 Wirkung des Stillens auf die Ausschüttung der gonadotropen Hormone der Adenohypophyse sowie auf PIF und GnRH im Hypothalamus: ↑ steigender Serumspiegel, ↓ fallender Serumspiegel.

Diese Hyperprolaktinämie hat einen hemmenden Einfluss auf die reproduktiven Funktionen: Wenn innerhalb der hypothalamisch-adenohypophysären Achse die Prolaktinsekretion begünstigt wird, ist die **FSH/LH-Sekretion** immer vermindert (Abb. 30.2). In der Stillzeit kommt es zwar zu einer Normalisierung der FSH-Werte, die die Reifung des Follikels und die Proliferation des Endometriums bewirken. Der LH-Spiegel aber bleibt niedrig. Daher werden der Follikelsprung und die nachfolgende Sekretion des Endometriums verhindert. Allerdings kann schon eine einmalige Nachtpause im Stillen zu einer rapiden Erhöhung des LH-Spiegels führen und den Eisprung veranlassen. Die laktationsbedingte Hyperprolaktinämie führt also zu einer relativen Infertilität und zur so genannten **Laktationsamenorrhö**. Es besteht somit eine physiologische Kontrazeption.

Für das Einsetzen oder Ausbleiben der Fruchtbarkeit nach der Geburt kommt dem Stillen und der Produktion von Prolaktin eine zentrale Rolle zu. Dabei steht die Stillhäufigkeit in direktem Zusammenhang mit der empfängnisverhütenden Wirkung. *Post partum* haben **Dauer** des vollen Stillens, **Häufigkeit** des täglichen Anlegens, **Alter** der Stillenden und **Anzahl** der gestillten Kinder einen Einfluss auf den Zeitpunkt der Wiederkehr der Fertilität.

Ohne Zweifel übt auch das **Zentralnervensystem** (insbesondere das limbische System) einen übergeordneten Einfluss auf das hierarchische System des hypothalamisch-hypophysär-ovariellen Regelkreises aus. Der neuronal beeinflussbare Hypothalamus stellt hierbei das Bindeglied dar. Auf diesem Weg können umfeldbedingte Einflüsse – psychische wie auch somatische Faktoren – die Ovarialfunktion beeinflussen.

Das Stillverhalten in den ersten Lebenstagen, der Zeitpunkt des ersten Anlegens sowie die Umstände der Geburt spielen keine Rolle, sofern die Frau nach diesen ersten Tagen voll und ausschließlich stillt. Als **frühester Zeitpunkt für die Rückkehr der Fruchtbarkeit** wird bei mindestens achtwöchigem vollem Stillen die 15. Woche *post partum* angegeben. 19 % der Frauen erreichen innerhalb der ersten 6 Monate nach der Geburt wieder die volle Fruchtbarkeit. Auf normale Zyklusverhältnisse müssen die Frauen im Durchschnitt 8 Monate warten. 55 % der Frauen haben vor Wiedereintritt der Fruchtbarkeit keine Regelblutung, d. h.

der erste Zyklus ist schon biphasisch. Mit größer werdendem zeitlichen Abstand zur Entbindung wird dies sogar immer häufiger der Fall. Dies bedeutet, dass die Frauen, die erst relativ spät wieder voll fruchtbar sind, durch keine vorausgegangene Menstruationsblutung gewarnt werden.

> Stillen als Methode der Empfängnisverhütung ist zu unsicher, um es als einziges Instrument der Familienplanung einzusetzen.

Da jede Abnahme der Stillintensität eine Zunahme der Fertilität bedeutet, muss spätestens mit Einsetzen einer Nachtpause eine zusätzliche Methode angewandt werden. Die beratende Aufgabe der Hebamme liegt darin, die Frauen und Paare umfassend über die antikonzeptionelle Methode Stillen sowie ihre Fehlerquoten und -quellen aufzuklären (vgl. Kap. 43). Den Paaren sind frühzeitig alternative Methoden anzubieten. Es empfiehlt sich, diese Beratung immer in Zusammenarbeit mit der behandelnden Fachärztin oder dem Facharzt für Gynäkologie durchzuführen oder die Paare an andere Spezialisten zu verweisen.

Die Sexualität der Wöchnerin

Sexuelles Verhalten und Erleben nach der Schwangerschaft sind weitgehend **unabhängig von den hormonellen Umstellungsprozessen** nach der Geburt.

Die **Hyperprolaktinämie** kann zwar zu Libidoverminderungen führen, das Stillen bringt jedoch (meist) eine Steigerung des psychosomatischen Wohlbefindens und stellt somit einen Ausgleich dar. Der relativ niedrige **Östrogenspiegel** kann bei der stillenden Frau zu einer **Kolpatrophie** und in der Folge zu einem schmerzhaften Koitus führen. Schmerzen können auch durch geburtstraumatische Verletzungen ausgelöst und/oder verstärkt werden. Auch kann es bei einer Kohabitation, ausgelöst durch den Ferguson-Reflex, zu einer **Oxytocinausschüttung** kommen. Bei der laktierenden Frau führt dies dann zu einer – oft überraschenden – Milchejektion. Von manchen Frauen oder Männern wird dieser Effekt als störendes (Körper-)Erlebnis empfunden.

Der Einfluss von psychologischen Faktoren auf das nachgeburtliche sexuelle Verhalten und Erleben ist aber von größerer Bedeutung. Das sexuelle Interesse ist bei etwa der Hälfte der Frauen – ob stillend oder nicht stillend – erniedrigt. Diese Libidoverminderung bei Frauen wie auch beim Partner kann bis zu einem Jahr nach der Geburt anhalten.

Als **Gründe** werden von den Frauen bzw. Paaren hauptsächlich Müdigkeit, Schwäche, Schmerzen beim Verkehr und vaginaler Ausfluss angegeben. Weiterhin geben die meisten Frauen oder Paare auch Ängste an. Sie befürchten, ein zu früh wieder aufgenommener Sexualkontakt könnte zu dauerhaften Schäden führen. Nicht zuletzt spielt auch die zeitliche Einschränkung durch den Familienzuwachs eine Rolle. Bedeutend sind aber vor allem die **psychischen Verarbeitungs-, Lern- und Umstellungsprozesse**. Häufig steht am Anfang einer Störung die vorübergehende Zentrierung der Frau auf das Kind und eine eventuell hieraus resultierende gefühlsmäßige Verunsicherung des Partners. Nicht zuletzt deshalb hängt die Sexualität sehr stark von der Bewältigung der genannten Faktoren ab. Eine harmonische Paarbeziehung, Neufindung der Elternrolle bzw. Partnerrolle und die Identifikation mit der neuen Frauenrolle sind sicherlich die notwendigen Voraussetzungen für eine neue, befriedigende Sexualität.

Die nach der Geburt bestehenden Verunsicherungen und Ängste vieler Paare, ob und wann sie wieder Geschlechtsverkehr haben können (dürfen), kann auch an allzu strengen Festlegungen, wie sexuelle Abstinenz bis 8 Wochen nach der Geburt oder Abwarten des vollständigen Versiegens des Wochenflusses, liegen. Solche pauschalen Empfehlungen können Schaden anrichten. Es spricht klinisch nichts dagegen, nach normalen Geburten relativ bald wieder sexuellen Kontakt aufzunehmen.

Die Frage der nachgeburtlichen Enthaltsamkeitsdauer sollte sich deshalb immer nach der individuellen körperlichen und psychischen Situation der Frau richten.

Die beratende Aufgabe der Hebamme liegt darin abzuklären, warum sich manche Frauen bzw. Paare längere Pausen wünschen. Ziel der Beratung ist es, bestehende, eventuell unrealistische Bedenken zu zerstreuen und ein gegenseitiges Verständnis der Partner für die jeweilige Situation und die Wünsche des anderen zu wecken.

Literatur

Aktionsgruppe Babynahrung (AGB), Hrsg. Stillen, Schutz, Förderung und Unterstützung: Die besondere Rolle des Gesundheitspersonals. Eine gemeinsame Erklärung von WHO und UNICEF. Aachen 1990.

Bundesministerium für Gesundheit, Bundeszentrale für gesundheitliche Aufklärung (Hrsg). Stillen und Muttermilchernährung. Gesundheitsförderung Konkret, Band 3. Köln: BZgA 2001.

Chetley A, Allain A. Schützt die Gesundheit unserer Kinder. Ein Handbuch für medizinisches Personal. Deutsches Komitee für Unicef e.V., Höringer Weg 104, 50969 Köln. IBFA/IOCU 1985.

Gebert G, Thomas C. Endokrines System. Bd. 5. Grundlagen der klinischen Medizin. Anatomie, Physiologie, Pathologie, Mikrobiologie, Klinik. Thomas C, Hrsg. Stuttgart, New York: Schattauer 1992.

Guoth-Gumberger M, Hormann E. Stillen. Rat und praktische Hilfe für alle Phasen der Stillzeit. München: Gräfe und Unzer 2004.

Herman E. Vom Glück des Stillens. Körpernähe und Zärtlichkeit zwischen Mutter und Kind. Hamburg: Hoffmann und Campe 2003.

Kockott G. Weibliche Sexualität: Funktionsstörungen erkennen – beraten – behandeln. Stuttgart: Hippokrates 1988.

Odent M. Geburt und Stillen: Über die Natur elementarer Erfahrungen. München: Beck 1993.

Raith E, Frank P, Freundl G. Natürliche Familienplanung heute. Heidelberg: Springer 1994.

Reinwein D, Benker G. Klinische Endokrinologie und Diabetologie. 2. Aufl. Stuttgart, New York: Schattauer 1992.

Riorden J, Auerbach K. Breastfeeding and Human Lactation. Jones and Bartlett 2005.

Schmidt-Matthiesen H, Wallwiener D. Gynäkologie und Geburtshilfe. 10. Aufl. Stuttgart, New York: Schattauer 2005.

Vorherr H. Physiologie und Pathologie der Laktation. In: Käser O, Friedberg V, Ober KG, Thomsen K, Zander J (Hrsg). Gynäkologie und Geburtshilfe. Bd. II/2. Schwangerschaft und Geburt 2., Stuttgart, New York: Thieme 1981; 17.18–17.29.

V Das Neugeborene

31 Erstversorgung des Neugeborenen im Kreißsaal

Bärbel Kolmer-Hodapp

Immer mehr Eltern möchten ihr Kind in einer freundlichen und wohnlichen Umgebung gebären, ohne jedoch auf Sicherheit zu verzichten. Unsere Aufgabe als Hebammen ist es, diese Bedürfnisse wahrzunehmen und alle beeinflussenden Faktoren (z. B. Raumtemperatur mind. 24 °C, niedriger Geräuschpegel, kein hartes Licht usw.) zu berücksichtigen.

Je freundlicher und stressfreier die »Ankunft« für das Neugeborene erfolgt, umso ungestörter wird die Anpassungsphase verlaufen (Leboyer 1981).

Unser ständiges Bestreben muss dahin gehen, dass wir auf alle Eventualitäten zielgerichtet reagieren können und nichts dem Zufall überlassen. Dazu gehört die kontinuierliche Überwachung von Mutter und Kind, wobei allen Auffälligkeiten Rechnung getragen werden muss.

Das Neugeborene hat unter der Geburt in Kooperation mit seiner Mutter und durch die Massage der Wehen Schwerstarbeit geleistet und diverse Stresssituationen überstanden. Alle am Geburtsgeschehen Beteiligten müssen deshalb Sorge dafür tragen, dass Mutter und Kind eine störungsfreie und ausreichende Pause zur Erholung und frühen Bindung haben. Für diese Zeit reicht es aus, auf Anzeichen eines Atemnotsyndroms zu achten. Durch den direkten und intensiven Hautkontakt erleben beide eine überaus innige und wohltuende Phase. Dieses erste Kennenlernen zwischen Mutter und Kind ist für ihr zukünftiges Verhältnis von elementarer Bedeutung. Häufig erlebt man, dass das Neugeborene gerade in dieser Phase seine Bereitschaft für das erste Anlegen signalisiert; fast immer versucht es, ohne Hilfe die Milchquelle zu finden. Es braucht dann nur wenig Unterstützung, um in den Genuss des kostbaren Kolostrums zu gelangen. Leider müssen im Klinikalltag gerade hier Abstriche hingenommen werden, aber nicht alles darf der Klinikroutine zum Opfer fallen. Wir alle müssen dafür sorgen, diese einmaligen und unwiederbringlichen Momente für Eltern und Kind erlebbar zu machen.

Freimachen der Atemwege

Grundsätzlich ist das routinemäßige Absaugen von klarem Fruchtwasser oder Schleim im Rachenraum des Neugeborenen nicht erforderlich, da das vitale Neugeborene durchaus in der Lage ist, die oberen Atemwege durch Husten und Niesen selbstständig freizumachen.

Nach der Geburt des Kopfes, wenn der Körper sich in den Geburtskanal eingepasst hat und durch ihn komprimiert wird, kann der aus Mund und Nase fließende Schleim mit einem weichen Tuch abgewischt werden. Dadurch wird verhindert, dass er mit dem ersten Atemzug wieder in die Atemwege gelangt.

Dieses Vorgehen empfiehlt sich jedoch in allen Fällen von grünem oder blutigem Fruchtwasser. Die zur Verhinderung einer Mekoniumaspiration gängige Praxis, bei missfarbigem Fruchtwasser unmittelbar nach der Geburt des Kopfes, d. h. vor der Entwicklung der Schultern, den Mund und den Rachen abzusaugen, trägt nach einer Studie von Vain et al. (2004) nicht zur Verringerung der Mekoniumaspiration bei am Termin geborenen Kindern bei.

Kommt es nach der Geburt nur zögerlich zum Einsetzen der Atmung, liegt der Herzschlag unter 100 Schlägen/min oder bleibt die Hautfarbe blau oder blass, muss gegebenenfalls tief abgesaugt werden. Auch hier ist die Reihenfolge zu beachten: Mund, Rachen, Nase. Weitere Indikationen zum Absaugen wären ein Polyhydramnion, Verdacht auf ein Amnioninfektionssyndrom und Frühgeburt. Das Absaugen erfolgt mechanisch mit einem dünnen, weichen Katheter mit einem Sog von −200 mbar.

Wird beim Absaugen zu aggressiv vorgegangen, kann es leicht zu Schleimhautverletzungen, über einen Vagusreflex zur Bradykardie und zu einem Laryngospasmus kommen. Unnötiges und un-

Tab. 31.1 Apgar-Schema.

Apgar	pHA	pHV				
Punkte	0	1	2	1 min	5 min	10 min
Atmung	keine	Schnappatmung, unregelmäßig	regelmäßig, Kind kräftig schreiend			
Herzfrequenz (Puls)	keine	unter 100	100 und mehr			
Muskeltonus (Grundtonus)	schlaff, keine Bewegungen	mittel, träge Reaktionsbewegung	gut, Spontanbewegungen			
Hautfarbe (Aussehen)	blau oder weiß	Stamm rosig, Extremität blau	rosig			
Reflexe (Gesichtsbewegungen)	keine	»Grimassen«	Husten oder Niesen			
Gesamtpunktzahl						

Bewertung:
7–10 lebensfrisches Neugeborenes
6–4 mäßiger Depressionszustand
unter 4 schwerer Depressionszustand

sachgemäßes Absaugen beeinträchtigt den Saugreflex und erschwert den Stillbeginn erheblich.
Für die spätere Dokumentation müssen die genaue Uhrzeit der Geburt und die Stellung festgehalten werden. Mithilfe einer Apgar-Uhr (Signal nach 1, 5 und 10 Minuten) lässt sich exakt die Zeit für die in vorgegebenen Minutenabständen durchzuführende Bewertung nach dem Apgar-Schema (Tab. 31.1) nehmen.

Abtrocknen, Warmhalten, Apgar-Werte

Der Eintritt in die Welt darf für das Neugeborene nicht zu einem traumatischen Erlebnis werden, er soll so sanft wie möglich erfolgen. Dabei sollten der Geräuschpegel, die Helligkeit und die Raumtemperatur nach Möglichkeit der bis dahin **gewohnten Umgebung** entsprechen. Auf einer warmen, weichen Unterlage wird das Neugeborene sorgfältig mit vorgewärmten Tüchern abgetrocknet. Wenn es den Vorstellungen und Wünschen der Mutter entspricht, kann das Neugeborene auch auf ihrem Körper mit direktem Hautkontakt erstversorgt werden. Das Geschlecht des Kindes wird dabei zusammen mit den Eltern festgestellt. Ein Auskühlen des Kindes ist auf jeden Fall zu vermeiden; mit einer über dem Entbindungsort angebrachten Wärmelampe ist dies am leichtesten zu erreichen. Auch ein vorgewärmtes Bade- oder Moltontuch erfüllt diesen Zweck. Dabei ist darauf zu achten, dass das Köpfchen ebenfalls gut bedeckt wird, da die verhältnismäßig große Oberfläche viel Wärme abstrahlt.
Bei nahezu allen Gebärhaltungen wird oft gewartet, bis die Mutter das Neugeborene von sich aus hochnimmt. Auch bei dieser Vorgehensweise müssen genügend Wärmequellen bereitgehalten werden. Feuchte Tücher müssen gegen warme und trockene Moltontücher ausgetauscht werden. Das kontinuierliche Warmhalten des Neugeborenen ist wichtig, um das Absinken seiner Körpertemperatur zu vermeiden. Der Temperaturunterschied unmittelbar nach der Geburt wirkt sich zwar begünstigend auf die ersten Atemzüge aus, aber ein Absinken der Kerntemperatur auf weniger als 36,4 °C muss vermieden werden. Das Wärmezentrum des Neugeborenen ist für den Erhalt der Körpertemperatur noch nicht genügend ausgereift, was seine Anpassung erheblich erschwert.

Bei der Geburt in der Klinik ist das **Kennzeichnen** des Neugeborenen mittels eines um das Handgelenk gebundenen Namensbändchens erforderlich und soll noch vor dem Abnabeln erfolgen. Das Beschriften des Namensbändchens kann beispielsweise der werdende Vater erledigen, was diesen mit einem gewissen Stolz erfüllt. Dabei ist häufig zu erleben, dass er sich nun eher traut, am ganzen Geschehen aktiver mitzuwirken. Es sind oft nur Kleinigkeiten, welche die Atmosphäre günstig beeinflussen können.

Die Vitalität des Neugeborenen wird in den meisten geburtshilflichen Abteilungen seit 1953 durch das Punktesystem nach **Apgar** (Virginia Apgar, Anästhesistin, New York, 1909–1974) beurteilt. Bewertet werden dabei Hautfarbe, Atmung, Herzschlag, Muskeltonus und Reflexe mit 0 bis 2 Punkten je Merkmal. Die Maximalpunktzahl ist 10. Der erste Wert wird 1 Minute *post partum* ermittelt. Liegt dieser Wert unter 7 Punkten, erfolgt die zweite Bewertung nach 3 Minuten, die dritte nach 5 Minuten und die letzte Beurteilung nach 10 Minuten. 10 bis 7 Punkte sprechen für ein lebensfrisches Neugeborenes, 6 bis 4 Punkte entsprechen einer mäßigen Depression. Unter 4 Punkten befindet sich das Neugeborene in einem schweren Depressionszustand.

In der Praxis ist es aber üblich, nur die Werte nach 1, 5 und 10 Minuten zu ermitteln und zu dokumentieren (Tab. 31.1).

Abnabeln

In den vergangenen Jahren gab es viele Diskussionen über den richtigen Zeitpunkt zum Abnabeln des Neugeborenen. Dabei war den Verfechtern des späten Abnabelns das »Bonding« (s. S. 373) wichtig.

Liegt das Kind tiefer als die Plazenta, kommt es zu einer postnatalen Transfusion des in der Plazenta befindlichen Bluts (ca. 150 ml in den ersten drei Minuten *post partum*). Da dies aber zum Anstieg des Bilirubinspiegels führt, besteht die Gefahr eines verstärkten *Icterus neonatorum*.

Der Vorgang kehrt sich um, wenn das Kind nicht abgenabelt auf dem Bauch der Mutter und damit höher als das Plazentaniveau liegt. Dies ist hinsichtlich des Gesamtblutvolumens des Neugeborenen von Bedeutung. Uterusinnendruck und kindlicher Gefäßwiderstand spielen ebenfalls eine Rolle (Kuhn 1983). Bei einem vitalen Neugeborenen kann trotzdem bezüglich des Abnabelungszeitpunktes auf die Wünsche und Vorstellungen der Eltern eingegangen werden. Man unterscheidet:

- **Sofortiges Abnabeln** bedeutet Abklemmen und Durchtrennen der Nabelschnur sofort nach der Geburt des Kindes, z. B. bei Rhesus-Inkompatibilität. Damit soll vermieden werden, dass kindliches Blut in den Blutkreislauf der Mutter gelangt.
  Bei sofort notwendiger Reanimation, bei Nabelschnurumschlingung oder bei sehr kurzer Nabelschnur ist schnelles Abnabeln ebenfalls angezeigt.
- **Frühzeitiges Abnabeln** erfolgt nach dem Abtrocknen und Absaugen sowie dem Einsetzen der Spontanatmung, d. h. etwa 1–2 Minuten *post partum*.
- **Spätes Abnabeln:** Hierbei wird abgewartet, bis die Nabelschnur auspulsiert ist, das ist meist etwa 3–10 Minuten *post partum* und ist abhängig vom Zeitpunkt der Plazentalösung.

Vorläufiges Abnabeln

Es wird zunächst eine Nabelklemme ca. 10 cm vom Nabel des Kindes entfernt gesetzt. Nach dem Ausstreichen zur Plazenta hin wird die zweite Nabelklemme mit ca. 5 cm Abstand zur ersten in Richtung Plazenta gesetzt und die Nabelschnur wird mit der Nabelschere zwischen den beiden Klemmen durchtrennt. Die Nabelschnur sollte dabei in der hohlen linken Hand liegen. Die Spitze der Schere muss in Richtung Handinnenfläche geführt werden, um eine Verletzung des Neugeborenen zu vermeiden.

Das Durchschneiden der Nabelschnur kann auch von den Eltern durchgeführt werden.
Die Klemme mit dem plazentaren Nabelschnurteil wird der Frau in die Leistenbeuge gelegt, und zwar so, dass die Nabelschnur straff gespannt ist und nicht wie eine Girlande um den Anus hängt.
Bereitzustellendes Material für Abnabelung und Blutentnahme:

- 1 sterile Nabelschere
- 2 sterile Nabelklemmen (je nach Methode evtl. auch 4 Klemmen bereitlegen)
- 2 x 2 ml Spritze (heparinisiert) mit Kanülen
- 1 x 10 ml Monovette mit Kanüle und Namensetikett für den Coombs-Test
- eventuell weitere Monovetten, z. B. für CrP u. Ä.

In einigen Kliniken wird das »Kurz«-Abnabeln mittels einer Einmalnabelklemme direkt nach der Geburt durchgeführt. Dieses unterscheidet sich vom vorläufigen Abnabeln nur insofern, dass die Einmalnabelklemme ca. 2–3 cm hinter dem Hautnabel angebracht wird, dann wird wie oben beschrieben weiter verfahren. Vorbereitet werden hierfür eine Einmalnabelklemme und eine Nabelklemme.

Die **Nabelschnurblutentnahme** für die pH-Messung erfolgt nach dem Abnabeln. Dazu wird zuerst eine der Nabelarterien (venöses Blut) in Richtung Plazenta punktiert, danach die Nabelvene (2 ml Blut sind ausreichend). Für die Bestimmung der Blutgruppe und den Coombs-Test des Kindes werden 5–8 ml Blut benötigt.

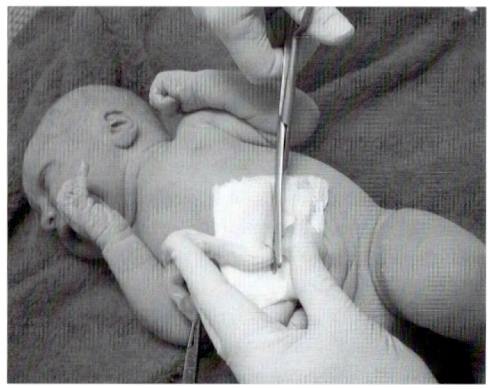

Abb. 31.1 Endgültiges Abnabeln. Die Einmalklemme wird ca. 2 Finger breit über dem Hautnabel angesetzt. Der Nabelschnurrest wird 1 Finger breit über der Nabelklemme in der hohlen Hand abgeschnitten.

! **pH-Werte:**
> 7,30	Normalwert
7,29–7,20	leichte Azidose
7,19–7,10	mäßige Azidose
7,09–7,00	fortgeschrittene Azidose
< 7,00	schwere Azidose

Die Messung des pH-Wertes im venösen Blut der Nabelschnurarterie (seit 1965, Saling) ist leicht durchführbar und die sicherste Möglichkeit, die aktuelle Sauerstoffversorgung des Neugeborenen zu bestimmen.

Im Falle einer Nabelschnurblutabnahme zur Stammzellengewinnung ist das dafür vorgesehene Entnahmepaket bereitzuhalten. Da je nach Institut eine größere Menge Nabelschnurblut benötigt wird (ca. 150 ml) wird sofort nach dem Abnabeln, solange die Nabelschnur noch prall ist, mit der Punktion und Blutentnahme begonnen. Die Abnahme erfolgt steril und unter Einhaltung der jeweiligen Sicherheitsvorschriften.

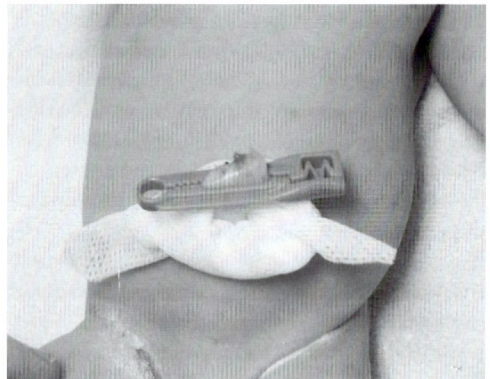

Abb. 31.2 Anbringen des Nabelverbandes.

Endgültiges Abnabeln

Nach vorheriger Händedesinfektion werden sterile Handschuhe angezogen. Dieses Vorgehen wird zur Vorbeugung einer Nabelinfektion von Hygienefachkräften empfohlen. Die Einmalnabelklemme ca. zwei Finger breit über dem Hautnabel anbringen. Es ist darauf zu achten, dass die Zähnchen der Klemmspange richtig einrasten und die Klemme sich nicht mehr öffnen kann. Danach wird ca. 1 cm über der Klemme der Nabelschnurrest abgeschnitten. Der Abstand ist notwendig, damit beim Eintrocknen des Nabelschnurstumpfes die Klemme nicht abrutschen und eine Blutung aus den Nabelschnurgefäßen auslösen kann (Abb. 31.1). Die Nabelgefäße sollen zur Absicherung für die Dokumentation nochmals kontrolliert werden. Mit einer Kompresse werden Wharton-Sulze und Blutreste aus den Gefäßen gedrückt; dies dient zur Kontrolle einer eventuellen Nachblutung, falls die Nabelklemme nicht fest arretiert ist, und verhindert eine unangenehme Geruchsentwicklung beim Abheilen des Nabelschnurrestes. Danach kann unter der Klemme eine Kompresse um den Nabelschnurrest fixiert werden (Abb. 31.2). Das Unterlegen der Einmalklemme verhindert einen Druck auf die inneren Organe. Auf eine Fixierung des Nabelverbandes wird bei der offenen Nabelpflege verzichtet.

Prophylaxen

Falls die **Credé-Augenprophylaxe** (Karl Siegmund Credé, Gynäkologe, Leipzig 1819–1892) angezeigt ist, ist jetzt der richtige Zeitpunkt dafür. Das Einträufeln je eines Tropfens 1 %iger Silbernitratlösung in die Augen des Neugeborenen dient der Vorbeugung gegen Gonoblennorrhö (Gonokokkenübertragung via Geburtsweg).
Die Prophylaxe darf nur mit Zustimmung oder auf Wunsch der Eltern durchgeführt werden. Sie ist nicht mehr gesetzlich vorgeschrieben.
Eine umfassende Aufklärung über eine Gonokokken-Infektion und deren mögliche Folgen ist erforderlich und entsprechend zu dokumentieren. Bei Neugeborenen, die ohne vorherigen Blasensprung durch Kaiserschnitt entbunden werden, wird sie nicht mehr durchgeführt.
Vorgehen: Die Einmalpipette öffnen (ohne Druck an der hierfür vorgesehenen Lasche). Einen Tropfen der Flüssigkeit in den Bindehautsack des geöffneten Auges tropfen und abwarten, bis die Flüssigkeit milchig wird. Danach mit einem Tupfer nach außen abwischen, damit die Mündung des Tränenkanals nicht verätzt und verklebt wird. Anschließend wird das zweite Auge behandelt.
Bereitzustellendes Material:
- 1 Pipette mit *Argentum nitricum*
- 2 Tupfer

Zur Vorbeugung gegen eine **Chlamydienkonjunktivitis** können dem Neugeborenen Gentamicin Augentropfen verabreicht werden. Diese Maßnahme wird unterschiedlich diskutiert. Auch hier gilt eine umfassende Aufklärungspflicht gegenüber den Eltern. Wird die Therapie abgelehnt, muss die Nachsorgehebamme auf Zeichen einer Augeninfektion (eitrige Entzündung, Lidschwellung) achten. Im Einzelfall müssen Abstriche abgenommen und gezielt nach Chlamydien gesucht werden.
Die Maßnahmen zur **Vitamin-K-** und **Vitamin-D-Prophylaxe** werden im Kapitel 34, Seite 657 f., erläutert.

Erstes Anlegen

Beim Neugeborenen ist in den ersten 30 bis 180 Minuten der Saugreflex am stärksten ausgeprägt. Wir sollten auf die Signale des Kindes eingehen und es unmittelbar anlegen, da es uns selbst zeigen kann, wann es bereit ist für diese neue Erfahrung (s. Kap. 38, S. 757 f.).

Erstes Bad

Zu welchem Zeitpunkt das Neugeborene das erste Mal gebadet wird, hängt von seinem Wohlbefinden und dem Wunsch der Eltern ab. Das Baden nach der Geburt wird unterschiedlich diskutiert. Befürworter und Gegner haben gute Argumente. Die Erfahrung zeigt, dass die Neugeborenen die Berührung mit dem warmen Wasser sehr genießen. Es dient weniger der Körperreinigung als vielmehr der Entspannung (Leboyer 1981), und fördert außerdem die Durchblutung. Da die Kinder während der Badezeit fast immer die Augen öffnen, kann man dabei mühelos die Augäpfel betrachten. Für die meisten jungen Väter ist das Baden ihres Kindes ein schönes und wichtiges Erlebnis, es fördert die Bindung und sollte als Ritual erhalten bleiben. Bei Kindern nach schweren Geburten oder nach operativer Geburtsbeendigung und Entbindung durch Kaiserschnitt kann das Baden zu einem späteren Zeitpunkt nachgeholt werden.
Vorbereitung:
1. Wärmestrahler über der Wickeleinheit rechtzeitig einschalten.
2. Badetuch und Wäsche anwärmen.
3. Badewasser einlassen, 37 °C.

Vorgehen: Falls erforderlich kann zunächst das Gesicht des Kindes sanft gereinigt werden. Das Kind wird dem Vater in den linken Arm gelegt, sodass das Köpfchen fest und sicher auf seinem Unterarm Halt findet. Die linke Hand umfasst den linken Oberarm des Kindes unter der Achselhöhle hindurch, der Daumen kommt dabei nach oben und bildet mit den Fingern eine Art geschlossene Manschette, die ein Abrutschen und Abtauchen verhindert (Abb. 31.3). Zum Eintauchen in das Wasser greift die rechte Hand zwischen den Beinen unter das Gesäß. Nun wird das Kind langsam in das Badewasser getaucht, bis sich nur noch das Gesicht über Wasser befindet. Leises Sprechen mit dem Kind wirkt beruhigend und entspannend. Zeigt das Neugeborene Wohlbehagen, kann es mit einem weichen, kleinen Tuch von oben nach unten sanft gewaschen werden. Ansonsten lässt man es einfach im Wasser schwim-

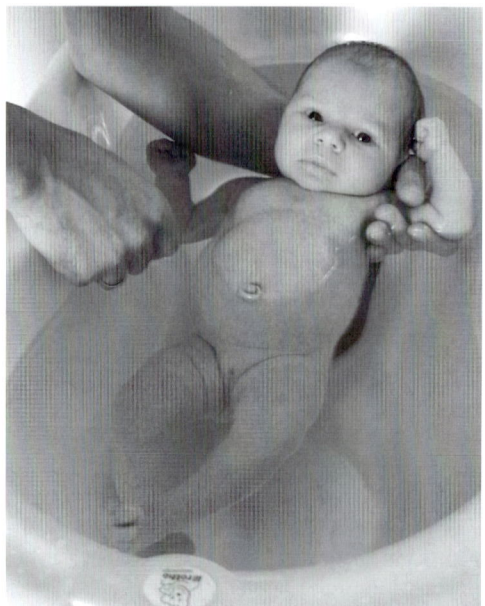

Abb. 31.3 Emilie genießt das Baden. Die Abbildung zeigt das korrekte Halten des Neugeborenen.

men und führt es mit den Füßchen an den Wannenrand, damit es die Grenzen wahrnehmen kann. Dass es sich dabei ab und zu mit den Füßchen abstößt, kommt einer Schwimmbewegung sehr nahe (Fluchtreflex). Die Badedauer reguliert sich mit dem Sinken der Wassertemperatur unter 37 °C von allein, da ein Auskühlen auf alle Fälle zu vermeiden ist.

Einige Kinder zeigen aber auch deutlichen Unwillen, auf den man eingehen soll, indem man sie aus dem Wasser nimmt.

Nach dem Baden wird das Kind auf das angewärmte Badetuch gelegt und sorgfältig abgetrocknet. Besondere Beachtung finden dabei die Hautfalten an Hals, Achselhöhle, Leiste und Kniekehle.

Die fortlaufende Beurteilung der Vitalität

Das gesunde Neugeborene weist sehr bald nach der Geburt eine rosige Hautfarbe auf (vor dem Termin Geborene sind dunkelrot, nach dem Termin Geborene blass). Leichte Blaufärbung an den Extremitäten (Akrozyanose) unmittelbar nach der Geburt ist aufgrund der noch unzureichenden peripheren Durchblutung häufiger zu sehen und kein Grund zur Besorgnis, da sich mit zunehmender Kreislaufstabilisierung auch die periphere Durchblutung verbessert und die Hautfarbe dort ebenfalls rosig wird. Ein blaues Munddreieck ist immer ein erster Hinweis auf Atemnot und Sauerstoffmangel und bedarf entsprechender Maßnahmen. Anzeichen von Atemnot werden nach dem Silverman-Schema (Abb. 31.4) beurteilt.

Die **Atmung** ist in kurzen Abständen zu kontrollieren. Sie soll regelmäßig und kräftig sein und ca. 40 Atemzüge/Minute betragen. Leichte kostale und sternale Einziehungen, Beben der Nasenflügel und gelegentliches Stöhnen in den ersten Stunden sind möglich; eine intensive Beobachtung ist dann unerlässlich.

Der **Herzschlag** beschleunigt sich nach der Geburt oft erheblich (auf 140 bis 170 Schläge/Minute), um sich dann im Laufe der ersten 24 Stunden auf ca. 120 Schläge/Minute einzupendeln.

Der **Muskeltonus** des vitalen Neugeborenen lässt gute Spontanbewegungen zu. Dabei wird manchmal eine leichte Hypertonie beobachtet. Bei länger anhaltendem Zittern kann eine Hypoglykämie vorliegen. Die Bestimmung des Blutzuckers ist dann angezeigt. Liegt der Blutzuckerwert unter 30 mg%, ist die Gabe einer Glukoselösung mit einem Löffel dringend erforderlich. Dies kann jedoch durch frühes erstes Stillen oft verhindert werden. Die **Gelenke** sind passiv bei geringem Widerstand leicht beweglich.

Der **Temperaturunterschied** von intrauterin zu extrauterin beträgt bis zu 15 °C. Es ist stets auf ausreichende Wärme zu achten, um das Absinken der Körpertemperatur unter 36,5 °C zu verhindern.

Reflexe, Reaktionen

Unmittelbar nach der Geburt kann beim Neugeborenen ein ausgeprägtes Reflexverhalten beobachtet werden. Auf keinen Fall soll das Kind unnötigen zusätzlichen Reizen (laute Geräusche, grelles Licht) ausgesetzt werden, die sein Wohlbefinden stören.

Die erste Abwehrreaktion zeigt das Neugeborene schon beim Absaugen in Form von Grimassen, Wegdrehen des Köpfchens und Abwehrbewegungen mit den Armen.

Der **orale Suchreflex** fällt bald nach der Geburt auf, denn sobald die Mundregion Kontakt durch Berührung bekommt, öffnet das Neugeborene

Die fortlaufende Beurteilung der Vitalität

	beim Einatmen: Brustkorb-/Bauchbewegungen	beim Einatmen: Einziehungen zwischen den Rippen	beim Einatmen: Einziehungen des Schwertfortsatzes und des Rippenbogens	beim Einatmen: Nasenflügeln	beim Ausatmen: Stöhnen
Grad 0	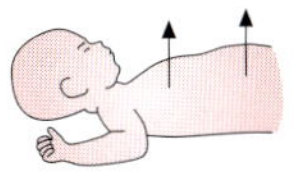 beide heben sich	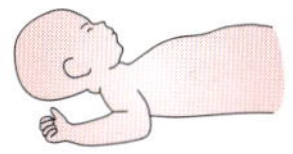 keine	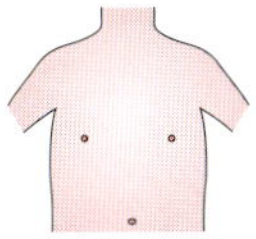 keine	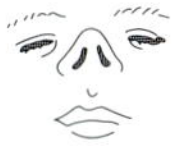 nicht sichtbar	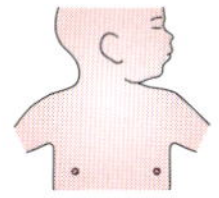 nicht vorhanden
Grad 1	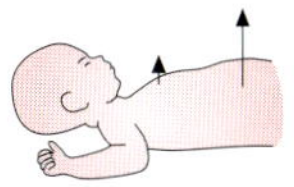 Brust hinkt nach	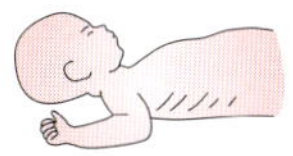 eben sichtbar	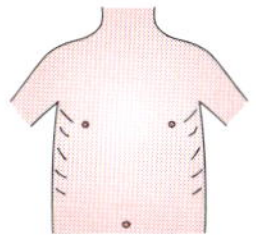 eben sichtbar	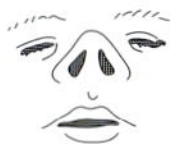 geringfügig	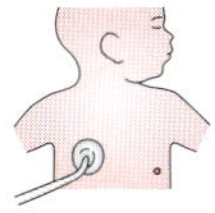 mit Hörrohr vernehmbar
Grad 2	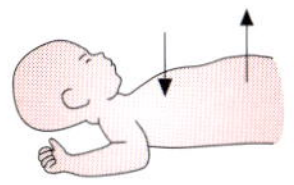 Brust senkt sich Bauch hebt sich	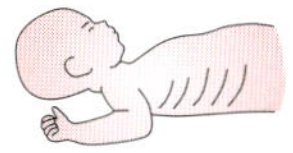 deutlich	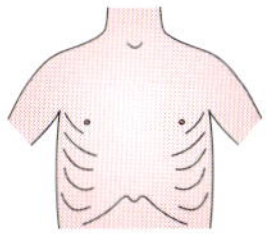 deutlich	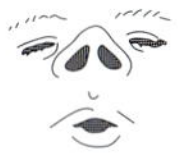 deutlich	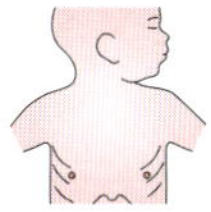 mit bloßem Ohr hörbar

Abb. 31.4 Silverman-Schema zur Quantifizierung der Atemnot: Grad 0 = 0 Punkte, Grad 1 = 1 Punkt je Anzeichen, Grad 2 = 2 Punkte je Anzeichen. Insgesamt mehr als drei Punkte sind pathologisch.

den Mund. Diese Reaktion gilt als Vorläufer des Saugreflexes.

Der **Handgreifreflex** lässt sich einfach und ohne großen Aufwand testen. Man streicht dabei leicht mit dem Zeigefinger entlang des Unterarmes in die Handinnenfläche und übt einen kleinen Druck auf diese aus. Die Finger des Kindes schließen sich und halten unseren Finger fest. Dabei kann die Intensität des Festhaltens einen Hinweis auf eine Plexusparese oder eine Klavikulafraktur geben. Hält man die Füßchen von oben fest und drückt im Bereich der Fußsohle mit dem Daumen dagegen, so krallt das Kind die Zehen, was dem **Greifreflex** ähnlich ist.

Auch der **Fluchtreflex** lässt sich in Bauchlage prüfen, ohne dass das Neugeborene vom Körper der Mutter genommen werden muss. Es genügt ein leichter Druck gegen die Fußsohlen, und schon zieht das Kind die Beine unter den Körper nach oben.

Außerdem kann das Neugeborene den **Kopf in der Bauchlage** einige Zeit **heben**, was besonders auf dem Oberkörper der Mutter gut beobachtet werden kann; es sieht so aus, als ob das Kind Blickkontakt mit der Mutter aufnehmen möchte und dies häufig auch tut (Bonding). Dabei überrascht immer wieder der intensive wissende Gesichtsausdruck des Neugeborenen.

Der **Moro-Reflex** kann beim Eintauchen des Kindes in das Badewasser beobachtet werden.

Diese Verhaltensweisen sind Parameter, um den Zustand des Neugeborenen einzuschätzen. Sie ergeben sich zwanglos bei der Versorgung des Neugeborenen im Kreißsaal. Nicht immer sind sie alle zu beobachten. Eine systematische Erläuterung sämtlicher Reflexe findet sich im Kapitel 35.

Bestimmung der Reifezeichen

Da es zwischen der Tragzeit und der intrauterinen Entwicklung Differenzen geben kann, ist die Reifebeurteilung des Neugeborenen von großer Bedeutung. Sie gibt erste Hinweise auf eventuelle Anpassungsstörungen und soll in der ersten Lebensstunde vorgenommen werden. Dabei werden objektive (messbare) und subjektive (nicht messbare) Kriterien beurteilt.

Messbare Reifezeichen

Zu den messbaren Reifezeichen des Neugeborenen zählen:
- Körpergewicht
- Körperlänge
- Kopfumfang

Das **Körpergewicht** beträgt bei einer regelrechten intrauterinen Entwicklung am Ende der 40. Schwangerschaftswoche zwischen 3 000 und 4 000 g, Mittelwert 3 500 g. Da das Gewicht mit einer geeichten Spezialwaage ermittelt wird, ist es das am präzisesten zu messende Reifezeichen.

Die **Körperlänge** beträgt zwischen 48 und 54 cm, Mittelwert 51 cm. Die Körperlänge wird mit einem Messband gemessen, das bündig an der Ferse und der Knie- und Hüftbeugung folgend bis zum Schädeldach angelegt wird (Abb. 31.5).

> Niemals soll das Kind an den Füßen hängend gemessen werden. Jede Streckung im Hüftgelenk kann die Gelenkkapsel schädigen und dadurch die Ursache für eine Hüftdysplasie werden.

Der **Kopfumfang** beträgt zwischen 33 und 37 cm, Mittelwert 35 cm. Es wird das sog. Hutmaß, die *Circumferentia frontooccipitalis*, ermittelt. Dabei wird das Maßband über die freie Stelle zwischen den Augenbrauen (Glabella) und um das Hinterhaupt geführt (Abb. 31.6). Bei einer intrauterinen Mangelversorgung ist zuerst die Gewichtsentwicklung verzögert, später auch das Längenwachstum.

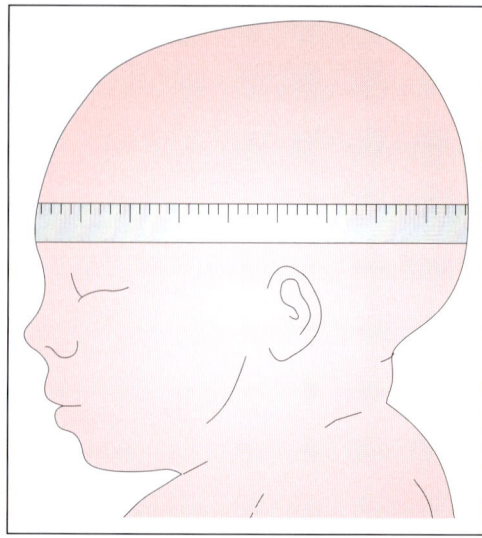

Abb. 31.6 Messung des Kopfumfanges.

Äußerst selten kommt es zu einer Beeinträchtigung des Schädelwachstums.

Sichtbare (nicht messbare) Reifezeichen

Bei den nicht messbaren Reifezeichen handelt es sich um mehr oder weniger deutlich sichtbare Merkmale, die als Einzelnes gesehen kaum eine Aussagekraft haben. Wenn man sie jedoch gemeinsam betrachtet, ergeben sie ein deutliches Bild vom Reifegrad des Neugeborenen. Diese Kriterien wurden in unterschiedlichen Schemata geordnet und bewertet. Das in Tabelle 31.2 vorgestellte Farr-Schema ist ein Index zur Bestimmung des Gestationsalters anhand von 11 Kriterien mit bis zu jeweils 4 Punkten. Die Summe ergibt das geschätzte Gestationsalter.

U1 – Erstuntersuchung zum Ausschluss von Fehlbildungen und Geburtsverletzungen

Die systematische Erstuntersuchung des Neugeborenen von Kopf bis Fuß dient dazu, eventuelle Fehlbildungen oder Geburtsverletzungen zu erkennen (Tab. 31.3). Alle dabei festgestellten Abweichungen von der Norm sind zu dokumentieren

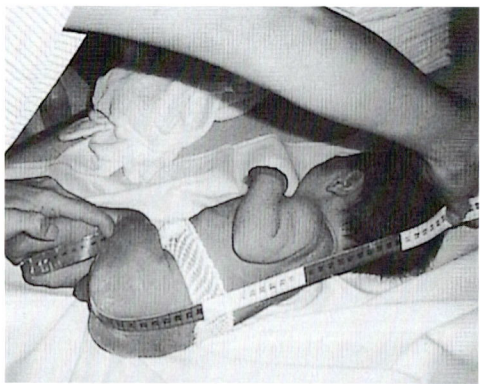

Abb. 31.5 Messung der Körperlänge.

U1 – Erstuntersuchung zum Ausschluss von Fehlbildungen und Geburtsverletzungen

Tab. 31.2 Farr-Schema zur Beurteilung der Reife des Neugeborenen.

Merkmal	Punkte 0	1	2	3	4
Hautbeschaffenheit: Prüfung durch Anheben einer Hautfalte zwischen Daumen und Zeigefinger	sehr dünn, gelatineartig	dünn und weich	weich, mittlere Dicke, Rötung oder oberflächliche Hautschuppung	oberflächliche Hautrisse, Abschilferung an Händen und Füßen	dick und pergamentartig, oberflächliche oder tiefe Hautrisse
Hautfarbe: Beurteilung beim ruhigen Kind	dunkelrot	gleichmäßig rosa	blassrosa, unterschiedliche Hautfarbe	blass, rosa nur über Ohren, Lippen, Handflächen, Fußsohlen	
Durchsichtigkeit der Haut: Beurteilung am Rumpf	zahlreiche Venen und Venolen über dem Abdomen deutlich sichtbar	Venen und Venennetz sichtbar, keine Venolen	wenig große Gefäße deutlich über dem Abdomen sichtbar	wenig große Gefäße undeutlich über dem Abdomen sichtbar	keine Blutgefäße sichtbar
Ödeme: Prüfung über der Tibia oder Hände und Füße durch kurzen Druck mit dem Finger	mäßige Dellenbildung über der Tibia, deutlich ödematöse Hände und Füße	deutlich tastbare Delle über der Tibia, keine Ödeme an Händen und Füßen	keine Ödeme		
Ohrform: Prüfung am oberen Anteil der Ohrmuschel (Helix)	Ohrmuschel flach und formlos, Ohrrand nicht oder kaum eingerollt	Teil des Ohrmuschelrandes eingerollt	der ganze obere Rand der Ohrmuschel ist teilweise eingerollt	vollständige Einwärtskrümmung der ganzen oberen Ohrmuschelhälfte	
Festigkeit der Ohrmuschel: obere Ohrmuschelhälfte wird nach vorne gefaltet	Ohrmuschel weich, gut faltbar, kein spontaner Ausgleich	Ohrmuschel am Rand weich, lässt sich gut falten, langsamer spontaner Ausgleich	Knorpel bis zum Ohrmuschelrand gut tastbar, sofortiger spontaner Ausgleich	gesamte Ohrmuschel fest, sofortiger spontaner Ausgleich	
Lanugobehaarung: Prüfung an den Schultern und am Rücken	keine Lanugohaare, evtl. kurze spärliche Haare	ausgeprägt, lang und dicht über dem ganzen Rücken	dünnere Lanugobehaarung, vorwiegend über dem unteren Rückenbereich	wenig Lanugo, haarlose Stellen	mindestens der halbe Rücken ist frei von Lanugobehaarung
Größe der Brustdrüse: Palpation des Drüsengewebes zwischen Daumen und Zeigefinger	kein Drüsengewebe tastbar	Drüsengewebe ein- oder beidseits tastbar, Durchmesser unter 0,5 cm	Drüsengewebe beidseits tastbar, Durchmesser einoder beidseits 0,5–1 cm	Drüsengewebe beidseits tastbar, Durchmesser ein- oder beidseits mehr als 1 cm	

Tab. 31.2 (Fortsetzung)

Merkmal	Punkte			
	0	1	2	4
Brustwarze und Areola: Inspektion	keine Brustwarze sichtbar, keine Areola	Brustwarze gut ausgebildet, Areola vorhanden, nicht prominent, Durchmesser < 0,75 cm	Brustwarze gut ausgebildet, Areola liegt über dem Hautniveau, Durchmesser ca. 0,75 cm	
Männliches Genitale: vorsichtiges Palpieren des Skrotums	keine Hoden (Testes) im Skrotum tastbar	mindestens 1 Hoden hoch im Skrotum, lässt sich bis in die tiefste Position ziehen	mindestens 1 Hoden vollständig deszendiert	
Weibliches Genitale: Beurteilung bei leicht abduzierten Beinen	große Labien weit geöffnet, kleine Labien relativ groß	große Labien bedecken die kleinen Labien fast vollständig	große Labien bedecken die kleinen Labien vollständig	
Plantare Hautfältelung: Betrachtung der Fußsohle, die Haut ist dabei von den Zehen bis zur Ferse gestreckt	keine Hautfalten sichtbar	zarte rote Linien über der vorderen Hälfte der Fußsohle	deutliche rote Linien über mehr als der vorderen Fußsohlenhälfte, Hautfalten über dem vorderen Drittel der Fußsohle	Hautfalten reichen über das vordere Drittel hinaus	deutliche tiefe Hautfalten, reichen über das vordere Drittel der Fußsohle hinaus

Ergebnis: Geschätztes Gestationsalter

Punkte	Gestationalter	Punkte	Gestationsalter
5	28,1	18	37,6
6	29	20	38,5
7	29,9	22	39,4
8	30,5	24	40
9	31,6	26	40,6
10	32,4	28	41
12	33	30	41,2
14	35,3	32	41,4
16	36,5	34	41,4

U1 – Erstuntersuchung zum Ausschluss von Fehlbildungen und Geburtsverletzungen

Tab. 31.3 Systematische Erstuntersuchung des Neugeborenen.

Das Neugeborene liegt auf dem Rücken	
Kopf und Hals	
1. Schädeldach	Fontanellen, Konfiguration der Nähte, Geburtsgeschwulst, Kephalhämatom, Marken der Saugglocke oder Geburtszange
2. Augen	Augenabstand, Epikanthus, Lidachsenstellung, Pupillen, Skleren, Augäpfel
3. Nase	Nasenform, Nasenrücken, Nasenöffnung
4. Mund	Lippen, Zahnleiste, Gaumen, Zunge, Zungenbändchen, Zähnchen
5. Ohren	Sitz, Anlage des Gehörgangs, aurikuläre Anhängsel
6. Hals	Länge und Form
Rumpf	
7. Schultern	Schlüsselbeine
8. Brust und Bauch	Form, Anlage der Brustdrüsen
9. äußeres Genitale	weiblich: Labien, Mündung der Harnröhre, Scheideneingang männlich: Penis, Mündung der Harnröhre, Skrotum, Testes
Extremitäten	
10. Arme und Hände	Länge, Haltung, Beweglichkeit der Gelenke, Seitengleichheit, Handfalten, Handhaltung, Finger
11. Beine und Füße	Länge, Haltung, Form, Gelenke, Kniescheibe, Seitengleichheit
Das Neugeborene liegt auf dem Bauch	
12. Nacken	Länge, Form Teleangiektasien
13. Wirbelsäule	Spaltbildungen, Mongolenfleck
14. Anus	Anlage, Öffnung, Atresien
15. Gesäß- und Oberschenkelfalten	Verlauf, Seitengleichheit

und weiter zu beobachten. Gegebenenfalls ist die Hinzuziehung des Kinderarztes erforderlich oder er wird über den Untersuchungsbefund informiert. Wie immer im Umgang mit dem Neugeborenen ist eine liebevolle und behutsame Vorgehensweise oberstes Gebot. Nach Möglichkeit sollen die Eltern während der Untersuchung anwesend sein, besondere Befunde müssen mit ihnen besprochen werden.

Untersuchungen in Rückenlage

Der Kopf

Bei der Untersuchung des Kopfes liegt dieser in den Handflächen des Untersuchers so, dass die Finger das Schädeldach umfassen und leicht abtasten können.

Die **Kopfform** und die Größe des Kopfes sind entsprechend der Erbanlage ausschlaggebend für seine mechanische Anpassung an den knöchernen

Geburtsweg. Nach einer Hinterhauptslage ist der Hinterkopf etwas in die Länge gezogen, andere Lagen weisen entsprechende Verformungen auf. Sie gleichen sich alle in den ersten Lebenstagen aus. Ein zu großer Kopf kann ein Hinweis auf einen Hydrozephalus sein (Abflussbehinderung des Liquorsystems, Störung der Liquorresorption), ein kleiner Kopf (Mikrozephalus) kann familiär bedingt sein oder seine Ursache in einer Embryo- oder Fetopathie haben.

Die **Kopfbehaarung** variiert beim Neugeborenen stark. Die Kopfhaare können völlig fehlen oder aber auch schon zu einem dichten Schopf entwickelt sein. Ist eine Kopfbehaarung vorhanden, so ist sie beim reifen Neugeborenen an Stirn und Schläfe deutlich abgegrenzt. Die Haare haben eine seidige Struktur (beim Frühgeborenen wollig).

Die **Schädelknochen** sind noch nicht fest miteinander verwachsen, sondern frei beweglich und bindegewebig miteinander verbunden. Dadurch können sie je nach Einstellung und Platz unter der Geburt mehr oder weniger übereinander geschoben werden (Konfiguration).

- Bei der I. Stellung wird das rechte Scheitelbein über das linke Scheitelbein geschoben.
- Bei der II. Stellung wird das linke Scheitelbein über das rechte Scheitelbein geschoben.

Die **Schädelnähte** sind die Verbindungen der einzelnen Schädelknochen miteinander. Am Schädeldach zwischen den Scheitelbeinen bilden sie die Pfeilnaht, nach vorn zwischen den beiden Schläfenbeinen und den Stirnbeinen die Kranznaht, nach hinten zwischen dem Hinterhauptsbein und den Scheitelbeinen die Lambdanaht. Diese dünne Bindegewebsschicht (*Membrana interossea*) ist das Wachstumszentrum für die Schädelknochen.

Bei der Erstuntersuchung sind die Schädelnähte durch die Anpassung an den Geburtsweg fast in allen Bereichen mehr oder weniger stark konfiguriert zu ertasten, lösen sich aber in den nächsten Stunden wieder vollständig voneinander.

Klaffende Schädelnähte können auf eine vorübergehende Hirnschwellung, einen Hydrozephalus, eine Galeablutung (subaponeurotische Blutung) hinweisen.

Bei bereits mit einander verwachsenen Schädelnähten (Kraniosynostose) sind diese leicht aufgeworfen als Wulst zu tasten (neurochirurgisches Konsil).

Fontanellen: Zwischen den Scheitelbeinen und den Stirnbeinen bilden die Knochennähte eine Platte in Form einer Raute, die **große Fontanelle** (*Fonticulus anterior*). Sie ist weich und pulsiert, liegt etwas unter dem Hautniveau und ist gut zu tasten. Die Länge beträgt etwas mehr als 2, die Breite knapp 2 Fingerkuppen. Durch die Konfiguration erscheint sie *post partum* zunächst etwas kleiner. Sie schließt sich bis zum Ende des 2. Lebensjahres.

Zwischen den Scheitelbeinen und dem Hinterhauptsbein befindet sich die **kleine Fontanelle** (*Fonticulus posterior*). Sie ist nach der Geburt nur als kantiger stumpfer Winkel zu tasten und schließt sich bis zum Ende des 4. Lebensmonats.

Eine deutlich über dem Hautniveau liegende große Fontanelle mit verstärkter Pulsation kann auf eine Hirnblutung oder einen Hydrozephalus hindeuten, gleichzeitig ist sie größer als normal zu tasten. Eine tiefe Einsenkung spricht für eine Exsikkose nach Übertragung oder intrauteriner Wachstumsretardierung. Bei vorzeitiger Verknöcherung ist die große Fontanelle kleiner zu tasten.

Geburtsbedingte Veränderungen

Nach Blasensprung entwickelt sich am führenden Teil, meist dem Hinterhaupt, zum rechten oder linken Scheitelbein hin übergehend eine **Geburtsgeschwulst** (*Caput succedaneum*). Die Muttermundsränder umschnüren dabei den betroffenen Kopfbereich je nach Muttermundsweite. Bedingt durch die Druckdifferenz entsteht ein Sog und es kommt zur Ansammlung von Gewebsflüssigkeit zwischen der Kopfschwarte und der Knochenhaut. Sie ist gut sichtbar als bläuliche Schwellung, manchmal mit punktförmigen Einblutungen (Petechien). Ihre Ausprägung hängt von der Geburtsdauer nach dem Blasensprung und der Beschaffenheit des Muttermundes ab. Die Geschwulst ist als schwammartige Schwellung gut zu tasten und ist nicht von den Schädelnähten eingegrenzt. Sie ist unmittelbar nach der Geburt am stärksten ausgeprägt und innerhalb von einem bis höchstens zwei Tagen zurückgebildet (s. Kap. 36).

Bei einem **Kephalhämatom** (Abb. 31.7) kommt es zur Abscherung der Knochenhaut (Periost) von der Galea (Kopfsehnenplatte). Dabei werden kleinere Blutgefäße eröffnet und es entsteht ein Hämatom, welches durch die Schädelnähte begrenzt ist. Die Konsistenz ist prall-elastisch, fluktuierend und kann nahezu Hühnereigröße erreichen. Die Ursache liegt in der Verschiebung der Weichteile gegenüber den Schädelknochen z.B. nach Vakuum-Extraktion, lang anhaltender falscher Einstellung

U1 – Erstuntersuchung zum Ausschluss von Fehlbildungen und Geburtsverletzungen

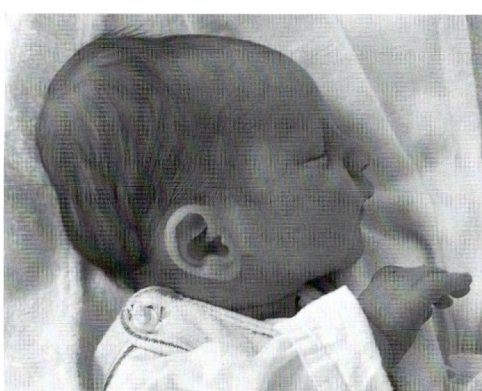

Abb. 31.7 Neugeborenes mit Kephalhämatom (aus: Schmidt-Matthiesen H, Wallwiener D. Gynäkologie und Geburtshilfe. 10. Aufl. Stuttgart, New York: Schattauer 2005).

des Kopfes oder auch bei sehr rascher Passage des Geburtsweges.

Im Gegensatz zur Geburtsgeschwulst erreicht das Kephalhämatom erst nach Tagen seine volle Größe und bildet sich nur langsam, jedoch ohne Therapie zurück (über mehrere Wochen bis Monate). Selten kommt es zur Verknöcherung, die jedoch im Verlauf des Schädelwachstums wieder verschwindet (s. Kap. 36).

Weitere **Geburtsverletzungen** sind Punktionseinstiche durch eine Kopfschwartenelektrode oder nach Mikroblutuntersuchung, saugglockenförmige Ödeme und Hautablederungen nach Vakuum-Extraktion, Druckmarken durch die Passage des knöchernen Beckens oder die Zangenlöffel, Schnittverletzungen nach Kaiserschnitt. Meist reicht die sorgfältige Beobachtung der Geburtsverletzungen aus, selten kommt es zu Abheilungsstörungen oder gar zu einer Infektion. Die Funktion der Nervenbahnen (z. B. Nervenläsionen nach Forzepsentbindung) wird durch den Reflexstatus geprüft. Je nach Größe und Schnitttiefe müssen Verletzung mikrochirurgisch versorgt werden.

Augen

Bei geschlossenen Augen sind die **Augäpfel** als leichte Vorwölbung unter den Augenlidern wahrnehmbar. Häufig sind unregelmäßige, nicht erhabene Hautgefäßerweiterungen auf den Augenlidern sichtbar. Im Volksmund wird dies **Storchenbiss** (Teleangiektasie) genannt, welcher im Laufe der ersten Monate verblasst. Auch zwischen den Augen, auf der so genannten kleinen Glatze (Glabella) und im Nacken kann man diese rötlichen bis zartrosafarbenen Kapillarerweiterungen sehen, die bei kräftigem Schreien dunkelrot werden und im Gegensatz zu den Augenlidern oft bis zum Ende des ersten Lebensjahres, manchmal auch länger, als Zornfältchen sichtbar bleiben. Sie sind harmlos, solange sie an den beschriebenen Stellen auftreten.

Die spontan geöffneten Augen erscheinen dem Betrachter verhältnismäßig groß und lassen eine dunkelgraublaue Regenbogenhaut (Iris) sehen, wobei die **Pupillen** kaum wahrnehmbar abgegrenzt sind, die sich aber als Reaktion bei direktem Lichteinfall verengen. Es bedarf einiger Geduld, um diese Verengung zu beobachten, da das Neugeborene bei direktem Lichteinfall sofort die Augen zukneift.

■ **Besondere Befunde**:
- Geschwollene Augenlider sind meist ein geburtsbedingtes Ödem und werden schnell resorbiert.
- Ein unvollständiger Augenverschluss weist auf eine mögliche Faszialisparese hin (das Auge muss vor Austrocknung geschützt werden).
- Ein weiter Augenabstand kann auf eine Trisomie 21 oder eine Alkohol-Embryo- bzw. -Fetopathie hinweisen.
- Eine nach außen oben gerichtete Lidachsenstellung ist ebenfalls typisch für eine Trisomie 21.
- Ein Epikanthus (Augenfalte vom Oberlid zum inneren Augenwinkel) verschwindet mit dem Aufrichten und Wachsen des Nasenskelettes. Zusammen mit anderen Symptomen kann die Lidfalte ein Hinweis auf ein Down-Syndrom sein.
- Die im Bereich der Skleren gelegentlich sichtbaren »Blutfähnchen« sind subkonjunktivale Blutungen als Folge der Pressstauung und werden in den ersten Wochen resorbiert.
- Die Augenbewegungen sind häufig noch unkoordiniert (leichtes Schielen); Augenzittern (Nystagmus) ist auf die Unreife des Nervensystems zurückzuführen.

Nase

Die Nase weist manchmal infolge des Druckes *sub partu* leichte Deformitäten auf (leicht platte oder schiefe Nase). Diese gleichen sich in den ersten Lebenstagen aus. Zunächst sind die Nasenöffnungen und Nasengänge noch etwas verengt und die Nebenhöhlen noch nicht ausgebildet. Trotzdem erlaubt die Form der Nase im Allgemeinen eine störungsfreie Atmung (Neugeborene atmen nahezu ausschließlich durch die Nase).

Häufig sind auf dem Nasenrücken kleine weiße Pünktchen, sog. »Milien« zu sehen. Dabei handelt es sich um winzige Zysten der Talgdrüsen. Sie sind harmlos und bilden sich in wenigen Wochen zurück. Bei einigen Kindern dehnen sie sich in der Fläche und Größe etwas aus. Auch in diesem Fall ist keine Therapie erforderlich (cave: Entzündungen beim Versuch, diese auszudrücken).

■ **Besondere Befunde:**
- schnaufende Atmung bei Anstrengung, Nasenflügeln als Hinweis auf ein Atemnotsyndrom
- Atmung durch den Mund bzw. verhinderte Nasenatmung mit Zyanose bei Choanalenge (Ausschluss durch Sondierung)

Mund

Das entspannte Neugeborene hält die Lippen leicht geschlossen, ohne dass die Zunge sichtbar ist. Bei Berührung der Lippen mit dem Finger versucht das vitale Neugeborene daran zu saugen (Saugreflex) und man kann mühelos die Zahnleisten und den Gaumen abtasten. Selten kann man – bei weit geöffnetem Mund – am Übergang vom weichen zum harten Gaumen stecknadelkopfgroße weiße Knötchen sehen, die so genannten Bohn-Knötchen (auch als Epstein-Perlen beschrieben). Dabei handelt es sich um bindegewebige Epithelzellen. Sie können beidseits der Gaumennaht oder auch nur auf einer Seite vorhanden sein. Einige Autoren zählen sie zu den Reifezeichen; da ihr Vorkommen aber nur in einem ganz kurzen Zeitraum zu beobachten ist, haben sie als solche nur eine geringe Bedeutung.

■ **Besondere Befunde:**
- Eine Asymmetrie des Mundes weist auf eine Verletzung des Faszialisnervs hin (z. B. Geburtsverletzung durch Forzepsentbindung). Die Auswirkungen der Lähmung hängen von der Intensität und Dauer der Quetschung ab. Meist kommt es zur spontanen Abheilung. Bei der Pflege ist darauf zu achten, dass das Neugeborene nicht auf die betroffene Seite gelagert wird, denn der ständige Speichelfluss greift die Wangenhaut an.
- Schaumiger Speichel vor Mund und Nase kann die Folge einer Ösophagusenge oder -atresie sein. Zur Abklärung muss vorsichtig sondiert werden.
- Selten ist schon vor der Geburt ein Zahn durchgebrochen.
- Bei einer Makroglossie kann das Neugeborene den Mund nicht schließen.
- Gelegentlich findet sich an der Unterseite der Zunge ein verkürztes Zungenbändchen (Ankyloglossum, die Zunge sieht beim Schreien herzförmig aus). Meist kommt es zur spontanen Dehnung. Falls das Bändchen am Stillen hindert, kann es vorsichtig durchtrennt werden (cave: Blutungsgefahr durch Verletzung der Arterie des Zungenbändchens).
- In einigen Fällen zeigen sich Spaltbildungen der Lippen.

Ohren

Der Ohransatz sollte seitengleich und nicht zu tief sein (Trisomie 21, Alkoholembryopathie), der äußere Gehörgang gut sichtbar. Gelegentlich findet man bindegewebige oder knorpelige Hautanhängsel (Verdacht auf Nierenfehlbildung, Kinder diabetischer Mütter). Meist sind sie jedoch harmlose Launen der Natur.

Hals

Beim Neugeborenen sitzt der Kopf – schon wegen seiner proportionalen Größe – fast auf den Schultern und der Hals ist in der Rückenlage kaum zu sehen. Um ihn betrachten zu können, ist es erforderlich, die flache Hand unter den Nacken zu legen und diese leicht zu heben. Am Übergang zum Rumpf fallen ein bis zwei kleine Faltenringe auf. Die Spangen des Kehlkopfes sind dabei gut zu sehen.

■ **Besondere Befunde:**
- Im vorderen Halsbereich kann eventuell eine Vergrößerung der Schilddrüse (Struma) zu tasten sein.
- Ein so genannter Stiernacken kann ein Hinweis auf eine Trisomie 21 sein.
- Ein im Nacken befindliches Feuermal verblasst mit den Monaten, bleibt aber im Allgemeinen erhalten.
- Eine Schulterdystokie führt des Öfteren zu einem Schiefhals (Torticollis) und zu Verletzungen der Halsmuskulatur (M. sternocleidomasto-

ideus). Allerdings ist dieser Befund selten direkt *post partum* zu finden.

Schultern

Die häufigste knöcherne Geburtsverletzung ist der Schlüsselbeinbruch (Klavikulafraktur, 1%). Das Schlüsselbein ist nach der Geburt sorgfältig abzutasten. Die Bruchstelle befindet sich dabei meist zwischen Schulter und Brustbein im mittleren Teil. Da es sich um eine so genannte Grünholzfraktur handelt, bleibt die Knochenhaut unverletzt und die Fraktur heilt von selbst aus. Der Bruch wird in den ersten Stunden nach der Geburt oft übersehen. Das Neugeborene hat auf der Seite der Bruchstelle Bewegungsschmerzen. Die Schonhaltung des Armes ist auffällig, das Neugeborene reagiert beim Bewegen der betroffenen Seite mit Schmerzäußerung. Nach einigen Tagen, spätestens bei der U2, findet sich an der verletzten Stelle ein derber Knoten aus Kallusgewebe als Zeichen des beginnenden Heilungsprozesses. Behutsames Handling ist im Umgang mit dem Neugeboren selbstverständlich. Zu beachten ist, dass beim Ankleiden zuerst der betroffene Arm und beim Auskleiden zuletzt der betroffene Arm genommen wird.

Brustkorb, Bauch

Die Form des Brustkorbes wird durch die Rippen geprägt, fast alle sind mit dem Brustbein (Sternum) verbunden.
Manchmal wölbt sich die Brustbeinspitze (Xiphoid) sichtbar vor. Die Brustdrüsen sind seitengleich angelegt.
Die Atmung lässt sich gut beobachten, da in diesem Bereich kaum Unterhaut-Fettgewebe vorhanden ist. Der Herzschlag ist durch Auflegen der Finger leicht zu zählen.
In Rückenlage fällt die leicht tonnenförmige Form des Rumpfes auf. Der Bauch (Abdomen) wölbt sich seitlich gegenüber dem Brustkorb (Thorax) etwas vor. Der Bauch ist weich, mit geringem Widerstand beim Tasten. Die Hüftknochen sind auf gleicher Höhe, der Bauchnabel sitzt zentral.

■ **Besondere Befunde:**
- Einziehungen im Bereich des Sternums sind Zeichen des Atemnotsyndroms.
- Selten kann man entlang der Milchleiste eine dritte Brustwarze als kleine, pigmentierte Erhebung finden (akzessorische Brustdrüse).
- Die Brustdrüsenschwellung (Abb. 32.3) ist sehr selten schon *post partum* zu sehen.
- Bauchwanddefekte wie z. B. ein Nabelschnurbruch (Omphalozele) sind meist schon in der Schwangerschaft bekannt, die Geburt erfolgt per Sectio. Die Erstversorgung ist im Kapitel 36 beschrieben.

Arme

Die Arme sind mit leichtem Widerstand in den Gelenken zu bewegen, die gestreckten Oberarme reichen seitlich bis zum Rippenbogen, das Handgelenk bis fast zu den Rollhügeln (*Trochanter major*). Die Streckung darf nicht durch Zug an den Händen erfolgen, sondern die Arme werden von der Schulter abwärts durch Ausstreichen am Rumpf entlanggeführt. Die Streckung wird vom Neugeborenen sofort durch das Anwinkeln der Unterarme wieder ausgeglichen

■ **Besondere Befunde:**
- Eine obere Plexuslähmung (Erb-Duchenne) oder die seltenere untere Plexuslähmung (Klumpke) entsteht durch Quetschung oder Zerrung des *Nervus brachialis* bei schwieriger Schulterentwicklung oder Armlösung bei Beckenendlagen (s. Kap. 36, S. 678).
- Eine Fraktur des Oberarmes (Humerusfraktur) ist eine seltene Komplikation, z. B. verursacht durch eine Armlösung bei Beckenendlagenentwicklung. Das Neugeborene zeigt dabei eine Schonhaltung mit Schmerzäußerung bei Berührung. Die Bruchstelle ist beim Abtasten zu fühlen. Der betroffene Arm wird mit einem Schlaufenverband am Körper fixiert und verheilt in wenigen Wochen spontan.
- Der Zwergenwuchs (Chondrodystrophie) betrifft meist nur die Arme und Beine, es besteht eine auffällige Disharmonie der kindlichen Proportionen.

Hände

Handfläche und Zeigefinger haben in etwa die gleiche Länge, die Linien der Handfläche sind deutlich zu sehen. Jeder der Finger hat drei Gelenke, die Fingernägel erreichen die Fingerkuppe (ein grünlicher Farbton der Nägel ist ein Zeichen für intrauterinen Mekoniumabgang).

- **Besondere Befunde:**
- Zusätzliche Finger (Polydaktylie) oder zusammengewachsene Finger (Syndaktylie) sind sehr selten.
- Die Vierfingerfurche ist eines der Merkmale von Down-Syndrom-Kindern.
- Gelegentlich finden sich Anhängsel oder auch ein sechster Finger.

Geschlechtsteile

Beim **Mädchen** ist das äußere Genitale am Geburtstermin so weit entwickelt, dass die großen Labien die kleinen überwiegend bedecken. Zur Kontrolle der Harnröhrenmündung werden die kleinen Labien vorsichtig gespreizt, dabei wird die Klitoris sichtbar, die Mündung der Harnröhre (Urethra) befindet sich unterhalb der Klitoris.

- **Besondere Befunde:**
- Das Hymen wölbt sich bei manchen Mädchen glasig-weißlich vor, eventuell handelt es sich um eine Hymenalatresie, die den Abfluss des Sekretes verhindert.
- Zusammengewachsene Labien (Labiensynechie) müssen nur behandelt werden, wenn eine Abflussbehinderung des Urins besteht.
- Die Vergrößerung der Klitoris kann ein Hinweis auf Intersexualität sein.

Beim **Knaben** befindet sich die Harnröhrenmündung zentral auf dem Penis, eine Verklebung der Vorhaut mit der Eichel ist beim Neugeborenen physiologisch. Die Hoden (Testes) befinden sich bei Termingeborenen fast immer im Hodensack (Skrotum) wo sie relativ leicht zu tasten sind.

- **Besondere Befunde:**
- Flüssigkeit in der Hodenhülle (Hydrozele) wird durch den noch nicht verschlossenen embryonalen Gang vom Bauchfell (Peritoneum) zur Hodenhülle möglich, die Flüssigkeit kann durch diesen auch wieder in die Bauchhöhle zurückfließen. Das Hodensäckchen ist prall und transparent.
- Hoch stehende Hoden (Maldeszensus): Häufig handelt es sich nur um einen Hoden, der sich in der Regel im Leistenkanal befindet. Er deszendiert fast immer im Verlauf des ersten Lebensjahres.
- Sehr kleine Hoden (Kryptorchismus) sind meist mit anderen Fehlbildungen kombiniert, oft genetisch bedingt.

- Epispadie (Harnröhrenspaltung auf der Penisoberseite) und Hypospadie (Harnröhrenmündung liegt am unteren Rand der Eichel) werden im Kapitel 36 beschrieben.

Beine und Füße

Die Beine fallen im Hüftgelenk etwas nach außen, im Kniegelenk sind sie leicht angewinkelt. Die Unterschenkel haben häufig eine leichte O-Bein-Haltung. Die Kniescheibe liegt in der Mitte zwischen Ober- und Unterschenkel. Die Hautfalten in den Leisten sind auf beiden Seiten gleich ausgeprägt. Werden die gestreckten Beine aneinander gelegt, haben sie dieselbe Länge (cave: dabei niemals die Füßchen gerade ziehen).

- **Besondere Befunde:**
- Asymmetrische Hautfalten sind ein Hinweis auf eine Hüftdysplasie, die der Abklärung mittels Sonographie bedarf.
- Eine Abknickung des Fußes nach innen bezeichnet man als Kletterfuß. Dabei lassen sich die Fußsohlen aneinander legen.
- Beim Hackenfuß ist der Fuß zum Schienbein hin abgeknickt, wie wenn das Kind auf den Fersen gehen würde. Beide Defekte der Fußhaltung sind lage- und haltungsbedingt. Meist reicht eine gezielte Massage bzw. Physiotherapie über längere Zeit, um diese zu regulieren. In schweren Fällen sind redressierende Gipsverbände erforderlich.
- Eine halbmondförmige Krümmung des Fußes in der gesamten Länge, von den Zehen zu den Fersen einwärts, ist das Charakteristikum des Sichelfußes (frühzeitige manuelle Therapie, ggf. redressierende Gipsverbände).
- Der Klumpfuß zählt zu den schwerwiegendsten Fußdeformitäten. Die Füßchen sind dabei plantar gebeugt und stehen auf dem äußeren Fußrand. Die Behandlung (zunächst Gipsbehandlung) sollte in den ersten Tagen begonnen werden.
- Überzählige Zehen (Polydaktylie) oder zusammengewachsene Zehen (Syndaktylie) zählen zu den seltenen Abnormitäten. Bei der sog. Sandalenfurche besteht zwischen der großen und der zweiten Fußzehe ein deutlicher breiter Abstand (Trisomie 21).

Untersuchungen in Bauchlage

Rücken

Im Bereich der Nackenhaargrenze sieht man häufig ein flaches, scharf begrenztes **Hämangiom** (*Naevus flammeus*) mit rosa bis dunkelroter Farbe. Es kann abblassen oder bestehen bleiben. Die **Brustwirbelsäule** bildet eine gerade verlaufende Linie in der Mitte des Rückens, die **Schulterblätter** sind gleichförmig angelegt und unter der Haut deutlich abgezeichnet. Die Dornfortsätze der Wirbel sind zu tasten. Die Rippen des Brustkorbes kann man an der Außenkante als feine Wellenlinie ausmachen. Die leichte Lendenlordose ist beim Abtasten der Wirbelsäule fühlbar. Die Oberkanten der **Hüftknochen** befinden sich auf gleicher Höhe und der Beginn der **Analfalte** ist mittig. Bei geschlossenen Beinen kann man einen gleichseitigen Verlauf der Oberschenkelfalten sehen. Der **Anus** ist angelegt und soweit sichtbar ist eine Öffnung vorhanden.

■ **Besondere Befunde:**
- Ein Nackenwulst, der so genannte Stiernacken, fällt bei einem Neugeborenen mit Down-Syndrom auf.
- Eine seitliche Verkrümmung der Wirbelsäule (Skoliose) kann durch eine intrauterine Zwangshaltung entstanden sein, eine frühzeitig beginnende physiotherapeutische Behandlung ist wichtig.
- Schiefergraue Pigmentierungen im der Sakralgegend (Mongolenfleck) sind ein Merkmal von Kindern südeuropäischer und asiatischer Abstammung. Mit zunehmendem Alter verblassen sie.
- Eine grübchenförmige Hauteinziehung über dem Steißbein ist eine harmlose Erscheinung, solange keine porenförmige Öffnung gefunden werden kann.
- Der membrane Verschluss des Anus (Analatresie) ist selten.
- Wie schon in der Rückenlage, kann auch in der Bauchlage die Asymmetrie der Schenkelfalten auf eine Hüftdysplasie hinweisen.
- Ein Haarbüschel im Lumbalbereich kann auf eine Spaltbildung des Wirbelkörpers (*Spina bifida occulta*) hinweisen.
- Schwere Varianten der Spaltbildung sind Meningozele und Myelomeningozele.

Haut

Die Betrachtung der Haut geschieht beiläufig während der gesamten Untersuchung. Normalerweise ist die Hautfarbe rosig, oft noch mit geringen Akrozyanosen an Händen und Füßen (cave: Unterkühlung).

■ **Besondere Befunde:**
- Häufig wird ein marmoriertes Hautbild (*Cutis marmorata*) beobachtet, ohne dass eine kritische Kreislaufsituation oder Erkrankung die Ursache dafür ist. Im Schlaf findet man diese Hautverfärbung an den peripheren Körperteilen.
- Gefäßerweiterungen (Storchenbiss, Teleangiektasien) findet man bei fast der Hälfte aller Neugeborenen an Augenlidern, Stirnmitte oder Oberlippe.
- Blutschwämmchen (kavernöse Hämangiome) sind Gefäßerweiterungen, die über dem Hautniveau liegen. Bei der Geburt sind sie relativ kleinflächig, können aber im ersten Lebensjahr noch wachsen. Sie können sich spontan zurückbilden. Wachsende Hämangiome können mittels Laser therapiert werden.
- Feuermale (*Naevi flammei*) sind nicht erhaben und erscheinen als scharf abgegrenzte hellrote Flecken, die sehr bizarre Formen aufweisen. Sie nehmen oft ganze Hautabschnitte ein und verblassen im Gegensatz zum Storchenbiss nicht.

Die Abweichungen von der Norm sind vielfältig, zum Glück aber auch selten. Weitere Fehlbildungen und Krankheiten werden im Kap. 36 ausführlich behandelt.

Literatur

Dick W, Stopfkuchen H, Brockerhoff P. Primäre Neugeborenenreanimation. 2. Aufl. Berlin, Heidelberg, New York: Springer 1993.

Haupt H. Das Neugeborene. 3. Aufl. Stuttgart, New York: Thieme 1982.

Illing S. Das gesunde und das kranke Neugeborene. 3. Aufl. Stuttgart: Enke 2003.

Kuhn K. Der Einfluss des Abnabelungszeitpunktes auf die Hyperbilirubinämie des Neugeborenen unter besonderer Berücksichtigung des Mutter-Kind-Kontaktes. Inaugural-Dissertation Tübingen 1983.

Leboyer F. Geburt ohne Gewalt. München: Kösel 1981.

Niessen KH. Pädiatrie. Stuttgart, New York: Thieme 2001.

Schmidt-Matthiesen H, Wallwiener D. Gynäkologie und Geburtshilfe. 10. Aufl. Stuttgart, New York: Schattauer 2005.

Schönberger W. Kinderheilkunde für medizinische Fachberufe. München, Jena: Urban & Fischer 2000.

Vain NE, Szyld EG, Prudent LM, Wiswell TE, Aguilar AM, Vivas NI. Oropharyngeal and nasopharyngeal suctioning of meconium-stained neonates before delivery of their shoulders: multicentre, randomised controlled trial. Lancet 2004; 364: 597–602.

32 Physiologie des Neugeborenen

Bärbel Kolmer-Hodapp

Verläuft eine Schwangerschaft komplikationslos und ohne schädigende Einflüsse, wird die intrauterine Entwicklung und Reifung in der Regel auch störungsfrei und zeitgerecht erfolgen.

Entwicklungsphasen

Von der Befruchtung bis zum Ende des ersten Lebensjahres durchläuft das Kind viele Entwicklungsstufen, die wie folgt unterteilt werden:

- **Pränatal** ist die Zeit von der Befruchtung bis zum Ende der 40. Schwangerschaftswoche.
- **Perinatal** umfasst die Zeit von der 28. Schwangerschaftswoche bis einschließlich 7. Lebenstag.
- **Neonatal** ist die Zeit vom 1. bis einschließlich 28. Lebenstag.
- Von **Säuglingszeit** wird ab dem 29. Lebenstag bis zur Vollendung des 1. Lebensjahres gesprochen.

Terminierung

Termingeborene werden in der 38. bis 42. Schwangerschaftswoche zwischen dem 260. und 293. Tag geboren. Vor dem Termin Geborene (**Frühgeborene**) kommen nach weniger als 37 Schwangerschaftswochen oder 259 Tagen zur Welt. **Übertragene Kinder** werden erst nach der 42. Schwangerschaftswoche oder 294 Tagen geboren.

Termingeborene werden außerdem nach dem Gewicht klassifiziert:
- hypotroph: untergewichtig < 2 500 g
- eutroph: normalgewichtig > 2 500 g und < 4 000 g
- hypertroph: übergewichtig > 4 000 g

Als »**small for date**« oder Mangelkind wird ein Kind bezeichnet, das zu klein für die Schwangerschaftsdauer ist. Diese Erscheinung hängt mit einer unzureichenden Versorgung des Ungeborenen zusammen, die meist durch eine Plazentainsuffizienz bedingt ist (vgl. Kap. 12, S. 242 f.).

Nicht jedes Neugeborene, das ein niedriges Geburtsgewicht hat und auch den inzwischen üblichen Längenstandard nicht erfüllt, fällt automatisch in die Kategorie »Mangelkind«. Oft genügt ein Blick auf Mutter und Vater; dabei zeigt sich, dass auch familiäre Veranlagungen eine große Rolle spielen.

Lunge und Atmung

■ **Intrauterin**: Gegen Ende der 24. Schwangerschaftswoche ist die Lunge so weit entwickelt, dass der Atemgaswechsel möglich ist. Der Fetus beginnt nun mit unregelmäßigen Atembewegungen, er »trainiert« seine Atemmuskulatur. Die Frequenz hängt vom Aktivitätszustand ab, sie schwankt zwischen 30 und 70 Atemzügen pro Minute. Dabei wird Fruchtwasser hin und her bewegt. Erst ab der 35. Schwangerschaftswoche ist eine ausreichende Konzentration des oberflächenaktiven Antiatelektasefaktors vorhanden. Dieses »**Surfactant**« ist ein Gemisch aus Phospholipiden (insbesondere Lecithin) und Proteinen, welches das Kollabieren der Alveolen an der Luft verhindert. Die Alveolarstabilität kann durch den Anstieg der Lecithine im Fruchtwasser gemessen werden.

■ **Extrauterin**: Der erste Atemzug erfolgt innerhalb von 20 Sekunden *post partum*. Bei der vaginalen Entbindung wirkt sich die Kompression des Thorax unterstützend aus. Dabei werden ca. 15 ml Flüssigkeit aus den Atemwegen gepresst, beim Entwickeln des Körpers gelangt durch Dekompression das gleiche Quantum Luft in die Atemwege (fehlt bei Sectio und BEL-Geburten). Zwischen extrauteriner und intrauteriner Atmung besteht eigentlich nur hinsichtlich des Mediums

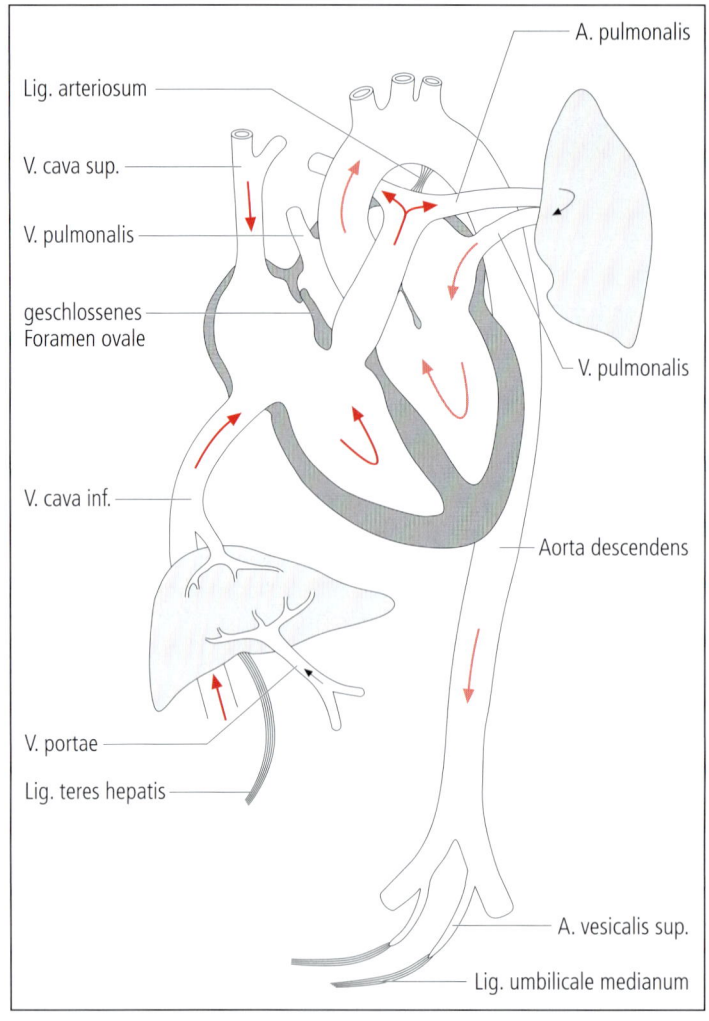

Abb. 32.1 Kreislauf des Menschen nach der Geburt.

ein Unterschied: Luft statt Flüssigkeit. Die Resorption der Flüssigkeit über Lymphweg und Lungenkreislauf ist die Voraussetzung für eine vollständige Belüftung der Lunge. Sie ist meist eine Stunde nach der Geburt abgeschlossen.

Die Atmung ist zunächst hochfrequent und eher unregelmäßig, von kurzen Schreien begleitet. Die Ausatmung kann anfangs von leichten Stöhnlauten begleitet sein.

Beim gesunden Neugeborenen liegt die **Atemfrequenz** zwischen 35 und 45 Zügen pro Minute. Damit ist eine ausreichende Sauerstoffversorgung gewährleistet.

Herz- und Kreislauffunktion

■ **Intrauterin:** Der Großteil des Blutes in der Lungenschlagader gelangt über den *Ductus arteriosus* in die Aorta (s. Kap. 4, S. 98). Ursache dafür ist der physiologische pulmonale Widerstand. Dieser entsteht durch lokal wirksame vasopressorische Amine, die aufgrund der niedrigen Sauerstoffkonzentration des Blutes ausgeschüttet werden.

■ **Extrauterin:** Sobald Sauerstoff in die Atemwege gelangt, ändert sich dies schlagartig: Der pulmonale Gefäßwiderstand fällt; die Lungendurchblutung steigt, die Kapillaren werden gefüllt,

Gastrointestinaltrakt und Verdauung

Tab. 32.1 Physiologisches Blutbild in den ersten Lebenswochen nach Avery (nach Niessen 2001).

Alter	Hb (g/l)	Erythrozyten (Millionen/μl)	HK (Vol. %)	Leukozyten pro μl	Segmentkern. %	Stabkern. %	Eosinophile %	Basophile %	Lymphozyten %	Monozyten %
1 Tag	190 ± 22	5,14 ± 0,7	61 ± 7,4	18 000 (9 000 – 30 000)	52 39	9 6	2,2 4,1	0,6 0,4	31 41	5,8 9,1
3 Tage	187 ± 34	5,11 ± 0,7	62 ± 9,3		52 39	9 6	2,2 4,1	0,6 0,4	31 41	5,8 9,1
7 Tage	179 ± 85	4,86 ± 0,6	56 ± 9,4	12 200 (5 000 – 21 000)						
3 Monate	113 ± 9	3,7 ± 0,3	33 ± 3,3	18 000 (9 000 – 30 000)						

die Alveolen stabilisiert und der Gasaustausch wird ermöglicht. In den linken Vorhof gelangt mehr Blut, es kommt zu einer Drucksteigerung. Das Foramen ovale schließt sich (*Septum primum* wird gegen *Septum secundum* gedrückt, Abb. 32.1).

Der Druck im kleinen Blutkreislauf wird gegenüber dem großen Kreislauf geringer, d.h. der Druck in der *Arteria pulmonalis* sinkt, der Kurzschluss über den *Ductus arteriosus* verschließt sich. Die Endothelzellen des *Ductus arteriosus Botalli* haben für kurze Zeit eine Quelleigenschaft. Die Gefäßinnenschicht quillt mit einsetzender Atmung im Sauerstoffmilieu des aortalen Blutes auf und das Lumen verengt sich immer mehr, sodass der *Ductus* nach ca. 24 Stunden verschlossen ist.

Das Neugeborene hat dann einen getrennten großen und kleinen Blutkreislauf.

Funktionell **schließen sich die Nabelarterien** wenige Minuten nach der Geburt. Erst danach verschließen sich Nabelvene und *Ductus venosus Arantii*. Verantwortlich sind thermale, mechanische und chemische Reize.

Die **Herzfrequenz** ist unmittelbar nach der Geburt hoch (140 bis 170 Schläge pro Minute) und während der ersten Stunden sehr variabel. 2 bis 4 Stunden nach der Geburt kann sie beim schlafenden Kind 100 Schläge pro Minute unterschreiten. Nach 6–24 Stunden haben reife Neugeborene in Ruhe eine Frequenz um 120 Schläge/Minute.

Der **Blutdruck** beträgt beim Termingeborenen systolisch etwa 65 mmHg (8,7 kPa). Er steigt in den ersten Lebenstagen (systolisch und diastolisch) um ca. 5 bis 10 mmHg (0,67 bis 1,33 kPa) an. Das Blutvolumen beträgt 80 ml pro kg Körpergewicht. Es ist abhängig vom Abnabelungszeitpunkt und vom Lagerungsniveau (± 10%); z. B. per Sectio geborene Kinder haben eine Hypovolämie (geringeres Blutvolumen), unter Plazentaniveau geborene dagegen eine Hypervolämie (vermehrtes Blutvolumen) in Verbindung mit einer Polyglobulie (Erhöhung der Erythrozytenzahl) (Tab. 32.1).

Trotz Absinkens der Vitamin-K-abhängigen und der anderen Gerinnungsfaktoren ist die **Blutgerinnung** nicht verzögert. Die Thrombozytenfunktion ist eingeschränkt; dennoch ist die Blutungszeit nicht pathologisch verlängert.

Gastrointestinaltrakt und Verdauung

■ **Intrauterin**: Im Aufbau und der enzymatischen Ausstattung ist der Magen-Darm-Kanal schon lange vor dem Termin seiner Aufgabe gewachsen. Mit dem Fruchtwasser werden Salz, Aminosäuren und Glukose aufgenommen. Verschluckte Lanugohaare und abgeschilferte Hautpartikel bilden mit Darmepithelien, Sekretrückständen und Gallenfarbstoff das Mekonium (Kindspech).

■ **Extrauterin:** Das Kindspech wird meist bald nach der Geburt das erste Mal ausgeschieden. In den folgenden 3 Tagen kommt es zu weiteren Ausscheidungen. Nach der Geburt muss der Magen-Darm-Trakt in steigender Menge Nahrung aufnehmen. Die Peristaltik der Darmmuskulatur muss einsetzen, damit die Nahrung weitertransportiert und mit den Verdauungssekreten vermischt werden kann. Milch stellt gegenüber Fruchtwasser wesentlich höhere Anforderungen an die Verdauungsleistung. Die Verweildauer im Magen und Dünndarm ist dadurch länger (4 bis 6 Stunden); die Gesamtpassagezeit beträgt etwa 8 Stunden.

Leber

■ **Intrauterin:** Wie alle wachsenden Gewebe ist die Leber reich an Enzymen, die für den Aufbau von DNA und Proteinen sowie für die Energiegewinnung aus Glukose notwendig sind. Sie ist jedoch nur gering mit Enzymen für Glukoneogenese, Fettsäuresynthese und Entgiftungsleistung (s. S. 164) ausgestattet.

■ **Extrauterin:** Weitere Enzyme und Stoffwechselwege werden mit unterschiedlicher Geschwindigkeit entwickelt und ausgebaut.
Alle Prozesse, die dem Aufbau von Körpersubstanzen dienen, sind bei der Geburt schon verfügbar. Abbau- und Entgiftungsfunktionen entwickeln sich hingegen langsam. Die Induktion mancher Enzyme kommt erst bei Bedarf in Gang, d.h. bei Vorhandensein der zu verarbeitenden Substanz. Die noch mangelnde Aktivität der Glukuronyltransferase führt um den 3. Lebenstag herum zum *Icterus neonatorum* und wird in der Gelbfärbung von Haut und Skleren des Neugeborenen deutlich sichtbar.

Nieren

■ **Intrauterin:** Obwohl der Fetus schon Urin ausscheidet, sind die Nieren am Geburtstermin noch unreif.

■ **Extrauterin:** Die **erste Urinausscheidung** erfolgt **unmittelbar nach der Geburt** oder in den ersten 12 Stunden. Sie muss sorgfältig dokumentiert werden, um dem Neugeborenen unnötige Untersuchungen zu ersparen. Danach kann es bis zu 2 Tagen dauern, bis die nächste Urinausscheidung erfolgt (physiologische Anurie); da sie auch von der Flüssigkeitszufuhr abhängt.
Die Filtrations- und Konzentrationsleistungen der Nieren sind noch stark eingeschränkt. Bei salzreicher Nahrung (Kuhmilch) oder Infusionen kann es zu Ödemen kommen. Der Harn kann reichlich Urate enthalten, wobei in der Windel rotbraun gefärbte Ränder entstehen (Ziegelmehl).

Körpersubstanz und Energiehaushalt

■ **Intrauterin:** Der Gesamtkörperwassergehalt nimmt im letzten Drittel der Schwangerschaft ab (von 85 % auf 70 %). Der Proteinbestand nimmt leicht zu, der Fettanteil am Gesamtkörpergewicht nimmt deutlich zu (von 1 % auf 16 %). Die Glykogenreserven bleiben weiterhin sehr gering ($\approx 1\%$).

■ **Extrauterin:** Das Neugeborene greift zur Energiegewinnung zunächst auf seine Glykogenreserven zurück; Energiespender sind vor allem das braune Fett im Nacken und das Wangenfett. Sie sind jedoch bei einer Asphyxie oder auch durch Auskühlung rasch erschöpft und bei hypotrophen Kindern oder Frühgeborenen nur in geringem Ausmaß vorhanden.
Neugeborene sind auf die Zufuhr von energieliefernden Substanzen angewiesen, wobei das Kolostrum über alle notwendigen Substanzen verfügt. Eine ausreichende Flüssigkeitszufuhr ist notwendig, da es sonst zu Durstfieber kommt. Der Erhaltungsbedarf des Neugeborenen beträgt in 24 Stunden ca. 190 bis 210 kcal/kg. Er steigt bis zum 10. Lebenstag, um sich dann auf etwa 520 kcal/kg in 24 Stunden einzupendeln. Nach der Geburt nehmen alle Neugeborenen ab. Harn und Mekonium werden ausgeschieden, die Haut trocknet etwas ein, auch durch Abatmen kommt es zu einem Flüssigkeitsverlust. Die Nahrungsaufnahme kann anfangs nur relativ langsam gesteigert werden. Der Gewichtsverlust liegt im Mittel um 5 bis 7 % und ist bis zum 10.–14. Tag wieder ausgeglichen.

Wärmehaushalt

■ **Intrauterin:** Beim Ungeborenen ist die Körpertemperatur stets gleich bleibend. Es gibt keinen Wärmeverlust.

■ **Extrauterin:** Das **Neugeborene** wird mit einer durchschnittlichen Körpertemperatur von 37,8 °C geboren. Es **verliert rasch Wärme**. Die Temperatur sinkt durch die Verdunstungskälte in den ersten Minuten bis auf 36,5 °C ab. Kälteexposition und Wärmeverlust lassen sich kaum verhindern, sie müssen aber auf ein Minimum reduziert werden.
Die körpereigene Wärmeproduktion erfolgt in den ersten Tagen aufgrund ungenügender Reife des Temperaturzentrums nur zögernd. Die Umgebungstemperatur sollte in den ersten Tagen ca. 22 bis 24 °C betragen, bei Frühgeborenen 32 bis 36 °C. Das Köpfchen ist in Abhängigkeit von der Raumtemperatur gegebenenfalls durch ein Mützchen zu schützen.

Zentrales Nervensystem und Sinnesorgane

■ **Intrauterin:** Ab dem 5. Schwangerschaftsmonat beginnt das Zentralnervensystem des Fetus mit einem intensiven Reifungs- und Differenzierungsprozess, der bis ins 2. Lebensjahr anhält. Das Ungeborene reagiert schon im Uterus auf Reize. Schmerzsinn, Tastsinn, Hörvermögen und Tiefensensibilität sind frühzeitig entwickelt. Die Erlebniswelt des Ungeborenen ist eng mit der seiner Mutter verknüpft; dennoch können wir nicht sagen, welchen Einfluss sie auf sein künftiges Dasein hat, wie stark es seine Gefühle und sein Verhalten lenkt, wodurch seine Ängste geprägt wurden.

■ **Extrauterin:** Das Zentralnervensystem übernimmt *post partum* eine wichtige Funktion: Es steuert Atmung und Temperaturverhalten und reguliert viele Anpassungsvorgänge.
Das Neugeborene sieht, hört, riecht und schmeckt. Es lernt entsprechende Reize rasch zu unterscheiden und kann Unlustgefühl mit Schreien kundtun. Es reagiert auf beruhigende Worte und Gesten und kennt das Gefühl der Geborgenheit. Bei Reizüberflutung reagiert es zum Glück meist mit Schlaf, trotzdem ist diese konsequent zu vermeiden. Das Neugeborene bringt seinen eigenen Schlaf-Wach-Rhythmus mit – wir sollten uns darauf einstellen. Eine Umgewöhnung muss langsam und behutsam erfolgen. Doch gibt es auch Neugeborene, die mit erstaunlich regelmäßigem Schlaf-Wach-Rhythmus geboren werden, der absolut mit dem seiner Eltern konform geht, und damit ihre Umwelt in Erstaunen versetzen.

Haut und Hautanhangsgebilde

■ **Intrauterin:** Im letzten Schwangerschaftsdrittel sind Haut und Unterhaut einer sichtbaren Veränderung unterzogen und werden daher in die Reifebeurteilung einbezogen.
- Die **Farbe** ist am Termin rosig, beim Frühgeborenen rot, bei Übertragung weiß.
- Die **Käseschmiere** (*Vernix caseosa*) ist ein natürlicher Hautschutz zwischen der 33. und 40. Schwangerschaftswoche. Sie ist in der 36. Schwangerschaftswoche am stärksten ausgeprägt und wird umso geringer, je weiter die Schwangerschaft fortschreitet. Am Termin kommt sie in allen Hautfalten, vor allem der Leiste, vor. Beim Frühgeborenen findet man sie überall, beim Übertragenen fehlt sie ganz.
- Die **Lanugobehaarung** (Wollhaare) überzieht etwa ab der 30. Woche den ganzen Körper, nur Nase, Hände und Füße bleiben frei. Die Lanugodichte nimmt bis zum Termin immer stärker ab.
- Die **Fingernägel** erreichen ab der 32. bis 34. Schwangerschaftswoche die Fingerkuppen und sind als Reifemerkmal relativ ungeeignet.
- Die **Zehennägel** sind zunächst nur dürftig entwickelt.

■ **Extrauterin:** Der Hautturgor ist **beim reifen Neugeborenen** fest und elastisch. Hebt man eine Hautfalte ab, so glättet sie sich beim Loslassen sofort wieder. Er lässt mit dem Gewichtsverlust zwangsläufig nach. Die oberste Schicht der Epidermis trocknet ein; sie schält sich in kleineren oder größeren Lamellen schuppend ab (**Neugeborenenschuppung**).
- Die **Lanugobehaarung** findet sich beim Termingeborenen nur noch an Schultern, Oberarmen und Rücken, bei Frühgeborenen je nach Tragzeit am gesamten Körper.

- Der **Nabelschnurrest** mumifiziert. Er fällt meist bis zum 7. Lebenstag reizlos ab (frühestens 3., spätestens 21. Lebenstag).
- Die **Kopfbehaarung** variiert bei Neugeborenen stark. Die Kopfhaare können völlig fehlen oder auch schon zu einem dichten Schopf entwickelt sein.
- Die **Milien** (verstopfte Ausführungsgänge der Talgdrüsen) finden sich häufig auf der Nase, seltener auf Jochbein und Kinn. Sie verschwinden im Laufe der Zeit von allein.
- Die **Gefäßerweiterungen** (Teleangiektasien, Storchenbiss) auf der Nasenwurzel verblassen bereits nach Wochen, auf den Augenlidern nach Monaten.
- Die **Feuermale** (*Naevi flammei*) sind angeborene, scharf abgegrenzte hellrote Flecken, die sehr bizzare Formen aufweisen (häufig im Bereich des Nackens sichtbar).
- Das **Hämangiom** ist eine gutartige Blutgefäßgeschwulst (Blutschwamm).
- Das *Erythema toxicum* (Neugeborenen-Exanthem, Abb. 32.2) tritt als unregelmäßige fleckige Rötung – oft mit weißen oder gelblichen zentralen Knötchen – in den ersten Lebenstagen, manchmal auch schon Stunden nach der Geburt auf und verschwindet in den ersten 2 bis 3 Tagen wieder. Diese kleinen »Pickel« finden sich überwiegend im Gesicht und am Oberkörper. Im Gegensatz zur Neugeborenenakne (s. u.) sind sie nicht mit Talg gefüllt. Die Ursache sind vermutlich punktuelle Ödeme; die Haut quillt an einer Stelle so auf, dass sie weiß und erhaben erscheint. Es ist keine Behandlung erforderlich.

Hormonale Reaktionen
Brustdrüsenschwellung

Etwa bei der Hälfte der Neugeborenen kommt es (um den 10. Lebenstag herum) zu einer **Anschwellung der Brustdrüsen** und manchmal zur Absonderung von Flüssigkeit (Hexenmilch). Im Allgemeinen ist eine Behandlung der Schwellung nicht notwendig. Die geschwollenen Brustdrüsen sind aber druckempfindlich und sollten mit einem Wattestreifen geschützt werden. Die Rückbildung der Schwellung kann sich über Wochen hinziehen (Abb. 32.3).

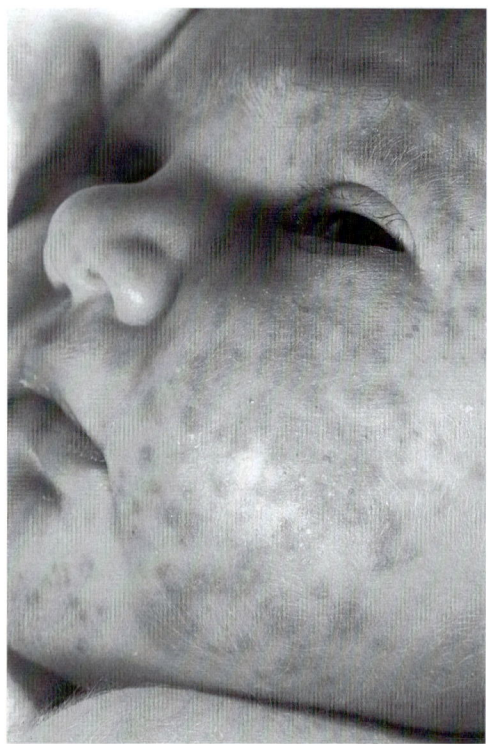

Abb. 32.2 Neugeborenen-Exanthem (aus: Schmidt-Matthiesen H, Wallwiener D. Gynäkologie und Geburtshilfe. 10. Aufl. Stuttgart, New York: Schattauer 2005).

Acne neonatorum

Dieser Ausschlag kann schon nach einigen Tagen beginnen, erreicht in der 2.–3. Lebenswoche seinen Höhepunkt und klingt bis zur 4. Woche wieder ab. Die feinen Pusteln sind mit Talg gefüllt und können sich entzünden (sie sind vergleichbar mit der Akne bei Jugendlichen). Sie entstehen als Folge der hormonellen Umstellung.

Scheidenblutung

Sie tritt bei manchen Mädchen gegen Ende der ersten Lebenswoche auf. Die Absonderung ist sehr gering und dauert nur wenige Tage. Die Blutung entstammt dem hypertrophierten Uterus. Außerdem kommt es häufiger zur Entleerung von klebrigem, grauweißem Schleim. Es handelt sich bei dieser Absonderung um die physiologische *Vulvovaginitis desquamativa*. Eine Behandlung ist nicht notwendig.

Die Bedürfnisse des Neugeborenen

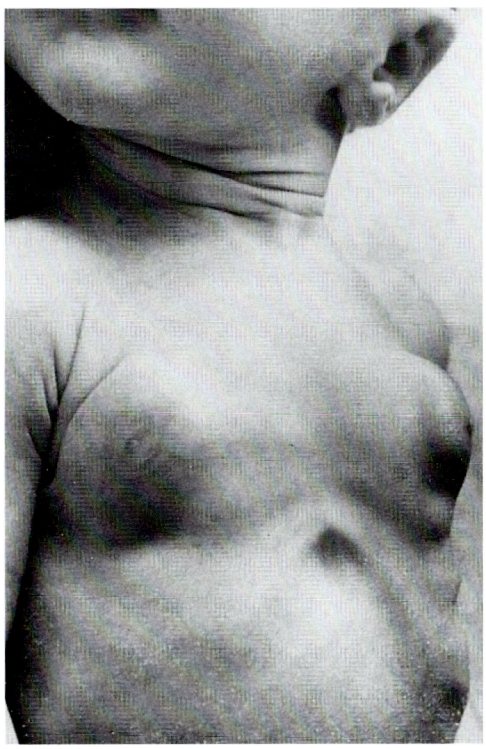

Abb. 32.3 Beidseitige Brustdrüsenschwellung bei einem Neugeborenen (aus: Simon C. Pädiatrie. 7. Aufl. Stuttgart, New York: Schattauer 1995).

Für diese Erscheinungen in der Neugeborenenzeit wurden bisher mütterliche, durch transplazentaren Übertritt in den Neugeborenenorganismus gelangte Östrogene verantwortlich gemacht. Sensitivere radio- und enzymimmunologische Tests zeigten jedoch, dass es sich bei diesen Vorgängen um kindliche Hormonvorgänge handelt. Postpartale Hypophysenaktivitäten mit deutlichen Geschlechtsunterschieden in der Hormonproduktion (bei Knaben vermehrt Testosteron, bei Mädchen vermehrt Östrogene) führen zu diesen pubertätsähnlichen Reaktionen.

Die Bedürfnisse des Neugeborenen

Alles hat seine Zeit und jedes Neugeborene hat seinen ganz eigenen Rhythmus, der in den ersten Lebenswochen oberste Priorität haben sollte, auch wenn er nicht immer mit dem seiner Eltern oder dem Klinikablauf konform geht. Die pflegerischen Maßnahmen sollten nicht mehr nur vom Klinikablauf bestimmt und durchgeführt werden, sondern **bedürfnisorientiert** (z. B. Stillen, Baden, Wickeln).

Die Sprache des Neugeborenen: Im Gesicht eines Neugeborenen kann man lesen, mit seiner Mimik sendet es uns Signale, es spricht mit uns (Abb. 32.4 bis 32.6). Das Verstehen dieser Signale ist eine Fähigkeit, die mit Achtsamkeit und Zuwendung trainiert werden kann. Die Wahrnehmung und richtige Deutung dieser Botschaften soll geübt werden, damit die Reaktion auch stimmig erfolgen kann.

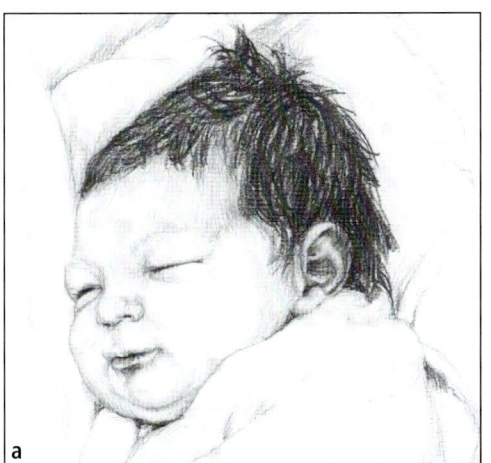
a

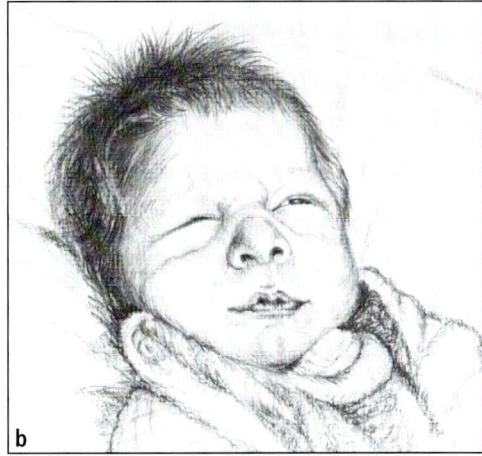
b

Abb. 32.4 a, b So langsam werde ich wach, hab noch Geduld mit mir.

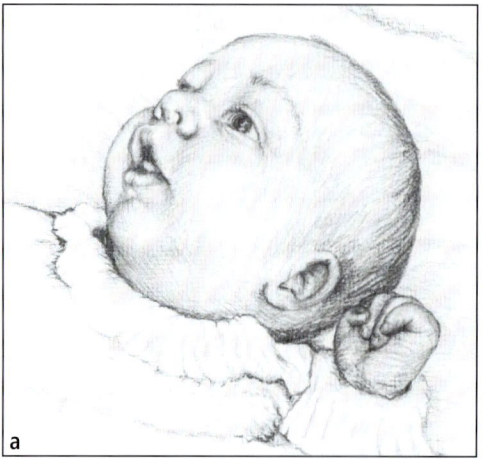 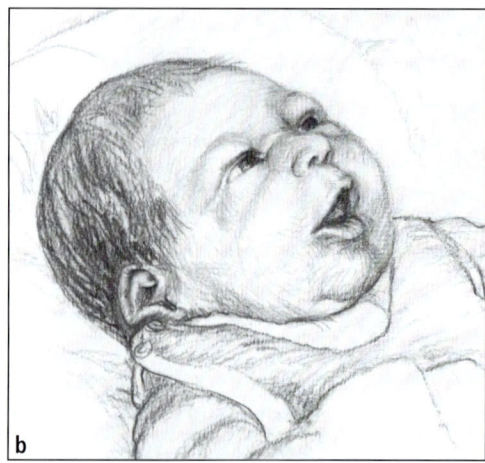

Abb. 32.5 a, b Du hast meine ganze Aufmerksamkeit und ich freue mich über deine Zuwendung.

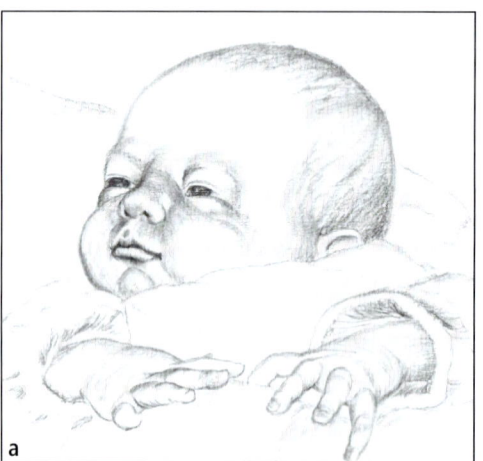 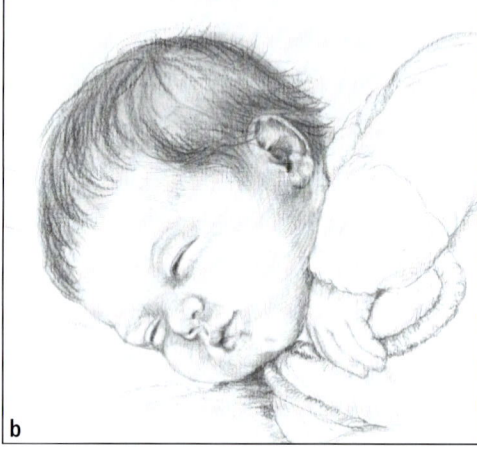

Abb. 32.6 a, b Ich bin müde und möchte in Ruhe gelassen werden. (Die Bleistiftzeichnungen stammen aus dem Buch: Sr. Alfredis Uhl OP, Am Morgen des Lebens. Mit freundlicher Genehmigung des Badenia Verlags Karlsruhe.)

Literatur

Amato M. Manual der Neonatologie. 1. Aufl. Stuttgart, New York: Thieme 1992.
Haupt H. Das Neugeborene. 3. Aufl. Stuttgart, New York: Thieme 1982.
Hoehl M, Kullik P. Kinderkrankenpflege und Gesundheitsförderung. Stuttgart, New York: Thieme 1998.
Illing S. Das gesunde und das kranke Neugeborene. 3. Aufl. Stuttgart: Enke 2003.
Schmidt-Matthiesen H, Wallwiener D. Gynäkologie und Geburtshilfe. 10. Aufl. Stuttgart, New York: Schattauer 2005.
Simon C. Pädiatrie. 7. Aufl. Stuttgart, New York: Schattauer 1995.
Niessen KH. Pädiatrie. Stuttgart, New York: Thieme 2001.
Schönberger W. Kinderheilkunde für medizinische Fachberufe. München, Jena: Urban & Fischer 2000.
Uhl A. Am Morgen des Lebens. Karlsruhe: Badenia Verlag 2002.

33 Die Pflege des Neugeborenen

Christine Mändle

Das Neugeborene verlangt unsere ständige Zuwendung und Versorgung. Die Umstellung vom intrauterinen zum extrauterinen Leben und die damit verbundenen Anpassungsvorgänge sind sorgfältig zu beobachten um gegebenenfalls rechtzeitige Maßnahmen einzuleiten. Beim heute fast überall angebotenen Tages-und-Nacht-Rooming-in, sind die Eltern von Beginn an für ihre Neugeborenen die wichtigsten Beziehungspersonen. Junge Eltern sind vor eine völlig neue Lebenssituation gestellt, die häufig mit großer Unsicherheit einhergeht. Dies erfordert in zunehmenden Maße die kompetente und einfühlsame Begleitung durch die Hebamme während des kurzen Klinikaufenthaltes und eine weiterführende Betreuung nach der Krankenhausentlassung. Neben der fachlichen, medizinischen Hilfestellung wird von der Hebamme mehr und mehr Beratung hinsichtlich des Umgangs und des Lebens mit dem Säugling gefordert.

Säuglingspflege

Ausstattung, Kleidung

Die **Wäsche** soll aus Naturfasern, atmungsaktiv, saugfähig und pflegeleicht sein und muss vor dem ersten Gebrauch zweimal gewaschen und mehrfach gespült werden, um Chemikalienrückstände auszuwaschen. Auf Weichspüler ist zu verzichten (Hautreizungen, Allergiegefährdung). Bei Babykleidung ist auf Zweckmäßigkeit zu achten, sie sollte sich leicht an- und ausziehen lassen. Die Kleidung darf nicht zu eng sein, ansonsten wird das Schwitzen gefördert und die Bewegungsfreiheit eingeschränkt.

Der **Wickeltisch** soll so gestaltet sein, dass ein bequemes Arbeiten möglich ist. Ein Wärmestrahler über dem Wickelplatz ist den Eltern zu empfehlen. Rotlicht ist hingegen nicht geeignet (schädigt die Netzhaut).

Für die **Pflege** sind nur wenige Utensilien notwendig. Ein naturbelassenes Pflanzenöl ohne Zusatzstoffe (Duftstoffe, Parfüm, ätherische Öle) reinigt und pflegt zugleich. Auch Wasser und eine milde Kinderseife eignen sich gut zur **Reinigung**. Je nach Hautbeschaffenheit ist eine Babycreme für den Windelbereich notwendig, bei Rötung und Wundsein gegebenenfalls eine Heilsalbe. Die häufig benutzten Öl- oder Feuchttücher enthalten Duftstoffe, Konservierungsmittel, sind meist auf Paraffinbasis hergestellt und irritieren die Babyhaut meist mehr, als sie pflegen. Badezusätze, Körpermilch u. Ä. sind für ein Neugeborenes absolut nicht erforderlich (Allergieprophylaxe, Bewahrung des ökologischen Systems der Haut). In der kalten Jahreszeit ist eine Fettcreme für das Gesicht zum Schutz vor Wind und Kälte angezeigt. Für die tägliche Babymassage soll ausschließlich pflanzliches Öl verwendet werden.

Das **Kinderbett** soll kippsicher und stabil sein, ohne scharfe Ecken und Kanten. Die Lackierung muss giftfrei und kratzfest sein. Die Gitterstäbe müssen senkrecht stehen und dürfen nicht mehr als 7,5 cm Zwischenraum haben. Die Matratze soll dem Baby eine feste, ebene Liegefläche bieten. Ein Kopfkissen ist unnötig, bis zum Alter von 2 Jahren liegen Kinder am besten ganz flach. Stattdessen legt man eine Windel in Höhe des Kopfes quer und schlägt sie seitlich unter der Matratze ein. Als Decke eignet sich eine gesteppte Naturfaserdecke, die am Fußende fixiert werden kann. Allerdings gehen die Empfehlungen der SIDS-Forschung (sudden infant death syndrome) dahin, von Anfang an ausschließlich Schlafsäcke zu verwenden (s. S. 641).

Kindgerechtes **Mobiliar** trägt das DIN-Zeichen, die TÜV-Plakette oder das GS-Symbol für geprüfte Sicherheit. Bei allen Einrichtungsgegenständen ist darauf zu achten, dass sie möglichst frei von Formaldehyd (Leim), chemischen Lösungsmitteln (Teppichbodenkleber) oder Latex (Allergiegefahr) sind. Wo möglich, ist Naturstoffen der Vorzug zu

geben. Geeignete Gegenstände sind meist mit dem Hinweis »von Ökotest oder Stiftung Warentest empfohlen« ausgezeichnet.
Will eine Frau nicht stillen, müssen die **Utensilien für** eine Ernährung mit **Säuglingsersatznahrung** vorbereitet werden:
- Babyflaschen mit Milch- und Teesauger
- Flaschenbürste
- Wassertopf zum Auskochen von Flaschen und Sauger oder Vaporisator

Die Säuglingsnahrung ist erst bei Bedarf zu besorgen, um die für das Kind geeignete Nahrung einzukaufen. Für die Herstellung von Babytees eignen sich auch Samen oder Blätter (Fenchel, Anis, Kümmel oder Melisse in Bio-Qualität).

Hygiene, Verhütung von Unfällen

Im **Wochenzimmer der Klinik** sollten aus Gründen der Infektionsverhütung für jedes Neugeborene eigene Pflegeutensilien bereitstehen. Wickelauflage, Waschschüssel und Badewanne sind nach jedem Benutzen zu desinfizieren. Die in der Klinik übliche Vorgehensweise der Händedesinfektion vor Pflegemaßnahmen gilt für Pflegende und auch für die Mütter.
In der **häuslichen Umgebung** reicht Händewaschen mit Wasser und einer milden Seife aus. Ebenso kann auf Desinfektionsmittel zum Reinigen von Wickelauflagen, Badewanne u. Ä. verzichtet werden. Die Babywäsche muss nicht separat gewaschen werden, die Waschtemperatur ist mit 60 °C ausreichend. Auf Weichspüler ist zu verzichten, sie sind oft für Hautreizungen verantwortlich. Bei Verschmutzung oder Nässe (Verdunstungskälte) ist ein Wäschewechsel angezeigt.
Bei Flaschenernährung oder Teegabe muss vor der Fütterung die Temperatur der Nahrung auf dem Handrücken oder der Innenseite des Unterarmes geprüft werden.
Niemals dürfen Neugeborene und erst recht Säuglinge – und sei es auch nur für einen Augenblick – unbeaufsichtigt auf dem Wickeltisch oder auf dem Bett der Wöchnerin liegen. Für die Wege im Krankenhaus ist wegen der Stolpergefahr ein fahrbares Bettchen oder ein Kinderwagen zu benutzen.

Das Wickeln

Der beste Schutz vor Wundwerden ist regelmäßiges Wickeln. Normalerweise bekommt das Neugeborene etwa 6- bis 8-mal über Tag und Nacht verteilt eine frische Windelpackung. Bei besonders empfindlicher Haut oder Wundsein ist noch häufigeres Wickeln notwendig. Bei Stillkindern hat sich das Wickeln zwischen der ersten und der zweiten Brustseite bewährt. Die meisten Kinder nässen ein oder setzen Stuhl ab, während sie genüsslich an der Brust trinken, denn das Saugen regt die Verdauung an. Nach der kurzen Pause trinken sie anschließend nochmals kräftig bis zum Ende der Mahlzeit. Bei Kindern, die mit der Flasche ernährt werden, kann im Prinzip genauso vorgegangen werden oder das Wickeln wird auf das Ende der Mahlzeit verschoben. Das Wickeln vor dem Stillen oder Füttern ist nur bei extremer Spuckneigung ratsam.
Die **Haut** des Neugeborenen ist sehr empfindlich und kann die eigentliche Schutzfunktion noch nicht vollständig übernehmen. Sie ist sehr dünn, die Produktion der Talgdrüsen ist vermindert, was zu schnellem Austrocknen führt. Der pH-Wert ist in der Neugeborenenphase alkalisch, die Haut neigt zu Irritationen. Erst nach einigen Wochen bis Monaten hat sich der natürliche Säureschutzmantel gebildet (pH 5–6), der die Haut widerstandsfähiger macht. Diese Besonderheit ist bei der stark beanspruchten Region im Windelbereich (häufiger Kontakt mit Urin und Stuhl, Feuchtigkeit, Reibung etc.) zu beachten.
Die Wahl der Windel fällt in den meisten Fällen auf die Einmalhöschenwindel. Auch in Kliniken wird nahezu ausschließlich mit Wegwerfwindeln gewickelt (Tab. 33.1).

Vorgehen

Da das Wohlbefinden und die Gesundheit des Neugeborenen sehr von unserer Vor- und Fürsorge abhängen, sind alle Pflegemaßnahmen mit Sorgfalt zu planen und durchzuführen. Wickeln, Baden, Waschen, Nabelpflege ist immer mit einem **Wärmeverlust** verbunden, daher
- ist auf geschlossene Fenster und Türen zu achten (keine Zugluft),
- soll die Raumtemperatur etwa 22 bis 24 °C betragen,
- ist der Wickelplatz durch eine Wärmelampe anzuwärmen,

Säuglingspflege

Tab. 33.1 Vor- und Nachteile der Wickelsysteme im Überblick.

	Vorteile	Nachteile
Stoffwindeln	<ul><li>auf Dauer günstiger</li><li>umweltfreundlich</li><li>geringes Allergierisiko</li><li>luftdurchlässig, angenehmer auf der Haut</li><li>geringerer Wasserverbrauch für das Waschen der benutzten Windel als für die Herstellung der Einmalwindeln</li><li>Kinder spüren die Feuchtigkeit oder Nässe und werden früher trocken</li><li>bei weiteren Kindern Wiederverwendung möglich</li></ul>	<ul><li>hohe Anschaffungskosten (ca. 500–700 €)</li><li>Mehrarbeit durch Waschen und Trocknen</li><li>je nach System höherer zeitlicher Aufwand durch umständliches Falten der Windeln</li><li>übermäßig dicke Windelpakete schränken die Bewegungsmöglichkeiten der Babys ein</li><li>handgestrickte Schurwollhöschen im Sommer meist zu warm</li></ul>
Einmalwindel-höschen	<ul><li>Kinder liegen trockener (Polyacrylat verwandelt Urin und die flüssigen Anteile des Stuhles in ein Gel, die Haut bleibt trocken)</li><li>einfach in der Anwendung</li></ul>	<ul><li>hohe laufende Kosten, bis zum Alter von 2 Jahren werden 5000–6000 Windeln verbraucht (ca. 1500 €)</li><li>Umweltbelastung durch Herstellung, Transport der Rohstoffe und Lieferung in den Handel</li><li>hoher Rohstoffverbrauch</li><li>hoher Wasserverbrauch für die Herstellung des Zellstoffes</li><li>lange Verrottungsdauer von 200–500 Jahren</li><li>Hitze- und Nässestau möglich (Nährboden für Bakterien)</li><li>in der Windelpackung Temperaturanstieg von ca. 10 % (zunehmende Unfruchtbarkeit der Männer als Folge der Temperaturerhöhung diskutiert: negative Auswirkung auf die Spermienproduktion)</li></ul>

- liegen alle nötigen Utensilien bereit, um zügig arbeiten zu können.
- Für den **Windelwechsel** liegt das Neugeborene in Rückenlage auf einem Handtuch oder Moltontuch und wird so weit ausgezogen, dass die alte Windelpackung geöffnet und entfernt werden kann. Dabei werden Menge, Farbe, Geruch und Konsistenz der Ausscheidungen beurteilt.
- Mit einem Zellstofftuch oder Mullläppchen, das mit Wasser und/oder Öl befeuchtet ist, werden das Gesäß und alle Hautfalten von Stuhl und eventuell von Cremeresten gereinigt und sorgfältig getrocknet. Das Abwaschen des Gesäßbereiches mit einem feuchtwarmen Waschlappen fördert die Durchblutung der Haut, macht sie widerstandsfähiger und beugt dem Wundwerden vor.
- Zeigt die Haut keine Irritationen, kann auf Creme verzichtet werden. Andernfalls wird eine dünne Schicht Schutzsalbe aufgetragen.
- Danach wird die neue Windelpackung angelegt und das Neugeborene wieder angezogen.
- Abschließend wird der Wickelplatz desinfiziert, Beschaffenheit und Menge von Stuhl und Urin werden in der Kinderkurve dokumentiert.

Wichtig beim Wickeln

- Zur Prophylaxe von **Hüftgelenksdysplasien** sind alle Kinder breit zu wickeln. Die im Handel angebotenen Einmalwindeln, aber auch die verschiedenen Mehrfach-Wickelsysteme erfüllen diese Ansprüche.
- Die Beinchen des Kindes dürfen nicht durch eine zu enge Windelpackung aneinander gepresst sein, sondern müssen in **Abduktionsstellung** liegen können.
- Die **Kniekehlen** müssen frei bleiben; dies garantiert Bewegungsfreiheit für die Beinchen

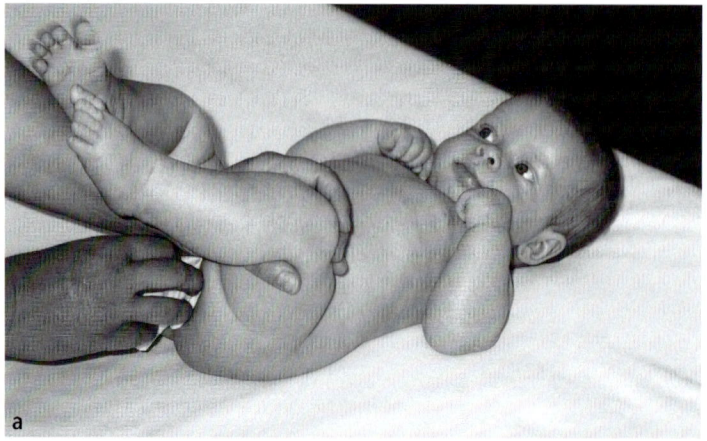

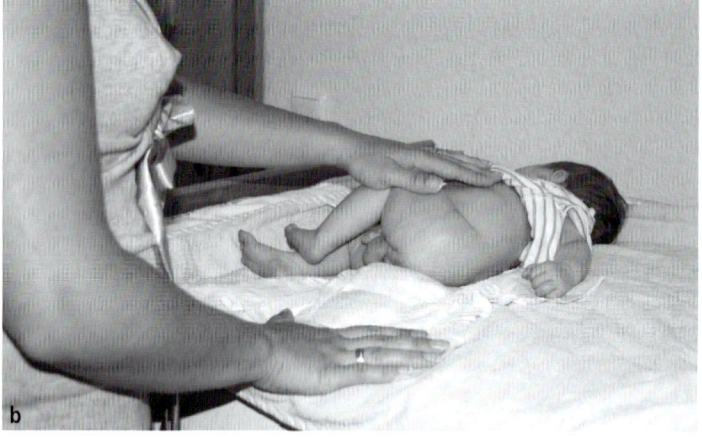

Abb. 33.1 a Korrektes Halten beim Wickeln.
b Lou wird zum Wickeln auf die Seite gedreht.

und unterstützt die Entwicklung des Hüftgelenkes.
- Solange **Mekonium** zu erwarten ist, kann das Gesäß mit Pflanzenöl eingefettet werden, denn Mekonium lässt sich mit Wasser nur schwer entfernen.
- Um die **Hüftgelenke** zu schonen, muss ein Zug möglichst vermieden werden. Das Baby darf nicht an den Füßen gehalten werden. Rechtshänder greifen mit der linken Hand zwischen den Beinen durch, umfassen den linken Oberschenkel des Neugeborenen, die Fingerspitzen zeigen zum Hüftgelenk. So kann der Po sanft angehoben werden und mit der rechten Hand lässt sich das Baby nun leicht reinigen (Abb. 33.1 a). Anstatt es hochzuheben, kann das Neugeborene auch im Beckenbereich leicht auf die Seite gedreht und dabei gereinigt werden (Abb. 33.1 b).
- Stuhlreste am **Penis** oder Skrotum lassen sich mit Öl oder Wasser gut entfernen. Die Vorhaut wird dabei nicht zurückgeschoben. In den ersten Jahren besteht eine natürliche Verklebung zwischen Vorhaut und Eichel (physiologische Phimose), bei ständigem Zurückstreifen käme es zu Einrissen mit Narbenbildung und bakterieller Entzündung, zur sog. sekundären oder echten Phimose, mit der dazu gehörenden Miktionsbehinderung. Meist ist dann eine Zirkumzision (Beschneidung) unumgänglich.
- Bei den Mädchen wird die **Scheide** nur äußerlich gereinigt. Stuhlreste zwischen den großen und kleinen Labien lassen sich mit einem weichen, feucht-öligen Tuch leicht von vorne nach hinten entfernen. Der weißliche Fluor ist zur Selbstreinigung der Scheide notwendig und soll nicht weggewischt werden.

Pflege bei Wundsein

Durch unterschiedliche Ursachen kann es bereits in der Neugeborenenphase zu einer starken Irritation der Haut kommen. Die **Windeldermatitis** beginnt in der perianalen Region und setzt sich auf die benachbarten Hautfalten fort. Bei starker Ausdehnung sind die Labien, das Skrotum, die Pobacken, der Unterleib und die Innenseite der Oberschenkel befallen. Die Haut zeigt eine deutliche Rötung, oft mit Pickeln und Pusteln versehen. Die Haut ist anfällig für eine Infektion mit *Candida albicans*. Nachfolgende Maßnahmen führen meist schnell zur Besserung:
- Windeln häufig wechseln.
- Die Windelmarke wechseln.
- Von Einmalwindelhöschen auf Stoffwindeln wechseln oder umgekehrt.
- Windeleinlagen aus Seide unterstützen die Heilung.
- Das Kind nackt unter der Wärmelampe strampeln lassen.
- Sitzbäder mit Eichenrindenlösung oder mit Wundheilungsbad (Stadelmann) durchführen.
- Anschließend sorgfältig trocknen.
- Pflanzensalben (z. B. Calendula, Beinwell) oder Muttermilch auftragen.
- Den Windelbereich ausschließlich mit Wasser und Öl reinigen.

Bei gleichzeitigem Soorbefall sind um den Anus kleine, mit gelblich-weißlichem Sekret gefüllte Pusteln, gelegentlich sogar blutende Erosionen zu sehen. Die Behandlung entspricht zunächst dem Wundsein bei gleichzeitiger Verwendung von Nystatin-Präparaten. Alternativ können ätherische Öle wie Rose, Lavendel extra, Teebaum und bei guten Kenntnissen auch homöopathische Arzneien eingesetzt werden. Andernfalls ist der Kinderarzt hinzuzuziehen.

Waschen

Waschen bedeutet für den Organismus des Neugeborenen fast immer einen Wärmeverlust. Eine sorgfältige Vorbereitung ist notwendig, um die anschließende Pflegemaßnahme strukturiert und behutsam durchzuführen:
- Badetuch, Waschläppchen, frische Wäsche vorwärmen.
- Ggf. Pflegeutensilien bereitlegen.
- Waschschüssel mit 37 °C warmem Wasser füllen.
- Raum vorbereiten (Raumtemperatur, keine Zugluft, Wärmestrahler).

Man beginnt mit der Gesichtspflege beim noch angekleideten Kind. Zuerst werden Augen, Gesicht, Ohren und der Kopf gewaschen und in gleicher Reihenfolge wieder abgetrocknet. Das Neugeborene wird ganz ausgezogen, die beschmutzte Windelpackung entfernt und das Gesäß wie oben beschrieben vorgereinigt. Nacheinander werden nun Oberkörper, Ärmchen, Beinchen, Rücken und zuletzt Gesäß und Genitalien gewaschen und getrocknet. Um stärkeres Auskühlen zu vermeiden, wird immer der Körperteil, der gerade nicht gewaschen wird, mit dem Handtuch bedeckt. Mit dem Waschen wird die Nabelpflege verbunden, danach wird das Neugeborene wieder angekleidet.

Baden

Ein- bis zweimaliges Baden pro Woche ist absolut ausreichend. Das Bad dient beim Neugeborenen weniger der Reinigung als dem Wohlbefinden. Viele Kinder lieben das Baden, wenn sie gut gehalten werden und sich schwerelos bewegen können.

Während des Klinikaufenthaltes werden die Neugeborenen meist nur noch einmal gebadet. Dies übernehmen die Eltern unter Anleitung der Hebamme oder einer Pflegeperson. Das Vorgehen ist mit dem ersten Bad *post partum* identisch (s. S. 613 f.). Es sind die gleichen Vorbereitungen zu treffen wie beim Waschen. Die Badewanne soll einen festen Stand haben und zu etwa drei Vierteln mit 37 °C warmem Wasser gefüllt sein. Im häuslichen Bereich wird vielfach ein so genannter Tummy Tub verwendet. Welche Methode benutzt wird, ist unbedeutend. Die Badetemperatur von 37 °C ist vor dem Eintauchen des Kindes immer mittels Badethermometer oder Ellenbogen (nur für Erfahrene) zu prüfen. Die Badedauer liegt bei 4–5 Minuten, das Wasser ist dann deutlich abgekühlt.

Die beste Badezeit liegt zwischen den Mahlzeiten beziehungsweise eine Stunde nach der Mahlzeit. Manche Kinder sind durch das Bad müde und erschöpft und schlafen danach lange und tief. Bei anderen wirkt es erfrischend und mobilisierend. Selbstverständlich sind nach dem Bad alle benutzten Gegenstände gründlich zu reinigen, in der Klinik auch zu desinfizieren.

Pflege

Die **Augen** werden vorsichtig von außen nach innen gereinigt. Angetrocknetes oder feuchtes Sekret kann mit physiologischer Kochsalzlösung oder mit Rosenwasser entfernt werden. Sind die Augen über längere Zeit immer wieder verklebt oder sondern ein gelbes Sekret ab wobei die Bindehaut nicht gerötet ist, handelt es sich möglicherweise um eine **Tränengangsstenose**. Sanfte kreisende Massagen mit der Fingerkuppe des kleinen Fingers am inneren Augenwinkel zur Nasenwurzel hin, können helfen die Verengung zu lösen. Gelblich-grünes Sekret und gerötete Augenränder sind Anzeichen für eine Entzündung und das Kind muss dem Kinderarzt vorgestellt werden.
Ohren und Ohrmuschel werden lediglich mit dem feuchten Waschläppchen und niemals mit Wattestäbchen gereinigt.
Die **Nase** braucht normalerweise nicht gereinigt zu werden, durch Niesen reinigt sie sich selbst. Sind jedoch Verkrustungen sichtbar, gibt man in jedes Nasenloch einen Tropfen Kochsalzlösung. Anschließend werden die Nasenlöcher mit einem mit den Fingern gedrehten Watteröllchen gereinigt.
Um den natürlichen und beim Baby intakten **Säureschutzmantel** der Haut zu erhalten, sollen keine Badezusätze verwendet werden. Durch das Waschen oder Baden im klaren Wasser bleibt der Rückfettungsmechanismus erhalten. Die **Hautschuppung** in den ersten Lebenswochen ist physiologisch und bedarf keiner besonderen Pflege. Das Einölen oder Eincremen nach dem Bad ist nur bei sehr trockener Haut erforderlich und kann als sanfte Massage durchgeführt werden.
Schlecht getrocknete **Hautfalten** neigen zum Wundwerden. Das gleiche gilt für Vernixreste, die sich noch in den Hautfalten befinden. Sie sind leicht mit Öl zu entfernen.
Die weichen **Fingernägel** brechen in den ersten Wochen meist von selbst ab und brauchen nicht geschnitten zu werden. Die kleinen **Fußnägelchen** wachsen gelegentlich ein und entzünden sich (Nagelpanaritium). In diesem Fall hilft Calendula-Essenz und -Salbe. Andernfalls ist der Kinderarzt hinzuzuziehen.

Nach dem **Haarewaschen** schützt eine Windel über dem Köpfchen vor unnötigem Wärmeverlust.

Nabelpflege

Die Nabelpflege ist nicht einheitlich. Besonders in der häuslichen Pflege schwört jede Hebamme auf ihre eigene Methode. Doch Sinn und Zweck der Nabelpflege ist, das Eintrocknen (die Mumifizierung) zu fördern und eine Infektion der Nabelwunde zu verhindern. Das bedeutet, der Nabel ist sauber und trocken zu halten. Auf welchem Weg dies geschieht, ist weniger bedeutend.
Nur noch selten wird der Nabelschnurrest mit einer Kompresse und Nabelnetzchen versorgt. Meist wird die so genannte offene Nabelpflege angewandt. Der Nabelstumpf wird dabei regelmäßig mit abgekochtem Wasser oder einer anderen Lösung (z. B. Rosenwasser, verdünnte Calendulaessenz, hochprozentiger Alkohol verursacht Hautreizungen) gereinigt und anschließend gepudert. Auf silbernitrathaltigen Puder ist aufgrund der leicht ätzenden Wirkung zu verzichten.
In Abhängigkeit von der Länge und Dicke des Nabelschnurrestes ist der Nabel nach 24 bis 48 Stunden so weit eingetrocknet, dass die Klemme entfernt werden kann. Normalerweise fällt der Nabelstumpf zwischen dem 5. und 10. Lebenstag ab. Zur Vermeidung einer feuchten Kammer wird die Windel bis unter den Nabel eingeschlagen, sodass die Plastikfolie der Windelpackung den Nabel nicht bedeckt. Auch bei noch haftendem Nabelschnurrest kann das Neugeborene gebadet werden, allerdings widerspricht das dem Prinzip der Mumifizierung. Infektionen sind davon nicht zu erwarten.
Beim Abfallen des Nabelschnurrestes kann eine minimale Blutung auftreten, die in der Regel unbedenklich ist und sofort wieder versiegt. Die zurückbleibende Wunde sondert weiter Wundsekret ab und ist mit abgekochtem Wasser zu reinigen. Nach 3–4 Wochen ist der Nabelgrund überhäutet, solange ist auf Entzündungen zu achten. Der häufig beobachtete **Hautnabel** (die Bauchhaut zieht sich noch 1–3 cm an der Nabelschnur hoch) geht mit Abheilung der Nabelwunde langsam bis auf Hautniveau zurück.
Die häufigste Störung im Abheilungsprozess des Nabels ist das **Nabelgranulom**, das Erbsengröße erreichen kann. In diesem Fall nässt die Nabel-

Säuglingspflege

wunde, es kommt zu leichten Blutungen und aus dem Nabelgrund wuchert rotglasiges Gewebe. Die Behandlung mit homöopathischen Medikamenten ist meist erfolgreich. In wenigen Fällen ist ein Verätzen mit Silbernitrat (Höllensteinstift) notwendig (s. Kap. 36, S. 681).

Schlafhaltung und Schlafumgebung

Aufgrund der Untersuchungen zur Erforschung des plötzlichen Säuglingstodes (SIDS) wird eine Reihe von Präventionsmaßnahmen empfohlen, deren Beachtung und Umsetzung deutlich zur Senkung der Sterberate beiträgt. Den Hebammen kommt hierbei in der Beratung und Aufklärung der Eltern eine wesentliche Bedeutung zu.
Die **Empfehlungen** lauten:
- Die Rückenlage ist die sicherste Schlafposition für Babys und Säuglinge.
- Die Bauchlage soll als Schlafposition vermieden werden, im wachen Zustand oder unter Aufsicht kann das Baby auf den Bauch gelegt werden.
- Die Seitenlage ist ebenso zu vermeiden, das Baby kann sich leicht in die Bauchlage drehen.
- Die ersten 6–12 Monate sollen die Kinder im Elternschlafzimmer schlafen.
- Die ideale Raumtemperatur zum Schlafen liegt bei 16–18 °C.
- Die Matratze soll fest, wenig eindrückbar sein, ein Kopfkissen ist nicht erforderlich.
- Zur Vermeidung von Überwärmung und Überdeckung ist ein der Jahreszeit und Körpergröße angepasster Schlafsack geeignet.
- Wenn Eltern nicht auf eine Decke verzichten wollen, muss das Baby mit den Füßchen am Fußende liegen, sodass es nicht unter die Decke rutschen kann.
- Zum Schlafen keine Mütze aufsetzen, sonst kann überschüssige Wärme nicht über die Hautoberfläche des Kopfes abgegeben werden.
- Kuscheltiere, Felle, Nestchen u.Ä. gehören nicht ins Kinderbett (Vermeidung von Überdeckung und Rückatmung)
- Eltern müssen für rauchfreie Umgebung sorgen.

Auch in Kliniken werden die Neugeborenen immer häufiger entsprechend den Empfehlungen lediglich mit einem Schlafsack bekleidet (Abb. 33.2)

Handling

Die frühesten Erfahrungen eines Menschen sind Bewegung, Begrenzung, Wärme und Schutz. Nach der Geburt erlebt der kleine Mensch seine Umgebung, seine Bewegungen und Berührung durch die Eltern oder Pflegenden vollkommen neu. Er ist ganz auf unsere Hilfe angewiesen. In der Pflege wollen wir anknüpfen an die vorgeburtlichen Erfahrungen und richten unsere Bewegungen, die Geschwindigkeit der Bewegungen und die Berührung danach aus. Alle Interaktionen mit den Neugeborenen können als entwicklungsfördernde Aktivitäten durchgeführt werden, d. h. das Kind wird so bewegt, dass die bereits vorhandenen Bewegungsmöglichkeiten unterstützt werden und die Eigenaktivität gefördert wird.
Das von Lenny Maietta und Frank Hatch begründete »Kinaesthetic Infant Handling« geht weit

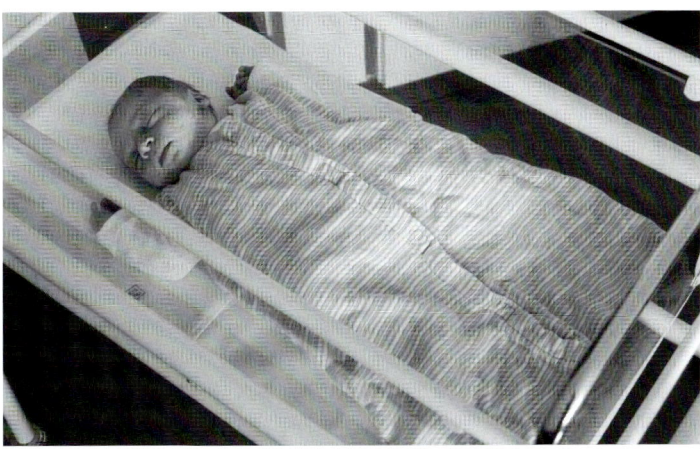

Abb. 33.2 Niklas schläft »zeitgemäß« im Schlafsack.

über die hier vorgestellten Grundlagen hinaus. Es basiert auf verschiedenen Konzepten (Interaktion, funktionale Anatomie, Bewegung, Anstrengung, menschliche Funktionen, Umgebung) und kann in speziellen Seminaren erlernt werden. Die Autoren sehen in der Fähigkeit der Kinder, die eigene Bewegung zu kontrollieren, die Grundlage für eine gesunde Entwicklung und das Lernen überhaupt. Alle Ebenen der Gesundheit werden von den Bewegungsmöglichkeiten beeinflusst.

Regeln für den Umgang mit dem Neugeborenen

- Bei allen Pflegemaßnahmen in Interaktion mit dem Kind sein, Blickkontakt aufbauen.
- Ruhige, langsame Bewegungen ausführen, dem Kind Zeit lassen mitzugehen und ihm auch Zeit lassen, um nachzuspüren (eine kleine Bewegung für mich ist für das Kind eine große Bewegung).
- Auf Symmetrie achten, d. h. das Neugeborene oder den Säugling sowohl nach rechts als auch nach links drehen oder hochnehmen. Immer beide Seiten benutzen, z. B. beim Tragen und Füttern, um eine einseitige asymmetrische Bewegungsentwicklung zu verhindern.
- Beim Hochnehmen das Kind über die Seite drehen. Die Überstreckung des Rumpfes ist zu vermeiden, der Kopf soll nicht nach hinten fallen.
- Das Auslösen von Reflexen (z. B. Fußgreif-, Handgreif- oder Moro-Reflex) ist zu vermeiden.

Die nachfolgenden Abbildungen zeigen die Bewegungsabläufe bei den häufigsten Pflegemaßnahmen (Abb. 33.3 bis 33.6).

Diese einfachen und leicht zu erlernenden Handgriffe sollten den Eltern bereits im Krankenhaus oder bei der häuslichen Betreuung durch die Hebamme ausführlich und verständlich erklärt und mit ihnen geübt werden. Das genaue Beobachten der Haltung und der Bewegungsmuster des Neugeborenen lässt frühzeitig Fehlhaltungen erkennen, die möglicherweise einer Therapie bedürfen.

Beobachtungen in der Neugeborenenzeit

Atmung

Die normale Atemfrequenz beträgt beim Neugeborenen etwa 40 Atemzüge pro Minute in Ruhe. Die Auskultation der Atmung ist wenig ergiebig, wichtiger ist die Beobachtung. Je nach Schlafphase ist die Atmung seitengleich und regelmäßig. Bei Schlafbeobachtungen durch die SIDS-Forschung wurde festgestellt, dass alle Säuglinge im Schlaf Atempausen machen. Diese können nur wenige Sekunden andauern, aber auch deutlich länger ausfallen. Normalerweise reagiert das Atemzentrum auf derartige Apnoen mit erhöhter Atemaktivität, das Baby atmet tief durch, wird kurz wach und atmet anschließend gleichmäßig weiter. Funktioniert dieser Schutzmechanismus nicht, kann es zu einer lebensgefährlichen Hypoxie kommen. Bei rosiger Hautfarbe und sonst normalem Allgemeinbefinden kann die Schlafatmung auch relativ oberflächlich sein. Im Wachzustand, ganz besonders bei Erregung (z. B. beim Schreien), variiert die Atmung ganz erheblich. Frequenz und Amplitude steigen an, der Atemrhythmus kann zeitweise etwas unregelmäßig sein, flachere Atemzüge können einer Reihe tiefer Atemzüge folgen. Diese physiologischen Unregelmäßigkeiten dürfen nicht mit einer Atemstörung verwechselt werden, die auch in Ruhe fortbesteht und fast immer gemeinsam mit anderen pathologischen Symptomen (inspiratorische Einziehungen, exspiratorisches Stöhnen) auftritt. Allerdings können bereits leichte Nasendeformitäten mit Schwellung der Nasenschleimhaut, z. B. verursacht durch mechanischen Druck bei der Geburt, Schwierigkeiten bei der Atmung hervorrufen. Neugeborene sind Nasenatmer und eine starke Schwellung kann den Gasaustausch sowie die Ernährung behindern, denn beim Trinken saugt das Baby durch den Mund und atmet durch die Nase. Vor dem Saugen in jedes Nasenloch einen Tropfen Kochsalzlösung zu träufeln kann die behinderte Atmung schnell regulieren.

Beobachtungen in der Neugeborenenzeit

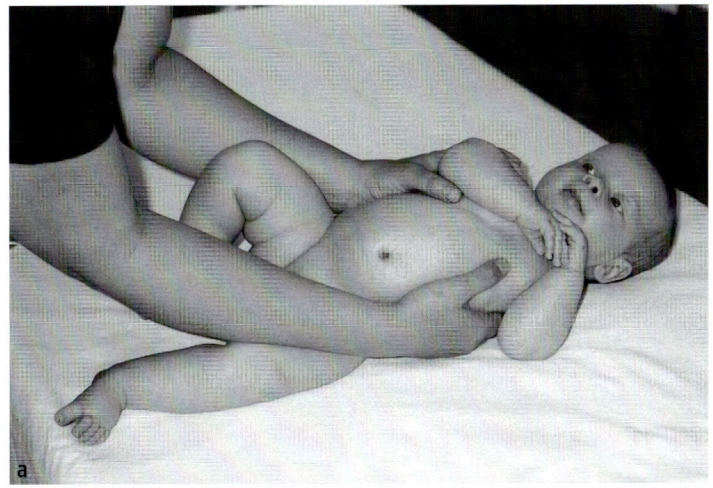

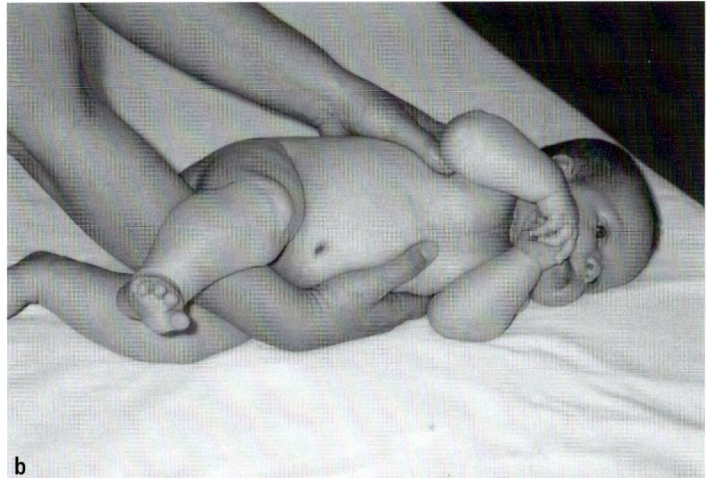

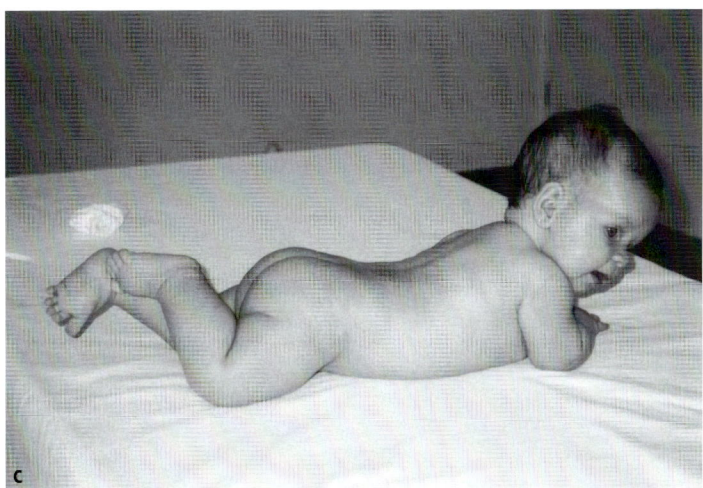

Abb. 33.3 Emma wird von der Rückenlage in die Bauchlage gedreht.
a Die rechte Hand geht zwischen den Beinen des Säuglings hindurch zum Bauch, die linke Hand greift die rechte Schulter.
b und c So gehalten wird das Kind langsam über die Seitenlage in die Bauchlage gedreht.

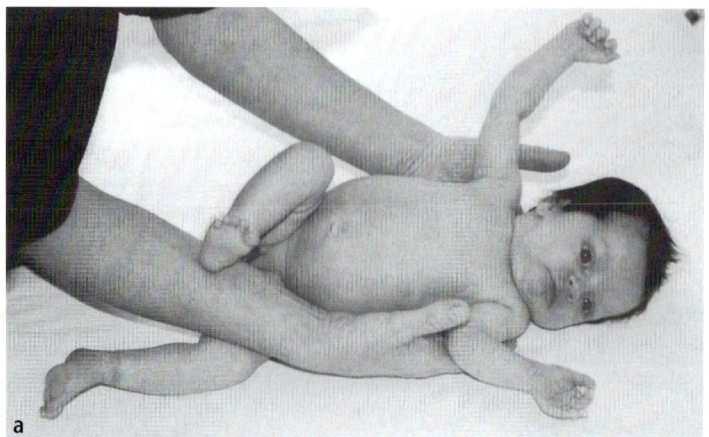

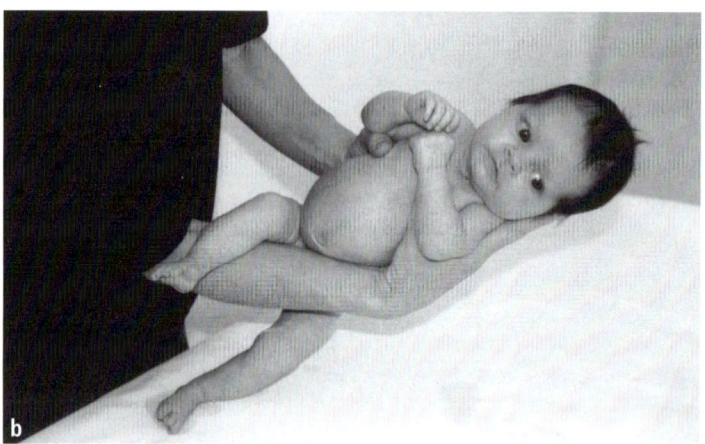

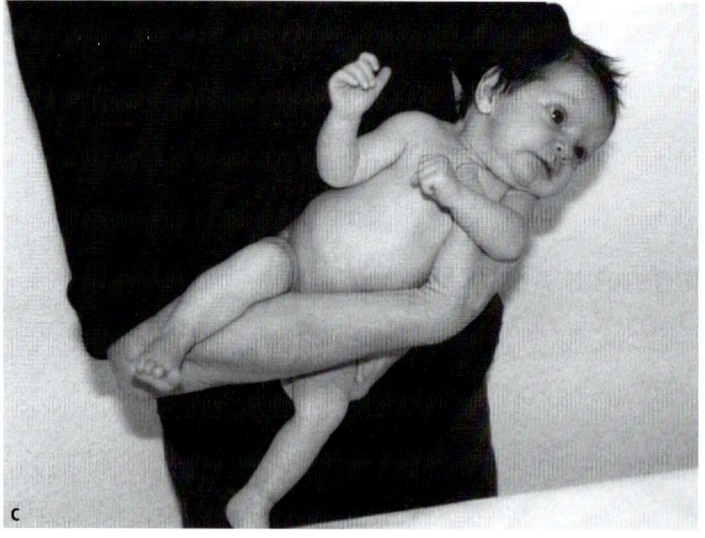

Abb. 33.4 Olimpia wird aus der Rückenlage in den Arm hochgenommen.
a Der rechte Arm liegt zwischen den Beinen des Babys, die rechte Hand umfasst die linke Schulter des Kindes, die linke Hand liegt auf dem Rücken des Kindes.
b bis d Nun wird das Kind in die Seitenlage gedreht, in den Arm hochgenommen und zum Körper der Pflegenden gedreht.

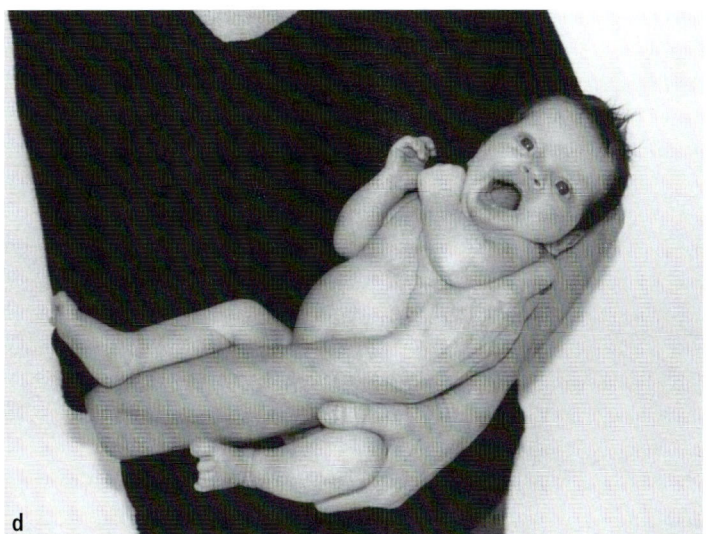

Abb. 33.4 d

Ausscheidungen

Stuhl

Der erste Stuhl wird innerhalb der ersten 24 Stunden abgesetzt, hat eine schwarzgrüne Farbe und hat eine zähklebrige Konsistenz. **Mekonium** oder »Kindspech« besteht aus unverdauten Darmepithelien, Verdauungssekreten, eingedickter Gallenflüssigkeit, verschluckten Amnionzellen, Lanugohaaren und Vernixflocken. Gemeinsam mit dem Mekonium geht manchmal ein grau-weißer Schleimpfropf (Mekoniumpfropf) ab. In seltenen Fällen kann die Mekoniumausscheidung durch den **Mekoniumpfropf** verhindert werden. Das Neugeborene entwickelt Zeichen eines Ileus. Nach Ausspülen des Schleimpfropfes geht reichlich Stuhl ab. Das Mekonium ist wie der Magen-Darm-Trakt anfänglich noch steril und wird erst nach 2 bis 4 Tagen von Bakterien besiedelt. Beim mit Muttermilch ernährten Neugeborenen ist das überwiegend der apathogene *Lactobacillus bifidus*, beim mit Kunstmilch ernährten Kind wird der Darm überwiegend mit Kolibakterien besiedelt.

Bei ausreichender Ernährung wird das Mekonium ab dem 2. bis 4. Tag durch die **Übergangsstühle** abgelöst. Sie sehen grünlich-gelblich oder bräunlich aus und sind meist dünner und weicher als Mekonium. Es handelt sich um Mischstühle aus Mekoniumresten und inzwischen aufgenommener Nahrung. Nach dem 5. Tag verändert sich der Stuhl in Farbe und Konsistenz in Abhängigkeit von der Nahrung.

Der **Brustmilchstuhl** zeichnet sich durch die gold- bis grüngelbe Farbe und seinen säuerlich-aromatischen Geruch aus (pH-Wert 4,5–6,0). Die Konsistenz kann sehr unterschiedlich sein, von breiig bis flüssig mit festen Krümeln. Bis zu 2 Wochen nach der Geburt sind die Stühle gelegentlich grünlich, spritzig-schaumig oder haben Schleimbeimengungen, den so genannten »**Übergangskatarrh**«. Sofern dieser das Gedeihen nicht beeinträchtigt (Wiegekontrollen), ist er beim Stillkind tolerierbar. Bleibt diese Form des Stuhles über längere Zeit bestehen, kann dies ein Hinweis auf eine nicht ausreichende Ernährung sein (Hungerstühle). Farbabweichungen sind beim sonst unauffälligen Neugeborenen ohne Bedeutung (Ernährung der Mutter, Eisentabletten) Die Häufigkeit der Stuhlausscheidung variiert zwischen 2- und 10-mal in 24 Stunden. Manche Brustkinder setzen nur jeden 3. oder 4. Tag Stuhl ab; in extremen Fällen sogar nur 1- oder 2-mal in 14 Tagen. Diese so genannte Scheinverstopfung (Pseudoobstipation) ist unbedenklich, wenn vorher Mekonium abgegangen ist und die Kinder gedeihen. Dies ist durch tägliche Gewichtskontrollen sicherzustellen. Sie erklärt sich aus der knappen Ernährung während der ersten Tage und der restlosen Verwertung der schlackenarmen Muttermilch.

Der **Kunstmilchstuhl** unterscheidet sich ganz wesentlich vom Brustmilchstuhl. Er ist hellgelb bis lehmbraun, pastenartig oder schon geformt und

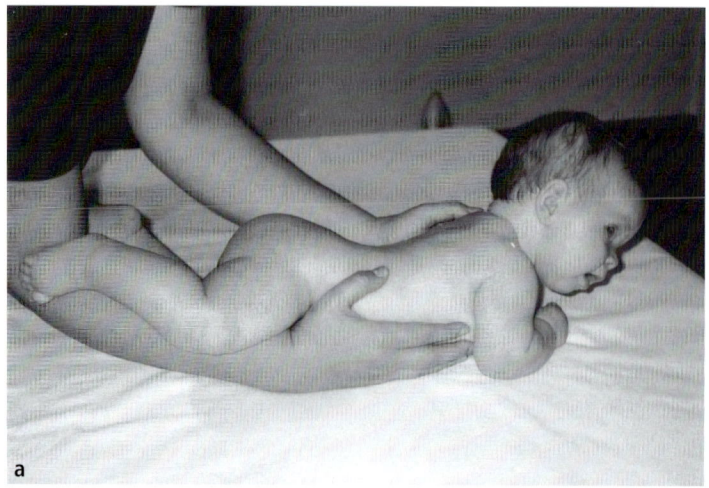

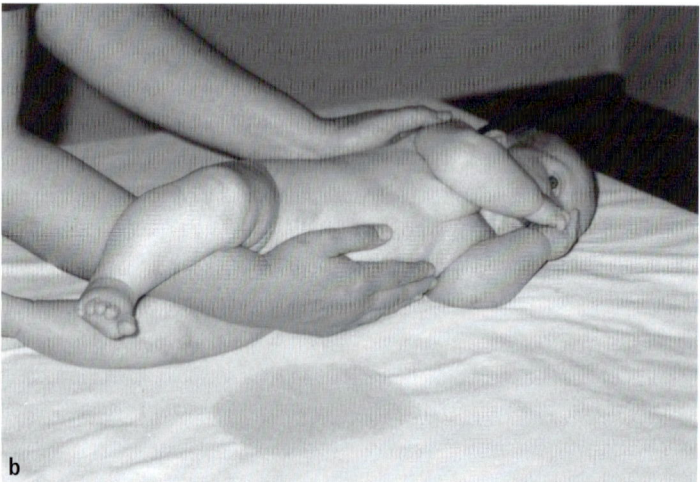

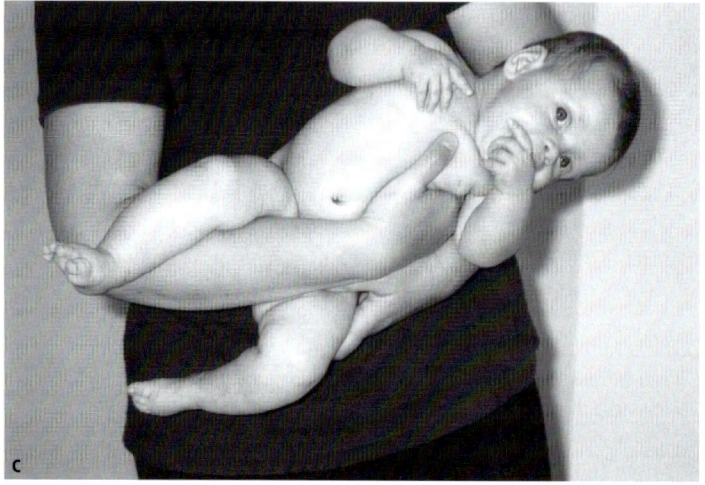

Abb. 33.5 Hochnehmen aus der Bauchlage.
a Eine Hand greift zwischen den Beinen hindurch an den Bauch des Babys, die andere Hand umfasst die Schulter.
b und c So gehalten wird das Kind langsam von der Bauchlage in die Seitenlage gedreht, der Kopf wird mit der der Schulter zugewandten Hand gestützt und das Kind wird hochgenommen.

Beobachtungen in der Neugeborenenzeit

leicht fäkal riechend. Die Neugeborenen sollen täglich oder mindestens jeden zweiten Tag Stuhl absetzen. Alle Abweichungen sind kritisch zu bewerten. Grüne, dünne Stühle mit Schleimbeimengungen, knollenartige, feste Stühle oder eine Obstipation können Zeichen für eine behandlungsbedürftige Darmstörung sein.

Die Ursache von **Blutbeimengungen** im Stuhl muss in jedem Fall abgeklärt werden. Verschlucktes Blut aus einer wunden Brustwarze kann zu Stühlen führen, die wegen ihrer teerartigen Farbe auch Teerstühle genannt werden. Bei dunkel- oder hellrotem frischem Blut im Stuhl handelt es sich meist um Darmblutungen (*Melaena vera*), deren Ursache in passagerem Vitamin-K-Mangel liegen kann. Die Windeln sind jedenfalls so lange aufzu-

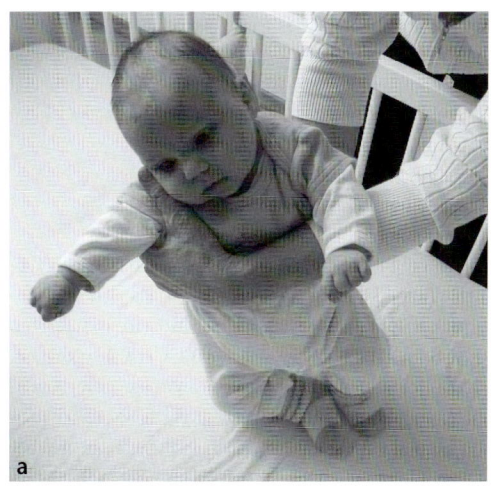
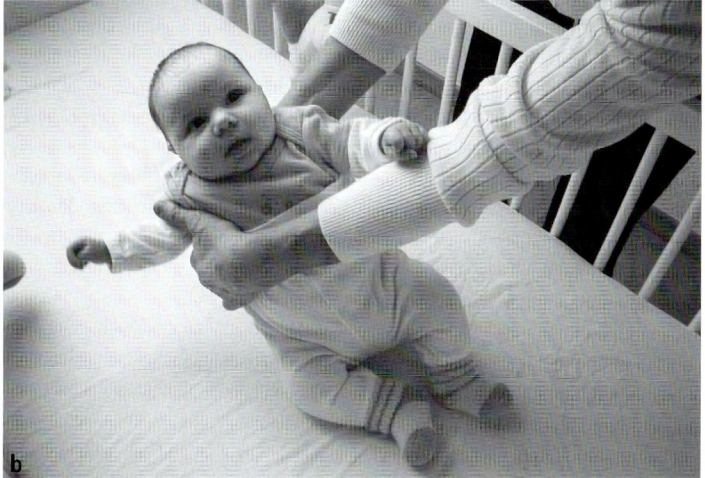
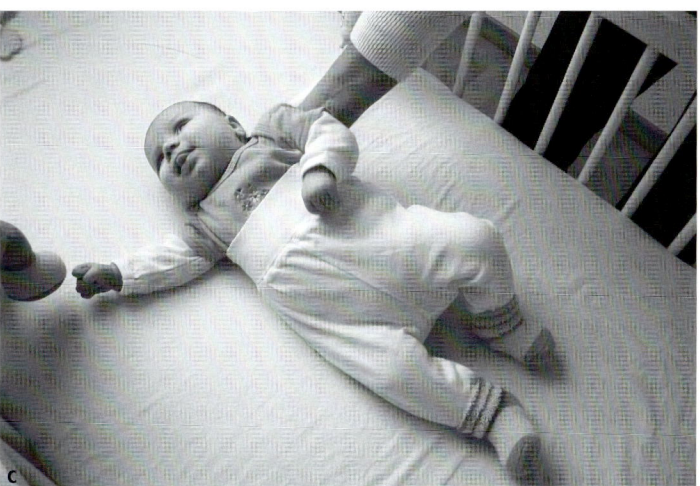

Abb. 33.6 a–c Korrektes Hinlegen eines Neugeborenen. Reihenfolge: Füßchen, Becken, Körper und zuletzt der Kopf.

bewahren, bis sie vom Arzt begutachtet sind. Stuhlveränderungen sind dann pathologisch, wenn andere Symptome einer schweren Erkrankung dazukommen (Fieber, Somnolenz, Exsikkose, aufgetriebener Leib, Erbrechen).

Urin

Viele Neugeborene entleeren bald nach der Geburt ihre Harnblase. Dies zeigt, dass die harnableitenden Wege durchgängig sind. In den ersten beiden Lebenstagen wird wenig Urin ausgeschieden (20–50 ml/Tag), es kann sogar zu einer vorübergehenden Anurie kommen (bis zu 24 Stunden), die durch die geringe Nahrungsaufnahme zu erklären ist und beim reifen Neugeborenen keiner Therapie bedarf. Mit Beginn der Nahrungsaufnahme nässt das Neugeborene dann auch 10- bis 20-mal (insgesamt etwa 200 ml) in 24 Stunden ein. Der Harn hat gewöhnlich eine strohgelbe Farbe. In der ersten Woche kann der Urin durch harnsaure Salze (Urate) dunkel gefärbt sein, welche die Windeln rötlich anfärben. Diese Salze werden wegen ihrer Farbe auch als »Ziegelmehl« bezeichnet. Konzentrierter dunkelgelber oder hellbrauner Urin spricht für einen Flüssigkeitsmangel. Auch für auffällige Urinabsonderungen gilt, dass die Windeln bis zur ärztlichen Inspektion aufbewahrt werden müssen. Bei Unsicherheiten lässt sich die Urinmenge durch Wiegen der trockenen und der nassen Windel annähernd bestimmen.

Spucken, Erbrechen

Am Tag der Geburt spucken und würgen viele Kinder verschlucktes Fruchtwasser oder Schleim aus. Spucken, Erbrechen und Herauslaufenlassen der Nahrung sind häufige Erscheinungen beim Neugeborenen. Die Ursache kann hastiges, gieriges Trinken sein, der Magen füllt sich zu schnell, es wird viel Luft mitgeschluckt. Der Verschlussmechanismus des Magenmundes ist noch unzureichend entwickelt, was das Spucken besonders bei vollem Magen begünstigt (physiologischer Reflux). Solange das Neugeborene zunimmt und auch im seinem sonstigen Verhalten unauffällig ist, ist Spucken nicht behandlungsbedürftig und hört im Allgemeinen nach etwa 8 Wochen auf. Manchmal hilft die Hochlagerung des Oberkörpers direkt nach der Nahrungsaufnahme. Da Erbrechen das Erstsymptom einer Erkrankung sein kann, müssen das Allgemeinbefinden und der Ernährungszustand des Neugeborenen sorgfältig beobachtet werden.

> **Symptome bei pathologischem Erbrechen**
> - Herauslaufenlassen jeder zugeführten Nahrung, Schaum vor dem Mund, Schnorcheln
> - spastisches Erbrechen, Erbrechen im Schwall
> - greisenhafte Mimik
> - schläfriges Kind, Muskelhypotonie
> - pathologische Beimengungen im Erbrochenen wie frisches oder geronnenes Blut (»Kaffeesatz«, nicht mit erbrochenem Tee zu verwechseln, der oft fadenförmige dunkle Partikel enthält, die an Blut erinnern)
> - Stuhlverhaltungen oder pathologische Veränderungen des Stuhls
> - Gewichtsabnahme, Exsikkose
> - Bauchsymptome (Krämpfe, Auftreibung)

Nasenabsonderungen

Auffällige Nasenabsonderungen erfordern die Hinzuziehung des Kinderarztes. Blutiges Nasensekret findet man bei Staphylokokkeninfektion, Diphtherie und Lues.

> **!** Alle Ausscheidungen müssen in der Kinderkurve dokumentiert werden. Dies gilt im Besonderen für die erste Mekoniumentleerung, dies schließt eine Anal- oder Rektumatresie aus. Die erste Miktion zeigt die Durchgängigkeit der Harnwege an. Bei den Knaben ist auf eine eventuelle Miktionsbehinderung durch eine Phimose zu achten.

Körpergewicht

In den ersten Lebenstagen fällt die Gewichtskurve ziemlich geradlinig ab. Bei einem eutrophen, reifen Neugeborenen beträgt der Gewichtsverlust in den ersten Lebenstagen etwa 5–10% des Geburtsgewichtes. Der Tiefpunkt wird zwischen dem 3. und 5. Lebenstag erreicht. Nach einem meist eintägigen Gewichtsstillstand nimmt das Neugeborene wieder zu und erreicht normalerweise zwischen dem 10. und 14. Tag sein Geburtsgewicht wieder. Bei einem Gewichtsverlust von über 10% kommt es rasch zur Dehydratation. Diese Kinder sind schlaff, schläfrig, wollen nicht mehr trinken, das Saugen an der Brust bedeutet große Anstrengung. Bei Früh- oder Mangelgeborenen sind le-

Beobachtungen in der Neugeborenenzeit

diglich 5 % Gewichtsabnahme tolerierbar. Bei ausschließlicher Brusternährung ist in beiden Fällen eine Supplementierung zu erwägen (s. Kap. 38, S. 769 ff. Ist das Geburtsgewicht bis zum 14. Tag noch nicht erreicht, kann das akzeptiert werden, wenn eine verzögerte, aber messbare Gewichtsentwicklung bei sonst unauffälligen Neugeborenen (Ausscheidung, Turgor, Tonus, Vitalität) erkennbar ist. Bis zum 21. Tag muss das Geburtsgewicht erreicht sein, andernfalls ist das Kind dem Kinderarzt vorzustellen.

Die Ursache der Gewichtsreduktion ist im Wasserverlust (über Stuhl, Urin, Feuchtigkeit der Atemluft, unsichtbares Schwitzen) bei meist nur geringer Nahrungs- und Flüssigkeitszufuhr zu sehen. Gleichzeitig sind die Energiereserven gering (braunes Fettgewebe, Glykogen) und der Energiebedarf hoch (Temperaturregulation). Der Verlauf der Gewichtskurve ist einer der wesentlichen Indikatoren für das Gedeihen des Kindes.

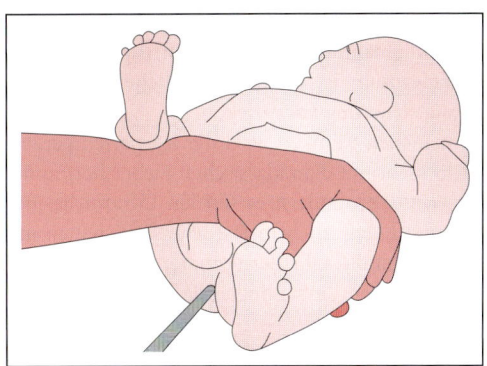

Abb. 33.7 Richtiges Halten bei der täglichen Messung der Körpertemperatur.

> **!** Die Gewichtszunahme beträgt im
> 1. Quartal 200 g/Woche (25–30 g/Tag),
> 2. Quartal 150 g/Woche (20 g/Tag),
> 3. Quartal 100 g/Woche,
> 4. Quartal 80 g/Woche.

Bei einem reifen Neugeborenen, welches nach 2–3 Tagen regelmäßig an der Brust trinkt oder 5–8 Mahlzeiten zu sich nimmt, täglich 6–8 nasse Windeln hat, 1- bis 2-mal täglich Stuhl absetzt und nach einer Mahlzeit mindestens 2 Stunden zufrieden schläft, kann von einer ausreichenden Ernährung ausgegangen werden. Das Wiegen erfolgt in 2- bis 3-tägigen Abständen, bis eine regelmäßige Gewichtszunahme erkennbar ist. Dabei sollen die Kontrollen
- immer auf der gleichen Waage,
- zur gleichen Tageszeit,
- vor der Mahlzeit und
- nackt

vorgenommen werden.

Körpertemperatur

Das tägliche Messen der Körpertemperatur ist bei einem gesunden Neugeborenen nicht notwendig. Bei der täglichen Pflege wird die Körpertemperatur beiläufig erfasst. Der Kopf, Körper, Arme, Beine und Füße sollten sich warm anfühlen. Die Händchen sind oft ohne Bedeutung kühl. Feuchtigkeit und Schweißbildung im Nacken sprechen für Überhitzung.

In der Klinik werden die Temperaturkontrollen meist rektal vorgenommen. Dazu liegt das Kind in Rückenlage, die Beine werden mit einer Hand nach oben gehalten (Abb. 33.7). Die andere Hand führt die eingefettete Thermometerspitze vorsichtig in den After ein. Die Beine müssen bis zum Ende der Messung festgehalten werden. Es sollen ausschließlich elektronische Thermometer benutzt werden. Die Rektaltemperatur beträgt im Säuglingsalter zwischen 36,5 und 37,2 °C. Flüssigkeitsmangel kann Fieber verursachen. Dieses meist bei heißer Außentemperatur oder überheizten Räumen auftretende Durstfieber geht nach Flüssigkeitszufuhr (z. B. abgekochtes Wasser) schnell zurück. Andernfalls muss der Fieberursache nachgegangen werden. Subfebrile Temperaturen sind beim Neugeborenen selten ein Anzeichen für eine Infektion. eine rektal gemessene Körperkerntemperatur von 36,5 °C bzw. eine Hauttemperatur unter 36 °C ist ein Frühsymptom für eine Infektion.

Überhitzung verstärkt den Flüssigkeitsverlust durch Verdunsten, **Unterkühlung** führt zur Azidose und Hypoglykämie und muss streng vermieden werden. Als Wärmespender können Gummiwärmflaschen benutzt werden. Sie werden mit warmem Wasser (40 °C) halb gefüllt, in ein Tuch gewickelt und am Fußende des Neugeborenen ins Bettchen gelegt. Der Verschluss muss dicht sein und sicherheitshalber zum Bettende hin zeigen. Angewärmte Kirschkernsäckchen sind eine gute Alternative zur Wärmflasche. Wollsöckchen, ein Mützchen oder festes Einwickeln in eine Decke (sog. »Pucken«) sind weitere einfache, aber effektive Maßnahmen. Bei längerfristig benötigter Wärmezufuhr ist ein Wärmebettchen mit Thermostatsteuerung vorzuziehen.

In manchen Kliniken wird die Körpertemperatur nicht mehr mit dem klassischen Fieberthermometer ermittelt, sondern es werden Infrarotthermometer benutzt. Auch in fast allen Haushalten mit Kindern ist das Ohrthermometer zu finden. Viele Mütter haben eine Abneigung gegen die rektale Messung und begrüßen die neue Methode. Bei der Infrarotmessung wird die vom Gewebe (beim Ohrthermometer vom Trommelfell) ausgehende Wärme erfasst. Bei korrekter Anwendung ist das Messergebnis sehr genau, denn die Temperatur des Trommelfells stimmt mit der Körperkerntemperatur überein. Beim Kauf ist auch die CE-Kennzeichnung zu achten.

Haut

Die Haut ist das größte Organsystem des menschlichen Körpers. Nach der Geburt ist sie vielen neuen Einflüssen ausgesetzt (Licht, Luft, Wärme, Kälte, Bakterien, Gase, Pflegeutensilien etc). Die Haut ist auch ein Sinnesorgan und die Art der Berührung kann positive oder negative Empfindungen hervorrufen.

Die für die Neugeborenenphase typischen Hautveränderungen sind im Kapitel 32, Seite 631 f., dargestellt.

Im Schlaf ist das Neugeborene meist etwas blasser als im Wachzustand. Ständige Blässe kann die Folge von mangelhafter Hautdurchblutung oder Anämie sein. Marmorierte Extremitäten sind bei sonst unauffälligen Kindern belanglos und auf Abkühlung zurückzuführen. Eine isolierte Zyanose des Gesichtes beruht meist auf einer Stauung des vorangehenden Teiles unter der Geburt. Eine stärkere oder eine in den ersten Lebensstunden zunehmende Zyanose erfordert immer die Hinzuziehung eines Arztes. Punktförmige Hautblutungen (Petechien), vor allem im Bereich der isolierten Gesichtszyanose, sind meist Folge einer traumatisierenden Geburt, wenn der Rumpf dem schon geborenen Kopf relativ spät folgt. Aber auch nach Zangengeburten können Druckstellen mit Petechien beobachtet werden, ebenso am Steiß nach Steißlage. Gewöhnlich sind sie ohne Bedeutung. Lediglich generalisierte Petechien sind ein Alarmsymptom (Gerinnungsstörung, Sepsis). Bei ausgedehnten Blutungen bedürfen die Kinder einer sorgfältigen Überwachung, da mit einer verstärkten Gelbsucht gerechnet werden muss. Bei einem Teil der völlig gesunden Neugeborenen kommt es zur Gelbfärbung der gesamten Haut und der Bindehaut des Auges. Ein Ikterus innerhalb der ersten 24 Lebensstunden ist als pathologisch anzusehen und erfordert diagnostische und therapeutische Maßnahmen (s. Kap. 36, S. 700 ff.).

Literatur

Amato M. Manual der Neonatologie. Stuttgart, New York: Thieme 1992.

Biedermann H. KISS-Kinder. Ursachen, (Spät-)Folgen und manualtherapeutische Behandlung frühkindlicher Asymmetrie. 2. Aufl. Stuttgart, New York: Thieme 2001.

Bund Deutscher Hebammen. Das Neugeborene in der Hebammenpraxis. Stuttgart: Hippokrates 2004.

Hoehl M, Kullik P. Kinderkrankenpflege und Gesundheitsförderung. Stuttgart, New York: Thieme 1998.

Illing S. Kinderheilkunde für Hebammen. 3. Aufl. Stuttgart: Hippokrates 2003.

Loewenich von V. Das Neugeborene. In: Schmidt-Matthiesen H, Wallwiener D (Hrsg) Gynäkologie und Geburtshilfe. 10. Aufl. Stuttgart, New York: Schattauer 2005; 309–29.

Maietta L, Hatch F. Kinaesthetics infant handling. Bern, Göttingen, Toronto, Seattle: Huber 2004.

Montagu A. Körperkontakt. 9. Aufl. Stuttgart: Klett-Cotta 1997.

Müller M, Radke M. Kinderheilkunde multimedial. CD-ROM. 5. Aufl. Stuttgart, New York: Schattauer 2006.

Simon C. Pädiatrie. 7. Aufl. Stuttgart, New York: Schattauer 1995.

34 Vorsorgeuntersuchungen, Screening, Prophylaxen

Christine Mändle

Vorsorgeuntersuchungen

Zur Früherkennung von Krankheiten oder Entwicklungsstörungen wurde 1971 ein Vorsorgeprogramm eingeführt. Ziel war es, alle Kinder von der Geburt bis ins Schulalter in regelmäßigen Abständen auf ihre körperliche, motorische und psychische Entwicklung hin zu untersuchen, um gegebenenfalls frühzeitig die Behandlung oder eine gezielte Förderung einzuleiten. Die Untersuchungen erfolgen anhand eines vorgegebenen Untersuchungskataloges, die Ergebnisse werden im so genannten »gelben Heft« dokumentiert. Zwei davon fallen in die Neugeborenenphase.

■ **Erste Vorsorgeuntersuchung U1:** Die U1 erfolgt unmittelbar nach der Geburt im Kreißsaal. In der Klinik wird sie meist vom Geburtshelfer oder Pädiater durchgeführt. Doch auch die Hebamme ist berechtigt, das Neugeborene selbstständig und eigenverantwortlich zu untersuchen und die Befunde zu dokumentieren (Hebammen-Gebührenverordnung, Ziffer 36). Die Untersuchung wird ausführlich beschrieben in Kapitel 31, S. 616 ff.

■ **Zweite Vorsorgeuntersuchung U2:** Die U2 erfolgt durch den Kinderarzt zwischen dem 3. und 10. Lebenstag. Vor der Untersuchung findet ein Gespräch mit der betreuenden Hebamme, der Schwester, mit der Mutter bzw. den Eltern statt. Der Kinderarzt wird über Ernährung, Ausscheidung, Atmung und Verhalten des Neugeborenen informiert. Die Untersuchung selbst gliedert sich in:
- Untersuchung der Organe: Herz, Lunge, Bauch- und Geschlechtsorgane, Sinnesorgane
- Beurteilung des Bewegungsapparates: Kopf, Hals, Brustkorb, Wirbelsäule: Vor allem müssen hierbei eine Dislokation der Hüftgelenke (Ortolani-Zeichen) und eine Fehlstellung der Füße erkannt werden.
- Beurteilung der Hautfarbe: Blässe, Zyanose, Ikterus
- neurologische Untersuchung: Körperhaltung, Muskeltonus, Motorik, Reflexe (s. Kap. 35)

Sofern die Untersuchung am 3. Lebenstag stattfindet, wird damit das **Stoffwechselscreening**, das **Hörscreening** und die **Vitamin-K-Prophylaxe** (2. Applikation) verbunden. Findet die Untersuchung zu einem späteren Zeitpunkt statt, soll das Screening zwischen der U1 und der U2 am 3. Lebenstag durchgeführt werden. Die ausführliche Beratung der Eltern bezüglich der Screeninguntersuchungen und der Vitamin-D- und Fluoridgabe gehört dazu.

■ **Dritte Vorsorgeuntersuchung U3:** Die dritte Vorsorgeuntersuchung ist zwischen der 4. und 6. Lebenswoche vorgesehen. Vor der körperlichen Untersuchung ist im Gespräch mit der Mutter oder den Eltern die **Anamnese** zu erheben. Sie gibt Aufschluss ob die Ernährung altersgerecht ist und ob die Rachitis- und Kariesprophylaxe begonnen bzw. fortgeführt wurde. Die **körperliche Entwicklung** lässt sich anhand von Körpergröße, Gewicht und Kopfumfang überprüfen. Die Ergebnisse sind im Perzentilendiagramm des Kindervorsorgeheftes einzutragen. Brust, Bauch- und Geschlechtsorgane werden abgehört bzw. abgetastet. Der Schädel ist hinsichtlich einer auffälligen Kopfform als Folge einseitiger Lagerung und des Spannungszustands der Fontanellen zu untersuchen. Beim Skelettsystem ist auf Fehlhaltungen, Dysplasie- oder Luxationszeichen zu achten. Die **Sonographie der Hüfte** beim 4–6 Wochen alten Säugling ist mittlerweile obligat. Damit soll eine Hüftdysplasie oder auch Hüftreifungsverzögerungen erkannt werden, um eine möglichst frühe Therapie einzuleiten. Das **Sehvermögen** ist über die Pupillenreflexe und das **Gehör** anhand des akustischen Blinzelreflexes zu testen. Die Überprüfung der **Motorik** und des **Nervensystems** ist während des ersten Lebensjahres von Bedeutung. Jetzt festgestellte Bewegungseinschränkungen können oft ausgeglichen werden, wenn das Kind eine gezielte Therapie erhält.

Das Köpfchen kann in Bauchlage mehrere Sekunden lang um etwa 45° angehoben werden. Dabei schwankt es noch nach beiden Seiten. Auch im Sitzen ist schon eine kurze Kopfbalance möglich. Im Schlaf sind die Hände noch immer zu Fäusten geballt; diese Handhaltung wird jedoch immer häufiger unterbrochen und die Hände sind leicht geöffnet. Die Reaktion auf Geräusche, z.B. eine Spieluhr, wird differenzierter, das Verhalten drückt eine Art Lauschen aus. Die Kinder beginnen jetzt auch, einen beweglichen Gegenstand, der sich in einem Abstand von ca. 40 bis 50 cm vor ihren Augen befindet, für kurze Zeit zu fixieren. Während das sog. »Engelslächeln« der Neugeborenen noch rein zufällig ist, beginnt das Kind jetzt, auf liebevolle Zusprache hin zu lächeln.

■ **Vierte Vorsorgeuntersuchung U4**: Die vierte Untersuchung wird zwischen dem 3. und 4. Lebensmonat durchgeführt. Auch hier wird zunächst eine Anamnese erhoben. Die Untersuchung konzentriert sich auf somatische Störungen und daneben auf die motorische und soziale Entwicklung. Der körperlichen Untersuchung folgt auch hier die Überprüfung der Motorik und des Nervensystems.

Das Kind kann seinen Kopf immer besser unter Kontrolle halten. Beim Hochziehen zum Sitzen hebt es den Kopf kurz mit an, denn Hals- und Nackenmuskulatur sind stärker geworden. Jedoch reicht die Kraft noch nicht aus, um den Kopf bis zur Sitzhaltung mitzunehmen. Wenn das Kind sitzt, versucht es zunehmend, den Kopf aufrecht zu halten. Es beginnt, die eigenen Hände zu erforschen und zu greifen. Spielzeug kann schon kurze Zeit in der Hand festgehalten werden. Bewegt man einen Gegenstand vor dem Gesicht des Kindes hin und her, folgt es mit den Augen bis zu den Augenwinkeln, meist wird der Kopf mitgedreht. Hört es ein Geräusch, versucht es zu erkunden, woher es kommt. Die Stimme der Mutter wird nun differenzierter wahrgenommen und auf einen ernsten Tonfall reagiert es mit Befremden und Erstaunen. Das Lächeln ist nun fester Bestandteil des Verhaltens geworden. Die Lautäußerungen verändern sich, das Kind gibt schon aneinander gereihte Laute von sich, die sich wie Gurgeln oder Gurren anhören.

■ **Fünfte Vorsorgeuntersuchung U5**: Dieser Untersuchungstermin liegt zwischen dem 6. und 7. Lebensmonat.

In Bauchlage kann sich das Kind schon problemlos in die Rückenlage drehen und in beiden Positionen schaukeln, ohne sich abstützen zu müssen. Das Köpfchen wird interessiert nach allen Seiten mitgedreht. Manche Kinder wollen schon sitzen, geben sich aber noch keine Mühe, das Umfallen zu verhindern. Stellt man das Kind hin, streckt es die Beine durch und stellt sich auf die Zehen, die sich in die Unterlage einkrallen. Spielzeug kann jetzt schon für längere Zeit festgehalten werden und wechselt von einer Hand in die andere. Das Erforschen der Gegenstände mit dem Mund spielt eine große Rolle. Das Gehör wird feiner, es kann auch schon leise Geräusche wahrnehmen und unterscheidet zwischen unangenehmen und angenehmen Geräuschen. Das Kind lächelt nicht mehr alle Personen an, Fremde werden zunächst aufmerksam beobachtet. Manche Säuglinge fangen schon an, Silbenketten zu bilden oder einsilbige Worte zu lallen.

■ **Sechste Vorsorgeuntersuchung U6**: Die sechste Vorsorgeuntersuchung ist gegen Ende des 1. Lebensjahres, also im 10. bis 12. Lebensmonat, vorgesehen. Bei der Untersuchung ist auf die altersgerechte körperliche Entwicklung zu achten; daneben werden wieder die Sinnesfunktionen sowie die motorische und geistige Entwicklung überprüft. Die Eltern werden nach der Entwicklung und dem Verhalten in der häuslichen Umgebung befragt.

Im Alter von etwa 11 Monaten entwickelt das Kind die Fähigkeit, allein von der liegenden in die sitzende Position zu kommen. Dazu dreht es sich vom Rücken auf den Bauch, geht dann in die Krabbelhaltung und setzt sich schließlich auf. Typisch ist das Sitzen mit geradem Rücken und gestreckten Beinen. Das Kind fängt außerdem an zu robben, es schaukelt auf seinen Händen und Knien und geht schließlich zum Krabbeln über. Die Kinder krabbeln auf Möbel zu, ziehen sich zum Stehen hoch und lernen so auch meist, die ersten Schritte zu wagen. Hinsichtlich des Zeitpunkts, zu dem ein Kind stehen und gehen kann, sind die individuellen Unterschiede sehr groß. In sitzender Haltung kann ein Kind schon über geraume Zeit ohne Unterstützung spielen. Das Zusammenspiel der Hände untereinander und die Koordination mit den Augen werden dabei immer besser. Es greift mit Zeigefinger und Daumen nach Gegenständen (Pinzettengriff). Das Trinken aus der Tasse braucht nur noch wenig Unterstützung, und Brot oder Ähnliches kann das Kind schon allein aus der Hand essen. Auch sehr feine Töne, wie das Ticken einer Uhr oder das Rascheln von Papier, werden nun aufmerksam verfolgt. Das Sprechverhalten hat sich weiterentwickelt, unter Umständen können schon kurze zweisilbige Wörter (Mama, Papa) nachgeplappert werden.

■ **Siebte bis neunte Vorsorgeuntersuchung U7–U9:** Bei der siebten Untersuchung sind die Kinder etwa 19 bis 24 Monate, bei der achten zwischen 3 $^1/_2$ und 4 Jahren und bei der neunten ca. 5 Jahre alt. Auch bei diesen späten Untersuchungen steht der motorische, statomotorische und seelisch-geistige Entwicklungsstand im Vordergrund. Bei der U8 werden vor allem die Koordination von Auge und Hand sowie die Fingerfertigkeit beurteilt. Die Gleichgewichtssicherheit wird durch Einbeinstand und Hüpfen überprüft. Das Gespräch zwischen Kinderarzt und dem kleinen Probanden gibt Aufschluss über Sprachentwicklung und allgemeines Verhalten. Die derzeit letzte Untersuchung, die U9, wurde im Oktober 1989 in das Vorsorgeprogramm aufgenommen. Sie soll den Zeitraum zwischen der U8 und der Einschulungsuntersuchung verkürzen. Hier festgestellte Störungen oder Erkrankungen können bis zum Beginn der Schule schon therapiert und spätere Lernbehinderungen vermieden werden. Der Schwerpunkt liegt hierbei auf der Überprüfung der Sinnesorgane und des Nervensystems, der motorischen Fähigkeiten des Kindes sowie auf Seh- und Hörtests.

Neugeborenenscreening

Das Neugeborenenscreening ist eine Reihenuntersuchung zum Ausschluss von angeborenen Stoffwechselerkrankungen und Hormonstörungen. Ziel der Untersuchung ist die **vollständige und frühzeitige Erfassung** aller Neugeborenen mit **behandelbaren** endokrinen und metabolischen Erkrankungen. Dazu hat die Screeningkommission der zuständigen wissenschaftlichen Fachgesellschaften (Pädiatrische Endokrinologie, Deutsche Gesellschaft für Kinderheilkunde und Jugendmedizin, Deutsche Gesellschaft für Neugeborenenscreening u. a. m.) die »**Richtlinien zur Organisation und Durchführung des Neugeborenen-Screenings auf angeborene Stoffwechselstörungen und Endokrinopathien in Deutschland**« erarbeitet. Der »Gemeinsame Bundesausschuss der Ärzte und Krankenkassen« hat die sog. »Kinderrichtlinie« am 21. 12. 2004 beschlossen, sie trat am 01. 04. 2005 in Kraft (Gemeinsamer Bundesausschuss 2004).

> Die in den Screening-Richtlinien festgeschriebenen Standards zu Umfang, Zeitpunkt, Probengewinnung und -versand, Befundrücklauf und Dokumentation sind auch für die Hebamme bindend.

Die geburtsleitende Hebamme bzw. der Geburtshelfer oder das Krankenhaus, in welchem die Geburt stattgefunden hat, ist verantwortlich für die Organisation der Screeninguntersuchungen und auch für die Einleitung von therapeutischen Maßnahmen bzw. Überweisungen zum Kinderarzt bei positiven Befunden. Die Hebamme muss sicher sein, dass die Blutprobe das Labor erreicht hat, und sie muss den Rücklauf der Ergebnisse kontrollieren.

Bisher umfasste das Standardprogramm des Neugeborenenscreenings die Früherkennung der Phenylketonurie (PKU), Galaktosämie, Hypothyreose, des Biotinidasemangels und des adrenogenitalen Syndroms (AGS). Im neuen, so genannten **erweiterten Neugeborenenscreening** wird jetzt auf 12 verschiedene Krankheiten untersucht. Die Liste der zu untersuchenden Krankheiten ist nun für alle Screeninglaboratorien verbindlich. Weiter schreiben die Richtlinien das anzuwendende Analyseverfahren (Bindungsanalyse, Enzymaktivitätsbestimmung, Tandem-Massenspektrometrie) vor. Neu ist auch, dass die Krankenkassen die Kosten übernehmen müssen. Alle Untersuchungen werden aus derselben Filterkarte und derselben Blutmenge durchgeführt.

Immer mehr Eltern fragen auch nach dem Verbleib des Restblutes und der **Datenaufbewahrung**. Die Richtlinien sehen eine Begrenzung der Aufbewahrungszeit vor. Dort heißt es in Paragraph 15, Absatz 3: »Restblutproben sind unverzüglich nach Abschluss der Ringversuche zur Qualitätssicherung [...], spätestens jedoch nach 3 Monaten zu vernichten.« Weiter verweist die Richtlinie auf die Einhaltung der jeweils gültigen Datenschutzbestimmungen der Bundesländer. Damit soll dem Missbrauch von Daten und Restblut entgegengewirkt werden. Die kurze Aufbe-

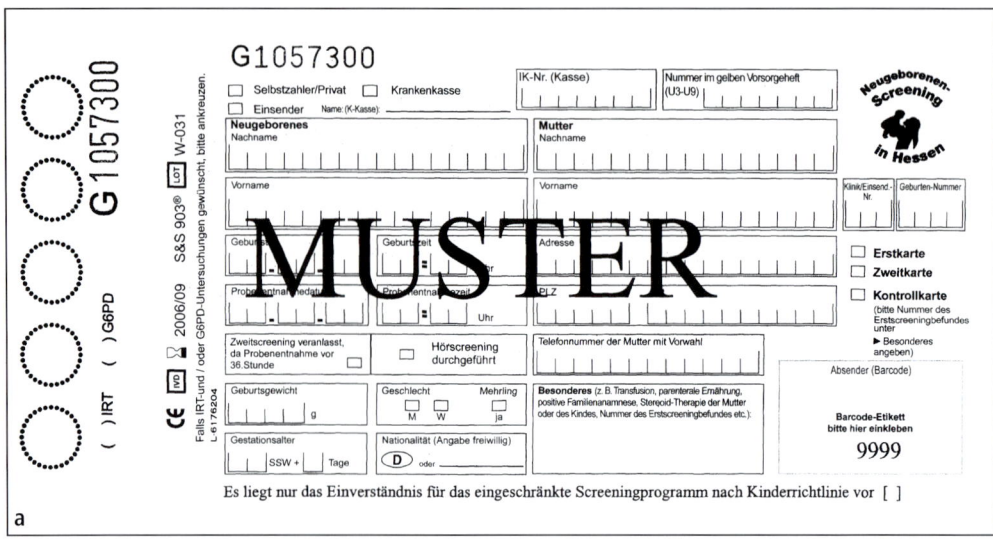

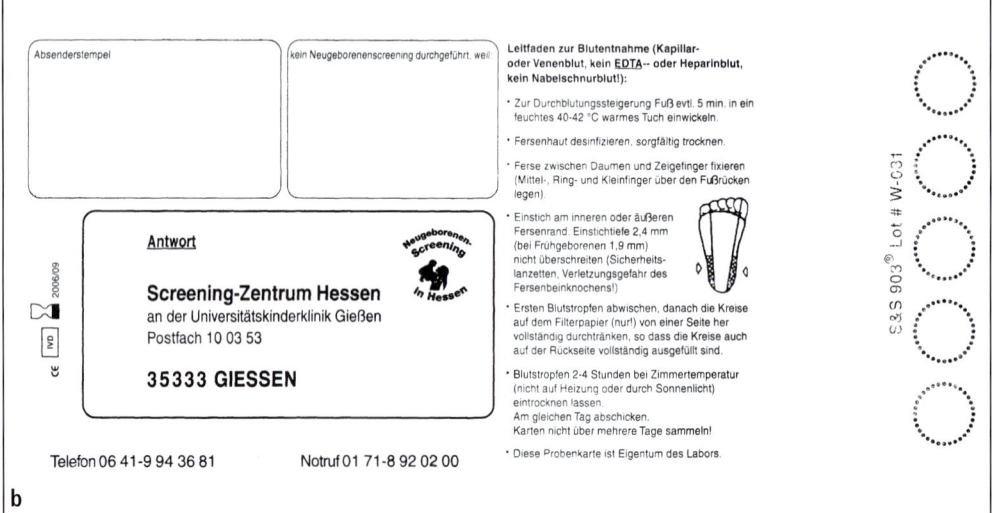

Abb. 34.1 a, b Trockenblutkarte des Screening-Zentrums Hessen, Vorder- und Rückseite (mit freundlicher Genehmigung von Prof. Dr. Ernst Rauterberg).

wahrungszeit ist in Fachkreisen umstritten, denn eine rückwirkende Untersuchung von Proben (z. B. in Zusammenhang mit einer humangenetischen Beratung) ist dann nicht mehr möglich. Auch in Fällen von Haftungsansprüchen lässt sich nach der Zerstörung des Restblutes nicht mehr zweifelsfrei klären, wo der Fehler von falsch negativen Befunden lag.

Die **Aufklärung** und das Einverständnis der Eltern sind Voraussetzung für die Durchführung der Untersuchung. Die Screeningzentren stellen hierzu Elterninformationen zur Verfügung.

Laut Kinderrichtlinie liegt der optimale Zeitpunkt zur **Probenentnahme** zwischen der 48. und 72. Lebensstunde. Manche Labors empfehlen eine frühere Blutentnahme, d. h. zwischen der 36. und der 48. Lebensstunde. Ein technisch sicheres Screening ist – unabhängig von der Ernährung des Kindes – nach der vollendeten 36. Lebensstunde möglich. Bei Entlassung vor der 36. Lebensstunde, z. B. bei ambulanter Geburt, fordert die Kinderrichtlinie eine vorherige Blutentnahme. Allerdings sind die Eltern darüber zu informieren, dass zu diesem Zeitpunkt noch nicht alle Ziel-

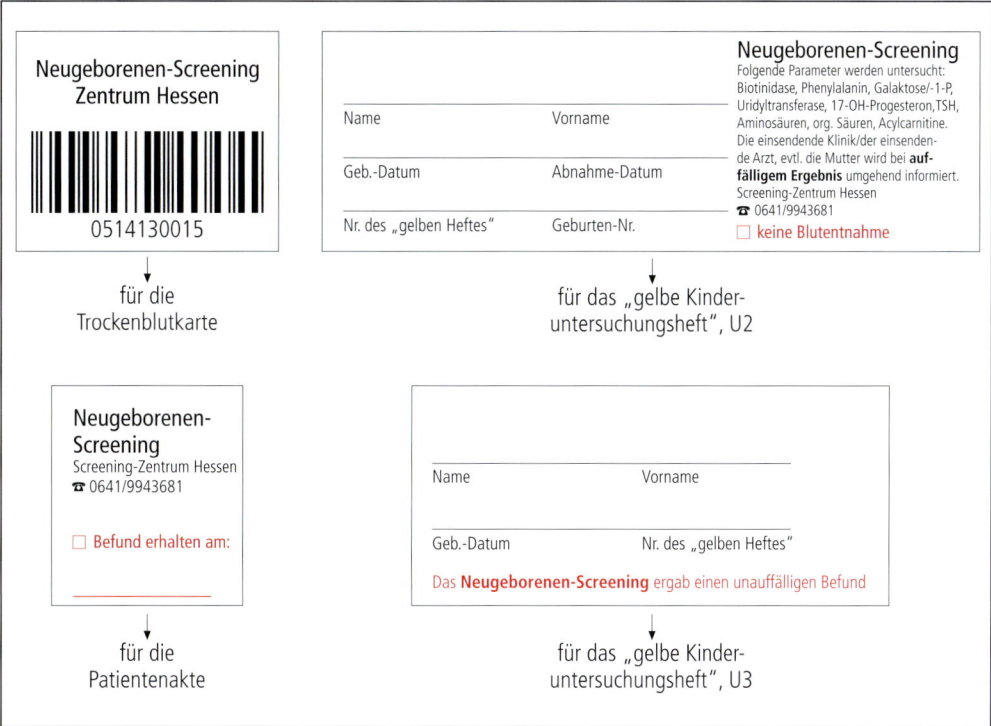

Abb. 34.2 Barcode-Etiketten des Screening-Zentrums Hessen (mit freundlicher Genehmigung von Prof. Dr. Ernst Rauterberg).

krankheiten erfasst werden können und eine zweite Blutentnahme und Untersuchung im o. g. Zeitraum vorzunehmen ist.

■ **Probengewinnung und -versand:** Es dürfen **nur** Filterpapiertestkarten des untersuchenden Labors benutzt werden. Testkarten, Überweisungsscheine und Barcode-Etiketten können Hebammen kostenlos von den Labors beziehen (Abb. 34.1 und 34.2). Geeignet ist Kapillarblut oder auch venöses Blut (EDTA- und Heparinblut ist nicht geeignet). Die Blutstropfen müssen die markierten Kreise vollständig ausfüllen, und auch die Rückseite der Filterkarte muss innerhalb der markierten Fläche vollständig durchtränkt sein. Es ist darauf zu achten, dass die Testkarten nur von einer Seite her durchtränkt werden. Die Testkarten müssen vor dem Versand gut getrocknet sein, allerdings ohne äußere Wärmezufuhr (nicht auf die Heizung oder in die Sonne legen). Sie müssen noch am Tag der Blutabnahme an das Labor weitergeschickt werden. Das Sammeln von Blutproben ist unzulässig. In Einzelfällen, z. B. vor Feiertagen oder am Wochenende, mag es günstiger sein, die Karte bis zum bestmöglichen Transportzeitpunkt im Kühlschrank zu lagern, denn hohe Lagerungstemperaturen (z. B. Wärmeeinwirkung durch sonnenbestrahlte Briefkästen) sollten vermieden werden. Die Testkarten und das Begleitschreiben müssen folgende Daten enthalten:

- Barcode-Etikett des Labors
- Stammdaten des Kindes
- Datum und Uhrzeit der Geburt
- Datum und Uhrzeit der Blutabnahme
- Adresse und Telefonnummer der Mutter
- Adresse und Telefonnummer der einsendenden Hebamme bzw. des Krankenhauses
- Ernährungsstörungen, parenterale Ernährung
- Frühgeburten (mit Angabe der Schwangerschaftswoche)
- Kennzeichnung von Mehrlingen

■ **Material für die Entnahme von Fersenblut**
- sterile Lanzette
- Tupfer
- Hautdesinfektionsmittel

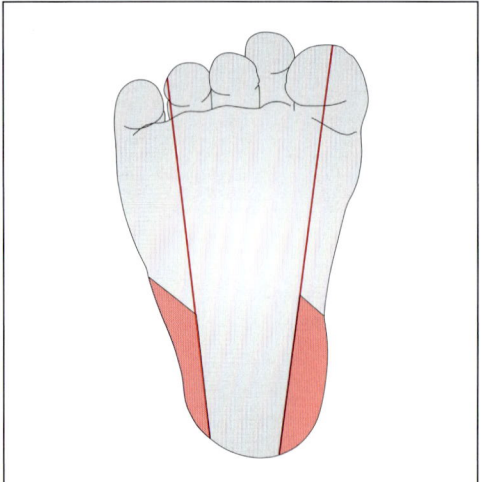

Abb. 34.3 Korrekte Punktionsstellen zur Entnahme von Fersenblut (farbig gerastert).

- Testkarte
- Pflasterstreifen
- Einmalhandschuhe zum persönlichen Schutz

■ **Vorgehen**
- Die Ferse soll warm und gut durchblutet sein, ein warmes Fußbad erleichtert die Blutentnahme.
- Die Mutter kann ihr Neugeborenes nach vorheriger Aufklärung auf den Arm nehmen (vertikale Position).
- Die Ferse wird leicht gestaut.
- Nach Desinfektion mit einem kurzen Einstich die Ferse punktieren, dabei auf die korrekte Punktionsstelle achten (Abb. 34.3) und die Lanzette rechtwinklig zu der zu punktierenden Fläche halten (Abb. 34.4 a, b). Die Punktionstiefe soll beim reifen Neugeborenen maximal 2,4 mm sein, um keine Verletzungen der Knochenhaut zu provozieren.
- Den ersten Tropfen Blut abwischen (Desinfektionsmittelrückstände).
- Das Blut auf die Testkarte tropfen lassen (s. o.).
- Punktionsstelle kurz komprimieren, Blutreste abwischen, mit einem Pflaster bedecken.
- Zur Beruhigung des Neugeborenen kann es kurz angelegt werden.

■ **Befundrücklauf und Dokumentation:** Die Hebamme muss – ebenso wie das Krankenhaus – die Blutabnahme, den Versand und den Befundrücklauf dokumentieren. Die Richtlinie sieht vor, dass das Ergebnis 72 Stunden nach der Blutentnahme vorliegen soll. Das heißt, alle Proben werden in der Regel noch am Tag des Probeneingangs vollständig untersucht. Nicht pathologische Befunde werden der Hebamme schriftlich mitgeteilt. Bei pathologischen Befunden muss das Labor umgehend die Hebamme (bzw. den verantwortlichen Einsender) mündlich und schriftlich informieren. Die Hebamme ist verpflichtet, mit dem Eltern Kontakt aufzunehmen. Sie muss dabei ausdrücklich auf die Notwendigkeit einer schnellen und fachkompetenten Betreuung hinweisen. Kommt es zu Unregelmäßigkeiten, die zu einem verspäteten Behandlungsbeginn und dadurch bedingt zu irreversiblen Schäden führen, kann die Hebamme mit verantwortlich gemacht werden.

Die Blutabnahme ist im gelben Kindervorsorgeheft und in der Karteikarte der Hebamme zu dokumentieren. Dies kann durch einen kurzen schriftlichen Eintrag geschehen oder durch Einkleben der Barcode-Etiketten. Die Befunde der Untersuchung sind zu archivieren.

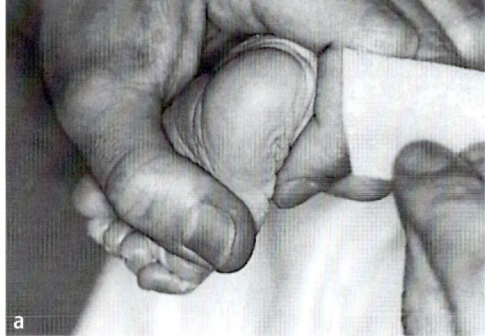
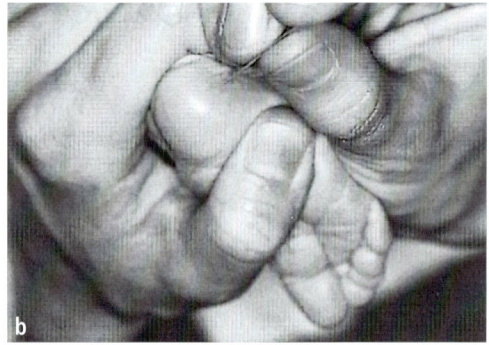

Abb. 34.4 a, b Korrektes Halten von Ferse und Lanzette bei der Punktion.

Neugeborenen-Hörscreening

Pro 1 000 Geburten kommen etwa 1–2 Kinder mit hochgradiger Schwerhörigkeit zur Welt. Um diese Kinder effektiv behandeln zu können, ist eine frühzeitige Erkennung der Störung zwingend, denn die Therapie muss spätestens im 6. Lebensmonat beginnen.

Die Ausreifung der zentralen Hörbahn erfolgt in den ersten Lebensmonaten und wird durch akustische Reize angeregt. Bis zum Ende des ersten Lebensjahres läuft die Hörbahnreifung weiter. Bleiben in dieser Zeit die Schallreize aus, bilden sich die zunächst provisorisch angelegten neuronalen Verbindungen wieder zurück. Die Folge ist, dass die normale Hörentwicklung zurückbleibt. Normales Hörvermögen ist die Voraussetzung für normale Sprachentwicklung und damit auch für die emotionale und soziale Entwicklung des Kindes, von der auch die spätere Schul- und Berufsausbildung abhängt.

Um festzustellen, ob das Neugeborene hören kann, misst man so genannte »**otoakustische Emissionen**« (OAE). Das Kind erhält über eine Ohrsonde einen Geräuschreiz und die Antwortsignale des Hörapparates auf diesen Reiz werden über ein sehr kleines und empfindliches Mikrofon gemessen (Abb. 34.5). Die Messung wird beim schlafenden Kind durchgeführt, sie ist völlig schmerzfrei und dauert nur wenige Sekunden. Die Untersuchung erfolgt in den ersten Lebenstagen und kann von Hebammen oder Schwestern vorgenommen werden. Die Durchführung des Hörtests wird im gelben Kindervorsorgeheft dokumentiert. Kinder, die im Geburtshaus oder zu Hause geboren wurden, sollten von der nachsorgenden Hebamme vor dem Ende des 1. Lebensmonats, am besten innerhalb der ersten 10 Tage, in die Facharztpraxis überwiesen werden.

Die interdisziplinäre Konsensus-Konferenz für das Neugeborenen-Hörscreening (Berufsverband der Frauenärzte, Berufsverband der Kinder- und Jugendärzte, Deutsche Gesellschaft für Sozialpädiatrie u. a. m.) fordert das Screening für alle Neugeborenen; trotzdem gehört diese einfache Untersuchung in Deutschland noch nicht zu den gesetzlich verankerten Früherkennungsuntersuchungen. In einigen Bundesländern ist das Screening bereits etabliert. Ziel ist, alle Neugeborenen vor dem Ende des 1. Lebensmonats zu erfassen, denn spätere

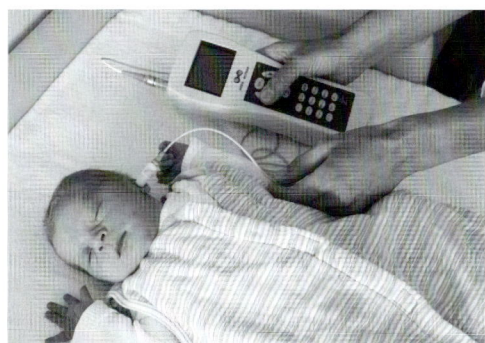

Abb. 34.5 Bei Niklas werden die otoakustischen Emissionen gemessen.

Hörtests sind weitaus aufwendiger. In der Öffentlichkeit und bei den Eltern ist das Wissen um diese Untersuchung noch sehr gering, sodass den Hebammen hier eine wichtige Beratungsaufgabe zukommt (vgl. www.neugeborenenhoerscreening.de).

Prophylaxen

■ **Vitamin-K-Prophylaxe:** Da es durch Vitamin-K-Mangel zu Blutungen im Magen-Darm-Trakt (*Melaena vera*) und in schweren Fällen auch zu Hirnblutungen kommen kann, wird die Verabreichung von Vitamin K empfohlen (Ernährungskommission der Deutschen Gesellschaft für Kinderheilkunde, Deutsche Gesellschaft für Gynäkologie und Geburtshilfe). Die Eltern sind über die Prophylaxemaßnahme aufzuklären und können sich dann per Unterschrift einverstanden erklären. Menge und Form der Vitamin-K-Verabreichung sind im gelben Kindervorsorgeuntersuchungsheft zu dokumentieren.

Zurzeit gelten folgende Empfehlungen:
- Alle Neugeborenen erhalten Vitamin K zur Prävention einer späteren **Vitamin-K-Mangelblutung** (s. S. 706).
- Allen gesunden Neugeborenen wird am 1. Lebenstag, bei der U2 (3.–10. Lebenstag) und bei der U3 (4.–6. Lebenswoche) jeweils 2 mg Konakion oral verabreicht.
- Frühgeborene, bei denen eine orale Gabe nicht möglich ist, erhalten bei der Geburt in Abhängigkeit vom Geburtsgewicht bzw. der Reife Vitamin K parenteral (0,1 mg/kg Körpergewicht i. m. oder i. v.). Die weiteren Vitamin-K-Gaben

erfolgen in Abhängigkeit vom Zustand des Neugeborenen oral oder parenteral.
- Kranken Neugeborenen (Blutungsneigung, Gerinnungsstörungen) wird als Therapie 1 mg/kg Körpergewicht parenteral verabreicht.
- Ausschließlich mit Muttermilch ernährte Säuglinge haben ein höheres Risiko, an einer späten Vitamin-K-Mangelblutung zu erkranken. Es handelt sich dabei häufig um Hirnblutungen mit überwiegend letalem Verlauf. Industriell hergestellte Säuglingsnahrung ist mit Vitamin K supplementiert (3 bis 6 µg/100 ml). Muttermilch enthält im Gegensatz dazu eine um den Faktor 10 bis 20 niedrigere Vitamin-K-Konzentration (0,3 µg/100 ml).

■ **Vitamin-D-Mangel-Prophylaxe:** Zur Vorbeugung gegen die **Vitamin-D-Mangelrachitis** ist die orale Substitution mit Vitamin D_3 angezeigt. Die Deutsche Gesellschaft für Ernährung empfiehlt für jeden Säugling die tägliche Zufuhr von 400–500 IE Vitamin D, das entspricht einer Menge von 10–12,5 µg während des ganzen ersten Lebensjahres und auch über den zweiten Winter, sofern das Kind im Herbst geboren wurde. Die in der Muttermilch und Säuglingsnahrung enthaltene Menge an Vitamin D_3 reicht nicht aus, um den Mindestbedarf zu decken. Allerdings hängt die Konzentration von Vitamin D_3 in der Muttermilch auch von der Ernährung und von der Lebensweise der Stillenden ab. Milchprodukte, Tunfisch, Leber, Eier und ein täglicher Spaziergang mit dem Kind zur hellsten Tageszeit wirken sich positiv aus.

Vitamin D ist notwendig für die normale Knochenbildung und die Speicherung von Kalzium im Körper. Der Säugling nimmt über die Nahrung – Muttermilch oder Säuglingsnahrung – Vitamin D_3 auf, zudem wird aus dem Grundstoff Cholesterin eine Vorstufe des Vitamins, das so genannte Provitamin D_3 gebildet. Durch Sonnenlicht (ultraviolettes Licht) werden die Provitamine in der Haut in Vitamin umgewandelt. Das endogene und exogene Vitamin D_3 wird in der Leber und Niere in die aktive Form des Vitamin D_3 umgewandelt und sorgt so für eine verstärkte Kalziumresorption aus dem Darm. Der Vitamin-D-Mangel erklärt sich einerseits durch die zu geringen Mengen in der Muttermilch und vor allem im Winter durch den Lichtmangel. Der damit verbundene Kalziummangel führt zu einer mangelhaften Verknöcherung der Knorpelsubstanz des Skeletts und damit zu den für die Rachitis typischen Knochenverformungen.

> Vitamin D_3 ist fettlöslich und soll nach den Mahlzeiten verabreicht werden. Dazu wird die Tablette zerdrückt, in Wasser aufgelöst und mit dem Löffel verabreicht. Die Tablette in die Milchflasche zu geben ist nicht zweckmäßig, dabei bleiben zu großen Mengen an der Flaschenwand haften.

Alternativ zu den Tabletten, die zudem meist mit Fluorid (siehe unten) kombiniert sind, können Eltern auf Vitamin-D-Öl (Vigantol®-Öl) zurückgreifen. Ein bis zwei Tropfen entsprechen etwa 400–500 IE. Allerdings ist das Vitamin-D-Öl verordnungspflichtig. Wenn Eltern ganz auf die Supplementierung verzichten wollen, müssen die Kinder ausreichend Zeit zur hellsten Tageszeit im Freien verbringen. Die Angaben dazu variieren von 30 Minuten Aufenthalt in der Sonne pro Woche bei leichter Bekleidung oder 2 Stunden bei vollständiger Bekleidung bis täglich 2 Stunden bei normaler Bekleidung.

■ **Kariesprophylaxe:** Die Rachitisprophylaxe wird heute meist mit einer Kariesprophylaxe kombiniert. Dafür gibt es Vitamin-D-Präparate, die die empfohlene Tagesdosis von 0,25 mg Fluorid pro Tablette enthalten (z. B. D-Fluoretten®, Fluor-Vigantoletten®). Die Kariesprophylaxe wird kontrovers diskutiert. Eine gemeinsame Empfehlung von Zahnmedizinern und Kinderärzten gibt es nicht. Fakt ist, dass Fluoride die Zähne härten und weniger anfällig für Karies machen. Untersuchungen belegen, dass Fluoride in erster Linie durch den direkten Kontakt mit der Zahnoberfläche wirken, sodass vor dem 6. Lebensmonat keine Fluoridgabe notwendig ist. Die Deutsche Gesellschaft für Zahn-, Mund- und Kieferheilkunde empfiehlt den Eltern, ab dem Durchbruch der Zähne diese täglich einmal mit einer höchstens erbsengroßen Menge fluoridhaltiger Kinderzahnpasta zu reinigen. Dabei ist auf Zahnpasta mit Fruchtgeschmack zu verzichten, um den Kindern keinen Anreiz zum Hinunterschlucken zu geben. Bei älteren Kindern (ab dem 2. Lebensjahr) sind die Milchzähne zweimal täglich durch die Eltern zu reinigen, zudem wird die Verwendung von fluoridhaltigem Speisesalz empfohlen. Damit ist eine weitere Supplementierung mit Fluoriden im Regelfall nicht mehr nötig. Wird jedoch auf fluoridhaltige Zahncreme und Speisesalz verzichtet, ist die Verordnung von Fluoridtabletten sinnvoll. Dabei ist zu berücksichtigen, dass über Nahrung und Trinkwasser bzw. Mineralwasser bereits Fluoride aufgenommen werden. Die lokale Anwendung von Gelee oder Zahnlack soll nur unter ärztlicher Kontrolle erfolgen. Die Spanne zwischen sinnvoller, nützlicher und schädlicher, giftiger Wirkung von Fluorid ist sehr eng. Wird regelmäßig die Tagesdosis überschritten, tritt als Zeichen der Überdosierung die so genannte Dental- oder Schmelzfluorose auf, das sind weißliche bis bräunliche Verfärbungen auf der Zahnoberfläche der zweiten Zähne. Des Weiteren verlieren z. B. Haut, Muskeln, Knorpel und Knochen an Elastizität.

Wichtig ist daher die Aufklärung und Beratung der Eltern über vorbeugende Verhaltensmaßnahmen wie zuckerarme Ernährung, keine gesüßten Tees als Einschlafhilfen, keine Teeflaschen als Tröster, frühzeitige Zahnpflege mit fluoridierter Zahncreme und regelmäßige Kontrollen durch den Zahnarzt.

Impfungen

Impfungen sind ein viel diskutiertes Thema in der Fachliteratur und in den Medien. Leider wird es nicht immer sachlich und wissenschaftlich, sondern meist emotional diskutiert, was die Aufklärung und die Entscheidung für oder gegen das Impfen erschwert.

Die Argumente der Impfbefürworter sind z. B.:
- Statistiken weisen die Wirksamkeit der Impfungen nach.
- Krankheiten wie Tuberkulose oder Pocken konnten eingeschränkt bzw. ausgerottet werden.
- Durch die Impfung lassen sich häufig Krankheiten vermeiden, deren Folgen kostenintensiv sind.
- Impfschäden sind selten.
- Vorbeugen ist besser als Behandeln.

Dagegen argumentieren Impfgegner, Naturmediziner und Homöopathen:
- Impfungen sind Hauptförderer von chronischen Erkrankungen der Atemwege.
- Impfungen sind verantwortlich für viele Allergisierungsprozesse.
- Impfungen verteuern das Gesundheitssystem durch nicht als Impffolgen anerkannte Nebenwirkungen.
- Kranksein gehört zum Leben wie Gesundsein; keine Krankheit kann ausgerottet werden, ohne dass eine andere dadurch gefördert wird.
- Kinderkrankheiten sind wichtige Marksteine in der Entwicklung.

Mit der Aufhebung der Pockenimpfpflicht (1982) gibt es in Deutschland keine gesetzliche Grundlage für das Impfen. Die Teilnahme an den Impfungen ist freiwillig, die Entscheidung liegt damit bei jedem Einzelnen bzw. bei den Eltern. Das für Infektionsschutz und Infektionskrankheiten zuständige öffentliche Amt, das Robert-Koch-Institut in Berlin, hat eine Kommission etabliert (§ 20 Infektionsschutzgesetz), die so genannte ständige Impfkommission, kurz STIKO genannt, die laufend aktuelle Empfehlungen zu Impfungen insbesondere im Kindesalter herausgibt (Tab. 34.1). Da die Empfehlungen offiziellen Charakter haben und die Immunisierung einer breiten Bevölkerungsschicht Ziel nationaler Gesundheitspolitik ist, besteht Anspruch auf Kostenübernahme durch die gesetzlichen Krankenkassen (3. Kapitel, 5. Buch Sozialgesetzbuch) und – im Falle eines anerkannten Impfschadens – auf Versorgung nach den Vorschriften des Bundesversorgungsgesetzes. Letzteres setzt jedoch voraus, dass nur vom Paul-Ehrlich-Institut zugelassene Impfstoffe verwendet werden, was bei den Standardimpfstoffen zur Grund- und Auffrischungsimpfung der Fall ist.

Impfungen sollen Schutz vor Infektionskrankheiten bieten. Mit der heute bereits im 3. Lebensmonat verabreichten ersten Impfung beginnt die Grundimmunisierung, die später in der Adoleszenz oder im Erwachsenenalter mit der Auffrischimpfung (Booster) fortgesetzt wird.

■ **Aktive Impfung:** Je nach Zusammensetzung des Impfstoffes unterscheidet man:
- Impfung mit abgeschwächten lebenden Erregern (z. B. Polioimpfung nach Sabin, Masern, Mumps, Röteln)
- Impfung mit abgetöteten Erregern (z. B. Polioimpfung nach Salk, Pertussis)
- Impfung mit entgifteten Toxinen (auch Toxoidimpfung genannt): Die Erregergifte schützen zwar nicht vor einer Infektion, sie können jedoch die Giftwirkung z. B. bei Tetanus oder Diphtherie aufheben.

Die Impfstoffe können subkutan oder intramuskulär verabreicht werden. Nach der Impfung er-

Tab. 34.1 Impfempfehlungen der Ständigen Impfkommission (STIKO) am Robert-Koch-Institut (Stand Juli 2006).

Vollendeter Lebensmonat	Impfungen
2	1. Kombinationsimpfung: • Diphtherie • Tetanus • Pertussis • Hepatitis B • Polio • *Haemophilus influenzae* Typ b (Hib) 1. Pneumokokkenimpfung
3	2. Kombinationsimpfung (siehe oben) 2. Pneumokokkenimpfung
4	3. Kombinationsimpfung (siehe oben) 3. Pneumokokkenimpfung
11–14	4. Kombinationsimpfung (siehe oben) 1. Kombinationsimpfung (MMR): • Masern • Mumps • Röteln 1. Impfung gegen Varizellen 4. Pneumokokkenimpfung Meningokokkenimpfung ab vollendetem 12. Lebensmonat
15–23	2. Kombinationsimpfung (MMR)

Vollendetes Lebensjahr	Impfungen
5–6	Auffrischungsimpfung: Tetanus Diphtherie, Pertussis Grundimmunisierung: Hepatitis B bei nicht geimpften Jugendlichen
9–17	Auffrischungsimpfung: Tetanus Diphtherie Polio Pertussis MMR für alle Kinder und Jugendlichen, die bisher nicht geimpft wurden oder einen unvollständigen Impfschutz haben Hepatitis B für ungeimpfte Kinder und Jugendliche Varizellen für Kinder und Jugendliche ohne Windpockenerkrankung

folgt die aktive Auseinandersetzung des Immunsystems mit dem Impfstoff, es werden spezifische Antikörper gegen den Erreger bzw. Erregerbestandteile gebildet. Allerdings braucht dies Zeit und die Immunität ist erst nach einigen Wochen vorhanden. In der Schwangerschaft und in der Stillzeit ist die Impfung mit Lebendimpfstoffen kontraindiziert.

■ **Passive Impfung:** Bei der passiven Immunisierung besteht der Impfstoff aus Immunglobulinen und enthält keine Erreger. Das Immunsystem des Geimpften verhält sich passiv, d. h., es werden keine eigenen Antikörper gebildet. Die Schutzwirkung besteht sofort nach der Impfung, hält allerdings nur wenige Wochen bis Monate an. Die passive Impfung ist dann angezeigt, wenn die Infektion bereits stattgefunden hat, kein aktiver Impfstoff zur Verfügung steht oder die aktive Impfung zu spät kommen würde, um die Ausbruch der Krankheit zu verhindern (z. B. Hepatitis B, Botulismus, FSME).

Die **Impftermine** sind zu verschieben, wenn das Kind eine akute behandlungsbedürftige Erkrankung durchmacht (geschwächte Immunabwehr, Behandlung mit Blut oder Blutersatz, Kortison, Chemotherapie). Es soll frühestens 2 Wochen nach der Genesung geimpft werden, doch sollten die vorgegebenen Impfabstände grundsätzlich eingehalten, d. h. weder unter- noch überschritten werden.

Impfreaktionen reichen von leichter Rötung und Schwellung der Impfstelle, Fieber, Unruhe, Schläfrigkeit oder Appetitlosigkeit bis hin zu Abszessen, Krampfanfällen und einem allergischen Schock. Über Impfkomplikationen bzw. Impfschäden gibt es keine zuverlässigen Daten, da in Deutschland kein zentrales Impfschadensregister geführt wird.

Impfhindernisse können Allergien gegen einzelne Bestandteile des Impfstoffes sein. Sind allergische Reaktionen z. B. auf Hühnereiweiß bekannt, ist auf eiweißfreie Impfstoffe zurückzugreifen.

Literatur

Coulter HL. Imfpungen, der Großangriff auf Gehirn und Seele. 3. Aufl. München: Hirthammer 1993.

Delarue F, Delarue S. Impfungen, der unglaubliche Irrtum. 7. Aufl. München: Hirthammer 2004.

Deutsche Gesellschaft für Zahn-, Mund- und Kieferheilkunde. Empfehlungen zur Kariesprophylaxe mit Fluoriden. Stand 6/02.

Dittmann S. Risiko des Impfens und das noch größere Risiko nicht geimpft zu sein. In: Bundesgesundheitsbl-Gesundheitsforsch-Gesundheitschutz 4/2002.

Enkin M, Keirse M, Renfrew M, Neilson J. A guide to effective care in pregnancy and childbirth. 2nd ed. Oxford, New York, Tokyo, Toronto: Oxford University Press 1995; 331–48.

Gemeinsamer Bundesausschuss der Ärzte und Krankenkassen. Richtlinien zur Organisation und Durchführung des Neugeborenen-Screenings auf angeborene Stoffwechselstörungen und Endokrinopathien in Deutschland. www.g-ba.de/cms/upload/pdf/abs5/beschluesse/2004-12-21-Kinder-TMS.pdf [29. 06. 2005].

Grätz J-F. Sind Impfungen sinnvoll? 4. Aufl. München: Hirthammer 1997.

Graf FP. Homöopathie und die Gesunderhaltung von Kindern und Jugendlichen. Ascheberg: Sprangsrade 2003.

Gross M et al. Universelles Hörscreening bei Neugeborenen – Empfehlungen zu Organisation und Durchführung des universellen Hörscreenings auf angeborene Hörstörungen in Deutschland. Z Geburtsh Neonatol 2004; 208: 239–45.

Illing S. Kinderheilkunde für Hebammen. 3. Aufl. Stuttgart: Hippokrates 2003.

Köster H. Die Erstuntersuchung. In: Bund Deutscher Hebammen (Hrsg). Das Neugeborene in der Hebammenpraxis. Stuttgart: Hippokrates 2004.

35 Das Reflexverhalten des Neugeborenen

Christine Mändle

Die Neugeborenenbasisuntersuchung (U2) umfasst einen körperlichen und einen neurologischen Teil. Auch wenn diese zweite Vorsorgeuntersuchung von einem Kinderarzt durchgeführt wird, sollte die Hebamme über Notwendigkeit, Aussagefähigkeit und Verlauf der Untersuchung informiert sein. Sie sieht das Neugeborene jeden Tag und so liegt es auch in ihrer Verantwortung, Auffälligkeiten zu erkennen und gegebenenfalls die kinderärztliche Untersuchung zu veranlassen. Da bei einem von der Norm abweichenden Verhalten der Verdacht auf eine neurologische Störung besteht, sollen hier die dafür wesentlichen Körperhaltungen und Reflexe der Neugeborenenphase beschrieben werden.

Allgemeine Untersuchungsbedingungen

- Die Untersuchung sollte in einem relativ warmen Raum (26 bis 28 °C) oder unter eine Wärmelampe vorgenommen werden, damit die kindlichen Reaktionen nicht durch Temperaturreize beeinflusst werden. Der Raum sollte hell, aber ohne irritierendes Licht sein.
- Die Handgriffe bei den verschiedenen Tests sollten standardisiert sein, um reproduzierbare Ergebnisse zu bekommen.
- Es müssen zuerst jene Tests durchgeführt werden, die den Zustand des Kindes am wenigsten beeinflussen. Reflexe, die das Kind zum Weinen bringen könnten, werden erst zum Schluss ausgelöst.
- Wenn es nicht zwingend notwendig ist, sollte die neurologische Untersuchung nicht vor dem 3. Lebenstag durchgeführt werden. Das Verhalten wechselt in den ersten Lebenstagen sprunghaft zwischen ruhigem Schlaf und voller Aktivität. Die Reaktionen werden außerdem noch stark von der physiologischen Anpassung an das extrauterine Leben beeinflusst; mitunter wirken Medikamente und Narkosemittel nach.
- Der optimale Untersuchungszeitpunkt liegt etwa zwei Stunden nach der Nahrungsaufnahme. Dann ist die Wahrscheinlichkeit am größten, dass das Kind wach bleibt und nicht vor Hunger schreit.
- Der Untersucher sollte sich zuvor eingehend über die Vorgeschichte des zu untersuchenden Neugeborenen informieren: allgemeines Verhalten, Art und Menge der aufgenommenen Nahrung, Beschaffenheit der Stühle, eventuelle Neigung zum Erbrechen, Körpertemperatur, Bilirubinwerte, Medikamente während der Schwangerschaft und Geburt, Schwangerschafts- und Geburtsverlauf, Asphyxie, Apgar- und pH-Werte.
- Die Untersuchung sollte in Gegenwart der Mutter bzw. der Eltern durchgeführt werden.

Untersuchungsverlauf

! Die neurologische Untersuchung umfasst:
- die Beobachtung im Schlaf- und Wachzustand
- die aktive Untersuchung und die Überprüfung der Reflexe

Im **Schlaf** reagiert das gesunde Neugeborene auf leichte Reize mit ungezielten Bewegungen, durch stärkere Reize ist es weckbar. Es nimmt die typische Ruhehaltung ein: Die Oberarme sind leicht abduziert, die Unterarme halb flektiert und die Händchen meistens zur Faust geschlossen. Die Beine sind in Hüft- und Kniegelenk leicht flektiert und leicht abduziert (Abb. 35.1a). Nach Beckenendlage (»extended legs«) sind die Beine in den Kniegelenken gestreckt und in den Hüftgelenken verstärkt gebeugt.
Diese Haltung des schlafenden Neugeborenen ist auch im **Wachzustand** zu sehen, sofern die äuße-

Reflexe

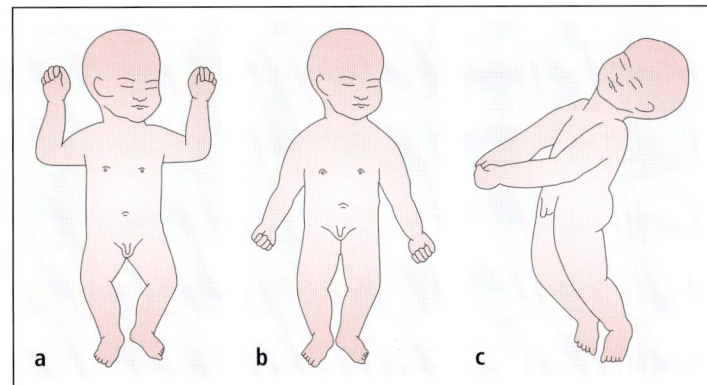

Abb. 35.1 a Haltung bei Normotonie, **b** Haltung bei Hypotonie, **c** Haltung bei Hypertonie.

ren Reize gering sind. Häufige, kleine Spontanbewegungen der Extremitäten werden bei Erregung zunehmend stärker, zum Teil sind rhythmische Bewegungen der Extremitäten, des Kopfes und der Gesichtsmimik zu beobachten. Das gesunde Neugeborene schreit mit kräftiger Stimme, nicht selten mit einem feinschlägigen Tremor (unwillkürliches Zittern).

Ein **somnolentes** (d. h. krankhaft schläfriges) Kind reagiert vermindert und verlangsamt, ist bewegungsarm und schlaff, sein Blick wirkt starr und der Gesichtsausdruck gequält. Es schreit schwach, stöhnt oder wimmert.

Neugeborene mit erhöhter Reizempfindlichkeit und Reflexübererregbarkeit (**Hyperexzitabilität**) schreien dagegen schrill oder klirrend. Wenn die Reflexe durch Zittern überlagert sind, kann das Ausdruck einer Krampfbereitschaft sein.

Die Körperhaltung und der Widerstand gegen passive Bewegungen ergeben Aufschluss über den **Muskeltonus**. Beim Hochziehen an den Armen in die Sitzhaltung bleiben bei **normalem Muskeltonus** die Arme in den Ellenbogengelenken leicht gebeugt, der Kopf kann nur einige Sekunden aufrecht gehalten werden. Bei **hypotonem Muskeltonus** bleiben die Arme gestreckt, die Halsmuskulatur ist schlaff (Abb. 35.1 b). Die Gelenke sind dabei oft hyperflexibel (überbeweglich), die spontanen Bewegungen reduziert oder verlangsamt. Beim **hypertonen Muskeltonus** ist beim Hochziehen eine stärkere Flexion in den Ellenbogengelenken zu beobachten, gleichzeitig ist die Rumpfmuskulatur überstreckt. Eine leichte Opisthotonushaltung (durch Hypertonus der Rumpfmuskulatur verursachte starke Körperbeugung nach hinten) ist häufig nach einer Geburt aus Deflexionslage oder bei so genannten KISS-Kindern (s. S. 677) zu beobachten (Abb. 35.1 c).

Muskeltonus und Motorik können auch durch das »**Zurückfedern der Arme**« überprüft werden. Das Kind ist dabei wach und in Rückenlage. Nach dem Strecken beider Arme in den Ellenbogengelenken wird plötzlich losgelassen. Bei normalem Tonus werden die Arme rasch flektiert, bei Hypotonus ist diese Reaktion nur schwach oder gar nicht vorhanden, bei einem Hypertonus ist das Zurückfedern besonders kräftig. Schließlich sei noch die »**Haltung in Schwebelage**« erwähnt. Das Kind liegt hier auf dem Bauch, wird mit beiden Händen am Brustkorb umfasst und in die Schwebe gehoben. Bei normalem Tonus kann der Kopf für einige Sekunden gehalten werden; die Extremitäten sind tonisiert. Bei Hypotonie hängen Kopf und Extremitäten schlaff herab, bei Hypertonie ist dagegen eine verstärkte Streckhaltung bis hin zum Opisthotonus zu beobachten. Auch auf Asymmetrien in Körperhaltung und Bewegung ist zu achten. Sie können ein Hinweis auf Lähmungen und Frakturen sein.

Reflexe

Reflexe sind unwillkürliche oder automatische Reaktionen oder Bewegungen auf bestimmte Reize. So reagiert das Neugeborene zum Beispiel mit Zurückziehen des Beines auf ein Kratzen an der Fußsohle (Reiz – Reizantwort). Die Grundlage eines jedes Reflexes ist der so genannte Reflexbogen. Dabei nimmt ein Rezeptor einen Reiz auf, sensible Nervenfasern leiten den Impuls zum Reflexzentrum im Zentralnervensystem (Stammhirn, Rückenmark), dieses bildet die Reflexantwort. Motorische Nervenfasern übermitteln die Reflexantwort an das ausführende Organ (Effektor). Es folgt die Reflexhandlung (siehe oben). Viele Reflexe bestehen nur in bestimmten Entwicklungsphasen, das bedeutet, sie verschwinden im Verlauf der Entwicklung wieder.

Such-, Saug- und Schluckreflex

- Such-, Saug und Schluckreflex sind überlebensnotwendige Reaktionen (vgl. Kap. 37).
  Schon bald nach der Geburt beginnt das Neugeborene durch unruhiges Hin- und Herbewegen des Kopfes die Brust zu suchen (**Such- oder Rootingreflex**).
- Der Reflex kann beim wachen Neugeborenen auch durch Berühren der periolaren Zone ausgelöst werden. Das Neugeborene dreht sein Gesicht, d.h. den Mund, in Richtung des Reizes (Finger, Brustwarze).
- Mithilfe der Mutter findet das Neugeborene die Brust, nimmt die Brustwarze in den Mund und beginnt durch den Berührungsreiz an Zunge und Gaumen zu saugen (**Saugreflex**).
  Hat sich genügend Nahrung im Schlund angesammelt, setzt reflektorisch das Schlucken ein (**Schluckreflex**).
- Der Suchreflex erlischt im 4., der Saugreflex im 5. Lebensmonat. Jetzt hat das Kind die neurologische und motorische Reife, um mit dem Löffel zu essen. Jedoch kann der Reflex noch längere Zeit im Schlaf ausgelöst werden.

Handgreifreflex

- **Ausführung:** Wachzustand, symmetrische Rückenlage, die Ärmchen sind flektiert. Der Untersucher legt seine beiden Zeigefinger in die Handinnenflächen des Kindes und übt einen leichten Druck aus.
- **Reaktion:** Dadurch werden die Händchen zur Faust geschlossen und die Finger des Untersuchers festgehalten.
- **Bedeutung:** Bei Plexuspareseen oder Klavikulafraktur zeigt sich ein Seitenunterschied in der Intensität des Greifens.

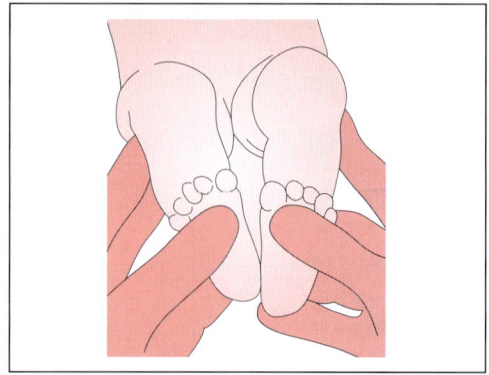

Abb. 35.2 Fußgreifreflex.

Fußgreifreflex

- **Ausführung:** Wachzustand, symmetrische Rückenlage, der Untersucher drückt die Daumen gegen die Fußballen.
- **Reaktion:** Alle Zehen werden plantar (zur Fußsohle hin) gebeugt (Abb. 35.2).
- **Bedeutung:** Diese Reaktion fehlt bei Rückenmarksverletzungen.

Der Fußgreifreflex ist ab einer Reife entsprechend der 30. Schwangerschaftswoche auslösbar und hält bis zum 8.–10. Lebensmonat an. Das Verschwinden des Reflexes ist wichtig, denn bei längerem Anhalten könnten die Kinder nicht laufen lernen.

Babinski-Reflex

- **Ausführung:** Rückenlage, der Untersucher streicht mit dem Fingernagel von der kleinen Zehe zur Ferse hin. Der Reiz muss ein Kratzen (kein Drücken!) sein.
- **Reaktion:** Dorsalflexion der großen Zehe (d.h. sie wird zum Fußrücken hin gebeugt) und Spreizen der übrigen Zehen (Abb. 35.3).
- **Bedeutung:** Man achte auf Asymmetrien, der Reflex fehlt bei Rückenmarksläsionen und schwer apathischen Kindern.

Fluchtreflex

- **Ausführung:** Ruhiger Wachzustand, Rückenlage, leichtes Kratzen an der Fußsohle mit dem Fingernagel oder einem Holzspatel.

Reflexe

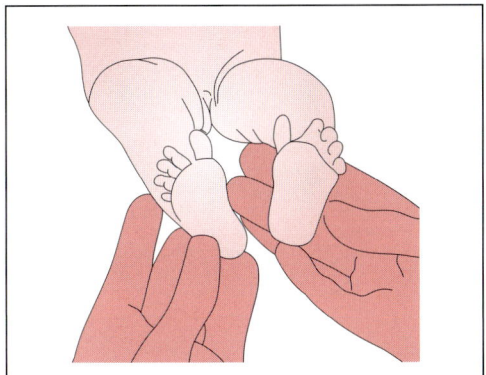

Abb. 35.3 Babinski-Reflex.

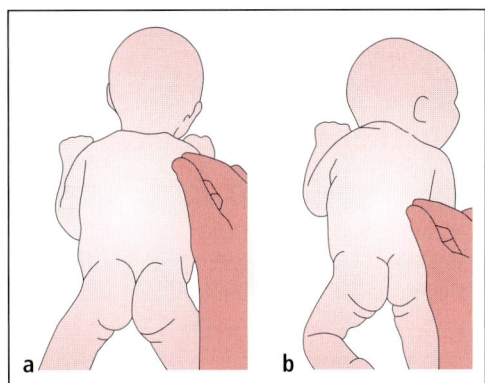

Abb. 35.5 Galant-Reflex: **a** Reizung, **b** Reaktion.

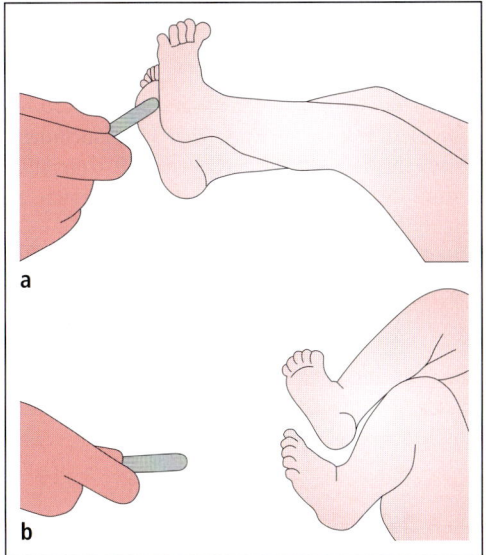

Abb. 35.4 Fluchtreflex: **a** Reizung, **b** Reaktion.

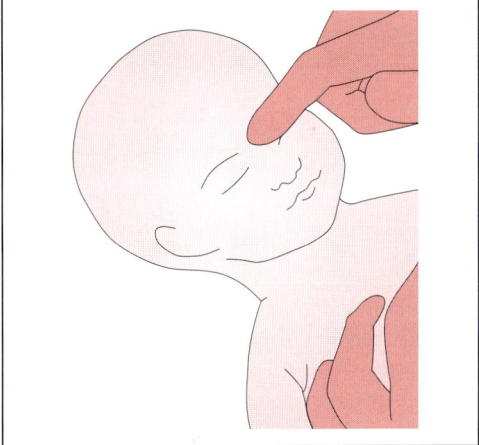

Abb. 35.6 Glabella-Reflex.

- **Reaktion:** Fluchtartiges Zurückziehen des Beines mit Beugung in der Hüfte, im Knie und im Sprunggelenk (Abb. 35.4 a, b).
- **Bedeutung:** Bei Steißlagen kann der Reflex fehlen, ebenso bei *Spina bifida* und anderen Rückenmarksläsionen.

Galant-Reflex

- **Ausführung:** Symmetrische Bauchlage, man streicht mit dem Finger parallel zur Wirbelsäule über die Rückenhaut, von der Schulter bis zum Beckenkamm.
- **Reaktion:** Biegung der Wirbelsäule, Konkavität (Wölbung nach innen) auf der gereizten Seite; häufig wird sogar der Kopf mitgedreht (Abb. 35.5 a, b).
- **Bedeutung:** Bei Defekt des Rückenmarks hört die Reaktion in Höhe der Läsion auf.

Glabella-Reflex

- **Ausführung:** Rückenlage, das Kind darf nicht weinen, leichter Schlag mit dem Finger auf die Glabella (die unbehaarte Stelle zwischen den Augenbrauen).
- **Reaktion:** Rasches, nur kurz dauerndes Zukneifen der Augen (Abb. 35.6).
- **Bedeutung:** Bei Fazialisparesen kommt es zu asymmetrischen Reaktionen, bei apathischen

Kindern zu abgeschwächten oder ganz fehlenden Antworten.

Optischer Blinzelreflex

- **Ausführung:** Das Kind bei geöffneten Augen in Richtung helles Licht drehen.
- **Reaktion:** Die Lider werden rasch geschlossen.
- **Bedeutung:** Die Reaktion fehlt bei Kindern mit gestörter Lichtwahrnehmung.

Akustischer Blinzelreflex

- **Ausführung:** In einigem Abstand vom kindlichen Kopf kräftig in die Hände klatschen.
- **Reaktion:** Die Augen werden rasch geschlossen.
- **Bedeutung:** Die Reaktion fehlt bei hörgeschädigten Kindern.

Stehbereitschaft und automatisches Gehen

- **Ausführung:** Man hält das Kind unter den Schultern und um die Brust fest, der Kopf wird im Nacken mit dem Daumen gestützt, dann führt man das Kind so an den Rand einer Tischplatte, dass der Fußrücken sie berührt.

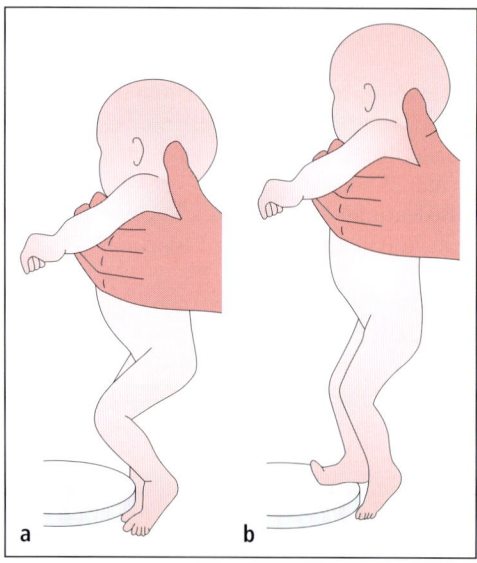

Abb. 35.7 Stehbereitschaft: **a** Auslösung, **b** Reaktion im rechten Bein.

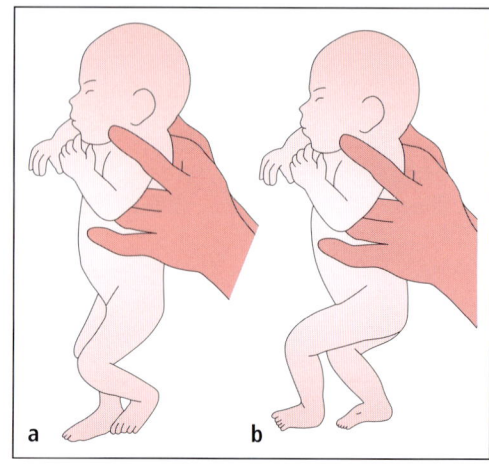

Abb. 35.8 a, b Phasen der Schreitbewegungen.

- **Reaktion:** Das Bein wird hochgezogen und der Fuß flach auf die Unterlage gesetzt (Abb. 35.7 a, b). Berühren beide Füße den Untersuchungstisch, beginnt das Neugeborene mit Unterstützung des Untersuchers mit beiden Beinen zu schreiten (Abb. 35.8 a, b).
- **Bedeutung:** Bei Kindern mit Hypotonie oder Lähmungen ist die Reaktion nicht auslösbar, fehlt auch bei Kindern nach Beckenendlage.

Dieser für die Eltern so beeindruckende Reflex ist ab der 37. Schwangerschaftswoche auslösbar und erlischt im 3. Lebensmonat.

Moro-Reflex

- **Ausführung:** Rückenlage, Hände vor oder neben der Brust, Kopf genau in der Mittellinie. Der Untersucher hält das Kind hoch und löst den Reflex durch rasches Zurückfallenlassen aus.
- **Reaktion:** 1. Phase: Abduktion der Arme in den Schultern, 2. Phase: Streckung der Arme in den Ellenbogengelenken, 3. Phase: Beugung der Arme, die dadurch wieder in die Ruhehaltung gebracht werden (Umklammerung) (Abb. 35.9 a, b).
- **Bedeutung:** Es ist auf Asymmetrien zu achten, die durch Klavikulafraktur (Schlüsselbeinbruch) oder Plexusschädigung (Nervenverletzung) verursacht sein können. Übererregbare Kinder haben eine sehr starke Reaktion, evtl. mit Klonus. Im Allgemeinen gilt, dass ein schwacher oder fehlender Moro-Reflex ein Zeichen neurologischer Dysfunktion ist.

Zusammenfassung

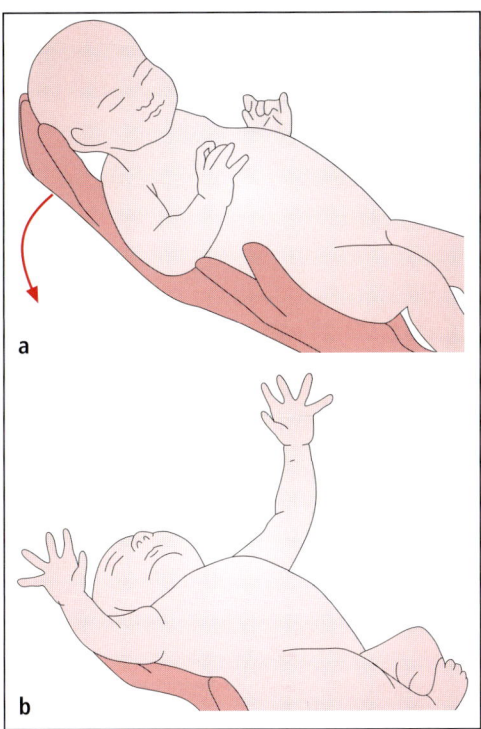

Abb. 35.9 Moro-Reflex: **a** Haltung, **b** Reaktion.

Am Ende der neurologischen Untersuchung ist der beobachtete Zustand des Nervensystems präzise zu dokumentieren. Mit der Untersuchung werden jene Kinder ausfindig gemacht, deren weitere Entwicklung besonderer Aufmerksamkeit und Nachsorge bedarf. Ein als pathologisch eingestufter neurologischer Befund besagt nicht, dass das Kind auch wirklich bleibende Störungen hat. Oft entwickelt sich ein Kind im weiteren Verlauf unauffällig. Die Kompensationsfähigkeit des Nervensystems ist individuell sehr verschieden, die Schwankungsbreiten sind groß und lassen keine neurologische Langzeitprognose zu. Je eher jedoch das neurologisch auffällige Kind eine Frühtherapie erhält, desto größer sind die Chancen einer Heilung.

Literatur

Illing S. Kinderheilkunde für Hebammen. 3. Aufl. Stuttgart: Hippokrates 2003.

Köster H. Die Erstuntersuchung. In: Bund Deutscher Hebammen (Hrsg). Das Neugeborene in der Hebammenpraxis. Stuttgart: Hippokrates 2004.

Prechtl H, Beintema D. Die neurologische Untersuchung des reifen Neugeborenen. 2. Aufl. Stuttgart: Thieme 1976.

36 Das kranke und gefährdete Neugeborene

Beate Pfeifenberger-Lamprecht, Sonja Opitz-Kreuter

In Bezug auf das kranke und gefährdete Neugeborene haben sich die Hebammenaufgaben in den letzten Jahren teilweise geändert. Je nach Arbeitsfeld der Hebamme wird spezielles Wissen gefordert, das in diesem Kapitel sicher nicht ausreichend vermittelt werden kann. Unterschiedliche Fragestellungen können auftreten, beispielsweise in der Geburtsvorbereitung, einer Ambulanz mit Schwerpunkt Pränataldiagnostik, im Kreißsaal eines Perinatalzentrums oder einem kleinen Belegkrankenhaus, auf einer »Integrativen Wochenbettstation« oder als Nachsorgehebamme, in Still- und Babygruppen, bei Spezialisierung auf das Case-Management (vgl. Dörpinghaus et al. 2003) u.a. Hier sollte sich jede Hebamme das für sie Relevante aus der Literatur zu Kinderheilkunde und Kinderpflege, Elternberatung oder den Veröffentlichungen rund um Laktation und Stillen auswählen.

Selbst Hebammen in Institutionen, in denen Kinderschwestern der angrenzenden Kinderklinik jederzeit die Assistenz bei der Versorgung kritischer Neugeborener übernehmen, können unter Umständen in die Lage kommen, dies eigenhändig tun zu müssen, wie auch die in der Hausgeburtshilfe tätige Kollegin. Das dafür nötige Training kann in einem Lehrbuch nicht vermittelt werden, es sollte interdisziplinär und interprofessionell im Sinne eines Risk-Managements stattfinden.

Interdisziplinäre und interprofessionelle Zusammenarbeit ist speziell im Fall des kranken und gefährdeten Neugeborenen erforderlich, da die Grenzen der eigenverantwortlichen Berufsausübung als Hebamme bald erreicht sind. Andererseits ist es gerade die Hebamme, die weitgehend »perinatal« (rund um die Geburt) arbeitet, denn sie betreut die schwangere Mutter und den Fetus, die Gebärende oder Wöchnerin und das Neugeborene bzw. den Säugling, die Stillende und die junge Mutter (samt den jeweils dazugehörigen Partnern und Familien).

Reanimation des Neugeborenen

! Relativ wenige Babys benötigen nach problemloser Schwangerschaft und Geburt Reanimationsmaßnahmen (0,2 bis 1 %). In der überwiegenden Zahl der Fälle beschränken diese sich auf kurze assistierte Lungenbelüftung (ERC 2005). Da reanimationspflichtige Situationen in der Geburtshilfe zu jedem Zeitpunkt unerwartet eintreten können, sollte bei jeder Geburt wenigstens eine Person anwesend sein, die in der Reanimation des Neugeborenen geschult ist.

Risikofaktoren bzw. peripartale Hinweise auf eine schwer wiegende Beeinträchtigung des Kindes:
- Frühgeburt
- Mehrlinge
- bekannte Lageanomalie (Beckenendlage, Querlage u.a.)
- Erkrankungen der Mutter (Hypertonie, *Diabetes mellitus*, schwangerschaftsbedingte Erkrankungen u.a.)
- geburtshilfliche oder neonatologische Probleme in der Anamnese
- normabweichende Herztonmuster als Hinweis auf eine fetale Stress- oder Notsituation
- vaginal-operative Geburt oder Kaiserschnitt (insbes. Vollnarkose)
- geburtshilflicher Notfall (Nabelschnurvorfall, intrapartale Blutung, Schulterdystokie, Eklampsie)
- überstürzte Geburt
- starke Sedierung der Mutter, Substanzenmissbrauch
- frisch-grünes Fruchtwasser

Tabelle 36.1 fasst zusammen, wann bei der Beurteilung eines Neugeborenen eine Behandlungsindikation besteht.

Reanimation des Neugeborenen

Tab. 36.1 Beurteilung des Neugeborenen.

Simultane Beurteilung	Atmung	Herzfrequenz	Hautfarbe
	gute Spontanatmung: in der Regel kräftiges Schreien und regelmäßige adäquate Atemzüge	mindestens 10-mal in 6 Sekunden Palpation des Pulses an der Basis der Nabelschnur	normale Hautfarbe nach der Geburt: von rosig bis zu leichter Akrozyanose
Behandlungsindikation	persistierende Apnoe oder Schnappatmung nach Freimachen der Atemwege und taktiler Stimulation über wenige Sekunden: → sofortiger Beginn der Maskenbeatmung	Herzfrequenz unter 100/min (auch wenn das Neugeborene scheinbar adäquat atmet) → Masken-Beutel-Beatmung mit 100 % Sauerstoff	zentrale Zyanose (Gesicht, Stamm, Schleimhäute): Hinweis auf Hypoxämie; → bei spontan atmenden Neugeborenen Gabe von 100 % Sauerstoff Blässe: Hinweis auf niedriges Herzzeitvolumen, schwere Anämie, Hypovolämie oder Azidose

Durchführung

Bei Früh- und Neugeborenen tritt meist aufgrund einer akuten und kurzfristigen Sauerstoffunterversorgung eine Bradykardie ein, die bis zum Herz-Kreislauf-Stillstand führen kann. Im Vordergrund stehen daher:
- Freimachen der Atemwege und Stimulation
- Beatmung (pulmonale Reanimation)
- Überprüfen der kardialen Situation, Herzdruckmassage (CPR = cardio-pulmonale Reanimation)
- medikamentöse Therapie

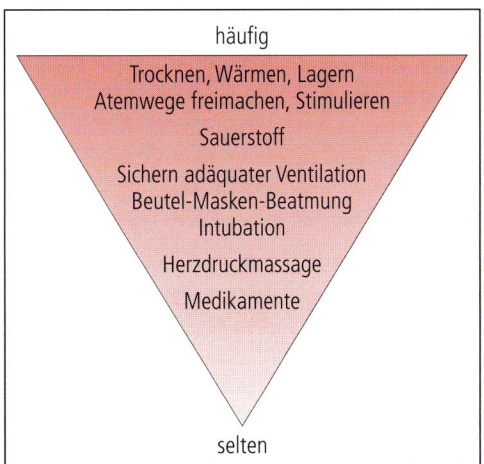

Abb. 36.1 Maßnahmenhäufigkeit bei Reanimation eines Neugeborenen.

Die Häufigkeit einzelner Reanimationsmaßnahmen illustriert Abbildung 36.1.

Basismaßnahmen

- Information des Teams über bisher bekannte Risikofaktoren und die Geburtssituation
- Bereitstellung der benötigten Geräte und Medikamente, Funktionseinheiten (täglich auf Vollständigkeit und Funktionsfähigkeit überprüfen)
- Vorbeugung gegen Wärmeverluste (Kältestress kann zu verminderter arterieller Sauerstoffspannung und metabolischer Azidose führen):
  – Vor Zugluft schützen.
  – Entbindungsraum warm halten.
  – Reif geborene Kinder direkt nach der Geburt sorgfältig abtrocknen.
  – Neugeborenes auf den Bauch der Mutter (Haut auf Haut) legen und beide mit einem warmen Tuch zudecken, um weitere Wärmeverluste zu vermeiden.
  – Sind Reanimationsmaßnahmen notwendig, das Kind unter einem Heizstrahler auf einer vorgewärmten Fläche platzieren.
  – Bei sehr unreifen Frühgeborenen (insbesondere vor der 28. SSW) erweist es sich als effektiver, die Babys nicht abzutrocknen, sondern – unter Aussparen des Gesichtes – in einen sterilen transparenten Kunststoffsack oder handelsübliche Haushaltsfolie zu hüllen

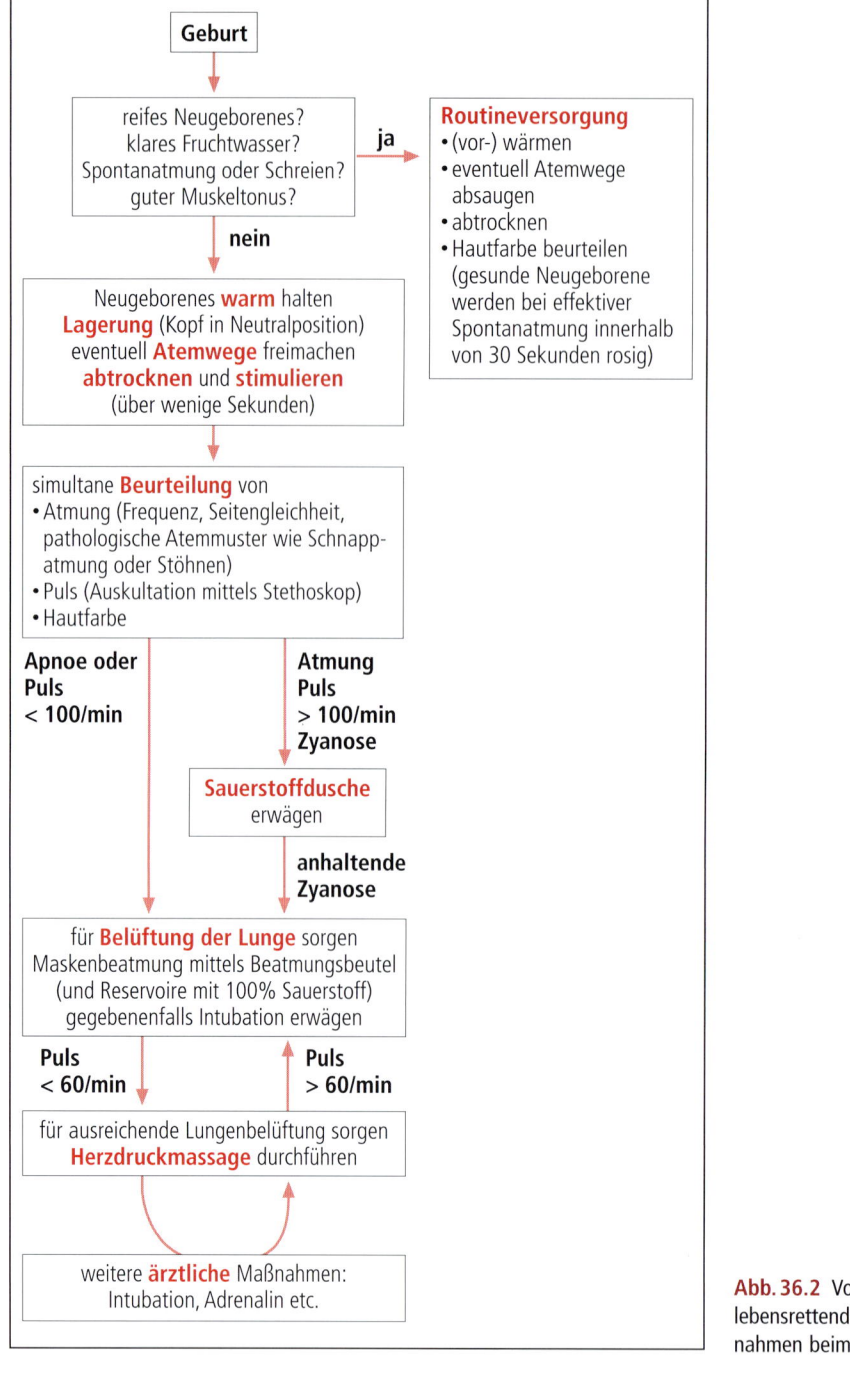

Abb. 36.2 Vorgehen bei lebensrettenden Sofortmaßnahmen beim Neugeborenen.

und unter einem Wärmestrahler weiterzuversorgen.
- Fußsohlen und Rücken durch Abtrocknen und Massage stimulieren.
- Positionierung: Kind in Rückenlage bringen, Kopf in Neutralstellung (Position gerade, nicht gestreckt oder gebeugt).
- Absaugen: Mund vor Nase absaugen, bei meko-

Reanimation des Neugeborenen

niumhaltigem Fruchtwasser je nach Vitalitätszustand des Kindes unter Einstellung des Larynx (s.u.). Herzfrequenz kontrollieren wegen möglicher vagusreizbedingter Bradykardie.
- Eine Sauerstoffdusche durchführen.

Reanimationseinleitung

Abbildung 36.2 verdeutlicht das Vorgehen bei der Durchführung von lebensrettenden Sofortmaßnahmen beim Neugeborenen.

Pulmonale Reanimation

> **Technik:** Wenn nach den initialen postpartalen Maßnahmen keine ausreichende Spontanatmung vorhanden ist, hat die Belüftung der Lungen oberste Priorität. Das wichtigste Kriterium zur Beurteilung einer adäquaten initialen Lungenentfaltung ist die rasche Verbesserung der Herzfrequenz. Verbessert sich die Herzfrequenz nicht, ist zu überprüfen, ob sich der Thorax hebt und senkt. Während der initialen Beatmung sollte ein inspiratorisches Plateau über jeweils 2–3 sek gehalten werden. Dies erleichtert die Entfaltung der Lunge. Die meisten Neugeborenen, die Reanimationsmaßnahmen benötigen, zeigen innerhalb von 30 sek nach Lungenbelüftung einen raschen Anstieg der Herzfrequenz. Steigt die Herzfrequenz an, ohne dass das Neugeborene suffizient atmet, wird es mit einer Frequenz von etwa 30/min weiter beatmet, bis sich eine adäquate Spontanatmung etabliert. Ein Beatmungshub sollte etwa 1 Sekunde dauern. (ERC 2005)

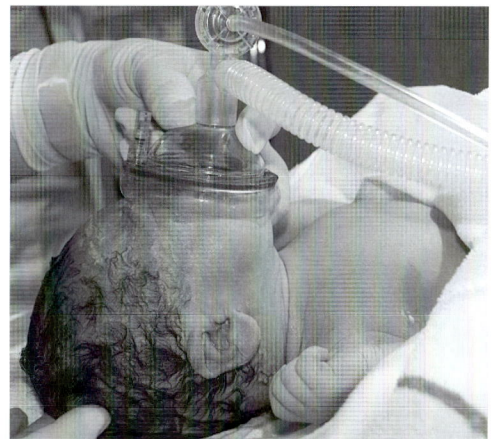

Abb. 36.3 Richtige Grifftechnik bei der Maskenbeatmung.

Ohne **Hilfsmittel** kommt die Mund-zu-Mund-und-Nase-Beatmung zur Belüftung zum Einsatz. Werden **Maske und Beatmungsbeutel** verwendet, muss die Maske Mund und Nase umfassen, auf die richtige Grifftechnik ist unbedingt zu achten (Abb. 36.3). Der Druck auf den Babybeatmungsbeutel (Beatmungsdruck) entspricht bei Druck von Daumen und Zeigefinger etwa 10 mmHg, bei Daumen und zwei Fingern 20 mmHg, bei drei Fingern 30 mmHg. Die Überblähung des Magens (Zwerchfellhochstand) wird durch eine umsichtige Inspirationsphase vermieden. Die (assistierte) Beatmung sollte fortgeführt werden, bis die Herzfrequenz über 100 Schläge/min liegt. Die Verwendung transparenter Beatmungsmasken erleichtert die Beurteilung der

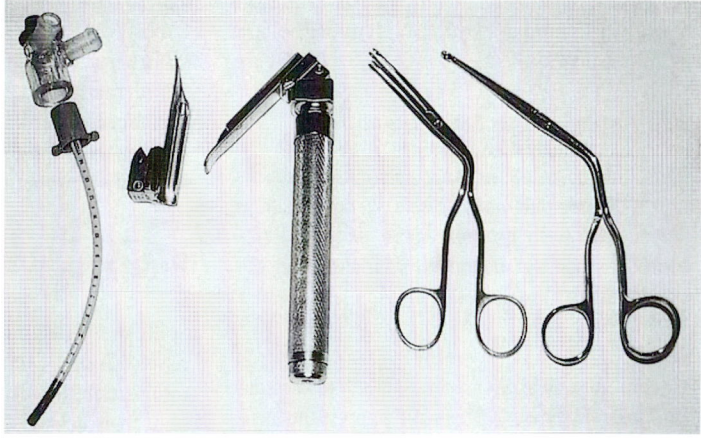

Abb. 36.4 Intubationsbesteck.

Tab. 36.2 Wahl der Tubusgröße (Quelle: ERC 2005).

Gewicht des Kindes (kg)	Gestationsalter (Wochen)	Tubusgröße (mm ID)
< 1	< 28	2,5
1–2	28–34	3,0
2–3	34–38	3,5
> 3	> 38	3,5–4,0
Faustregel: Gestationsalter : 10		

Hautfarbe des Neugeborenen. Der Einsatz eines Reservoirs erhöht die verabreichte Sauerstoffkonzentration.
Erweist sich die Maskenbeatmung als ineffektiv oder liegen andere Indikationen, beispielsweise eine Zwerchfellhernie vor, wird die **Intubationsbeatmung** (Abb. 36.4) durchgeführt. Die Tubusgröße richtet sich nach dem Gewicht des Kindes bzw. dem Gestationsalter (Tab. 36.2).
Erfolgreiche Intubation und korrekte Tubuslage werden angezeigt durch:
- normale und symmetrische Brustkorbbewegungen
- seitengleiche Atemgeräusche (Axillae)
- keine Atemgeräusche über dem Magen, kein Aufblähen des Abdomens
- Beschlagen des Tubus während der Ausatmung
- Verbesserung der Herzfrequenz, der Hautfarbe und eventuell Einsetzen der Spontanatmung
- exspiratorisches CO_2-Monitoring

Die Beatmung wird mit einer Frequenz von 30–60/min durchgeführt, wobei der Beatmungsdruck bei Neugeborenen zirka 20 mmHg und Frühgeborenen etwa 15 mmHg beträgt (u. U. initial höherer Beatmungsdruck nötig).

Kardiopulmonale Reanimation

Eine Unterstützung des Kreislaufs mit Herzdruckmassage kann nur wirksam sein, wenn die Lunge zuvor erfolgreich belüftet wurde. Mit der Herzdruckmassage soll begonnen werden, wenn die Herzfrequenz trotz adäquater Ventilation unter 60/min liegt.

Technik: Bei zwei oder mehreren Helfern wird die thoraxumgreifende 2-Daumen-Kompressionstechnik empfohlen (beide Daumen flach nebeneinander zum Kopf des Säuglings gerichtet), ein einzelner Helfer führt die Herzdruckmassage mit 2 Fingern durch. Der Druckpunkt befindet sich unterhalb der gedachten Linie zwischen den Mamillen des Neugeborenen oder Säuglings, im unteren Drittel des Brustbeines. Die Drucktiefe sollte ein Drittel des Thoraxdurchmessers betragen. Thoraxkompressionen und Beatmung sollten in einem Verhältnis von 3:1, mit dem Ziel etwa 120 Maßnahmen pro Minute zu erreichen, durchgeführt werden. Die Herzfrequenz sollte nach 30 sek und regelmäßig im weiteren Verlauf kontrolliert werden. Die Herzdruckmassage kann beendet werden, wenn die Herzfrequenz über 60/min liegt.
Um das Unterbrechungsintervall der kardiopulmonalen Reanimation zu minimieren, ist es prinzipiell möglich, einen Säugling auf dem Arm mitzunehmen, wenn Hilfe geholt wird. (ERC 2005)

Anmerkung: Die Wiederbelebung des Säuglings wird mit Kompressionen und Beatmung in einem Verhältnis von 2:15 für professionelle Helfer und Verhältnis von 2:30 für Ersthelfer (analog der Erwachsenenreanimation) vorgeschlagen (ERC 2005).

Verlegung

Die **präpartale Verlegung der Mutter in ein Perinatalzentrum** ist immer noch die schonendste Beförderungsart für ein Kind. Besonders kleine Frühgeborene und schwerkranke Kinder profitieren von einem möglichst kurzen, thermostabilen, erschütterungsfreien Transport zum Ort ihrer »Endversorgung«. Ist dies nicht möglich oder liegen Kreißsaal und neonatale Intensivstation nicht Tür an Tür, wird ein Transportinkubator benötigt (Abb. 36.5).
Üblicherweise begleitet das versorgende Team (Kinderarzt und Intensivkinderpflegefachkraft) den Transportinkubator und wählt unter Umständen den erschütterungsärmeren Luftweg mittels Hubschrauber (vgl. Obladen 2002).

Präpartale Kontaktaufnahme

Sollte die Verlegung eines kranken oder frühgeborenen Kindes, dessen Versorgung in einer neonatologischen Intensiveinheit nötig wird, absehbar sein (beispielsweise pränatal festgestellte Fehlbil-

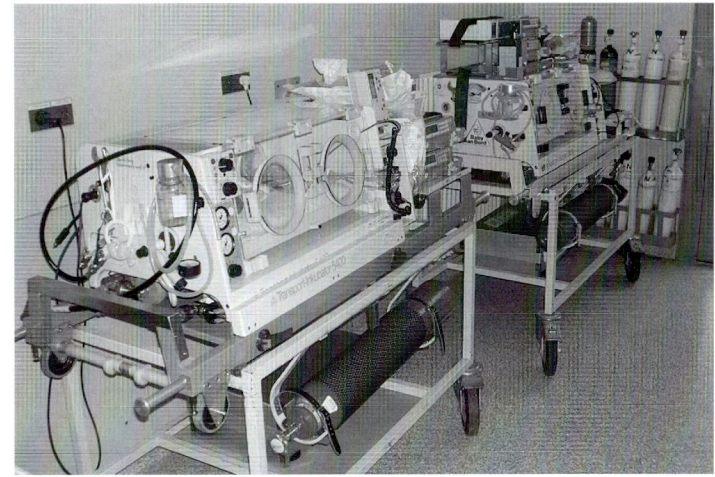

Abb. 36.5 Transportinkubator.

dung oder Erkrankung), ist eine vorgeburtliche Kontaktaufnahme anzustreben. Je nach »ortsüblichen« Gepflogenheiten kann es die Hebamme sein, die den Kontakt herstellt und eventuell eine Besichtigung der vorgesehenen Station und ein Gespräch mit dem behandelnden und pflegenden Team begleitet. Mitunter kann dies mit sehr viel Organisationsaufwand verbunden sein, wenn zusätzlich ein Dolmetscher benötigt oder auf kulturelle Bedürfnisse (Anwesenheitspflicht von Vater oder Familienoberhaupt) eingegangen wird. Die Klärung von offenen Fragen, beiderseitigen Anliegen und Bedürfnissen sowie organisatorischen Gegebenheiten (beispielsweise Besuchszeiten, Mitaufnahme nach dem mütterlichen Klinikaufenthalt) zu einem frühen Zeitpunkt – mit zumeist besserer Aufnahmekapazität als nach der Geburt – erweist sich als vorteilhaft.

Obwohl viele Eltern von einer Besichtigung im ersten Moment erschreckt zurückkehren, bewerten sie rückblickend diese Kontaktaufnahme vor der Geburt des Kindes als sehr positiv. Sie haben danach eine reale Vorstellung, wo ihr Neugeborenes ist und wie es behandelt wird. Gerade nach einer *Sectio caesarea* dauert es manchmal relativ lange, bis die Mutter ihr Kind besuchen kann.

Auch die Frage des Stillens soll erörtert und die Mutter auf die Milchgewinnung mittels Abpumpen und den jeweiligen Weg der Milch bis zum Kind vorbereitet werden.

Anpassungsstörungen

Atemstörungen

Sind mindestens zwei der nachfolgend angeführten Symptome (vgl. Silverman-Schema, S. 615) nachweisbar, spricht man von einem **Atemnotsyndrom**.

- Tachypnoe (Atemfrequenz > 60 pro Minute)
- Zyanose (unter Luft)
- Einziehungen (jugulär, interkostal, subkostal, sternal, thorakal)
- Nasenflügeln
- in-/exspiratorisches Stöhnen

■ **Ursachen:** funktionelle bzw. biologische Unreife der Lunge aufgrund von Frühgeburtlichkeit (Surfactantmangel), Infektionen, Mekoniumaspirationssyndrom (MAS). Organisch stehen im Vordergrund: Struma congenita, zystische Fehlbildungen, Lungenhypoplasie und -agenesie, Zwerchfellhernie.

■ **Diagnose:** klinische Zeichen, Blutgasanalyse, Infektionsausschluss, Röntgen-Thoraxaufnahme.

■ **Therapie:** Überwachung der Blutgase, Sauerstoffgabe, Behandlung der Grunderkrankung, evtl. Surfactantgabe (Survanta®, Alveofact® u. a.).

■ **Prävention:** Lungenreifebehandlung in der Schwangerschaft, Infektionsvermeidung.

Tab. 36.3 Kriterien der Asphyxie.

Asphyxia	livida	pallida
Apgar	4–6/1. Min.	0–3/1. Min.
oder pH-Wert	7,25–7,15	< 7,15
Herzfrequenz	bradykard	bradykard
Atmung	unregelmäßig	unregelmäßig

Tab. 36.4 WHO-Definition des Schwangerschaftsalters.

frühgeboren	preterm	< 37. Woche
reif geboren	at term	1. Tag 38. bis vollendete 42. Woche
übertragen	post term	> 42. Woche

Asphyxie

Unter Asphyxie (gr. »Pulslosigkeit«) versteht man eine Sauerstoffmangelsituation lebenswichtiger Körperorgane rund um die Geburt, die durch mangelnde Sauerstoffaufnahme (»blaue Asphyxie«, *Asphyxia livida*) und/oder mangelnden Transport des Sauerstoffs im Kreislauf (»blasse Asphyxie«, *Asphyxia pallida*) gekennzeichnet ist. Das Ausmaß der Asphyxie wird durch den Apgar-Wert und den Nabelschnur-pH-Wert wiedergegeben (Tab. 36.3).

■ **Therapie:** Stabilisierung und Sauerstoffsättigung, s. o. Atemstörungen.

Gefährdete Neugeborene

Ist ein Kind der Schwangerschaftswoche entsprechend normalgewichtig (Kinder mit einem Geburtsgewicht zwischen der 10. und 90. Perzentile), nennt man es **eutroph** (»gut ernährt«) bzw. appropriate for gestational age (AGA), der Tragzeit angemessen.

Im Unterschied zum eutrophen Neugeborenen zählen hypotrophe und hypertrophe Neugeborene zu den aufgrund ihres Körpergewichtes gefährdeten Kindern, das Gleiche gilt für Frühgeborene.

Frühgeborene

Gemäß Definition der WHO (Tab. 36.4) ist eine Frühgeburt eine Geburt vor der vollendeten 37. Schwangerschaftswoche *post menstruationem*. Teilweise wird die Definition durch das **Geburtsgewicht < 2 500 g** vom Gesetzgeber genutzt (verlängerte Mutterschutzfrist bzw. Beschäftigungsverbot nach der Geburt bei einem Kind unter 2 500 Gramm). Die Häufigkeit der Frühgeburt beträgt im deutschsprachigen Raum 6–8 %. Etwa 1 % der Kinder hat ein Geburtsgewicht unter 1 500 g.

Einteilungen nach Geburtsgewicht

In vielen Ländern ist die rechnerische Schwangerschaftsdauer aufgrund mangelnder Vorsorge nicht zu ermitteln. Daher erfolgt die Einteilung der Kinder ohne Berücksichtigung der Reife nach ihrem Geburtsgewicht:
- **untergewichtige Neugeborene, LBW** »low birth weight infants«: Geburtsgewicht < 2 500 g, je nach Region und Rasse 5–15 % der Neugeborenen, deren Hauptprobleme in »Mangel an Reserven« (wie Leberglykogen, Fette, Eisen) und einer milden Organunreife (z. B. Bilirubinstoffwechsel) bestehen.
- **sehr untergewichtige Neugeborene, VLBW** »very low birth weight infants«: Geburtsgewicht < 1 500 g, je nach Population 0,8–1,5 % der Lebendgeborenen, jedoch bis zu 85 % der in der Neonatalperiode verstorbenen Kinder. Hauptproblem: schwere Organunreife (beispielsweise Lunge, Darm, Augen).
- **extrem untergewichtige Neugeborene, ELBW** »extremly low birth weight«: Geburtsgewicht < 1 000 g. Etwa 0,4–0,6 % der Lebendgeborenen, über 50 % der in der Neonatalperiode verstorbenen Kinder. Hauptproblem: drohende Hirnschädigung (Blutungen, Substanzdefekte).

Problematik der Frühgeburtlichkeit

Die Ursachen der Frühgeburt sind vielfältig und kombinieren bzw. addieren sich häufig. Krankheiten der Mutter können zu Störungen im Verlauf der Schwangerschaft führen, Infektionen oder Krankheiten des Kindes eine Frühgeburt provozieren.

Komplikationen ergeben sich durch Sauerstoffmangelzustände und deren Folgen bei ungenügender Eigenatmung (Hirnblutung), Stoffwechsellabilität, Wärmeverlust und auch durch z. T. erforderliche invasive Behandlung.

Als **Leitlinien der Behandlung** gelten:
- keine Unterbrechung der Wärmekette
- Minimalhandling (Koordination von Maßnahmen, Abwägung)
- bestmögliche Erstversorgung (präpartale Verlegung, Kindernotarzt u. a.)

Hypotrophe Neugeborene

> ! Ein hypotrophes Neugeborenes ist in Relation zur Schwangerschaftswoche untergewichtig: Geburtsgewicht < 10. Perzentile, zu leicht/klein für die Tragzeit.
> Synonyme: mangelgeboren, retardiert, dystroph, intrauterine Dystrophie, small for date (s. f. d.), small for gestational age (SGA), intrauterine growth retardation (IUGR).

Die **intrauterine Wachstumsretardierung** (**IUWR** bzw. **IUGR**) ist noch immer eine wichtige Ursache der perinatalen Mortalität und Morbidität. Sie äußert sich in der Abweichung des geschätzten Kindesgewichtes nach unten um 2 Wochen oder mehr gegenüber einem Kollektiv von Geburtsgewichten gleicher Tragzeit (Perzentilenkurven).
Eine intrauterine Mangelentwicklung (Tab. 36.5) weist stets auf eine chronische Erkrankung von Mutter, Kind oder Plazenta hin (vgl. Kap. 12).

■ **Mögliche Folgen und Symptome:**
- Die Sauerstoffunterversorgung durch Wehentätigkeit ist bei einer Plazentainsuffizienz erhöht.
- Nach intrauteriner Sauerstoffunterversorgung kommt es häufiger zur Fruchtwasser- oder Mekoniumaspiration (Einatmen von Fruchtwasser bzw. mekoniumhaltigem Fruchtwasser).
- Es entstehen Temperaturregelungsstörungen durch vermindertes Unterhautfettgewebe und fehlende Glykogenreserven.
- Es kann eine Hypoglykämie (Unterzuckerung) auftreten.

Tab. 36.5 Mangelentwicklung.

Typ I: Wachstumsretardierung setzt in der **Früh**schwangerschaft ein symmetrische IUGR	• chromosomale Defekte des Kindes (Trisomie 13, 18, 21; Turner-Syndrom 45, XO) • kindliche Fehlbildungen (ZNS, besonders Anenzephalie; Niere, Potter-Syndrom; Magen-Darm-Trakt; Skelettsystem) • angeborene Infektionen • Drogenmissbrauch der Mutter: Nikotin, Suchtmittel, Medikamente, Alkohol • ausgeprägte hormonelle Störungen • Störungen des Mutterkuchens • Strahlenbelastung • Dauermedikation der Mutter (gegen Bluthochdruck; Zytostatika, lang und hoch dosierte Kortikosteroide, Antiepileptika)	Gewicht, Länge und Kopfumfang des Kindes entsprechen nicht der Schwangerschaftsdauer. Im Ultraschallbild fallen oft schon früh verminderte Fruchtwassermengen auf. Organverkleinerung (Thymus, Leber, Milz, Nebenniere)
Typ II: Wachstumsretardierung setzt in der **Spät**schwangerschaft ein (3. Trimenon, erst nach 30. SSW) asymmetrische IUGR	• Herz- und Nierenerkrankung der Mutter • durch die Schwangerschaft verursachter Bluthochdruck der Mutter • Lungenerkrankung der Mutter • Mehrlingsschwangerschaften • mütterliche Fehl- und/oder Unterernährung (Hungersituation) • Wehentätigkeit • Bluterkrankungen der Mutter und dadurch verursachte Sauerstoffunterversorgung des Kindes	Gewicht und Länge erniedrigt, während der Kopfumfang der Schwangerschaftsdauer entspricht

- Eine Polyglobulie kann sich entwickeln.
- Untergewichtige Kinder sind infektanfälliger als normalgewichtige.
- Häufig treten Probleme bei der Nahrungsverwertung auf.

■ **Klinische Betrachtung**: Folgendes fällt auf:
- Es besteht ein Mangel an Fettgewebe.
- Viele dieser Kinder sehen alt und welk (greisenhaft) aus bei gleichzeitig hellem, wachem Blick.
- Die *Vernix caseosa* ist vollständig resorbiert, der Hautturgor schlaff, die Haut blass und pergamentartig.
- Nach Mekoniumabgang sind die Haut und Nägel gelblich verfärbt.

■ **Pflege**:
Bei ausgeprägter Wachstumsretardierung sollte wegen des Risikos der postpartalen Anpassungsstörungen der Pädiater zur Geburt gerufen werden. Die bestehende Gefahr einer Hypoglykämie, Hypothermie und Polyglobulie erfordert eine sorgfältige Überwachung und Pflege:
- frühes Anlegen (Kreißsaal) und weiteres häufiges Stillen fördern (alle 2–3 Stunden)
- Frühfütterung mit 10 % Glukose in Abhängigkeit vom Ergebnis der Blutzuckerkontrolle bereits im Kreißsaal
- Wärmezufuhr: enger Kontakt zur Mutter, Wärmebettchen, Wärmepflege, Mütze, Socken und Temperaturkontrollen
- auf Destabilisierungszeichen achten: Zittrigkeit, Zyanose, schrilles Schreien, marmorierte Haut, früh einsetzender Ikterus

Hypertrophe Neugeborene

> **!** Ein hypertrophes Neugeborenes ist in Relation zur Schwangerschaftswoche übergewichtig: Geburtsgewicht über der 90. Perzentile, zu schwer/groß für die Tragzeit.
> Synonyme: large for date (l. f. d.), large for gestational age (LGA), »Riesenkind« (ab 5 000 g).

■ **Ursachen**: diabetische Stoffwechsellage der Mutter, genetische Ursachen u. a.
Neben der postpartalen hypoglykämischen Stoffwechsellage muss auf Geburtsverletzungen und Anpassungsstörungen (Atmung, Herzfrequenz, Elektrolytverschiebungen) geachtet werden.

■ **Mögliche Folgen und Symptome**:
- geburtshilfliche Risiken durch das hohe Gewicht
- Geburtsverletzungen beim Kind durch invasive Maßnahmen
- postpartale Anpassungsstörungen, speziell beim diabetischen Kind Atemnotsyndrom (hohes Geburtsgewicht und gleichzeitige Organunreife)
- Hypoglykämie, Hypokalzämie, Polyglobulie und Hyperbilirubinämie
- Übermaß an Fettgewebe und ein volles, rundes Gesicht mit cushingoidem Aussehen (»Rubens-Kinder«)

■ **Pflege**:
Ist die diabetische Fetopathie bekannt, soll die Geburt in einem Krankenhaus mit Kinderklinik erfolgen, der Pädiater wird zur Geburt hinzugezogen. Maßnahmen:
- Blutzuckerkontrolle 30, 60 und 120 Minuten nach der Geburt (optimal sind 50–65 mg/dl)
- frühes erstes Anlegen und je nach Blutzuckerwert Frühfütterung mit 10 % Glukose oder Dextroneonat
- Muttermilchernährung und Stillen fördern
- Veranlassung weiterer Diagnostik: Bestimmung von Serumkalzium, Blutbild, Serumbilirubin
- Werden die Besonderheiten der übergewichtigen Kinder von Beginn an beachtet, normalisiert sich der Stoffwechsel innerhalb weniger Tage.

Fetofetales Transfusionssyndrom

Bei einigen Mehrlingen, deren Mutterkuchen nicht vollständig getrennt sind, kann die Versorgung der Kinder (langfristig) ungleichmäßig aufgeteilt sein. Die bessere Versorgung eines Geschwisterkindes gegenüber dem anderen ruft manchmal erhebliche Gewichtsunterschiede hervor.
Blut des einen Mehrlings (Donator), kann auch kurzfristig (z. B. bei der Geburt) in den Kreislauf des anderen Geschwisterkindes (Akzeptor) übertreten, was dementsprechend beim Donator zu Anämie und beim Akzeptor zu Polyglobulie führt (vgl. Kapitel 22).

Prävention des plötzlichen Kindstods (SIDS)

Die gefährdeten oder kranken Kinder gehören in die Risikogruppe der vom SIDS (sudden infant death syndrome) bedrohten Säuglinge, daher sollten die Eltern entsprechend geschult und aufgeklärt werden.
Die Ausgabe eines Apnoemonitors (Gerät, das ausbleibende Atembewegungen und/oder Herzfrequenzabfall überwacht und eventuell für spätere Auswertung speichert) ist nur mit entsprechender Information und praktischer Übung an einer Trainingspuppe zu befürworten (vgl. hierzu Schlafhaltung und Schlafumgebung, Kap. 33).

Geburtsverletzungen

! Geburtsverletzungen entstehen unter der Geburt durch mechanische bzw. druckbedingte Belastung, sie kommen in Form von subkonjunktivalen Streifenblutungen, Gesichtsschwellungen oder Druckmarken auch bei Spontangeburten vor. Neurologische Symptome erfordern eine sofortige kinderärztliche Untersuchung (Schädelsonographie, Röntgen u. a.) und Verlegung. Alle Geburtsverletzungen sollten eine pädiatrische Beratung zur Folge haben.

Geburtsverletzungen im Schädel-Hals-Bereich

Hautverletzungen nach Mikroblutuntersuchungen oder Anlage von Kopfschwartenelektroden können sich infizieren und einen Abszess bilden. Die Läsionen sollen sauber und trocken gehalten werden. Nach Sectio ist auf Schnittverletzungen beim Kind zu achten, die Tiefe des Schnitts bestimmt die Versorgungstechnik.
Druckmarken nach Zangen- oder Vakuumextraktion können mit einer Ablederung der Haut einhergehen; diese Stellen werden nach Desinfektion trocken und sauber gehalten, das Kind insgesamt behutsam behandelt.
Geburtsgeschwulst (*Caput succedaneum*): Dies ist eine ödematöse Schwellung der Haut mit u. U. petechialen Einblutungen aufgrund einer druckbedingten Blut-Lymph-Abflussbehinderung unter der Geburt. Sie überschreitet die Knochengrenzen, wird innerhalb von wenigen Tagen resorbiert und erfordert keine Behandlung (s. S. 620, Kap. 31).
Kephalhämatom: Durch Abscherung des Schädelperiosts und Verletzung der subperiostalen Gefäße (meist im Bereich der Scheitelbeine) kommt es zur Einblutung zwischen Periost und Knochen, daher ist es auf den Knochen begrenzt und überschreitet die Schädelnähte nicht. Während der ersten drei Lebenstage kann die Blutung noch zunehmen und u. U. eine Hyperbilirubinämie verursachen. Die Resorption und Verkalkung geschieht langsam über Monate ohne bleibende Schäden und ohne Therapie (Abb. 31.7, S. 621).
Fazialisparese: Sie entsteht durch Druck auf die peripheren Nerven (Gesichtsnerv, *N. facialis*), meist einseitig, durch Druck (Forzeps, vaginale Beckenendlagengeburt) seltenst durch Schädigungen des Zentralnervensystems. Beim Schreien hängt der Mundwinkel der betroffenen Seite nach unten, u. U. kann das Lid nicht geschlossen werden. Eine Austrocknung der Hornhaut wird durch Augensalbe oder künstliche Tränenflüssigkeit verhindert. Nach 2–3 Wochen ist die Parese meist völlig verschwunden.
Schiefhals/Torticollis: Ein Hämatom im Bereich des *M. sternocleidomastoideus* kann nach einigen Tagen als schmerzhafte Schwellung im Bereich des betroffenen Muskelabschnitts getastet werden, eine Schiefhals-Haltung mit eingeschränkter Beweglichkeit kann hinzukommen. Eine Fehlbildung oder Luxation der Halswirbelsäule muss ausgeschlossen werden. Die Entstehung kann unterschiedlich sein (intrauterine Zwangshaltung, vaginale BEL-Geburt). Die Therapie besteht in Krankengymnastik, die Prognose ist gut.
KISS-Syndrom (kopfgelenkinduzierte Symmetriestörung): Hierbei handelt es sich um schmerzhafte Verspannungen an der oberen Halswirbelsäule im Bereich des Atlas mit Folgebeschwerden bei Säuglingen und Kleinkindern. Die Ursachen sind z. B. in einer intrauterinen Zwangshaltung, BEL-Entwicklung oder Mehrlingen zu sehen. Die Symptome äußern sich in Schlafstörungen (Einschlafproblemen), Stillproblemen, meist an einer Brustseite, C-Haltung des Rumpfes und Kopfes, fixierter Kopfschiefhaltung, eingeschränkter Kopfneigung und Kopfrotation, Asymmetrie des Gesichts, des Hinterkopfes oder kombiniert, Hypomotorik einer Extremität, einem blockierten Iliosakralgelenk. Das Kind schreit viel und ist untröstlich – häufig wird das als Dreimonatskolik abgetan.

Die Folgebeschwerden bestehen in Kopfschmerzen, Schluckbeschwerden, erschwerter Sprachentwicklung und Wahrnehmungsstörungen, Lernschwierigkeiten, u. U. Rückenschmerzen. Die Diagnose erfolgt durch die Röntgenaufnahme der Wirbelsäule, einen Lagetest (Symmetriebetrachtung des Kindes, Gelenkbeweglichkeit und Kopfhaltung) sowie durch segmentale Untersuchung der Wirbelsäule, wobei die Beweglichkeit aller Wirbel beim sitzenden und liegenden Kind beachtet wird. Behandelt wird mit einer Manualtherapie, die ab der 12. Lebenswoche durchgeführt werden kann, Krankengymnastik nach Bobath oder Vojta, Iliosakraltherapie und Osteopathie. Die Prognose ist gut, eine deutliche Besserung kann schon einige Tage nach der Manualtherapie eintreten.

Verletzungen der Extremitäten

Klavikulafraktur: Der Schlüsselbeinbruch ist die häufigste knöcherne Geburtsverletzung (etwa 1 % aller Geburten). Nach einer erschwerten Schulterentwicklung wird die Verletzung unmittelbar nach der Geburt zumeist nicht bemerkt. Es kann zu Berührungsempfindlichkeit und Schonhaltung des betroffenen Arms kommen, der Moro-Reflex ist nur einseitig auslösbar. Manchmal ist die Klavikulafraktur eine (zufällige) Nebendiagnose: An der Bruchstelle bildet sich ein Hämatom, anschließend Kallusgewebe, das nach einigen Tagen als Knoten getastet werden kann. Eine Behandlung ist nicht erforderlich. Bei der Pflege ist zu beachten, dass das Kind nicht auf die kranke Seite gelagert wird. Beim Ankleiden wird mit der kranken Seite begonnen, beim Auskleiden mit der gesunden.

Oberarm-, Oberschenkelverletzungen: Sensible und motorische Ausfälle durch Nervenschädigungen werden vor allem nach Wendungsmanövern (zweiter Zwilling), beim Lösen der Arme bei BEL-Geburten oder nach Schulterdystokie beobachtet, da sie häufiger durch Zug als durch Druck entstehen. Auf die gleiche Weise entstehen Epiphyseolysen des Oberarmkopfes, Zerrungen und ischämische Verletzungen, die häufig kombiniert vorkommen.

Obere Plexuslähmung (Erb-Duchenne): Hier sind die 5. und 6. Zervikalwurzeln (C5, C6) betroffen. Die Finger werden normal bewegt, der Handgreifreflex ist erhalten, der Arm ist adduziert, innenrotiert und hängt in der sog. »Ruderstellung« schlaff neben dem Körper. Von der Lähmung betroffen sind der *M. deltoideus*, der Unterarmbeuger und die Außenrotatoren des Ober- und Unterarmes (Schultergürtelmuskulatur, Abb. 36.6). Therapie besteht in Fixierung des Armes in Beugehaltung, passiver Bewegungsführung (Kontrakturenprophylaxe) und unterstützender Lagerung, wobei die fehlenden Bewegungen ermöglicht werden sollen. Krankengymnastik wird ab dem 10. Lebenstag durchgeführt (bis zu einem Jahr). Ist die konservative Behandlung über einen längeren Zeitraum ohne Erfolg, kann eine neurochirurgisch-rekonstruktive Operation infrage kommen. Bleibende Paresen treten in 5–10 % der Fälle bei totalen Plexuszerreißungen auf.

Selten ist die Mitbeteiligung der 4. Zervikalwurzel, die eine einseitige **Phrenikuslähmung** (Zwerchfell) hervorrufen kann.

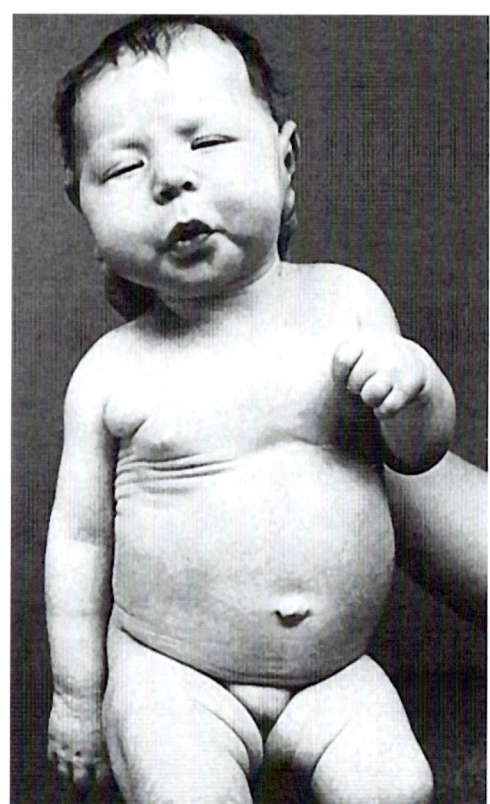

Abb. 36.6 Obere Plexuslähmung (Erb-Lähmung). Der rechte Arm hängt adduziert, innenrotiert und proniert herab (aus: Simon C. Pädiatrie. 7. Aufl. Stuttgart, New York: Schattauer 1995).

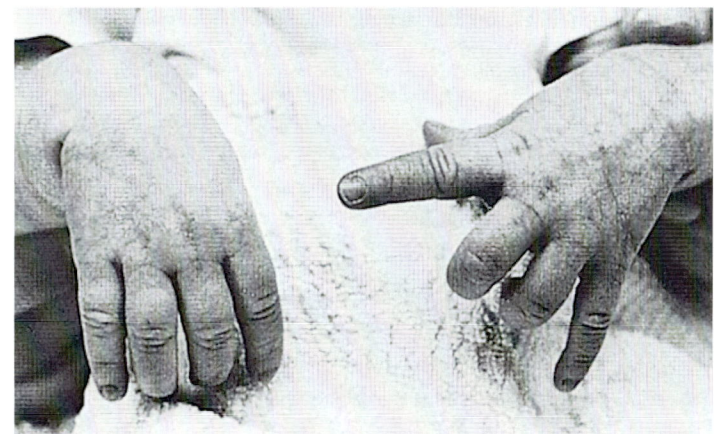

Abb. 36.7 Klumpke-Lähmung. »Pfötchenstellung« der rechten Hand (aus: Simon C. Pädiatrie. 7. Aufl. Stuttgart, New York: Schattauer 1995).

Untere Plexuslähmung (Klumpke): Hierbei liegt eine Läsion der 7. Zervikal- bis 1. Thorakalwurzel vor. Diese Form ist selten und kann mit einer oberen Plexusläsion kombiniert sein. Der Unterarm ist gelähmt, die Hand schlaff, ohne Greifreflex, die Finger in Pfötchenstellung durch den Ausfall der Handmuskulatur. Die Therapie ist gleich, die Prognose jedoch schlechter als bei der oberen Plexuslähmung (Abb. 36.7).

Oberschenkelverletzungen: Brüche oder Luxationen werden durch ausgeübten Zug, aber auch durch intrauterine Zwangshaltung verursacht. Die Therapie richtet sich nach dem Umfang der Schädigung; Massagen, Ruhigstellung und Krankengymnastik werden eingesetzt.

Verletzung innerer Organe

Leberkapselrisse oder Milzrupturen wurden nach Beckenendlagengeburten oder unsachgemäßer Reanimation (Druck auf das untere Sternumdrittel statt auf die Sternummitte) beschrieben.

Infektionen

Bakterielle Infektionskrankheiten

Bakterielle Infektionskrankheiten können in lokale Infektion, Organinfektion, systemische Entzündungsreaktion (SER, klinische Sepsis ohne Erregernachweis) und Sepsis (mit Erregernachweis) unterteilt werden. Die Grenzen hierbei sind fließend, aus einer lokalen Entzündung kann sich innerhalb weniger Stunden eine Sepsis entwickeln. Klinische Symptome, die einen Infektionsverdacht nahe legen, können sehr unspezifisch sein (s. u.), aber (durch klinische Erfahrung) eine hohe Sensitivität aufweisen.

Neben der Differenzierung durch die unterschiedlichen Erreger (Streptokokkensepsis u. a.) kann auch eine Unterscheidung hinsichtlich des Beginns getroffen werden:
- Frühsepsis (early onset) bis zum 7. Lebenstag des Kindes
- Spätsepsis (late onset) vom 7.–28. Lebenstag des Kindes

Die Keime stammen bei einer Frühsepsis meist aus der Rektovaginalflora der Mutter, bei einem späteren Beginn aus der Umgebung des Kindes. Misch- bzw. Mehrfachbesiedelungen sind möglich. Die hauptsächlich zu findenden Keime sind in Tabelle 36.6 zusammengestellt, mütterliche und kindliche Risikofaktoren in Tabelle 36.7.

Tab. 36.6 Keimspektrum bei Früh- bzw. Spätbeginn der Sepsis.

Frühbeginn	Spätbeginn
• β-hämolysierende Streptokokken Gruppe B	• Staphylococcus epidermidis/haemolyticus
• Escherichia coli	• Pseudomonas aeruginosa
• Staphylococcus aureus	• Klebsiellen
• Enterokokken	• Enterobacter

Tab. 36.7 Mütterliche und kindliche Risikofaktoren für Infektionen.

Mütterliche Risikofaktoren	Kindliche Risikofaktoren
• Amnioninfektionssyndrom (AIS) • vorzeitiger Blasensprung • Fieber *sub partu* • protrahierte Geburt • Infektion (mit/ohne symptomatische Erkrankung, z. B. Listerien, *Herpes simplex*) • grünes Fruchtwasser	• Frühgeburtlichkeit, Unreife • Mekoniumaspiration, Atemnotsyndrom • fetale Tachykardie • Abwehrschwäche (Mangel an Antikörpern) • invasive Behandlung (intravasale Katheter, i.v. Zugänge, Beatmungspflicht) • Haut- bzw. Schleimhautdefekte

Tab. 36.8 Zeichen der Sepsis beim Neugeborenen.

Organ/Organsystem	Klinische Zeichen
Allgemeinzustand	»schlaff«, wenig reaktiv, nicht rosig, will nicht trinken, »falsch ruhig«, »not doing well«, Munddreieck sichtbar bei Belastung (Trinken), Hypo- oder Hyperthermie
Haut	blass, grau, gestörte Hautdurchblutung (Rekapillarisierungszeit > 3 sec), evtl. Petechien, Pusteln, Hautdefekte oder Hautblasen, Rötung an Punktionsstellen, Nabelentzündungen
Magen-Darm-Trakt	Trinkschwäche/-unlust, geblähter Bauch, Spucken/Erbrechen, Obstipation/Diarrhö, wenig/keine Darmgeräusche, Gewichtsabnahme
ZNS	Trägheit, Apathie, Muskelhypotonus/Hypertonie, Unruhe, Zittern, Krämpfe
Atmung	Tachypnoe, Stöhnen, »Knötern«, Nasenflügeln, Einziehungen, Apnoe-Pausen, Atemgeräusche (feinblasige RG)
Herz/Kreislauf	Tachykardie, Zeichen der Zentralisierung mit Blässe/Zyanose, Hypo- oder Hypertonie

Neben anamnestischen Hinweisen folgt die Erhebung des klinischen Status (Tab. 36.8) und die Abklärung möglicher Differenzialdiagnosen.
Die Labordiagnostik kann bei anamnestischen Risiken bzw. Infektionsverdacht unmittelbar postpartal durch die Entnahme von Plazentarblut, Abstrichen und Blutkulturen eingeleitet werden.

■ **Labor:** (Differenzial-)Blutbild, CRP, IL-6, IL-8 (Interleukin), Blutgase, Blutkulturen (aerob und anaerob). Das Blutbild weist eine Linksverschiebung (vermehrt Vorstufen) mit Leuko- oder Granulozytopenie bzw. Leukozytose auf. Die Blutgaswerte können erniedrigt sein (BE niedrig, PCO_2 erhöht). Das CRP steigt an (über 1 mg/dl). Die Entnahme von Abstrichen, Blutkulturen und Magen- bzw. Trachealsekret dient der Identifikation der Erreger (Sepsisnachweis).

■ **Bildgebende Verfahren:** Röntgen (Thorax/Abdomen), Sonographie (Schädel und Abdomen).

■ **Therapie:** Intensivtherapie, Antibiotikatherapie und Candidaprophylaxe (Nystatin), falls erforderlich, adjuvante Therapie (Volumengabe, Beatmung etc.).

Nabelinfektion

Die durch Schmierinfektion verursachte **Nabelentzündung** (Omphalitis) zeigt sich in Rötung und Schwellung des Nabelgrundes und/oder der angrenzenden Bauchhaut. Der Nabelgrund kann zudem eitrig infiltriert sein; kommt es zum Fortschreiten der Infektion entlang der Nabelblutgefäße, kann eine **Nabelsepsis** entstehen. Als Erreger kommen Staphylokokken und *Escherichia coli*, seltener Streptokokken in Betracht. Die beste Prävention ist eine sorgfältige Händedesinfektion und eine aseptische Nabelpflege.

Die **Nabelgangrän** (nässender Nabel) ist eine leichte Störung der Abheilungsvorgänge. Es kommt zur feuchten Zersetzung des Nabelschnurrestes, er ist nässend, gelegentlich schmierig und übel riechend. Sorgfältige Reinigung (Kochsalz, unverdünnte Calendula-Lösung) und Pudern des Nabelgrundes führen schnell zum Abfallen des Nabelstumpfes.

Die häufigste Störung der Abheilung ist das **Nabelgranulom**. Überschießendes Granulationsgewebe (»wildes Fleisch«) zeigt sich in einem kleinen Knötchen, welches meist deutlich nässt und gelegentlich auch blutet. Es bildet sich innerhalb von 2–3 Wochen zurück, unterstützt durch die oben beschriebene Nabelpflege. Es können homöopathische Arzneien eingesetzt werden (Silicea, Thuja); dies setzt jedoch Kenntnisse in der Homöopathie voraus.

Fehlbildungen

! Die Häufigkeit angeborener Fehlbildungen wird mit 1,4–3,2 % relativ hoch angegeben und differiert je nach Meldungspraxis der einzelnen Länder in Europa (Tab. 36.9). Schwer wiegende angeborene Fehlbildungen (»major anomalies«) ziehen ohne Behandlung nach der Geburt eine ausgeprägte Behinderung nach sich oder sind mit dem Leben nicht vereinbar. Hier ist – sofern pränatal feststellbar und postpartal behandelbar – die Geburt in einem Perinatalzentrum anzustreben. Im Unterschied dazu sind geringfügige Fehlbildungen (»minor anomalies«) wie Ohranhängsel oder Hypospadien nicht lebensbedrohlich.

Die **Prognose** für viele Fehlbildungen hat sich deutlich verbessert, da sich bei der Früherkennung eine bessere und effektive Logistik mit interdisziplinärer Zusammenarbeit aufbauen lässt. Die Entbindung in einem Perinatalzentrum stellt die bestmögliche Erstversorgung dar; diese wird optimiert, wenn die Lungenreifung durchgeführt oder abgewartet wurde.

Erstversorgung: Anwesenheit von Kinderärzten, evtl. Kinderchirurgen; Vorbereitung von Beatmungsplatz und Instrumenten, Medikamenten, Volumen, Blutentnahmeutensilien, sterilen Zelensäcken, Magensonde, Gefäßzugang. Auf die Verwendung von latexfreien Materialien ist zu achten.

Die Diagnose der Fehlbildung oder Behinderung bei einem Kind ist ein traumatischer Einschnitt im Erleben der Eltern und trifft sie völlig unvorbereitet, sie werden von den Ereignissen überwältigt, erschüttert und verändert. Das Kind entspricht nicht dem von den Eltern in der Schwangerschaft aufgebauten Bild, die Diskrepanz zwischen dem erwarteten und dem realen Kind ist kaum zu verarbeiten (vgl. Kap. 41).

Die Elternreaktion ist abhängig von folgenden Fragestellungen:
- Ist die Fehlbildung sichtbar oder unsichtbar?
- Ist die Fehlbildung korrigierbar (teilweise – vollständig – unkorrigierbar)?
- Sind ZNS oder Sinnesorgane betroffen?
- Ist die Situation lebensbedrohlich?
- Sind Geschlechtsteile mit betroffen?
- Hat die Fehlbildung Auswirkungen auf künftige Entwicklungsmöglichkeiten des Kindes?
- Besteht eine einfache oder eine mehrfache Behinderung?

Tab. 36.9 Häufigkeitsverteilung kongenitaler Fehlbildungen im EUROCAT-Register (European Registry of Congenital Abnormalies and Twins) in Brüssel (vgl. Zimmermann 2004 b).

Art	Häufigkeit in %
Extremitätendefekte	24,9
Herzfehler	22,9
muskuloskeletale Fehlbildungen	12,4
ZNS	11,9
Chromosomenanomalien	10,2
innere urogenitale Fehlbildungen	9,9
äußere genitale Fehlbildungen	7,3
Lippen-, Kiefer-, Gaumenspalten	6,7
Darmtraktanomalien	6,2
Ohrfehlbildungen	2,7
Augenfehlbildungen	2,7

- Sind wiederholte Krankenhausaufenthalte erforderlich?
- Sind wiederholte Besuche bei Arzt, Institutionen oder Ämtern zu erwarten?
- Wird eine »lebenslange Säuglingszeit« bzw. Pflegebedürftigkeit des Kindes bestehen?

Für die Eltern ist jede Fehlbildung – unabhängig von den Auswirkungen – eine Ausnahmesituation. Vonseiten des Personals ist ein behutsames Heranführen an die Realität gefragt, wobei es bei einigen Defiziten Jahre dauern kann, bis die Tragweite erfasst wird. Leichte oder dem Fachpersonal harmlos erscheinende Abnormalitäten können für die Betroffenen massive Verunsicherung bedeuten und müssen ernst genommen werden.

Angeborene Herzfehler, Fehlbildungen des Herz-Kreislauf-Systems

Mit einem Vorkommen bei 0,6 bis 1% aller Lebendgeborenen zählen Herzfehler zu den häufigsten angeborenen Erkrankungen des Menschen. Vielfach lässt sich keine Ursache finden, allerdings sind pränatale Virusinfektionen, Chromosomenaberrationen wie Trisomie 21 beim Kind, *Diabetes mellitus* und Alkoholabusus der Mutter mit einem erhöhten Risiko für einen Herzfehler assoziiert.

Nach der Geburt ist das Herz-Kreislauf-System erheblichen Umstellungsvorgängen unterworfen, dabei können *in utero* gut tolerierte Herzfehlbildungen unmittelbar symptomatisch werden. Etwa 40 bis 50% werden bis zum Ende der ersten Lebenswoche diagnostiziert.

■ **Symptome:**
- Auskultation zusätzlicher Herzgeräusche
- graues Munddreieck oder Blässe, verstärkt beim Trinken
- Zyanose (Sauerstoffuntersättigung) mit Blaufärbung von Mundschleimhaut, Zunge und/oder Lippen durch mangelnde Sauerstoffsättigung des Blutes
- beschleunigte (> 40/Minute), evtl. stöhnende Atmung (Tachydyspnoe)
- erhöhter Puls (Tachykardie) > 180 Schläge/Minute in Ruhe oder erniedrigte Frequenz (Bradykardie) mit Ruhepuls beim Neugeborenen < 80/Minute
- Erschöpfung, starkes Schwitzen beim Trinken, Trinkschwäche
- leichte Gedeihstörung, gebläht wirkendes Abdomen
- kühle Extremitäten bei normaler oder erhöhter Körpertemperatur
- Infektanfälligkeit
- gestaute Halsvenen

■ **Diagnostische Möglichkeiten:**
- Anamneseerhebung, Inspektion und klinische Diagnostik mit Auskultation, Palpation der Pulse, Blutdruckmessung, Pulsoxymetrie an beiden Händen und allgemeiner körperlicher Untersuchung
- Ultraschall und Dopplersonographie (prä- und postpartal), Echokardiographie, Thorax-Röntgenaufnahme
- Kernspintomographie (MRT, NMR)
- Elektrokardiogramm (EKG)
- Herzkatheteruntersuchung (Messung von Druck- und Sauerstoffverhältnissen, Darstellung komplexer anatomischer Verhältnisse mittels Kontrastmittel in Röntgenaufnahmen)
- Laboruntersuchungen (Einschätzung und Auswirkung von Herzfehlern, Verlaufskontrolle therapeutischer Maßnahmen)

■ **Therapie:** Je nach Art des Herzfehlers (Tab. 36.10 und 36.11) stehen verschiedene therapeutische Möglichkeiten zur Verfügung.
- **Medikamente:** Als primär unterstützende Maßnahme – in Ausnahmefällen als definitive Therapie – werden Medikamente wie Indometacin, Digitalis oder Diuretika eingesetzt. Abgesehen von den Nebenwirkungen hat diese Therapiemethode oft nur aufschiebende Wirkung.
- **Interventionelle Kinderkardiologie:** Mittels Herzkatheter können Gefäßverengungen aufgedehnt (dilatiert) werden; damit sie sich nicht wieder verengen, werden gitterförmige Metallröhrchen (Stents) als Gefäßstütze eingebracht. Unerwünschte Kurzschlüsse (Shunts) können bei bestimmten Läsionen mit Schirmchen verschlossen werden.
- **Operation:** Sie kann als palliative, überbrückende und als definitive Therapie bei vielen Herzfehlern eingesetzt werden.

Bei **zyanotischen Herzfehlern** findet sich ein Perzentilenabfall in Größe und Gewicht. Durch die zentrale Zyanose ist der Darm in seiner Funk-

Fehlbildungen

Tab. 36.10 Angeborene Herzfehler mit Leitsymptom Insuffizienz (ohne Zyanose).

Angeborene Herzfehler	Klinisches Bild	Häufigkeit in %	Symptome	Therapie/Prognose
Ventrikelseptumdefekt (VSD), Links-rechts-Shunt	Defekt in der Kammerwand, es strömt Blut aus der linken in die rechte Herzkammer. Wegen hohen Widerstandes im postpartalen Lungenkreislauf oft erst nach Tagen/Wochen feststellbar.	mit 28–40 % der häufigste angeborene Herzfehler	kleiner VSD: nur Herzgeräusch großer VSD (mehr als 30–40 % Shuntvolumen): • Dyspnoe • Schwitzen • Trinkschwäche • Gedeihstörung • Atemnot • uncharakteristische Zeichen	kleine Defekte schließen sich im Laufe des Kleinkindalters große Defekte werden operativ verschlossen Prognose: gut
Vorhofseptumdefekt (ASD), Links-rechts-Shunt		8–11 %	• Atemnot bei Belastung • evtl. Rhythmusstörungen • Infekte der Atemwege • Pneumonien	Septum wird operativ verschlossen Prognose: gut
persistierender *Ductus arteriosus Botalli* (PDA), offener *Ductus Botalli*		9–10 %	• leichtere Form u. U. beschwerdefrei • häufiger bei Frühgeborenen • Dyspnoe • rezidivierende Pneumonien	verschließt sich meist bis zur 3. Lebenswoche • medikamentöse Behandlung mit Prostaglandin-Synthesehemmern (Indometacin) • interventionelle oder operative Therapie
Aortenstenose (AS)	Einengung der Körperschlagader auf Höhe der Klappe kann zu Minderversorgung der unteren Körperhälfte führen, wenn sich postpartal der *Ductus arteriosus Botalli* verschließt.	7 %	• periphere Pulse kaum tastbar • Belastungsdyspnoe • stenokardische Beschwerden	• Beseitigung der Stenose operativ oder interventionell • unter Umständen Klappenersatz in nachfolgender Operation
Aortenisthmusstenose (ISTA)	Einengung der Körperschlagader in jenem Bereich, in dem vorgeburtlich der *Ductus arteriosus Botalli* mündet. Im Rahmen des postpartalen Ductusverschlusses kommt es zu einer akuten Unterversorgung der gesamten unteren Körperhälfte.	6 %	• Pulse an den unteren Extremitäten nicht tastbar • deutliche Blutdruckdifferenz an allen vier Extremitäten • Organminderdurchblutung (Nieren- und Leberwerte) • häufig Begleitfehlbildungen	operative Resektion der Engstelle Prognose bei früher Operation gut
atrioventrikulärer Septumdefekt (AVSD), totaler AV-Kanal	Scheidewand der Vorhöfe und der Herzkammern u. U. mit einbezogen. Wird nur in der Maximalvariante (totaler AV-Kanal) im Neugeborenenalter symptomatisch.	4 %	• Kurzschlussverbindungen mit Blutübertritt von links nach rechts mit progredienter Herzinsuffizienz • häufigster Herzfehler bei Patienten mit Trisomie 21 (Down-Syndrom)	immer operative Therapie!

Tab. 36.11 Angeborene Herzfehler mit Zyanose.

Angeborene Herzfehler	Klinisches Bild	Häufigkeit in %	Symptome	Therapie/Prognose
Pulmonalstenose (PS), obstruktiver Herzfehler	Einengung der Lungenschlagader kann auf mehreren Ebenen erfolgen: • Pulmonalklappe • Lungenhauptschlagader • einzelne Lungenarterien	9–10 %	• Belastungsdyspnoe • nur hochgradige Formen im Neugeborenenalter auffällig – zentrale Zyanose	• Verschluss durch Operation • Ballondilatation bei Herzkatheterisierung (Ballonvalvuloplastik) im Falle der Klappeneinengung
Fallot'sche Tetralogie (TOF)	Typische Kombination von Herzfehlern: 1. Pulmonalstenose 2. Ventrikelseptumdefekt 3. überreitende Aorta 4. Vergrößerung (Hypertrophie) der rechten Herzkammer Symptomatik entscheidend bestimmt vom Ausmaß der Einengung der Lungenstrombahn. Blut der rechten und linken Hauptkammer gelangt in der Körper (zentrale Zyanose).	8 %	• im ersten Lebensmonat oft unauffällig • Belastungszyanose • Ruhezyanose • hypoxämische Anfälle durch akute Reduktion der Lungendurchblutung. Kinder werden plötzlich (nach Schlaf) tief zyanotisch – lebensbedrohliche Situation! • Gewichtsabnahme • Polyglobulie • systolisches Geräusch	• eventuell Ballonaufdehnung der Pulmonalstenose, manchmal Einlegen von Gefäßstützen (Stents) • operative Korrektur
Transposition der großen Herzgefäße (Arterien TGA)	Die großen Herzgefäße sind »falsch angeschlossen«, das Blut würde in zwei komplett getrennten Kreisläufen fließen. Über Kurzschlüsse und Defekte in der Vorhof- oder Hauptkammer-Scheidewand findet eine Durchmischung statt.	5 %	• bei Verschluss der Kurzschlüsse rasch auftretende Zyanose • schwere Herzinsuffizienz • bei großen offenen Kurzschlussverbindungen (wie VSD) erst später einsetzende Symptome	»arterial switch operation« – Gefäße werden abgesetzt und an richtiger Stelle wieder angenäht
Trikuspidalatresie		2 %	• schwere Zyanose • schwere Dyspnoe • Halsvenen- und Leberpulsation	frühzeitige Operation erforderlich!
Truncus arteriosus communis		1 %	• schwere Dyspnoe • Trinkschwäche • Gedeihstörung • Zyanose • Neigung zu Pneumonien	• Korrekturoperation • im Langzeitverlauf: pulmonale Hypertonie, Herzrhythmusstörungen, Truncusklappeninsuffizienz

tion beeinträchtigt und es kommt zur Malabsorption.

Pränatale Ultraschalluntersuchungen (speziell Organscreening um die 20. SSW) ermöglichen die frühzeitige Diagnose schwerer Herzfehler, sodass die Geburt in einem perinatologischen oder kinderkardiologischen Zentrum planbar ist.

Nach der Geburt profitieren Kinder mit Herzfehlern von den Vorsorgeuntersuchungen, bei denen ein Herzgeräusch festgestellt und weitere Diagnostik eingeleitet werden kann. Aus der Intensität des Herzgeräusches kann nicht abgeleitet werden, wie groß der Defekt ist – kleinere Shunts verursachen deutlicher hörbare Verwirbelungen als große Herzfehler.

Stillen bzw. Muttermilchernährung bietet für herzkranke Kinder folgende Vorteile:

- Herzfrequenz und Sauerstoffsättigung bleiben konstanter, Stillen ist für diese Kinder weniger anstrengend als Trinken aus der Flasche.
- Oft werden keine großen Nahrungsmengen toleriert (häufigeres Anlegen).
- Dem erhöhten Grundumsatz bei gleichzeitig kontrollierter Flüssigkeitsmenge kann durch die Zufuhr von kalorienangereicherter Nahrung (Abpumpen fettreicherer Hintermilch) begegnet werden, eventuell ist der Einsatz des Brusternährungssets (s. Kap. 38, S. 763) sinnvoll.
- Gestillte Kinder erreichen eine schnellere präoperative Gewichtszunahme.
- Stillen gibt gleichzeitig immunologischen Schutz.
- Intensiver Körperkontakt erleichtert der Mutter die Annahme und Betreuung des schwer kranken Kindes.

Intestinale Fehlbildungen

Zungenbändchen (Ankyloglossie)

Das mit einer Häufigkeit von etwa 1:21 Geburten auftretende Zungenbändchen ist eine häufig harmlose Anomalie (vgl. Huenges 2003). Beim schreienden Kind ist die eingekerbte und dadurch herzförmig erscheinende Zunge sichtbar. Bei etwa einem Viertel der betroffenen Kinder beeinträchtigt es die Nahrungsaufnahme und führt bei der Mutter zu wunden Mamillen, was unter Umständen zu geringerer Stillhäufigkeit und -dauer und zu mangelnder Gewichtszunahme des Kindes führen kann. Die operative Durchtrennung des Zungenbändchens (Frenulotomie) verbessert die Zungenmobilität, damit auch das Stillen und ermöglicht in weiterer Folge eine verbesserte Sprachentwicklung. Einer passiven Dehnung des Zungenbändchens (durch Saugen etc.) wird jedoch mancherorts der Vorzug gegeben, da unter der Zunge zahlreiche blutreiche Gefäße verlaufen.

Lippen-Kiefer-Gaumen-Spalte

Spaltbildungen im Gesicht sind Hemmungsfehlbildungen der 3.–8. Embryonalwoche. Eine leichtere oder schwerere Form von Spaltbildung tritt bei etwa 1:500 Neugeborenen auf. Neben Umwelteinflüssen dürften auch genetische Faktoren eine Rolle spielen, das Wiederholungsrisiko wird mit 3–4% angegeben. Lippen-Kiefer-Spalten finden sich häufiger einseitig als doppelseitig, es gibt partielle und totale Gaumenspalten sowie diverse Kombinationen.

Symptome sind sichtbare Spalten mit Verziehung der Nase, abnorme Atemgeräusche, manchmal fallen Saug- und Trinkschwierigkeiten auf – beispielsweise kommt Milch durch die Nase heraus. Reine Gaumenspalten sind nur beim Schreien erkennbar. Ein gespaltenes Zäpfchen kann ein Indiz für eine submuköse Gaumenspalte sein.

Vordere Spaltbildung: Lippenspalte oder Lippen- und Oberkieferspalte, »Hasenscharte«.

Hintere Spaltbildung: Gaumen- und Segelspalte, »Wolfsrachen«.

Eine Spaltbildung kann ein Hinweis auf Zusatzfehlbildungen oder komplexe Syndrome sein (Trisomie 18, Trisomie 13, Rötelnembryopathie).

Frühes Anlegen und non-nutritives Saugen des Neugeborenen an der noch weichen Mutterbrust erweist sich als sehr günstig, weil das Bonding gefördert und die Akzeptanz der Behinderung erleichtert werden kann. Die Saugfunktion wird durch den fehlenden Abschluss zwischen Nasen- und Rachenraum erschwert. Das Einsetzen einer individuellen Trinkplatte aus Kunststoff durch den Kieferorthopäden erleichtert das Saugen an der Brust oder einem Spezialsauger und bringt die Zunge in die richtige Ruhelage, wodurch verhindert wird, dass die Zunge eingerollt, in den Spalt geschoben und dieser dadurch offen gehalten oder sogar erweitert wird. Da gehäuft Infektionen der Schleimhäute, im Nasen-Ohren-Bereich (Mittelohrerkrankungen) sowie daraus resultierende Hörstörungen auftreten, profitieren gerade diese Kinder von der Muttermilchernährung. Weitere Vorteile für das Kind sind eine kräftigere Ge-

sichtsmuskulatur und bestmögliche Wundheilung nach der Operation. Auf entsprechendes Still- bzw. Pumpmanagement ist zu achten.
Die **operativen Maßnahmen** beginnen zumeist im Alter von etwa einem halben Jahr mit der Rekonstruktion des offenen Nasenbodens und einer Lippenplastik, der Verschluss des harten und weichen Gaumens findet ab Mitte des zweiten Lebensjahrs – eventuell in mehreren Teilschritten – statt. Soziale und logopädische Aspekte rechtfertigen vor der Einschulung ästhetische Korrekturen im Lippen- und Nasenbereich. Logopädische Therapie beginnt bei ausgeprägten Formen ab dem dritten Lebensjahr.
Die **Prognose** ist sehr gut.

Ösophagusatresie, tracheoösophageale Fistel

■ **Häufigkeit:** Die Ösophagusatresie (Störung der tracheoösophagealen Septierung) tritt bei zirka 1:3 500 Geburten auf, in 80–90 % der Fälle besteht eine tracheoösophageale Fistel (Verbindung zwischen Luft- und Speiseröhre).
Bei 50 % der Betroffenen treten andere Fehlbildungen (am häufigsten Herzfehler) auf, Frühgeburtlichkeit (etwa 1/3) und Untergewicht sind gehäuft. Bei 15–30 % liegt der Fehlbildungskomplex »VA(C)TER(L) anormalities« vor.

V =	vertebral (Wirbelsäule)
A =	anorectal
C =	cardiac (Herz)
T =	tracheo-oesophageal fistula (Verbindung zwischen Luft- und Speiseröhre)
E =	esophageal (Ösophagus, Speiseröhre)
R =	renal (Niere)
L =	limb (Körperglied, Extremität)

■ **Ursache:** Sie ist zumeist unbekannt; vermutet werden Medikamente, Umwelteinflüsse oder familiäre Faktoren.

■ **Symptome:** *Pränatal* kann ein Polyhydramnion auftreten, evtl. ist die Ultraschalldarstellung der fetalen Magenblase möglich.
Da die Ösophagusatresie ohne deutliche pränatale Hinweiszeichen auftreten kann, ist auf folgende *postpartale* Symptome besonderes Augenmerk zu legen:
- schaumige/schleimige Flüssigkeit oder Fruchtwasser im Nasen-Rachen-Raum
- Erbrechen und Würgen von Speichel
- häufiges Verschlucken
- rasselnde Atmung
- Zyanoseanfall nach erster Nahrungsaufnahme

Je nach Form der Ösophagusatresie besteht die Gefahr der Aspirationspneumonie oder eines Atemnotsyndroms.

■ **Diagnose:** Die Sondenprobe (Versuch, Magensaft zu aspirieren und Indikatorpapier nach Applikation von saurem Magensaft zu verfärben) gelingt nicht. Achtung: Eine zu dünne Magensonde kann sich aufrollen und erfolgreiches Sondieren vortäuschen!

■ **Therapie:** Schlürfsonde zum Absaugen des Speichels. Operative Korrektur der Speiseröhre, beginnend mit dem Verschluss der Fistel (Eindringen von Flüssigkeit aus dem Magen- oder Speiseröhrenbereich in den Atembereich wird verhindert), anschließend wird eine End-zu-End-Anastomose durchgeführt. Falls es nicht möglich ist, die beiden Speiseröhrenenden zusammenzunähen, wird ein Gastrostoma (künstlicher Mageneingang) angelegt, um das Kind zu ernähren.
Kinder mit einer künstlichen Speichelfistel (das obere Speiseröhrenende wird an die Halsaußenseite verlegt) können gestillt werden, da Muttermilch und Speichel durch die künstliche Fistel abfließen.
Die Vorteile des Stillens sind:
- verbesserte Ausreifung des Magen-Darm-Traktes
- Anreicherung der Muttermilch durch Enzyme aus dem Mundraum
- Stimulation der unterentwickelten Mundmotorik (nach der Operation)
- positiver Einfluss auf durch Manipulationen (Sonden, Intubation) gestörte Empfindungen im Mund-Nasen-Bereich
- positive Auswirkung auf die Mutter-Kind-Beziehung, selbst wenn die Mutter »nur« abpumpen und sondieren kann

Duodenalatresie

Bei 1:6 000 Geburten liegt eine Atresie (Verschluss; 70 % der Fälle) oder eine Verengung (Stenose) des Zwölffingerdarmes (Duodenum) vor. Bei mehr als der Hälfte sind Begleitfehlbildungen (Herzfehler, chromosomale Fehlbildungen, zumeist Trisomie 21) festzustellen.

Fehlbildungen

Auffallend sind:
- Polyhydramnion in etwa der Hälfte der Fälle
- Doppelblasenphänomen (»Double-bubble-Zeichen«) im pränatalen Ultraschall und postpartalen Röntgenbild durch Dilatation von Magen und proximalem Zwölffingerdarmanteil
- fehlender oder wenig Mekoniumabgang
- meist galliges Erbrechen am 1. oder 2. Lebenstag

■ **Therapie:** keine weitere Nahrungszufuhr, Magenablaufsonde, Röntgen, bei gesicherter Diagnose wird eine Laparotomie durchgeführt.

Dünndarmatresie

Die Häufigkeit einer Verengung (Stenose) oder Atresie (Verschluss) des Dünndarms beträgt ca. 1:3 000 Geburten. Als Ursache werden ischämische Insulte (nach Volvulus, Invagination oder innerer Hernie) vermutet.

■ **Symptome:**
- galliges Erbrechen
- aufgetriebenes Abdomen
- fehlender Mekoniumabgang oder farbloses Mekonium

■ **Therapie:** wie bei der Duodenalatresie beschrieben.

Kolon- und Analatresie

Der Verschluss des Dickdarms (Kolon) ist sehr selten.
Die Analatresie (Abb. 36.8) tritt mit einer Häufigkeit von 1:1 500 auf, in 75 % der Fälle bestehen Fisteln.

■ **Symptome:**
- wenig oder kein Mekoniumabgang
- fehlende Analöffnung (rektale Temperaturmessung nicht möglich)
- an abnormer Stelle mündende Fistel mit Urin- oder Mekoniumaustritt
- Erbrechen nach dem zweiten Lebenstag oder später
- Begleitfehlbildungen, VACTERL-Assoziation, Genitalfehlbildungen, Morbus Hirschsprung

■ **Therapie:** Kolostomie; die endgültige chirurgische Korrektur erfolgt mit 3 bis 6 Monaten.

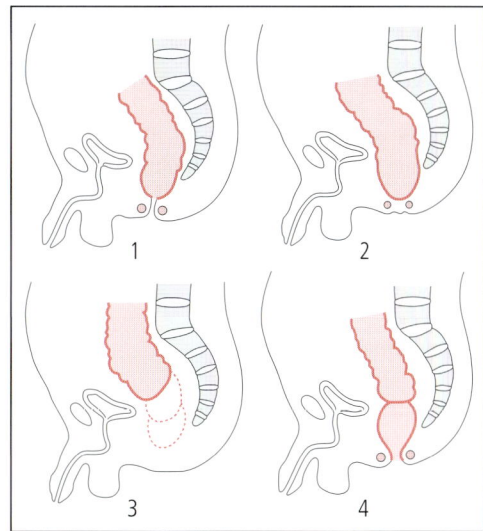

Abb. 36.8 Atresie und Stenose des Rektums und/oder des Anus.
Typ 1 Analstenose,
Typ 2 Analatresie,
Typ 3 Anal- und Rektumatresie,
Typ 4 Rektumatresie (aus: Simon C. Pädiatrie. 7. Aufl. Stuttgart, New York: Schattauer 1995).

Morbus Hirschsprung, *Megacolon congenitum*

Als Hirschsprung-Krankheit oder angeborenes Megakolon bezeichnet man die primäre Aganglionose (durch Hemmfehlbildung bedingtes Fehlen von Ganglienzellen) in unterschiedlich langen Abschnitten der Dickdarmwand.

■ **Häufigkeit:** etwa 1:3 000 Geburten.

■ **Symptome:**
- verzögerte oder fehlende Mekoniumentleerung (»portionsweises Abstottern«)
- partieller (teilweise) oder totaler (vollständiger) Darmverschluss
- fehlende Peristaltik
- Einsetzen der chronischen Obstipation (Darmträgheit) manchmal erst nach dem Abstillen

Diagnostiziert wird üblicherweise nach Biopsie. Je nach Ausprägung der Erkrankung wird therapiert bzw. operiert: Entfernung des betroffenen Darmabschnittes, künstlicher Darmausgang (*Anus praeter*).

Neugeborenenileus, Mekoniumileus

Bei über 1:1 000 Kindern verschließt ein fester, grau-weißer **Mekoniumpfropf** das Rektum, führt zu einem geblähten Bauch und die Mekoniumentleerung bleibt mehr als 24 Stunden aus.
Ein Verschluss des Darmes (Ileus) kann mechanisch (Hyperperistaltik mit Stenosegeräuschen) oder funktionell (fehlende Darmgeräusche) bedingt sein.

- **Symptome:**
- galliges Erbrechen
- geblähter Bauch (bei Dünndarmileus Oberbauch, beim Dickdarmileus gesamter Bauch betroffen)
- fehlender oder verzögerter Mekoniumabgang

Kommt es zu einer **Darmperforation** (Durchbruch, Darminhalt gelangt in die freie Bauchhöhle), kann eine **Mekoniumperitonitis** (durch austretendes Mekonium bedingte Entzündung des Bauchfells) die Folge sein.
Beim **Mekoniumileus** führt das abnorm zusammengesetzte, eingedickte, klebrige, an der Darmwand anhaftende Mekonium zu einer Obstruktion (Verstopfung). In 80% der Fälle ist dies durch eine zystische Fibrose verursacht.
Bei etwa 10 bis 15% der CF-Patienten tritt ein Mekoniumileus auf, er kann somit ein erstes klinisches Hinweiszeichen sein.

Gastroschisis

Die Gastroschisis (griech. *schisis* = Spaltung, also Bauchspalte) ist ein – in den meisten Fällen rechts vom Nabelansatz liegender – Bauchwanddefekt, bedingt durch eine frühembryonale Störung der Bauchwandausbildung. Pränatal ist sie per Ultraschall darstellbar: Darmschlingen liegen außerhalb der Bauchwand frei im Fruchtwasser; eine intrauterine Strangulation führt zu Darmatresien. In etwa 60% der Fälle tritt eine intrauterine Wachstumsretardierung auf.

- **Häufigkeit:** 1:8 000 Geburten für Mädchen und 1:10 000 für Knaben.

- **Geburtsmodus:** Um eine Optimalversorgung des Kindes zu ermöglichen, sollte die Entbindung in einem Perinatalzentrum stattfinden. Unmittelbar nach der Geburt wird der Rumpf des Kindes

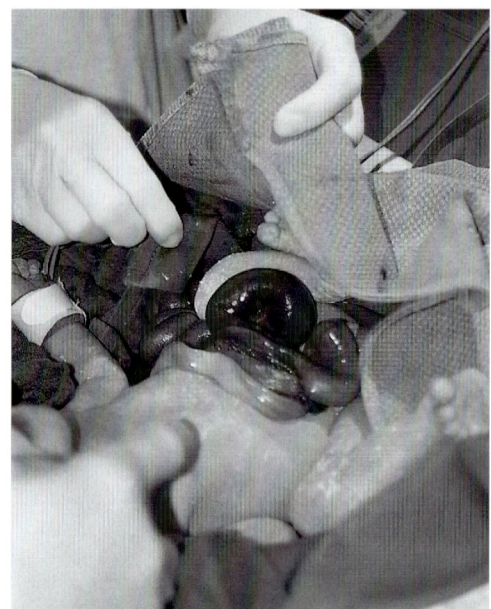

Abb. 36.9 Gastroschisis mit frei liegenden Darmschlingen.

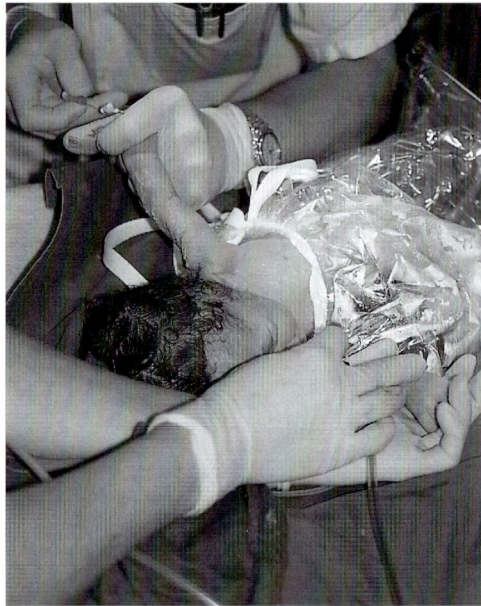

Abb. 36.10 Erstversorgung mit sterilem Kunststoffsack.

in einen sterilen, transparenten Kunststoffsack verpackt, um Austrocknung und Infektion zu vermeiden (Abb. 36.9 bis 36.11).
Das Neugeborene wird mit einer Magensonde versorgt und so gelagert, dass kein Zug an den

Fehlbildungen

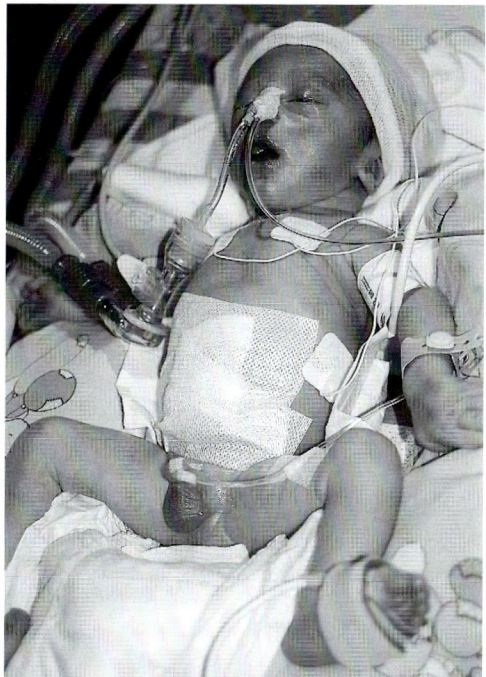

Abb 36.11 Nach operativer Versorgung: Monitoring, Magensonde und Beatmung.

außerhalb des Körpers gelegenen Organteilen entsteht.
Je nach Menge und Zustand des Darmkonvoluts und der Bruchpfortengröße kann die rasche operative Therapie als endgültige Operation ausgeführt werden. Abhängig von der eventuell notwendigen Resektion geschädigter Darmteile ist die Prognose gut.

Omphalozele

Bildet sich der bis zur 12. SSW physiologische Nabelschnurbruch (Herniation von Darmschlingen in den Nabelansatz) unvollständig zurück, imponiert durch den Nabelring ein Bruchsack aus Nabelschnurhäuten, der Darmschlingen, aber auch Magen und Leber enthalten kann. Die Nabelschnur mündet auf der Omphalozele (griech. *omphalos* = Nabel). Die Omphalozele lässt sich – ebenso wie die Gastroschisis – bereits im ersten Trimenon sonographisch erfassen.

- **Häufigkeit**: 1:4 300 Lebendgeborene, wobei zu 50–70% Begleitfehlbildungen (Chromosomenstörung, Herzfehler) diagnostiziert werden. Abhängig von der Größe der Omphalozele kann eine Lungenhypoplasie (Unterentwicklung) entstehen. Etwa die Hälfte der Kinder ist wachstumsretardiert.

- **Geburtsmodus**: Bei einer unkomplizierten Omphalozele wird eine Geburt am Termin angestrebt. Die postnatale chirurgische Versorgung, die manchmal in mehreren Schritten durchgeführt werden muss, ergibt in der Regel zufrieden stellende Resultate (vgl. Dürig 2004).

Zwerchfellhernie

Durch einen (zumeist linksseitigen) Defekt in der Ausbildung des Zwerchfells kommt es zu einer Verlagerung von Bauchorganen in den Thoraxbereich, dadurch wird das Herz verdrängt und die Lunge komprimiert, was zur Hypoplasie der Lunge führt.

- **Häufigkeit**: 1:2 000 Geburten.

- **Geburtsmodus**: Die Entbindung sollte in einem perinatalen Zentrum stattfinden, wobei eine Spontangeburt angestrebt wird, da die primäre Sectio keine Vorteile für das Kind bringt. Wichtig ist die enge Zusammenarbeit mit den Neonatologen (Dürig 2004). Eine geplante Sectio nahe am Termin hat organisatorische Vorteile, um die bestmögliche Versorgung des Kindes in den ersten Lebensstunden sicherzustellen (Obladen 2002).

- **Symptome**:
  - Atemnotsyndrom (je nach Ausprägung sofort bis innerhalb von 24 Stunden nach der Geburt auftretend)
  - einseitige, paradoxe Atembewegungen
  - eingesunkener Bauchraum, im Brustbereich Darmperistaltik anstelle von Atemgeräuschen, verschobenes Herzgeräusch
  - Begleitfehlbildungen in 50–70% der Fälle: Herzfehlbildungen, Nierenanomalien und des ZNS, Omphalozele

- **Notfallsituation**: Das Kind muss unmittelbar nach der Geburt (möglichst vor dem ersten Atemzug) intubiert und vorsichtig beatmet werden. Es sollte keine Maskenbeatmung stattfinden, weil Magen und Darmschlingen zusätzlich gebläht werden können. Die operative Korrektur kann erfolgen, sobald das Kind stabilisiert ist. Die Pro-

Tab. 36.12 Angeborene Fehlbildungen der Nieren und Harnwege (aus: Simon C. Pädiatrie. 7. Aufl. Stuttgart, New York: Schattauer 1995).

Anomalie	Befund
Nierenhypoplasie	Verminderung der Zahl der Nierenläppchen und -kelche, ein- oder doppelseitig
Doppelniere	Verdopplung der Nieren
Zystenniere	verschiedene Formen: einseitig (palpabler Nierentumor) oder doppelseitig (polyzystische Nierenkrankheit mit oder ohne Leberbeteiligung)
Hydronephrose	Erweiterung des Nierenbeckens bei Harnabflussstörung (beidseitig bei infravesikalem, ein- oder beidseitig bei supravesikalem Verschluss)
Nierendystrophie und Wanderniere	Nierenverlagerung (ein- oder beidseitig), oft mit Ureterabknickung und Hydronephrose kombiniert
Hufeisenniere	teilweise Verschmelzung beider Nieren (meist am unteren Pol), z. T. mit Uretereinengung und Hydronephrose
Anomalien des Ureterabganges	durch Briden, hohe Ureterinsertion, aberrierendes Gefäß, Stenose
Anomalien des Ureters	Doppelbildungen, ektopische Uretermündung (Vestibulum, Vagina), Ureterozele, Uretermündungsstenose, Megaureter, Ureteratresie
Blasen- und Urethraanomalien	vesikorenaler Reflux, Blasendivertikel, Megazystis, Urethralklappe, Urethralstenose
Blasenekstrophie	Verlagerung der evertierenden Blase durch eine Bauchwandlücke nach außen (meist mit Spaltung der Symphyse und Kryptorchismus)
Hypo-, Epispadie	atypische Mündung der Urethra an der Ventral- beziehungsweise Dorsalseite des Penis, eventuell mit Stenosierung

gnose ist vom Ausmaß der Lungenhypoplasie und den begleitenden Fehlbildungen abhängig.

Fehlbildungen des Urogenitaltraktes

(Tab. 36.12)

Hypospadie

Bei 1:300 Neugeborenen findet sich eine an der Penisunterseite gespaltene beziehungsweise aplastische Harnröhre. Eine chirurgische Korrektur findet in den ersten zwei Lebensjahren statt.

Epispadie

Bei dieser seltenen Fehlbildung ist die Harnröhre gespalten, die Spaltung kann bis in den Blasenhals hineinreichen (häufig kombiniert mit Blasenekstrophie) und verursacht daher eine Inkontinenz. Die Korrektur erfolgt in zwei Operationsschritten.

Blasenekstrophie

Bei diesem Bauchwanddefekt ist die offene Blase sichtbar, ein Teil der Kontinenzmuskulatur fehlt.

■ **Therapie:** Rekonstruktion des Blasenverschlusses, der Harnröhre; langfristig Herstellung der Kontinenz.

Fehlbildungen

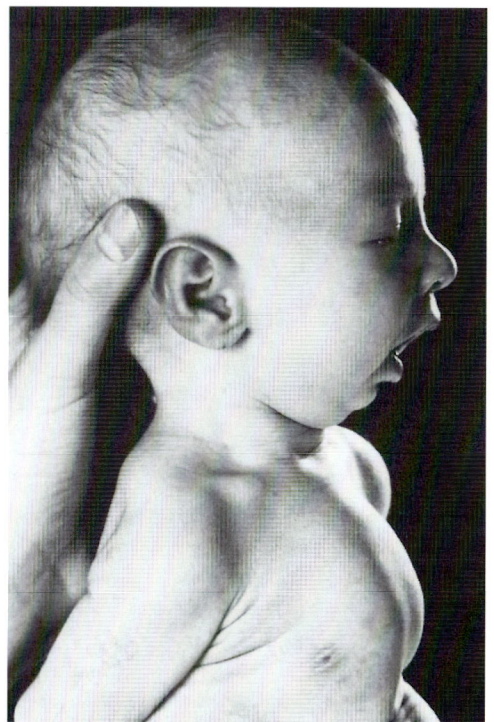

Abb. 36.12 Pierre-Robin-Sequenz mit typischer Mikrogenie (aus: Simon C. Pädiatrie. 7. Aufl. Stuttgart, New York: Schattauer 1995).

Fehlbildungen des Skelettsystems

Schädelbereich

Pierre-Robin-Syndrom

Es besteht eine Unterkieferhypoplasie: sehr hoher Gaumen mit oder ohne gleichzeitig auftretende Gaumenspalte, verursacht durch unzureichendes Wachstum im zweiten Embryonalmonat. Im Gesichtsprofil fällt die zurückversetzte Unterkieferregion auf (Mikrogenie), die Zunge fällt zurück und behindert die Atmung, was zu inspiratorischem Stridor, Hypoxie, Saug- und Trinkschwächen führt.
Führt die Seiten- oder Bauchlagerung des Kindes nicht zur Stabilisierung, kann ein Guedel-Tubus eingelegt werden.
Korrekturoperationen sind kaum möglich. Stillen ist für Kinder mit Pierre-Robin-Syndrom aktive Therapie: Auch wenn sie es nicht von Geburt an schaffen, die gesamte benötigte Nahrungsmenge aus der Brust zu trinken, so wird die Muskulatur kräftiger und die Trinkmengen nehmen zu. Das Wachstum des Unterkiefers sowie regelmäßiges Saugen und Stimulieren der Zungen- und Mundbodenmuskulatur verbessern die Prognose (Abb. 36.12).

Choanalatresie

Die Nasenhöhle ist im hintersten Abschnitt ein- oder beidseitig durch eine knöcherne oder seltener bindegewebige Verbindung abgeschlossen. Beidseitige Formen führen zu einer lebensbedrohlichen Situation, weil Atmung und Nahrungsaufnahme nur durch den Mund möglich sind. Es entsteht ein Atemnotsyndrom mit zyklisch auftretenden Symptomen: Beim Schreien wird das Neugeborene rosig, sobald sich der Mund verschließt, zyanotisch. Bei 40 % der zweiseitigen Choanalatresien findet sich gleichzeitig ein schweres Fehlbildungssyndrom.
Einseitige Choanalatresien fallen durch Saugprobleme und einseitige Rhinorrhö auf.
Choanalstenosen (Verengung der hinteren Öffnung der Nasengänge zum Rachen) können durch Zyanoseanfälle beim Trinkversuch auffallen.

Neuralrohrdefekte

Kommt es im Laufe der frühembryonalen Entwicklung zu einem unvollständigen Verschluss des Neuralrohres (innerhalb der ersten 26 Tage nach der Konzeption) führt dies kaudal zu einer *Spina bifida*, eventuell mit Zele (Aussackung, griech. kele = Bruch), im kranialen Bereich zu **Anenzephalus** oder **Enzephalozele**.
Die Häufigkeit des Vorkommens von Neuralrohrdefekten variiert je nach Region und Ethnie (in Mitteleuropa bei zirka 1:1 000, in Wales beinahe fünfmal so hoch, in Japan etwa die Hälfte). Die Prävalenz bei der Geburt ist in den letzten 30 Jahren in den Ländern mit einem etablierten pränatalen Screening und einer liberalen Abtreibungspraxis stark rückläufig (Dürig 2004).
Eine vor der Konzeption beginnende Folsäureprophylaxe verringert die Häufigkeit und somit das Wiederholungsrisiko von 5 %. Bei Epileptikerinnen dürfte das höhere Risiko durch die Einnahme von Antikonvulsiva bedingt sein, bei Diabetikerinnen durch Hypoglykämien. Neuralrohrdefekte sind typisch für einige Fehlbildungssyndrome.

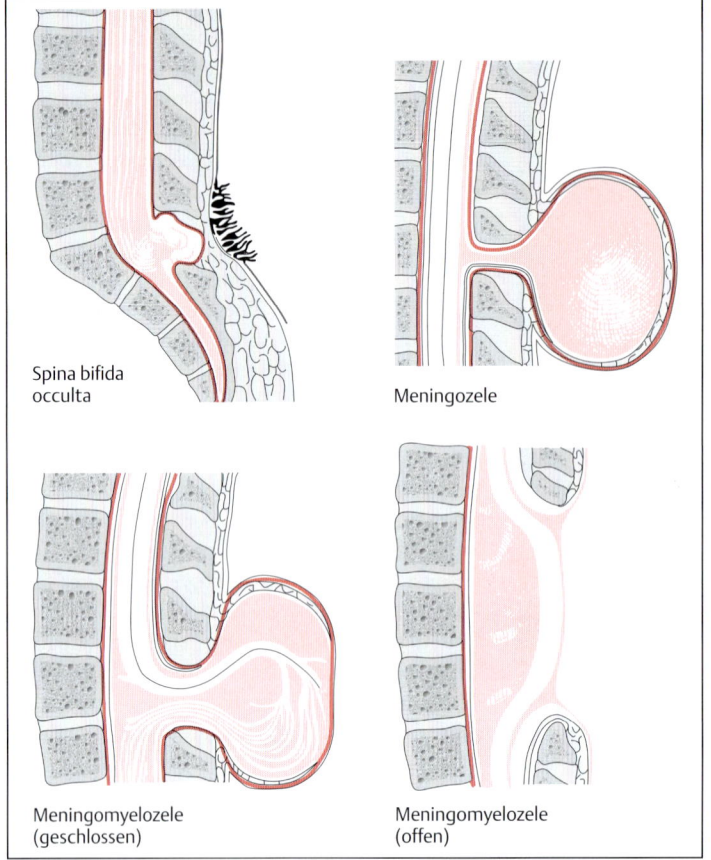

Abb. 36.13 Spina-bifida-Formen (aus: Simon C. Pädiatrie. 7. Aufl. Stuttgart, New York: Schattauer 1995).

Spina bifida, Spaltwirbel

Es findet sich eine Verschlussstörung des Neuralrohres und der Wirbelbögen (lat. *spina* = Wirbelsäule, *bifida* = zweigeteilt), zu 80–90 % in der Lumbosakralregion.

- **Häufigkeit:** ca. 1:1 800 Geburten.

- **Erscheinungsformen** (Abb. 36.13):
  - *Spina bifida occulta:* verdeckter kleiner Spalt, oft mit Haarbüschel bewachsen oder pigmentiert. Geschlossene Form ohne bzw. mit geringem Krankheitswert.
  - *Spina bifida aperta* oder *cystica*: offener Wirbelspalt
    – **Meningozele:** sackartiges Vorwölben von Rückenmarkhäuten (griech. *meninx, meningos* = Hirn- und Rückenmarkshaut).
    – **Myelomeningozele** oder **Meningomyelozele (MMC):** Rückenmark (griech. *myelos* = Mark) und Rückenmarkshäute sind sackartig vorgewölbt, sie können offen oder geschlossen (vollständig überhäutet) auftreten. Es finden sich unterschiedliche Grade von Lähmungen, Sensibilitätsstörungen der Beine sowie Funktionsstörungen von Blase und Enddarm, in 80–90 % der Fälle ein Hydrozephalus.
  - **Myelozele:** Das Rückenmark liegt als Neuralplatte frei in der Haut oder als **Rachischisis** (griech. *rachis* = Rückgrat, auch *Spina bifida totalis*) an der Oberfläche bloß. Dies stellt die schwerste Form des Neuralrohrdefektes dar.

- **Geburtsmodus:** Schnittentbindung (laut Studien besseres motorisches Outcome der Kinder, wenn noch vor Wehenbeginn durchgeführt), um eine Ruptur des mit Liquor gefüllten Bruchsackes oder Berührung der nicht überhäuteten Spaltfehlbildung zu vermeiden! Jedes Berühren führt zu einem Untergang von Nervenzellen und erhöht darüber hinaus das Infektionsrisiko.

Fehlbildungen

Es muss auf jede Form von Latex verzichtet werden, darum **latexfreie Handschuhe** für alle Beteiligten bei Sectio, Erstversorgung und Pflege.
Post sectionem wird das Kind in Seiten- oder Bauchlage gebracht und der Defekt steril abgedeckt, wofür sich sterile, transparente Kunststoffsäcke gut eignen, weil sie eine visuelle Beurteilung zulassen und im Unterschied zu manchem Verbandsmaterial nicht fusseln. Die operative Versorgung erfolgt sofort.
Die Prognose der Kinder ist multifaktoriell bestimmt.
Die Muttermilchernährung ist auch für Kinder mit neurologischen Fehlbildungen optimal, selbst wenn lange stationäre Aufenthalte und Operationen den Stillstart und -aufbau erschweren.

Anenzephalie

Der zerebrale Abschnitt des Neuralrohres schließt sich nicht, Schädeldach und Großhirn fehlen. Wird die Schwangerschaft nicht vorzeitig abgebrochen, sind Übertragungen, Polyhydramnion (fehlender Schluckakt) u. a. zu beobachten.
Die Kinder versterben nach der Geburt.

- **Häufigkeit:** ca. 1 : 3 000 Geburten.

Enzephalozele

Hierbei liegt ein Knochendefekt des Gehirnschädels vor. Es kommt zu einer ballonartigen Vorwölbung unter der Haut, die Hirnhäute, Liquor und auch Gehirngewebe enthalten kann.

- **Häufigkeit:** ca. 1 : 9 000 Geburten.

- **Therapie:** sofortige Operation, meist bleiben schwere Behinderungen und Krampfleiden zurück.

Hand- und Fußfehlbildungen

Bei einer **Amelie** (Abb. 36.14) fehlen Gliedmaßen, bei einer **Mikromelie** sind sie verkürzt. Zusätzliche Zehen oder Finger werden als **Polydaktylie** (Abb. 36.15) bezeichnet, **Syndaktylie** (Abb. 36.16) ist das Verwachsensein von Fingern oder Zehen. Die Ursache kann in einem Amnionband bestehen, u. U. kann die Fehlbildung auch Begleiterscheinung bei einer chromosomalen Aberration sein. Die Möglichkeit der operativen Korrektur ist vom Ausmaß abhängig.
Fehlstellungen der Füßchen sind oft passager, durch intrauterine Fehlhaltung bedingt, durch

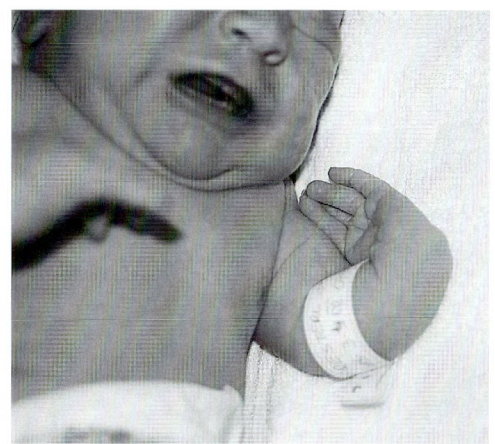

Abb. 36.14 Amelie des Unterarmknochens mit Dorsalflexion der Hand.

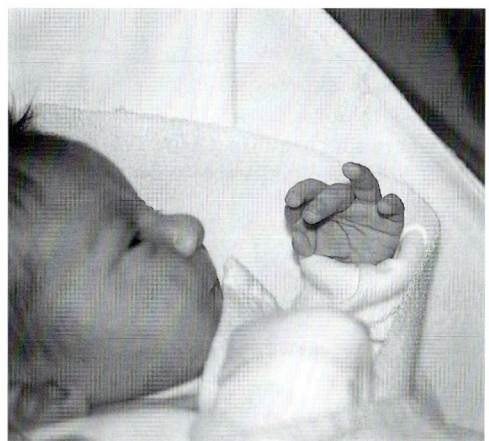

Abb. 36.15 Polydaktylie.

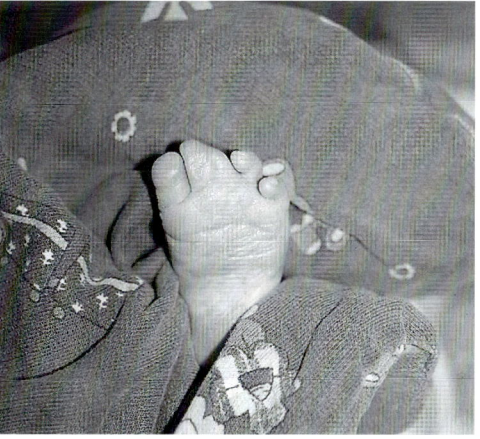

Abb. 36.16 Syndaktylie der Zehen. Lagerung des Fußes bei gleichzeitig verkürzten Sehnen, von der Fußsohle aus gesehen.

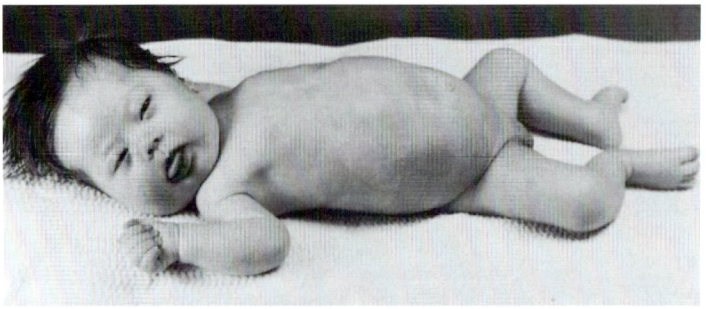

Abb. 36.17 Charakteristisches Aussehen bei Down-Syndrom (aus: Simon C. Pädiatrie. 7. Aufl. Stuttgart, New York: Schattauer 1995).

Massage korrigierbar; manchmal liegen in Kombination Hüftgelenksdysplasien vor.
Sichelfuß: Vorfuß in Adduktionsstellung.
Hackenfuß: Häufiger als der angeborene Hackenfuß (orthopädische Behandlung) ist die passagere Hackenfußstellung mit Dorsalflexion des Fußrückens.
Kletterfuß: Innenrotation des Fußes.
Klumpfuß: Dies ist eine komplexe Fehlbildung des gesamten Fußes; Skelett, Muskulatur, Bänder und Sehnen sind betroffen. Die Korrektur erfolgt baldmöglichst und stufenweise durch Gipsverbände bzw. Schienen.

Chromosomale Störungen

> **!** Chromosomale Störungen lassen sich im Wesentlichen einteilen hinsichtlich der
> - abweichenden Anzahl der Chromosomen (numerische Aberrationen),
> - strukturellen Abweichung (Bruchstücke, Translokation, Deletion).

Zu den Ersteren gehören Aneuploidien (Trisomie oder Monosomie einzelner Chromosomen) und Polyploidien (z. B. Triploidie oder Verdreifachung des gesamten Chromosomensatzes). Strukturelle Abweichungen – je nach Ausformung – können auch mit einer Abweichung der Chromosomenanzahl einhergehen (partielle Monosomie). Betreffen die Veränderungen des Chromosomensatzes alle Zellen des Körpers, wird dies als konstitutionelle Aberration bezeichnet, treten die Veränderungen nur in bestimmten Körperzellen auf, handelt es sich um somatische Aberrationen.
Die für die Hebamme wichtigsten chromosomalen Störungen sind im Folgenden aufgeführt.

Trisomie 21, Down-Syndrom

Hierbei liegt eine numerische Chromosomenaberration (Aneuploidie) vor, es findet sich ein freies, zusätzliches Chromosom 21. Lässt sich die Aberration nur (in einem kleinen Prozentsatz der Fälle) in einigen Körperzellen nachweisen, spricht man von einem **Mosaik**. Die Trisomie 21 ist die häufigste Chromosomenanomalie (1 : 650 Geburten), das Risiko steigt mit dem Alter der Mutter.

■ **Symptome:**
- Brachyzephalie, schräge Lidachsenstellung (mongoloid), Epikanthus, Makroglossie, »flaches Gesicht«, tief liegender Nasenwurzelansatz, kleine Nase, tief sitzende Ohrmuscheln (Abb. 36.17).
- Muskelhypotonus mit Gelenküberbeweglichkeit
- relativer Kleinwuchs, Vierfingerfurche der Handinnenfläche (Abb. 36.18), Sandalenfurche zwischen den beiden ersten Zehen
- psychomotorischer und geistiger Entwicklungsrückstand

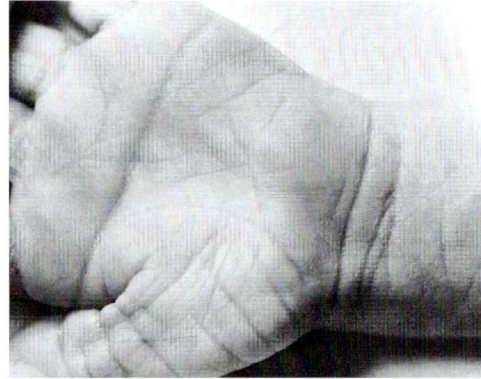

Abb. 36.18 Typische Vierfingerfurche bei Down-Syndrom (aus: Simon C. Pädiatrie. 7. Aufl. Stuttgart, New York: Schattauer 1995).

- Zusatzbefunde: Herzfehler, erhöhte Anfälligkeit für Atemwegsinfekte (allgemeines Immundefizit), gastrointestinale Fehlbildungen/Störungen u. a.

■ **Therapie und Prognose:** Eine frühe Förderung durch Stillen (Förderung der Zungenmotorik, Abwehrstärkung, Normalisierung der Mutter-Kind-Beziehung), Krankengymnastik (Muskelhypotonie) und heilpädagogische Verfahren, die Integration in bestimmte Sozialsysteme (z. B. Integrationsunterricht, Unterstützung der Familie u. a.) wirken sich positiv auf die Gesamtentwicklung aus. Die operative Korrektur der Fehlbildungen (Herz u. a.) ist vom Ausmaß und Ausprägung abhängig.

Trisomie 18, Edwards-Syndrom

Es liegt eine numerische Chromosomenaberration vor (Chromosom 18 dreimal vorhanden, Mosaike möglich).

■ **Häufigkeit:** 1:5000 Geburten.

■ **Symptome:**
- Mikrozephalus, vorgewölbte Stirn, kleiner Mund und kurzes Philtrum, Ohrmuscheldysplasie, enge Lidspalten
- (typische) Flexionshaltung der Finger (2. und 3. Finger überkreuzen den 3. bzw. 4. Finger, Abb. 36.19), Dorsalflexion des Vorderfußes bzw. der Großzehe
- Fehlbildung innerer Organe: ZNS, Herzfehler (90 %), gastrointestinale und renale Atresien

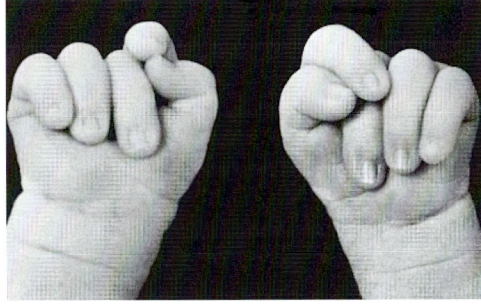

Abb. 36.19 Edwards-Syndrom. Typische Flexionshaltung der Finger (aus: Simon C. Pädiatrie. 7. Aufl. Stuttgart, New York: Schattauer 1995).

■ **Therapie und Prognose:** Die Therapiemöglichkeiten sind durch die Schwere der inneren Fehlbildungen sehr eingeschränkt, bisweilen ist eine Behandlung unmöglich. Die meisten Kinder versterben innerhalb der ersten Monate, nur 10 % überleben das erste Lebensjahr.

Trisomie 13, Pätau-Syndrom

Es handelt sich um eine numerische Chromosomenaberration (Chromosom 13 dreimal vorhanden, Translokationen und Mosaike kommen vor).

■ **Häufigkeit:** 1:5000 Geburten.

■ **Symptome:**
- Mikrozephalie, u. U. mit Holoprosenzephalie (Fehlen des Vorderhirns) oder anderen Fehlbildungen kombiniert; Lippen-Kiefer-Gaumen-Spalten, Ohrmuscheldysplasie mit tiefem Ansatz, Ulzerationen der Schädelhaut
- Fauststellung der Hand mit eingeschlagenem Daumen, Hexadaktylie
- Fehlbildung innerer Organe: Omphalozele, Herzfehler, polyzystische Nieren, gastrointestinale Fehlbildungen u. a.

■ **Therapie und Prognose:** Eine Therapie ist nicht möglich, die Prognose schlecht; die meisten Kinder versterben im ersten Lebensmonat, nur selten wird das erste Lebensjahr erreicht.

Stoffwechselerkrankungen

> »Angeborene Stoffwechseldefekte können sich in jedem Alter (bevorzugt im Neugeborenen-/Säuglingsalter) manifestieren. Die klinische Symptomatik kann sehr unspezifisch sein und beispielsweise einer Sepsis, einer zentralnervösen Blutung/Infektion oder einer kardialen Dekompensation ähneln.« (Nicolai 2004, S. 168)

Sensitive Testverfahren und die Therapiemöglichkeit der erkannten Erkrankung machen das **Stoffwechselscreening** sinnvoll, denn etwa eines von 1000 Neugeborenen ist an einer Stoffwechselerkrankung oder Endokrinopathie erkrankt. Teilweise differieren die Häufigkeitsangaben bei den einzelnen Krankheitsbildern, was durch Häufungen in bestimmten Ethnien und die relative Sel-

Tab. 36.13 Häufigkeit diverser mütterlicher Diabetesformen und Auswirkungen auf das Neugeborene (nach Obladen 2002).

Klassifikation nach White	Bezeichnung	Häufigkeit	Neugeborenes	Hypoglykämie
Typ A	Schwangerschaftsdiabetes	2–5% aller Schwangerschaften	oft makrosom	Neigung zu Hypoglykämie
Typ B/C	maturer/juveniler Diabetes, insulinpflichtig	1 ‰ aller Schwangerschaften	40% makrosom	50% hypoglykämisch
Typ D–F	juveniler Diabetes mit Vasopathie	selten	häufig hypotroph	meist hypoglykämisch

tenheit der Erkrankungen bedingt sein dürfte. Die gesetzlichen Vorgaben zur Aufklärung, Durchführung und Dokumentation sind unterschiedlich geregelt, die Information und Zustimmung der Mutter bzw. Eltern sind einzuholen. Voraussetzung für die Verwertbarkeit der Stoffwechsel-Screeninguntersuchung ist eine ausreichende Nahrungszufuhr. Darum sind im Rahmen einer ambulanten Geburt oder vorzeitigen Entlassung frühzeitig abgenommene Blutproben teilweise nur eingeschränkt auswertbar.

Störungen im Zuckerstoffwechsel

Hypoglykämie

Die Ursachen neonataler Hypoglykämie sind vielseitig.
Die Hypoglykämie kann symptomatisch sein:
- bei einer schweren Erkrankung (Sepsis, Infektionen, Asphyxie, Herzvitium)
- bei hormonellen Störungen (Hypothyreose u. a.)
- bei reduziertem Glukoseangebot (Stoffwechselerkrankungen)
- bei Hyperinsulinismus (Kind diabetischer Mutter)
- bei erhöhtem Glukoseverbrauch (Unterkühlung, lange Geburtsdauer)

Eine Hypoglykämie besteht, wenn der **Blutzuckerwert** bei Neu- bzw. Frühgeborenen unter 47 mg/dl und bei Säuglingen bzw. Kleinkindern unter 50 mg/dl liegt.
Blutzuckermessungen sind im Zweifel immer durchzuführen, da klinische Symptome (Zittrigkeit, Unruhe) fehlen oder verspätet eintreten können. Bei einem Geburtsgewicht < 3 000 bzw. > 4 000 Gramm ist der Blutzucker zu messen und ggf. nach einer Stunde erneut zu kontrollieren. Zusätzlich ist die Orientierung an gestationsbezogenen Perzentilenkurven sinnvoll (z. B. < 10er und > 90er Perzentile) sowie das Screenen von grenzwertig reifen Neugeborenen diabetischer Mütter.
Je nach Ausprägung der Hypoglykämie ist die orale Zufuhr von Muttermilch und/oder Maltodextrin 15%, bzw. bei einer schweren Hypoglykämie die kombinierte Zufuhr (parenteral und oral) indiziert. Der Glukosebedarf kann individuell unterschiedlich sein und ist abhängig von vielen Faktoren (Geburtsstress, SGA, Frühgeburt u. a.). Ein stabiler Blutzuckerwert scheint vor kurz- und langfristigen neurologischen Störungen zu schützen.
Diabetes mellitus der Mutter: Formen und Auswirkungen einer mütterlichen Diabeteserkrankung fasst Tabelle 36.13 zusammen.
Muttermilch ist die Ernährung erster Wahl, besonders bei kranken Kindern. Ausnahmen: **Galaktosämie** (s. u.) und **Tyrosinose** stellen aufgrund des Anfalls von schädlichen Stoffwechselprodukten (Metaboliten) eine absolute **Kontraindikation für das Stillen** dar.

Störungen im Kohlenhydratstoffwechsel

Galaktosämie

Es besteht eine Störung im Monosaccharidstoffwechsel, Galaktose ist ein Bestandteil des Milchzuckers.

Stoffwechselerkrankungen

Zur Aufspaltung der Laktose im Darm sind drei Enzyme nötig, fehlt eines, kommt es zur (autosomal-rezessiv vererbten) Erkrankung.

- **Häufigkeit:** 1:40 000 Neugeborene.

- **Symptome:** Erbrechen nach der Milchmahlzeit, Trinkunlust, Hypoglykämie, Krampfanfälle, verlängerter Neugeborenenikterus, Ödeme, Aszites, Blutungsneigung, erhöhtes Sepsisrisiko, bei weiterer Galaktosezufuhr Leber- und Nierenversagen, Neuropathien.
Screeningsensitivität: > 90 %.

- **Therapie:** lebenslange galaktosefreie Diät, **kein Stillen** im Fall der klassischen Form der Galaktosämie.
Behandlungseffekt: niedrig.

Störungen im Stoffwechsel von Aminosäuren und organischen Säuren

Phenylketonurie (PKU), Hyperphenylalaninämie, Fölling-Krankheit, Brenztraubensäureschwachsinn

- Dies ist die häufigste Stoffwechselstörung des Menschen, in manchen Bevölkerungsgruppen kommt sie häufiger vor (Japan, Türkei).
- Es liegt ein autosomal-rezessiv vererbter Defekt im Aminosäurehaushalt (25 % Wiederholungsrisiko) vor.
- Die Aminosäure Phenylalanin wird in der Leber nicht zu Tyrosin abgebaut; die abnormen Metaboliten reichern sich in Blut und Geweben an und schädigen das Nervensystem.
- Neugeborene sind unauffällig, ab dem 3. Lebensmonat zeigt sich ein unspezifisches neurologisches Krankheitsbild mit muskulärer Hypertonie, Hyperreflexie, Hyperaktivität, Krampfleiden, Pigmentarmut, Ekzemen.
- Unerkannt findet eine mangelnde Ausreifung des Gehirns statt, es entstehen schwere, irreversible neurologische Schäden.

- **Diagnose:** Guthrie-Test-Stoffwechselscreening (PKU-Test) nach ausreichender Proteinzufuhr ab dem dritten Lebenstag.

- **Häufigkeit:** 1:4 000 Neugeborene.
Screeningsensitivität: > 98 %.

- **Therapie:** lebenslange phenylalaninfreie Diät.
Behandlungseffekt: hoch.

Teilstillen ist möglich, wenn nach der Stillmahlzeit der Phenylalanin-Blutspiegel bestimmt und die vom Kind tolerierte Muttermilchmenge berechnet wird. Ein Teil der Nahrung muss durch industriell eigens hergestellte Aminosäurengemische gedeckt werden.

Homocystinurie

Hierbei handelt es sich um einen Enzymdefekt.
- Typ I: verfrühte Arteriosklerose mit Thrombosen und Embolien in Gehirn, Herz, Niere durch einen Defekt von Cystathionin-Synthetase.
- Typ II: neurologische Auffälligkeiten und Schäden der geistigen Entwicklung durch einen Enzymdefekt bei der Rückbildung von Homocystein zu Methionin.

- **Häufigkeit:** 1–2:100 000 Neugeborene.
Screeningsensitivität: 50 %.

- **Therapie:** Gabe von Vitamin B_6 und B_{12}, bei Nichtansprechen proteinarme Diät ähnlich der Phenylketonurie, Teilstillen ist möglich, ärztlich verordnete Ergänzungsnahrung nötig.
Behandlungseffekt: mittel.

Ahornsirupkrankheit, Ahornsirup-Galaktosämie, Leucinose

- Es besteht ein Enzymdefekt, der zur Störung im Abbau verschiedener Aminosäuren führt (Leucin, Isoleucin, Valin und ihre Alpha-Ketosäuren im Blut und Urin).
- Eine Funktionsstörung im ZNS, Lethargie, Hypotonie sowie Krampfanfälle bis zum Koma können auftreten.
- Der Uringeruch ist ähnlich Ahornsirup.

- **Häufigkeit:** 1:200 000 Neugeborene.
Screeningsensitivität: 80 %.

- **Therapie:** spezielle Diät ähnlich der Phenylketonurie.
Behandlungseffekt: mittel.

Hormonelle Störungen

Adrenogenitales Syndrom, AGS, Salzverlustsyndrom

- Es liegt eine Störung der Steroidhormonbildung der Nebenniere vor, die zu verstärktem Anfall von Zwischenprodukten mit androgener Wirkung führt und bei Mädchen Virilisierung (Vermännlichung) des äußeren Genitale bewirkt, während bei Knaben eine Penisvergrößerung oder verstärkte Pigmentierung des Genitale bemerkbar ist (Abb. 36.20).
- Ab der 2.–3. Lebenswoche führen Elektrolytentgleisungen, »**Salzverlustsyndrom**« (erhöhtes Kalium, erniedrigtes Natrium und Chlorid), zu Trinkschwäche, Erbrechen und Gewichtsabnahme und unbehandelt bis zum Tod.

■ **Häufigkeit:** 1:10 000 Neugeborene.
Screeningsensitivität: 95 %.

■ **Therapie:** lebenslange Gabe von Kortison, bei Kleinkindern und erhöhtem Salzverlust (Schwitzen, Erbrechen, Durchfall) orale Verabreichung von NaCl.
Behandlungseffekt: mäßig.

Hypothyreose

- Es besteht eine Unterfunktion der Schilddrüse bedingt durch fehlende Anlage, Störungen in der Embryonalentwicklung oder genetische Defekte in der Hormonsynthese. Die Hypothyreose ist die häufigste angeborene Erkrankung.
- Fehlfunktionen der mütterlichen Schilddrüse können den Fetus beeinflussen.
- Hinweise können Übergewicht, Übertragung sowie sichtbare Struma (»Kropf«) sein. Weitere Symptome sind verlangsamter Stoffwechsel, verlängerter Ikterus, niedrige Herzfrequenz und Körpertemperatur, auffällig großer Bauch, Ödemneigung. Das Neugeborene ist ein sehr schläfriges, »geduldiges« Kind, trotz geringer Nahrungsmenge findet eine erstaunliche Gewichtszunahme statt. Bei unzureichender Therapie ist die psychomotorische Entwicklung verzögert; es zeigen sich ein auffälliger Gesichtsausdruck mit großer Zunge, Minderwuchs mit infantilen Proportionen, geistige Retardierung.

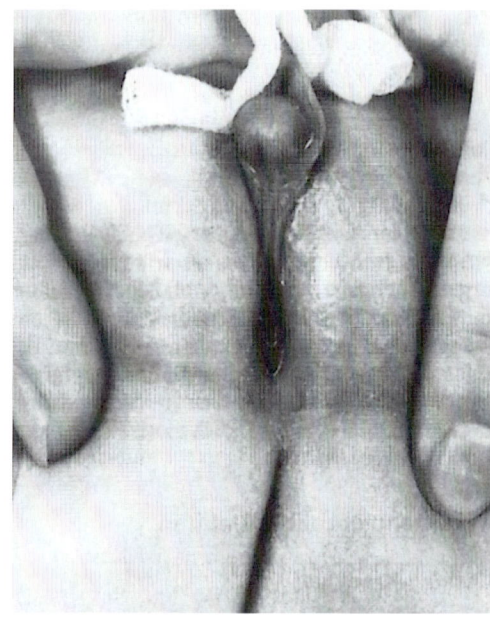

Abb. 36.20 AGS-Syndrom (aus: Simon C. Pädiatrie. 7. Aufl. Stuttgart, New York: Schattauer 1995).

■ **Diagnose:** TSH-Screening.
Cave: Beeinflussung TSH bei Verwendung von jodhaltigem Desinfektionsmittel! Geburtsstress und postpartale Anpassung der Schilddrüse können zu verfälschten Untersuchungsergebnissen führen, wenn die Blutabnahme früher als 36 Stunden *post partum* erfolgt.

■ **Häufigkeit:** 1:4 000 Neugeborene.
Screeningsensitivität: >95 %.

■ **Therapie:** lebenslange Substitution von Thyroxin.
Behandlungseffekt: hoch.

Weitere Stoffwechselerkrankungen

Biotinidasemangel

- Biotin (Vitamin H) kann üblicherweise von Bakterien im Darm gebildet oder über Nahrungsmittel zugeführt werden. Bei dieser erblichen Stoffwechselanomalie mit Biotinidasemangel kann kein Biotin freigesetzt werden.

Stoffwechselerkrankungen

- Je nach Schwere des Krankheitsbildes fallen die Kinder etwa ab dem dritten Lebensmonat durch Hautveränderungen, Haarausfall, Lethargie, verminderte Muskelspannung, Schwerhörigkeit und neurologische Defekte auf.

▪ **Häufigkeit:** 1:71 000 Neugeborene.
Screeningsensitivität: >95.

▪ **Therapie:** Substitution von Vitamin H.
Behandlungseffekt: hoch.

Zystinurie

- Erblich bedingt ist der Transport von dibasischen Aminosäuren (Lysin, Arginin, Ornithin) gestört (Argininbernsteinsäurekrankheit, Argininsukzinurie).
- Die erhöhte Ausscheidung über die Nieren und die geringere Löslichkeit von Zystin können die Bildung von Nierensteinen begünstigen.

▪ **Häufigkeit:** 1:200 000 Neugeborene.
Screeningsensitivität: 80%.

▪ **Therapie:** Flüssigkeitszufuhr von mehreren Litern pro Tag, um die Konzentration des Urins zu verringern.
Behandlungseffekt: mittel.

Mukoviszidose, zystische Fibrose (CF)

Mit einer **Häufigkeit** von 1:2500 (1:2000 in Mitteleuropa) ist die CF die häufigste genetisch bedingte Erkrankung (autosomal-rezessiv vererbt, d.h. beide Eltern gesund, aber Erbträger). Die Zusammensetzung von Körpersekreten ist verändert, durch unzureichende Abgabe von Chlorid wird zu wenig Wasser gebunden und führt zu zähen Sekreten (hohe Viskosität). Diese können die Ausführungsgänge und Drüsen verlegen, was den zystischen Umbau der betroffenen Drüsen zur Folge hat:
- **Lunge:** Zähes Sekret wird schwer abgehustet und dient als Infektionsherd, chronische Infektionen und Zerstörung der Lungensubstanz sind die Folge.
- **Bauchspeicheldrüse** (Pankreas): Verklebung der feinen Verdauungssekretgänge, Enzymmangel führt zu gestörter Verdauung, deren Folge Gedeihstörungen, Fettstühle etc. sind.
- **Schweiß:** Er ist sehr salzhaltig und kann bei Fieber oder hohen Temperaturen zu massiven Salzverlusten führen.

Bei 5–8% (andere Quellen sprechen von 10–15%) der CF-Neugeborenen kommt es zum **Mekoniumileus** (s. S. 688) oder zu erschwertem Mekoniumabgang.
Normales Stillen sollte angestrebt werden, evtl. zusätzliche orale Gabe von Pankreasenzymen.
Screeningsensitivität: >85% im **IRT-Test** (immunreaktives Trypsin) aus Trockenblut.

Durch die Unterfunktion der Bauchspeicheldrüse fehlt die pankreatische Elastase, ein Enzym, das bei normaler Funktion im Stuhl ausgeschieden wird. Das Fehlen kann bei CF-Betroffenen mittels Test ab der vierten Lebenswoche nachgewiesen werden.
Weitere Diagnostik kann mittels **Schweißtest** (erst ab dem dritten Lebensmonat anwendbar) oder durch molekulargenetischen Nachweis aus Neugeborenenblut erfolgen (rund 30 der bisher bekannten 1000 Mutationen werden untersucht). Weiterhin möglich sind **Gensequenzierung** oder – nach Biopsie aus dem Enddarm – Nachweis der **Chloridkanal-Funktion** an der lebenden Schleimhautzelle (aufwendige Methode, nur in wenigen Zentren durchführbar).

▪ **Therapie:** ist symptomatisch:
- **hochkalorische** fettreiche Ernährung (beim Stillen vermehrt Hintermilch)
- **Substitution** von Pankreasenzymen, gegebenenfalls Vitamine, NaCl
- **medikamentöse Therapie:** schleimverflüssigende Medikamente, Inhalationen, Antibiotika
- **Physiotherapie** wie Atemgymnastik, Klopf- und Vibrationsmassagen
- **Prophylaxe** durch großzügige Impfungen

Behandlungseffekt: mittel.
Die Lebenserwartung von CF-Kindern ist durch die verbesserte medizinische Versorgung deutlich angestiegen und liegt heute bei durchschnittlich über 30 Jahren. Die Betreuung von Kindern und Familien soll medizinische, psychologische und soziale Bereiche abdecken. Eine Möglichkeit für CF-Patienten bietet die Lungentransplantation, die zumeist im jungen Erwachsenenalter durchgeführt wird.

Anpassungserkrankungen

Ikterus

Symptome einer physiologischen Neugeborenengelbsucht zeigen sich bei mehr als der Hälfte der Neugeborenen. Dieser nicht behandlungsbedürftige Ikterus beruht auf folgenden Mechanismen:
- Anstieg des indirekten Bilirubins infolge niedriger neonataler Glukuronyltransferase-Aktivität
- verkürzte Lebensdauer der HbF-haltigen Erythrozyten (innerhalb der ersten Lebenswoche zerfallen 30 % – aus 1 g Hämoglobin werden 15 mg Bilirubin gebildet)
- erhöhte enterohepatische Bilirubinzirkulation

Die Hebamme sollte
- den physiologischen Ikterus als etwas Normales ansehen,
- adäquate **Stillanleitung** geben, um übermäßigen Neugeborenenikterus zu vermeiden – das bedeutet eine hohe Stillfrequenz von 8- bis 12-mal innerhalb der ersten 24 Stunden und in den folgenden Tagen,
- **Bedarf für** weiterführende **Diagnostik und Therapie** zeitnah **erkennen** und damit die seltene Gefahr des Kernikterus (mit den Folgen einer bleibenden Behinderung) vermeiden (vgl. Reckert 2003).
- vorbeugende Maßnahmen kennen und unterstützen:
  – Bestimmung von **mütterlicher Blutgruppe** und **Rhesusfaktor** sowie **Antikörpersuchtest** in der Schwangerschaft
  – Durchführung der **Anti-D-Prophylaxe** in der Schwangerschaft bei Rh-negativen Frauen (nach Eingriffen wie Chorionzottenbiopsie und Amniozentese, generell in der 27./28. Schwangerschaftswoche – sofern keine Antikörper vorliegen) und nach Rh-positiven Kindern im Wochenbett innerhalb von 72 Stunden *post partum* oder nach Fehlgeburten und Schwangerschaftsabbrüchen.
  – **medikamentöse** Therapie nach strenger **Indikationsstellung**
  – **Wärmepflege** des Kindes und **Stressminimierung**

Bilirubinbestimmung

Klinische Beurteilung der Hautfarbe:
- Bei Tageslicht oder voller Beleuchtung die Gelbfärbung der Haut abschätzen, künstliches Licht verfälscht den Eindruck.
- Die Haut wird mit einer Fingerspitze eingedrückt, bis das Areal darunter blutleer ist, damit eine von der Hautdurchblutung unabhängige Beurteilung an Nasenspitze, Brustbein (Sternum) und Fußrücken erfolgen kann.
- Sind Skleren (Lederhaut der Augen) und Gesicht gelblich gefärbt, sollte das Kind entkleidet und die Ausbreitung des Ikterus (Kramer'sche Regel der zephalokaudalen Progression) vom Kopf beginnend über den Rumpf fortschreitend zu den Füßen beurteilt werden.
- Schreitet der Ikterus kaudal nicht über die kindlichen Mamillen fort, entspricht dies **wahrscheinlich** einem Gesamtbilirubinwert von weniger als 12 bis 17 mg/dl (Madlon-Kay).

Genormte Bilirubinbestimmungen:
Um schmerzhafte Blutabnahmen zu vermeiden, werden zur orientierenden Untersuchung photometrische Messungen durch die Haut (transkutane Bilirubinometer) an Stirn oder Brustbein (immer an der gleichen Stelle) durchgeführt und nur bei entsprechend erhöhten Werten Blutabnahmen veranlasst. Am Sternum durchgeführt werden sollte die Messung nach Stauungszyanosen und bei Kindern mit dunklerer Hautfarbe.

Das Gesamtbilirubin setzt sich zusammen aus dem **indirekten Bilirubin**, das im Blut an Albumin gebunden ist, dem **freien indirekten Bilirubin**, welches nicht an Albumin gebunden, fettlöslich und toxisch ist sowie dem **direkten Bilirubin**, das in der Leber an Glukuronid konjugiert (gebunden) und damit wasserlöslich ist. Wird eine Gesamtbilirubinbestimmung durchgeführt, sollte eventuell die gleichzeitige Mitbestimmung von Hämatokrit und Hämoglobin veranlasst werden.

Gesondert analysiert wird das **direkte Bilirubin**, wenn der Verdacht auf eine Erkrankung besteht, welche die Ausscheidung des direkten Bilirubins beeinträchtigt.

Die Angabe des Bilirubinwertes erfolgt in ml/dl oder µmol/l (Molekularmenge in 1 Liter Blut), wobei 1 mg/dl Bilirubin 17,1 µmol/l entspricht.

Anpassungserkrankungen

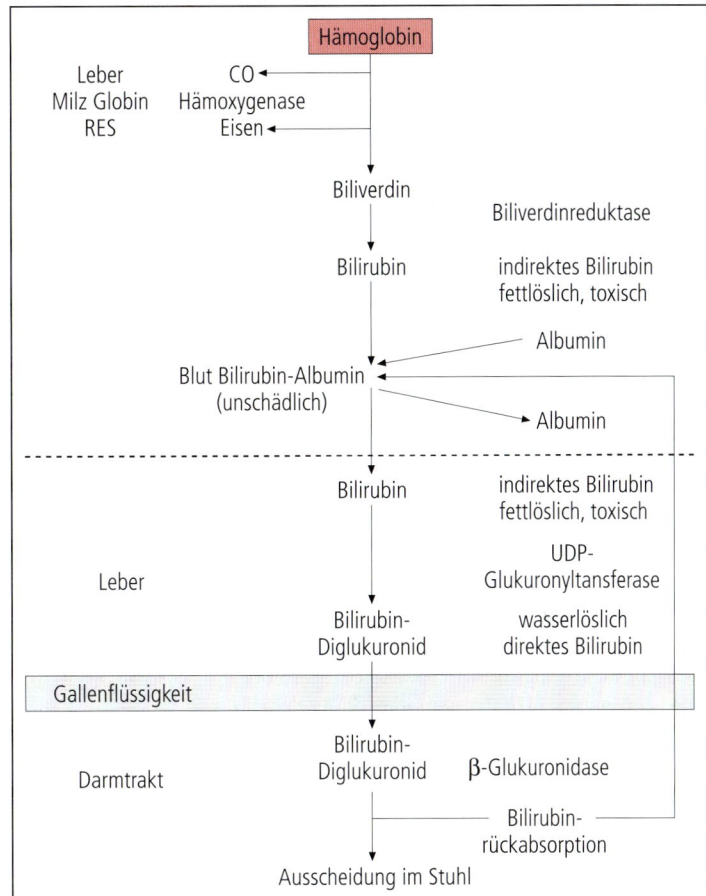

Abb. 36.21 Vereinfachte Darstellung des Hämoglobin- und Bilirubinstoffwechsels bei Neugeborenen einschließlich des in dieser Lebensphase noch bedeutsamen enterohepatischen Kreislaufs (aus: von Stockhausen HB. Indikation zur Therapie eines Icterus neonatorum. Päd Prax 1993; 45: 385–92).

Physiologischer Neugeborenenikterus

Tritt der Ikterus frühestens nach 36 Lebensstunden mit einem Höhepunkt zwischen 3. und 6. Lebenstag auf und übersteigt der Gesamtbilirubinwert 15 mg/dl nicht, spricht man von physiologischer Neugeborenengelbsucht (*Icterus neonatorum simplex*).

Es wurde wissenschaftlich untersucht, ob zusätzliche Flüssigkeitsgaben Einfluss auf den physiologischen Ikterus bei gestillten Kindern haben.

> **!** Vor dem Hintergrund dieser Belege besteht der effektivste Weg, das Auftreten eines physiologischen Ikterus bei gestillten Kindern zu senken, anscheinend darin, dafür zu sorgen, dass weder hinsichtlich der Häufigkeit noch in Bezug auf die Dauer der Stillmahlzeit irgendwelche Einschränkungen gemacht werden (Royal College of Midwives 2004).

Abbildung 36.21 verdeutlicht den Hämoglobin- und Bilirubinstoffwechsel eines Neugeborenen.

Hyperbilirubinämie

Ein erhöhtes Risiko einer Hyperbilirubinämie besteht bei:
- Frühgeborenen
- AB0-Konstellation
- Hämatomen und Stauungszyanose
- niedrigem Serum-Albumin (z. B. bei *Hydrops fetalis*)
- Hyperbilirubinämie bei Geschwisterkindern
- Gabe von Tee, Glukose- oder Elektrolytlösung (Albuminmangel, negativer Einfluss auf die Saugbereitschaft und Muttermilchaufnahme an der Brust durch vorgetäuschte Magenfülle)
- Mekonium: verweilt lange im Darm, dadurch Rückresorption von Bilirubin in den enterohepatischen Kreislauf

- spätem Still- bzw. Nahrungsbeginn (besonders Albuminmangel)
- Polyzythämie (erhöhter Hämatokritwert) bei übertragenen und mangelgeborenen Kindern sowie Abnabelungspraxis, die zu Übertransfusion führen kann
- männlichem Geschlecht
- asiatischer Abstammung
- Wärmeverlusten (hoher Glukosebedarf für die Energiegewinnung und Verlangsamung des Stoffwechsels beschränken die Leberkapazität für die Umwandlung von indirektem in direktes Bilirubin)

Vom Kinderarzt abgeklärt werden sollten ein Ikterus am ersten Lebenstag (s. u. *Icterus praecox*) und eine Rhesuskonstellation mit positivem Coombs-Test.

Icterus praecox, Frühikterus

Steigt der Bilirubinwert eines Neugeborenen schneller als 0,5 mg/dl/h, ist es also bereits innerhalb der ersten 24 Lebensstunden klinisch gelb (ab 5–7 mg/dl), ist dieser Frühikterus zumeist begründet in folgenden Faktoren:
- Abbau von Hämoglobin (Hämolyse) – indirektes Bilirubin wird frei:
  - Hämatome (wie nach Vakuumextraktion, Kephalhämatom)
  - Polyzythämie, fetofetale Transfusion
  - neonatale Infektionen, Sepsis
  - Sichelzellenanämie, Thalassämie, Glukose-6-Phosphat-Dehydrogenase-Mangel
- verlangsamtes Konjugieren von Bilirubin in der Leber:
  - diabetische Mutter
  - Hypothyreose
  - seltene Erkrankungen: Gilbert-Meulengracht-Syndrom, Crigleer-Najar Syndrom
- keine regelrechte Ausscheidung von konjugiertem Bilirubin im Darm – direktes Bilirubin wird frei:
  - Hepatitis
  - Gallengangsatresie
  - zystische Fibrose
  - Galaktosämie
  - Tyrosinose
  - Alagille-Syndrom
  - erhöhtes direktes Bilirubin: Hinweis auf Vitamin-K-Mangelblutung

Icterus neonatorum gravis

Beim deutlichen Ikterus (lat. *gravis* = schwer) ist abzuklären, ob Therapienotwendigkeit besteht. Als Hinweiszeichen finden sich:
- Ausbreitung der Gelbfärbung über den ganzen Körper, einschließlich der Füße und Fußsohlen
- hohe Farbintensität abhängig vom Hauttyp des Neugeborenen
- intensiv gelbes Zahnfleisch und gelbe Zahnleisten
- dunkel gefärbter Urin
- Trinkfaulheit

Manche Autoren definieren den *Icterus gravis* mit einem erreichten Maximum über 20 mg/dl Gesamtbilirubin.
Entscheidend sind Lebensalter und Reifegrad, Hämolyse sowie der Gesundheitszustand des Kindes. Beim Frühgeborenen gelten niedrigere Grenzwerte als beim Reifgeborenen.

Phototherapie

Werden die angegebenen Grenzwerte (Tab. 36.14) überschritten, wird eine Phototherapie durchgeführt. Die Bestrahlung der Körperoberfläche des Neugeborenen mit Weiß- und Blaulichtröhren im Bereich von 425 bis 475 nm führt zu einer Isomerisation des Bilirubinmoleküls, was seine Wasserlöslichkeit zur Folge hat. Lichtspektrum, Lichtmenge pro Quadratzentimeter Haut sowie die Größe der bestrahlten Hautoberfläche bestimmen die Intensität der Phototherapie.
Die Bestrahlung wird unter Beachtung folgender Punkte durchgeführt:
- Information der Eltern über die Grunderkrankung, ihre Therapie und ihre Begleiterscheinungen, beispielsweise Umgang mit Trinkschwäche durch Ikterus, phototherapiebedingter Hautausschlag (Exanthem, *Dermatitis solaris*), dünne, dunkelgrüne Stühle, wiederholte Blutabnahmen
- **Augenschutz** (Netzhautschäden), **Gonadenschutz**
- Wechsel von Rücken- und Bauchlage
- sorgsamer Umgang mit Aufbau und Erhalt der Muttermilchbildung
- bei Hungerzeichen Unterbrechung der Phototherapie und Anlegen
- wenn zu wenig Muttermilch zur Verfügung steht, zusätzliche Verabreichung von Ersatznah-

Tab. 36.14 Indikation zur Phototherapie bzw. Austauschtransfusion beim reifen gesunden Neugeborenen, Gesamtbilirubinwerte in mg/dl (nach AAP 1994).

Alter in Stunden	Phototherapie erwägen	Phototherapie	Phototherapie, wenn kein Abfall um 1–2 mg/dl (20–30 mmol/l) in 4–6 Stunden → Austauschtransfusion	Austauschtransfusion
≤ 24	sichtbarer Ikterus*	*	*	*
25–48	≥ 12**	> 15	≥ 20*	≥ 25*
49–72	> 15**	> 18	25*	≥ 30*
≥ 72	≥ 17**	> 20	≥ 25*	≥ 30*

* kinderfachärztliche Abklärung angezeigt
** kinderärztliche Beurteilung; Phototherapie in begründeten Einzelfällen (nach Zimmermann 2004a)

rung, um den enterohepatischen Kreislauf zu beeinflussen sowie **Wasser- und Elektrolytverluste** (Hyperviskositätssyndrom) auszugleichen.

Icterus prolongatus

Ein über den 14. Lebenstag hinaus sichtbares gelbliches Hautkolorit wird *Icterus prolongatus* (lat. *prolongatus* = verlängert) genannt. Ein Drittel der voll gestillten Neugeborenen ist nach zwei Wochen noch klinisch gelb.
Neben dem häufigen Muttermilchikterus kann es sich um eine seltene konjugierte Hyperbilirubinämie oder einen Enzymdefekt handeln (vgl. Hentschel 2004). Ist bei diesen Kindern der Urin dunkel und der Stuhl entfärbt, sollte das indirekte Bilirubin bestimmt werden.

Stillikterus

Muttermilch kann sich verstärkend auf den Neugeborenenikterus auswirken – im Vergleich zu Formula-ernährten Kindern haben gestillte Kinder etwas höhere Bilirubinwerte und der Abbau des Ikterus dauert länger an.
Der **Stillikterus** ist eine **Frühform**, deren Ursache vor allem im inadäquaten Stillmanagement zu suchen ist. Gelingt es, frühzeitig anzulegen und zwischen acht- und zwölfmal innerhalb von 24 Stunden ausreichend lange – mit sicheren Zeichen des Milchtransfers – zu stillen, kann die ohnehin unzweckmäßige Gabe von Tee, Glukose- oder Elektrolytlösung (Mangel an Albumin und anderen wichtigen Inhaltsstoffen, verminderte Kalorienzufuhr, reduzierte Stillfrequenz) entfallen.
Nach 24 Stunden ohne Kalorienzufuhr bei adäquater Flüssigkeitszufuhr verdoppelt sich das Gesamtbilirubin bei nahezu allen Säuglingen in jedem Alter (Gartner u. Herschel 2001).
Die mekoniumabführende Wirkung des Saugens an der Brust sowie der Laktose unterbleibt bei zu geringer oder fehlender Muttermilchzufuhr und es kommt zur Rückresorption von Bilirubin. Typisch ist der Gewichtsverlust von 7 oder mehr Prozent des Geburtsgewichts durch die suboptimale Stilltechnik.
Kommt es zur therapiebedürftigen Gelbsucht, gilt die Empfehlung der American Association of Pediatrics: »Eine Unterbrechung des Stillens wegen einer Hyperbilirubinämie ist nicht gerechtfertigt, während eine Supplementierung erwogen werden kann.« (AAP 1994)

Muttermilchikterus

Der **Muttermilchikterus** ist die **Spätform** des stillbedingten Neugeborenenikterus, der durch die Muttermilch und ihre Inhaltsstoffe verursacht wird. Der Höhepunkt des Bilirubinspiegels wird zwischen dem 5. und 10. Lebenstag erreicht.
0,5 bis 2 % aller Neugeborenen sind von diesem über die zweite Lebenswoche hinaus bestehenden, meist Wochen anhaltenden Ikterus betroffen. Als Ursache wird ein erhöhter Pregnandiolgehalt oder erhöhter Anteil an freien Fettsäuren mit hemmender Wirkung auf die Glukuronyltransferase ange-

Tab. 36.15 BIND-Score »Bilirubin Induced Neurologic Dysfunction in Newborns«.

Punkte pro Zeichen	1	2	3
Bewusstseinszustand	zu schläfrig, trinkt schlecht	deutlich lethargisch und/oder irritabel, trinkt kaum noch oder nicht mehr	(fast) komatös, intermittierende Apnoen, Krampfanfälle
Muskeltonus	leicht vermindert (aber persistierend)	je nach Wachheit alternierend hypoton oder hyperton	deutliche Hypertonie der Extensoren, sonst Hypotonie, Opisthotonus, Fieber
Schreien	hochfrequent	schreit schrill und häufig oder zu selten	schreit schrill und untröstlich oder gar nicht mehr
Prognose	1–3 Punkte: reversibel	4–6 Punkte: nur eventuell mit rascher Behandlung reversibel	7–9 Punkte: zumeist trotz Behandlung irreversibel

nommen. Das familiäre Wiederholungsrisiko wird mit 70 % angegeben, wenn bereits ein Geschwisterkind betroffen war.

Trotz hoher Bilirubinkonzentrationen besteht für diese Kinder keine Gefährdung; sie sind ansonsten klinisch unauffällig, munter und keineswegs trinkfaul. Die Diagnose wird unter Ausschluss anderer möglicher Ursachen nach ausreichender Abklärung gestellt. Es ist keine Indikation zum Abstillen, selbst eine Stillpause ist nur zur Erhärtung der »Diagnose Muttermilchikterus« angezeigt.

Vereinzelt erreichen voll gestillte Neugeborene ohne weiteren offensichtlichen Grund nach Tagen noch Werte von 22 bis 24 mg/dl und darüber!

Kernikterus, Bilirubinenzephalopathie

Nicht jeder hohe Bilirubinwert führt zu einem Kernikterus, denn dazu muss freies – nicht an Albumin gebundenes – Bilirubin die Blut-Liquor-Hirn-Schranke überwinden. Dies wird erleichtert durch:
- Azidose, Hypoxie, Hypo- oder Hyperthermie, Hypoglykämie, Hypoalbumiämie, Anämie, Hirnblutung, Sepsis, Krampfanfälle, parenterale Ernährung (Hyperosmolarität)
- verschiedene Medikamente mit hoher Albuminbildung (Diazepam, Ibuprofen, Sulfonamide)
- Frühgeburtlichkeit (abhängig vom Gestationsalter und begleitenden Faktoren wie Atemnotsyndrom, Geburtshämatom)

Anschließend lagert sich das freie, unkonjugierte Bilirubin in verschiedenen Hirnkernen an und wirkt toxisch (Bilirubinenzephalopathie).

Bei gesunden Kindern treten Fälle von Kernikterus ab einem Gesamtbilirubin von 25 bis 30 mg/dl auf. Andererseits kommen so hohe Bilirubinwerte auch ohne akute und chronische Kernikterussymptomatik vor. Bilirubininduzierte neurologische Dysfunktionen (BIND) sind ein Indikator für den Kernikterus (Tab. 36.15).

Beim BIND-Score werden für die Symtombereiche Bewusstseinszustand, Muskeltonus und Schreien ein bis drei Punkte vergeben, die das Risiko für bleibende, kernikterusbedingte Schäden beschreiben. Gelbe Neugeborene, die zusätzlich Symtome in einer Ausprägung von vier oder mehr Punkten entwickeln, sind notfallmäßig in die nächste Kinderklinik einzuweisen.

Morbus haemolyticus neonatorum (MHN), Rh-Erythroblastose

Bedingt durch eine Rhesus- oder Blutgruppenunverträglichkeit (Inkompatibilität) treten im mütterlichen Blut gebildete Antikörper über die Plazenta zum Kind über. Die Antikörper gegen kindliche Blutgruppenmerkmale zerstören die Erythrozyten, was zu Hämolyse, Anämie und Hyperbilirubinämie mit schwer wiegenden Folgen

Anpassungserkrankungen

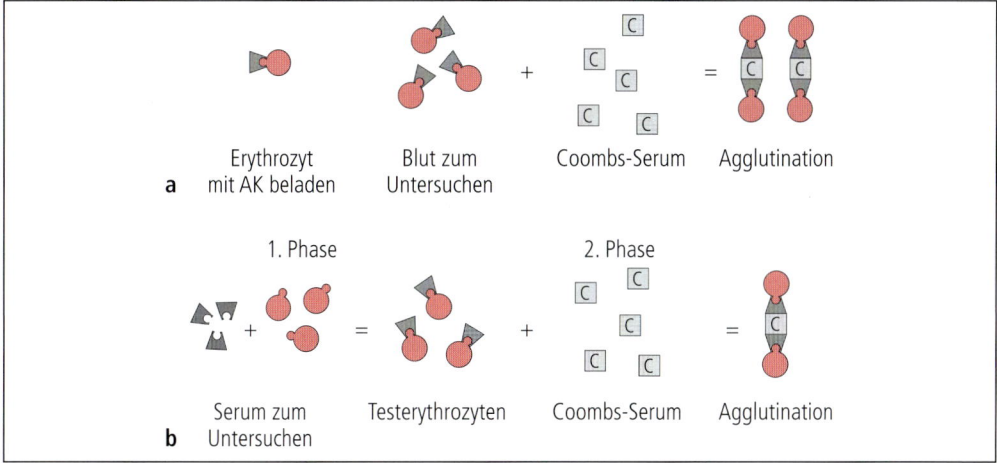

Abb. 36.22 Schematische Darstellung des direkten (a) und indirekten (b) Coombs-Tests (aus: Amato M. Manual der Neonatologie. Stuttgart, New York: Thieme 1992).
a Die Antikörper sind an die Erythrozyten gebunden. Zugabe von Coombs-Serum (= Antiglobuline) genügt zur Agglutination.
b Die Antikörper zirkulieren frei im Serum. Sie müssen für die Agglutinationsreaktion zuerst an Erythrozyten gebunden werden. Daher werden Testerythrozyten zugegeben; erst dann kann die Agglutination mit Coombs-Serum ausgelöst werden.

führt. Als Kompensation werden unreife, kernhaltige Vorstufen der Erythrozyten (Erythroblasten) gebildet.

■ **Ursachen** mütterlicher Sensibilisierung können sein:
- Übertritt fetaler Erythrozyten in den mütterlichen Kreislauf, zumeist gegen Ende der Schwangerschaft oder unter der Geburt (durch Traumata, Amniozentese, Verkehrsunfall oder ungeklärte Gründe)
- vorangegangene Transfusion heterologer Blutgruppen oder Untergruppen
- Sensibilisierung im AB0-System
- Untergruppenunverträglichkeit (Rhesus-, Duffy-, Kell-System)

■ **Erscheinungsformen** des Morbus haemolyticus neonatorum sind:
1. *Icterus gravis* (s. S. 702) und *Icterus praecox* (s. S. 702)
2. *Anaemia neonatorum*
3. *Praehydrops* (Vorform) oder *Hydrops congenitus universalis* (s. S. 706)

■ **Symptome:**
- Gelbfärbung von Haut und Skleren
- Muskelhypotonie, Apathie und Schläfrigkeit
- kaum auslösbare oder fehlende Reflexe
- Sonnenuntergangsphänomene (Blick ist stark nach unten gewendet, ein Teil der Pupille verschwindet unterm Lidrand)
- Unruhe, schrilles Schreien, Krampf(bereitschaft)
- opisthotone Körperhaltung
- Leber- und Milzschwellung (Hämoglobinabbau)
- Anämie, Ödeme, Hautblutungen
- erhöhtes Nabelschurbilirubin

■ **Diagnose:**
- direkter Coombs-Test: Nachweis inkompletter Antikörper an der Oberfläche der sensibilisierten Erythrozyten
- indirekter Coombs-Test: Nachweis inkompletter Antikörper im Serum (Abb. 36.22)

Vor der Geburt wird das Bilirubin über die Plazenta eliminiert. Postpartal ist durch die hohe Bilirubinkonzentration und möglicherweise anämiebedingte Vorschädigung das Risiko für einen Kernikterus erhöht. Die **Therapie** erfolgt durch frühe, konsequente **Phototherapie** und bei schwerem Verlauf **Austauschtransfusion**.

Hydrops fetalis

! Der *Hydrops congenitus universalis* (generalisierte Ödeme) ist ein schwer wiegendes Krankheitsbild des Fetus, Früh- und Neugeborenen. Die Inzidenz liegt bei 1:3000, die perinatale Mortalität beträgt 50–90%.

- **Ursachen** (vgl. Quasdorf 2005):
  - immunologisch: Rhesus-Erythroblastose, Alloimmun-Antikörper (Kell, Duffy etc.)
  - nicht immunologisch: Herzinsuffizienz durch angeborene Herzfehler oder Erkrankungen, Hypoproteinämie bei angeborenen Nierenerkrankungen, fetofetales-Transfusionssyndrom, Parvovirus- oder TORCH-Infektionen, chromosomale Anomalien, Hämoglobinopathien
  - mütterlich: *Diabetes mellitus*, *Lupus erythematodes*, Plazentaanomalien

- **Symptome:**
  - allgemein ausgeprägte Ödeme und Ergüsse in den Körperhöhlen (Pleura-, Perikarderguss, Aszites) und/oder Plazentaödem (>6 cm Durchmesser)
  - hochgradige hämolytische Anämie – postpartale Blässe
  - Retikulozytose, Erythroblastämie (Kompensation der Anämie)
  - Hypoproteinämie
  - Leber- und Milzschwellung
  - Hautblutungen

- **Diagnose:**
  - Ultraschall (Hautdicke des Feten >5 mm) und Echokardiologie
  - Fruchtwasserpunktion (Amniozentese) ermöglicht Bilirubinbestimmung
  - Laboruntersuchung (Blutbild) mittels Nabelschnurpunktion (Kordozentese) oder postpartal

- **Therapie:**
  - Ermittlung des Schweregrades des Hydrops mittels Sonographie
  - evtl. Digitalisierung der Mutter
  - Nabelschnurpunktion zur intrauterinen Transfusion
  - Entlastungspunktionen der Ergüsse

- **Prophylaxe:** Seit Einführung der Rhesusprophylaxe als passive Impfung mit Anti-D-Immunglobulin (s. S. 551) sind die Fälle von Rh-Erythroblastose um 90% zurückgegangen.

Erkrankungen des Verdauungstraktes

Vitamin-K-Mangel

Zur Bildung von Gerinnungsfaktoren (Prothrombin, Gerinnungsfaktoren VII, IX und X) benötigt die Leber Vitamin K, welches überwiegend von Kolibakterien im Dickdarm gebildet und über Fettresorption aufgenommen wird. Bei Neugeborenen fehlen einerseits diese Kolibakterien, andererseits ist die Fettresorption in den ersten Tagen nach der Geburt nicht ausgeglichen.
Die orale Gabe von Vitamin K bei gesunden Neugeborenen und die parenterale Verabreichung bei kranken Neu- und Frühgeborenen (speziell bei Vorliegen einer enteralen Resorptionsstörung) beugt postpartalen Blutungen (**Morbus haemorrhagicus neonatorum**, echte **Meläna**) aus dem Gastrointestinaltrakt (Blutspucken oder durch leichte Darmblutungen verursachter rötlicher Hof um Mekonium/Stuhl) und in seltenen Fällen auch schweren Hirnblutungen vor.
Zu bedenken ist, dass Vitamin K zur Gruppe der fettlöslichen Vitamine zählt, also die erste Kolostrum- oder Muttermilchaufnahme und die orale Verabreichung von Vitamin K in zeitlicher Nähe zueinander liegen sollten.
An eine **Gerinnungsstörung** ist zu denken, wenn nach ordnungsgemäßer oraler Gabe von Vitamin K der Quick-Wert unter 20 Prozent liegt. Anzeichen eines Vitamin-K-Mangels kann ein *Icterus prolongatus* sein.

Gastroösophagealer Reflux (GÖR)

Der **physiologische gastroösophageale Reflux** (Zurückfließen von Nahrung) ist ein häufiges Phänomen (»Speikinder – Gedeihkinder«). Die Problematik kommt bei Formula-ernährten Kindern häufiger vor. Nach dem 3. bis 5. Lebensmonat ist eine deutliche Verbesserung zu erwarten.
Der **pathologische gastroösophageale Reflux** führt zu Gedeihstörungen. Die Kinder sind bedingt durch die Schmerzen der Refluxösophagitis

Erkrankungen des Verdauungstraktes

(Rückfluss von Mageninhalt in die Speiseröhre führt zu Entzündung, »Sodbrennen«) unruhig. Wird das Kind
- in aufrechte Stillposition gebracht (s. S. 751) und
- nach der Nahrungsaufnahme in aufrechter Position belassen bzw. hochgelagert,

bessern sich Schreiattacken und Unruhe.
Bei weiter bestehender Symptomatik wird die Diagnose mittels pH-Metrie (Endoskopie) gestellt. Reichen Lagerung, Medikamente und Eindicken von Formulanahrung nicht aus, können operative Eingriffe überlegt werden.

Pylorusstenose

Durch eine anlagebedingt sehr kräftige (hypertrophierte) Ringmuskulatur am Magenausgang (Pylorus) entsteht eine muskuläre Enge der Übergangsstelle zwischen Magen und Zwölffingerdarm (Duodenum). Dies kann zur Pylorusstenose (»Magenpförtnerkrampf«) führen. Der Magen versucht mit seiner Muskulatur dieses Hindernis zu überwinden, sodass die Peristaltik zunimmt und sichtbare peristaltische Wellen entstehen.
Nicht galliges, schwall-, fast projektilartiges Erbrechen, das sich kontinuierlich nach jeder Mahlzeit verschlimmert, ist für diese Erkrankung charakteristisch. Elektrolytentgleisungen, Dehydratation und Gewichtsverlust machen eine operative Korrektur notwendig. Typische Zeit des Auftretens ist die 2.–6. Lebenswoche, wobei Knaben häufiger als Mädchen erkranken. Für die Ernährung gelten die gleichen Vorschläge wie für den gastroösophagealen Reflux.

Mangelnde Gewichtszunahme

Liegt die Gewichtsabnahme beim Neugeborenen bei 7 % oder mehr, sollte nach der Ursache gesucht und die Situation verbessert werden. Zumeist liegt es beim muttermilchernährten Kind am Stillmanagement:
- Mutter zu wenig über Zeichen eines erfolgreichen Milchtransfers informiert (s. S. 761)
- zu kurze und zu seltene Stillmahlzeiten (Hungerzeichen des Kindes nicht beachtet)
- zu kurze häufige (oftmals die Brust wechselnde) Stillmahlzeiten: Das Kind erhält nur die laktosereiche »Vordermilch«, ist unruhig (»Bauchweh«), die Stühle sind auch unmittelbar nach dem Absetzen grünlich verfärbt.
- wunde Mamillen: nach Ursachen forschen, beispielsweise Anlegetechnik (Lippen des Kindes eingezogen), ungenügender Wechsel der Stillposition (Unterkiefer des Kindes übt am meisten Kraft aus), Lippen- oder Zungenbändchen (s. S. 685)
- zusätzliche Gabe von Flüssigkeit (kalorisch ungenügend und die Milchbildung negativ beeinflussend)
- verstärkter Ikterus (s. S. 701)
- Störung der Milchbildung
  - Rauchen führt unter Umständen zu Hypogalaktie.
  - Plazentareste produzieren intrauterin gegensteuernde Hormone.
  - Schilddrüsenprobleme führen zu Hormonveränderungen.
  - Es werden Medikamente eingenommen, welche die Milchbildung beeinflussen.
- Erkrankung des Kindes
- fehlerhafte Zubereitung der Flaschennahrung

Gewichtsabnahmen **über 10 % müssen** in jedem Fall dem **Arzt** vorgestellt und entsprechende Maßnahmen (Diagnostik, entsprechende Therapie, gegebenenfalls Zufüttern) eingeleitet werden.
In der Betrachtung der Gewichtskurve ist besonderes Augenmerk auf das niedrigste Gewicht nach der Geburt zu lenken und die nachfolgende Gewichtsentwicklung von diesem Standpunkt aus zu beurteilen, wobei die Perzentilenkurven gestillter Kinder sich von denen Formula-ernährter Kinder unterscheiden (WHO 2006).
Allerdings sind Neugeborene mit echter Ernährungsstörung von Kindern mit langsamer Gewichtszunahme zu unterscheiden. Solange das Neugeborene langsam und stetig zunimmt, bei sonst unauffälligem Aussehen (guter Tonus, Turgor) waches und interessiertes Verhalten zeigt, häufige Stillmahlzeiten von ausreichender Dauer, gut funktionierende Stillreflexe, mindestens 6 nasse Windeln in 24 Stunden sowie gelegentliche oder häufige Stuhlentleerungen hat, ist ein Zufüttern nicht erforderlich. Kinder mit **Gedeihstörungen** sind kranke Kinder; die Symptome sind eindeutig und klar abzugrenzen: schlaffer Tonus, Zeichen von Dehydratation, müde und trinkfaule Kinder, Milchspenderreflex nicht oder nur erschwert auslösbar, Urin dunkel und konzentriert, wenig (grünliche) Stühle. In diesem Fall soll das

Kind dem Kinderarzt vorgestellt werden. Unter Stillförderung bzw. Zufütterung kommt es meist zu befriedigenden Gewichtszunahmen, andernfalls ist die Einweisung in die Kinderklinik notwendig.

Literatur

AAP American Academie of Pediatrics. Practice parameter: management of hyperbilirubinemia in the healthy term newborn. Pediatrics 1994; 99: 558–65.

Both D. Gedeihstörungen bei gestillten Säuglingen. Laktat Stillen 2004; 17: 136–41.

Bund Deutscher Hebammen (Hrsg). Das Neugeborene in der Hebammenpraxis. Stuttgart: Hippokrates 2004.

Christ-Steckhan C. Elternberatung in der Neonatologie. München, Basel: Ernst Reinhard 2005.

Cochrane pregnancy and childbirth database. www.cochrane.org.

Dirks B, Baubin M. Moderne Reanimation in Theorie und Praxis, die Leitlinien des ERC in deutschsprachiger Fassung liegen vor. In: Notfall Rettungsmed 2006; 9: 4 ff.

Dörpinghaus S, Kremer M, Mai A. Die Hebamme als Case Managerin. Dtsch Hebammen Z 2003; (10) 50–8.

Drangsal S, Klöppel U. Männlich oder weiblich? Dtsch Hebammen Z 2005; (7) 58–61.

Dürig P. Fehlbildungen: Diagnostik und Management. In: Schneider H, Husslein P, Schneider KTM (Hrsg). Die Geburtshilfe. Berlin, Heidelberg, New York: Springer 2004; 136–60.

Enkin M, Keirse M, Renfrew M, Neilson J. Effektive Betreuung während der Schwangerschaft und Geburt: Ein Handbuch für Hebammen und Geburtshelfer. Dt. Ausg. hrsg. von Groß MM, Dudenhausen JM. Wiesbaden: Ullstein Medical 1998.

ERC European Resuscitation Council Guidelines for Resuscitation 2005: Section 6. Paediatric life support, PLS. Resuscitation 2005; 67 (Suppl 1): S97–S133.

Friedrich H, Hantsche B, Henze KH, Piechotta G. Betreuung von Eltern mit belastenden Geburtserfahrungen. Band 1: Lehrbuch, Band 2: Unterrichtseinheiten. Bern, Göttingen, Toronto, Seattle: Huber (Robert Bosch Stiftung, Reihe Pflegewissenschaft) 1997.

Friedrich J (Hrsg). Erfolgreiches Stillen. 7. vollst. überarb. u. erw. Aufl. Bern: Hans Huber 2004.

Friese K, Plath C, Briese V. Frühgeburt und Frühgeborenes: eine interdisziplinäre Aufgabe. Berlin, Heidelberg, New York: Springer 2000.

Gartner LM, Herschel M. Jaundice and breastfeeding. Ped Clin North Am 2001; 48 (2): 389–99.

Hazinski MF. Nursing care of the critically ill child. 2 nd ed. St.Louis, Baltimore, Boston, Chicago, London, Philadelphia, Sydney, Toronto: Mosby Year Book 1992.

Hentschel J, Arlettaz R, Bührer C. Überlebenschancen und Langzeitprognose bei Geburt in der Grauzone der Lebensfähigkeit. Gynäkologe 2001; 34: 697–707.

Hentschel R. Praxis der Behandlung des Neugeborenen-Ikterus. Kinderkrankenschwester 2004; 32: 268–70.

Herzog-Isler C. Mit Spalte geboren. Born with cleft lip and palate, a feeding guide. VHS Luzern: Eigenproduktion 2002.

Huenges R. Angeborene Fehlbildungen. In: Scherbaum V (Hrsg). Stillen, frühkindliche Ernährung und reproduktive Gesundheit. Köln: Deutscher Ärzteverlag 2003; 234.

Huter BM. Sanfte Frühgeborenenpflege: Auswirkungen auf die Bindung und emotionale Entwicklung des Kindes: Eine Nachuntersuchung der Frühgeborenen von Dr. Marina Marcovich. Bern, Göttingen, Toronto, Seattle: Huber (Robert Bosch Stiftung, Reihe Pflegewissenschaft) 2002.

International Liaison Committee on Resuscitation. Part 7: Neonatal resuscitation. Resuscitation 2005; 67: 293–303.

Johnson L, Brown AK, Bhutani VK. BIND – a clinical score for bilirubin induced neurologic dysfunction in newborns. Pediatrics 1999; 104: 746–7.

Johnson R, Taylor W. Lehrbuch Hebammenfertigkeiten. Dt. Ausg. hrsg. v. Cignacco E. Bern: Hans Huber 2004.

Jonas M. Behinderte Kinder – behinderte Mütter? Die Unzumutbarkeit einer sozial arrangierten Abhängigkeit. Frankfurt am Main: Fischer Taschenbuch Verlag 1990.

Kaiser G. Leitsymptome in der Kinderchirurgie. Bern: Hans Huber, Hogrefe AG 2005.

Köster H, Das Fach Neugeborenen- und Säuglingspflege in der Hebammenausbildung. Hebamme 2001; 14: 106–11.

Nicolai T. Pädiatrische Notfall- und Intensivmedizin, ein praktischer Leitfaden. 2. Aufl. Berlin, Heidelberg, New York: Springer 2004.

Obladen M. Neugeborenen-Intensivpflege: Grundlagen und Richtlinien. 6. Aufl. Berlin, Heidelberg: Springer 2002.

Österreichisches Bundesinstitut für Gesundheitswesen – ÖBIG (Hrsg). Curriculum Hebammen. Wien: ÖBIG 1996.

Paulus WE. Embryologie und Teratologie. In: Schneider H, Husslein P, Schneider KTM (Hrsg). Die Geburtshilfe. Berlin, Heidelberg, New York: Springer 2004; 61–78.

Quasdorf K. Pflege von Neugeborenen mit Hydrops fetalis. Kinderkrankenschwester 2005; 24: 203–10.

Queißer-Luft A, Stolz G. Kleine morphogenetische Fehler – kleine Befunde mit großer Bedeutung? Kinderkrankenschwester 2003; 22: 163–5.

Reckert T. Ikterus leicht oder signifikant. Dtsch Hebammen Z 2003; (8) 15–8.

Royal College of Midwives RCM. Successful breastfeeding. Dt. Ausg. hrsg v. Friedrich J. Erfolgreiches Stillen. Bern: Verlag Hans Huber 2004.

Rüb D. Ösophagusatresie. Österr Hebammenzeitung 2004; 10: 16–7.

Schanzenbächer P. Angeborene Herzfehler werden mit Schirmchen kuriert. Kinderkrankenschwester 2005. 24: 237–9.

Scherbaum V, Perl FM, Kretschmer U. Stillen, frühkindliche Ernährung und reproduktive Gesundheit. Köln: Deutscher Ärzte-Verlag 2003.

Schmaltz AA. Rettende Eingriffe: interventionelle Kinderkardiologie. Kinderkrankenschwester 2003; 22: 515–8.

Schneider P, Möckel A, Hambsch J, Häusler HJ, Vogtmann C. Wie erkennt man Herzerkrankungen im Neugeborenenalter? Hebamme 2000; 13: 222–6.

Seehafer P. Frühgeboren – und dann? Kinderkrankenschwester 2003; 22: 111–5.

Simon C. Pädiatrie. 7. Aufl. Stuttgart, New York: Schattauer 1995.

Singer D. Was wird einmal aus ihnen? Die Langzeitprognose sehr kleiner Frühgeborener. Kinderkrankenschwester 2005; 24: 186–92.

Sparshot M, Früh- und Neugeborene pflegen. Bern, Göttingen, Toronto, Seattle: Huber 2000.

Tappert F, Schär W. Erste Hilfe kompakt. Bern: Hans Huber, Hogrefe AG 2006.

WHO (Hrsg). Management of the sick newborn. Report of a Technical Working Group. Geneva: World Health Organisation, Family and Reproductive Health 1996.

WHO. Wachstumskurven. 2006.
http://www.who.int/nutrition/media_page/en, http://www.who.int/childgrowth/standards/en

Wilke M, Caliebe J, Baden W, Hofbeck M. Angeborene Herzfehler. Dtsch Hebammen Z 2003; (8) 11–4.

Wüsthof A, Böhning V. Früh geboren. Leben zwischen Hoffnung und Technik. München: Elsevier 2005.

Zimmermann A. Versorgung des Neugeborenen. In: Schneider H, Husslein P, Schneider KTM (Hrsg). Die Geburtshilfe. Berlin, Heidelberg, New York: Springer 2004; 915–36.

Zimmermann R. Screening auf Fehlbildungen und Chromosomenstörung. In: Schneider H, Husslein P, Schneider KTM (Hrsg). Die Geburtshilfe. Berlin, Heidelberg, New York: Springer 2004; 117–33.

VI Stillen und Ernährung des Neugeborenen

37 Laktation und Stillen

Margit Lutz

Die Muttermilch ist die ursprüngliche und artgerechte Ernährung des neugeborenen Kindes und Säuglings, das Stillen der dazugehörige natürliche Vorgang. In unserer Gesellschaft ist diese Ernährungsweise keine Selbstverständlichkeit mehr. Stillen wird oftmals als »alternative« Verhaltensweise verstanden. Es besteht die Annahme, sich ohne Vorbehalte zwischen Stillen und Flaschenernährung, Muttermilch und Muttermilchersatzprodukten entscheiden zu können.

! Weltgesundheitsorganisation, Ernährungskommission der Deutschen Gesellschaft für Kinderheilkunde und Nationale Stillkommission empfehlen allen Frauen, ihre Kinder zu stillen.

Der Hebamme kommt hierbei folgende Aufgabe zu:
- die Frauen (Eltern) noch während der Schwangerschaft über die Bedeutung der Muttermilch und des Stillens sowie die dabei eventuell auftretenden Krisenzeiten zu informieren,
- ihnen bei der individuellen Entscheidungsfindung mittels objektiver Aufklärung ohne ideologische Verkrampftheit zu helfen und
- sie während der Stillzeit mit Rat und Tat zu unterstützen.

Die ernährungsphysiologische und immunologische Sicht

Wissenschaftliche Untersuchungen zeigen, dass die Muttermilch hinsichtlich der **Nährstoffzusammensetzung**, der **Resorbierbarkeit** und der **Schonung** der noch unreifen kindlichen **Stoffwechselorgane** und vor allem hinsichtlich der **immunologischen Wirkung** hochspezifisch auf die Bedürfnisse des menschlichen Neugeborenen zugeschnitten ist (Abb. 37.1).

So ist die Milch von Müttern, die vorzeitig entbinden (**PRETERM-Milch**), um bis zu 30 % eiweißreicher, enthält 2- bis 3-mal mehr mittelkettige Fettsäuren und größere Mengen an Natrium, Chlorid, Magnesium, Zink und Eisen als die Milch von Müttern, die termingerecht entbinden (**TERM-Milch**). Die erhöhten Konzentrationen der Preterm-Milch bleiben in den ersten Stillwochen bestehen.

Im **Verlauf der Laktationsphase** verändern sich die Nährstoffzusammensetzung sowie der Gehalt an Abwehrstoffen. Das **Kolostrum** (Vormilch) ist die Milch, die dem Neugeborenen nach der Geburt zur Verfügung steht. Es ist besonders eiweiß- und mineralstoffreich, aber relativ fett- und kohlenhydratarm. Das macht die so genannte Vormilch kalorienarm und leicht verdaulich. Sie sichert

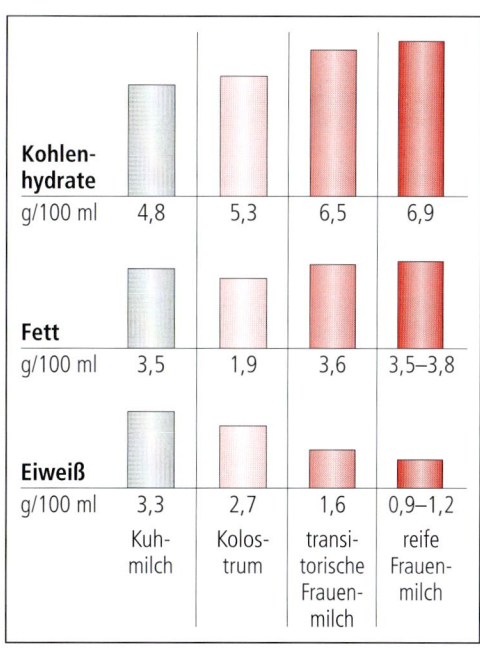

Abb. 37.1 Nährstoffgehalt der Frauenmilch im Verlauf der Laktationsphase.

dem Neugeborenen trotz geringer Mengen von 10 bis 100 ml/Tag die erforderliche Proteinzufuhr und die wichtigen Abwehrstoffe gegen Krankheiten.

In der **transitorischen Frauenmilch** (Übergangsmilch), die 30 bis 40 Stunden nach der Geburt für etwa 14 Tage abgesondert wird, nehmen Protein- und Mineralstoffgehalt ab, Fett- und Kohlenhydratgehalt aber zu.

Spätestens 14 Tage nach der Geburt des Kindes wird die **reife Frauenmilch** sezerniert. Diese hat einen Proteingehalt von 0,8 bis 1,2 %, einen Fettgehalt von 3,5 bis 5 %, einen Milchzuckergehalt von 6,9 bis 7,0 % und einen Mineralstoffgehalt von etwa 0,2 %. Der Nährwert beträgt 250 bis 320 kJ/100 ml oder 59 bis 76 kcal/100 ml. Zum **Zeitpunkt des Krabbelalters**, etwa zeitgleich mit der Einführung der Beikost, ähnelt die Milch in ihrem Gehalt an immunologischen Faktoren der des Kolostrums. Somit wird das Kind, das in seiner oralen Erkundungsphase langsam von der Milch seiner Mutter entwöhnt wird, ebenso geschützt wie die Brust in ihrer Rückbildungsphase. Die Brust neigt in der Abstillphase zur Stauungsmastitis, die immunologischen Faktoren schützen die Brust vor einer Infektion. IgA, IgG und IgM steigen in ihrer Konzentration zwischen dem 6. und 15. Lebensmonat des Kindes langsam an, ab dem 15. bis 24. Lebensmonat ist ein steiler Anstieg der Immunglobuline zu verzeichnen. Der Lysozymgehalt zeigt zwischen dem 6. und 15. Lebensmonat des Kindes einen steilen Anstieg. Diese Veränderungen der Abwehrstoffe in der Muttermilch während der Laktationsphase begründen neben den psychologischen Aspekten die empfohlene Stilldauer der Innocenti-Deklaration: 4 bis 6 Monate ausschließliches Stillen, danach geeignete Beikost anbieten, und zusätzlich bis zum Alter von zwei Jahren und länger weiterstillen.

Im **Verlauf eines Stilltages** verändern sich der Fettgehalt sowie der Gehalt an Spurenelementen, Vitaminen und Enzymen. Normalerweise sind die Konzentrationen am späten Vormittag und am frühen Nachmittag am höchsten.

Während einer **Brustmahlzeit** wird dem Kind quasi ein »3-Gänge-Menü« angeboten: Vordermilch, Hauptmilch und gemischte Milch. Das Kind erhält zunächst die wässrige, fettarme und durstlöschende **Vordermilch**. Nach Auslösung des Milchflussreflexes, etwa 3 bis 5 Minuten nach dem Anlegen, wird sie von der so genannten **Hinter- oder Hauptmilch** abgelöst. Diese ist reichhaltiger an Fett und Kalorien und stellt die »Hauptmahlzeit« dar. Wird das Kind bei derselben Mahlzeit auch an der zweiten Brust angelegt, trinkt es dort die so genannte **gemischte Milch**, den »Nachtisch«. Die zwischen den Mahlzeiten in den großen Milchgängen und den *Sinus lactiferi* angesammelte kalorienarme Vordermilch ist mit der reichhaltigen Hintermilch vermischt.

Das Kind kann somit bei jeder Brustmahlzeit durch Saugdauer und -intensität die aufgenommene Kalorienmenge und den Sättigungsgrad selbst bestimmen.

Nährstoffzusammensetzung im Vergleich zur Kuhmilch

Die **Kuhmilch** ist im unveränderten Zustand für den neugeborenen Menschen unverträglich. Sie muss, um als Säuglingsnahrung Verwendung zu finden, erheblich angepasst (adaptiert) werden. Aus dem »Rohprodukt« Kuhmilch werden heute hochwertige Muttermilchersatzprodukte hergestellt. Biochemische Analysen der Frauenmilch (FM) zeigen aber, dass eine Volladaptation der Kuhmilch-Nahrungen an sie nicht möglich ist. Aus Tabelle 37.1 geht die unterschiedliche Zusammensetzung von Kuhmilch und Frauenmilch in ihren verschiedenen Phasen hervor.

Die Hauptkalorienträger: Eiweiß, Fett, Kohlenhydrate

Eiweiß

Das **Eiweißangebot** in der Muttermilch ist mit durchschnittlich 1,2 g/100 ml niedrig. Mit dieser geringen Proteinmenge gedeiht der Säugling optimal. Die Aminosäuren werden vom Körper des Kindes fast vollständig aufgenommen; es fallen wenig Eiweißabbauprodukte an. Die so genannte **renale Molenlast**, d.h. das Angebot an auszuscheidenden Substanzen an die Niere, ist bei keiner Nahrung so niedrig wie bei der Muttermilch. Die noch in funktioneller Ausreifung befindlichen Organe werden auf diese Weise beim Brustkind geschont. Besondere Bedeutung erhält diese Schonung dann, wenn durch Krankheit zusätzliche Wasserverluste auftreten. Die Stoffwechselorgane »entgleisen« weniger schnell.

Die **Proteine** in der Frauenmilch bestehen hauptsächlich aus **Kasein** (knapp 35 %) und **Alpha-Laktalbumin** (knapp 65 %). Der hohe Molken-

Die ernährungsphysiologische und immunologische Sicht

Tab. 37.1 Vergleich der Zusammensetzung von Frauenmilch (im Durchschnitt pro 100 ml) und Kuhmilch (3,5 % Fett pro 100 ml). Die deutlichen Unterscheidungen zeigen, dass Kuhmilch für den Einsatz in der Säuglingsernährung erhebliche Veränderungen erfahren muss.

	Reife Frauenmilch	Kuhmilch
Hauptenergieträger		
Energie (kcal/kJ)	67/280	66/276
Protein (g)	1,2	3,3
Fett (g)	3,8	3,5
Linolsäure (g)	0,41	0,06
Kohlenhydrate (g)	6,9	4,8
Spurenelemente, Mineralstoffe und Vitamine		
Natrium (mg)	13	45
Kalium (mg)	47	141
Calcium (mg)	29	120
Magnesium (mg)	3,2	12
Eisen (µg)	58	59
Jod (µg)	5,1	2,7
Zink (µg)	134	358
Vitamin A (µg)	69	28
Vitamin D (µg)	0,07	0,09
Vitamin K (µg)	0,48	0,319
Vitamin B_6 (µg)	14	36
Vitamin B_{12} (µg)	50	410
Vitamin C (mg)	6,5	1,7

teil (Alpha-Laktalbumin) sorgt für einen weichen Magenbrei, dies verkürzt die Entleerungszeit des Magens und erleichtert die Verdauung von Muttermilch. Bei der Kuhmilch beträgt das Kasein-Beta-Laktalbumin-Verhältnis 80 zu 20. Das Laktalbumin (Molke) ist ein feinmolekulares Eiweiß. Das Kasein dagegen ist ein grobflockiges, leicht gerinnendes Eiweiß. Es ist schwerer verdaulich und wird bei der Ernährung mit Muttermilchersatzprodukten trotz der Anhebung des Kasein-Laktalbumin-Verhältnisses auf 40 zu 60 % für die Entstehung von Blähungskoliken verantwortlich gemacht. Im Gegensatz zu dem **arteigenen Alpha-Laktalbumin** in der Frauenmilch handelt es sich bei den Kuhmilchproteinen der Ersatznahrung um das für den menschlichen Säugling **artfremde Beta-Laktalbumin**. Dieses entfaltet innerhalb der Kuhmilchproteine die höchste allergene Wirkung.

Die Frauenmilch enthält Immunglobuline, Laktoferrin und Lysozym. Diese Proteine werden als imprägnierende Substanzen bezeichnet, da sie den Säugling in erheblichem Maße vor dem Eindringen von Krankheitserregern schützen.

Das **Laktoferrin** ist während der gesamten Stillzeit in der Muttermilch verfügbar. Es kommt in der Kuhmilch kaum vor und wird durch Erhitzen zerstört. Laktoferrin bindet Eisen und entzieht es damit den Darmbakterien, die es für ihr Wachstum brauchen. Damit kommt ihm eine starke **bakteriostatische Wirkung** – besonders auf Staphylokokken und *Escherichia coli* – zu. Eine **fungistatische Wirkung** auf *Candida albicans* konnte ebenfalls nachgewiesen werden.

Die **Immunglobuline** IgM, IgG, IgE, IgD und IgA sind in der Proteinfraktion enthalten. Dem IgA kommt eine besondere Bedeutung zu. Das sekretorische IgA passiert ungespalten den kindlichen Magen und entfaltet seine Wirkung im Darm. Es überzieht die Schleimhautoberfläche mit einem Schutzfilm, in etwa vergleichbar mit einem Sprühverband, wodurch ein Eindringen von Mikroorganismen in den kindlichen Organismus erschwert wird. Das IgA ist auch in der Lage, von Mikroorganismen produzierte Giftstoffe zu neutralisieren und die Heftigkeit krank machender Eigenschaften von Mikroben zu reduzieren.

Die **Makrophagen** (»Fresszellen«) halten gemeinsam mit dem IgA **nutritive Antigene** (Nahrungsmittelallergene) von der Darmwand fern und eliminieren sie. Dies ist von besonderer Bedeutung für Säuglinge aus allergiebelasteten Familien.

Das **Lysozym** wirkt **bakteriostatisch** gegen Enterobakterien (gramnegativ) und grampositive Bakterien. Untersuchungen zeigen, dass sich Lysozym reichlich im Stuhl von brusternährten Kindern, jedoch nicht in dem von Flaschenkindern findet.

Die **Komplementfaktoren C3 und C4** sind ebenfalls in den Muttermilchproteinen enthalten. Sie sind bekannt für ihre Fähigkeit, Antikörper und Bakterium miteinander zu verbinden.

Tab. 37.2 Verteilung der löslichen Abwehrstoffe in Kolostrum und Muttermilch.

Löslicher Abwehrstoff	Gehalt in mg/d		
	in den ersten Tagen nach der Geburt	1. bis 4. Woche nach der Geburt	nach der 4. Woche
IgG	50	25	10
IgA	5000	1000	1000
IgM	70	30–15	10
Lysozym	50	60	**100**
Laktoferrin	1500	**2000**	1200

Die Konzentrationen der genannten Bestandteile sind im Kolostrum sehr hoch, nehmen jedoch in der reifen Milch ab, um in der Rückbildungsphase (mit Beginn des physiologischen Abstillens) wieder anzusteigen (Tab. 37.2). Da aber die geringeren Konzentrationen der reifen Muttermilch durch eine hohe Menge an Milch ausgeglichen werden, bleibt die tägliche Zufuhr der Bestandteile für das Kind über die gesamte Laktationszeit mehr oder weniger konstant. Schätzungsweise erhält ein voll gestillter Säugling (volles Stillen heißt: der Säugling erhält außer Muttermilch keine andere feste oder flüssige Nahrung) 0,5 g sekretorisches IgA pro kg Körpergewicht pro Tag.

Fett

Die **Fette** sind mit einem Anteil von 30 bis 55 % am Gesamtnährwert die **wesentlichen Energiespender** für das Kind. Die Konzentration an Fett schwankt zwischen 3,5 und 4,6 g pro 100 ml Frauenmilch. Mit etwa 3,8 g/100 ml Fettgehalt ist die Kuhmilch der Frauenmilch zwar quantitativ ähnlich, nicht aber qualitativ.

Die **menschliche Milch** ist charakterisiert durch ihren hohen Gehalt an leicht resorbierbaren ungesättigten Fettsäuren sowie deren Folgeprodukten, den **langkettigen, mehrfach ungesättigten Fettsäuren** (LCP = long chain polyunsatured fatty acid). Diese letztgenannten Fettsäuren sind wichtige Vorstufen der E-Prostaglandine (PGE), von denen insbesondere das PGE_1 für die regelrechte Reifung der Immunzellen im Thymus erforderlich ist (Abb. 37.2).

Diese Bedeutung der **Linolsäure-Stoffwechselprodukte** für die Prostaglandinsynthese und die regelrechte Entwicklung des Immunsystems könnte erklären, warum die Muttermilchernährung einen Schutz gegen die Manifestation atopischer Erkrankungen darstellt. Die allergieprotektive Wirkung der essenziellen Fettsäuren ist von besonderer Wichtigkeit bei Neurodermitikern.

Die Frauenmilch besitzt einen 5- bis 7-mal höheren Linolsäureanteil als die Kuhmilch (vgl.

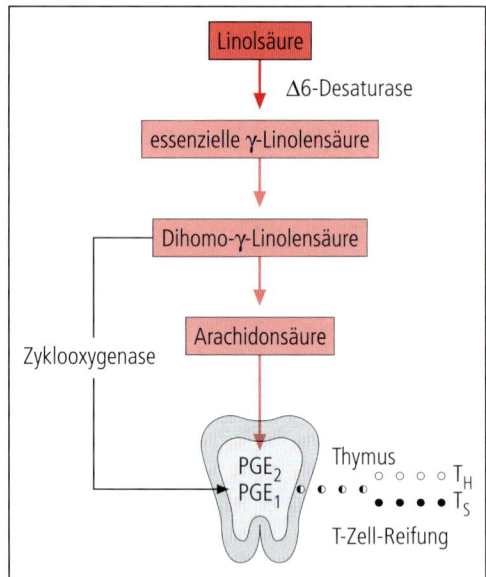

Abb. 37.2 Umwandlung der Linolsäure in ihre Stoffwechselprodukte und deren Funktion. Die Helfer-T-Lymphozyten (T_H) und Suppressor-T-Lymphozyten (T_S) reifen im Thymus heran, wozu die Anwesenheit von essenziellen Fettsäuren und E-Prostaglandinen (PGE) erforderlich ist (nach einer Vorlage von Dr. med. B. Mellnik, Hautarzt und Allergologe, Gütersloh, und der Arbeitsgemeinschaft Allergiekrankes Kind in Herborn).

Abb. 37.3 Die Zufuhr der langkettigen, essenziellen Fettsäuren durch die Frauenmilch. Die von der stillenden Mutter mit der Nahrung aufgenommene essenzielle Linolsäure (LS) wird zur Gamma-Linolensäure (GLS), Dihomogamma-Linolensäure (DGLS) und Arachidonsäure (AS) verstoffwechselt und dem Säugling in beträchtlichen Mengen direkt mit der Muttermilch angeboten (nach einer Vorlage von Dr. med. B. Mellnik, Hautarzt und Allergologe, Gütersloh, und der Arbeitsgemeinschaft Allergiekrankes Kind in Herborn).

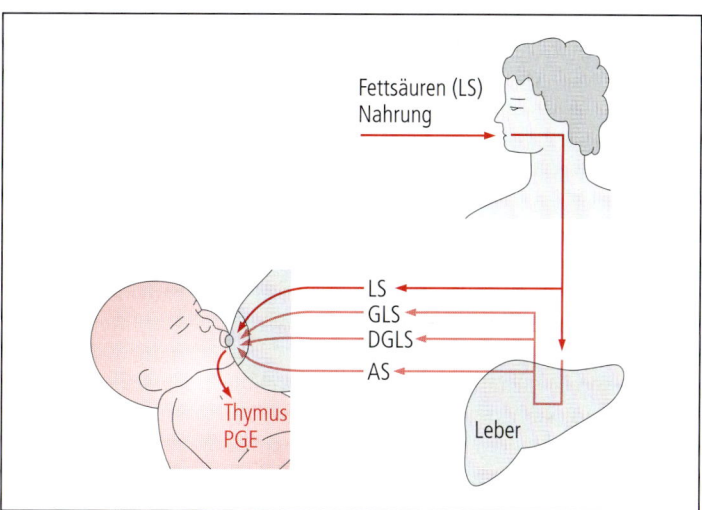

Tab. 37.1) Die essenzielle Linolsäure und ihre Stoffwechselprodukte (Abb. 37.3) fördern das Wachstum, schützen vor Hautentzündungen und spielen bei der Aktivierung der Immunabwehr des Säuglings eine wesentliche Rolle. Nicht zuletzt deshalb ist Muttermilch das günstigste Nahrungsmittel für das atopische beziehungsweise atopie- und neurodermitisgefährdete Kind.

Darüber hinaus haben die Triglyzeride in der Frauenmilch eine besondere Struktur. Dies erklärt die günstigere Resorption des Milchfettes der Frauenmilch (90%) gegenüber jenen der Kuhmilch (70%).

Kohlenhydrate

Frauenmilch und Kuhmilch enthalten als wesentliches **Kohlenhydrat** Milchzucker. Dieser liegt in beiden Fällen als ein 40:60-Gemisch von Alpha-Laktose und Beta-Laktose vor. In der Kohlenhydratfraktion der Muttermilch findet sich aber im Vergleich zur Kuhmilch ein hoher Anteil an Oligosacchariden (ca. 20% in der Muttermilch und etwa 5% bei der Kuhmilch). 130 verschiedene Oligosaccharide sind bisher in der Muttermilch bekannt. Ihnen werden funktionelle und metabolische Wirkungen zugeschrieben. Gesichert scheint, dass sie als unspezifische Hemmfaktoren gegen Grippeviren dienen und wachstumsstimulierend auf das *Bifidobacterium bifidum* wirken. Somit sind sie verantwortlich für die Bildung der charakteristischen milchsauren Darmflora. Dieser so genannte **Bifidusfaktor**, der eine Ansiedlung von Kolibakterien, Streptokokken und anderen Krankheitserregern verhindert, fehlt bei der Kuhmilchernährung. Unterstützt wird die Entwicklung des typisch sauren und kolifeindlichen Milieus durch die Laktose der Frauenmilch, die offensichtlich langsamer gespalten wird als die Laktose der Kuhmilch. Kleine Mengen ungespaltener Beta-Laktose gelangen beim gestillten Kind in den Dickdarm, lösen dort Gärungsprozesse aus und säuern den Stuhl an. Diese Besonderheit des Milchzuckers wird auch als Grund dafür angenommen, dass gestillte Kinder flachere **Glukose- und Insulinkurven** aufweisen als Flaschenkinder.

Mineralstoffe, Spurenelemente und Vitamine

Sie sind speziell auf die Verwertungsmöglichkeiten des kindlichen Organismus zugeschnitten. Die Tabelle 37.1 verdeutlicht die Unterschiede in der Zusammensetzung von Kuhmilch und Muttermilch. Der Gehalt der Frauenmilch an **Mineralstoffen** ist verglichen mit der normalen Kuhmilch etwa ein Drittel niedriger und weist – wie auch der Fettgehalt – Tagesschwankungen auf. Mangelzustände werden bei Brustkindern dennoch kaum beobachtet. Anämien, bedingt durch **Eisenmangel**, sind selten, ebenso **neonatale Hypokalzämien** (eventuell mit Krämpfen und Tetanien verbunden). Die als **Zinkmangel-Erkrankung** erkannte *Acrodermatitis enteropathica* kommt gar nicht vor. Für das Mineral Zink gibt es einen spezifischen, die Resorption fördernden Faktor in der Frauenmilch, der in der Kuhmilch fehlt. Für die Resorption von Eisen wird ebenfalls ein solcher spezifischer Faktor angenommen.

In der Frauenmilch werden die für das Gedeihen des Kindes notwendigen **Vitamine** fast immer in ausreichender Konzentration angeboten. Da der Gehalt an fettlöslichen Vitaminen analog der Fettkonzentration und -zusammensetzung durch die Ernährung der Mutter beeinflusst wird, kann die Menge der Vitamine sehr unterschiedlich sein. Die Frau sollte deshalb während der Stillzeit in ihrer Ernährung Obst, Gemüse und hochwertige Pflanzenfette berücksichtigen.

Der **Vitamin-D-Gehalt** der Frauenmilch reicht in der Regel aus, um eine Rachitis bei voll gestillten Kindern zu verhindern. Die Ernährungskommission der Deutschen Gesellschaft für Kinderheilkunde empfiehlt für unsere Breiten (= geringe Sonnenbestrahlung, Luftverschmutzung) dennoch, Vitamin D bei Brustkindern in der halben Dosierung zuzuführen wie bei Flaschenkindern.

Voll gestillte Neugeborene zeigen eine erhöhte Gefahr des **Vitamin-K-Mangels** mit dem Risiko lebensbedrohlicher Blutungen, sofern sie kein oder nur unzureichende Mengen von Kolostrum oder Hintermilch erhalten. Die Ernährungskommission für Kinderheilkunde empfiehlt generell eine dreimalige Gabe von Vitamin K (s. Kap. 34).

Wachstumsfaktoren

Der Aminosäure **Taurin** werden wachstumsfördernde Eigenschaften zugeschrieben. Im Tierexperiment kam es beim Fehlen dieser essenziellen Aminosäure zu Schädigungen der Netzhaut. Bei Affen mit Taurinmangel wurde eine Verzögerung des Wachstums nachgewiesen. Bei Kindern mit zu niedrigen Plasmakonzentrationen an Taurin konnte ebenfalls eine Schädigung der Retina nachgewiesen werden. Taurin spielt vermutlich eine wichtige Rolle als Schutzfaktor für Netzhaut oder Zellmembranen, als Wachstumsfaktor für Gehirngewebe und als Neuromodulator.

Taurin wird in niedrigen Konzentrationen der industriell hergestellten Säuglingsmilchnahrung zugesetzt. Nachweislich haben mit Ersatzmilch ernährte Kinder trotz dieser Zufuhr bei weitem niedrigere Plasmakonzentrationen an Taurin.

Schutzfaktoren

Zahlreiche Studien sehen bei gestillten Kindern gesundheitliche Vorteile gegenüber nicht gestillten Kindern. Bei der Aussage »Gestillte Kinder werden seltener krank« herrscht Einigkeit bezüglich der Drittweltländer. Bei den Ländern mit hohem sozioökonomischem Standard wird die Frage, ob die Muttermilchernährung das Risiko für Erkrankungen erheblich reduziert, kontrovers diskutiert. Alle Untersuchungen stimmen aber darin überein, dass die **immunologischen Schutzfaktoren** der Frauenmilch nicht industriell herstellbar sind.

Das Immunsystem des neugeborenen Kindes benötigt nach der Geburt einige Monate Reifung, bis es sich adäquat mit fremden Keimen auseinander setzen kann. Nach dem wohl organisierten Schutz des Feten im Mutterleib kann dieser Zeitraum durch die passive Immunisierung mittels der Immunglobuline der Muttermilch überbrückt werden.

Die Immunfaktoren bieten Schutz gegen fast alle Infektionen aus der mütterlichen Umgebung. Besonderen Schutz erhalten muttermilchernährte Säuglinge gegen Infektionen des Magen-Darm-Traktes und der Atemwege.

Zusätzlich ist die Muttermilch – vor allem das Kolostrum – reich an **Leukozyten**. 90% dieser Leukozyten sind **Makrophagen**. Sie besitzen die Fähigkeit zur Phagozytose von Mikroorganismen (Bakterien, Pilze) und die Möglichkeit zur Produktion von Komplement (C3, C4), Lysozym und Laktoferrin. Außerdem sind sie in der Lage, die T-Lymphozyten zur stärkeren Aktivität anzuregen. Die restlichen 10% der Leukozyten sind die T- und B-Lymphozyten. Letztere produzieren IgA und antivirales Interferon und übertragen die mütterlichen Abwehrstoffe gegen Krankheitskeime, welche die Mutter im Laufe ihres Lebens gebildet hat, auf das Kind (**broncho-entero-mammäres System**).

Die **Weitergabe von Antikörpern** (AK) gegen bestimmte Erreger durch die Frauenmilch an das Kind ist unterschiedlich:
- Einen **guten Schutz** findet man bei Diphtherie, Tetanus, Salmonella-H, Staphylokokken, Röteln, Mumps, Polio und Masern.
- Eine **weniger gute AK-Weitergabe** besteht bei Pertussis, Shigellose, *Haemophilus*.
- **Keine AK-Weitergabe** ist festzustellen bei Lues, *Escherichia coli* und einzelnen Salmonellosen und Shigellosen.
- Bei Streptokokken wird je nach Literatur ein geringer bis guter AK-Übertritt angegeben.

Die sozialpsychologische Sicht

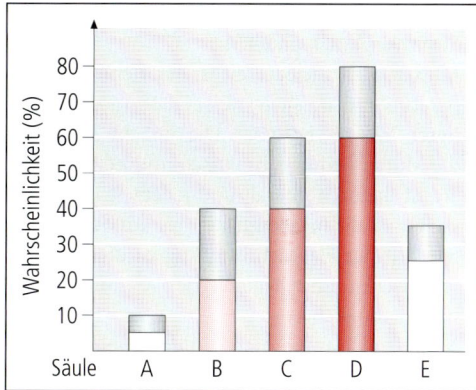

Abb. 37.4 Vorhersage des Allergierisikos bei der Erstellung der Familienanamnese. Die weißen Säulen zeigen die geringste prozentuale Wahrscheinlichkeit, die roten Säulen die höchste prozentuale Wahrscheinlichkeit für den Säugling an, eine atopische Erkrankung zu entwickeln oder vererbt zu bekommen. (A) kein Risiko in der familiären Vorgeschichte, (B) ein Elternteil allergisch, (C) beide Eltern allergisch, (D) beide Eltern an der identischen Allergie erkrankt, (E) ein Geschwisterkind allergisch.

> Zur **Allergieprophylaxe** wird empfohlen, alle Kinder mit positiver Familienanamnese von Anfang an mindestens **6–8 Monate lang voll zu stillen** und vor allem auch in den ersten Lebenstagen kein Fremdeiweiß (adaptierte Ersatzmilchprodukte) zuzuführen.

Das Risiko, dass Kinder aus allergiebelasteten Familien die Veranlagung erben, ist sehr hoch (Abb. 37.4). Aus diesem Grund ist dem Allergieschutz durch Stillen die höchste Aufmerksamkeit zu schenken. Die Erhebung einer umfassenden Familien-Allergieanamnese mit anschließender Beratung ist bereits in der Schwangerschaft erforderlich.

Die sozialpsychologische Sicht

Das Stillen ist gekennzeichnet durch den intimen körperlichen Kontakt zwischen Mutter und Kind. Die dabei entstehenden Interaktionsmöglichkeiten gehen weit über die Nahrungsgabe hinaus. Sie spielen beim **Aufbau des kindlichen Urvertrauens** eine große Rolle und fördern das Entstehen und Wachsen der Mutter-Kind-Beziehung. In den ersten Stunden und Tagen nach der Geburt gibt es eine besondere Stimmung und Sensibilität der Mutter, vielleicht sogar des Vaters, für das Erleben ihres Kindes.

Bei der Befriedigung des Wunsches nach Nähe und Kontakt kommt neben dem **Blickkontakt** dem frühen **Hautkontakt** höchste Bedeutung zu. Dem Kind kann, noch bevor die Funktionen der anderen Sinnesorgane differenziert ausgebildet sind, über die Haut Liebe und Geborgenheit vermittelt werden. Der frühe Hautkontakt fördert die spontane Beziehung der Mutter zum Kind und ihre Pflegebereitschaft. So ist zu beobachten, dass selbst Frauen, die sich in der Schwangerschaft gegen das Stillen entschieden haben, nach intensivem Blick- und Hautkontakt das Bedürfnis haben, das Kind an die Brust zu nehmen. Der ununterbrochene Hautkontakt während der ersten Lebensstunden fördert auch das effektive kindliche Suchen und Saugen an der Brust. Stillprobleme treten seltener auf (Righard u. Alade 1992).

Bevor der Säugling seine persönliche Bindung zur Mutter aufgebaut hat, vermittelt ihm das **Saugen** beruhigende Signale, die ihm Geborgenheit anzeigen. Der **Lippenkontakt** scheint hierbei eine besondere Wirkung zu haben. Das »Erfassenkönnen« der Brustwarze mit den Lippen signalisiert dem Kind die Anwesenheit der Mutter und hat eine angststillende, beruhigende Wirkung. Die »Berührungsbehaglichkeit« beim Stillen scheint darüber hinaus eine große Bedeutung für die Entwicklung von Zuneigung und die Sozialentwicklung zu haben.

Der **Saugdrang** ist ein eigenständiger Antrieb, der unabhängig von der Nahrungsaufnahme gestillt werden muss. Das Bedürfnis des Kindes, möglichst bald nach der Geburt an die Brustwarze zu gelangen und diesen Saugdrang zu befriedigen, zeigt sich in seinen instinktiven »Rooting-Reaktionen« schon wenige Minuten *post partum*. Der Such- und Saugreflex des neugeborenen Menschen ist innerhalb der ersten 45 Lebensminuten auf seinem ersten Höhepunkt.

Neben der oralen Kontaktaufnahme kommt es beim Stillen zu der schon beschriebenen visuellen Kontaktaufnahme. Der Anblick des mütterlichen Gesichtes wird mit der positiven Erfahrung assoziiert und vermittelt Sicherheit. Das Kind lernt an der Brust seine nähere Umwelt kennen und gelangt über das kutane Erlebnis zu einer Objektbeziehung.

Dieser Signalaustausch zwischen Mutter und Kind hat entscheidenden Einfluss auf die Laktationsphysiologie. Die angeborenen Verhaltensmuster – Belecken und Einsaugen der Brustwarze – lösen bei der Mutter über einen Reflexbogen die Ausschüttung des für die Milchbildung verantwortlichen Hormons Prolaktin und des für die Milchausscheidung zuständigen Hormons Oxytocin aus. Des Weiteren besteht die Annahme, dass nicht nur das Saugen, sondern auch der Haut- und Blickkontakt sowie das Riechen und Hören des Kindes die Anbahnung und Aufrechterhaltung der Laktation positiv beeinflussen.

Außerdem wird dem hohen Niveau der beiden Stillhormone sowie der wiederholten Aktivierung des Opioidsystems (Verdoppelung des Endorphinspiegels) während der Stillphase ein positiver Einfluss auf das mütterliche Verhalten zugeschrieben.

Stillen allein bietet jedoch noch keine Garantie für eine gute Mutter-Kind-Beziehung und eine gute kindliche Entwicklung. Ein Kind, das von seiner – wahrscheinlich zum Stillen überredeten – Mutter nur widerwillig und aus einem Pflichtgefühl heraus gestillt wird, erhält ebenso wenig wie die Mutter psychologische Vorteile aus der Brusternährung.

Auch sind die Befriedigung der kindlichen und mütterlichen Bedürfnisse und die Entwicklung eines guten Mutter-Kind-Kontakts nicht nur durch eine positive Stillbeziehung zu erreichen. Bei der **Flaschenernährung** können Mutter und Vater dem Kind – wenn sie sich bewusst darauf einstellen – ebenfalls die für die emotionale und soziale kindliche Entwicklung so wichtigen taktilen, visuellen, akustischen und kinästhetischen Stimulationen geben. Allerdings müssen die Bedingungen, die sich beim Stillen ganz von selbst ergeben, nachgeahmt werden, z.B. die Haltung des Kindes beim Füttern muss den Blickkontakt gewährleisten, der Hautkontakt muss dem Kind geboten werden, der Vater und die Mutter müssen die Bezugspersonen sein usw.

Die ökologische und ökonomische Sicht

- Muttermilch steht kostenlos zur Verfügung, während bei der Ersatzmilch neben dem Kaufpreis für Nahrung, Sauger und Flaschen auch die Kosten für Wasser (Mineralwasser) und Stromverbrauch anfallen.
- Muttermilch ist jederzeit in der richtigen Temperatur und normalerweise auch in der benötigten Menge verfügbar. Dies macht Stillen für die Mutter bequem, praktisch und Zeit sparend. Sie ist dadurch überall und jederzeit in der Lage, das Nahrungsbedürfnis des Kindes zu stillen. Mit der Flaschenfütterung ist dies aus rein technischen und hygienischen Gründen nicht immer möglich.
- Muttermilch muss nicht unter hohem, kostenintensivem Energieaufwand hergestellt werden. Um künstliche Babynahrung für das erste Lebensjahr eines Kindes herzustellen, müssen etwa 438 Liter Kuhmilch verarbeitet werden. Zu bedenken sind hier neben dem Energieaufwand und dem Wasserverbrauch bei der Herstellung auch die anfallenden Umweltbelastungen durch den Transport.
- Muttermilch hat ihre natürliche, hübsche und gute Verpackung. Kuhmilchpräparate müssen in Dosen oder Tüten aus Aluminium oder Plastik verpackt werden.

Die medizinische Sicht

- Stillen beschleunigt die Gebärmutterrückbildung. Durch Ultraschalluntersuchungen konnte nachgewiesen werden, dass sich die Verkleinerung des Gebärmutterinnenraumes und die Abnahme der Gebärmuttermuskelwandstärke bei stillenden Frauen in den ersten Wochenbetttagen weitaus schneller vollzog als bei nicht stillenden.
- Stillen hat einen empfängnisverhütenden Effekt (vgl. Kap. 43). In vielen Ländern stellt Stillen auch heute die einzig mögliche Methode der Geburtenkontrolle dar.
- Stillen mindert das Brustkrebsrisiko. Diese Behauptung wird kontrovers diskutiert. Gesichert scheint nur die schützende Wirkung einer Schwangerschaft vor späterer Brustkrebsentstehung. Die Wahrscheinlichkeit, an Brustkrebs zu erkranken, wurde um so geringer, desto jünger die Frauen bei der ersten Schwangerschaft waren und je mehr Schwangerschaften ausgetragen wurden, nach denen auch gestillt wurde.
- Stillen formt den Unterkiefer des Kindes, schützt vor Zahnfehlstellungen, beeinflusst die Zungen-, Kiefer- und Gesichtsmuskel-Entwick-

lung günstig und trägt zu einem korrekten Schluckverhalten bei.

Die Flaschenernährung des Säuglings und das durch diese Ernährungsform geförderte Daumenlutschen werden als eine der Ursachen für die Entstehung von myofunktionellen Störungen im Kieferbereich angesehen. Sie treten häufig gepaart mit einem Sigmatismus (Lispeln) auf. Auch bei Kindern, die als Säugling nur vier Monate und kürzer gestillt wurden oder deren Mütter von zu starkem Milchfluss berichteten, konnten Schluckstörungen nachgewiesen werden. Deshalb werden eine Stilldauer von mindestens 6 Monaten und (bei sehr starkem Milchfluss) ein Ausstreichen der Brust vor dem Anlegen sowie das Anlegen gegen die Schwerkraft (Brunnensaugen) empfohlen.

Bei der Flaschenfütterung sollten die Eltern (Pflegepersonen) die Flasche auf keinen Fall dem Kind allein überlassen und sie immer entgegen der Saugkraft leicht nach außen ziehen.

Rückstände in der Muttermilch

Beim Stillen werden vom Kind nicht nur die wertvollen Inhaltsstoffe der Milch, sondern auch die in ihr enthaltenen Schadstoffe aufgenommen. Medikamente, Drogen und Genussmittel erreichen so über die Mutter das Kind. Auch ist die Frauenmilch als letztes Glied der Nahrungskette mit Rückständen aus der chemischen Industrie – Umweltgifte – belastet. Diese Kontamination wird allgemein »**Schadstoffbelastung der Muttermilch**« genannt.

Medikamente

Fast jedes Medikament, das die Mutter während der Stillzeit einnimmt, geht – in unterschiedlicher Menge – in die Muttermilch über. In welchen Konzentrationen ein Medikament über die Milch zum Kind übergeht, hängt im Wesentlichen von dessen **Milchgängigkeit** ab. Eine besonders gute Milchgängigkeit haben Medikamente mit guter Fettlöslichkeit, geringem Molekulargewicht, alkalischer Reaktion und/oder niedriger Eiweißbindung.

Einen großen Einfluss auf den **Übergang des Medikaments auf das Kind** haben zusätzlich dessen Dosierung, Applikationsart, Resorbierbarkeit aus dem kindlichen Darm und Halbwertszeit sowie der Zeitabstand zwischen Einnahme und nächster Stillmahlzeit.

Bei der **Risikoabschätzung** der medikamentösen Therapie während der Stillzeit spielen die Medikationsdauer und das Alter des Säuglings eine entscheidende Rolle. Ein Medikament, das ein drei Monate alter Säugling gut verträgt, kann für ein Neugeborenes mit seinen noch unreifen Stoffwechselorganen gefährlich sein.

> **!** Bei der Einnahme von Medikamenten in der Stillzeit ist die gleiche Vorsicht geboten wie in der Schwangerschaft.
> Insgesamt kann davon ausgegangen werden, dass im dringenden Bedarfsfall aus fast jeder Medikamentengruppe mindestens ein Medikament auch in der Stillzeit gegeben werden kann.
> Ist ein Medikament für die Behandlung von Säuglingen und Kleinkindern zugelassen, darf es auch in der Stillzeit verabreicht werden.
>
> **Neuere Medikamente sollten gemieden werden!**

Medikamentenlisten, in denen die bislang bekannten Daten zu Arzneimitteln, Milchgängigkeit sowie Risiken für den gestillten Säugling aufgeführt sind, können über den Fachbuchhandel bezogen werden.

Die medikamentöse Behandlung der stillenden Frau muss immer mit einem ausführlichen **Beratungsgespräch** durch den Arzt oder die Ärztin verbunden sein. Die Interessen der Mutter und die Schwierigkeiten, die ein plötzliches Abstillen hervorrufen können, müssen immer mit angesprochen werden.

In den seltensten Fällen erfordert eine Medikation das **Abstillen**. Ein für den Säugling weniger gefährliches, aber ebenso wirksames Medikament steht oft als Alternative zur Verfügung. Ist das Ausweichen auf ungefährlichere Präparate nicht möglich, muss die Muttermilch während der Behandlung abgepumpt und verworfen werden. Dieses vorübergehende Aussetzen oder gar ein durch Langzeittherapie notwendig werdendes Abstillen macht eine einfühlsame Begleitung durch die Hebamme erforderlich. Die Möglichkeit einer Relaktation (vgl. Kap. 38, S. 780) nach Beendigung der medikamentösen Therapie sollte der Mutter vorgestellt werden.

Die Gabe von »erlaubten« Medikamenten kann auch einen unerwünschten Nebeneffekt auf die Milchprodukte haben (z. B. Rückgang der Milchproduktion).

Sucht- und Genussmittel

Nikotin ist fettlöslich und gelangt in hohen Konzentrationen in den kindlichen Organismus. Die vom Kind aufgenommene Menge ist (bedingt durch die kurze Halbwertszeit des Nikotins) abhängig von der Zahl der kurz vor dem Stillen gerauchten Zigaretten. Eine Gesundheitsschädigung des Kindes ist bei einem Konsum von mehr als 20 Zigaretten am Tag nicht mehr auszuschließen. Beim Säugling können Unruhe, Durchfall und Erbrechen auftreten. **Die Vorteile des Stillens können gegenüber der Nikotinbelastung in den Hintergrund treten.** Bei derartigem Abusus geht gleichzeitig die Milchmenge zurück. Bevor ein Stillverbot wegen zu viel Nikotins ausgesprochen wird, ist zu bedenken, dass die Mutter auch vor der Geburt geraucht hat und nach dem Abstillen weiterrauchen wird. Das Kind ist der Gesundheitsgefährdung des Passivrauchens weiter ausgesetzt, während ihm gleichzeitig der Infektions- und Allergieschutz der Muttermilch entzogen werden. Die Vor- und Nachteile müssen abgewogen und es muss eine individuelle Entscheidung mit den Eltern getroffen werden.

Rauchen Mutter, Vater oder beide Elternteile, sollte frühzeitig, am besten in der Schwangerschaft, ein Beratungsgespräch über die Gefahren des aktiven und passiven Rauchens stattfinden. Es müssen ihnen Wege aufgezeigt werden, wie sie – sollten sie das Rauchen nicht einstellen können – das Kind so gering wie möglich belasten (z. B. nie in Anwesenheit des Kindes rauchen, Raucherzimmer einrichten, nie in geschlossenen Räumen und auf keinen Fall im Auto rauchen, nie während oder kurz vor dem Stillen rauchen).

Alkohol trinkt das Kind mit. »Leichte Alkoholika« wie Bier, Wein und Sekt sollten deshalb in der Vollstillzeit eine Ausnahme bleiben und ausschließlich nach dem Stillen getrunken werden. In den ersten Tagen des Stillens, z. B. beim Anstoßen auf die Geburt, sollte das (oft auch in Kliniken angebotene) Gläschen Sekt höchstens ein Fingerhütchen sein. Ein kritischer Blick auf die geringe Kolostrummenge und die häufigen Anlegezeiten macht deutlich, dass ein Glas schnell zu viel sein kann. Alkohol in geringen Mengen fördert zwar den Milchausscheidereflex, kann aber die kindlichen Stillreflexe negativ beeinflussen. Größere Mengen Alkohol, besonders »harte« Getränke, beeinflussen den Milchfluss negativ und schaden dem Kind. Die Konzentrationen des Alkohols liegen in der Muttermilch nur geringfügig niedriger als im Blut der Mutter.

Wie beim Rauchen besteht häufig schon in der Schwangerschaft eine Alkoholabhängigkeit. Deshalb muss im Verdachtsfall der Säugling schon bei der Geburt auf die Symptome eines Alkoholembryopathie-Syndroms hin untersucht werden. Bei Alkoholabusus ist Stillen kontraindiziert.

Industrierückstände, Umweltchemikalien, Schadstoffbelastung

Seit einigen Jahrzehnten ist bekannt, dass Industrierückstände und Umweltchemikalien über die Nahrungskette in die Muttermilch gelangen. Die Kontamination der Frauenmilch mit diesen Fremdsubstanzen ist gemeint, wenn wir von der **Schadstoffbelastung der Frauenmilch** sprechen. Dank immer besserer Nachweisverfahren und dem immer breiteren Einsatz neuer Chemikalien werden heute unzählig viele dieser unerwünschten – für die Gesundheit eventuell bedenklichen oder gefährlichen – Fremdsubstanzen in der Frauenmilch nachgewiesen. Leider kann im Gegensatz zu den Genussmitteln und Medikamenten **die einzelne Frau durch eine entsprechende Lebensführung ihr Vorhandensein nicht wesentlich beeinflussen.**

In Deutschland wird eine systematische Untersuchung von Frauenmilch in einzelnen Bundesländern seit 1980 bis heute durchgeführt. Über 40 000 Muttermilchproben wurden analysiert. Das vorliegende Datenmaterial wird seit 1999 in der zentralen Frauenmilch- und Dioxin-Humandatenbank des Bundes der Länder im Bundesinstitut für Risikobewertung (jetzt BfR, bis 2002 BgVV = Bundesinstitut für gesundheitlichen Verbraucherschutz und Veterinärmedizin) zusammengetragen. Dort können jederzeit aktuelle Trends der Rückstandsgehalte und die Risikobewertung erfragt werden (www.bfr.bund.de). Die seit Jahrzehnten bekannten, gut untersuchten und teilweise inzwischen verbotenen Schadstoffe in der Muttermilch sind Vertreter der **POD** (persistent oranic pollutants = langlebige organische Schadstoffe). Dazu gehören die Gruppe der **polychlorierten Biphenyle** (PCB), die als technische Gemische, u. a. als Weichmacher in Kunststoffen und als Transformatoren in Isolier- und Kühlflüssigkeiten Verwendung fanden, ebenso die **Organchlorpestizide** wie DDT und Hexachlorbenzol (HCB), die zur Insektenvernichtung eingesetzt wurden. Des Weiteren sind polychlorierte Dibenzo**dioxine** (PCDD) und Dibenzo**furane** (PCDF) zu nennen, welche als giftige Verbrennungsprodukte entstehen.

Neuere Vertreter der nachweislichen Umweltchemikalien sind **synthetische Moschusverbindungen**, die u. a. als Duftstoffe z. B. in Kosmetika und Waschmitteln Anwendung finden, sowie die als Weichmacher eingesetzten Phtalate und bromierte Flammschutzmittel, welche als Kunststoffe zur Verhinderung von Bränden vorwiegend in der Elektronik zu finden sind.

Alle belastenden Stoffgruppen sind synthetische Verbindungen und kommen so in der Natur nicht vor. Einmal in die Umwelt eingebracht verteilen sie sich weit über ihre Einbringungsorte hinaus. Ihr Transport erfolgt über Wasser, Regen, Schnee, Pflanzen, Tiere, Nahrungs- und Futtermittel. Es gibt bisher kein eigenes – von der Natur entwickeltes – schnell wirksames Abwehrsystem zum Schutz der Lebewesen. Deshalb und infolge ihrer chemischen Eigenschaften
- hohe Fettlöslichkeit,
- geringe Wasserlöslichkeit,
- hohe chemische Stabilität,
- hohes Anreicherungsvermögen,
- hohe Persistenz

konzentrieren sich die genannten Substanzen von Glied zu Glied der Nahrungskette weiter.

Vom Menschen können die chemischen Stoffe über die Atmung (inhalativ), über die Haut (dermal) oder über die Nahrung (oral) aufgenommen werden. **Im menschlichen Körper** angekommen, werden sie bevorzugt im Fettgewebe, in Drüsen und im Nervengewebe **gespeichert** und über längere Zeiträume hinweg **angereichert**. Die Ausscheidung über den Körper kann nur über Fettabbau und Fettausscheidung geschehen. Beim Abbau der Fettzellen wie zum Beispiel bei einer Abmagerungskur, Fasten oder Krankheit werden die Schadstoffe zwar freigesetzt, aber nicht ausgeschieden. Sie konzentrieren sich auf die verbleibenden Fettzellen.

In der Stillzeit werden die Fettdepots der Frau mobilisiert. Die dabei **freigesetzten** hochgradig fettlöslichen **Schadstoffe** können jetzt über das Milchfett ausgeschieden werden. Ein Teil der mütterlichen – jahrelang im Körperfett angereicherten – Schadstoffe erreicht so das wirklich letzte Glied der Nahrungskette, das Neugeborene. Die Muttermilch zählt zu den am stärksten belasteten Nahrungsmitteln.

In der Kuhmilch und damit auch in den Ersatzmilchprodukten werden hingegen wesentlich geringere Konzentrationen der genannten Schadstoffe nachgewiesen. Neben der Stellung des Menschen am Ende der Nahrungskette ist diese Tatsache bedingt dadurch, dass bei ihm die Anreicherungsphase bis zur Abgabe der Milch wesentlich länger dauert.

Stillen stellt quasi einen Entgiftungsprozess für die Mutter dar. Die Muttermilch mit ihren messbaren Schadstoffkonzentrationen wird somit zum **Bioindikator** für die Belastung vergleichbarer Bevölkerungsgruppen mit Umweltgiften. Die biologische Halbwertszeit vieler dieser Schadstoffe beträgt Jahrzehnte. Dies bedeutet selbst bei einem Anwendungs- und Produktionsverbot (DDT: verboten in der BRD seit 1971, Dieldrin: verboten in der BRD seit 1966, weltweites Verbot 2004) müssen stillende Mütter und Säuglinge mit den Belastungen leider heute und zunächst auch weiterhin leben.

Bewertung für das Stillen und die Stillberatung

Führende nationale und internationale Gesundheitsorganisationen, Forschungsgemeinschaften sowie führende Toxikologen haben seit Jahren übereinstimmend zum vollen Stillen in den ersten 4 bis 6 Lebensmonaten des Kindes angeraten. Die Nationale Stillkommission am BfR sprach sich am 20. 6. 2005 ausdrücklich dafür aus, dass Mütter ihre Kinder 6 Monate **ausschließlich** stillen (vgl. aktuelle Stilldefinitionen in Kap. 38, S. 762). Die Bioindikatorfunktion der Muttermilch darf nicht zu Stillverboten führen. Sie bietet hingegen die einzigartige Möglichkeit, die allgemeine Belastungssituation zu verdeutlichen, zu prüfen sowie nachhaltige und wirksame Schutzmaßnahmen einzuleiten.

Eine Reihe von Überlegungen verdeutlicht diese Empfehlung:
- Viele Untersuchungen belegen die Vorteile des Stillens und der Muttermilch. Bisher gibt es keine konkreten, ernsthaften Hinweise, dass aufgrund der seit Jahren bestehenden Schadstoffkonzentrationen in der Muttermilch Schäden eintraten.
- Die Milchdrüse besitzt spezielle Eigenschaften, welche die Konzentrationen von toxischen Substanzen reduzieren. Die Muttermilch stellt somit einen Schutzfaktor gegen **Ökotoxine** dar.
- Der Kontakt mit den Schadstoffen beginnt für das Kind nicht erst bei der Aufnahme der Muttermilch. Viele Umweltchemikalien werden schon diaplazentar weitergegeben und sind auch im Sperma des Mannes sowie im Fettgewebe Neugeborener nachweisbar. Die als tolerierbar angestrebten Aufnahmemengen beziehen sich jeweils auf eine lebenslange Aufnahme. Eine sechsmonatige Stillphase umfasst aber weniger als 1 % der üblichen Lebenserwartung.
- In den letzten 10 Jahren sind die Dioxinkonzentrationen in der Frauenmilch um 50 % geringer geworden. Seit 15 Jahren nehmen die gemessenen CKW-Werte deutlich ab.
- Die umweltpolitischen Maßnahmen – die Anwendungsverbote für bestimmte Pflanzenschutzmittel, die Maßnahmen zur Emissionsminderung (bleifreies Benzin), der Ersatz von Chlorbleiche durch umweltverträglichere Verfahren – zeigen Wirkungen. Die Ergebnisse von Frauenmilch-Untersuchungen der letzten Jahre belegen abnehmende Schadstoffgehalte. Hier zeigt sich die Notwendigkeit einer konsequenten, wirkungsvollen Umwelt- und Chemiepolitik, damit in der Zukunft das Einbringen alter und neuer »gefährlicher« Umweltchemikalien vermindert oder verhindert wird (siehe auch REACH = europäisches Chemikaliengesetz).

> Bei der **Stillberatung** kann generell empfohlen werden:
> - Das **ausschließliche Stillen** ist **bis zum vollendeten 6. Lebensmonat** (8. bei Allergiegefahr) empfehlenswert, danach eine allmähliche Reduktion der Milchmenge durch Beikostgaben. Daneben ist ein Weiterstillen möglich – auf Wunsch bis ins 3. Lebensjahr.
> - Das Anbieten einer Muttermilchuntersuchung ist sinnvoll bei besorgten Frauen, die mit Chemikalien in besonderem Maße in Berührung kommen und ihr erstes Kind stillen, oder **wenn die Angst vor einer Schadstoffbelastung dem Stillerfolg im Wege stehen würde**. Interessierte Frauen können sich bei den Untersuchungsämtern der Länder nach den Konditionen für die Teilnahme an dem Untersuchungsprogramm erkundigen.
> - **Diäten oder Abmagerungskuren** dürfen während der Stillzeit (erste 4–6 Monate) auf keinen Fall durchgeführt werden. Die Muttermilch würde noch stärker mit Schadstoffen angereichert werden.
> - Die Frau hat während der Stillzeit einen durchschnittlichen **Mehrbedarf** von ca. 2 700 kJ pro Tag. Dieser sollte bei der Ernährung berücksichtigt werden. Der genaue Wert lässt sich allerdings für die einzelne stillende Frau nicht einfach ermitteln. Hält die Frau aber in der Stillzeit ihr Gewicht konstant, die normale Gewichtsabnahme im Wochenbett abgerechnet, kann von einer Bedarfsdeckung ausgegangen werden.

Für die in der **Stillberatung** tätige Hebamme ist es von großer Bedeutung, sich immer wieder neu mit der Schadstoffproblematik auseinander zu setzen. Aktuelle Informationen sind im Internet zu finden beim Bundesinstitut für Risikobewertung, www.bfr.bund.de, oder beim Bund für Umwelt und Naturschutz Deutschland (BUND), www.bund.net.

Die Anatomie der Brust und die Physiologie des Stillens

Der natürliche Vorgang der Muttermilchernährung wird in unserer Muttersprache **Stillen** genannt. Das Synonym macht die Bedeutung deutlich: An der Brust der Mutter wird das Kind genährt – befriedigt – beruhigt, seine **Bedürfnisse** werden umfassend **gestillt**.
Die Mutter wird von ihrem Kind **Mama** genannt. Mamma ist auch die lateinische Bezeichnung für die weibliche Brust, deren von der Natur vorgesehene Funktion die **Bereitstellung der Muttermilch** ist. Die Feststellung liegt nahe:
Die Mamma (Mama) kann die kindlichen Bedürfnisse umfassend stillen.

Lage und Aufbau der Brust bei der geschlechtsreifen Frau

Die Brust ist entwicklungsgeschichtlich ein Hautanhangsgebilde (Hautorgan), das sich von den Schweißdrüsen ableitet. Eine rudimentäre Form ist bei Kindern und Männern vorhanden.

Die Brust besteht aus der Brustwarze (Mamille) einschließlich des Warzenhofs (Areola), dem Drüsen-, Fett- und Bindegewebe sowie der darüber liegenden Haut.

Das Drüsengewebe ist vollständig von einer oberflächlichen und einer tiefen Schicht der superfizialen Faszie des *Musculus pectoralis major* eingehüllt. Zwischen Drüsengewebe und Haut liegt wie ein Polster das Unterhautfettgewebe. Dieses ist durchzogen von bindegewebigen Septen, den **Cooper-Ligamenten**. Sie entspringen zwischen den Drüsenabschnitten und gehen teilweise unter Aufspaltung in die Subkutis ein, um von dort zur Faszie des *Musculus pectoralis major* zu ziehen. Damit erfüllen sie ihre Aufgabe: die Verankerung des Brustdrüsengewebes im Unterhautfettgewebe und an der Unterlage, dem *Musculus pectoralis major*.

In der Mitte der voll entwickelten, halbkugeligen Brust befindet sich der 1,5 bis 2,5 cm große, bei der Nullipara rosa bis bräunlich pigmentierte **Warzenhof** (*Areola mammae*). Die **Brustwarze** (Mamille oder Papille) in der Mitte des Warzenhofs hebt sich einige Millimeter von der Oberfläche ab. Auf dem ganzen Warzenhof verteilt zeigen sich kleine, flache Erhebungen von individueller Anzahl. In ihnen liegen unmittelbar unter der Haut in der schmalen subkutanen Gewebsschicht die apokrinen Drüsen, *Glandulae areolares* Montgomery, kurz Montgomery-Drüsen genannt. Sie haben die Funktion, die Haut der Brustwarze geschmeidig zu halten, und schützen durch das antibakterielle Sekret die Brust vor Entzündungen. Ihre Ausführungsgänge münden in die Oberfläche der Areola und in die großen Milchausführungsgänge.

Der Hauptteil der Brustwarze enthält glatte **Muskulatur**, die die großen Milchausführungsgänge umschließt. Auch im Subkutangewebe des Warzenhofs sind zirkulär und radiär glatte Muskelfasern angeordnet. Sie bewirken die Erektion der Brustwarze und werden durch humorale Faktoren erregt.

Areola und Mamille besitzen zahlreiche sensible **Nervenendigungen**. Diese entstammen den 2. und 6. lateralen und medianen interkostalen Nerven sowie den supraklavikulären Nerven des 3. und des 4. zervikalen Plexus.

Etwa 8 bis 15 **Milchausführungsgänge**, die so genannten **Milchporen**, enden in der Brustwarzenoberfläche. Sie kommen von den teils schon in der Mamille, teils erst unterhalb der Brustwarzenbasis liegenden *Sinus lactiferi* (Milchsäckchen oder -seen). Die Milchseen, in denen sich die Muttermilch ansammeln kann, setzen sich in die radiär von der Brustwarze und vom Warzenhof zur Thoraxwand verlaufenden **Milchgänge** fort. Dabei teilen sie sich nach kurzer Strecke in 15 bis 20 Hauptmilchgänge, die jeweils eine variable Anzahl von kleinen Milchgängen abgeben. An deren Endigungen führen die terminalen, kapillaren Milchgänge zu den abschließenden Azini.

Ein Hauptmilchgang mit seinen Untereinheiten wird als **Milchlappen** (Lobus) bezeichnet. Jeder

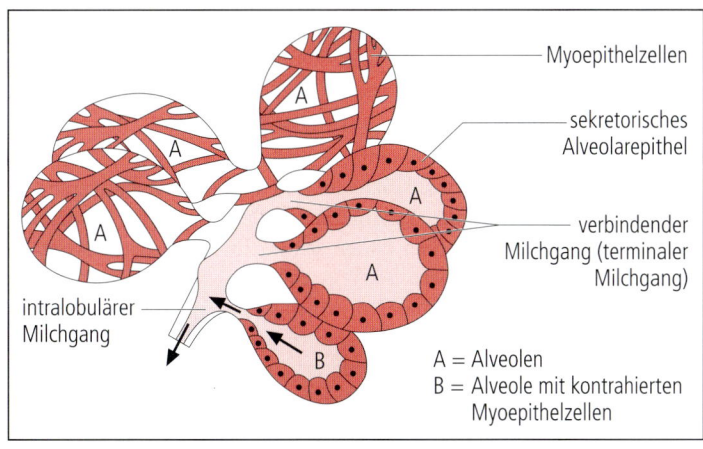

Abb. 37.5 Schematische Darstellung der funktionellen Einheit der Brustdrüse, des Lobulus, mit sekretorischen Alveolen und Myoepithelzellen. (A) Alveolen während der Produktion und Sekretion von Milch. (B) Alveole im kontrahierten Zustand.

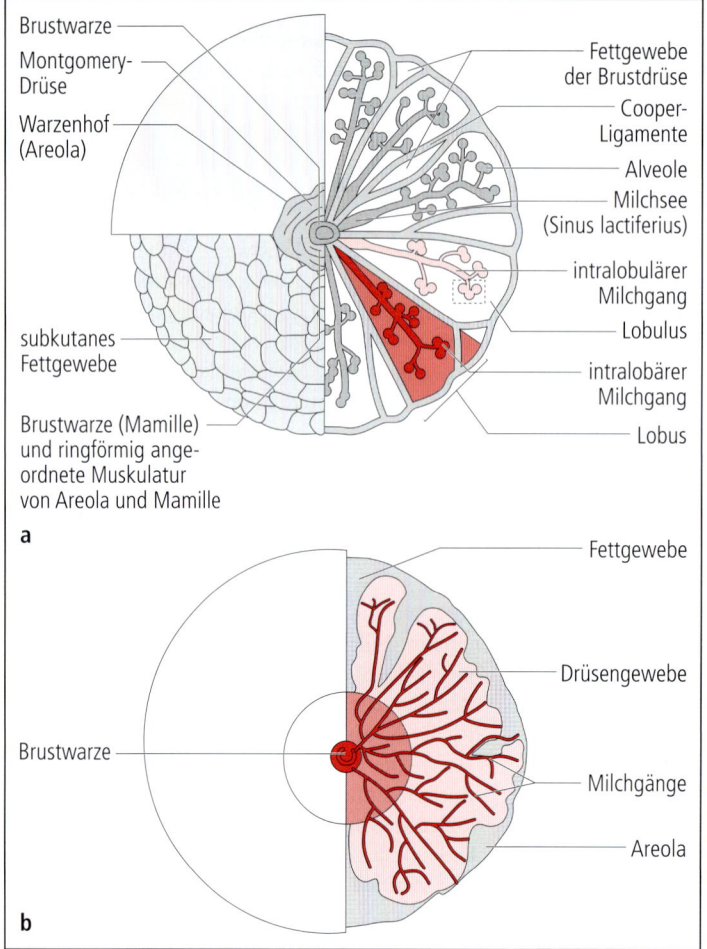

Abb. 37.6 Schematische Darstellung der »Architektur« der Brustdrüse.
a Vorderansicht basierend auf den Arbeiten von Cooper.
b Vorderansicht basierend auf den aktuellen wissenschaftlichen Erkenntnissen von Ramsay et al. 2005.

davon abgehende kleinere Milchgang mit den terminalen, kapillaren Milchgängen und den anschließenden Azini – in der Gravidität und Laktation Alveolen genannt – heißt Milchläppchen (Lobulus).

Die **Alveolen** (Abb. 37.5) sind die eigentlichen funktionellen Einheiten der Brustdrüse zur Zeit der Laktation. Sie sind von einer einfachen Schicht Milch sezernierender Zellen ausgekleidet und von einem Netz myoepithelialer, kontraktiler Zellen umgeben. Die Myoepithelzellen finden sich nicht nur um die Alveolen, sondern auch speziell um die terminalen und intralobulären Milchgänge herum. Sie dienen der Milchejektion. Ihre Kontraktion kommt nicht über Nervenfasern, sondern humoral über das Hormon Oxytocin zustande.

An das Myoepithel der Azini oder Alveolen grenzt unmittelbar das subepitheliale, intralobuläre Bindegewebe, auch intralobuläres **Mantelgewebe** genannt. Es ist durchzogen von Nerven, Blut- und Lymphgefäßen und dient der Ernährung des Drüsengewebes. Für die Physiologie und Pathologie des Brustdrüsengewebes kommt diesem Gewebe entscheidende Bedeutung zu. Hormonelle Zyklusveränderungen – Schwellungszustände durch Wassereinlagerungen und proliferative Wachstumsvorgänge – spielen sich im Mantelgewebe ab. Auch Entzündungsreaktionen (wie bei der Mastitis) gehen von ihm aus.

Drüsen- und Mantelgewebe werden wiederum umhüllt vom interlobären **Bindegewebe**, das vom Cooper-Ligament, dem Stütz- und Halteapparat der Brust, durchzogen ist (Abb. 37.6 a).

> **Aktuelle Erkenntnisse aus Ultraschallforschungen** zeichnen ein neues Bild zur Anatomie und Funktion der Brust. Sie eröffnen uns einen anderen Blick auf das Stillen und die Muttermilchernährung und haben eventuell Folgen für die Stillberatung und -unterstützung. Konsequenzen für unsere Stillpraxis müssen von Expertenteams besprochen und bewertet werden.
> Die aktuellen Erkenntnisse zu Lage und Aufbau der Brust: Die Anzahl der Milchausführungsgänge (Milchporen) in der Mamille wird mit 3–4 anstelle 8–15 nach der bisherigen Lehre angegeben. Die jüngste Forschung ergab eine Zahl von durchschnittlich 9,2 Hauptmilchgängen, die sich noch innerhalb der Ausdehnung der Areola verzweigen (bisher 15–20). Die erste Verzweigung wird mit durchschnittlich 8 Millimeter hinter der Mamille angegeben. Der innere Durchmesser der Milchgänge wird im gesamten Gangsystem gleichmäßig angegeben. Milchseen – als Sammelstelle für die Muttermilch – konnten nicht bestätigt werden. Die Milchgänge dehnen sich erst mit Einsetzen des Milchflussreflexes aus und haben somit eher die Funktion des Transports als des Sammelns. Die Verteilung des Drüsengewebes in der Brust zeigt, dass in den seitlichen Segmenten mehr Drüsengewebe vorhanden ist als in den mittleren Abschnitten (Abb. 37.6 b).

Die **Durchblutung** der Brust ist während Schwangerschaft und Stillzeit erheblich gesteigert. Die Venenzeichnung ist deutlich erkennbar. Die Brustdrüse wird zu 60 % über die *Arteria mammaria interna* mit Blut versorgt. Von der *Arteria thoracica lateralis* kommen 30 %. Die restlichen 5 bis 10 % kommen über die Interkostalarterien oder aus der *Arteria thoracodorsalis* und der *Arteria thoracoacromialis*. Der Abtransport des Blutes erfolgt über die oberflächlichen Venen und nach deren Zusammenfluss mit den tiefer liegenden Venen durch die Venae thoracicae internae oder die Halsvene in die *Vena jugularis* und lateral in die *Vena axillaris*.

Das **Lymphsystem** der Brust entspringt dem interlobulären Mantelgewebe. Mehrere Lymphkapillaren vereinigen sich zu größeren Gefäßen. Diese münden in Lymphknoten. Die Lymphbahnen der oberen und seitlichen Drüsenabschnitte ziehen dabei zu den Achsellymphknoten und den Lymphknoten der seitlichen Thoraxwand, die Lymphgefäße der mittleren Drüsenquadranten erreichen die interklavikulären und retrosternalen Lymphknoten. Lymphbahnverbindungen bestehen auch zur anderen Brust und zum *Musculus rectus abdominis*.

Form und Größe der Brust sind von Frau zu Frau unterschiedlich. Alter, Vererbung und durchgemachte Schwangerschaften spielen eine Rolle. Der Fettgewebeanteil der Brust variiert von Frau zu Frau beträchtlich, während der Drüsengewebeanteil relativ konstant ist. Die linke Brust ist meist geringfügig größer als die rechte. Als normale Größe der Brustdrüse wird ein Gewicht oder Volumen von 150 bis 400 g im nicht graviden Zustand angegeben; am Ende der Gravidität liegen die Werte bei 400 bis 600 g, während der Laktation um 600 bis 800 g. Das Gewicht der Brustdrüse nimmt mit der ersten und zweiten Schwangerschaft zu. Form- und Größenveränderungen der Brust sind in erster Linie eine Folge der Schwangerschaft(en), nicht des Stillens.

Entwicklung der Brustdrüse und Physiologie der Laktation

> **Laktation** im eigentlichen Sinne bedeutet das Ingangkommen und die Aufrechterhaltung der Milchproduktion sowie die Abgabe der Muttermilch durch die weibliche Brustdrüse im Anschluss an die Schwangerschaft.

Oft werden aber unter dieser Definition alle Phasen der Brustdrüsenentwicklung und -funktion zusammengefasst und in fünf Abschnitte unterteilt:

> - **Mammogenese:** ovarielle Phase der Brustentwicklung; Fetalzeit – Ruhephase in der Kindheit – Pubertät
> - **Laktogenese:** plazentare Phase der Laktationsvorbereitung; Schwangerschaft
> - **Galaktogenese:** hypophysäre Phase der Laktationsaufnahme; postpartal
> - **Galaktopoese:** adenohypophysäre Phase der Laktationserhaltung; postpartal
> - **Galaktokinese:** neurohypophysäre Phase der Laktationserhaltung; postpartal

Diese Einteilung der Laktationsvorgänge verleitet leicht dazu, die Laktationsaufnahme und -erhaltung ausschließlich als endokrines Geschehen zu betrachten. Bei dieser Betrachtungsweise tritt das harmonische Zusammenspiel zwischen den mütterlichen und kindlichen Stillreflexen sowie ihren Wirkungen auf die Hormonausschüttung in den Hintergrund. Die Stillförderung muss jedoch immer das reibungslose Zusammenspiel dieser Faktoren im Auge behalten, um zu einer befriedigenden Stillbeziehung zu verhelfen.

Die Entwicklungsphase der Brust (Mammogenese und Laktogenese)

In der 5. Woche der **Embryonalentwicklung** bildet sich beim Embryo eine 2- bis 4-schichtige Epithelverdichtung an der seitlichen Rumpfwand, aus der sich die Milchleiste formiert. Ab der 7. Woche beginnt die zunächst hormonunabhängige Differenzierung der Brustdrüsenanlage. Die Entwicklung der Mamma in die männliche oder weibliche Richtung scheint davon abzuhängen, ob in einer bestimmten Phase Androgene wirksam werden. Sie hemmen die weibliche Brustdrüsenentwicklung, wohingegen die Östrogene intrauterin anscheinend keine Bedeutung für die Brustdrüsenentwicklung haben. Die Mamma differenziert sich offenbar nach dem – aus der Säugetierentwicklung bekannten – Prinzip der »basic femaleness« stets als weibliches Organ, es sei denn, die Androgene nehmen eine männliche Prägung vor.

Ab der 9. Embryonalwoche stimuliert beim männlichen Embryo das HCG die Androgenproduktion aus dem embryonalen Hoden. In der 14. Entwicklungswoche liegen beim Embryo **Milchganganlagen** vor. Um den 85. Tag herum sind 15 bis 25 Milchganganlagen in der Brustknospe nachweisbar, die sich ca. zwei Wochen später kanalisiert haben.

Etwa zu diesem Zeitpunkt (17. SSW) konzentriert sich die Brustentwicklung auf den so genannten Milchhügel unterhalb der oberen Extremitäten, also auf die eigentliche Brust. Die überschüssigen Milchdrüsenanlagen werden zurückgebildet. Dabei können unvollkommene Rückbildungen entlang der Milchleiste als überzählige Brustwarzen (**Polythelie**) oder Drüsenanlagen (**Polymastie**) persistieren (Abb. 37.7).

Die Polythelie kommt mit einer Frequenz von 1 bis 5% bei Männern und Frauen vor. Sie bereitet keine Probleme, während die Polymastie unangenehm werden kann. Im Lauf der Schwangerschaft können die akzessorischen (überzähligen) Drüsenanlagen zur Milchbildung fähige Mammae von geringer Größe bilden. Wenn diese keine (Abfluss-)Warze haben, können sie zum Zeitpunkt des Milcheinschusses sehr schmerzhaft sein. Durch Kühlen lässt sich der Schmerz jedoch mildern, und es kommt innerhalb kurzer Zeit zur Stauungsinvolution.

Zum Zeitpunkt der **Geburt** haben männliche und weibliche Neugeborene Brustdrüsen mit Milchgängen, aber ohne Azini. Bei ca. 10% der Neugeborenen (Jungen und Mädchen) liegt zu diesem Zeitpunkt bei der Geburt eine Schwellung der Brustdrüse (Hyperplasie) vor. Das Mantelgewebe, das die Milchgänge umgibt, ist ödematös. Diese Zeichen der Hyperplasie und die bei einigen Neugeborenen am 2. oder 3. Lebenstag auftretende Sekretion der in den Milchgängen gebildeten so genannten »Hexenmilch«, bilden sich in den ersten 2 bis 4 Lebenswochen von allein zurück. Sie sind Hinweise darauf, dass das Kind schon in der Fetalzeit auf endokrine Reize anspricht. In seltenen Fällen kann es – durch Manipulation an der geschwollenen Brustdrüse – zu einer echten *Mastitis neonatorum* kommen.

In der **Kindheit** befindet sich die Brust in einem charakteristischen Ruhestadium. Sie wächst nur isometrisch. Die angelegten Strukturen zeigen keine qualitativen Veränderungen. Die eigentliche Mammogenese beginnt mit der **Thelarche** (8. bis 12. Lebensjahr). Die Ovarien beginnen unter dem

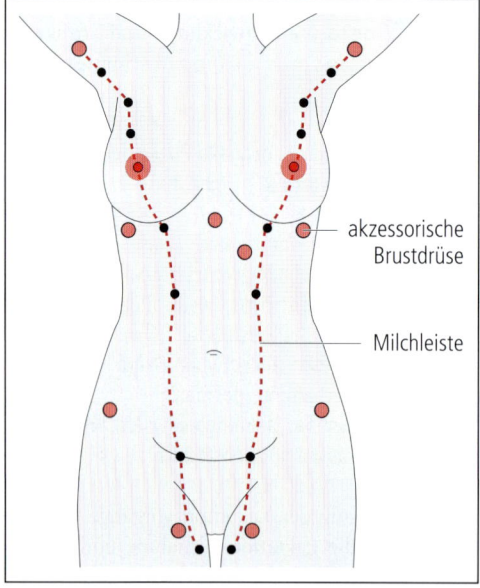

Abb. 37.7 Milchleiste und akzessorische Brustdrüsen.

	Neugeborenes/ Kind	Thelarche	Menarche	Ende Schwangerschaft
schematische Darstellung der Entwicklung	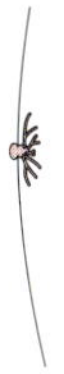	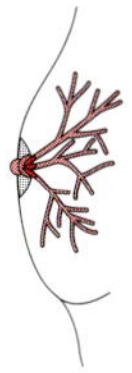	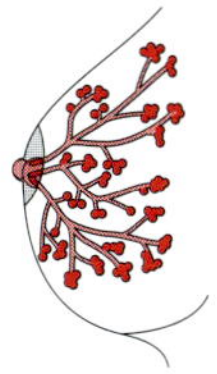	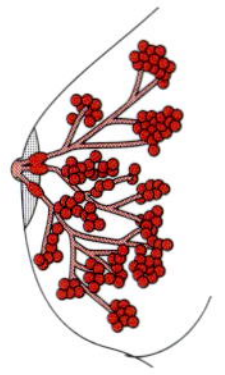
hauptverantwortliche hormonelle Einflussfaktoren	Ruhephase	Östrogen	Östrogen Progesteron	Östrogen, Progesteron, hHPL, Prolaktin

Abb. 37.8 Zeitleiste zur Entwicklung der Brustdrüse. Schematische Darstellung unter Berücksichtigung der aktuellen wissenschaftlichen Erkenntnisse von Ramsay et al. 2005.

Einfluss der Gonadotropine mit der Follikelreifung, was sich in ansteigenden Östrogenkonzentrationen widerspiegelt. Die Brustdrüse reagiert auf diesen Östrogenstimulus mit einem Wachstum des Gangsystems. Die Milchgänge nehmen an Länge zu, die Epithelauskleidungen falten sich ein und beginnen am Ende der Milchgänge Knospen auszubilden. Sie bilden so die Vorstufen der zukünftigen Drüsenläppchen. Ovulationen und Menstruationen finden zu dieser Zeit noch nicht statt.

Mit Einsetzen der **Menarche** (etwa 1 bis 2 Jahre später) ist die zweite Entwicklungsphase der Brustdrüse gekommen. Unter dem Einfluss von Progesteron beginnt die Ausbildung des Läppchensystems. Das Mantelgewebe der Gänge und Läppchen nimmt an dieser Proliferation teil und wird im Volumen größer. Die Brustwarze beginnt sich unter dem gemeinsamen Einfluss von Progesteron und Östrogen zu pigmentieren. Eine optimale Brustgewebsstruktur entwickelt sich nur bei einem ausgewogenen Synergismus von Östrogenen und Progesteronen (Abb. 37.8).

Nach Abschluss der Pubertät bis zur ersten Schwangerschaft ruhen die Wachstumsvorgänge der Brustdrüse, die aber den hormonellen Reizen des Menstruationszyklus unterliegt.

Die Entwicklung der Brustdrüse zum Sekretionsorgan vollzieht sich in der **Schwangerschaft**. Die funktionellen Anteile der Brustdrüse unterliegen dann Ausdifferenzierungs- und Wachstumsprozessen. Diese werden in erster Linie von den plazentaren Hormonen – Östrogen, Progesteron, humanes Plazentalaktogen (HPL) – und dem adenohypophysären Prolaktin gesteuert. Weitere Stoffwechsel- und Wachstumshormone unterstützen die Proliferations- und Differenzierungsprozesse.

Unter dem Einfluss von Östrogen, Progesteron und Prolaktin kommt es zu einer starken duktalen, lobulären und alveolären **Größenzunahme**. Die Proliferationsvorgänge führen dazu, dass das Drüsengewebe zum großen Teil das Fett- und Bindegewebe verdrängt. In der zweiten Schwangerschaftshälfte vollzieht sich unter dem Einfluss von Prolaktin und HPL die **Drüsendifferenzierung**. Die alveolären Zellen entwickeln sich zu dem für die Milchbildung notwendigen präsekretorischen Epithel. Ab der Mitte des 2. Trimenons bildet das Drüsenepithel bereits geringe Mengen Kolostrum, das bei manchen Frauen auch austreten kann (einige Tropfen).

Die vollständige Ausdifferenzierung des Alveolarepithels in aktive, Milch bildende und ausscheidende Drüsenzellen wird durch die antagonistische Wirkung der Steroidhormone – insbesondere durch das Progesteron – verhindert.

Das Ingangkommen der Laktation (Galaktogenese)

Das Ingangkommen der Laktation ist ein **ausschließlich hormonelles Geschehen** und wird vom Milchbildungshormon Prolaktin gesteuert.

Mit der vollständigen Geburt der Plazenta kommt es zu einem Entzug der plazentaren Hormone. Der bisher durch die Plazentahormone gebremste Effekt von Prolaktin auf das alveoläre Drüsenepithel kommt nun voll zum Tragen. Daraufhin werden die alveolären Zellen von präsekretorischen in aktiv Milch bildende und freisetzende Drüsenzellen umgewandelt.

Der durch das Prolaktin angestoßene Prozess der Milchbildung benötigt von der Auslösung bis zur vollen Wirksamkeit etwa 30 bis 40 Stunden. Während dieser Zeit wird vom Drüsenepithel Kolostrum gebildet.

Der Beginn einer Milchproduktion macht sich bei vielen Frauen durch ein Spannungs- und Stauungsgefühl bemerkbar. Die Haut zeigt eine deutliche Venenzeichnung und erscheint gespannt und »heiß«, der Drüsenkörper darunter knotig und die Brustwarze flach ausgezogen. Bei manchen Frauen kann es zu diesem Zeitpunkt auch zu subfebrilen Temperaturen kommen, die eine nicht entzündliche Reaktion auf den Übertritt von Milcheiweiß ins mütterliche Gewebe sind. Diese Symptome, die auch als »**Milcheinschuss**« bezeichnet werden, sind die Folge der Milchansammlung in den Alveolen und kleinen Milchgängen, der Venen- und Lymphstauungen und der dadurch bedingten Brustgewebsödembildung. Die Alveolen und die kleinen Milchgänge können wegen der Elastizität des Brustgewebes bis zu 48 Stunden die gebildete Milch speichern. Danach geht die Milchproduktion zurück.

Die Aufrechterhaltung der Milchproduktion (Galaktopoese und Galaktokinese)

Die Aufrechterhaltung der Milchproduktion ist ein Zusammenspiel von mechanischen, neuronalen und hormonalen Steuerungsmechanismen. Mütterliche und kindliche Stillreflexe spielen dabei die Hauptrolle. Sie sind für die ausreichende Produktion und Abgabe der Stillhormone verantwortlich. Die für den Laktationsprozess notwendigen **Stillhormone** sind:

- **Prolaktin**, auch Milchbildungshormon genannt: Induktion (Veranlassung) der Milchsynthese und -freisetzung in den Alveolen
- **Oxytocin**, auch Milchspendehormon genannt: Induktion der Milchabgabe aus den Alveolen in die Milchgänge

Die für den Laktationsprozess notwendigen **kindlichen Stillreflexe** sind

- der Such- oder Rootingreflex,
- der Saugreflex und
- der Schluckreflex.

Beim termingerecht geborenen Kind sind diese Reflexe voll ausgereift.

Das Kind entwickelt *in utero* die Fähigkeiten zu schlucken (ca. 16. SSW), zu saugen (ca. 18. bis 24. SSW) und zu suchen (ca. 32. SSW). Gezielte und koordinierte Aktivitäten reifen erst ab der 34. SSW heran.

Der kindliche Such- und Saugreflex, der 20 bis 45 Minuten nach der Geburt seinen ersten Höhepunkt erreicht, löst bei der Mutter eine Reihe wichtiger Stillreflexe aus.

Die für den Laktationsprozess notwendigen **mütterlichen Stillreflexe** sind

- der Milchbildungsreflex,
- der Milchflussreflex, auch Milk-let-down-Reflex, Milchspende- oder Milchausschüttungsreflex genannt, und
- der Brustwarzenaufrichtungs- oder Brustwarzenerektionsreflex.

Der **Milchbildungsreflex** sorgt über das Milchbildungshormon **Prolaktin** für die Milchsynthese und -freisetzung (Galaktopoese). Der Serumprolaktinspiegel fällt in den ersten Wochenbetttagen zunächst parallel zu den sinkenden Östrogen-, Progesteron- und HPL-Konzentrationen (Human-Plazenta-Laktogen). Aber der durch den Stillvorgang ausgelöste Milchbildungsreflex lässt den Prolaktinspiegel im Serum wieder steigen, und zwar über folgenden Mechanismus: Lecken und/oder Saugen an der Brustwarze lösen einen mütterlichen neurohormonalen Reflexbogen aus. Über die afferenten Nerven der Mamille und Areola gelangen Impulse zum Hypothalamus, die die PIF-Ausschüttung (Prolaktin-Inhibitionsfaktor) kurzzeitig unterdrücken. Damit ist dieser Hemmfaktor der Prolaktinfreisetzung ausgeschaltet und es kommt zu einem kurzfristigen (ca. 60 Minuten dauernden) Prolaktinanstieg. Etwa 45 Minuten nach dem Anlegen des Kindes ist die maximale Prolaktinkonzentration erreicht. Für den Milchbildungsprozess ist dann die Prolaktionaufnahme in den Milch sezernierenden Zellen der Alveolen bedeutsam. Neueste Beobachtungen der Ultraschallforschung gehen davon aus, dass diese Prolaktinaufnahme aus dem Blut vom Füllungszustand der Alveolen abhängt. So kann die Aufnahme des Prolaktins aus dem Blut bei zu vollen Alveolen gehemmt werden. Die korrekte Stimulation an der Areola und Mamille steigert die Milchbildung, eine volle Brust verlangsamt die Milchbildung (Abb. 37.9 a, b).

Die Anatomie der Brust und die Physiologie des Stillens

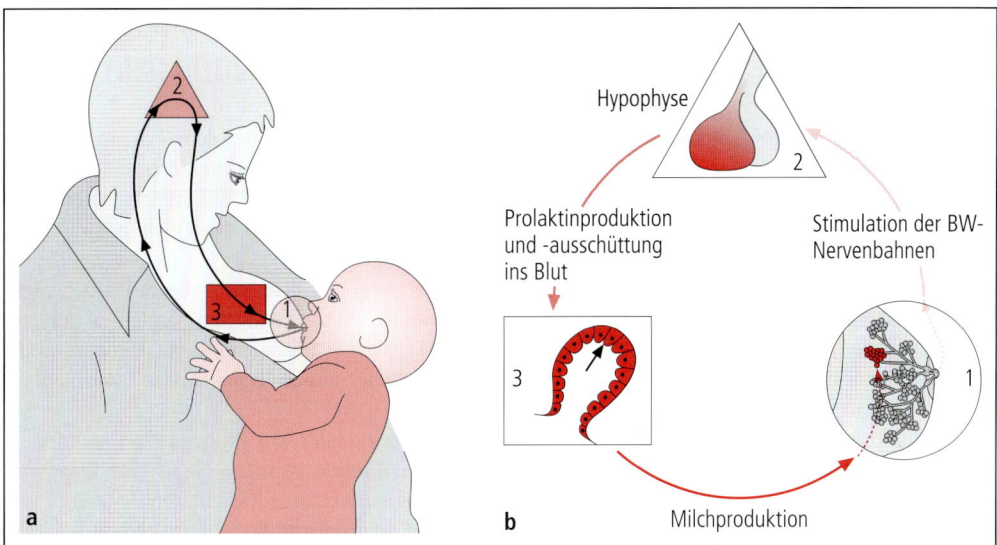

Abb. 37.9 a, b Der Milchbildungsreflex.

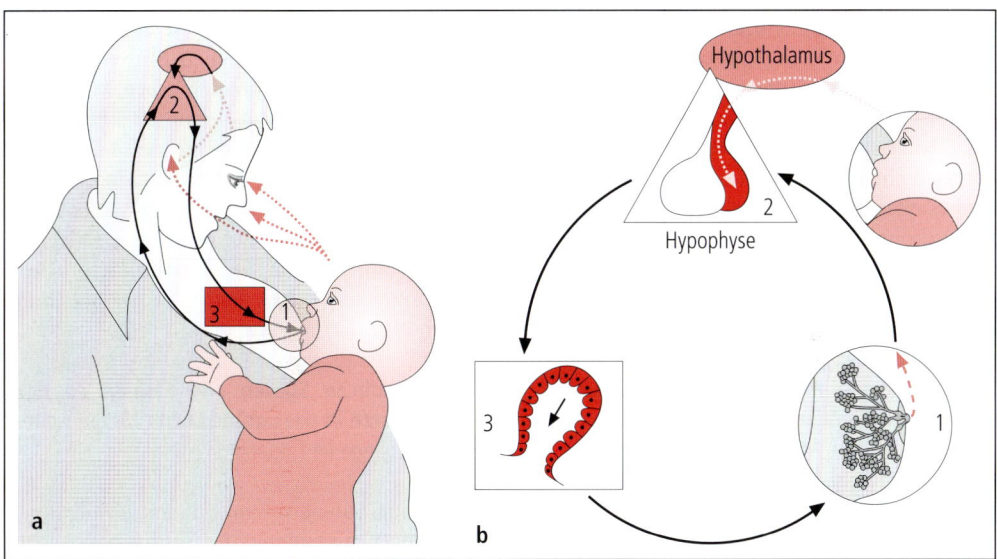

Abb. 37.10 a, b Der Milchflussreflex.

Für die optimale Entleerung (Galaktokinese) der Brustdrüse sorgt gemeinsam mit dem Milchabgabehormon **Oxytocin** der **Milchflussreflex**.
Die regelmäßige und ausreichende Entleerung der Brust ist ein wesentlicher Faktor für die Aufrechterhaltung der Laktation. Ist dieser Faktor nicht erfüllt, reduziert sich die Milchsynthese durch eine so genannte »Stauungsinvolution«: Die milchgefüllten Alveolen und Milchgänge drosseln den kapillaren Blutstrom und unterbinden somit die Zufuhr der für die Milchbildung wichtigen Aufbau- und Energiestoffe. Die Prolaktinaufnahme aus dem Blut kann gehemmt oder vermindert werden.
Die optimale Entleerung der Brust erfolgt regelrecht über den Saugvorgang des Kindes. Die für das korrekte Saugen typischen Zungenbewegungen des Kindes und das in der Mundhöhle entste-

hende Saugvakuum ermöglichen aber nur eine geringe Milchentnahme. Um an die gebildete Muttermilch aus der Drüsenperipherie (Alveolen und Milchgänge) zu gelangen, reicht das nicht aus. Hierfür bedarf es des **Milchflussreflexes**: Die Lippen und der Unterkiefer des Kindes fassen beim Saugen die »erigierte« Brustwarze sowie einen Großteil der Areola und lösen durch diesen Berührungsreiz einen neurohumoralen Reflex aus. Über die afferenten Nervenendigungen der Mamille und Areola werden Impulse zum Hypothalamus geleitet. Hier wird die Freisetzung des in der Neurohypophyse (HHL = Hypophysenhinterlappen) gespeicherten Oxytocins veranlasst. Das in den Blutkreislauf abgegebene Oxytocin stimuliert das Myoepithel der Alveolen zur Kontraktion; die Muttermilch wird in die sich nun erweiternden Milchgänge gepresst und somit für das Baby verfügbar gemacht.

Während einer Stillmahlzeit wird der Milchflussreflex mehrmals ausgelöst. Der Milchflussreflex wird im Verlauf der Stillzeit zu einem konditionierten Reflex. Er kann dann über akustische, optische, olfaktorische (über den Geruchssinn vermittelte) und visuelle Stimulanz oder durch intensives Denken an das Kind ausgelöst werden. Diese unspezifischen Reize können bei Frauen, die ihr zweites oder drittes Kind stillen, von Beginn der Stillbeziehung an Auslösefaktoren sein.

Bei der Erstgebärenden (»Erststillenden«) ist die reflektorische Oxytocinausschüttung zunächst noch von der spezifischen Reizsetzung – Berührung der Brustwarze – abhängig (Abb. 37.10 a, b). Zu Beginn der Stillbeziehung kann es bis zu 5 Minuten und länger dauern, bis der erste Milchspendereflex ausgelöst wird.

Neue Forschungen haben gezeigt, dass fast die Hälfte der Milch, welches ein Baby pro Mahlzeit trinkt, während des ersten Milchspendereflexes fließt.

> **!** Das Kind regelt über den Milchbildungs- und den Milchflussreflex die Milchproduktion nach dem Prinzip von Angebot und Nachfrage.

Der **Brustwarzenerektionsreflex** ermöglicht dem Kind das bessere Fassen der Brustwarze. Die sensiblen Nervenendigungen der Brustwarze reagieren auf Berührung, Kälte und Erregung; die Warze wird größer und fester.

Faktoren, die die Milchproduktion beeinflussen

Die komplexen und nach dem Prinzip von Angebot und Nachfrage funktionierenden Regelmechanismen sichern dem Kind unter normalen Bedingungen die für sein Gedeihen notwendigen Milchmengen.

Nur in wenigen Fällen kann dieses Prinzip nicht funktionieren. Am häufigsten handelt es sich um die **Hypogalaktie** (verminderte Milchproduktion), seltener um die **Polygalaktie** (übermäßiges Angebot).

Die frühzeitig oder von Stillbeginn an verminderte Milchsekretion ist in der Regel eine Folge von Störungen innerhalb des Laktationssystems. Selten sind anatomische Besonderheiten, individuelle Brustdrüsenformen oder endokrine Faktoren die Ursachen. Die größte Bedeutung kommt Störelementen zu, die den reibungslosen Ablauf der Stillreflexe beeinträchtigen. Diese **Störungen der kindlichen und mütterlichen Stillreflexe** können nachhaltige Konsequenzen haben. Werden jene und besonders der äußerst störanfällige Milchflussreflex durch einen oder mehrere Faktoren in ihrer vollen Entfaltung behindert, setzt sich ein *Circulus vitiosus* in Gang: geringe Milchabgabe, schlechte Saugleistung und mangelnde Milchproduktion. Wird er nicht rechtzeitig unterbrochen, kann er letztlich zum Ende der Stillbeziehung führen (Abb. 37.11).

> **!** Das **kindliche Suchen und Saugen an der Brustwarze** ist das »grüne Licht« für die weiteren Vorgänge im Laktationssystem.

Jedes Neugeborene kommt mit einem individuellen endogenen Rhythmus des Nahrungsverlangens auf die Welt. Bei einer **Nichtbeachtung dieser »inneren Uhr« durch rigide Stillzeiten** – starre 4-Stunden-Perioden – wird schon die erste Stufe des Laktationssystems behindert (Abb. 37.12). Bei einem nicht zur Nahrungsaufnahme bereiten, eventuell aus seiner Schlafphase gerissenen Säugling ist das Such-, Saug- und Schluckverhalten weniger organisiert und effektiv. Die Brust wird nur mangelhaft entleert. Verunsichert und gestresst versucht die Mutter währenddessen, ihr Kind zum Trinken zu motivieren. Das Stillen wird zur reinen Nahrungsgabe reduziert, der Signalaustausch zwischen Mutter und Kind ist gestört,

Die Anatomie der Brust und die Physiologie des Stillens

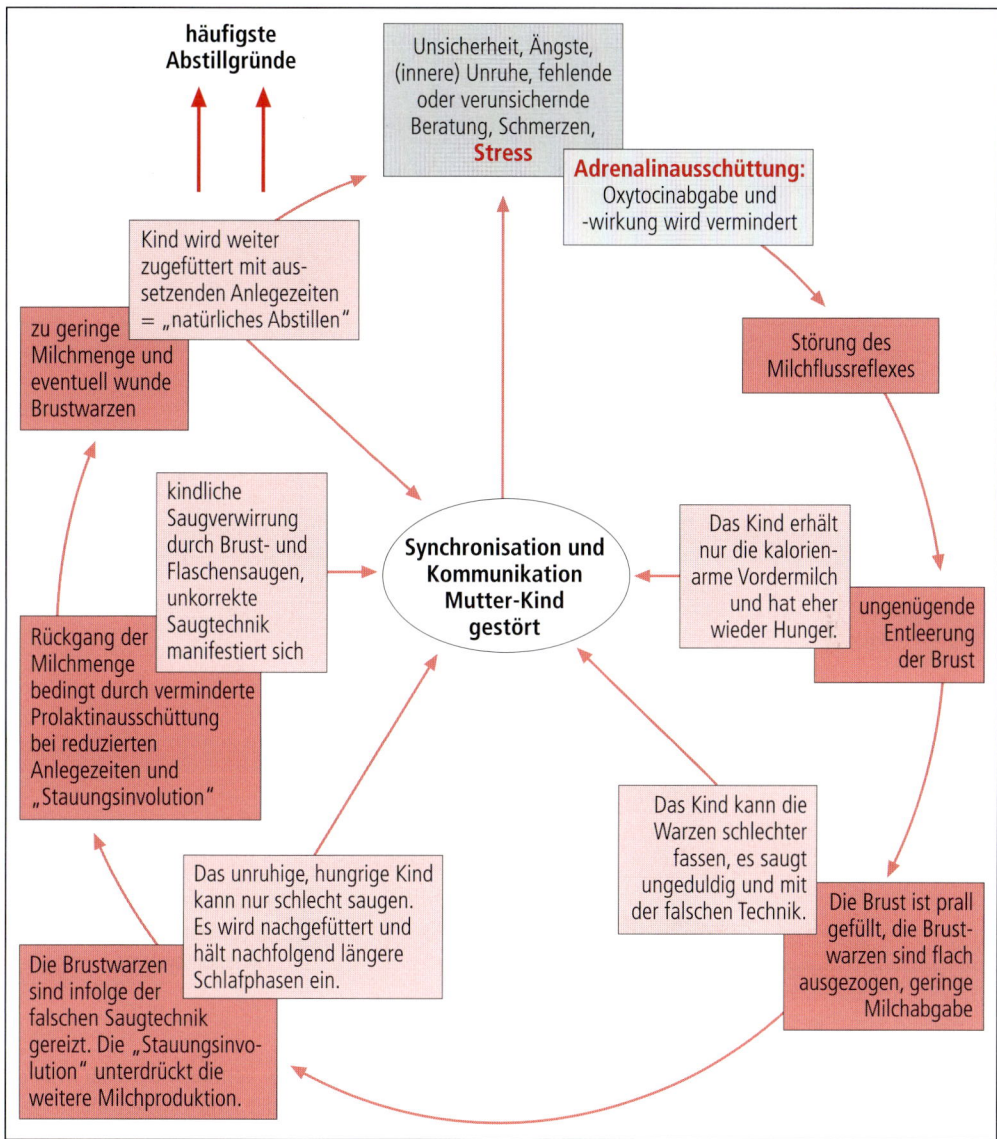

Abb. 37.11 Der gestörte Laktationskreislauf.

die wichtige Synchronisation zwischen beiden kann sich nicht aufbauen.

Auch **allgemeine Unruhe** sowie eine unzureichende Privat-/Intimsphäre in der näheren Umgebung von Mutter und Kind (z. B. Besucherströme, Routinearbeiten im Stationsalltag) können das Kind von einem organisierten und effektiven Saugen ablenken und die Mutter verunsichern.

Unsicherheit, Stress, Angst, innere Unruhe oder Schmerzen der Mutter führen durch Adrenalinfreisetzung zu einer direkten Störung des Milchspenderreflexes. Dieses »Stresshormon« bremst einerseits zentral die Oxytocinfreisetzung und blockiert andererseits peripher durch Vasokonstriktion das Ankommen des Oxytocins am Zielort. Die Brust kann somit nicht ausreichend geleert werden, die Milchbildung wird gehemmt und das Kind wird in der Folge schlechter saugen. Die Milchproduktion geht infolge Stauungsinvolution und mangelnder kindlicher Reizsetzung zurück.

In der Lernphase können also rigide »Stillpläne« – Wiegekarten, geplante Stillzeiten, Anpassung an

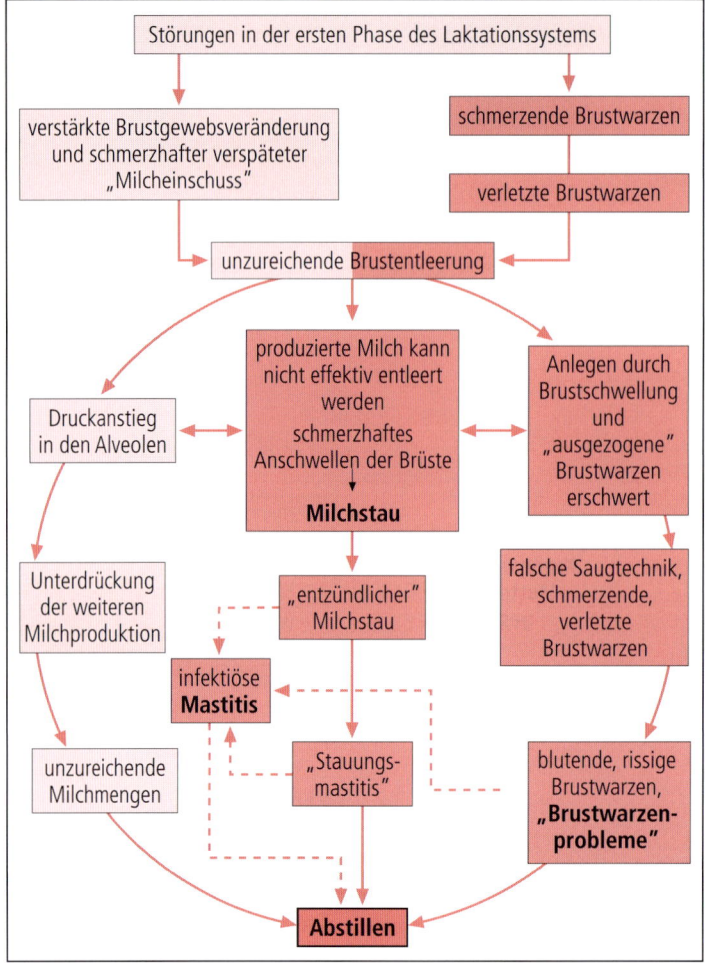

Abb. 37.12 Mögliche Konsequenzen von Störungen in der ersten Phase des Laktationssystems.

den Kliniktagesablauf – den Laktationskreislauf nachhaltig stören. Einen ebenso ernst zu nehmenden Einfluss hat aber auch die **Einstellung der betreuenden Hebamme oder Pflegekraft**. Empirische Untersuchungen belegen, dass die »Stillleistung« der Frauen, die mit Zuversicht und Ruhe beraten und betreut wurden, weitaus besser waren als derjenigen, die mit Zweifeln oder gar negativen Kommentaren durch die betreuende Person konfrontiert wurden. Selbstverständlich spielt hierbei auch das Verhalten der eigenen Familie, insbesondere des **Partners**, eine ganz entscheidende Rolle. Die stillende Frau benötigt gerade in der Lernphase (bis zur 8. bis 10. Stillwoche) die volle Unterstützung und das uneingeschränkte Verständnis ihrer Bezugspersonen.

! Das uneingeschränkte Vertrauen der Frau in ihre Fähigkeit, das Kind mit ihrer eigenen Milch versorgen zu können, ist die grundlegende Voraussetzung für das erfolgreiche Stillen.

Die Erklärung für dieses Phänomen bietet die Sensibilität des Laktationssystems.
Für die tägliche routinemäßige Beratungs- und Betreuungspraxis bedeutet dies einerseits, nicht an starren Stillstandards festzuhalten, andererseits sind die gemeinsam erarbeiteten Absprachen von allen Betreuenden einzuhalten.
Auch andere Faktoren können den Laktationskreislauf negativ beeinflussen. Störungen, die zu einer verminderten Milchsekretion führen, beruhen häufig auf einer **Unkenntnis der Laktationsvorgänge**.

Den Grundvoraussetzungen der Milchentleerung und der Signalwirkung des guten Saugreizes wird zu wenig Beachtung geschenkt. Nur ein Beispiel ist das heute gelegentlich immer noch praktizierte **alternierende Anlegen** zu Beginn der Stillbeziehung, das zur idealen Füllung und Schonung der Brustwarzen beitragen soll. Die zum Teil stundenlangen Stillpausen und die anschließend prall gefüllten Brüste mit ausgezogenen Brustwarzen bewirken aber genau das Gegenteil. Die gewünschte optimale Entleerung und somit die ideale Füllung der Brustdrüse sowie die Schonung der Brustwarzen werden durch doppelseitiges Anlegen – bei jeder Stillmahlzeit, zumindest bis die Milchproduktion optimal eingestellt ist – erreicht. Beim Anlegen an beiden Brüsten darf die Anlegezeit an der ersten Brust keinesfalls zu kurz sein (mindestens 10 Minuten, s. S. 759f.).

Weiterhin hat der **Ernährungs- und Allgemeinzustand** der Frau Einfluss auf die Milchproduktion. Die quantitative Unterernährung – in unseren reichen Industriestaaten eher eine Rarität – führt eindeutig zu einem Milchvolumenrückgang. Qualitative Veränderung der Nahrung hat hingegen kaum Einfluss auf die Milchmenge. Nachgewiesen ist aber, dass bei anhaltender Hypoglykämie der Mutter die Milchproduktion stark zurückgeht. Dies ist vor allem im Klinikalltag ein Problem. Beobachtungen zeigen, dass mit der Einführung einer Spätmahlzeit weniger Stillprobleme auftreten.

Schwere Allgemeinerkrankungen im Zusammenhang mit **Schwangerschafts- und Geburtskomplikationen** können ebenso wie länger anhaltendes Fieber mit einer mangelhaften bis fehlenden Milchproduktion gekoppelt sein.

Suchtmittel und Medikamente zeigen zum Teil deutliche Wirkungen auf die Milchproduktion. Nikotinabusus senkt den Prolaktinspiegel und reduziert die Saugkraft des Kindes. Größere Mengen niedrigprozentigen Alkohols oder stärkere Alkoholika reduzieren die Oxytocinsekretion und die Saugkraft des Kindes. Zu den **eine Hypogalaktie auslösenden Medikamenten** zählen auch die oft prophylaktisch im Wochenbett eingesetzten Uterotonika. Bei Präparaten wie Methergin® ist ein laktationshemmender Effekt zu erwarten. Sie sind schwache Dopaminagonisten und chemisch verwandt mit dem zum Abstillen eingesetzten Bromocriptin (Pravidel®).

In den seltensten Fällen sind **endokrine Störungen** für eine verminderte Milchsekretion verantwortlich. Da das Prolaktin das wichtigste Hormon der Milchsekretion ist, korreliert natürlich ein bestehender **Prolaktinmangel** immer mit einer Laktationsinsuffizienz. Ein Mangel oder ein vollständiger Ausfall der Prolaktinproduktion besteht bei der partiellen oder kompletten Unterfunktion des Hypophysenvorderlappens, wie sie beim **Sheehan-Syndrom** vorliegt. Bei diesem Syndrom handelt es sich um eine postpartale, ischämische Nekrose des Hypophysenvorderlappens. Diese Neurose kann sich nach Geburten mit schweren Blutungen oder septischem Schock entwickeln und kommt heute vorwiegend in unterentwickelten Ländern vor. Eine zu geringe Prolaktinproduktion, die durch eine Störung der Stillreflexe eintritt, kann nicht zu den endokrin bedingten Störungen gezählt werden. Eine **Schilddrüsenunterfunktion** in der Stillzeit bringt ebenfalls eine zu geringe Laktation mit sich.

Östrogene und Progesteron behindern in der Schwangerschaft das Ingangkommen der Laktation. Im Verlauf der Stillzeit haben sie aber, sofern sie in niedrigen Konzentrationen zirkulieren, bei der Wiederaufnahme der ovariellen Östrogenproduktion wenig Einfluss auf die Stillleistung. Hohe Östrogenkonzentrationen zu Beginn der Stillphase jedoch beeinflussen das Ingangkommen der Laktation oder reduzieren später die Milchmenge. So verhindern postpartal verbleibende Plazentareste das Ingangkommen der Laktation. Ebenso reduzieren in der Stillzeit verabreichte orale Kontrazeptiva mit hohem Gestagen- und Östrogengehalt die Milchmenge.

Die **individuelle Morphologie der Brustdrüse** wird zwar von vielen Frauen als wichtige Einflussgröße gesehen, spielt aber eine eher untergeordnete Rolle. Während die **Größe der Brust** im nicht graviden Zustand nicht mit der postpartalen Fähigkeit zur Milchproduktion gleichgesetzt werden kann, hängt die Brustdrüsenentwicklung in der ersten Schwangerschaft durchaus mit der Milchproduktion zusammen. Eine gute Zunahme des Brustvolumens (Wachstum der funktionellen Anteile) in der Gravidität lässt somit auf eine gute postpartale Milchproduktion schließen. Bei dieser Volumenzunahme spielt das Lebensalter der Frau eine Rolle. Je älter die Frau bei der ersten Schwangerschaft ist, desto geringer kann die schwangerschaftsbedingte Entwicklung der Brustdrüse sein. Auch fibrös-zystische Mastopathien können mit einer verminderten Milchsekretion einhergehen.

Mütterliche und kindliche Stillhindernisse und Kontraindikationen der Muttermilchernährung

> **!** Unter der Bezeichnung Stillhindernisse werden die Situationen zusammengefasst, die das Stillen ver- und behindern, sowie die Ereignisse, die das Nähren mit Muttermilch ganz oder vorübergehend verbieten. Es kann hierbei differenziert werden zwischen **absoluten** und **relativen** (vorübergehenden) **Stillhindernissen**.

Stillhindernisse und -schwierigkeiten können von mütterlicher oder von kindlicher Seite ausgehen.

Mütterlich bedingte Stillhindernisse

Anomalien der **Brustdrüse** wie Amastie, Mikromastie oder Mikrothelie sind äußerst selten. Stillleistungen können hier – in aller Regel – nicht erwartet werden. Bei den **Brustwarzen** kann nur die äußerst seltene **Hohlwarze** – das Fehlen der eigentlichen Brustwarze – zu echten Stillhindernissen führen. Dies entscheidet sich im Einzelfall. Die Babys saugen an der Brust (Brustwarzenvorhof) und nicht an der Warze. Die fehlende Warze bringt Anreizprobleme, ein effektvolles Stillen ist aber dennoch möglich. Der Stillerfolg ist im Wesentlichen vom kindlichen Saugverhalten und vom mütterlichen Stillwillen abhängig. Vom primären Abstillen sollte Abstand genommen werden. Besondere Warzenformen wie Flach- oder **Schlupfwarzen** (eingestülpte Warzen) stellen keine Stillhindernisse dar, können aber anfänglich zu Schwierigkeiten führen (s. S. 755).
Operative Eingriffe an der Brust sind kein generelles Stillhindernis. Die Entscheidung ist aber immer von der individuellen Situation abhängig. Während nach einer **Probeexzision** vor oder während der Schwangerschaft im Allgemeinen kein Stillhindernis besteht, kann nach einer **plastischen Mammachirurgie** ein psychisches Stillhindernis vorliegen, obgleich von der physischen Seite her die Laktation möglich wäre. Nach einer **Augmentationsplastik** (Vergrößerung) spricht grundsätzlich nichts gegen eine erfolgreiche Laktation. Bei der **Reduktionsplastik** hängt es davon ab, wie viele Milchgänge unversehrt erhalten werden konnten und wie intakt die Nervenversorgung der Mamille geblieben ist. Bei mangelnder Sensibilität der Brustwarze ist auch der neurohumorale Reflexbogen infrage gestellt (Bellmann u. Voss 1992, Bolte 1980).
Blutbeimengungen in der Muttermilch oder blutige Absonderungen in der Schwangerschaft sind in der Regel gutartig (Bellmann u. Voss 1992). Die Ursache liegt wahrscheinlich in der verstärkten Durchblutung und kleinen Gefäßrupturen. Ätiologisch wird eine empfindliche Alveolarwand angenommen (Peters 1987). Die blutende Mamille stellt kein Stillhindernis dar, kann aber für 24 bis 48 Stunden zum Anlegehindernis werden (s. S. 774). Das Abstillen wird erst bei persistierenden Blutabsonderungen empfohlen, um mit entsprechenden diagnostischen Mitteln bösartige Prozesse sicher ausschließen zu können (Peters 1987).
Bei Frauen, die in der Schwangerschaft oder im Wochenbett an einem Mammakarzinom erkranken, besteht ein absolutes Stillverbot (Bellmann u. Voss 1992, Peters 1987).
Puerperale Mastitiden (Brustdrüsenentzündungen) in der Anamnese sind auch bei Abszessinzision kein Hindernis. Die Stillleistungen sind in diesem Fall ebenso wenig vermindert wie die Neigung zum erneuten Auftreten einer Mastitis erhöht ist (Peters 1987). Auch ist die akute puerperale Mastitis kein absolutes Stillhindernis. Je nach Ausprägung der Erkrankung – Keimzahl über 10^3/ml Milch (Peters 1987) – darf evtl. vorübergehend an der kranken Brust nicht angelegt werden, dann besteht eine passagere Kontraindikation für die Muttermilchgabe. Das genaue Vorgehen ist in Tabelle 38.8 auf Seite 776 f. dargestellt.

In den seltensten Fällen sind **Erkrankungen der Mutter**, die sich in der Stillphase einstellen oder bereits vor oder während der Schwangerschaft bestanden haben, ein Grund, vom Stillen abzuraten. Kontraindikationen für die Gabe der Muttermilch ergeben sich oftmals erst durch die zur Behandlung notwendigen Medikamente. Stillverbot und Kontraindikation sind dann auf die Zeit der Pharmakotherapie begrenzt.
Lebensbedrohliche Erkrankungen oder Komplikationen, die infolge der Schwangerschaft oder der Geburt auftreten können (wie Gestose oder Gerinnungsstörungen), machen eine intensivmedizinische Betreuung der Frau (oft auch des Kin-

des) notwendig. Das Stillen rückt in den Hintergrund. Häufig setzt hier die Laktation gar nicht erst ein oder die Begleitmedikation verbietet das Anlegen und die Verwendung der Muttermilch. Mit der Besserung des mütterlichen Allgemeinzustandes kann aber das Stillen oder die Muttermilchernährung aufgenommen werden.

Der *Diabetes mellitus* ist heute keine primäre Abstillindikation mehr. Bei den Kindern der diabetischen Mutter ist postpartal aber häufig eine kurze intensivmedizinische Betreuung notwendig. Die Trennung von Mutter und Kind bringt dann Schwierigkeiten mit sich, die einer intensiven Stillförderung bedürfen. Epidemiologische Studien liefern Hinweise, dass Diabetikerinnen-Kinder, die voll gestillt wurden, in ihrer Kindheit seltener diese Krankheit entwickeln als solche, die nicht gestillt wurden.

Frauen, die an einer **Epilepsie** erkrankt sind und medikamentös behandelt werden, können stillen. Allerdings bringt die sedierende Wirkung der Medikamente Stillschwierigkeiten mit sich, die eine zeitintensive Stillermutigung und die sorgfältige Beobachtung des Kindes notwendig machen. Natürlich muss das Krankheitsbild (unvorhergesehene Krampfanfälle) der Mutter immer im Sinne der kindlichen Sicherheit bedacht werden.

Entwickelt eine Frau eine **Psychose im Wochenbett**, muss bei der Entscheidung, ob ein weiteres Stillen möglich ist, die Sicherheit des Kindes ebenso berücksichtigt werden wie die mütterliche Medikation. Die endgültige Entscheidung müssen die behandelnden Ärztinnen und Ärzte tragen. Bei der Behandlung depressiver Frauen wird heute vorgeschlagen, Mutter und Kind nicht völlig voneinander zu trennen (Akre 1993). Lässt sich die eingesetzte Medikation mit dem Stillen vereinbaren, und möchte die Frau stillen, spricht dem nichts entgegen. Gleichwohl muss das Stillen, wie jeder andere Kontakt zwischen Mutter und Kind, überwacht werden. Das Gefühl, das Kind mit der eigenen Milch selbst versorgen zu können – auf diesem Gebiet nicht versagt zu haben –, kann für die Genesung der Frauen von Bedeutung sein (Lawrence 1986).

Infektionserkrankungen der Mutter führen häufig zum »überschnellen« Abstillen, obgleich die meisten Infekte vorübergehende und keine absoluten Stillhindernisse darstellen. Ob und wie lange eine Stillpause eingelegt werden muss, ist abhängig vom Erreger (Viren, Bakterien, Einzeller), dem Infektionsweg (Luft, Körperflüssigkeiten, Muttermilch), dem Erkrankungszeitpunkt der Mutter, der jeweiligen medikamentösen Therapie und natürlich vom mütterlichen Befinden. Kann der Erreger in der Muttermilch nicht nachgewiesen werden, ist in manchen Fällen zwar die Notwendigkeit einer Isolierung von Mutter und Kind gegeben, die abgepumpte Muttermilch kann – sofern keine infektiösen Hautläsionen an der Brust oder Brustwarze vorliegen – aber verfüttert werden.

Bei der Viruserkrankung **Windpocken** kann sofort nach der Geburt angelegt werden, wenn die Frau länger als eine Woche (7 Tage) vor der Entbindung erkrankt ist. Hier kann von einem ausreichenden Leih-Antikörpertiter des Kindes ausgegangen werden. Tritt die Erkrankung jedoch erst 2 bis 4 Tage vor der Entbindung auf, müssen Mutter und Kind voneinander isoliert werden. Die *Varicella*-Zoster-Viren werden aber nicht über die Muttermilch übertragen, deshalb darf Muttermilch dem sofort nach der Geburt mit Varizellen-Hyperimmunglobulinen passiv geimpften und eventuell prophylaktisch mit Aciclovir® (Virustatikum) behandelten Neugeborenen gefüttert werden. Die infektiösen Hautläsionen dürfen allerdings in diesem Falle nicht auf der Brustwarze liegen. Die üblichen Hygienemaßnahmen zum Abpumpen von Frauenmilch sind peinlichst genau einzuhalten. Sobald die infektiösen Hautläsionen bei der Mutter verschwunden sind, kann die Isolierung aufgehoben werden.

Kommt es im Verlauf der Stillzeit zu einer **Virusinfektionserkrankung (Windpocken, Masern, Röteln, Mumps)**, ist der Säugling, bedingt durch den engen Kontakt zwischen Mutter und Kind, zum Zeitpunkt der Diagnosestellung mit hoher Wahrscheinlichkeit bereits infiziert. Eine Isolation von Mutter und Kind ist unnötig und die Stillunterbrechung aufgrund der Krankheitserreger kontraindiziert (Akre 1993, Schäfer u. Spielmann 2001). In diesen Fällen erhält das Kind durch die spezifischen antiinfektiösen Eigenschaften der Muttermilch zunächst einen allgemeinen und bald auch einen spezifischen Infektionsschutz. Obwohl sich diese Kinder meistens infiziert haben, entwickeln sie selten Krankheitszeichen.

Viele dieser »Kinderkrankheiten« verlaufen aber im Erwachsenenalter heftig, sodass in der akuten Krankheitsphase der Allgemeinzustand der Mutter zu kurzfristigen oder sporadischen Stillpausen führen kann. Die Brust muss trotzdem äußerst sorgfältig per Hand oder Pumpe entleert werden. Die Muttermilch kann dann alternativ gefüttert werden. Die **Mumpserreger** können in der Brustdrüse zusätzlich zum üblichen Krankheitsbild eine schmerzhafte Entzündung (Mastitis) verursachen.

Die Entscheidung, bei Mumps und Masern das Kind weiterhin anzulegen, muss sorgfältig mit dem Kinder-, Frauen, und Hausarzt (d. h. dem behandelnden Ärzteteam der Familie) abgesprochen werden. Stillen oder Pumpen bedeutet für die häufig ernsthaft erkrankte Frau einen erhöhten Energieaufwand, der nicht zu vernachlässigen ist. Der erkrankten Mutter sollte immer die Möglichkeit der Relaktation vorgestellt werden.

Das **Zytomegalievirus** wird über die Muttermilch, den Speichel und Zervikalschleim der Mutter ausgeschieden. Wird bei der Mutter das Zytomegalievirus diagnostiziert, ist dies aber kein Abstill- oder Isolationsgrund. Die Mutter gibt dem Kind beim Stillen gleichzeitig einen spezifischen Antikörper des CMV weiter.

Bei **Scharlach** und anderen bakteriellen Infektionen kann nach initialer Antibiotikatherapie in der Regel (wieder) gestillt werden.

Herpes-simplex-**Infektionen** sind kein Grund, ein Stillverbot auszusprechen. Die Herpes-simplex-Läsionen dürfen sich allerdings nicht auf der Brustwarze befinden. Ist die Brustwarze selbst betroffen, muss der Säugling bis zum Abklingen Flaschennahrung oder Spendermilch erhalten. Bei allen lokalen *Herpes-simplex*-Infektionen müssen allgemeine Hygienemaßnahmen konsequent durchgeführt und der direkte Kontakt zwischen Baby und dem erkrankten Hautareal vermieden werden (Mundschutz tragen).

Besteht eine **Luesinfektion** im ersten Stadium mit Hautaffektionen (sowie im zweiten Stadium), muss primär abgestillt werden.

Bei einer **geschlossenen Tuberkulose** kann die Mutter stillen. Die Medikation muss entsprechend eingestellt werden.

Bei der **offenen Tuberkulose** besteht eine hohe Ansteckungsgefahr für den Säugling. Die Übertragung in der Neugeborenenzeit ist eine Folge des engen Kontaktes und erfolgt fast ausnahmslos über das infektiöse Sputum der Mutter. Eine Infektion über die Muttermilch ist eine ausgesprochene Seltenheit (Schäfer u. Spielmann 2001). Wurde die Infektion in der Schwangerschaft erkannt und behandelt, können die neugeborenen Kinder ohne Einschränkung gestillt werden. Die Medikation muss in der Schwangerschaft auf die Verträglichkeit während der Stillzeit überprüft werden. Wird die **offene Lungentuberkulose** der Mutter erst nach oder während der Geburt festgestellt, sollte der weitere direkte Kontakt zwischen Mutter und Kind vermieden werden (Schäfer u. Spielmann 2001). Die BCG-Impfung des Kindes wird empfohlen. Ob Muttermilch verfüttert werden kann, muss im Einzelfalle entschieden werden. Bei der Entscheidungsfindung sollte der Aspekt einfließen, dass die erst um oder kurz nach der Geburt diagnostizierte Tuberkulose am häufigsten Frauen betrifft, die aus sozioökonomischen Randgruppen kommen. Hier darf die ernährungsphysiologische Wertigkeit und der allgemeine Infektschutz der Muttermilch nicht vernachlässigt werden. Bei den in der Regel bestehenden engen Wohnungs- und Lebensverhältnissen sind Empfehlungen wie Isolation oder Vermeidung des direkten Kontakts während der Ansteckungsgefahr (ca. 6 Wochen) oftmals kaum praktikabel. Kann die Vermeidung des engen Kontakts im familiären Umfeld während der Ansteckungsgefahr nicht gewährleistet werden, stellt ein Stillverbot unter Umständen nur ein zusätzliches Risiko dar.

Bei einem Ausbruch von **Hepatitis B** vor oder kurz nach der Geburt sind 50% der Kinder Hepatitis-B-Antigen-positiv. Die Übertragung des Virus erfolgt transplazentar oder im Zusammenhang mit der Geburt. Das Kind sollte deshalb direkt nach der Geburt mit Hepatitis-B-Hyperimmunglobulin passiv und gleichzeitig mit Hepatitis-B-Vakzine aktiv immunisiert werden. Die aktive Impfung muss nach 4 Wochen und nach 6 Monaten wiederholt werden. Eine postpartale Isolation des Kindes ist dann nicht notwendig. Die Mutter kann ihr Kind bei sich haben und trotz Hepatitis-B-Antigen-Positivität stillen. Als sinnvoll hat sich deshalb bei Frauen aus Risikogruppen die Austestung hinsichtlich des Antigen-Antikörper-Status in der Schwangerschaft erwiesen.

Erkrankt die Mutter während der Stillzeit an Hepatitis A, besteht aufgrund des engen Körperkontaktes ein erhöhtes Infektionsrisiko für das Kind. Bedingt durch die Ansteckungsgefahr während der Inkubationszeit und das enge Zusammenleben hat sich das Kind aber meistens zum Zeitpunkt der Diagnosestellung schon angesteckt. Eine Übertragung der Krankheit durch die Muttermilch ist in der Literatur nicht beschrieben.

Eine Stillunterbrechung wäre kontraindiziert. Spielmann empfiehlt eine Behandlung des Kindes mit dem gut wirksamen Standardimmunglobulin. Nach dieser passiven Immunisierung darf der Säugling bei mütterlicher Hepatitis-A-Erkrankung gestillt werden (Schäfer u. Spielmann 2001).

Ist die Mutter an einer chronischen **Hepatitis C** erkrankt, scheint es nach umfangreichen Studien des Europäischen Pädiatrischen HCV-Netzwerkes keinen Grund zu geben, vom Stillen abzuraten. Im Falle einer akuten Infektion zum Zeitpunkt der Entbindung oder kurz danach muss das Risiko sorgfältig abgewogen werden. Aktuelle Informationen und Empfehlungen zum Stillen bei Viruserkrankungen bietet die Nationale Stillkommission am Bundesinstitut für Risikobewertung (www.bfr.bund.de).

HIV-Infektionen und Hepatitis C haben einen ähnlichen Übertragungsmodus wie Hepatitis B. Blutprodukte und kontaminierte Injektionsnadeln zählen zu den wichtigsten Infektionsquellen. Nicht selten sind deshalb Drogenabhängige gleichzeitig mit Hepatitis B und C sowie HIV infiziert. Die Übertragung von HIV erfolgt zum größten Teil unter der Geburt. Die postpartale Ansteckung über die Muttermilch oder durch das Stillen ist aber möglich. Seit längerem wird in diesem Zusammenhang auch die günstige Wirkung der Muttermilch bzw. der in der Muttermilch enthaltenen Stoffe (sekretorischer Leukozyten-Protease-Inhibitor, Laktoferrin und mütterliche HIV-Antikörper) auf den Verlauf der perinatal erworbenen Erkrankung beobachtet und diskutiert. Die Datenlage reicht aber nicht aus, um die seit 1992 bestehende Empfehlung von WHO und UNICEF – bei vorliegender HIV-Infektion Stillverbot für Mütter aus den Industrieländern – infrage zu stellen (Schäfer u. Spielmann 2001).

Suchterkrankungen der Mutter wie Drogenabhängigkeit und Alkoholismus sind dauerhafte Kontraindikationen. Im Einzelfall ist zu entscheiden, ob ein anfängliches Stillen mit schrittweisem Abstillen ab der 2. Lebenswoche – wegen der langsamen Entwöhnung des Kindes – oder ein sofortiges Abstillen anzuraten ist. Nikotingenuss – über 5–10 Zigaretten am Tag – lässt sich dauerhaft nicht mit Stillen vereinbaren.

Kindlich bedingte Stillhindernisse

Ein absolutes und dauerhaftes Stillhindernis und eine Kontraindikation zur Verabreichung von Muttermilch bestehen von kindlicher Seite nur dann, wenn eine angeborene **Stoffwechselstörung** mit Milchunverträglichkeit vorliegt (s. Kap. 36, S. 696). Kindern mit **angeborenen Entwicklungsstörungen** sollte die Muttermilch ebenso wenig vorenthalten werden wie denjenigen, deren regelrechte Entwicklung durch eine zu frühe Geburt unterbrochen wurde. Der Entschluss zum Stillen oder zur Muttermilchernährung ist immer eine kritische Einzelentscheidung, die nach einem ausführlichen Beratungsgespräch zwischen den Eltern und dem Kinderarzt gefällt werden muss. Generell bestehen keine dauerhaften Stillhindernisse. Die Muttermilchgabe ist in allen Fällen empfehlenswert, im Einzelfall muss mit Stillschwierigkeiten gerechnet werden.

Bei **Frühgeborenen** spielen das Geburtsgewicht und die klinische Reife eine entscheidende Rolle für die Entscheidung zum »versuchsweisen« Anlegen an die Mutterbrust. Der Saug- und Schluckreflex entwickelt erst jenseits der 34. bis 35. Schwangerschaftswoche seine volle Funktion. Der Stillvorgang selbst stellt oftmals eine unabschätzbare Belastung für das unreife Kind dar. Diesen Kindern muss häufig vorübergehend die Muttermilch per Sonde und/oder über alternative Fütterungsmethoden (eventuell Flasche) zugeführt werden. Individuell muss bei starker Unreife des Frühgeborenen auch entschieden werden, ob der erhöhte Eiweiß- und Mineralstoffbedarf des Kindes allein über die Muttermilch abgedeckt werden kann. Eventuell müssen zusätzlich speziell für die Bedürfnisse dieser stark unreifen Frühgeborenen zusammengesetzte Ergänzungsprodukte zugeführt werden (s. S. 769 ff.).

Ähnlich verhält es sich bei Kindern mit **zyanotischen Herzfehlern**. Die Muttermilchgabe wird empfohlen, da bei diesen Neugeborenen wegen der gestörten gastrointestinalen Absorptionsverhältnisse die Verwertung der zugeführten Nahrungsstoffe erschwert ist. Der Stillvorgang kann aber (je nach Allgemeinzustand des herzkranken Säuglings) vorübergehend zu schwierig sein.

Sowohl die **Gaumenspalte** als auch die **Lippen-Kiefer-Gaumen-Spalte** erschweren das Stillen, verhindern es aber nicht generell. Der Stillerfolg hängt vom Grad der Spaltbildung ab. Es gibt Kinder, die gut an der Brust trinken. Die sachkundige Still- und Ernährungsberatung (Hebamme, die sich zu diesem Spezialgebiet fortgebildet hat, oder Hebamme und Laktationsberaterin) erhöht die Chance, an der Brust trinken zu können, für das Baby erheblich. Empfehlenswert ist es, den betroffenen Elternpaaren sofort nach der Geburt den Kontakt mit der Wolfgang Rosenthal Gesellschaft e.V., einer Selbsthilfevereinigung zur Förderung der Behandlung von Lippen-, Kiefer-, Gaumen- und Segelspaltträgern, zu ermöglichen.

Kinder mit **komplexem Fehlbildungssyndrom** (z. B. Morbus Down) können gestillt werden. Ohne Zweifel ist das Stillen mit großen Anstrengungen verbunden und entscheidend von der Einstellung der Eltern zu ihrem Kind abhängig. Die Muttermilchgabe ist für diese Kinder mit ihrer typischen Infektanfälligkeit die ideale Ernährungsform. Weiterhin ist die Förderung der kindlichen Gesichtsmuskulaturentwicklung und Zungenmotorik durch den Stillvorgang hier besonders wichtig. Da das »Krankheitsbild« häufig mit zyanotischen Herzfehlern gekoppelt ist, muss im Einzelfall entschieden werden, ob das Stillen das Kind überfordert.

Das Stillen oder die Gabe abgepumpter Muttermilch ist sehr schwierig und bedarf des überzeugten »**Stillwillens**« der Frau und ihrer Bezugspersonen. Das Überreden zu dieser Ernährungsform führt zwangsläufig zu Problemen und sollte unterbleiben.

Umfassende, fachkompetente Stillförderung, -ermutigung und Begleitung müssen immer während der gesamten Stillphase angeboten werden.

Peri- und postnatal erworbene Erkrankungen, wie Hyperbilirubinämie, zerebrale Bewegungsstörungen, Hirnblutungen, Pneumonie, Sepsis und Rhinitis, sind keine absoluten Stillhindernisse oder Kontraindikationen der Muttermilchgabe. In Einzelfällen kann es aber Gründe für eine temporäre Unterbrechung des Stillens oder der Muttermilchgabe geben.

Im Zusammenhang mit dem **Neugeborenenikterus** muss immer bedacht werden, dass sich ein stillförderndes Verhalten positiv auf den Bilirubinspiegel auswirkt, da alle Maßnahmen, die das Stillen fördern, die Entwicklung eines Neugeborenenikterus vermindern. Dazu zählen:

- frühzeitiges erstes Anlegen des Neugeborenen
- häufiges Anlegen, wenigstens 6-mal täglich, bei beginnendem Ikterus auch häufiger
- immer Fütterung *ad libitum*
- keinerlei Supplementierungen mit Glukose, Tee oder Wasser

> Deshalb ist unabhängig vom Ausmaß des Neugeborenenikterus – egal ob physiologischer **Neugeborenenikterus** oder früher **Brustmilchikterus (BMI)** – ein Aus- oder Absetzen der Muttermilchernährung in der ersten Lebenswoche nicht gerechtfertigt.

Da jede Erhöhung des Bilirubinspiegels bei Neugeborenen die potenzielle Gefahr der Bilirubintoxizität birgt, ist es selbstverständlich, dass jeder Anstieg über den physiologischen Bereich hinaus der diagnostischen Überprüfung und der indikationsgerechten Behandlung bedarf. Hierbei ist zunächst die Ätiologie (Zusammenhang mit der Muttermilch oder nicht) völlig unbedeutend. Deshalb ist bei der **frühen Form des (vermuteten) BMI** in Diagnostik und Therapie keine Unterscheidung zum physiologischen (normalen) Neugeborenenikterus notwendig.

Der **frühe Brustmilchikterus (early onset brest milk jaundice)** ist in der Regel auf einen Mangel an Muttermilch zurückzuführen, wobei wahrscheinlich die kalorische Unterversorgung – sie führt zum Anstieg des unkonjungierten Bilirubins – verantwortlich ist. Zusätzlich wird bei jedem Neugeborenen durch die enterohepatische Rezirkulation – unkonjungiertes Bilirubin wird im Darm aus dem Mekonium rückresorbiert – die Hyperbilirubinämie begünstigt. Die β-Glukuronidase in der Muttermilch (sie spaltet das konjugierte zu unkonjugiertem Bilirubin im Darm) ist deshalb ein weiterer möglicher Faktor der erhöhten Ikterusneigung (früher BMI) bei gestillten Kindern. Da dieser letztbeschriebene Weg durch die Art, Menge und Häufigkeit der Nahrungsaufnahme beeinflussbar ist, muss neben der möglicherweise notwendigen Therapie auch immer die Stillförderung im Vordergrund stehen, das heißt:

- Steigerung der Stillfrequenz auf eventuell 8- bis 12-mal täglich (Erhöhung der Darmmotilität = häufige Ausscheidung des bilirubinreichen Mekoniums/Darminhalts, Erhöhung der Milchmenge)
- keine Supplementierung der Muttermilch (Erhöhung der Milchproduktion, Gabe von hochkalorischer, eiweißreicher Nahrung)

Mütterliche und kindliche Stillhindernisse, Kontraindikationen der Muttermilchernährung

Tab. 37.3 Kennzeichen des physiologischen Neugeborenenikterus und des brustmilchinduzierten Ikterus (nach Lascari; aus Meisel 1990).

	Beginn Lebenstag	Bilirubinmaximum		Normalisierung des Bilirubinspiegels Lebenstag	Häufigkeit
		Einheit µMol/l	Lebenstag		
Physiologischer Neugeborenenikterus	am 1.–3.	100–200	am 3.–4.	am 8.–14.	50 % aller Neugeborenen
Früher Brustmilchikterus	am 3.–4.	170–340	am 4.–5.		25 % der gestillten Neugeborenen
Später Brustmilchikterus	am 4.–5.	170–500	am 10.–15.	am 20.–90.	2–(30) %* der gestillten Neugeborenen

* Nach statistischen Vergleichen sollen nur 2 % aller gestillten Neugeborenen das echte Syndrom eines späten BMI aufweisen, jedoch können bis zu 30 % aller gestillten Kinder über längere Zeit eine leichte Bilirubinämie aufweisen.

- keine Trennung von Mutter und Kind (Beeinflussung der Milchproduktion und -abgabe)
- eventuell nach dem Stillen die per Hand entleerte kalorienreiche Hintermilch alternativ zufüttern

Übrigens müssen bei »gelben« Kindern, die nicht gestillt werden, diese Faktoren ebenfalls berücksichtigt werden, d. h. Ernährung *ad libitum*, albuminreiche und hochkalorische Nahrung, kein Tee, Glukose oder Wasser. Bilirubin benötigt Albumin zum Bluttransport, kalorische Unterversorgung führt zur Steigerung von unkonjungiertem Bilirubin.

Generell basiert der frühe BMI auf den physiologischen, anpassungsbedingten Stoffwechseleigenarten der Neugeborenen, die zusätzlich durch die Besonderheiten der Muttermilch verstärkt werden können. Deshalb verhält sich dieser »physiologische« Ikterus (BMI) entsprechend den Verläufen der »normalen« Hyperbilirubinämie beim Neugeborenen.

Der **späte BMI (late onset brest milk jaundice)**, bekannter unter der Bezeichnung *Icterus prolongatus*, ist gekennzeichnet durch seinen verspäteten Beginn und seine verzögerte Abklingzeit (Tab. 37.3). Als verantwortliche Faktoren werden die Besonderheiten der Muttermilch vermutet:
- erhöhter Pregnandiol-Gehalt
- gesteigerte Anzahl freier Fettsäuren
- erhöhte Aktivität des Enzyms Lipoproteinlipase

! **Der Brustmilchikterus ist kein Grund abzustillen.** Es gibt in der Literatur keinen einzigen Fall einer Bilirubinenzephalopathie, der auf das Stillen oder die Muttermilchernährung zurückgeführt werden konnte (Meisel u. Springer 1990).

Die Diagnosestellung kann aber eine **kurzfristige Stillunterbrechung** (24 bis 48 Stunden) notwendig machen. Ein deutlicher Abfall der Bilirubinwerte innerhalb dieser Stillpause bestätigt die Diagnose und ist zugleich Therapie. Das Stillen kann danach unbesorgt fortgesetzt werden. Ein möglicher Wiederanstieg des Bilirubins bleibt meist unter den Ausgangswerten und ist nicht Besorgnis erregend. In der Zeit der Stillunterbrechung kann statt Formula auch die abgepumpte, zuvor 15 Minuten auf 56 °C erhitzte Muttermilch oder Spendermilch verwendet werden. Da aber jede Unterbrechung das Stillen negativ beeinflussen kann, müssen die diagnostischen und therapeutischen Maßnahmen gut überlegt und abgewogen werden. Beim reifen, gesunden Neugeborenen mit hohen Bilirubinwerten gehen heute die Empfehlungen dahin, abzuwarten und das Stillen zu fördern.

Bleibt der späte BMI über lange Zeit bestehen, klingt er nur sehr langsam ab, oder werden Werte von 300 bis 340 mol/l überschritten, kann die oben beschriebene Stillunterbrechung notwendig werden.

Literatur

Akre J, Arbeitsgemeinschaft Freier Stillgruppen (AFS). WHO. Die physiologischen Grundlagen der Säuglingsernährung. Karlsruhe 1994. Bezug: Büro für Öffentlichkeitsarbeit, Weltgesundheitsorganisation. 1211 Genf 27.

Arbeitsgemeinschaft Freier Stillgruppen e.V. (AFS). AFS-Rundbrief 1 + 2, Schwerpunkt Allergien. Würzburg: AFS-Geschäftsstelle 2000.

Aid-Medien Verbraucherschutz, Ernährung, Landwirtschaft e.V. Lebensmittelallergie, Neurodermitis; Allergie(risiko); kompakt Babys gesund ernährt; optimiX-Empfehlungen für die Ernährung von Kindern und Jugendlichen; Empfehlungen für die Ernährung von Säuglingen. www.aid.de. Bezugsquelle: aid-Vertrieb DVG, Birkenmaarstraße 8, 53340 Meckenheim.

Bergevin Y, Dougherty C, Kramer MS. Do infant formula samples shorten the duration of breast feeding? Lancet 1983; 1: 1148–51.

Brandt-Schenk I. Stillen – das Praxisbuch für die schönste Zeit mit ihrem Kind. München: Südwest 2005.

Bund für Umwelt und Naturschutz Deutschland (BUND). Studie: Endstation Mensch – über 300 Schadstoffe in der Muttermilch. Zeit für eine neue Chemikalienpolitik. 2005. PDF-Dokument unter www.bund.net.

Bund für Umwelt und Naturschutz Deutschland (BUND), Studie: Gift am Krankenbett. 2004. PDF-Dokument unter www.bund.net.

BfR (Bundesinstitut für Risikobewertung) und Umweltbundesamt. Rückstände von Flammschutzmitteln in Frauenmilch aus Deutschland unter besonderer Berücksichtigung von polybromierten Diphenylethern (PBDE), Abschlussbericht. Berlin 2005. PDF-Dokument unter www.bfr.bund.de.

BfR. Pressestelle. Stillen ohne wenn und aber. Chemierückstände in der Muttermilch machen sie nicht weniger wertvoll. 20/2005. Juni 2005.

BfR (Bundesinstitut für Risikobewertung) und Umweltbundesamt. Gemeinsame Presseinformation. Flammschutzmittel in Muttermilch – in Deutschland kein Risiko für Säuglinge. 24/2005. Juli 2005.

BgVV (Bundesinstitut für gesundheitlichen Verbraucherschutz und Veterinärmedizin.) Trends der Rückstandsgehalte der Bundesrepublik Deutschland. Aufbau der Frauenmilch- und Dioxin-Humandatenbank am BgW Berlin 2000. PDF-Dokument unter www.bgw.de.

Bund Deutscher Hebammen e.V. (BDH). Presseinformation: Stillen ist trotz Schadstoffe unübertroffen wertvoll. Juni 2005.

Bundesministerium für Gesundheit, Bundeszentrale für gesundheitliche Aufklärung (Hrsg). Stillen und Muttermilchernährung. Gesundheitsförderung konkret, Band 3. Köln: BZgA 2001.

Deutsche Gesellschaft für Ernährung e.V. (DGE) (Hrsg). Ernährungsbericht 2000. Frankfurt am Main: Henrich 2000.

Deutsche Forschungsanstalt für Lebensmittelchemie (Hrsg.) Der kleine »Souci-Fachmann-Kraut«-Lebensmitteltabelle für die Praxis. Stuttgart: Wissenschaftliche Verlagsgesellschaft 1991.

EFSA (Europäische Behörde für Lebensmittelsicherheit). Pressemitteilung: Schadstoffkonzentration von nicht-dioxinähnlichen PCB in Lebens- und Futtermitteln nehmen ab – weitere Anstrengungen erforderlich, um mögliche Gefahren für die menschliche Gesundheit zu mindern. November 2005.

EFSA (Europäische Behörde für Lebensmittelsicherheit). Gutachten: Empfehlungen zur Vermeidung von mikrobiologischen Risiken in Säuglingsnahrung – zu Hause und in Krankenhäusern. November 2005. www.efsa.eut.int.

Ernährungskommission der Deutschen Gesellschaft für Kinderheilkunde: Empfehlungen zum Stillen in den ersten Lebenstagen. Sozialpädiatrie in Praxis und Klinik 1989; 11: 579.

Frischknecht K. Keine Milchseen zu sehen. Dtsch Hebammen Z 2005; 12: 60–3.

Fürst P, Fürst C, Wilmers K. Bericht über Untersuchungen von Frauenmilch auf polychlorierte Dibenzodioxine, Dibenzofurane, Biphenyle sowie Organchlorpestizide 1984–1991. Münster: Chemisches Landesuntersuchungsamt Nordrhein-Westfalen 1992.

Gesellschaft für Neonatologie und pädiatrische Intensivmedizin. Leitlinien. Hyperbilirubinämie – Diagnostik und Therapie bei reifen gesunden Neugeborenen. 2003. www.uni-duesseldorf.de.

Haug-Schnabel G. Stillen – Nahrungssuche und biologischer Schlagabtausch. In: Stillen und Muttermilchernährung. Köln: BZgA 1992.

Huch R. Vorteile des Stillens aus Sicht der Geburtshilfe. In: Stillen und Muttermilchernährung. Köln: BZgA 2001.

Jonas E. Breastfeeding in the preterm infant. Modern Midwife 1994; 1: 22–6. In: Midris Midwifery Digest 1994; 42: 220–5.

Kittel AM, Jenatschke F. Myofunktionelle Therapie (MFT) bei Dysfunktionen der Zungen-, Kiefer- und Gesichtsmuskulatur. Stimme – Sprache – Gehör 1984; 8: 113–6.

Lawrence R. Breastfeeding: A guide for the medical profession. 4. Aufl. Missouri: Mosby 1994.

Lawrence RA. Can we expect greater intelligence from human milk feeding. (Commentary on: Breast milk and subsequent intelligence quotient in children born preterm. Lucas A et al., eds. Lancet 1992; 339: 261–4) Birth 1992; 19(2): 105–6.

Meisel P. Brustmilchikterus als Begleitsymptom des Stillens. Die Hebamme. Heft 3. Stuttgart: Enke 1990.

Mellnik BC. Bedeutung der essentiellen Fettsäuren für die Behandlung und möglicherweise Prophylaxe der Neurodermitis. AAK Infoblatt 15. Herborn: Arbeitsgemeinschaft allergiekrankes Kind (AAK) – Hilfe für Kinder mit Asthma, Ekzem oder Heuschnupfen 1990; 14–8.

Mellnik BC. Neurodermitisbehandlung mit Gammalinolensäure. Eine therapeutische Alternative? Therapiewoche 1992; 1436–41.

National Research Council. Pesticides in the diets of infants and children. Washington: National Academy Press 1993.

Nationale Stillkommission am Bundesinstitut für Risikobewertung. Empfehlungen für die Entwicklung von Stillrichtlinien und Pflegestandards zum Stillen. Berlin: 2000.

NLGA (Niedersächsisches Landesgesundheitsamt). Das Muttermilchuntersuchungprogramm des Landes Niedersachsen. Auswertung des Jahres 1999. Hannover 1999.

NLGA (Niedersächsisches Landesgesundheitsamt). Umwelt und Gesundheit Report 2. 5 Jahre Muttermilch-Untersuchungsprogramm des Landes Niedersachsen von 1999–2003. Hannover 2004. www.nlga.niedersachsen.de.

Pasch H, Schwerdt-Böttcher E. Die Bedeutung des Stillens. Historische und aktuelle Beschreibung und Analyse des Stillverhaltens – Erwachsenbildnerische Konsequenzen für Konzepte im Rahmen von Geburtsvorbereitung und Stillberatung. Diplomarbeit Universität Aachen 1984.

Psyrembel H. Stillen ist das Beste. Kinderärztliche Praxis 2000; 71.

Ramsay DT, Hartmann RL, Hartmann PE. Die Brust im Querschnitt. Zit. in: Frischknecht KJ. Keine Milchseen zu sehen. Dtsch Hebammen Z 2005; 12: 62.

Reinwein D, Benker G. Klinische Endokrinologie und Diabetologie. 2. Aufl. Stuttgart, New York: Schattauer 1992.

Scherbaum V, Perl FM, Kretschmer U. Stillen. Frühkindliche Ernährung und reproduktive Gesundheit. Köln: Deutscher Ärzte Verlag 2003.

Schäfer C, Spielmann H. Arzneiverordnung in Schwangerschaft und Stillzeit. 6. Aufl. München, Jena: Urban & Fischer 2001.

Staudt-Spychalowicz G. Physische und psychische Entwicklung bei Muttermilchernährung von Säuglingen in einer ökologisch stark belasteten Umwelt. Sozialpädiatrie und Kinderärztliche Praxis; 18(3): 155–7. In: Hebammen Literaturdienst 4. Ausgabe 8. Beilage der Deutschen Hebammen Zeitung. Hannover: Staude 1996.

Storm W. Muttermilchernährung und Ikterus des Neugeborenen. Kinderkrankenschwester 1990; 9: 52–3.

Voss H von, Grützenmacher A, Pfahl B (Hrsg). Stillen und Muttermilchernährung. Bonn: Bundesministerium für Gesundheit 1992.

Wiese. Die ambulante Phototherapie. Dtsch Hebammen Z 1997; 7: 334–6.

Windorfer A. Fremdstoffe in der Muttermilch. Dtsch Hebammen Z 2002; 5: 48–50.

Zipfel W, Radtke K-D. Lebensmittelrecht: Schadstoff-Höchstmengenverordnung vom 23. 03. 1988. Bd. 1 (Stand Januar 1994). Beck: München 1994.

Internetadressen von Organisationen zum Thema Stillen, Schutz und Förderung (in Deutschland)

Aktionsgruppe Babynahrung (AGB), Untere Maschstraße 21, 37073 Göttingen, www.babynahrung.org.

Arbeitsgemeinschaft Freier Stillgruppen (AFS), Bundesverband e.V., Rüngsdorfer Straße 17, 53173 Bonn, www.afs.de.

Ausbildungszentrum für Laktation und Stillen, www.stillen.de.

Bund Deutscher Hebammen e.V. (BDH), Postfach 1724, 76006 Karlsruhe. Stillbeauftragte des Bundes, www.bdh.de.

Bundesverband Deutscher Laktationsberaterinnen (IBCLC) e.V., www.bdl-stillen.de.

Internetportal zum Stillen (Anregung des Runden Tischs zur Stillförderung), www.stillen-info.de.

La Leche Liga (LLL) Deutschland e.V., www.lalecheliga.de.

Nationale Stillkommission am Bundesinstitut für Risikobewertung, Thielallee 88–92, 14195 Berlin, Geschäftsführung: Prof. Dr. H. Przyrembel, www.bfr-bund.de.

UNICEF, www.unicef.org.

WHO/UNICEF – Inititative »Stillfreundliches Krankenhaus« e.V., www.stillfreundlicheskrankenhaus.de.

WHO, www.who.ch.

38 Die Praxis des Stillens

Margit Lutz

Stillbereitschaft, Stillverhalten und Stillförderung

»Muttermilch ist die ideale Nahrung für den Säugling. Sie stellt eine einzigartige Gabe der Natur dar und ist von entscheidender Bedeutung für das Überleben der Menschheit gewesen. Sie ist es noch immer für die meisten der mehr als 120 Millionen Kinder, die jedes Jahr geboren werden. Sie ist völlig gleich für alle, ob arm oder reich. Muttermilch ist, von wenigen Ausnahmen abgesehen, das qualitativ hochwertigste Nahrungsmittel. An der biologischen Fähigkeit der Mutter zur Produktion von Milch hat sich nichts geändert. Es ist eine Tragödie und eine der schlimmsten Auswirkungen der westlichen Kultur auf die traditionelle Gesellschaft, dass durch die Auseinandersetzung mit dieser Kultur die Grundlage für den Fortbestand einer jahrtausendealten, lebensbewahrenden Gewohnheit gefährdet ist.« (Vahlquist 1977)

In unserer Gesellschaft und Kultur muss heutzutage für die selbstverständlichste – jahrhundertelang lebensbewahrende – Ernährung(sform) geworben werden, die Vorteile aufgeführt und belegt werden, und auch der artgerechte Vorgang muss erst wieder gelehrt und gelernt werden. Diese Entwicklung vom selbstverständlichen Stillen über die fast vollständige Aufgabe der Muttermilchernährung bis zur nun deutlichen Rückkehr der Stillbereitschaft nach jahrelanger Stillförderung ist ein Spiegel der Lebensbedingungen in den industrialisierten Ländern.

Noch in den frühen 1970er Jahren galt in Deutschland eine stillende Frau als exotisch. 1977 wurden nur knapp 50 % der Mutter-Kind-Paare als stillend aus der Klinik entlassen. Heute gehen ca. 90 % aller Wöchnerinnen stillend nach Hause. Ein deutliches Zeichen, dass die Stillförderprogramme der letzten Jahrzehnte die Frauen erreicht haben.

Das Bewusstsein, wie nützlich, wohltuend, praktisch und gesund Stillen ist, wie positiv für die kindliche und mütterliche Entwicklung, ist wieder erwacht. Die grundlegende Haltung der Bevölkerung zum Stillen ist positiv. Dennoch fallen die hohen Stillquoten in der Klinik nach der Entlassung auch heute noch rasch ab. Im Alter von 4 Monaten werden nur noch 33 % aller Säuglinge ausschließlich und 44 % voll gestillt. Im Alter von 6 Monaten wird nur noch etwa die Hälfte der Säuglinge gestillt. Die Empfehlung – ausschließliches Stillen bis zum 6. Lebensmonat des Kindes – erreicht nicht einmal 1 % der Mutter-Kind-Paare. Viel zu wenige Kinder erhalten somit bis zur Einführung der Beikost den »Supercocktail« Muttermilch.

Warum ist das so, wenn doch zunehmend die optimale Zusammensetzung der Frauenmilch und der positive Effekt des Stillens auf Mutter, Kind und Familie bekannt sind? Wird in Deutschland das Stillen eher als Muss (Last) denn als Genuss (Lust) empfunden? In Norwegen kommen heute 80 % der Säuglinge im Alter von 6 Monaten noch in den Genuss von Muttermilch und Stillen, obwohl vor 30 Jahren eine ähnliche Situation wie in Deutschland vorlag.

Wir wissen aus den zurzeit vorliegenden Daten in Deutschland, dass die Ursachen zum Teil in den soziodemographischen Faktoren, wie aktuelle Lebenssituation, Bildungsstand, individuelle Lern- und Entwicklungsgeschichte, Informationsverhalten, berufliche Stellung, liegen. Präventive Programme und gesundheitsfördernde Maßnahmen erreichen Familien sozial schwächerer Bevölkerungsgruppen und Migranten nicht ausreichend: »Wer in Deutschland arm ist und weniger gut ausgebildet, stillt weniger« (Psyrembel 2004). Ein wesentlicher und veränderbarer Faktor, mit einem nachhaltigen Einfluss auf das Stillverhalten, ist aber die unzureichende Stillförderung und -praxis in den deutschen Entbindungskliniken. So folgen zu viele Geburtskliniken noch immer nicht den

Stillbereitschaft, Stillverhalten und Stillförderung

Tab. 38.1 Stillförderprogramme von 1981 bis 2005 im Überblick.

Jahr	Organisationen	Bezeichnung	Informationen über Inhalte und Ziele	Internetadressen und Bezugsquellen zum Thema
1981	WHO/UNICEF	Internationaler Kodex zur Vermarktung von Muttermilchersatzprodukten	Zielsetzung: »[…] zur Gewährleistung einer sicheren und angemessenen Ernährung für Säuglinge beizutragen, und zwar durch den Schutz und die Förderung des Stillens sowie durch Vorsorge für die sachgemäße Verwendung von Muttermilchersatzprodukten […].«	www.babynahrung.org/material oder Aktionsgruppe Babynahrung, Untere-Masch-Str. 21, 37073 Göttingen
1986	Bundesministerium für Jugend, Familie, Frauen und Gesundheit	Studie: Stillverhalten deutscher Frauen	Evaluation der Maßnahmen zur Stillförderung	
1989	WHO/UNICEF	Veröffentlichung der Erklärung »Stillen – Schutz, Förderung und Unterstützung. Die besondere Rolle des Gesundheitspersonals«	erstmalige Thematisierung der außerordentlichen Verantwortung des Gesundheitspersonals bei der Erhaltung und Wiedereinführung einer Stillkultur **Festschreibung der 10 Schritte zum erfolgreichen Stillen**	Bezug über: Aktionsgruppe Babynahrung www.babynahrung.org
1989	Generalversammlung der Vereinten Nationen	Konvention für die Rechte des Kindes (CRC), Artikel 24	»Die Vertragsstaaten erkennen das Recht des Kindes auf das erreichbare Höchstmaß an Gesundheit an […] treffen insbesondere geeignete Maßnahmen, um sicherzustellen, dass […] insbesondere Eltern […] die Vorteile des Stillens […] vermittelt werden.«	www.unicef.org/crc/crc.htm
1990	UN-Organisationen, Regierungsorganisationen, andere Organisationen und Stillorganisationen	Innocenti-Deklaration über Schutz, Förderung und Unterstützung des Stillens	»Weltweites Ziel [ist, dass] alle Frauen in die Lage versetzt werden, voll zu stillen […] in den ersten 4 bis 6 Monaten ausschließlich, danach […] eine geeignete Beikost anzubieten und daneben aber bis zum Alter von zwei Jahren oder länger zu stillen.« Zielsetzungen für die Regierungen: Nationalen Stillkoordinator ernennen, Nationalen Stillausschuss bilden, alle 10 Schritte in Entbindungskliniken einführen, WHO-Kodex verwirklichen, Gesetze zum Recht des Stillens der berufstätigen Frau erarbeiten	www.unicef.org/programme/breastfeeding/innocenti.htm oder Deutsches Komitee für Unicef e.V., Höringerweg 104, 50969 Köln Bezug: Aktionsgruppe Babynahrung

Tab. 38.1 (Fortsetzung)

Jahr	Organisationen	Bezeichnung	Informationen über Inhalte und Ziele	Internetadressen und Bezugsquellen zum Thema
1991	WHO/UNICEF	Baby Friendly Hospital Initiative (BFHI) = WHO/UNICEF-Initiative Stillfreundliches Krankenhaus	Programm basierend auf der Innocenti-Deklaration und den Grundsätzen des WHO-Kodex	www.stillfreundlicheskrankenhaus.de
1992	WHO/UNICEF	BFHI als WHO/UNICEF-Initiative Stillfreundliches Krankenhaus in Deutschland etabliert	Grund- und Leitgedanke: Stillerziehung und -förderung in den letzten Wochen der Schwangerschaft und in den ersten Tagen im Krankenhaus verbessern	
1994	Bundesregierung/ Bundesministerium für Gesundheit	Ernennung der Nationalen Stillkommission	Aufgabe: Förderung des Stillens in Deutschland (Stillrichtlinien, Stillempfehlungen etc.)	www.bfr.bund.de
1994	Bundesregierung	Verabschiedung des Säuglingsnahrungswerbegesetzes (SNWG)	Regelung der Werbung für Säuglingsanfangs- und Folgenahrung	Bezug: Aktionsgruppe Babynahrung
1994	Bund Deutscher Hebammen e.V.	Ernennung: Bundesstillbeauftragte Landesstillbeauftragte	Aufgabe: Stillförderung berufspolitisch fest verankern – Fort- und Weiterbildung anbieten	www.bdh.de
1998	Nationale Stillkommission	Veröffentlichung von Stillrichtlinien in Abstimmung mit den Akademien der Kinder- und Frauenärzte	Aufgabe: Stillförderung in Krankenhäusern basierend auf den 10 Schritten der Innocenti-Deklaration	www.bfr.bund.de
2000	Bundesministerium für Gesundheit, Nationale Stillkommission	Veröffentlichung der bundesweiten SuSe-Studie (Stillen und Säuglingsernährung) 1997/1998	Erhebung von Daten zum Stillverhalten und zur Stillförderung in Deutschland	
2000	Nationale Stillkommission	Empfehlung: Stillbeauftragte für alle Entbindungsstationen	Geburtskliniken sollen Stillbeauftragten ernennen und einheitliche, schriftliche Standards entwickeln	www.bfr.bund.de

Tab. 38.1 (Fortsetzung)

Jahr	Organisationen	Bezeichnung	Informationen über Inhalte und Ziele	Internetadressen und Bezugsquellen zum Thema
2000	Unterstützer der WHO/UNICEF-Initiative BFHI	Gründung des Vereins zur Unterstützung der WHO/UNICEF-Initiative Stillfreundliches Krankenhaus (BFHI) e.V.	offiziell beauftragt, die Auszeichnung der Initiative in Deutschland als Qualitätssiegel zu vergeben; stellt die Gutachterinnen für die Krankenhäuser	www.stillfreundlicheskrankenhaus.de
2002	Weltgesundheitsversammlung (WHA)	globale Strategien für Säuglings- und Kleinkindernährung, Resolution Nr. 55.25	weltweit gewichtiges Werkzeug, um Strukturveränderungen zugunsten des Stillens einzufordern	Global Strategy for Infant and Young Child Feeding, Hrsg. WHO 2003, deutsche Übersetzung bei Aktionsgruppe Babynahrung
2004	Europäische Kommission, Direktoriat Öffentliche Gesundheit und Risikobewertung	EU-Projekt zur Förderung des Stillens in Europa	Handlungsplan, um Strukturveränderungen zugunsten des Stillens herbeizuführen	Europa.eu.int/comm/health/ph_projects/2002/promotion/promotion_2002_18_en.htm
2004	Bundesinstitut für Risikobewertung (BfR)	Studie zum Stillverhalten an zwei Berliner Kliniken Durchsetzung des Herstellungsverbots von Gratis-Tages-Proben für Säuglingsnahrung	Ableitung von praktischen Stillempfehlungen durch die Nationale Stillkommission; Grundlage für die Entwicklung eines standardisierten, bundesweit einsetzbaren Monitorings zur Erhebung zuverlässiger Stilldaten Einfluss der Werbung auf das Stillen wird minimiert	www.bfr.bund.de

gängigen Stillempfehlungen. Strukturelle Maßnahmen, wie die Mitarbeiterschulung in der Stillförderung oder das Angebot eines 24-Stunden-Rooming-in, werden häufig nicht umgesetzt (Kersting 2004). Die unzureichende Betreuungsqualität und die erheblichen Lücken in der Umsetzung der nationalen sowie internationalen Empfehlungen zur Stillförderung sind als bedeutendster, zumal am leichtesten veränderbarer, Einflussfaktor auf die noch immer zu kurze Stilldauer anzunehmen. Das Bundesinstitut für Risikobewertung startete eine Studie mit dem Ziel, die aktuellen Daten über die Stilldauer zu erheben und die Einflussfaktoren auf das Stillverhalten zu ermitteln. Die Datenerhebung war im Juli 2005 abgeschlossen, Ergebnisse werden im Jahr 2007 erwartet.

2004 wurde in Dublin ein Aktionsplan zum Schutz, zur Förderung und Unterstützung des Stillens in Europa entwickelt – ein aktuelles Projekt, welches das Stillen zum gesundheitspolitischen Thema ersten Ranges erklärt (Tab. 38.1). Die Hoffnung besteht, dass durch die Anwendung dieses Aktionsplans europaweit eine Verbesserung der Stillpraktiken und Stillraten (Stillbeginn, ausschließliches Stillen, Stilldauer) erreicht wird, dass es mehr Eltern geben wird, die zuversichtlich und eigenständig sind und das Stillen als befriedigend erfahren, dass es Gesundheitspersonal mit verbesserter Qualifikation und mehr Zufriedenheit am Arbeitsplatz geben wird (Förderung des Stillens in Europa 2004).

Vorbereitung auf die Stillzeit

Die Stillvorbereitung hat immer zwei Komponenten, die körperliche und die psychische. Am Anfang jeder Beratungs- und Betreuungsarbeit steht die Erkundung des Wissenstandes sowie der Vorstellungen, Ansichten und Erfahrungen der Frauen. Diese »Anamneseerhebung« zeigt die Stillbereitschaft der Frau und ermöglicht eine der Persönlichkeit der Frau entsprechende Beratung. Die **Hauptziele** der psychischen und körperlichen Vorbereitung sind
- die Entwicklung von Vertrauen in die eigenen Fähigkeiten,
- der Ausbau des vertrauten, ungezwungenen Umgangs mit der Brust,
- die seelische Einstimmung auf das spätere Stillen.

Informationen zur Bedeutung der Muttermilchernährung gehören ebenso zum Kursprogramm wie die vereinfachte Darstellung der Laktationsphysiologie. Besonders wichtig sind das Durchspielen von Anlegetechniken und Stillpositionen sowie das Demonstrieren von Massagetechniken und dem Entleeren der Brust per Hand (Abb. 38.1 a, b und 38.2). Auch der sachgemäße Umgang mit Ersatzmilchprodukten sollte thematisiert werden.

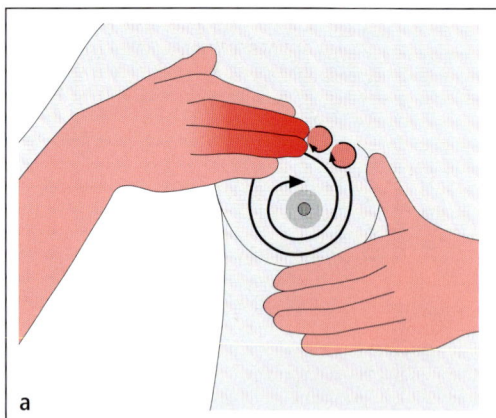 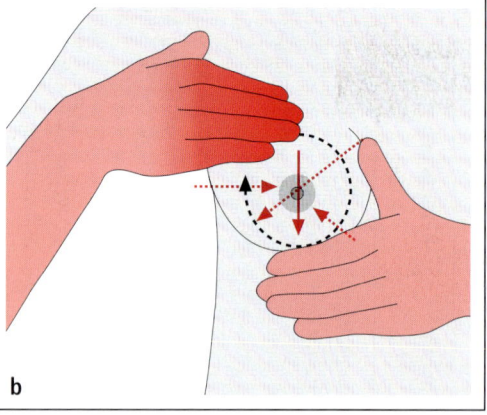

Abb. 38.1 a, b **Massieren** der Brust. Die untere Hand hält die Brust. *Mittel- und Zeigefinger* der freien Hand bewegen sich auf einer gedachten *Spiralfigur* zur Brustwarze hin. Sie kreisen dabei mit sanftem Druck in Richtung Brustkorb und *verweilen* jeweils einige Sekunden auf *derselben Stelle*. Zum Abschluss »**streicheln**« vier *Finger* der freien Hand mit sanftem Druck vom Brustansatz über die Brustwarze, rund um die Brust (pro Seite etwa 5 Minuten). Zum Abschluss der Massage beugt sich die Frau vornüber, umfasst je eine Brust mit der Hand und schüttelt sie vorsichtig hin und her (Milchshake).

Vorbereitung auf die Stillzeit

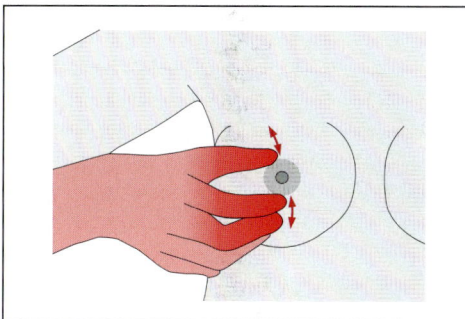

Abb. 38.2 Entleeren der Brust per Hand. Wichtig ist, dass das Brustgewebe oder die Brustwarze beim Entleeren nicht gequetscht, gezogen oder gekniffen wird. Beim Entleeren der rechten Brust werden die Finger so angelegt, dass der *Daumen* über dem Warzenhof, *Zeigefinger* und *Mittelfinger* unter dem Warzenhof liegen. Die Milchgänge befinden sich dann zwischen den Fingern. Zunächst drücken die Finger sanft in Richtung Brustkorb und rollen dann zur Brustwarze hin ab. Diese rhythmische Bewegung wird mehrmals wiederholt. Finger und Daumen wandern mit diesen Bewegungen rund um die Brustwarze, damit alle Milchgänge erreicht werden. Mit wiederholter Massage wird ein Zeitraum von etwa 15 bis 20 Minuten benötigt.

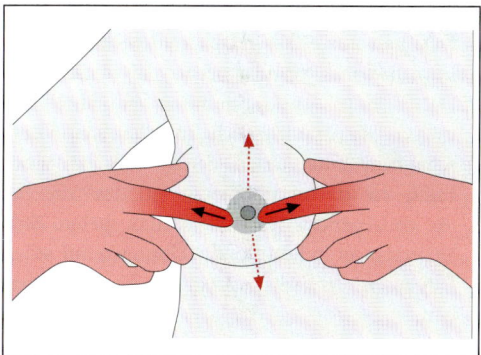

Abb. 38.3 Die Hoffman-Technik. Die Zeigefinger beider Hände werden seitlich der Mamille auf die Areola gelegt. Mit leichtem Druck wird in Pfeilrichtung gezogen. Danach werden die Finger umgesetzt und die gleiche Bewegung wird auch in horizontaler Richtung ausgeübt.

Dem **regelmäßigen Massieren der Brust und Entleeren des Kolostrums per Hand** in der Schwangerschaft werden Vorteile für das spätere Stillen zugeschrieben. Es gibt die Theorie, dass durch diese Übungen die Brust dehnungsfähiger und das spätere Fassungsvermögen höher wird; Verklebungen an der Warze sollen sich lösen, Milchgänge geöffnet und die Kolostrumproduktion angeregt werden. Andererseits können zu intensive (und eventuell unsachgemäße) Maßnahmen in der Schwangerschaft zu heftigen Brustreizungen führen. Bei vielen Frauen ist die Brust in dieser Zeit so empfindlich, dass jegliche Berührung als unangenehm empfunden wird.

Es empfiehlt sich deshalb,
- die Brustmassage und das Entleeren in den Kursen mittels Demonstration vorzustellen (Abb. 38.1 bis 38.3),
- die Anwendung aber erst im Wochenbett (idealerweise zum Zeitpunkt des Milcheinschusses) mit den Frauen einzuüben.

Jegliche »übertriebene« **körperliche Vorbereitung der Brust** ist unnötig. Zur »Abhärtung« oder Einstimmung von Brust und Brustwarzen auf die ungewohnte Beanspruchung bieten sich folgende Maßnahmen an:
- Zeitweise keinen BH tragen oder bei sehr schweren Brüsten im Bereich der Brustwarzen kleine Löcher in den BH einschneiden. Die Brustwarzen werden so durch die Reibung der Kleidung sanft »abgehärtet«.
- Wechselweise mit warmem und lauwarmem Wasser duschen.
- Die Brustwarze und den Warzenhof nicht mit Seife oder seifenähnlichen Produkten waschen (Austrocknung).
- Nach dem Waschen Brust und Brustwarze mit der flachen Hand und einem weichen Handtuch sanft abfrottieren.
- Die Brust möglichst oft der Luft aussetzen.

Jede Frau sollte immer die für sie angenehmste Methode auswählen. Immer ist es sinnvoll, die Frauen darauf hinzuweisen, dass zu Beginn der Stillbeziehung das Saugen des Kindes überraschend heftig und durchaus unangenehm sein kann. Eine einfühlsame und erfreuliche Vorbereitung darauf kann das sanfte Liebesspiel sein.
Der Partner als »Vorbereiter« der Brustwarzen auf das Stillen bietet sich auch an, wenn die Frau aufgrund von Schlupf-, Flach- oder Hohlwarzen den Stillerfolg infrage stellt. Er kann ihr am einfühlsamsten beweisen, wie gut es sich an der Warze, dem Warzenvorhof saugen lässt, und bereitet dabei die Warze auf die ungewohnte Beanspruchung vor.

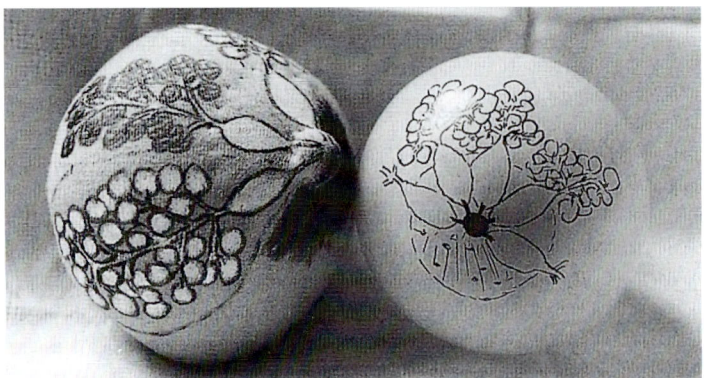

Abb. 38.4 Demonstrationsmaterialien für die Stillvorbereitung und Stillbegleitung. An Stoffbrust und Luftballonbrust können Frauen die Massage und das Entleeren per Hand schon in der Schwangerschaft üben. Für die Hebamme bieten die Hilfsmittel für die Anleitung im Wochenbett eine wertvolle Hilfe; sie erlauben das Zeigen und das sofortige Umsetzen, d. h. die Hebamme zeigt am Modell, die Frau hat ihre Hände an der eigenen Brust. Selbst gefertigtes Demomaterial erlaubt es, neue Erkenntnisse aus der Forschung zu integrieren. Auf der jeweilig anderen Brustseite wird der bisherige Stand dargestellt. Dies ist bei der Arbeit mit Fachpersonal sehr sinnvoll – bei der Arbeit mit Müttern muss abgewogen werden, ob zu viel Information nicht auch verunsichert.

Bei **Hohlwarzen** empfiehlt sich das stundenweise Tragen von Brustschildern ca. 8 bis 10 Wochen vor dem Entbindungstermin. Diese Brustschilder sind zwei gewölbte, durchsichtige Plexiglasschalen. Die untere, auf der Brust aufliegende Schale hat ein kreisrundes Loch für die Warze. Die obere Schale hat ein oder mehrere Luftlöcher. Durch den beim Tragen im BH entstehenden Druck sollen die Warzen leicht herausgedrückt werden.
Bei **Hohl-, Flach- und Schlupfwarzen** können die Warzen auch durch Reiben, Herausziehen und Drehen der Brustwarze oder mit der **Hoffman-Übung** trainiert werden. Die Übungen an der Warze können ab der 20. Schwangerschaftswoche 1- bis 2-mal täglich 5- bis 10-mal durchgeführt werden (Abb. 38.3).

> **!** Bei forcierten Berührungen und Reizungen der Brustwarze wird – auch in der Schwangerschaft – der neurohumorale Reflexbogen aktiviert. Jegliche Übungen an der Brustwarze müssen deshalb bei Frauen mit Problemschwangerschaften unterbleiben.

Der Einsatz dieser Hilfsmittel und Übungen wird kontrovers diskutiert. Einerseits werden Brustschilder und Übungen für den Stillerfolg als fördernd beschrieben, andererseits wird der Erfolg angezweifelt. Für die Stillberatung, deren oberste Ziele die Vermittlung von Sicherheit und die Bestärkung der Frau in ihrer Stillfähigkeit sind, ergeben sich daraus folgende Konsequenzen:

- Die Frau keinesfalls durch weitere kontroverse Informationen verunsichern.
- Den Einsatz der Maßnahmen individuell abwägen. Die Anamneseerhebung kann eine Entscheidungshilfe bieten. So können bei einer Frau, die davon überzeugt ist, dass die bei ihr vorliegende Warzenform das spätere Stillen erschweren könnte, die Übungen auf jeden Fall einen positiven psychologischen Effekt haben.

Die Vorbereitung auf das Stillen sollte ein **fester Bestandteil in der pränatalen Hebammenarbeit** sein. Es gibt für Hebammen einige Möglichkeiten, Stillvorbereitungen anzubieten (Abb. 38.4). Die Stillvorbereitung kann in den Geburtsvorbereitungskurs integriert sein oder als eigenständiger Kurs von etwa 3-mal 2 Stunden angeboten werden.
Daneben kann sie als Einzelbetreuung in der Schwangerenberatung angesiedelt sein (z. B. bei Frauen mit vorzeitigen Wehen oder sehr empfindlichen, schmerzhaften Brustwarzen).

Stillfördernde Praktiken – korrekte Stilltechniken

Einfache, korrekte und für die Mutter leicht erlern- und umsetzbare Stilltechniken sowie die Unterstützung der richtigen Such- und Saugtechnik des Kindes sind die wesentlichen Voraussetzungen einer erfolgreichen Stillbeziehung. Die häufigsten Anfangsprobleme können bei korrektem Handling vermieden werden. Die Erfolgskriterien sind in Tabelle 38.2 aufgeführt.

Die Frau muss zunächst die für sie bequemste **Stillposition** herausfinden (Abb. 38.5 a–e). Nach der Geburt kann es oftmals – bedingt durch den Dammschnitt – für die Frauen recht schwierig sein, eine entspannte Haltung zu finden. Hier sind Stützhilfen wie Kissen, Knierollen, Fußbänke und Sitzkeile (auch zum Schutz des Beckenbodens) ebenso nützlich wie die zuversichtliche Hilfestellung der Beraterin.

Bei der **sitzenden Stillposition** empfiehlt es sich, zur Abstützung feste Kissen hinter den Rücken der Frau zu platzieren. Zur Entlastung der Beine eignet sich eine Knierolle (im Bett sitzend) oder eine Fußbank (auf dem Stuhl sitzend). Der Arm, der das Kind hält, kann auf einer Lehne oder auf einem Kissen Halt finden. Der Oberkörper der

Tab. 38.2 Kriterien für ein erfolgreiches Stillen.

Kriterien	Auswirkungen
• Korrekte Stillposition des Kindes an der mütterlichen Brust. • Korrekte Saugtechnik des Kindes an der Brust. • Kind bestimmt Häufigkeit und Dauer des Saugens. • Stillen in ruhiger, entspannter Atmosphäre.	• Förderung des wirkungsvollen Saugens und damit optimale Anregung des Milchbildungs- und Milchflussreflexes. • Verhinderung von Brustwarzenproblemen. • Förderung der ungestörten Wirkung der mütterlichen Reflexe.

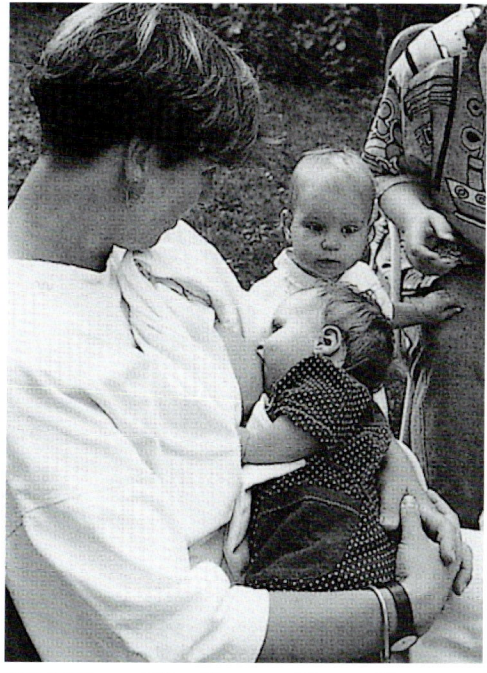

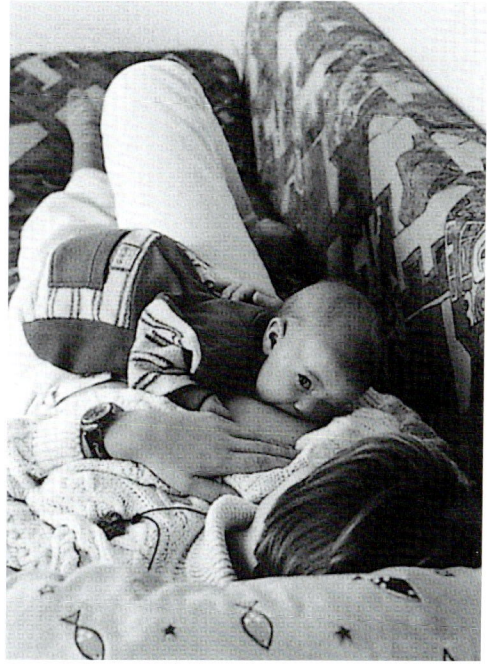

Abb. 38.5 a–e Stillpositionen. **a** Wiegeposition

b Rückenlage; günstige Position auf dem Kreißbett oder nach Kaiserschnitt

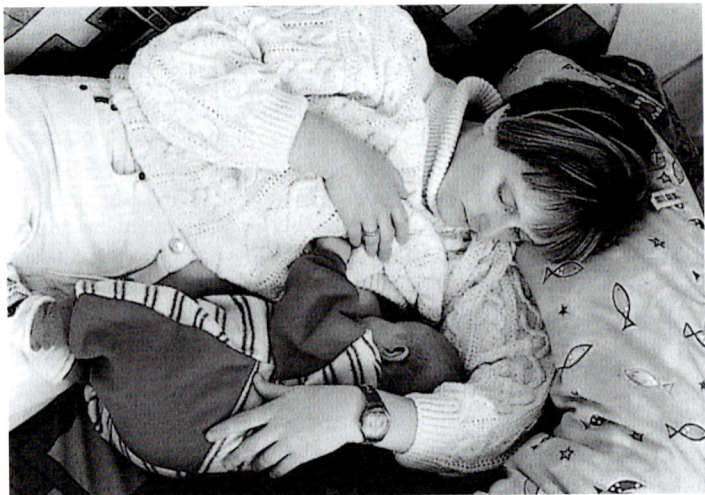

c Seitenlage, untere Brust

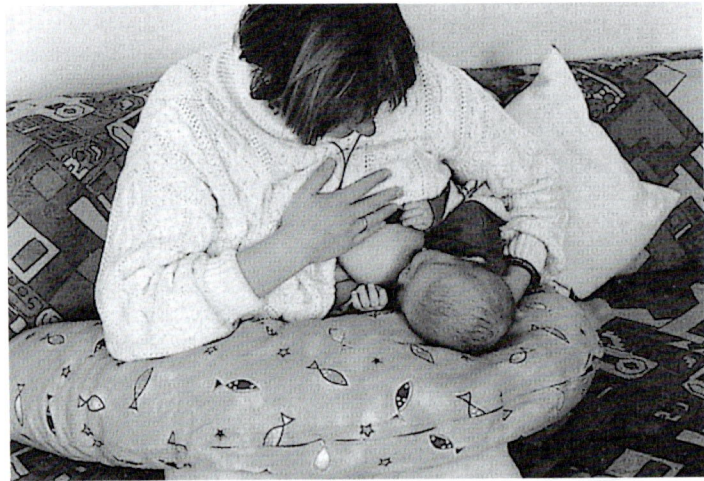

d Stillen im Sitzen, Fußballhaltung (Footballgriff)

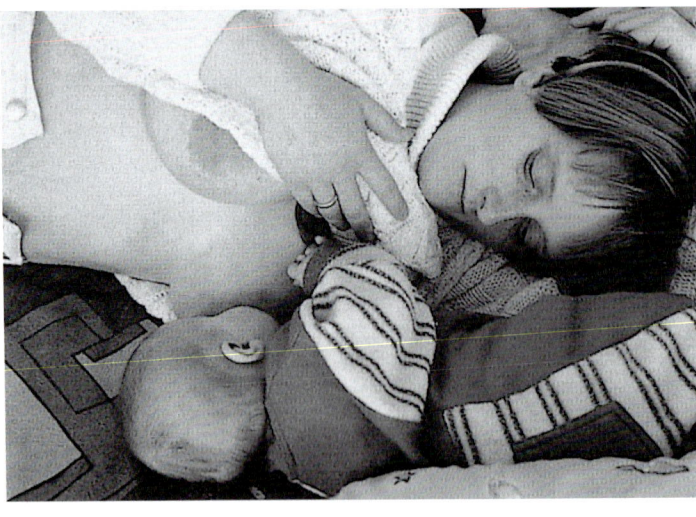

e Rücklingsstillen im Liegen; bei Stauungsproblematik, zur Schonung der Brustwarzen

Abb. 38.5a–e (Fortsetzung)

Stillfördernde Praktiken – korrekte Stilltechniken

Mutter neigt sich hierbei leicht dem Kind zu und ist nicht starr zurückgelehnt.

Beim **Sitzen im Schneidersitz**, der in der ersten Zeit im Wochenbett nicht empfehlenswert ist, schafft die Frau eine natürliche Wiege für den Körper ihres Kindes; auch hier sind Kissen zur Unterstützung hilfreich.

Das **Stillen im Liegen** (in den ersten Tagen empfehlenswert, auch zum Schutz des Beckenbodens) finden viele Frauen in den ersten Tagen oder nachts sehr angenehm; ob Rücken- oder Seitenlage, ist völlig egal, die Abstützung mit Kissen ist auch hier hilfreich.

Das **Stillen im Stehen oder Gehen** wird häufiger in der späteren Stillphase Anwendung finden und ist bei unruhigen Kindern sehr hilfreich.

Generell sind alle Variationen möglich, die der Mutter gut tun, ihr ein entspanntes Stillen ermöglichen und die **korrekte Position des Kindes** an der Brust gewährleisten.

Das Kind sollte so gehalten werden, dass sein Gesicht, seine Brust und je nach Lage auch sein Bauch und seine Knie dem Körper der Mutter ganz zugewandt sind und nicht nur sein Gesicht der Brust entgegengestreckt ist. Ohr, Schulter und Hüfte bilden eine Linie. Die Lippen des Kindes sind bei dieser Haltung in unmittelbarer Nähe der Brustwarze, wodurch der Suchreflex des Kindes stimuliert wird. Es öffnet den Mund weit und streckt die Zunge aus, um die Brustwarze zu fassen. Dieser »oral searching reflex« ist scheinbar ein leitender Vorgang zur Entwicklung einer korrekten Saugtechnik (Abb. 38.6). Das Köpfchen des Kindes darf allerdings nicht zu starr fixiert oder zu fest an die Brust gedrückt werden. Der Suchreflex könnte eingeschränkt werden oder das Kind wendet sich von der Brust ab.

Wird das Kind beim Anlegen im Arm gehalten, ruht sein Kopf in der mütterlichen Armbeuge, sein unterer Arm liegt um die mütterliche Taille. Die Hand der Mutter, die das Baby hält, (um)fasst Po oder Oberschenkel und kann das Kind so leicht zur Brustwarze hinleiten. Mit der freien Hand hält die Mutter die Brust. Diese muss richtig angeboten werden, damit das Kind die Brustwarze samt Warzenhof umfassen kann (Abb. 38.7 a). Wird die Brust falsch angeboten, wird das Kind zwangsläufig zu einer ineffektiven Saugtechnik animiert (Abb. 38.7 b).

Das Kind erhält in der richtigen Haltung reichlich **Atemraum**. Das Eindrücken der Brust in Höhe der kindlichen Nase ist nicht notwendig, zumal

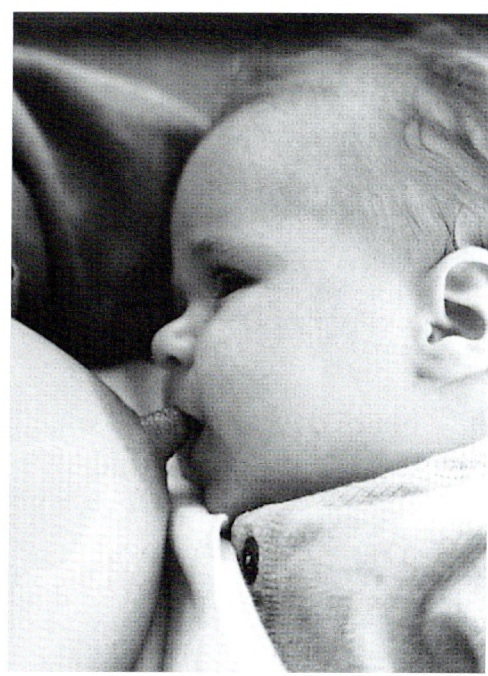

Abb. 38.6 Der Suchreflex. Carla bereit zum Stillen.

bei diesem Griff die Gefahr besteht, die Brustwarze unbemerkt ganz oder teilweise aus dem Mund des Kindes zu ziehen. Das Kind würde damit nur zum falschen Saugen animiert werden. Besteht trotz richtigem Halten des Kindes der Eindruck, die Nase sei nicht frei, kann dem Kind etwas mehr Raum gegeben werden, indem die den Po des Kindes haltende Hand sich etwas senkt, hebt oder nach außen dreht. Auch kann mit der brustunterstützenden Hand die Brust etwas angehoben werden.

Die korrekte Saugtechnik:
- Der Mund des Kindes ist beim Anlegen weit geöffnet.
- Die Zunge des Kindes befindet sich unterhalb des Warzenhofs.
- Die Zahnleiste des Kindes liegt beim Saugen hinter der Brustwarze auf dem Warzenhof.
- Die Lippen des Kindes drücken leicht auf die Brust, um sie festzuhalten.
- Das Kinn des Kindes liegt an der mütterlichen Brust an.
- Die Milch wird vom Kind langsam herausgepresst, es erfolgt ein gründliches, effektives Saugen: Die Brustwarze und große Teile des

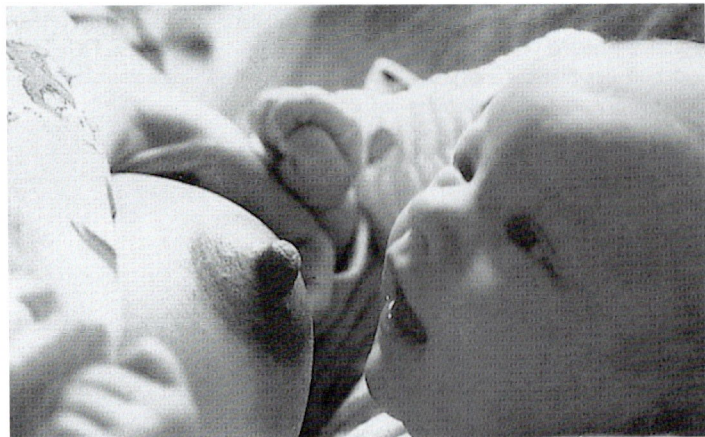

Abb. 38.7 Das richtige und falsche Anbieten der Brust.
a, richtig: Mit der freien Hand stützt die Mutter die Brust von unten mit den Fingern, der Daumen liegt oberhalb der Brust. Finger und Daumen sollen den Warzenhof nicht berühren. Es ist günstig, wenn die Warze dabei leicht nach oben zeigt. Das Kind geht dann mit der Zunge leichter unter die Warze und formt sie besser.

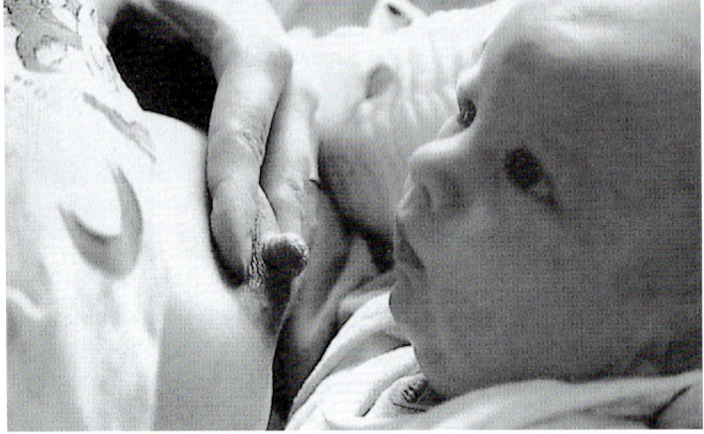

b, falsch: Die Mutter bietet dem Kind die Brustwarze an, indem sie mit Daumen und Zeigefinger den Warzenhof fasst und leicht zusammendrückt, sodass die Brustwarze hervortritt. Das Kind kann bei der so »angebotenen« Brust nur den »Nippel« fassen und wird zur unkorrekten Saugtechnik animiert.

Brustwarzenhofs reichen so weit in den Mund des Kindes, und die Zahnleisten des Kindes drücken beim Saugvorgang auf den Warzenhof und die sich dahinter befindenden Milchgänge. Das Auspressen und Herausstreifen der Milch erfolgt durch die Bewegungen der Zunge (Abb. 38.8 und 38.9).

Die unkorrekte Saugtechnik:
Das Kind saugt an der Brustwarze wie an einem Schnuller oder Flaschensauger. Beim Flaschensaugen reichen die Schwerkraft des Flascheninhalts und der beim Saugvorgang entstehende Unterdruck aus, um die Milch zum Fließen zu bringen. Das Kind muss weder Zahnleiste noch Lippen oder Zunge aktiv einsetzen. Beim Stillen ergibt sich das folgende Bild:
- Der Mund des Kindes ist beim Anlegen nur wenig geöffnet.
- Die Zunge presst entweder nach oben zum Gaumen oder liegt passiv im Zungengrund. Mitunter schiebt das Kind auch die Zunge vor die Lippen (dadurch versucht es beim Flaschensaugen, den oft zu starken Milchfluss zu verringern). Dabei kann es unbeabsichtigt die Brustwarze aus dem Mund schieben.
- Die Zahnleiste des Kindes liegt auf der Brustwarze.
- Das Kinn des Kindes liegt nicht an der mütterlichen Brust.
- Das Kind saugt oberflächlich und ineffektiv (Abb. 38.8 und 38.10).

Die unkorrekte Saugtechnik kann durch falsches Anlegen und Halten des Kindes provoziert werden. Sie kann sich aber auch durch die Bekanntschaft mit Schnullern und Flaschensaugern ergeben. Untersuchungen belegen, dass die falsche

Stillfördernde Praktiken – korrekte Stilltechniken

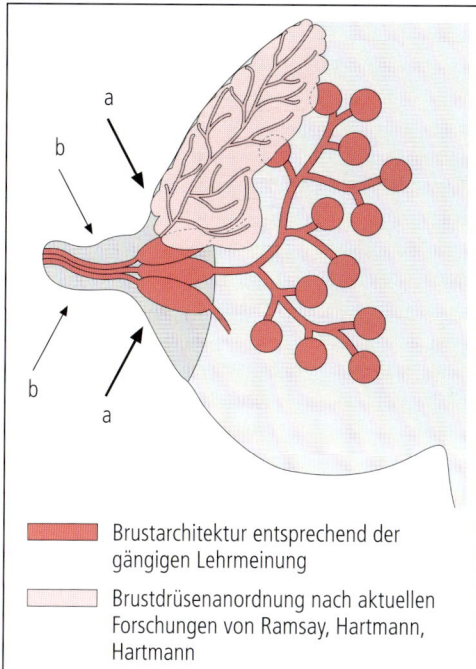

Abb. 38.8 Druckpunkte des kindlichen Kiefers bei der korrekten (a) und bei der unkorrekten (b) Saugtechnik. In Hellrosa die Brustarchitektur nach aktuellen Forschungsergebnissen von Ramsay et al. (2005).

■ Brustarchitektur entsprechend der gängigen Lehrmeinung
■ Brustdrüsenanordnung nach aktuellen Forschungen von Ramsay, Hartmann, Hartmann

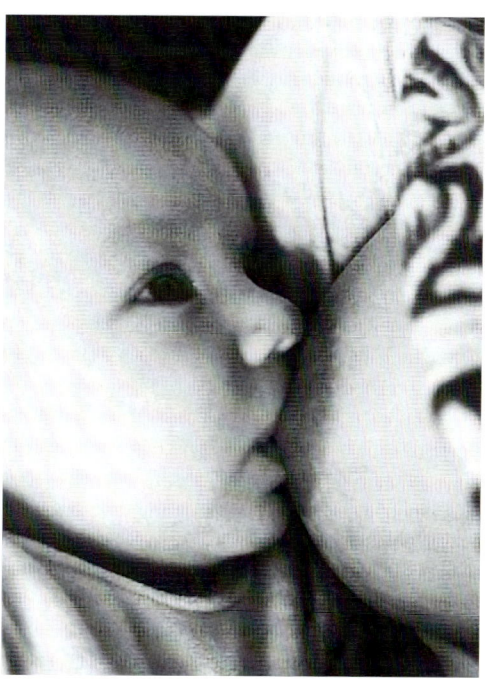

Abb. 38.10 Unkorrekte Saugtechnik.

Saugtechnik meistens parallel zur gelegentlichen Flaschenfütterung, dem Gebrauch von Beruhigungssaugern oder Brusthütchen beginnt. Die Kinder müssen mit zwei unterschiedlichen Saugtechniken fertig werden. Sie sind dann »verwirrt« und verfallen auch beim Brustsaugen in die leichtere, aber falsche Saugart. Wird ihnen nun erlaubt, sich an diese zu gewöhnen, ist es äußerst schwierig, sie wieder zu der anstrengenderen, aber effektiveren Form zu »überreden«. Obwohl die meisten der reifen Neugeborenen (ca. 90 %) keine Schwierigkeiten mit dem Wechsel zwischen Brust, Flasche und Schnuller haben, kommt ein kleiner Teil mit den unterschiedlichen Saugtechniken nicht zurecht. Die daraus entstehenden Still- und Saugprobleme nennt man **Saugverwirrung**. Mit einer regelmäßigen Beobachtung der kindlichen Saugtechnik und einer gegebenenfalls rechtzeitig einsetzenden Richtigstellung ist es möglich, das »falsche Saugen« an der Brust erfolgreich zu korrigieren.

Die Korrektur eines bestehenden Fehlverhaltens ist immer betreuungs- und zeitintensiv. Die Behebung des Problems dauert meist doppelt so lange wie ihr Bestehen. Nicht selten wird ein **Saugtraining**, verbunden mit der Fingerfütterung, notwendig (s. S. 763 f.).

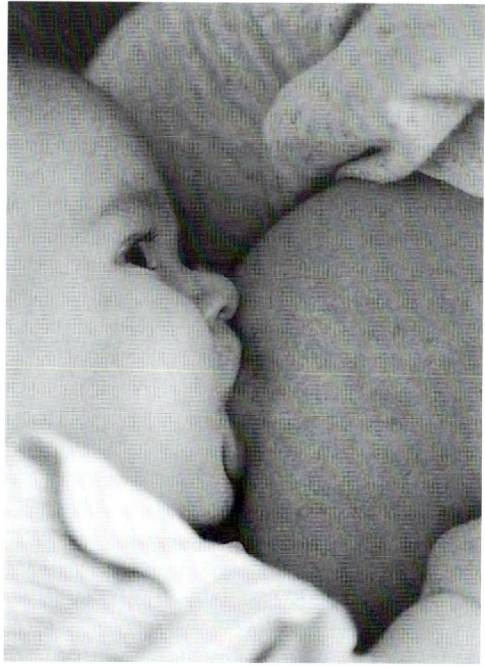

Abb. 38.9 Korrekte Saugtechnik.

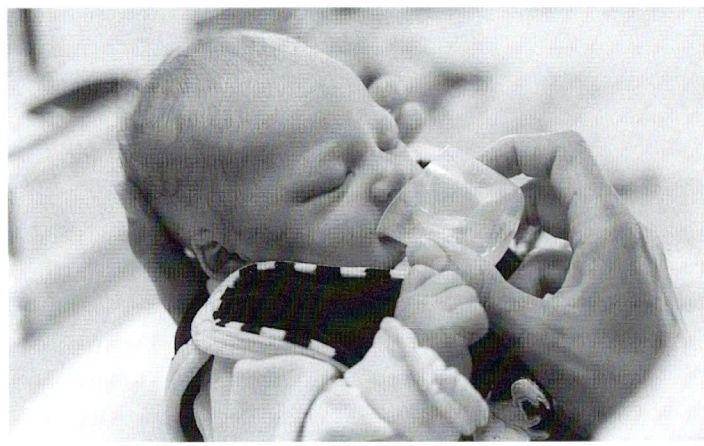

Abb. 38.11 Becherfütterung von Rico, 4 Tage alt.

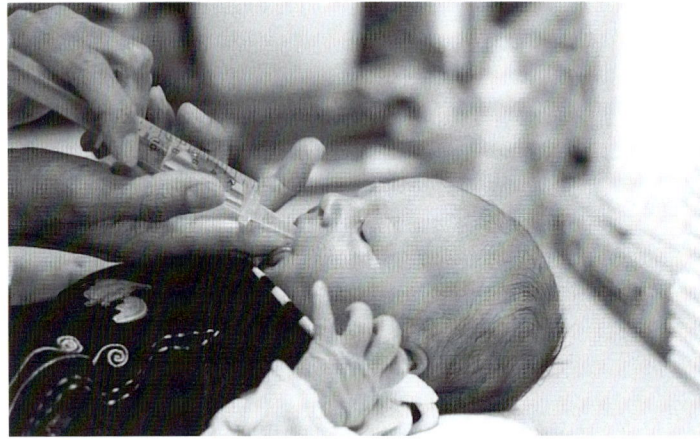

Abb. 38.12 Fingerfütterung von Rico, 4 Tage alt.

Das **Saugtraining** ist eine manuelle Therapie, die nur nach spezieller Einweisung (Fortbildung) mit praktischer Anleitung angewendet werden darf.
- Vor dem Saugtraining erfolgt immer eine Sauguntersuchung, die Saugbereitschaft und Saugverhalten beurteilt und eventuelles Fehlverhalten charakterisiert.
- Die bei der Saugverwirrung typische falsche Zungenbewegung und/oder Zungenhaltung kann durch gezielte Druckpunktarbeit auf der kindlichen Zunge korrigiert werden.
- Das Saugtraining ist auch für Kinder mit unkoordiniert verlaufendem Such- und Saugreflex oder unkontrolliertem, zu schwachem Saugverhalten, d. h. bei Frühgeborenen, Behinderungen, Fehlbildungen (LKGS), förderlich.

Im Hinblick auf die möglichen Schwierigkeiten muss die Betonung auf der **Prophylaxe der Saugverwirrung** liegen. Dazu gehören in erster Linie bei einer notwendigen Zufütterung in der »Brusttrinklernphase« (erste 6 bis 8 Lebenswochen) **alternative Fütterungsmethoden** (Becher-, Löffel-, Fingerfütterung, s. S. 763 f., Abb. 38.11 und 38.12). Bei der **Beendigung des Saugvorgangs** muss die Schonung der Brustwarze beachtet werden. Dazu wird der Finger sachte in den Mundwinkel des Kindes geschoben, das Saugvakuum wird somit unterbrochen, das Kind kann ohne Probleme von der Brust genommen werden. Dieser Handgriff sollte auch dann Anwendung finden, wenn das Kind nicht mehr saugt, denn das Baby fängt meist wieder an zu saugen, wenn ihm die Warze unvermittelt weggenommen wird.

Natürlich sind die beschriebenen Stilltechniken und das Anlegen nach Bedarf auf das **gesunde, wache Neugeborene** zugeschnitten. Es versteht sich von selbst, dass kranke Kinder, Mangel- oder Frühgeborene, Neugeborene mit Fehlbildungen, müde oder hyperaktive Kinder nicht immer auf die beschriebene Art und Weise an die Brust gehen. Ebenso ist auch das Stillen nach Bedarf nicht immer möglich. In diesen speziellen Fällen können dann der Fütterungsmodus und die Anlegetechniken den Bedürfnissen entsprechend geändert werden.

> Stillen ist eine individuelle Situation, die von Mutter und Kind bestimmt wird, allgemein gültige rezeptartige Anweisungen gibt es nicht. Mit einer phantasievollen, offenen und zuversichtlichen Unterstützung kann der Frau aber immer geholfen werden. Meistens findet sich durch gemeinsames Engagement ein gangbarer Weg.

Stillfördernde Praxis in den ersten Tagen

In den ersten Tagen der Stillbeziehung findet die **Weichenstellung** für den Stillerfolg statt. Den Hebammen und dem Pflegepersonal kommt deshalb eine Schlüsselstellung im Hinblick auf den Aufbau einer soliden Stillbeziehung zu. Die folgenden Ausführungen konzentrieren sich ganz auf diese Zeit. Hebammen, die in der Stillberatung auch spätere Phasen abdecken möchten, wird das zusätzliche Studium entsprechender Fachliteratur empfohlen.

Der Beginn der Stillbeziehung

Mutter und Kind befinden sich in den ersten Stunden nach der Geburt in einer besonders sensiblen Phase der Kontaktbereitschaft. Nach der physiologischen Geburt und bei gesunden, reifen Neugeborenen darf diese Phase nicht durch Routineabläufe behindert werden. Mutter und Kind muss das **ungestörte Kennenlernen in der ersten Lebensstunde** ermöglicht werden. Äußert die Mutter keine anderen Wünsche, wird das Baby nach der Geburt in Herzhöhe auf den Bauch der Mutter gelegt und bei suchenden Hin- und Herbewegungen des Kopfes an die Brustwarze angelegt. Beim ersten Anlegen hören die Kinder nach einiger Zeit von allein auf zu saugen und schlafen meistens zufrieden mit der Brustwarze im Mund ein. Dieses erste Stillerlebnis hat entscheidenden Einfluss auf den weiteren Stillverlauf. Kinder, denen erst nach der Erstuntersuchung ein ungestörter Hautkontakt und das Saugen an der Brust erlaubt war, entwickelten weitaus häufiger falsche Saugtechniken. Bei ihren Müttern treten häufiger Stillprobleme auf als bei den Müttern, deren Kinder in der Kennenlernphase nicht von ihnen getrennt werden. Weitere **Vorteile des frühen Erstanlegens im Kreißsaal** sind:

- Förderung des Aufbaus der Mutter-Kind-Beziehung
- Ausnutzung der großen Saugbereitschaft, die erst etwa 24 bis 48 Stunden später wieder eine ähnlich hohe Funktionsfähigkeit erreicht
- schnelleres Ingangkommen der Milchsekretion (Kolostrum geht bei frühzeitigem Anlegen schon nach 36 bis 48 Stunden in transitorische Frauenmilch über). Dadurch verringern sich Heftigkeit und Schmerzhaftigkeit des Milcheinschusses.
- Weitergabe des wertvollen Kolostrums (seine Menge entspricht ca. 2 Esslöffeln) und damit Anregung des kindlichen Verdauungstraktes zur Ausscheidung des mit Bilirubin angereicherten Mekoniums. Kolostrum wird, sofern es nicht abgetrunken wird, vom Körper der Mutter resorbiert.
- physiologische Unterstützung der Plazentalösung durch die Ausschüttung von Oxytocin
- Verringerung der Nachblutung aus den Haftstellen der Plazenta, da Oxytocin die Dauerkontraktion des Uterus unterstützt

Das Erstanlegen des Kindes wird von den **Wünschen und Bedürfnissen der Mutter** mit bestimmt. Möchte die Mutter auf keinen Fall das Kind nackt und ungewaschen auf dem Bauch haben, darf sie nicht überrumpelt oder »sozialem« Druck ausgesetzt werden. Eine aufgezwungene Handlung bringt weder Mutter noch Kind einen Vorteil.

Auch ist der Zeitpunkt des Erstanlegens vom **mütterlichen und kindlichen Allgemeinzustand** abhängig. Nach protrahierten oder operativen Geburten können kindliche und mütterliche Erschöpfung das sofortige Erstanlegen be- oder verhindern. Zeigen Mutter und/oder Kind keine Still- oder Saugmotivation, sollte kein »krampfhaftes« Anlegen versucht werden. Die Förderung des Hautkontakts und ein gemeinsames Schmusen reichen dann aus. Mit guter Beobachtung und Einfühlung kann dann später der geeignete Zeitpunkt für den Beginn der Stillbeziehung gefunden werden.

Organisatorische Zwänge dürfen nicht der Grund sein, das Anlegen auf einen späteren Zeitpunkt zu verschieben. Die hohe Bedeutung dieser Phase sollte Hebammen, Ärztinnen und Ärzte dazu motivieren, gemeinsam Konzepte zu entwickeln, die einerseits den ununterbrochenen Kontakt von Mutter und Kind bis nach dem ersten Saugen und andererseits notwendige nachgeburtliche medizinische Versorgungen (Nähen der Episiotomie und die U1) gewährleisten.

Die **Geburtsleitung** ist für den Stillbeginn nicht unbedeutend. Während der Geburtsphase verabreichte Analgetika können nachgeburtlich die kindlichen Reflexe beeinflussen. Vor ihrem Einsatz sollte deshalb der momentane Nutzen gegen die eventuelle postpartale Störung abgewogen werden. Als Entscheidungshilfe kann die präpartal erhobene »Anamnese« über Stillwunsch und -motivation der Mutter dienen.

Mutter und Kind werden, sofern sie nach der Geburt in der Klinik bleiben, nach etwa 2 Stunden auf die Wochenstation verlegt. Die weitere Stillbetreuung und -beratung der Frau geht dann in den meisten Häusern von der Hebamme in die Hände des Pflegepersonals der Wochenstation oder des Kinderzimmers über. Deshalb sollten Erkenntnisse, die sich beim ersten Stillkontakt ergaben, Stillvoraussetzungen, Stillmotivation und stillbezogene Besonderheiten **schriftlich festgehalten** werden.

Die Weiterentwicklung der Stillbeziehung

Organisatorische und personelle Voraussetzungen

Eine **gute Teamarbeit** innerhalb des betreuenden Personenkreises mit gemeinsamen Stationsbesprechungen und Dienstübergaben und einem **einheitlichen Stillkonzept** ist ebenso wichtig für den Stillerfolg wie das »**offene 24-Stunden-Rooming-in**«. Bei dieser Organisationsform werden Mutter und Kind nicht voneinander getrennt. Die Mutter hat aber jederzeit die Möglichkeit, das Kind in ein zentrales Kinderzimmer zu bringen. Diese Form der Unterbringung gleicht am ehesten der häuslichen Atmosphäre. Für die Pflegekräfte und Hebammen bedeutet dieses Modell (häufig) eine Umstellung ihres Berufsverständnisses, da die Aufgaben auf der Wochenstation und damit in der Stillberatung und -unterstützung eher pädagogischer als pflegerischer Natur sind.

Sinnvoll ist bei der großzügig angelegten Besuchszeitregelung die Einrichtung eines **Stillzimmers**. Dorthin kann sich die Mutter mit ihrem Kind jederzeit zurückziehen und in Ruhe und – falls nötig – unter Anleitung stillen. Auch **Hinweisschilder** »Stillzeit, bitte später wiederkommen« haben sich als sinnvoll erwiesen.

! Die **Erstellung einheitlicher Stillrichtlinien** (Standards) erfolgt auf der Grundlage der **10 Schritte zum erfolgreichen Stillen**.

- **1. Schritt:** Schriftliche Richtlinien zur Stillförderung definieren, die dem gesamten Pflegepersonal in regelmäßigen Abständen nahe gebracht werden.
- **2. Schritt:** Das gesamte Mitarbeiterteam in Theorie und Praxis so schulen, dass die Richtlinien zur Stillförderung mit Leben erfüllt werden können.
- **3. Schritt:** Alle schwangeren Frauen über die Vorteile und die Praxis des Stillens informieren.
- **4. Schritt:** Müttern ermöglichen, ihr Kind innerhalb der ersten halben Stunde nach der Geburt anzulegen.
- **5. Schritt:** Den Müttern das korrekte Anlegen zeigen und ihnen erklären, wie sie ihre Milchproduktion aufrechterhalten können, auch im Falle einer Trennung von ihrem Kind.
- **6. Schritt:** Neugeborenen Kindern weder Flüssigkeiten noch sonstige Nahrung zusätzlich zur Muttermilch geben, wenn es nicht aus gesundheitlichen Gründen angezeigt scheint.
- **7. Schritt:** Rooming-in praktizieren – Mutter und Kind erlauben zusammenzubleiben – 24 Stunden am Tag.
- **8. Schritt:** Zum Stillen nach Bedarf ermuntern.
- **9. Schritt:** Gestillten Kindern keinen Gummisauger oder Schnuller geben.
- **10. Schritt:** Die Entstehung von Stillgruppen fördern und Mütter bei der Entlassung aus der Klinik mit diesen Gruppen in Kontakt bringen.

Praktische Hinweise: Rooming-in von Anfang an

Nach der gemeinsamen Verlegung von Mutter und Kind aus dem Kreißsaal erfolgt der erste **Wochenbettbesuch** durch die zuständigen Pflegepersonen. Bei einer Aufteilung der Verantwortlichkeiten und Aufgabenbereiche in zwei verschiedene und unabhängige Fachbereiche (Kinderzimmer und Wochenstation) ist es günstig, diesen Besuch (Übernahme) gemeinsam vorzunehmen. Wünsche, Vorstellungen und Erfahrungen der Mutter werden erfragt und – je nach Bedarf – die organisatorischen und räumlichen Gegebenheiten der Station dargelegt. Die Ergebnisse der Untersuchung und des Gesprächs werden schriftlich fixiert.

Stillrhythmen und Anlegepraktiken

Den Termin der Nahrungsaufnahme bestimmt das Kind selbst, so genanntes **self demand feeding**. Die Säuglinge halten dabei einen endogenen zentralnervösen Rhythmus ein, der in den ersten Lebenswochen zwischen 90 Minuten und 5 Stunden liegen kann. Ab der 4. Lebenswoche hat sich der so genannte zirkadiane Rhythmus eingespielt; die endogen gesteuerte, sämtliche biologische Funktionen betreffende Rhythmik des kindlichen Organismus hat sich an periodische Zeitgeber, insbesondere Tag-Nacht-Wechsel, synchronisiert. Die Zeitintervalle des Nahrungsverlangens umfassen jetzt etwa 4 Stunden. Individuelle Intervalldauern von 2 bis 4 Stunden sind durchaus normal. Im Laufe der Entwicklung im ersten Lebensjahr ändern sich die Trinkrhythmen immer wieder. Die meisten Kinder halten, sobald die Milchproduktion voll im Gange ist, eine längere Schlafpause von 4 bis 5 Stunden ein, die aber nicht in der Nacht sein muss. Meistens liegt diese Phase in den Vormittags- oder frühen Nachmittagsstunden. Säuglinge schlafen weitaus weniger, als von ihnen erwartet wird. Nach der Geburt schlafen die Neugeborenen in den ersten 24 bis 36 Stunden sehr viel, nach dieser Erholung sind sie über den Tag verteilt oft schon 8 bis 12 Stunden wach.

Die meisten termingerecht geborenen Säuglinge halten ein der Milchförderung entsprechendes Grundmuster ein:

- 1. Lebenstag (erste 24 Lebensstunden): Nach dem ersten Stillen (direkt nach der Geburt) verlangt das Neugeborene üblicherweise noch 3-mal Nahrung.
- 2. Lebenstag (zweite 24 Lebensstunden): 4 bis 6 Stillmahlzeiten.
- 3. Lebenstag (nach der 48. Lebensstunde): Meistens zeitgleich zum initialen Milcheinschuss beginnt das intensive Saugbedürfnis des Babys mit einem Stillverlangen von 8- bis 12-mal am Tag, also alle 2 bis 3 Stunden.

Nach den ersten 24 (bis 48) Stunden sollte der Säugling **mindestens 5 bis 6 Mahlzeiten** an der Brust nehmen. Hierauf ist trotz Stillens nach Bedarf zu achten. Es gibt in der ersten Zeit der Adaptation durchaus Kinder, die sich nicht von allein melden. Sie schlafen sehr viel, werden dann hypoglykämisch und dadurch noch schlaffer und schläfriger. Es ist sinnvoll, Kinder in den ersten Tagen genau zu beobachten, um die sanftesten Anzeichen zur Saugbereitschaft, z. B. den Rooting-Reflex, sofort wahrzunehmen. Dies ist natürlich nur durch die Mutter im Rooming-in zu leisten. Zeigen die Kinder keinerlei Zeichen einer Wachphase, empfiehlt es sich, sie nach maximal 4 bis 5 Stunden sanft zu wecken. Entscheidungskriterien, ob ein Kind geweckt werden soll oder nicht, sind immer die Vorgeschichte, das bisherige Stillverhalten von Mutter und Kind und das allgemeine Verhalten des Kindes.

Ein **gehäuftes Nahrungsverlangen** (Zyklusdauern, die über längere Zeit kürzer als 2 Stunden sind) kann Mutter und Kind erschöpfen. Hier sollte überprüft werden, warum sich das Kind so oft meldet, und – je nach Ursache – versucht werden, die Intervalle etwas auszudehnen.

Nachtpausen halten Säuglinge in den ersten Lebenswochen nicht ein. Es ist durchaus möglich, dass das Kind in der ersten und zweiten Lebensnacht eine längere Schlafpause von 5 bis 6 Stunden einhält. Danach wird es auch nachts alle 2 bis 4 Stunden zum Stillen kommen. Ein gut gemeintes Überbrücken des Nachtstillens (Schonung der Frau mit Tee, Glukose- oder Wassergaben), wie es oftmals praktiziert wird, hat den gegenteiligen Effekt.

Das **Anlegen** des Kindes erfolgt in den ersten Tagen immer **an beiden Brüsten**. Dabei wird wechselweise zuerst auf der rechten oder der linken Seite begonnen. Hat das Kind z. B. an der rechten Seite seine letzte Nahrungsaufnahme beendet, wird diese »Nachspeise«-Seite bei der nächsten Mahlzeit zuerst angelegt. Bei der **Anlegezeit** ist zu beachten, dass bis zum Auslösen des Milchflussreflexes eine Zeitspanne von 2 bis 5 Minuten möglich ist, d. h. das Kind erhält in den ersten Stillminuten nur die fettarme »Vorspeise«. Ist der Milchflussreflex ausgelöst, kann – bei gut fließender Milch und unauffälligen Warzen – das Kind etwa 15 Minuten auf jeder Seite angelegt werden. Nach den ersten Stilltagen kann es an der zweiten Brust auch so lange verbleiben, bis es nur noch wenig oder gar nicht mehr saugt (oft schlafen die Kinder auch an der Brust ein). Dies kann noch einmal 20 bis 30 Minuten dauern.

Generell sind **häufigere, kürzere Anlegephasen** den langen, aber selteneren vorzuziehen, zumal 80 bis 90 % der Milchmenge schon in den ersten 10 Minuten (sofern der Milchflussreflex ausgelöst wurde) getrunken werden.

Stillverhalten des Kindes

Das Stillverhalten des Kindes (Häufigkeit und Dauer der Nahrungsaufnahme, Erfassen der Brustwarze) ist natürlich auch geprägt vom Temperament und Allgemeinzustand des Säuglings (Tab. 38.3).

Die Beobachtung des kindlichen Verhaltens und die darauf abgestimmte Beratung und ein entsprechendes Handling sind notwendig, denn den meisten Kindern ist es nur begrenzt möglich, ihr Verhalten umzustellen, und die Mutter kann das (nicht erträumte) Temperament ihres Kindes nicht immer sofort annehmen. Den offensichtlichen Versuch, sein Verhalten zu ändern, wird der Säugling mit Wut, Geschrei und Ablehnung beantworten. Die wiederholte Störung seines Stillverhaltens in der ersten Lernphase kann zur Ablehnung der Brust (Brustverweigerung) oder zur mangelnden Trinkmenge und Milchproduktion führen.

Trinkmengen und Gewichtsverhalten

Eine genaue Festlegung der **Trinkmenge** pro Mahlzeit erübrigt sich. Das Kind trinkt bei jedem Anlegen so viel wie es mag – Ernährung *ad libitum*. Es hält dabei im Allgemeinen von selbst die Faustregeln über die üblichen Tagestrinkmengen ein.

Tab. 38.3 Als Orientierung für die Beobachtung und Beratung kann die Einteilung in verschiedene Stilltemperamente hilfreich sein.

Stilltemperament	Stillverhalten	Ausdruck
Zauderer	verhalten	In den ersten Tagen wenig Interesse am Saugen oder an der Brust. Müssen immer wieder zum Stillen aktiviert werden. Meist trinken sie nach dem Milcheinschuss gut und zielstrebig.
Feinschmecker und Genießer	spielerisch	Lecken, ansaugen, probieren, loslassen ... erst nach diesem Spiel fangen sie an, richtig zu trinken. Werden sie in der Spielphase gedrängt, protestieren sie laut und wütend.
Träumer	langsam, verträumt	Gutes Ansaugen, Schlucken, Pause, ruhen sich mit der Brustwarze im Mund aus, erneutes Saugen usw. Sie lassen sich durch nichts bedrängen. Aufmunterungen werden mit konsequenten Trinkpausen quittiert; kaum lautstarker Protest.
Erfolglose Hektiker	aufgeregt	Wenig zielstrebiges Verhalten, suchen und schnappen hektisch nach der Warze, verlieren sie gleich wieder, um mit Geschrei zu protestieren. Müssen erst beruhigt werden, bevor sie erneut angelegt werden.
Barrakudas	kräftig, gierig	Erfassen die Brustwarze schnell und »überfallartig« und beenden nach kurzer Zeit (10 bis 20 Minuten) die Mahlzeit.

Die Weiterentwicklung der Stillbeziehung

Tab. 38.4 Orientierungswerte und Beispiele für die Tagestrinkmengen in den ersten 4 Lebensmonaten ab dem 3. Lebenstag.

	3.–8. Lebenstag	2. Lebenswoche–4. Lebensmonat
Die allgemeinen Regeln für die **Säuglingsernährung** stellen nur Orientierungswerte dar. Muttermilch wird dem gesunden Neugeborenen immer *ad libitum* angeboten.	Tägliche Trinkmenge in Bezug auf die **Finkelstein-Regel**: (Lebenstag – 1) × 70 = Trinkmenge in ml	Tägliche Trinkmenge in Bezug auf das **Körpergewicht**: 1/6 bis 1/5 des Körpergewichts = Trinkmenge in ml
Auch Regeln, die eine tägliche Steigerung der Milchmenge errechnen, dürfen nicht starr gehandhabt werden, sie stellen nur **Orientierungswerte** dar.	Der Säugling ist 5 Tage oder 120 Lebensstunden alt. (5 Tage – 1) × 70 = 280 ml. Der Säugling darf danach etwa 280 ml pro Tag trinken.	Der Säugling wiegt am 8. Lebenstag 3 500 g. 1/6 von 3 500 g = ca. 580 ml Wird 1/6 als Berechnungsgröße zugrunde gelegt, darf der Säugling etwa 580 ml täglich trinken.

Als **Orientierung** dienen in den ersten Lebenstagen die durch die Finkelstein-Formel errechneten Richtwerte. Vom 8. Lebenstag bis zum 4. Lebensmonat werden diese über das Körpergewicht des Säuglings ermittelt und betragen ca. ein Sechstel des Körpergewichts. Geringfügige Über- oder Unterschreitungen sind normal, denn kein Kind hält sich an starre Regeln. Rechenbeispiele und genaue Zahlen können der Tabelle 38.4 entnommen werden.

Beim voll gestillten, nach Bedarf genährten Kind werden diese Richtwerte normalerweise nicht benötigt. Die Milchmengen sind ausreichend, wenn
- das Kind 6 bis 8 nasse Windeln am Tag hat,
- die Milch gut fließt,
- das Kind in den ersten Tagen nach der Mahlzeit 90 Minuten bis 2 Stunden durchschläft und
- die kindliche Gewichtszunahme im ersten Halbjahr etwa 150 bis 200 g wöchentlich beträgt.

Der gesunde Säugling hat sein Geburtsgewicht nach dem 5. Lebensmonat etwa verdoppelt.
In den ersten 3 bis 4 Lebenstagen verlieren die Neugeborenen an Gewicht (s. Kap. 33, S. 648 f.). Der tolerierbare Gewichtsverlust beträgt in den ersten 3 bis 4 Lebenstagen 5,8 % ± 3,2 % bezogen auf das Geburtsgewicht. Meistens folgt dann ein eintägiger Gewichtsstillstand und daraufhin die regelmäßige Gewichtszunahme. Das Geburtsgewicht wird vom gesunden, reifen Neugeborenen am 10. bis 14. Lebenstag meistens wieder erreicht.
In der Regel werden bei den Säuglingen, die nach Bedarf gefüttert werden, geringere Gewichtsabnahmen beobachtet als bei Kindern, die nach festen 4-Stunden-Zeitplänen angelegt werden. Ein Wiegen vor und nach dem Stillen, die so genannte »**Stillprobe**«, ist nicht nötig, zumal es einen Leistungsdruck erzeugen und den Milchspendereflex blockieren könnte. Untersuchungen belegen, dass sich der Stillerfolg ohne Kontrolle viel besser und schneller einstellt. Zur **Gewichtskontrolle** reicht es völlig aus, das gesunde, reife Neugeborene in den ersten 10 bis 14 Lebenstagen 1-mal täglich nackt und zur selben Tageszeit zu wiegen. Danach kann 1- bis 2-mal wöchentlich kontrolliert werden.

Voll gestillten Neugeborenen, deren anfänglicher Gewichtsverlust die tolerierbare Grenze überschreitet, muss allerdings besondere Aufmerksamkeit geschenkt werden. Jede Stillmahlzeit muss genau beobachtet werden. Die Erstellung eines **Tagesprofils** über die tatsächlich getrunkene Stillmenge kann für die weitere Entscheidung (Nachfüttern mit kalorienreicher Hintermilch, Tee-Glukose-Mischungen oder Muttermilchersatzprodukten) hilfreich sein: Das Kind wird mit der gleichen Kleidung (Windel) vor und nach der Brustmahlzeit gewogen (Stillprobe). Die Differenzen werden schriftlich fixiert und ergeben nach 24 Stunden aufsummiert die Tagestrinkmenge des Kindes.

Kriterien zur Beurteilung einer Gedeihstörung bieten auch folgende Anhaltspunkte. Das Kind
- ist apathisch oder weint viel,
- hat einen schlaffen Muskeltonus,
- hat einen schlechten Hautturgor,
- hat weniger als 5 bis 6 nasse Windeln am Tag,
- hat einen konzentrierten Urin,

Tab. 38.5 Begriffsdefinitionen zum Stillen.

Ausschließliches Stillen	Der Säugling erhält ausschließlich Milch seiner Mutter oder einer Amme oder abgepumpte Milch und keine anderen Flüssigkeiten oder feste Nahrung, außer Vitaminen, Mineralstoffen oder Medikamenten als Sirup oder in Tropfenform.
Überwiegendes Stillen	Die Hauptnahrungsquelle des Säuglings ist Muttermilch. Der Säugling kann aber auch Wasser, auf Wasser basierende Getränke, orale Rehydratationslösungen (ORS), Vitamine, Mineralstoffe oder Medikamente als Sirup oder in Tropfenform oder rituelle Flüssigkeiten (in begrenzter Menge) erhalten. Außer Saft und Zuckerwasser ist im Rahmen dieser Definition keine zur Ernährung dienende Flüssigkeit erlaubt.
Volles Stillen	Die Summe von ausschließlichem und überwiegendem Stillen wird volles Stillen genannt.
Ergänzende Fütterung	Der Säugling erhält sowohl Muttermilch als auch feste (oder breiförmige) Nahrung.
Kein Stillen	Der Säugling erhält keine Muttermilch.

- hat selten und spärlich Stuhlgang,
- nimmt weniger als 5 bis 6 Mahlzeiten zu sich,
- hat oft sehr kurze Stillphasen.

Ein weiteres Kriterium ist der bei Beobachtung der Stillmahlzeit nicht erkennbare Milchspendereflex.

Nach- und Zufütterung

Vom Zeitpunkt der Geburt bis zur vollen Verfügbarkeit der transitorischen Frauenmilch besteht eine so genannte »**Ernährungslücke**«. In dieser Zeit erhält das Neugeborene die mengenmäßig offensichtlich genau auf die begrenzte Aufnahmefähigkeit seines noch unreifen Magens abgestimmten Kolostrumgaben. Ihre besondere Zusammensetzung (doppelt soviel Eiweiß wie reife Frauenmilch) gleicht – trotz der geringen Mengen – die anfänglichen Proteinverluste aus. Zudem verfügt das gesunde Neugeborene nach der Geburt über ein Glykogendepot, das 10 bis 20 Stunden vorhält, und über ausreichende Fettreserven für 2 Wochen. Es ist also gut zur Überbrückung der Ernährungslücke vorbereitet, die bei einer optimalen Stillförderung und einem frühzeitigen Erstanlegen längstens 36 bis 48 Stunden dauert. **Auf eine Zufütterung jeglicher Art kann daher meistens verzichtet werden.**
Fehlen aber die optimalen Stillvoraussetzungen oder liegen Stillschwierigkeiten vor, kann sich die Phase des Ingangkommens der Laktation verlängern und somit den Milcheinschuss verzögern. Die anfänglich vorhandenen Milchmengen können dann eventuell für die volle Energieversorgung des Neugeborenen nicht ausreichen. In den ersten 72 Stunden werden für solche Fälle unter anderem Glukoselösungen zur Nachfütterung empfohlen. Da diese Lösungen bei der Verstärkung der Neugeborenengelbsucht eine nicht unwesentliche Rolle spielen, und jede Supplementierung einen Eingriff in das Laktationsgeschehen darstellt, ist dieser Schritt gut abzuwägen. Immer sollte zunächst versucht werden, den Energieverlust des Kindes möglichst gering zu halten (kein unnötiges Schreienlassen, Wärmeregulation unterstützen, viel Hautkontakt bieten) und die Energieversorgung durch Zufütterung mit kalorienreicher Hintermilch zu decken (nachdem das Kind an der Brust getrunken hat, wird per Hand oder manueller Pumpe die verbliebene Hintermilch gewonnen, diese wird dem Kind dann mit dem Löffel oder Becher angeboten).
Meistens muss eine Energiesubstitution – bei anhaltender Gewichtsabnahme des gesunden Kindes – aber erst nach den ersten 72 Lebensstunden begonnen werden. Sie kann mit dem Ingangkommen der ausreichenden Milchproduktion sofort enden.
Ist der Gewichtsverlust des gesunden Kindes über den 3. Lebenstag hinaus sehr hoch und das Ingangkommen der Milchproduktion verzögert, muss im Einzelfall als Übergangslösung die ergänzende Gabe eines **Muttermilchersatzpräparates** in Erwägung gezogen werden. Bei einer belasteten Al-

Die Weiterentwicklung der Stillbeziehung

lergie-Familienanamnese sollte dies immer eine allergenarme (hypoallergene) Erstnahrung sein. Sie stellt bei der Gefahr der Allergisierung gegen Kuhmilchproteine eine Ernährungsalternative dar. Dem Kind wird bei dieser **Zwiemilchernährung** (Gabe von Mutter- und Ersatzmilch) immer erst nach dem beidseitigen Anlegen Nahrung *ad libitum* angeboten. Zur Zufütterung bietet sich hier der Einsatz eines Brusternährungssets (Lactaid®) an. Das Kind trinkt die Zusatznahrung, während es an der Brustwarze saugt und die Milchproduktion weiter anregt. Zur Prophylaxe von Saugverwirrungen ist es immer notwendig, die alternativen Fütterungsmethoden der herkömmlichen Flaschensauger-Fütterung vorzuziehen.

Die in Tabelle 38.5 aufgeführten aktuellen Stilldefinitionen werden von der WHO in ihrem Aktionsplan zu Schutz, Förderung und Unterstützung des Stillens in Europa (Dublin 2004) vorgeschlagen. Die einheitliche Verwendung dieser Definitionen gewährleistet eine gute Vergleichbarkeit und verhindert Verunsicherungen oder Fehler bei der Umsetzung von Empfehlungen.

Alternative Zufütterung zum Stillen

Das Saugverhalten an der Brust ist im Gegensatz zum Saugreflex eine durch Lernen weiterentwickelte Fähigkeit. Deshalb kann es leicht zu Fehlprägungen kommen. Diese behindern dann das effektvolle Saugen an der Brust und können zu mangelnder Milchproduktion, Gedeihstörungen, Brustwarzen- und/oder Brustproblemen führen. Unterstützt wird die Entstehung eines fehlerhaften Saugverhaltens, wenn das Baby in der Prägungsphase mit unterschiedlichen Saugtechniken konfrontiert wird. Die Folgen des Zufütterns mit der Flasche oder des Schnullers zeigen sich erst nach Tagen. Im Frühwochenbett werden sie selten beobachtet.

Tab. 38.6 Alternative Fütterungsmethoden

Methode	Becherfütterung (Bechern) (Abb. 38.11)	Fingerfütterung (Fingerfeeding) (Abb. 38.12)	Stillhilfe/ Brusternährungsset
Material	Tasse, Becher, Medikamentenschiffchen, SoftCup™-Spezialtrinkbecher	20 ml Spritze mit Silikonfütteraufsatz (fingerfeeder) oder einem Sondierschlauch/ Infusionsschlauch	Lactaid® oder eine selbstgefertigte Stillhilfe, Perfusorspritze mit langem Infusions- oder Sondierschlauch
Zielsetzung	Vermeidung von Flaschenfütterung, Prophylaxe von Saugverwirrungen, erwünschter Saugentzug (Saugdeprivation)	Vermeidung von Flaschenfütterung, Prophylaxe und Behandlung von Saugverwirrung, Saugbefriedigung auch bei Abwesenheit der Mutter oder temporärem Anlegeverbot	Vermeidung von Flaschenfütterung, Prophylaxe von Saugverwirrungen, Steigerung der Milchproduktion, Behandlung von Milchspendeproblemen
Situationen	Frühgeborene, Notwendigkeit des Nachfütterns von hoch kalorischer Hintermilch, Saugprobleme bei angewachsenem Zungenbändchen, sonstige Anlegeschwierigkeiten	Kind kann vorübergehend nicht angelegt werden, Verfüttern von abgepumpter Muttermilch, Saugprobleme, Saugverwirrung, unkoordiniertes Saugen, mangelnde Koordination von Such- und Saugreflex, orale Fehlbildungen, anfängliche Anlegeschwierigkeiten bei besonderer Brustwarzenform (Hohl-, Flach-, Schlupfwarze)	Frühgeborene, Zufütterungsnotwendigkeit trotz Anlegen und Stillen, saugschwache Kinder, orale Fehlbildungen, bei Müttern mit verzögertem initialem Milcheinschuss, bei geschwächten Müttern nach Problemschwangerschaften und -geburten, bei Allgemeinerkrankungen

Tab. 38.6 (Fortsetzung)

Methode	Becherfütterung (Bechern) (Abb. 38.11)	Fingerfütterung (Finger-feeding) (Abb. 38.12)	Stillhilfe/ Brusternährungsset
Vorteile	keinerlei Gefahr der Saugverwirrung, schnell und effektiv, leicht erlernbar, Hilfsmittel billig, in jedem Haushalt vorhanden, leicht zu reinigen, Methode strengt das Baby nicht an, von beiden Elternteilen durchführbar, Möglichkeit der unproblematischen Nachfütterung bei Saugschwäche	kaum Gefahr durch Saugverwirrung, schnell, effektiv, leicht erlernbar, Hilfsmittel kostengünstig und leicht zu reinigen, Saugbedürfnis wird befriedigt, kann zum Saugtraining herangezogen werden (= korrektes Saugen bringt Nahrung), beide Elternteile (oder andere Bezugsperson) können das Kind bei der Nahrungsaufnahme umfassend befriedigen	keinerlei Gefahr der Saugverwirrung, zeitsparend, da die Zusatznahrung während des Stillens gegeben wird, entspricht der ursprünglichen Stillsituation – Baby liegt an der Brust und regt die Milchbildung an, Saugbedürfnis und Hautkontakt werden umfassend befriedigt
Nachteile	befriedigt nicht das Saugbedürfnis (Indikationsstellung), ausführliche Anleitung notwendig, Effektivität benötigt Übung, Methode bedarf einer ruhigen Atmosphäre und darf nie unter Zeitdruck angewandt werden	einige Babys gewöhnen sich an das Fingersaugen, der gewählte Finger muss die Größe der Brustwarze haben, ansonsten Gefahr von nachfolgendem Anlegestreik, ausführliche Anleitung notwendig	einige Babys gewöhnen sich an den leichten Milchfluss, Hilfsmittel sind teuer (Ausnahme Eigenmodell), genaue Anleitung notwendig, anfangs nur mit fachlicher Begleitung, umständlich zu reinigen

Die größte Gefahr einer Saugverwirrung (nipple confusion) besteht in den ersten 4 bis 8 Lebenswochen. Haben die Säuglinge das richtige, effektvolle Saugmuster an der Brust »verinnerlicht«, werden sie bei der Begegnung mit einem anderen Saugvorgang nicht mehr irritiert. Das heißt, bei älteren Säuglingen darf bei Bedarf auch einmal die Flasche oder der Beruhigungssauger angeboten werden.

Für die wenigen Situationen, in denen reife, gesunde Neugeborene zusätzlich zur Muttermilch andere Nahrung oder Flüssigkeiten benötigen, bieten sich die alternativen Fütterungsmethoden an.

Bei Frühgeborenen oder mit Fehlbildungen geborenen Kindern ist die Gefahr der Saugverwirrung ungleich höher als bei reifen Kindern, zumal die Stillreflexe nach der Geburt bis zur vollen Entfaltung häufig noch mehrere Wochen benötigen. Auch reicht bei diesen Kindern das Stillen selten zur ausreichenden Nahrungs- und Energieaufnahme. Nach- oder Zufüttern ist die Regel und nicht die Ausnahme. Auch hier werden alternative Fütterungsmethoden in der Literatur empfohlen. Bei der Wahl der geeigneten Methode müssen verschiedene Faktoren beachtet werden (Tab. 38.6).

Die Weiterentwicklung der Stillbeziehung

Die ausführliche Dokumentation über
- die Methode und Menge der Zufütterung,
- das Nahrungsmittel,
- das Trink-/Saugverhalten (Dauer, Kraft, Rhythmus, Zungenbewegung),
- die Veränderungen im Verhalten des Kindes (Reaktionen, Aufmerksamkeit),
- die eventuellen Schwierigkeiten,
- das Verhalten der Mutter und des Vaters

ist in der klinischen Betreuung dringend notwendig, bei Hausbesuchen erwünscht.

Brustpflege, Kontrolluntersuchungen der Brust, Beobachtung der Stillmahlzeit

Ziele der Brust- und Brustwarzenpflege sind:
- Vermeidung von Wundwerden und Rhagadenbildung im Bereich der Brustwarzen
- Gewährleistung der optimalen Entleerung der Brust und Ausschaltung der wichtigsten Eintrittspforte für die Krankheitskeime der Brustdrüsenentzündung

! Richtige Praktiken, d.h. korrektes Anlegen und Positionieren, Unterstützung der Ausreifung des effektiven Saugverhaltens, fördern das erfolgreiche Anbahnen und Aufrechterhalten des Stillens. Sie stellen wesentliche »pflegerische« Elemente zur Vorbeugung gegen Brustwarzen- und Brustprobleme dar.

Viele Mutter-Kind-Paare wissen instinktiv vom ersten Anlegen an, wie es richtig gemacht wird. Generelle Anleitungen und Anweisungen verwirren mehr, als sie nützen. Die Stärkung der mütterlichen Kompetenz und des Selbstvertrauens der Frau steht hier im Vordergrund. Andere Frauen wiederum benötigen rechtzeitig einsetzende und häufig wiederkehrende Anleitung und Hilfestellung zur Vermeidung von Still- und Brustproblemen. Die **erste Stillmahlzeit** nach dem Erstanlegen im Kreißsaal muss deshalb von fachkompetentem Personal begleitet werden. In den folgenden Stilltagen sollte dann täglich eine Stillbeobachtung stattfinden.
Bei empfindlichen Brustwarzen empfiehlt es sich, die Stillposition (Haltung des Kindes während des Stillens) im Verlauf des Stilltages mehrmals zu wechseln. Dabei wird durch den jeweils unterschiedlichen Druckpunkt des kindlichen Kiefers auf den Warzenhof dessen punktuelle Beanspruchung verhindert.

Zur weiteren **Pflege der Brustwarze und der Brust** reichen folgende Maßnahmen:
- tägliches Duschen oder Waschen mit lauwarmem, »seifenfreiem« Wasser. Seife, übertriebene Desinfektions-Abwaschungen und prophylaktische Salbenanwendungen verändern das natürliche Hautmilieu.
- Verteilen der letzten Tropfen Muttermilch auf der Warze und dem Warzenhof. Diese mit Speichelresten des Kindes und dem Sekret der Talgdrüsen vermischte Muttermilch bietet einen ausreichenden natürlichen Schutz für gesunde Brustwarzen und ist eine hervorragende natürliche »Heilsalbe« für gereizte Brustwarzen.
- Lufttrocknen der Brustwarze nach dem Stillen.
- anschließendes Abdecken der Brustwarzen mit trockenen Stilleinlagen. Ratsam ist der Gebrauch von gewaschenen Baumwolleinlagen (für zu Hause auch Seiden- oder Wolleinlagen). Die häufig eingesetzten Zellstoffeinlagen haben eine geringe Saugkraft und verkleben leicht mit den Brustwarzen. Auch sind Zellstoffeinlagen meistens gebleicht; deshalb können sie zusätzliche lokale Hautreaktionen auslösen. Auf längere Zeit gesehen sind sie zudem teuer und unökologisch.
- Die Trockenheit der Stilleinlagen ist besonders wichtig, da feuchte Kammern die Brustwarzen aufweichen und gute Keimansiedlungsorte darstellen. Ein regelmäßiger Wechsel, eventuell auch zwischen den Stillzeiten, ist zu empfehlen.
- Tragen eines Still-BHs. Dies empfinden die meisten Frauen als sehr angenehm, es ist aber nicht unbedingt notwendig. Ein einfacher, einige Nummern größerer Sport-BH oder ein Bustier erfüllt denselben Zweck und ist billiger. In jedem Fall muss aber darauf geachtet werden, dass der BH nirgendwo einschneidet. Er würde sonst die optimale Entleerung der Brust behindern und den Milchstau fördern.

Die Ziele der Brust- und Brustwarzenkontrolluntersuchung sind
- Früherkennung von mütterlichen Stillproblemen,
- Früherkennung von Pflegefehlern (Anlegefehler) und somit
- Verringerung oder Vermeidung von Folgeproblemen.

Tab. 38.7 Checkliste zur Beobachtung einer Stillmahlzeit.

Stillphase	Kind	Mutter	Beobachtung Tag 1	Hilfestellung
Stillbedürfnis	**Signalsendung** Wie meldet sich das Kind: suchend, schmatzend, nuckelnd, jammernd, schreiend?	**Signalaufnahme und Verwertung** Wann und wie reagiert die Mutter: Hilfe suchend, unsicher, souverän?		
Stillbereitschaft I Stillposition	**Wie sucht das Baby und welche Saugbereitschaft zeigt es?** Beleckt es die Brustwarze? Öffnet es seinen Mund weit genug? Schiebt es seine Zunge weit genug nach vorne?	**Wie hält die Mutter das Kind?** Hat sie Blickkontakt beim Anlegen? Hat die Mutter es bequem? Hat das Kind es bequem? Engt die Kleidung ein? Wie bietet die Mutter die Brustwarze an? Wie liegt das Kind, Schulter-Ohr-Linie?		
Stillbereitschaft II Anlegen	**Wie saugt das Kind an?** Vergleiche Anhaltspunkte im Abschnitt Korrekte Saugtechnik, S. 753 f.	**Wie legt die Mutter an?** Wie wird das Kind zur Brust geführt? Wartet die Mutter, bis das Kind den Mund weit öffnet? Welche Stillposition nimmt die Mutter nach dem Anlegen ein?		
Stillbefriedigung	**Bekommt das Kind Milch und wie saugt es weiter?** Arbeitsgeräusche, Schlucken hörbar? Milchrinnsal? Aufstoßen?	**Setzt der Milchspendereflex ein?** Nachwehen, Blutung, Kribbeln in der Brust, Entspannung, Schläfrigkeit, Unkonzentriertheit, Vergesslichkeit, Durst		
Stillzufriedenheit	**Ist das Kind satt?** Schläft es an der Brust ein, entspannt, löst sich von selbst von der Brust?	**War die Milchspende störungsfrei?** Mutter entspannt und hungrig, Brustdrüse weich, locker, Brustwarze schmerzfrei und rosig		

Die Inspektionen sollten vom Anfang der Stillbeziehung bis zum 10. Wochenbetttag mindestens einmal täglich durchgeführt werden. Die Kombination mit der **Beobachtung einer Stillmahlzeit** ist sinnvoll.

Die Checkliste in Tabelle 38.7 zeigt die einzelnen Punkte, auf die geachtet werden muss. Sie kann auch als Stillverlaufsbogen in den ersten Wochenbetttagen geführt werden.

Besondere Situationen zu Beginn der Stillbeziehung

Die Kaiserschnittentbindung

Nach einem Kaiserschnitt kann erfolgreich gestillt werden. Diese Entbindung bringt jedoch oft anfängliche Schwierigkeiten mit sich. Deren Grad wird im Wesentlichen durch folgende Faktoren bestimmt:

Besondere Situationen zu Beginn der Stillbeziehung

- Indikation zur Operation
- präoperative seelische Vorbereitung
- Wahl des Narkoseverfahrens
- postoperative Begleiterscheinungen

Die Gründe und Indikationen für einen Kaiserschnitt haben einen nicht zu unterschätzenden Einfluss auf das anschließende Stillen.

Bei der **geplanten (primären)** *Sectio caesarea* hat die Frau genügend Zeit, sich mithilfe von Hebamme und Geburtshelfern auf die neue Situation einzustellen. Zudem zählt das Einüben von Stillfertigkeiten zu den pflegerischen präoperativen Vorbereitungen. Die Hebamme spielt dabei mit der Schwangeren u. a. das postoperative Anlegen (z. B. mütterliche Stillposition und Haltung des Kindes) durch. Diese erlangt dadurch die Zuversicht, trotz der Operation die nachgeburtliche Zeit mit ihrem Kind fast genauso erleben zu können wie bei einer Spontangeburt. So auf die Operation vorbereitet, haben die Frauen geringere Stressbelastungen als unvorbereitete. Diejenigen, die eine **notfallmäßige** Kaiserschnittentbindung erleben, haben die stärksten (seelischen) Belastungen.

Das Ausmaß der Stillschwierigkeiten infolge des Narkoseverfahrens ergibt sich im Wesentlichen aus dem Stillbeginn. Bei der **Kaiserschnittentbindung unter Periduralanästhesie** erlebt die Frau die Geburt des Kindes bewusst mit. Weder sie noch das Kind ist durch Medikamente beeinflusst. Beide können den Zeitpunkt des ersten Anlegens, das sofort nach Beendigung der Geburt möglich ist, selbst mitbestimmen.

Bei der **Intubationsnarkose**, die in der Regel bei der Notfalloperation durchgeführt wird, bestimmen dagegen oft neben dem Allgemeinzustand der Frau die Narkosemedikamente oder deren Nachwirkungen auf Mutter und Kind den Erstanlegetermin. In der Regel ist zwar auch hier das Stillen direkt postoperativ möglich. Die Stillbereitschaft der Mutter und die Saugmotivation des Kindes sind allerdings häufig niedriger. Beide sind oft noch schläfrig und schlapp und brauchen erst einmal eine Erholungsphase. Viele Frauen wollen ihr Kind auch erst kennen lernen, mit ihm schmusen und es beobachten, bevor sie es anlegen.

Durch die **postoperative Immobilität** (Schmerzen, Infusionen, Drainagen und Kreislauflabilität) ist die Frau körperlich kaum in der Lage, das Kind selbst zu versorgen oder anzulegen. Eine besondere Stillmotivierung und die gezielte Unterstützung durch das Betreuungspersonal sind erforderlich. Die Anwesenheit des Kindes bei der Mutter und das Stillen nach Bedarf sind auch hier die wesentlichen Elemente der Förderung. Der Partner und die Familienangehörigen sollten deshalb nach vorheriger Anleitung an der Pflege des Kindes aktiv beteiligt werden.

In den ersten 2 bis 3 Tagen ist es für die operierten Frauen schwierig, eine schmerzfreie, einigermaßen bequeme Stillstellung zu finden. Beim **Erstanlegen direkt nach der Operation** wird von den meisten Frauen die (flache) Rückenlage bevorzugt. Das Kind wird von der Hebamme quer auf den Brustkorb der Frau gelegt. Seine Vorderseite ist dabei ganz dem mütterlichen Körper zugewandt. Sein Mund liegt direkt vor der Brustwarze. Die Mutter kann eventuell ihren (infusionsfreien) Arm auf den Rücken des Kindes legen. Sein Köpfchen ruht dann in der mütterlichen Armbeuge, sein Po in ihrer Handfläche. Bei dieser »Austria-Haltung« liegt das Kind nicht auf dem Wundbereich oder in dessen Nähe. Dennoch kann diese Position für Frauen, die postoperativ sehr berührungsempfindlich oder ängstlich sind, unangenehm sein. Sie verspannen sich, sobald das Kind unmittelbar auf oder an ihrem Körper liegt. Hier ist es sinnvoll, das Kind »umgedreht« anzulegen: Bei diesem so genannten »Rückengriff« liegt der Kopf des Kindes direkt vor der mütterlichen Brust. Sein Körper und seine Beine werden unter dem mütterlichen Arm durchgeführt und ruhen seitlich, eventuell auf einem Kissen. Die Mutter kann dann den Rücken des Kindes mit der einen Hand und den Hinterkopf mit der anderen Hand stützen. Bei schmerzunempfindlicheren Frauen kann auch das »Rücklingsstillen« in Seitenlage Anwendung finden. Ist die Mutter schon beweglicher, ist das **Stillen in Seitenlage** meist am bequemsten (Abb. 38.13). Bei relativ flacher, extremer (linker) Seitenlage der Mutter (Unterstützung durch eine Knierolle) wird das Kind auf ein dickes Kissen links neben die Mutter gelegt. Sein Gesicht, Bauch und Knie sind der Mutter dabei ganz zugewandt, der Mund liegt direkt vor der rechten Brustwarze. Die Mutter kann ihren rechten Arm stützend um das Kind legen, ihre Hand hält dann den kindlichen Po. Nach dem Leertrinken der rechten Brust kann das Kind in derselben mütterlichen Stellung an die linke Brust angelegt werden. Dabei muss das Kind lediglich vom dicken Kissen genommen werden, und die Mutter muss sich von der extremen Seitenlage in eine normale Seiten-

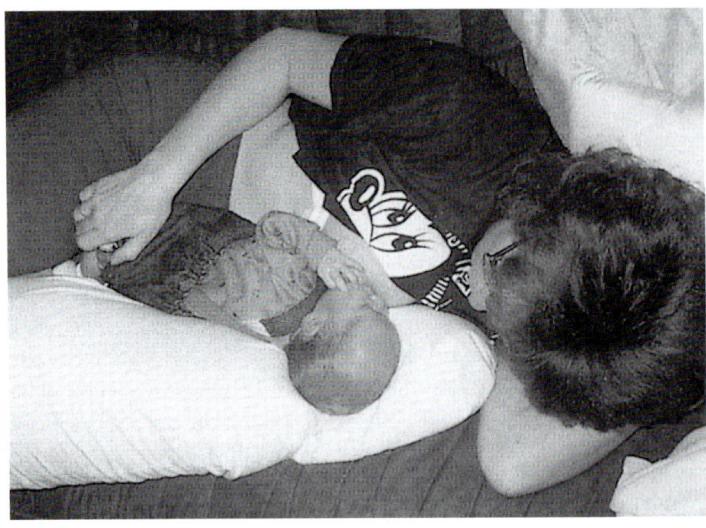

Abb. 38.13 Das Anlegen in linker Seitenlage mit Stillen an der rechten Brust.

lage drehen. Auch hier kann die Nähe der kindlichen Beine zur Bauchwunde zu Verspannungen der Frau führen. Es ist dann sinnvoll, das Kind einfach umgedreht anzulegen, mit den Füßen zum Kopf der Mutter zeigend.

> In den ersten Tagen nach Kaiserschnitt muss bei **jedem** Anlegen Hilfestellung angeboten werden.

Die Mehrlingsgeburt

Reif geborene Zwillinge können erfolgreich gestillt werden. Für die Zwillingsmutter können sich aber **anfängliche Schwierigkeiten** ergeben. Im Einzelnen sind dies:
- Brustwarzen-Mehrbeanspruchung
- Sorge um die Milchmenge für zwei Kinder
- Technik des Anlegens
- Stillrhythmus oder Stillen nach Bedarf
- Organisation des Tagesablaufs

Die **Brustwarzen** werden natürlich von zwei Kindern mehr strapaziert als von einem. Eine gute Vorbereitung, Warzenpflege und vor allem die korrekte Anlegetechnik sind darum beim Stillen von Zwillingen besonders wichtig.
Oft können sich Zwillingsmütter und ihre Umgebung nicht vorstellen, dass die **Milchmenge** für zwei Kinder ausreicht. Dabei regt nach dem Prinzip von Nachfrage und Angebot das vermehrte Saugen zweier Kinder die Milchbildung ausreichend an (vgl. Milchbildungsreflex, S. 730). Das Vertrauen der Mutter auf diesen Mechanismus ist allerdings unbedingt notwendig. Um dennoch eventuell auftretende Schwierigkeiten (z. B. bei Wachstumsschüben) etwas abzufangen, kann in Zeiten guter Milchproduktion etwas Milch abgepumpt und eingefroren werden. Sie braucht dann bei Bedarf nur noch erwärmt zu werden.
Zwillinge können sowohl gemeinsam, an jeder Brust ein Kind, als auch nacheinander gestillt werden. Die **Technik des Anlegens** ist einfach und die Mutter bekommt schnell Übung darin, beide Kinder gleichzeitig zu versorgen. Dennoch ist es angebracht, am Anfang die Kinder einzeln zu stillen. Es ist für die Mutter übersichtlicher. Zudem kann sie auf diese Weise die Stilltechniken leichter erlernen und die individuelle Persönlichkeit ihrer Kinder besser kennen lernen.
Auch mag es in den ersten Tagen ratsam sein, zunächst einen gewissen **Rhythmus** zu finden, statt beide Kinder ausschließlich nach Bedarf zu stillen. Es ist folglich zweckmäßig, vorübergehend zuerst denjenigen zu stillen und zu versorgen, der sich spontan meldet, und dann den anderen zum Stillen zu wecken. Zusätzlich erhält die Mutter bei diesem Vorgehen längere Erholungsphasen. Nachts ist es angenehm, den zweiten Zwilling erst zu wickeln (dadurch wird er auch richtig wach) und dann anzulegen. So kann die Mutter sogar mit dem Kind an der Brust einschlafen. Später kann es aus zeitlichen und organisatorischen Gründen oftmals günstiger sein, beide Kinder gleichzeitig

Besondere Situationen zu Beginn der Stillbeziehung

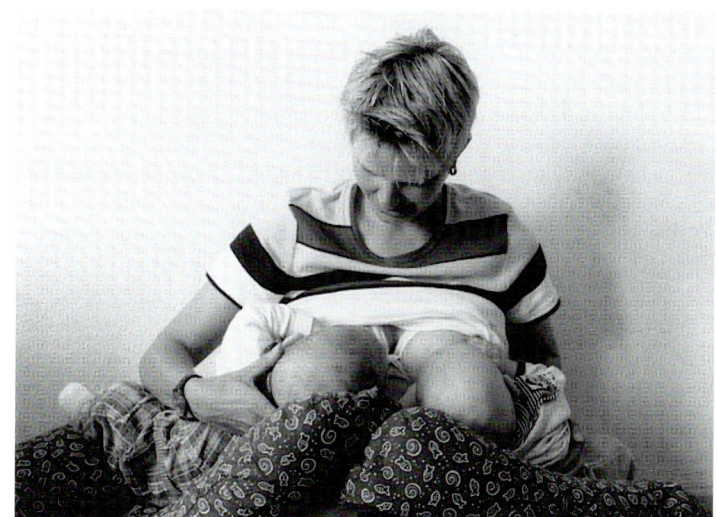

Abb. 38.14 Günstige Stillposition beim gleichzeitigen Anlegen von Zwillingen.

zu stillen. Auch gibt es immer wieder gemeinsame Schreizeiten, die dies notwendig machen. Bequeme **Stillhaltungen** dafür sollten der Mutter deshalb schon in der Klinik gezeigt werden. Beim gleichzeitigen Anlegen sind Kissen eine große Hilfe. Im Prinzip werden die gleichen Stellungen wie beim Stillen eines Kindes eingenommen.

Eine sehr bequeme Position im Sitzen ist die »Fußballhaltung« (Abb. 38.14): Die Kinder werden hierbei mit den Füßen nach hinten unter dem jeweiligen rechten und linken Arm durchgeschoben, sodass ihre Köpfe jeweils vor der rechten beziehungsweise linken Brust der Mutter liegen. Ihre Körper sind dabei dem mütterlichen Körper zugewandt. Kopf und Rücken der Kinder werden von der Frau mit der jeweils rechten oder linken Hand gestützt. Ein Kissen auf dem Schoß der Mutter unterstützt die Lage der Kinder. Der mütterliche Oberkörper ist zum Stillen leicht nach vorne gebeugt, sodass die Kinder die Brustwarzen leicht erreichen können. Ein stabilisierendes Kissen im Rücken und eine Rolle in den Kniebeugen der Stillenden fördern die Entspannung.

In den ersten Wochen bedeutet das Stillen von Zwillingen immer eine vermehrte Anstrengung für die Mutter. Die Kinder nehmen sie voll in Anspruch. Der Tagesablauf muss vollständig neu geregelt werden. Hierfür braucht die Frau genügend Zeit und Ruhe. In den ersten Wochen sind deshalb gute Ernährung und ausreichende Unterstützung durch die Familienangehörigen ebenso notwendig wie die Bereitstellung einer verlässlichen Hilfe für die Hausarbeit.

Wegen Frühgeburt oder Krankheit in andere Kliniken verlegte Kinder

Ist ein Kind unreif oder krank, bedarf es in der Regel einer Intensivüberwachung in der Kinderklinik. Die – häufig völlig überraschende – Trennung von Mutter und Kind bringt erhebliche praktische, aber vor allem psychische Stillprobleme mit sich. Intensive Stillberatung und optimale Stillunterstützung, in die immer auch der Partner der Frau integriert werden sollte, sind notwendig. Die Kooperation aller Beteiligten, einheitliche Beratungsinhalte, guter Informationsfluss und eine intensive Zuwendung sind die Grundvoraussetzungen für das Anbahnen der Stillbeziehung wie auch des Bondings.

Das Frühgeborene

Bei der Wahl des Nahrungsmittels sind die **besonderen Ernährungsbedürfnisse** (Entwicklungsrückstand der Organe und schnelles Wachstum) der Frühgeborenen ebenso zu berücksichtigen wie ihre noch **nicht ausgereiften Fähigkeiten**.

Die **Preterm-Muttermilch** ist anders zusammengesetzt als die Muttermilch bei termingerechter Geburt. Der **Eiweißgehalt** ist bis zu 30 % höher. Die Anteile an essenziellen Aminosäuren wie zum Beispiel Taurin sind hoch. Diese Proteinkonzentrationen entsprechen in der Regel dem Bedarf der Kinder mit einem geringen Geburtsgewicht

(1 500 bis 2 000 Gramm). Die sehr kleinen Frühgeborenen benötigen Zusätze an Protein.

Der **Fettgehalt** der Preterm-Milch ist der Term-Milch ähnlich, die Zusammensetzung der Fettsäuren ist unterschiedlich. Die Frühgeborenen erhalten mehr ungesättigte und mittelkettige Fettsäuren, die leicht resorbierbar sind. Die Muttermilch enthält zudem Lipase, dadurch wird die Fettresorption erleichtert.

Die **Mineralien und Spurenelemente** passen sich teilweise dem Bedarf an. Magnesium, Natrium, Chlorid, Eisen und Zink sind in größeren Mengen vorhanden als in der Term-Milch. Da aber oft ein Zinkmangel bei Frühgeborenen vorliegt, wird eine Ergänzung empfohlen. Auch eine Eisenergänzung wird nach Verdoppelung des Geburtsgewichts empfohlen. Für den erhöhten Bedarf eines Frühgeborenen können Kalzium und Phosphat, die in gleicher Menge wie in der reifen Frauenmilch vorhanden sind, nicht ausreichend sein (Knochenwachstum im letzten Schwangerschaftsdrittel).

Die Vitamine A, B und C sind für den erhöhten Bedarf nicht ausreichend. Dies trifft besonders auf das Vitamin C zu, wenn Proteine zugeführt werden müssen.

Die Frühgeborenen mit einem geringen Gewicht zwischen 1 500 und 2 000 g (**low birth weight** – LBW) können mit der Milch der eigenen Mutter ernährt werden. Die Kinder mit einem sehr geringen Gewicht zwischen 1 000 und 1 500 g (**very low birth weight** – VLBW) oder äußerst geringem Geburtsgewicht unter 1 000 g (**extremely low birth weight** – ELBW) benötigen zunächst eine spezielle Nahrung, die Muttermilch allein reicht in Nährwert und Menge nicht aus. Sinnvollerweise wird hier die Milch der eigenen Mutter mit den notwendigen Substanzen angereichert. Die generellen Vorteile der Muttermilch – Immunschutz, Wachstumsfaktoren, Hormone, bessere Verdaulichkeit, Allergieschutz, Unterstützung der Resorption von Mineralien, schnellere Magenentleerung – bleiben dem Kind so erhalten. Allerdings betrifft dies nur die Kinder, die eine enterale Nahrungsaufnahme tolerieren.

Bei den **ganz kleinen Frühgeborenen** (vor der 32. Woche oder V/ELBW) steht die parenterale Ernährung zunächst im Vordergrund. Wird die enterale Ernährung (Sonderernährung) möglich, kann die mit den notwendigen Zusätzen angereicherte Muttermilch angeboten werden. Fangen die Kinder an zu suchen oder zu lecken, kann die Mutter oder der Vater die Muttermilch zum Ablecken am Finger anbieten (hygienische Richtlinien beachten). Der Vorteil ist die Prägung auf den Geschmack der Muttermilch und die positive Unterstützung des unreifen Verdauungssystems durch die Aktivierung der Zungenlipase. Wichtig ist hier, der Mutter den korrekten und hygienischen Umgang mit Pumpen und der Muttermilch zu vermitteln.

Frühgeborene, die **zwischen der 32. und 34. Woche geboren** werden, können die Milch der eigenen Mutter erhalten. Sie können entsprechend dem Reifegrad ihrer Fähigkeiten angelegt werden. Werden sie vor der 34. SSW geboren, sind ihre angeborenen Fähigkeiten zur Stillbereitschaft in der Regel noch nicht ausgereift. Sie können suchen, saugen und schlucken, aber mit der Koordination haben sie oftmals große Probleme. Sie ermüden schnell, haben einen schlechteren Muskeltonus und kühlen schneller aus als reife Neugeborene. Der Mund ist im Verhältnis zur Brustwarze oft sehr klein und der Energiebedarf sehr hoch. Der Nahrungsbedarf kann allein mit dem Stillen kaum gedeckt werden. Alternative Fütterungsmethoden bieten sich hier an (auf einer neonatologischen Intensivstation in England wurde durch Einführung der Tassenfütterung die Stillrate von 1 % auf 58 % gesteigert; Jonas 1994).

Kinder, die **jenseits der 34. Woche geboren** werden, beherrschen alle Fertigkeiten, die zum erfolgreichen Stillen notwendig sind. Trotzdem wird das volle Stillen eine Seltenheit sein. Die Unterstützung mit Stillhilfen und Nachfüttern ist die Regel. Auch wenn das Vollstillen Frühgeborener selten ist: Die ausschließliche Ernährung mit abgepumpter Muttermilch ist in den meisten Fällen gegeben. Wichtig ist es, die Kinder, sobald es ihr Allgemeinzustand zulässt, an die Brust anzulegen, auch wenn die Milch durch die Sonde fließt. Das Nuckeln an der Brust und das Nachfüttern mit Becher und Fingerfütterer ist der Ernährung mit der Flasche immer vorzuziehen. Die Vorteile sind:

- Beim Anlegen an die Brust verhalten sich die Körpertemperatur und Sauerstoffaufnahme des Kindes stabil, bei der Flaschenfütterung und einige Minuten danach fallen Blutsauerstoff und Temperatur ab (Meier 1988).
- Enterale Fütterung regt den Fluss der Gallenflüssigkeit an und fördert die Reifung der Darmschleimhaut.
- Bei der oralen Nahrungsaufnahme hilft die Zungenlipase bei der Fettverdauung.

Besondere Situationen zu Beginn der Stillbeziehung

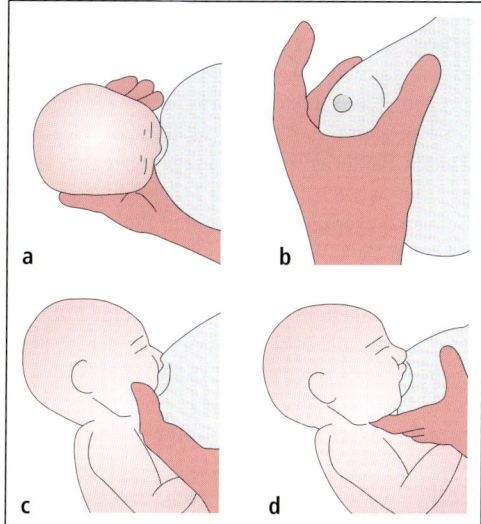

Abb. 38.15 DAN-CER-Haltegriff des frühgeborenen Kindes beim Stillen. Dieses besondere Handling wurde von Danner SC und Cerutti R entwickelt (mit freundlicher Genehmigung von Erika Nehlsen, Laktationsberaterin, Porta Westfalica).

- Das Nuckeln beschleunigt die Entleerung des Magens und verbessert die Verdauung.
- Der Aufbau der Mutter-Kind-Beziehung wird erleichtert.
- Die Milchproduktion wird angeregt.
- Mütter können das mögliche Gefühl, an der Frühgeburt »schuld« zu sein, besser verarbeiten.

Bei den (ersten) Stillversuchen muss immer eine Hebamme, Kinderkrankenschwester oder -pfleger während der ganzen Zeit anwesend sein. Die Begleitperson hat die Aufgabe, die Mutter praktisch und psychisch zu unterstützen und das Verhalten des Kindes intensiv zu beobachten. Eine gemütliche, vor Blicken abgeschirmte Nische und eine bequeme Sitzgelegenheit mit genügender Kissenzahl müssen vorhanden sein. Die Anregung des Milchflusses vor dem Anlegen durch Massage und Wärmeanwendungen ist hilfreich.
Es sollte eine Stillposition gewählt werden, bei der das »Frühchen« mit seinem meist noch unkoordinierten Saug- und Schluckverhalten **so aufrecht wie möglich** gehalten werden kann. Mit einer solchen Haltung, z. B. im »Hoppe-Reiter-Sitz« kann die Gefahr des Einatmens von Muttermilch gemindert werden. Der Körper des Kindes muss dabei sehr eng an der Mutter anliegen und der Kopf stabil in der richtigen Lage gehalten werden. Nun kann es seine Kräfte voll auf das Saugen konzentrieren (Abb. 38.15 a–d).

Das Kind wird im Hoppe-Reiter-Sitz angelegt. Sein Kopf wird dabei mit der linken Hand der Mutter stabil in der richtigen Lage gehalten (a). Beim Anbieten der Brust wird die gewohnte Handposition zunächst so verändert, dass Finger und Daumen seitlich des Warzenhofs ruhen. Die ganze Hand schiebt sich dann etwas nach vorne, bis die Brust nur noch von drei Fingern gehalten wird. Der freie Zeigefinger wird dabei leicht gekrümmt (b). Der so frei gewordene Daumen und der Zeigefinger formen ein »U«. Mit dem Handspann zwischen Daumen und Zeigefinger wird das Kinn des Kindes gestützt (c). Daumen und Zeigefinger halten dabei die Wangen des Kindes. Als Übergang zur normalen Stillhaltung kann die Kinnstütze gewählt werden (d).

Die Handhabung des Milchspendens für das eigene Kind und des Transports der Muttermilch zur Kinderklinik

Die Gewinnung der Muttermilch ist über das **Entleeren per Hand** oder **Abpumpen** (manuell oder elektrisch) möglich. Bei kurzfristigen Umgehungen des Saugvorgangs oder bei mangelhafter Entleerung der Brust finden die Entleerung per Hand und manuelles Abpumpen Verwendung. Beim langfristigen Spenden ist der Einsatz der elektrischen Pumpe notwendig.
Das frühzeitige, häufige oder gar alleinige Abpumpen bringt für die Mutter (meist) zusätzliche psychologische Probleme. Eine positive Beziehung zu der Milchpumpe, die bei den Müttern ganz natürlich Assoziationen zur Tierwelt auslösen kann und eine ständige Leistungskontrolle beinhaltet, ist nicht möglich. Die **Motivierung** der Mutter zum Pumpen muss über die Bezugspersonen (Partner, Personal) erfolgen und wird maßgeblich durch den frühen und häufigen Kontakt zum Kind gefördert. Die Mutter sollte deshalb von Anfang an die Gelegenheit haben, ihr Kind zu sehen, zu streicheln und bei der Versorgung zu helfen. Aktuelle Fotos und eventuell eine kleine Haarsträhne, ein zweites Namensbändchen etc., die in der Nähe der Milchpumpe aufgestellt werden, helfen oft, die anfängliche Hemmschwelle oder Ablehnung gegenüber dieser Technik zu überwinden.

Vor dem Pumpen ist es sinnvoll, die Brust zu massieren und mit feuchtwarmen Wickeln zu lockern. Milchflussfördernde Rückenmassagen sind ebenfalls sehr hilfreich. **Während des Pumpens** braucht die Frau Ruhe und Entspannung. Festgelegte (Pump-)Zeiten können dabei sehr sinnvoll sein. Beim Entspannen helfen oft leise Hintergrundmusik, eine bequeme Haltung und bereitstehende Getränke sowie die **Vermeidung von Störungen** (z. B. durch Arztvisiten oder Besucher).

Da anfänglich die Muttermilchmengen sehr gering sind und die »Pumperei« diese allzu deutlich macht, muss die Mutter in dieser Zeit liebevoll motiviert und immer wieder auf die besondere Wertigkeit ihrer Muttermilch aufmerksam gemacht werden.

Mit dem Abpumpen sollte schon bald nach der Geburt des Kindes begonnen werden (spätestens nach 5 bis 6 Stunden). Die Mutter wird dazu bei den ersten 2 bis 3 Versuchen angeleitet und unterstützt. Bis zum Ingangkommen der Laktation wird so oft abgepumpt, wie das Baby gestillt würde, also **alle 3 bis 4 Stunden ohne Nachtpause, jede Seite jeweils 10 bis 15 Minuten**. Günstig ist ein Doppelpumpset, es erspart Zeit und steigert den Serumprolaktinspiegel. Nach dem Milcheinschuss richten sich Häufigkeit und Menge des Pumpens nach dem **Bedarf des Kindes**. Diesen erfährt die Mutter von den betreuenden Kinderschwestern oder -pflegern der Kinderstation (stets ist ein regelmäßiges tageszeitunabhängiges Abpumpen notwendig).

Hygienische Richtlinien und Empfehlungen zum keimfreien Abpumpen

Die in den Alveolen gebildete Muttermilch ist **steril**. Auf ihrem Weg aus den Milchdrüsen, durch die Milchgänge und vor allem beim Austritt aus den Milchporen der Mamille wird sie aber mit den resistenten oder passager vorkommenden Keimen der physiologischen mütterlichen Hautflora kontaminiert. Diese Keime stellen für das Kind keine Infektionsgefahr dar. Sie haben in der Regel eine geringe Aggressivität und sind meistens nur in geringer Zahl vorhanden. Zudem erhält das Kind über die Schutzfaktoren der Muttermilch eine Abwehr gegen Krankheitserreger aus dem mütterlichen Umfeld mitgeliefert.

Muss die Muttermilch abgepumpt, gelagert, transportiert und per Flasche oder Sonde verfüttert werden, können sich bei falscher Handhabung die geringen Keimzahlen explosionsartig vermehren. Daneben kann die Milch auf diesem Weg mit fremden Bakterien oder Krankheitserregern kontaminiert werden. Wird die Milch unter sterilen Kautelen abgepumpt und unter Einhaltung der Kühlkette (4 °C) gelagert und transportiert, enthält sie nicht mehr Keime als die direkt an der Brust getrunkene. Der Keimarmut beim Abpumpen, Lagern und dem Transportieren der Frauenmilch muss also besondere Aufmerksamkeit vonseiten des Pflegepersonals zukommen.

Empfehlungen beim Abpumpen und Transport:

- **Alle Pumpteile müssen zu jedem Pumpvorgang steril sein.** Deshalb sind nach dem Pumpen die benutzten Teile zu entfernen, zu reinigen und in der Klinik einer abschließenden Sterilisation zuzuführen. Neue, sterile Pumpteile sind sofort für den nächsten Pumpvorgang bereitzulegen. Die Pumpteile aus Glas oder Kunststoff (Milchauffanggefäße, Absaughaube), aus Gummi (Gummipfropfen der Auffangflasche) und aus Metall (Verbindungsröhrchen) werden bei 90 °C in einer Spülmaschine gereinigt und anschließend bei 120 °C sterilisiert und entsprechend den Bestimmungen für Sterilgut aufbewahrt. Pumpt die Frau zu Hause, können die Pumpensets nach der Reinigung ausgekocht oder im Vaporisator desinfiziert werden (keine Kaltdesinfektion). Die sterilen Aufbewahrungsflaschen erhält die Frau von der Kinderklinik.
- **Vor dem Pumpen** müssen
  - die Hände und Fingernägel mit Seife gewaschen, mit einem Einmalhandtuch abgetrocknet und einem alkoholischen Händedesinfektionsmittel eingerieben werden. Werden die Hände 5 Minuten mit Seife und Bürste gereinigt, kann auf die alkoholische Händedesinfektion verzichtet werden. Zu Hause wird kein Händedesinfektionsmittel benötigt.
  - die Brust unter fließendem Wasser (keine Seife, kein Desinfektionsmittel) abgespült werden und
  - mit einem frischen Tuch (Papierhandtuch) oder an der Luft getrocknet werden,
  - die ersten Tropfen im Sinne der »Keimfreiheit« (stärker kontaminiert) per Hand ausgedrückt und verworfen werden (bei der Gewinnung von Kolostrum ist aufgrund der

geringen Menge das Verwerfen nicht notwendig, zudem enthält Kolostrum einen hohen Anteil an Immunwirkstoffen).
- **Während des Pumpens** darf die Innenseite der Absaugschale nicht mit den Fingern berührt oder die Schale unachtsam irgendwo abgelegt werden.
- **Nach dem Pumpen** muss die Milch sofort in die sterilen Kunststoffflaschen (Glasflaschen vermindern die Abwehrstoffe der Muttermilch) umgefüllt werden.
  - Dabei darf die Aufbewahrungsflasche weder am Flaschenrand noch auf der Deckelinnenseite angefasst werden.
  - Die Milch darf nicht über die Absaugschale ausgegossen werden. Diese Schale sitzt nämlich direkt auf der – auch nach der Reinigung mit Wasser noch – »keimbesetzten« Brustwarze.
  - Die Flasche umgehend dicht verschließen, mit einem Etikett versehen, das Familiennamen des Kindes, Uhrzeit und Datum des Spendens enthält, und im Kühlschrank lagern. Auf jeder Station sollte sich ein ausschließlich für die Lagerung von Muttermilch genutzter Kühlschrank befinden, da beim gehäuften Öffnen der Kühlschränke die notwendige Kühltemperatur (4 °C) leicht überschritten und dadurch ein Keimwachstum begünstigt werden kann. Unter diesen Bedingungen kann die Milch bis zu 72 Stunden gelagert werden. Ist absehbar, dass Muttermilch nicht innerhalb der 72 Stunden verbraucht wird, sollte sie zur Bevorratung tiefgefroren werden (haltbar bei −18 bis −40 °C für sechs Monate).
- Der **Transport** der gesammelten Milchportionen erfolgt mindestens einmal am Tag. Die Transportmodalitäten sollten auf jeder Station klar und fest geregelt sein.
  - Die Flaschen aufrecht stehend in einer Kühltasche (mit ausreichenden, tiefgefrorenen Kühlelementen, bei langen Strecken Trockeneis) direkt auf die betreuende Station des Kindes bringen.
  - Das Eintreffen der Milchflaschen sofort der betreuenden Kinderschwester mitteilen.

Ein mikrobiologisches Screening zur **Überprüfung von Keimzahl und -art** sollte nur dann erfolgen, wenn sich eine klinische Indikation ergibt. Zur Kontrolle der exakten Milchgewinnung und des sorgfältigen Umgangs mit Muttermilch können anfangs häufigere, später ein- bis zweiwöchige Stichprobenuntersuchungen dienen (Empfehlung der Nationalen Stillkommission, Skadi Springer).

Probleme beim Stillen

Die wesentlichen mütterlichen Probleme beim Stillen, ihre Ursachen, Symptome und Lösungsmöglichkeiten sind in Tabelle 38.8 dargestellt.

Das Abstillen

Die empfohlene Stilldauer und das natürliche Abstillen

Nach 6 Monaten ausschließlichem Stillen haben Säuglinge einen neuen Entwicklungsschritt vor sich. Sie interessieren sich zunehmend für die Nahrung der Eltern. Der Zeitpunkt der Beikosteinführung ist gekommen (s. Kap. 40). Die Beikosteinführung stellt den Übergang von der reinen Milchernährung (Stillen) zum Essen am Familientisch her.

Das bedeutet logischerweise nicht das sofortige Abstillen, sondern nur den schrittweisen Ersatz der Brustmahlzeiten durch festere Kost. Das Kind reduziert dabei die gebildete Milchmenge entsprechend den Mengen, die es zusätzlich isst. Folglich nehmen produzierten Milchmengen immer weiter ab. Mutter und Kind stillen sich natürlich ab entsprechend ihren Bedürfnissen. Oftmals trinkt das Kind selbst dann noch morgens und abends oder nach Stresssituationen sein »Trosttröpfchen« an der Brust, wenn es schon selbstverständlich seine Mahlzeiten isst und aus der Tasse trinkt. Diese natürliche Art des Abstillens stellt für Mutter und Kind eine schonende endgültige Abnabelung dar.

Frauen, die **früher abstillen** möchten, bietet sich ebenfalls das natürliche Abstillen an. Jedes Zufüttern mit der Flasche sättigt dabei das Kind und reduziert seine Saugaktivitäten. Diese Nachfrageverringerung resultiert in einer automatischen Reduktion der Milchproduktion. Frauen, die pünktlich zur 8. Woche abgestillt haben wollen, sollten etwa in der 4. Stillwoche mit dem Ersetzen einer Stillmahlzeit durch eine Pre-Säuglingsanfangsnahrung beginnen. Hierbei ist es zweckmäßig,

Tab. 38.8 Stillprobleme in den ersten Stilltagen.

Problem	Symptome, Unterscheidungskriterien	Mögliche Ursachen	Lösungs- und Behandlungsmöglichkeiten

Wunde, schmerzende Brustwarzen, blutende Einrisse an der Brustwarze, Rhagaden, Schrunden
 	
Allgemeine Fragen und Beobachtungen zeigen die mögliche Ursache.
 	
Diese mütterlichen Stillprobleme sind überwiegend in der **frühen Lernphase** anzutreffen, können sich aber auch am Ende der Totalpartnerschaft und mit Beginn des Zahnens einstellen.
 	
Die Folgen von Brustwarzenproblemen können **Milchstau** und *Mastitis puerperale* sein.
	• Schmerzen beim Ansaugen und Stillen oder nach dem Stillen
	• Rötungen der Haut
	• Weiße Beläge nach dem Stillen (erscheinen oft wie derbe Blasen oder aufgeweichte Hornhaut)
	• Oberflächliche Hautläsionen
	• Einrisse, Schrunden
	• Blutende Einrisse oder Schrunden
	
	Die Stelle der Wunden verweist auf die Ursache:
	• Zwischen Warzenhof und Warze, unten, rechts, links, oben
	• Brustwarzenunterseite
	• Brustwarzenspitze
	
	Die ersten Anzeichen treten meistens am 2. bis 3. Stilltag auf. Werden die ersten Zeichen nicht beachtet, sind die Symptome nach 48 Stunden auf dem Höhepunkt.
		Häufigste Ursachen sind Positions- und/oder Anlegefehler sowie Fehlverhalten beim Saugen:
		• Einseitige mechanische Beanspruchung
		• Unterlippe ist eingestülpt
		• Brustwarze nicht weit genug im Mund
		• Saugverwirrung (Einsatz von Brusthütchen, Beruhigungssauger oder Flaschensaugen, aber auch angewöhntes fehlerhaftes fetales Saugen am Finger)
		• Vakuum wird vor dem Abnehmen des Kindes nicht gelöst, oder während des Stillens wird die Position verändert
		
		Weitere mögliche Ursachen:
		• **Saugprobleme**
		  – Zungenbändchen
		  – Besondere Brustwarzenformen
		• **Milchspendeprobleme**
		  – Ungeduldiges, zerrendes Saugen
		  – Ausgezogene Brustwarze
		  – Stressauswirkungen
		• **Pflegefehler**
		  – Seife, Desinfektionsmittel oder Deodorant schädigen das Hautmilieu
		  – Einmalstilleinlagen begünstigen feuchte Kammern
		  – BH drückt Brustwarze ab
		  – Salben, Cremes weichen die Haut auf
		• **Nach 12 Wochen**
		Kind wird aufmerksam gegenüber seiner Umwelt, dreht sich mit der Brustwarze im Mund weg und fasst erneut und falsch nach.
			Herausfinden und Beheben der Ursache
			Sind die Ursachen beseitigt, heilen auch die Verletzungen oder beruhigen sich die Reizungen.
			• Das richtige Positionieren und Anlegen sowie das korrekte Saugverhalten: beobachten, fördern, korrigieren
			
			Weitere **unterstützende Maßnahmen** sind:
			• **Vor dem Anlegen** Milchfluss anregen und fördern:
			  – Wärme, Massage, evtl. Analgesie der schmerzenden Stelle
			  – Ruhige Umgebung, Sichtschutz, warme Getränke, Hintergrundmusik, liebevolle Begleitung und Hilfestellung
			  – Warze mit Hilfsmittel formen und anregen
			• **Während des Stillens**
			  – Weniger schmerzende Stelle zuerst anlegen
			  – Stillposition wählen, die mechanische Entlastung für die Brustwarze bringt
			  – Beruhigungssaugen an der Brust unterlassen
			  – Vor dem Abnehmen des Kindes von der Brust Vakuum lösen
			• Möglichst auch jetzt keine Saughütchen verwenden – sie bringen keine Heilung, nur subjektive Schmerzverringerung, besser alternierend anlegen und die schmerzende Seite per Hand entleeren
			• Bei starken Schmerzen absolute Stillpause einlegen (12 bis 24 Stunden). Brust per Hand entleeren. Pumpen würde ebenfalls eine mechanische Reizung an der Wunde setzen
			• Das Kind alternativ mit abgepumpter Milch füttern (Fingerfeeder zur Saugberuhigung einsetzen; letzte Mahlzeit vor Beendigung der Stillpause bechern)

Das Abstillen

Tab. 38.8 (Fortsetzung)

Problem	Symptome, Unterscheidungskriterien	Mögliche Ursachen	Lösungs- und Behandlungsmöglichkeiten
		Zahnen Das Kind beißt versehentlich zu, da es die Wirkung der Zähne noch nicht kennt – fast immer zum Ende der Stillmahlzeit, wenn die Warze aus dem Mund rutscht	**Nach dem Anlegen** – Luft, Sonne, Rotlicht (Entfernung!), Muttermilch auf die Brustwarze – Brustwarzenpunktmassage mit Muttermilch – Brustwarze trocken halten (Warzenschutz mit Teesieb oder Brustwarzenschalen) – Warzenschutz durch Wolle-Seide-Stilleinlagen oder Baumwolle, keine Zellstoffeinlagen – BH weit genug tragen – Heilungsfördernde Salben oder Tinkturen sparsam einsetzen – Kindliche Saugprobleme erkennen und je nach Ursache behandeln, evtl. Saugtraining oder Durchtrennung des Zungenbändchens
Hohl-, Schlupf- und Flachwarzen Entsprechend der Ausprägung der Warze können mehr oder weniger starke Stillschwierigkeiten auftreten. **Folge** dieser Warzenvarianten können gereizte, wunde Brustwarzen sein. Ebenso kann es durch die erschwerte Saugtechnik zu einer mangelhaft entleerten Brustdrüse kommen. Diese kann einen Milchstau nach sich ziehen.	Bei den **Hohlwarzen** fehlen die eigentlichen Brustwarzen. Drückt man die seitlich der Mamille auf der Areola liegenden Daumen und Zeigefinger zusammen, tritt die Mamille nicht hervor. Bei den **Schlupfwarzen** sind die Warzen nur eingestülpt und treten hervor, wenn Zeigefinger und Daumen, die seitlich der Brustwarze auf dem Warzenhof liegen, zusammengedrückt werden. Bei den **Flachwarzen** befinden sich die Warzen im Hautniveau der Areola.	Anatomisch bedingte Formvarianten	Besondere Anleitung und Unterstützung beim Anlegen in der Lernphase, am besten durch eine Bezugsperson (Zimmergruppenpflege). **Vor dem Anlegen** • Den Milchflussreflex durch Stimulation der Warze anregen. Die Warze wird mit Daumen und Zeigefinger sanft heruntergedrückt und einige Sekunden festgehalten (10- bis 20mal wiederholen). Eventuell hilft auch ein kurzes Anpumpen mit der Handpumpe. Es kann auch ein Oxytocin-Nasenspray verwendet werden. Die Brust wird zur Anregung des Milchflusses nach Wärmeanwendung massiert. **Beim Anlegen** • Häufiges, kurzes Anlegen (alle 2 bis 3 Stunden etwa 10 bis 15 Minuten pro Seite) • Die Still- beziehungsweise Anlegeposition sollte regelmäßig gewechselt werden

Tab. 38.8 (Fortsetzung)

Problem	Symptome, Unterscheidungskriterien	Mögliche Ursachen	Lösungs- und Behandlungsmöglichkeiten
			Zwischen den Mahlzeiten Brustwarzenformer tragen. Beim Anlegen können eventuell auch Saughütchen aus Silikon verwendet werden. Allerdings beeinflussen diese bei längerer Anwendung das kindliche Saugverhalten ähnlich dem Schnullergebrauch. Sie stehen auch im Verdacht, die Milchmenge bei längerem Gebrauch nachhaltig zu reduzieren (s. Milchflussstörung durch wunde Brustwarzen)
Brustwarzen-Soorinfektion Probleminformation: Soorinfektionen werden in den ersten zehn Tagen selten beobachtet Folgegefahr: Wunde Brustwarzen	Erste Anzeichen können sein: • Die Brustwarzen jucken • Die Brustwarzen werden empfindlicher • Die Areola wird rosa und schuppig • Brennende, stechende Schmerzen im Bereich der Milchseen (Infektion der Milchgänge) Spätere Anzeichen können sein: • Die Brustwarzen werden wund oder bleiben anhaltend wund • Beim Kind werden Symptome einer Soorinfektion sichtbar (Mundschleimhaut, Po)	Infektionserkrankung	Die korrekte Brustwarzenpflege ist äußerst wichtig. Zusätzlich können zwischen den Stillmahlzeiten Brustschalen getragen werden. Das oberste Gebot ist das Trockenhalten der Areola und Warze. Dazu müssen die Stilleinlagen alle 1 bis 2 Stunden erneuert werden. Zellstoffeinlagen sollten nicht verwendet werden. Der letzte Tropfen Muttermilch darf in diesem Fall nicht auf der Warze verstrichen werden. Die Warze sollte nach dem Stillen mit einem sterilen Tuch gereinigt werden, entweder mit warmem Wasser oder mit einer Lösung aus Haushaltsnatron (1 Teelöffel Natron auf 1 Tasse Wasser). Eine verschreibungspflichtige antimykotische Salbe wird auf die Brustwarze aufgetragen. Auch sollte die Mundschleimhaut des Kindes mit einer antimykotischen Lösung oder Salbe behandelt werden.

Milchstau, Milchstau mit Entzündungszeichen und Stauungsmastitis stellen die gleiche Erkrankung mit unterschiedlichem Schweregrad dar.
 	
Die Stillprobleme treten in der Lernphase des Stillens (4 bis 8 Wochen p.p.) und gehäuft in Kombination mit wunden Brustwarzen auf.
	Milchstau- oder generelle Anfangssymptome
	• Allmählich oder plötzlich auftretende strangartige Indurationen oder Knoten
	• Allmählich oder plötzlich auftretende Schmerzen
	• Rötung der Haut, gleichzeitig oder vorangehend
	• Allgemeines Unwohlsein
		Milchflussbehinderungen durch
		• Störung der Milchspende, wobei Stresssituationen die häufigsten Auslöser sind
		• Mechanische Behinderungen
		  – Milchgänge durch beengende Kleidung abgedrückt
		  – Versprengtes Drüsengewebe
			Die Therapie ist um so umfangreicher, je eher sie beginnt. Die Ursache muss erkannt und behoben werden.
			Generelle Maßnahmen:
			• Ruhigstellung
			• Absolute Bettruhe
			• Ständige Pflege
			• Besucherseinschränkung
			• Zuversichtliche und einfühlsame Betreuung
			• Vitaminreiche, leicht verdauliche Mahlzeiten, verteilt auf 5 bis 6 Portionen

Das Abstillen

Tab. 38.8 (Fortsetzung)

Problem	Symptome, Unterscheidungskriterien	Mögliche Ursachen	Lösungs- und Behandlungsmöglichkeiten
Vom Milchstau bis zur Stauungsmastitis bestehen fließende Übergänge. **Die Anfangssymptome sind gleich.** Die Unterscheidung erfolgt über die Höhe der Temperatur und den Leukozytengehalt in der Milch. Beide fördern zudem die Entstehung der infektiösen *Mastitis puerperale*. Diese hat die gleichen Symptome, aber andere Ursachen.	• Kopf- und Gliederschmerzen (Grippesymptome) • Übelkeit • Subfebrile Temperaturen **Milchstau mit Entzündungszeichen** • Schüttelfrost mit Temperaturen >38 Grad; der Leukozytengehalt liegt bei <10⁶/ml Milch; die Keimzahl ist ähnlich wie bei der normalen Milch und liegt bei <10³/ml Milch **Stauungsmastitis** • Der Leukozytengehalt liegt bei >10⁶/ml Milch, die Keimzahl liegt weiterhin bei <10³/ml Milch	**Mangelnde Entleerung der Brust** • Kind trinkt zu wenig, z. B. nach Wachstumsschüben (initialer Milcheinschuss), Beikosteinführung • Kind schläft durch • Anlegefehler, bestimmte Bezirke der Brust werden anhaltend nur unzureichend entleert • Wunde Brustwarzen, Anlegefehler durch Schonhaltung Jegliche Stauungsinvolution begünstigt eine Keimvermehrung. **Brustwarzenverletzungen** ermöglichen einen leichten Keimübertritt.	● **Spezifische Maßnahmen:** ● **Anregung des Milchflusses, Beheben der Behinderungen** – Anlegen beobachten, korrigieren und genau erklären, alle 2 Stunden, ohne Nachtpause – Vor dem Anlegen Brustwarze formen und mit der Hand so viel entleeren, dass das Kind Warze und Warzenhof optimal erfassen kann – Gestaute Stelle zum Unterkiefer des Kindes anlegen – Erst für etwa 5 Minuten die gesunde Seite anlegen (um den Milchspenderreflex anzuregen) ● **Leerhalten der Brust = Milchproduktion drosseln** – Nach dem Anlegen Restmilch per Hand (notfalls mit der Pumpe) entleeren – Salbeitee 2 bis 3 Tassen pro Tag (reduziert die Milchproduktion) ● **Zusätzlich physikalische Unterstützung** – Vor dem Anlegen evtl. Wärme (je nach Körpertemperatur der Mutter) und Massage – Nach dem Anlegen kühle Umschläge (mindestens 30 Minuten, höchstens bis 20 Minuten vor dem erneuten Anlegen), Retterspitzwickel, Kohlblätter, Quarkkompressen (nur Magerquark trocknet ein, Vorsicht: nicht kühlschrankkalt verwenden, sondern mit der Wärmflasche handwarm erwärmen, Brustwarze freilassen) ● **Zusätzliche medikamentöse Therapie** – Homöopathische Therapie (z. B. Phytolacca) – Milchflussfördernd kann die Gabe von Syntocinon® Nasenspray sein (nur kurzfristig einsetzen)

Tab. 38.8 (Fortsetzung)

Problem	Symptome, Unterscheidungskriterien	Mögliche Ursachen	Lösungs- und Behandlungsmöglichkeiten
			– Zur Reduktion der Milchmenge werden Dopaminagonisten in halber Dosierung empfohlen. Die Nebenwirkungen sind hoch, oftmals stehen erhoffte Wirkung und eintretende Nebenwirkungen in keinem Verhältnis – Methergintropfen zur Reduktion der Milchmenge – Fiebersenkende Mittel können am ersten Fiebertag verabreicht werden – Bei anhaltendem Fieber über 24 bis 36 Stunden hinaus muss von einer Infektion ausgegangen werden und ein staphylokokkenwirksames Antibiotikum (z. B. Cephalosporin) verabreicht werden
Infektiöse Mastitis Die Differenzierung zur Stauungsmastitis erfolgt anhand des Leukozyten- und Bakteriengehalts in der Milch.	Der Leukozytengehalt liegt bei >10^6/ml Milch; die Keimzahl liegt bei >10^3/ml Milch.	Krankheitskeime, in erster Linie *Staphylococcus aureus*, aber auch *E. coli*, Streptokokken, Proteus, Klebsiellen oder *Bacteriodes fragilis* sind mögliche Verursacher. Die Inkubationszeit liegt bei 6 Stunden bis 3 Tage.	Das Weiterstillen zusammen mit der Antibiotikatherapie bringt eine 96 %ige Heilungschance. Das Anlegen an der kranken Seite ist vom Keimgehalt der Milch abhängig. Werden Keimzahlen von >10^3/ml Milch überschritten, muss so lange abgepumpt werden, bis wieder tolerable Werte vorliegen. An der gesunden Seite kann aber mit einem »stillfreundlichen« Antibiotikum (Cephalosporin) weitergestillt werden. Einige Autoren erachten die Stillunterbrechung trotz Keimzahlen >1 000 beim gesunden Kind für nicht notwendig. Die Entscheidung muss im Einzelfall getroffen werden, bedacht werden sollte hierbei immer der übliche Kontaminationsweg: kindlicher Rachen, mütterliche Brust, Muttermilch, Kind.
Zeigt sich nach konservativer Therapie (24 bis 36 Stunden) keine Besserung, ist auch ohne Milchuntersuchung von einer infektiösen Mastitis auszugehen.		Die Kontamination erfolgt über das Kind. Über seine infizierte Mundschleimhaut und den Rachen gelangen die Keime zur Brustwarze. Das Kind wiederum hat die Keime aus der Umgebung (Krankenhaus), überwiegend vom Pflegepersonal der Mutter.	
Die Entzündungen treten überwiegend einseitig und im oberen oder unteren äußeren Quadranten der Brust auf. Sie können nach 1 bis 2 Tagen spontan abklingen, einige Tage anhalten oder auch zu einem Abszess einschmelzen.		Die Keimbesiedlung der Brust erfolgt entweder entlang der Milchgänge (parenchymatöse Mastitis) über das Drüsenparenchym zum umliegenden Bindegewebe oder entlang der Lymphspalten mit den Rhagaden als Eintrittspforte (interstitielle Mastitis)	Oft verweigert das Kind aber das Trinken an der gesunden Brust. Dies liegt am Natriumgehalt der Milch, der bei einer Mastitiserkrankung stark erhöht ist. Diese geschmackliche Veränderung der Milch wird vom Kind abgelehnt.

Tab. 38.8 (Fortsetzung)

Problem	Symptome, Unterscheidungskriterien	Mögliche Ursachen	Lösungs- und Behandlungsmöglichkeiten
Abszessbildung Die Häufigkeit der Abszessbildung bei einer infektiösen oder einer Stauungsmastitis korreliert zeitlich mit dem Beginn der Therpie. Bei früh einsetzender Behandlung wird die Häufigkeit mit 4 % angegeben, bei Ausbleiben einer Behandlung liegt sie bei 11 %.	Der Verdacht einer Abszessbildung ergibt sich: • bei persistierenden, lokalen Entzündungszeichen • bei nachweisbaren Indurationen in unveränderter Größe (länger als eine Woche) • bei gespannter, bläulich verfärbter Haut • bei tastbarem fluktuierendem Bezirk Die ärztliche Diagnosesicherung erfolgt über Sonographie und/oder Punktion.	Fortbestehende oder mangelhafte Entleerung der Brust und verspätetes Einsetzen einer medikamentösen (Prolaktinhemmer und/oder Antibiotika) Therapie.	Die Abszessinszision mit der anschließenden täglichen Spülung der Abszesshöhle hat eine Heilungsdauer von 6 bis 8 Wochen. Möchte die Frau trotz der Operation weiter stillen, so ist dies abhängig von der Abszesslokalisation und -größe. Es muss nach der Inzision weiterhin möglich sein, das Kind an die Warze (sobald die Keimzahlen wieder reduziert sind) anzulegen oder die Pumpe anzusetzen. Die individuelle Entscheidung müssen der/die behandelnde Arzt/Ärztin und die Frau gemeinsam treffen. Sollte die Frau abstillen, kann ihr die Relaktation nach Abheilen der Wunde vorgeschlagen werden.

Eine bilaterale Mastitis erfordert ein sofortiges Stillverbot, da sie meist durch beta-hämolysierende Streptokokken ausgelöst wird.

anfangs die Mittags-Stillmahlzeit zu ersetzen, dann eine Woche später die Nachmittagsmahlzeit usw. Mit der Nachtmahlzeit oder dem Stillen am frühen Morgen sollte die Frau das Abstillen dann abschließen. Sicherlich können – falls erforderlich – pro Woche auch zwei Stillmahlzeiten durch Flaschennahrung ersetzt werden. Immer ist das langsame und schonende »Überwechseln« dem allzu raschen Abstillen vorzuziehen.

> **Unterstützende Maßnahmen:**
> - festen BH tragen, vorübergehend auch nachts
> - physikalische Maßnahmen wie kalte Umschläge (Quarkwickel) auf der Brust
> - Einschränkungen der täglichen Trinkmenge
> - Trinken von Salbeitee (wirkt sich negativ auf die Milchproduktion aus)
> - homöopathische Begleitung

Stillt die Mutter natürlich ab, sollte sie ihre Brust genau auf Symptome eines Milchstaus beobachten. Das vorsichtige Entleeren per Hand – niemals Abpumpen – überflüssiger Milch kann ebenfalls prophylaktisch angewandt werden.

Das primäre und sekundäre Abstillen

> Es wird unterschieden zwischen dem primären und dem sekundären Abstillen, obgleich das primäre Abstillen gar kein Abstillen im eigentlichen Sinne darstellt. Bei dieser Maßnahme wird die Laktation noch vor dem Ingangkommen gehemmt. Beim sekundären Abstillen hingegen wird die bestehende Laktation unterdrückt.

Das **primäre Abstillen** wird notwendig, wenn eine Frau nicht stillen möchte oder stillen kann (Tod des Kindes). Das plötzliche **sekundäre Abstillen** wird notwendig, wenn Krankheiten des Kindes oder der Mutter ein Weiterstillen erschweren oder verhindern.

Während bis in die 1970er-Jahre hinein vorwiegend mit synthetischen Steroiden abgestillt wurde, werden heute überwiegend Prolaktinhemmstoffe eingesetzt. Letztere imitieren pharmakologisch die Wirkung des als Prolactin-Inhibiting-Factor (PIF) angesehen Dopamins. Es kommt somit zu einer Hemmung der Prolaktinsekretion in der Adenohypophyse. Im klinischen Gebrauch stehen die Prolaktinhemmer Bromocriptin (Pravidel®), Lisurid (Dopergin®) und Carbogoin (Dostinex®) zur Verfügung. Wegen kardiovaskulärer Nebenwirkungen bei der Mutter ist in den USA im Jahre 1995 die Zulassung von Bromocriptin (Pravidel®) zum Abstillen widerrufen worden. In Deutschland ist eine **routinemäßige** Verordnung von Bromocriptin oder anderen Prolaktinhemmstoffen zum Abstillen nicht zulässig.

Unabhängig von der Indikation bietet sich immer das Abstillen mit physikalischen Methoden an. Ist eine Medikation bei einer Mastitis unumgänglich, weil physikalische Maßnahmen keine Wirkung zeigen, sollte kurzfristig und niedrig dosiert behandelt werden (Schäfer 1998).

Relaktation

Nach dem sekundären Abstillen kann die Milchproduktion durch erneutes Anlegen wieder in Gang gebracht werden. Je schneller und konsequenter nach dem Abstillen wieder angelegt wird, desto größer sind die Chancen, die Milchproduktion wieder gut in Gang zu setzen. Ein ausschließliches Stillen nach dem Abstillen wird aber nur selten erreicht. Das Laktationsprinzip von Angebot und Nachfrage muss der Mutter genau erklärt werden. Die Notwendigkeit von regelmäßigem, ausgiebigem Anlegen auch in der Nacht sowie der eventuelle Einsatz von Stillhilfsmitteln (Brusternährungsset) und Pumpe dürfen nicht verschwiegen werden. Die Darlegung der Erfolgsaussichten, der Weg der langsamen Schritte und das gemeinsame Festlegen realistischer Ziele sind immer der erste Schritt zur gelungenen Relaktation.

Literatur

BfR. Pressestelle. Lust statt Last – Beim Stillen gilt Norwegen als Vorbild. 13/2004. Okt. 2004.

Bundesministerium für Gesundheit, Bundeszentrale für gesundheitliche Aufklärung (Hrsg). Stillen und Muttermilchernährung. Gesundheitsförderung konkret, Band 3. Köln: BZgA 2001.

Chetley A, Allain A. Schützt die Gesundheit unserer Kinder. Ein Handbuch für medizinisches Personal. Deutsches Komitee für Unicef e.V., Höringer Weg 104, 50969 Köln. IBFA/IOCU 1985.

Collatz J, Rohde JJ (Hrsg). Ergebnisse der Aktion Familienhebamme im Überblick – Evaluation eines Modellversuchs zur Verbesserung der medizinischen Versorgung und gesundheitsdienlicher Lebensweisen in der Schwangerschaft und im Säuglingsalter.

BPT-Bericht 12/86. München: Gesellschaft für Strahlen- und Umweltforschung 1986.

Deutscher Bundestag. Entwurf eines Gesetzes zu den Übereinkommen vom 20. November 1989 über die Rechte des Kindes. Pressestelle des Bundes. Referat Presse und Öffentlichkeitsarbeit Bonn. Drucksache 12/42. 16. 1989.

Ernährungskommission der Deutschen Gesellschaft für Kinderheilkunde: Empfehlungen zum Stillen in den ersten Lebenstagen. Sozialpädiatrie in Praxis und Klinik 1989; 11: 579.

Ernährungskommission der Deutschen Gesellschaft für Kinderheilkunde. Ratschläge für Eltern zur Säuglingsernährung in der Bundesrepublik Deutschland. Hrsg. Schmidt E. Düsseldorf 1991.

Europäische Kommission Direktorat Öffentliche Gesundheit und Risikobewertung. EU-Projekt zur Förderung des Stillens in Europa. Schutz, Förderung und Unterstützung des Stillens in Europa: Ein Aktionsplan. (EU Project Contract N.SPC 2002359) Luxemburg 2004. http://europa.eu.int/comm/health/ph_projects/2002/promotion/promotion_2002_18_en.htm.

Guoth-Gumberger M, Hormann E. Stillen. Rat und praktische Hilfe für alle Phasen der Stillzeit. München: Gräfe & Unzer 2004.

Guoth-Gumberger M. Adoptivstillen braucht Beistand. Dtsch Hebammen Z 2005; 12: 56–8.

Gyr T. Mastitis puerperalis: diagnostische und therapeutische Aspekte. Schweizer Hebamme 1989; 11: 75–7.

Hahnen U, Brügmann J, Petsch M, Czerwiniski C. Milchstau und Mastitis – kein Grund zum Abstillen. Gynäkologische Praxis 1988; 12: 461–3.

Herman E. Vom Glück des Stillens. Körpernähe und Zärtlichkeit zwischen Mutter und Kind. Hamburg: Hoffmann und Campe 2003.

Inch S, Renfrew MJ. Common breastfeeding problems. In: Chalmers I, Enkin M, Keirse MJNC (eds). Effective care in pregnancy and childbirth. Vol 2. Childbirth. Part VI–X. Oxford: Oxford University Press 1990; 1375–89.

Innocenti-Deklaration. On the protection: promotion and support of breastfeeding. Unicef Nutrition Cluster (H-8F). Florenz 1990. Deutsches Komitee für Unicef e.V., Höringer Weg 104, 50969 Köln.

Jonas E. Breastfeeding in the preterm infant. Modern Midwife 1994; 1: 22–6. In: Midris Midwifery Digest 1994; 42: 220–5.

Kersting M. Zehn Jahre Nationale Stillkommission – Internationales Symposium, Berlin Okt. 2004

Kersting M, Dulon M. Stillförderung in Geburtskliniken in Deutschland: Ergebnisse der SuSe-Studie. In: Deutsche Gesellschaft für Ernährung (Hrsg). Ernährungsbericht 2000. Frankfurt: Henrich 2001.

Kersting M, Schöch G. Ernährungsberatung für Kinder und Familien. Hrsg. Forschungsinstitut für Kinderernährung. München: Urban & Fischer 1996.

Kersting M. Stillen in Deutschland – Datenlage. Internationales Symposium – Zehn Jahre Stillkommission in Deutschland. Berlin 2004.

La Leche Liga International (Hrsg). Die Marmet-Technik. Informationsblatt Nr. 27. München: La Leche Liga 1988.

LLL – La Leche Liga International (Hrsg). Handbuch für die stillende Mutter. Zürich 2001.

Lawrence R. Breastfeeding: A guide for the medical profession. 4. Aufl. Missouri: Mosby 1994.

Lawrence RA. Can we expect greater intelligence from human milk feeding. (Commentary on: Breast milk and subsequent intelligence quotient in children born preterm. Lucas A et al. [eds]. Lancet 1992; 339: 261–4) Birth 1992; 19/2: 105–6.

Manz F, Kersting M. Die richtige Milch für nichtgestillte Säuglinge. Forschungsinstitut für Kinderernährung. Dortmund 2001.

Mohrbacher N, Stock J, La Leche Liga e.V. (Hrsg). Handbuch für die Stillberatung. München: La Leche Liga e.V. 2000.

Nationale Stillkommission am Bundesinstitut für Risikobewertung. Empfehlungen für die Entwicklung von Stillrichtlinien und Pflegestandards zum Stillen. Berlin: 2000.

Nationale Stillkommission am Bundesinstitut für Risikobewertung. Empfehlungen zur Qualifikation und zum Aufgabenbereich von Stillbeauftragten in Krankenhäusern. Berlin 2000.

Nationale Stillkommission am BfR (1999). Stillempfehlungen. 3. überarbeitete Auflage 1999.

Nehlsen E. Stillen von Kindern mit LKG (Lippen-Kiefer-Gaumenspalte). Spaltträger Forum Wolfgang Rosenthal Gesellschaft 1991; 2: 8–13.

Nehlsen E, Abstoss R, Hrsg. Lactation Consultant Services. Instruktionen zur Fingerfütterung eines Babys. Porta Westfalica 3/1994.

Odent M. Geburt und Stillen: Über die Natur elementarer Erfahrungen. München: Beck 1993.

Pasch H, Schwerdt-Böttcher E. Die Bedeutung des Stillens. Historische und aktuelle Beschreibung und Analyse des Stillverhaltens – erwachsenbildnerische Konsequenzen für Konzepte im Rahmen von Geburtsvorbereitung und Stillberatung. Diplomarbeit Universität Aachen 1984.

Peters F. Laktation und Stillen: Physiologie, Klinik und Pathophysiologie der Brustfunktion. Mastitis. In: Martius G (Hrsg). Bücherei des Frauenarztes. Bd. 26. Stuttgart, New York: Enke 1987.

Peters F. Kranke Mütter müssen nicht gleich abstillen! Ärzte Zeitung, Hamburg 2002.

Psyrembel H. Stillen ist das Beste. Kinderärztliche Praxis 71.2000.

Psyrembel H. Warum braucht Deutschland eine Nationale Stillkommission? Internationales Symposium – Zehn Jahre Stillkommission in Deutschland. Berlin 2004 a.

Psyrembel; Zehn Jahre Nationale Stillkommission – Internationales Symposium, Berlin Okt. 2004 b

Ramsay DT, Hartmann RL, Hartmann PE. Die Brust im Querschnitt. Zit. in: Frischknecht KJ. Keine Milchseen zu sehen. Dtsch Hebammen Z 2005; 12: 62.

Righard L, Alade MO. Sucking technique and its effect on success of breastfeeding. Birth 1992; 19(4): 185–8.

Riorden J, Auerbach K. Breastfeeding and human lactation. Jones and Bartlett 2005.

Saadeh R, Akre J. Zehn Schritte zum erfolgreichen Stillen. Dtsch Hebammen Z 1997; 5: 222–6.

Scherbaum V, Perl FM, Kretschmer U. Stillen. Frühkindliche Ernährung und reproduktive Gesundheit. Köln: Deutscher Ärzte Verlag 2003.

Sporleder E. Länger als ein Jahr. Dtsch Hebammen Z 2005; 3: 50–4.

WHO (Weltgesundheitsorganisation). Global strategy for infant and young child feeding. Geneva: WHO 2003.

WHO/UNICEF – Inititative »Stillfreundliches Krankenhaus«. Pressemeldung. Muttermilch trotz Schadstoffbelastung die beste Form der Säuglingsernährung. Juni 2005.

WHO/UNICEF – Inititative »Stillfreundliches Krankenhaus«. Pressemeldung. Wie ein TÜV-Stempel für Stillförderung. März 2004.

WHO. Guidelines for drinking-water quality. Vol 1. Recommendations. 2nd ed. Geneva: WHO 1993.

WHO/UNICEF. Global Programme on AIDS. Consensus statement from the WHO/UNICEF Constitution on HIV Transmission and Breastfeeding. Weekly Epidemiol Res 1992; 67: 177–84.

Internetadressen von Organisationen zum Thema Stillen, Schutz und Förderung

Siehe Kapitel 37.

39 Die Ernährung mit Muttermilchersatzprodukten

Margit Lutz

In Deutschland stillen ca. 10% der Wöchnerinnen primär ab. Am Ende des ersten Lebenshalbjahrs werden nur noch 48% der Säuglinge gestillt. Zahlen, die verdeutlichen, dass die Hebamme neben der qualifizierten Stillförderung auch kompetente Antworten auf die Fragen zu Ersatznahrung geben muss. Die Angebotsvielfalt im Handel sowie die Tatsache, dass eine falsche Wahl der Nahrung oder eine falsche Handhabung immer erhebliche gesundheitliche Folgen hat, machen eine fachkundige Beratung, sorgfältige Anleitung und unterstützende Begleitung zur wichtigen Aufgabe in der Hebammenpraxis. Zunächst muss allen Müttern und Vätern, die sich für einen Muttermilchersatz und Flaschenfütterung entscheiden, klar verdeutlicht werden, dass sie von keiner Säuglingsanfangsnahrung die gleiche Qualität und Verträglichkeit erwarten können, wie sie die Muttermilch bietet. Gespräche zur Entscheidungsfindung müssen immer die Information einschließen, dass Neugeborene und Säuglinge anfällig sind für Infektionen und die Zubereitung von Flaschenmilch deshalb frisch und unter guten Hygienebedingungen erfolgen muss.

Für den **nicht gestillten** Säugling steht ein umfassendes Produktangebot zur Verfügung. Die EU-Richtlinien über Säuglingsanfangsnahrungen und Folgenahrungen, die im Rahmen der Diätverordnung in deutsches Recht umgesetzt wurden, regeln die Zusammensetzung und Klassifizierung.

Die verschiedenen Produktgruppen zeigen ernährungsphysiologische, alters- und indikationsbezogene Unterschiede. Die für die Ernährungsberatung wichtigsten Merkmale sind die ernährungsphysiologischen und altersbezogenen Unterscheidungen zwischen Säuglingsanfangsnahrungen und Folgenahrungen. Bei der Wahl der richtigen Flaschennahrung spielen aber auch die unterschiedlichen Rezepturen der verschiedenen Anbieter eine wichtige Rolle, denn trotz des rechtlichen Rahmens der EU-Richtlinien gleicht keine Flaschenmilch der anderen. Diese Variationsbreite macht es der einzelnen Familie sehr schwer, für ihr Kind die individuell richtige Nahrung zu wählen. Mütter folgen deshalb in der Regel dem Vorbild ihrer Entbindungsklinik oder dem Rat ihrer fachlichen Bezugsperson. Natürlich spielen bei der Entscheidungsfindung Traditionen der eigenen Familie, der Tipp einer guten Freundin oder die Preisspanne der Produkte ebenfalls eine entscheidende Rolle. Nicht zuletzt deshalb setzt die fachkundige und einfühlsame Ernährungsberatung die permanente Auseinandersetzung mit den sich ständig verändernden Produkten und den Vorstellungen der Eltern voraus.

Säuglingsanfangsnahrungen

Als Säuglingsanfangsnahrungen gelten per Definition alle Produkte, die »den Ernährungsbedürfnissen von Säuglingen in den ersten 4 bis 6 Monaten voll gerecht werden«. Sie werden auf der Basis von Kuhmilchprotein(isolaten) (= **Säuglingsmilchnahrungen**) oder Sojaprotein(isolaten) hergestellt.

Ihr **Proteingehalt** wird als »adaptiert« (angeglichen, angepasst) bezeichnet, was voraussetzt, dass der Eiweißgehalt unter 2,5 g/100 kcal liegt und das Verhältnis Molke zu Kasein mindestens 1:1 beträgt ähnlich der Muttermilch.

Ihr **Fettanteil** besteht sowohl aus dem Milchfett als auch aus der Zugabe von Pflanzenfetten, welche als Quellen für die ungesättigten Fettsäuren dienen. Bei einigen Herstellern wird das Muttermilchfett im Hinblick auf den Gehalt an essenziellen, mehrfach ungesättigten Fettsäuren und vor allem hinsichtlich der lebenswichtigen Linolensäure möglichst treffend nachgeahmt. So sind auf dem Markt Produkte verfügbar, die essenzielle Gamma-Linolensäure und/oder Arachidonsäure enthalten. Beim Vergleich aller Erzeugnisse wird die uneinheitliche Zugabe der langkettigen ungesättigten Fettsäuren deutlich.

Als **Kohlenhydratanteil** sind außer Laktose (einziges Kohlenhydrat in der Muttermilch) per Richtlinie noch Kohlenhydrate wie modifizierte Stärke, Maltodextrine, Maltose, Saccharose (Kristallzucker) oder Glukosesirup zugelassen.

Mineralstoffe, Spurenelemente und **Vitamine** liegen in ihren Anteilen meist etwas höher als in der Muttermilch. Dies ist ein »Sicherheitszuschlag«, da bei Muttermilch eine optimale Bioverfügbarkeit der Nährstoffe gegeben ist.

Sprechen wir von Muttermilchersatzprodukten oder Säuglingsanfangsnahrungen, sind in der Regel die Säuglingsanfangsmilchen gemeint. Daneben stehen Anfangsnahrungen auf Sojaproteinbasis (= **Sojanahrungen**) zur Verfügung. Sie werden nur in speziellen Fällen, z. B. bei der Ernährung nicht gestillter Säuglinge streng vegetarischer Mütter und bei Bedarf einer laktose- und/oder galaktosefreien Kost, eingesetzt. Bei der Therapie oder Prävention einer Kuhmilcheiweißallergie finden sie nur selten Verwendung, da ein Drittel dieser Patienten auch eine Kuhmilch-Sojaprotein-Allergie entwickelt (FKE 2001). In dieser Gruppe werden zudem die H.A.-Nahrungen als gesonderter Produktbereich abgegrenzt (s. u.).

Säuglingsmilchnahrungen basieren laut Richtlinien der EU auf dem Rohstoff Kuhmilch und werden in Deutschland in zwei Formen angeboten.

»PRE«-Nahrungen

Alle Produkte mit der Silbe »PRE« enthalten **Laktose als einziges Kohlenhydrat**. Vor der Klassifizierung nach den EU-Richtlinien wurden sie als »adaptiert« bezeichnet. Sie sind in der Zusammensetzung und Konsistenz der Muttermilch am ähnlichsten. Sie eignen sich für die Fütterung nach Bedarf. Zusätze von langkettigen, mehrfach ungesättigten essenziellen Fettsäuren finden sich fast ausschließlich in PRE-Nahrungen.

»1er«-Nahrungen

In Nahrungen mit der Ziffer 1 sind laut Richtlinien neben der **Laktose** auch **modifizierte Stärke** (macht die Milch dickflüssiger = sämiger) und überflüssige **Kohlenhydrate** wie Maltodextrine, Maltose, Saccharose (Kristallzucker) oder Glukosesirup erlaubt. Stärke findet sich nicht in jedem Produkt, wohl aber in der Regel eine der angegebenen Zuckervarianten. Selten sind langkettige, mehrfach ungesättigte essenzielle Fettsäuren (LCPs) enthalten. Früher wurden diese Produkte in Deutschland als »teiladaptiert« bezeichnet. Der – durch die Stärkeanteile entstehenden – sämigeren Konsistenz wird von Laien ein größerer Sättigungsgehalt zugesprochen. Eltern entscheiden sich aus diesem Grund gerne für diese Produkte, zumal sie gemäß Richtlinien sofort nach der Geburt angeboten werden dürfen. Sie wollen das Kind zum »Durchschlafen« anregen. Tatsache ist, dass für den jungen Säugling die Verdauung der angebotenen Kohlenhydrate und das Einhalten einer Nachtpause noch unphysiologisch sind. Es bedarf immer einer genaueren Betrachtung aller Aspekte, um zu entscheiden, ob es Sinn hat, den Darm des Kindes vorzeitig zur Bildung bestimmter Verdauungsenzyme zu provozieren und ein für den jungen Säugling untypisches Schlaf-Wach-Verhalten vor seiner Zeit herbeizuführen. Klar ist, dass der Blutzuckerspiegel der mit »1er«-Nahrung gefütterten Babys länger erhöht bleibt als bei gestillten oder mit PRE-Nahrung gefütterten Kindern. Sie bekommen weniger schnell Hunger, die Zahl der täglichen Mahlzeiten nimmt ab. Die Muttermilchersatzprodukte der Ziffer 1 dürfen auf keinen Fall gewählt werden, wenn das Stillen neben der Flaschennahrung so lange als möglich beibehalten werden soll (Zwiemilchernährung). Auch eignen sie sich nicht zur Fütterung nach Bedarf, die Angaben der Hersteller bezüglich der Milchmengen je nach Kindesalter müssen genau eingehalten werden.

> **!** Mit den industriellen Säuglingsmilchnahrungen stehen dem nicht gestillten Säugling hochwertige Muttermilchersatzprodukte zur alleinigen Ernährung in den ersten 6 Lebensmonaten und als Teilernährung neben der Beikost bis zum Ende des 1. Lebensjahres zur Verfügung. Als Muttermilchersatz erster Wahl ist dabei die Nahrung mit der Silbe PRE zu nennen. Sie kann nach den Empfehlungen der Deutschen Gesellschaft für Ernährung (DGE) und des Forschungsinstituts für Kinderernährung (FKE) das ganze Flaschenalter hindurch bis zum ersten Geburtstag – analog der Muttermilch – gefüttert werden. Eine Umstellung auf die Nahrung mit der Ziffer 1 ist – entgegen der gängigen Praxis – vom ernährungsphysiologischen Standpunkt nicht notwendig.

Säuglingsanfangsnahrungen

In der Hebammenpraxis kann sich aber hin und wieder die Situation ergeben, dass den Eltern die Einführung einer Nahrung mit der Ziffer 1 vorgeschlagen wird. Dies wird die Hebamme vor allen Dingen dann andenken, wenn Mütter bzw. Eltern mit der natürlichen, häufigen Versorgung des Säuglings bei der *Ad-libitum*-Fütterung nicht zurechtkommen, eventuelle Hungeräußerungen und Sättigungssignale des Babys nicht richtig interpretieren lernen oder nervlich oder zeitlich überlastet sind.

Ein weiteres Unterscheidungskriterium in der Gruppe der Säuglingsanfangsmilchen mit der Ziffer 1 oder der Silbe PRE sind die »H.A.«-**Anfangsnahrungen** = hypoallergene oder hypoantigene (griech. *hypo* = weniger) Anfangsnahrungen.

Bei diesen Nahrungen werden die Fremdeiweiße unterschiedlicher Quellen (Molke, Kasein, Soja) mäßig oder hochgradig aufgespalten (hydrolysiert). Je stärker der artfremde Eiweißstoff in geringere Molekülgrößen »zerkleinert« wird, desto »unkenntlicher« wird er für das körpereigene Immunsystem. Die Allergenität der Fremdeiweiße wird herabgesetzt. Der Aufspaltungsgrad ist bei den angebotenen Produkten unterschiedlich und auch die Forschungsergebnisse zeigen unterschiedliche Wirkungsweisen der verschiedenen Hydrolysierungen. Möglicherweise ist die Fähigkeit der artfremden Eiweißstoffe, Allergien auszulösen, bei hochgradiger Aufspaltung schwächer ausgeprägt. Inwieweit die derart behandelten Kuhmilchprodukte wirklich in der Lage sind, allergische Erkrankungen zu verhindern, zu verzögern oder in der Schwere abzuschwächen, ist trotz vieler wissenschaftlicher Untersuchungen noch immer umstritten. **Allgemein wird empfohlen, bei erblich bedingtem erhöhtem Allergierisiko H.A.-Nahrungen dann zu verwenden, wenn nicht gestillt wird.** Da die Verträglichkeit von Fremdeiweißen bei Säuglingen mit zunehmender Reife des kindlichen Darmes und seines Immunsystems wächst, stellt das Alter des Kindes beim Fütterungsbeginn mit der Flasche ein wichtiges Entscheidungskriterium dar. Ebenso spielt es eine Rolle, ob und wie lange das Kind vor dem Einsatz der Flaschenfütterung mit Muttermilch ernährt wurde und somit genügend Gelegenheit hatte, eine adäquate Darmflora aufzubauen. Beim Vergleich der Produkte fällt auf, dass es nur eine H.A. Anfangsmilch mit der Silbe PRE (adaptiert) gibt. Dies ist erstaunlich, da überwiegend die Pre-Präparate langkettige essenzielle Fettsäuren enthalten, denen eine nachhaltige Beteiligung bei der regelrechten Entwicklung des Immunsystems zugesprochen wird.

Die EU fordert bei allen Proteinhydrolysaten außer den allgemeinen Nährstoffen für Säuglingsanfangsnahrungen einen Zusatz von Taurin und Carnitin sowie einen höheren Proteingehalt (1,6–2,1 g/100 g).

Die Entstehung der physiologischen Darmflora beim gestillten Kind, die durch die optimale Zusammensetzung und Verdaulichkeit von Muttermilch und durch den Einfluss des Hautkontakts beim Stillen gefördert wird, wird von allen Herstellern der Ersatzprodukte ausnahmslos als besonders wichtig anerkannt. Deshalb bietet die Industrie für Situationen, in denen die Faktoren wie Hautkontakt und Muttermilchernährung fehlen, in der Gruppe der Pre- und »1er«-Säuglingsanfangsnahrungen prebiotische und/oder probiotische Produkte zur Förderung einer gesunden Darmflora an.

Prebiotische Nahrung bedeutet, dass die Kohlenhydratstrukturen der Muttermilch in den Rezepturen dieser Produkte nachgeahmt werden. Sie enthalten die so genannten prebiotischen Kohlenhydrate – die Oligosaccharide. In der Muttermilch liegen etwa 10 % der Laktose in Form von 130 verschiedenen Oligosacchariden vor. Sie werden wie Ballaststoffe im Dünndarm nicht verdaut und gelangen bis in den Dickdarm. Dort stehen sie den Bakterien als Nahrung und Energielieferant zur Verfügung. Sie fördern das Wachstum von Milchsäure bildenden Keimen und unterstützen so die Ausbildung der vorteilhaften Dickdarmbakterienflora (Bifidusflora). Wahrscheinlich bewirken sie auch, dass gefährliche Bakterienstämme ihre Eigenschaften ändern und weniger infektiös werden. Mit dieser Zusammensetzung sorgt die Muttermilch für die optimale Darmflora, unterstützt die Darmgesundheit und bewirkt den weichen Stuhlgang. Mit prebiotischer Nahrung wird dieses Prinzip der Muttermilch nachgeahmt.

Probiotische Nahrungen enthalten als Zusatz Bakterien mit probiotischer Wirkung. Die Firmen der Milchindustrie verwenden vorwiegend Bifidusbakterien vom Stamm *Bifidus lactis*, der auch im Stuhl voll gestillter Kinder den größten Anteil hat. Die Bakterien werden dem Milchpulver zugesetzt (überleben dort bis zum Ablauf des angegebenen Mindesthaltbarkeitsdatums), gelangen über die zubereitete Milch in den kindlichen Magen, werden unverdaut in den unteren Darmabschnitt des Kindes befördert, siedeln sich dort an und unterstützen die Ausbildung einer vorteilhaften Darmflora. Verschiedene Studien lassen den Schluss zu, dass die probiotischen Bakterien sowohl präventiv als auch therapeutisch gegen Darmstörungen und Allergien beim Säugling helfen (Lohmann 2005 a). Die Zusätze unterliegen strengen Zulassungsregeln und sind auf Sicherheit und Wirksamkeit untersucht, aber in noch nicht allen EU-Ländern erlaubt. Auch H.A.-Produkte stehen mit probiotischen Ergänzungen zur Verfügung.

Bei den probiotischen Nahrungen stellt sich nun die Frage, ob auch diese Rezepturen auf dem Vorbild der Muttermilch und des Stillens basieren. Dies trifft zu, denn seit jüngster Zeit ist bekannt, dass die Säuglinge auch über die Muttermilch Milchsäurekulturen mit probiotischer Wirkung aufnehmen. Als Aufnahmequelle dieser Keime wird der Körper der Mutter – bei der vaginalen Geburt und besonders beim Stillen – diskutiert.

Folgenahrungen

Als Folgenahrungen werden per Definition alle Produkte verstanden, die »für die besondere Ernährung von Säuglingen über 4 Monate bestimmt sind und den größten flüssigen Anteil einer nach und nach abwechslungsreichen Kost darstellen«. Im Handel werden die Folgemilchen mit der Ziffer »2« ab dem 5. Lebensmonat, der Ziffer »3« ab dem achten Lebensmonat und dem Kürzel »H.A.2« ab dem 5. Lebensmonat angeboten. Die gesetzlichen Regelungen der EU-Richtlinien sind hier wesentlich geringer als bei den Anfangsmilchen. In ihrer Zusammensetzung gleichen die Folgenahrungen weitaus mehr der Kuhmilch als der Muttermilch. Eine Gabe vor dem 5. Lebensmonat ist nicht erlaubt, sie würde wegen der höheren Protein- und Mineralstoffgehalte die Niere des zu jungen Säuglings erheblich belasten. Wie es in der Definition schon anklingt, sind sie für ältere Babys neben der Beikost gedacht. Aber auch das Flaschenkind ist in der Regel im ersten Lebenshalbjahr noch ein Säugling und somit ein »Milchkind«. Es gibt keinen Grund, diesem Kind die Beikosteinführung und die Auseinandersetzung mit Kohlenhydraten aus Obst, Gemüse und Getreide zu früh zuzumuten oder ihm eine so wenig an die Muttermilch angeglichene Milch anzubieten (siehe Kap. 40), zumal alle unabhängigen Säuglingsernährungsexperten davor warnen, dass Folgemilchen nicht unerheblich Überfütterung und Übergewicht fördern. Dies passiert leicht, wenn in der Phase eines neuen Entwicklungsstandes die Signale des Kindes (Meckern, Schreien, nächtliches Fordern) nicht richtig interpretiert (Bedürfnis nach Zuwendung, Aufforderung zu mehr Aktivität, erhöhtes Saugbedürfnis), sondern als Hunger gedeutet und mit der Flasche beantwortet werden. Die Ernährungskommission (FKE) weist ausdrücklich darauf hin, dass eine ernährungsphysiologische Notwendigkeit für Folgemilchen nicht besteht. Nicht selten kommen Mütter mit ihren Kindern erst wieder in die Hebammenberatung (z.B. zu Beikosteinführungskursen), nachdem sie schon auf eine Folgemilch umgestellt haben. Hier ist es ratsam, ihnen zur Rückkehr zu einer Anfangsnahrung zu raten. Die Umstellung dauert nicht lange. Den Müttern muss aber in diesem Zusammenhang die Bedeutung des Saugverhaltens und der »Eigenbestimmung« des Kindes über seine Trinkmenge erklärt werden. Das Füttern mit der Flasche benötigt ausreichend Zeit (20–30 Minuten müssen eingeplant werden). Das Kind muss ebenso wie das Stillkind den Sauger »suchen«. Auch das Flaschenkind macht wie das Stillkind beim Trinken kleine Pausen, ganz nach Temperament. Das Anbieten dieser Gelegenheiten, die Möglichkeiten, seinen Saugdrang (ein genügend kleines Saugerloch) ausreichend zu befriedigen, bedeutet größere Anstrengungen bei der Nahrungsaufnahme. Sie helfen dem Kind dabei, eine Sättigungskontrolle herzustellen, die beim Stillkind durch die beim Stillvorgang ausgeschickten Botenstoffe automatisch eintritt. Bleibt ein Rest in der Flasche, darf das Baby nicht dazu gedrängt werden, ihn auszutrinken.

Weitere Beratungsinhalte bei der Ernährung mit Muttermilchersatzprodukten

Babymilchen müssen zubereitet werden. Das bedeutet für die Beratung und Betreuungsarbeit:
- Die **Zubereitungshinweise** der Hersteller müssen genauestens eingehalten werden. Hebammen müssen sich immer vergewissern, dass die Mütter, Väter und Bezugspersonen die Packungsangaben auch lesen, verstehen und um-

Weitere Beratungsinhalte bei der Ernährung mit Muttermilchersatzprodukten

setzen können. Bei mangelhaften Deutschkenntnissen oder bei Familien mit niedrigem Bildungsniveau ist das Vormachen und Einüben sinnvoll. Bedacht werden muss, ob es der Familie des Kindes klar ist, dass sich die Mischungsverhältnisse von Pulver und Wasser mit zunehmendem Kindesalter verändern. Oftmals helfen eine übersichtliche, individuell angefertigte Tabelle mit Datum und Angaben (kann auch gezeichnet werden) und ein weiterer Besuch, Fütterungsprobleme zu vermeiden.

- Die notwendige **Hygiene** muss strengstens beachtet werden. Flaschenernährte Säuglinge sind besonders anfällig für Infektionen, die durch Nahrungsmittel übertragen werden, zumal die Säuglingsanfangsnahrungen in Pulverform keine sterilen Produkte und Kontaminationen mit Mikroorganismen wie Salmonellen und Enterobakterien nicht auszuschließen sind. Auch kleinste Keimzahlen können gefährlich werden, da es bei unsachgemäßer Zubereitung und längerer Aufbewahrung zu einer explosionsartigen Vermehrung der Keime kommen kann. Das Gremium der EFSA und die WHO haben für den Gebrauch der Säuglingsmilchen zu Hause Empfehlungen festgeschrieben:
  – Kontaminationen und Vermehrungen vermeiden durch Händewaschen, Sauberkeit in der Küche und von Geräten.
  – Keimfreie Behälter zur Zubereitung der Säuglingsmilch verwenden (saubere Flaschen, die idealerweise nach der Reinigung in kochendem Wasser sterilisiert wurden, keine Kaltsterilisation).
  – Säuglingsmilchen in Pulverform vor jeder Mahlzeit frisch zubereiten.
  – Säuglingsmilchen stets in heißem Wasser (> 70 °C) oder in Wasser zubereiten, das gekocht und anschließend abgekühlt wurde.
  – Zubereitete Nahrung möglichst schnell auf die Gebrauchstemperatur abkühlen.
  – Zubereitete Nahrung unverzüglich verwenden.
  – Nach dem Füttern übrig gebliebene Säuglingsnahrung wegwerfen.

Für die Betreuung im Krankenhaus gelten spezielle Richtlinien. Diese und der genaue Wortlaut des Gutachtens sind auf der Website der EFSA zu finden (www.efsa.eu.int)

- Die **Qualität des Wassers** muss geeignet sein für die Zubereitung von Säuglingsmilchen.

Das Wasser für Säuglingsmilchen wird immer abgekocht. In der Regel eignet sich unser Trinkwasser für die Herstellung. Vor der Verwendung ist besonders dem Gehalt von Nitrat, Blei und Kupfer Beachtung zu schenken. In erster Linie kommt es auf den Gehalt des Nitrats im Trinkwasser an. Die Deutsche Trinkwasserverordnung geht von einem Grenzwert von 50 mg/l aus, die WHO gibt ihn bei 10 mg/l an. Übersteigt das heimische Trinkwasser die Werte von 50 mg/l, wird oftmals von der Gemeinde ein geeignetes Mineralwasser kostenlos zur Verfügung gestellt. Sinnvoll ist es aber, den Eltern ein geeignetes Mineralwasser bereits bei einer Überschreitung des Wertes von 10 mg/l zu empfehlen. Die entsprechenden Wasseranalysen erhält jeder interessierte Bürger von den zuständigen Ämtern. Hebammen sollten die Werte ihres Einzugsgebietes kennen. Auf Reisen ist immer ein geeignetes Mineralwasser zu verwenden. Zur Kontamination mit Blei kann es nur bei Wohnhäusern mit alten Bleirohren kommen. Die Familie kann ihren Vermieter um Auskunft bitten und eine Wasserprobe zur Analyse zum entsprechenden Umwelt- bzw. Wasseramt bringen. In vielen Städten werden diese Analysen für Schwangere und Familien mit Kindern inzwischen kostenlos erstellt. Es sollte generell Fließwasser verwendet werden, d.h., das erste Glas Wasser ablaufen (Blumengießen, Zähneputzen, Spülen …) lassen und nicht zur Zubereitung von Säuglingsnahrung benutzen. Kein Wasser aus der Therme oder Warmwasserleitung verwenden (Kupferbelastung).

Das **Bonding** darf beim Füttern nicht vergessen werden. Dies bedeutet für die Betreuung und Beratung:
Die Hebamme muss Sorge tragen für die gesunde Entwicklung der Bindung zwischen Eltern und Kind, indem sie einfach umsetzbare Maßnahmen vorstellt, die auch Spaß und Freude bringen, z. B.:

- Zum regelmäßigen Körperkontakt (nackte Haut) beim Füttern anregen.
- Den Blickkontakt anregen (Baby beim Flaschegeben halten wie beim Stillen).
- Die Flasche möglichst nur durch Mutter, Vater und/oder die wichtigste Bezugsperson geben lassen.
- Das Baby niemals mit der Milchflasche allein lassen. Flaschetrinken wie Stillen handhaben:

Die Brust kann ebenfalls nicht allein mit dem Kind im Bett bleiben, auch nicht bei einem Einjährigen.
- Die Flasche niemals im Kinderwagen anbieten. Immer einen ruhigen, beschaulichen Platz zum Essen suchen.
- Viel Körperkontakt herstellen durch Babyschwimmen und Babymassage.
- Häufig gemeinsam mit dem Baby in die Badewanne gehen.
- Abendliches Kuscheln mit nacktem Oberkörper als Ritual einführen.

Wie wichtig die umfassende Beratung und Unterstützung der Mutter bzw. Eltern bei der Ernährung ihres Kindes mit Muttermilchersatzprodukten ist, ist auch im EU-Aktionsplan nachzulesen. Hier heißt es: »Es wird anerkannt, dass Mütter, die sich, nachdem sie vollständige, korrekte und optimale Informationen zur Säuglingsnahrung erhalten haben, für eine Ernährung ihrer Säuglinge mit künstlicher Säuglingsnahrung entscheiden, in ihrem Entschluss respektiert werden sollen. Sie sollen jegliche notwendige Unterstützung und außerdem fachkundige Informationen über das Was, Wann und Wie der Beikosteinführung erhalten. Bonding und Nähren umfassen mehr als Stillen und deshalb sollte jegliche Unterstützung der Mutter über das Stillen hinausgehen, um den Aufbau einer optimalen Beziehung zu ihrem Kind zu fördern.«

Hebammen, die hauptsächlich in der Beratung vom Wochenbett bis zum 1. Lebensjahr des Kindes tätig sind, wird das Studium spezieller Literatur empfohlen.

Literatur

Akre J, Arbeitsgemeinschaft Freier Stillgruppen (AFS). WHO. Die physiologischen Grundlagen der Säuglingsernährung. Karlsruhe 1994. Bezug: Büro für Öffentlichkeitsarbeit, Weltgesundheitsorganisation. 1211 Genf 27.

Aktionsgruppe Babynahrung (AGB) (Hrsg). Der Internationale Kodex für die Vermarktung von Muttermilchersatzprodukten (Deutsche Übersetzung). Göttingen 1985.

Aktionsgruppe Babynahrung (AGB) (Hrsg). Stillen, Schutz, Förderung und Unterstützung: Die besondere Rolle des Gesundheitspersonals. Eine gemeinsame Erklärung von WHO und UNICEF. Aachen 1990.

Alexy U, Kersting M. Was Kinder essen – und was sie essen sollten. München: Hans Marseille Verlag 1999.

Arbeitsgemeinschaft Freier Stillgruppen e.V. (AFS). AFS-Rundbrief 1 + 2, Schwerpunkt Allergien. Würzburg: AFS-Geschäftsstelle 2000.

Aid-Medien Verbraucherschutz, Ernährung, Landwirtschaft e.V. Lebensmittelallergie, Neurodermitis; Allergie(risiko); kompakt Babys gesund ernährt; optimiX-Empfehlungen für die Ernährung von Kindern und Jugendlicher; Empfehlungen für die Ernährung von Säuglingen. www.aid.de. Bezugsquelle: aid-Vertrieb DVG, Birkenmaarstraße 8, 53340 Meckenheim.

Chetley A, Allain A. Schützt die Gesundheit unserer Kinder. Ein Handbuch für medizinisches Personal. Deutsches Komitee für Unicef e.V., Höringer Weg 104, 50969 Köln. IBFA/IOCU 1985.

Deutsche Gesellschaft für Ernährung e.V. (DGE) (Hrsg). Ernährungsbericht 2000. Frankfurt am Main: Henrich 2000.

Deutsche Forschungsanstalt für Lebensmittelchemie (Hrsg). Der kleine »Souci-Fachmann-Kraut«-Lebensmitteltabelle für die Praxis. Stuttgart: Wissenschaftliche Verlagsgesellschaft 1991.

EFSA (Europäische Behörde für Lebensmittelsicherheit). Gutachten: Empfehlungen zur Vermeidung von mikrobiologischen Risiken in Säuglingsnahrung – zu Hause und in Krankenhäusern. November 2005. www.efsa.eut.int.

Ernährungskommission der Deutschen Gesellschaft für Kinderheilkunde. Ratschläge für Eltern zur Säuglingsernährung in der Bundesrepublik Deutschland. Hrsg. Schmidt E. Düsseldorf 1991.

Europäische Kommission Direktorat Öffentliche Gesundheit und Risikobewertung. EU-Projekt zur Förderung des Stillens in Europa. Schutz, Förderung und Unterstützung des Stillens in Europa: Ein Aktionsplan (EU Project Contract N.SPC 2002359). Luxemburg 2004. http://europa.eu.int/comm/health/ph_projects/2002/promotion/promotion_2002_18_en.htm.

Forschungsinstitut für Kinderernährung Dortmund (FKE), Kersting M, Manz F. Die richtige Milch für nichtgestillte Säuglinge – industrielle Säuglingsmilchnahrung ist die erste Wahl (2001). www.fke-do.de.

Lohmann I. Keine Flaschenmilch gleicht der anderen. Dtsch Hebammen Z 2005 a; 8: 50–2.

Lohmann I. Wenn nicht gestillt wird. Dtsch Hebamen Z 2005 b; 7: 54–7.

Manz F, Kersting M. Die richtige Milch für nichtgestillte Säuglinge. Forschungsinstitut für Kinderernährung. Dortmund. 2001

Mellnk BC. Bedeutung der essentiellen Fettsäuren für die Behandlung und möglicherweise Prophylaxe der Neurodermitis. AAK Infoblatt 15. Herborn: Arbeitsgemeinschaft allergiekrankes Kind (AAK) – Hilfe für Kinder mit Asthma, Ekzem oder Heuschnupfen 1990; 14–8.

Mellnik BC. Neurodermitisbehandlung mit Gammalinolensäure. Eine therapeutische Alternative? Therapiewoche 1992; 1436–41.

Sullivan SA, Birch LL. Beikost: Salzen oder nicht? Pediatrics 1994; 93: 271–7.

WHO. Guidelines for drinking-water quality. Vol 1. Recommendations. 2nd ed. Geneva: WHO 1993.

Zipfel W, Radtke K-D. Lebensmittelrecht: Schadstoff-Höchstmengenverordnung vom 23. 03. 1988. Bd. 1 (Stand Januar 1994). München: Beck 1994.

Internetadressen von Organisationen zum Thema Stillen, Schutz und Förderung

Siehe Kapitel 37.

40 Einführung von Beikost in die Ernährung des Säuglings

Ingrid Lohmann

Allgemeines zur Beikost

Unter Beikost versteht man alle Lebensmittel, die zusätzlich zur Muttermilch oder Säuglingsmilch gegeben werden. Bei richtiger Handhabung geht die Ernährung des Säuglings von der reinen Milchnahrung problemlos in die Familienernährung über.
- Im Alter von 5–7 Monaten ist die neurophysiologische und motorische Entwicklung des Säuglings so weit fortgeschritten, dass er lernen kann, mit dem Löffel zu essen. Die Schluckhemmung (Extrusionsreflex), die das Kind bisher veranlasst hat, feste Bestandteile herauszuwürgen, wird überwunden.
- Das Verdauungssystem muss an die gröbere Konsistenz und die neue Zusammensetzung der Nahrung gewöhnt werden.
- Das Immunsystem lernt, artfremde Substanzen zu akzeptieren und wertvolle Nahrungsbestandteile von unbrauchbaren oder schädlichen zu unterscheiden. Gelingt dies nicht oder unvollständig, stellen sich Unverträglichkeiten oder sogar Allergien ein.
- Die Milchernährung soll ergänzt werden. Einerseits kommen durch die Beikost nach und nach zusätzliche Nährstoffe hinzu, andererseits wird die Ablösung der einfachen, leicht verdaulichen und in der Zusammensetzung perfekten Muttermilchernährung durch eine vielfältige, komplexe Nahrung vorbereitet.
- Durch das Essen von fester Nahrung wird das Kind von der Mutter unabhängiger. Dies trifft mit anderen Entwicklungsschritten zusammen, z. B. mit der Entwicklung der eigenständigen Fortbewegung.
- Idealerweise sollte das Einnehmen fester Mahlzeiten auch die soziale Integration fördern. Sowohl die Auswahl der Lebensmittel als auch die Tischsitten sind kulturabhängig und werden vom Kind durch Nachahmung zur eigenen Gewohnheit entwickelt.
- Die Entwicklung gesundheitsfördernder Ernährungsgewohnheiten bedeutet Prävention von so genannten Zivilisationskrankheiten, die als Folge des Überflusses und der Selektion auftreten (z. B. Herz-Kreislauf-Erkrankungen, Übergewicht, *Diabetes mellitus*). Durch einfache Ernährungsgrundsätze kann mittel- und langfristiges Essverhalten geprägt werden.

Der richtige Zeitpunkt

Säuglinge sind durch die Muttermilch bzw. die Muttermilchersatznahrung mindestens bis zum Ende des 6. Lebensmonates mit allen Nährstoffen versorgt. Auch die Anfangsnahrung mit der Bezeichnung »Pre« oder »1« kann im ganzen ersten Lebensjahr gefüttert werden.

Eine altersgerechte Beikost dient zuerst nur der Ergänzung und der schonenden Vorbereitung auf den Zeitpunkt, wenn die Nährstoffversorgung durch die Milch allein nicht mehr ausreicht.

Häufig wird früher als vom Kind initiiert oder benötigt mit der Zufütterung von Beikost begonnen. Obwohl der kindliche Organismus sich an eine so frühe Verarbeitung fester Substanzen gewöhnen kann, bringt dies ernährungsphysiologisch keinen Vorteil für das Kind. Neuere Untersuchungen weisen stattdessen auch auf Nachteile verfrühter Zufütterung hin. So wird zum Beispiel die Eisen- und Zinkresorption durch die Zugabe von pflanzlicher Kost zur Milch zunächst verschlechtert.

In Ernährungsplänen wird das Ersetzen jeweils einer Milchmahlzeit durch eine Breimahlzeit vorgeschlagen. Während dies für Flaschenkinder einfach durchzuführen ist, erweist sich diese Vorgehensweise für voll gestillte Säuglinge als unpraktikabel. Die Mehrzahl der voll gestillten Säuglinge trinkt zeitlich nicht genau kalkulierbare Mahlzeiten. Das Weglassen einer Trinkmahlzeit kann durch die tägliche lange Stillpause eine unerwünschte milchhemmende Wirkung haben. Fachleute empfehlen deshalb zunächst das Aufrechterhalten aller Stillmahlzeiten und die zusätzliche Einführung von Breimahlzeiten zu bestimmten Tageszeiten. Auf diese Weise geht dem Kind nicht vorzeitig sein wichtigstes Grundnahrungsmittel verloren.

Die Einführung von fester Kost nach dem 6. Lebensmonat nimmt auf die Entwicklung des Kindes sowohl in körperlicher als auch in neurologischer Hinsicht Rücksicht und beachtet die ernährungsphysiologischen Bedürfnisse.

Ausnahmen sollten nur dann gemacht werden, wenn das Kind deutlich früher Interesse an fester Nahrung zeigt oder ein unzureichendes Gedeihen durch Verbesserung der Milchversorgung nicht aufgefangen werden kann.

Erreicht das Kind die physiologische Reife zur Aufnahme und Verdauung vor dem 7. Lebensmonat, drückt es dies in zunehmendem Interesse an der Nahrung der Familie aus. Wartet man die Reife des Kindes ab, so ergibt sich daraus eine Reihe von praktischen Vorteilen:
- Das Kind kooperiert freudig.
- Die notwendige Mundmotorik ist vorhanden.
- Es gibt wenig Anpassungsstörungen (Verstopfung, Durchfälle).
- Spezialnahrung ist nicht erforderlich.

Nährstoffbedarf im zweiten Lebenshalbjahr

Kinder sind keine kleinen Erwachsenen, das gilt in besonderem Maße für die Ernährung.

Eine genaue Definition der notwendigen Nährstoffmengen für Säuglinge im zweiten Lebenshalbjahr ist in der Literatur zur Zeit noch nicht formuliert.

Eine Studie des Forschungsinstitutes für Kinderernährung (FKE) belegt, dass Kinder mit Vitaminen und Mineralstoffen ausreichend versorgt sind. Verbesserungen sind jedoch in der Versorgung mit Energie liefernden Stoffen (Proteine, Fette, Kohlenhydrate) notwendig. Säuglinge erhalten mit der zunehmenden frühen Einführung von Beikost zu wenig **Fett**, wenn Eltern sich auf die Rezepturen der Industrie verlassen.

Probleme bereitet die zu frühe Einführung von **Zucker** (vor dem dritten Monat) und anderen Kohlenhydraten. Zucker ist im ersten Lebensjahr ein vollständig überflüssiges Lebensmittel und sollte Säuglingen nicht angeboten werden. **Komplexe Kohlenhydrate** aus Getreide sollen erst nach dem 6. Monat gegeben werden, da der Organismus dann über die entsprechenden Verdauungsenzyme verfügt. Dann kann auch der Forderung nach Vollkornprodukten entsprochen werden.

Jodversorgung: Wird der Säugling noch gestillt, kann von einer ausreichenden Jodaufnahme ausgegangen werden, wenn die Mutter genug jodangereicherte Nahrungsmittel oder Jodtabletten zu sich nimmt. Industriell hergestellte Säuglingsnahrung enthält ausreichend Jod.

> Zur optimalen Nährstoffversorgung mit landesüblichen Lebensmitteln schlägt das FKE die Einführung von 3 Breimahlzeiten zwischen dem 7. und 10. Lebensmonat vor, dabei soll pro Monat eine Brust- bzw. Flaschenmahlzeit durch eine Breimahlzeit ersetzt werden.

Jedes neue Nahrungsmittel wird 4–7 Tage lang ausprobiert, bevor das nächste dazukommt. Auf diese Weise können sowohl Unverträglichkeiten als auch Abneigungen erkannt werden.

Es muss darauf geachtet werden, dass das Kind ausreichend Milch erhält, bis fleisch- und getreidehaltige Mahlzeiten eingeführt sind. Eine wöchentliche Gewichtszunahme von ca. 100 g ist in diesem Alter Anzeichen für eine normale Entwicklung.

Solange ein proteinhaltiger Brei noch nicht ganz eingeführt ist, soll vor oder nach der Verabreichung gestillt beziehungsweise die übliche Flaschenmilch dazugegeben werden. Dadurch werden Verstopfungen vermieden und die Versorgung mit den notwendigen Nährstoffen wird gesichert.

Es empfiehlt sich, die Breie auf die Familienmahlzeit abzustimmen. Die Eltern sollten sich an dem in der Familie üblichen Tagesablauf orientieren, damit das Kind baldmöglichst integriert werden kann.

Untersuchungen haben gezeigt, dass auch das nach Bedarf gestillte Kind nach und nach Milch durch feste Nahrung ersetzt und seine Gesamtaufnahme nicht steigert. Wichtig ist, dass das Kind entscheiden kann, wie viel es jeweils essen will. Auch Tage, an denen die feste Kost ganz verweigert wird, sind kein Grund zur Beunruhigung und sollten dem Kind erlaubt sein.

Tab. 40.1 Gemüse-Kartoffel-Fleisch-Brei.

5.–6. Monat	7.–9. Monat	10.–12. Monat	
90 g	100 g	100 g	Gemüse (Karotten, Pastinaken, Kürbis, Zucchini, Blumenkohl, Kohlrabi, Spinat, grüne Erbsen, Fenchel, Brokkoli)
40 g	50 g	60 g	Kartoffeln
30 g	30 g	45 g	Obst- oder Karottensaft, wahlweise Obstmus zum Nachtisch
8 g	8 g	10 g	Öl (vorzugsweise Rapsöl, sonst: Sojaöl, Sonnenblumenöl, Maiskeimöl), nicht kaltgepresste, sondern raffinierte Sorten verwenden
20 g	30 g	35 g	Fleisch (mageres Rind, Kalb, Schwein, Geflügel, Lamm, Kaninchen)

Zubereitung: Gemüse, zerkleinertes Fleisch (evtl. Hackfleisch) und Kartoffeln zusammen garen, Saft und Öl kalt darunter rühren, zu Brei zerdrücken oder pürieren.
Statt frischem Gemüse kann tiefgefrorenes verwendet werden, wenn dieses keine weiteren Zutaten enthält. Größere Mengen können vorgekocht und portionsweise eingefroren werden. Vorgekochte Mahlzeiten dürfen nur einmal wieder erwärmt und maximal 1 Tag im Kühlschrank aufbewahrt werden.
Dieser Brei wird zum Hauptlieferanten für Vitamin A (71 % des Tagesbedarfs), Vitamin C (61 %), Folsäure (54 %), Vitamin B_6 (45 %), Vitamin E (39 %) und Vitamin B_1 (36 %).

Selbst gekochte Breimischungen

Die im Folgenden beispielhaft aufgeführten selbst gekochten Breimischungen (Tab. 40.1 bis 40.3) entsprechen dem landesüblichen Geschmack, der Ernährungstradition und berücksichtigen leicht verfügbare Lebensmittel. Sie sichern zusammen mit mindestens einer vollen Milchmahlzeit den Nährstoffbedarf des Kindes im Laufe des Tages. Es kann weiter nach Bedarf gestillt werden.

Vegetarische Ernährung

Die meisten Quellen lehnen eine **vegetarische Ernährung** von Säuglingen ab. In der Beratung trifft die Hebamme jedoch zunehmend auf Familien, in denen die Ernährung nach vegetarischen Prinzipien gestaltet wird. Das Hauptproblem wird in der möglicherweise mangelhaften Versorgung mit Eisen gesehen. Eisenhaltige Vollgetreideflocken (10 g Hafer- oder Hirseflocken) statt Fleisch dem Brei zugesetzt, Vitamin-C-reiches Gemüse bzw. Vitamin-C-reicher Obstsaft sichern die Eisenversorgung. Die Tabelle 40.4 liefert ein Beispiel für einen vegetarisch zusammengestellten Brei.

Tab. 40.2 Milch-Getreide-Brei.

6.–12. Monat	
200 g	Milch (wahlweise Muttermilch oder Fertigmilch)
20 g	Getreideflocken oder -grieß (Reis-, Hirse-, Hafer-, Buchweizen-, Dinkelflocken, Mais- oder Weizengrieß)
20 g	Obstsaft oder -mus (am besten frisch, sonst Vitamin-C-reicher Saft)

Zubereitung: Flocken in heiße Milch einrühren, Grieß einmal aufkochen und etwas quellen lassen. Saft oder Obstmus kalt unterrühren.
Erst nach dem ersten Geburtstag soll 3,5 %ige Vollmilch Verwendung finden. Vorzugs- oder Rohmilch sind im ersten Lebensjahr nicht geeignet (Listeriose-Gefahr).
Dieser Brei ist wichtig für die Versorgung mit Kalzium (49 % des Tagesbedarfs), Vitamin B_2 (45 %) und Protein (37 %). Er enthält ca. 25 % des täglichen Kohlenhydratbedarfs sowie Vitamin B_1 und Jod.

Eine **vegane Ernährung** von Säuglingen ist nur bei langer Stillzeit bis weit ins Kleinkindalter möglich, da viele der notwendigen Nährstoffe in

Tab. 40.3 Getreide-Obst-Brei (milchfreier Brei).

7.–9. Monat	
20 g	Getreideflocken oder -grieß in
90 g	Wasser anrühren oder aufkochen,
100 g	Obstmus und
5 g	Butter oder Öl unterrühren.
Statt frischem Obst kann auch tiefgefrorenes verwendet werden. Obst aus Gläschen ist geeignet, wenn es keine zusätzlichen Zutaten enthält. Es soll möglichst nur eine Sorte im Brei enthalten sein, um Verträglichkeiten besser beurteilen zu können. Dieser Brei sorgt für die Versorgung mit Vitamin C (20 % des Tagesbedarfs), Mangan (46 %), Kupfer (30 %), Vitamin B_6 (22 %) und Zink (19 %). Mindestens 1 Stunde vor und nach diesem Brei keine Muttermilch oder Flaschenmilch füttern, sonst wird die Eisenresorption behindert.	

Tab. 40.4 Vegetarischer Gemüse-Kartoffel-Getreide-Brei.

7.–9. Monat	
100 g	Gemüse und
50 g	Kartoffeln weichkochen, mit
10 g	Haferflocken nochmals aufkochen.
30 g	Obstsaft und
ca. 20 g	Wasser unterrühren, evtl. alles pürieren.
8 g	Öl kalt dazugeben.

der Muttermilch enthalten sind und deren Resorption am ehesten garantiert ist. Auch diese Kinder erhalten zusätzlich die vorgeschlagenen Beikostmahlzeiten, wobei die Vollmilch durch Muttermilch oder eine Flaschenmilch auf der Basis von Sojaprotein ersetzt wird. Das regelrechte Gedeihen dieser Kinder soll regelmäßig durch den Kinderarzt überwacht werden.

> Kinder, die vegetarisch oder vegan ernährt werden, sollen so lange nach Bedarf gestillt werden, wie sie Interesse daran zeigen. Die Einschränkung ihrer Stillmahlzeiten könnte sonst ihre Nährstoffversorgung gefährden!

Industriell hergestellte Beikost

95 % der 6–12 Monate alten Säuglinge in Deutschland erhalten wenigstens zum Teil industriell hergestellte Beikostprodukte. Wenn die Eltern ihr Kind mit Fertigprodukten ernähren wollen, benötigen sie ausführliche Beratung, um die richtigen Produkte zu wählen. Die ungefähre Zusammensetzung einer Fertigmahlzeit lässt sich aus der Zutatenliste auf den Etiketten entnehmen. Die einzelnen Komponenten werden in mengenmäßig absteigender Reihenfolge aufgelistet.

Bei den meisten Gläschen muss Fett zugesetzt werden, da sie nicht die erforderlichen 10 g pro Portion enthalten. Die fehlende Menge sollte nach dem Erwärmen untergerührt werden (1 TL Öl entspricht ca. 4 g Fett).

Hinweise zur Auswahl von industriell hergestellter Beikost:
- Einfache Rezepturen mit wenigen Zutaten wählen.
- Getreide sollte als Vollkorn ausgewiesen sein (nicht bei Kindern unter 7 Monaten und allergiegefährdeten Kindern, s. u.).
- Getreidebreien sollte Jod zugesetzt sein (Kaliumjodid, Kaliumjodat).
- Getreide-Obst-Breie sollen milchfrei sei, das verbessert die Eisenresorption.
- Breie sollen kein Salz, Zucker oder andere Geschmackszutaten wie Nüsse, Schokolade, Kakao, Aromen und Gewürze enthalten.
- Bezüglich der Einsatzzeiten die Empfehlungen des FKE beachten.

Getränke

Ein gesunder Säugling braucht selbst in der heißen Jahreszeit vor Einführung der Beikost keine zusätzliche Flüssigkeit. Sowohl Muttermilch als auch künstliche Säuglingsnahrung enthalten ausreichend Wasser.

> Mit Einführung der Beikost muss zusätzlich Flüssigkeit angeboten werden.

Sowie das Kind beginnt, feste Nahrung zu sich zu nehmen, verfestigt sich sein Darminhalt, der Flüssigkeitsbedarf erhöht sich. Nach Bedarf gestillte Säuglinge kompensieren dies zunächst durch häufiges kurzes Trinken an der Brust. Alle anderen Kinder benötigen Flüssigkeit, um ein Austrocknen und eine Überbelastung der Nieren zu verhindern. Die Nieren müssen sich in der Übergangsphase zunächst auf eine erhöhte Menge harnpflichtiger Substanzen einstellen und benötigen zur Unterstützung ausreichend Flüssigkeit. Gleichzeitig wird dem häufig auftretenden Problem der Verstopfung vorgebeugt.

Ein geeignetes Getränk für Säuglinge ist einfaches Wasser. Es löscht den Durst, ist geschmacksneutral, sättigt nicht mit unerwünschten Kalorien und belastet nicht die Mundflora. Es wäre wünschenswert, dass alle Säuglinge nach der Milch als Erstes an das Trinken von Wasser gewöhnt werden.

Sowohl das Trinkwasser als auch eine Reihe von Mineral- oder Tafelwässern sind für Säuglinge geeignet. Die folgenden Punkte sollten jedoch Beachtung finden:

- Bei der Wahl des **Trinkwassers** müssen wenige Einschränkungen gemacht werden. Trinkwasser unterliegt strengen Kontrollen und ist unbedenklich. Wasser aus bleihaltigen Rohren und eventuell aus Hausbrunnen sollte nicht für Säuglinge verwendet werden. Vor dem Gebrauch von Leitungswasser soll das Stillstandswasser abgelassen werden. Verunreinigungen durch zu langes Stehen in der Leitung gelangen dadurch nicht zum Kind.
- Die Verwendung so genannter **Babywässer** ist in den wenigsten Fällen nötig. Geöffnete Flaschen oder Packungen sollen zur Vermeidung von Keimbesiedelung im Kühlschrank aufbewahrt und zügig verbraucht werden.
- Das FKE empfiehlt das grundsätzliche **Abkochen** von Wasser im ersten Lebensjahr.
- In den ersten Lebensmonaten werden meist so genannte **Säuglingstees** verwandt. Diese bestehen zu 90% aus einem Trägerstoff (Kohlenhydrate, Proteine). Kohlenhydrathaltige Tees versorgen das Kind mit zusätzlichen Kalorien, verstärken die Gewöhnung an den süßen Geschmack und gefährden die Zähne. Proteinhaltige Tees konfrontieren das sehr junge Kind mit artfremden Eiweißen (Rinder- oder Schweineproteine).
- Werden **Tees aus losen Kräutern oder Teebeuteln** aufgebrüht, muss bei konventionellen Produkten mit Schadstoffen gerechnet werden, da es sich hierbei nicht um Produkte für die Säuglingsernährung handelt und sie deshalb nicht der Diätverordnung unterliegen. Es empfiehlt sich, ein biologisch erzeugtes Produkt zu verwenden.
- Die Zugabe von **Säften** zu Tee oder Wasser verstärkt die angeborene Vorliebe des Säuglings für Süßes. Mit Saft gesüßte Getränke sollten erst angeboten werden, wenn das Kind ungesüßte Getränke angenommen hat, und auch nur gelegentlich der Abwechslung oder der Vitaminversorgung dienen.
- Unverdünnte **Milch** ist ein Nahrungsmittel. Sie sollte grundsätzlich nicht gegen Durst getrunken werden. Die durch sie einsetzende Sättigung vermindert die Bereitschaft, feste Kost zu essen, und kann die aufgenommene Proteinmenge über das erwünschte Maß erhöhen. Übergewicht oder Essstörungen sowie Allergien können Folgen sein.

Spätestens mit dem 7. Lebensmonat können die Säuglinge an das Trinken aus der **Tasse** gewöhnt werden. Auf diese Weise trinkt das Kind soviel, wie es zum Löschen seines Durstgefühls benötigt. Trinkflaschen gefährden durch Dauernuckeln nicht nur die Zähne, sondern unterdrücken zum Teil auch das Hungergefühl. Kleinkinder haben ein ausgeprägtes Saugbedürfnis zur Bewältigung von Stress. Wird hierfür die Trinkflasche angeboten, trinkt das Kind wesentlich mehr Flüssigkeit als gegen den reinen Durst nötig. Enthält das Getränk zudem Kalorien, wird das Hungergefühl verfälscht. Studien haben gezeigt, dass von den Kindern, die häufig Saft trinken, ein gewisser Anteil schlecht gedeiht.

Einführung von Beikost vor dem 7. Lebensmonat

Wenn es nicht gelingt, den Säugling volle 6 Monate zu stillen, oder die Familie diesen Zeitraum aus anderen Gründen verkürzt, kann versucht werden, Beikost früher einzuführen, jedoch auf keinen Fall vor Beginn des 5. Lebensmonats. Davor ist weder die Reflexreife zum Essen noch die Verdauungsfähigkeit des Dünndarms zu erwarten. Die Einführung von Beikost vor dem vollendeten 6. Lebensmonat ist eher kulturbedingt als ernährungsphysiologisch notwendig. Muttermilch als die perfekte altersgerechte Nahrung wird vorzeitig von Nahrungsmitteln verdrängt, die schwieriger aufzuschließen und zu verstoffwechseln sind. Zudem verringert sich die Menge der mit der Muttermilch aufgenommenen Antikörper.

Man kann bei diesen früh zugefütterten Kindern Mangelerscheinungen und Nahrungsmittelunverträglichkeiten beobachten. Die Aufnahme pflanzlicher Substanzen verschlechtert die Resorption des Eisens aus der Muttermilch. Dieser Mangel muss dann durch sehr frühe Fütterung von Fleisch oder Vollkorn ausgeglichen werden, die hochkomplexe Proteine enthalten, für deren Verarbeitung die entsprechende Reife vorhanden sein muss.

Problematisch ist auch die Verdauung des im Getreide enthaltenen Eiweißes **Gluten**. Ist der Dünndarm nicht in der Lage, diese Eiweiße zu verdauen, kann der Kontakt mit Gluten zu Schädigungen des Darms führen. Kinder mit einer **Zöliakie** (angeborene Glutenunverträglichkeit) müssen Gluten lebenslang meiden. Da nicht auszuschließen ist, dass eine Glutenunverträglichkeit auch erworben werden kann, wird empfohlen, glutenhaltige Getreide nicht vor dem 7. Lebensmonat in der Beikost einzusetzen.

Glutenhaltiges Getreide:
- Weizen, Dinkel, Grünkern
- Roggen
- Gerste
- Hafer (glutenarm)

Glutenfreies Getreide:
- Reis
- Hirse
- Mais
- Buchweizen

Übergang zur Familienkost ab dem 10. Monat

Mit Beginn des 10. Monats kann ein Säugling, der die bisher gefütterte Beikost gut akzeptiert hat, langsam mit der Familienkost vertraut gemacht werden. Das Kind lernt nun, eine gröbere Struktur seiner Nahrung anzunehmen, und wird zum Kauen angeregt.

Statt Getreidebreien können nach und nach Brotmahlzeiten eingeführt werden. Gut geeignet ist fein mit Butter bestrichenes fein geschrotetes Vollkornbrot, dazu Milch oder Obst und Gemüse (z. B. Gurke). Fette Wurst- und Käsesorten sind nicht geeignet. Milch soll erst nach dem ersten Geburtstag durch milden Joghurt oder Quark ersetzt werden (keine gesüßten Fertigprodukte).

Bis zum Ende des 12. Monats werden noch keine schwer verdaulichen Speisen (Kohl, Hülsenfrüchte, fettes Fleisch, Frittiertes) sowie keine stark gewürzten Mahlzeiten gegeben. Vorsicht ist bei leicht verschluckbaren Teilen wie Nüssen oder Johannisbeeren angezeigt, da sie in die Luftröhre des Kindes gelangen können.

> Kleinkinder sollen beim Essen nicht allein gelassen werden (Erstickungsgefahr durch Verschlucken großer Nahrungsteile).

Grundsätzliches zum Umgang mit Mahlzeiten:
- Mahlzeiten werden regelmäßig und wenn möglich gemeinsam eingenommen.
- Tischsitten werden durch das Vorbild der Familienmitglieder vermittelt.
- Das Kind isst, soviel es möchte.
- Das Kind wird weder zum Essen überredet noch gezwungen.
- Essen wird nicht als Ablenkung, zum Trost, als Ausdruck von Liebe, zur Strafe oder zur Belohnung eingesetzt.
- Das Kind soll so bald wie möglich einen eigenen Löffel haben, den Becher selbst halten oder mit den Fingern essen dürfen.
- Vorlieben und Aversionen werden akzeptiert, solange dadurch die ausgewogene Nährstoffversorgung nicht gefährdet ist.

Das FKE hat unter dem Namen »optimix« ein Ernährungskonzept entwickelt, das den Anforderungen an eine gesundheitsfördernde Ernährung in unserer Kultur Rechnung trägt. Dazu sind Beratungsbroschüren erhältlich, die den Familien aufzeigen, wie sie ihre Nahrungsmittel optimal und kindgerecht mischen. (Bezugsadresse: aid e.V., Friedrich-Ebert-Str. 3, 53177 Bonn, www.aid.de).

Entwicklung des Geschmackssinnes

Solange Babys nur Milch trinken, kennen sie nur eine Hauptgeschmackserfahrung: süß. Solange die angebotene Beikost eher süß schmeckt, wird sie im Allgemeinen gut von allen Kindern akzeptiert. Deshalb werden zur Einführung des Gemüse-Kartoffel-Fleisch-Breies zuerst oft süßlich schmeckende Gemüsesorten verwendet.

Eltern neigen dazu, ihren eigenen Geschmack als Maßstab für die Beurteilung von Babybreien heranzuziehen. Die Gewöhnung ist in diesem Alter besonders prägend und wirkt sich nachhaltig auf das spätere Essverhalten aus.

Obwohl genaue Verträglichkeitswerte von Salz für kleine Kinder nicht existieren, sind sich die Ernährungsexperten darin einig, dass Salz in der Nahrung von Säuglingen nicht notwendig ist. Im Hinblick auf spätere Essgewohnheiten und deren Risiken, wie zum Beispiel Bluthochdruck, soll Salz so spät wie möglich eingeführt werden. Auch kann zurzeit nicht definiert werden, ab welcher Menge die kindliche Niere Schaden nimmt.

Ziel der Beikost soll es sein, das Kind mit der Geschmacksvielfalt möglichst naturbelassener Lebensmittel vertraut zu machen, damit es auch weiterhin an neuen geschmacklichen Erfahrungen interessiert ist und den Eigengeschmack vieler Obst- und Gemüsesorten akzeptiert.

Wie aus Untersuchungen des Forschungsinstituts für Kinderernährung (FKE) hervorgeht, besteht das Hauptdefizit in der Ernährung aller Altersgruppen von Kindern und Jugendlichen im viel zu geringen Verzehr von Obst und Gemüse.

Ein weiteres Risiko besteht darin, dass Eltern nur die Nahrungsmittel anbieten, die sie selbst gerne essen. Falls die Ernährung der Eltern eher einseitig ist, wird der Geschmack des Kindes ebenso geprägt werden. In der Beratung soll deshalb die Zusammenstellung der Familienkost diskutiert und ihre Bedeutung für die Entwicklung des Kindes thematisiert werden.

Besonderheiten in der Einführung von Beikost bei allergiegefährdeten Säuglingen

Bei Säuglingen und Kleinkindern sind Nahrungsmittelallergien die häufigste allergische Reaktion. Sie machen zunächst 80 % der allergischen Erkrankungen aus. Mindestens 50 % der aufgetretenen Fälle verschwinden aufgrund des reifenden Immunsystems von allein bis zum 4. Lebensjahr, beeinträchtigen der Familie bis dahin aber entscheidend die Lebensqualität und sollen deshalb unbedingt ernst genommen werden. Kinder aus Allergikerfamilien haben ein erhöhtes Risiko, selbst an Allergien zu erkranken (vgl. Kap. 37). Ein gravierender Grund für die Entstehung früher Allergien ist darin zu sehen, dass sich das Kind vor der physiologischen Reife mit großen Eiweißmolekülen auseinander setzen muss, die durch die unreife Darmschleimhaut ins Blutsystem gelangen und dort zu Antigenreaktionen führen. Man geht davon aus, dass bei einem reifgeborenen, gesunden Säugling mit 6 Monaten die notwendige Organreife erreicht ist.

Untersuchungen belegen, dass Kinder, die vor Beginn des 7. Lebensmonats Fremdeiweiße erhalten, deutlich häufiger an Allergien erkranken als diejenigen, die bis zum Ende des ersten Lebenshalbjahres ausschließlich Muttermilch erhalten haben. Selbst eine reine Stillzeit von 8–9 Monaten ist für ein Kind mit ausreichender Gewichtszunahme unbedenklich. Allergisch sensible Kinder zeigen häufig eine ausgeprägte Aversion gegen bestimmte Nahrungsmittel, die beachtet werden sollte, denn sie weist unter Umständen auf Unverträglichkeiten hin.

Bei Kindern mit erhöhtem Allergierisiko sollen folgende **Ernährungsempfehlungen** beachtet werden:

- Ausschließliches Stillen in den ersten 6 Monaten einhalten.
- Falls Muttermilch nicht ausreichend zur Verfügung steht, wird eine hypoallergene Säuglingsnahrung empfohlen. Sie wird mit dem Zusatz »H.A.« gekennzeichnet.
- Keine andere Milch oder Milchprodukte im ersten Lebensjahr geben.
- Beikost erst im 7. Monat einführen und möglichst selbst zubereiten.
- Pro Woche nur ein neues Nahrungsmittel einführen.
- Milchhaltige Getreidebreie mit Muttermilch oder H.A.-Nahrung zubereiten.

Geeignete Nahrungsmittel:
- Gemüse: Möhren, Zucchini, Kartoffeln, Pastinaken, Kohlrabi, Blumenkohl, Gurken
- Obst: Birnen, Äpfel, Bananen, Pfirsich, Melonen
- Getreide: Reis, Mais, Hirse, Buchweizen
- Fleisch: Pute, Huhn, Rind, Kalb, Kaninchen
- Fette: Sonnenblumenöl, Maiskeimöl, Rapsöl, Distelöl

41 Trauer- und Sterbebegleitung

Beate Pfeifenberger-Lamprecht

> **!** Für Eltern wie auch (medizinisches) Personal gilt: Kinder verändern uns; ob sie leben oder nicht.

Oft dürfen Hebammen Frauen, Paare, Familien in Zeiten größter Freude begleiten, manchmal in unsagbarer Trauer. Mit dem Sterben eines Kindes verliert eine Mutter bzw. ein Elternteil immer einen Teil von sich selbst, von der eigenen Zukunft.

Obwohl von Wissenschaftlern kontrovers diskutiert, scheint im Einzelfall der Zeitpunkt des Kindsverlustes eine eher untergeordnete Rolle zu spielen: Für manche Mütter ist der Verlust eines Kindes in der 11. SSW ebenso belastend wie für eine andere Frau in der 21. SSW oder rund um den errechneten Geburtstermin. Die Frauen haben ihre Zukunft bereits auf ein Leben mit dem Kind ausgerichtet. Diese Planung erfolgt – besonders nach Sterilitätsbehandlung und/oder IVF – zu einem frühen Zeitpunkt. Die leichte Verfügbarkeit kostengünstiger, hochsensibler Schwangerschaftstests sowie die frühzeitige Schwangerschaftsvorsorge mit der Möglichkeit des Ultraschallblicks in die Gebärmutter (oftmals mittels Foto oder Video dokumentiert) lässt manche Eltern eine frühzeitige Bindung mit konkreteren optischen Vorstellungen zu diesem Wesen im Bauch der Mutter aufbauen.

Führen Schwangerschaft und Geburt nicht zum erwünschten »perfekten« Kind, können massive Verunsicherung, Verlust von Selbstachtung und Selbstvertrauen sowie das Gefühl, als Frau versagt zu haben, die Folge sein.

Trauerbegleitung

Trauer

Die ursprüngliche Bedeutung des Wortes »trauern«, *den Kopf sinken lassen* oder *die Augen niederschlagen*, beschreibt eine typische Trauergebärde des Menschen. Trauer als (**seelischer**) **Schmerz über einen Verlust oder ein Unglück** wird als eine **universale Emotion** bezeichnet, weil sie in allen Kulturen bekannt ist.

Der Hebamme begegnet Trauer in vielfältiger Weise: Eine abgebrochene Hausgeburt, ein Kaiserschnitt, eine Frühgeburt, ein krank oder mit Fehlbildungen geborenes Kind, eine in die Brüche gegangene Partnerschaft kann ebensolche Reaktionen hervorrufen wie eine Freigabe zur Adoption, die Lebensunfähigkeit oder der Tod des Babys.

Unterschiedliche Phasenmodelle von Trauerreaktionen

Vonseiten der Wissenschaft wurde versucht, den Prozess des Trauerns mittels Phasen- oder Stufenmodellen zu beschreiben und nachvollziehbar zu machen. Obwohl die Autorinnen darauf hinweisen, dass immer wieder ein »Zurückfallen« in bereits »überwundene« Phasen möglich ist, erscheinen die Stufenmodelle nicht befriedigend. Trauer ist andauernd und kein Vorgang, der (von Eltern) als irgendwann abgeschlossen wahrgenommen wird. In zirkulären Denkmodellen wird Trauer nicht als etwas angesehen, das es zu überwinden gilt, sondern die jeweilige Person muss lernen, mit diesem Schmerz zu leben und ihn in ihr Leben zu integrieren (Worden 1999, zit. in Gausling 2003) (Tab. 41.1).

Es ist Aufgabe des Krankenhauspersonals, den verwaisten Eltern zu helfen, die Aufnahme der normalen Trauerreaktion von Beginn an zu unterstützen und dadurch pathologischen Reaktionen vorzubeugen. Qualifizierte Trauerbegleitung ist ein wichtiger Beitrag zur Anbahnung der seelischen Gesundung und Versöhnung mit dem Geschehenen (Tab. 41.2).

Eine erfolgreiche Trauerarbeit hängt von der Persönlichkeit und Lebenserfahrung der betroffenen Menschen ab, von den Umständen der Behinde-

Tab. 41.1 Phasenmodelle von Trauerreaktionen (Zusammenstellung nach Widensky 2005 und Rosner 2002, zit. in Butollo 2003).

Autorinnen	Elisabeth Kübler-Ross 1969	Bolwy 1980, Parkes 1972	Verena Kast 1982	Hanna Lothrop 1991
Trauerreaktionen	Nicht-wahrhaben-Wollen*	Erschütterung	Nicht-wahrhaben-Wollen*	Schock und Betäubung
	Wut und Zorn	intensives Verlangen und Suchen	aufbrechende Emotionen	Suchen und Sich-Sehnen
	Feilschen und Verhandeln	Unordnung und Verzweiflung	Suchen und Sich-Trennen	Desorientierung und Verwandlung
	Depression			
	Zustimmung	Neuordnung	neues Selbst- und Weltbild	Erneuerung

* Emotionen lassen sich nicht durch »Wollen« steuern! Darum wäre es in diesem Zusammenhang angebrachter, vom »Nicht-wahrhaben-Können« zu sprechen, obwohl Kübler-Ross und Kast es »Nicht-wahrhaben-Wollen« benennen.

rung oder des Todes und von der Effektivität des bestehenden Netzes sozialer Unterstützung. Um das eigene Leben in einer positiven Weise fortsetzen zu können, braucht es Monate oder Jahre.

Begleitung durch die Hebamme

Wenn ein Kind beeinträchtigt oder verstorben ist, muss es viel Zeit zum Zuhören wie auch für Gespräche mit Eltern geben. Dabei ist es als Zeichen von Professionalität zu werten, wenn die eigene Betroffenheit und Sprachlosigkeit zum Ausdruck gebracht werden kann. Es ist Aufgabe der Hebamme, den Kontakt zwischen Mutter bzw. Familie und Kind herzustellen. »Die Eltern, die mit Recht Angst haben, weil sie die Situation nicht kennen, sollten sich an den Begleitern stärken und orientieren können!« (Braun, zit. in Baumgarten 2005, S. 57)

Konkrete Information und Aufklärung für die Eltern

Je nach organisatorischen und personellen Strukturen wird es die Hebamme oder eine andere Person des Teams sein, die über folgende Punkte informiert bzw. aufklärt. Bedingt durch den großen Umfang, die ungewohnte Thematik und die Schocksituation werden mehrere Gespräche (möglichst kontinuierlich begleitet) nötig sein, um abzusichern, dass alle Informationen verinnerlicht werden können. Besondere Achtsamkeit ist auf die Sprache zu lenken: »stille Geburt« anstatt »Totgeburt«; »gebären« anstelle »ausstoßen«; »Kind« für »Leibesfrucht« etc.

- auf individuelle Bedürfnisse eingehen (s. Kap. 23)
  – **Geburt** und **Schmerzerleichterung**: Wie jene Frauen, die ein lebensfähiges Kind erwarten, haben auch Frauen, die ein todgeweihtes Kind zur Welt bringen, Erwartungen und Wünsche im Bezug auf die Geburt und die mit ihr verbundenen Anstrengungen und erwarteten Schmerzen. Diese sollten ausgesprochen werden und sind mit den jeweiligen organisatorischen und personellen Bedingungen in Einklang zu bringen. Schmerzlindernde Maßnahmen wie Positionswechsel oder Massagen sind ebenso einzubeziehen wie das Erkunden von Musikwünschen oder Duftölen sowie der großzügige Einsatz der Regionalanästhesie (s. Kap. 42).
  – **religiöse** und **kulturelle Bedürfnisse** achten: Besprechen, ob eine Taufe oder ähnliche Rituale erwünscht sind. Selbst manche Menschen, die kirchenfern sind, wünschen sich an solchen Lebenswenden einen Seelsorger (Abb. 41.1). Außerdem sind gegebenenfalls gewisse Kulturspezifika zu beachten.

Trauerbegleitung

Tab. 41.2 Trauerphasen, Traueraufgaben und Trauerbegleitung (nach Christ-Steckhan 2005).

	Phase 1	Phase 2	Phase 3	Phase 4
Trauerphasen	Schock und Betäubung	Aufbrechen der Emotionen, Suchen und Sich-Sehnen	Desorientierung und Verwandlung	Erneuerung und Hoffnung
Typische Gefühle	Leere, Empfindungslosigkeit, Betäubung, Chaos, Starre	Wut, Ohnmacht, Zorn, Traurigkeit, Schuldgefühle	Einsamkeit, Verzweiflung, Hilflosigkeit	Selbstachtung, Sinn, Dankbarkeit
Typische Äußerungen	»Es ist nicht wahr! Ich glaube es nicht!«	»Warum hat das Kind mich zurückgelassen? Die Ärzte sind schuld! Hätte ich nur nicht …«	»Ich suche das Kind überall. Ich träume vom Kind.«	»Ich bin stolz, was ich geschafft habe. Ich kann Neues wagen!«
Körperliche und seelische Reaktionen	Schock, Herzrasen, Unruhe, Sprachlosigkeit, Verwirrung, »Funktionieren«	Reizbarkeit, Depression, Desinteresse, Panikattacken, Atemnot, Schlaf- und Essstörungen, Anklagen und Idealisieren	depressive Zustände, suizidale Gedanken, Realitätsferne, »Abgeschnittensein vom Leben«, Überaktivität oder Apathie	Normalisierung der Körperreaktionen, Normalisierung im Alltagsrhythmus, Anfälligkeit für Rückfälle, labile Phasen
Traueraufgabe	Annahme der Wirklichkeit, den Verlust akzeptieren	Trauerschmerz zulassen und erfahren	Anpassung an ein Leben ohne dieses Kind	emotionale Energie abziehen und in neue Beziehungen investieren
Trauerbegleitung	Nähe, Wärme, Dasein, Standhalten	zuhören, Gefühlsausbrüche zulassen, nicht »wegtrösten«, Erinnerungen kultivieren	Geduld aufbringen, alles aussprechen lassen, keine Zensur, nicht drängen	Akzeptanz neuer Wege, sensibel bleiben für Rückfälle

- den Eltern helfen, den Verlust als reale Tatsache anzuerkennen
  - **Namen:** Wenn nach dem Namen des Kindes gefragt und das Kind mit seinem Namen benannt wird, gibt man dem Kind Realität und Würde als eigenständige Person.
  - **Begreifen der Realität:** Das deutsche Wort »begreifen« bedeutet »berühren, betasten, anfassen; umfassen, umschließen; in Worte fassen; verstehen«. Eltern sollten behutsam darauf vorbereitet werden, dass sie ihr Kind begrüßen und sich dann von ihrem Kind verabschieden müssen, ehe sie Gelegenheit hatten, sich ausreichend kennen zu lernen. Selbst in Situationen, wo mit einem »entstellten« Neugeborenen zu rechnen ist, darf den Eltern das Recht auf das Ansehen, Berühren, Liebkosen des Babys nicht vorenthalten werden (Abb. 41.2). Gegebenenfalls kann die Fehlbildung entsprechend bedeckt werden, beispielsweise ein Häubchen für ein anenzephales Kind. Die Hebamme kann das Neugeborene zuerst ansehen und bekleiden, den Eltern das Aussehen schildern und damit Neugierde erwecken. Die Augen liebender Mütter bzw. Eltern sind ohnedies anders als die des medizinischen Personals: Zärtliche Menschen werden die formvollendete Stupsnase oder die

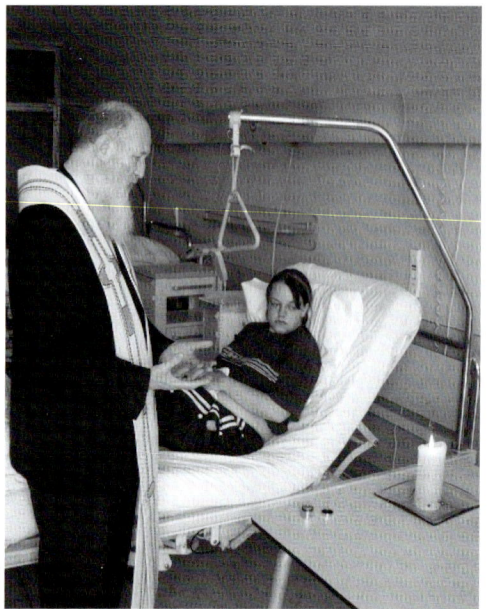

Abb. 41.1 Ritual des Segens für Mutter und ungeborenes Kind.

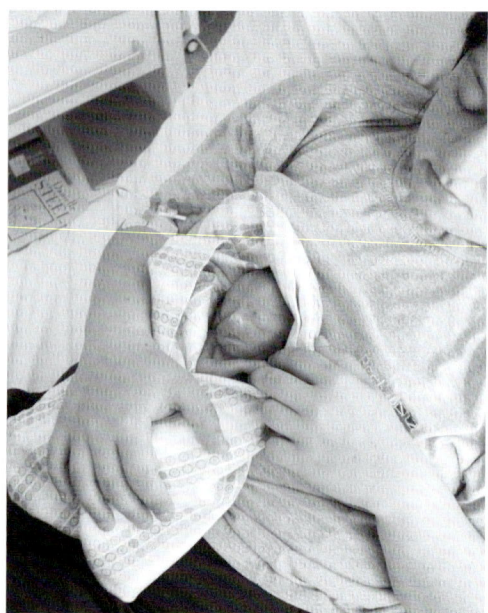

Abb. 41.3 Kennenlernen und Abschied.

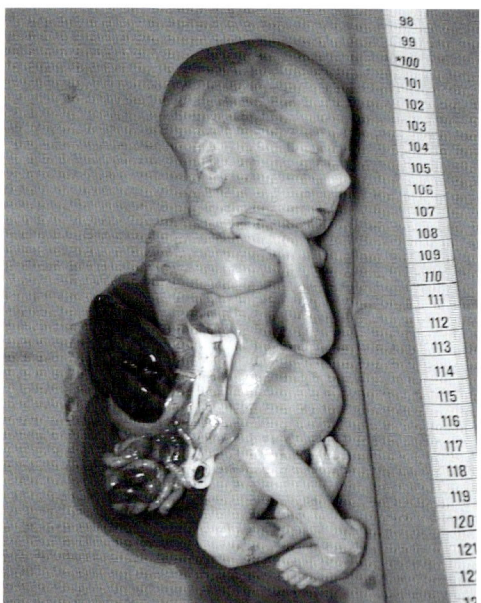

Abb. 41.2 Erfassen medizinisch relevanter Daten und Dokumentation.

niedlichen Fingernägel beachten und darüber rätseln, wem das Kind ähnlich sieht, nicht der medizinisch relevanten Fehlbildung Aufmerksamkeit schenken (Abb. 41.3). Dann kann das Kind (gemeinsam) entkleidet werden, um nach eingehender Begutachtung wieder (durch die Eltern) angezogen zu werden.
– **Erinnerungsstücke** schaffen (s. S. 497 f.).
• Anbahnen und Begleiten der Trauerreaktionen (beider Elternteile)
– **Trauerrituale** offerieren (s. S. 805).
– Die Auswahl der **Bekleidung** des Babys nach der Geburt bzw. für die **Bestattung** (bei sehr kleinen Kindern Puppenkleidung) kann für einige Betroffene ein Teil der Trauerarbeit sein, ebenso wie die Auswahl oder Gestaltung des Sarges, ob und welche Texte gelesen oder Lieder gesungen werden sollen. Hingewiesen werden kann auch auf **Geschenke** oder **Beigaben** wie Babyspielzeug, Zeichnungen oder sonstige Dinge, die den Familienmitgliedern und Anteilnehmenden wichtig sind.
– Nochmalige **Verabschiedung** vom Kind anbieten (eventuell im Kreise von vorhandenen Geschwistern, anderen Familienmitgliedern, Paten und Freunden), ehe das Kind der Pathologie übergeben wird oder im Anschluss an die Obduktion.
– **Geburts-** und/oder **Todesanzeige** (s. Abb. 32.2, S. 499): Die Eltern sollten ermutigt werden, eine Geburtsanzeige auszuschicken oder auch eine Todesanzeige zu veröffentlichen.

- Damit geben sie ihren Mitmenschen die Chance, sie auf das Kind anzusprechen.
- Die spezielle Reaktion auf das außergewöhnliche Ereignis sowie **Schuld- und Minderwertigkeitsgefühle** als »normal« ansprechen (»Manche Frauen haben das Gefühl …«).
- **Vorbereiten** auf die Unterschiede in **Art** und **Tempo des Trauerns** (»Männer trauern anders«) sowie mögliche Reaktionen der **Umwelt**; auf das »Trauerjahr« (einmal alle Feste und Feiern ohne das erwartete Kind erleben) und Anniversary-Reaktionen (Jahrestag, errechneter Geburtstermin) hinweisen.
- Auskunft über **Selbsthilfegruppen, Internetadressen**, nützliche **Literatur** geben.
- **weiterführende Angebote:** Krisenintervention, psychologische und/oder seelsorgerische Begleitung anbieten.
- Abklärung der **Wochenbettbetreuung**: Was geschieht mit Mutter und Familie nach der Geburt? Welche seelischen und körperlichen Veränderungen (z. B. Hemmung der Laktation) sind zu bewältigen? Organisation der Nachsorge durch eine Hebamme und ausführliche Informationsweitergabe gewährleisten.
- Information über **Amtswege** geben – je nachdem, ob es sich um eine Fehl-, Tot- oder Lebendgeburt handelt (bis hin zu Erbschaftsfragen, wenn das Kind gelebt hat).
- Die jeweils gültige **Gesetzeslage, Versicherungs-** und **sozialrechtliche Aspekte** wie Anspruch auf Mutterschutz nach Lebend- oder Totgeburt beziehungsweise Krankschreibung nach Fehlgeburt erläutern.
- Erklärung zu Datenbanken geben, die von diversen Firmen zu Werbezwecken genutzt werden und nach dem errechneten Geburtstermin Gratulationsschreiben zuschicken.
- Einen **schriftlichen**, lesbaren **Hinweis** hinterlassen, **mit wem** das **Gespräch geführt** wurde und unter welcher Adresse und Telefonnummer **Rückfragen** gestellt werden können.
- Das Zusammenstellen einer **Mappe** oder **Broschüre** mit den besprochenen Inhalten (regelmäßig aktualisiert) und den jeweils gültigen Rechtsgrundlagen sowie relevanten Informationen, die der Mutter bzw. den Eltern nach dem Gespräch überlassen wird, erweist sich als hilfreich. Die **Übergabe der Broschüre** und das **Gespräch** können **schriftlich dokumentiert** und eventuell von der Mutter bzw. den Eltern gegengezeichnet werden.
- Eventuell einen Termin zur interdisziplinären Nachbesprechung vereinbaren, wenn die Ergebnisse der Obduktion vorliegen.

Kommunikation innerhalb des Betreuungsteams

Besonderer Wert sollte auf die (schriftliche) Weitergabe der Fakten, Wünsche und Vereinbarungen gelegt werden, zumal eine kontinuierliche Betreuung durch eine Person selten möglich ist.

Trauerrituale

Ein »Ritual« ist ein feierlicher religiöser Brauch oder ein Zeremoniell. Das kann eine **Namensgebungszeremonie** oder ein **Muttersegen** sein (Abb. 41.1). Andere Rituale sind ein Brief an das Kind, Tagebuchaufzeichnungen, einen Baum pflanzen, zeichnen, malen, eine »Erinnerungsbox« für Fotos, Mutterpass etc. gestalten, Gedichte schreiben oder andere kreative Ideen, mit denen Eltern ihre Gefühle ausdrücken.

Öffentlich stattfindende Rituale sind die gemeinsame Bestattung fehlgeborener Kinder oder Gedenkmessen, etwa am 28. Dezember – in der christlichen Tradition wird am »Unschuldige-Kinder-Tag« des biblischen Kindermordes in Bethlehem gedacht. Seit 1997 wird am zweiten Sonntag im Dezember im Gedenken an verstorbene Kinder – egal welchen Alters – ein »Worldwide Candle-Lighting« (weltweites Kerzenleuchten) begangen. Die »Compassionable Friends« (Mitfühlende Freunde) hatten vorgeschlagen, eine Kerze für jedes verstorbene Kind in jeder Zeitzone um 19 Uhr anzuzünden, damit ein Leuchten um den Globus geht und sich alle Eltern, deren Kind gestorben ist, besonders verbunden fühlen können.

Nottaufe

Wenn ein Kind zur Welt kommt und akute Lebensgefahr besteht, kann – auf Wunsch der Eltern – von jedem Menschen (auch Un- oder Andersgläubigen) an jedem Ort die Nottaufe gespendet werden. Normales Leitungswasser ist ausreichend, nach der Taufe sollte eine Meldung für das Taufregister an die zuständige Seelsorge weitergegeben werden, falls ein Taufschein erwünscht ist.

Bestattung

Einen **Ort zum Trauern zu haben** (für viele Menschen ist das eine Grabstätte, wo der Leib ihres Kindes seine letzte Ruhestätte findet) kann sich in weiterer Folge als **außerordentlich wichtig für den Bewältigungsprozess** erweisen, denn »Trauer ist ein Ausdruck von Liebe und braucht einen Ort« (Bode u. Roth 2002). Manchmal verweigern Eltern die Auseinandersetzung mit der Bestattung und den eventuell damit verbundenen Kosten.

Eine Tatsache, die den Trauerprozess sehr erschweren kann, ist die Undurchschaubarkeit des Bestattungsrechtes für viele betroffene Eltern. Nach einer Fehlgeburt ist die Zeit viel zu kurz und der Schock zu groß, um sich zu informieren. Viele wissen daher später nicht, wo ihr Kind geblieben ist.

Bestattung und/oder Begräbnis auf Fotos festzuhalten ist eine weitere Möglichkeit, Erinnerungsstücke zu schaffen.

Begräbnis

Die Taufe eines totgeborenen Kindes ist nach den Regeln der katholischen Kirche nicht möglich. Viele Eltern fürchten, dass den Kindern unter diesen Umständen ein christliches Begräbnis vorenthalten ist. Es liegt jedoch im Ermessen des Geistlichen, wie ein von den Katholischen Bischofskonferenzen deutschen Sprachgebietes herausgegebenes Buch für den liturgischen Gebrauch belegt: »Das Begräbnis getaufter Kinder, die vor Erlangung des Vernunftgebrauches gestorben sind, wird nach einer der Formen gehalten, die für das Begräbnis Erwachsener vorgesehen sind, jedoch mit eigenen Texten […] Stirbt ein Kind, das die Eltern taufen lassen wollten, vor der Taufe, kann das Begräbnis nach der gleichen Ordnung gehalten werden, jedoch mit den dafür vorgesehenen Texten.« (Kinderbegräbnis 1989, S. 107)

Eine **Trauer- und Abschiedsfeier** kann unterschiedlich arrangiert werden. Individuelle Bedürfnisse können ebenso ihren Platz finden wie traditionelle Formen. Für viele Eltern ist dieses öffentliche Ritual einerseits eine Möglichkeit, ihrer Trauer Ausdruck zu verleihen und in der Gestaltung kreativ tätig zu werden, andererseits erfahren sie Beistand und Mitgefühl von Familie, Freunden und Bekannten, sofern sie diese vom Termin wissen lassen.

Sterbebegleitung

Da die Sterbebegleitung der Mutter in unseren Breiten glücklicherweise extrem selten ist, beschränkt sich folgender Abschnitt auf das Kind. Sinngemäß können die Hinweise selbstverständlich bei Notwendigkeit adaptiert und angewendet werden.

Fehlgeburt

Fehlgeburt oder **Abortus**: Im deutschsprachigen Raum wird unter **Abort** ein nicht artifizieller Verlust der Schwangerschaft vor Eintritt der Lebensfähigkeit des Kindes verstanden.

Obwohl nicht generell üblich, wird die Frau als Mutter aufgewertet, wenn sie – unabhängig von der Schwangerschaftsdauer – einfühlsame Begleitung und Betreuung durch eine Hebamme erfährt, ob die Schwangerschaft gewünscht, gewollt, willkommen war oder nicht.

Schwangerschaftsabbruch

Auch Frauen, die sich zu einem Abbruch der Schwangerschaft entschieden haben, trauern und haben ein Recht auf bestmögliche Betreuung durch medizinisches Fachpersonal.

Der Umgang mit der Qual der Entscheidung sowie dem Leid von Kind und Betroffenen wird von Wertvorstellungen, Erziehung, persönlichen Erfahrungen und Auseinandersetzung mit dem ethischen Konfliktfeld beeinflusst.

Frauen brechen Schwangerschaften aus unterschiedlichsten Gründen ab; zumeist sind es verschiedene, gleichzeitig wirkende Ursachen. Im Spezialfall Spätabbruch sind Frauen betroffen, die sich die Schwangerschaft gewünscht haben, die ein Kind haben wollen (Benikos u. Kouri 2004, S. 180).

Nach einem Abbruch leiden die Frauen teilweise unter massiven Selbstvorwürfen, wie es eine betroffene Mutter betont: »Ich ›beneide‹ immer wieder Eltern, deren Kinder ohne deren Zutun gestorben sind. Sie müssen ›nur‹ mit der Trauer und der unstillbaren Sehnsucht leben. Mich belasten zudem noch meine ›Schuld‹ und die Angst, sie wird es mir nie verzeihen.« (Verwaiste Eltern München 2001, S. 43)

Die Voraussetzungen für die Straflosigkeit des Schwangerschaftsabbruches sind in den jeweiligen Strafgesetzbüchern definiert (Deutschland: § 218 a StGB Indikation zum Schwangerschaftsabbruch; Österreich: § 97 StGB Straflosigkeit des Schwangerschaftsabbruchs; Schweiz: § 120 StGB Straflose Unterbrechung der Schwangerschaft; Internetadressen siehe Literaturverzeichnis).

Fetozid

Eine Sonderform des Schwangerschaftsabbruches stellen Embryozid (Töten der Leibesfrucht bis zur 12. SSW) und Fetozid (ab der 13. SSW) dar. Unter Ultraschallsicht wird Kaliumchlorid intrathorakal oder intrakardial injiziert. Neben der fetalen Reduktion höhergradiger Mehrlinge wird der Fetozid im Rahmen später Schwangerschaftsabbrüche eingesetzt, um zu vermeiden, dass nach vorzeitiger Einleitung ein Neonatologe zum lebenden Kind gerufen werden muss, der über das weitere Vorgehen entscheidet.

Stille Geburt (Totgeburt)

Geburtshilfliche Aspekte der stillen Geburt sind in Kapitel 23 beschrieben.

Obwohl jede Frau zu irgendeinem Zeitpunkt während der Schwangerschaft ihrem Kind gewissermaßen zwiespältig gegenübergestanden hat (beispielsweise fragen sich die einen, ob sie dieses Kind wirklich wollen; die anderen, wie sie es schaffen, ihrer phantasierten Mutterrolle gerecht zu werden), deuten Mütter nach IUFT diese Ambivalenzen häufig in verstärkte Schuldgefühle um. Obwohl kein schuldhaftes Handeln oder Unterlassen vorliegt, welches dem Kind Schaden zugefügt hat, fühlen sie sich schuldig. Die extrem bedrohlichen Gefühle der Hilflosigkeit werden abgewehrt; Schuldgefühle ermöglichen es den Betroffenen, sich die Welt als kontrollierbar vorzustellen: »Wenn ich frühzeitig zum Arzt gegangen wäre, würde mein Kind noch leben …« Ohne Schuldgefühle müsste man sich eingestehen, dass man keine Kontrolle über sein Leben hat. »Besser ich bin schuld, als dass es gar keine Erklärung gibt!« (KIT 2006)

Grundprinzipien im Umgang mit den Betroffenen sind:
- zuhören und die Personen aussprechen lassen
- Schuld und Schuldgefühle auseinander halten helfen
- Schuldgefühle normalisieren

Erwarteter Tod im Neugeborenenalter

Konnten sich Betroffene nach entsprechender Pränataldiagnose nicht zum Schwangerschaftsabbruch durchringen oder erfolgt die vorzeitige Einleitung der Geburt zu einem so späten Zeitpunkt, dass bei Nichtvorhandensein der infausten (lat. *infaustus* = ungünstig, unheilvoll, aussichtslos) Fehlbildung mit einem lebensfähigen Kind zu rechnen wäre, sollten sich Eltern und Personal interdisziplinär auf die Situation des respektvollen Umgangs und Sterbens in Würde vorbereiten.

Trifft ein Elternpaar die bewusste Entscheidung zur Hausgeburt bei letaler (lat. *letalis* = zum Tode führend, tödlich) Prognose für das Kind, sollte die begleitende Hebamme bereits vor der Geburt entsprechende Recherchen (medizinische Fachinformation, gesetzliche Besonderheiten) durchführen und die (kinder-)ärztliche und gegebenenfalls pflegerische Versorgung sicherstellen (filmisch aufgearbeitet in Baumgarten u. Tuchtenhagen 2001).

Unerwarteter Tod im Neugeborenenalter

Der Glaube an die Allmacht der Medizin wird besonders erschüttert, wenn nach der Geburt eine schwer wiegende Beeinträchtigung oder Erkrankung des Kindes festgestellt wird oder das Baby sogar verstirbt. Möglicherweise ist den Eltern nicht bewusst, wie wenig Hoffnung und Momente mit dem Kind ihnen noch verbleiben. Daher sollten optimale Bedingungen geschaffen werden (Raum, Zeit und personelle Ressourcen), um ein würdiges, durch Eltern oder – bei deren Abwesenheit – medizinisches Fachpersonal begleitetes »Gehenlassen« zu ermöglichen.

Anonyme Geburt, vertrauliche Geburt, Adoption

Entscheidet sich die Mutter, ihr Kind anonym oder unter Zusicherung weitgehender Vertraulichkeit zur Welt zu bringen und zur Adoption freizugeben, sollte analog dem perinatalen Versterben des Kindes vorgegangen werden. Oft erzählen jene Frauen in ihrem sozialen Umfeld, das die Schwangerschaft wahrgenommen hat, ihr Baby sei verstorben. Wichtig erscheint, die Betroffenen im Fall des Verlustes durch Adoptionsfreigabe auf die Vorteile angemessener Trauerrituale hinzuweisen und eventuell Erinnerungsstücke an das Neugeborene zu schaffen.

Plötzlicher Kindstod

Mit einer Häufigkeit von 1–2 pro 1 000 Lebendgeborenen (über die Hälfte aller Säuglingstodesfälle in Deutschland) tritt der plötzliche Kindstod (SIDS = sudden infant death syndrome), das überraschende Versterben eines scheinbar völlig gesunden Kindes, auf (Prävention s. S. 641). Dieser »plötzliche Tod eines Kindes, dessen Ursache weder durch Anamnese noch durch gründliche pathologisch-anatomische Untersuchungen geklärt werden kann« (Obladen 2002, S. 89), trifft die Eltern unvorbereitet; zusätzlich sind sie noch den Belastungen kriminalpolizeilicher Ermittlungen (Ausschluss von Fremdverschulden, rasche Übernahme des Kindes zur Obduktion) und – eventuell unkorrekter – Medienberichterstattung ausgesetzt. Selten besteht am Ort des eingetretenen SIDS ausreichend Zeit, den Tod zu begreifen und sich vom Kind zu verabschieden. Eltern und Familien sollen ermutigt werden, dies im Beisein jener Menschen, die ihnen wichtig sind, nachzuholen, sobald das Kind von der Pathologie freigegeben ist.

Von der Art und Qualität der Beziehung zwischen Betroffenen und Hebamme wird abhängig sein, welche Aufgaben und Erwartungen an die Hebamme gestellt werden, zumal die Wochenbettbetreuung zum Zeitpunkt des SIDS üblicherweise bereits abgeschlossen sein wird.

Besondere Belastungen für begleitendes Personal

Die Begleitung trauernder Eltern stellt eine besondere Situation für die betreuenden Personen dar, denn mit jedem Erleben von Sterben und Tod wird die Angst vor dem eigenen Tod aktiviert und eine Erinnerung an vorherige krisenhafte Erlebnisse durch den Tod von Mitmenschen kann wieder präsent werden.

Manchmal kristallisieren sich – speziell in einem größeren Team oder einer Institution, wo pränatale Diagnostik betrieben wird – einzelne Hebammen zu »Spezialistinnen« in der Betreuung von Betroffenen heraus. Diese Entwicklung ist zu begrüßen, wenn Können und Wissen dieser Fachpersonen auch an andere weitergegeben, angenommen und angewendet werden.

Eine Überbelastung ist umso wahrscheinlicher, je höher die Anzahl von hochbelastenden Einsätzen ist, je weniger Vertrauen in kollegiale Unterstützung während und nach der Betreuung vorhanden ist. Außerdem wirken sich traumatische Erfahrungen in der persönlichen Lebensgeschichte und eine von erheblichem Verlust oder Trennung geprägte momentane Lebenssituation negativ aus. Stressbedingte Belastungsreaktionen und berufsbedingte Traumatisierung bleiben auch bei Hebammen nicht aus. Folgende Aspekte können sich mildernd auswirken:

- Ausmaß und Verfügbarkeit sozialer Unterstützung von gleichrangigen und höher gestellten Kolleginnen (Möglichkeit, über stressreiche oder traumatische Situationen zu sprechen und dabei auch Emotionen auszudrücken, ohne Repressalien fürchten zu müssen, Nachbereitung im Team)
- Arbeitsbedingungen (vertrauensvolle Zusammenarbeit im Team, klare Strukturen und Aufgabenstellung)
- Anerkennung der Arbeit durch das soziale Umfeld (unter anderem durch Rückmeldung der Betroffenen)
- angemessenes Führungsverhalten der Vorgesetzten (Einsatz unter Berücksichtigung des Ausbildungsgrades, positive Vorbildfunktion auch im Hinblick auf den Umgang mit Stress)
- Qualität der Ausbildung (realitätsgerechte kognitive und emotionale Vorbereitung auf die Belastung als Schutzfaktor)
- Einführung und Gebrauch von Ritualen

Besondere Belastungen für begleitendes Personal

Nicht nur Eltern, auch Professionelle benötigen unter Umständen therapeutische oder geistliche Begleitung sowie »heilende Rituale«, um arbeitsfähig zu bleiben. Das kann beispielsweise das Verrichten von Gartenarbeit oder die Pflege von Topfblumen sein, um sich zu »erden«. Eine Dusche dient nicht nur der hygienischen Körperreinigung, sondern auch als eine Maßnahme, die von den speziellen Belastungen des Berufs »reinigen« kann. Für andere ist es eine Form der Psychohygiene, auf dem Nachhauseweg über eine Brücke zu gehen oder zu fahren und sich vorzustellen, das darunter liegenden Gewässer zu nutzen: »Alles, was mich belastet, wird von mir weggenommen, ich kann es dem Wasser übergeben.«

»Die Begegnung mit trauernden Eltern kann durchaus heilsam sein. Es kann auf Dauer nur gut sein, wenn man mit den eigenen unterdrückten Gefühlen wieder in Kontakt kommt. Aber dafür muss man erst einmal innehalten, sie wahrnehmen und bereit sein, die Erschütterungen auszuhalten.« (Bode u. Roth 2002) Neben dem Gespräch im Team und mit Betroffenen können das Nutzen eines Internet-Forums, Trauerseminare oder Bücher bei der Bewältigung hilfreich sein.

Eine geeignete Form der Reflexion und Weiterentwicklung sowohl der eigenen Person als auch des Arbeitsbereiches kann Supervision sein. Im Fall der Stationssupervision »können alle beteiligten Berufsgruppen die durch die Patientinnen und durch die Zusammenarbeit ausgelösten Spannungen ansprechen. Schwierigkeiten bilden hierbei eventuell die bestehenden hierarchischen Verhältnisse zwischen den Teilnehmern, die Teil der Arbeitsrealität darstellen.« (Langer 2004)

Zunehmende Relevanz

Die Bedeutsamkeit der Thematik »Intrauteriner Fruchttod«, »Fehlgeburten und Schwangerschaftsabbruch« sowie »Trauer- und Sterbebegleitung« findet in der aktuellen – berufspolitischen – Diskussion, im Erscheinen zahlreicher Artikel, Fachbücher und Erfahrungsberichte sowie in zunehmender Internetpräsenz ihren Niederschlag.

Frauen und Familien, die in der »Ausnahmesituation« erfüllend umsorgt wurden, werden die Klinik bzw. Institution oder die Hebamme höchstwahrscheinlich wieder wählen, wenn sie Hilfe und Unterstützung benötigen. Es ist also ein Qualitätskriterium für künftige Schwangerschaften, Geburten oder Krankenhauskontakte.

Darüber hinaus ist eine wertschätzende Betreuung und aufmerksame Begleitung bei und nach Verlust eines Kindes ein wertvoller Beitrag zur Frauengesundheit, denn Langzeituntersuchungen belegen, dass befragte Frauen noch Jahre nach dem Verlust eines Babys unter schweren psychischen Belastungen leiden.

Literatur

Baumgarten K. Keine Angst vor der Angst. Interview mit Annegret Braun, Leiterin der Beratungsstelle zur Pränatalen Untersuchung und Aufklärung PUA. Dtsch HebammenZ 2005; 3: 57–61.

Baumgarten K, Tuchtenhagen G. Mein kleines Kind. Pränatale Diagnostik – danach … Autobiographischer Dokumentarfilm. BRD 2001.

Benikos E, Kouri N. Warum Frauen Schwangerschaften abbrechen. Hebamme 2004; 17: 177–81.

Bode S, Roth F. Wenn die Wiege leer bleibt. Hilfe für trauernde Eltern. Bergisch Gladbach: Ehrenwirth 2002.

Bötter G. Das aktuelle Praxishandbuch des Friedhofs- und Bestattungswesen. Kissing: WEKA Media 2006.

Butollo W, Hagl M. Trauma, Selbst und Therapie. Konzepte und Kontroversen der Psychotraumatologie. Bern: Verlag Hans Huber 2003.

Christ-Steckhan C. Elternberatung in der Neonatologie. München, Basel: Ernst Reinhard Verlag 2005.

Christ-Steckhan C. Trauerbegleitung beim Tod des Kindes rund um die Geburt. Kinderkrankenschwester 2004; 23: 396–9.

Eirich M. Alltag Spätabbruch. Dtsch Hebammen Z 2004; 8: 29–32.

Gausling M. Förderliche Bedingungen im Umgang mit Trauer und Schmerz für Eltern, deren Kind verstorben ist. Kinderkrankenschwester 2003; 22: 210 f.

Horn U. Leise wie ein Schmetterling. Abschied vom fehlgeborenen Kind. Holzgerlingen: Hänssler 2005.

Initiative Regenbogen (Hrsg). Ein sehr wichtiges Bild. Eine behutsame Anleitung zur Gestaltung von Aufnahmen totgeborener Babys und verstorbener Kleinkinder. 2. Aufl. Omaha: Centering Corporation 2001.

Kinderbegräbnis. In: Bischofskonferenzen Deutschlands, Österreichs und der Schweiz und des Bischofs von Luxemburg (Hrsg). Die kirchliche Begräbnisfeier in den katholischen Bistümern des deutschen Sprachgebietes. 2. Aufl. Trier: Ständige Kommission für die Herausgabe der gemeinsamen liturgischen Bücher im deutschen Sprachgebiet 1989; 6: 107–18.

KIT Ausbildungsunterlagen für Kriseninterventionsteams des Österreichischen Roten Kreuzes, Landesverband Kärnten. Klagenfurt: Aus- & Weiterbildung 2006.

Krüsmann M. Prävention posttraumatischer Störungen im Einsatzwesen. In: Trauma, Selbst und Therapie. Konzepte und Kontroversen der Psychotraumatologie. Bern: Verlag Hans Huber 2003; 5: 147–61.

Langer M. Psychosomatik. In: Schneider H, Husslein P, Schneider KTM (Hrsg). Die Geburtshilfe. 2. Aufl. Berlin, Heidelberg, New York: Springer 2004; 55: 1011–24.

Lothrop H. Gute Hoffnung – jähes Ende. 9. Aufl. München: Kösel 2001.

Lynch B. Care for caregivers. ICM-Kongress 2002, Wien.

Nijs M. Trauern hat seine Zeit. Abschiedsrituale beim frühen Tod eines Kindes. Göttingen: Verlag für angewandte Psychologie 1999.

Obladen M. Neugeborenen-Intensivpflege: Grundlagen und Richtlinien. 6. Aufl. Berlin, Heidelberg: Springer 2002.

Overlander G. Die Last des Mitfühlens. Dtsch Hebammen Z 2005; 3: 8–11.

Palm G. Jetzt bist du schon gegangen, Kind – Trauerbegleitung und heilende Rituale mit Eltern früh verstorbener Kinder. München: Bernward bei Don Bosco 2001.

Piechotta G. Totgeburt. Unterrichtseinheit: Totgeburt – Betreuung und Begleitung betroffener Eltern. Unterrichtseinheit: Totgeburt – Auswirkungen, Belastungen und Möglichkeiten der emotionalen Bewältigung für das Personal. In: Friedrich H, Hantsche B, Henze KH, Piechotta G. Betreuung von Eltern mit belastenden Geburtserfahrungen. Band 1: Lehrbuch, Band 2: Unterrichtseinheiten. Reihe Pflegewissenschaft. Bern, Göttingen, Toronto, Seattle: Huber 1997.

Schäfer K. Ein Stern, der nicht leuchten konnte. Das Buch für Eltern, deren Kind früh starb. Freiburg, Basel, Wien: Herder spektrum 2005.

Verwaiste Eltern München e.V. (Hrsg). Überall deine Spuren. Eltern erzählen vom Tod ihres Kindes. München: Don Bosco Verlag 2001.

Widensky E. Wunschzettel für Pränataldiagnostik/Kreißsaal/niedergelassenen Gynäkologen/Seelsorger an Bestatter. In: Regenbogen. Verein zur Hilfestellung bei glückloser Schwangerschaft. www. glueckloseschwangerschaft.at/hilfestellung/hilfestellung.htm [24.07.2005].

Internetseiten

www.engelskinder.de
www.gutehoffnung-jaehesende.com
www.glueckloseschwangerschaft.at
www.fpk.ch
www.leben-ohne-dich.de
www.muschel.net
www.schmetterlingskinder.de
www.sternenkinder-eltern.de
www.totgeburt.net
www.verwaiste-vaeter.de
www.heike-brueggemann.de
www.regenbogenwege.de
www.ueber-bruecken.net
www.kindergrab.de
www.bestatter-netz.net
www.handicapkids.at

Vereine

Initiative Regenbogen »Glücklose Schwangerschaft« e.V., www.initiative-regenbogen.de.
Gemeinsame Elterninitiative Plötzlicher Säuglingstod (GEPS) Deutschland e.V., mit internationaler Linkliste www.sids.de
Bundesverband verwaister Eltern in Deutschland e.V., www.veid.de.
TABEA e.V., www.tabea-ev.de.
Verwitwet.de e.V., www.verwitwet.de.

Gesetzestexte

Deutschland: www.gesetze-im-internet.de.
Österreich: www.bka.ris.gv.at
www.dejure.org/gesetze.

Schwangerschaftsabbruch

AWO Arbeiterwohlfahrt, www.awo.org.
Deutscher Caritasverband, www.caritas.de.
Deutsches Rotes Kreuz, Schwangerschaftskonflikt-Beratung, www.drk.de.
Diakonisches Werk der Evangelischen Kirchen in Deutschland e.V., www.diakonie.de.
Donum Vitae zur Förderung des Schutzes des menschlichen Lebens e.V., www.donumvitae.org.
FIAPAC Internationale Vereinigung von Fachkräften und Verbänden zu Schwangerschaftsabbruch und Kontrazeption, www.fiapac.org.
Pro Familia, www.profamilia.de.
www.cara-beratungsstelle.de
www.aktionleben.at

42 Schmerzmittel und Anästhesieverfahren

Karola Mertens, Sonja Opitz-Kreuter

Einleitung

»Ich will dir viel Schmerzen schaffen,
wenn du schwanger wirst;
du sollst mit Schmerzen Kinder gebären.«
1. Mose 3.4.16

Schmerzen werden medizinisch gesehen als Warnsignale des Körpers und des Geistes verstanden, die deutlich machen, dass im Funktionskreis Körper-Seele Störungen, Schädigungen oder Krankheiten entstanden sind oder entstehen werden.
Schmerzerleben und Schmerzerfahrung sind individuell, umfeld- und kulturbezogen; in einigen Ethnien werden Schmerzen auch als Initiationsprüfung oder Grenzerfahrung interpretiert oder sogar provoziert. In den Erste-Welt-Ländern werden Schmerzen zunehmend als unerwünscht betrachtet; sie werden nicht mehr als selbstverständlich, als Teil des Lebens und der individuellen Sozialisation verstanden.
Der Geburtsschmerz wird weitgehend als sinnbehaftet und physiologisch eingestuft, da er einen natürlichen, physiologischen und meist positiven Vorgang begleitet. Pathologischer Schmerz hingegen bedeutet Fehlfunktion, Krankheit oder Tod.
In Geburtsvorbereitungskursen werden immer wieder Zweifel an der natürlichen »physiologischen« Funktion und Fähigkeit (des Körpers und der Seele), den Geburtsschmerz verarbeiten zu können, d. h. »mit ihm umgehen zu können«, thematisiert.
In dieser Thematisierung zeigt sich die Ambivalenz, mit der sich viele Frauen auseinander setzen müssen. Ambivalente Gefühle werden u.a. dadurch deutlich, dass das Körpererleben und die Körperwahrnehmung wieder »neu entdeckt« oder in einem Geburtsvorbereitungskurs wieder zusammengeführt werden. Die gewünschte Ganzheitlichkeit wird u. U. auch dadurch verhindert, dass der Körper zunehmend kontrolliert wird. An ihm und mit ihm wird gearbeitet, modelliert (Body-Shaping), er wird zur Funktionserfüllung geführt.
Viele Frauen (oder Paare) möchten primär keine Schmerzmittel in Anspruch nehmen, machen aber gleichzeitig deutlich, dass Medikamente, eine Periduralanästhesie oder u. U. sogar ein Kaiserschnitt zur Beendigung der Geburtsarbeit als Option infrage kommen könnte, wenn sie »mit den Schmerzen nicht mehr umgehen können«.

> »Ein wesentlicher Aspekt meines Berufes ist die Bestärkung der Frau, ihrer Fähigkeit zu vertrauen, dass sie das Kind gebären kann. Ich kann sie begleiten, ermutigen und unterstützen. Andererseits habe ich auch die Verpflichtung, sie über die Möglichkeiten der Schmerzerleichterung zu informieren. Die Entscheidung wird im günstigen Fall von der Frau allein getroffen, ich erlebe aber auch, dass der Partner oder der Geburtshelfer sie drängt, etwas zu nehmen. Die Entscheidung trifft sie, ich muss mir das manchmal deutlich vor Augen halten.«
> Angestellte Hebamme in einer Klinik mit 1 800 Geburten

Die Bedingungen, unter denen Geburtshilfe und geburtshilfliche Analgesie und Anästhesie stattfanden, waren zu keiner Zeit besser als heute:
- Verfügbarkeit von Medikamenten und Verfahren
- verfügbare Informationen über medizinische Interventionsmöglichkeiten, deren Vor- und Nachteile, Nebenwirkungen
- Informationen über die Funktionen des Körpers während Schwangerschaft, Geburt und Wochenbett
- zur Verfügung stehende Unterstützung und Information durch Berufsgruppen und Institutionen
- guter Gesundheitszustand zum Zeitpunkt der Schwangerschaft
- fortlaufende Vor- und Nachsorge

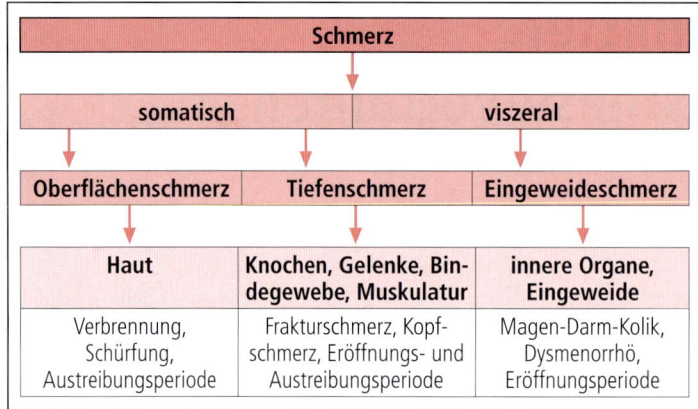

Abb. 42.1 Klassifikation von Schmerzcharakteristika und Schmerzart nach Entstehungsort.

Schmerzcharakteristika

Schmerzen lassen sich in vier Gruppen einordnen:
- **somatischer Schmerz**, ausgehend vom Bewegungsapparat, dem Bindegewebe und der Haut
  – Oberflächenschmerz (Haut)
  – Tiefenschmerz (Gelenke, Knochen u. a.)
- **viszeraler Schmerz**, Eingeweideschmerz, ähnlich dem Tiefenschmerz (Wehenschmerzen)
- **neurogener Schmerz**, ausgehend von Nervenfasern und -bahnen (Trigeminusschmerz)
- **psychogener Schmerz**, zum Ausdruck gebrachter und in eine Schmerzempfindung transportierter psychischer Konflikt

Die Abbildung 42.1 zeigt eine Klassifizierung der Schmerzen nach ihrem Entstehungsort.
Die **Schmerzdauer** unterscheidet den Akutschmerz mit begrenzter Dauer vom chronischen Schmerz, der als Dauerschmerz persistieren oder häufig wiederkehren kann (Migräneschmerz) (Tab. 42.1).

Physiologie der Schmerzleitung

Die Schmerzleitung kann auf unterschiedliche Weise geschehen.
- **Nozizeptor-Schmerz:** Schmerzreize werden von Schmerzrezeptoren, den so genannten Nozizeptoren, aufgenommen. Die Nozizeptoren sind freie, nackte Nervenendigungen. Sie werden durch Reize mechanischer (z. B. Druck, Dehnung), thermischer (Hitze, Kälte), chemischer (z. B. Gewebshormone, die bei Gewebsläsionen freigesetzt werden, Azidose, O_2-Mangel) und elektrischer (z. B. Akupunktur) Natur erregt. Man kann polymodale, d. h. durch verschiedene Reize erregbare Rezeptoren mit eher hoher Reizschwelle von spezifisch reagierenden Rezeptoren mit eher niedriger Reizschwelle unterscheiden.
- **neuropathischer Schmerz:** Nicht nur die Nervenendigungen, sondern auch die Nerven selbst können durch mechanische Beanspruchung (z. B. Zerrung, Dehnung, Druck) gereizt werden.

Andere Arten von Schmerzen (z. B. »Deafferenzierungsschmerz«) spielen beim Geburtsschmerz keine Rolle.
Die Impulse der Schmerzwahrnehmung werden in zwei unterschiedlich schnell leitenden **Nervenfasertypen** weitergeleitet. Die dünnen, marklosen C-Fasern mit langsamer Leitgeschwindigkeit vermitteln eher die dumpfen, anhaltenden Schmerzen. Daneben gibt es dicke, markhaltige und schnell leitende A-sigma-Fasern, deren Erregung den hellen Sofortschmerz hervorruft. Außerdem gibt es noch dicke, markhaltige und schnell leitende A-alpha- und A-beta-Fasern zur Übertragung nicht nozizeptiver Impulse hochempfindlicher Mechanorezeptoren (z. B. für Vibration, Berührung, Lagesinn). Sie spielen bei den nichtmedikamentösen Verfahren zur Schmerzlinderung bei der Geburt eine Rolle.
Diese Nervenfasern gelangen über die Hinterwurzel zu den Hinterhörnern des Rückenmarks und enden in der grauen Hinterhornsubstanz. Sie besteht aus sechs übereinander liegenden Nervenzellschichten, so genannten *Laminae*. Die in der Lamina 1 und 2 (auch *Substantia gelatinosa*) ankommenden Nervenfasern werden im Hinterhorn

Einleitung

Tab. 42.1 Unterschiede zwischen akutem (Geburts-)Schmerz und chronischem Schmerz.

	Akuter Schmerz	Chronischer Schmerz
Dauer	Stunden bis Tage unterbrochen von schmerzfreien Wehenpausen	Monate bis Jahre
Bedeutung	positiv – Warnfunktion, Ausrichtung auf Geburt	negativ – keine sinnvolle Funktion, Destruktion
Lokalisation	eingrenzbar, lokalisiert, auf Gebärmutter (und zeitweise untere Rückenregion, Beckenboden) begrenzt	häufig diffus, Einbeziehung anderer Regionen
Akzeptanz	größer, für Geburt zielgerichtet, sinnvoll, Teil eines physiologischen Ablaufes	gering – möglichst geringer oder kein Schmerz erwünscht
Verlauf	zeitlich begrenzt, absehbar nach Geburt beendet	progrediente Verschlimmerung, Mitbeteiligung anderer Körperregionen
Begleiterscheinungen	Schwitzen, Tachykardie, Tachypnoe, Vasokonstriktion, muskuläre Verspannungen, kurzfristige Stress-Stoffwechsellage	Schlafstörung, Depression, Verlust der Lebensqualität, Persönlichkeitsveränderung, Isolation, Störung der Funktionalität
Therapie	adjuvant, symptomatisch, Schmerzfreiheit möglich; passagere Beeinträchtigung durch Therapie	oft keine suffiziente Therapie, Schmerztherapie beeinträchtigt u. U. vitale Interessen und Funktionen

– eventuell über ein oder mehrere kurze zwischengeschaltete Neurone (Nervenzellen) – auf Neurone der Lamina 4, 5 und 6 umgeschaltet, von denen die ins Zentralnervensystem (ZNS) aufsteigende Schmerzbahn ihren Ausgang nimmt. Hier erfolgt auch die Verschaltung von Nervenbahnen aus verschiedenen Körperregionen. Dadurch kommt es zu Querverbindungen zwischen viszeralen Lokalisationen und festen Hautbezirken, den so genannten **Head-Zonen**.

Nach der Kreuzung auf die Gegenseite ziehen die Fasern im Vorderseitenstrang des Hinterhorns (*Tractus spinothalamicus*) aufwärts zum ZNS. Auch in den Vorderseitensträngen werden die Erregungen der A-sigma-Fasern und der C-Fasern in jeweils eigenen Bahnen weitergeleitet. Erstere enden im lateralen Thalamus, von dem aus direkte Beziehungen zur sensomotorischen Großhirnrinde bestehen. Sie vermitteln die Information über Qualität und Ort des Schmerzes. C-Fasern haben viele synaptische Verbindungen zu anderen Zentren und enden im medialen Thalamus. Sie vermitteln den primären, reizunspezifischen, dumpfen Schmerz, der verzögert wahrgenommen wird und schlecht lokalisierbar ist. Im Thalamus und den benachbarten Hirnstrukturen findet auch die affektiv-emotionale Verknüpfung, d.h. die Wechselwirkung zwischen Stimmung und Schmerz, statt. Über die *Formatio reticularis* werden Atem- und Kreislaufzentrum aktiviert. Der Thalamus als umfangreichstes und wichtigstes Kerngebiet im ZNS hat Verbindungen zum Hypothalamus und zum limbischen System. Der Hypothalamus ist der Teil des Zwischenhirns, in dem die Steuerzentren für die wichtigsten Regulationsvorgänge des vegetativen Nervensystems, z.B. Kreislauf, Atmung, Temperatur, Wachheitszustand u.a. lokalisiert sind. Das limbische System ist ein dem Hypothalamus übergeordnetes Zentrum der endokrinen und vegetativen Regulation. Es hat einen großen Anteil an der Auslösung und Beeinflussung der angeborenen Trieb- und Instinkthandlungen, am affektiven Verhalten und an der emotionalen Reaktion.

Die Aktivität von Hinterhornneuronen wird durch die Aktivität absteigender Bahnen aus verschiedenen Ebenen des ZNS moduliert bzw. gehemmt. Im ZNS werden die ankommenden Schmerzimpulse hinsichtlich ihrer Bedeutung für das Individuum auf der Basis früherer Erfahrungen bewer-

Tab. 42.2 Wirkung von Schmerzimpulsen auf die von der Schmerzweiterleitung und -empfindung betroffenen Organe und Reaktion darauf.

Erfolgsorgan	Verarbeitungsart – Reaktion
Neokortex	kognitive Verarbeitung der Schmerzimpulse
limbisches System	affektive Verarbeitung der Schmerzimpulse, endokrine und vegetative Regulation (Trieb- und Instinktverhalten)
Thalamus	Wahrnehmung des Schmerzimpulses und Weiterleitung an Großhirnrinde, affektiv-emotionale Verknüpfung
Hypothalamus	Steuerungszentrum des vegetativen Nervensystems (Vitalfunktionen)
Hirnstamm	Kreislauf- und Atmungsregulation
Rückenmark	motorische, sensorisch-symphatische Reflexe, durch Neuropeptide Weiterleitung der Schmerzimpulse über die Vorderseitenstrangbahn (nozizeptive Bahn – aufsteigend) in den Thalamus

tet. Positive Bewertungen oder positive affektiv-emotionale Verknüpfungen können zur Aktivierung absteigender Bahnen führen, die eine **Hemmung der Schmerzempfindung** bewirken. Unabhängig davon kann die Nozizeption auch auf Rückenmarksebene moduliert bzw. gehemmt werden. Dabei wird durch nicht nozizeptive Impulse – ausgelöst z. B. durch Massage, Akupunktur oder Akupressur in der entsprechenden Head-Zone – über dicke, markhaltige, schnell leitende A-alpha- oder A-beta-Fasern die Schmerzübertragung der C-Fasern im Bereich der *Substantia gelatinosa* gehemmt. Eine Erklärungsmöglichkeit für die Hemmung der schmerzübertragenden Hinterhornneurone liefert die »Gate-control-Theorie« (Melzack u. Wall 1965, in modifizierter Form Wall 1978). Danach wird auf Rückenmarksebene eine Art Tor (»gate«) angenommen, das für Schmerzimpulse aus den langsam leitenden C-Fasern unpassierbar wird, wenn über schnell leitende Nervenfasern andere, nicht nozizeptive Impulse, ausgelöst durch Massage oder Akupunktur, das Hinterhorn erreichen (Tab. 42.2).

Während einer Geburt sind die Schmerzen hinsichtlich ihres Ursprungs und der Weiterleitung unterschiedlich. In der Eröffnungsperiode entsteht der Geburtsschmerz durch Kontraktionen des Uterus und Dehnung von Zervix und Scheide. Die Schmerzimpulse werden in der frühen Eröffnungsperiode zu den Rückenmarksegmenten Th 10 und 11, in der späteren auch zu Th 12 und S 1 geleitet. Während der Austreibungsphase steht der Dehnungsschmerz des Beckenbodens im Vordergrund, der vorwiegend über die Fasern des *Nervus pudendus* zu S 2 bis S 4 geleitet wird (Abb. 42.2).

Möglichkeiten der Schmerzerleichterung in der Eröffnungsperiode

Die Ansätze schmerzreduzierender Verfahren sind unterschiedlicher Herkunft. Die Benutzung bzw. der sichere Umgang mit diesen Verfahren setzt eine Schulung, einen Kurs, häufig auch ein Diplom voraus. Die handelnde Person (Hebamme) soll profunde Kenntnis über das Verfahren erwerben, Vor- und Nachteile kennen, deren Mechanismen über die gewünschte Wirkung hinaus kennen und Frauen professionell beraten können.

Geburtsvorbereitung

Die Geburtsvorbereitung hat ihre Wurzeln in der Mitte des 20. Jahrhunderts. Mit der steigenden Zahl der Klinikentbindungen rückte die Geburt immer mehr in das Interesse einer breiteren Öffentlichkeit, der Medien, der verschiedenen Berufsgruppen und (politischen) Institutionen. Überlegungen, Untersuchungen und medizinische Studienergebnisse fanden Eingang in die Geburtshilfe bzw. Geburtsmedizin. Ausgehend von den ver-

Möglichkeiten der Schmerzerleichterung in der Eröffnungsperiode

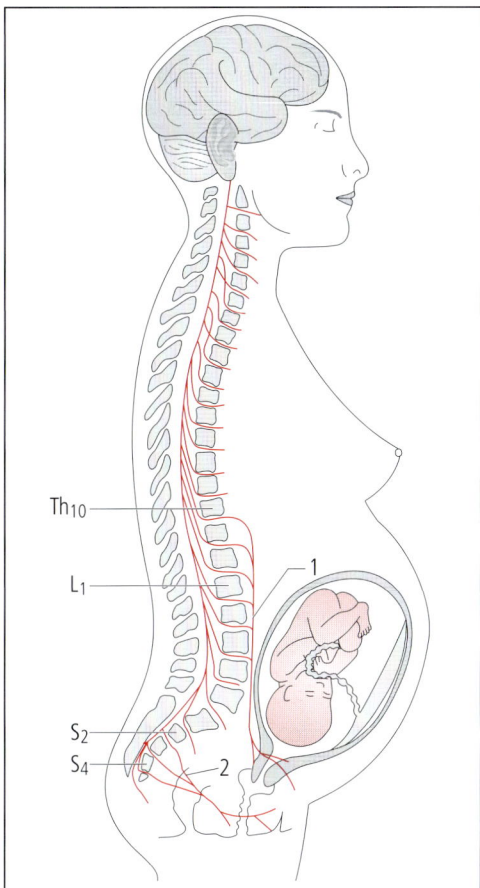

Abb. 42.2 Die schmerzleitenden Fasern aus Muttermund und Uterus (1) ziehen zu den Rückenmarksegmenten Th 10 bis L 1. Die schmerzleitenden Fasern des Dammes (2) ziehen über die *Nervi pudendi* zu den Segmenten S 2 bis S 4 (nach Striebel HW. Anästhesie, Intensivmedizin, Notfallmedizin. 6. Aufl. Stuttgart, New York: Schattauer 2005).

schiedenen grundlegenden Theorien (Lamaze, Leboyer, Kitzinger, Odent, Dick-Read), die die Geburtsvorbereitung formten, sind einige Denkansätze identisch.

Die Geburtsvorbereitung hat die Aufgabe, die Frau in ihrer Fähigkeit zu gebären zu unterstützen, Behandlungsstrategien, Rückzugsmöglichkeiten, Positionen, Ressourcen und Bedürfnisse herauszuarbeiten und zugänglich zu machen. In verschiedenen Studien wird deutlich, dass eine gezielte Geburtsvorbereitung in der Lage ist, die Schmerzakzeptanz zu erhöhen, und dadurch die Inanspruchnahme von Medikamenten senken kann (s. Kap. 7).

Bewegung und Positionswechsel

Durch die Beibehaltung der Bewegung und durch Positionswechsel kann die Frau während der Wehen eine für sie geeignete Haltung finden, in der sie mit den Wehenschmerzen am besten »umgehen« kann, sei es durch bessere Konzentration auf die Atmung, durch die Lockerung der Muskulatur, durch Ablenkung oder durch die Kontrolle der Körperwahrnehmung. Durch sanfte Bewegungen (aktiv oder passiv) des Beckens, stehend oder auf dem Gymnastikball sitzend, kann der Geburtsschmerz erleichtert werden. Das instinktive Einnehmen bestimmter Positionen oder der Wechsel zwischen Ruhe und Bewegung hilft den Frauen, Vertrauen und den Glauben an die Fähigkeiten des eigenen Körpers zu entwickeln, sich »auf sich selbst zu verlassen«. Die Einnahme der verschiedenen Positionen unterstützt die Geburtsarbeit durch die Stimulation der wehenauslösenden Reflexe (Ferguson-Reflex).

Kälte- bzw. Wärmeanwendung

Die Schmerzempfindung wird durch die Anwendung von Kälte oder Wärme beeinflusst.

Wärme steigert die lokale Durchblutung und vermindert die Muskelspannung, der Gewebestoffwechsel wird erhöht. Die Durchblutungsverbesserung (z.B. des Rücken- und Beckenbereiches) reduziert durchaus das Schmerzempfinden durch die Beeinflussung des Vagotonus. Wärmeapplikation kann erfolgen durch Wärmekissen (trockene Wärme) mit verschiedenen Füllungen (Heublumen, Kirschkerne, Dinkel) oder eine Wärmflasche. Unter der Geburt weniger geeignet sind feucht-warme Wickel (Umschlagformen z.B. nach Prießnitz oder Kneipp). Kompressen mit verschiedenen Komponenten (Quark, homöopathische Tinkturen u.a.) finden Anwendung in der Austreibungsperiode als Dammkompresse. Durch die lokale Wärme wird die Beckenbodenmuskulatur entspannt und der Schmerz, den der tief stehende Kopf ausübt, gemildert.

Kälte (Eispackungen, kalte Wickel oder Kompressen) dagegen führt zur Vasokonstriktion und wirkt so Entzündungen und Blutungen entgegen. Der schmerzlindernde Effekt von Kälte ist durch die Verminderung der lokalen Durchblutung und die langsamere Übertragung von neuronalen Impulsen zu erklären.

Wasser

Warmes Wasser (Entspannungsbad) hat eine beruhigende Wirkung auf die Aktivität der Nervenenden der Haut. Die Körpermuskulatur wird durch die Auftriebskraft des Wassers entlastet und gelockert, die Durchblutung wird angeregt. Die Bewegungen werden fließender und leichter, es tritt eine allgemeine Entspannung und Wohlbefinden ein, Blockaden können sich lösen. Die Wehen werden dadurch im warmen Wasser meist als weniger schmerzhaft empfunden.

Berührung und Massage

Berührung und Massage beeinflussen den Tonus und den Turgor von Haut und Muskulatur. Die lokale Durchblutung wird gesteigert, der Venen- und Lymphbereich wird entstaut, der Muskeltonus wird reguliert, Verkrampfungen (»Hartspann«) gemildert. Die **psychische Entspannung** trägt mit zur Schmerzlinderung bei. Die Hautrezeptoren werden stimuliert und die Schmerzimpulse gehemmt (Gate-control-Theorie). Neben den Grifftechniken der klassischen Massage kann auch eine kontinuierliche sanfte Massage oder Berührung (Druck etc.) über der Kleidung oder direkt auf der Haut ausgeübt werden. Die Massagen können mit oder ohne Öl ausgeübt werden, je nachdem, ob dies der Frau angenehm ist bzw. eine unangenehme Reibung vermieden werden soll. Unter der Geburt wird die Massage des Lendenwirbelbereichs als besonders wohltuend empfunden, da durch die Bandaufhängung der Gebärmutter der Wehenschmerz hier häufig als sehr unangenehm erfahren wird.

Punktuelle Massage der Michaelis-Raute: Mit dem Daumen werden kreisende Bewegungen nach außen ausgeführt. Die Intensität des Drucks sollte sich hierbei nach dem Bedürfnis der Frau richten. Als wohltuend empfunden wird auch die Handballenmassage in diesem Bereich. Die Hand liegt am Kreuzbein, sanfter Druck wird zum Steißbein hin ausgeführt, auch kreisende Bewegungen sind angenehm. Die Massage kann auch mit einem vorgewärmten Kirschkernsäckchen, einem Igelball oder einem Tennisball durchgeführt werden.

Großflächige Massage: Bei Th 12 bis Th 10 wird mit zunehmendem Druck der Handfläche mit der Massage begonnen. Beidseits der Wirbelsäule wird bis zum Bereich der Lendenwirbelsäule entlanggefahren und dann über Hüfte und Gesäß ausgestrichen. Durch den sanften Druck zum Kreuz- oder Steißbein hin wird die runde Haltung der Wirbelsäule unterstützt.

Bei der **klassischen Massagetechnik** kommen unter der Geburt infrage:
- Streichungen (großflächige Streichungen von zentral nach peripher oder kreisförmig bei geringem Druck) dienen zur Entstauung des Venen- und Lymphsystems.
- Reibungen (flache oder tief dringende schnelle Reibbewegungen) führen zur Gewebserwärmung und zur Lösung von Verspannungen und Adhäsionen.
- Zirkelungen sind kleine, spiralige Bewegungen über umschriebenen Verspannungen.
- Lockere Schüttelbewegungen oder niederfrequente Zitterbewegungen bewirken eine muskuläre Entspannung.

Reflexzonenmassage

Bei der Massage von Reflexzonen an Füßen oder Händen kann auf das der Zone zugeordnete innere Organ Einfluss genommen werden. Hiermit lässt sich die Durchblutung steigern, Regulation und Regeneration werden positiv beeinflusst, sodass es zur Spasmolyse und Schmerzverringerung kommen kann (Marquardt 2005).

Entspannungstechniken

Einige Verfahren der mentalen Entspannungstechniken sind gut geeignet, während der Geburt das Schmerzerleben zu reduzieren.
- Yoga: Diese sehr alte Technik kann Einfluss auf Körperfunktionen nehmen, Energien aufbauen oder den energetischen Fluss verbessern und Verspannungen abbauen.
- Hypnose: Die klinische oder Fremd-Hypnose und die sog. Selbsthypnose sind Verfahren, die zunehmend auch in der Geburtshilfe mit Erfolg eingesetzt werden. Hierbei wird durch Suggestion und Vorstellungskraft die Wahrnehmung des Wehenschmerzes ausgeschaltet. In Studien konnte nachgewiesen werden, dass Schmerz-

induktion mittels Hypnose ausgelöst werden kann (Derbyshire et al. 2004).
- progressive Muskelentspannung
- autogenes Training
- Suggestion, z. B. Phantasiereisen, Bildvorstellungen, »Mantras«

> **! Reflexion**
> Bei der Betreuung von Frauen unter der Geburt wie auch beim Einsatz von Techniken oder Therapien ist es notwendig, dass sich die Betreuenden (Hebamme) der Selbstreflexion unterzieht. Die Sprache, die Mimik, die Gebärden – verbale wie nonverbale Impulse sind geeignet, Einfluss auf die Geburtsarbeit und das Schmerzerleben zu nehmen. Die Haltung der Hebamme zu »alternativen« schmerzerleichternden Techniken, die Einstellung zu Medikamenten oder einer PDA kann unbemerkt Einfluss auf die Frau und deren Partner nehmen.

Phytotherapeutische Verfahren

Die Verwendung von Heilpflanzen ist traditionell in der Volksmedizin begründet. Die moderne Phytotherapie versteht Arzneipflanzen als Wirkstoffträger, die einer exakten Wirkungsanalyse unterzogen werden müssen.

Phytopharmaka müssen den Anforderungen des Arzneimittelgesetzes hinsichtlich Wirksamkeit, Unbedenklichkeit und Qualität entsprechen. Phytotherapeutische Schmerzmittel sind z. B. *Jucurba capsicum* (Cayennepfeffer, zur äußeren Einreibung).

Ätherische Öle bzw. Aromatherapie finden seit langem Anwendung in der Geburtshilfe. Sie wirken über den Geruchssinn (Sensorium) und darüber auf vegetativ-emotionale Funktionen. Sie üben Reize auf Haut und Schleimhaut aus (Durchblutungssteigerung, Sekretionsanregung) und interagieren mit Wärme und Kälte (Bad, Massage u. a.). Aromen können belebend (Wintergrün, Lemongrass u. a.), aber auch zentrierend, beruhigend wirken (Lavendel, Rose, Salbei u. a.).

Heilpflanzentees (Schafgarbe, Melisse, Hafer, Himbeerblätter, Johanniskraut, Frauenmantel, Hirtentäschel u. a.) finden seit Jahrtausenden traditionell Anwendung in der Schwangerschaft und der Geburt.

Bach-Blüten wurden 1930 durch Dr. Bach entwickelt. Die in Alkohol gelösten (meist) Pflanzenessenzen werden bis zum Wirkungseintritt über Wochen eingenommen. Die Kombination einiger Essenzen (sog. Rescue-Remedy) wirkt sofort, als Indikation sind Stress, Schmerz und Schockzustände genannt.

Homöopathie

Die Homöopathie wurde von Dr. Samuel Hahnemann (1755–1843) als medizinisches Verfahren etabliert. Er stellte seine – durch viele Untersuchungen untermauerten – Ergebnisse vor, in denen er Substanzen tierischen, pflanzlichen oder mineralischen Ursprungs auf ihre charakteristische Wirkungsweise hin untersuchte. Er führte als erster kontrollierte Experimente an gesunden Versuchspersonen durch (Organon, Arzneimittelprüfung, 1810; vgl. Hahnemann u. Schmidt 1999). Er formulierte die drei Grundprinzipien der Homöopathie: Ähnlichkeitsregel, Arzneimittelprüfung und Dosierungsregel (Potenzierung). Die Homöopathie hat in den letzten Jahrzehnten ihre »alternative« Rolle in der Medizin verlassen. Entgegen der Schulmedizin spielt das Kausalitätsprinzip bei der Mittelwahl eine große Rolle, es wird weniger das einzelne Symptom als das Gesamtbild behandelt. Daraus ergibt sich das Deckungsprinzip zwischen Arzneimittelbild und Symptomenbild (holistischer = ganzheitlicher Ansatz).

Die Homöopathie ist als Reizmitteltherapie zu verstehen, wobei die Antwort des Organismus zum Heilerfolg beiträgt.

Die Auswahl des homöopathischen Mittels und der passenden Potenzierung (Dosierung) ist das Ergebnis einer eingehenden, umfassenden Anamnese, deren Erhebung 1–2 Stunden in Anspruch nehmen kann. Dieser Aspekt beinhaltet auch das Kennenlernen des Patienten über das übliche Maß hinaus, er fühlt sich mit seinen Äußerungen ernst genommen. Die Repertorisation (= Arzneimittelfindung aus Symptomenreihen) macht eine gute Aufarbeitung und ein tiefes Verständnis für die geschilderten Symptome notwendig.

Homöopathika können als Tablette, Kügelchen (Globuli), Lösung (Dilution), Injektion oder Verreibung Verwendung finden.

Als Indikationen kommen alle Krankheiten infrage, die der Selbstregulation des Organismus unterliegen, damit auch die Zeit von Schwangerschaft, Geburt und Wochenbett. Unter der Geburt können Homöopathika eine Selbstregulation bewirken, die wiederum das Schmerzempfinden, die Schmerzwahrnehmung und die Akzeptanz des Wehenschmerzes positiv beeinflusst. Kontraindiziert ist die Anwendung bei bekannten Allergien auf das Mittel sowie bei hochakuten Ereignissen, bei denen es bewährte Therapien in der Schulmedizin gibt (z.B. postpartale Blutungen, Herzinfarkt). Grundsätzlich kann die Homöopathie aber auch hier adjuvant (unterstützend) eingesetzt werden.

Die Anwendung von Homöopathika setzt eine umfangreiche Schulung des Behandlers voraus.

Akupunktur und Akupressur

Beide Verfahren sind ein Teilbereich der chinesischen Heilkunde, die als die älteste bekannte bzw. belegte Sammlung von medizinischen Heilmethoden gilt. Die Akupunktur bzw. -pressur ist vom Ursprung her nicht als Monotherapie aufzufassen, sondern wird idealerweise mit anderen Verfahren – Diät, physikalische Therapie, Massagen, Phytotherapie u.a. – kombiniert angewandt. Wie auch die zugrunde liegende chinesische Heilkunde baut die Akupunktur auf drei Prinzipien auf, die verschiedene Teilaspekte des Menschen beinhalten:

- Yin und Yang: Prinzipienzuordnung männlich-weiblich, Sonne-Schatten
- 5 Substanzen: Lebensenergie (Qi), Blut, Körperflüssigkeiten, ererbte und nachgeburtliche Essenz, Bewusstsein (Geist = Shen)
- 5-Elemente-Lehre: Zyklus- oder Wandlungsphasen, Entsprechungssystem

Die westliche Form der Akupunktur und Akupressur ist eine Mischung aus chinesischer Methodik und westlicher Begriffsannäherung. Die sog. Traditionelle Chinesische Medizin (TCM) ist ein Produkt der Kulturrevolution in den 1950er-Jahren und stellt nur einen Teilbereich der chinesischen Heilkunst dar. Die Akupunkturpunke, die sog. Meridiane sind ein System von Orientierungspunkten, deren chinesische Entsprechung »Jing Luo« »das im Inneren des Menschen befindliche Blutgefäßsystem« bedeutet, wobei keine anatomische Deckung besteht. Nach chinesischer Vorstellung sind diese Meridiane Kanäle, in denen Energie und Blut (in einem bestimmten Rhythmus) fließen und sich gegenseitig beeinflussen. Eine Störung in diesem Fluss führt zu Blockaden und Krankheitserscheinungen. Schmerzempfindung und Schmerzwahrnehmung können mittels dieser Verfahren positiv beeinflusst werden. Es sind schmerzfreie Geburten (wie auch Kaiserschnitte) beschrieben worden.

Die Anwendung der Akupunktur setzt für Hebammen eine Schulung entsprechend den Hebammen-Akupunktur-Ausbildungsrichtlinien voraus.

Bei der **Akupressur** erfolgt die Reizung der Punkte durch Druck und Massage.

Die **Moxibustion** ist eine kombinierte Phyto- und Wärmetherapie, bei der Moxa (getrocknetes, gerolltes Beifuß- oder Wermutkraut = Moxazigarren, Kegel, Box) ohne direkten Hautkontakt über den Akupunkturpunkten verbrannt wird.

Bei der **Laserakupunktur** werden Lasergeräte mit 2–20 Wattstärken zur Bestrahlung der Punkte als Nadelersatz angewandt.

Quaddeln

Mit 0,9%iger NaCl-Lösung werden im Bereich des Kreuzbeins (S 2 und S 4), im Brust- und Lendenwirbelbereich (Th 10 und L 1) Quaddeln gesetzt, die die Reizleitung unter der Haut entspannen und eine Schmerzerleichterung in diesen Gebieten erreichen. Das Quaddeln kann sehr entspannend wirken und bei zervikaler Dystokie eine deutliche Schmerzerleichterung bewirken.

Medikamentöse Schmerzerleichterung

> ! Bei der Gabe von Medikamenten ist zu beachten: Laut Hebammenberufsordnung dürfen bei gegebener Indikation in der Eröffnungsperiode nur betäubungsmittelfreie krampflösende oder schmerzstillende Medikamente von der Hebamme verabreicht werden. Alle anderen Medikamente müssen **vom Arzt schriftlich** verordnet werden.

Es ist davon auszugehen, dass alle in der Geburtshilfe angewandten Pharmaka die Plazentaschranke überschreiten. Das Kind reagiert auf die Medikamente ebenso wie die Mutter, die Wirkung atem- oder kreislaufdepressiver Medikamente ist beim Ungeborenen bzw. Neugeborenen sogar größer.

Die plazentagängigen Medikamente passieren nach intravenöser Injektion innerhalb von 1 bis 3 Mi-

nuten die Plazenta. Nach einer intramuskulären Injektion wird der höchste fetale Blutspiegel nach 30 bis 40 Minuten erreicht. Übertritt und Wirkung von Medikamenten auf das Kind werden von der Art der Verabreichung, der Dosierung, der Druckverteilung durch die Wehe und andere Faktoren bestimmt:
- Der höhere Wassergehalt und die niedrige Proteinbindungsfähigkeit des Ungeborenen bzw. Neugeborenen bewirken höhere Medikamentenspiegel im Gewebe und einen entsprechend geringen Gehalt in den Abbau- und Ausscheidungsorganen.
- Die Unreife der Leber(-enzyme) reduziert die Metabolisierung (Verstoffwechselung) der Medikamente.
- Diaplazentar übergegangene Schwangerschaftshormone können die verringerte Entgiftungsfähigkeit des Kindes verstärken.
- Die unausgereifte Blut-Hirn-Schranke begünstigt den Übergang von Medikamenten in das ZNS.
- Die diaplazentare Übertragung von Medikamenten auf den Feten ist von der uteroplazentaren Durchblutung abhängig. So ist z.B. während der Wehen die plazentare Durchblutung und damit auch der diaplazentare Übertritt von Medikamenten herabgesetzt.

Die ersten drei Faktoren sind verantwortlich für die verlängerten Halbwertszeiten bestimmter Substanzen beim Neugeborenen, die folgenden für die erhöhte Gefährdung des Kindes durch eine Atemdepression. Es muss mit negativen Einflüssen auf das Kind aufgrund einer Medikation gerechnet werden.

Spasmolytika

Spasmolytika sind Medikamente mit krampflösender Wirkung auf die glatte Muskulatur. Das in der Geburtshilfe bekannteste Mittel ist
- Buscopan® (N-Butylscopolaminiumbromid). Es ist in Form von Dragees, Suppositorien und Ampullen erhältlich. Buscopan® Suppositorien oder Injektionen sind meist zu Beginn der Geburt bei zervikaler Dystokie oder rigidem Muttermund hilfreich. Die übliche Dosierung beträgt zwei Zäpfchen à 10 mg oder 20 mg intramuskulär.

Kombinationspräparate

Die meistverabreichten Medikamente unter der Geburt sind so genannte **Spasmoanalgetika**, also Kombinationen mit entkrampfender und schmerzmindernder Wirkung.
- Buscopan® Plus (N-Butylscopolaminiumbromid und Paracetamol). Es ist in Form von Filmtabletten und Suppositorien verfügbar.
- Spasmo-Cibalgin® (Propyphenazon, Drofenin) als Dragee und Suppositorium
- Cibalgin® compositum N (Propyphenazon, Drofenin und Codeinphosphat), Dragee und Suppositorium

Analgetika

Analgetika sind schmerzstillende Medikamente. Man unterscheidet peripher wirksame (z.B. Paracetamol, Acetylsalicylsäure u.a.) und zentral wirksame (Opioide = Opiatderivate) Analgetika. Opioide unterliegen den Bestimmungen des Betäubungsmittelgesetzes (BTM), sie müssen auf entsprechenden Rezepten (BTM-Rezepten) verschrieben werden und sind in einem abgeschlossenen Schrank aufzubewahren. Über ihre Verwendung ist ein BTM-Buch zu führen. In der Geburtshilfe werden überwiegend folgende Arzneimittel verwendet:
- Dolantin® (Pethidin) ist das am häufigsten verwendete und am besten untersuchte zentral wirkende Schmerzmittel in der Geburtshilfe. Die Wirkung erreicht etwa 20% der Wirkstärke von Morphin. Die Initialdosis beträgt 50 mg intramuskulär, die analgetische Wirkung ist nach 30 Minuten erreicht, abhängig von der Größe und dem Gewicht der Patientin. Die Wirkung hält 2–3 Stunden an, die Gesamtdosis sollte 100–150 mg nicht überschreiten. Dolantin® passiert rasch die Plazenta und hat eine atemdepressive Wirkung auf das Kind. Der Abbau in der Leber erfolgt langsam, die Ausscheidung beim Neugeborenen dauert Tage, ebenso ist die Temperaturregulation beeinträchtigt. Die Verabreichung muss auch im Kinderjournal mit Uhrzeit und Dosisangabe dokumentiert sein. Bei Frühgeburten ist von der Anwendung abzusehen. Unter Dolantin® werden die Frauen müde, schlafen oft in den Wehenpausen ein, diese Schlafphasen sind auch beim Kind in Form eines eingeschränkten bis silenten CTG-Verlaufs zu beobachten. Die Mitarbeit bei der Ge-

burtsarbeit kann reduziert, das Geburtserleben beeinträchtigt werden. Kommt es nach einer Dolantingabe rasch zur Geburt und ist eine Atemdepression beim Kind zu befürchten, ist eine Antagonisierung möglich (Narcanti® neonatal).
- Fortral® (Pentazocin) gehört zur Gruppe der Opioide und findet noch in der postoperativen Analgesierung Anwendung. Als Nebenwirkungen sind u. a. Tachykardien, Blutdruckanstieg und Übelkeit bekannt geworden, eine Antagonisierung ist wie bei allen Opioiden möglich.
- Tramal® (Tramadol) ist in der Wirkung und Anwendung ähnlich wie Fortral®.
- Weitere gebräuchliche Analgetika sind u. a. Meptid® (Meptazinol), Dipidolor® (Piritramid) und Fentanyl-Janssen® (Fentanyl). Ihre atemdepressive Wirkung ist geringer als die von Dolantin®, ihre Anwendung unterliegt aber ebenfalls einer strengen Indikationsstellung.

Psychopharmaka

Zu dieser Gruppe gehören die Benzodiazepine (z. B. Valium®) und Neuroleptika (z. B. Atosil® und Psyquil®). Im Wirkungsspektrum der Benzodiazepine ist besonders die anxiolytische (angstlösende), sedativ-hypnotische und antikonvulsive Wirkung zur Behandlung von präklamptischen oder eklamptischen Zuständen von Interesse, unter der Geburt ist ihre Verabreichung nahezu kontraindiziert.

- Valium® (Diazepam) ist in Form von Tabletten, Suppositorien und Ampullen im Handel und hat eine lange Halbwertszeit (im Mittel 28 Stunden). Es passiert die Plazentabarriere und ist auch beim Kind wirksam. Diazepam führt zu Müdigkeit, Thermoregulationsstörungen, reduziertem Muskeltonus und Atemdepression.
- Psyquil® (Triflupromazin) aus der Gruppe der Neuroleptika hat eine sedative und antiemetische Wirkung, findet u. U. bei der Therapie der *Hyperemesis gravidarum* Anwendung.
- Atosil® (Promethazin) hat klinisch eine stärker sedierende Wirkung als Psyquil®.

Medikamente zur Geburtserleichterung sollten nur nach strenger Indikationsstellung und unter sorgfältiger Überwachung eingesetzt werden: CTG-Kontrolle, Kreislaufüberwachung und Atemkontrolle sind kontinuierlich durchzuführen. Bei Komplikationen ist der Geburtshelfer, gegebenenfalls auch zugleich der Anästhesist zu verständigen. Intensivüberwachungsmaßnahmen sind sofort einzuleiten.

Rückenmarksnahe Regionalanästhesien

Periduralanästhesie (PDA)

Unter einer Periduralanästhesie wird das Einbringen eines Lokalanästhetikums (LA) in den Periduralraum zur Schmerzausschaltung verstanden.

Tab. 42.3 Indikationen und Kontraindikationen zur Periduralanästhesie.

Indikationen zur PDA	Kontraindikationen zur PDA
- Wunsch der Gebärenden - protrahierte Eröffnungs- oder Austreibungsperiode, Dystokie - mütterliches Risiko: Gefährdung durch Pressen (*Ablatio retinae*, kardiorespiratorische Probleme), pulmonale Probleme, schwere Myopie - *Sectio caesarea* - Mehrlingsgeburten - vaginale Beckenendlage - Z. n. traumatisch erlebter Geburt - Z. b. Genitalverstümmelung (FGM)	- fehlendes Einverständnis oder Ablehnung, mangelnde Kenntnis über das Verfahren - lokale Infektionen im Punktionsbereich bzw. generalisierte Infektionen (hämatogene Streuung) - drohende oder manifeste Hypovolämie - geburtshilfliche Notfälle (Notsectio z. B. bei Nabelschnurvorfall) - Gerinnungsstörungen bzw. therapeutische Thromboseprophylaxe - Z. n. Wirbelsäulenoperationen - Z. b. neurologischen Erkrankungen - Allergie auf Lokalanästhetika - mögliche Blutungsgefahr (*Placenta praevia*) oder bereits eingetretene Blutung (vorzeitige Plazentalösung)

Wesentlich unter der Geburt ist der Zeitpunkt einer PDA. Sie sollte nicht »zu spät« und nicht »zu früh« erfolgen. Als kaudale oder lumbale Anästhesie kann sie kontinuierlich (PDA mit Katheter) oder einmalig (»single shot«) durchgeführt werden.

Methode der Wahl ist die lumbale kontinuierliche PDA mit Katheter. Zu ihrer Ausführung sind entsprechendes Zubehör (Set), Medikamente und Notfallzubehör bereitzustellen. Der Inhalt eines Sets besteht aus:
- Periduralnadel (Tuohy-Nadel)
- Periduralkatheter
- 2-ml- oder 5-ml-Spritzen, Kanülen für die Hautinfiltration, dicker Auszugskanüle, Bakterienfilter, 10-ml-Spritze für die Prüfung der Widerstandsverlusttechnik
- Gefäß für Desinfektionslösung, sterilen Tupfern und Kompressen, Stieltupfer, sterilem Lochtuch, Handschuhen

Indikationen und Kontraindikationen einer Periduralanästhesie sind in Tabelle 42.3 zusammengestellt.

■ Vorbereitung der PDA:
- ärztliche Aufklärung und Einwilligung der Frau
- Ausschluss von Kontraindikationen. Ausschluss einer Gerinnungsstörung durch Vorlage aktueller Gerinnungswerte: Thrombozyten, Blutungszeit (Quick und PTT), evtl. Blutbild (Hämoglobin und Hämatokrit). Abklärung des Zeitraums einer therapeutischen Thromboseprophylaxe (Heparin, ASS)
- Infusion von 500–1000 ml Vollelektrolytlösung zur Stabilisierung des Blutdrucks und Vermeidung einer Hypovolämie
- Bereitstellung und Überprüfung von Beatmungsgerät, EKG-Monitoren, evtl. Pulsoxymetrie-Gerät, Notfallmedikamenten, Intubationsbesteck für Zwischenfälle
- Bereitstellung des PDA-Sets mit den benötigten Medikamenten, Handschuhen, Mundschutz, sterilen Einmalkitteln u. a.

■ Durchführung:
Die Punktion kann in Seitenlage oder im Sitzen (mit gebeugtem Rücken, sog. Katzenbuckel) durchgeführt werden (Abb. 42.3 bis 42.6). Das CTG soll kontinuierlich auch während der Punktion geschrieben werden, da Blutdruckschwankungen sich schnell auf die uterine Durchblutung auswirken können. Bei einem Blutdruckabfall unter 100 mmHg systolisch sinkt die Durchblutung rasch, sodass fetale Hypoxie und Azidose die Folge sein können.
- Desinfektion und Abdecken der Punktionsstelle
- Infiltrationsanästhesie der Punktionsstelle
- Punktion des Periduralraumes. Identifizierung des Periduralraums durch die Widerstandsverlusttechnik (Loss-of-resistance-Methode)
- Einführen des Katheters
- Entfernung der Punktionsnadel
- Gabe der Testdosis (i. d. R. 5 ml Bupivacain 0,25 % bzw. Ropivacain 0,2 %)
- Fixation des Katheters
- Injektion des Anästhetikums (»Aufspritzen«)

Als Lokalanästhetika kommen solche infrage, die eine geringe maternale und fetale Toxizität aufweisen, eine kurze Anschlagdauer und eine lange Wirkzeit haben, eine gute sensorische und gleichzeitig eine geringe motorische Blockade ermöglichen, um die Muskelkraft bei vaginaler Entbin-

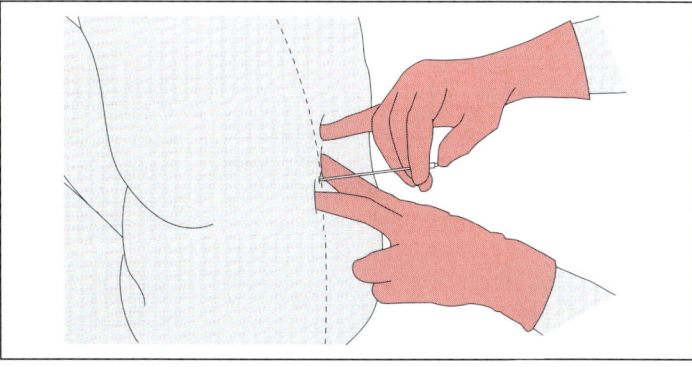

Abb. 42.3 Einführen der Periduralkanüle (nach Striebel HW. Anästhesie, Intensivmedizin, Notfallmedizin. 6. Aufl. Stuttgart, New York: Schattauer 2005).

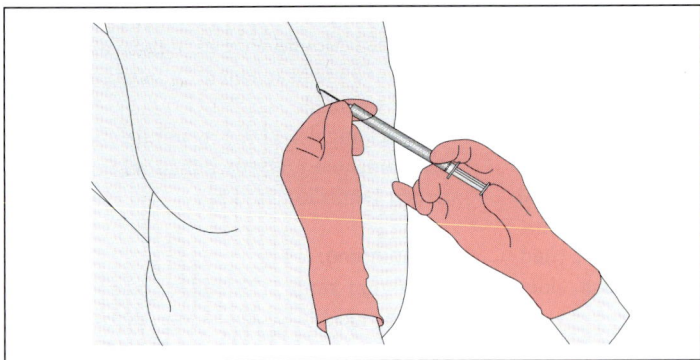

Abb. 42.4 Aufsuchen des Widerstandsverlustes. Vorschieben der Kanüle unter Stempeldruck (nach Striebel HW. Anästhesie, Intensivmedizin, Notfallmedizin. 6. Aufl. Stuttgart, New York: Schattauer 2005).

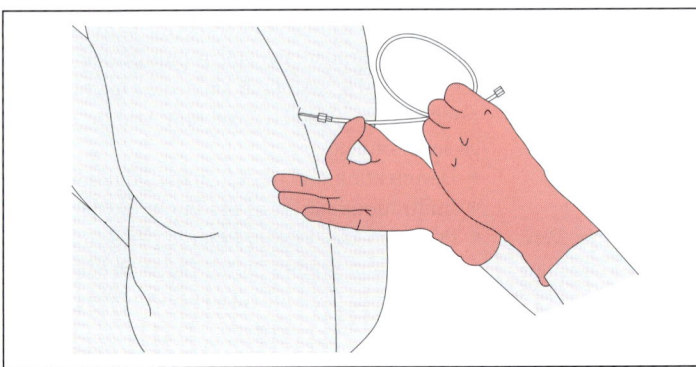

Abb. 42.5 Einführen des Periduralkatheters in die Periduralkanüle (nach Striebel HW. Anästhesie, Intensivmedizin, Notfallmedizin. 6. Aufl. Stuttgart, New York: Schattauer 2005).

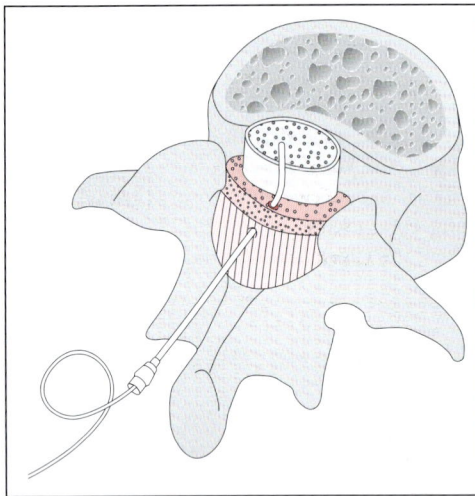

Abb. 42.6 Richtig platzierter Periduralkatheter (nach Striebel HW. Anästhesie, Intensivmedizin, Notfallmedizin. 6. Aufl. Stuttgart, New York: Schattauer 2005).

dung aufrechtzuerhalten. Ferner soll eine ausreichende Relaxierung bei einer Sectio möglich sein. Durch die geringe Plazentapassage und die zuverlässige Erfüllung dieser Anforderungen ist zurzeit Bupivacain (Carbostesin® 0,25–0,5%) oder Ropivacain (Naropin® 0,2%) das Mittel der Wahl. Eine zusätzliche Gabe von Sufentanil (Sufenta epidural®) als Opioid ist möglich.

Nach Anlegen der PDA muss ihre **Ausbreitung** kontrolliert werden. Die Hauptdosis wird nach Überprüfung der Motorik und Sensorik in einer Wehenpause gegeben (Erhöhter Druck im Periduralraum). Der Kreislauf der Mutter ist zunächst 5-minütig zu kontrollieren, die CTG-Überwachung erfolgt kontinuierlich. Als unmittelbare Folge der PDA kommt es in den ersten 30–45 Minuten zu einer reflektorischen Wehenhemmung wie auch zu einem Abfall der basalen Endorphinspiegel, sodass die begonnene PDA bis zum Ende der Geburt fortgesetzt werden soll. Andererseits fallen hormonelle Stressoren weg. Die kontinuierliche Gabe erfolgt in der Regel durch einen Perfusor. Weniger gebräuchlich sind Einzelgaben, die zweistündlich erfolgen.

Die Beeinträchtigung der peripheren Beinmotorik ist bei Lagerung und passiver Bewegung zu beachten, sodass hier die Hebamme unterstützen muss (Halten des Beines bei Katheterismus u. a.). Durch die Hemmung der Blasenentleerungsfunktionen wird u. U. ein Katheterismus notwendig, auch muss postpartal auf den Füllungszustand der Blase geachtet werden.

■ **Vorteile der PDA:**
- optimale Relaxation des Beckenbodens
- geringeres Auftreten einer schmerz- und stressbedingten Azidose bei Mutter und Kind durch Verbesserung des uterinen Blutflusses und Senkung des peripheren Widerstands
- keine Medikamentenpassage zum Kind
- bewusstes Erleben der Geburt
- gute Kooperationsbereitschaft der Mutter
- Senkung der Katecholaminspiegel (Stress, Neokortex-Stimulation), Ausschaltung des Schmerz-Angst-Spannung-Kreislaufs
- Schmerzausschaltung unabhängig von der Wirkung des Lokalanästhetikums durch den Katheter möglich
- Anpassung an den Geburtsverlauf (»Aufspritzen zur Sectiofähigkeit«) möglich

■ **Nebenwirkungen und Komplikationen:**
- Kopfschmerzen nach Duraperforation (bei Punktion)
- Gefahr der totalen Spinalanästhesie nach Duraperforation durch den Katheter mit Atemstillstand, Kreislaufschock und ZNS-Depression
- hypotonische Krisen durch Sympathikusblockade. Zeigt sich trotz weiterer Volumengabe keine Besserung, muss ein Vasokonstriktionsmittel (Akrinor®) gegeben werden.
- allergische Reaktionen/Juckreiz (meist auf Konservierungsstoffe zurückzuführen)
- motorische Blockade durch Einbringen des Lokalanästhetikums in den Epiduralraum, u. U. »massive PDA« mit Hochsteigen und drohender Atemlähmung
- toxische Reaktion bei intravasaler Applikation des LA (Herzrhythmusstörungen, Asystolie, Blutdruckkrisen, ZNS-Beteiligung, Atemdepression)
- Atemdepression nach Beigabe von Opioiden (Fentanyl®) beim Kind selten zu beobachten
- Muskelzittern

■ **Spätkomplikationen > 24 Stunden:**
- Blasenentleerungsstörungen (unbemerkter Harnverhalt und Restharnbildung)
- postspinaler Kopfschmerz
- Rückenschmerzen
- selten: neurologische Komplikationen wie epidurales Hämatom/Abszess

Patientenkontrollierte Anästhesie (PCA)

Mit der PCA (patient-controlled analgesia) kann die Gebärende selbst die Analgetika nach Bedarf dosieren. Durch diese kontinuierliche, nach Bedarf selbst gesteuerte Gabe eines niedrig dosierten Lokalanästhetikums sowie von Opioiden ist eine optimale Schmerzausschaltung gewährleistet, die Motorik bleibt weitgehend erhalten. Zugleich ist der Schmerzmittelbedarf (Menge des LA und Opioids) geringer. Durch die kontinuierliche Abgabe entstehen gleich bleibende Spiegel (sog. Wind-up-Phänomen). Eine gleich bleibende Analgesie ohne Schmerzepisoden wird durch die autonome Steuerung durch die Frau gewährleistet.

Unter der Geburt sind die Mobilisation, die Positionsveränderung und die Einnahme von Gebärhaltungen möglich – nicht aber ein aktives Umhergehen (sog. walking epidural, s. u.). Die Balance zwischen bester Schmerzausschaltung und motorischer Beweglichkeit ist nicht immer optimal einzuhalten. Positiv ist jedoch die Mobilität, mit der die Frau die Austreibungsphase aktiv gestalten kann.

Die **Walking-PCA** ist eine Sonderform der PCA. Hier wird die Dosis des Lokalanästhetikums erniedrigt und die Dosis des Opioids erhöht. Hierdurch erhöht sich die Mobilität, Gehen ist mit Unterstützung möglich, das Reflex-Motorik-Verhalten hinsichtlich möglicher Stürze, Straucheln etc. erhöht.

Spinalanästhesie (SPA)

Die Spinalanästhesie wird zur Schmerzausschaltung unter der normalen Geburt nicht angewandt. Die Wirkung setzt bei der SPA unmittelbar ein, sodass sie bei dringenden geburtshilflichen Indikationen, bei denen eine PDA nicht mehr durchführbar ist, eingesetzt wird, d. h. vorrangig bei eiligen Kaiserschnitten oder vaginal-operativen Entbindungen. Praktische Vorbereitung und Durchführung ähneln der PDA, das Lokalanästhetikum wird direkt über eine dünne Spinalnadel in den Liquorraum (Subarachnoidalraum) inji-

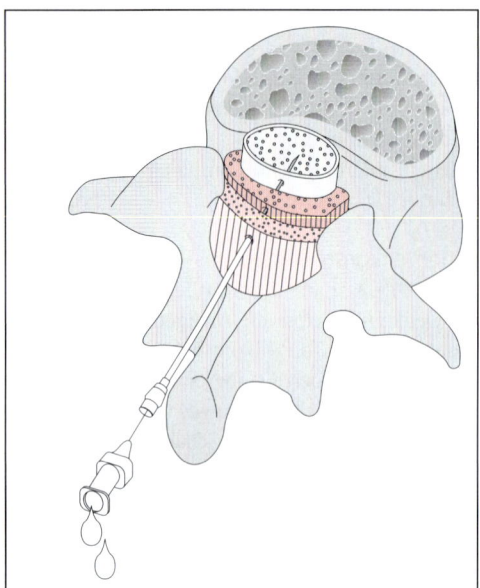

Abb. 42.7 Erfolgreiche Spinalpunktion: richtig platzierte Spinalkanüle (nach Striebel HW. Anästhesie, Intensivmedizin, Notfallmedizin. 6. Aufl. Stuttgart, New York: Schattauer 2005).

ziert (Abb. 42.7). Das schwere hyperbare Mittel verteilt sich entsprechend der Lagerung auf das gewünschte Körpersegment. Die SPA bewirkt eine totale Blockade der Rückenmarksnerven. Die Durchführung ist technisch einfach, die Wirkung tritt sofort ein. Es kommt zu einer totalen Bewegungsunfähigkeit der unteren Körperhälfte einschließlich des Beckenbodens und der Beine. Kontraindikationen und Komplikationen entsprechen denen der PDA, die Rate der postspinalen Kopfschmerzen ist leicht erhöht.

Kombinierte spinale/epidurale Anästhesie (CSE)

Bei der CSE werden die Vorteile der Spinalanästhesie mit denen der PDA kombiniert. Zuerst erfolgt die spinale Injektion des Lokalanästhetikums (LA), anschließend wird der Katheter in üblicher Weise gelegt.

Der rasche Wirkungseintritt und die gute muskuläre Entspannung durch eine niedrige LA-Dosis wird durch die Steuerbarkeit der Ausbreitung, d.h. die Möglichkeit, eine unzureichende Anästhesie durch zusätzliche Gabe von LA zu vervollständigen, ergänzt.

Möglichkeiten der Schmerzerleichterung in der Austreibungsperiode

Inhalationsanalgesie

Inhalationsanästhetika sind Gase oder Dämpfe, die eingeatmet und über die Lungen in das Blut aufgenommen werden. Sie werden auf dem Blutweg zum ZNS transportiert, wo sie vorübergehende Veränderungen an den Zellmembranen verursachen und dadurch die Weiterleitung von Nerven- bzw. Schmerzimpulsen hemmen. Sie wirken muskelrelaxierend und dämpfen das ZNS. Da sie rasch die Plazentaschranke passieren und zu fetalen Atemdepressionen führen können, finden sie heute in den Kreißsälen kaum mehr Anwendung.

- Lachgas (N_2O, Stickoxidul) wurde bis zum Ende der 1980er-Jahre als wirksames Analgetikum eingesetzt. Neben der nur schwach narkotischen Wirkung erzeugt Lachgas eine Amnesie, sodass es trotz einiger Vorteile (Dosierbarkeit, Abbau) in der Geburtshilfe kaum mehr Anwendung findet.
- Halothan, Enfluran und Isofluran vermindern die Uteruskontraktilität selbst bei geringer Dosierung und sind daher zur Schmerzerleichterung nicht geeignet. Ihre Wirkung kann jedoch in Einzelfällen in der Austreibungsperiode (schwierige vaginal-operative Entbindungen) erwünscht sein.
- Sevofluran und Desfluran sind neue gasförmige Anästhetika und weisen vergleichbare Wirkungen und Nebenwirkungen wie Enfluran und Isofluran auf, sind aber bei gleicher Indikation besser steuerbar.

Periphere Leitungs- und Regionalanästhesie

Mithilfe der Regionalanästhesien und/oder Nervenblockaden (Leitungsanästhesie) ist es möglich, den Geburtsschmerz in der Austreibungsperiode weitgehend auszuschalten. Von Vorteil ist, dass bei der Frau keine Bewusstseinstrübung entsteht, sie kann die Geburt aktiv mitgestalten und erleben. Die Leitungsanästhesie kann eine positive Analgesiemethode in der Austreibungsphase sein. Sie wird in der Regel durch den Geburtshelfer (nach

Möglichkeiten der Schmerzerleichterung in der Austreibungsperiode

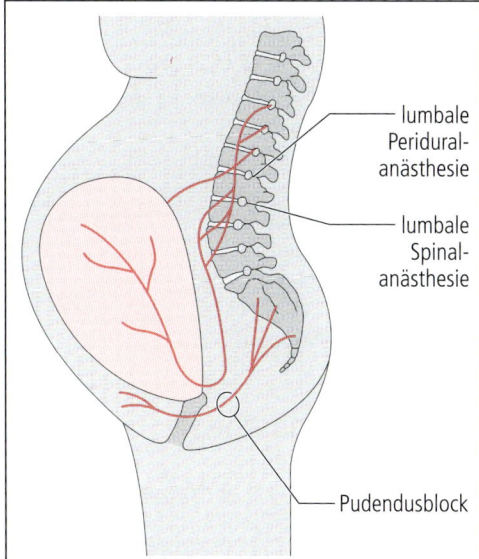

Abb. 42.8 Möglichkeiten der Regionalanästhesie und Nervenblockaden (nach Striebel HW. Anästhesie, Intensivmedizin, Notfallmedizin. 6. Aufl. Stuttgart, New York: Schattauer 2005).

Kontrolle der Laborwerte und Einverständniserklärung der Frau) angelegt. Das Lokalanästhetikum wird in die Nähe eines Nervs injiziert und blockiert dort durch Diffusion in den Nerv die Schmerzleitung (Abb. 42.8).

Pudendusanästhesie

Die Pudendusanästhesie lindert den Dehnungsschmerz, der beim Durchtritt des kindlichen Köpfchens auftritt. Sobald der Kopf im Scheideneingang sichtbar wird (bei der Mehrgebärenden etwa auf Interspinalebene), können nach Applikation von je 5 bis 10 ml 1%igem Lokalanästhetikum, z.B. Xylocain®, die paarig angelegten *Nn. pudendi* kurz unterhalb der *Spinae ischiadicae* infiltriert werden. Man bedient sich einer speziellen Kanüle mit Führungshülse (Iowa-Trompete). Die Austreibungsperiode ist bei erfolgreicher Blockade schmerzfrei, die Wirkdauer beträgt ca. 1 Stunde, die Indikation kann bei vaginal-operativen Entbindungen gegeben sein.
Die Blockade muss rechtzeitig verabreicht werden, da sonst der Pressdrang nachlassen und dies eine unnötige Geburtsverzögerung durch verminderte Aktivität der Schwangeren (bzw. Wehenschwäche) zur Folge haben kann. Die Hauptgefahr für das Ungeborene ist die Toxizität des Lokalanästhetikums (fetale Bradykardie). Für die Mutter besteht die Gefahr einer Überdosierung und die einer versehentlichen intravasalen Injektion. Aus diesen Gründen wird die Indikation für den Pudendusblock immer strenger gestellt.

Lokalanästhesie

Die Lokalanästhesie findet in der Geburtshilfe als Oberflächenanästhesie und Infiltrationsanästhesie für die Versorgung von Scheiden-, Dammrissen und Episiotomien Anwendung. Sie ist auch dazu geeignet, kurz vor dem Durchtritt des Köpfchens die Oberflächenspannung und den Dehnungsschmerz zu nehmen. Durch die örtliche Betäubung werden die in der Haut liegenden kleinsten sensiblen Nervenendigungen blockiert und die Weiterleitung von Schmerzimpulsen zum Gehirn wird unterbunden. Dies macht eine weitgehend schmerzfreie Wundversorgung nach Geburtsverletzungen möglich. Lokalanästhesie ist wegen ihrer einfachen Anwendungsform und Komplikationsarmut bei der Wundversorgung die Methode der Wahl.

Oberflächenanästhesie

Dazu wird ein Lokalanästhetikum (z.B. Xylocain-Spray®, Scandicain-Spray®) auf Schleimhaut und Wundfläche des zu betäubenden Gebietes gesprüht. So können oberflächliche, geringe Geburtsverletzungen, wie z.B. kleine Labienrisse, gut versorgt werden. Tiefere Gewebsschichten werden in den Regel nicht ausreichend betäubt, da nur die in der Schleimhaut liegenden, kleinsten sensiblen Nervenendigungen blockiert werden.

Infiltrationsanästhesie

Zur Infiltrationsanästhesie werden mit einer Injektionskanüle 10 bis 20 ml eines Lokalanästhetikums, z.B. Xylocain® 1% oder Scandicain® 1% ohne Adrenalinzusatz (Adrenalin vermindert die Uterusaktivität und -durchblutung) in den Damm bzw. die Wundränder und das darunter liegende Gewebe injiziert. Die Wirkung setzt bereits nach 1 Minute ein und hält etwa 1 bis 2 Stunden an. Die Einwirkzeit, die in den überdehnten Geweben unterschiedlich sein kann, sollte eingehalten werden, eine vorausgehende Oberflächenanästhesie kann eine Schmerzerleichterung bei der Infiltration bewirken. Nachteilig wirkt sich das ödematöse Anschwellen des infiltrierten Gewebes aus. Es kann die Wundversorgung und -heilung erschweren. Ist eine Episiotomie absehbar, kann im Vorfeld beim Sichtbarwerden des Köpfchens der Damm infiltriert werden. Das Anlegen der Episiotomie dann wird weniger bzw. nicht mehr intensiv gespürt und die anschließende Versorgung der Wundränder kann schmerz- und stressreduziert erfolgen. Nach Episiotomie ohne vorherige Infiltration und bei Dammrissen werden die Wundränder und das darunter liegende Gewebe mit einem Lokalanästhetikum infiltriert, um eine schmerzfreie Wundversorgung zu ermöglichen. Das tiefe Injizieren wird oft als schmerzhaft und störend empfunden. Eine vorhergehende lokale Sprühanästhesie mindert das Schmerzempfinden. Vor der Naht muss eine Schmerzempfindlichkeitsprobe durchgeführt werden, die Schmerzempfindung der Frau muss ernst genommen werden und eine Nachinfiltration bis zur Schmerzfreiheit muss gewährleistet sein.

Nebenwirkungen können auftreten durch:
- versehentliche Injektion in ein Gefäß
- Überdosierung
- allergische Reaktionen

Kurznarkose

Die Kurznarkose durch die Verabreichung eines kurz wirkenden Barbiturats (z. B. Thiopental) wurde früher zur Erleichterung beim Durchtritt des kindlichen Kopfes sowie beim Anlegen und Versorgen des Dammschnittes häufig angewandt (Durchtrittsnarkose). Als Indikation werden heute Notfälle in der Austreibungsperiode gesehen (z. B. komplizierte Armlösungen bei Beckenendlage, Wendung auf den Fuß beim zweiten Zwilling o. Ä.). In der Nachgeburtsperiode besteht die klassische Indikation bei einer manuellen Lösung der Plazenta bzw. Kürettage bei unvollständiger Plazentalösung.

Barbiturate haben eine antikonvulsive, sedative und narkotische Wirkung. Da die Uterusaktivität nicht beeinträchtigt wird, kann die intravenöse Gabe eines Barbiturats oder anderer Narkotika in den letzten Presswehen ohne besondere Beeinträchtigung des Kindes zu einer raschen Geburtsbeendigung führen. Dabei besteht für die Mutter die Gefahr einer starken Kreislaufbelastung mit Blutdruckabfall, einer Atemdepression mit Hypoxie und einer Aspiration von Mageninhalt. Das Erleben der Geburt ist durch die Bewusstseinstrübung nicht möglich.

Intravenös verabreichte Narkotika sind:
- Trapanal® (Thiopental)
- Brevimytal® (Methohexital)
- Hypnomidate® (Etomidat)
- Dormicum® (Midazolam)
- Sufenta® (Sufentanil)
- Fentanyl® (Fentanyl)
- Ketamin
- Disoprivan® (Propofol)

Allgemeinanästhesie

Zur Vollnarkose muss übergegangen werden, wenn die üblichen analgetischen Maßnahmen zur Schmerzausschaltung für den geplanten vaginaloperativen oder operativen Eingriff nicht mehr ausreichen oder eine sofortige Geburtsbeendigung erforderlich ist (Notsectio).

Alle zur Allgemeinanästhesie in der Geburtshilfe verwendeten Anästhetika können die uterine Durchblutung und Kontraktionsbereitschaft verändern und wegen ihrer raschen Plazentapassage sowohl bei der Mutter wie auch beim Kind Atem- und Kreislaufdepression hervorrufen. Schwangerschaftsbedingter Magenhochstand, verminderte Magenmotilität und -entleerung führen dazu, dass jede Schwangere als »primär nicht nüchtern« eingestuft wird, sie ist in hohem Maß durch eine Aspiration gefährdet. Andererseits muss eine ausreichende Narkosetiefe erreicht werden, da die Gefahr einer sog. Awareness (Wachheit, Erinnerungsfähigkeit an die Narkose und die Begleitumstände = Licht, Geräusche, Stimmen) besteht. Sedierende Medikamente zur Prämedikation sollten im Interesse des Kindes vermieden werden. Die physiologischen Veränderungen in der Schwangerschaft hinsichtlich Atmung, Steigerung des Sauerstoffbedarfs, Zunahme des Blutvolumens u. a. verursachen veränderte Reaktionen auf die i.v. verabreichten Medikamente und Inhalationsnarkotika. Diese Faktoren müssen bei der Durchführung der Allgemeinanästhesie berücksichtigt werden.

■ **Praktische Durchführung:**
- Wegen fraglicher Nüchternheit und der damit gegebenen Aspirationsgefahr muss die Allgemeinanästhesie als Intubationsnarkose durchgeführt werden. Die Magensäure wird mit einer

Tab. 42.4 Einsatz analgetischer und anästhesiologischer Verfahren entsprechend der Verarbeitungsebene von Schmerzimpulsen.

Verarbeitung von Schmerzsignalen im **Gehirn**	Vollnarkose
Verarbeitung, Reaktion und Weiterleitung von Schmerzimpulsen im **Rückenmark**	rückenmarksnahe Nervenblockade
Verarbeitung und Weiterleitung von **Schmerzimpulsen**	periphere oder rückenmarksnahe Nervenblockade
Reaktion am und im **Schmerzort**	physikalische Therapie Analgetika Antiphlogistika

Gabe von 10 ml Natriumcitrat per os gebunden, zur Prophylaxe eines Stressulkus wird Ranitec o. Ä. verabreicht.

- Die Narkoseeinleitung erfolgt als »Ileuseinleitung«: Atmung von 100% Sauerstoff über die Maske (Oxygenisierung) intravenöse Einleitung mit Kurzhypnotikum (siehe oben) und Muskelrelaxation mit Succinylcholin, z. B. Lysthenon (rasch wirksam, passiert nur in geringen Mengen die Plazenta), rasche Intubation ohne zwischenzeitliche Beatmung.
- Bis zur Geburt des Kindes Beatmung mit Lachgas-Sauerstoff-Gemisch (je 50%), ein Inhalationsanästhetikum wird nach Bedarf zugeschaltet.
- Nach Geburt des Kindes wird die Allgemeinanästhesie in üblicher Weise fortgesetzt.

Die i. v. gegebenen Anästhetika verursachen eine mehr oder weniger ausgeprägte Kreislaufdepression der Mutter, was zu einem Blutdruckabfall und verminderter uteriner Durchblutung und Kontraktilität führt. Daher müssen wegen der Atoniegefahr hohe Konzentrationen vermieden werden. Alle Inhalationsnarkotika passieren rasch die Plazentaschranke und führen beim Kind (dosisunabhängig) zur Depression.

Die Frau ist nach der Narkose für einen vom Anästhesisten definierten Zeitraum engmaschig in ihren Vitalfunktionen zu überwachen. Auf Anzeichen einer PONV (postoperative nausea and vomiting = postoperative Übelkeit und Erbrechen) ist zu achten, eine geeignete Lagerung und Antiemetika (Vomex®) sowie der Kontakt zum Kind erleichtern die postoperative Übergangsphase.

Eine Übersicht zur Auswahl von analgetischen und anästhesiologischen Verfahren unter der Geburt gibt Tabelle 42.4.

Analgesie *post partum*

Der Einschätzung und Behandlung von Schmerzen im Wochenbett wird Studien und auch der klinischen Erfahrung zufolge geringere Wertigkeit zugemessen als den Schmerzen vor und unter der Geburt. Dies stellt für Frauen u. U. ein erhebliches traumatisches Potenzial dar.

Eine ausreichende Analgesie bei geringer Sedierung kann aber ausschlaggebend für eine frühe Mobilisierung, Ausschaltung von Stressfaktoren, eine körperliche und psychische Erholung und die Hinwendung zum Kind sein. Wichtig ist – vor dem Ansatz von Therapien oder Analgetika – die Erhebung der Schmerzparameter, d. h. Schmerzlokalisation, Schmerzcharakter, Schmerzmuster und Schmerzintensität (Tab. 42.5).

Neben den Schmerzcharakteristika müssen der individuelle Geburtsverlauf, die Vitalzeichen und mögliche allgemeine Infektionszeichen berücksichtigt werden.

Postoperative Schmerzen nach Sectio

Wurde die Sectio in PDA durchgeführt, empfiehlt sich die postoperative, ausschleichende Analgesierung über die PDA-Pumpe. Neben Opioiden (z. B. Dipidolor®) kommen auch nichtsteroidale Analgetika wie z. B. Diclofenac (Voltaren®) als Suppositorium infrage, die den Bedarf an Opioiden verringern und auch den Übergang von der PDA-Pumpe erleichtern. Bei Verdacht auf Infektion oder einer manifesten Infektion darf Diclofenac nicht gegeben werden, da durch die Hemmung der

Tab. 42.5 Schmerzparameter im Wochenbett.

Schmerzlokalisation	Ort, Ausstrahlung, Begrenzung
Schmerzmuster	Beginn, Entwicklung, Häufigkeit, Abhängigkeit (z. B. von Bewegung, Lagerung)
Schmerzcharakter	verstärkte, unangenehme, abnorme, neuralgische Schmerzen
Schmerzintensität	aktuelle, evtl. in der Klinik gebräuchliche Schmerzskala

Prostaglandinsynthese eine Sepsis-Symptomatik verschleiert werden kann (vgl. Kap. 29, S. 589 f.). Kontraindikationen (Gerinnungsstörungen, Allergie auf nichtsteroidale Analgetika, Asthma, Diabetes u. a.) sind ebenso wie Nebenwirkungen (Hemmung der Kontraktibilität, Verlängerung der Blutungszeit u. a.) anhand des individuellen Geburtsverlaufs abzuklären. Vor Gabe eines Schmerzmittels müssen die Vitalzeichen kontrolliert und eine Wundinspektion (Hämatombildung, allergische Reaktion auf das Nahtmaterial, Infektionszeichen wie Exsudate, Rötung, Dehiszenz) durchgeführt werden.

Schmerzen im Dammbereich

Sie zählen zu den am häufigsten angegebenen Beeinträchtigungen im (frühen) Wochenbett. Über ein Drittel aller Frauen geben Schmerzen im Binde- und Muskelgewebe zwischen Steißbein und Symphyse an. Als (Schmerz-)verstärkender Faktor kommt hinzu, dass viele Frauen auf eventuelle Beeinträchtigungen körperlicher und seelischer Art im Wochenbett nicht ausreichend vorbereitet sind und sich den an sie gestellten Anforderungen nicht gewachsen fühlen. Muskelverspannungen, Schlafdefizite und Erschöpfung können die Schmerzwahrnehmung verstärken. Die Schmerzempfindung muss nicht vom Ausmaß der Verletzung abhängen – auch Frauen mit intaktem Gewebe berichten über Schmerzen. Neben physikalischen Anwendungen (Sitzbad, Kältekompressen) kommen orale Analgetika wie Paracetamol und Voltaren® infrage, wobei letzteres antiphlogistisch (= entzündungshemmend) wirkt. Werden Analgetika früh genug eingesetzt, reduziert sich der Gesamtverbrauch. Alternative Verfahren (Phytotherapie, Akupunktur, Einreibungen, Umschläge etc.) können unterstützend wirken.

Nachwehen

Viele Mehrgebärende sind durch mehr oder weniger ausgeprägte Nachwehen beeinträchtigt, die auf der Schmerzskala durchaus die Qualität von Geburtsschmerzen annehmen können. Neben oralen Analgetika kommen hier homöopathische Arzneien, Wärmeapplikation, Entspannungsbäder oder -duschen, Massageeinreibungen u. a. infrage.

Rückenschmerzen, Kopfschmerzen

Rückenschmerzen sind neben Kopfschmerzen häufig geäußerte »Begleit«-Probleme, wobei als Ursache neben einem Kausalzusammenhang (PDA, SPA, Ischialgie u. a.) mit der Geburt auch sozialmedizinische Aspekte (»Volkskrankheit Rückenschmerz«) in Betracht kommen.

Brustschmerzen

Diese sind im Kapitel 38 beschrieben.

Literatur

Alban S. Leininger MM, Reynolds CL. Multikulturelle Pflege. München, Jena: Urban und Fischer 2000.
Albinus M, Hempel V. Analgetika und Schmerztherapie. 2. Aufl. Stuttgart: Wissenschaftliche Verlagsreihe 1999.
Beck L, Dick W. Analgesie und Anästhesie in der Geburtshilfe. 3. Aufl. Stuttgart, New York: Thieme 1993.
Bick D, MacArthur C, Knowles H, Winter H. Evidenzbasierte Wochenbettbetreuung und -pflege. Bern, Göttingen, Toronto, Seattle: Hans Huber 2004.
Coghill RC, McHaffie JG, Yen YF. Neural correlates of interindividual differences in the subjective experience of pain. Proc Natl Acad Sci 2003; 100(14): 8538–42.

Derbyshire W, Whalley MG, Stenger VA, Oakley DA. Cerebral activation during hypnotically induced and imagined pain. Neuro Image 2004; 23(1): 392–401.

Dick W, Friedberg V, Lanz E. Geburtshilfliche Regionalanästhesie. Stuttgart: Wissenschaftliche Verlagsgesellschaft 1988.

Dittmar FW, Koch EG, Wiesenauer M. Naturheilverfahren in der Frauenheilkunde und Geburtshilfe. Stuttgart: Hippokrates 1994.

Egle UT, Hoffmann SO. Der Schmerzkranke. Stuttgart, New York: Schattauer 1993.

Einfluss der Dysmenorrhoe auf Geburtswehen und pflegerische Konsequenzen. Forschungsarbeit Kurs 1999/02 Hebammenschule Speyer. In: Hebammenforum 2002; 10(2): 661–64.

Friese K, Melchert F (Hrsg). Arzneimitteltherapie in der Frauenheilkunde. Bd. 15. Stuttgart: Wissenschaftliche Verlagsgesellschaft 2002.

Hahnemann S, Schmidt JM (Hrsg). Organon der Heilkunst. 6. Aufl. Stuttgart: Haug 1999.

Hiller W. Chronische Schmerzstörungen. Aus: Vorlesung klinische Psychologie. www.klinische-psychologie-mainz.de.

Hoffman HG, Sharer SR, Coda B, Everett JJ, Ciol M, Richards T, Patterson DR. Manipulating presence influences the magnitude of virtual reality analgesia. Pain 2004; 111(1–2): 162–8.

Jones S. Ethik und Hebammenpraxis. Bern, Göttingen, Toronto, Seattle: Hans Huber 2003.

Kern I. Giuliani A. Kainer F. The midwife factor in obstetric procedures and neonatal outcome. J Perinat Med 2002; 30(3): 242–9.

Kretz FJ, Schäffer J. Anästhesie, Intensivmedizin, Notfallmedizin, Schmerztherapie. 3. Aufl. Berlin, Heidelberg, New York: Springer 2000.

Larsen R. Anästhesie. 6. Aufl. München, Wien, Baltimore: Urban und Schwarzenberg 1999.

Marquardt H. Praktisches Lehrbuch der Reflexzonentherapie am Fuß. 6. Aufl. Stuttgart: Hippokrates 2005.

Römer A. Akupunktur für Hebammen, Geburtshelfer und Gynäkologen. Stuttgart: Hippokrates 2001.

Sawamoto N, Honda M, Okada T, et al. Expectations of pain enhances responses to nonpainful somatosensory stimulation in the anterior cingulate cortex and parietal operculum. J Neuro Sci 2000; 20(19): 7438–45.

Schaefer C, Spielmann H. Arzneiverordnung in Schwangerschaft und Stillzeit. 6. Aufl. München, Jena: Urban und Fischer 2001.

Simik P. Non-pharmacological methods of pain relief during labour. In: Enkin M, Keirse M, Chalmers I (eds). Effective care in pregnancy and childbirth. Oxford, New York, Toronto: Oxford University Press 1991.

Striebel HW. Anästhesie, Intensivmedizin, Notfallmedizin. 6. Aufl. Stuttgart, New York: Schattauer 2005.

Yerby M (Hrsg). Schmerz und Schmerzmanagement in der Geburtshilfe. Bern, Göttingen, Toronto, Seattle: Hans Huber 2003.

43 Familienplanung

Andrea Thomas

Grundlagen und allgemeine Aspekte

Unter Familienplanung versteht man das Recht, selbst über die Zahl der gewünschten Kinder und den Zeitraum ihrer Geburten bestimmen zu können. Die Familienplanung gehört zu den menschlichen Grundrechten und wurde seit der Proklamation der Menschenrechte durch die Bevölkerungskonferenz in Teheran 1968 bestätigt.

Familienplanung unterscheidet sich von der Bevölkerungsplanung. Sie richtet sich nach individuellen Lebensbedingungen und persönlichen Wünschen und nicht nach demographischen Zielen. In vielen Ländern ist trotzdem seit mehreren Jahrzehnten versucht worden, mittels staatlicher Familienplanung das reproduktive Verhalten der Bevölkerung zu beeinflussen. Dabei handelt es sich je nach Staat um Maßnahmen von der Förderung des Kinderwunsches bis hin zur Zwangssterilisation.

In den Entwicklungsländern beträgt die Bevölkerungszunahme 95 % der Gesamtbevölkerung der Erde. Nach aktuellen Rechnungen erwartet man bis zum Jahr 2050 eine Zunahme der Weltbevölkerung von 7 auf 10 Milliarden Menschen. Die Anzahl der Kinder in den Entwicklungsländern liegt bei 4–7, in Deutschland bei 1,3 pro Familie (Hepp 2004).

> 40 % der Paare weltweit haben Zugang zu Verhütungsmitteln (Rabe et al. 1998).

Die Verbreitung und die richtige Anwendung von Verhütungsmethoden könnte nach Expertenmeinung die Bevölkerungsexplosion stoppen. Die Akzeptanz ist jedoch abhängig von Politik, Religion, Schulbildung (Analphabetismus) und der sozialen Absicherung. Viele Familien sind auf Kinder angewiesen, um die Versorgung der Eltern im Alter zu sichern.

Auch der Schwangerschaftsabbruch gilt als Fertilitätskontrolle. Weltweit werden zurzeit ca. 60 Millionen Schwangerschaften im Jahr abgebrochen, davon 40–50 Millionen in China. 200 000 Frauen sterben pro Jahr an nicht fachmännisch ausgeführten Abtreibungen (Rabe et al. 1998). In Deutschland wurden im Jahr 2004 129 650 Schwangerschaftsabbrüche vorgenommen (DGGG 2004, Statistisches Bundesamt Deutschland 2005).

Um einen verantwortungsvollen Umgang mit einer absolut notwendigen Kontrazeption (vgl. Anzahl der Schwangerschaftsabbrüche) zu gewährleisten, ist es die Aufgabe eines jeden Paares, die Entscheidung für oder gegen ein Kind mithilfe von Informationsmaterial und Beratungsgesprächen aktiv zu gestalten.

Die kontrazeptive Beratung

41 % aller Frauen in Deutschland (17,2 Millionen) befinden sich im reproduktiven Alter zwischen 14 und 44 Jahren (DGGG 2004).

Die kontrazeptive Beratung ist primär Aufgabe des Gynäkologen. Aber auch Hebammen und Beratungszentren haben hier eine große Pflicht gegenüber den Rat suchenden Frauen und/oder Männern. Dabei verbirgt sich hinter dem Thema Schwangerschaftsverhütung weit mehr als nur sachliche Informationen. Bitzer (1998) formulierte die Grundlagen einer Beratung (Tab. 43.1).

Wann und wie ist Verhütung für Frauen und Männer in der eigenen Lebensplanung wichtig? Wenn Familienplanung als Gestaltung der privaten Lebensform verstanden wird, werden mehrere bedeutende Faktoren angesprochen: Partnerschaft, Sexualität, Kontrazeption, Fruchtbarkeit, Elternschaft, Ausbildung und Beruf. Durch die modernen Möglichkeiten der Kontrazeption und ihre Verfügbarkeit in Europa sind Frauen heutzu-

Die kontrazeptive Beratung

Tab. 43.1 Grundlagen der Kontraceptionsberatung (nach Bitzer 1998).

- Herstellen einer hilfreichen beratenden Beziehung
- Problemerfassung und Standortbestimmung: Ausgangssituation
- gemeinsame Zieldefinition
- Informationsvermittlung
- Hilfe bei der Entscheidungsfindung
- Verhaltensbeeinflussung und Umsetzung in konkretes Verhalten

Tab. 43.2 Faktoren der Kontrazeptionsberatung (nach Neises 2000).

- Koordination der Beratungsbemühungen, wenn mehrere Institutionen oder Ärzte beteiligt sind
- Informationen auch über die so genannten natürlichen Verhütungsmethoden
- biopsychosozialer Ansatz mit Berücksichtigung der Lebenssituation sowie unbewusster und bewusster Strebungen, Wünsche und Ängste
- verständliche Sprache und eine emotional förderliche Atmosphäre ohne Zeitdruck und Störung
- Wissensvermittlung zur Förderung des Urteilsvermögens
- Verständnis für die Beziehungssituation Jugendlicher und ihre Sexualität sowie für ihre subjektiven Vorstellungen über bestimmte Methoden

tage in der Lage, eigenständig ihre Lebensziele planen zu können. »Mit Kontrazeption kann gestaltet werden, aber auch die Art der Kontrazeption kann gestaltet werden.« (Helfferich 1999) Sexualität kann unverkrampfter und mit weniger Angst vor einer Schwangerschaft gelebt werden, da es ein großes Repertoire an Kontrazeptiva mit unterschiedlicher Zuverlässigkeit gibt. Nicht selten wollen Männer an der Entscheidung für oder gegen eine Methode beteiligt sein, da sie aus Mangel an geeigneten Methoden oft nicht die aktive Rolle übernehmen können.

Es gibt viele Gründe, die zur Umstellung einer bisher angewandten Methode führen können und in der Beratung immer wieder neu berücksichtigt werden müssen, z. B.: Veränderungen in der Partnerschaft, Entbindung und Laktationsphase, somatische Erkrankungen, Einstellung zum eigenen Körper, zunehmendes Alter, abgeschlossene Familienplanung, Bedürfnis nach Spontaneität in der Sexualität und Einstellung zu einer ungewollten Schwangerschaft.

Auch emotionale Einflüsse spielen bei der individuellen Wahl einer geeigneten Verhütungsmethode eine große Rolle. Die subjektive Vorstellung, eventuelle Vorurteile und falsche Aufklärung über die Medien unterstützen die Akzeptanz oder Ablehnung einer Methode. Auch ein unbewusster Kinderwunsch kann immer wieder zu einer Ablehnung oder zu einer inkonsequenten Anwendung einer wirksamen Verhütungsmethode führen.

Unterschieden werden muss auch, ob eine medizinische Indikation für eine Kontrazeptionsmethode vorliegt. Dies ist z. B. der Fall, wenn die Gesundheit oder das Leben der Mutter durch eine Schwangerschaft gefährdet wäre. Die Frage, ob Schwangerschaften sicher verhütet werden müssen oder ob nur die Geburten nicht zu rasch aufeinander folgen sollen (»child spacing«), kann die Wahl der möglichen Mittel deutlich einschränken. Wenn der Wunsch nach weiteren Kindern besteht, sind auch weniger zuverlässige Methoden brauchbar.

Soziale Faktoren wie Generationszugehörigkeit, Schulbildung und Sozialstatus üben ebenfalls eine Wirkung auf die Akzeptanz von Verhütungsmitteln aus.

Auch die Einstellung zur Verhütung und das eigene Kontrazeptionsverhalten der/des Beratenden haben einen Einfluss auf die Beratung. Die Beratungssituation sollte persönlich und individuell auf die zu Beratende abgestimmt sein, aber nicht durch persönliche Ansichten und Überzeugungen beeinflusst werden.

Die Beratungsgrundlage ist demnach immer eine ausführliche Eigen- und Familienanamnese, um Kontraindikationen und bestehende Risikofaktoren bei der Wahl der Methode mit einbeziehen zu können. Außerdem müssen die individuellen Prioritäten der Patientinnen bezüglich Zuverlässigkeit, Risiko von Nebenwirkungen, Komplikationen der Methode etc. bedacht werden. Bei bestehender Kontraindikation empfiehlt es sich, die Aufklärung zu dokumentieren und von der Patientin bestätigen zu lassen.

Eine ideale Methode müsste folgende Bedingungen erfüllen: Sie sollte absolute Sicherheit bieten, frei von Nebenwirkungen sein, positive Begleiterscheinungen haben, man sollte sie nicht sehen, riechen oder spüren, sie sollte leicht zu handhaben sein, das Sexualleben nicht stören sowie keine seelischen Folgen und Probleme aufweisen, sie muss finanzierbar, verfügbar und reversibel sein, keine Auswirkungen auf die Fruchtbarkeit haben und in ihrer Wirkung sofort zu unterbrechen sein. Es ist unverzichtbar, bei den Beratungsgesprächen darauf einzugehen, dass jede Methode ihre Vor- und Nachteile hat und keinen absoluten Schutz vor einer ungewollten Schwangerschaft bietet. Im Falle des Versagens einer Methode oder von ungeschütztem Geschlechtsverkehr sollten die Paare über die »Pille danach« informiert sein. Nur dann können wir gewährleisten, dass Mann und Frau bewusster mit der Kontrazeption und Familienplanung umgehen, sich für eine akzeptable Verhütungsmethode entscheiden, die sie in ihre momentane Lebensweise einplanen können. Die wichtigsten Aufgaben der Konzeptionsberatung sind in Tabelle 43.2 zusammengefasst.

Kontrazeptionsberatung bei Jugendlichen

Der Informationsstand von Jugendlichen in Deutschland über Kontrazeption ist sehr lückenhaft. Diese These wird durch statistische Zahlen belegt: 11% der 14-jährigen und 40% der 16-jährigen Mädchen haben Koituserfahrung, aber 60% der Jugendlichen verhüten beim ersten Geschlechtsverkehr nicht. Pro Jahr werden 10 000 Mädchen unter 18 Jahren schwanger. Im Jahr 2004 betrug die Anzahl von Schwangerschaftsabbrüchen bei Minderjährigen laut Statistischem Bundesamt 7 854 (6,1% aller Abbrüche). Dabei ist die Kontrazeption eine verlässliche und wirkungsvolle Waffe gegen den Schwangerschaftsabbruch bei Jugendlichen (Hepp 2004).

Junge Frauen unter 18 Jahren benötigen eine sichere, reversible und leicht anzuwendende Form der Verhütung. In dieser Gruppe treten gehäuft ein instabiler, z.T. auch anovulatorischer Zyklus, Dysmenorrhö und Akne auf.

Niedrig dosierte orale Kontrazeptiva sind die günstigste Form der Verhütung in dieser Altersgruppe. Die Kombination mit Kondomen mit spermiziden Substanzen sollte auch wegen der Gefahr sexuell übertragbarer Erkrankungen (STD = sexually transmitted diseases) Anwendung finden und dementsprechend empfohlen werden (Kondom PLUS oder »Double Dutch«).

Alternativ kann der Vaginalring oder das Kontrazeptionspflaster angeboten werden, wenn keine Androgenisierungserscheinungen vorliegen.

Langzeitkontrazeptiva wie Implantate sind in dieser Altersgruppe wegen Compliance-Defiziten interessant. Allerdings muss hierbei das Nebenwirkungsprofil sorgfältig besprochen werden. Sobald die Einmonatsspritze in Deutschland eingeführt wird, kann man Jugendlichen ein Präparat mit hoher Sicherheit und Zyklusstabilität anbieten.

Methoden der natürlichen Familienplanung sind bei Mädchen unter 16 Jahren wegen der meist instabilen Zyklen und der erforderlichen Selbstbeobachtung nur in wenigen Fällen zu vertreten.

Die Beratung von Jugendlichen sollte das Ziel haben, die Selbstständigkeit durch Wissensvermittlung zu fördern, Kritik- und Urteilsvermögen zu schulen sowie die emotionale Selbstwahrnehmung (Umgang mit Gefühlen, Erlernen intimer Kommunikation, Wissen um das Verhältnis zwischen Vernunft und Verliebtsein) zu stärken. Die Schwierigkeit liegt häufig darin, dass Jugendliche anders denken, fühlen und handeln als Erwachsene. Gerade hier ist unser Einfühlungsvermögen, Verständnis und Fachwissen gefragt. Bei der Beratung sollte neben der Aufklärung über Wirkweise, Anwendung und Alternativen nicht vergessen werden, auf eine mögliche postkoitale Notfallkontrazeption hinzuweisen, und dass es dazu notwendig ist, so früh wie möglich einen Arzt aufzusuchen.

Gesetzliche Bestimmungen (Arbeitsgemeinschaft Medizinrecht 2003):
- Alter < 14 Jahre:
  – Der Beischlaf mit einem Kind unter 14 Jahren wird als sexueller Missbrauch geahndet.
  – Bei der Verordnung von Kontrazeptiva sollte die Einverständniserklärung eines Elternteils vorliegen.
- Alter 14–16 Jahre:
  – In diesem Alter sollte bei der Verordnung von Kontrazeptiva ein Elternteil nur dann hinzugezogen werden, wenn die Einwilligungsfähigkeit nach Auffassung des Arztes nicht gegeben ist.

Kontrazeptionsberatung bei Frauen zwischen 18 und 35 Jahren

Die Wahl eines Kontrazeptivums ist in der Regel von den Wünschen und Vorstellungen der Frau abhängig. Frauen zwischen 18 und 35 Jahren verwenden hauptsächlich orale Kontrazeptiva. Je nach Stabilität der Beziehung sollte eine gleichzeitige Anwendung von Kondomen erfolgen. Die Risikofaktoren sollten im Vorfeld jedoch immer abgeklärt werden. In dieser Gruppe kommen alle reversiblen Methoden infrage, allerdings gelten kupferhaltige Intrauterinpessare als Methode zweiter Wahl. Junge Frauen sollten diese Methode nur bei bereits monogam bestehender Beziehung ohne STD-Risiko durch den Partner verwenden und wenn anamnestisch vorausgegangene Unterleibsentzündungen ausgeschlossen wurden, da das Risiko für STD vor allem bei wechselnden Partnerbeziehungen erhöht ist. Die Hormonspirale bietet im Vergleich dazu aufgrund der Veränderung des Zervikalschleims einen Schutz vor aszendierenden Infektionen (DGGG 2004).

Kontrazeptionsberatung bei Frauen über 35 Jahre

In dieser Altersgruppe ist das Interesse an einer effizienten Kontrazeption sehr groß. Oftmals ist die Familienplanung abgeschlossen. Das Risiko für Aborte und Schwangerschaftskomplikationen ist hoch.

Ab einem Alter von 35 Jahren sollten bei einer Einnahme von oralen Kontrazeptiva, der Applikation von Hormonpflastern oder eines Vaginalrings keine Risikofaktoren vorliegen wie: Zigarettenkonsum von mehr als 10 Stück/Tag ab dem 30. Lebensjahr, altersunabhängige kardiovaskuläre Erkrankungen, *Diabetes mellitus*, Hypertonie und Hyperlipidämie. Im Zweifelsfalle sollte an Depotgestagene (Depotspritze, Implantate) und hormonale Intrauterinsysteme sowie Kupferspiralen gedacht werden. Eine Sterilisation kann nach abgeschlossener Familienplanung in Erwägung gezogen werden.

Die Auswahl der geeigneten Methode

Nach der kontrazeptiven Beratung erfolgt nun die Wahl einer geeigneten Methode. Nach den vom Paar geäußerten Prioritäten sollte für die momentane Lebenssituation der am besten geeignete Empfängnisschutz oder eine Kombination ausgewählt werden.

Die **Akzeptanz** und die **Anwendung** geeigneter Methoden zur Familienplanung sind abhängig von folgenden Punkten:
- Verfügbarkeit und Kosten
- Fachwissen beratender Ärzte, Hebammen, »family planning centers«
- Wissensstand der Anwenderin bzw. des Anwenders (Aufklärung, kontrazeptive Beratung)
- Vor- und Nachteile der Methode
- Akzeptanz möglicher Nebenwirkungen
- relative und absolute Kontraindikationen
- bestehende Risikofaktoren
- kultureller und religiöser Hintergrund
- Risiko unerwünschter Schwangerschaften
- Ansteckungsgefahr mit sexuell übertragbaren Krankheiten (STD)
- individuelle Gegebenheiten (Lebenssituation, Gesundheitszustand etc.) und die damit verbundenen Prioritäten
- soziale Faktoren

Die Zuverlässigkeit der Kontrazeption

Die Effektivität der verschiedenen Verhütungsmethoden ist sehr unterschiedlich und die Literaturangaben dazu weisen starke Schwankungen auf. Sie ist von bestimmten Charakteristika des Anwenderpaares (Lebensweise, sozioökonomischer und psychischer Status, Bildung, Alter und bisherige Erfahrungen), von der Methode selbst und auch von der Beratung abhängig (vgl. Tab. 43.3).

Die Fertilität ist wiederum von unregelmäßigen Ovulationen, Lutealphaseninsuffizienz, körperlicher Belastung, Unterernährung, übermäßigem Stress, Sterilität aufgrund aszendierender Genitalinfektionen und zunehmendem Alter abhängig. Die Fertilität beträgt bei Frauen in der Altersgruppe von 20–24 Jahren 100 %, in der Gruppe von 35–39 hat sie jedoch schon auf 69 % abgenommen.

Tab. 43.3 Faktoren mit Einfluss auf die kontrazeptive Effektivität einer Methode.

- spezifischer Schutz durch die Methode selbst
- Compliance
- Frequenz des Sexualverkehrs
- Zeitpunkt des Geschlechtsverkehrs im Zyklus
- Fertilität beider Partner

Tab. 43.4 Der Pearl-Index verschiedener Kontrazeptionsmethoden (Freundl 2003, DGGG e.V. 2004).

Verhütungsmethode	Pearl-Index
Hormonimplantat Implanon®	0–0,08
östrogenfreier Ovulationshemmer Cerazette®	0,14
IUS Mirena®	0,16
Ovulationshemmer	0,1–0,9
Vaginalring NuvaRing®	0,4
Minipille	0,5–3,0
Depotgestagen (Dreimonatsspritze)	0,88
kupferhaltiges IUP	0,9–3,0
transdermale Kontrazeption EVRA®	0,9
Temperaturmethode	0,3–6,6
symptothermale Methode STM	2,3
Persona Hormoncomputer	6
Portiokappe	ca. 6
Diaphragma	1–20
Kondom für den Mann	2–12
Billings-Methode	15,5–34,9
Coitus interruptus	4–18
ohne Verhütung	85

Um die **Versagerrate** zu erfassen, verwendet man den **Pearl-Index** (**PI**) (Tab. 43.4), d.h. die Zahl der Schwangerschaften pro 100 Frauen pro Anwendungsjahr (= Zahl der Schwangerschaften pro 100 Frauenjahre). Heute gibt es auch die Möglichkeit, zwischen Methodenversagern (bei perfekter Anwendung ohne Anwendungsfehler) und den Anwenderversagern (bei typischer Anwendung) zu unterscheiden. Maßgeblich für die Anwenderinnen ist die Gebrauchssicherheit, sie spiegelt die Alltagstauglichkeit wider.

Der Aufgabenbereich der Hebamme

In der Verordnung des Sozialministeriums über die Berufspflichten der Hebammen und Entbindungspfleger (Hebammenberufsordnung – HebBO Baden-Württemberg) sind in § 1 die Aufgaben der Hebammen und Entbindungspfleger aufgelistet. Darin heißt es ausschnittsweise:
(1) Bei der Beratung sind neben medizinischen auch soziale und psychische Faktoren zu berücksichtigen.
(2) Im Rahmen dieser Aufgaben führen Hebammen und Entbindungspfleger insbesondere folgende Tätigkeiten in eigener Verantwortung aus:
- angemessene Aufklärung und Beratung in Fragen der Familienplanung

In den Grundsätzen einer Ethik für Hebammen (s. Kap. 1, S. 8) finden wir Folgendes:

> Hebammen sehen in menschlicher Fortpflanzung und Geburt natürliche Lebensvorgänge, die einer fachkundigen Begleitung bedürfen. Wo Menschen in diese Vorgänge eingreifen, muss die Würde der Frau gewahrt sein und ihr Selbstbestimmungsrecht geachtet werden. Umfassende Informationen und ausreichend Zeit sind die Voraussetzungen für eine Entscheidungsfindung.

Als Hebammen gehen wir mit unserer Berufsausübung eine gesellschaftliche Verantwortung gegenüber Frauen, Kindern, Partnern und Familie ein. Dabei kommen wir gerade bei der Betreuung im Wochenbett und in der Laktationsphase mit dem Thema »Familienplanung« in engen Kontakt, da sich in diesem Lebensabschnitt bei vielen Paaren die Frage stellt, wie man eine weitere Schwangerschaft nach der Geburt zunächst oder auf Dauer verhindern kann. Daher müssen wir ausreichend über den aktuellsten Stand kontrazeptiver Methoden informiert sein und diese Informationen verständlich weitergeben können.

Methoden der Familienplanung für die Frau

Bei der Frau gibt es die Möglichkeit, den Eisprung zu unterdrücken (Ovulationshemmung), die Befruchtung (Fertilisierungshemmung) oder die Einnistung einer befruchteten Eizelle in den Uterus (Implantationshemmung) zu verhindern.

Natürliche Familienplanung

Es gibt drei Methoden, die nach der Begriffsdefinition der WHO als Methoden der natürlichen Familienplanung (NFP) bezeichnet werden können, da sie auf Selbstbeobachtung von natürlich auftretenden Merkmalen und Symptomen der fruchtbaren und der unfruchtbaren Phase im aktuellen Zyklus zurückzuführen sind:
- Temperaturmethode
- Billings-Methode (Zervixschleimbeobachtung)
- symptothermale Methode (STM)

Neben diesen gehören auch die neuen Technologien wie Temperatur- und Hormoncomputer zur NFP.
Schwangerschaften können mit diesen vollkommen unschädlichen Methoden verhütet oder auch angestrebt werden. Die fertile Phase (= fertiles Fenster, »fertile window«) wird mit einer Länge von 5–6 Tagen angegeben. Sie setzt sich aus der durchschnittlichen Spermienüberlebenszeit von 4–5 (± 1–2) Tagen und der Lebenszeit der Eizelle von 12–18 Stunden zusammen. NFP ist nur dann sinnvoll, wenn die Abstinenz in der periovulatorischen Phase konsequent eingehalten oder zusätzlich mit einer anderen Methode verhütet wird. Die Zuverlässigkeit ist folglich an das Sexualverhalten des Paares gebunden. Die Dokumentation von selbst beobachteten Symptomen während eines Zyklus über einen längeren Zeitraum kann auch bei der Festlegung des Schwangerschaftsalters, z. B. bei Plazentainsuffizienz, kindlicher Retardierung und fraglicher Übertragung, helfen. Gleichermaßen lassen sich diagnostische und therapeutische Untersuchungen in der Sterilitätssprechstunde genauer planen.
Weitere **Vorteile** der NFP sind:
- keine Vorbereitung vor dem Koitus notwendig
- Reversibilität und damit keine Beeinträchtigung der Fertilität
- keine Nebenwirkungen
- gute Akzeptanz, wenn der Partner kooperiert
- kein chemischer oder mechanischer Eingriff notwendig
- keine Kosten nach Erlernen der Methode

Basaltemperaturmessung

Es benötigt viel Zeit und Selbstdisziplin, sich mit der Messtechnik, den Störfaktoren und den Auswertungsregeln dieser Methode vertraut zu machen.
Die Messung der Basaltemperatur ist ein Progesteronmarker. Die Körpertemperatur steigt durch Einwirkung bestimmter Progesteronmetaboliten 1–3 Tage nach der Ovulation um 0,2–0,4 °C an. Die sichere unfruchtbare Phase (= absolut infertile Phase) beginnt 3 Tage nach der Temperaturerhöhung, da die Eizelle nur kurze Zeit überlebt, und endet mit der Menstruation (**strenge Form der Temperaturmethode**, PI = 0,8).
Die Länge der Follikelphase kann von Frau zu Frau unterschiedlich sein. Wenn die Messungen und die exakte Auswertung aber über einen längeren Zeitraum (mind. 12 Zyklen) erfolgten, kann man den Zeitpunkt der nächsten Ovulation abschätzen und die vorherigen 10 Tage als fruchtbar annehmen.
Die Messung erfolgt mit einem Thermometer sublingual, intravaginal oder rektal. Sie sollte jeden Morgen vor dem Aufstehen zur gleichen Zeit erfolgen. Messzeitunterschiede stören den Temperaturverlauf bei 20 % der Frauen.
Die Auswertung der Temperaturkurve (Abb. 43.1) erfolgt gemäß einer Grundregel der Arbeitsgruppe NFP (1999):

> »Ein Temperaturanstieg hat dann stattgefunden, wenn man 3 aufeinander folgende Messwerte findet, die alle höher sind als die 6 vorangegangenen Messwerte, wobei die 3. höhere Messung mindestens 2/10 °C über dem höchsten der vorangegangenen 6 niedrigen Temperaturwerte liegen muss.« (Arbeitsgruppe NFP 1999).

Bei der so genannten **erweiterten Methode** werden auch in der Phase vor dem Eisprung unfruchtbare Zeiten (= relativ infertile Phase) durch die Betrachtung von 12 Zyklen ermittelt. Präovulatorisch werden von dem frühesten Tag des Temperaturanstiegs in den letzten 12 Monaten 8 Tage subtrahiert (Minus-8-Regel). Dieser Tag ist der letzte unfruchtbare Tag vor den Eisprung. Postovulatorisch beginnt die unfruchtbare Zeit am Abend des 3. Tages mit einem Körpertemperaturanstieg von mindestens 0,2 °C. Dadurch verkürzt sich die Zeit der Abstinenz deutlich, jedoch ist die Sicherheit der erweiterten Methode auch geringer (PI = 3).

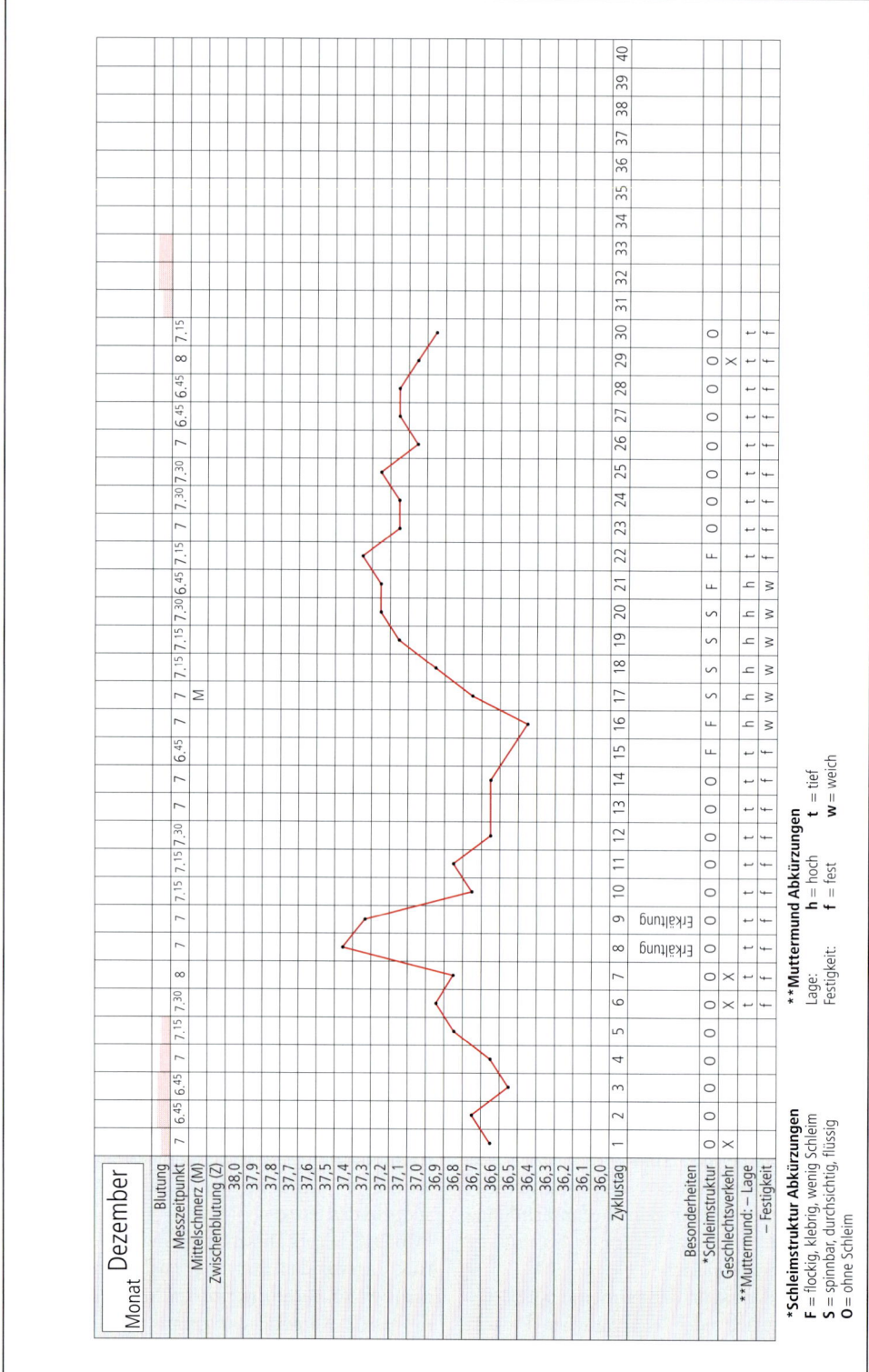

Abb. 43.1 Temperatur- und Schleimstrukturkurve mit beispielhaften Eintragungen.

Billings-Methode (Schleim- oder Ovulationsmethode)

Diese Methode wurde von den australischen Ärzten John und Evelyn Billings 1973 beschrieben. Bei der Zervixschleimbeobachtung obliegt es der Frau, ohne technische Hilfsmittel die Qualität ihres Zervixschleims durch Selbstbeobachtung zu bewerten.

Das Schleimsymptom ist in der Regel 5–6 Tage vor bis etwa 1–2 Tage nach der Ovulation wahrzunehmen. Die Frau hat verschiedene Möglichkeiten, den Zervixschleim zu bewerten: Sie kann ihn sehen, fühlen und empfinden. Dadurch werden Vagina und Vulva bewusster wahrgenommen. Bei dieser Methode gilt allein das, was empfunden und rein äußerlich wahrgenommen wird. Die tägliche Beobachtung wird am Abend in ein Zyklusblatt eingetragen (Abb. 43.1).

Im normalen Zyklusverlauf können folgende Merkmale auftreten:
- nach der Menstruation: trocken
- bei beginnender Östrogenstimulation: feucht, Zervixschleim wird z.B. am Toilettenpapier sichtbar, Aussehen weißlich, klebrig, klumpig = Zervixschleim von minderer Qualität
- periovulatorische Phase: Schleim transparenter, flüssiger, spinnbarer = Zervixschleim von guter Qualität, Scheidenbereich wird als nass empfunden
- »Höhepunkt des Schleimsymptoms«: der letzte Tag mit der individuell besten Zervixschleimqualität
- ansteigende Progesteronkonzentration: Abfall der Zervixschleimqualität

Die fruchtbare Zeit beginnt mit Auftreten des feuchten Schleims und endet 3 Tage nach dem »Höhepunkt des Schleimsymptoms«.

Die Zuverlässigkeit wird realistisch mit einem Pearl-Index von 15,5–34,9 (Gebrauchsfehler) angegeben, wobei diese geringe Sicherheit sicherlich eine nicht korrekte Einhaltung der Abstinenz in der fertilen Zeit impliziert. Klinische Studien haben diese Methode durch objektive Untersuchungen (Ultraschall, Hormonmessung) überprüft. Die Ergebnisse unterstreichen deutlich, dass die Schleimbeobachtung durchaus zuverlässig ist, um die fertile von der infertilen Phase abzugrenzen (Methodenfehler-PI = 1,2–3) (Freundl et al. 2003).

Symptothermale Methode (STM)

Die symptothermale Methode wurde in den letzten 15 Jahren von der Arbeitsgruppe NFP erarbeitet und untersucht (NFP-Methode). Es werden verschiedene Methoden der natürlichen Familienplanung miteinander kombiniert. Ziel ist es, die fruchtbare Zeit durch Beobachtung von Körpersymptomen (insbesondere Basaltemperatur und Zervixschleim) so gut wie möglich zu bestimmen.

Beide Methoden werden zunächst unabhängig voneinander ausgewertet. Die unfruchtbare Phase wird erst dann angenommen, wenn beide Methoden dafür eindeutige Symptome bieten (doppelte Kontrolle). Die fruchtbare Phase beginnt mit Auftreten von Feuchtigkeit im Vulvabereich oder sichtbarem Schleim. Hier liefert die Minus-8-Regel die doppelte Kontrolle (s.o.). Daraus erhält man die Anzahl der unfruchtbaren Tage am Zyklusanfang.

Wichtig bei dieser Methode ist ein gutes Zyklusblatt, welches neben Temperatur und Schleimqualität genügend Raum für die Eintragung der Messzeitabweichung und anderer Störfaktoren bietet. Auch andere Zyklusveränderungen wie Mittelschmerz, Brustsymptom, Autopalpation der Zervix sollten zur Erhöhung der Sicherheit beobachtet und vermerkt werden (Abb. 43.1). Durch eine detaillierte Dokumentation lernt sich die Frau genauer kennen und kann Faktoren mit der Zeit besser abschätzen.

Die Akzeptanz dieser Methode ist relativ hoch. Als Gründe werden eine hohe Zuverlässigkeit (Pearl-Index 2,3), Nebenwirkungsfreiheit, Eigenverantwortlichkeit von Mann und Frau und erhöhter Körperbezug durch Körperwahrnehmung genannt.

Beobachtung des Gebärmutterhalses

Die Autopalpation der Zervix ist als Alternative zur Schleimbeobachtung bei der NFP zu sehen. Veränderungen des äußeren Muttermundes werden bezüglich Konsistenz, Lage und Öffnung dokumentiert (Abb. 43.1):
- Konsistenz: weich – fest
- Lage: hoch stehend – tief stehend
- Öffnung: offen – geschlossen

Kalendermethode nach Knaus-Ogino

Die Kalendermethode gehört streng genommen nicht zu den Methoden der natürlichen Familienplanung, da die Methode nicht auf eine Selbstbeobachtung zurückzuführen ist, sondern auf eine Berechnung der fruchtbaren Tage. Sie wurde zwischen 1930 und 1933 von Hermann Knaus und Kynsaku Ogino unabhängig voneinander entwickelt. Die Berechnung bezieht sich auf eine durchschnittliche Zykluslänge, in deren Mitte der Eisprung angenommen wird. Da die Physiologie der Frau jedoch variabel ist, gilt diese Methode als äußerst unzuverlässig und ist daher nicht zu empfehlen.

Technische Hilfsmittel für die NFP

Zur Feststellung zyklusabhängiger Körperveränderungen, die sich der natürlichen Betrachtung entziehen oder deren Erkennen mühsam ist, stehen der Frau heute technische Hilfsmittel zur Verfügung. Auf dem Markt befinden sich **einfache Geräte** oder aber **hochkomplizierte Computer**, die Ergebnisse der Körperphysiologie wie auch der Körperbeobachtung elektronisch abspeichern und aus den Angaben die fruchtbaren und unfruchtbaren Tage berechnen. Sie sind keine Verhütungsmethode selbst, sondern Hilfsmittel bei der Anwendung der NFP. **Voraussetzung** für eine sichere und effektive Anwendung aller Geräte ist somit ein Verständnis für die Grundlagen der hormonellen Vorgänge im weiblichen Körper, der Fruchtbarkeitswahrnehmung und der Methoden der NFP. Die Vorteile gegenüber der bisherigen Nutzung der NFP-Methoden sind zum einen eine Zeitersparnis, zum anderen der Wegfall schriftlicher Aufzeichnungen und ihrer Auswertungen.

In einer Studie wurden verschiedene Computer auf ihre Sicherheit hin untersucht. Bezüglich der Kontrazeption sind die falsch negativen Angaben der Geräte besonders wichtig, weil das Display dann »unfruchtbar« in einer fertilen Phase anzeigt. Eine Gegenüberstellung einiger Ergebnisse im Vergleich zur klassischen NFP findet sich in Tabelle 43.5 (Freundl 2003). Hier zeigt sich, dass z.B. der Hormoncomputer »Persona« an 20,8% der untersuchten Zyklustage der Anwenderin mitteilte, sie sei unfruchtbar, obwohl eine fertile Phase bestand, die innerhalb der Studie durch objektive Kontrolluntersuchungen wie LH-Bestimmung und Sonographie der Follikel bestimmt wurde.

Bei den **Hormoncomputern** (Abb. 43.2) handelt es sich um Geräte, die die physiologischen Hormonwerte und den Zyklusverlauf in einem Programm erfassen und photometrische Hormonmessungen (Estriol-Glukuronid und LH) an Urinteststreifen durchführen (z.B. Persona). Die Anwenderin muss lediglich den Menstruationsbeginn eingeben und an bestimmten Tagen – durch eine Lampe am Gerät angezeigt – einen Streifenurintest im ersten Morgenurin durchführen. Das

Tab. 43.5 Vergleich der falsch positiven und falsch negativen Angaben verschiedener Technologien der NFP (nach Freundl 2003).

Methode	Falsch negative Angaben (%)	Falsch positive Angaben (%)	Korrekte Angaben (%)
PG 53	73,4	6,6	74,8
PC2000	58,0	11,3	75,2
Maybe Baby	51,6	22,7	68,9
Persona	20,8	23,0	77,6
Babycomp/Ladycomp	4,7	29,3	77,8
Bioself 2000	7,5	53,9	58,4
Cyclotest 2 Plus	1,7	39,7	71,9
NFP	0,0	25,3	82,0

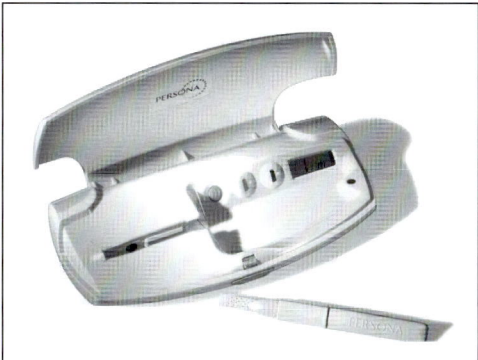

Abb. 43.2 Der Hormoncomputer »Persona« (mit freundlicher Genehmigung von Unipath Diagnostics GmbH, Köln).

Gerät teilt der Frau über rote oder grüne Indikatorlampen mit, ob ein Schwangerschaftsrisiko besteht. Die zu erwartende Versagerrate beträgt 6,2%. Nachteile: regelmäßige Messung bei einem geregelten Tagesablauf, die Zykluslänge muss zwischen 23 und 35 Tagen liegen, Verfälschungen der Hormonmesswerte sind durch bestimmte Medikamente (z.B. Tetrazykline) möglich, Leber- und Nierenerkrankungen sollten ausgeschlossen sein, in der Stillzeit oder in den Wechseljahren sind sie nicht geeignet und nach der Einnahme hormonaler Kontrazeptiva muss sich zunächst der Zyklus wieder stabilisieren, bevor ein Hormoncomputer genutzt werden kann.

Temperaturcomputer (z.B. Lady- oder Baby-Comp, Bioself, Cyclotest® Basic) sind Mini-Computer, welche Basaltemperaturmessungen abspeichern und gleichzeitig miteinander vergleichen. Sie dienen entweder allein der Verhütung oder aber der gezielten Empfängnisplanung. Die morgendliche Messung der Temperatur sublingual vor dem Aufstehen erfolgt mittels eines Sensors, dauert ca. 30–60 Sekunden und darf höchstens drei Stunden vom letzten Messzeitpunkt abweichen. Der Computer wertet die Temperaturen aus und signalisiert der Anwenderin über Leuchten in Rot, Grün und Gelb die fruchtbaren wie unfruchtbaren Tage. Der Lady- oder Baby-Comp hat einen Methodenfehler von PI = 0,7 und einen Gebrauchsfehler von PI = 3,8, welche in retrospektiven Studien ermittelt wurden (Freundl 2003). Nachteile: Temperaturcomputer sind nicht geeignet im Wochenbett, in der Stillzeit, bei Hormonsubstitution sowie bei unregelmäßigem Tagesablauf (z.B. Schichtarbeit).

Dem Cyclotest® 2 Plus liegt die **symptothermale Methode** zugrunde. Dieser Computer ist Thermometer, Rechner und Hormontester (LH) in einem. Alternativ besteht die Möglichkeit, die Beschaffenheit des Zervikalschleims in den Computer einzugeben. Der Pearl-Index liegt zwischen 2 und 6. Von der japanischen Firma Nishitomo gibt es zurzeit drei Computer auf dem Markt, die nach der STM arbeiten (Mini Sophia, my Sophia, petit Sophia). Auf 0,01 °C genau wird die Aufwachtemperatur gemessen und im Display angezeigt. Für eine noch exaktere Auswertung kann die Anwenderin die Schleimqualität eingeben. Eine Auswertungssoftware für den PC ist verfügbar.

Schleimmethoden: Das **Kristallisationsphänomen** von Zervikalschleim oder Speichel wird von den Geräten PC2000, Pg53, Maybe Baby, Fertility Tester oder Donna nachgewiesen. Durch eine Lupenvergrößerung erfasst das Gerät die Art und das Vorhandensein des Phänomens. In Studien schnitten diese Geräte schlecht ab und sind daher nicht empfehlenswert (Freundl 2003).

Hormonale Kontrazeption

Die hormonalen Kontrazeptiva bestehen entweder aus einem Östrogen-Gestagen-Kombinationspräparat, welches zyklisch eingenommen wird, oder aus reinen Gestagenpräparaten, die kontinuierlich angewandt werden. Die Applikation kann oral, intramuskulär, vaginal, subkutan, transdermal oder intrauterin, entweder zyklisch oder kontinuierlich erfolgen.

Ovulationshemmer

Die oralen hormonalen Kontrazeptiva (OC) – umgangssprachlich auch als Pille oder Anti-Baby-Pille bezeichnet – gehören zu den zuverlässigsten reversiblen Methoden der Empfängnisverhütung (PI = 0,1–0,9). 38,5% aller Frauen im reproduktionsfähigen Alter verwenden orale Kontrazeptiva (DGGG 2004). Der Pillenzyklus setzt sich aus 21 täglichen Einnahmen und einer 7 Tage dauernden hormonfreien Zeitspanne zusammen, in der es zur Hormonentzugsblutung kommt. Es gibt verschiedene Präparatetypen (Tab. 43.6).

Die **Wirkungsweise** von synthetischen Östrogen (Ethinylestradiol) und Gestagen (z.B. Levonorgestrel, Desogestrel) hat mehrere Angriffspunkte:

Tab. 43.6 Die unterschiedlichen Präparatetypen hormonaler Kontrazeptiva (Keck u. Tempfer 2003).

Präparatetyp	Bestandteile	Dosierung	Sicherheit (Pearl-Index)
Kombinationspräparate		konstant über 21 Tage	
• einstufige (= Einphasenpräparate)	21 Tabletten, 20–50 µg Ethinylestradiol bzw. Mestranol + unterschiedliche Dosierung eines Gestagens	• Östrogen und Gestagen in täglich gleicher Dosierung	PI 0,2–0,5
• zweistufige		• gleiche Östrogendosis bei geringer Gestagendosis in der ersten Einnahmephase	
• dreistufige		• 3-maliger Wechsel der Östrogen- und Gestagendosis	
• Mikropille	15–30 µg Ethinylestradiol + Gestagen		
Sequenzpräparate		konstant über 21 Tage	
• Zweiphasenpräparate	21 Tabletten in unterschiedlicher Dosierung von Östrogen + Gestagen	1. Östrogenphase von 7 Tagen 2. Gestagenphase von 14 Tagen	PI 0,5
Gestagenmonopräparate			
• Minipille	Gestagen	• kontinuierlich ohne Unterbrechung zur gleichen Uhrzeit	PI 0,8–1,5
• Depotkontrazeptiva		• unterschiedlich je nach Methode	

- Freisetzung von GnRH im Hypothalamus und Sekretionsstörung von FSH und LH im Hypophysenvorderlappen
- direkte Beeinflussung der Steroidsynthese
- Störung der Follikelreifung im Ovar
- Suppression der Gonadotropine und endogenen Sexualsteroide
- Hemmung der Ovulation

Das Gestagen beeinflusst zusätzlich folgende Komponenten:
- Veränderung des Zervixschleims, sodass die Penetration der Spermien erschwert ist
- Veränderung der Tubenmotilität, sodass der Transport und die Entwicklung der Zygote gestört sind
- frühzeitige sekretorische Umwandlung des Endometriums, sodass die Implantation gestört ist

Zur Erstverordnung gehört eine gründliche Eigen- und Familienanamnese sowie eine allgemeine körperliche und gynäkologische Untersuchung, um Kontraindikationen (Tab. 43.7) auszuschließen. Man sollte mit der niedrigsten effektiven Dosis des Gestagens bzw. des Östrogens beginnen und die Einnahme zunächst auf 3–4 Monate beschränken. Danach wird die Präparatewahl neu besprochen. Eine Kontrolluntersuchung sollte dann alle 6 Monate erfolgen. Für die Dauer der hormonalen Kontrazeption gibt es keine allgemein gültigen Regeln.

Günstige nicht kontrazeptive Wirkungen wie Linderung menstrueller Beschwerden, gute Zykluskontrolle, positive Einflüsse auf die Haut, Senkung benigner Mammaerkrankungen und aszendierender Vaginalinfektionen, Reduktion der Eisenmangelanämie, Abnahme des Endometrium-

Tab. 43.7 Relative und absolute Kontraindikationen für Ovulationshemmer (Teichmann 2002, DGGG 2004).

Absolute Kontraindikationen	Relative Kontraindikationen
Kardiovaskuläre Erkrankungen und deren Risikofaktoren	
• Blutdruck > 160/100 • arterielle Hypertonie mit vaskulären Erkrankungen • schwere Hypertriglyzeridämie • > 20 Zigaretten/d (Frauen > 35 J.) • Thromboembolie • Myokardinfarkt • Herzvitien mit Komplikationen • zerebrovaskuläre Ereignisse • Migräne mit fokalen neurologischen Symptomen	• medikamentös eingestellte arterielle Hypertonie, mäßige Hypertonie • > 15 Zigaretten/d • Beinvenenthrombosen, Thrombophlebitis, starke Varikosis • Migräne ohne fokale neurologische Symptome • Hypercholesterinämie
Onkologische Erkrankungen	
• Mammakarzinom vor weniger als 5 Jahren	• Mammakarzinom vor mehr als 5 Jahren
Stoffwechselerkrankungen	
• Leberstoffwechselstörungen • benigne und maligne Lebertumoren • akute Hepatitis • Diabetes mit vaskulären Komplikationen • *Diabetes mellitus* > 20 Jahre	• ausgeprägte Adipositas • gestörte Glukosetoleranz • Cholezystolithiasis • Einnahme von Medikamenten mit Arzneimittelinteraktion mit der Pille • Epilepsie • chronische Nierenerkrankung
Gravidität	
• strenge Indikation in der **Stillzeit**	• < 3 Wochen *post partum* nach Abstillen

und Ovarialkarzinomrisikos sind hervorzuheben. Somit ist eine Verordnung aus therapeutischen Gründen bei Zyklusirregularitäten, Dysmenorrhö, Mittelschmerz, prämenstruellem Syndrom, Endometriose, funktionellen Ovarialzysten sowie Hyperandrogenämie möglich (Garbe et al. 2000, Keck und Tempfer 2003).

Die Anwendung von OCs hat keinen Einfluss auf die Dauer und den Verlauf einer nachfolgenden Schwangerschaft. Die Abortrate ist nicht erhöht. Es gibt auch keinen Zusammenhang mit einer erhöhten Fehlbildungsrate bei Einnahme in der Frühschwangerschaft. Die Fertilität stellt sich nach Absetzen der Präparate relativ schnell wieder ein.

Zu den **speziellen Risiken** oraler hormonaler Kontrazeptiva gehören (Keck u. Tempfer 2003, DGGG 2004):

• Thromboembolierisiko:
  – 2,1- bis 4,4fach erhöhtes Risiko bei einer Östrogendosierung > 50 μg
  – Nachweis von Gerinnungsstörungen: Mangel an AT III, Protein C oder S, Mutationen des Faktors V

Die Empfehlung einer alternativen Kontrazeptionsmethode sollte erfolgen bei Nachweis von Thromboembolien in der Eigen- oder Familienanamnese, Gerinnungsstörung sowie zunehmendem Alter.

• kardiovaskuläres Risiko:
  – bei Patientinnen ohne Nachweis kardiovaskulärer Risikofaktoren kein Hinweis auf ein erhöhtes Risiko durch OCs
  – Frauen < 35 Jahre unbedenklich, Frauen > 35 Jahre sollten Präparate mit einem Östrogengehalt bis 35 μg bevorzugen

- Raucherinnen < 35 Jahre: 3- bis 11fach erhöhtes Risiko ohne, 20- bis 87fach erhöhtes Risiko mit OCs
- 4- bis 17fach erhöhtes Risiko bei Frauen mit bekannter Hypertonie

Bei Frauen mit erhöhtem Risiko sollte grundsätzlich eine alternative Kontrazeptionsmethode empfohlen werden.

- zerebrovaskuläres Risiko:
  - Allgemein ist das Risiko bei Präparaten > 50 µg Östrogen höher als für niedrig dosierte OCs.
  - Gesunde Frauen < 35 Jahre haben durch die Einnahme oraler Kontrazeptiva kein erhöhtes Risiko für hämorrhagische Insulte, aber Frauen > 35 Jahre.
  - Das Risiko ist bei Raucherinnen auf das 3fache, bei Hypertonus auf das 10- bis 15fache erhöht.
  - Bei Migräne mit und ohne Aura (z. B. fokale Symptome wie Flimmerskotom) besteht ein 3- bis 5fach erhöhtes, mit Einnahme von OCs zusätzlich 2- bis 6fach erhöhtes Schlaganfallrisiko, Raucherinnen mit Migräne und OCs haben ein 34faches Risiko.

Als alternative Kontrazeptionsmethode wird empfohlen: allgemein niedrig dosierte Präparate bevorzugen, Alternativen suchen für risikobelastete Frauen > 35 Jahre, für Frauen mit Migräne, insbesondere für Frauen mit Hypertonie und Nikotinabusus.

Zu den **Nebenwirkungen** zählen Veränderungen des Blutungsverhaltens, Auftreten einer »Post-pill-Amenorrhö«, Veränderungen der seelischen Befindlichkeit, östrogenbedingte Natrium- und Wasserretention, Einfluss auf den Kohlenhydrat- und Fettstoffwechsel wie auch Auftreten hepatozellulärer Hyperplasien.

Gründe für ein **sofortiges Absetzen** oraler Kontrazeptiva, die Ethinylöstradiol enthalten, sind: Schwangerschaft, erstmaliges Auftreten oder Verstärkung einer bestehenden Migräne, akute Sehstörungen, starke Schmerzen in der Brust, Schwellungen und starke Schmerzen im Bein, Thrombose bzw. Thromboembolie, Hepatitis bzw. Ikterus, Oberbauchschmerzen, starker Blutdruckanstieg, Angina pectoris, Myokardinfarkt oder Hirndurchblutungsstörungen, schwerer generalisierter Hautausschlag, Neuauftreten oder Vergrößerung bestehender Myome, Endometrioseherde oder Mammatumoren, längere Immobilisation, z. B. nach Unfall und bei geplanter Operation.

Das Wissen der Frauen über Ovulationshemmer entspricht zu einem Großteil nicht dem heutigen medizinischen Stand. Eine qualifizierte Aufklärung über tatsächliche Nutzen und Risiken der oralen Kontrazeptiva ist dringend notwendig.

Minipille

Die Minipille ist ein reines Gestagenpräparat in niedriger Dosierung (0,03 mg Levonorgestrel) und darf nicht mit der Mikropille verwechselt werden, die ein niedrig dosiertes Kombinationspräparat darstellt.

Die Wirkung erfolgt primär über extraovarielle Effekte des Gestagens.

- Veränderung des Zervixschleims, sodass die Aszension der Spermien erschwert ist
- Beeinträchtigung der Spermienmotilität
- Veränderungen des Endometriums und der Tuben
- Störung der Gonadotropinsekretion

Anovulatorische Zyklen treten nur in 15–40 % der Fälle auf.

Die Einnahme erfolgt **täglich ohne Unterbrechung zur gleichen Uhrzeit**, auch an Tagen der Menstruation (s. Tab. 43.6). Aufgrund der niedrigen Dosierung ist eine pünktliche Einnahme mit einer Toleranz von ± 2–3 Stunden unbedingt einzuhalten, da sonst die Sicherheit (PI = 0,5–3) nicht gewährleistet ist. Die Indikationen, Nebenwirkungen und Kontraindikationen sind in Tabelle 43.8 zusammengefasst. Insgesamt sind Nebenwirkungen wie Übelkeit, Erbrechen und Schwindelgefühl seltener als unter der Einnahme von Kombinationspräparaten. Weitere Vorteile sind die niedrige Dosierung, kein Auftreten von Östrogennebenwirkungen, keine wesentliche zentrale Suppression, Eignung in der Laktationsphase sowie bei anamnestisch bekannten kardiovaskulären Risiken. Auch bei Einnahme der Minipille sollte eine Kontrolluntersuchung alle 6 Monate erfolgen. Die Konzeptionsfähigkeit ist sofort nach Absetzen wiederhergestellt.

Eine Neuentwicklung im Bereich der Minipille ist die **Cerazette**®, ein östrogenfreier Ovulationshemmer, der eine Unterdrückung der Spitzenspiegel der Gonadotropine und der ovariellen Aktivität erreicht. Der Pearl-Index entspricht dem der

Tab. 43.8 Indikationen, Nebenwirkungen und Kontraindikationen der Minipille.

Indikationen	Nebenwirkungen	Kontraindikationen
• Laktation • Perimenopause • Unverträglichkeit bzw. relative oder absolute Kontraindikationen bezüglich eines Kombinationspräparates • Diabetes mellitus • Einschränkungen bei Raucherinnen	• Risiko einer Extrauteringravidität erhöht • schlechte Zykluskontrolle: Zwischenblutungen, Durchbruchsblutungen, Amenorrhö • vermehrt Akne • Aufreten funktioneller Follikelzysten • Mastodynien • Kopfschmerzen (selten) • psychische Störungen (selten) • Hypertonie (sehr selten)	**absolute:** • Unverträglichkeit von Gestagen • Schwangerschaft • Mammakarzinom • vaginale Blutungen unklarer Genese • Endometriose • *Uterus myomatosus* • Mastopathie • frühere Tubargravidität • schwere arterielle Erkrankungen • *Lupus erythematodes* **relative:** • fehlende Compliance • Ovarialzysten • untragbare Blutungen • Lebererkrankungen • chronische systemische Erkrankungen

Kombinationspräparate (PI = 0,14). Die Anwendung erfolgt als kontinuierliche Gabe ohne Pause. Von Vorteil sind neben der hohen Sicherheit und der Reversibilität eine geringere Inzidenz ektoper Schwangerschaften sowie ein großzügigeres Einnahmeintervall (Zeitfenster von 12 h bei vergessener Einnahme). Es werden keine relevanten Veränderungen des Lipid- oder Kohlenhydratstoffwechsels, der Blutdruckregulation, des Fehlbildungsrisikos für Kinder bei Einnahme des Präparats in der Frühschwangerschaft sowie der Menge und Qualität der Muttermilch während der Stillperiode beschrieben. Als Nachteile werden eine in den ersten Einnahmemonaten auftretende Blutungsstörung mit Normalisierung nach längerer Einnahme, das Auftreten von Akne, Gewichtsveränderungen, Stimmungsschwankungen, Libidoveränderungen, Kopfschmerzen, Schwindel, Übelkeit sowie Brustspannen genannt (Keck u. Tempfer 2003, DGGG 2004).

Depot-Gestagene

Die Depot-Gestagene gibt es in Form von Injektaten (Ein-/Dreimonatsspritzen, PI = 0,3–1,4) oder als Implantate (Implanon®, PI = 0–0,08). Sie finden hauptsächlich Anwendung bei Frauen mit bestehender Kontraindikation gegen Östrogene, bei Frauen, die eine regelmäßige Einnahme nicht gewährleisten können (z. B. Schichtarbeit) sowie bei Frauen in der Stillperiode. Sinnvoll werden sie auch bei Patientinnen eingesetzt, bei denen ein korrekter Gebrauch anderer Methoden fraglich oder nicht möglich ist, wie z. B. bei Alkohol- oder Drogenabhängigkeit oder bei geistiger Behinderung.

Dreimonatsspritze

Die Wirkungsweise von intramuskulären Hormondepotspritzen beruht auf einer Freisetzung von synthetischen Progestagenen. Hauptsächlich wirkt das Gestagen auf den Zervixschleim, aber auch die Spermien- und Follikelmotilität und -entwicklung sind herabgesetzt. Die Ovulation wird zuverlässig durch eine Hemmung der zyklischen FSH- und LH-Sekretion unterdrückt. Indikationen, Kontraindikationen und Vorteile decken sich zum größten Teil mit denen der Minipille (s. o.). Als nachteilig werden Blutungsstörungen zu Beginn der Behandlung und Amenorrhöen in 20–40 % der Fälle nach wiederholter Anwendung beschrieben. Der Wiedereintritt der Fertilität ist deutlich verzögert.
Folgeuntersuchungen werden alle 3 Monate im Rahmen der Injektion empfohlen. Bei spezieller Indikationsstellung sollte eine Schwangerschaft

dann durch vaginalen Ultraschall ausgeschlossen werden.

Einmonatsspritze

Die Einmonatsspritze (»injectable pill«) besteht aus einer Kombination von Östrogen und Gestagen und wird intramuskulär appliziert. Die Methode ist sehr zuverlässig (PI = 0,0–0,2). Die Fertilität ist nach dem Absetzen unmittelbar gegeben. Blutungsstörungen treten auch hier gehäuft in der Anfangszeit auf, dagegen sind Amenorrhöen selten. Derzeit sind Injectable pills in Deutschland noch nicht verfügbar.

Hormonimplantate

In Deutschland ist Implanon®, ein Einzelstäbchen-Implantat (Abb. 43.3) aus einem kleinen, biologisch nicht abbaubaren, halbharten Kunststoffstab, seit mehreren Jahren auf dem Markt. Es enthält 68 mg Etonogestrel für eine sichere Langzeitkontrazeption durch Ovulationshemmung über 3 Jahre mit einem Pearl-Index von 0–0,08.
Das Einsetzen des Stäbchens erfolgt unter Lokalanästhesie streng subdermal etwa 6–8 cm oberhalb der Ellenbeuge in der Furche zwischen Bi- und Trizeps, dauert ca. 5–10 Minuten und sollte in den ersten 4–5 Tagen des Zyklus bzw. am 21.–28. Tag postpartal erfolgen. Es können für kurze Zeit lokale Reizungen auftreten. Schmerzen sind selten. Das Stäbchen kann jederzeit wieder entfernt werden.
Zu den **Kontraindikationen** zählen Schwangerschaft, unklare vaginale Blutungen, Unverträglichkeit von Gestagenen, thromboembolische Erkrankungen und Lebererkrankungen. Unerwünschte Nebenwirkungen wie Akne, Kopfschmerzen, Gewichtzunahme, Spannungen und Schmerzen in der Brust, Stimmungsschwankungen, Dysmenorrhö, Schwindel, Haarausfall, Übelkeit etc. können auftreten. Die häufig auftretenden Zwischenblutungen können zum Abbruch der Behandlung führen. Eine Amenorrhö zeigt sich in 20% der Fälle.
Der Etonogestrel-Spiegel sinkt nach der Entfernung innerhalb von einer Woche auf nicht messbare Werte ab, sodass eine Fertilität wieder gewährleistet ist.

Vaginalring NuvaRing®

Diese Methode bietet eine Kontrazeption über kontinuierliche lokale Freisetzung von Hormonen (15 µg Ethinylestradiol und 120 µg Etonogestrel) aus einem elastischen Scheidenring aus Polysiloxan. Der NuvaRing® Vaginalring, flexibel und transparent mit einem Durchmesser von 54 mm und 4 mm Dicke, ist für Frauen geeignet, bei denen eine systemische Hormonfreisetzung bzw. eine regelmäßige Einnahme von Kontrazeptiva unerwünscht ist.
Pro Zyklus wird ein Ring durch die Frau selbst eingesetzt, wobei die Applikationszeit jeweils drei Wochen gefolgt von einer »ringfreien« Woche beträgt. Die intravaginale Lage des Rings ist dabei für den kontraptiven Effekt unerheblich. Durch die Anwendung des NuvaRing® wird sicher eine

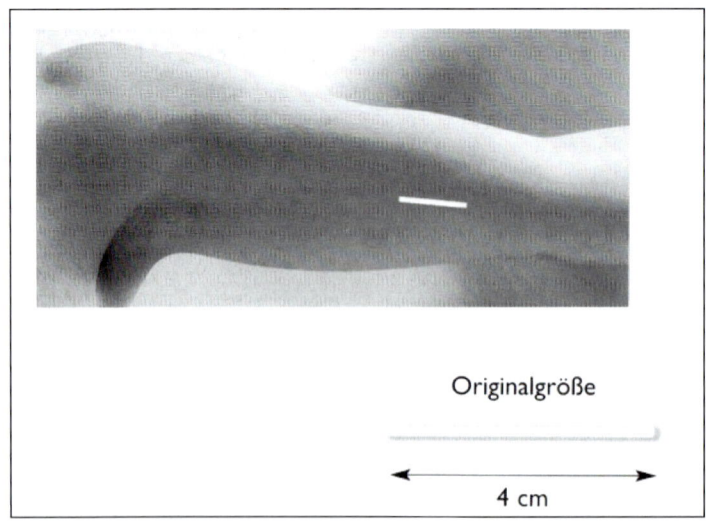

Abb. 43.3 Implanon®, Verhütung mit dem Hormon-Implantat (mit freundlicher Genehmigung von Akzo, Organon GmbH, Oberschleißheim).

Suppression der Follikelreifung sowie der Ovulation (PI = 0,4) erreicht (Roumen et al. 2001). Die Fertilität ist unmittelbar nach Entfernung wieder gegeben.

Der Vorteil besteht in der geringen Stoffwechselwirkung durch die lokale Steroidwirkung mit Umgehung des Leberstoffwechsels. Die Anwendung erfolgt unabhängig vom Geschlechtsverkehr durch die Frau selbst, Spermizide sind nicht nötig, eine Entfernung vor der Kohabitation ist möglich (Zeitfenster von max. 3 Stunden ohne Wirkungsbeeinträchtigung) und der Verkauf erfolgt relativ kostengünstig und rezeptfrei. Der Einfluss auf die Zervix- und Vaginalzytologie ist klinisch nicht relevant (Keck u. Tempfer 2003).

Als nachteilig werden das wiederholte monatliche Einlegen, Erosionen der Vagina sowie unangenehmer Geruch empfunden. Nebenwirkungen wie Kopfschmerzen, Übelkeit, Erbrechen, Verdauungsstörungen, Brustspannen und Pilzinfektionen werden selten beobachtet. Leukorrhö wird mit einem Prozentsatz von 5,3 %, Fremdkörpergefühl, Koitusprobleme sowie Ausstoßungen werden mit insgesamt 3,8 % angegeben.

Transdermale Kontrazeption EVRA®

Eine seit August 2002 auf dem Markt befindliche transdermale Kontrazeptionsmethode ist das Verhütungspflaster EVRA®. Dabei handelt es sich um ein 4,5 x 4,5 cm großes beigefarbenes Pflaster, welches täglich 20 µg Ethinylestradiol und 150 µg Norelgestromin konstant über die Haut abgibt. Es wird 3 Wochen hintereinander für jeweils 7 Tage geklebt. Die Hautstelle am Gesäß, Bauch, Oberarm oder Oberkörper (mit Ausnahme der Brust), an der das Pflaster geklebt werden darf, muss sauber, trocken, unbehaart und gesund sein. In der vierten pflasterfreien Woche kommt es zu einer Hormonentzugsblutung. Wirkungsweise, Nebenwirkungen, Kontraindikationen und Voraussetzungen für die Anwendung entsprechen denen der OCs.

Neben der hohen Sicherheit (PI = 0,9) ist die einmalige Applikation pro Woche, wodurch die Rate der Anwendungsfehler im Vergleich zu oralen Kontrazeptiva deutlich geringer liegt, von Vorteil. Eine Beeinflussung des Lipid- und Kohlenhydratstoffwechsels ist klinisch nicht relevant. Die Hafteigenschaften des Pflasters sind so gut, dass Freizeitaktivitäten wie Schwimmen, Sauna und Sport nicht beeinträchtigt werden (komplette Ablösung in 2 % der Fälle). Bei Lösen des Pflasters bleibt der kontrazeptive Schutz für 24 Stunden bestehen. Auch UV-Bestrahlung beeinträchtigt die Wirksamkeit nicht. Aufgrund dieser Vorzüge besteht eine hohe Akzeptanz der Methode bei den Anwenderinnen.

Nachteilig sind zu 17,4 % auftretende Hautirritationen durch das Pflaster selbst und seine Sichtbarkeit. Zu den Nebenwirkungen zählen Blutungsstörungen in 12 % der Fälle nach 3 Zyklen, das Auftreten von Akne, Ausschlag, Pruritus, Übelkeit sowie eine Gewichtszunahme. Bei einem Körpergewicht von mehr als 90 kg kann die Wirkung vermindert sein.

Eine spezielle Entsorgungsfolie zur umweltgerechten Versiegelung des Pflasters liegt der Packung bei.

Intrauterinpessare und intrauterine Systeme

Das Intrauterinpessar (IUP, Spirale) gehört seit über 30 Jahren zu den zuverlässigsten reversiblen Verhütungsmethoden. In Deutschland steht es an Platz 2 hinter den hormonalen Kontrazeptiva. Es stehen inerte (wirkstofffreie), kupferhaltige Intrauterinpessare und ein levonorgestrelhaltiges intrauterines System (IUS) zur Verfügung (Tab. 43.9, Abb. 43.4).

Das Einsetzen eines IUP gehört zu den invasiven Methoden. Die Einlage oder Entfernung erfolgt am 2.–5. Zyklustag und erfordert eine ausreichend dokumentierte Aufklärung und eine schriftliche Einverständniserklärung. IUPs kommen alternativ zu hormonellen Präparaten zur Anwendung, wenn eine zeitlich genaue Einnahme der Pille nicht gewährleistet ist und eine längerfristige Verhütungsmethode gewünscht wird. Kontrolluntersuchungen werden alle 6 Monate empfohlen.

Zu den **Kontraindikationen** zählen Schwangerschaft, Entzündungen, Uterusfehlbildungen und Kavum-Anomalien, *Uterus myomatosus*, genitale Malignome, erhöhtes Risiko für sexuell übertragbare Krankheiten, Kupferallergie und nicht abgeklärte Blutungen. Nachteilig wird von Blutungsstörungen, Amenorrhö, Schmerzen, Ausstoßungen in 1 % der Fälle und von der Gefahr einer Uterusperforation berichtet.

Schwangerschaften bei liegendem Kupferintrauterinpessar: Eine baldestmögliche Entfernung bei eingetretener Schwangerschaft wird empfohlen. Bis zur 12. SSW gelingt dies meist durch

Tab. 43.9 Intrauterinpessare und -systeme (IUP, IUS): Typen, unterschiedliche Bestandteile, Wirkungsweisen und Nachteile.

	Inertes IUP	Kupferhaltiges IUP	Levonorgestrelhaltiges IUS
Bestandteile	Kunststoff oder Stahl mit oder ohne Zusatz von Bariumsulfat ohne Wirkstoffe	mit Kupferdraht umwickelte Plastikträger	gestagenhaltiger Polyethylenträger, welcher permanent Levonorgestrel in gleichen Raten freisetzt
Form und Größe	verschieden	verschieden	T-förmig
Wirkungsweise	lokal auf das Endometrium durch spezifische Fremdkörperreaktion, deziduale Umwandlung des Endometriums	oberflächliche Fremdkörperreaktion, Kupferionen wirken schädigend auf Spermatozoen-Enzyme und Endometrium, Eitransport wird gestört, Befruchtung und Implantation werden verhindert (auch zur Interzeption geeignet)	lokale Entzündungsreaktion, reversible Atrophie des Endometriums, Viskositätsabnahme des Zervixschleims, Hemmung der Motilität und Kapazitation der Spermien
Pearl-Index	3	0,5–2	0,05–0,2
Wirkungsdauer	unbegrenzt (Empfehlung max. 5 Jahre, da danach Blutungs- und Schwangerschaftsraten steigen)	5 Jahre	5 Jahre
Nachteile	Blutungen, kein Schutz vor pelvic inflammatory diseases (PID, Infektionen des kleinen Beckens)	Zervizitis, Adnexitis, Endometritis, Hypermenorrhö	Blutungsstörungen, Amenorrhö, gestagenbedingte Nebenwirkungen, Insertion erfordert gelegentlich Zervixdilatation (Durchmesser 4,8 mm)

Hysteroskopie. Nach der 12. SSW sollte das IUP *in utero* belassen werden. Abort-, Infektions- und Frühgeburtsrisiko sind erhöht, weshalb die Schwangerschaft entsprechend überwacht werden sollte. Fehlbildungen aufgrund liegender IUPs wurden bisher nicht berichtet (Wagner 1998).

Bei der **Kupferkette Gynefix®** handelt es sich um eine neuere Form der Kupferspirale mit gleichem Wirkungsprofil, bei der kleine Kupferzylinder auf einem Nylonfaden aufgereiht sind. Es gibt sie in zwei Größen (4 oder 6 Kupferelemente). Durch ihre Flexibilität passt sie sich der Gebärmutter an. Die Einlage erfolgt ähnlich der Spirale. Allerdings wird die Kupferkette mit einer feinen Nadel an der Uteruswand fixiert und verbleibt dort je nach Größe zwischen 3 und 5 Jahren. Der Pearl-Index wird mit 0,1–0,3 angegeben.

Interzeption

Zwischen der Befruchtung und der Implantation der Eizelle vergehen 7 Tage. In dieser Zeit gibt es die Möglichkeit, über Interzeptiva die Nidation der Eizelle hormonell und intrauterin zu verhindern. In diesen Bereich fallen die postkoitalen Schwangerschaftsverhütungsmaßnahmen. Sie gelten nach dem Strafgesetzbuch nicht als Schwangerschaftsabbruch, da die Wirkung der Interzeptiva vor Abschluss der Einnistung des befruchteten Eis in die Gebärmutter eintritt.

Hormonale Interzeption

Die postkoitale Interzeption – auch als »Pille danach« oder »Morning-after-pill« bezeichnet – ist eine hormonale Notfallmethode, die ärztlich ver-

Methoden der Familienplanung für die Frau

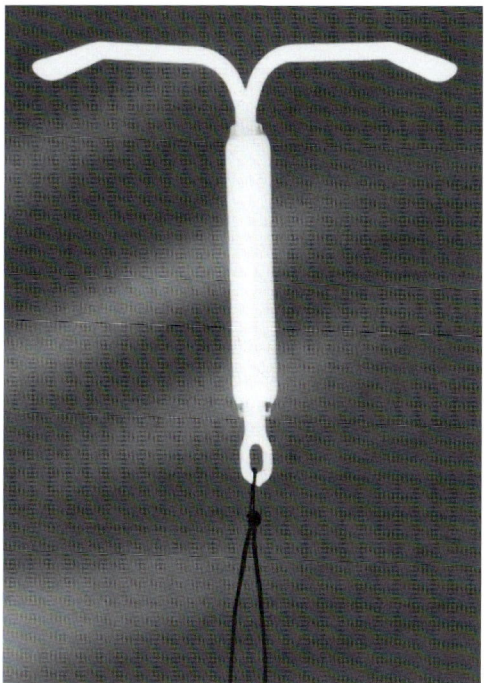

Abb. 43.4 Das intrauterine System Mirena® (mit freundlicher Genehmigung der Schering Aktiengesellschaft, Berlin).

- Die Anwendung darf nur einmal im Zyklus erfolgen aufgrund erhöhter Hormonbelastung und möglicher Zyklusstörungen.
- Bis zum Eintritt der nächsten Menstruation sollte nicht-hormonal verhütet werden (Aufklärung und Beratung).
- Eine Nachuntersuchung nach 3 Wochen (nicht zwingend) wird empfohlen.
- Bei ausbleibender Regel Versagen der Methode mittels Schwangerschaftstest überprüfen.
- Eine ausführliche Beratung über Kontrazeptionsmethoden sollte folgen.

Intrauterine Interzeption

Die Nidation kann auch durch das Legen einer kupferhaltigen Spirale verhindert werden, falls der Zeitpunkt von 72 Stunden nach Geschlechtsverkehr überschritten ist. Diese Methode gehört ebenfalls zu den Notfallmethoden und ist bis zum 5. (bis 6.) Tag nach dem Geschlechtsverkehr möglich. Die zügige Wirkung durch Abgabe von Kupferionen ist von besonderer Wichtigkeit. Sie ist bei Infektionsgefahr und Nulliparae nicht geeignet.

Barrieremethoden

Wenn orale Kontrazeptiva oder Intrauterinpessare nicht infrage kommen, bieten Barrieremethoden eine gute Alternative, falls die Frau und ihr Partner zuverlässig mit dieser Methode umzugehen wissen. Die Sicherheit ist im hohen Maße von einer sachgerechten, konsequenten und relativ komplizierten Anwendung abhängig.

Die Wahrscheinlichkeit einer Infektion mit sexuell übertragbaren Erkrankungen wird reduziert. Die Verfügbarkeit der Hilfsmittel muss jederzeit sichergestellt sein, da sie erst kurz vor oder während des Koitus zum Einsatz kommen. Bei einer Wiederholung des Sexualverkehrs ist eine erneute Anwendung gefordert. Die Spontaneität ist somit eingeschränkt.

Spermizide

Bei den Spermiziden handelt es sich um chemische Verhütungsmittel. Diese Methode gehört zu den ältesten belegten Verhütungsmitteln und beruht auf einer Immobilisierung oder Abtötung von Spermien in der Vagina und dem Aufbau einer unüberwindbaren Barriere. Spermizide ge-

schrieben werden muss. Sie ist nicht als Dauermethode konzipiert und nur vor der Implantation wirksam. Zu den Indikationen gehören ungeschützter Verkehr, Versagen und Anwendungsfehler der Verhütungsmethode oder Vergewaltigung. Seit August 2000 steht ein **Monopräparat** aus Levonorgestrel zur Verfügung, welches das bisherige »Yuzpe-Regime«, ein Östrogen-Gestagen-Kombinationspräparat, endgültig 2003 abgelöst hat, da es nebenwirkungsärmer und verträglicher ist: zweimalige Einnahme von 0,75 mg Levonorgestrel im Abstand von 12 Stunden oder einmalig 1,5 mg Levonorgestrel innerhalb von 72 Stunden postkoital.

Zu 95 % verhindert dieses Vorgehen innerhalb von 24 Stunden nach der »Verhütungspanne« eine Schwangerschaft; die Rate sinkt auf 58 % innerhalb der Zeitspanne von 48–72 Stunden.

Zu den meistgenannten **Nebenwirkungen** zählen Blutungsunregelmäßigkeiten, Übelkeit, Schmerzen im Unterbauch, Schwindel, Kopfschmerzen und Erbrechen.

Folgende Vorgehensweise ist bei der postkoitalen Interzeption zu beachten:

hören zu den relativ unsicheren Verhütungsmethoden (Pearl-Index 3–21) und sind nur in Kombination mit anderen Barrieremethoden zu empfehlen.

Die heute verwendeten Spermizide bestehen aus oberflächenaktiven Stoffen (Detergenzien), die durch Auflösung der Zellmembran von Spermatozoen wirken. Zur Anwendung kommen Octoxynol-9 oder Nonoxynol-9, die in Form von Zäpfchen, Tabletten, Schaum, Creme, Gel oder Schwämmchen angeboten werden. Die Substanz muss 1–30 Minuten vor dem Koitus auf einem Träger (z. B. ein Pessar) oder mit einem Applikator in die Vagina eingeführt werden. Bei erneutem Verkehr muss der Prozess wiederholt werden.

Kontraindiziert ist die Anwendung bei starkem *Fluor vaginalis*, bei Kolpitis oder Zervizitis sowie bei allergischen Reaktionen. Nebenwirkungen sind Irritationen im Vaginalepithel, Juckreiz, Brennen und Wärmegefühl; Allergien treten bei 1–5 % der Anwenderinnen auf. Bei häufiger Anwendung kann eine Schädigung der Vaginalflora auftreten und Pilzinfektionen begünstigen. Metabolische Nebenwirkungen sowie Hinweise auf eine Schädigung des Feten in nicht erkannten Frühschwangerschaften sind nicht bekannt.

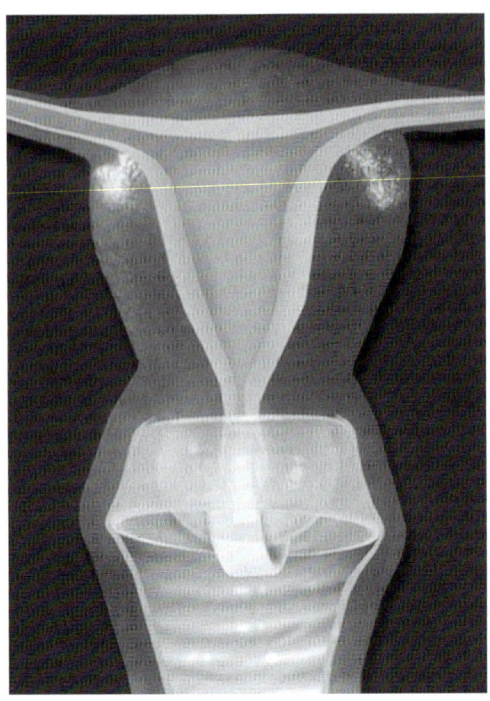

Abb. 43.5 FemCap, die Portiokappe aus Silikon (mit freundlicher Genehmigung der KESSEL Marketing & Vertriebs GmbH, Walldorf).

Portiokappe

Die Portiokappe wurde erstmals von dem deutschen Gynäkologen F. A. Wilde 1838 beschrieben. Heutzutage bestehen Portiokappen aus Latex und sind entweder fingerhutartig (Prentif) geformt, haben die Form einer Glocke (Vimule) oder sehen relativ flach und schalenförmig (Dumas) aus.

Hinzu kommen zwei Neuentwicklungen aus Silikon: Das FemCap (Abb. 43.5) wurde von dem Gynäkologen Dr. A. Shihata in Kalifornien entwickelt, ähnelt einer Matrosenmütze, ist einfach einzuführen und besitzt eine Schleife zur Entfernung. Die Oves-Portiokappe (Abb. 43.6) besteht aus besonders dünnem Silikon, sodass sie während des Geschlechtsverkehrs weder von der Frau noch vom Mann gespürt wird. Sie kann maximal 3 Tage intravaginal verbleiben und erlaubt somit größere Spontaneität. Sie ist für den Einmalgebrauch gedacht.

Alle Kappen sind in verschiedenen Größen zu beziehen. Die Anwendung erfolgt in Kombination mit Spermiziden. Das Aufsetzen muss von der Frau trainiert werden und gestaltet sich je nach Art der Kappe etwas anders. Da sie genau auf die

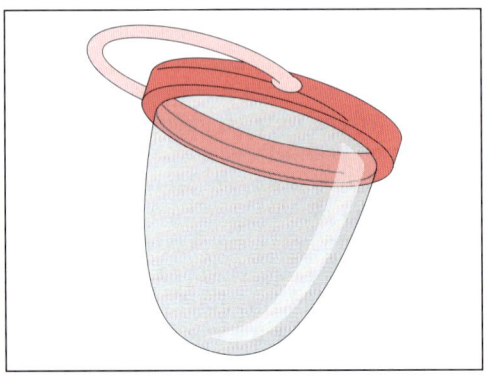

Abb. 43.6 Die Oves-Portiokappe aus Silikon.

Portio passen müssen, ist im Vorfeld eine gynäkologische Untersuchung mit entsprechender Anpassung und Instruktion unumgänglich. Der Pearl-Index liegt bei 6.

Der Vorteil besteht in einem relativ guten Schutz vor aszendierenden Genitalinfektionen. Portiokappen können im Gegensatz zum Diaphragma auch bei einer Beckenbodenschwäche angewandt werden. Zu den Kontraindikationen gehören zer-

Methoden der Familienplanung für die Frau

Tab. 43.10 Unterschiede in der Handhabung verschiedener Barrieremethoden.

	Portiokappe	lea®contraceptivum	Diaphragma
Pearl-Index	6	2–3	1–20
Kombination mit Spermizid	empfohlen	empfohlen	empfohlen
Anpassung	durch den Arzt oder Beratungszentrum	keine Anpassung nötig, da Einheitsgröße	durch den Arzt oder Beratungszentrum
Applikation durch den Arzt	empfohlen	nein	nein
Applikation durch die Frau	möglich	ja	ja
Applikation: Zeitraum vor dem Koitus	mind. 20 min	mind. 20 min	10 min bis 2 h
minimale Liegedauer postkoital	6–8 h	6–8 h	6–8 h
maximale Liegedauer	3 Wochen, Empfehlung max. 24 h, Oves-Kappe 72 h	24 h	24 h

vikale Erosionen, Fehlbildungen, Entzündungen sowie Zustand nach Konisation. Nebenwirkungen sind selten. Manchmal kommt es zur Irritation des Vaginalepithels oder der Portio. Bei längerer Liegedauer sind vermehrter, übel riechender Fluor, vaginale oder zervikale Verletzungen und Ulzerationen zu beobachten.

Zu den Handhabungen der verschiedenen Barrieremethoden siehe Tabelle 43.10.

lea®contraceptivum

Das lea®contraceptivum ist ein kappenförmiges, asymmetrisch geformtes Diaphragma aus Silikon (Abb. 43.7). Es fixiert sich über der Portio durch einen Ventilmechanismus und kann von der Anwenderin selbst in Position gebracht und durch eine Schlaufe wieder entfernt werden. Es ist in einer Einheitsgröße erhältlich. Durch die Größe bedingt können Missempfindungen auftreten. Es liegt eine hohe Akzeptanz aufgrund einer maximalen Liegedauer von 48 Stunden vor, was sich vorteilhaft bei der Spontaneität des Sexuallebens auswirkt (Pearl-Index 2–3).

Diaphragma

Das Diaphragma wurde erstmals von dem deutschen Arzt Dr. C. Hasse 1882 beschrieben. Es besteht aus einer dünnen Gummimembran, die zwi-

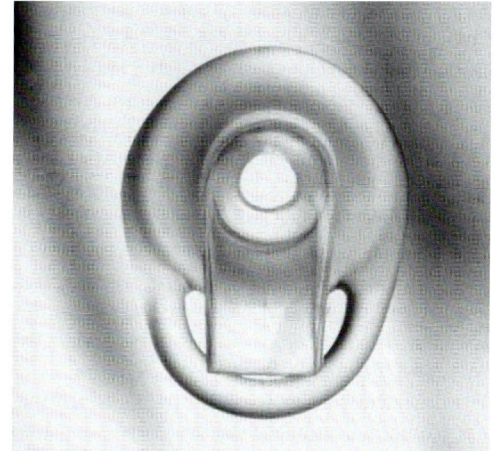

Abb. 43.7 lea®contraceptivum (mit freundlicher Genehmigung von Medisave Medicalprodukte, Freiburg).

schen einem federnden Metallring ausgespannt ist. Dieser kann verschiedene Größen und Formen haben (Abb. 43.8).

In Deutschland sind neun Größen zwischen 45 und 95 mm Durchmesser im Handel. Das Diaphragma liegt bei der Anwendung zwischen der Symphyse und dem hinteren Scheidengewölbe. Es wird durch die Spannung der Ringfelder und den vaginalen Muskeltonus in Position gehalten. Eine optimale Anpassung (z. B. durch den Gynäkologen) ist unumgänglich. Die Einführung erfolgt di-

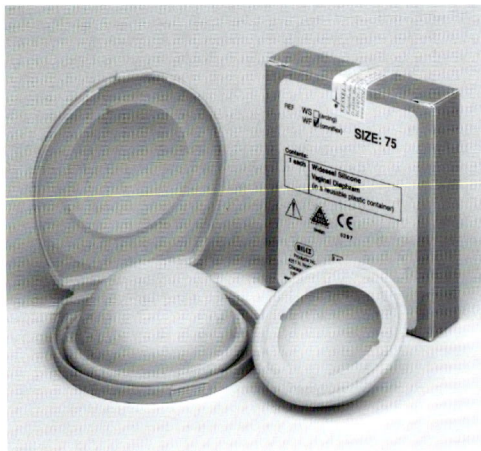

Abb. 43.8 Das Diaphragma Wide Seal aus Silikon (mit freundlicher Genehmigung der KESSEL Marketing & Vertriebs GmbH, Walldorf).

gital oder mithilfe eines Applikators. Im Anschluss wird die Lage überprüft.

Kontraindikationen sind abnorme anatomische Verhältnisse von Vagina, Zervix und Uterus, eine insuffiziente Beckenbodenmuskulatur, ein schlechter vaginaler Muskeltonus, Puerperium, Allergien gegen Gummi, Infektionen der ableitenden Harnwege, Vaginitis, Kolpitis und vaginale Verletzungen. Ein Schutz vor venerischen Erkrankungen und aszendierenden Genitalentzündungen sowie möglicherweise auch vor zervikalen Dysplasien ist in Verbindung mit Spermiziden gegeben. Ein Schutz vor Infektionen über das Vaginalepithel wie z. B. HIV ist fraglich. Das Risiko bei der Anwendung entspricht dem der Portiokappe.

Für die Effektivität ist wichtig: strenge Beachtung der Kontraindikationen, richtige Anpassung und entsprechende Anleitung zur optimalen Anwendung (Pearl-Index 1–20).

Kondom für die Frau

Über internationale Apotheken oder das Internet kann man das Frauenkondom Femidom® beziehen. Es besteht aus Polyurethan, einem weichen, sich sanft anpassenden Material. An den zwei Enden befindet sich jeweils ein flexibler Ring. Der kleinere erleichtert die Einführung, wird vor den Muttermund gelegt und von Schambein und hinterem Scheidengewölbe gehalten – ähnlich dem Diaphragma. Der größere mit einer Öffnung erlaubt eine »Befestigung« im Vulvabereich (Abb. 43.9). Die Akzeptanz ist sehr gering, da sich das Einsetzen sehr schwierig gestaltet, die Sicherheit gering (Pearl-Index > 20) und die Anschaffung relativ teuer ist. Zu den Vorteilen gehört die Möglichkeit, dass Frauen in eigener Regie eine Verhütungsmethode anwenden können, die vor AIDS und anderen Infektionskrankheiten schützt. Neben dem Femidom® ist ein weiteres Frauenkondom (V·Amour) auf dem deutschen Markt erhältlich. Ein flexibler V-förmiger Rahmen hält eine mit Silikongel beschichtete dünne Latexmembran, die sich der Vagina anpasst und durch einen kleinen Schwamm fixiert wird.

> Das Frauenkondom ist das einzige Verhütungsmittel – neben dem Kondom für den Mann – welches Schutz vor einer Ansteckung mit HIV bietet.

Sterilisation der Frau

Weltweit sind ca. 108 Millionen Frauen sterilisiert, in Deutschland 1,45 Millionen, das entspricht 8 % aller Frauen im reproduktionsfähigen Alter. Durch die operative Kontrazeption wird die Wanderung der Spermien und der Eizelle durch die Eileiter auf Dauer gestört und die Befruchtung verhindert. Sie ist **nicht reversibel**.

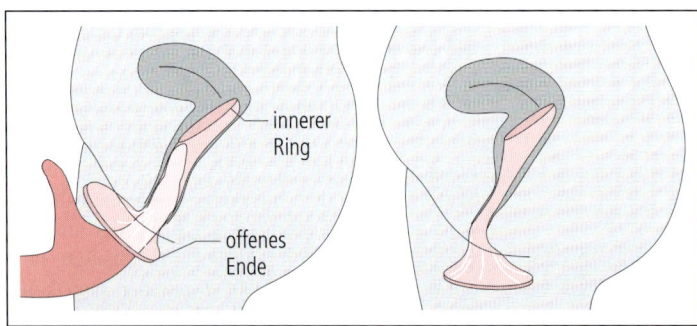

Abb. 43.9 Frauenkondom Femidom®: Einführen und richtige Lage.

Bei der chirurgischen Unterbrechung der Tubenkontinuität (offen-chirurgisch, laparoskopisch) erreicht man eine zuverlässige kontrazeptive Sicherheit. Im deutschen Schrifttum wird 1 Versager auf 1 000 Sterilisationen angegeben. Zu den Indikationen gehören eine abgeschlossene Familienplanung und ein maternales Risiko bei der Austragung einer Gravidität. Auch eugenische Gründe können vorliegen. Solange sich die Zukunftssituation einer jungen Frau ändern kann, sollte sie nicht sterilisiert werden.

Zwischen der Aufklärung und dem Eingriff muss ausreichend Zeit liegen, damit keine übereilte Entscheidung getroffen wird. Die Aufklärung muss schriftlich bestätigt und dokumentiert werden. Der Eingriff sollte in der ersten Zyklushälfte stattfinden. Die Methode der Wahl heutzutage ist die laparoskopisch bipolare Tubenkoagulation und ggf. die Tubendurchtrennung.

Diese Methode hat keine systemische Wirkung auf andere Organsysteme, beinhaltet aber einen operativen Eingriff mit Operations- und Narkoserisiko. Bei einer ausgedehnten Koagulation der Tuben könnte die ovarielle Blutversorgung reduziert werden (Ovarialinsuffizienz). Das Risiko einer Extrauteringravidität besteht. Die Reversibilität ist nur durch einen mikrochirurgischen Eingriff zu erreichen und wird von ca. 1–3 % der sterilisierten Frauen gewünscht, ist aber nicht immer möglich. Als nachteilig werden auch mögliche psychologische Probleme nach der Sterilisation angegeben.

Methoden der Familienplanung für den Mann

Kondom für den Mann

Der italienische Anatom G. Falloppio beschrieb 1564 ein Leinensäckchen, welches mit einer bestimmten Lotion getränkt war und Schutz vor venerischen Erkrankungen bot. Im 17. Jahrhundert wurden in England erstmals Kondome zur Empfängnisverhütung benutzt. Seit 1935 befinden sich Latex- und Gummikondome in verschiedenen Größen, Farben und Designs auf dem Markt. Es sollten nur qualitätskontrollierte Kondome benutzt werden (CE-Kennzeichnung).

Das Kondom verhindert die Penetration von Spermien und den Übergang der Erreger von AIDS und anderen Erkrankungen in die Vagina. Es müssen bestimmte Regeln beachtet werden, um eine Zuverlässigkeit zu gewährleisten. Das Kondom wird vor dem Verkehr über den erigierten Penis abgerollt, sodass das Reservoir am Ende keine Luft enthält. Das Kondom mit dem Ejakulat muss nach Gebrauch frühzeitig entfernt werden. Es darf nur einmal verwendet werden und verbietet den Einsatz von Gleitmitteln, vaginalen Cremes und Medikamenten auf alkoholischer, öliger oder Fett-Basis, da diese das Material schädigen können. Im Handel befinden sich Gleitmittel auf Wasserbasis, die kompatibel sind.

Die Versagerquote aufgrund von Produktfehlern ist relativ niedrig. Es reißt ca. 1 von 1 000 Hochqualitätskondomen. In der Literatur finden sich Raten von 2–12 Versagern je 100 Paare pro Jahr. Als Ursache für diese großen Schwankungen sind hauptsächlich Fehler in der Anwendung zu sehen.

Die Methode hat folgende **Vorteile**: Sie ist leicht verfügbar, preiswert, risikofrei und schützt vor STD, bei korrekter Handhabung ist die Sicherheit gut, eine medizinische Betreuung ist nicht nötig und der Mann trägt die Verantwortung mit. Die Motivation der Paare muss jedoch hoch sein, diese Methode regelmäßig vor jedem Koitus anzuwenden. Die Sensitivität kann eingeschränkt sein. Bei einer Latexallergie muss man auf Kondome aus Polyurethan ausweichen.

Sterilisation des Mannes (Vasoresektion)

In Deutschland sind ca. 2 % aller Männer sterilisiert (0,45 Millionen). Die Sterilisation ist eine einfache und höchst effektive Methode (PI = 0,1–1) mit einer geringen Morbiditäts- und Mortalitätsrate, die insbesondere von Männern zwischen 35 und 40 Jahren bevorzugt wird.

Unerlässlich ist eine umfassende Aufklärung über die Unwiderruflichkeit des Eingriffs, über die Operationstechnik und Komplikationen sowie über den Ablauf der postoperativen Fertilitätskontrollen; sie sollte nach eingehender Beratung schriftlich fixiert werden. Die Einwilligung der Ehefrau ist juristisch nicht zwingend. Häufig ist eine ambulante Operation von etwa 15 Minuten Dauer möglich, die unter lokaler Betäubung vorgenommen wird.

Weltweit konkurrieren verschiedene Techniken miteinander (Martinez Portillo et al. 2000):

- konventionelle Vasoresektion mit Ligaturtechnik: Nach 0,1–1 cm langer Hautinzision erfolgt eine 1–2 cm lange Resektion des *Vas deferens*, wobei die Enden beidseits umgeschlagen und ligiert werden.
- minimalinvasive Vasektomie: Hierbei wird eine 1 cm lange Resektion des Samenleiters vorgenommen, die Enden werden durch thermische Schädigung vernarbt.
- »No-scalpel-Vasektomie«: Die Skrotalhaut wird mittels eines speziellen Instruments mazeriert, der Samenleiter stumpf freipräpariert und ca. 1 cm reseziert (Vorteil: geringe Blutungshäufigkeit und Hämatombildung).

Zu den häufigsten Komplikationen zählen Blutungen und Hämatome, Wundinfektionen, Schwellungen, Schmerzen, Fadenunverträglichkeit und Epididymitiden. Auch depressive Symptome und andere psychosoziale Effekte werden genannt.
Bereits nach 4 Monaten lassen sich in 95 % der Fälle keine Samenzellen im Ejakulat mehr nachweisen. Insgesamt sollten postoperativ drei Spermiogramme mit negativem Ergebnis durchgeführt werden, um endgültig auf andere Kontrazeptionsmethoden verzichten zu können. Die Inzidenz einer spontanen Spätrekanalisation des Samenleiters wird mit 0,5 % angegeben.
Der Wunsch einer Sterilisation sollte definitiv sein und der Eingriff nur bei abgeschlossener Familienplanung durchgeführt werden.

Coitus interruptus

Die Unterbrechung des Koitus vor der Ejakulation gehört wohl zu den ältesten Methoden der Verhütung. Die Wirksamkeit hängt ganz entscheidend von der Selbstbeherrschung und Disziplin des Mannes ab. Mit einem Pearl-Index von 4–18 zählt diese Technik zu den unzuverlässigen Methoden, da häufig schon vor der Ejakulation Samenflüssigkeit austritt.
Dieses Verfahren ist mit einer sexuellen Unbefriedigung besonders seitens der Frau verbunden und hat daher eine geringe Akzeptanz.

Kontrazeption im Wochenbett

Die Beratung bezüglich Sexualität und Kontrazeption postpartal (p. p.) sollte möglichst schon bei der Entlassung der Wöchnerin aus der Klinik (Neises 2000) oder aber innerhalb der Wochenbettbetreuung durch die Hebamme erfolgen. Je früher die Beratung stattfindet, desto sinnvoller kann ein Paar die kontrazeptiven Möglichkeiten zum richtigen Zeitpunkt, abgestimmt auf die individuelle Situation, einsetzen.
Das Besondere an der Verhütung p. p. können zum einen die Stilltätigkeit der Mutter sowie das erhöhte Thromboserisiko und zum anderen die Uterusinvolution sein. Hinzu kommen psychosomatische Veränderungen im Hinblick auf Sexualität und weibliche Physiologie. Daher liegt grundsätzlich eine neue Situation für das Paar vor, die ein Überdenken und möglicherweise auch eine Änderung der bisherigen Verhütungsmethoden erforderlich macht.

Psychosomatik im Wochenbett

Zweifellos prägt die Wechselwirkung körperlicher Veränderung und seelischen Erlebens das Puerperium, welches als besonders einschneidende Lebensphase erlebt wird. Es ist es nicht möglich, hier detailliert auf die psychosomatischen Besonderheiten z. B. hinsichtlich Mutter-Kind-Bindung, Paarsituation und Identitätsfindung einzugehen. Aber eine kurze Beschreibung der Sexualität im Wochenbett und der Besonderheiten der kontrazeptiven Beratung ist Grundlage für die professionelle Beratungstätigkeit von Hebammen in der Wochenbettzeit.
Sexualität: Die Wochenbettphase bringt eine Veränderung hinsichtlich der Sexualität eines Paares mit sich. Das Paar sollte mit dem Geschlechtsverkehr warten, bis die Geburtsverletzungen abgeheilt sind, der Wochenfluss versiegt ist und damit das Infektionsrisiko deutlich gesunken ist.
Mehrere Faktoren spielen bei der Änderung im Sexualverhalten eine hervorzuhebende Rolle: Zunächst können operative Eingriffe wie Kaiserschnitt oder Episiotomie die Frau körperlich wie psychisch daran hindern, ein sexuelles Verlangen zu entwickeln. Der erhöhte Prolaktinspiegel bewirkt einen Estradiol-Mangel mit der Folge, dass

die vaginale Lubrikation ungenügend ist und Gleitmittel beim Verkehr benötigt werden.
Die Erschöpfung und Müdigkeit der Mutter durch die Geburt, Schlafmangel, Stillen und die Angst vor einer erneuten Schwangerschaft können das Sexualleben stören.
Das Körperbild der Frau ist erheblich durch die Schwangerschaft und das Stillen verändert. Das ödematöse Gewebe, die Gewichtszunahme, möglicherweise vorhandene Striae, Verfärbungen der Haut, Vergrößerung der Brust und des Uterus vermindern oft die Libido der Frau und auch des Mannes. Durch Studien wurde herausgefunden, dass 20 % der Lebenspartner ihre Partnerin während der Stillzeit weniger attraktiv finden als zuvor (Neises 2000). Andererseits kann die stillende Mutter ihre neue Rolle als so angenehm und befriedigend empfinden, dass das Bedürfnis nach Intimität vermindert sein kann.
Der Partner sollte über die emotionale Unbeständigkeit der Wöchnerin informiert sein. Das verminderte Verlangen nach Sexualität ist bei der Frau in dieser Phase physiologisch und nicht als Zurückweisung zu verstehen. Der Umstellung des bisherigen Zusammenlebens muss Zeit und Raum gegeben werden: für eine neue Identitätsfindung als Mutter, Vater und Elternpaar, für das Kennenlernen des Kindes und seine Integration innerhalb der neuen Familie (Vater-Mutter-Kind-Triade). In dieser emotional sehr schwierigen Phase bedarf es einer guten psychosozialen Betreuung, damit der neue Lebensabschnitt als Bereicherung und nicht als Verlust des bisherigen Lebensstils empfunden wird.

Kontrazeption: Paare sind gerade nach einer Entbindung – auch nach einer Fehlgeburt – sehr zugänglich für Fragen zur Kontrazeption, da die aktuelle Situation eine sichere Kontrazeption ohne Risiko für das gestillte Kind und für die Mutter selbst erfordert. Die Aufklärung über den Nutzen optimaler Geburtenabstände sollte obligat sein.

Kontrazeptionsmethoden nach der Geburt

Die Zeit nach einer Geburt hat spezifische physiologische Merkmale:
- Durchschnittlich tritt die erste Menstruation p. p. nach 45 ± 10 Tagen auf.
- 80 % der ersten Zyklen sind irregulär.
- 14 % der voll stillenden Frauen ovulieren innerhalb von 16 Wochen p. p.
- 29 % der teilstillenden Frauen ovulieren innerhalb der gleichen Zeit.
- Die früheste Ovulation bei primär abgestillten Frauen hat 25 Tage p. p. stattgefunden, gelegentlich ovulieren auch voll stillende Frauen so früh.
- Die früheste Konzeption bei voll stillenden Frauen wurde 75 Tage p. p. beschrieben.
- 2 % der voll stillenden Frauen werden innerhalb der ersten 6 Monate p. p. wieder schwanger.
- Nach einem spontanen oder induzierten Abort im 1. Trimenon kann es bereits 14 Tage später zur Ovulation kommen.
- Bei einem Abort in der 16.–20. Schwangerschaftswoche setzt der Eisprung erst nach 4–6 Wochen ein.

Es empfiehlt sich, *post partum* oder *post abortum* vor der einsetzenden Menstruation mit der Verhütung zu beginnen. Im Wochenbett gibt es zwei Hauptkriterien:
- Stillt die Frau?
- Welche Zuverlässigkeit einer Kontrazeptionsmethode ist erwünscht?

Folgende **kontrazeptive Empfehlungen** sind möglich:
- stillende Frauen mit Anspruch auf hohe kontrazeptive Sicherheit:
  – Mittel der Wahl sind gestagenhaltige Präparate: Minipille, Injektate, Intrauterinsysteme oder Implantate, Beginn ca. 3–6 Wochen p. p. Cave: Knochenmasseabbau ist möglich, evtl. ist eine Kalziumsubstitution erforderlich.
  – Falls unter Einnahme der Minipille Blutungsprobleme auftreten sollten oder abgestillt wird, ist ein Wechsel auf ein niedrig dosiertes Kombinationspräparat (Mikropille: 0,035 mg Ethinylestradiol plus Gestagen) angezeigt.
- stillende Frauen mit Anspruch auf mäßige kontrazeptive Sicherheit:
  – Auf hormonale Kontrazeptiva verzichten.
  – Das korrekte Stillverhalten (Tab. 43.11) beachten.
  – Beim Auftreten der Menstruation wird zusätzlich eine Barrieremethode mit Spermizid empfohlen.
- Laktationsamenorrhö > 3 Monate:
  – Es wird eine zusätzliche Verhütungsmethode wie z. B. Barrieremethoden empfohlen, da die

Tab. 43.11 Bedingungen für eine maximale kontrazeptive Sicherheit durch Stillen.

- Laktationsamenorrhö
- Stillfrequenz mind. 6-mal/Tag
- Stilldauer mind. 60–80 min/Tag
- Zusatznahrung maximal 1-mal/Tag
- Stillintervall kürzer als sechs Stunden
- Stillen auch nachts

Fertilität bei Amenorrhö vermindert ist, aber das Ovulationsrisiko mit der postpartalen Dauer zunimmt.
- teilstillende oder primär abgestillte Frauen:
  – Nach spätestens 4 Wochen p. p. mit einer kontrazeptiven Methode beginnen; cave: erhöhtes Thromboserisiko.
  – Ist eine unmittelbare Kontrazeption p. p. erwünscht, sind orale Gestagenpräparate, Injektate oder Implantate empfehlenswert.
- die »Pille danach« in der Stillzeit:
  – Levonorgestrel kann zur Interzeption in der Stillzeit eingenommen werden (einmalig 1,5 mg innerhalb von 72 h, s. o.).
  – Bei Bedenken seitens der Mutter die »Notfallpille« unmittelbar nach dem Stillen einnehmen und eine Stillpause von 6 Stunden einplanen (BZgA 2005b).

LAM (Lactation Amenorrhea Method)

Das Ovulationsrisiko ist eindeutig vom Stillverhalten der Frau abhängig. Je häufiger und je länger pro Tag gestillt wird, desto kleiner ist das Risiko eines Eisprungs aufgrund der höheren Prolaktinspiegel. Die **Stillfrequenz** hat dabei größeren Einfluss als die **Stilldauer**. Des Weiteren muss die Frau tags wie nachts voll stillen, um einen kontinuierlichen Prolaktinspiegel aufrechtzuerhalten. Dadurch ist ein maximaler Schutz von 98 % zu erreichen. Eine Laktationsamenorrhö erhöht die kontrazeptive Sicherheit zusätzlich. Sie bietet jedoch keine absolute Garantie, dass die Ovarialfunktion ausreichend supprimiert ist. Das Auftreten von Blutungen während der Stillphase ist ein deutliches Zeichen für das Sinken der kontrazeptiven Sicherheit (Tab. 43.11).

Trotz dieser Bedingungen ist zu beachten, dass das Ovulationsrisiko mit der postpartalen Dauer zunimmt.

Natürliche Verhütungsmethoden

Die Schleim- und Temperaturmethode sowie die Verhütungscomputer werden im Wochenbett und während der Stillzeit als ungeeignet eingestuft. Häufig tritt eine Stillamenorrhö auf und die Körpertemperatur bleibt aufgrund der Hormonänderung immer gleich hoch. Die Praktikabilität ist fraglich, da nicht vorhersehbar ist, wann sich der Zyklus und damit die fruchtbaren Tage bei der Frau wieder einstellen. Mit ihrer Hilfe kann lediglich die erste Ovulation festgestellt werden.

Hormonale Kontrazeption

Kontrazeptive Maßnahmen während der Stillzeit sollten möglichst hormonfrei sein. Es werden zwei unerwünschte Wirkungen der hormonalen Kontrazeptiva diskutiert:
1. Einfluss auf die Milchproduktion
2. Hormontransfer über die Milch zum Kind

Einfluss auf die Produktion und die Zusammensetzung der Milch

Bekannt ist, dass **Östrogene** in einer höheren Dosierung – wie bei älteren Kontrazeptiva – die Milchmenge bis zu 40 % reduzieren und die Zusammensetzung der Milch verändern können. Bei normal ernährten Frauen halten sich die Abweichungen des Kalorien-, Eiweiß-, Stickstoff- und Lipidgehalts der Muttermilch in physiologischen Grenzen. Als nachteilig wird der Einfluss aber bei vorbestehender Laktationsschwäche und Mangelernährung der Mutter beschrieben. Bei Untersuchungen bezüglich neuerer, niedrig dosierter Kombinationspräparate kam es zu einer vorübergehenden geringeren Gewichtszunahme gestillter Kinder durch geringfügige Reduktion der Milchmenge, jedoch entwickelten sich langfristig keine somatischen wie kognitiven Schäden dieser Kinder.
Gestagene beeinträchtigen die Milchmenge kaum und haben nur einen geringen Einfluss auf ihre Zusammensetzung, sodass bisher keine Folgeschäden bekannt wurden. Bisher wurden keine Störungen in der kognitiven und körperlichen Entwicklung von voll gestillten Kindern aufgrund möglicher Änderungen in der Milchzusammensetzung und -menge beobachtet (Schäfer u. Spielmann 2001, Diaz 2002, BZgA 2005a).
Das **Mittel der Wahl in der Stillzeit** ist ein Gestagenmonopräparat entsprechend der Minipille. Die Einnahme sollte frühestens 3–6 Wochen p. p.

erfolgen, um den unreifen hepatischen Stoffwechsel des Kindes durch das Gestagen nicht zu belasten. Falls die Frau sofort nach Geburt abgestillt hat, kann sie mit der Einnahme direkt beginnen. Die Minipille ist auch bei relativen Kontraindikationen für orale Kontrazeptiva geeignet. Ebenso kommen Injektate, Intrauterinsysteme und Implantate als reine Gestagenpräparate in Betracht.

Niedrig dosierte Ovulationshemmer (Mikropille) können in der Stillzeit frühestens 3 Wochen p. p. eingenommen werden (Schäfer u. Spielmann 2001). Der kindliche Organismus ist nicht auf die Metabolisierung der Steroide eingerichtet (cave: frühgeborene und unreife Kinder!) und Veränderungen der Muttermilch sind möglich. Die Mutter sollte aufgrund der erhöhten Thrombosegefahr ausreichend Bewegung haben. Die oben genannten Aspekte führen bei anderen Autoren auch zu einer Ablehnung von Ovulationshemmern im Wochenbett (BZgA 2005 a).

Barrieremethoden

Für geübte und motivierte Paare kommen Kondome besonders in Betracht, da sie schon kurz nach der Entbindung benutzt werden können. Mit dem Einsatz von Spermiziden sollte man 6 Wochen nach Geburt oder Abort im 1. und 2. Trimenon warten. Reizungen der Vaginalschleimhäute sind möglich.

Das Diaphragma und die Portiokappe dürfen frühestens 6 Wochen nach einer Spontangeburt, einem Kaiserschnitt oder einem Abort im 2. Trimenon eingesetzt werden, da dann die Uterusinvolution und die Wundheilung abgeschlossen sind. Die Bundeszentrale für gesundheitliche Aufklärung vertritt die Meinung, dass ein neues Diaphragma erst 3 Monate nach Entbindung angepasst werden kann. Bei noch vorhandenen Blutungen sollte auf das Diaphragma, die Portiokappe und auf den Vaginalschwamm verzichtet werden. Die Portiokappe ist nicht geeignet, wenn Schädigungen an der Zervix durch die Geburt aufgetreten sind. Eine Neuanpassung der Portiokappe oder des Diaphragmas durch den Gynäkologen oder eine speziell ausgebildete Beraterin ist unvermeidbar, da sich die anatomischen Verhältnisse durch eine Schwangerschaft und Geburt verändern.

Intrauterinpessare und -systeme

Das Intrauterinpessar kann prinzipiell direkt nach der Geburt gelegt werden. Es kann entweder innerhalb der ersten 10 Minuten nach Plazentageburt oder aber innerhalb einer Sectio vor dem Verschließen des Abdomens gelegt werden. Das Risiko von Infektionen, Perforationen und verlängerter Blutung ist nicht erhöht, es besteht aber ein erhöhtes Ausstoßungsrisiko. Im Falle, dass die Einlage nicht innerhalb der ersten 48 Stunden p. p. (innerhalb von 7 Tagen nach Abort) erfolgte, sollte mindestens 6 Wochen bis zur Insertion des IUP gewartet werden, weil die Expulsionsrate in dieser Zeit zu hoch ist. Danach liegen Begleiterscheinungen wie Blutungen, Schmerzen und Ausstoßungen im normalen Rahmen.

Als zweckmäßig empfiehlt sich auch das levonorgestrelhaltige IUS (Mirena®). Der Übergang des Gestagens in die Muttermilch ist vernachlässigbar. Die Applikation kann 6 Wochen postpartal erfolgen. Nach Kaiserschnitt empfiehlt es sich, weitere 6 Wochen zu warten.

Sterilisation der Frau

Die Sterilisation der Frau sollte innerhalb von 72 Stunden nach Entbindung erfolgen. Es dürfen jedoch keine Komplikationen oder Gefährdungen der Mutter vorliegen (Präklampsie, Sepsis, Infektion, Blutungen und Traumata). Eine ausführliche Beratung sollte möglichst schon 3 Monate zuvor erfolgen, um eine akute peripartale Entscheidung zu vermeiden. Ebenso muss eine schriftliche Einwilligung vorliegen. Als ungeeigneter Zeitraum für eine Operation werden der 8. bis 28. Tag p. p. angegeben. Die Uterusinvolution, ein erschwerter Zugang zu den Tuben und ein erhöhtes Infektionsrisiko sind hierfür die Gründe.

Nach einer Studie ist allerdings der Zeitpunkt ganz entscheidend für das positive Erleben der kontrazeptiven Operation (Korell et al. 2000). Frauen, die sich postpartal sterilisieren ließen, waren signifikant häufiger mit dem Eingriff nicht zufrieden. 18,2 % der Frauen, bei denen der Eingriff während eines Kaiserschnitts durchgeführt wurde, und jede dritte Frau, der zu einer Sterilisation aus medizinisch-geburtshilflicher Indikation (Zustand nach dreimaliger *Sectio caesarea*, Risiko der Uterusruptur) geraten wurde, bereuten diesen Eingriff. Nachuntersuchungen zeigten, dass sich eine Kombination von Sectio, Abortkürettage oder Interruptio mit der Sterilisation ungünstig auf die psychische Verarbeitung der operativen Kontrazeption auswirkt. Damit die Frau die Sterilisation als autonome, freie Entscheidung empfinden kann, sollte sie nur in einem zeitlichen Intervall zur Geburt bzw. zum Abort vorgenommen werden.

Literatur

Arbeitsgemeinschaft Medizinrecht. Frauenarzt 2003; 10: 1109–15.

Arbeitsgruppe NFP. Natürlich und sicher. Natürliche Familienplanung. 16. Aufl. Stuttgart: MVS Medizinverlage 1999.

Bitzer J. Sexual- und Kontrazeptionsberatung bei Jugendlichen. Gynäkologe 1998; 31: 507–17.

Bundeszentrale für gesundheitliche Aufklärung (BZgA) Köln. Sichergehn – Verhütung für sie und ihn. Stand 02.2005. Köln: BZgA 2005 a.

Bundeszentrale für gesundheitliche Aufklärung (BZgA) Köln. Notfall-Verhütung – Die Pille danach. Stand 03.2005. Köln: BZgA 2005 b.

Deutsche Gesellschaft für Gynäkologie und Geburtshilfe e.V. (DGGG) Leitlinien, Empfehlungen, Stellungnahmen, Stand September 2004. Leitlinie Empfängnisverhütung. http://www.dggg.de/leitlinien/pdf/3-1-1-1.pdf [28.06.2006].

Diaz S. Contraceptive implants and lactation. Contraception 2002; 65(1): 39–46.

Feige A, Rempen A, Würfel W, Jawny J, Caffier H. Kontrazeption. In: Feige A, Rempen A, Würfel W, Jawny J, Caffier H. Frauenheilkunde – Fortpflanzungsmedizin, Geburtsmedizin, Onkologie. 2. Aufl. München, Jena: Urban & Fischer 2001; 199–234.

Freundl G. Natürliche Familieplanung und »nichthormonale Kontrazeption«. Gynäkologe 2003; 36: 1099–112.

Garbe E, Heinemann LA, Rabe T, Winkler UH. Nichtkontrazeptive Nutzen einer Pille – ein oft unbedachter Fall. Zentralbl Gynakol 2000; 122: 18–27.

Gröger S, Grüne B. Kontrazeption. In: Diedrich K (Hrsg). Gynäkologie und Geburtshilfe. 1. Aufl. Berlin, Heidelberg, New York: Springer 2000; 59–88.

Helfferich C. Lebenslauf und Familienplanung. In: Bundeszentrale für gesundheitliche Aufklärung (BZgA) Köln (Hrsg). Wissenschaftliche Grundlagen Teil 3 – Familienplanung. Köln: BZgA 1999; 11–27.

Hepp H. Kontrazeption – Integration in die Lebensplanung der Frau. Gynäkologe 2004; 37: 573–8.

Keck C, Tempfer C. Hormonale Kontrazeption. 1. Aufl. Berlin: UNI-MED Science 2003.

Korell M, Englmaier R, Hepp H. Auswirkungen der operativen Kontrazeption. Zentralbl Gynakol 2000; 122: 28–34.

Martinez Portillo FJ, Braun PM, Musial A, Alken P, Jünemann KP. Die Vasoresektion als Beitrag zur männlichen Kontrazeption. Reproduktionsmedizin 2000; 16: 428–35.

Neises M. Kontrazeption. In: Neises M, Ditz S (Hrsg). Psychosomatische Grundversorgung in der Frauenheilkunde. Stuttgart, New York: Georg Thieme 2000; 115–21.

pro familia – Deutsche Gesellschaft für Familienplanung, Sexualpädagogik und Sexualberatung e.V. Verhütungsmethoden – Das Kondom. 9. überarbeitete Auflage 2004. http://www.profamilia.de/shop/download/174.pdf [28.06.2006].

Rabe T, Vladescu E, Runnebaum B. Empfängnisverhütung – aktueller Stand und zukünftige Entwicklungen. Gynäkologe 1998; 31: 461–76.

Ratzel R. Kontrezeptiva und Schwangerschaftsabbruch bei Jugendlichen. Gynäkologe 2002; 35: 89–90.

Reinprayoon D, Taneepanichskul S, Bunyavejchevin S, Thaithumyanon P, Punnahitananda S, Tosukhowong P, Machielsen C, van Beek A. Effects of the etonogestrel-releasing contraceptive implant (Implanon®) on parameters of breastfeeding compared to those of an intrauterin device. Contraception 2000; 62: 239–46.

Roumen FJME, Apter D, Mulder TMT, Dieben TOM. Efficacy, tolerability and acceptability of a novel contraceptive vaginal ring releasing etonogestrel and ethinyl oestradiol. Hum Reprod 2001; 16: 469–75.

Schäfer C, Spielmann H. Arzneiverordnung in Schwangerschaft und Stillzeit. 6. Aufl. München, Jena: Urban & Fischer 2001.

Statistisches Bundesamt Deutschland. Schwangerschaftsabbrüche in Deutschland zwischen 1999 bis 2004 nach dem Alter der Frauen. http://www.destatis.de/daten1/stba/html/basis/d/gesu/gesutab17.php [09.03.2005].

Teichmann AT. Hormonale Kontrazeption. Gynäkologe 2002; 35: 263–78.

Wagner H. Intrauterine Kontrazeption – Vergangenheit, Gegenwart, Zukunft. Gynäkologe 1998; 31: 426–37.

44 Dokumentation

Christine Mändle

Dokumentation ist eine wesentliche Grundlage für medizinisches Handeln. Medizinische Entscheidungen sind oftmals ohne genaue Kenntnis der Vorgeschichte der Patientin nicht oder nur schwer zu treffen. Eine medizinische Behandlung ist in der Regel kein einmaliger Akt, sondern ein Vorgang, der sich über viele Schritte, unter Umständen über einen langen Zeitraum hinweg erstreckt. Jede freiberufliche Hebamme oder jeder niedergelassene Arzt führt über jeden seiner Patienten eine Akte, die in kurzer Zeit eine Gesamtübersicht über die Krankheitsvorgeschichte und über alle Maßnahmen und Verordnungen erlaubt. Das ist auch im Krankenhaus unerlässlich. Hier kommt erschwerend hinzu, dass die Patienten zeitlich sehr komprimiert und wechselweise von verschiedenen medizinischen Fachkräften betreut werden (Arbeitsteilung durch Spezialisierung, Schichtdienst usw.). Daher müssen sich Entscheidungen auf eine genaue und umfassende medizinische Dokumentation des bisherigen Geschehens stützen können.

> Für Hebammen besteht eine **rechtliche Verpflichtung** zur Dokumentation. Sie sind aufgrund des Hebammengesetzes und der **Berufsordnungen** der Länder verpflichtet, jegliche Beratung und jede getroffene Maßnahme fortlaufend zu dokumentieren. Dies gilt in gleicher Weise für die angestellte wie auch für die freiberufliche Hebamme. Die Berufsordnungen regeln auch die **Aufbewahrungsfristen**. Je nach Bundesland sind die Berichte 10–30 Jahre zu archivieren.
> Da Geschädigte oder deren Angehörige 3 Jahre Zeit haben, eine Klage einzureichen, und zwar von dem Zeitpunkt gerechnet, an welchem sie erkennen, dass Zusammenhänge zwischen der Behinderung und dem Geburtsverlauf bestehen können, ist die längere Archivierung, wie sie z. B. Niedersachsen vorschreibt, dringend zu empfehlen.

Wünscht ein Elternpaar **Einsicht in die Dokumentation** der Geburt oder die Aufzeichnungen aus der häuslichen Nachsorge, ist die Hebamme verpflichtet, diesem Wunsch nachzukommen. Verlangt ein Elternpaar oder ein bereits bestellter Anwalt die **Herausgabe der Unterlagen**, so sind Fotokopien sämtlicher Unterlagen anzufertigen und mit schriftlicher Bestätigung der Vollständigkeit und der Richtigkeit auszuhändigen.

Handelt es sich um die Herausgabe von Krankenunterlagen nach Geburt bzw. Behandlung im Krankenhaus ist dies Aufgabe des Chefarztes, des Klinikträgers oder von deren Rechtsabteilung.

Grundsätzlich besteht ein **Recht auf Einsichtnahme** in die Akten ohne Angabe von Gründen, wenn dies zur Feststellung eines Behandlungsfehlers dient.

Obgleich die Dokumentation allein aus medizinischen Gründen vorgenommen werden muss, gibt es noch einen weiteren, immer wichtiger werdenden Grund, lückenlos, ausführlich und nachvollziehbar zu dokumentieren. Der Hebammenberuf ist ein eigenständiger Beruf. Die Hebamme arbeitet eigenverantwortlich und trägt für ihre Entscheidungen und deren Konsequenzen die Verantwortung. Es kommt immer häufiger zu Prozessen, in denen sich die Gerichte mit geburtshilflichen Schadensfällen auseinandersetzen müssen. Als Beweismittel kommt den schriftlichen Unterlagen eine besondere Bedeutung zu. Die Aufzeichnungen zum Schwangerschafts-, Geburts- und Wochenbettverlauf wie auch die Beobachtungen in der Neugeborenenphase werden von den Gerichten zur Beurteilung herangezogen, wenn die Frage von schuldhaftem Verhalten beziehungsweise von Kunstfehlern in Schadensersatzprozessen zu klären ist. Gerichte oder Schlichtungsstellen urteilen fast ausschließlich aufgrund der Aktenlage. Die Betroffenen oder auch Zeugen werden nur im Einzelfall gehört. Ein Schuldvorwurf kann nicht nur den behandelnden Arzt im Falle einer Geburt in der Klinik treffen, sondern ebenso die Hebamme. Eine ungenügende oder unvollständige Niederschrift bringt die beklagte Hebamme vor Gericht oder auch bei außergerichtlichen Schlichtungsverfahren in **Beweisnot**. Die Gerichte erkennen nur jene medizinischen Maßnahmen als real vollzogen an, die auch dokumentiert sind. Grundsätzlich muss die Patientin bzw. Klientin oder das klagende Paar den Behandlungsfehler beweisen (Beweislast). Eine fehlerhafte, lückenhafte oder wahrheitswidrige Dokumentation führt häufig zu einer **Beweiserleichterung** für die Klientin oder das Paar, denn die von ihnen behaupteten Behandlungsfehler können von der Hebamme meist nicht mehr widerlegt werden. Für jede nicht dokumentierte Maßnahme müsste die Hebamme einen besonderen Beweis erbringen (Beweislastumkehr), zum Beispiel eine Zeugenaussage, was meist aufgrund des Arbeitsablaufes im Krankenhaus und wegen der oftmals lange zurückliegenden Ereignisse nicht möglich ist.

Zum anderen ist die exakte und sorgfältige Dokumentation die **Grundlage für statistische Erhebungen** oder für **Qualitätskontrollen** zur Qualitätssicherung bzw. zur Qualitätsverbesserung (z. B. für die Teilnahme an Perinatalerhebungen, für Untersuchungen bestimmter Behandlungs- und Pflegeverfahren). Für die freiberufliche Hebamme dient die Dokumentation zudem der Abrechnung der erbrachten Leistungen mit den Krankenkassen bzw. den Klientinnen. Dies trifft auch auf die Klinik zu, denn die Dokumentation ist die Grundlage für die Kodierung der Diagnosen für das neue Vergütungssystem (DRG – diagnosis related groups) der Krankenkassen.

Dokumentation der Hebammentätigkeiten

Jede Dokumentation hat zur Bedingung, dass Einzelheiten auch nach vielen Jahren nachvollziehbar sein müssen, und dies insbesondere für Personen, die nicht am Geschehen teilgenommen haben.

> Die Dokumentation umfasst alle Hebammentätigkeiten in den Bereichen:
> - Geburtsvorbereitung
> - Schwangerenvorsorge
> - Geburtsbetreuung
> - Wochenbettbetreuung
> - Stillberatung

Verschiedene Verlage, die Berufsverbände für Hebammen, aber auch die unterschiedlichen EDV-Abrechnungsprogramme bieten standardisierte Formulare für die freiberuflich tätige Hebamme und auch für Kliniken an.

Ob die Hebamme die handschriftliche Form oder eine EDV-gestützte Dokumentation wählt, ist unbedeutend. Allerdings ist bei elektronischer Niederschrift sicherzustellen, dass die Daten vor unrechtmäßigem Zugriff geschützt sind und eine Veränderungssperre vorhanden ist. Andernfalls ist am Ende der Betreuung ein Ausdruck zu erstellen, der mit Datum und Unterschrift der Hebamme versehen ist.

Fast jede Klinik hat ihr eigenes, speziell auf ihre Bedürfnisse ausgerichtetes Dokumentationssystem. Der Computer im Kreißsaal vereinfacht die Dokumentation und erleichtert gleichzeitig eine exakte Übermittlung der Befunde. Für die an der Klinik tätige Hebamme ist das am jeweiligen Krankenhaus benutzte System für die Aufzeichnungen maßgebend.

Durchführung der Dokumentation

Alle Aufzeichnungen sollen informativ und lückenlos sein. Sie können durchaus Telegrammstil haben. Die Eintragungen sind unmittelbar, zum Beispiel nach der Befunderhebung vorzunehmen, unter genauer Angabe aller Daten, Namen und Uhrzeiten. Sie müssen leserlich sein, da sie sonst wertlos sind. **Es muss immer rekonstruierbar sein, wer wann was angeordnet oder durchgeführt hat.** Die Aufzeichnungen dürfen im Nachhinein nicht verändert oder neu erstellt werden. Änderungen oder Ergänzungen sind mit Angabe des Namens und des Datums vorzunehmen. Bei allen Aufzeichnungen muss die Hebamme stets mit ihrem vollen Namen, das heißt mit Vor- und Zunamen unterzeichnen.

Wie die Praxis zeigt, erfolgen Anordnungen und Verordnungen häufig mündlich. Doch sollen grundsätzlich alle Verordnungen **vom Verordnenden selbst dokumentiert** und unterschrieben werden. Übernimmt die Hebamme die Eintragungen, soll sie sich diese gegenzeichnen lassen. Dies trifft sowohl für Anordnungen als auch für Untersuchungsbefunde oder ärztliche Maßnahmen zu.

Wenn die Hebamme **telefonische Verordnungen und Informationen** erhält, so muss sie die Eintragung selbst vornehmen.
Beispiel:
- telefonische Anordnung: 20 mg Buscopan® i.m.
- Name des verordnenden Arztes
- Uhrzeit der Verordnung
- Name der Hebamme

Umgekehrt sind auch Informationen, die die Hebamme z. B. an den Arzt weitergibt, zu dokumentieren.
Beispiel:
- Dezeleration DIP 2 bei Aufnahme der Schwangeren
- telefonische Information an Dr. Mustermann
- Name der Hebamme
- Uhrzeit der Mitteilung

Bei unterschiedlichen Auffassungen zwischen der Hebamme und dem Arzt ist im Bedarfsfall die Dringlichkeit der Hinzuziehung zu vermerken.
Wünscht ein Paar, dass der Arzt informiert wird, so muss die Hebamme diesem Wunsch nachkommen und dies dokumentieren, auch wenn aus Sicht der Hebamme keine Dringlichkeit besteht.
In der Regel stellt die **zeitnahe Dokumentation** kein Problem dar. Dies gelingt bei Komplikationen (z. B. Schulterdystokie, Notsectio wegen vorzeitiger Plazentalösung) jedoch nur selten oder unzureichend. Umso bedeutsamer ist die unmittelbar nach Bewältigung der Krisensituation erstellte genaue Beschreibung der Befunde und der getroffenen Maßnahmen.
Stellt sich im Nachhinein heraus, dass das ursprüngliche Protokoll Lücken aufweist, ist ein **Gedächtnisprotokoll** anzufertigen. Hierin können ergänzende Erläuterungen zu den getroffenen Maßnahmen erfasst werden. Es muss mit Datum und Unterschrift versehen sein und verbleibt bei der Hebamme. Im Falle einer gerichtlichen Auseinandersetzung kann dies möglicherweise zur Klärung eines Sachverhaltes beitragen.
In der Regel werden bei **Dienstübergabe** die Informationen mündlich weitergegeben. Die zusätzliche Durchsicht der Patientenunterlagen und der schriftlichen Aufzeichnungen sollte für die ablösende Hebamme beziehungsweise den Geburtshelfer oder das Pflegepersonal (z. B. auf der Wochenstation) selbstverständlich sein. Das oberflächliche Überlesen beziehungsweise Nichtlesen der schriftlichen Informationen kann weit reichende Konsequenzen für die Hebamme haben (z. B. »Versprecher« bei der Mitteilung der Blutgruppe oder des Rhesus-Faktors, »Vergessen« wichtiger Befunde wie HBs-positive Serumreaktion). Die genaue Uhrzeit eines Dienstwechsels der Hebammen oder der Ärzte muss dokumentiert werden.

Schwangerenvorsorge und Geburtsvorbereitung

Die Teilnahme an Geburtsvorbereitungskursen wird dokumentiert und dient der Abrechnung. Werden vor oder nach dem Kurs im Einzelgespräch Fragen beantwortet, so sind die empfohlenen Maßnahmen zu dokumentieren. Dies gilt auch für alle telefonischen Beratungen.
Die Vorsorgeuntersuchungen in der Schwangerschaft sind sowohl im Mutterpass als auch in dem von der Hebamme benutzten Unterlagen zu dokumentieren.

Anamneseprotokoll beziehungsweise geburtshilfliches Aufnahmeblatt

Das Anamneseprotokoll steht in enger Verbindung zum Mutterpass. Die dort vermerkten Daten und Befunde sind zu übernehmen und zu ergänzen. Bei der Erstellung des Aufnahmeprotokolls muss nach den folgenden Punkten gefragt werden.

1. Personalien

2. Anamnese
- Familienanamnese
- Eigenanamnese:
  – allgemeine Erkrankungen
  – chronische Erkrankungen
  – Operationen
  – Allergien
  – Dauermedikation
  – Geburtenanamnese einschließlich Aborte und Schwangerschaftsabbrüche
  – Komplikationen bei früheren Geburten
  – Zyklusanamnese

- jetzige Schwangerschaft:
  - letzte Periode, Zyklus
  - erste Kindsbewegungen
  - Terminbestimmung
  - Erkrankungen während der Schwangerschaft
  - Medikamente in der Schwangerschaft
  - Komplikationen während der Schwangerschaft

3. Allgemeinbefund
- Größe und Gewicht, Gewichtszunahme
- Vitalzeichen
- Blutgruppe und Rh-Faktor
- Antikörperbestimmung und Infektionsserologie (TPHA-Syphilis-Test, HIV-Test, Rötelntiter, Hepatitisserologie, Toxoplasmose)
- Chlamydienabstrich, Vaginalabstrich auf B-Streptokokken

4. Geburtshilflicher Aufnahmebefund
- Aufnahmegrund
- Herztöne/CTG-Verlauf (s. u.)
- Wehentätigkeit
- Leopold-Handgriffe
- Leibesumfang, Symphysen-Fundus-Abstand
- Beckenmessung, Michaelis-Raute, Beckendiagnostik
- Ödeme, Varizen
- Urinbefund
- vaginale Untersuchung
- evtl. veranlasste serologische Untersuchungen
- weitere Diagnostik (Ultraschall, Doppler-Sonographie, Konsiliararzt u. a. m.)

CTG-Aufzeichnungen sind mit Vornamen, Familiennamen, Geburtsdatum, Datum und Uhrzeit der Registrierung zu versehen. Unter der Geburt ist stündlich die Beurteilung der fetalen Herzfrequenz zu dokumentieren. Dabei soll nach den gängigen Kriterien vorgegangen werden (Basalfrequenz, Oszillationstyp, Oszillationsamplitude, Nulldurchgänge, Akzelerationen, Dezelerationen, ggf. Beschreibung der Zusatzkriterien). Bei Abweichungen der kindlichen Herztöne sollen die Konsequenzen wie Sauerstoffgabe, Beckenhochlagerung, Seiten- oder Positionswechsel, Arztinformationen und Notfalltokolyse zunächst direkt auf dem laufenden CTG-Streifen eingetragen werden, um eine zeitliche Zuordnung exakt nachvollziehen zu können. Kurze Notizen über andere Maßnahmen und Ereignisse wie Blasensprung, vaginale Untersuchung oder Tropfgeschwindigkeit des Wehentropfes sind hilfreich. Selbstverständlich müssen alle diese Daten auf das Partogramm oder in den Geburtsbericht übertragen werden.

Bei Veränderungen der Ableitungsmethode, zum Beispiel von externer zu interner Ableitung, ist die Indikation zu nennen.

Sofern das CTG-Gerät die Uhrzeit automatisch ausdruckt, ist dringend ein Zeitvergleich zwischen CTG-Gerät und Kreißsaaluhr notwendig, um eventuelle Ungleichheiten auszuschließen. Andernfalls kann es zu erheblichen zeitlichen Differenzen zwischen CTG-Registrierung und schriftlichen Aufzeichnungen kommen.

In den CTG-freien Intervallen sind die mittels Pinard-Stethoskop oder mit Sonicaid ermittelten Herztöne mit Uhrzeit und ausgezählter Frequenz im Partogramm festzuhalten.

5. Diagnosestellung, Arztvorstellung und weiteres Vorgehen

Geburtsbericht, Partogramm

Für die Dokumentation der Geburt gibt es unterschiedliche Systeme. Die Hebamme dokumentiert ihre Arbeit entweder durch fortlaufende handschriftliche Aufzeichnungen oder sie benutzt ein Partogramm oder eine Kombination aus beidem. Bei der **grafischen Dokumentation** (**Partogramm**) gewinnt man in kurzer Zeit einen guten Überblick über den bisherigen Verlauf, insbesondere über die Muttermundsöffnung und das Tiefertreten des vorangehenden Teils. Ein protrahierter Geburtsverlauf ist optisch schneller zu erfassen als durch das oft mühevolle Lesen langer Protokolle. Das in Abbildung 44.1 dargestellte Partogramm bietet ausreichend Platz für die grafische Dokumentation des Geburtsverlaufes und für ergänzende handschriftliche Eintragungen.

Aus dem **Geburtsbericht** sollen folgende Angaben über die Eröffnungs-, Geburts- und Nachgeburtsperiode hervorgehen:

1. Eröffnungs- und Geburtsphase
- Aufnahme im Kreißsaal oder im Geburtshaus mit Datum und Uhrzeit oder Eintreffen der Hebamme im Haus der Gebärenden
- Grund des Kommens

Geburtsbericht, Partogramm

PARTOGRAMM

Mustermann Karin — 26.3.75
Name, Vorname der Schwangeren / geb. am

selbst
Name des Versicherten / geb. am

Hafenstr. 14   30455 Hannover
Anschrift der Versicherten

BEK 0774378X19
Krankenkasse und Versicherten-Nr.

05 11 - 23 45 67
Telefon

Anamnese
erhoben von: **Heb. S. Meier**   Datum: **23.7.99**
Krankheiten in der Familie (Diabetes, Hypertonie, Fehlbildungen, genetische Krankheiten, psychische Krankheiten, andere):

Mutter: Hypertonie

Eigenanamnese
Erkrankungen vor der Schwangerschaft, z. B. :
- Herz: ∅
- Lunge: ∅
- Nieren/Harnwege: ∅
- Leber: ∅
- ZNS: ∅
- Diabetes mellitus: ∅
- Blutungs-/Thromboseneigung: ∅
- Bluttransfusionen: ∅
- Skelettanomalien/Knochenbau: ∅
- Kinderkrankheiten/Infektionskrankheiten: Masern, Röteln
- Allergien: ∅
- Operationen: 1988 Appendektomie
- andere: ∅

gynäkologische Anamnese
- Menarche: **14 Jahre**
- Sterilitätsbehandlung: ∅
- Abrasio: ∅
- gynäkologische OP: ∅
- Antikonzeption: (Pille)/IUP (Zeitraum): **1990–1996**
- Vaginalinfekte: **Chlamydien 1995**
- Brust: o. B.

Geburten
- Anzahl: **1**
- lebende Kinder: **1**
- Fehlgeburten: ∅
- Abbrüche: ∅

Geburten wann/wo	m/w	Geburtsverlauf	Geburtsverletzungen/Epi	Besonderheiten	Gewicht	Länge	KU	gestillt	gesund
3/1997 Nordstadt-Kr. H. Hann.	W	spontan	med. Epi	∅	3300	50	34	ja 6 Mon.	ja

Schwangerschaftsverlauf
- Zyklus: **regelm/28**   LP: **14.10.98**   Konz: ET: **21.7.99**   ET korrig. nach frühem US: 1. KBW: **Mitte Febr.**
- Senkung des Leibes: **Ende Juni 99**
- Geburtsvorbereitung, wo?: **ja, Hebammenpraxis Schulz**
- regelmäßige Vorsorge ab **10** SSW/Anzahl **11**
- Besonderheiten: ∅
- ☐ besondere psychische Belastung (familiär/beruflich)
- ☐ besondere soziale Belastung (Integrationsprobleme/wirtschaftl. Probleme/Verständigung)
- Nikotin: ∅ Zig/die
- Alkohol/Drogen: ∅
- Medikamente: **Jod, Mg, Fe**
- stat. Aufnahme, wann, wo, warum? ∅
- US ab **10** SSW/Anzahl **3**   Besonderheiten: ∅
- pränatale Diagnostik (wenn ja, Datum, Methode): ∅
- Doppler-Flow-Messung, Datm, Befund: ∅

Serologie
Blutgruppe, Rh-Faktor (Rh-positiv, bzw. Rh-negativ wörtlich eintragen): **A Rh positiv (D+) 6.8.1996 (Labor Dr. Schreiner)**

Test	Datum	negativ	positiv, Titer 1:
Antikörper-Suchtest (AK)	6.8.96	☒	☐
Kontrolle	18.12.98	☒	☐
Röteln-HAH-Test	6.8.96	☐	☒ 32
Kontrolle	18.12.98	☐	☒ 32
Lues durchgeführt	☒ ja	☐ nein	
HBs-Antigen	18.12.98	☒	☐
HIV durchgeführt	☒ ja	☐ nein	
Chlamydien	24.6.99	☒	☐ positiv

sonstiges:

Unterschrift: **S. Meier**

Abb. 44.1 Partogramm mit grafischer Darstellung des Geburtsverlaufes. Diese Art der Dokumentation erlaubt eine rasche Erfassung der geburtshilflichen Situation (Musterdokumentation erschienen im DIOmed-Aufklärungssystem; Abdruck mit freundlicher Genehmigung des DIOmed Verlags GmbH, An der Lohwiese 38, D-97500 Ebelsbach).

Aufnahme

Datum, Uhrzeit: 23.7.1999 16²⁰
Name der Hebamme: Sabine Meier

Alter: 24   Grav.: II   Para.: I   SSW: ET + 2
Grund der Aufnahme: beginnende Wehentätigkeit
Wehen (Häufigkeit, Stärke): 4-5' seit 15⁰⁰

mütterlicher Aufnahmebefund

Größe: 169 cm   Gewicht: 74 kg   Gew.-zunahme in Schwangerschaft: 11 kg
Puls 84   Temp. 36⁵   RR 125/80
letzter Hb-Wert: 12,0 g%   Urin: Eiweiß ∅   Zucker ∅
Ödeme: (+) prätibial   Varizen: ∅

äußere Untersuchung

Fundus: 2 QF ↓ Ribo
Stellung des Rückens: II / li
vorangehender Teil: Kopf, schwer bewegl. auf BE
Leibesumfang: 99 cm   Symphysen/Fundus-Abstand:
Beckenmaße (in cm) Dist. spin. 24   christ. 28   troch. 31   Conjug. ext. 20
Michaelis-Raute: symm.
besondere Auffälligkeiten: alte Striae Bauch/Oberschenkel

innere Untersuchung (Uhrzeit, Name) 16³⁵ S. Meier

Portio (Position, Länge): zentriert, verstrichen
MM (Konsistenz, Weite): 4 cm, weich
VT (Höhenstand, Haltung und Einstellung): Kopf, beweglich auf BE
Fruchtblase (erhalten?): steht
bei Fruchtwasserabgang (Uhrzeit, Farbe, Menge):

Aufnahme-CTG (Uhrzeit) 16⁴²-17¹⁵

Auswertung: Baseline 130-140 spm, sporad.
Akzelerationen, gute Oszillation, ∅ Dezelerationen,
regelmäßige Wehen alle 5-6 min

Arztinformation (Name, Uhrzeit): 17¹⁸ Dr. Otto
Ultraschallbefund: 17³⁰
Plazenta → Hinterwand, bip ∅ 9,5
Thorax quer: 9,6
Fruchtwassermenge normal
weiteres Vorgehen/Anordnungen/Risiken:
24jährige II grav., I para, ET + 2
komplikationsloser SS-Verlauf,
Spontangeburt anstreben
gez. Dr. Otto

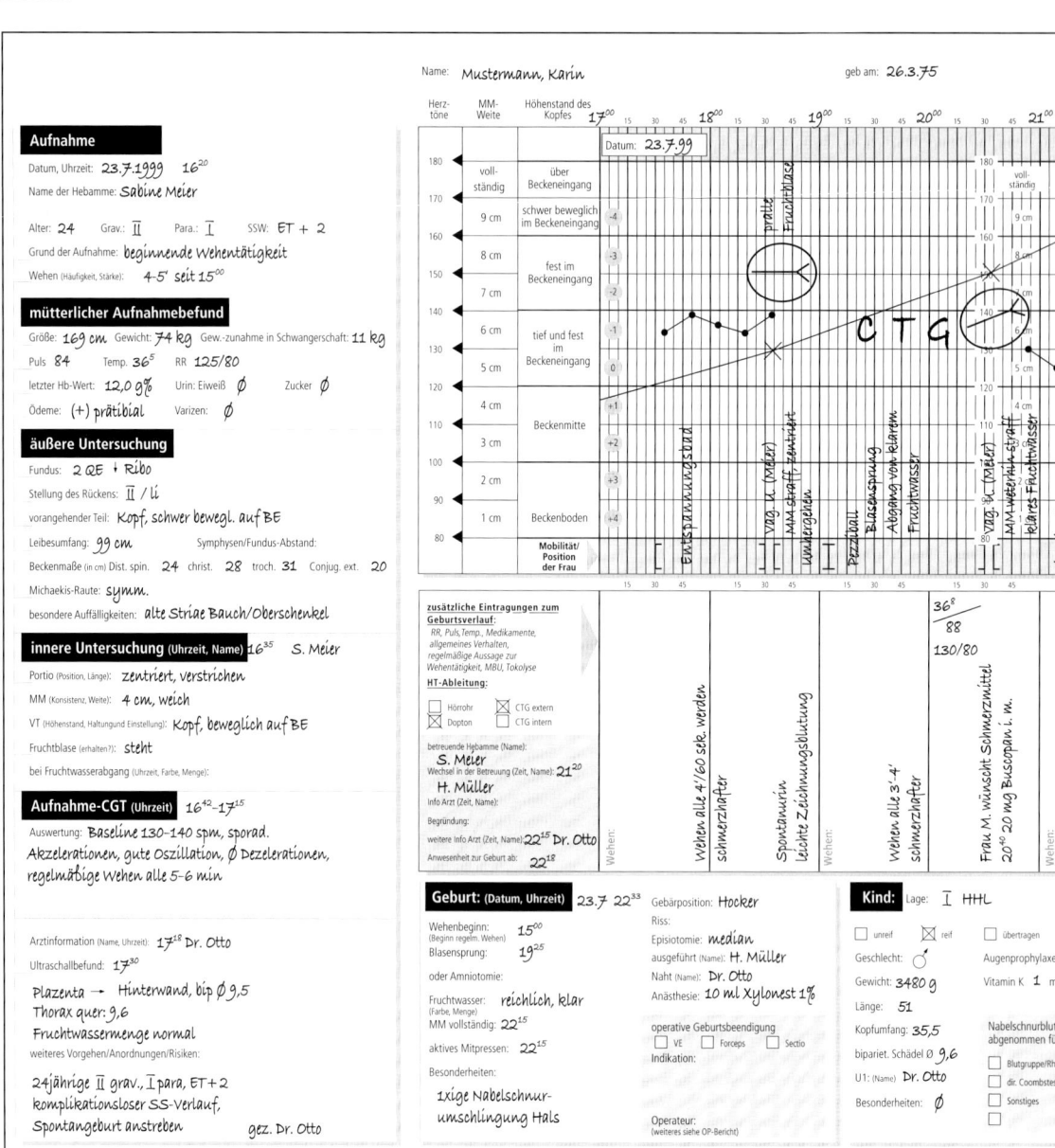

Geburtsbericht, Partogramm

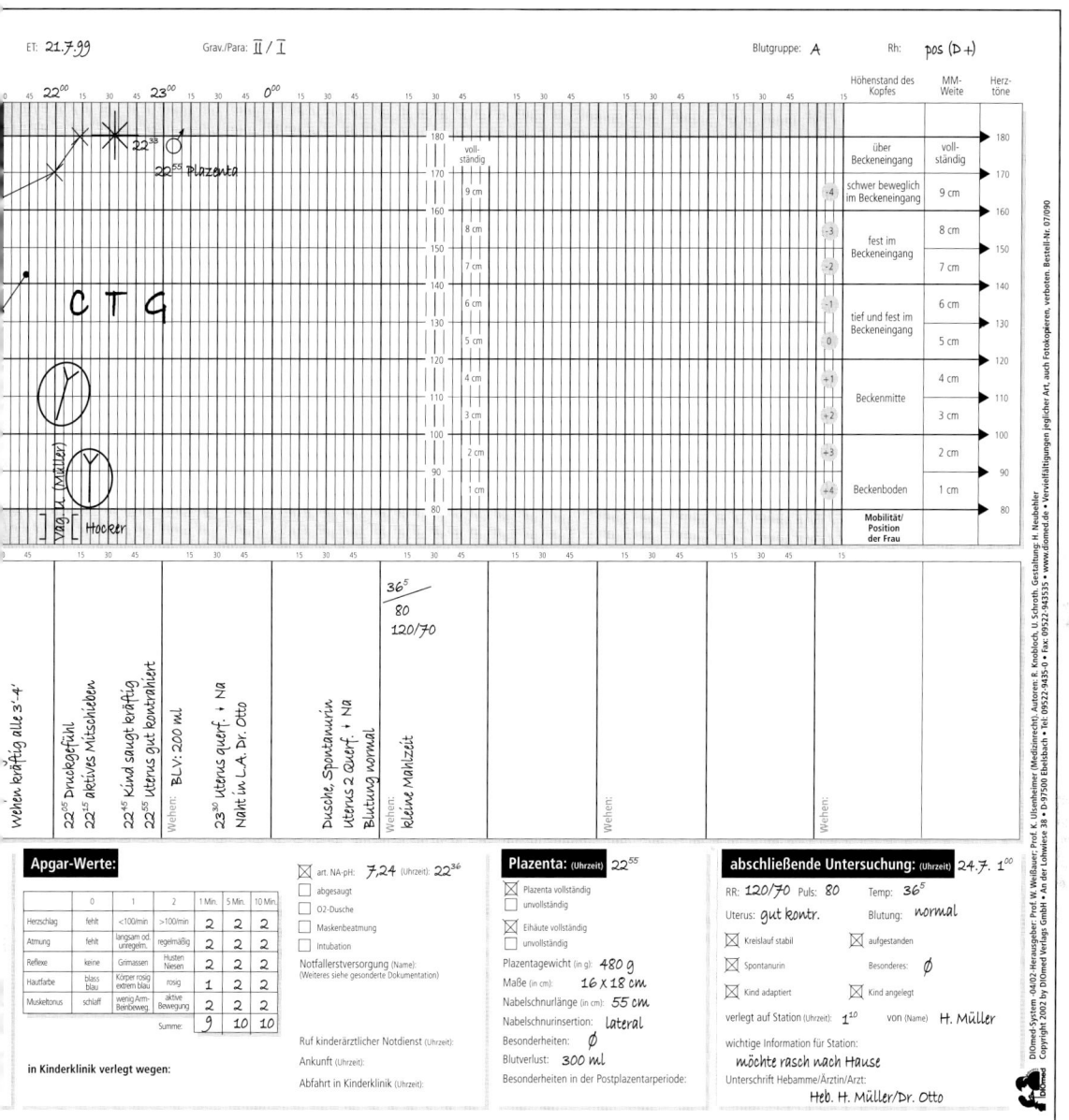

Weiteres/Besonderheiten

z. B. zusätzliche Eintragungen zum Geburtsverlauf, CTG-Auswertungen, Bericht in Notsituationen, Beratungskonflikte, operative Geburtsbeendigung/operative Maßnahmen in der Nachgeburtsperiode

Datum/Uhrzeit

23.07.99 19^{05}-20^{30} CTG-Kontrolle im Sitzen:
(S. Meier) KHT 135-148 spm, 19^{10}-19^{25} eingeschränkte Oszillation im Sinne einer Schlafphase, nach spontanem Blasensprung um 19^{25} gute Oszillation mit Akzelerationen, keine Dezelerationen, stärkere Wehen alle 3-4' ab Fruchtwasserabgang

23.07. 22^{05}-22^{33} CTG-Kontrolle: KHT 128 spm ab 22^{15} Dip / bis 110 mit
(H. Müller) rascher Erholung, gleichzeitiger Beginn der aktiven Austreibungsperiode, kräftige Wehen alle 3'

Aufklärung über

☒ Medikamente zur Schmerzbehandlung (Datum, Uhrzeit, Name): 23.7.99 20^{35} / S. Meier
☒ Dammschnitt (Datum, Uhrzeit, Name): 23.7.99 18^{20} / S. Meier
☒ Vitamin K-Prophylaxe (Datum, Uhrzeit, Name): 24.7.99 0^{30} / H. Müller – durchgeführt
☒ Crede' sche Augenprophylaxe (Datum, Uhrzeit, Name): 24.7.99 0^{30} / H. Müller – abgelehnt
☐ sonstiges (Datum, Uhrzeit, Name):

Zusammenfassung des Geburtsverlaufs oder Computer-Ausdruck

Geburt des Kindes am: 23.07.1999   Uhrzeit: 22^{33} Geschlecht: ☒ männl. ☐ weibl.
Apgar 1' 9   5' 10   10' 10   NA-pH: 7,24   MBU ☐ ja
Blasensprung ☐ vorzeitig ☐ frühzeitig ☒ rechtzeitig ☐ künstlich   3 Std. vor der Geburt
Dauer der Eröffnungsperiode   7 Std.   15 Min.
   Austreibungsperiode   / Std.   18 Min.
   Nachgeburtsperiode   / Std.   22 Min.
   Gesamtgeburtsdauer   7 Std.   55 Min.
Blutverlust 300 ml
☒ Episiotomie med./med.lat   ☐ Dammriss I. / II. / III. Grad   ☐ Scheidenriss   ☐ Zervixriss   ☐ andere
Wehenmittel ☐ vor ☐ während ☐ nach der Geburt
Analgesie ☒ medikamentös ☐ PDA ☐ Pudendus ☒ LA
Geburtsdiagnose: Spontangeburt am ET I HHL
Diagnose Kind: gesundes Neugeborenes
Therapie: /

- Aufnahmebefund (alle erhobenen Befunde der Aufnahmeuntersuchung)
- Information des zuständigen Geburtshelfers
- Beginn der Wehentätigkeit
- Kindslage, Stellung des Rückens
- Zeitpunkt des Blasensprunges beziehungsweise der Fruchtblaseneröffnung und Beurteilung des Fruchtwassers
- vaginale Untersuchung mit exakten Angaben zu:
  – Portio, Muttermundsweite
  – Fruchtblase/Fruchtwasser
  – Höhenstand/Leitstelle
  – Einstellung und Haltung des vorangehenden Teils
- Analgesie, Medikamente und ihre Indikation
- Anästhesieverfahren
- geburtshilfliche Maßnahmen, z. B. Lagerung, Positionen
- pflegerische Maßnahmen
- Vitalzeichenkontrolle
- Nahrungsaufnahme und Ausscheidungen
- Uhrzeit und Dauer der kardiotokographischen Überwachung und ihre Auswertung (CTG-Score)
- Befinden und Verhalten der Gebärenden
- stündliche Angaben zur Wehentätigkeit
- alle ärztlichen Anordnungen
- jede Information an den Arzt
- geburtshilfliche Operationen und ihre Indikation
- Beginn der Geburtsphase (Muttermund vollständig eröffnet, Beginn der aktiven Phase)
- Dauer der Eröffnungs- und Austreibungsperiode
- Gebärhaltung, Gebärposition
- Tag und Stunde der Geburt
- Geschlecht, Lage, Zustand des Neugeborenen, Apgar- und pH-Werte, Reifezeichen, Übertragungszeichen

2. Nachgeburtsperiode
- Leitung der Nachgeburtsperiode (physiologische oder aktive Leitung)
- Zeit der Geburt der Plazenta
- Lösungsmodus
- Ergebnis der Inspektion von Plazenta, Eihäuten und Nabelschnur
- Blutungen
- Höhe des Blutverlustes
- Geburtswunden beziehungsweise Geburtsverletzungen, Naht durch Hebamme oder Arzt
- Frühmobilisation

- Vitalzeichenkontrolle
- Blasenentleerung
- Blutungskontrolle
- Kontrolle von Kontraktionszustand und Fundusstand der Gebärmutter
- Allgemeinzustand

3. Kontinuierliche Überwachung des Kindes
- Allgemeinzustand
- erstes Anlegen
- eventuell Blutzuckerabnahme
- Blutabnahme für Blutgruppe und Coombs-Test
- Blutabnahme für andere serologische Tests
- Impfungen (z. B. Hepatitis)
- bakteriologische Abstriche
- Vitamin-K-Prophylaxe, Augentropfen

Wie oben erwähnt, sind stündlich Häufigkeit und Stärke der **Wehentätigkeit** zu dokumentieren. Die Anordnung von Wehenmitteln ist Arztsache. Vor der Verabreichung ist grundsätzlich die Diagnose wie primäre oder sekundäre Wehenschwäche, vorzeitiger Blasensprung, rechnerische Terminüberschreitung zu stellen. Die Hebamme dokumentiert die Indikation, die Applikationsart bei Prostaglandinverabreichung, den Inhalt der Infusion und die Tropfgeschwindigkeit (z. B. 500 ml NaCl 0,9 % + 6 IE Oxytocin, 10 ml/Stunde). Auch bei dem so genannten Oxytocinbelastungstest sind diese Angaben erforderlich.

Die Gabe von **Medikamenten** jeglicher Art bedarf einer Indikation (z. B. Frau P. wünscht ein Schmerzmittel, der Muttermund ist straff). Die ärztliche Verordnung und der Name des Arztes sind zu vermerken. Uhrzeit, Medikament, Dosierung und Applikationsart sind zu notieren. Dies gilt auch für die Verabreichung von homöopathischen Arzneien, von Akupunktur, Fußreflexzonenmassage und anderen alternativen Maßnahmen.

Im Falle von **geburtshilflichen Besonderheiten**, wie zum Beispiel verlängerter Austreibungsperiode oder Schulterdystokie, ist besonders gründlich zu dokumentieren. Bei besonderen Handgriffen oder Maßnahmen sind die Uhrzeit der Ausführung und die ausführende Person zu vermerken. Bei geburtshilflichen Notsituationen müssen der Zeitpunkt der Indikationsstellung und der Zeitraum bis zum Operationsbeginn dokumentiert werden. Der Zustand des Neugeborenen und alle Sofortmaßnahmen sind aufzuzeichnen.

Dokumentiert werden müssen auch **Aufklärungsgespräche** zwischen der Hebamme und dem Paar

(s. Kap. 18, S. 388) beziehungsweise zwischen dem Arzt und dem Paar. **Aufklärungspflicht** besteht zum Beispiel vor Medikamentengabe, Episiotomie, Prophylaxen oder Blutentnahmen beim Neugeborenen (Vitamin K, Credé-Augenprophylaxe, Blutzuckerkontrolle, Neugeborenenscreening).

Letztendlich kann es hilfreich sein, wenn die Hebamme als Erinnerungsstütze parallel zu betreuende Frauen und Geburten notiert. Im Einzelfall kann man sich nach Jahren nicht mehr an konkrete Kreißsaalsituationen erinnern.

Überwachungsprotokoll, Nachsorgebogen, Stationskurve der Wöchnerin

In der **Pflegedokumentation** sind alle Informationen über das Wochenbett chronologisch, bei Besonderheiten auch detailliert, zu verzeichnen. Die Pflegedokumentation dient der Übergabe an das Personal der Wochenstation, der Erstellung des Pflegeberichtes für die Wöchnerin wie auch der Dokumentation von ärztlichen Verordnungen.

Im freiberuflichen Bereich ist die Dokumentation der Nachweis über die von der Hebamme erbrachten Leistungen, im Einzelfall können diese Aufzeichnungen für Schadensersatzprozesse von Bedeutung sein (Abb. 44.2 und 44.3).

Aus der Pflegedokumentation soll jederzeit ersichtlich sein:

1. **Stammdaten der Wöchnerin**

2. **Geburtsverlauf**
- Entbindungsmodalitäten
- Angaben über das Kind

3. **Verlauf des Wochenbettes**, tägliche Dokumentation in Bezug auf:
- Vitalzeichen
- Fundusstand, Lochien
- Mammabefund
- Miktion/Dauerkatheter
- Defäkation
- Operationen/Episiotomie
- Drainagen
- durchgeführte Diagnostik
- Beurteilung des Allgemeinzustandes, Pflegekategorie (kann nicht allein zur Toilette gehen, versorgt sich selbst etc.)
- Wochenbettgymnastik

Pflegedokumentation, Überwachungsprotokoll beim Neugeborenen

Es ist zu unterscheiden zwischen der Dokumentation bei der Erstversorgung des Neugeborenen im Kreißsaal, der Pflegedokumentation im Rooming-in-Zimmer und der Versorgung in der häuslichen Betreuung (Abb. 44.2).

1. **Dokumentation der Erstversorgung des Neugeborenen**
- messbare Reifezeichen
- nicht messbare Reifezeichen
- Bestimmung des Reifegrades
- sichtbare Geburtsverletzungen
- sichtbare Fehlbildungen und Schonhaltungen
- Ergebnis der Überprüfung der Vitalfunktionen:
  – Apgar-Werte
  – pH-/pCO$_2$-Werte
  – Temperaturkontrolle, evtl. Atemhilfen
  – Mekoniumabgang
  – Urinausscheidung
  – Blutzuckerkontrollen
  – durchgeführte Screenings
  – Vitamin-K-Prophylaxe
  – Augentropfen
  – andere Medikamente
- Sofortmaßnahmen bei Komplikationen, wie z. B. bei einer postpartalen Asphyxie

2. **Pflegedokumentation im Neugeborenenzimmer**

Die Stationskurve für Neugeborene soll Auskunft geben über:
- Schwangerschafts- und Geburtsverlauf
- wichtige serologische Befunde der Mutter, wie z. B. Blutgruppe und Rh-Faktor, HBs-Befund
- Besonderheiten in der Familienanamnese (z. B. Tuberkulose) und in der mütterlichen Anamnese (z. B. allergisches Asthma, B-Streptokokken positiv)
- Angaben zur Erstversorgung des Neugeborenen

Pflegedokumentation, Überwachungsprotokoll beim Neugeborenen

22 Hausbesuch nach der Geburt	27 Besuch im Kh. n.d.G.	32 weiterer Besuch in Heb.-einrichtung
23 Hausbesuch n.d.G. sonn-/feiertags	28 Besuch im Kh. n.d.G. sonn-/feiertags	33 weiterer Besuch in Heb.-einrichtung sonn-/feiertags
24 Zuschlag für 1. Hausbesuch n.d.G.	29 weiterer Besuch im Kh.	34 Zuschlag bei Zwillingen für die Ziffern 22, 23, 25 bis 33
25 weiterer Hausbesuch	30 Besuch in Hebammeneinrichtung n.d.G.	35 telefonische Beratung bei Wöchnerinnen
26 weiterer Hausbesuch n.d.G. sonn-/feiertags	31 Besuch in Heb.-einrichtung n.d.G. sonn-/feiertags	36 Entnahme von Körpermaterial
		37 Tagwache auf ärztliche Anordnung
		38 Wache bei Nacht, samstags ab 12 Uhr, sonn-/feiertags

Juli 2005

Datum/Besuch	Wo.-Bett-Tag	Temp./Puls RR	Allgemein-befinden	Urin O Stuhl X	Uterus	Lochien	Damm/Naht	Brust	Wochenbett-gymnastik	Beratung	Medikamente	Wochenbettmaterial	Ziffer	anteil. km
Datum: 10. Besuch: 1	5.	36⁷/80 120/80	müde	o.B. o.B.	N/S	rubra	mediane Epi reizlos	Laktation gut	Thrombose Gym.	Stilltechnik Saugverhalten	/	1 P. unsterile Hand- schuhe, 10 ml NaCl, Weesin-Puder		
Besonderes / Maßnahmen			Rektusdiastase 2QF Beratung: Hygiene, Lochien, Nabelpflege											
Datum: 11. Besuch: 2	6.	36⁴/68 120/70	gut	o.B.	4/S	rubra fusca	reizlos	Stillreflex positiv	Wo-Bett Gym.	Stillpositionen Häufigkeit	/	/		
Besonderes / Maßnahmen			Gespräch über die Geburt Beratung: Anlegedauer, Brustpflege											
Datum: 12. Besuch: 3	7.	37⁵/72 110/60	müde, erschöpft	o.B.	3/S	fusca	reizlos	Milchstau rechts aussen	/	s. u.	Phytolacca C30 5 Glob.	Salbeitee		
Besonderes / Maßnahmen			dezenter Milchstau, vermutlich wg. schlechtsitzendem BH, Bettruhe, Wärme vor dem Anlegen, ausstreichen der Brust, kühlende Umschläge, in Fußballhaltung anlegen											
Datum: 13. Besuch: 4	8.	37⁰/80 120/80	besser	o.B.	2/S	fusca	reizlos	Brust weich, keine Knoten	Wo-Bett Gym.	Ernährung, Babypflege	/	/		
Besonderes / Maßnahmen														
Datum: 14. Besuch: 5	9.	36⁵/64 120/80	gut	o.B.	S	fusca	pp. verheilt	Brust weich BW o.B.	- " -	Rückbildungs- gruppe	/	/		
Besonderes / Maßnahmen										Familienplanung Empfängnisverhütung, Sexualität				
Datum: 15. Besuch: 6	10.	36⁵/68 120/70	gut	o.B.	S	fusca	- " -	gute Laktation	- " -	U2, Abschluss- untersuchung bei FA	/	/		
Besonderes / Maßnahmen										Stillgespräch				

Mutter MUSTERMANN, Birgit geb. am 24.06.1978

Abb. 44.2 Dokumentation der Wochenbettbesuche durch die freiberufliche Hebamme mit allen durchgeführten Maßnahmen und Beratungen bei der Mutter (mit freundlicher Genehmigung von Heinz Neubehler und dem Elwin-Staude-Verlag, Hannover).

Datum	Lebens-Tag	Gewicht	Temp.	Verhalten	Nahrung	Urin	Stuhl	Haut Ikterus	Nabel	Besonderes/Maßnahmen
10.07.05	5.	3260 g	36,8	unauffällig	MM	reichl. klar	MM-Stuhl	rosig, trocken	haftet, trocken	Saugverhalten geprüft, 8 Mahlzeiten/24 Std., Nabelpflege besprochen
11.07.05	6.	3290 g	36,5	-"-	-"-	Ziegel-mehl	-"-	rosig, schuppig	abgefallen, feucht	Katharina gebadet, Körperpflege besprochen
12.07.05	7.	3350 g	36,9	-"-	-"-	klar	-"-	-"-	feucht	Nabel mit NaCl säubern, 9 Mahlzeiten/24 Std.
13.07.05	8.	3360 g	36,4	-"-	-"-	-"-	dünn, spritzig	-"-	feucht	Übergangskatarrh, gutes Trinkverhalten, guter Tonus und Turgor,
										Rachitis-, Fluorprophylaxe besprochen
14.07.05	9.	3390 g	36,7	unruhig	-"-	-"-	pastös, gelblich	-"-	trocken	Gewichtsverhalten, U3
15.07.05	10.	3420 g	36,5	zufriedenes NG	-"-	-"-	MM-Stuhl	-"-	trocken	Wachstumsphasen, Stillgespräch
Datum										
Datum										
Datum										

Blutgruppe **O** Rh **pos.**
dir. Coombstest **neg.**

Neugeborenen-Screening ☒ abgenommen am: 8.7.2005 von: Frauenklinik
Befund: o.B. ☐ Kontrolle ☐
Laborbericht Eltern übergeben ☐

Vitamin K-Gabe oral ...2... mg am: 9.7.2005 (U2) ab: 8. Lebenstag
Rachitisprophylaxe ☒ ab: 8. Lebenstag   Fluorgabe ☒ ab: 8. Lebenstag

U 2 am 9.7.2005
Ärztin Kl. Arzt Frauenklinik

Neugeborenes   geb. am
MUSTERMANN,   5.7.2005
Katharina

Abb. 44.3 Dokumentation der Maßnahmen und Beobachtungen in der Neugeborenenbetreuung im häuslichen Wochenbett (mit freundlicher Genehmigung von Heinz Neubehler und dem Elwin-Staude-Verlag, Hannover).

3. **Über jeden Lebenstag bis zur Entlassung aus dem Krankenhaus beziehungsweise bis zum Abschluss der Hebammenbetreuung** müssen detaillierte Angaben erfolgen. Dazu gehören:
- Temperaturverhalten
- Gewichtsverlauf
- Ernährungsform
- Trinkmengen, Trink- und Saugverhalten
- Ausscheidungen
- Hautfarbe
- Laborkontrollen: Bilirubin, Blutbild
- Neugeborenenscreening
- evtl. serologische Bestimmungen (Coombs-Test)
- Medikamentengabe
- Befunde pädiatrischer und/oder orthopädischer Untersuchungen
- weitere Beobachtungen sowie abschließender Entlassungsbefund

Was ist zu tun im Schadensfall?

Die Bereitschaft der Eltern, bei geburtshilflichen Komplikationen Haftpflichtansprüche geltend zu machen, zeigt steigende Tendenz. Bei der Mehrzahl der Fälle wird es sich um Ansprüche auf Schadensersatz und Schmerzensgeld handeln. Seltener werden Eltern ein Strafverfahren anstreben, um eine Verurteilung der Hebamme zu erreichen.

Vor diesem Hintergrund ist jeder Hebamme anzuraten, eine **Berufshaftpflichtversicherung** abzuschließen. Beide Hebammen-Berufsverbände bieten ihren Mitgliedern Gruppenversicherungsverträge an.

Ist ein **Schadensfall** eingetreten, soll die Hebamme dies unverzüglich, spätestens innerhalb einer Woche, an den Versicherer melden. Im Falle einer Gruppenhaftpflichtversicherung über den Bund Deutscher Hebammen e.V. ist jeder Versicherungsfall über die Geschäftsstelle des BDH e.V. ebenfalls sofort schriftlich anzuzeigen. Der Versicherungsfall liegt bereits dann vor, wenn ein Ereignis eingetreten ist, welches Haftpflichtansprüche zur Folge haben könnte.

Wird ein Ermittlungsverfahren eingeleitet, ein Strafbefehl oder ein Mahnbescheid erlassen oder werden Schadensersatzansprüche geltend gemacht, so ist der Versicherer gleichfalls unverzüglich zu unterrichten, auch wenn der Versicherungsfall bereits vorher angezeigt wurde. Gleiches gilt, wenn der Schadensersatzanspruch gerichtlich geltend gemacht wird, Prozesskostenhilfe beantragt wird oder vor Gericht eine Streitverkündung erfolgt.

Die Hebamme ist verpflichtet, den Anweisungen des Versicherers nachzukommen. Diese Obliegenheiten sind wesentlicher Bestandteil des Versicherungsvertrages. Hierzu gehören auch ein ausführlicher und wahrheitsgemäßer Schadensbericht sowie andere für die Beurteilung des Schadensfalles erforderliche Schriftstücke und Dokumente. In keinem Fall darf die Hebamme ohne ausdrückliche Zustimmung des Versicherers einen Schaden ganz oder teilweise anerkennen oder gar Zahlungen leisten. Kommt es zum Prozess, ist die Prozessführung dem Versicherer zu überlassen. Die Hebamme hat dem vom Versicherer bestellten Anwalt eine Vollmacht zu erteilen.

Der Bund Deutscher Hebammen e.V. unterhält eine **Gutachterinnenkommission**. Sie bietet juristische Beratung und Beistand an. Aus der Arbeit dieser Kommission ist bekannt, dass Mängel in der Dokumentation ein großes Problem innerhalb von Gerichtsprozessen sind. Aus diesem Grund ist eine lückenlose Dokumentation aller Hebammentätigkeiten und Maßnahmen, die oftmals als eine bürokratische Last empfunden wird, äußerst wichtig.

Literatur

Bund Deutscher Hebammen. Einrichtung eines Qualitätshandbuches in Ihrem Kreißsaal. Ein Leitfaden. 2. Aufl. Karlsruhe: BDH 2002.

Diefenbacher M. Praxisratgeber Recht für Hebammen. Stuttgart: Hippokrates 2004.

Horschitz H. Zivilrechtliche Haftung und strafrechtliche Verantwortung der Hebamme. In: Kongressband vom V. Nationalen Hebammenkongress 1989. Karlsruhe: BDH 1989; 57–67.

Schroth U. Persönliche Aufzeichnungen, Kiel 1998. Zu beziehen über die Autorin.

Schroth U. Rechtsprechung und Haftpflichtansprüche in der Geburtshilfe – Hebammenarbeit in diesem Spannungsfeld. In: Kongressband vom VIII. Hebammenkongress 1998. Karlsruhe: BDH 1998; 138–43.

Schroth U, Knobloch R, Selow M. Dokumentation in der Geburtshilfe. In: Diefenbacher M (Hrsg). Praxisratgeber Recht für Hebammen. Stuttgart: Hippokrates 2004.

Ulsenheimer K. Zur zivil- und strafrechtlichen Verantwortlichkeit der Hebamme. In: Kongressband vom VII. Hebammenkongress 1995. Karlsruhe: BDH 1995; 58–70.

45 Die Organisation der Freiberuflichkeit

Regine Knobloch

Mit Einführung des neuen Hebammengesetzes 1985 und der gleichzeitigen Verkürzung der Dauer des Klinikaufenthalts nach der Geburt von 10 auf 6 Tage vollzog sich ein Wandel in den Arbeitsmöglichkeiten der Hebammen. Bis zu diesem Zeitpunkt war der überwiegende Teil der Hebammen angestellt im Kreißsaal einer Klinik tätig und nur ein kleiner Teil arbeitete freiberuflich mit einer so genannten Niederlassungserlaubnis. Junge Kolleginnen begannen nun, freiberuflich in der Geburtsvorbereitung und der Wochenbettnachsorge tätig zu werden. Nach und nach übernahmen die Hebammen das gesamte Spektrum der Betreuung, wie wir es heute kennen. Es entstand eine neue Hebammenkultur. Heute ist der Anteil der freiberuflichen Hebammen bereits größer als derjenige der angestellten. Selbst Hebammen, die in einer Klinik arbeiten, werden zunehmend nicht mehr angestellt, sondern arbeiten freiberuflich als Beleghebamme.

Grundvoraussetzungen

Eine Hebamme kann freiberuflich arbeiten, wo es ihr gefällt. Sie braucht hierzu keine besondere Erlaubnis. Empfehlenswert ist jedoch, sich vor dem Beginn der freiberuflichen Tätigkeit genau zu erkundigen (Kontaktaufnahme mit den Berufsverbänden und den Kolleginnen vor Ort), wo Bedarf besteht. Es gibt Gegenden, die sehr dicht mit Hebammen besetzt sind, andererseits gibt es Orte – meist ländliche –, in denen Hebammenversorgung nicht ausreichend gewährleistet ist. Eine Spezialisierung auf ein bestimmtes Tätigkeitsfeld kann hilfreich sein, um sich in einer Gegend mit vielen Hebammen gut zu positionieren. Dies ist jedoch besonders für junge Kolleginnen nicht ganz einfach, da sie nach dem Examen zunächst einmal Erfahrungen sammeln wollen und noch keinen Tätigkeitsschwerpunkt gelegt haben.

! **Die freiberufliche Hebamme ist eine Unternehmerin.** Während eine angestellte Hebamme nur ihre Zeugnisse bei ihrem Arbeitgeber vorlegen muss, hat die freiberufliche Hebamme einige andere Aufgaben zu erfüllen.

Anmeldung beim Gesundheitsamt

Das örtliche Gesundheitsamt bzw. der Amtsarzt ist die vorgesetzte Stelle der freiberuflichen Hebamme. Aufgabe des Gesundheitsamtes, geregelt im Gesundheitsdienstgesetz, 2. Abschnitt, Art. 10, ist sowohl die Überwachung der freiberuflichen Hebammentätigkeit als auch die Beratung in spezifischen Fragen. Die Aufnahme und die Art der freiberuflichen Tätigkeit müssen gemeldet werden. Die Anerkennung und das Prüfungszeugnis müssen dabei vorgelegt werden. Das Gesundheitsamt hat das Recht, die Dokumentation und die Ausrüstung jährlich zu prüfen.

! Bei der Eröffnung einer Hebammenpraxis kann das Gesundheitsamt Auflagen zur sanitären Einrichtung erteilen, zur Hygiene und zur Sicherheit für die betreuten Frauen (z. B. Fluchtwege im Brandfall).

Berufshaftpflichtversicherung

Gemäß den Berufsordnungen der Länder ist die Hebamme verpflichtet, eine ausreichende Berufshaftpflichtversicherung abzuschließen. Die Berufshaftpflicht versichert gegen Schäden, die durch falsche oder nicht ausreichende Behandlung seitens der Hebamme entstehen. Eine freiberufliche Hebamme muss sich grundsätzlich selbst versichern. Es wird zunehmend schwieriger, einen Versicherer zu finden, der das Risiko bei Geburten abdeckt. Die Kosten, die anfallen, wenn ein Kind eine bleibende Behinderung durch eine evtl. zu spät einsetzende Behandlung davonträgt, erreichen nicht selten Millionenhöhe – mit steigender Tendenz. Die Berufsverbände der Hebammen bieten hierfür eine Gruppenhaftpflichtversicherung an. Ein wesentlicher Vorteil der Gruppenhaftpflicht ist, dass der Versicherer dem Versicherungsnehmer nicht kündigen kann, was bei Einzelverträgen meist die Regel ist. Mitglieder der Berufsverbände haben zudem den Vorteil einer umfassenden Beratungsmöglichkeit durch den Justiziar. Den Mitgliedern des Bundes Deutscher Hebammen stehen im Schadensfall die Gutachterinnenkommission und eine in Hebammenangelegenheiten erfahrene Versicherungsgruppe zur Seite.

Gesetzliche Rentenversicherung (Deutsche Rentenversicherung Bund)

Freiberuflich tätige Hebammen sind nach dem VI. Sozialgesetzbuch (SGB) § 2, Nr. 3 grundsätzlich verpflichtet, Rentenbeiträge an die Deutsche Rentenversicherung Bund zu bezahlen. Die Höhe des **Beitragssatzes** beträgt 19,5%. Als **Bemessungsgrundlage** dient der Gewinn. Unter dem **Gewinn** versteht man das Einkommen aus der Hebammentätigkeit abzüglich der **Betriebsausgaben**. Unabhängig vom Nachweis des Einkommens kann auch ein **Regelbeitrag** entrichtet werden. In diesem Fall richtet sich der Beitragssatz für versicherte Selbstständige nach der Bezugsgröße. Die **Bezugsgröße** wird berechnet nach dem durchschnittlichen Arbeitsentgelt aller gesetzlich Versicherten (2006 monatlich 2 450 €, neue Länder 2 065 €). Somit beträgt der monatliche Regelbeitrag 2006 in den alten Bundesländern 477,75 €, in den neuen Ländern 402,68 €. Aufgrund der Gesetzeslage ist zurzeit keine Befreiung von der Versicherungspflicht möglich.
Die Hebamme bleibt von der Rentenversicherungspflicht befreit, wenn der Gewinn aus der freiberuflichen Tätigkeit unter der Geringfügigkeitsgrenze von 400,– € monatlich bleibt.
Berufsanfängerinnen können einen Antrag stellen, in den ersten Jahren nur die Hälfte des Regelbeitrags zu entrichten. Ob es günstiger ist, den Regelbeitrag zu bezahlen oder die 19,5 % vom Gewinn, hängt von der Höhe des Gewinns ab.

Gesetzliche Berufsunfallversicherung

Obligatorisch ist auch die Anmeldung bei der Berufsgenossenschaft. Für Hebammen ist dies die **Berufsgenossenschaft für Gesundheitsdienst und Wohlfahrtspflege** (BGW).
Vorrangige Aufgabe der BGW ist die Verhütung von Arbeitsunfällen, Berufskrankheiten und arbeitsbedingten Gesundheitsgefahren. Ist ein Schadensfall eingetreten, sorgt die BGW für eine medizinische, berufliche und soziale Rehabilitation und Entschädigung. Für Hebammen und Entbindungspfleger in Ausbildung gibt es die Informationsbroschüre »Gesund und sicher arbeiten«, die kostenlos angefordert bzw. aus dem Internet heruntergeladen werden kann (www.bgw-online.de).

Institutionskennzeichen

Um mit den gesetzlichen Krankenkassen abrechnen zu können, braucht man nach § 293 SGB V ein so genanntes Institutionskennzeichen (IK), mit dem man sich bei der Datenübermittlung zwischen den gesetzlichen Krankenkassen und den Leistungserbringern eindeutig identifizieren kann. Mit dieser Kennziffer sind auch die für die Vergütung der Leistungen maßgeblichen Kontoverbindungen verknüpft. Das Kennzeichen kann bei der Arbeitsgemeinschaft Institutionskennzeichen, Alte Heerstraße 111, D-53757 St. Augustin, Tel. 02241 231-1274 oder -1276, beantragt werden und ist kostenfrei.

Einkommensteuer

Jeder selbstständige Leistungsanbieter muss die Aufnahme seiner beruflichen Betätigung beim zuständigen Finanzamt melden. Er erhält dort eine Steuernummer. Als Freiberuflerin ist die Hebamme einkommensteuerpflichtig. Im Unterschied zu Gewerbetreibenden oder Freiberuflern, die nicht im medizinischen Bereich tätig sind, entfällt die Gewerbe- und Umsatzsteuer. Einnahmen und Ausgaben müssen aufgezeichnet sowie alle Einnahmen- und Ausgabenbelege, die mit der Berufstätigkeit zusammenhängen, gesammelt werden. Diese Belege müssen 10 Jahre aufbewahrt werden. Der Besuch eines Steuerseminars für

Hebammen kann hilfreich sein. Eine gute Unterstützung für die Erstellung der erforderlichen Einnahme-Überschuss-Rechnung bieten häufig auch die EDV-Abrechnungsprogramme für die Hebammenleistungen. Bei speziellen Fragestellungen ist die Inspruchnahme eines Steuerberaters sinnvoll.

Nebentätigkeitserlaubnis

Wenn eine angestellte Hebamme im Nebenberuf auch freiberuflich tätig werden will, benötigt sie von ihrem Arbeitgeber eine so genannte Nebentätigkeitserlaubnis, unabhängig davon, ob sie voll- oder teilzeitbeschäftigt ist. In aller Regel wird der Arbeitgeber eine solche Genehmigung erteilen. Wenn der Arbeitgeber jedoch befürchtet, dass durch die Nebentätigkeit dienstliche Interessen beeinträchtigt werden, kann er diese auch versagen oder eine bereits erteilte Erlaubnis einschränken oder wieder zurücknehmen. Dies könnte der Fall sein, wenn die angestellte Hebamme durch Art und Umfang der Nebentätigkeit übermäßig beansprucht wird (zu hoher Zeitaufwand) oder die Tätigkeit zu einer wesentlichen Einschränkung der dienstlichen Verwendbarkeit der Beschäftigten führt (zum Beispiel bei der Durchführung von Hausgeburten). Auch eine Nebentätigkeit in einem anderen Krankenhaus als Beleghebamme kann aus Konkurrenzgründen untersagt werden.

Was sonst noch wichtig ist

Krankenversicherung

Als Freiberuflerin ist die Hebamme nicht verpflichtet, sich bei einer gesetzlichen Krankenkasse zu versichern. Sie kann jedoch freiwilliges Mitglied einer gesetzlichen Krankenversicherung werden. Private Krankenversicherungen bieten häufig günstigere Tarife. Bei einer Entscheidung sollte man berücksichtigen, dass die Beiträge der Privatkassen vor allem günstig sind, solange man jung ist. Wenn Kinder mitversichert werden sollen, sind diese bei einer gesetzlichen Krankenkasse kostenlos mitversichert, bei einer privaten Krankenkasse müssen für Kinder Extra-Beiträge bezahlt werden.

Der **Beitragssatz** für die gesetzlichen Krankenkassen liegt bei ca. 12,0–15,0 % und richtet sich ebenfalls nach der Bezugsgröße (s. S. 871).
Wer Mitglied einer gesetzlichen Krankenkasse ist, zahlt automatisch einen Beitragssatz von 1,7 % in die **Pflegeversicherung**. Freiwillige Mitglieder der gesetzlichen Krankenkassen können sich befreien lassen, wenn sie eine private Pflegeversicherung nachweisen können.

Versicherungen für Verdienstausfälle

Eine Absicherung bei **Berufsunfähigkeit** wird für einen Freiberufler dringend empfohlen, denn nur 10 % der Fälle von Berufsunfähigkeit sind durch die Berufsgenossenschaft abgedeckt. Der Großteil der Erkrankungen, die zu einer Berufsunfähigkeit führen, sind keine spezifischen berufsbedingten Krankheiten, sondern allgemeine Erkrankungen wie Herz-, Kreislauf-, Skelett-, Tumor- und psychische Erkrankungen. Eine Absicherung für eine **Berufsunterbrechung** kann sinnvoll sein, wenn die Hebamme selbst ein Babyjahr einlegen möchte.

Rechtschutzversicherung

Eine Rechtschutzversicherung deckt je nach Versicherungsumfang die Kosten der Rechtsanwälte und Gerichte bei Streitigkeiten. Rechtschutzversicherungen können sinnvoll sein z. B. als Teilnehmer des Straßenverkehrs oder als Mieter. Die Berufsverbände bieten spezifische Versicherungen an mit einem eingeschränkten Schutz für Kündigungsklagen, Streitigkeiten mit dem Krankenhaus aus Belegverträgen, vor einem Sozialgericht, Verwaltungsgericht und im Strafrecht. Allgemeine rechtliche Beratung durch die Rechtsanwälte der Verbände genießt man aber bereits als Mitglied.

Förderungsmaßnahmen und Kapitalbeschaffung

Für den Aufbau einer Hebammenpraxis muss man sich einen genauen Überblick über die benötigten Gelder verschaffen. Bundesregierung und Bundesländer unterstützen Geschäftsideen von Existenzgründern und Freiberuflern in Form von Zuschüssen und zinsgünstigen Darlehen. Informationen über **Existenzgründungshilfen** des Staates erhält man u.a. bei Banken und Sparkassen, Wirtschaftsförderungsstellen der Städte und Gemeinden, beim Regierungspräsidium und Unternehmensberatern.

Hebammen, die Anspruch auf Arbeitslosengeld haben, können eine Förderung über die Arbeitsagentur erhalten, wenn sie einen Gründungszuschuss beantragen. Wichtig ist jedoch, dass jede Förderung **vor** dem Start beantragt werden muss.

Werbung

Hebammen dürfen in begrenztem Umfang für ihre Tätigkeit werben. Die Werbung soll rein informativen Charakter haben. Nicht erlaubt ist unlautere, vergleichende oder marktschreierische Werbung. Empfehlenswerte Möglichkeiten sind die Eintragung in regionale Hebammenlisten, die Gelben Seiten, Inserate in der örtlichen Zeitung sowie Faltblätter zur Auslage bei Frauenärzten, Kliniken, Krankenkassen und anderen Institutionen, z.B. Pro Familia, Familienbildungsstätten und andere.

Zunehmend nutzen die Frauen auch das Internet für die Hebammensuche. Hebammensuchmaschinen werden von den Hebammen-Landesverbänden, über eine Hebammensuchfunktion vieler größerer Städte und über Internetportale wie www.babyclub.de oder www.hebrech.de. angeboten.

Arbeitsfelder der freiberuflichen Hebamme

Schwangerenbegleitung

Hebammenleistungen werden vom Beginn der Schwangerschaft an von den Krankenkassen übernommen. Leistungen während der Schwangerschaft sind:
- die Beratung
- die Schwangerenvorsorge
- die Hilfe bei Beschwerden und vorzeitigen Wehen

Zu den häufigsten **Beratungs**feldern gehören Themen wie Ernährung und Lebensführung, Pränataldiagnostik, Sexualität, praktische Vorbereitungen und soziale Hilfen. Ein ausführliches Gespräch erfordert die Beratung zur Wahl des Geburtsortes, die Anamneseerhebung und die Aufklärung bei geplanten außerklinischen Geburten. **Schwangerenvorsorge** kann bei regelrechter Schwangerschaft von der Hebamme allein oder auch im Wechsel mit dem Arzt durchgeführt werden.

Die Hebamme hat für die Behandlung von **Schwangerschaftsbeschwerden** die freie Wahl, welche Methode sie anwendet. Einzige Ausnahme ist zurzeit die Behandlung mit Akupunktur. Sie ist für alle Leistungserbringer der gesetzlichen Krankenkassen (noch) nicht erstattungsfähig.

Wichtig dabei ist, dass eine Ausbildung in der jeweiligen Behandlungsmethode nachgewiesen werden kann, und dass ausschließlich schwangerschaftstypische Beschwerden behandelt werden. Eine Behandlung von chronischen Kopf- oder Rückenschmerzen der Frau oder von kranken Geschwistern ist nicht zulässig, da sonst gegen das Heilpraktikergesetz verstoßen wird.

Wochenbettbetreuung

Während der ersten acht Wochen hat die Frau Anspruch auf Hebammenhilfe. In den ersten 10 Tagen kann die Hebamme die Frau täglich besuchen, danach sind noch 16 Kontakte (Hausbesuche, Besuche in der Hebammenpraxis oder telefonische Beratungen) möglich. Zusätzlich kann die Hebamme bis zu viermal bei Stillproblemen (2-mal durch persönliche Beratung bei einem Hausbesuch oder in der Hebammenpraxis, 2-mal telefonisch) kontaktiert werden. Wichtig zu erwähnen ist, dass auch nach einer Fehl- oder Totgeburt die Betreuung und Begleitung durch die Hebamme in Anspruch genommen werden kann. Hier gelten die gleichen Regelungen wie bei einem lebenden Kind.

Kursangebote

Für Hebammen gibt es ein breites Betätigungsfeld für Kurse. Die Krankenkassen bezahlen die Gebühren für:
- 14 mal 60 Minuten Geburtsvorbereitung
- 10 mal 60 Minuten Rückbildungsgymnastik

Je nach Interessenlage können auch Kurse für Yoga in der Schwangerschaft und in der Rückbildungszeit, Babypflege, Schwangeren- und Rückbildungsschwimmen, Babymassage, Babyschwimmen, Beckenbodentraining u. a. angeboten werden. Die Kosten für diese Kurse werden in der Regel nicht von den Krankenkassen übernommen.

Die Hebammenpraxis

Zur Durchführung ihrer freiberuflichen Tätigkeiten braucht die Hebamme nicht unbedingt einen Praxisraum. Wochenbettbesuche finden in der Regel bei der Frau zu Hause statt.

Kursräume können stundenweise in Einrichtungen wie der Volkshochschule, in Gymnastikstudios oder anderen Praxen angemietet werden. In der Schwangerenbegleitung kann ein eigener Praxisraum einige Vorteile bieten: Utensilien zur Blutentnahme, Anschauungsmaterial, Hilfsmittel zur Behandlung von Beschwerden sind griffbereit, Fahrzeiten entfallen.

Für die Räume einer Hebammenpraxis gibt es keine definierten **Vorschriften** wie etwa für eine Physiotherapie- oder Logopädie-Praxis. Die Gründung einer Hebammenpraxis ist dem zuständigen Gesundheitsamt anzuzeigen (s. S. 870). Die **Praxiseröffnung** bedarf keiner Genehmigung oder formalen Bestätigung. Wenn die Praxis in einem reinen Wohngebiet eröffnet werden soll, muss die örtliche **Baubehörde** davon in Kenntnis gesetzt werden. Die Baubehörde hat die Aufgabe, darüber zu wachen, dass der Charakter des Gebietes nicht verändert wird, wenn es als reines Wohngebiet ausgewiesen ist. Möglicherweise werden Auflagen gemacht, zum Beispiel, wie viele Parkplätze zur Verfügung zu stellen sind.

Belegsystem

Im Belegsystem arbeitet die Hebamme **freiberuflich im Krankenhaus**. Das Krankenhaus schließt mit der Hebamme einen **Belegvertrag** ab, in dem sämtliche Pflichten und Rechte geregelt werden. Die Hebamme muss selbstständig mit den Krankenkassen abrechnen und eine Berufshaftpflichtversicherung abschließen. In manchen Regionen hat die Arbeit der Hebamme im Belegsystem eine lange Tradition (z. B. in Bayern). Aus Kostengründen wandeln inzwischen viele Krankenhäuser das Angestelltensystem in ein Belegsystem um. Das Belegsystem bietet Chancen und Risiken. Auf der Hebamme lastet hierbei eine größere Verantwortung für ihre Tätigkeit als für die angestellte Hebamme. Sie kann jedoch im Belegvertrag mit dem Krankenhaus eine selbstständigere Betreuung der normalen Geburten, wie in den Berufsordnungen vorgesehen, vereinbaren.

Geburtshaus

Ein Geburtshaus (oder ein Entbindungsheim) ist in der Regel eine hebammengeleitete Einrichtung, in der **außerklinische Geburten** stattfinden können. Für die Einrichtung eines Geburtshauses wurden von den Hebammenberufsverbänden und dem Netzwerk zur Förderung der Idee der Geburtshäuser in Europa gemeinsam **Leitlinien** erstellt. Die Hebammen in einem Geburtshaus arbeiten in einer Teamstruktur. Das Team bietet die Möglichkeit einer planbaren Arbeits- und Freizeit, es bietet Entlastung durch geteilte Verantwortung und fördert die Qualität der Arbeit durch kontinuierlichen Austausch untereinander.

Hausgeburtshilfe

Um Hausgeburten betreuen zu können, bedarf es, formal gesehen, keiner zusätzlichen Weiterbildung. Es empfiehlt sich jedoch dringend, vor der eigenständigen Betreuung von Hausgeburten zunächst eine erfahrene Hausgeburtshebamme in ihrer Tätigkeit zu begleiten, um die Besonderheiten in der Hausgeburtshilfe zu erlernen und sich mit den von der Klinik unterschiedlichen Handlungsabläufen vertraut zu machen. Regelmäßige Fortbildungen und fortlaufendes Üben eines Notfallmanagements sind erforderlich (s. Kap. 18, S. 378 ff.).

Familienhebamme

Das Aufgabengebiet der Familienhebamme umfasst die Arbeit mit Frauen und deren Familien aus sozial schwachem Umfeld. Neben der normalen Hebammentätigkeit muss ein Stück Sozialarbeit übernommen werden. Die betreuten Frauen haben vielfach Erfahrungen mit Alkohol, Drogen und Gewalt und leben in großer Armut. Die Kinder werden häufig vernachlässigt. Dies ist an sich schon eine schwierige Situation, doch erschwerend kommt hinzu, dass die Frauen oft nicht betreut werden wollen. Das Misstrauen gegenüber Fachleuten ist – aus ihrer spezifischen Erfahrung heraus – groß. In einigen Regionen haben sich verschiedene Modelle der Familienhebammenarbeit entwickelt (z. B. in Bremerhaven).

Der BDH bietet eine Fortbildungsreihe für Familienhebammen an. Eine andere Möglichkeit der Qualifizierung ist die Weiterbildung »Familiengesundheit«. Grundlage hierfür ist ein Konzept der WHO; der Deutsche Berufsverband für Pflegeberufe (DBfK) bietet diese qualifizierende Weiterbildung an.

Zusammenarbeit

Für eine freiberufliche Hebamme ist ein Netz an verlässlichen **Kooperationspartnern** als Stütze unverzichtbar. Kooperationspartner können andere Kolleginnen, Gynäkologen, Kinderärzte, Krankenhäuser, Rettungsdienste, Labore und Apotheken sein, ebenso Physiotherapeuten, Heilpraktiker, Psychologen und Behörden. Die Kommunikation hilft und unterstützt und kann Verantwortung auf mehrere Schultern verteilen. Für einen Kontaktaufbau ist es sinnvoll, sich persönlich vorzustellen, wo immer dies möglich (und nötig) ist.

Kontinuierliche Fortbildung in Form von Seminaren, Lesen von Fachzeitschriften, Bildung von Arbeitsgruppen und Qualitätszirkeln, die an einem bestimmten Thema arbeiten, sind weitere Bausteine für eine qualitätvolle Betreuung.

Mitgliedschaft in einem Berufsverband

In Deutschland gibt es zwei Hebammenverbände, den Bund Deutscher Hebammen (BDH) mit 15 000 Mitgliedern und dem Bund freiberuflicher Hebammen Deutschlands (BfHD) mit 700 Mitgliedern. Die Mitgliedschaft in einem Berufsverband unterstützt die Bekanntheit und das Ansehen des Hebammenberufs in der Öffentlichkeit. Sie stärkt die Vertreterinnen bei Verhandlungen in der Politik zu Gesetzesvorlagen im Gesundheits- und Hebammenwesen, bei Behörden und den Krankenkassen. Zudem sichert sie eine gute Aus- und Fortbildung. Der BDH unterhält neben seiner Rechtsstelle auch eine Gutachterinnenkommission zur Beratung und Unterstützung seiner Mitglieder bei geburtshilflichen Schadensfällen.

Gesellschaft für Qualität in der außerklinischen Geburtshilfe e.V. (QUAG)

Die Hebammenverbände Deutschlands führten 1999 eine bundesweite Erhebung und Auswertung der außerklinischen Geburten ein. Durch die Erhebung werden die Verläufe und Ergebnisse der Geburten dokumentiert. So kann gezeigt werden, wie gut die Qualität der Betreuung in der außerklinischen Geburtshilfe ist. Diese Fakten helfen auch, Diskussionen über die vermeintlichen Gefahren der Hausgeburtshilfe zu versachlichen. Die Teilnahme der außerklinisch tätigen Hebammen ist freiwillig.

Literatur

Boxberg E, Rosenthal F. Selbständig im Gesundheitswesen. München: Urban & Fischer 2005.
Bund Deutscher Hebammen. Hebammen in der Freiberuflichkeit. Karlsruhe: BDH 2001.
Bund Deutscher Hebammen. Hebammengeleitete Geburtshilfe. 2. Aufl. Karlsruhe: BDH 2002.
Bund Deutscher Hebammen. Die Hebamme im Belegsystem. 2. Aufl. Karlsruhe: BDH 2003.
Bund Deutscher Hebammen. Empfehlungen für die Schwangerenvorsorge durch Hebammen. Karlsruhe: BDH 2004.
Bund Deutscher Hebammen, Bund freiberuflicher Hebammen Deutschlands, Netzwerk der Geburtshäuser (Hrsg). Leitlinien für Geburtshäuser. 3. Aufl. Karlsruhe: BDH 2003.
Diefenbacher M. Praxisratgeber Recht für Hebammen. 1. Aufl. Stuttgart: Hippokrates 2005.
Enkin M, Keirse M, Renfrew M, Neilson J. Effektive Betreuung während Schwangerschaft und Geburt. Ein evidenzbasiertes Handbuch für Hebammen und GeburtshelferInnen. Hrsg. Groß M, Dudenhausen J. 2. Aufl. Bern: Huber 2006.
Horschitz H. Das Krankenkassen-Gebührenrecht der Hebamme. 8. Aufl. Hannover: Staude 2002.
Horschitz H, Kurtenbach H. Hebammengesetz. Hannover: Staude 2002.
Salis B. Ratgeber zum Einstieg in die Freiberuflichkeit. Stuttgart: Hippokrates 2001.

Wichtige Adressen und Hinweise

Bund Deutscher Hebammen e.V. (BDH), Gartenstraße 26, 76133 Karlsruhe, Tel. 0721/98189-0, Fax 0721/98189-20, www.bdh.de.

Bund freiberuflicher Hebammen Deutschlands e.V. (BfHD), Kasseler Str. 1 a, 60486 Frankfurt, Tel. 069/795349-71, Fax 069/795349-72, www.bfhd.de.

Gesellschaft für Qualität in der außerklinischen Geburtshilfe, QUAG e.V., Geschäftsstelle c/o Anke Wiemer, Elisabethenstraße 1, 63579 Freigericht, Tel./Fax 06055/5781, www.quag.de.

Deutsche Rentenversicherung Bund, Ruhrstraße 2, 10709 Berlin, Tel. 030/865-1, Fax 030/865-27240, http://www.deutsche-rentenversicherung-bund.de.

Berufsgenossenschaft für Gesundheit und Wohlfahrtspflege (BGW), Hauptverwaltung, Pappelallee 35/37, 22089 Hamburg, Tel. 040/20207-0, Fax 040/20207-525, http://www.bgw-online.de.

Netzwerk der Geburtshäuser – Verein zur Förderung der Idee der Geburtshäuser in Deutschland e.V., Kasseler Straße 1 a, 60486 Frankfurt/M., Tel. 069/710344-75, Fax 069/710344-76, http://www.geburtshaus.de.

Institutionskennzeichen: Arbeitsgemeinschaft Institutionskennzeichen, Alte Heerstraße 111, 53757 St. Augustin, Tel. 02241/231-1274 oder -1276.

Existenzgründung: Bundesministerium für Wirtschaft und Technologie BMWi, Scharnhorststr. 34–37, 10115 Berlin, Tel. 030/2014-9, Fax 030/2014-7010, http://www.bmwi.de,
http://www.existenzgruender.de,
http://www.existenzgruender-netzwerk.de.

Die Arbeitsagentur bietet Beratung bei Existenzgründung, wenn Anspruch auf Arbeitslosengeld besteht, zum Gründungszuschuss.
http://www.arbeitsagentur.de.

Bundesministerium für Gesundheit und soziale Sicherung 2005: Pflegeversicherung.
http://www.bmgs.bund.de.

Bundesministerium für Familie, Senioren, Frauen und Jugend 2005: Erziehungsgeld/Elternzeit/Mutterschutzgesetz. http://www.bmfsfj.de.

46 Forschung und Wissenschaft im Hebammenberuf

Katja Stahl

Was ist Forschung?

Unter Forschung wird die **systematische Suche** nach neuen Erkenntnissen mithilfe wissenschaftlicher Methoden verstanden. Ziel ist es, das vorhandene Wissen zu erweitern oder ein neues Verständnis von den Phänomenen unserer Umwelt zu erlangen. Dies geschieht entweder, indem neue Phänomene oder Zusammenhänge aufgedeckt werden oder bekannte Systeme, Regeln oder Theorien bestätigt bzw. widerlegt werden.

Andere Wege, sich Wissen anzueignen, sind der Erkenntnisgewinn durch **Erfahrung**, durch die **Übernahme** tradierten Wissens, durch **Ausprobieren** oder durch spontane **Eingebung**. Auch diese Quellen menschlichen Wissens sind wichtig. Im Gegensatz zur Forschung wird dieses Wissen jedoch nicht in strukturierter Form gewonnen und ist selten umfassend genug, um auf seiner Grundlage allgemein gültige Aussagen z. B. über die Auswirkungen einer bestimmten Betreuungsmaßnahme machen zu können.

Brauchen Hebammen Forschung?

Der Kern der Hebammenarbeit besteht in der einfühlsamen und fachkundigen Begleitung und Unterstützung von Frauen und ihren Familien während Schwangerschaft, Geburt und in der ersten Zeit danach. Heute ist es kaum noch möglich, »einfach nur schwanger« zu sein und ein Kind zu bekommen, stattdessen werden Frauen mit einer kaum noch überschaubaren Flut von Informationen und Interventionen konfrontiert. Mehr denn je ist es daher notwendig, dass Hebammen Frauen und ihre Familien mit fundiertem und verständlichem Rat unterstützen sowie sinnvolle, diskussionswürdige und zweifelhafte Maßnahmen und Interventionen voneinander zu unterscheiden wissen.

Forschung ist notwendig, um die **Auswirkungen** von Betreuungsmaßnahmen (Untersuchungen, Beratung, Medikamentengaben, chirurgische Eingriffe usw.) zu ermitteln. Nur mit diesem Wissen kann das eigene Handeln gegenüber den Frauen und ihren Familien sowie Kolleginnen und anderen Berufsgruppen fundiert begründet werden. Und nur dieses Wissen bietet eine solide und überprüfbare Grundlage, die gängige **Praxis** zu **verändern**. Ohne Studienergebnisse würden möglicherweise Frauen immer noch routinemäßig Eisentabletten in der Schwangerschaft bekommen, vor der Geburt einen Einlauf und eine Rasur erhalten oder die Austreibungsphase nach spätestens zwei Stunden instrumentell beendet werden.

Forschung ist darüber hinaus notwendig, um das Hebammenwissen zu erweitern und den Wert von Hebammenleistungen zu benennen. Sie trägt damit zur **Professionalisierung** des Berufsstandes bei. Nicht zuletzt ist sie für die **Qualitätssicherung** der eigenen Arbeit und der Hebammenarbeit allgemein unerlässlich.

Forschungsergebnisse allein sind jedoch **nicht ausreichend**. Die individuelle Situation einer jeden Frau ist viel zu komplex, um allein auf der Basis von Studienergebnissen Entscheidungen treffen zu können. Nur durch die **Zusammenführung** von persönlichem Erfahrungswissen, klinischem Sachverstand, den Wünschen der Frau und den verfügbaren wissenschaftlichen Erkenntnissen kann eine optimale Betreuung gewährleistet werden.

Hebammen brauchen also Forschung. Aber die Forschung braucht ebenso Hebammen, denn für viele Aspekte der Hebammenarbeit fehlen bisher wissenschaftliche Erkenntnisse. Und wer könnte hebammenspezifische Fragen besser stellen und untersuchen als Hebammen selbst?

Forschung und Ethik

Forschung dient dem Erkenntnisgewinn, gleichzeitig muss sie aber auch verantwortungsbewusst durchgeführt werden und ethisch vertretbar sein. Aus diesem Grund müssen Studien am Menschen vorab immer von einer **Ethikkommission** genehmigt werden. Die Prüfung durch die Kommission dient dem gesundheitlichen und rechtlichen Schutz der Teilnehmer, aber auch der rechtlichen Beratung der Forschenden. Diese Ethikkommissionen haben ihren Sitz bei den Ärztekammern. Darüber hinaus haben viele Universitätskliniken eigene Ethikkommissionen.

Oberstes ethisches Prinzip jeder Forschung ist es, die Teilnehmer **vor Schaden** physischer, psychischer, materieller oder sonstiger Art zu **bewahren**. Des Weiteren muss die **Studienteilnahme freiwillig** sein, aus einer Ablehnung darf den Teilnehmern kein Nachteil erwachsen und sie müssen alle Informationen erhalten, die für eine informierte Einwilligung erforderlich sind. Außerdem müssen die Daten der Studienteilnehmer anonymisiert oder zumindest vertraulich behandelt werden.

Zu den wesentlichen, international anerkannten Dokumenten zu den ethischen Grundsätzen von Forschung gehören der Nürnberger Kodex von 1947 (Nürnberger Kodex 1947) sowie die Helsinki-Deklaration des Weltärztebundes, erstmalig verfasst 1964, zuletzt aktualisiert 2002 (Weltärztebund 2002). Darüber hinaus haben die meisten Berufsgruppen einen eigenen **Ethikcode** (s. Kap. 1, S. 8), dessen Grundsätze auch in der Forschung ihre Gültigkeit behalten.

Forschungsansätze

Es werden im Wesentlichen zwei Forschungsansätze unterschieden (Tab. 46.1).
Der **quantitative Ansatz** ist der traditionelle Weg der naturwissenschaftlichen Forschung. Hier wird von der Annahme ausgegangen, dass es eine »objektive Realität« gibt, die unabhängig von der menschlichen Wahrnehmung existiert und die gemessen und erklärt werden kann. Beobachtete Phänomene haben immer Ursachen, die es herauszufinden gilt. Ausgehend von einer allgemeinen Annahme oder Theorie wird diese am Einzelfall getestet (deduktives Vorgehen). Die Annahme könnte z.B. lauten, dass Frauen bei kontinuierlicher Betreuung besser und schneller gebären. Diese Annahme würde dann untersucht, indem die Geburtsdauer von Frauen mit einer kontinuierlichen Betreuung verglichen wird mit der von Frauen, die keine solche Betreuung erfahren. Die Daten werden im Allgemeinen in Zahlenform erhoben oder so, dass sie sich in Zahlen umwandeln (quantifizieren) lassen. Die Auswertung erfolgt mithilfe statistischer Verfahren.

In der **qualitativen Forschung** wird Realität als etwas von jedem einzelnen Menschen Konstruiertes betrachtet. Realität existiert immer in einem Kontext und ist subjektiv. Diese verschiedenen Interpretationen der Realität sollen aufgedeckt und untersucht werden, das Forschungsinteresse gilt dem Erleben des Einzelnen. Dabei werden bei einer Reihe von Einzelfällen bestimmte Muster bezüglich der untersuchten Fragestellung herausgearbeitet und daraus eine allgemeine Aussage oder Theorie über das untersuchte Phänomen abgeleitet (induktives Vorgehen). So könnten einzelne Frauen zu ihren Geburtsverläufen befragt werden und anhand der Antworten eine Theorie zur Bedeutung der Betreuungsform entwickelt werden. Die Daten werden in der Regel in Textform erhoben. Die Auswertung erfolgt durch Interpretation und Kodierung der Daten.

Tab. 46.1 Forschungsansätze.

Quantitativ	Qualitativ
objektiv erklärend, belegend/widerlegend	subjektiv verstehend, entdeckend
Ursache-Wirkungs-Zusammenhänge	Erleben
deduktives Vorgehen	induktives Vorgehen
Quantifizierung	Klassifizierung

Der Forschungsprozess

Vorgehen bei einer quantitativen Studie

In einer quantitativen Studie werden immer verschiedene Phasen **nacheinander** durchlaufen, die vorab festgelegt werden. Sie variieren je nach For-

Der Forschungsprozess

schungsdesign (s. S. 880 f.), innerhalb eines Designs werden jedoch immer die gleichen Phasen in der gleichen Reihenfolge durchlaufen.

Konzeptentwicklung

In dieser Phase wird zunächst das **Thema eingegrenzt**. In quantitativen Studien werden typischerweise Themenbereiche untersucht, über die bereits etwas bekannt ist. Die Literatur zum Thema wird möglichst umfassend gesichtet (**Datenbank- und Literaturrecherche**), um herauszufinden, welche Aspekte des Themas bereits untersucht wurden, in welchem Umfang, mit welchen Methoden und mit welchen Ergebnissen. Schließlich wird die eigentliche **Forschungsfrage** formuliert. Sie unterscheidet sich von einer Alltagsfrage dadurch, dass sie genau benennt, welcher Zusammenhang bei wem, wie und mit welchem Ziel untersucht werden soll. Eine Alltagsfrage könnte z. B. lauten: »Ist der Blutverlust bei aufrechter Geburtsposition höher?« Als Forschungsfrage muss sie präzisiert werden und könnte z. B. lauten: »Ist der Blutverlust bei Frauen ohne besonderes Risiko bei aufrechter Geburtsposition zur Spontangeburt höher als bei liegender Geburtsposition?«

Planung der Studie

In dieser Phase wird der **Zeitplan** erstellt und das **Forschungsdesign** (s. S. 880 f.) ausgewählt. Es wird festgelegt, über welche Gruppe von Personen eine Aussage gemacht werden soll (z. B. alle Schwangeren oder nur Erstgebärende), d. h. die **Population** wird definiert. Außerdem wird festgelegt, wie die Teilnehmer ausgewählt werden sollen (s. S. 883). Es wird entschieden, wie die Daten erhoben und ausgewertet werden sollen. Für eine externe Finanzierung muss ein **Forschungsantrag** geschrieben und bei der jeweiligen Institution eingereicht werden. Schließlich muss die Studie von der zuständigen **Ethikkommission** genehmigt werden. In der quantitativen Forschung darf der Studienplan im Verlauf der Hauptstudie in der Regel nicht mehr verändert werden, weswegen vor ihrem Beginn eine **Pilotstudie**, d. h. eine kleinere Version der Studie, durchgeführt werden sollte, um den Studienplan auf seine Eignung zu testen und ggf. zu modifizieren.

Datenerhebung

Diese Phase ist meist die zeitaufwendigste. Die Datenerhebung erfolgt mit den Methoden (s. S. 883 f.) und der Vorgehensweise, die im Studienplan festgelegt wurde. Die Aufbereitung der Daten für die Auswertung (d. h. Eingabe in ein geeignetes Computerprogramm) findet ebenfalls in dieser Phase statt.

Datenauswertung

Die Datenauswertung erfolgt mithilfe der im Studienplan ausgewählten **statistischen Tests**. Fast immer, in jedem Fall aber bei komplexeren Verfahren empfiehlt es sich, Unterstützung durch eine statistisch erfahrene Person einzuholen. Nach Abschluss der Auswertung werden die Ergebnisse interpretiert.

Publikation

Forschung hat nur Sinn, wenn die Ergebnisse in der Praxis umgesetzt werden. Zu diesem Zweck müssen sie veröffentlicht werden. Eine solche Veröffentlichung umfasst sowohl den Forschungsprozess wie auch die Ergebnisse. Letztere werden vielfach in Form von Tabellen und Diagrammen dargestellt.

Vorgehen bei einer qualitativen Studie

Das Vorgehen bei einer qualitativen Studie ist **vorab nicht genau festzulegen**. Es gibt bestimmte Eckpunkte und Regeln, die Entscheidung über den jeweils nächsten Schritt wird jedoch immer auf der Grundlage der bereits gewonnen Erkenntnisse getroffen.

Konzeptentwicklung und Planung der Studie

Themen qualitativer Studien sind typischerweise solche, über die noch nichts oder nur wenig bekannt ist. Entsprechend ist die **Forschungsfrage** relativ breit angelegt und wird erst im Laufe der Studie präzisiert. Im Allgemeinen wird in dieser Phase auch eine **Literaturrecherche** durchgeführt, die aber angesichts des wenig erforschten Themas weniger Ergebnisse bringen wird als in quantitativen Studien. Außerdem werden in dieser Phase vorläufige Entscheidungen über die Charakteristika der **Teilnehmer** und den Ort der Untersuchung (**Setting**) getroffen.

Datenerhebung und Datenanalyse

Die Grenze zwischen Datenerhebung und Datenanalyse ist fließend, beide Prozesse verlaufen oft **parallel**. Die im Studienverlauf gewonnen Erkenntnisse werden genutzt, um zu entscheiden, wie viele und welche Personen noch befragt oder beobachtet und welche Aspekte noch beachtet werden sollen.
Die Auswertung erfolgt durch Interpretation und Bildung von Kategorien (s. S. 887 f.).

Publikation

Für die Veröffentlichung gilt das Gleiche wie bei quantitativen Studien (s. S. 879). Sowohl Forschungsprozess als auch Ergebnisse werden dargestellt, dabei werden die Kategorien mit geeigneten Zitaten belegt.

Forschungsdesigns

Ein Forschungsdesign ist der Plan, mit dem die Forschungsfrage untersucht werden soll.

Quantitative Forschungsdesigns

Quantitative Designs werden immer dann gewählt, wenn es darum geht, die **Auswirkungen einer Intervention** zu prüfen, z. B. der Effekt der Geburtsposition (= Intervention) auf den Blutverlust (= Auswirkung), bzw. um Interventionen zu vergleichen oder Phänomene zu beschreiben, wie sie derzeit existieren, z. B. der Anteil an Kaiserschnitten an der Gesamtgeburtenrate oder die Häufigkeit von kindlichen Geburtsverletzungen bei Spontangeburten. Die Forscher sind bestrebt, alle **Faktoren**, die das Ergebnis verfälschen könnten, auszuschließen (zu **kontrollieren**).

Experimentelle und quasi-experimentelle Forschungsdesigns

Das Experiment ist das klassische Design der quantitativen Forschung. Das experimentelle Design mit der größten Aussagekraft ist die **randomisierte kontrollierte Studie** (randomised controlled trial, RCT). Sie erfüllt alle Kriterien eines Experiments. In einer RCT werden zwei (oder mehr) Gruppen hinsichtlich der Auswirkung einer Intervention verglichen. Eine Einführung in die verschiedenen Designs findet sich z. B. bei Polit et al. (2004).

Wesentliche Charakteristika

Ein experimentelles Forschungsdesign muss drei wesentliche Charakteristika aufweisen: Manipulation, Kontrolle und Randomisierung. Bei quasi-experimentellen Designs fehlen entweder Randomisierung oder Kontrolle.
Manipulation bedeutet, dass eine Gruppe von Teilnehmern eine bestimmte Intervention erfährt (Interventions- oder Studiengruppe) und eine andere Gruppe (oder mehrere) keine oder eine andere Intervention erhält (Kontroll- oder Vergleichsgruppe).
Kontrolle bedeutet, Störfaktoren, die das Ergebnis verfälschen könnten, so gut wie möglich auszuschließen. So wird z. B. darauf geachtet, dass Interventions- und Kontrollgruppe, abgesehen von der Intervention, in allen Merkmalen (Alter, Parität etc.) vergleichbar sind. Oder es wird – wenn möglich – dafür gesorgt, dass Untersucher und Teilnehmer nicht wissen, wer welche Intervention erhält (**Verblindung**), um eine bewusste oder unbewusste Ungleichbehandlung der Gruppen zu vermeiden. Auch das Umfeld, in dem die Studie durchgeführt wird, oder die Merkmale der Teilnehmer können das Ergebnis beeinflussen, was bei der Planung ebenfalls berücksichtigt wird.
Unter **Randomisierung** wird die zufällige Zuordnung der Teilnehmer zur Interventions- und Kontrollgruppe verstanden (engl. random = Zufall). So soll sichergestellt werden, dass die Gruppen tatsächlich vergleichbar sind.

Vor- und Nachteile

Experimentelle Designs sind am aussagekräftigsten, wenn es um **Ursache-Wirkungs-Zusammenhänge** geht, weil mit diesen Designs der Einfluss von Störfaktoren auf das Studienergebnis am effektivsten ausgeschlossen werden kann. Sie sind die einzigen Designs bei denen mit hinreichender Genauigkeit Wirkungen auf eine bestimmte Ursache (Intervention) zurückgeführt werden können. Allerdings sind die strengen Kriterien für die korrekte Durchführung eines Experiments in der Praxis oft nicht zu erfüllen. Und schließlich lassen sich zahlreiche hebammenrelevante Fragestellungen nicht mit experimentellen Designs untersuchen, weil z. B. eine Randomisierung technisch nicht möglich oder ethisch nicht vertretbar ist. Sollen z. B. die Auswirkungen von Nikotinkonsum auf das kindliche Geburtsgewicht untersucht werden, wäre es ethisch nicht vertretbar, Schwangere zufällig der Raucher- und der Nichtrauchergruppe zuzuteilen (und damit Frauen zum Rauchen bzw. zum Nichtrauchen zu verpflichten).

Die Stärke von quasi-experimentellen Designs liegt in ihrer **Realisierbarkeit**. Der größte Nachteil ist, dass sie bezüglich der untersuchten Kausalzusammenhänge nicht so aussagekräftig sind wie experimentelle Designs.

Nicht-experimentelle Forschungsdesigns

Sie werden eingesetzt, wenn die oben genannten Designs nicht realisierbar sind. Dies gilt immer dann, wenn der Faktor, dessen Auswirkung erforscht werden soll, nicht veränderbar ist. Soll z. B. untersucht werden, ob allein stehende Frauen mehr Komplikationen während der Schwangerschaft erleben als verheiratete, kann dies nicht mit einem experimentellen Design untersucht werden. Der Familienstand steht fest und Schwangere können nicht zufällig einer Gruppe »allein stehend« bzw. »verheiratet« zugeteilt werden. Auch wenn die Intervention nicht von den Forschern durchgeführt werden kann, werden diese Designs verwendet. Die Studie zum Vergleich von Interventions- und Kontrollgruppe beginnt, *nachdem* die Intervention stattgefunden hat. Damit können Störfaktoren nicht mehr kontrolliert werden, da alles schon passiert ist. Hauptziel ist es, Zusammenhänge (**Korrelationen**) zu untersuchen zwischen der Intervention und vermuteten Wirkungen. Dabei ist zu beachten, dass ein solcher Zusammenhang zwischen A und B kein Beweis dafür ist, dass A die Ursache von B ist (**Korrelation ≠ Kausalzusammenhang**). So ist eine Korrelation zwischen Makrosomie und Schulterdystokie (= Schulterdystokien treten häufig bei Makrosomie auf) nicht dasselbe wie ein Kausalzusammenhang zwischen beiden (= eine Makrosomie führt immer zur Schulterdystokie).

Nicht-experimentelle Designs können prospektiv oder retrospektiv angelegt sein. **Prospektiv** (»vorausschauend«) bedeutet, dass eine Gruppe mit und eine ohne Intervention (die nicht von der Forscherin eingeführt wurde) über eine bestimmte Zeit mit Blick auf eine bestimmte Auswirkung beobachtet werden (z. B. eine Gruppe rauchender Schwangerer und eine Gruppe nicht rauchender Schwangerer werden hinsichtlich des Geburtsgewichts verglichen). **Retrospektiv** (»zurückblickend«) bedeutet, dass man von einer bestimmten Auswirkung (z. B. niedriges Geburtsgewicht) ausgeht und dann untersucht, welche in der Vergangenheit aufgetretenen Faktoren (z. B. Rauchgewohnheiten der Mutter) vorgelegen haben.

Auch wenn eine Situation nur **beschrieben** werden soll, werden nicht-experimentelle Designs gewählt (wenn z. B. untersucht werden soll, wann Mehrgebärende in verschiedenen Bundesländern die Schwangerenvorsorge aufnehmen oder wie hoch die Sectiorate in Universitätskliniken in Europa liegt).

Vor- und Nachteile

Der größte Nachteil nicht-experimenteller Studien ist, dass Kausalzusammenhänge nicht belegt werden können. Es kann nie ausgeschlossen werden, dass andere Faktoren das Ergebnis beeinflusst haben, weil die Zuteilung zu den zu untersuchenden Gruppen nicht von den Forscherinnen vorgenommen wird, sondern die Gruppen bereits existieren.

Trotzdem haben nicht-experimentelle Designs ihren Platz in der Forschung, weil die Prognose von Auswirkungen nicht immer das Ziel einer Untersuchung sein muss. Außerdem sind sie häufig die einzig mögliche Untersuchungsform und oft sehr **realitätsnah**. Schließlich können mit diesen Designs in der Regel mehr Interventionen bei größeren Gruppen untersucht werden als in einem Experiment.

Qualitative Forschungsdesigns

Auch in der qualitativen Forschung gibt es unterschiedliche Designs. Gemeinsam ist ihnen, dass sie **flexibel** sind, d. h. der Ablauf kann den Erkenntnissen, die im Verlauf der Studie gewonnen werden, angepasst werden. Sie werden immer dann gewählt, wenn es darum geht, zu verstehen und zu erklären, wie Menschen ihre Welt sehen, wie sich soziale Prozesse und Strukturen entwickeln, wodurch bestimmte kulturelle Gruppen charakterisiert sind oder wenn noch nicht viel über ein Thema bekannt ist. Eine Einführung in qualitative Designs findet sich z. B. bei Cluett und Bluff (2003).

Auswahl der Studienteilnehmer

Theoretisch könnten alle Personen mit den für die Studie wichtigen Merkmalen, den so genannten **Einschlusskriterien**, ausgewählt werden (z. B. *alle* Erstgebärenden, *alle* Hebammen). Eine solche **Vollerhebung** ist aber nur selten möglich und auch nicht nötig. Studien werden in aller Regel nur mit einem Teil der Population (s. S. 879), einer **Stichprobe**, durchgeführt. Vorgehen und Ziel bei der Auswahl sind in quantitativen und qualitativen Studien unterschiedlich.

Vorgehen in quantitativen Studien

Es gibt verschiedene Möglichkeiten, eine Stichprobe zu ziehen, also Studienteilnehmer auszuwählen. Oberstes Ziel in quantitativen Studien ist die **Repräsentativität** der Stichprobe, also dass die Stichprobe ein korrektes Abbild der Population darstellt. Nur so können die Ergebnisse aus der Stichprobe auch wirklich auf die gesamte Population verallgemeinert werden. Wenn z. B. der Einfluss von Geburtspositionen auf die Geburtsdauer untersucht werden soll, unter den Studienteilnehmerinnen aber sehr viel mehr Erstgebärende sind als in der allgemeinen Population, ist die Stichprobe nicht repräsentativ und eine Verallgemeinerung der Ergebnisse problematisch. Einige Auswahlverfahren haben eine größere Wahrscheinlichkeit als andere, dass eine Repräsentativität der Stichprobe erreicht wird; eine *Garantie* für eine repräsentative Stichprobe gibt es allerdings nie.

Zufallsauswahl (random sample)

Die Zufallsauswahl ist das einzige Verfahren, mit dem eine repräsentative Stichprobe erreicht werden kann. Zufallsauswahl bedeutet, dass jedes Mitglied der definierten Population die gleiche Chance hat, in die Studie aufgenommen zu werden. Praktisch kann dies z. B. erreicht werden, indem jedes Mitglied der Population eine Nummer bekommt, eine Zufallszahlenliste per Computer erstellt wird und dann die Personen mit den Zahlen der Liste in die Studie aufgenommen werden. Eine Zufallsauswahl ist nicht einfach zu erreichen und meist nur praktikabel, wenn die Population sehr eng definiert wird. Eine gute Darstellung der Probleme der Zufallsauswahl findet sich bei Bortz und Döhring (2002), eine Beschreibung der unterschiedlichen Wege der Zufallsauswahl ist in allen der am Kapitelende genannten Forschungslehrbücher enthalten.

Die **Zufallsauswahl** darf nicht verwechselt werden mit der **zufälligen Verteilung** der Teilnehmer **auf die Interventions- und die Kontrollgruppe** in einer Vergleichsstudie (= randomisierte Zuteilung bzw. Allokation).

Andere Auswahlverfahren

Stichproben, die nicht nach dem Zufallsprinzip ausgewählt sind, sind selten repräsentativ. Sie sind einfacher und mit weniger Aufwand zu erzielen.

Gelegenheitsstichprobe: Hier liegt die Entscheidung über die Auswahl im Ermessen der Forschenden. Diese Stichprobe ist am einfachsten zu erreichen, hat aber die geringste Wahrscheinlichkeit, dass sie repräsentativ ist. Wenn z. B. ein Fragebogen zu den Wünschen an den Geburtsort an die Frauen ausgeteilt wird, die im Laufe einer Woche in die Schwangerenambulanz einer Klinik kommen, liegt eine Gelegenheitsstichprobe vor.

Quota-Verfahren: Hier wird die Auswahl der Teilnehmer analog zur Zusammensetzung der Population vorgenommen. Sind in der Population z. B. 60 % Erstgebärende und 40 % Mehrgebärende vorhanden, dann wird je eine Gelegenheitsstichprobe aus den Erst- und Mehrgebärenden im Verhältnis 3:2 ausgewählt. Das Quota-Verfahren ist eine relativ einfache Methode, die Chance für eine repräsentative Stichprobe zu erhöhen, wenn eine Zufallsauswahl nicht realisierbar ist.

Gezielte Auswahl: Hier werden gezielt Personen ausgewählt, die als typisch für die Population erachtet werden oder die für die Forschungsfrage besonders geeignet erscheinen. Dieses Auswahlverfahren findet sich u. a. in qualitativen Studien (s. unten).

Stichprobengröße

Die Stichprobengröße kann und sollte in quantitativen Studien vorab mithilfe einer so genannten **Power-Kalkulation** berechnet werden. In quantitativen Studien werden im Allgemeinen größere Stichproben benötigt als in qualitativen Studien. Für quantitative Studien gilt darüber hinaus, dass die Stichprobe umso größer sein muss, je seltener das zu untersuchende Ereignis auftritt. Soll untersucht werden, wie sich Rauchen in der Schwangerschaft auf die Zahl der intrauterinen Todesfälle auswirkt, wird eine sehr große Stichprobe benötigt (seltenes Ereignis). Wird die Frage nach den Auswirkungen der Geburtsposition auf mütterliche Geburtsverletzungen gestellt, reicht eine vergleichsweise kleine Stichprobe (häufiges Ereignis).

Vorgehen in qualitativen Studien

In qualitativen Untersuchungen ist die Repräsentativität der Stichprobe nicht oberstes Ziel. Es geht darum, die Teilnehmer so auszuwählen, dass möglichst reichhaltige Informationen zu dem zu untersuchenden Thema erlangt werden.

Auswahlverfahren

Die Auswahl der Teilnehmer erfolgt in qualitativen Studien **gezielt** und außerdem **kontinuierlich**. Je nach Erkenntnisinteresse und Erkenntnisgewinn wird im Verlauf der Studie immer wieder neu entschieden, welche Teilnehmer als Nächste ausgewählt werden. Häufig werden sie so gewählt, dass eine möglichst große Bandbreite an Erfahrungen zu dem untersuchten Phänomen erfasst wird. Andere Möglichkeiten sind die Auswahl extremer oder ungewöhnlicher Fälle oder die Auswahl typischer Fälle.

Stichprobengröße

In qualitativen Studien hängt die Stichprobengröße weitgehend von dem Ziel der Untersuchung ab, sie ist in jedem Fall geringer als in quantitativen Studien und liegt etwa in der Größenordnung 10–50 Teilnehmer. Ein häufig genutztes Kriterium für eine ausreichende Stichprobengröße ist die so genannte **Datensättigung**, d.h., es werden dann keine neuen Teilnehmer mehr in die Studie aufgenommen, wenn deutlich wird, dass keine neuen Informationen mehr hinzukommen.

Methoden der Datenerhebung

In der Hebammenforschung werden Daten meist durch Befragung, Beobachtung oder durch biophysikalische Messungen (Blutdruck, Gewicht, pH-Wert etc.) gewonnen. Welche Methode gewählt wird, hängt von der Forschungsfrage ab.

Befragung

Schriftliche Befragung

Die schriftliche Befragung mittels **Fragebogen** ist eine stark strukturierte Form der Befragung. Sie ist preiswert und es können viele, auch geografisch weit voneinander entfernt wohnende Menschen befragt werden. Die Beantwortung kann anonym erfolgen, was sich positiv auf die Ehrlichkeit der Antworten auswirken kann. Durch den **hohen Strukturierungsgrad** (alle Befragten beantworten dieselben Fragen in derselben Reihenfolge) ist eine **Vergleichbarkeit** der Daten möglich. Es ist jedoch nicht nachzuprüfen, wer den Fragebogen unter welchen Umständen ausgefüllt hat. Die Daten, die erhoben werden, sind im Allgemeinen eher oberflächlich.

Auf die Konstruktion des Fragebogens sollte hinsichtlich des Inhalts und des Layouts große Sorgfalt verwandt werden. Ein guter Fragebogen zeichnet sich dadurch aus, dass er weitgehend selbsterklärend und nicht zu lang ist, die richtigen Fragen korrekt und verständlich formuliert sind und eine logische Abfolge aufweisen. Außerdem sollte er übersichtlich und ansprechend gestaltet sein. Tabelle 46.2 zeigt einige grundlegende Prinzipien der Fragebogenkonstruktion.

Zu jedem Fragebogen gehört ein **Begleitschreiben**, in dem Hintergrund und Ziel der Befragung erklärt werden. Es sollte die Befragten zum Aus-

Tab. 46.2 Prinzipien der Fragebogenkonstruktion.

Fragenabfolge	Art der Frage	Frageformulierung
• vom Allgemeinen zum Speziellen • vom Einfachen zum Schwierigen • vom Neutralen zum Persönlichen • demografische Angaben am Anfang oder am Ende	Geschlossene Fragen: • haben vorgegebene Antwortkategorien • sind leichter auszuwerten • treffen evtl. nicht genau die Ansicht der Befragten Offene Fragen: • sind in eigenen Worten zu beantworten • sind schwieriger und zeitaufwendiger auszuwerten • bedeuten mehr Aufwand für die Befragten • liefern evtl. mehr individuelle Information	• Mehrdeutigkeit vermeiden • keine doppelte Verneinung • nicht zwei Fragen in einer • keine Suggestivfragen • keine hypothetischen Fragen • nicht zu lang

Tab. 46.3 Interviewformen (nach Strukturierungsgrad).

Strukturiert	Halb-strukturiert	Unstrukturiert
• dieselben Fragen werden in derselben Reihenfolge gestellt • hohe Vergleichbarkeit der Interviews	• Leitfadeninterview • Leitfaden enthält anzusprechende Themen, gibt Richtung des Gesprächs vor • Befragte können ihre Sichtweisen detailliert darstellen	• eine (oder wenige) Eingangsfrage(n) • wenig Unterbrechung durch den Interviewer • Befragte können die für sie wichtigen Aspekte und Themen detailliert darstellen

füllen motivieren und eine Kontaktadresse für mögliche Rückfragen enthalten. Der Fragebogen selbst sollte mit einem Deckblatt mit kurzer Ausfüllanleitung versehen sein.

Die meisten Fragebögen kommen erfahrungsgemäß in den ersten Tagen zurück. Die Angaben für eine akzeptable **Rücklaufquote** schwanken zwischen 50 und 80 %. Das Versenden eines Erinnerungsschreibens, dem der Fragebogen nochmals beiliegt, nach etwa 2 Wochen kann den Rücklauf um ca. 20 % steigern. Weitere Möglichkeiten, die Rücklaufquote zu erhöhen, sind ein benutzerfreundlicher Fragebogen, eine interessante Fragestellung, eine Entlohnung sowie das persönliche Verteilen des Fragebogens.

Mündliche Befragung

Das **Interview** ist zeitaufwendiger und teurer als die schriftliche Befragung. Es können detailliertere Informationen erlangt und Körpersprache und Gesichtsausdruck der Befragten können beobachtet werden. Eine Antwortverweigerung ist eher selten und Verständnisfragen können geklärt werden. Durch den direkten Kontakt zwischen Interviewer und Befragten besteht die Gefahr, dass die Befragten nicht nur auf die Frage, sondern auch auf die Persönlichkeit des Interviewers reagieren. Die Datenqualität hängt von der Qualität des Interviewers ab. Die Antworten werden im Allgemeinen auf einen Tonträger aufgenommen und für die Auswertung verschriftlicht.

Interviews werden nach ihrem Strukturierungsgrad eingeteilt (Tab. 46.3).

Beobachtung

Die wissenschaftliche Beobachtung erfolgt systematisch zu einer bestimmten Fragestellung. Mittels Beobachtung können Situationen erfasst werden, die von den Teilnehmern nicht bewusst

Tab. 46.4 Dimensionen der Beobachtung.

Strukturierungsgrad	Kenntnis der Teilnehmer	Rolle des Beobachters
Strukturiert: • klar festgelegt, was beobachtet werden soll • Klassifizierung der Beobachtungen nach vorab entwickeltem Kategoriensystem **Unstrukturiert:** • nur grober Plan, was beobachtet werden soll (Wo?, Wer?, Was tun die Beteiligten wie, wann und warum?)	**Offen:** • die Teilnehmer wissen, dass sie beobachtet werden **Verdeckt:** • die Teilnehmer wissen nicht, dass sie beobachtet werden	**Teilnehmend:** • Beobachter tritt mehr oder weniger stark mit den Beobachteten in Interaktion **Nicht teilnehmend:** • Beobachter ist nicht am Geschehen beteiligt

wahrgenommen werden (unbewusste Verhaltensweisen), über die sie nicht sprechen möchten (sehr emotionsgeladene Situationen) oder die durch Befragung nicht oder nur schlecht erfasst werden können (z. B. Verhalten von Kindern, Geburtssituation). Gleichzeitig ist jede Beobachtung subjektiv und Gefühle, Voreingenommenheit und Wertvorstellungen aufseiten des Beobachters können die Daten beeinflussen. Durch Einsatz mehrerer Beobachter und durch sorgfältige Beobachterschulung lässt sich dieses Problem reduzieren. Schließlich kann das Wissen um die Beobachtung das Verhalten der Teilnehmer beeinflussen. Tabelle 46.4 zeigt verschiedene Dimensionen der Beobachtung.

Beobachtungen werden in Form von **Notizen** während der Beobachtung sowie **nachträglichen Aufzeichnungen** und Beschreibungen des Geschehens festgehalten. Diese Aufzeichnungen können mit Interpretationen und Kommentaren der Forscher versehen werden, sie können auch methodische Kommentare enthalten, z. B. wie weiter vorgegangen werden soll.

Validität und Reliabilität

Validität und Reliabilität sind wichtige **Gütekriterien** für Datenerhebungsinstrumente (Fragebogen, Beobachtungsplan, Waage, etc.).
Validität bezeichnet das Ausmaß, in dem das Instrument tatsächlich das misst, was es messen soll, also wie gut z. B. eine Skala zur Einstellung zum Wunschkaiserschnitt wirklich diese Einstellung und nichts anderes misst (z. B. die Angst vor einer Operation).
Reliabilität bezeichnet die Zuverlässigkeit eines Messinstruments, das heißt, ob es bei wiederholten Messungen unter gleichen Bedingungen immer das gleiche Ergebnis liefert. So sollte eine Waage bei der gleichen Person nicht einmal 80 kg und fünf Minuten später 90 kg anzeigen.

Methoden der Datenanalyse

Methoden zur Auswertung quantitativer Daten

Daten aus quantitativen Studien werden mit **statistischen Verfahren** ausgewertet. Bei der Auswahl (und ggf. auch der Durchführung) des geeigneten Verfahrens ist die Beratung durch eine methodisch erfahrene Person ratsam. Es wird zwischen beschreibender (**deskriptiver**) und schließender Statistik (**Inferenzstatistik**) unterschieden. Im Folgenden werden die grundlegenden Begriffe dargestellt. Ausführlichere Darstellungen finden sich in den am Kapitelende genannten Büchern zur Forschungsmethodik.

Skalenniveau

Quantitative Daten werden in vier Skalen- oder Messniveaus eingeteilt. Je nachdem, auf welchem

Tab. 46.5 Skalenniveaus.

Nominalskala	Ordinalskala	Intervallskala	Ratioskala
• Zahl kennzeichnet Kategorie • Zahl hat keine numerische Bedeutung • Bsp.: 1 = männlich, 2 = weiblich	• Zahl kennzeichnet Kategorie • Zahl hat keine numerische Bedeutung • Zahlen haben Rangfolge • Bsp.: 1 = keine Angst, 2 = wenig Angst, 3 = viel Angst	• Zahl hat eigenen Wert (d.h. lässt sich addieren, dividieren etc.) • Zahlen haben Rangfolge • Intervalle zwischen den Zahlen sind gleich groß • Nullpunkt ist willkürlich festgelegt • Bsp.: Temperaturskala	• Zahl hat eigenen Wert • Zahlen haben Rangfolge • Intervalle zwischen den Zahlen sind gleich groß • Nullpunkt hat eine Bedeutung • Bsp.: Gewicht

Tabelle 46.6 Durchschnittswerte.

Modus	Median	Mittelwert
Wert, der am häufigsten vorkommt	Wert, über und unter dem genau 50 % der Werte liegen	Summe aller Werte geteilt durch die Anzahl der Werte
2 2 3 3 3 4 6 8 9 9 Modus = 3	3 3 4 5 5 6 7 9 9 9 Median = 5,5 3 3 3 4 5 5 6 7 9 9 9 Median = 5	1 3 48 67 80 91 95 Mittelwert = 385 : 7 = 55

Skalenniveau die Daten liegen, können unterschiedliche statistische Tests zur Auswertung verwendet werden. Tabelle 46.5 zeigt die verschiedenen Skalenniveaus.

Deskriptive Statistik

Mit den Verfahren des deskriptiven Statistik werden die erhobenen Daten mithilfe von einfachen statistischen Maßzahlen **beschrieben** und **zusammengefasst**. Zu diesen Maßzahlen gehören Häufigkeitsangaben, Prozentzahlen, Durchschnittswerte und Streuungsmaße.

Häufigkeitsverteilungen

Eine Häufigkeitsverteilung ist eine der einfachsten Methoden, die erhobenen Daten zu strukturieren und sich einen Überblick zu verschaffen. Hierfür werden Daten, die entweder in Zahlenform vorliegen oder in Zahlenform umgewandelt wurden, vom niedrigsten zum höchsten Wert **sortiert**. Oft findet sich noch eine Angabe über die Gesamtzahl der vorliegen Werte (= N) sowie eine prozentuale Angabe, wie häufig welcher Wert vorkommt. Die Darstellung erfolgt meist in Form einer Tabelle, Kurve oder eines Diagramms.

Maße der zentralen Tendenz (Durchschnittswerte)

Bei intervall- oder ratioskalierten Daten sind **Durchschnittswerte** oft von größerem Interesse als Häufigkeitsverteilungen. Tabelle 46.6 zeigt die verschiedenen Durchschnittswerte.

Streuungsmaße

Ein Streuungsmaß gibt an, wie sich die einzelnen gemessenen Zahlen um den Mittelwert oder den Median verteilen (weit gestreut oder ganz dicht). Mit der **Spannweite** wird der Abstand zwischen dem niedrigsten und dem höchsten Wert beschrieben. Über die Spannweite kann nicht beurteilt werden, wie die anderen Werte verteilt sind. Die **Standardabweichung** gibt an, wie weit jeder Messwert durchschnittlich vom Mittelwert der Stichprobe entfernt ist. Je kleiner der Wert für die Standardabweichung, desto dichter liegen alle Messwerte um den Mittelwert der Stichprobe, umso einheitlicher ist der Datensatz.

Inferenzstatistik

Mit inferenzstatistischen Verfahren können Datensätze nicht nur beschrieben, sondern es können **Schlussfolgerungen** gezogen werden von den Ergebnissen aus der Stichprobe auf die gesamte Population. Diese Verfahren ermöglichen eine Vorhersage, mit welcher **Wahrscheinlichkeit** ein Ereignis z. B. aufgrund einer bestimmten Intervention auftreten wird. Damit kann mit diesen Verfahren eine Aussage gemacht werden, ob eine Betreuungsmaßnahme effektiv ist. Das ist dann der Fall, wenn das Ergebnis nur mit geringer Wahrscheinlichkeit auf Zufall und mit großer Wahrscheinlichkeit auf die Intervention zurückzuführen ist. Mit inferenzstatistischen Verfahren kann berechnet werden, wie groß die Wahrscheinlichkeit ist, dass ein Studienergebnis aufgrund der Intervention und nicht durch Zufall eingetreten ist.

p-Wert

Der p-Wert bezeichnet die Wahrscheinlichkeit, dass ein Studienergebnis nicht auf Zufall beruht. Sie wird mit einer Zahl zwischen 0 und 1 ausgedrückt. Je kleiner der p-Wert, desto geringer die Wahrscheinlichkeit, dass das Studienergebnis auf Zufall beruht.

Was heißt »statistisch signifikant«?

Über den p-Wert erhält man die wichtige Information, wie wahrscheinlich es ist, dass der Unterschied, der in einer Vergleichsstudie (s. S. 880 f.) zwischen Interventions- und Kontrollgruppe festgestellt wurde, »in Wirklichkeit«, d. h. in der gesamten Population, tatsächlich existiert oder dass das Ergebnis auf Zufall beruht.
Was nun noch fehlt, ist ein »Bewertungsmaßstab« oder ein Grenzwert, gegen den gemessen werden kann, ob diese Wahrscheinlichkeit für einen Zufallsbefund ausreichend gering ist, um z. B. die untersuchte Intervention in der Praxis einzuführen. Dieser Grenzwert wird als **Signifikanzniveau** bezeichnet. Liegt die Wahrscheinlichkeit für einen Zufallsbefund unter 5 % ($p < 0{,}05$), wird sie als ausreichend gering angesehen und man sagt, das Ergebnis ist **statistisch signifikant**. Das heißt, wenn die Studie 20-mal unter exakt den gleichen Bedingungen durchgeführt würde, wäre bei einer der 20 Studien das Ergebnis auf Zufall zurückzuführen. Diese Grenze ist **willkürlich festgelegt**, sie kann auch bei einem anderen Wert festgelegt werden. So gibt es Studien, die diese Grenze bei 1 % ($p < 0{,}01$) festlegen.

»Statistisch signifikant« ist nicht zu verwechseln mit »**klinisch relevant**«. So könnte eine fiktive Studie zeigen, dass sich die Dammschnittrate durch Dammmassage in der Austreibungsphase um 0,1 % senken lässt. Selbst wenn diese Verringerung statistisch signifikant wäre (also mit recht großer Sicherheit auf die Dammmassage zurückzuführen ist), wird diese Intervention möglicherweise nicht in die Praxis eingeführt werden, weil eine um 0,1 % geringere Dammverletzungsrate als klinisch nicht relevant betrachtet werden kann und die Dammmassage von den Frauen eventuell als unangenehm erlebt wird.

Konfidenzintervall

Das Konfidenzintervall (KI) gibt den Bereich an, in dem der »wirkliche Wert« für den Unterschied zwischen Interventions- und Kontrollgruppe (vgl. vorheriger Abschnitt) mit 95 %iger Wahrscheinlichkeit liegt, und damit, wie **präzise** der Wert ist. Würde die Studie 100-mal unter den gleichen Bedingungen wiederholt, läge der Wert für den Unterschied bei 95 dieser Studien zwischen der oberen und unteren Grenze des angegebenen KI. In der oben genannten fiktiven Studie zur Dammmassage würde ein KI von −2 bis 0,7 bedeuten, dass der »wirkliche Wert« für die Auswirkungen der Dammmassage höchstwahrscheinlich zwischen einer Erhöhung der Rate um 2 % und einer Senkung um 0,7 % liegt.

Methoden zur Auswertung qualitativer Daten

Für die Auswertung qualitativer Daten gibt es keine so eindeutigen Regeln wie bei der Analyse quantitativer Daten.

Bei der qualitativen Analyse geht es um die **Auswertung von Text- und Bildmaterial**. Dafür müssen Interviews verschriftlicht werden bzw. bei Beobachtungen müssen Handlungen und Interaktionen dokumentiert werden (s. S. 884 f.). Ergänzende Aufzeichnungen durch die Forscher wie Forschungstagebücher, Beschreibungen der Erhebungssituation, persönliche und methodische Kommentare können ebenfalls in die Analyse einbezogen werden.

Bei der Auswertung qualitativer Daten geht es immer darum, das vorliegende Material zu organisieren, zu strukturieren und **mit Bedeutung zu versehen**. Dies geschieht entweder dadurch, dass die im Text enthaltenen Aussagen aufgedeckt, freigelegt und in einen Kontext gestellt werden, was zu einer Vermehrung des Textmaterials führt, da zu kurzen Textpassagen längere Interpretationen geschrieben werden. Oder das Material wird durch Zusammenfassung oder Kategorienbildung reduziert. Diese Vorgehensweisen können sowohl alternativ als auch hintereinander zur Anwendung kommen. Die qualitative Datenanalyse ist immer ein sehr zeitintensiver Prozess, der im Idealfall von mehreren Personen durchgeführt wird, um die Glaubwürdigkeit der Interpretationsergebnisse zu erhöhen.

Kodierende Verfahren

Im Zentrum dieser Verfahren steht die Bildung von **Kategorien** mit dem Ziel, eine Theorie zu entwickeln. Die Kategorien können aufgrund von Vorüberlegungen an den Text herangetragen und durch entsprechende Textpassagen gefüllt, sie können aber auch aus den Textinhalten entwickelt werden. Der Text soll schrittweise aufgebrochen und verstanden werden. Dabei werden Kategorien vergeben, indem Fragen an den Text gestellt werden: Was wird angesprochen? Wer ist beteiligt? Welche Aspekte werden besonders intensiv angesprochen? Wie oft geschieht etwas? Welche Begründungen werden gegeben? etc. Die Kategorien werden im Verlauf der Analyse in eine Ordnung gebracht. Einige qualitative Designs sehen das Herausarbeiten einer **Kernkategorie** vor, die das Phänomen beschreibt und um die alle anderen Kategorien gruppiert werden können.

Qualitative Inhaltsanalyse

Sie stellt das klassische Verfahren zur Analyse von Textmaterial dar. Es handelt sich dabei um eine Materialanalyse mit dem Ziel, die Fallstruktur zu rekonstruieren. Meist werden die Kategorien aus theoretischen Modellen abgeleitet. Die **zusammenfassende** Inhaltsanalyse sieht eine Reduktion des Materials durch Streichung wenig relevanter Passagen vor, wobei das Material schrittweise auf einem immer höheren Abstraktionsniveau zusammengefasst wird. Bei der **explizierenden** Inhaltsanalyse werden diffuse, mehrdeutige und widersprüchliche Textstellen durch Einbeziehung von Kontextmaterial geklärt. Bei der **strukturierenden** Inhaltsanalyse wird nach Typen oder formalen Strukturen im Material gesucht.

Kritische Beurteilung von wissenschaftlichen Studien

Um sinnvolle, diskussionswürdige sowie zweifelhafte Maßnahmen und Interventionen voneinander unterscheiden zu können (s. S. 877), müssen Hebammen Studien kritisch beurteilen können.
Da es die perfekte Studie nicht gibt, muss geprüft werden, ob die Schwächen einer Studie so ausgeprägt sind, dass ihre Glaubwürdigkeit und ihre Schlussfolgerungen infrage zu stellen sind. Zur kritischen Beurteilung werden **inhaltliches Fachwissen, methodische Grundkenntnisse** und eine gute Portion **gesunder Menschenverstand** benötigt. Wenn sich ein Studienbericht verwirrend liest, liegt das oft nicht an dem mangelnden Verständnis der Leserin, sondern daran, dass die Studie verwirrend geschrieben ist. Die kritische Beurteilung ist eine Fertigkeit, bei der – wie so oft – die Übung den Meister macht und die sicher bei Durchführung in einer kleinen Gruppe am meisten Spaß macht.
Im Folgenden finden sich Fragen, die an die jeweiligen Abschnitte einer Studie im Rahmen einer kritischen Beurteilung gestellt werden sollten.

1. **Titel und Abstract**
- Gibt der Titel den Studieninhalt klar wieder?
- Ist der Abstract verständlich?
  Anhand des Abstracts wird oft entschieden, ob der Artikel für die eigene Fragestellung relevant ist. Er sollte die wesentlichen Informationen zu Ziel, Methode, Ergebnissen und Schlussfolgerung knapp und verständlich wiedergeben.

2. **Einführung**
- Werden genügend Hintergrundinformationen gegeben, um zu verstehen, warum die Studie durchgeführt wurde?
- Wird der aktuelle Forschungsstand zum Thema dargelegt?
- Wo wurde nach den verfügbaren Studien gesucht?
- Welchen Datums sind die Studien?
- Wird die Literatur lediglich beschrieben oder wird sie kritisch diskutiert?
- Wird die Forschungsfrage klar formuliert (in Vergleichsstudien: Ist klar definiert, was verglichen werden soll und woran der Erfolg gemessen werden soll?) und begründet?

3. Ethische Aspekte
- Wurde die Studie von einem Ethikkomitee genehmigt?
- Wie wurde Einwilligung der Teilnehmer eingeholt?
- Wurde Freiwilligkeit der Teilnahme für Teilnehmer deutlich?
- Wurden die Daten anonymisiert bzw. ihre vertrauliche Behandlung zugesichert?

4. Methode
- Welcher Forschungsansatz wurde gewählt, wurde die Wahl begründet und ist sie für die Forschungsfrage geeignet?
- Welches Studiendesign wurde gewählt und ist es für die Forschungsfrage geeignet?
- Wo wurde die Studie durchgeführt? Ist das Setting für die Forschungsfrage geeignet?
- Auswahl der Teilnehmer:
  - Wie wurden die Teilnehmer ausgewählt?
  - Werden die Einschlusskriterien genannt?
  - War das Auswahlverfahren geeignet und wird es begründet?
  - Wie groß ist die Stichprobe?
  - Wurde die benötigte Stichprobengröße vorab berechnet (bei quantitativen Studien)?
- Datenerhebung:
  - Wie und wann wurden die Daten erhoben?
  - Wird das Datenerhebungsinstrument beschrieben (z. B. der Fragebogen)?
  - Wird etwas zu Validität und Reliabilität des Erhebungsinstrumentes gesagt?
  - Wer hat die Daten erhoben und wurden die Personen ggf. vorher geschult?
  - Wurde eine Verblindung vorgenommen (in quantitativen Studien)?
- Datenauswertung:
  - Mit welchen Verfahren erfolgte die Auswertung?
  - Ist ersichtlich, wie bei der Kategorienbildung vorgegangen wurde (qualitative Studien)?
  - Wie viele Personen haben die Daten ausgewertet (v. a. bei qualitativen Studien)?

5. Ergebnisse
- Sind die Ergebnisse verständlich dargestellt?
- Wie hoch ist die Rücklaufquote (bei Fragebögen)?
- Sind die Teilnehmer in Interventions- und Kontrollgruppe bis auf die Intervention vergleichbar?
- Wie viele der Teilnehmer vom Anfang der Studie waren am Ende noch dabei? Je höher die Ausfallrate, desto stärker ist die Aussagekraft der Ergebnisse eingeschränkt.
- Werden Gründe für das Ausscheiden benannt? Nur wenn eine Begründung gegeben wird, lässt sich nachvollziehen, ob sich diejenigen, die die Studienteilnahme abgebrochen haben, möglicherweise systematisch von denen unterscheiden, die bis zum Schluss dabeigeblieben sind.
- Stimmen Text und grafische Darstellungen überein?
- Werden Kategorien durch geeignete Zitate belegt (qualitative Studien)?

6. Diskussion
- Werden die Ergebnisse im Zusammenhang mit der Fragestellung diskutiert?
- Werden Grenzen der Studie benannt?
- Wird die klinische Relevanz der Ergebnisse diskutiert?

7. Relevanz für die Praxis
- Werden Empfehlungen für die Praxis gegeben?
- Sind die Empfehlungen angemessen und in der eigenen Praxis umsetzbar?

8. Literaturangaben
- Sind die Literaturangaben eindeutig und vollständig?

9. Sonstiges
- Von wem wurde die Studie finanziert?
- Wird auf Interessenkonflikte hingewiesen, die einen Einfluss auf die Ergebnisse gehabt haben können?
- Welcher Berufsgruppe gehören die Autoren an?

Schlussbemerkung

Auch wenn die Hebammenforschung in Deutschland im Vergleich zu Ländern wie Großbritannien, USA oder Australien noch am Anfang steht, so hat sich in den letzten Jahren doch viel getan. An verschiedenen Universitäten und Fachhochschulen wird mittlerweile (nicht nur) von Hebammen für Hebammen geforscht (z. B. Fachhochschule und Universität Osnabrück, Medizinische Hochschule Hannover, Universität Bremen). Die Tatsache, dass Hebammenforschungsprojekte mittlerweile von so renommierten Stellen wie dem Bundesministerium für Bildung und Forschung (BMBF) oder der Deutschen Forschungsgemeinschaft (DFG) gefördert werden, verdeutlicht die Bedeutung, die ihnen beigemessen wird.

Seit 1989 findet jedes Jahr im Herbst ein **Forschungsworkshop** für alle interessierten Hebammen statt, der neben einer Einführung in wissenschaftliches Arbeiten und der Vorstellung von Forschungsarbeiten die Möglichkeit zum Erfahrungsaustausch bietet.

In dem halbjährlich in allen deutschsprachigen Hebammenzeitschriften erscheinenden **Hebammenliteraturdienst** (*HeLiDi*) werden von Hebammen für Hebammen aktuelle, hebammenrelevante Studien in deutscher Sprache zusammengefasst. Darüber hinaus gibt es eine **Hebammenbibliothek**, deren Schwerpunkt auf unveröffentlichten Seminar-, Magister- und Diplomarbeiten von Hebammen liegt und die damit einen guten Einblick in die von Hebammen in Deutschland untersuchten Themen bietet.

Nicht zuletzt gibt es natürlich für angehende Hebammen die Möglichkeit, im Rahmen ihrer Ausbildung **eigene kleine Forschungsprojekte** zu initiieren. Nachdem das erste solche Projekt Anfang der 1990er-Jahre von einem Kurs an der Hebammenschule Tübingen durchgeführt worden ist, sind sie inzwischen an einigen Schulen schon zu einer sehr begrüßenswerten Tradition geworden.

Literatur

Forschung allgemein

Bortz J, Döring N. Forschungsmethoden und Evaluation. 3. Aufl. Berlin: Springer 2002 (eher für Fortgeschrittene).

Cluett ER, Bluff R. Hebammenforschung. Grundlagen und Anwendung. Bern: Hans Huber 2003 (für Einsteiger).

Flick U. Qualitative Sozialforschung. Eine Einführung. 6. überarb. Aufl. Hamburg: Rowohlt 2002 (für Einsteiger und Fortgeschrittene).

Schnell R, Hill PB, Esser E. Methoden der empirischen Sozialforschung. 7., völlig überarb. und erw. Aufl. München: Oldenbourg 2005 (für Einsteiger und Fortgeschrittene).

Polit DF, Beck CT, Hungler BP. Lehrbuch Pflegeforschung. Methodik, Beurteilung, Anwendung. Bern: Hans Huber 2004 (für Einsteiger und Fortgeschrittene).

Qualitative Sozialforschung:
www.qualitative-sozialforschung.de.

Forschung und Ethik

Der Nürnberger Kodex 1947. www.ippnw-nuernberg.de/Aktivitaet2_1.html [19. 07. 2005].

Weltärztebund. Deklaration von Helsinki: Ethische Grundsätze für die medizinische Forschung am Menschen. Aktualisierung 2002.
www.bundesaerztekammer.de/30/Auslandsdienst/92Helsinki2002.pdf [19. 07. 2005].

Kritische Beurteilung

Behrens J, Langer G. Evidence-based nursing. Vertrauensbildende Entzauberung der Wissenschaft. Bern: Hans Huber 2004.

CASP (Critical Appraisal Skills Program) http://www.phru.nhs.uk/casp/casp.htm (kostenloser Download von Beurteilungsbögen zur kritischen Beurteilung von Studien) [25. 07. 2005].

Sackett DL et al. Evidence-based medicine. London: Churchill Livingstone 2000.

Kunz R et al. Lehrbuch Evidenzbasierte Medizin in Klinik und Praxis. Köln: Deutscher Ärzte Verlag 2001.

Datenbankrecherche

Greenhalgh T. Einführung in die Evidence-based Medicine. Kritische Beurteilung klinischer Studien als Basis einer rationalen Medizin. Bern: Hans Huber 2003.

Stahl K. Recherchieren in einer Datenbank. Hebammenforum 2004; 3: 170–6.

Bibliotheken und Datenbanken

Eine Beschreibung der Datenbanken findet sich in der deutschen Ausgabe von Cluett und Bluff (2003) und bei Stahl (2004).

Cochrane Library: www.thecochranelibrary.de (Abstracts kostenlos).

DIMDI Deutsches Institut für Medizinische Dokumentation und Information: www.dimdi.de (Zugang zu zahlreichen Datenbanken über deutschsprachige Benutzeroberfläche; kostenfrei und kostenpflichtig).

Medline: www.nlm.nih.gov oder über www.dimdi.de (deutschsprachige Benutzeroberfläche) (Abstracts kostenlos).

MIDIRS: www.midirs.org (hebammenrelevante Studien, kostenpflichtiger Zugang).

CINAHL: www.cinahl.com (kostenpflichtiger Zugang).

ZB Med Deutsche Zentralbibliothek für Medizin: www.zbmed.de.

47 Altes Hebammenwissen

Sonja Opitz-Kreuter

Das Wissen um die Wirkweise von Pflanzen, Tees, Umschlägen, Massagen und vielen anderen Naturmitteln sowie die Entwicklung bestimmter Techniken und Handgriffe in der Geburtshilfe wurde von Generation zu Generation weitergegeben und fortentwickelt.

Es entstand meist aus der Not, da keine Mittel vorhanden waren. Doch wurde dieses traditionelle Wissen auch durch kulturelle und religiöse Hintergründe geprägt. Einen wichtigen und prägenden Einfluss hatten alte Traditionen, die zeitbedingte Stellung der Frau, Moralvorstellungen, Wertvorstellungen sowie Bräuche und Rituale.

Die Methoden waren meist einziges Mittel der Wahl bei aussichtslosen geburtshilflichen Situationen, um wenigstens das Leben der Mutter (seltener des Kindes) zu bewahren. Gelang dies nicht, war der Tod im Kindbett eine nur zu alltägliche Tragödie.

Auch heute sind noch viele dieser »alten« Methoden in Gebrauch. Besonders in medizinisch unterversorgten Gebieten, wo meist Frauen ohne jegliche medizinische Ausbildung in der Geburtshilfe arbeiten, findet sich viel traditionelles Wissen. Dort leisten so genannte Doulas (Geburtsbegleiterinnen) und Traditional Birth Attendents (weise Frauen des Dorfes) unter meist katastrophalen medizinischen und hygienischen Zuständen Hilfe. Einige Methoden – alte, alte neu entdeckte und alte, die aus einem anderen Kulturkreis stammen – etablieren sich allmählich am Rande der modernen Geburtsmedizin, ihre Anwendung erspart jedoch nicht das grundlegende Wissen der heutigen praktischen Geburtshilfe.

Trotzdem sollen hier alte Techniken vorgestellt werden, die in der Praxis schon lange anderen Methoden Platz gemacht haben. Durch die Entwicklung medizinischer Standards (WHO und FIGO) werden mittlerweile viele komplizierte Geburtsverläufe vaginal-operativ oder operativ beendet. Doch viele Hebammen sind noch in den alten Traditionen ausgebildet, die jahrzehntelang verwendet wurden. Sie sollen weder vergessen werden noch unerwähnt bleiben. Die kurze Übersichtsdarstellung dieser Methoden in diesem Kapitel geschieht ohne Wertung.

Diagnose der Schwangerschaft

Allein der Nachweis von kindlichen Herztönen oder von tastbaren Kindsteilen war in früheren Jahren beweisend für eine Schwangerschaft. Daher waren Scheinschwangerschaften (z. B. von Maria Tudor, Königin von England [»Bloody Mary«]) relativ häufig. Heute gibt es unkomplizierte Schwangerschaftstests, sodass die Beobachtungen am äußeren Genitale nur noch ergänzend zu sehen sind. Dabei sind das Hegar-Zeichen und das Zeichen nach Piskaček (vgl. Kap. 6) in der Frühschwangerschaft mit etwas Übung gut zu tasten. Auch die lividen Verfärbungen der Scheidenwände und der Portio sind leicht zu beobachten. Andere Schwangerschaftszeichen spielen eher eine untergeordnete Rolle. Dazu gehören:

- **Gauss-Wackelportio:** Die Zervix ist gegenüber dem *Corpus uteri* sehr beweglich, bedingt durch die Auflockerung des Bindegewebes.
- **Osiander-Arterienzeichen:** Pulsation der *Arteria uterina* am Übergang zur Zervix in der Frühschwangerschaft durch die verstärkte Durchblutung.
- **Stock-Tuch-Zeichen nach Pschyrembel:** Die Gewebsfülle um den Zervixkanal ist beim Betasten vergleichbar mit einem Stock, der mit einem Tuch umwickelt ist.
- **Noble-Zeichen:** An der seitlichen oberen Scheidenwand (Scheidengewölbe) ist ein Gewebswiderstand zu tasten. Dies ist durch die Einbeziehung des Uterinsegmentes in die Gebärmutter bedingt.

Geburtshilfliche Handgriffe

- **Kegel-Kugel-Handgriff:** Dieser Handgriff wurde bei einem hohen Geradstand angewandt, um eine regelrechte Einstellung des Kopfes zu erreichen. Heute kommt er allenfalls bei einem intrauterinen Fruchttod zur Anwendung. Der Kegel-Kugel-Griff wurde als letztes mögliches vaginal-operatives Verfahren beschrieben. Bei vollständig erweitertem Muttermund, nach Ausschluss möglicher Geburtshindernisse (z. B. Hydrozephalus) und Schätzung des Geburtsgewichtes wird unter Eingehen mit der ganzen Hand versucht, den Kopf ganz zu umfassen und ihn in den – am leichtesten erreichbaren – queren Durchmesser zu drehen. Die Ausführung des Handgriffes ist aufgrund des hohen Risikos eines mütterlichen oder kindlichen Schadens ausschließlich dem ärztlichen Geburtshelfer überlassen.
- **Spreizhandgriff:** Es wird überprüft, ob der Abstand der vorderen oberen Darmbeinstachel normal oder verkürzt ist. Dazu wird der Daumen der stark gespreizten Hand auf die *Spina iliaca anterior superior* einer Seite gesetzt und mit dem kleinen Finger versucht, die *Spina iliaca* der anderen Seite zu erreichen. Eine mittelgroße, maximal gespreizte Frauenhand misst zwischen Daumen und kleinem Finger etwa 20 cm. In der Spätschwangerschaft und unter der Geburt ist der Spreizhandgriff wegen der starken Wölbung des Leibes nicht anwendbar.
- **Schwarzenbach-Handgriff:** Drückt man mit den Fingerspitzen einer Hand in die Gegend zwischen Steißbeinspitze und After (Hinterdamm), so fühlt man den 1 bis 2 Querfinger über dem Beckenboden stehenden Kopf als harten Widerstand. Die Aussagekraft ist jedoch nicht sehr groß und der Handgriff für die Frauen unangenehm.

Hilfen unter der Geburt

Die Tatsache, dass **Wärme** die Wehentätigkeit anregt, war sehr wohl bekannt. Warme Umschläge, Kataplasmen (Breiumschläge) und warme Bäder waren zur Wehenanregung weit verbreitet. Der Dolff-**Wärmegürtel** war ein langes, doppelt genähtes Leinentuch, in dem eine Wärmflasche untergebracht wurde. Er wurde auf den Bauch der Schwangeren gelegt. Später gab es diesen Wärmegürtel auch mit elektrisch beheizbaren Elementen. Die Beschäftigung mit **Kräuterkunde** galt als primär weibliches Wissen. Die Hauptaufgabe der Frau galt in früheren Zeiten dem Sammeln und der Zubereitung von Nahrung, also der Verwendung von essbaren und vielseitig nützlichen Pflanzen, die als Vitaminspender und Heilmittel der Familie wie auch dem Vieh zugute kam. Fast jede Pflanze, Blüte, jeder Baum oder Strauch hatte in den frühen Kulturen einen Bezug zur Gesunderhaltung, Geburt und der Abwehr von Krankheiten bei Mensch und Tier. Gerade im europäischen (keltischen) Bereich gibt es noch zahllose Überlieferungen. Einige Beispiele: Haselnusssalbe soll eine schwere Geburt verhindern, Schlehe gilt als Mittel gegen üble Menstruation, Weißdorn ist der Garant für eine schnelle und komplikationslose Geburt. Für fast jede heimische Pflanze gibt es Anwendungsgebiete, die sich heute noch in der Volksmedizin und anderen Wissenszweigen finden lassen.

Das Wissen um den Nutzen von **Gebärpositionen** und **Bewegung** dokumentieren mittelalterliche Abbildungen der Gebär- und Wochenstuben. Eigens für den Gebrauch unter der Geburt wurden Gebärhocker und Gebärstühle entwickelt, die wieder aus der Mode kamen, als die Geburt im Bett, als Novum am französischen Hofe eingeführt (allerdings aus anderen Gründen als der Förderung der physiologischen Geburt), sich allgemein etablierte.

Die Einnahme bestimmter Positionen zur Beseitigung bzw. positiven Beeinflussung einer ungünstigen Kindslage oder zur Überwindung einer verfahrenen Situation zählt, wie die Handgriffe, die sich im Lehrbuch der Siegemundin finden, zum handwerklichen Erfahrungsschatz. So diente die **Walcher Hängelage** zur Überwindung von Dystokien und Einstellungsanomalien. Bei dieser Position lag die Frau rücklings auf einem Tisch, die Beine parallel ausgestreckt. Die heute angewandte Stellungsänderung der Frau zur Behebung einer Schulterdystokie kann mit der Weiterentwicklung dieser Position verglichen werden.

Nachgeburtsperiode

Häufig kam es in der Nachgeburtsperiode zu lebensbedrohlichen Blutungen. Der Geburt der Plazenta – vollständig und in einem absehbaren Zeit-

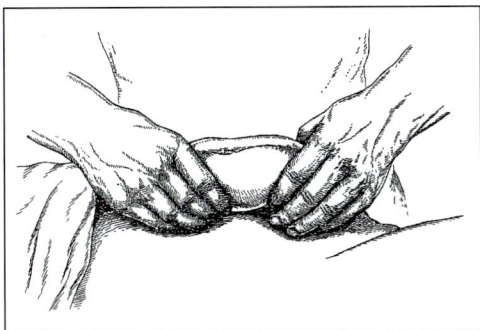

Abb. 47.1 Baer-Handgriff zur Unterstützung der Plazentaausstoßung (aus: Pschyrembel W. Praktische Geburtshilfe für Studierende und Ärzte. 12. u. 13. Aufl. Berlin: de Gruyter 1967, S. 163A).

rahmen – wurde daher großes Augenmerk geschenkt. Tees mit Wirkung auf die glatte Muskulatur, Leibbinden, Einreibungen und das frühe Anlegen des Kindes förderten die Geburt der Plazenta. Viele Handgriffe zur Überprüfung der Plazentalösung und zur Plazentagewinnung sind heute noch gebräuchlich, andere haben neuen Verfahren Platz gemacht.

- **Plazentalösungszeichen nach Strassmann** (Paul F. Strassmann. Gynäkologe, Berlin 1866–1938): Die Nabelschnur wird locker zwischen zwei Fingern gehalten, mit der freien Hand werden leichte Klopfbewegungen auf den Fundus ausgeübt. Sitzt die Plazenta noch fest, übertragen sich diese Klopfbewegungen auf die Nabelschnur.
- **Plazentalösungszeichen nach Ahlfeld** (Friedrich Ahlfeld, Gynäkologe in Marburg, 1843–1929). Unmittelbar nach der Geburt des Kindes wird an der aus der Vulva heraustretenden Nabelschnur ein Bändchen (heute eine Klemme) angebracht. Bei gelöster Plazenta rückt das Bändchen oder die Klemme tiefer.
- **Handgriff nach Baer** (Joseph Baer, Gynäkologe, Chicago 1880–1954): Bei Mehrgebärenden mit großen Bauchdecken wurde dieser Handgriff in der Nachgeburtsperiode angewandt, um die Effektivität der Bauchpresse zur Geburt der Plazenta zu steigern. Die Bauchdecke wurde mit zwei Händen »gerafft«, sodass der Bauchraum verkleinert wurde. Der Druck, der durch das Mitpressen entstand, übertrug sich auf diese Weise auf die Gebärmutter (Abb. 47.1).
- Zur Überprüfung der Vollständigkeit der Plazenta wurde bei der sog. **Milchprobe nach Küstner und Wagner** (Otto K. Küstner, Gynäkologe, Breslau 1849–1931) in die Nabelvene der geborenen Plazenta Milch injiziert, um sie auf Vollständigkeit zu überprüfen, z. B. bei abirrenden Gefäßen oder dem Verdacht auf Nebenplazenten. Bei der **Luftprobe nach Franken** wurde die Plazenta unter Wasser getaucht, um nach der Injektion von Luft nach Luftbläschen Ausschau zu halten.

Zerstückelnde Operationen, Kaiserschnitt

Die **zerstückelnden Operationen** gehören zu den ältesten geburtshilflichen Eingriffen. Sie waren die einzige Möglichkeit, die noch unentbundene Frau vor dem sicheren Tod zu retten (chirurgische Instrumente s. Abb. 47.2 und 47.3). Bei den zerstückelnden Operationen unterschied man folgende Methoden:

- **Kraniotomie/Perforation:** Der kindliche Kopf wurde mittels schneidender oder bohrender Instrumente eröffnet. Dann wurde der Schädel zertrümmert und extrahiert.
- **Kleidotomie:** Bei Problemen der Schulterentwicklung – nach der Kraniotomie – wurde die Schulterbreite mittels eigens entwickelter Knochenscheren verkleinert.
- **Exenteration:** Entfernung der Eingeweide und Organe aus der kindlichen Brust- und Bauchhöhle, zum Beispiel bei Tumoren und Omphalozelen.

Der **Kaiserschnitt** war zwar bekannt, doch wegen seines fast immer tödlichen Ausgangs wurde er zunächst nur an toten Frauen durchgeführt (*Sectio in moribunda*). Legenden ranken sich beispielsweise um Julius Cäsar und McDuff in Shakespeares Macbeth. Erst in der zweiten Hälfte des 19. Jahrhunderts setzte sich sehr zögernd der Kaiserschnitt durch (vgl. Kap. 24). Doch trotz beginnender Kenntnis und Anwendung der Asepsis war die Mortalitätsrate sehr hoch, sodass er als Ultima Ratio galt.

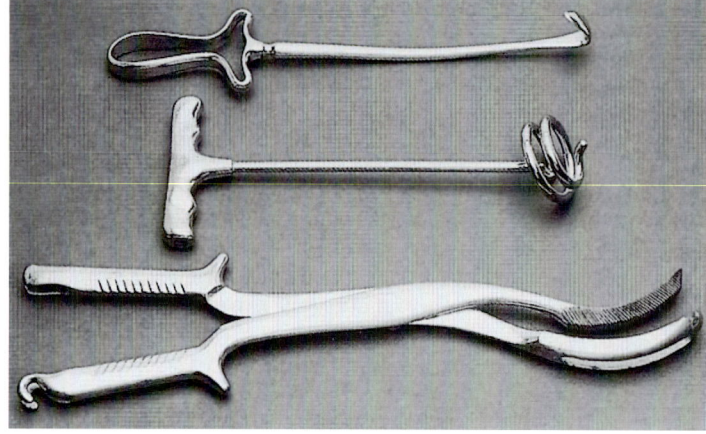

Abb. 47.2 Von oben nach unten: Steißhaken zum Herunterholen des Steißes, Spiralhaken zum Eingehen oder Eröffnen des Schädels, Kranioklast zur Durchtrennung der Kalottenknochen oder des Schultergürtels.

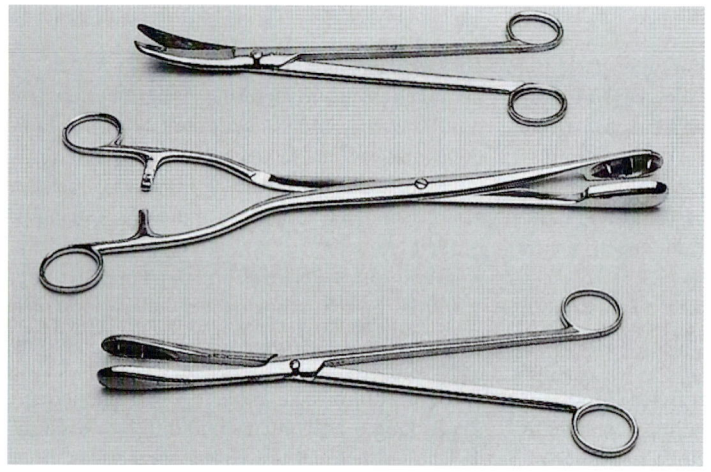

Abb. 47.3 Von oben nach unten: Siebold-Knochenschere, Knochenfasszange (groß), Knochenfasszange (klein).

Beckenerweiternde Operationen

Bereits 1777 führte Sigault in Paris erfolgreich die erste Symphysiotomie durch. Doch nachfolgende Operationen verliefen für Mutter und Kind tödlich, sodass bald von führenden Geburtshelfern der damaligen Zeit (wie Baudeloque) die zerstückelnde Operation gefordert wurde, um wenigstens das Leben der Mutter zu retten.

Ausgehend von dem Gedanken, dass sich unter der Geburt die Beckenschaufeln auftun wie »Türen in einer Angel«, kam es Ende des 19. Jahrhunderts zu einer Renaissance der Beckenoperationen. Dabei gab es zwei Arten der beckenerweiternden Operationen:

- **Symphysiotomie:** Die Durchtrennung der Schambeinfuge war relativ einfach durchzuführen.
- **Hebetomie:** Bei der Schambeinknochendurchtrennung wurde mit einer Knochensäge der Schambeinknochen beidseits der Symphyse durchtrennt. Der Knochen klaffte anschließend um zwei Zentimeter auseinander, sodass das Kind meist *via naturalis* entbunden werden konnte.

Dilatierende Operationen

Bei einer ausgeprägten zervikalen Dystokie gab es folgende Methoden, die je nach Ausgangssituation zum Einsatz kamen:

- **Kopfschwartenzange:** War das Kind bereits abgestorben und somit eine zeitlich ausgedehnte, langsame und für die Mutter schonendere Dilatation möglich, so wurde die Kopfschwartenzange verwendet. Die Zange wurde am Steiß oder am Kopf des Kindes angelegt. Dann wurden Gewichte an sie angehängt, die an einer Rolle am Bettende fixiert waren und nach unten hingen. So wurde unter langsamer Drucksteigerung – von 50 Gramm bis zu 1000 Gramm – der Zug auf den vorangehenden Teil des Kindes vergrößert und eine passive Erweiterung des Muttermundes erreicht.
- **Dilatation:** Die langsame Dilatation des Muttermundes bei einem noch lebenden Kind wurde durch ballonartig aufdehnbare Instrumente (Dilatationsbläschen nach Tarnier) erreicht. Das Dilatationsbläschen nach Tarnier ist ein mit Metall legierter Katheter, an dessen Ende ein Gummiballon sitzt, der zur gewünschten Aufdehnung des Muttermundes mit Wasser gefüllt wurde. War der Muttermund überhaupt nicht eröffnet, erfolgte die Vordilatation mit Laminaria- oder Hegar-Stiften. Die Laminariastifte, schon sehr lange bekannt, waren aus Holz gefertigt und wurden kurz vor dem Einführen in den Muttermund ins Wasser gelegt, sodass sie diesen dann langsam durch das Aufquellen dehnten.

Hilfen im Wochenbett

- **Schlaufenverband nach Naujoks:** Dies war ein Fixationsverband bei Symphysenlockerung bzw. -ruptur. Die Wöchnerin musste damit oftmals tage- oder wochenlang im Bett verbleiben. Zusätzlich zu dem Schlaufenverband wurde noch eine Spezialleibbinde in Höhe des *Trochanter major* angebracht. Die Behandlungsdauer war abhängig vom Schweregrad der Symphysenlockerung oder -ruptur, wurde aber erst bei vollkommener Beschwerdefreiheit abgeschlossen. Durch das lange Liegen kam es trotz intensiver Pflege oft zu Komplikationen wie Thrombosen, Embolien, Dekubita und Depressionen. Somit war die Anzahl der Komplikationen größer als der eigentliche Nutzen der Therapie.

Literatur

Bilek K, Rothe K, Ruckhäberle KE, Schlegel L. Lehrbuch der Geburtshilfe für Hebammen. Leipzig: JA Barth 1985.

Gottschalk-Batschkus CE, Schuler J. Ethnomedizinische Perspektiven zur frühen Kindheit. Im Auftrag der Arbeitsgemeinschaft Ethnomedizin. Berlin: Verlag für Wissenschaft und Bildung 1996.

Kaboth B. Lehrbuch der Instrumentenkunde für die Operationspraxis. 6. Aufl. Berlin: de Gruyter 1958.

Labouvie E. Andere Umstände: Eine Kulturgeschichte der Geburt. Köln: Böhlau 1998.

Massenbach W, Schäfer K, Zimmermann W. Hebammenlehrbuch. 5. Aufl. des Preußischen Hebammenlehrbuches. Berlin, Göttingen, Heidelberg: Springer 1948.

Müller-Ebeling C, Rätsch C, Storl WD. Hexenmedizin. Die Wiederentdeckung einer verbotenen Heilkunst. Aarau: AT Verlag 2000.

Schmidt-Matthiesen H. Gynäkologie und Geburtshilfe. 8. Aufl. Stuttgart, New York: Schattauer 1992.

Schulz V, Hänsel R. Rationale Phytotherapie. 4. Aufl. Berlin, Heidelberg, New York: Springer 1999.

Spitzer B. Der zweite Rosengarten. Eine Geschichte der Geburt. Hannover: Staude 1999.

Stoeckel W. Lehrbuch der Geburtshilfe. 10. Aufl. Jena: Fischer 1948.

Storl WD. Pflanzen der Kelten. Aarau: AT Verlag 2000 a.

Storl WD. Heilkräuter und Zauberpflanzen. Zwischen Haustür und Gartentor. Aarau: AT Verlag 2000 b.

von Zglinicki F. Geburt und Kindbett im Spiegel der Kunst und Geschichte. Frankfurt: Unas 1990.

Sachverzeichnis

A

Abbiegungsübereinstimmung 307 f.
Abdominalgravidität 191
Abfallentsorgung 46
Abort
– abgelaufener 186
– drohender 186
– febriler 188
– habitueller 188 f.
– in Gang befindlicher 186
– septischer 188
– unvollständiger 187
– verhaltener 187
– vollständiger 186 f.
Abortivei 186
Abortus
– completus 186 f.
– imminens 186
– incipiens 186
– incompletus 187
ABO-Unverträglichkeit 249
Abpumpen der Muttermilch 772
Abstillen 773 ff., 780
Acne neonatorum 632
Adnexe 59 ff.
Adrenogenitales Syndrom (AGS) 698
Ahornsirupkrankheit 697
Akutes Abdomen 460 ff.
Akzelerationen
– periodische 259, 263
– sporadische 259
Alkohol, in der Schwangerschaft 163
Allergieprophylaxe 719
Allgemeinanästhesie 826 f.
Alpha-Fetoprotein (AFP) 285 f.
Alvarez-Wellen 116, 308
Aminkolpitis 223 f.
Amnioninfektionssyndrom 241

Amnioskopie 281
Amniotic-fluid-Index 276
Amniotomie 335
Amniozentese 288 f.
Analgetika 819 f.
Anämie 211 ff.
– in der Schwangerschaft 153
Anamnese 140 ff.
Anästhesieverfahren 811 ff.
Ankyloglossie 685
Anti-D-Prophylaxe 551
Antiemetika 193
Antikörper 104
Antikörpersuchtest 250
Antikörpertiter 250
Antisepsis 39
Apgar-Schema 610
Armlösung
– klassische 431
– nach Bickenbach 430 f.
– nach Lövset 428 f.
– nach Müller 432
Arteria ovarica 66
– uterina 66
Arteriae umbilicalis 92
Asepsis 39
Asphyxie 674
Asthma bronchiale 209
Asynklitismus 317
Atonische Nachblutung 483
Aufklärungspflicht 524
Aufnahme-CTG 254 f.
Ausbildungs- und Prüfungsverordnung für Hebammen 24 ff.
Austreibungsperiode, protrahierte 451 f.
Austreibungsphase 322, 340 ff.
Austreibungswehen 309
Äußere Überdrehung des Kopfes 417 f.

Äußere Wendung 423 f.
Azeton 193, 205

B

Baby-Blues 539, 564
Baer-Handgriff 893
Bakterieller Schock 474 ff.
Bakterielle Vaginose 223 f.
Bakterien 221
Bakteriurie 124
Bandl-Furche 117, 312
Bartholini-Drüsen 65
Basalfrequenz 259
Basalplatte 99
Basaltemperatur 108
Basaltemperaturmessung 835
Bauchmuskeln
– gerade 51
– quer 52 f.
– schräg 52
– Übungen 577 f.
Bauchwandmuskeln 51 ff.
Baumm-Handgriff 158
BDH e.V. 5
Becken
– äußere Untersuchung 158
– Durchmesser 300 f.
– Gelenkverbindungen 50
– großes 49
– innere Untersuchung 158 f.
– kleines 49
– Konfiguration 301, 356
– männliches 50 f.
– Parallelebenen nach Hodge 302
– weibliches 50 f.
Beckenausgangsraum 301
Beckenaustastung 334
Beckenboden 177
Beckenbodenebene 303
Beckenbodenmuskulatur 55 ff.

Beckenbodenschonung, nach der Geburt 568
Beckenbodenübungen 571 ff.
Beckendiagnostik 158 f.
– anatomische 157
– funktionelle 440
Beckenebenen nach Hodge 331
Beckeneingangsraum 299
Beckenendlagen 419 ff.
– Geburtsleitung 422, 427
– Geburtsmechanik 426 f.
– Leitung der Geburt 424 f.
– Management 421 ff.
Beckenführungslinie 301
Beckenhöhle 301
Beckenvenenthrombose 594
Beckenzirkel 158
Befruchtung 63
Beikost 790 ff.
– bei Allergien 796
– Getränke 793 f.
– Nährstoffbedarf 791
– vegetarische Ernährung 792
Belegsystem 874
Berufshaftpflichtversicherung 869
Berufsordnung 137
– Hebamme 4
Berufsorganisationen, Hebamme 5
Beschneidung 638
BfHD e.V. 6
Biegungsdiffizillimum 308
Biegungsfazillimum 308
Bilirubinbestimmung 700
Bilirubinstoffwechsel 701
Bimanuelle Untersuchung 144
Biotinidasemangel 698
Blasenentleerungsstörungen 211
Blasenmole 183
Blasensprung 240 f.
– Arten 240, 335
– Nachweis 335
Blastogenese 87
Blastozyste 84
Blutdruckmessung 146
Blutgerinnung 121
Blutgruppenunverträglichkeit 248 ff.
Blutkreislauf, fetaler 97 f.

Blutungen
– nach der Geburt 477
– unter der Geburt 462 ff.
Blutungsanämie 213
Body-Mass-Index (BMI) 146
Bonding 373
Bradykardie 259, 263
Braxton-Hicks-Kontraktionen 116, 308
Brust
– Anatomie 724 f.
– Entwicklung 727 f.
– Vorbereitung auf das Stillen 748 f.
Brustdrüsenschwellung 632
Brustmilchikterus 740
Brustpflege 765 f.
Brustwarzenerektionsreflex 732
Brustwarzenstimulation 444
Bundeshebammenschülerinnenrat 6
Bund Deutscher Hebammen (BDH) 5 f.
Bund freiberuflicher Hebammen (BfHD) 6

C

Caput succedaneum 321, 620
Cerclage 238
Cervix uteri 118
Chlamydieninfektion 154, 224
Choanalatresie 691
Chorionepitheliom 184
Choriongonadotropin 105
Chorionkarzinom 184
Chorionplatte 99
Chorion frondosum 109
Chorion laeve 109
Chorionzottenbiopsie 289
Chromosomale Störungen 694
Chromosomen, Reduktionsteilung 78
Chronische Hypertonie 194
Circulus vitiosus 326
Clot-observation-Test 477
CMV-Infektion, Zytomegalie 154
Commissura
– anterior 65
– posterior 65
Conjugata
– externa 158
– vera anatomica 299

– vera obstetrica 299
Coombstest 705
Cord-Traction-Methode 348 f.
Corpus luteum 105 f.
Credé-Handgriff 483
CTG 253 ff.
Cytotec 454

D

Dammmassage 167
Dammriss 373, 480, 521
Dammschnitt 519 ff.
Dammschutz 341 f., 372
Dampfsterilisation 41
DAN-CER-Haltegriff 771
Dauerkontraktion 447
Decidua
– basalis 108
– capsularis 108
– parietalis 108
Deflexionshaltungen 399
De Lee-Handgriff 341 f.
Desinfektion 39, 43
– Haut 36 f.
– Schleimhaut 37
Desinfektionsmittel 43 ff.
Desinfektionsverfahren 40 ff.
Desquamationsphase 72
Dezelerationen
– frühe 263 f.
– prolongierte 266
– späte 263 f.
– Spikes 266
– ungünstige Zusatzkriterien 264 f.
– variable 263 f.
Dezidua 99
Diabetes mellitus
– Gestationsdiabetes 204
– Komplikationen 205
– Risiken 205 f.
– Typ 1 und 2 204
Diabetesberatung, in der Schwangerschaft 206
Diaphragma
– pelvis 55
– urogenitale 56 f.
Dick-Read, Grantly 171, 326
Distantia
– cristarum 158
– spinarum 158
– trochanterica 158

Sachverzeichnis

Distraktion 312
Döderlein-Stäbchen 64
Dokumentation 525, 857 ff.
– Aufbewahrungsfristen 857
– Durchführung 858 f.
– Geburtsbericht 860 ff.
– Gedächtnisprotokoll 859
Doppler-Sonographie 278 ff.
Dottersack 85
Down-Syndrom 286
Dranginkontinenz 597
Drei-Monats-Spritze 843
Drillinge 486
Drogen, in der Schwangerschaft 164, 217
Ductus
– arteriosus Botalli 98
– venosus Arantii 97
Duodenalatresie 686
Durchschneiden des Kopfes 341
Durchtrittsmechanismus
Dystokie
– emotionale 450
– zervikale 449 ff.

E

Edinburgh Postnatal Depression Scale 540
Edward-Syndrom 695
Eierstock 60 ff.
Eihäute 349
– Bildung 108 ff.
– Funktion 110
Eihautreste 583
Eileiter 59 f.
Einfache Steißlage 420
Einmalkatheterismus 37
Einschneiden des Kopfes 341
Einstellungsanomalie 399
Einstellung des Kopfes 316
Eisen 162 f.
Eisenmangelanämie 212
Ejakulat 79
Eklampsie 195 f.
Eklamptischer Anfall 199
– Therapie 199 f.
Ektoderm 85
Embolie 213 ff., 593 ff.
Embryoblast 84 ff.
Embryonalperiode 87 ff.
Emesis gravidarum 192

Endoderm 85
Endometritis puerperalis 588 f.
Endometrium 59, 71
Entbindungstermin 145
Entbindungszeitraum 145
Entspannungsbad 325 f.
EPH-Gestose 194
Episiotomie 519 ff.
– Pflege 550
– Wundheilung 587
Erbrechen, Neugeborenes 648
Erkrankungen, des Verdauungstraktes 706 f.
Ernährung, in der Schwangerschaft 160 ff.
– vegetarische 162
Eröffnungsperiode 322 ff.
– Leitung 327 ff.
– protrahierte 451
Eröffnungswehen 309
Errechneter Termin, nach Konzeption 145
Ersttrimester-Screening 286
Erstuntersuchung 616 ff.
Erythema toxicum 632
Ethik für Hebammen 8
EUG (Extrauteringravidität) 191
EU-Richtlinien 137
Europäische Gemeinschaft, Richtlinien 5
European Midwives Association (EMA) 7
Extrauteringravidität (EUG) 189 f.

F

Familienhebamme 566, 874
Familienplanung 830 ff.
– Barrieremethoden 847 f.
– Beratung 830 ff.
– Beratung bei Jugendlichen 832
– Beratung im Wochenbett 852 ff.
– hormonale Kontrazeption 839 ff.
– nach Knaus-Ogino 838
– natürliche (NFP) 835
– Sterilisation 850 f.
– symptothermale Methode 837

– Zuverlässigkeit 833 f.
Farnkrautphänomen 72
Farr-Schema 617 f.
Fehlbildungen 282, 681 ff.
– Hand und Fuß 693 f.
– Herz-Kreislauf 682 f.
– intestinale 685 ff.
– Skelett 691
– Urogenitaltrakt 690
Fehlbildungsschall 277
Fehlgeburt 184 ff.
Ferguson-Reflex 314
Fetaler Blutkreislauf 97
Fetale Skalpblutanalyse (FSBA) 271 ff.
Fetalperiode 93 ff.
Fetoskopie 291
Fetozid 807
Fetus
– Gewichtszunahme 94
– Längenwachstum 94
Feuermal 632
Fischer-Score 268
FISH-Test 289
Folgenahrung 786
Follikel 61 ff.
– Reifestadien 61 ff.
Follikelsprung 63
Follikelstimulierendes Hormon (FSH) 68
Folsäure 162 f.
Folsäureanämie 212
Fontanelle(n) 304 f.
Foramen ovale 97
Forschung (s. Hebammenforschung) 877
Forzeps 504
Frankenhäuser Plexus 66
Frauenmilch
– reife 714 ff.
– transitorische 714
Freiberuflichkeit 870 ff.
– Arbeitsfelder der Hebammen 873
– Berufshaftpflichtversicherung 870 f.
– Grundvoraussetzungen 870
Freimachen der Atemwege 609
Fritsch-Handgriff 484
Fruchtbarkeit, nach der Geburt 601 ff.

Fruchtwasser
– Funktion 110 f.
– Produktion 110
– Resorption 110
– Zusammensetzung 110
Fruchtwasserembolie 472 ff.
Fruchtwassermenge 276
Frühgeborenes, Stillen 739
Frühgeburt 234 ff.
– Leitung 238 f.
– Ursachen 235
– WHO-Definition 234, 674
Frühgestosen 192 ff.
Frühschwangerschaft, Störungen 183 ff.
Fundale Dominanz 117
Fundusstand
– im Wochenbett 533, 549
– in der Schwangerschaft 150
Fußlagen 420

G

Galaktosämie 696
Gassterilisation 42
Gastrochisis 688
Gauß'sche Wackelportio 144
Gebärhaltungen 355 ff.
– aufrechte 355
– Praxis 360
– Wirkung 358
Gebärhocker 364
Geburt
– eines toten Kindes 496 ff.
– Position 337, 342
– regelrechte 322 ff.
– überstürzte 457
– vaginal-operative 505 ff.
– Vitalfunktionen 337
– Vorbereitung 325
– Vorboten 323
Geburtsbeginn 314, 322
Geburtsdauer 353
Geburtseinleitung 245 f.
Geburtsgeschwulst 321, 332, 620, 677
Geburtshaus 359, 874
Geburtsmechanismus 315
– regelwidriger 396 ff.
– vordere Hinterhauptlage 317 ff.

Geburtsphase 322, 340 ff.
Geburtsplan 143
Geburtsschmerz 811
Geburtsverletzungen 479 ff., 583
Geburtsvorbereitung 171 ff.
– Einzelbegleitung 174
– Inhalte 175 ff.
– Kursaufbau 175 ff.
– Kursorganisation 173 f.
– Methode Menne-Heller 172
– Ziele 173
Geburtsweg 299, 303
Gedächtnisprotokoll 859
Gelbkörper
– Bildung 63
– Hormonproduktion 63
Genitale
– äußeres 65
– – Entwicklung 96
– Gefäßversorgung 66
– Innervation 66
– Nerven 66
Genussmittel, in der Schwangerschaft 163 f.
Gerinnungsstörung 197, 476
Gesamteiweiß 127
Geschlechtsorgane
– männliche, Physiologie 73
– weibliche, Physiologie 68
Gesellschaft für Qualität in der außerklinischen Geburtshilfe 6
Gesetz des kleinsten Zwanges 319
Gesichtslage 404 ff.
Gestationsdiabetes 156
Gestationshypertonie 194
Gesundheitsamt 558, 870
Gewichtskontrolle 146
Gewichtskurve 648 f.
Gewicht, in der Schwangerschaft 162
Glukosetoleranztest 156, 204 f.
Glukosurie 122, 205
Gonadotropin-Releasing-Hormone (GnRH) 68
Gonorrhö 225 f.
Graaf-Follikel 62
Grundsätze einer Ethik für Hebammen 8

H

H. A.-Nahrung 785
Haltung des Kopfes 316
Hamilton-Handgriff 484
Hämoglobingehalt, in der Schwangerschaft 152
Hämolyse 196 f.
Hämolytische Anämie 213
Hämorrhoiden 167, 547
Händedesinfektion
– chirurgische 36 f.
– hygienische 35 f.
Handgriff nach Credé 483
Handling, des Neugeborenen 641
Harnblasenentleerung, unter der Geburt 336
Harninkontinenz 596
Harnverhalten 596
Harnwegsinfektion
– im Wochenbett 591
– in der Schwangerschaft 223
Hausgeburt 378 ff.
– Ausstattung 383 f.
– Einschränkungen 386
– Komplikationen 391
– Notfallkoffer 384
– Qualifikation der Hebamme 382 f.
– Voraussetzungen 386
Hauterkrankungen, in der Schwangerschaft 215
HCG *s.* Humanes Choriongonadotropin
Head-Zonen 813
Hebamme
– Ausbildungs- und Prüfungsverordnung 5
– Berufsbezeichnung 18
– Berufsordnung 4
– Berufsorganisationen 5 ff.
– Definition 3
– freiberufliche Tätigkeit 557
– Tätigkeitsbereiche 4
– vorbehaltene Tätigkeiten 18
Hebammen
– in der Schweiz 12 ff.
– in Österreich 8 ff.
Hebammenausbildung
– in der Schweiz 13 f.
– in Österreich 10

Sachverzeichnis

Hebammenberufsordnung 16 f., 503
Hebammenforschung 877 ff.
– Beurteilung von Studien 888 f.
– Datenanalyse 885 ff.
– Ethik 878
– Forschungsdesigns 880 ff.
– Forschungsprozess 878 f.
– Planung einer Studie 879 ff.
Hebammen-Gebührenverordnung 140, 557
Hebammengemeinschaftshilfe 6
Hebammengesetz 4, 18 ff.
Hebammenpraxis 874
Hebammenvereinigung, International (ICM) 7
Hebelgesetz 320
Hegar-Zeichen 144
Heißluftsterilisation 41 f.
HELLP-Syndrom 196 ff.
– Komplikationen 197
– Symptome 196
– Überwachuung 198
Hepatitis 226 ff.
– B 154, 227 f.
Herpes simplex 231
Herzerkrankungen 209
Herzfehler 682
Herzminutenvolumen 119
Herztöne 328
– kindliche 152
– Kontrolle 339
– Nachweis 152
Heuser-Membran 85
Hintere Hinterhauptslage 409 f.
HIV s. Human Immunodeficiency Virus
HIV-Infektion 228 f.
Hoden 75
– Stammzellen 77
Hodenparenchym 76
Hoffmann-Übung 750
Höhenstandsdiagnose 303, 328, 332
Höhenstand nach De Lee 303
Hoher Geradstand 407 ff.
Hohlwarzen 750
Homocysturie 697
Hormonale Kontrazeption 839 ff.

Hormonbestimmung 281
Hormone
– Plazenta 106
– Testosteron 79
Hormon-Implantate 844
Hörscreening 657
HPL s. Humanes Plazentalaktogen
Hüftbein 49 f.
Hüftgelenksdysplasie 637
Human Immunodeficiency Virus 156
Humanes Choriongonadotropin 105
Humanes Plazentalaktogen 105
Hydrops fetalis 706
Hygiene 31 ff.
– bei Wassergeburt 38
– Hausgeburt 46
– häuslicher Bereich 45 f.
– im Wochenbett 552
– persönliche 31
Hymen 63
Hymenalsaum 64
Hyperaminoazidurie 123
Hyperbilirubinämie 701
Hyperemesis gravidarum 193
Hypertonus, schwangerschaftsinduzierter 194
Hypoallergene Anfangsnahrung 785
Hypoglykämie 696
Hypomochlion 344
Hypophyse
– Hormone 68 f.
– Vorderlappen 68
Hypothalamus 68
Hypothyreose 132, 698
Hypotonie, orthostatische 120

I

Icterus
– neonatorum gravis 702
– praecox 702
– prolongatus 741
Imkompatibilität 248
Immunglobuline 105
Impfungen
– aktive 659
– in der Schwangerschaft 155
– Neugeborenes 659 f.
– passive 660

Implantation 99
Imprägnation 63
Infektionen
– genitale 235
– in der Schwangerschaft 220 ff.
– Neugeborenes 679 ff.
– Prävention 34, 222
– Risikofaktoren 680
Infektionskrankheiten
– Maßnahmen 38
– Schutzmaßnahmen 39
Infektionsschutzgesetz, Meldepflicht 47
Infektionswege 222
Infiltrationsanästhesie 825
Insertio velamentosa 350, 469
Institutionskennzeichen 871
International Confederation of Midwives (ICM) 7
Interspinalebene 302
Intervillöser Raum 103
Intrauteriner Fruchttod 495 ff.
– eines Zwillings 491
– Geburtsleitung 496 f.
Intrauterine Wachstumsretardierung 242 f.
Intrauterinpessar 845 f.
Intrauterinsystem 845 f.
Intuition 392 f.
Involution 533
– extragenitale 534 ff.
– genitale 532
Ischialgie 216
Ischiasbeschwerden 130
Isthmus uteri 58 f., 117

J

Jod 162

K

Kaiserschnitt 509 ff., 893
Kardiotokographie (CTG) 253 ff.
– Auswertung 268
– bei Geminischwangerschaft 257
– Beurteilung 261 f.
– Durchführung 257
– Indikationen 254
– Scores 267 f.
– Telemetrie 257

Karpaltunnelsyndrom 167, 216
Karyotyp 283
Käseschmiere 94
Katheterentfernung 599 f.
Katheterismus 336, 547
Kegel-Kugel-Handgriff 892
Keimblatt 85 ff.
Keimscheibe 89
Kephalhämatom 620, 677
Kernikterus 704
Ketoazidose 193
Kinderbett 635
Kindsbewegungen 95, 145
Kindspech 95
Kinetokardiotokogramm
   (K-CTG) 270 f.
KISS-Syndrom 677
Klavikulafraktur 678
Kletterpuls 546
Klitoris 65
Klitorisrisse 522
Knie-Ellenbogen-Lage 369
Knielagen 421
Koagulopathie 476
Koffein 162
Kolostrum 713 f.
Konfiguration 307
Konjugation 63
Konstellation 248
Kontraktionen 116
Konzeption 63
Kopfdurchmesser 306
Kopfformen 306
Kopfhaltung 316
Kordozentese 290
Kotyledone 102
Krankenhausinfektion,
   Definition 33
Kreislauf
– embryonal-plazentarer 92 f., 101
– utero-plazentarer 100
Kreuzbein 50
Kristeller-Handgriff 346
Kunstmilchstuhl 645
Kuntner, Liselotte 172

L

Labia
– majora pudendi 65
– minora pudendi 65
Labienrisse 480, 522
Labordiagnostik, in der
   Schwangerschaft 152 ff.
Lactobacillus vaginalis 64
Lagerungsregel 338
Lagerung nach Fritsch 352 f.
Lage des Kindes 315
Laktation 713 ff.
– Aufrechterhaltung 730
– Ingangkommen 729 f.
Laktationskreislauf 732 f.
Laktationsphysiologie 727 ff.
Lamaze-Methode 171
Lanugobehaarung 94
Leboyer, Frédérick 172
Leibesumfang 148
Leopold-Handgriffe 148 ff.
Leukozyten 121
Leukozytenwall 537
Leukozytose 121
Levatorentrichter 55
Ligamentum
– cardinale 64
– latum 64
– pubicovesicale 64
– sacrouterinum 64
– teres uteri 64
Linea alba 54
Lippen-Kiefer-Gaumen-Spalte
   685 f.
Listeriose 155
Litzmann-Obliquität 317
Lochialstau 587 f.
Lochien 537 f., 549
Lösungsmodus
– nach Duncan 347
– nach Schultze 346 f.
Lösungszeichen 347
LSR, Lues-Reaktionstest 152
Lungenkreislauf, fetaler 97 f.
Lungenödem 197
Lungenreifebehandlung 238
Luteinisierungshormon (LH)
   68

M

Magnesium 162
Mangelentwicklung 675
Mastitis 778
Mazeration 495
McRoberts-Manöver 418
Medikamente, in der Schwangerschaft 164 f.
Mehrlinge, Betreuung von
   Familien 563
Mehrlingsgeburten 486 ff.
Mehrlingsschwangerschaft 486
– Diagnose 487
– Geburtsleitung 489 ff.
– Komplikationen 488
– Verlauf 487 f.
Mekonium 95, 630, 638
Mekoniumileus 688
Meldepflicht, Infektionsschutzgesetz 47
Menarche 68
Menopause 68
Menstruationszyklus 71 f.
– Phasen 72
Mesenchym, extraembryonal
   85
Mesoderm 87
Methadon-Substitution 217
Michaelis-Raute 158
Migrantinnen 374
Mikroblutuntersuchung (MBU)
   271 ff.
Miktion 547
Milchbildungsreflex 730
Milchflussreflex 731
Milchsäurebakterien 157
Milchstau 776
Milien 632
Minipille 842
Misgav-Ladach-Sektio 513
Missed Abortion 187
Missverhältnis 436 f.
Mobilisation 545
Mons pubis 65
Morbus haemolyticus neonatorum (MHN) 704 f.
Moro-Reflex 666
Morphogenese 90
Mukoviszidose 699
Müller-Gänge 73, 97
Muskulatur 51 ff.
– Beckenboden 55 ff.
Mutterkornalkaloide 455
Muttermilch
– Abwehrstoffe 716
– Immunfaktoren 718
– Immunglobuline 715 f.
– Nährstoffzusammensetzung 714 ff.
– Rückstände 721 ff.

Sachverzeichnis

- Schadstoffbelastung 722 f.
- Wachstumsfaktoren 718
Muttermilchersatzprodukte 783 ff.
Muttermilchikterus 703
Muttermilchtransport 772
Muttermund 330
- äußerer 58
- Konglutination 449
- Narbenstenosen 450
Muttermundsverschluss (Cerclage) 238
Mutterpass 139
Mutterschaftsrichtlinien 138, 152 f.
Mutterschutzgesetz, Schutzfristen 168
Myobacterium tuberculosis 208
Myometrium 59

N

Nabelarterie 92
Nabelgranulom 640
Nabelinfektion 680 f.
Nabelpflege 562, 640
Nabelschnur, Entwicklung 90 f.
Nabelschnurpunktion 290
Nabelschnurvorfall 460
Nabelvene 92
Nachgeburtsperiode 346 ff.
- Leitung 348 ff.
Nachgeburtsphase 322
Nachgeburtswehen 309
Nachtastung, instrumentelle 524
Nachwehen 310, 353, 532
Nackentransparenz 285
Naegele-Obliquität 317
Naegele-Regel 144 f.
- erweiterte 145
Natriumrückresorption 123
Natürliche Familienplanung (NFP) 835 ff.
Nelkentamponade 246
Nervus pudendus 66
Nestschutz 105
Neugeborenen-Exanthem 632
Neugeborenenikterus 700 f., 740 f.
Neugeborenenpflege 635 ff.
Neugeborenen-Reflexe 662 ff.
Neugeborenen-Screening 653 ff.

Neugeborenen-Sepsis 679
Neugeborenes
- Abnabeln 611 f.
- Absaugen 609
- Anpassungsstörungen 673
- Atmung 627, 642
- Blutbild 629
- Brustdrüsenschwellung 632
- Energiehaushalt 630
- Entwicklungsphasen 627
- Erbrechen 648
- Erstuntersuchung 616
- Erstversorgung 346, 609
- Gastrointestinaltrakt 629
- Geburtsverletzungen 677 f.
- Gewichtsverhalten 648 f., 707
- Handling 641
- Haut 631 f.
- Herz- und Kreislauf 628 f.
- Hygiene 636
- Körpertemperatur 649
- Leber 630
- Nabelpflege 640
- Nervensystem 631
- Nieren 630
- Physiologie 627 ff.
- Prophylaxe 613
- Reanimation 668 ff.
- Reflexe 614
- Reifezeichen 615 ff.
- Schlafhaltung 641
- Vitalität 614
- Vorsorgeuntersuchungen 651 ff.
- Wärmehaushalt 631
- Wickeln 636
Neuralrohr 89
Neuralrohrdefekte 691
NICE-Guideline 254
Nidation 99
Nidationsblutung 100
Nierenerkrankungen 210
Nikotin
- in der Schwangerschaft 163
- in der Stillzeit 722
Normokardie 259
Notfälle, in der Geburtshilfe 456 ff.
Notfallkoffer 384
Nottaufe 805
Nullebene 331

O

Obere Schoßfugenrandebene 302
Ödeme 129, 147
Odent, Michel 172
Omphalozele 689
Operation
- geburtshilfliche 503
- Instrumentarium 504
Organogenese 90 f.
Osiander'sches Arterienzeichen 144
Ösophagusatresie 686
Österreichisches Hebammengremium 9
Östrogen(e) 69, 72, 107, 118
Oszillation 260 f., 266 ff.
Oszillationsmuster 266 f.
Ovar 60 ff.
- Gewebsaufbau 60 ff.
- Hormone 69
- Zyklus 69 ff.
Ovarialgravidität 191
Ovarialhormone 69
Ovulation 63
Ovulationshemmer 839 ff.
- Kontraindikationen 841
Oxytocin 454
Oxytocinbelastungstest 242

P

Parasiten 221
Parvovirus B19 155
Partogramm 860 ff.
Pätau-Syndrom 695
Pearl-Index 834
Penis 73
Periduralanästhesie (PDA) 820
Perimetrium 59
Perinatalerhebung 379
Perniziöse Anämie 212
Personenstandsgesetz 184
Petechien 650
Pfeilnaht 305, 332
Phenylketonurie 697
pH-Messung, beim Neugeborenen 612
Phototherapie 702
Pilzinfektion 225
Pinard-Stethoskop 152
Piskaček-Schwangerschaftszeichen 115, 144

Placenta
- accreta 482
- adhaerens 481
- incarcerata 481
- increta 482
- membranacea 482
- percreta 482
- praevia 464 ff.
Plazenta
- Aussehen 102
- Blutkreislauf 103
- Funktionen 104 ff.
- Hormone 105 f.
- Kotyledonen 102
- Lösungsmechanismus 346 f.
- Lösungszeichen 347
- Regelwidrigkeiten 352
Plazentabiopsie 289
Plazentainspektion 350
Plazentalaktogen 105
Plazentalösung, manuelle 523
Plazentalösungsstörung 481
Plazentaschranke 105
Plazentazotten 103
Plexus hypogastricus 66
Plexuslähmung
- obere 678
- untere 679
Plötzlicher Kindstod 677, 808
Poleinstellung 316
Portiobefund 329 f.
Portiokappe 848
Postpartale Depression 539
Postplazentarperiode 352 f.
Präeklampsie 195
Prager Handgriff 435
Pränataldiagnostik 135 f., 168, 282 ff.
- Beratung 292 f.
- Beratungsstellen 294 f.
- Ethik 293
- invasive 287 ff.
- nichtinvasive 284 ff.
PRE-Nahrung 784
Pressdrang 342
Primärfollikel 62
Primärzotten 100
Progesteron 69, 72, 108
Prolaktin 69
Proliferationsphase 64, 71
Prophylaxen 657

Prostaglandine 197, 452 f.
Prostata 74
Proteinurie 123
Pruritis 215
Psychopharmaka 820
Ptyalismus gravidarum 193 f.
Pudendusanästhesie 825
Pudendusblock 67
Pudendusnerv 66
Puerperalsepsis 589
Pulsoxymetrie 274
Pyelonephritis gravidarum 210 f.
Pylorusstenose 707
Pyramidenmuskel 51

Q
Qualitätsmanagement 6 f., 13
Qualitätssicherung 379
Querlage 436
Querstand, tiefer 410

R
Randsinusblutung 468
RDS-Prophylaxe 238
Reanimation 668
- Beatmung 671
- kardiopulmonale 672
- Sofortmaßnahmen 670
Regelwidrigkeit
- der Einstellung 407 ff.
- der Haltung 397 ff.
Regionalanästhesie 820 ff.
Reichsversicherungsordnung (RVO) 137
Reifezeichen, des Neugeborenen 616
Reisen, in der Schwangerschaft 164
Rektusdiastase 54, 131, 548
Rentenversicherung 871
Retraktion 312
Retroplazentares Hämatom 346
Rhesus-Faktor 248
Rhesusprophylaxe 250
Rhesusunverträglichkeit 249
Riesenkind 676
Ringelröteln 155 f., 230
Rissblutung 478
Rissverletzungen 521 ff.
Ritgen-Hinterdammgriff 345

Rizinuscocktail 246, 444
Roederer-Kopfhaltung 397 f.
Rooming-in 759
Röteln 230 f.
Rötelnembryopathie 231
Röteln-Impfung 551
Rötelntiter 152
Rubin-Methode 417 f.
Rückbildungsgymnastik 568 ff.
- als Prävention 580
- Organisationsformen 573
- rechtliche Grundlagen 574
- Ziele 574

S
Sauerstoffmangel, intrauteriner 456
Saugglocke 504 f.
Säuglingsanfangsnahrung 783 ff.
- hypoallergene 785
Saugreflex 664
Saugtechnik 753 ff.
Saugtraining 756
Saugverwirrung 755
Schädelnähte 304 f.
Schädel des Neugeborenen 304 ff.
Schadensfall 869
Schamberg 65
Schamfuge 50
Schamlippen
- große 65
- kleine 65
Scheide 63 f.
- livide Verfärbung 143
Scheidenflora 157
Scheidenrisse 480, 523
Scheitelbeineinstellung 411 ff.
Scheitellage 400
Scheitel-Steiß-Länge 93
Schilddrüse 131
Schilddrüsenerkrankungen 203
Schlaufenverband 895
Schließmuskelschicht 57
Schmerz
- Arten 812
- Physiologie 812 f.
Schmerzerleichterung
- Akupunktur 818
- Austreibungsperiode 824 ff.
- Eröffnungsperiode 814 ff.

Sachverzeichnis

– Homöopathie 817
– Massagen 816
– medikamentöse 818 f.
– phytotherapeutische Verfahren 817
– postoperative 827 f.
Schmerzleitung 814
Schmerzmittel 811 ff.
Schoßfugenrandebene
– obere 302
– untere 302
Schräglage 436
Schulterdystokie 369, 413 ff.
– Notfallstandard 416
– Richtlinien 416
Schulterentwicklung 344
– schwierige 365, 367
Schutzfristen, Mutterschutzgesetz 168
Schutzmaßnahmen, Infektionskrankheiten 39
Schwangerenvorsorge 138 f.
– Anamnese 140 ff.
– Dokumentation 139 f.
– Empfehlungen 153
– Grundlagen 137
– Rahmenbedingungen 138 f.
– Screeningverfahren 154
– Vergütung 139 f.
Schwangerschaft
– Blutdruck 120
– Blutgerinnung 121 f.
– Blutvolumen 119
– Eiweißstoffwechsel 127 f.
– Elektrolythaushalt 128
– Fettstoffwechsel 127
– Gewichtszunahme 129
– Glukosurie 122
– Grundumsatz 126
– Hormone 132 ff.
– Impfungen 155
– Kohlenhydratstoffwechsel 127
– Nierenfunktion 122
– Physiologie 83 ff.
– Pigmentation 131
– Proteinurie 123
– psychische Entwicklung 133
– Uterus 114
– Verdauungssystem 124
– Wasserhaushalt 128
Schwangerschaftsabbruch 806

Schwangerschaftsbeschwerden 166 ff.
Schwangerschaftscholestase 215
Schwangerschaftsdauer 144
Schwangerschaftsikterus 215
Schwangerschaftsinduzierter Hypertonus 194
Schwangerschaftsstreifen 131, 166
Schwangerschaftstest 142
Schwangerschaftszeichen 891
– Hegar-Zeichen 144
– Piskaček 115, 144
– sichere 144
– unsichere 142
Schwarzenbach-Handgriff 892
Schweizerischer Hebammenverband 12 f.
Screening 274
Screeningverfahren, Schwangerenvorsorge 154
Sectio caesarea 509 ff.
– Anästhesie 511
– Antibiotikaprophylaxe 515
– Betreuung nach Sectio 563
– Misgav-Ladach-Methode 513 f.
– ohne medizinische Indikation 517
– Operationstechnik 512 ff.
– Pflege postoperativ 598 f.
– Zustand postoperativ 516
Seitenlagerung 338
Sekretionsphase 71
Sekundärfollikel 62
Sekundärzotten 101
Selbsthilfegruppen 295
Self demand feeding 759
Semmelweis, Ignatz 9, 32
Serum-Ferritin-Konzentration 212
Sexualberatung 553
Sexualhormone 70
Sexualität 604
– in der Schwangerschaft 166
Sexueller Missbrauch 360
SFA s. Symphysen-Fundus-Abstand
Sichelzellanämie 213
SIDS s. sudden infant death syndrome

SIH s. schwangerschafts-induzierter Hypertonus
Silverman-Schema 615
Skalpblutanalyse, fetale (FSBA) 271 ff.
Small for date baby 627
Small for gestational age 242
Sodbrennen 125, 167
Sojanahrung 784
Sozialgesetzbuch, SGB V 137
Spasmolytika 819
Spätgestosen 194 ff.
Sperma 79
Spermiogenese 77
Sphinkterverletzungen 523
Spikes 266
Spinae ischiadicae 331
Spinalanästhesie 823
Sport, in der Schwangerschaft 164
Spreizhandgriff 892
Spucken, Neugeborenes 648
Standard, Definition 138
Stauungsmastitis 776
Steißbein 50
Steißfußlagen 421
Stellung des Rückens 151, 315 f.
Sterbebegleitung 801 ff.
Sterilisation 39, 42 f.
Steroidhormone 107
STIKO 659 f.
Stillberatung 723 f.
Stillen 713 ff.
– bei Mehrlingen 768 f.
– bei Spaltbildung 740
– Brustpflege 765 f.
– nach Frühgeburt 769
– nach Kaiserschnitt 766 f.
– Praxis 744 ff.
– Tagesprofil 761
– Zufütterung 762
Stille Geburt 807
Stillförderprogramme 745 ff.
Stillförderung 744 ff.
Stillhilfsmittel 764
Stillhindernisse
– kindliche 739 ff.
– mütterliche 736 ff.
Stillhormone 730
Stillikterus 703
Stillpositionen 751 ff.
Stillprobe 761

Stillprobleme 774 ff.
Stillreflexe
– kindliche 730
– mütterliche 730
Stillrichtlinien 758
Stillrhythmus 759
Stilltechnik 751 ff.
Stilltemperament 760
Stillverbot 779
Stirnlage 403 f.
Stoffwechselerkrankungen 695
Strahlensterilisation 42
Streptokokken 156
Streptokokken-Infektion 224 f.
Striae gravidarum 131, 166
Sturzgeburt 457
Subinvolutio uteri 582
Sucht- und Genussmittel 722
Sudden infant death syndrome
 (plötzlicher Kindstod) 677
Surfactant 627
Symphyse, Stellungsänderung
 302
Symphysen-Fundus-Abstand
 (SFA) 148
Symphysenlockerung 216, 592
Symphysenschädigung 591 ff.
Symphysis pubica 50
Synzytiotrophoblast 99
Syphilis 226
– kongenitale 226

T

Tachykardie 259, 262
Tätigkeiten, vorbehaltene 18 f.
Telemetrie 257
Terminüberschreitung 243
Tertiärfollikel 62
Tertiärzotten 101
Testosteron 79
Thalassämie 213
Thrombophlebitis 214, 594
Thrombose 214 f.
– im Wochenbett 593 ff.
– in der Schwangerschaft 213
Thromboseprophylaxe 548
Thromboxan A 197
Thrombozytopenie 122, 197,
 213
Tiefer Querstand 410 f.
Tokographie
– externe 258, 313

– interne 259, 313
Tokolyse 236 f.
TORCH-Infektionen 222
Tosoplasma gondii 154
Toxoplasmose 154, 222 f.
Transaminasen 126, 197
Transfusionssyndrom 676 f.
– feto-fetales 486, 492
Transmissionrate 228
Trauerbegleitung 801 ff.
Trauerreaktionen 803 f.
Trisomie 13 695
Trisomie 18 695
Trisomie 21 283, 694 f.
Trophoblast 84, 99
Trophoblasterkrankungen 183
Tubae uterinae 60
Tubargravidität 190
Tuberkulose 208

U

Übergangskatarrh 645
Übergangsphase 340
Übergangsstuhl 645
Übertragung 243 f.
Ultraschall 274 ff.
Ultraschalldiagnostik 154
Untere Schoßfugenrandebene
 302
Untersuchung
– bimanuelle 143
– vaginale 157
Urgeinkontinenz 597
Urinuntersuchung 147
Uterinsegment, unteres 117
Uterus 57 ff.
– Cavum 58
– Cervix 57
– Corpus 57
– Fundus 57
– Isthmus 58 f.
– Ligamentum 57, 64
– Tonus 115
Uterusmuskulatur 59
Uterusruptur 470 ff.

V

Vagina 63 f., 118
Vaginale Untersuchung 157,
 329 ff., 372
Vaginalring 844
Vakuumextraktion 506 f.

Valsalva-Pressmanöver 343
Varizellen 156, 229 f.
Varizen 119, 147
Vasodilatation 119
Vasoresektion 851
Veit-Smellie-Handgriff 434
Vena-cava-Kompressions-
 syndrom 120
Vena-cava-Syndrom 456
Vena umbilicalis 92
Vernix caseosa 94
Vierfüßlerstand 367 f.
Virchow-Trias 213
Viren 221
Vitamin-D-Mangel-Prophylaxe
 658
Vitamine 162
Vitamin-K-Mangel 706
Vitamin-K-Prophylaxe 657 f.
Vitamin-B_{12}-Mangelanämie
 212
Vorblase 330
Vorderhauptslage 401 f.
Vorfall
– kleiner Teile 458 f.
– Nabelschnur 460
Vorliegen
– kleiner Teile 458 f.
– Nabelschnur 459
Vorsorgeuntersuchungen
 653 ff.
– Anzahl 168
Vorsteherdrüse 74
Vorwehen 308
Vorzeitige Lösung 466 ff.
Vulva 65

W

Wachstumretardierung 675
Wadenkrämpfe 167
Walcher-Hängelage 892
Wehen 308 ff.
Wehenanregung 334
Wehenbelastungstest (OBT)
 271
Wehenhemmung 236
Wehenkontrolle 313, 334
Wehenschmerzen 313
Wehenstörung
– diskoordinierte 447
– hyperkinetische 445 f.
– hypokinetische 443 f.

Sachverzeichnis

Wehentypen 311
Weichteildystokien 443 ff.
Wendung, äußere 423 f.
Wharton-Sulze 92
White-Schema 204
Wickeln 636
Wickelsysteme 637
Windeldermatitis 639
Windpocken 156
Wochenbett
– Blutungen 582
– diabetische Wöchnerin 597 ff.
– Harninkontinenz 596
– Harnverhalten 596
– häusliches 557 ff.
– Hygiene 552
– Infektionen 584
– Pflege 543 ff.
– Physiologie 531 ff.
– psychische Veränderungen 538 ff.
– regelwidriges 582
– Wundheilung 587
Wochenbettbesuch 543 f.
– nach ambulanter Geburt 559 ff.
– nach dem 3. Tag 561
Wochenbettfieber 585 ff.
Wochenbettspsychose 540
Wochenfluss 537 f.
Wochenstation 554
Wolff-Gänge 97
Woods-Methode 418
Wundreinigung 599
Wundschutzwall 537
Wunschsectio 517

Z

Zahnpflege, in der Schwangerschaft 125
Zangengeburt 506
Zeichnungsblutung 323, 336, 462
Zellteilung 83
Zervikale Dystokie 449 ff.
Zervikalkanal 58
Zervixinsuffizienz 236
Zervixreifung 118, 323
Zervixrisse 522
Zervixschleim 72
Ziegelmehl 648
Zirkumzision 638
Zölom 86
Zona pellucida 62, 83
Zufütterung 762
Zungenbändchen 685
Zwerchfellhernie 689
Zwillinge 111 ff.
– diamniotisch 111
– dichoriotisch 111
– Duplicates 493
– eineiige 486
– monoamniotisch 113
– monochoriotisch 113
– siamesische 493
– zweieiige 486
Zygote 83
Zyklusanamnese 144 f.
Zystische Fibrose 699
Zystitis 211
Zytomegalie 231
Zytomegalie (CMV-Infektion) 154
Zytotrophoblast 99

Gynäkologie und Geburtshilfe

Berghammer
Gebären und geboren werden
Ein Film über die Physiologie der Geburt

2006. **DVD**, Dauer 38 min.
€ 39,95 (D)/€ 39,95 (A)/CHF 64,–

Ausgabe für Hebammen und Ärzte:
zweisprachig (Deutsch und englisch)
ISBN 978-3-7945-5149-1
Ausgabe für Laien:
ISBN 978-3-7945-5148-4

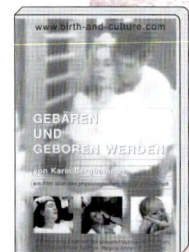

Im ersten Teil werden die emotionalen Aspekte der Geburt angesprochen: Geburt als Grenzerfahrung, ein Sich-Hingeben, Fallen-Lassen, Los-Lassen, Auf-Machen, Überwältigt-Werden und Bewältigen. Im zweiten Teil werden die körperlichen Vorgänge vor, während und nach der Geburt anhand von Realbildern und 3D-Animationen dargestellt.

1999. **Video** VHS, Dauer 40 min.
€ 39,95 (D)/€ 39,95 (A)/CHF 64,–

Ausgabe für Hebammen und Ärzte: ISBN 978-3-7945-4100-3
Ausgabe für Laien: ISBN 978-3-7945-4101-0

Wallwiener/Schauf
Gynäkologische und geburtshilfliche Eingriffe

2005. DVD mit 17 audiovisuellen Lehrfilmen, Looklite-Box
Zusammengestellt und kommentiert von Burkhard Schauf
€ 19,95 (D)/€ 19,95 (A)/CHF 32,–
ISBN 978-3-7945-5145-3

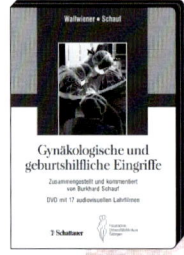

17 Videosequenzen mit den wichtigsten OPs und diagnostischen Methoden aus Gynäkologie und Geburtshilfe belegen überzeugend, wie anschaulich und leicht verständlich viele kompliziert wirkende anatomische Zusammenhänge oder klinische Erscheinungsbilder werden, wenn man sie sieht.

Alle Filme werden von einem erfahrenen Kliniker kommentiert. Der Anwender erhält so die Gelegenheit, den Praktikern bei ihrer Arbeit „über die Schulter zu schauen". Damit wird auch zu Hause ein Lernen ermöglicht, wie es sonst nur direkt in der Klinik stattfinden kann.

Rohde/Dorn
Gynäkologische Psychosomatik und Gynäkopsychiatrie
Das Lehrbuch

2007. 304 Seiten, 50 Abb., geb.
€ 49,95 (D)/€ 51,40 (A)/CHF 80,–
ISBN 978-3-7945-2460-0

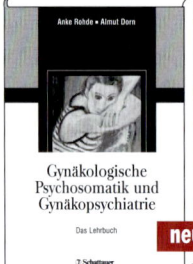

- Kompakte und übersichtliche Darstellung der speziellen Störungsbilder an der Schnittstelle von Gynäkologie und Psychosomatik

- Die psychiatrische Perspektive bietet dem Leser fundierte Informationen zum therapeutischen Umgang mit psychisch kranken Frauen

- Für Gynäkologen ebenso wie für Psychotherapeuten ein hilfreicher Wegbegleiter

Lehmann
Der Kayserliche Schnitt
Die Geschichte einer Operation

2006. 264 Seiten, 106 Abb., 2 Tab., geb.
€ 29,95 (D)/€ 30,80 (A)/CHF 48,–
ISBN 978-3-7945-2494-5

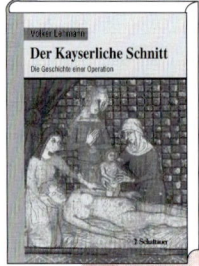

Wie sich der Kaiserschnitt über die Jahrhunderte von einer Notoperation zu einer anerkannten Alternative zur normalen Geburt vollzogen hat, berichtet der Gynäkologe und Geburtshelfer Volker Lehmann in seinem medizinhistorischen Werk. Anschaulich und auch für medizinische Laien interessant, erzählt er die Geschichte einer bedeutenden Operation. Die zahlreichen Abbildungen aus verschiedenen Jahrhunderten geben einen faszinierenden Einblick in die Welt des Kaiserschnittes.

Eine ebenso instruktive wie spannende Lektüre für Gynäkologen und Geburtshelfer und alle, die in der Frauenheilkunde tätig sind, genauso wie für frisch gebackene „Kaiserschnitt-Eltern".

Schattauer

www.schattauer.de

Irrtum und Preisänderungen vorbehalten